内容提要

本书为《中医药学高级丛书》（第二版）之一，由全国一余所中医药院校、科研机构的专家编写而成。本书第一版自一九九九年出版以来，深受广大读者的喜爱，得到专家、学者的普遍认可和好评。但十年过去了，中药炮制学的研究有了长足的发展，一些新的技术、新的观点、新的成果、新的进展亟待整理、总结并补充入本书，故对原书进行了修订。

本书在保持第一版的优势和特色的基础上，博采了近十年国内外中药炮制学在教学、科研、医疗等方面的新进展、新技术和新成果。

中医药学高级丛书

中药炮制学

第2版

主　　编　叶定江　张世臣　吴　皓
副主编　孙秀梅　龚千锋　黄维良　潘三红

人民卫生出版社

图书在版编目（CIP）数据

中药炮制学/叶定江等主编．—2版．—北京：人民卫生出版社，2011.3

（中医药学高级丛书）

ISBN 978-7-117-13447-7

Ⅰ．①中…　Ⅱ．①叶…　Ⅲ．①中药炮制学　Ⅳ．①R283

中国版本图书馆CIP数据核字（2010）第224789号

门户网：www.pmph.com	出版物查询、网上书店
卫人网：www.ipmph.com	护士、医师、药师、中医师、卫生资格考试培训

中药炮制学

（第2版）

主　　编：叶定江　张世臣　吴　皓
出版发行：人民卫生出版社（中继线 010-59780011）
地　　址：北京市朝阳区潘家园南里19号
邮　　编：100021
E - mail：pmph @ pmph.com
购书热线：010-59787592　010-59787584　010-65264830
印　　刷：北京铭成印刷有限公司
经　　销：新华书店
开　　本：787×1092　1/16　**印张**：51
字　　数：1271千字
版　　次：1999年4月第1版　2024年5月第2版第24次印刷
标准书号：ISBN 978-7-117-13447-7/R·13448
定　　价：106.00元
打击盗版举报电话：010-59787491　E-mail：WQ @ pmph.com
（凡属印装质量问题请与本社市场营销中心联系退换）

中医药学高级丛书

中药炮制学(第2版)
编写委员会

主　编

叶定江　张世臣　吴　皓

副主编

孙秀梅　龚千锋　黄维良　潘三红

编　委（按姓氏笔画为序）

王兴法　王英姿　叶定江　孙立立　孙秀梅
李　飞　李景丽　吴　皓　张　超　张世臣
张振凌　陆兔林　易炳学　胡昌江　钟凌云
修彦凤　黄维良　龚千锋　窦志英　潘三红

中医药学高级丛书

中药炮制学(第1版)
编写委员会

主　编

叶定江　张世臣

副主编

黄维良　潘三红

编　委

王兴法　叶定江　孙秀梅　张世臣
黄维良　龚千锋　潘三红

出版者的话

《中医药学高级丛书》(第1版)是我社在20世纪末组织编写的一套大型中医药学高级参考书,内含中医、中药、针灸3个专业的主要学科,共计20种。旨在对20世纪我国中医药学在医疗、教学、科研方面的经验与成果进行一次阶段性总结,对20世纪我国中医药学学术发展的脉络做一次系统的回顾和全面的梳理,为21世纪中医药学的发展提供借鉴和思路。丛书出版后,在中医药界反响很大,并得到专家、学者的普遍认可和好评,对中医药教育与中医药学术的发展起到了积极的推动作用,其中《方剂学》分册获得"第十一届全国优秀科技图书三等奖",《中医内科学》获第16批全国优秀畅销书奖(科技类)及全国中医药优秀学术著作一等奖。

时光荏苒,丛书出版至今已十年有余。十余年来,在党和政府的高度重视下,中医药学又有了长足的进步。在"读经典,做临床"的学术氛围中,理论探讨和临床研究均取得了丰硕的成果,许多新观点、新方法受到了学界的重视,名老中医学术传承与经验总结工作得到了加强,部分疑难病及传染性、流行性疾病的中医诊断与治疗取得了突破性进展。在这种情形下,原丛书的内容已不能满足当今读者的需求;而且随着时间的推移,第1版中存在的一些问题也逐渐显露。基于上述考虑,在充分与学界专家沟通的基础上,2008年,经我社研究决定,启动《中医药学高级丛书》的修订工作。

本次修订工作在保持第1版优势和特色的基础上,增补了近十几年中医药学在医疗、教学、科研等方面的新进展、新成果。如基础学科方面,补充了"国家重点基础理论研究发展计划(973计划)"的新突破、新成果,进一步充实和丰富了中医基础理论,反映了当前我国中医基础学科研究的新思路、新方法;临床学科方面,在全面总结现代中医临床各科理论与研究成果的基础上,更注重理论与临床实践的结合,并根据近十年来疾病谱的变化,新增了传染性非典型肺炎、甲型H1N1流感、艾滋病等疾病的中医理论与临床研究成果,从而使丛书第2版的内容能更加适合现代中医药人员的需求。

本次修订的编写人员,在上一版专家学者的基础上,增加了近年来中医各学科涌现出来的中青年优秀人才。可以说此次修订是全国最具权威的中医药学家群体智慧的结晶,反映了21世纪第1个10年中医药学的最高学术水平。

本次出版共21种,对上一版的20个分册全部进行了修订,新增了《中医急诊学》分册。工作历时二载,各位专家教授以高度的事业心、责任感,本着求实创新的理念投入编写或修订工作;各分册主编、副主编所在单位也给予了大力支持,在此深表谢意。希望本版《中医药学高级丛书》,能继续得到中医药界专家和读者的认可,成为中医药学界最具权威性、代表性的重要参考书。

由于本套丛书涉及面广,组织工作难度大,难免存在疏漏,敬请广大读者指正。

人民卫生出版社

2010年12月

2版前言

中药炮制学科的形成是在20世纪50年代，近几十年来在中药炮制的理论、生产实践和科学研究方面均有较大的发展。为了适应高等中医药学教育高层次教学的需要，20世纪90年代我们组织了富有一定教学、科学研究经验的专家，系统、全面地总结了历代的中药炮制理论、炮制方法、临床应用及研究成果，编写了《中医药学高级丛书·中药炮制学》。

本书问世以来颇受读者欢迎。近年来中药炮制的发展迅速，中药炮制的研究也受到了多方面的关注和重视，研究成果颇丰。为了及时反映中药炮制的发展现状，满足读者对中药炮制知识了解的需求，我们对原书进行了修订，修正了原书中的错误与欠妥之处，补充了新内容及研究文献，依据《中华人民共和国药典·一部》2010年版在一些中药下增设了[质量要求]项，丰富了原书的内容。

全书仍分总论、各论两部分。总论论述了中药炮制的基本知识、基本理论、基本技能及其科学研究。各论按矿物药、不同药用部位的植物药、树脂类药、动物类药、菌藻类药、其他药分章，列举了330余种中药的古代炮制、现代炮制、饮片性状、质量要求、炮制目的、临床应用、参考资料一些药还含有附加内容和按语。为了省略文字，有些参考书在各论中用简称表示。一些书的简称与当今公认的简称不同，其书名全称请见附录。

本书在修订过程中得到各编委单位和人民卫生出版社的大力支持，在此谨致谢忱。

由于水平所限，错误与遗漏恐仍存在，望广大读者指正，并感谢你们的厚爱。

编者

2010年12月

1版编写说明

中药炮制是根据中医药理论，依照辨证施治用药的需要和药物自身性质，以及调剂、制剂的不同要求，所采取的一项传统的制药技术。早在两晋、南北朝时期就在总结前人炮制的经验与学说基础上，形成了《雷公炮炙论》。这部炮制学专著问世以来，一直流传于后世，一千多年来各个时期有了不同程度的发展与补充。

中医用药都是中药的炮制品——饮片，而非原药材。同一种药物用不同的方法炮制，使其在临床上治疗不同的病证，从而扩大了使用范围，并对治疗有针对性。中药炮制品是研究“熟药”的性与味，并与“生药”性与味有明显的差别。因此是中医中药的特色，亦是中医中药的重要组成部分。

中药炮制学科的形成是在50年代，近年来在理论、生产实践和科学研究方面均有较大的发展。为了适应高等中医药学教育高层次教学的需要，我们组织了富有一定教学、科学研究经验的专家，系统、全面地总结了历代的炮制理论、炮制方法、临床应用以及研究成果，编写了这本《中医药学高级丛书·中药炮制学》。

本书主要供高等医药院校中医药专业教学人员、本科高年级学生、研究生参考，也可供高级中医药工作者和科研人员参考。

全书分总论、各论两部分。总论论述了中药炮制的基本理论、知识、技能及其科学研究。各论按药用部位分类，列举了330余种中药的古代炮制方法、现代炮制方法、饮片性状、炮制目的、临床应用、炮制研究资料、有关文献摘录等内容。为了省略文字，有些参考书用缩写表示，全书名称可见附录。

本书在编写过程中得到了江苏省药政局、南京药业股份有限公司、各编委单位、人民卫生出版社的大力支持，在此谨致谢意！

由于水平所限，书中一定还存在许多不足之处，有待于今后通过编者和读者的共同努力，以便进一步修改提高。

编者

1997年12月

目录

上篇　总　论

下篇 各 论

附　录

上篇　总论

第一章 中药炮制的历史演变

中药材、中药饮片、中成药是中药行业的三大支柱。中医在临床用以治病的主要物质是中药饮片和成药制剂，通过一定的加工炮制制成中药饮片，供配方和制剂使用，中药的药效并非原药材的药效，实际是饮片的药效，所以饮片处于三大支柱的中心地位。中药饮片的炮制工艺是中药传统技艺的集中体现和核心所在，是在历代中医药长期医疗实践中产生并不断积累和发展起来的。

中药炮制是根据中医药理论，依照辨证施治用药的需要、药物自身性质及调剂、制剂的不同要求所采取的一项制药技术，也是我国所特有的，历史上对其的称法有“炮炙”、“炮制”、“修治”、“修制”、“修事”、“治削”等。如汉代张仲景的《金匮玉函经》证治总例中用“炮炙”、“治削”；南北朝时代雷敩的《雷公炮炙论》以炮炙作书名，而在正文中则多用“修事”；宋代《太平圣惠方》中有“修制”合度的提法，《本草衍义》中乌头项下有“炮制”二字；明代李时珍在《本草纲目》中药物正文设“修治”专项；清代张仲岩的炮制专著称“修事”指南，陈复正的《幼幼集成》中有“依方炮制”、“依法炮制”等。从历代文献来看，虽然名称不同，但记载的内容都是一致的，而且多用“炮炙”和“炮制”。为了保持炮炙的原义，而又能较广泛地包括药物加工技术，现代多用“炮制”一词。

中药炮制学是专门研究中药炮制理论、工艺、规格标准、炮制品的临床应用、历史沿革及其发展方向的学科。其任务是遵循中医药理论体系，在继承中医药传统炮制技术和理论的基础上，应用现代科学技术进行整理、研究；阐明炮制原理，改进炮制工艺和设备；研究不同炮制品的药性及临床应用；制订饮片质量标准，提高中药饮片质量；同时应加强对中成药炮制的研究，保证医疗用药的安全、有效；并不断创新与发展本学科。

第一节 中药炮制的起源

中药的炮制是随着中药的发现和应用而产生的，有了中药就有了中药的炮制，其历史可追溯到原始社会。人类为了生活、生存，必须劳动生产，必须猎取食物。“食为民之本”，“民以食为天”。人类最先是“肉食”，而后是“杂食”。渔猎时代，不食草木，当时所用药物也以动物为主。由于人类的增殖，动物之类不敷食用，则尝试以草木之类充饥，人们常误食某些有毒植物或动物以致发生呕吐、泄泻、昏迷甚至死亡。有时吃了之后使自己的疾病减轻或消失，久而久之，这种感性知识积累多了便成了最初的药物知识。《淮南子·修务训》称：“神农……尝百草之滋味，水泉之甘苦，令民知所避就。当此之时，一日而遇七十毒。”古人药食同源，在劳动和寻找食物过程中积累了初步的药物知识，同时也创造了药物的加工炮制。如把天然药物采来洗净，除去泥土，将整枝整块的擘成小块，㕮为粗末等简单加工，这便是中药炮制的萌芽。

人类从利用、保存天然火种逐渐学会了人工取火，火的利用可使食物或药物由生变熟，由此人类对自然的占有度大大提高。《韩非子·五蠹篇》载："上古之世……民食果蓏蜯蛤，腥臊恶臭，而伤害腹胃，民多疾病。有圣人作钻燧取火，以化腥臊，而民悦之，使王天下，号之曰燧人氏。"《礼纬·含文嘉》明确指出："燧人始钻木取火，炮生为熟，令人无复腹疾，有异于禽兽。"把这种熟食的方法应用到药物加工上来，如"炮"、"烧"等，就形成了中药炮制的雏形。

炮制古称"炮炙"，系指用火加工处理药材的方法。据《说文解字》载："炮，毛炙肉也"。段注："毛炙肉，谓不去毛炙之也"。《礼记·内则》："涂之以谨(墐)涂，炮之"。郑玄注："炮者，以涂烧之为名也"。孙希旦《礼记集解》云："裹物而烧之谓之炮"。《说文解字》："炙，炙肉也，从肉在火上"。《诗经·小雅·瓠叶传》："炕火曰炙"。"炮"、"炙"均源于食物加工，可见炮制的起源与火的发现关系密切。

酒的发明与应用在我国非常久远。人们在采集食物时，注意到了野果的天然发酵，而后又有熟谷发酵的经验。考古所发掘的资料证明，在新石器时代(大约在 1 万年至 4 千年之前)，特别是在新石器中期仰韶文化时期是以农业为主的定居生活。仰韶文化的出土文物中有各式各样陶制的小口尖底瓶、平底瓶、小口壶等盛水或盛酒的陶器。新石器晚期的龙山文化，则发现有专用酒器，殷商文化中发现更多的专用酒器，在殷墟出土的甲骨文中有"鬯"字，鬯就是芳香的药酒，供祭祖用。继后，已知采用酒治病或制造药酒来治病，故《汉书·王莽传》称"酒为百药之长"。酒的发明与应用丰富了用药内容，并被应用于炮制药物，就产生了辅料制法，充实了药物炮制的内容。

第二节　中药炮制的发展概况

在文字产生以前，人类大量的制药、用药实践依靠口耳相传，并赖以一代一代地保留下来。到了有文字以后，人们便把它记录下来，形成了丰富的医药文献，从现有历代中医药文献记载分析，中药炮制的发展大体可分为 4 个时期：春秋战国至宋代(前 722—1279)是中药炮制技术的形成时期；元、明时期(1280—1644)是炮制理论的形成时期；清代(1645—1911)是炮制品种和技术的扩大应用时期；现代(1912 年以后)是炮制振兴发展时期。对以上各时期的炮制特点和主要文献简述如下。

一、春秋战国至宋代

1. 春秋战国时期　从春秋到战国，社会经历了一次大变革，奴隶社会最终崩溃，封建社会制度得到巩固。医药方面逐渐脱离巫的影响，建立起自身诊治疾病的理论体系。

《五十二病方》是我国现存的较早医方书，大约成书于春秋战国时代。在收录现存的 283 个方中，包括了净制、切制、水制、水火共制等炮制内容。如：净制有取庆(蜣)良(螂)一斗，去其足甲；取林(术)根，去皮等。切制有取杞本(根)长尺，大如指，削；以服零(茯苓)……以捣等。水制有取商牢渍醯中等。火制有止血出者燔发；燔其艾、蕈……令烟熏等。水火共制有取三岁陈藿，蒸而取其汁，煮麦，麦熟，以汁洒之等。不仅有炮炙名称的记载，而且有炮制内容存在，并有操作过程记述。该书列举的有关药物炮制工艺内容，是我国现存医药文献中最早的记载[1]。

《黄帝内经》大约为战国至秦汉时代的著作。在《灵枢·邪客》中有用"秫米半夏汤"治疗"邪气客人"的记载。"秫米汤"中的"治半夏"即为修治过的半夏。生半夏毒性大，以"治"来减低毒性，可见当时已注意到有毒药物的炮制。《素问·缪刺论》中所说的"鬄其左角之发方一寸，燔治……"。这燔发即是血余炭。《灵枢·寿夭刚柔》有"㕮咀"的记载。"㕮咀"后的药材即是当时的饮片。

2. 汉代　西汉建立了中央集权制，推动了经济文化的发展，使封建制度得到巩固。医药方面也有了空前的发展，中药炮制技术也有较大的进步。

我国第一部药学专著《神农本草经》在纪元前后问世。书中指出："药有……酸、咸、甘、苦、辛五味，又有寒、热、温、凉四气，及有毒无毒，阴干暴干，采造时月，生熟，土地所出，真伪新陈，并各有法"。这里所指的阴干曝干是指产地加工，而生熟则说的是药物炮制。具体的炮制方法如有"露蜂房……熬"、"桑螵蛸……蒸"、"贝子……烧"等。

汉代有关药物炮制方法更多的是散见于处方药物的脚注，与药物配伍、剂型、煎法、服用相联系。如麻黄汤：麻黄三两（去节），桂枝二两（去皮），甘草一两（炙），杏仁七十个（去皮、尖）（《注解伤寒论》）；大承气汤：大黄四两（酒洗），厚朴半斤（炙，去皮），枳实五枚（炙），芒硝三合（《金匮要略方论》）；甘草干姜汤：甘草四两（炙），干姜二两（炮）（《金匮要略方论》）。对毒剧药应用很谨慎，用法也很有分寸。如对附子要求"炮"，"炮去皮，破八片"。在制药火候上提出"烧"、"炼"、"熬"三个不同程度。归纳起来，当时的炮制方法有：去污（蜀椒）、去芦（黄芪、藜芦）、去节（麻黄）、去毛（石韦）、去心（远志、丹皮、天门冬、巴豆）、去皮（芍药、猪苓、桂枝）、去皮尖（杏仁、桃仁）、去穰（枳实）、去核（大枣、蜀椒）、去翅足（䗪虫、虻虫）；擘（大枣、百合、附子、枳实、大黄）、破（附子）、碎（石膏）、研（雄黄）、切（生姜、知母、芍药）、剉（瓜蒂）、斩折（麻黄、细辛、瞿麦）、捣（巴豆、杏仁、栝蒌、桃仁）、碾（艾叶）、㕮咀（生地黄）、捣取汁（生姜）；去咸（海藻）、去腥（蜀漆）、去滑腻（半夏）、酒洗（大黄）、酒浸（大黄）、苦酒渍（乌梅）、汤浸（杏仁）、水浸（枳实）、汤洗（吴茱萸）、泡（桃仁、杏仁）、炙（厚朴、鳖甲、甘草、阿胶）、炮（附子、乌头、天雄、干姜）、蜜炙（乌头）、炼（矾石）、烧（贝子）、烧存性（枳实、蒴藋、桑根皮、乱发、王不留行）、熬（葶苈子、巴豆、桃仁、杏仁、商陆、瓜蒂、芫花、鼠妇、蜣螂、蜘蛛、䗪虫、虻虫）；蒸（乌梅、大黄、生地黄）、酒煮（红蓝花）、苦酒煮（苦参）等。

从上述资料分析，汉代对药物的炮制已由净制、切制的处理，开始向药性处理方面发展。同时，炮制理论也开始引起人们的注意，如《神农本草经》序录中有"凡此七情，合和视之。当用相须相使者良，勿用相恶相反者。若有毒宜制，可用相畏相杀者；不尔，勿合用也"。这些就是当时对有毒药物炮制方法与机理的解释。张仲景还提出药物"有须烧炼炮炙，生熟有定"，开创了药物生熟异用学说的先导。

矿物药物的炮制，在炼丹术的推动下，当时也取得了很大的成就。汉代对中药炮制的目的、原则已初步确立，并出现了大量的炮制方法和炮制品，但方法比较简单。

3. 两晋、南北朝　汉代以后，由于医药的不断发展，对药物性能、炮制又有了许多新的认识，亟需整理提高。

刘宋时雷敩所著的《雷公炮炙论》总结了当时炮制学的成就。全书以炮制为主，与一般本草以治疗为主者不同。书中所述多系实验数据和操作程序的记录，是我国第一部炮制专著。书中记述了各种炮制方法。如：药物净选方面有：挑拣（植物去根、须、芦、茎、节等；动物去头、足、爪、肠等）、刷（肉苁蓉）、刮（骨碎补）、削（杜仲）、揩、拭（络石、枳壳）；药物切制方面有：劈（附子）、剥（牛黄）、刮（滑石）、切（仙茅）、搥（磁石）、捣（雄黄）、捣筛（栀子）、碾（胡椒）、研（石决明）、磨（莪术）、飞（石钟乳）；淘洗、干燥操作有：淘（牵牛）、洗（枇杷叶）、浴（龙骨）、拭干（丹砂）、阴干（茵陈）、风干（马兜铃）、晒干（白芷）、焙干（王不留行）、炙令干（鳖甲）、蒸干（茼酱);药物炮炙方面有:酒浸(常山)、苦酒浸(白花蛇)、水浸(楮实)、甘草水浸(款冬)、汤浸(郁李仁)、米泔浸(射干)、蜜浸(紫菀)、牛乳浸(槐实)、生羊血浸(虎睛)、猪脂浸(阿胶)、童便浸(草蒿)、药汁浸(辛夷)、蒸(海藻)、酒蒸(恶实)、浆水蒸(营实)、蜜蒸(徐长卿)、生羊血蒸(白马茎)、加辅料蒸(甘草)、水煮(蕤实)、酒煮(鹿茸)、醋煮(莨菪)、加辅料煮(巴豆)、炼(石蜜)、炒(贝母)、熬(桑螵蛸)、炙(阿胶)、焙(蒲黄)、炮(附子)、直火煅(牡蛎)、闷煅(头发)[2-3]。

《雷公炮炙论》阐述药物炮制方法较详细完备,在沿用前代方法外,工艺操作上创造了很多新方法,如飞法、煅法、米泔水浸、黄精自然汁浸等;广泛应用辅料炮制药物,不用辅料的清制品连生熟一起只有 51 种,另 135 种全用辅料炮制,只用 1 次的专药专用辅料多达 40 余种,其中如酸枣叶、升麻叶、海芋叶、车前草根、绿梅子、细条梅枝等均属首创;合用两种以上辅料的炮制品多达 32 种,由于共制辅料增多,需要分别处理的工序也多,显得操作繁杂[4],这是受到当时炼丹服食风气的影响所致。书中记述的炮制方法虽不完全为了医疗,而是出于服食的目的,不过大部分炮制目的是为了解除药物毒性、防止变性以保持药效,缓和药物作用,防腐便于贮藏,或有利于加工粉碎等,具有一定的科学性与实用价值。如:巴豆,"凡修事巴豆,敲碎,以麻油并酒等,可煮巴豆了,研膏后用",巴豆经过上述处理,则部分巴豆油溶于麻油中,以便控制剂量,同时经过加热油煮后,破坏了其毒性蛋白质,而达降低毒性的目的。对大黄用蒸来缓和泻下作用。莨菪、吴茱萸等含生物碱成分的药物用醋处理,可使生物碱成盐,而增大其在水中的溶解度,以利药效的发挥。对一些含挥发性成分的药,如茵陈,指出"勿令犯火"。对芍药、知母、没食子等含鞣质药物,用竹刀刮去皮,勿犯铁器。对许多贝壳、矿物类质地坚硬的药物,指出需用煅,以便粉碎应用。这些方法至今仍有指导意义。该书对炮制作用也作了一些介绍,如"……用此沸了水飞过白垩,免结涩人肠也","……半夏上有隟延,若洗不净,令人气逆,肝气怒满"。

梁代陶弘景对以前本草进行勘订整理,他对《神农本草经》所载 365 种药物加以订正发挥,又加入《名医别录》中的名医别品 365 种,共 730 种,汇编成书,名《本草经集注》。全书共分 3 卷,上卷是药物总论,除对《神农本草经》13 条序文注释外,还列有合药分剂料治法、诸病主治药解百药毒、服食忌例等。其中合药分剂料治法共 28 条,前 3 条讲计量单位;第 4～8 条讲制剂时药物的初步处理方法,如㕮咀、干燥、捣筛;第 9～13 条讲各种剂型的制作方法和用法;第 14～28 条讲某些药物在合药时需经炮炙,并指出炮制能影响疗效。

4. 唐代　唐代国力雄厚,科学技术迅猛发展,中药炮制技术也得以发展。这种发展的趋势,一方面摆脱了丹石家思想的影响;另一方面着重为改变药性偏猛而进行炮制。如《雷公炮炙论》记载对金石药炮制一套方法中加紫背天葵、夜交藤自然汁等,唐以后都不用。

孙思邈在《备急千金要方》卷一"合和第七"中指出:临床用药"有须烧炼炮炙,生熟有定,一如后法,顺方者福,逆之者殃……诸经方用药,所有熬炼节度,皆脚注之,今方则不然,于此篇具条之,更不烦方下别注也",指出了炮制的重要性。此外,还提出了"凡钟乳等诸石,以玉槌水研,三日三夜,漂炼,务令极细",实际上是水飞的操作;更有"凡银屑,以水银和成泥",实属制汞齐法的发明。

《新修本草》又称《唐本草》,是由官府批准并组织苏敬等人编撰的著作。在炮制方面收载了很多方法,除了煨、煅、燔、炒、蒸、煮等外,还有作蘖、作曲、作豉、作大豆黄卷、芒硝提净等方法;对玉石、玉屑、丹砂、云母、石钟乳、矾石、硝石等矿物药的炮制方法均有记载;在辅料用酒方面明确指出"唯米酒入药"。总之,炮制内容比前一时期丰富。

5. 宋代　宋代由于工农业生产发展,为药物加工炮制创造了良好的条件,加上政府对药学事业的重视，不仅建立了世界上第一所药局，还由官家组织力量对宋以前的医药著作进行整理、校注、增辑，在炮制方面亦有长足进步，炮制方法有很大改进，炮制目的也多样化了，开始了在为减少毒副作用而炮制的同时重视制备成药饮片炮制的新阶段。

基于唐代对中药炮制"顺方者福，逆之者殃"的认识，医官王怀隐于《太平圣惠方》论合和篇中提出："凡合和汤药，务在精专，甄别新陈，辨明州土，修制合度，分两无差，用得其宜，病无不愈。若真假非类，冷热相乖，草石昧其甘辛，炮炙失其体性，筛罗粗恶，分制差殊，虽有疗疾之名，永无必愈之效。是以医者，必须殷勤注意……"该书在附方中脚注了炮制方法，其内容也具有总结前代的意义。

《经史证类备急本草》(简称《证类本草》)，为宋代唐慎微编撰。该书广泛辑录了宋以前的有关药学方面的文献，部分保存了现今已失传的医方书籍的内容，如《雷公炮炙论》等。在《本草纲目》刊行前一直作为研究本草学的范本。每种药物之后附有炮制方法，为后世制药行业提供了药物炮制资料，后世某些炮制专书便是辑录本书的炮制资料而写成的。

沈括在《苏沈良方》一书中收集了行之有效的炮制方法。如有湿纸煨、面煨、煅制、泥裹烧通赤、醋炙、酒制、姜汁炙、蜜制、纸包炒、麸炒、黑豆蒸、水飞等。此外，还用皂角自小便中提炼秋石，有人认为这是我国古代提炼激素的开始。

大观年间，陈师文等编撰《太平惠民和剂局方》，其炮制方法比《雷公炮炙论》要优越得多。该书强调"凡有修合，依法炮制"，并特设"论炮炙三品药石类例"，专章讨论了炮制技术，收录了185种中药的炮制方法和要求，逐渐注意到药物经炮制后性味功效的改变，成为政府法定制药技术标准的组成部分，对保证药品质量起了很大的作用。由于该书筛选了当时通用的方剂及炮制方法，实践性强，现代应用的许多方法，特别是配制成药的方法，很多都与该书所列的方法相似。如水飞、醋淬、镑、纸煨、面煨、巴豆制霜、苍术米泔水浸等。

中药炮制经历先秦两汉的不断发展，直至宋代主要有两方面的成就：一是将零星的炮制方法进行了初步归纳，形成了较系统的炮制通则。南朝梁代《本草经集注》中第一次对零星的炮制技术作了系统归纳，说明了部分炮制作用。如"凡汤中用完物皆擘破"，"诸虫先微炙"等。唐代《备急千金要方》中又进一步充实，在"合和"章中说："凡用甘草、厚朴、枳实、石楠、茵芋、藜芦、皂荚之类皆炙之"，"凡用麦蘖、曲米、大豆黄卷、泽兰、芜荑皆微炒，干漆炒烟断"。这些原则在宋代《经史证类备急本草》中亦有引用。二是逐渐增加了一些新的炮制方法。晋代《肘后备急方》中已有大豆汁、甘草、生姜等解乌头、芫花、半夏毒的记载。梁代《本草经集注》已将"㕮咀"改为"切制"。唐代《千金翼方》已有反复蒸曝制熟地黄，《食疗本草》开始用童便处理药材，《外台秘要》开始用麸炒。宋代《太平圣惠方》开始有乳制法，《博济方》有巴豆霜制法，《小儿药证直诀》开始制胆南星等。

总之，在宋以前，炮制的原则、方法、适用品种已初具规模，是炮制技术的形成时期。

二、元、明时代

金元时期名医辈出，各有专长。医家们结合临床应用，阐述炮制理论，使炮制理论不断发展和提高，特别是金元四大家的学说，对炮制的理论影响至巨。如归经学说的发展，直接应用到中药炮制上来，又经明代进一步系统整理，便逐渐形成了传统的炮制理论。

1. 元代　王好古在《汤液本草》中引李东垣"用药心法"有"黄芩、黄连、黄檗、知母，病在头面及手梢皮肤者，须用酒炒之，借酒力以上腾也。咽之下，脐之上，须酒洗之，在下生用。大凡生升熟降，大黄须煨，恐寒则损胃气。至于川乌、附子须炮，以制毒也"。并说："去湿以生姜”，“去膈上痰以蜜”。张元素在《珍珠囊药性赋》中说：白芍“酒浸行经，止中部腹痛”，“木香行肝气，火煨用，可实大肠”。葛可久在《十药神书》中首次提出炭药止血的理论：“大抵血热则行，血冷则凝……见黑则止”，著名的“十灰散”就是该书的方剂之一。从药物炮制方法之多和理论实践上的重要改进来看，足见金、元时期中药炮制的昌盛。

2. 明代　明代医药学的进步超过了以往任何时代，对药学的研究投入的人力和时间相当可观，其规模之大是空前的，在中药炮制技术方面也有较大的进步，在炮制理论上也有重要建树。

徐彦纯编撰的《本草发挥》辑自金元诸家的著作，在炮制方法上无特殊发挥，而对炮制作用原理有较多的阐述。如“神曲火炒以补天五之气，入足阳明胃经”，“用上焦药须酒浸暴干……知柏治下却之药，久弱之人，须合之者，酒浸暴干，恐伤胃气也”。还提出童便制、盐制的作用，即“用附子、乌头者当以童便浸之，以杀其毒，且可助下行之力，入盐尤捷也”，“心虚则盐炒之”，“以盐炒补心肺”等，均为中药炮制理论的重要论述。

陈嘉谟在《本草蒙筌》的“制造资水火”中指出：“凡药制造，贵在适中，不及则功效难求，太过则气味反失……匪故巧弄，各有意存。酒制升提，姜制发散，入盐走肾脏，仍仗软坚，用醋注肝经且资住痛，童便制除劣性降下，米泔制去燥性和中，乳制滋润回枯助生阴血，蜜制甘缓难化增益元阳，陈壁土制窃真气骤补中焦，麦麸皮制抑酷性勿伤上膈，乌头汤、甘草汤渍曝并解毒致令平和，羊酥油、猪脂油涂烧，咸渗骨容易脆断，有剜去瓤免胀，有去心除烦……”在炮制技术上特别值得提出的是“五倍子”条下所载的“百药煎”的制备方法，实际上就是没食子酸的制法，比瑞典药学家舍勒氏制备没食子酸的工作早二百多年。类似这类理论，不仅见于《本草蒙筌》，亦见于当时其他著作，如《珍珠囊药性赋》、《雷公炮制药性解》、《医学入门》等。有些书如《珍珠囊药性赋》把炮制理论编成歌诀，以供诵读。兹举例如下：“芫花本利水，非醋不能通。绿豆本解毒，带壳不见功。草果消胀效，连壳反胀胸。黑丑生利水，远志苗毒逢。蒲黄生通血，熟补血运通。……草乌解风痹，生用使人蒙。……川芎炒去油，生用痹痛攻。炮爁当依法，方能专化工。”以上所载的炮制资料，即可反映当时炮制理论发展的概况。

李时珍的《本草纲目》载药1892种，其中有330味药列有“修治”专目。在“修治”专目中综述了前代50多家的炮制资料。在330味药物中，载有李时珍本人炮制经验或见解的就有144条，其中很多药物如木香、高良姜、茺蔚子、枫香脂、樟脑等炮制方法都是李时珍个人的经验记载，并非他人经验的综述。在炮制方法上亦有发展，例如独活条，雷敩曰：“采得细锉，以淫羊藿拌，裛二日，暴干去藿用，免烦人心。”李时珍认为此法不实用，接着说：“此乃服食家治法，寻常去皮或焙用尔。”又如阿胶的炮制，陶弘景曰：“凡用皆火炙之。”雷敩曰：“凡用，先以猪脂浸一夜，取出，柳木火上炙燥研细用。”李时珍曰：“今方法或炒成珠，或以面炒，或以酥炙，或以蛤粉炒，或以草灰炒，或以酒化成膏，或水化成膏，当各从本方。”对前代有问题的方法也加以指正。例如，砒石条，雷敩曰：“凡使用……入瓶再煅。”时珍曰：“医家皆言生砒经见火则毒甚，而雷氏治法用火煅，今所多用是飞炼者，盖皆欲求速效，不惜其毒也。”全书记载炮制方法近20类70法，有水制、火制、水火共制，加辅料制、制霜、制曲等。其中有56种炮制方法至今仍然沿用。如半夏、天南星、胆南星等[5-6]。

李中立纂辑的《本草原始》多以论述地道药材的真伪见长，对乳香、没药等的炮制方法记载很具体。龚廷贤在《寿世保元》中述及炮制理论问题时曾说：“炒以缓其性，泡以剖其毒，浸能滋润，炼可助阳，但制有太过不及之弊。”实际上也反映了当时炮制的技术水平。

缪希雍所撰《炮炙大法》是继《雷公炮炙论》之后另一部有价值的炮制专著。收载有439

种药物的炮制方法，用简明的笔法叙述各药出处、采集时间、优劣鉴别、炮制辅料、操作方法及药物贮藏，大部分内容能反映当时的社会生产实际，在前人的基础上有所发展，正如作者所说的"自为阐发，以益前人所未逮"。并将前人的炮制方法归纳为：炮、爁、煿、炙、煨、炒、煅、炼、制、度、飞、伏、镑、摋、𣊿、曝、露等17种方法，即称"雷公炮炙十七法"。

总之，元、明时期，在前人炮制作用解释的基础上，经系统总结而形成理论，是中药炮制理论的形成时期。

三、清　　代

清代多在明代理论基础上增加炮制品，此时的医药文献多有专项记载炮制的方法和作用，但也有对某些炮制的不同认识和看法。

刘金若所著《本草述》收载有关炮制的药物300多种，记述药物的各种炮制方法、作用、目的以及理论解释，内容丰富。经杨时泰修改删节为《本草述钩元》，使得原著的义旨更为明显易解。如黄芪"治痈疽生用，治肺气虚蜜炙用，治下虚盐水或蒸或炒用"。生地黄"用姜汁拌炒，免致泥膈"。熟地黄"其性滞泥，得砂仁之香窜，乃能和五脏冲气，归宿丹田也"等。

张仲岩著《修事指南》为清代炮制专著，收录药物232种，较为系统地叙述了各种炮制方法，其中多来源于《经史证类备急本草》和《本草纲目》，但张氏作了进一步归纳、整理，条分缕析，较为醒目。张氏认为炮制在中医药学中非常重要，他说："炮制不明，药性不确，则汤方无准而病症无验也。"在炮制理论上也有所发挥，如提出："吴茱萸汁制抑苦寒而扶胃气，猪胆汁制泻胆火而达木郁，牛胆汁制去燥烈而清润，秋石制抑阳而养阴，枸杞汤制抑阴而养阳……"等。

赵学敏的《本草纲目拾遗》和唐容川的《血证论》，除了记载当时很多炮制方法外，还特别记载了相当数量的炭药，并在张仲景"烧灰存性"的基础上明确提出"炒炭存性"的要求。炭药的炮制与应用，在清代有相当大的发展，很有特色。

清代还有"分剂合用"的新型制品出现。如黄柏分成四份：一份盐水炒，一份生晒，一份酒炒，一份用益智仁末三钱拌炒去益智仁(《柳选四家医案》)；香附三两分三份，一份盐水炒，一份醋炒，一份蜜水炒(《柳选四家医案》。又如大黄，把药物分成四份，之后经不同辅料处理，最后合并服用，达到药性全面(《串雅内编》)。

明、清时期，炮制品增加很多，而有些是由当时炮制理论影响下推理出来的，所以认识上不甚一致。如《本草通玄》中不同意豨莶草"生泻熟补"，认为"豨莶草苦寒之品，且有毒令人吐，以为生寒熟补，理或有之，以为生泻熟补，未敢尽信，岂有苦寒搜风之剂，一经蒸煮便有补益之功耶……古人所谓补者，亦以邪风去，则正气昌，非谓本性能补耳。"《本草新编》中不同意何首乌九蒸九晒，认为"首乌经九蒸之后，气味尽失"。《本草纲目拾遗》中不同意半夏长期浸泡，如"今药肆所售仙半夏，惟将半夏浸泡，尽去其汁味，然后以甘草浸晒……全失本性……是无异食半夏渣滓，何益之有"。

总之，清代对炮制作用有所发挥，炮制品有所增加，是炮制品种和技术进一步扩大应用的时期。

四、现　　代

现代炮制经验基本沿用明、清的理论和方法，由于遵循不同，经验不同，各地方法不甚统一，但经过多年的科研和生产实践的努力，已逐步趋向统一和完善。

建国以后，在继承方面，各地对散在本地区的具有悠久历史的炮制经验进行了整理，并在此基础上制订出各省市中药炮制规范，同时国家药典也收载了炮制内容，制订了“中药炮制通则”，并相继出版了一些炮制专著。1963年经中医研究院中药研究所等单位将全国现有的炮制经验汇集出版了《中药炮制经验集成》，共收载常用中药501味当时的炮制方法。

王孝涛等编撰的《历代中药炮制法汇典》，共收集了春秋战国时期至1985年期间常用中药的主要炮制文献，按历史时期分两部分：古代部分自春秋战国至清代，共收集中药460余种，每种中药有处方用名、炮制方法、炮制作用等项内容；现代部分收集1949年至1985年间的550余种中药的主要炮制文献，每种中药按处方用名、炮制方法、现代研究等项进行论述，是一部较为完整的炮制文献资料。2005年叶定江等主编的《中药炮制学辞典》出版。辞典分人物著作篇、名词术语篇、药物炮制篇三部分，共收辞目2160余条，其中名词术语788条，炮制文献225条，对炮制有贡献的医药专家156条，药物炮制994条。内容涉及中药炮制学发展历史、工具运用、工艺改革、方法创新、作用研究等方面，是一本全面反映中药炮制学历史源流及最新研究成果的工具书。

教学方面，全国各中医药院校的中药专业都设有中药炮制学课程，并被列为专业课之一。在教学实践中，结合地区特点编写了教材，经过试用与修订，于1979年首次编写出全国高等医药院校《中药炮制学》统一教材。30年来，经过中药炮制学领域专家学者的实践与总结及不断地充实、完善，于2008年出版了国家“十一五”规划炮制教材《中药炮制学》，为继承和发扬中药炮制奠定了良好的基础。

科研方面，建立了研究机构，科研队伍不断壮大。国家“七五”计划期间对何首乌等20种饮片进行了系统的研究，“八五”期间又有草乌等20种饮片列为国家研究课题，“十五”期间把中药饮片炮制规范化研究列入重大攻关项目，取得了前后共80味中药饮片炮制工艺及质量标准规范化研究的成果，搞清了一些药物炮制的原理，改进规范了炮制工艺，制定了合理的科学的质量标准，为科学地选择中药主产地和确定道地药材奠定了基础，也为加快实施中药饮片批准文号制提供了科学依据。其中半夏、天南星、禹白附、芫花、荆芥、地榆、泽泻、白术、莪术、山药、山茱萸、五味子等的炮制研究取得了显著的成果。“十一五”科技支撑计划“中药饮片炮制技术和相关设备研究”将炮制研究提高到产业共性技术研究范畴，重视中药可持续利用，重视炮制科学研究与产业发展的结合。同时，2010年版《中华人民共和国药典》(简称《中国药典》)大幅增加了中药饮片标准的收载数量。与旧版药典相比，2010年版《中国药典》配套出版的《临床用药须知》除原有的中成药卷外，首次编纂了中药饮片卷，共收载557味中药饮片，将初步解决长期困扰中药饮片产业发展的国家标准较少、地方炮制规范不统一等问题。

生产方面，为适应中医药事业发展的需要，各地先后建立起不同规模的饮片炮制生产企业，生产规模不断扩大，生产工具和设备不断改进，从手工业作坊向工业化生产迈进。“七五”期间，国家对44家中药饮片厂重点投资进行技术改造，对提高饮片的产量和质量都起到重大的影响。但是由于市场监管的薄弱、工艺的不规范及质量标准的不完善，导致饮片生产经营混杂，质量下降。2004年SFDA下发了《关于推进中药饮片等类别药品监督实施GMP工作的通知》，明确规定自2008年1月1日起，所有中药饮片生产企业必须在符合GMP的条件下生产，未通过认证的一律不许生产。中药饮片加工厂GMP认证改造或再建投资又风起云动，产业集中度进一步提高，这是我国传统中医药发展史上的一个重大事件。但是仅仅期望GMP认证就获得中药饮片质量的全面提升是不现实的，还需要一系列的配套政策法规以及市场的良性竞争来逐步实现。

总之，传统的中药炮制在继承传统经验的基础上，运用现代科学技术研究炮制原理，改革工艺设备，制订出合理的科学的质量标准，使中药炮制理论和技术更趋完善，更加适应于中药产业的发展。

第三节　中药炮制理论的发展

中药炮制理论是根据中医中药的基本理论，在临床实践的基础上逐步形成的。古代发现某一药物的炮制作用后，后世有的直接应用，有的推广应用于更多的药物，以后逐渐形成一种规律性的认识，即形成了中药炮制理论。元代以前的书籍中有对个别药物炮制作用的论述，元代开始记载有规律的认识和较系统的炮制理论，大体包括：①择选药用部位；②通过调整药性，达到降低毒性、增强或突出药物的某种疗效。

一、择选药用部位

由于药物不同部位所含成分、作用不同，须择取规定的药用部位，除去非药用部位和杂质，以符合用药要求。早在汉代就很重视，如《神农本草经》序例中提到："或须皮去肉，或去皮须肉，或须根去茎，又须花须实，依方拣采，治削，极令净洁"。近代多沿袭传统操作。长期临床实践和现代实验证明，许多理论是正确的，也有一些在实践中不断更新、修正与完善。

1. 去皮类　将药材去皮的操作很早就有记载。汉代《金匮玉函经》中有大黄"皆去黑皮"。桂要削去"外皮"。其目的是除去质差或无效部位。书中还提到附子、苦杏仁、巴豆也需去皮。《金匮要略方论》中有猪苓去皮。南北朝《本草经集注》中增加了厚朴、杜仲、木蓝、茯苓。宋代《太平惠民和剂局方》又增加了黄柏。明代《医学入门》又推广至桑白皮、柏子、火麻仁、益智、草果之类，并提出"如不去皮，耗人元气"，"令人心痞"。这表明皮可能有副作用。直至现代《中药炮制经验集成》中又有海桐皮、椿白皮、苦楝皮、合欢皮亦沿用去外皮。清代《修事指南》概括为"去皮免损气"。药材外皮木栓层多数无药用价值，有些外皮辛燥耗气，尤其是体弱的病人，过多服用生姜皮、橘皮等辛散皮类药物会有耗气之虑。某些有毒的皮类，如苦楝皮、雷公藤剥去其红黄色外皮不完全会引起中毒，大损元气。又如白首乌外皮中含有有毒金属元素量高达946.11mg/kg，去皮白首乌饮片有毒金属元素为36.50mg/kg，所以必须去皮。此外除去坚硬栓皮便于切片。有人对9种树皮类药材的粗皮进行了性状、组织化学及成分比较，结果表明，粗皮多不含内皮的有效成分，故而除去无药效的外皮，使用量准确。有些药材的皮与肉或仁的临床应用不同，如连皮桔梗溶血作用比去皮桔梗强得多，五皮饮专用皮利水，为了疗效确切，须将皮肉分开。现在有的地方、有的单位为了省事，不经任何研究或凭着某些单一指标，未经审批就改变传统的去皮操作，这无疑会降低饮片质量，影响临床疗效。

2. 去心类　"心"一般指根类、皮类药材的木质部或种子的胚芽而言。早在汉代就有花椒、巴豆（《金匮玉函经》）、麦冬、天冬（《注解伤寒论》）去心的记载。刘宋有百部去心（《雷公炮炙论》）；南齐有远志去心（《刘涓子鬼遗方》）；梁代有牡丹皮去心（《本草经集注》）；唐代有五加皮去骨（《仙授理伤续断秘方》）、莲子去心（《本草拾遗》）；宋代有地骨皮（《普济本事方》）、巴戟天、贝母（《太平惠民和剂局方》）、百合、白鲜皮（《伤寒总病论》）、大戟（《博济方》）、连翘（《疮疡经验全书》）、甘遂（《三因极一病证方论》）等药材去心；清代有白果去心（《本草纲目拾遗》)。去心目的,《本草经集注》首先提出"巴豆打破,剥去皮,刮去心,不尔,令人闷"。而后有莲子不去心令人作吐(《本草拾遗》),大戟的心可令人吐(《滇南本草》),巴豆不去心作呕(《握灵本草》)或伤肾(《得配本草》),远志不去梗,令人烦闷(《药品辨义》)等提法。清代《修事指南》归纳谓"去心免烦"。将个别药物的副作用归纳为一般规律,尚缺乏客观的佐证。但有些情况也值得注意,如明代《寿世保元》曾有"莲子食不去心,恐成卒暴霍乱"的记载。亦有由于加工不妥,带心服用导致腹泻复发的临床报道;临床上还观察到连翘不去心,往往造成小儿遗尿的后遗症。从历代文献分析,白果、巴豆的心有毒,去心可以降低毒性。莲子与莲心两者作用不同,以两种不同药用部位分别入药。对多数药物的去心主要是为了除去非药用部位。如皮类药材一定要去木质心,不论有无明文规定都要除去,否则不成为皮类药材。

3. 去毛类　去毛是指除去药材表面或药材内部的毛绒。汉代有石韦去毛(《金匮玉函经》)。晋代有枇杷叶去毛(《肘后备急方》);刘宋有卫矛去毛(《雷公炮炙论》);南齐有辛夷去毛(《刘涓子鬼遗方》)。宋代有狗脊去毛(《太平圣惠方》)。明代有金樱子去子并内毛(《本草品汇精要》)。清代有番木鳖去毛(《良朋汇集》)、木鳖子去毛(《串雅补》)。去毛的目的,《金匮玉函经》指出石韦去毛不尽"令人淋"。《名医别录》对石韦的去毛又云:"毛射人肺,令人咳,不可疗"。枇杷叶"毛射人肺,令咳不已"(《新修本草》)。金樱子其子与内毛必去之净,才能补肾涩精(《本草新编》)。番木鳖去毛净,否则毒性大(《中药炮制经验集成》)。其他均未说明去毛理由,只是方法的沿用而已。从文献资料分析,去毛的目的,主要是除去毛绒可避免物理性因素刺激咽喉,引起反射性的咳嗽;其次是除去药材中无效部分。

4. 去核类　去核是药材加工中一项传统操作。汉代有花椒去子、乌梅去核(《金匮玉函经》)。南北朝有山茱萸去核(《雷公炮炙论》)。唐代有诃子去核(《外台秘要》)。宋代有山楂去子(《疮疡经验全书》)。去核目的,陶弘景云:"椒目冷,别入药用,不得相杂"。雷敩云:"使山茱萸,须去内核,核能滑精"。《修事指南》谓(山茱萸)"去核免滑"。对山茱萸去核与否,历代医家说法不一。陶弘景曰:"山茱萸……既干,皮甚薄,当以合核为用尔"。《渑水燕谈录》:"山茱萸能补骨髓,取其核温涩能秘精气,精气不泄,乃所以补骨髓。今人剥取肉用而弃其核,大非古人之意。"山茱萸去核操作应该肯定。目前市售山茱萸肉中夹杂大量果核,多在15%～85%。山茱萸中含有熊果酸,它具有降低血清转氨酶的作用,并有安定、降温、抗菌、消炎作用,是山茱萸的主要成分之一。果核中的熊果酸含量约为果肉的1/6,因此,山茱萸不去核必然会影响药物的质量。去核免滑也只是指山茱萸等具体药物,并非凡核皆"滑"。今人理解,主要为除去非药用部位,或核与肉作用不同而分别入药。

5. 去芦类　"芦"又称"芦头"。一般指根头、根茎、残茎、叶基等部位。南北朝有人参、玄参去芦(《雷公炮炙论》)。唐代有桔梗、藁本、当归去芦(《仙授理伤续断秘方》)。宋代有防风、沙参(《太平圣惠方》)、藜芦(《伤寒总病论》)、牛膝(《博济方》)、漏芦(《小儿卫生总微论方》)、续断(《传信适用方》)去芦。元代有地榆去芦(《汤液本草》)。明代有草乌去芦(《医宗必读》)。习惯上需要去芦的药物尚有党参、茜草等。历代医家认为芦为非药用部位,有的且能令人吐,故应去掉。

人参系贵重药物,参芦作为人参使用有可观的经济价值,对此研究与争论也最为集中。明代始将人参和参芦分别入药。《本草蒙筌》中对体弱病人难以使用藜芦呕吐痰涎而改用参芦,故将参芦列入涌吐药。今人比较了根与芦的化学成分,两者所含人参皂苷的种类数目和苷元均相似,且参芦所含皂苷量高于参根2倍以上。参芦、不去芦全参及红参主根三者具有相似的药理作用，急性毒性试验表明也无明显差异，认为不必去芦。但有服用参芦15～30g中毒的报道。既然多数古籍记载认为参芦有催吐作用，而且还有实践病案，参芦中所含的三醇型苷较人参高，有明显的溶血作用，故对参芦能否和人参同用或替代人参作注射剂，应慎重对待，不宜匆忙下结论。从目前的药理、化学研究和临床观察分析看，参芦开发作人参应用具有很大的可能性，但仍需做更深入细致的研究工作，尤其对病理状态下作用的研究工作更有价值。

“去芦免吐”是从某些药物临床观察到的现象。如人参、甘草的芦头含较高皂苷，对体弱的病人具有轻微的催吐作用是可能的，但对多数药物的去芦是为了除去非药用部位，保证药材质量。前人也无凡芦皆吐之意，一般都有具体药物所指。

6. 药用部位的选择　用根、全草、花等部位入药，虽宋以前已经确定，但《雷公炮炙论》对少数药材又有进一步的认识，如当归“若要破血，即使头一节硬实处。若要止痛、止血，即用尾。若一时用，不如不使，服食无效，单使妙也。”元代《汤液本草》在此基础上发展为当归“头止血，身和血，梢破血”。临床上尤以身、尾分用更受关注。养血补脾多用身，如天王补心丹、八仙汤、乌鸡丸等；行经破瘀多用尾，如三仙散、补阳还五汤、红花桃仁汤等。曾有人用离体子宫试验法比较了头、身、尾的作用，结果表明8%的当归头、身、尾三种煎剂均有明显兴奋子宫平滑肌的作用，无明显差异；头、身、尾所含的糖、挥发油、灰分无明显差异。但后来的研究表明，三者在微量元素和挥发油方面都有显著的差异，当归头中含钙、铜、锌成分最高，为当归身或当归尾中的1.5～6.8倍。川当归也有类似情况。挥发油含量以当归尾最高，身次之，头最低；阿魏酸的含量亦是当归尾最高，身次之，头最低。阿魏酸具有扩张冠脉血管、增加冠脉流量、改善心肌出血、抑制胶原和ADP诱导的血小板聚集的作用。临床经验和药理实验研究都表明，当归尾用于行血破瘀是有道理的。《雷公炮炙论》又提出甘草要去“头尾”，因其尾“吐人”。明代《仁术便览》又发展为“疮科用节，下部用梢”。《本草原始》指出“梢去尿管涩痛，节消痈疽焮肿”。元代李杲在“用药法象”中提出“病在中焦上焦者用根，在下焦者用梢，根升而梢降”。明代刘纯的《本草歌括》云：“上半身病药取根，身腰以下梢宜用。根升梢降合天真，述类象形堪妙应。”此类说法后世仍有沿用。从个别药物而言，根、梢不同的效用是存在的，但目前还没有更多资料证明确系普遍的规律。

二、调整药性方面

中药含有众多天然成分，具有多种药效或毒副作用，通过炮制对其药性进行调整比提取分离手段简便、经济，如斑蝥用稀碱炮制形成斑蝥酸钠比提取斑蝥素后制成钠盐要简便经济得多。且临床应用形式是充分发挥炮制品全成分的总体综合作用，这是分离单一有效成分所不及的。

从已有的资料来看，汉代对药物的炮制已经由洁净修拣的处理开始向用炮制手段降低毒性方面发展，到了魏晋南北朝时，炮制的重点已转移到降低药物毒副作用方面，对于药物洁净修拣的处理已变成次要的地位。宋代开始从减少毒副作用而进入改变与调整药性的崭新阶段，元明形成了中药炮制的基本理论。

1. 生、熟异用　自汉代《神农本草经》起，就提出了生、熟的概念。“熟药”是加工炮制的产物，即各种炮制品。元代王好古在《汤液本草》一书中，初步总结了“生泻熟补”的认识，如“虚则熟地补之”，“大凡生升熟降”等。明代《审视瑶函》中，对药物的生熟异治论述颇详。指出：“药之生熟，补泻在焉，剂之补泻，利害存焉。盖生者性悍而味重，其功也急，其性也刚，主乎泻；熟者性淳而味轻，其功也缓，其性也柔，主乎补……如补药之用制熟者，欲得其醇厚，所以成其资助之功。泻药制熟者，欲去其悍烈，所以成其攻伐之力。用生用熟，各有其宜，实取其补泻得中，毋损正气耳……”后世所谓“生泻熟补”，“生峻熟缓”，“补汤宜用熟”，“泻药不嫌生”，均是生熟异用的概括。清代还有生、熟各半；生、熟同用，以取二者之长，如《张氏医通》中治妇人瘀结，少腹急痛的失笑散中蒲黄即以半生、半炒等分应用。

2. 辅料调整[7]　辅料制的作用，主要是利用中医复方配伍的原理，利用辅料本身的性质，炮制后起到增强其某些疗效的作用和达到其他的目的。

古代认为酒有“大热……主行药势，杀百邪恶毒气”（《经史证类备急本草》），“通血脉，厚肠胃，润皮肤，散湿气”（《本草纲目》）的作用。历代有各种用法，如汉代《神农本草经》中有“蜎皮酒煮杀之”。南北朝《雷公炮炙论》用以帮助去燥性（补骨脂）。唐代《备急千金要方》中用酒帮助粉碎（菟丝子），《千金翼方》中有帮助去腥（鹿靨）。元代《汤液本草》中用于增加上行之力、助发、行经、去寒等（黄芩、黄柏、知母、当归、芍药等）。

古代认为醋有“消痈肿，散水气，杀邪毒”（《经史证类备急本草》）和“理诸药，消毒，治产后血运，除癥块坚积，消食，杀恶毒，破结气”作用（《本草纲目》）。历代采用醋制以便于粉碎、精制去毒，入妇女药，入血分药等。如汉代《金匮玉函经》中已有醋蒸乌梅。唐代《千金翼方》中硇砂醋制，以精制去毒。宋代《传信适用方》中有香附“醋煎”，入妇女药。明代《本草蒙筌》中总结为“注肝经且资住痛”。《本草纲目》中有芍药“入女人血药以醋炒耳”，莪术“以醋炒或煮熟入药，取其引入血分也”。《本草通玄》中有“醋取收敛”，《医学入门》中有“诸石火煅红，入醋能为末”。皆是利用醋本身的性能，说明了醋制作用的一部分。

早在《神农本草经》中就记载着蜜有“益气补中，止痛解毒，除众病和百药”的作用。唐代《食疗本草》中记述百合、薯芋（山药）、藕“与蜜同食，令人腹脏肥”。自元代《汤液本草》中提出“去膈上痰以蜜”之后，明代《本草蒙筌》有“蜜制甘缓难化，增益元阳”，《医学入门》中又明确认为“凡药入肺蜜炙”。清代《医方集解》有“甘草经蜜炙能健脾调胃”等记载。所以现代以蜜制来增强补益、润肺止咳等作用，并使药物作用甘缓平和。

盐制，早在宋代《太平圣惠方》、《太平惠民和剂局方》中作为一种介质加热的方法，如红花、补骨脂、川乌等。明代以后，认为盐有“坚肌骨……吐下恶物，调和脏腑，消宿食……助水脏……通大小便……疗疝气，滋五味”（《本草纲目》）等作用。自《本草蒙筌》提出“入盐走肾仍仗软坚”之后，后世对入肾治病的中药多用盐制，以增强入肾的作用。

在单一辅料的基础上，又出现一药用多种辅料分制的品种。晋代《肘后备急方》中记载“以防己解雄黄毒”，“生姜解半夏毒”，“大豆汁、远志汁解附子、乌头毒”等。《雷公炮炙论》中用药制药甚为盛行，达到空前绝后的程度。一药用多种辅料分制的如《本草纲目》中的黄连，“为治火之主药，治本脏之火，则生用之；治肝胆之实火，则以猪胆汁浸炒；治肝胆之虚火，则以醋浸炒；治上焦之火，则以酒炒；治中焦之火，则以姜汁炒；治下焦之火，则以盐水或朴硝研细调水和炒；治气分湿热之火，则以茱萸汤浸炒；治血分块中伏火，则以干漆末调水炒；治食积之火，则以黄土研细调水和炒。诸法不独为之引导，盖辛热能制其苦寒，咸寒能制其燥性，在用者详酌之”。多种辅料制的如明代《滇南本草》中的香附，用童便、酒、醋、盐、茴香汤、益智仁汤、萝卜汤复制，并认为童便滋离中之阴，酒行经络，醋开郁消瘀血顺气，茴香汤滋肾水补腰膝，益智仁汤上行暖胃下行补肾强志，萝卜汤消痰消食积。多种辅料的复制法清代颇为盛行，如京半夏、仙半夏、苏半夏、三制香附、四制香附、复制天南星、制熟地等。复制的作用已类似于复方配伍的作用。

辅料制在明代炮制理论的影响下，炮制品种逐渐增加，至现代仅就《中药炮制经验集成》收集的酒制品约90种（大黄、地黄、牛膝、龙胆、仙茅、白芍、当归等）；醋制品约40余种（三棱、大黄、芫花、大戟、甘遂、白芍、元胡、磁石等）；蜜制约90余种（款冬花、桑白皮、菊花、桑叶、枇杷叶等）；盐制品约70余种（杜仲、黄柏、荔枝核、益智、胡芦巴、吴茱萸、蒺藜、川楝、补骨脂等）。但其作用的解释，则多以明代理论为主，认识趋于一致。

3. 毒性调整　有些药物临床疗效显著，但因毒性太大不能使用，如乌头、附子、半夏、大戟、芫花、甘遂、斑蝥、巴豆等，这类药材历代医家都强调炮制去毒后入药用。根据中医理论，通常应用相畏相杀以解毒，即指用某种药物或方法来消除或减弱另一种药物的毒性。去毒方法历代变化很大，比较复杂的是乌头、附子、半夏之类，不仅古今炮制方法不同，现代全国各地炮制方法亦不相同。但分析其炮制特点，不外通过加热去毒、水漂泡去毒、加辅料制去毒等。

干热法去毒，是去毒炮制使用最早的方法，历代曾用于斑蝥、乌头、马钱子等药物的炮制。如乌头汉代曾用煻灰火炮令微拆法（《金匮玉函经》）。唐代用熬法（炒）（《备急千金要方》），并强调"此物大毒"必须"熬令黑乃堪用"（《备急千金要方》）；还有米炒法（《仙授理伤续断秘方》）。宋代有蚌粉炒（《太平惠民和剂局方》）、牡蛎粉炒（《三因极一病证方论》）、猪油煎（《小儿卫生总微论方》）。斑蝥至晋代用炙法、熬法（炒）（《肘后备急方》），宋代改为米炒，并说："用糯米炒熟，方可药用，生则吐人"（《太平惠民和剂局方》）。马钱子在清代多用土炒、油炸法去毒（《外科证治全生集》），现代则多用砂炒或油炸。

湿热去毒，古人使用单煮法较少，多配合辅料煮。宋代巴豆采用煮法去毒（《小儿药证直诀》），半夏用姜制（《太平圣惠方》）。明代川乌用童便甘草制（《医宗必读》）。历代本草中记载的解毒辅料有黑豆、绿豆、甘草、银花、黄芩、蜂蜜、生姜、猪血等。现代煮法仍是去毒的重要方法之一，如川乌、草乌、芫花、商陆等。

水制法去毒，早在汉代就已采用，如半夏"汤洗十数度，令水清滑尽"（《金匮玉函经》）。乌头在宋代亦出现用水浸法去毒的"阴制法"，即"用东流水浸二七日，每日三度换水，日满取出去黑皮并脐尖"（《博济方》）。采用浸漂法去毒的同时，也减少了有效成分，所以现代此法已不作为去毒的主要方法使用。

去除某一部分或减量去毒，《雷公炮炙论》中说蛤蚧去头是因其"毒在眼"。宋代《太平圣惠方》中，巴豆压去油用霜，即是一种减量去毒法。清代《本草述钩元》中说白花蛇"头、尾及骨俱有大毒，须尽去之"。

以上炮制方法在早期多是单独使用，但现代大多采用复合制法。各药的炮制方法从古到今虽方法变化很多，但其基本目的始终是为了去毒。

4. 药性调整　唐代《备急千金要方》提出桂枝生用防动胎而要"熬"（炒），宋代《太平惠民和剂局方》中曾提到大黄熟用作用缓和，"凡使，或蒸过用，或煻灰火中炮熟用，若取猛利，即生焙干用"。明代《医宗粹言》中曾说枳壳"消食去积滞用麸炒，不尔气刚，恐伤元气"；《医学入门》中说："苍术、半夏、陈皮，用汤泡洗，去其燥性"。可见多数药材经过炮制后能达到缓和药性的目的。所以明代《寿世保元》中总结为"炒以缓其性"。

宋代《本草衍义》中认为地黄"生与生干常虑大寒，如此之类，故后世改用熟者"。元代《汤液本草》中进一步说明其生寒熟温之意，"生则性大寒而凉血，熟则性寒而补肾"；"假火力蒸九数，故能补肾中元气"，"酒洒蒸如乌金，假酒力则微温"；大黄"须煨，寒则损胃气"；枳实"苦寒，炙用"。明代《本草纲目》中说，白芍"今人多生用，惟避中寒以酒炒"；石膏"近人因其性寒，火煅过用，或糖拌炒过，则不妨脾胃”。《审视瑶函》中说：“芩、连、知、柏之类，制之必以酒炒，庶免寒润泄泻之患”。以上说明有些药材经过蒸、酒蒸、炙、煨、酒炒、煅等加热处理，有去寒或变温补之意。

早在《五十二病方》中就有“火爁盐令黄”的记载。汉代《金匮要略方论》记有“蜀椒……炒去汗”。唐代炒的记载更为详细，如有“微炒”，“炒令微焦”。炒制成为历代的重要炮制方法。清代《药品辨义》在麦芽条下有“炒香开胃”，《修事指南》归纳为“炙者中和之性，炒者取芳香之性”。许多药物通过炒制后，可以不同程度增加其焦香开胃作用。中医常用焦神曲、焦麦芽、焦山楂治疗消化不良疗效显著，有“焦三仙”之称。

炒炭的药物与原药材也有较大的差别。早在《黄帝内经》中即有血余炭，据初步统计，曾经炒炭用过的药物有200种左右，如汉以前有桑白皮、栀子、血余、竹叶等18种；自晋至唐增加了大黄、棕榈、石榴、槐角、桑叶等约24种；宋代增加了卷柏、荆芥、牛膝、厚朴等约65种；元代增加了白芷、茜草、茅根等15种；明代增加了地榆、木鳖子、鸡内金等36种；清代又增加了杜仲、旱莲草、金银花、萹蓄等26种。历代较为常用的近50种，现代仍然沿用约70多种。

自元代以来历代医家用朴素的“黑涩”止血理论来解释。具有代表性的如葛可久提出：“经云：北方黑色，入通于肾，皆肾经药也。夫血者，心之色也，血见黑即止者，由肾水能制心火也。”

多数止血药经制炭后止血作用增强，如槐花、藕节、莲房、艾叶、地榆、茜草、干姜、蒲黄、侧柏叶、贯众等。另一些原来不具止血作用的中药，制炭后产生止血作用，如血余、荆芥、棕榈等，证明先人用炭药止血是有道理的。此外，炭药尚有收敛、燥湿、去瘀、止泻等作用，可用于疮疡肿毒、跌打瘀肿、喉痹口疮、牙痛、赤白痢疾、久痢不止等。

第四节 炮制技术的发展与演变

中药炮制技术是随着社会生产发展而发展的，古代由于生产技术落后，炮制技术多以修拣、洁净、切制、粉碎药物为主。

切制、粉碎方面，南北朝以前有㕮咀、斩、剉、碎、捣等。梁代《本草经集注》改㕮咀为切制，对矿石类药材要求捣碎如“粟米”，雄黄、朱砂要求“细末如粉”，对种子果实药材，如山茱萸、五味子、蕤仁等要求“打碎”。

对一些质地坚硬，不易粉碎、不易煎出的动物骨、齿、角、甲类药物，如鹿角、马蹄、鳖头之类在宋以前都是直火烧后或制炭研末，直至明、清改为砂烫或油炸。鹿角宋代还有锉、镑、捣等方法，至元代以后就无制炭使用，而出现水磨等粉碎方法。对质地坚硬的矿物、贝壳类药材，汉代《神农本草经》中的消石、朴消、矾石、石胆、禹余粮、雄黄、雌黄、贝齿等多用烧、炼后使之易于粉碎。唐代有石膏、自然铜、牡蛎等经火煅后粉碎。宋代由于成药和煮散的发展，更促进了粉碎方法的改进，尤其对粉碎较难的金石类药材，采用了火煅醋淬的方法，利用热胀冷缩的原理，使矿物容易粉碎，如紫石英、自然铜、磁石等都用煅赤醋淬，再经水飞，得到很细的粉子；此外尚有龙齿、龙骨、石决明、阳起石、赤石脂、针砂、寒水石、珍珠等更多的矿物药及贝壳类药材通过煅或火煅后醋淬处理使之便于粉碎。

为了将药物研得更细，往往对质地坚硬的药物采用水飞法，如《雷公炮炙论》中代赭石条有“凡使，不计多少，用腊水细研尽，重重飞过，水面上有赤色，如薄云者去之。然后用细茶叶脚汤煮之，一伏时了，取出又研一万匝，方入用……”恐属最初的水飞操作。唐代有铅丹水飞

(《仙授理伤续断秘方》)。宋代有石膏、石燕、阳起石、赤石脂、针砂、炉甘石、砒石、紫石英、寒水石等水飞。元代有朱砂等。明代有云母、龙骨、花蕊石、密陀僧、硇砂等。清代有龙齿、禹余粮等。现代对这类粉碎方法仍然沿用,不过生产工具已有很大改进,如炉甘石、珍珠、雄黄、滑石等多用球磨机水飞。

后世因药材质地不同,在具体做法上有改进,主要利用水浸泡等软化药材便于切制,或经过不同加热方法使药材质脆易碎。如明代《本草蒙筌》中说,切制要"或微水渗,或略火烘,湿者候干,干者待润"。采用这些方法处理后利于切制。现代则多采用少泡多润法来软化药材,为了加速软化速度,有加压、减压,热压加热软化法等。历代利用加热帮助粉碎的方法很多,如梁代《本草经集注》中粉碎滋润药材,如天门冬、地黄用"微火烘";粉碎油脂类药材,如杏仁、葶苈子、巴豆时,要"熬黑黄";阿胶要"炙"至通体"沸起"发泡后才易粉碎。

对一些难以粉碎的药物,历代曾出现多种方法,如乳香,宋代《小儿药证直诀》中采用"水中坐乳钵研细",《经史证类备急本草》中采用"微炒",《普济本事方》中用"人指甲研",明代《奇效良方》中又用"灯心研末"等,都是帮助粉碎的方法。

关于加热方法,早期多用直火加热,如"炮去皮"、"炮令拆"、"烧"等,但此法不易控制温度和使药材受热均匀,也不易观察程度,所以后世特别是宋代创造了许多介质加热的方法。如汉代《金匮玉函经》中水蛭用熬法,但直火不易控制,所以宋代《伤寒总病论》中改用米炒法(炒后去米不用)。又如阿胶梁代用炙法,目的是炙至发泡易于粉碎,但因受热不均匀,又有不发泡的地方仍要反复炙,到了宋代《小儿药证直诀》中改用麸炒法,《圣济总录》中用米炒法,《全生指迷方》中用蛤粉炒法,其中蛤粉炒法至今仍在沿用。枳实早期用炙法,宋代《太平圣惠方》中改用麸炒法,《史载之方》中用面炒法,而现代沿用麸炒法。宋代利用介质加热方法有很大发展,曾用过的介质有米、面、胡麻、黑豆、麸、羊脂、酥、石灰、蛤粉、砂等,这些介质不仅起到控制温度的作用,也可达到使药材受热均匀的目的。血余、荷叶、干漆、灯心草早期用烧、烧灰、烧存性方法炮制,但由于药物体轻易燃,先后改为煅炭。如干漆在晋代《肘后备急方》用"熬烟绝"法,唐代《备急千金要方》用"炒令烟断"法。明代《医宗粹言》中用"新瓦上合定,火煅烟尽……"的炮制方法。又如灯心,宋代《经史证类备急本草》用"火烧灰存性"。清代《本草述钩元》用煅法,即"必紧扎作把,令坚实,塞入罐内,固济煅之,罐红为度,待冷取出,方有存性黑灰"。现代这类质轻易燃的药物,仍然沿用"闷煅"法。

又如蒸法,汉代《神农本草经》中多用单蒸法。唐代《备急千金要方》中有米蒸法(大黄),利用米熟作为蒸熟的指标,以后《新修本草》、《食疗本草》又发展成九蒸九曝法(地黄)。明代《炮炙大法》中出现罐蒸法,即"……置瓷瓮内包固,重汤煮一昼夜",目的都是为蒸熟,现代发展成蒸与炖法。

发芽法,汉代《金匮要略方论》中就有赤小豆"浸令芽出,曝干"的记载。唐代《新修本草》中有制大豆黄卷的记载:"以大豆为蘖,牙生便干之名为黄卷"。此外尚有"米蘖"、"麦蘖"等。明代《本草品汇精要》有较详细的发芽方法记载:"以大豆不拘多寡,先以井水淘净堆置筐内,筐口封罨蒲草,外以缸覆之令其温暖,每日频频汲水灌溉候其发蘖,取出日干用之"。麦芽亦有类似的记载。此法与现代炮制方法十分接近,不过工业生产产量较大,生产条件控制严格,但其基本原理还是一致的。

作豉,汉代《金匮要略方论》中有香豉的名称。宋代《经史证类备急本草》引唐代《食疗本草》云:"以大豆为黄蒸,每一斗加盐四升、椒四两、春三日、夏二日、冬五日即成……"明、清记述更详,已与现代基本相似。

精制，自唐代《新修本草》即有朴硝水溶重结晶的精制法，采用热水溶解后重结晶："以朴硝作芒硝者，以煖汤淋朴硝取汁，澄清煮之减半，出着木盆中，经宿即成，状如白石英。"至今此法仍在使用。《千金翼方》中有松脂反复蒸熔的精制法，能达到"色白如玉"。宋代《经史证类备急本草》中有五灵脂用酒溶解以去砂石之法："先以酒研飞炼，令去砂石乃佳"。

随着时代的发展，古今的炮制技术在含义上、方法上有很大的改变，有的已非古代的面貌。如汉代《神农本草经》、《金匮玉函经》等所记载的"烧"、"炼"、"炙"、"熬"、"炮"、"㕮咀"等。当时的"炮"是裹物烧，唐代《备急千金要方》中则改为"煻灰中炮"，现代的"炮"则是用炒法或砂烫法。汉代的"炙"是"炮肉也，从肉从火"，是一种直火加热法，汉代"炙"的药物品种有阿胶、鳖甲、甘草、厚朴、枳实等，现代的炙则一般是指加液体辅料炒法。如炙甘草现代多指蜜炙甘草，并不是单纯的加热，炙厚朴现代指姜汁制厚朴，炙阿胶现代已改用蛤粉或滑石粉烫法，炙鳖甲已改为砂烫醋淬法，炙枳实已改用麸炒法等，基本上都不是古代直火加热的"炙"了。"炼"法《神农本草经》中记载用于朴消、矾石，现代这些品种均改用煅法，用炼的只有炼蜜一种。古代的"烧"法现已不用，多被煅法或炒法所代替。古代的"熬"法，现代亦用炒法代替。明代以前的雷公炮炙十七法，有的方法如煿法为烘法所代替，"摋"、"煿"法已基本不用。由此可见古今的炮制技术是不断发展变化的。

参考文献

[1] 尚志钧.《五十二病方》药物炮制概况[J].中药通报，1982，(6)：17.

[2] 尚志钧.《雷公炮炙论》有关炮制方法的概述(上)[J].中成药，1982，(10)：20.

[3] 尚志钧.《雷公炮炙论》有关炮制方法的概述(下)[J].中成药，1983，(4)：22.

[4] 吕秉森.试论《雷公炮炙论》在中药炮制史上的地位[J].中成药，1993，15(2)：46.

[5] 王孝涛.《本草纲目》在中药炮制方面的成就[J].中成药研究，1984，增刊(1)：59.

[6] 尚志钧.濒湖炮炙法[M].合肥：安徽科学技术出版社，1991：202.

[7] 冯宝麟，等.古今中药炮制初探[M].济南：山东科学技术出版社，1984：12-19.

第二章 炮制与临床疗效的关系

第一节 炮制是中医临床用药的特点

中医临床诊治疾病，非常注意人体本身的统一性、完整性及其与自然界的相互关系，同时也很注意病人的个体差异。对疾病的发生、发展，很重视脏腑间的相互联系和外界因素的影响。从诊断到治疗整个过程中，在分析、综合、判断疾病的性质，确定治疗原则，遣方用药等方面，都必须注意人体阴阳的盛衰，气血及脏腑的寒热虚实，气候、环境及生活起居对人体的影响，针对病人的具体情况作出正确决定。在临床整个过程中，辨证施治是中医治病的原则，也是临床治病的核心问题。证变法亦变，方药也要改变，炮制品的选用亦需作适当的调整。由于中药多来源于自然界的植物、动物、矿物，不但带有一些非药用部分，影响疗效，而且不同药用部位药效有异。同时，原药材的性能和作用无有不偏，偏则利害相随，在发挥治疗作用的同时，也可能出现一些不良反应，这就需要通过炮制，调整药性，增利除弊，以满足临床治疗要求。所以中医临床配方用药都是用炮制后的饮片。

由于中药成分复杂，因而常常是一药多效，但中医治病往往又不是要利用药物的所有作用，而是根据病情有所选择，需要通过炮制对原有性效予以取舍，权衡损益，使某些作用突出，某些作用减弱，某些不利于治疗的作用消失，力求符合疾病的治疗需求。如何首乌，生品苦泄，性兼发散，且能润肠通便，故治肠燥便秘，解毒疗疮需生用；制首乌其性甘温而涩，纯补无散，故用于补肝肾、益精血时，需将生首乌制成熟首乌，尤其脾胃虚弱者，以免因滑泻作用导致未补其虚先伤其正。若脾胃受损，运化无权，补益药物也很难发挥作用，所以补肝肾的同时，必须兼顾脾胃。

疾病的发生有多种原因，病情的发展变化多端，证候的表现不一，脏腑的属性、喜恶、生理、病理各异，故立方遣药及炮制品的选用都应考虑这些因素。如蔓荆子，辛平而偏凉，止痛作用甚佳，尤其对头痛有良好的疗效。若治风热头痛，以生用为宜，取其辛散疏风和性凉清热之力较强；若用于气虚头痛或血虚头痛，除应分别与益气药或补血药合用外，则宜选用炒制品，取其辛散力弱，利用其升举清阳和止痛作用较佳。女贞子既能补肝肾之阴，又能清虚热，且药性较平和，养阴而不腻，清热而不损阳气，实为滋阴补肾之良药。但生用或制用与病情变化有关，当患者肝肾阴亏，兼有肠燥便秘者，可选用生品，既可补肝肾，又可润肠燥，二者兼顾，且用量宜大；当便秘已去，肝肾阴亏之象尚未完全消除时，除调整处方外，女贞子则宜制用，增强其补肝肾之力，避免过用生品又引起滑肠。青蒿既可清虚热，又可清实热，除配伍原则不同外，炮制品的选用也有区别。青蒿用于清解暑热宜生用，治骨蒸劳热则宜炒用。银翘散用于风热感冒时，若无汗，方中荆芥可用生荆芥穗，以增强解表发汗之力；若有汗，则可用炒荆芥，以缓和发散作用。二者均有祛风的功效。又如脾与胃互为表里，同居中焦，一主运化，一主纳谷，分工合作，共同完成消化任务。但脾气主升，胃气宜降；脾为湿土，喜燥恶湿，胃为燥土，喜湿恶燥；脾为阴脏，喜温恶寒，胃为阳腑，喜凉恶热；脾病多虚寒，故健脾药多温燥，胃病多亢燥，故养胃药多凉润。由于脾胃同为后天之本，气血生化之源，但又因其生理、病理、喜恶、治疗原则都有一定的区别，所以治脾病的同时，也应考虑胃腑的特点，治胃病的同时，也应考虑脾脏的特点，才能使脾健胃和，共同完成腐熟水谷和运化水谷精微的任务。当脾虚内湿较盛时，苍术为常用药，但以制用为宜。因湿为阴邪，其性黏滞，难以速除；又因脾虚运化无权，水湿容易停滞中焦，反过来，湿盛又易困脾，降低脾土的运化功能。所以脾虚湿困的病证，疗程较长，用药时间较久。苍术温燥之性甚强，虽能燥湿运脾，但久服过于温燥之品可伤胃阴，助胃热，顾此失彼，得失相伴。苍术制后燥性缓和，且有焦香气，健运脾土的作用增强，就能达到慢病缓治的用药要求。

气候、环境和身体素质不同，对用药的要求也不同。春季气候转暖，夏季气候炎热，阳气发泄，气血多趋于表，腠理疏松，容易出汗，故用药不宜过于辛散和温热。秋季气候转凉，空气干燥，用药不宜过燥。冬季气候寒冷，阳气潜藏，气血多趋于里，腠理致密，水液不能外泄为汗，因而小便增多，故用药不宜过于寒凉和渗利。由于地域不同，气候环境和体质也有差异。北方气候干燥，用药偏润；南方气候炎热潮湿，用药不宜过于滋腻。北方人一般禀赋较强，身体壮实，要求药力较猛，若药力太弱，则药不胜病；南方人一般禀赋较弱，体质较差，用药较清淡，若药力过猛，则伤正气。为了适应气候、环境及体质的差异，就需通过炮制，调整中药的性能。如外感风寒，麻黄冬季宜生用，夏季宜用麻黄绒；身体强壮者宜生用，老人、幼儿及体虚者宜用麻黄绒。紫苏秋冬季宜用苏叶，取其发汗解表力强；夏季宜用苏梗，取其发散力弱，以免过汗，同时夏季多夹湿邪，湿阻则气滞，用苏梗又能理气化湿。

由上可知，中药必须通过炮制，才能适应中医辨证施治，灵活用药的要求，所以炮制是中医运用中药的一大特色。

第二节 炮制直接影响临床疗效

古代是医药一体，很多医家既有丰富的临床经验，又对药物有较全面、深入的研究。他们在运用中药治病时，非常注意观察药物不同处理方法对疗效的影响。古代文献论述炮制与临床疗效关系的内容也相当丰富，涉及面也较广。其中一部分内容是论述各种炮制方法和辅料对药效的影响，但更多的内容是论述具体药物通过不同方法炮制后药效的变化及应用范围。因此，中药炮制是中医长期临床用药经验的总结。炮制方法的确定应以临床需求为主要依据。炮制工艺是否恰当，直接影响到临床疗效。

一、净制与临床疗效

中药净制的方法虽然比较简单，但对药效的影响很大。因此，中药在用于临床之前，基本上都要经过净制处理，方能入药。从古至今，医药学家对中药的净制都非常重视。如汉代《金匮玉函经》证治总例云："或须皮去肉，或去皮须肉，或需根去茎，又须花须实，依方拣采，治削，极令净洁。"指出了要分清药用部位和净度要求。刘宋时代《雷公炮炙论》在记述远志的炮制时说："凡使，先须去心，若不去心，服之令人闷。"唐代《新修本草》载："用枇杷叶，须火炙，布拭去毛。毛射人肺，令咳不已。"以上强调了净制的重要性。宋代《证类本草》在论述人参去芦的理由时说："采根用时，去其芦头，不去者吐人。"明代《医学入门》在叙述栀子不同药用部位的功效时提出了“用仁去心胸热，用皮去肌表热，寻常生用。”明代《本草纲目》亦云：“治上焦中焦连壳用，下焦去壳……”这些论述要求临床应用时将不同药用部位分开，分别入药。还有一些文献论述了净制的重要作用，如清代《修事指南》提出了“……去穰者免胀，去心者免烦，去芦者免吐，去核者免滑，去皮者免损气，去丝者免昏目，去筋膜者免毒在，去鳞者免毒存也。”清代《本草新编》谓金樱子“内多毛及子，必去之净，才能补肾涩精。其腹中之子，偏能滑精，煎膏不去子，全无(功)效也。”清代《本草备要》对肉桂提出了“去粗皮用，其毒在皮”的认识。

从以上引述的很少文献已可看出，尽管受当时历史条件和科学水平的限制，有的认识不一定完全正确，但说明古代医家非常强调净制对临床疗效的影响。现今，中药亦要求以净制后的“净药材”入药，《中华人民共和国药典》2010年版一部的炮制通则把净制列为三大炮制方法之一。由于原药材常混有一些杂质、异物或非药用部分，或各部分作用不同，若一并入药，则难于达到治疗目的，甚至造成医疗事故。如菟丝子，泥沙杂质含量达17.6%左右，故需淘洗，纯洁药物。水飞朱砂、雄黄等，能除去有害物质，使药物纯洁细腻。巴戟天的木心为非药用部分，且占的比例较大，若不除去，则影响用药剂量，降低疗效；现代研究亦证明了除去木心很有必要，根皮与木心化学成分差异较大，有毒的铅元素根皮比木心含量低，而铁、锰、锌等16种微量元素根皮又比木心含量高，所以巴戟天从古至今都要求去木心是合理的。麻黄根原药材常带有部分麻黄茎，麻黄原药材有的也带有少量麻黄根，二者作用相反，若一并入药，则作用相互抵消，功效减弱。莲子肉其性固涩，善于健脾止泻，补肾固精，养心安神；而莲子心性味苦寒，善清心热。一者偏补，一者偏清，功效各异，不能混用。有的原药材还可能混入外形相似的其他有毒物质，如八角茴香中混入莽草，黄芪中混入狼毒，贝母中混入光菇子(丽江慈菇)，天花粉中混入长猫爪根(王瓜根)等，若忽视药物的净选，不把这些异物拣出，轻则中毒，重则造成死亡。因以上情况出现中毒已有先例。

二、软化、切制与临床疗效

软化药材的方法古代文献少见。切制方法在古代文献虽有记载，但只简单地记叙了方法，未说明理由，只有明代《医宗粹言》对子仁类药物必须破碎的原因作了说明。药材切制的目的主要是为了提高煎药质量，或者利于调配和进一步炮制。中药切制之前需经过泡润等软化处理，使软硬适度，便于切制。但软化时，控制水处理的时间和吸水量很重要，若泡浸时间过长，吸水量过多，则药材中的成分大量流失，降低疗效，并给饮片的干燥带来困难。若用蒸气软化药材，还应控制温度和时间，以免有效成分被破坏。

切制时，若饮片不均匀，厚薄、长短、粒度相差太大，在煎煮过程中就会出现易溶、难溶、先溶、后溶等问题，煎出液将会取气失味或取味失气，达不到气味俱存的要求。若需进一步加热炮制，还会出现受热不均、生熟不一、药效有异的情况。如调和营卫的桂枝汤，方中桂枝以气胜，白芍以味胜。若白芍切厚片，则煎煮时间不易控制。煎煮时间短，虽能全桂枝之气，却失白芍之味；若煎煮时间长，虽能取白芍之味，却失桂枝之气。方中桂枝、白芍均为主药，均切薄片，煎煮适当时间，即可达到气味共存的目的。由于白芍质地较坚实，切成薄片，即使配入需较长时间煎煮的方中，亦无不利影响。含淀粉多的药物若切薄片，则易破碎，煎熬时易糊化，影响服用。饮片切制的类型和方向对药效也有一定影响，薄片、厚片、圆片、直片、斜片、段、丝、块等，因药物不同，各有所宜，如杜仲切横丝比切块或纵丝的溶出效果好。

饮片的干燥亦很重要。切制后的饮片因含水量高，若不及时干燥，就会发霉变质，不堪药用。干燥方法和干燥温度不当，也会造成有效成分损失，特别是对含挥发性成分或对日光敏感的成分的药材，若采用高温干燥或曝晒，疗效会明显降低。

三、干热炮制与临床疗效

干热炮制，目前主要是用火加热。用火加热是中药最早的炮制方法，也是中药炮制最重要的手段之一，对药效有明显的影响。汉代《金匮玉函经》云："有须烧炼炮炙，生熟有定……"唐代《备急千金要方》在论述乌头的炮制时有"……凡用乌头，皆去皮熬令黑，乃堪用，不然至毒人，特宜慎之"的记载，这是古人用加热方法去毒的例子。宋代《小儿药证直诀》谓："药性虽冷，炒焦用之，乃温也。"指出了通过加热可以改变药性。明代《增补万病回春》对生、炒蒲黄的认识是"补血须炒，破血宜生"。明代《寿世保元》对栀子炮制作用的认识是"生用清三焦实火，炒黑清三焦郁热"。这些记述均反映了生、炒品在功效上的差异。明代《本草通玄》谓莱菔子"生用能升，熟用能降"，这说明了生、熟品与作用趋向的关系。清代《本草述钩元》亦谓莱菔子"治痰证喘促必用炒，而宣吐风痰则用生"，这是对生、熟异治的论述。清代《本草便读》认为葛根"煨熟则散性全无，即由胃入肠，不行阳明之表，但入阳明之里，升清为用，亦如升麻之煨熟，即升而不散，可以厚肠止泻耳"，说明加热后药性有多方面的变化。

从以上古代文献的一斑已反映出干热炮制的作用是多方面的。干热炮制的各种方法中以炒制和煅制应用最广泛。药物炒制，其方法简便，但在提高疗效，抑制偏性，减少毒副作用方面都能收到很好的效果，并可从多种途径改变药效。许多中药炒制后，可产生不同程度的焦香气，收到启脾开胃的作用，如炒谷芽、炒麦芽、炒扁豆等。白术生品性壅滞，服后易致腹胀，炒焦后则无壅滞之弊，又能健运脾气，开胃进食。种子和细小果实类药物炒后不但有香气，而且水分易于渗入药物内部，提高煎出效果，如炒王不留行、炒决明子等。作用较猛烈的药物炒后可缓和峻烈之性，如炒牵牛子。马钱子毒性甚大，砂炒则可减毒存效。苦寒药物虽能泻热，但过于苦寒易损脾阳，炒后可缓和苦寒之性，趋利避害，如炒栀子。有不良气味的药物炒后可矫臭矫味，如炒九香虫、麸炒僵蚕等。有的药物炒后可调整性味和功用，如艾叶苦辛，古人认为本品生温熟热，实际上艾叶生品性温而燥，对胃的刺激性也较大，内服易致恶心或呕吐，只适于寒湿之证；炒炭后辛燥之性很弱，温经止血作用甚佳。大黄生品苦寒沉降，泻下作用峻烈，炒炭后寒性锐减，而偏于平和，味苦微涩，无泻下作用，有良好的止血功效。由此可见，中药经炒制处理后，能从不同途径调整药物的功用，满足临床不同的用药要求。

煅制法常用于处理矿物药、动物甲壳及化石类药物，或者需要制炭的植物药。矿物药及动物甲壳类或化石类药物，煅制后不但能使质地变疏，利于粉碎和煎熬，其作用也会发生某些变化，而且煅制的温度和时间对疗效影响很大。如自然铜、磁石等，煅淬后可使质变疏脆，易于粉碎和提高煎出效果。白矾本有收敛作用，但煅后除去结晶水，其燥湿、收敛作用更强。而石膏煅制后则功用发生了根本变化，生品长于清热泻火，除烦止渴，供内服；煅石膏则长于收敛，常供外用。动物甲壳类或化石类药物若煅制温度过高则可能灰化，从而降低或丧失疗效。生品和煅制品在临床应用上也常常不同，如牡蛎生品以平肝潜阳、软坚散结作用见长；煅牡蛎则以收敛固涩之力强。龙骨生品以镇惊安神作用强；而煅龙骨则以收敛固涩作用见长。植物药常密闭煅制成炭，以制备止血药。因药物不同，煅炭后它们的作用变化也不一样。如莲房为化瘀止血药，生品以化瘀力较强，最适于兼有瘀血的出血证，煅制成炭后，则收涩止血力较强，而化瘀之力甚弱，适于无明显瘀血的出血证。灯心草本有清心除烦、利水通淋的作用，但煅炭后则上述作用消失，具有止血凉血作用。血余、棕榈通常都不入药，但煅制成炭后则为疗效可靠的止血药。

此外，煨制、干馏等法对疗效也有明显影响，尤其是煨制后，药效常有明显的变化，干馏法则常用于制造新药。如木香生品行气止痛作用明显，煨木香则专于实肠止泻。葛根生品辛凉，善于解肌退热，生津止渴，煨葛根上述作用减弱，而以止泻作用见长。以淡竹为原料，经火烤灼而制备的鲜竹沥，对痰热咳嗽具有良效。

四、湿热炮制与临床疗效

湿热炮制为水火共制的一类炮制方法。常用的有蒸法、煮法、燀法。此外，还有提净法。部分复制药物仍离不开蒸、煮的方法。蒸法和煮法在古代文献中记载较多，用得非常普遍，亦有燀法的内容。古代单蒸、单煮者有之，但相当一部分药物要加辅料，所以对药物的影响比较复杂，既有加热的作用，又有辅料的作用。如唐代《新修本草》谓胡麻子"九蒸九曝熬捣饵之……蒸不熟令人发落"，指出了蒸制的程度非常重要，是药物显示治疗作用或出现不良后果的关键。唐代《食疗本草》谓大枣"蒸者食，补胃肠"。这是单蒸的例子。元代《汤液本草》在论述地黄的炮制时云："酒洒蒸如乌金，假酒力则微温大补，血衰者需用之。"清代《本草备要》谓五味子"入滋补药蜜浸蒸，入劳嗽药生用，俱槌碎核"。清代《药品辨义》在论及何首乌的炮制时提出："以竹刀切，米泔浸经宿，同黑豆九蒸九晒，木杵臼捣之……按此法乃用以补益肝肾者，治瘰疬乃用生嚼。"清代《得配本草》谓玉竹"止嗽蜜水拌蒸，去风酒拌蒸"。这些加辅料炮制的药物，从表面上看似乎偏于强调辅料的作用，但实际上是辅料与加热的综合作用，文献原意是言其不同辅料用同样的加热方式对药物的影响也是不一样的。煮法古代单煮者较少，多要加辅料。如明代《本草纲目》对草乌有"或以乌大豆同煮熟，去其毒用"的认识。清代《医方集解》云："半夏用醋煮者，醋能开胃散水，敛热解毒也，使暑气湿气俱从小便下降。"清代《本草新编》有"寒水（石）制硫黄，非制其热，制其毒也。去毒则硫黄性纯，但有功而无过，可用之而得宜也"的记载。清代《修事指南》指出黄精"水煮可去苦味"。清代《本草经解要》谓当归"酒煮治血虚头痛，酒浸治臂痛"。同样是用酒，加热与不加热则作用有异。以上论述说明古人把煮法作为除去毒副作用和改变药效的重要手段。燀法古代文献常叫作"汤浸"，此法处理的药物较少，且常为子仁类药物，目的是为了去皮，如杏仁、桃仁、郁李仁、胡桃仁、白扁豆等都有"汤浸去皮"的记载。

湿热法炮制药物，其特点是加热温度比较恒定，受热较均匀，因此较易控制火候，加热时间可根据需要灵活掌握。正因为温度较恒定，所以根据药量控制加热时间极为重要，煮法和燀法水量也很重要。若上述条件掌握不好，往往造成药物火候"不及"或"太过"，影响疗效。火候不及，达不到熟用目的；火候太过，则会降低疗效或丧失疗效。如何首乌，若蒸制时间太短，服后仍可出现便溏或腹泻，甚至有轻微腹痛现象。桑螵蛸、天麻蒸的时间过长，则会"上水"，不但难于干燥，且会降低疗效。川乌煮制时间太短，则达不到去毒效果；水量也应适中，若水过少，则水煮干后还达不到火候要求，水过多则损失药效。杏仁燀制时间过短和水量过少则达不到杀酶的目的，不利于苦杏仁苷的保存。萝卜水煮朴硝，若水量过少，则去杂效果差，若水量过多，则影响结晶，收得率低，一般萝卜水的量为朴硝的3～4倍为宜。

五、辅料（包括药汁）制与临床疗效

用辅料制药起源甚早，远在春秋战国时期的《五十二病方》就有酒醋渍的记载。以后辅料种类逐渐增多，但较系统地阐述辅料作用的首推明代陈家谟的《本草蒙筌》。清代张仲岩的《修事指南》在论述辅料的炮制作用时多宗《本草蒙筌》，但在辅料种类上有所增加，并在炮制理论方面有所发挥。至于不同辅料用于炮制具体药物所起的作用很多医药著作都有记述，但以明、清时期资料较多。如宋代《经史证类备急本草》谓龙胆草“用生姜自然汁浸一宿，去其性”。由于生姜汁用量较大，“去其性”可能是指用生姜汁抑制龙胆草过于苦寒之性，以免伤脾胃生发之气。宋代《疮疡经验全书》谓白术“泻用陈壁土炒”。这一理论为历代医家公认。明代《医学入门》谓柴胡“外感生用，内伤升气，酒炒三遍，有咳汗者，蜜水炒”。这种认识和现今用法是一致的。明代《本草纲目》对斑蝥有“并渍糯米小麻子相拌炒……则毒去矣”的记载。明代《证治准绳》在论述黄柏的炮制作用时指出：“生用则降实火，熟用酒制则治上，盐制则治下，蜜制则治中而不伤胃。”这说明用不同辅料炮制后其适应证、作用部位以及副作用都会发生变化。明代《本草通玄》云：“古人制黄芪多用蜜炙，愚易以酒炙，既助其达表，又行其泥滞也，若补肾及崩带淋浊药中，须盐水炒之。”这不但对黄芪蜜炙提出了异议，还提出了修正意见和修正理由。清代《医宗说约》记述香附的炮制作用时云：“椿（桩）去毛，发散消食生用，入血分酒炒，软坚止痛盐水炒，降虚火童便浸，开郁醋炒，止血童便浸炒黑，温经艾汁炒，消痰姜汁炒。”这些论述反映了辅料及处理方法与疗效的关系。从以上引述的文献可以看出，辅料对药物的影响是多方面的。

中药加入辅料用不同的方法炮制，可借助辅料发挥协同、调节作用，使固有性能有所损益，尽量符合临床治疗的要求。用辅料炮制药物常常需要与加热的方法相结合。用固体辅料炮制药物虽然是加热与辅料的综合作用，因加热后要除去辅料，所以加热起着主导作用，若不加热，辅料就发挥不了它的作用。液体辅料制，要求辅料渗入药物内部，实际上就成了药物组成成分之一，虽然也是加热与辅料的综合作用，但辅料起着主导作用，古代有的药物加入液体辅料后也可以不加热，如酒浸、酒洗、盐水浸、醋浸、童便浸等。从对药物的影响来看，液体辅料比固体辅料的范围更广泛。苦寒药物通常都气薄味厚，沉降下行，利用酒的辛热行散作用，既可缓和苦寒之性，免伤脾胃，又可使其寒而不滞，更能发挥清热泻火作用，或者引药上行，清上焦之火，如酒黄柏。活血药酒制可使作用增强而力速，适于瘀滞肿痛较剧而时间较短需速效者，如酒乳香、酒五灵脂等。滋腻药也是气薄味厚，易于影响脾胃运化，酒能宣行药势，降低黏滞之性，使其滋而不腻，如熟地、酒龟甲等。活血药有走散作用，醋味酸，能收敛、止痛，故醋制活血药其作用缓和而较持久，适于血脉瘀滞引起的出血证或瘀滞疼痛证，如醋五灵脂、醋乳香等；或者积聚日久，实中夹虚，需缓治者，如醋大黄。醋制疏肝理气药可增强其疏肝止痛作用，如醋柴胡、醋香附等。温肾药以盐制是味的扶助，使气厚之药得到味的配合，达到“气味相扶”的目的，增强其补肾作用，如韭菜子盐制，既可避免因辛散温燥而伤阴，又可使其下行入肾而增强补肾涩精的作用。滋阴泄热药用盐制可速其下行，增强滋阴降火之力，如盐知母等。姜制可增强药物化痰止咳作用，如姜竹茹；有些药物姜制不但能增强止呕功效，还能起到去毒的作用，如姜制半夏。蜜制能增强止咳药或补气药的功效，并能消除或减少某些药物的不良反应。如生紫菀化痰作用较强，但能泻肺气，适于肺气壅闭，痰多咳嗽的患者，若肺虚的病人服用后则愈伤其气，有的可出现小便失禁，尤其是小儿；用甘温益气的炼蜜制后，可纠此弊，并能增强润肺止咳作用，可用于阴虚咳嗽、痰中带血的病人。黄芪生用偏于固表止汗，利水消肿，托毒排脓，蜜制后则偏于走里，补中益气作用增强，兼能润燥，在补气生血或气虚便秘的方中用蜜黄芪疗效更佳。黑豆制可增强补肝肾作用，如黑豆制何首乌。药汁制可发挥辅料与主药的综合疗效。如吴茱萸辛热，以气胜，黄连苦寒，以味胜，一者主升，一者主降，用吴茱萸制黄连，一热一冷，一升一降，阴阳相济，气味相扶，无偏胜之害，有相助之利，故萸黄连长于泻肝火以和胃气。其他如米泔水、胆汁、甘草等辅料对药物的性味、功效也各有损益。

此外，如制霜、发酵、发芽等其他炮制方法均能改变药物质地或成分性质，可起到增效、减毒、改变药性、扩大药物品种等作用。

总之，中药通过不同的方法和不同的辅料炮制后，可从不同的途径，以不同方式，兴利除弊，提高疗效。

第三节 炮制与药性的关系

中药通过炮制，其性味、升降浮沉、归经、毒性等都可能发生一定的变化，而这些变化又常常导致功效、用途发生相应的改变，运用于临床所产生的效应也不一样。

一、炮制对四气五味的影响

四气五味是中药基本性能之一。四气又称四性，除寒、热、温、凉四种药性外，还有平性药。平性药虽然性质较平和，但实际上没有绝对的平性药物，总是略有所偏。如甘草虽言性平，但实际上生甘草偏凉，而炙甘草偏温。五味除酸、苦、甘、辛、咸五种味而外，还有淡味和涩味，但因淡味无特殊的滋味，而且一般认为"淡附于甘"，涩味药和酸味药的作用又基本相同，故仍称五味。性(气)是根据药物作用于机体所表现出来的反应归纳得到的，是从性质上对药物多种医疗作用的高度概括。味一般是通过口尝而得，但也有一部分药物味道并不明显。味也是反映了药物的实际性能。按五行学说，味还与归经有关。性味是一个不可分割的整体，它们的配合是错综复杂的，不同的性和味相配合，就造成了药物作用的差异，既能反映某些药物的共性，又能反映各药物的个性。如甘寒清热、益阴、润燥，苦寒泻火燥湿，甘温益气扶阳，辛温散寒解表，辛凉疏散风热等。所以药物的性味实际上是把临床实践中所得到的用药经验按照中医理论体系进行了系统的归纳和高度浓缩，以概括地说明各种药物的性能。性和味都是每个药物自身所固有的，并且各有所偏，中医就是凭借它的偏性来纠正人体阴阳偏盛偏衰的状况。但药物性味过于偏胜或偏弱，在治病的同时，也会给人体带来不利影响或达不到医疗目的。炮制就常常能够对药物性味产生明显的影响，可以损其有余，扶其不足，从而达到调整治疗作用的目的。

炮制对性味的影响是多方面的。①通过炮制纠正药物性味偏胜的情况，最常见的是药物过于苦寒，易伤脾阳；过于辛热行散，易耗气伤阴；过酸易于损齿和刺激胃肠。如栀子苦寒之性甚强，用辛温的姜汁制能降低苦寒之性，以免伤中，即所谓以热制寒。补骨脂辛热而燥，易于伤阴，用咸寒润燥的盐炙后可缓和辛热温燥之性，即所谓以寒制热。以上均称为"反制"。山楂味甚酸，炒焦后可降低酸味，减少对胃的刺激性。此外，有的药物虽然性味并不过于偏胜，但根据临床需要，有时也要使某种性味减弱。如生姜辛微温，具有发汗解表，温中止呕作用；但煨制后则辛味极弱，无发散之性，而长于逐寒暖胃，常用于胃寒呕吐。明代《本草通玄》和清代《得配本草》对生姜均有"生用发散，熟用和中"的记载。总之，纠正偏性基本上是遵从的古代"相反为制"的原则。②通过炮制，使性味增强。一种情况是药性本强，但用于实证或重证仍嫌药力不足，通过炮制进一步增强药力。如以苦寒的胆汁制黄连，更增强黄连苦寒之性，所谓寒者益寒，用于泻肝胆实火，以求速效。以辛热的酒制仙茅，更增强仙茅温肾壮阳作用，所谓热者益热，常用于命门火衰，阴寒偏盛的阳痿精冷，宫寒不孕或寒湿痹痛。另一种情况是药性较缓和，临床嫌其药效不强，取效太慢，通过炮制增强药性，从而增强药物的作用。如辛温的当归用辛热的酒制可增强辛散温通作用，常用于血瘀痛经或血瘀经闭以及跌损所致的瘀滞肿痛。泽泻甘寒，用咸寒的盐制可增强其泄热之力。以上称为“从制”，实际上是遵从的“相资为制”的原则。③通过炮制，改变药性，扩大药物用途。同一来源和同一药用部位，经过炮制，使药性发生明显变化，而功用也发生明显的改变。一种情况是药物性味发生根本性的转变，炮制前后功用也迥然不同。如生地甘寒，具有清热凉血、养阴生津的作用；制成熟地后，则转变为甘温之品，具有滋阴补血的功效。即一者性寒，主清；一者性温，主补。天南星性本辛温，善于燥湿化痰，祛风止痉；加胆汁制成胆南星，则性味转为苦凉，具有清热化痰，息风定惊的功效。可见地黄炮制后其性(气)向相反的方面转化了，而天南星不但性(气)向相反的方面转化，而味也发生了根本性的转变。另一种情况是药物炮制后虽然基本上保持了原有的性味，但有所增损，故作用也有部分改变。如蒲黄能止血活血，但生品性滑，以活血作用见长；炒炭后增加了涩味，以止血作用见长。由此可见，蒲黄炒炭后，因味的增损，其作用侧重点随之发生变化。

二、炮制对升降浮沉的影响

升降浮沉是指药物的作用趋向，也是中医临床用药应当遵循的规律之一。升降浮沉与气味有密切的关系。清代《本草备要》云：“气厚味薄者浮而升，味厚气薄者沉而降，气味俱厚者能浮能沉，气味俱薄者可升可降。酸寒无升，辛甘无降；寒无浮，热无沉。”这对性味与升降浮沉的关系作了高度的概括。就四气而言，通常是温升、热浮、凉降、寒沉[1]。就五味而言，辛甘为阳，主升浮，酸苦为阴，主沉降。就气味厚薄而言，以气胜者主升浮，以味胜者主沉降；气味俱弱或气味俱胜者，则作用趋向具有双向性(可升可降，可浮可沉)。性味与升降浮沉的关系有较普遍的意义。另外，升降浮沉与药用部位、药物质地也有一定的关系，一些医药著作有“根升而梢降”、“诸花皆升”、“诸子皆降”、“凡药轻虚者浮而升，重实者沉而降”等说，但这些不具有普遍性规律，只适用于某些药物。

药物升降浮沉的性能也并非固定不变，经过炮制后，由于性味等方面的变化，可以改变其作用趋向，尤其对作用趋向具有双向性的药物更明显。药物生、熟(生、熟炮制品)与药物升降浮沉有一定的关系，辅料的影响更明显。明代《医学入门》云：“凡病在头面及手梢皮肤者，须用酒炒，欲其上腾也。病在咽下脐上，须用酒浸洗。病在下者生用。欲升降皆行者，半生半熟。”明代《本草纲目》谓其“升者引之以咸寒，则沉而直达下焦；沉者引之以酒，则浮而上至巅顶。”李时珍在讨论人参的功用时说：“人参生用气凉，熟用气温……人参气味俱薄，气之薄者，生降熟升；味之薄者，生升熟降。”以上记载论述了辅料与药物升降浮沉的关系以及药物炮制生熟与升降的关系。古代最初以生、熟来论证药性升降的张元素有“熟升生降”之说，现今多宗“生升熟降”之说。张元素言“熟升生降”是以苦寒的黄连、黄芩、黄柏之类作例子，以点概面，似乎有失偏颇，但若笼统地说“生升熟降”也不够全面，李时珍的论述则较中正。辅料对药物升降浮沉的影响古今认识基本一致，通常是酒炒则升，姜汁炒则散，醋炒则收敛，盐水炒则下行等。至于药物究竟是“熟升生降”还是“生升熟降”，不具有普遍规律性，故不应偏执一面。总的原则似应以炮制前后药性的变化为主要依据，并结合其他方面，具体药物具体分析。如黄柏苦寒，沉阴下降，原系清下焦湿热之品，经辛热升散的酒制后则苦寒之性减，借酒升腾之力，引药上行，清上焦头面之热。黄芩、大黄酒炒亦有类似作用。这与“熟升生降”的观点一致。砂仁为行气开胃、化湿醒脾之品，主要作用于中焦，经咸寒的盐炙后，以下行温肾为主，治小便频数。莱菔子辛甘平（偏温），从性味来看主升浮，但因是子仁类药物，质重沉，故应沉降，综合来看，能升能降。张锡纯认为莱菔子“其力能升能降，生用则升多于降，炒用则降多于升。”这种认识与实际情况基本一致。所以莱菔子生品以升为主，炒后以降为主，这与“生升熟降”的观点相吻合。由此可见，药物通过炮制可以使升降浮沉的性能发生一定的变化。

三、炮制对归经的影响

归经是指药物对机体某些部位的选择性作用。因此，归经实际上是药物作用的定位[2]。所谓某药归某经就是指药物有选择性地对某些脏腑或经络表现出明显的作用，而对其他脏腑或经络的作用不明显或无作用。药物的疗效与性味相结合，是归经的重要依据，尤其是药物的疗效与归经关系极为密切。按照五行学说，酸、苦、甘、辛、咸五味分别归肝、心、脾、肺、肾，这一理论具有一定的规律性，但也不是所有中药都符合这一规律。由于一切具有实际价值的药性理论都来源于临床实践的总结，所以归经理论是建立在药物治疗作用的基础之上的，而且归经也有主次之分[2]。如生姜味辛，应归肺经；因具有发汗解表、温肺止咳的功效，也应归肺经；又能温中止呕，故又归脾、胃经，所以生姜归肺、脾、胃经。苦杏仁味苦，按五行学说应归心经，但从功用看，可止咳平喘，应归肺经，又能润肠通便，故归大肠经，而与心经的疾病却无关系，所以苦杏仁归肺、大肠经。以上说明归经是以疗效与性味为主要依据的，而疗效又是确定归经的核心内容。

中药炮制很多时候以归经理论作指导，特别是某些辅料对药物归经有明显的影响。如醋制归肝经、蜜制归脾经、盐制归肾经等。很多中药都能归几条经，可治几个脏腑或经络的疾病，临床为了更准确地针对主证，作用于患病的脏腑，发挥其疗效，就须通过炮制以达到此目的。有的药物炮制后归经的主次也会发生变化，其作用侧重点也随之发生转移。如小茴香归肝、肾、脾、胃经，能散寒止痛，理气和胃，用于疝气疼痛、痛经及脘腹冷痛、少食吐泻等；盐炙后则主归肝肾经，专用于寒疝疼痛。知母归肺、胃、肾经，具有清肺、凉胃、泻肾火的作用；盐炙后主要作用于肾经，增强滋阴降火的作用。柴胡归肝、胆、心包络经，用醋炙后可增强对肝经的作用。生地可入心经清营凉血，制成熟地后则主归肾经，以养血滋阴、益精补髓见长。酒炙黄连不但可引药上行，清头目之火，并可避免伤害脾阳。黄连用不同辅料炮制后，其归经主次有变化，作用部位也较生品有所扩大，明代《本草纲目》论述较详，有“黄连入手少阴心经，为治火之主药，治本脏之火，则生用之；治肝胆之实火，则以猪胆汁浸炒；治肝胆之虚火，则以醋浸炒；治上焦之火，则以酒炒；治中焦之火，则以姜汁炒；治下焦之火，则以盐水或朴硝研细调水和炒；治气分湿热之火，则以茱萸汤浸炒；治血分块中伏火，则以干漆末调水炒；治食积之火，则以黄土研细调水和炒”的记载。以上论述，有的明确地指出了脏腑名称，这是药物作用的具体定位，有的则较笼统，但不论上焦、中焦、下焦，仍是以脏腑作基础的，气、血也包含于脏腑之中，这也是药物作用的定位，只是定位范围的大小不同而已。

总之，炮制对药物的影响是多方面的，如在上述例子中，生地制成熟地就发生了多种变化，不但性味发生改变，归经、功效也发生了明显的变化。但因脏腑、经络的病变可以互相影响，在临床应用时，又不能过于受归经的限制，必须将整个药性结合起来考虑。

四、炮制对药物补泻的影响[3]

病有虚实，药有补泻，虚则补之，实则泻之，这是中医治病的基本原则之一。正如《审视瑶函》所载："药之生熟补泻在焉，剂之补泻利害存焉。盖生者，性悍而味重，其功也急，其性也刚，主乎泻；熟者性淳而味轻，其功也缓，其性也柔，主乎补。补泻一差，毫厘千里，则药之利人害人判然明矣。"补又分补气、补血、补阴、补阳；泻又分缓泻和峻泻等。这是药物固有的性能，为了使药物更好地满足临床需要，药物的补泻作用通过炮制可以改变和调整。一般规律是生泻熟补，如何首乌，生品苦寒主泻，可以通大便、解疮毒（清），炮制后的制首乌，性味变为甘温主补，以补肝肾、益精血、乌须发为主；又如生地制成熟地后，由清热凉血变为滋阴补血等。具有滋补作用的药物经炮制后，可增强其滋补之效，达补而不腻的炮制作用，如党参米炒后增强其健脾止泻作用；黄芪蜜炙后亦增强其补中益气的作用；补骨脂经盐炙后增强温肾助阳，纳气、止泻的作用。泻药经炮制后可使泻下作用缓和，如大黄生品苦寒峻泻，可以祛肠胃积滞，泻血分实热；经蒸制成熟大黄后苦寒泻下作用缓和，泻而不伤正，以活血散瘀为主。

五、炮制对药物润燥的影响[3]

药性的润燥性能，是对药物祛除燥邪或湿邪，以及治疗燥证或湿证药物作用性质的又一种概括。这一理论也是中药性能的组成部分，具有重要的临床应用价值。一般而言，药物具有生津止渴，养阴润燥，润肺化痰，润肠通便，滋补津血等功效，均具有濡润之性；具有燥湿、化湿、利湿、化湿痰、祛风散寒、行气健脾、祛风湿等功效，用以治疗水湿内盛之病证者，多具有燥性。自古以来，医药家在论述药物性能时，不仅强调其性味、归经、升降、补泻、有毒无毒等性能之外，亦强调其润燥性能。如《医原·用药大要》："至用药之法，须知用意……燥病治以润……湿病治以燥……"如果中医临床工作者在组方用药时，忽略了药物的润燥之性，如同不分其寒热一样，也会导致不良后果。

有些药物滋腻之性较强，不利于治疗，通过炮制可以改变药物过润之性，消除滋腻碍脾的副作用。如阿胶生品补血滋阴，润燥、止血，但对脾虚便溏者不宜，用蛤粉炒成珠后可缓和其过润之性；生地黄清热凉血，养阴生津，蒸成熟地黄后滋腻碍脾，往往加酒以行散，如恒济熟地还加生姜末、陈皮末、砂仁末温中行气之性，以缓和或消除其过润之性，避免碍脾，影响吸收运化，使其临床作用正常发挥。药物过燥之性，会伤阴助火，通过炮制可缓解其过燥之性。如苍术生品燥湿健脾，其性辛燥，往往用麦麸炒制，以缓其过燥，陈嘉谟曰"麦麸制抑酷性勿伤上膈"。其"酷性"即燥性也，现研究认为苍术的挥发油对生物体有明显毒副作用；补骨脂、益智、巴戟等补肾助阳药都有一定温燥之性，往往用盐炙以缓其燥；使用干姜时，采用炒炮的方法以制其热燥之性，尤其产后阴虚血燥时，使用炮姜或姜炭而不能用干姜，以免燥动血室，避免伤阴助火，而导致口舌生疮之弊。又如治阴虚燥咳使用止咳药物则多用蜜炙以润其燥。尤其是在秋季，气候偏燥，使用一些辛温偏燥的药物时，更应注意选用恰当的炮制品。药物润燥之性在临证遣方用药时是绝不能忽视的，否则亦会导致一系列的副作用。

六、炮制对毒性的影响

在古代文献中，早期的"毒药"通常是药物的总称，凡能治病者，皆可称为毒药。如《周礼·天官·冢宰》就有"医师掌医之政令，聚毒药以供医事"的记载。所谓"毒"主要是指药物的偏性，利用"毒"来纠正机体阴阳的偏胜偏衰。后世医药著作中所称的"毒"则是具有一定毒性和副作用的药物，用之不当，可出现不良反应或导致中毒，与现代"毒"的概念基本上是一致的。药物通过炮制，可以达到去毒的目的。有毒中药去毒的途径通常包括除去或减少有毒成分、辅料去毒和转化毒性成分等。有毒中药的炮制方法就是根据这些去毒途径，结合药效及药物自身特点来制订的。在去毒和存效的前提下，各种炮制方法可以单独应用，也可联合应用，视情况而定[4]。

对于有毒成分只具有毒理作用而无明显治疗作用者，采用除去或减少有毒成分的方法颇为理想，但对于既是有毒成分又是有效成分者，此法则不够好，因为去毒的同时，也会降低药效。最常用的具体方法有净制、水泡漂、水飞、加热、制霜等。净制去毒适用于某一部位含有毒成分的药物，除去有毒部位即可达到去毒目的，如蕲蛇去头部。水泡漂去毒虽然古代应用广泛，但此法不理想，在去毒的同时，有效成分损失很大，若有毒成分难溶于水则去毒效果也并不好。水飞去毒适用于有效成分不溶于水，有毒成分能溶于水的矿物药，去毒效果与所含有毒成分在水中的溶解度有关。如水飞雄黄可除去很大一部分有剧毒的三氧化二砷。加热去毒是目前最常用的去毒方法。多采用炒、蒸、煮等加热方法。若能根据有效成分和有毒成分的性质，控制好加热的温度和时间，常能收到较好的效果。如砂炒马钱子，若控制好砂温和炒制时间，毒性会明显降低，而对药效则影响不大。制霜去毒适用于含毒性油脂较多的子仁类中药，此法对降低毒性是有效的，但应控制好含油量，如巴豆霜。

辅料去毒常需与加热的方法相结合。此法不但应用广泛，且去毒效果好，有的辅料还能增强药物某方面的作用。如半夏的毒性主要表现为对口腔黏膜的强烈刺激作用。用白矾、生姜、石灰等辅料炮制，就能减弱或消除刺激性；同时辅料白矾还能增强半夏的祛痰作用，生姜能增强半夏和胃止呕的功效，石灰还能增强半夏温化寒痰的作用。醋制芫花、甘遂，米炒斑蝥等，均能使毒性明显降低。

将毒性成分转化为毒性较小或无毒物质是较理想的方法。转化毒性成分常采用加热或加辅料与加热相结合等多种处理方法。此法对有毒成分转化后又是有效成分者，只要方法得当，效果甚为满意，比减少有毒成分含量的方法优越得多。但转化有毒成分，必须根据成分性质、药物特点，选用恰当的炮制方法才能收到良好效果。如马钱子经砂炒后，其士的宁及马钱子碱转化为相应的异构体及氮氧化物，其毒性远远低于原生物碱，但仍然保持了原有的活性，有些作用的强度还超过了原有成分[5]。川乌、草乌的毒性成分主要是以乌头碱为代表的双酯型生物碱，经加热炮制后则水解为毒性较小的乌头次碱或进一步水解为几乎无毒的乌头原碱，但水解产物仍保持了镇静、镇痛等作用[6]。

总之，炮制有毒药物一定要注意去毒与存效并重，不可偏废，并且应根据药物的性质和毒性表现，选用恰当的炮制方法，才能收到良好的效果，保证临床用药安全有效。否则顾此失彼，可能造成毒去效失，甚至效失毒存的结果，达不到炮制目的。

第四节　炮制与方剂的关系

中药是中医治病的物质基础，而中医运用中药又常常是组成复方应用，药物的炮制方法通常又是根据组方的需求而定的。饮片（各炮制品的总称）质量的好坏对方剂的疗效和适应证有直接的影响。由于方剂对方中药物的炮制要求常用脚注方式标明（亦有直接冠以炮制品名的）或在用法中予以说明，这样就把炮制与方剂的疗效紧密结合起来了。

一、提高方剂疗效

在成方中，各药究竟应选用什么中药的炮制品是由方剂的功效而定的。中医在临床时，遣方用药和炮制品的选用又是由病人的具体情况而定的。为了确保临床疗效，通常可以从下述几个方面着手。

1. 增强方中药物的作用　要达到此目的，就须选对方中药物的适当炮制品，使有效物质易于溶出，并调整其药性，发挥各自的擅长。如三子养亲汤中的紫苏子、白芥子、莱菔子均需炒爆。中医认为，治痰以顺气治标，健脾燥湿治本；但气实而喘者，以顺气降逆治本，治痰为标。三子养亲汤的适应证恰好是气实而喘，痰盛懒食，故本方的功效是降气平喘，化痰消食。紫苏子炒后辛散之性减弱，而温肺降气作用增强，其降气化痰、温肺平喘之功明显；白芥子炒后过于辛散耗气的作用有所缓和，温肺化痰作用增强；莱菔子炒后由升转降，功效由涌吐风痰而变为降气化痰，消食除胀。方药均与病证相符，可使全方降气平喘、化痰消食作用增强。芍药甘草汤有柔肝解痉、缓急止痛的功效，常用于肝阴不足，肝木乘脾所致之腹中拘急疼痛，或筋脉失养、手足拘挛等证。原方是白芍、甘草等量，说明甘草在缓解挛急和止痛方面与白芍具有并驾齐驱的作用，在此方中并非是用来调和药性的。对甘草要求炙用，是因为甘草蜜炙后甘温，一方面与白芍伍用可以酸甘化阴，另一方面又能增强补脾缓急的作用，二药合用，使柔肝缓急、解痉止痛之功更佳。

2. 保证方中各药比例准确，充分发挥配伍后的综合疗效　这主要是通过净制工序来解决。如山茱萸的核、金樱子的毛核、巴戟天的木心、关黄柏的粗皮(栓皮)，均为非药用部分，而且分量所占比例较大，若不除去，势必使这些药在方中的实际比例大为缩小，不能很好地发挥全方作用。如二妙散，具有清热燥湿的功效，是治疗湿热下注的基础方。方中黄柏苦寒，清热燥湿，是主药；苍术苦温，燥湿健脾，既祛已成之湿，又杜湿邪之源。方中苍术要求制用，黄柏原方要求炒，现多生用。若方中苍术生用，则过于辛温而燥；黄柏若为关黄柏，不除去粗皮，就等于减少了黄柏的实际用量。这样，全方燥湿之力虽然甚强，但清热之力不足，不但收不到预期效果，还恐有湿热未去，热邪反增，先有化燥伤阴之虞。

3. 增强对病变部位的作用　由于组成方剂的中药常常对多个脏腑、经络有作用，但病人通常又并非各个部位都发生病变，临床上有时就嫌其药物作用分散，甚至在未病部位出现不良反应。为了使药物集中在病变部位发挥疗效，常常加入辅料炮制，使其对病变部位的作用增强，而对无关部位的作用减弱。这样既能突出方剂对主脏主腑的治疗作用，又不至于影响其他无关的脏腑。方剂通过药物的配伍，虽然归经不是各药的简单相加，但方中药物归经的变化对全方的作用是有明显影响的。如缩泉丸，方中的益智仁主入脾经，兼入肾经；山药主入脾经，兼入肺、肾经；乌药主入肾经，兼入脾、肺、膀胱经。益智仁盐炙后则主入肾经，为方中君药，具有温肾纳气，固涩小便的作用。三药合用，温肾祛寒，健脾运湿，使全方作用侧重于肾，兼能顾脾。肾气足，则膀胱固，同时健后天之脾又可益先天之肾。故该方的主要功效是温肾缩尿，常用于下元虚冷，小便频数及小儿遗尿。

4. 突出临床需要的药效，提高全方的医疗效果　由于中药通常是一药多效，但在方剂中并不需要发挥该药的全部作用，特别是在不同方中，同一药物所起的作用并不一样。如麻黄在麻黄汤中起发汗解表，宣肺平喘作用，故原方生用，并要求去节，取其发汗平喘作用强；在越婢汤中，用麻黄意在利水消肿，故生用而未要求去节，取其利水力较强而性兼发泄；在三拗汤中，麻黄主要起宣肺平喘的作用，故原方注明不去节(亦云不去根节[7])，取其发散之力不太峻猛，梁代陶弘景还认为麻黄节止汗。若表证不明显者，临床常用蜜炙麻黄，不仅增强止咳平喘之功，而且可以减弱发汗之力，以免徒伤其表；若为老人和小儿，表证已解，喘咳未愈而不剧者，可考虑用蜜炙麻黄绒，能达到病轻药缓，药证相符的要求，可避免小儿服用麻黄后出现烦躁不安或有的老人服后引起不眠等弊端。柴胡在小柴胡汤中宜生用,且用量较大,取其生品气味俱薄,轻清升散,和解退热之力胜;在补中益气汤中,柴胡升阳举陷,不但用量宜小,且宜生用,取其轻扬而升或助他药升提;在柴胡疏肝散中,柴胡以醋炙为宜,取其升散之力减弱,而疏肝止痛之力增强。由此可见,组成方剂的药物通过恰当的炮制,因作用重点的变化,使全方的功用有所侧重,治疗的针对性更强,有利于提高方剂的疗效。

二、消减方中某些药物的不良反应,利于治疗

由于方中有的药物某一作用不利于治疗,往往影响全方疗效的发挥,就需要通过炮制调整药性。

1. 消除药物本身不利于治疗的因素　有的药物在治病的同时,也会因药物某一作用与证不符,给治疗带来不利影响。因此,需要通过炮制,趋利避害或扬长避短。如干姜,其性辛热而燥,长于温中回阳,温肺化饮。在四逆汤中用干姜生品,取其能守能走,力猛而速,功专温脾阳而散里寒,助附子破阴回阳,以迅速挽救衰微的肾阳。在小青龙汤中,用干姜生品,是取其温肺化饮,且能温中燥湿,使脾能散精,以杜饮邪之源。在生化汤中则需用炮姜,这是因为生化汤主要用于产后受寒,恶露不行,小腹冷痛等。因产后失血,血气大虚,炮姜微辛而苦温,既无辛散耗气、燥湿伤阴之弊,又善于温中止痛,且能入营血助当归、炙甘草通脉生新,佐川芎、桃仁化瘀除旧,臻其全方生化之妙;若用生品,则因辛燥,耗气伤阴,于病不利。

2. 调整辅助药物的药性,制约方中主药对机体的不利影响　有的方剂中的主药在发挥治疗作用的同时也会产生不良反应,为了趋利避害,组方时就在方中加入某种辅助药物,但它并不直接起明显的治疗作用,而是制约主药的不良反应。如调胃承气汤,为治热结阳明的缓下剂,然而芒硝、大黄均系大寒之品,易伤脾阳;又因二物下行甚速,足以泄热。方中用甘草不是泻火解毒,是为了减缓大黄、芒硝速下之性,兼顾脾胃,所以甘草原方要求炙用,取其甘温,善于缓急益脾。传统认为,陈皮和脾理胃不去白,理肺气则去白。在补中益气汤中,陈皮原方注明不去白,其目的是为了更好发挥它利气醒脾的作用,使方中补气药补中而无滞气之弊。

三、调整方剂部分适应证,扩大应用范围

若组成方剂的药物不变,仅在药物炮制加工方面不同,也会使方剂的功用发生一定的变化,改变部分适应证。如:①四物汤,为最常用的补血基础方,为了适应患者病情的需要,除了在加减上变化外,还可通过炮制调整它的作用。若血虚而兼血热者,宜以生地易熟地;血虚而兼瘀者,除了加重当归、川芎的用量外,该二药还可酒炙。②知柏地黄丸,为滋阴降火之剂,若阴虚而下焦兼有湿热者,宜以生地易熟地,以免过于滋腻恋湿,知母生用,存其苦味,虽然质润,不致恋湿,黄柏生用,全其苦寒之性,能清热降火而燥湿,还可适当加重茯苓、泽泻用量;若纯属阴虚火旺者,则知母、黄柏宜用盐制,缓和苦燥之性,增强滋阴降火作用,泽泻亦宜盐制,取其泻热力增强,且利尿而不易伤阴,并宜减轻茯苓、泽泻用量。③理中汤,为温中益脾要方,凡中焦虚寒者均可应用。但不同情况应选用不同炮制品才能提高疗效。若中焦虚寒而兼有内湿者,除了可加炒苍术之类以外,宜用干姜,取其辛热而燥,能祛寒燥湿;若中焦虚寒,胃失和降,呕吐腹痛,或者阳虚出血,除了可加吴茱萸之类散寒止痛或者加阿胶、黄芪止血之外,则应以炮姜易干姜,取其炮姜苦温而守,善于温中、止呕、止痛和温经止血,作用缓和持久。若腹泻明显,方中白术宜土炒,增强健脾止泻的作用;若腹胀恶食,白术又宜炒焦,

既可避免其壅滞之弊，又可开胃进食。甘草均宜炙用，取其甘温，补中益脾力强。④白虎汤，本是张仲景治伤寒邪入阳明，由寒化热之证。由于伤寒病，开始感受的是寒邪，寒邪容易损阳，也易伤中，所以立方用药都要注意保存阳气和顾护脾胃。方中石膏、知母足以泻热，用甘草之目的不是清热泻火，而是为了顾护脾胃，防止石膏、知母大寒伤中，故原方要求用长于补脾益气的炙甘草。吴鞠通用白虎汤治太阴温病，则改炙甘草为生甘草，并加重用量。因为温病开始感受的就是热邪，热邪容易伤阴；并且温邪上受，首先犯肺，肺胃经脉相通，可顺传于胃，致使肺胃同病，其热邪更甚，且多有伤阴现象。用生甘草既可增强泻热作用，又能甘凉生津，兼和脾胃，故在同一方中，炮制品的选用有所区别。

四、适应方剂的剂型要求

每个方剂都要做成制剂才能供病人应用，而每一个制剂又都属于某一剂型。由于剂型不同，其制备方法也不同，故对药物的炮制要求亦异。汤剂通常都是用炮制后的饮片配方。有些药物如黄芪、延胡索等，在汤剂中多要求蜜炙或醋制，若制备黄芪注射液、延胡索乙素片等，则可直接用洁净的生品提出某种成分。川乌、附片等在汤剂或浸膏片中，因要经过加热煎煮，故可直接用制川乌、附片配方；但用于丸剂，因是连渣服用，又不再加热，故需将制川乌、附片用砂烫至体泡色黄，称为炮川乌、炮附片，一方面利于粉碎，更重要的是为了进一步降低毒性，保证用药安全。半夏在不同制剂中，炮制要求也不一样。如藿香正气散中的半夏，若入汤剂，则用常规炮制的半夏即可；若做藿香正气丸，则炮制半夏时要严格控制麻味；若做藿香正气水，则用生半夏疗效更佳。这是因为半夏的有效物质能溶于水，而有毒物质难溶于水。由于汤剂煎好后通常不过滤（或只用一层纱布过滤），汤液中常混有少量半夏粉粒，若用生品，则可刺激咽喉。丸剂是连渣服用，若用生品，不但不能镇吐，反而有可能致吐。藿香正气水是用渗漉法制备，不会将半夏粉粒带入液体中，用生半夏不但减少了炮制工序，而且生半夏中有效物质保留更多，疗效更佳。

第五节　临床选用炮制品的一般原则

在炮制品的选用方面，汤剂和中成药有所不同。由于中成药处方固定，适应面较广，对药物的炮制要求也相应地比较固定。汤剂通常都是根据病人的病情、身体素质和气候环境，随证遣方，随方用药，针对性较强，对药物的炮制要求也灵活多变，即便是同一方剂，用于不同情况，对药物的炮制要求也不尽相同。临床选用炮制品通常可以下面几点作为依据。

1. 全面掌握各炮制品的药性和作用特点　药物经过炮制后，其性味、作用趋向、作用部位、功用、毒副作用等方面都可能发生一定的变化，与生品有一定的差别，而且各炮制品之间也有一定的差异，它们各具特点。临床应用时，既要掌握它们的共性，又要分辨它们的区别。如生当归、酒当归、土炒当归均有补血活血作用，其区别是：补血和润肠作用以生品力强，活血作用以酒当归力胜，土炒当归无滑肠作用。故血虚而大便实者，用生品；血虚而兼瘀滞者，用酒当归；血虚而又脾虚便溏者，则应选土炒当归。生荆芥和炒荆芥均有祛风作用，但生品发散力较强，炒品发散力较弱，所以同样是用于疏风解表，无汗宜用生荆芥，有汗宜用炒荆芥；荆芥炭则无辛散解表作用而有止血作用，故不用于表证而用于出血证。知母既可泻实火，又可清虚热，除配伍不同外，泻实火宜生用，清虚热可用盐炙品；生品善清肺、胃之热，盐炙品善于泻肾火。故用于胃热偏盛或肺热咳嗽等，知母宜用生品；用于骨蒸潮热、五心烦热、口燥咽干、盗汗等肾经虚热之证则宜选用盐知母。

2. 根据组方特点和用药意图，全面考虑，灵活掌握　在临床上，除了以各炮制品的药效特点作为依据外，还应根据组方情况，用药意图，灵活变通。如凉血止血药，通常是生品清热凉血作用较强，炒炭后则清热凉血作用减弱，而止血作用增强。按一般规律，凡血热较盛的出血患者宜用生品，出血量较多而血热又不太盛者宜选用炭药，但有时却需根据方剂的组成情况和用药意图而定。如病人虽然血热较盛，但若方中已有足够的清热凉血药，而选用某药的目的是为了增强止血作用，该药仍宜炒炭；反之，虽然病人出血量较多，而血热又不太盛，但方中已有足够的固涩止血药，选用某药的目的是为了清热凉血，那么该药仍宜生用。又如七味白术散，为健脾止泻之方，葛根本以煨用为佳，可增强止泻作用；若病人口渴烦躁，但欲饮水，此为久泻津伤而有虚热，葛根又应生用，既能生津止渴，又能鼓舞胃气上行而止泻；因方中葛根、藿香有解表作用，故脾虚久泻而兼有较轻外感者亦可用本方，但葛根应生用，既可解表，又能止泻。

第六节　传统炮制理论的可靠性

传统炮制理论多为论述炮制作用的内容。它既与炮制方法有关，而重点又是阐明中药炮制前后临床疗效的变化。传统炮制方法和理论都是历代医家从临床实践中总结起来的；反过来，这些炮制理论又用来指导临床用药。由于传统炮制理论是以临床实践作基础的，所以它是进行炮制实验研究和炮制临床研究设计的重要依据。

对传统炮制理论的可靠性要作出较正确的评估，必须做大量的工作，从不同角度、不同途径去进行分析研究。一般可从以下几个方面考虑[8]。

1. 对直接记述炮制理论的资料进行搜集、整理和分析研究　目前，较全面地论述传统炮制理论，特别是炮制品临床应用的资料不多，而且有些内容还较肤浅。因此，很有必要对历代医药著作中论述各个药物炮制前后药性、功效变化的资料进行搜集、整理，然后对这些资料进行研究，去粗取精。一般来说，资料来自众家之言，而且这些医药著作影响较大，其论述又合乎中医理论，并有较多应用实例者，则可靠性较大；反之，则可靠性较小。但也不能一概而论，有些资料虽系少数医家之言，但来自临床实践，并沿用至今，所以这类资料可靠性仍然较大。如白术，古代炮制方法很多，有切片生用、炒黄、炒焦、土炒、米泔水制、乳制、蜜制等20多种方法。历代医家对白术不同炮制品的用途都作了论述，而且这些论述大同小异。如提出治泻用土炒，米泔水制和脾，入清燥药用蜜水炒，入血润燥用人乳拌炒，入消胀药用麸炒等。这些理论，对于不同用途的方剂在选用白术炮制品时有一定的意义。譬如生白术虽能补脾益气，但其性壅滞，临床发现，脾虚腹胀的病人，用生白术后，反使腹胀加剧，所以古人提出入消胀药用麸炒是有道理的。土炒白术古方中应用较广，如清代《成方切用》一书，凡是方中白术用于补脾者，多用土炒。古人谓"泻用陈壁土炒"、"补胃虚土炒"既合乎中医理论，也符合实际情况。临床发现有的病人服用生白术后反而引起腹泻，近年也有用大剂量生白术治便秘的。古人还提出了脾虚气滞用枳实汁渍炒或香附汁渍炒，这也不无道理，但现在临床上多与枳实或香附配伍来代替，故此法现已弃而不用。乳汁制亦有道理，但因辅料来源问题，基本被遗弃。米泔水制亦因辅料问题，只少数地区用。至于古人提出的"泻胃火生用"，这种认识却值得仔细斟酌。因胃喜凉润，胃火偏盛者，属亢奋状态，而白术温燥，并无泻火作用，用于泻胃火似乎不当，临床上也确实罕见医生用生白术泻胃火的。白术虽为补中益气汤中的要药，但该方用于除热并非实热，乃气虚所致的虚热。在正常情况下，气应宣发于上焦，周流全身，火宜潜蛰于下焦，以温煦肾水。若脾胃虚弱，宗气不足，阳气下陷于阴，激发阴火，上乘土位，成为“元气之贼”。一下一上，阴阳移位，有乖其常，所以出现身热自汗。补中益气汤体现了甘温除热法，通过补气健脾，升举下陷的阳气，使清阳之气得以宣发于上，阴火潜藏于下，各复本位，则热自除，汗自止。所以白术在方中是补益中气，而非泻胃火。

2. 对间接论述炮制理论的资料进行搜集、整理和分析研究　这类资料多在方书或医案中体现。方书对药物的炮制要求常以脚注的方式标明，医案则常常直书其炮制品名。这类资料单从文字表面看不出炮制目的，只有通过对方剂的分析及某药在方中的地位和作用，才能了解该药的炮制作用。此项工作难度很大。有的方剂原书并未对方中药物提出炮制要求，后世著作在转载该方时，根据临床实践，才补充了炮制要求；有的方剂原书虽有炮制要求，但后世著作根据临床验证，发现原炮制方法失当或者该方的临床应用有所发展、变化，所以对原方的炮制方法进行了修正、补充。如六味地黄丸，原方对山茱萸无炮制要求，而《成方切用》要求“酒润”，《中药成药制剂手册》则要求“酒蒸”，《中国药典》亦要求“制”。大补阴丸原方要求黄柏“炒褐色”，知母“酒浸炒”；《成方切用》、《中药成药制剂手册》知母、黄柏均要求“盐水炒”，《中国药典》亦要求“盐炒”。但要比较准确地了解其炮制作用，就需从不同角度、不同侧面去分析研究它。如痛泻要方，原方对药物的炮制要求是：白术土炒，白芍炒，陈皮炒，而《成方切用》所载痛泻要方的白术、陈皮炮制方法均同原方，而白芍则用酒炒。从本方的适应证来看，是治肠鸣腹痛，大便泄泻，泻而痛不减。明代吴鹤皋认为：“泻责之脾，痛责之肝，肝责之实，脾责之虚，脾虚肝实，故令痛泻。”由此可见，本方所治之证，其病机是先因土虚，后受木侮，脾受肝制，导致脾虚肝旺。根据中医虚则补之，实则泻之的理论，则治疗原则应是补脾泻肝。方中白术补脾燥湿而止泻，用土炒是为了增强补脾止泻作用。白芍泻肝养血而止痛。泻肝本以生白芍作用较强，但白芍究为阴之品，酒炒一方面是缓和白芍酸寒之性，泻肝养血而不克伐脾胃生发之气，即泻肝而不忘顾及脾胃；另一方面酒性辛热，能宣行药势，增强其止痛作用。临床发现，大剂量生白芍和酒炒白芍解痉止痛作用都很好，但对脾虚不运的病人，服用生白芍后痰涎明显增多，而服用酒白芍后则此现象不明显。陈皮利气止痛，并能醒脾，炒后香气浓，醒脾利气作用增强。防风散肝舒脾，若腹泻较甚，临床亦有炒用者，以增强止泻作用。通过该方的初步分析，可以认为：白术土炒能增强补脾止泻作用。白芍酒炒可缓和酸寒之性，并有良好的止痛作用，又可避免阴柔助湿之弊。陈皮炒后醒脾利气作用增强，有利于止痛。但这仅仅是对几种药物炮制作用的初步认识，尚需通过其他方剂的分析搜集佐证。

3. 对传统炮制理论可靠性的综合评估　中药炮制理论虽然来自历代医家的临床实践，但也有少数方法失之偏颇，而且对有的炮制方法历代医家还有争议。一般来说，既有直接论述炮制作用的资料，又有间接论述炮制作用的资料(即在方剂或医案中有所体现者)，通常都比较可靠，符合客观实际。如甘草，既有很多论述生甘草和炙甘草性味、功效的直接资料，又有大量体现生、炙甘草不同用途的间接资料。宋代《本草衍义》有“入药须微炙，不尔亦微凉”的记载。元代《汤液本草》有“生用大泻热火，炙之则温能补上焦、中焦、下焦元气……”的论述。明代《医学入门》谓“生用消肿导毒治咽痛，炙则性温能健脾胃和中。”明代《本草纲目》亦有“大抵补中宜炙用，泻火宜生用”的记载。这些论述甘草炮制作用的资料表明了生甘草性偏凉，炙甘草性偏温；生甘草长于泻火解毒，炙甘草长于补脾。再从方剂对甘草的应用情况来看，清泄剂多用生甘草，如银翘散、桔梗甘草汤、普济消毒饮等。生用取其性凉，泻火解毒力强。大黄甘草汤用生甘草既助大黄泻胃中实热，又能和中。温补剂通常都用炙甘草，如四君子汤、补中益气汤、理中汤、四逆汤等。方中用炙甘草，取其性温，补中益气力强。在麻杏石膏汤、白虎汤、调胃承气汤等清泄方中，原方却要求用炙甘草，这似乎与上述认识相矛盾，但若仔细分析该方，就会发现并不矛盾。因为在这些方中，石膏或石膏与知母，或者芒硝与大黄，足以达到泻热或者荡涤热邪之目的，用甘草的目的，并不在于清热泻火，而是为了顾护脾胃，所以甘草要求炙用。

从以上论述生、炙甘草炮制作用的直接资料和间接资料表明，近代认为生甘草性偏凉，长于泻火解毒；炙甘草性偏温，长于益气补脾。这种认识基本上可以确定，对临床正确选用生甘草和炙甘草有一定指导意义。

第七节　传统炮制理论的临床验证

通过论述传统炮制理论的直接资料和间接资料的分析研究，综合评估，可以得到一个初步的结论。但对传统炮制理论的可靠性要得到一个肯定的结论，还需通过临床验证，即对炮制品进行系统的临床观察。

目前，炮制品临床观察的报道很少，且多具有随意性，事前未进行临床观察设计。炮制品的临床观察除具有一般方药的共同要求外，还有一些特殊的要求。通常可从以下几个方面进行炮制的临床研究[9]。

1. 根据传统炮制理论，确定临床观察指标　由于不同炮制品各具擅长，临床用途各有侧重或不相同，因此，选择的观察指标是否恰当，直接影响到观察结果的真实价值。由于中医诊治疾病多采用辨证论治，因而常以症状作为诊断指标和疗效判断标准。炮制品的临床观察亦宜采用辨证论治，所以指标性质属于计数指标。某些特殊情况，也可以西医病名为主体，或辨证论治再结合西医的检测，因此，也可能有计量指标。但以西医的病名为主体时，也必须作出中医证候的辨证标准，并应选择适宜的证型，不宜用炮制品通治各种证型。否则，会脱离中医理论体系而致观察失败。如盐杜仲对肾虚型高血压有一定作用，而对肝阳上亢型高血压则往往无效。至于观察指标的数目，应根据不同炮制品的不同特点而定，总的原则是，能反映炮制品主要药效特点的关键指标不可缺少，反映一些特殊情况的内容也可作为观察指标。如白术，在观察生品与麸炒品的药效差异时，除选择脾气虚的主证作指标外，服后是否引起腹胀也可列为观察内容；在研究土炒白术补脾止泻的特长时，还应把大便溏泄列为必备的指标。这样不仅可以比较各炮制品补脾作用的强弱和服后的不良反应，还可反映各炮制的作用特长。选择的指标要求明确、规范，若含混不清，则会给疗效判断带来困难，甚至无法判断疗效，而且也不能反映炮制品的真实效应。由于以症状作为指标，属于主观指标，在观察中极易受主观因素的影响，有时会导致观察结果失实。因此在观察过程中，要求有严密的措施，尽量提高主观指标的客观性，保证观察结果真实可靠。

2. 用不同炮制品组成复方，对各炮制品的药效进行观察比较　炮制品的临床研究需组成复方观察，但它与一般方剂临床观察目的不同。方剂的临床观察，是为了观察全方的综合疗效，炮制品的临床观察是为了比较各炮制品在药效上的差异。其观察方法也有同有异。用炮制品组方进行临床观察的组方原则和方法是：首先应根据各炮制品的药效特点，选用适宜的方剂分别用各炮制品组方，方剂的适应证与炮制品的主要药效一致。一般来说，若各个炮制品的药效差别较大，用同一个方剂组方无法进行临床观察时，则应选几个方剂组方。每个方中观察组的数目与炮制品的个数相同，以比较各炮制品在药效上的区别。若几个炮制品的基本作用一致，只是强弱不同或各有侧重，则可选一个方剂分别用各种炮制品组成几个观察组。临床着重比较与炮制品作用特点有关的指标治疗前后的变化，以了解各炮制品药效的差异。如生甘草偏于清解，炙甘草偏于滋补，差别较大。因此，可先选用一个清热解毒的方剂，分别用生甘草和炙甘草组成两个观察组；再选一个补脾益气的方剂，分别用炙甘草和生甘草组成两个观察组，然后进行临床观察。前方是比较生、炙甘草谁的泻火解毒作用强，后方是比较生、炙甘草谁的补脾益气作用强。又如白术各种炮制品的基本功效都是补脾燥湿，但生品补脾燥湿力较强而性壅滞；麸炒白术燥性缓和，补脾而少壅滞；土炒白术善于补脾止泻；焦白术补脾而不壅滞，并能开胃进食。因此，只需选一个补脾益气的方剂，分别用生白术、麸炒白术、土炒白术、焦白术组成四个观察组进行临床观察。观察病例除合乎脾虚的诊断标准外，大便溏泄应列为必备指标，同时还应观察服药过程中是否出现腹胀现象，以了解各炮制品作用的侧重点及不良反应。

选方是否恰当是临床观察成功与失败的关键。通常应尽量选择以炮制品为主要药物的方剂组方，这样易于反映出炮制品的药效特点。用炮制品组方进行临床观察时，不宜自拟新方，宜选用疗效肯定的成方（包括临床已广泛应用的验方、秘方）。因新拟方未经临床验证，疗效尚难肯定，若新方本身组合不当，往往导致观察失败。还应尽量选择药味少、疗效高的方剂组方。因药味少的方剂往往各药物在方中都起着重要作用，只要其中一味药稍有变化，全方作用就会发生明显变化，因此灵敏性较高。由于炮制品的临床观察是为了比较它们的药效差异，故不需另设对照组，各观察组有彼此对照的作用。各观察组还可通过治疗前后自身对照。每个方中各观察组的观察病例除合乎诊断标准外，其他条件也应尽量一致。病例分组应随机化，避免带入主观因素。

3. 对临床观察结果的分析处理　一般方药的疗效判定是根据疗效判断标准，将结果分为痊愈、显效、有效、无效四级。通常只统计显效以上的结果，对特殊病种或疑难病证，可统计有效以上的结果。炮制品的临床观察也宜统计有效以上的结果。其临床观察结果可分为几种情况分别处理。当一个药物几种炮制品药效差异较大时，通常要用几个方剂组方，每个方中的各观察组可按四级标准分别统计疗效，进行分析比较，然后再对每个炮制品的药效进行综合评估。如前面的生甘草和炙甘草，分别统计在补脾益气方中和清热解毒方中的疗效，然后对生甘草和炙甘草的药效进行分析比较，作出正确评估。若一个药物的几种炮制品药效基本一致，只是各有侧重，通常只用一个方剂组方，除统计各观察组的总体疗效外，还应侧重统计反映炮制品作用特点的指标治疗前后的变化情况，然后再对各炮制品的药效作出综合评估。如前所述的生白术、麸炒白术、土炒白术、焦白术，除统计对脾虚的疗效外，还应侧重统计是否出现腹胀和大便溏泄的变化情况，然后作出综合评估。若一个药物的几种炮制品只是作用强弱不同，则观察结果的处理与一般方药的临床观察相同。

对炮制品临床观察结果进行分析处理时，每个观察病例都必须按已制订的疗效判断标准，分别判定，不得按主观意愿任意提高或降低标准。对观察结果应作统计学处理，并应根据数据的特点正确选用统计方法。如计量资料，当数据不呈正态分布或无适当方法转化为正态分布时，则不宜用 t 检验或方差分析，宜用非参数统计。也不能以结果是否在统计学上有意义作为判断药效的唯一依据，必须结合专业要求，具体问题具体处理。如有的计量资料在统计学上有意义，而在临床上却无实际价值。由于炮制品的临床观察多为计数指标，因此精确性、灵敏性、特异性都较差，若各炮制品药效差别不大时，在临床观察中往往不易反映出来；或者观察病例太少，常因病人个体差异而掩盖了真实情况。故下结论一定要慎重，若未达到预测的效果，要认真分析研究出现该结果的真实原因，重新组方，重复临床观察，最后再下结论。

传统炮制理论通过众多文献资料的分析研究，得到一个初步的结论，再通过临床验证，若结果与文献资料的结论一致，则此传统炮制理论可最终被肯定，而且对临床选用炮制品有重要的指导意义。若经临床反复验证，且观察设计合理，措施详实正确，而观察结果仍与传统炮制理论相左者，则此传统炮制理论的可靠性甚差。

第八节 传统炮制理论的现代科学验证[10]

中药传统炮制理论在实践中逐渐产生而形成，早已被中医临床所验证，但目前仅局限于中医药理论的解释，尚缺乏现代科学内涵的阐明。正如近代学者陆渊雷提出："国医有实效，而科学是实理……今用科学以研求其实效，解释其已知者，进而发明其未知者，然后不信国医者可以信，不知国医者可以知。"所以，必须用现代科学技术对炮制理论进行系统研究，以阐明其科学内涵，丰富和发展中药炮制理论。由于中西药理论和科研方法的差异，缺乏适合中医药学科自身特点的研究模式，要对炮制理论进行深入而有实效的研究，还有极大困难。到目前为止，对炮制理论的研究，针对炮制前后化学成分如何改变的研究较多，而对炮制理论的机制研究还十分欠缺。用现代科学技术对传统炮制理论的验证是十分必要的。经典炮制理论较多，以下仅举几例，提供一种研究思路，仅供参考。

一、对"引药归经"炮制理论的验证

中药归经是指药物对机体某些脏腑经络的选择性作用，是中医临床用药必须遵循的原则之一，正如徐灵胎所说："治病必分经络脏腑"，"不知经络而用药，其失也泛，必无捷效"。通过某种辅料炮制，可以改变或增强药物的归经，使其作用更加专一，用药目的更加明确，古人有"用药不知脏腑经络，开口动笔便错"的说法，炮制对药物归经的影响，是经千百年临床实践、归纳总结出来一套行之有效的用药方法，但目前炮制对归经理论的解释只限于五味归五脏的中医传统理论，尚缺乏令人信服的药物物质基础及作用机理的解释。

以炙法对药物归经的影响为切入点，坚持突出中医药理论的特点，中医的归经所指的脏腑经络并不能与现代解剖组织学中的器官等同起来。因祖国医学中的脏腑概念不仅是解剖学中实质性的内脏器官，更重要的是每一脏腑都综合了多种功能系统，概括了体内多个脏器的生理功能的整体观。故研究时必须坚持以中医药理论为指导，选择具有代表性的药物和辅料，研究炮制对中药归经及药效影响的机理。如益智仁归脾、肾经，即生品主归脾经，温脾止涎为主；盐炙后主入肾经，温肾缩尿为主。以药物和辅料的炮制作用为研究切入点，通过"中药炮制—归经理论—器官功能—化学成分—药代动力学—受体学说"的综合研究模式[11]，对炮制技术与药物归经的影响进行系统研究。以期阐明炮制对归经的科学内涵。来验证"引药归经"的炮制理论。

二、对"生熟异治"炮制理论的验证

中药生熟概念最早见于《神农本草经》，有"……生熟，土地所出，真伪陈新，并各有法"。《金匮玉函经》也明确指出："有须烧、炼、炮、炙，生熟有定"。明代傅仁宇在《审视瑶函》亦提

出“药之生熟，补泻在焉”，逐渐形成了中药生熟理论。研究时以不同功效为出发点，以化学成分或药理作用的改变为基础，再进行机制的深入研究。

1. 对“生清熟补”理论的验证　以生地黄为例。该药甘寒，具有清热凉血，养阴，生津的功效，熟地黄甘温，具有滋阴补血，益精填髓的功效，其性由寒转温，功效由清变补。这些理论早已被临床实践证实并被广大中医生所认可。其功效的改变，古人是以机体用药的反应为依据的，仍然缺乏科学内涵的解释，必须从化学成分、药效学及相关的学科进行综合系统的研究。

(1) 化学成分研究

① 梓醇含量的测定：梓醇为地黄的主要有效成分，是环烯醚萜单糖苷，具有降血糖、利尿和缓泻作用。熟地黄变黑可能与梓醇分解与糖发生聚合有关。梓醇在鲜地黄、生地黄、熟地黄中的含量也有明显差异，鲜地黄梓醇含量最高，为5.33%；生地黄次之，为0.611%；熟地黄含量最低，在熟地黄中酒制品梓醇的含量为0.203%，水制品为0.182%。

② 5-羟甲基糠醛含量的测定：5-羟甲基糠醛(5-HMF)是葡萄糖等单糖化合物在高温或弱酸等条件下脱水产生的一个醛类化合物，具有增强大鼠红细胞变形活性及抗氧化、改变血液流变学等作用。用薄层层析-薄层扫描法或高效液相色谱法测定其在炮制中其含量的动态变化。结果表明，随着蒸制时间的增加，熟地中5-HMF含量也增加，地黄炮制成熟地黄后5-HMF含量增加20倍左右。可采用5-HMF含量作为地黄炮制的质量标准。

③ 糖类含量的测定：采用硫酸-苯酚法测定生地黄及熟地黄中糖类成分的含量，结果生地黄中含多糖为16.59%，熟地黄含多糖为3.33%；而熟地黄煎液中单糖含量比生地黄煎液多2倍以上。说明在炮制过程中，部分多糖转化为单糖，增加了甜度，解释了“味甘如饴”的原因。

④ 氨基酸含量的测定：对地黄及其炮制品中水溶性游离氨基酸进行比较，干地黄中含有15种氨基酸，加酒及不加酒炖制熟地黄中氨基酸含量显著减少，含量减少90%以上者有赖氨酸及精氨酸，含量减少80%以上者有谷氨酸、丝氨酸。熟地黄中氨基酸含量最低，主要是由于糖类生成的果糖或5-羟甲基糠醛与氨基酸类反应形成蛋白黑素之故，解释了“色黑如漆”的原因。中药的化学成分众多，选择几种生理活性比较明确的进行炮制前后的含量测定，以说明其物质基础的改变。

(2) 主要药效学研究

① 抗血栓作用：熟地黄和生地黄对血管内血栓形成综合征作用的药效比较表明，中国产的猪胆状的粗熟地黄能够强烈抑制肝脏出血性坏死灶及单纯性坏死，而熟地黄抗凝血酶的作用较弱。初步说明生地黄长于清热凉血，而熟地黄长于补血。

② 滋阴补肾作用：怀庆熟地黄水煎剂灌服，能使甲亢型阴虚大鼠的体重减轻得以缓解，24小时饮水量及尿量明显减少，血浆T_3、T_4浓度水平有显著改善(即T_3降低、T_4升高)及血浆中醛固酮水平明显升高。证明其确有较强的滋阴作用。熟地水煎剂给小鼠灌服，可明显增高动物血清中谷胱甘肽过氧化物酶(GSH-Px)的活性；降低血清中过氧化脂质的含量；可使血中超氧化物歧化酶(SOD)的活性有升高的趋势；来对“生清熟补”炮制理论进行验证。

2. 对“生泻熟补”炮制理论的验证　以何首乌为例。何首乌生品具有解毒、消痈、润肠通便(泻)的功效，制何首乌具有补肝肾、益精血、乌须发、强筋骨(补)的功效，这些炮制作用已被千百年的临床实践证实，但还要进行相关机理的研究，以阐明生泻熟补的科学内涵。

(1) 化学成分研究

① 蒽醌类成分含量的研究：蒽醌类成分包括游离蒽醌及结合蒽醌，结合蒽醌具有泻下作用，游离蒽醌具有调血脂、强心、抗菌、抗癌、提高免疫功能等作用。研究结果表明，游离蒽醌随炮制时间延长而先升后降，总蒽醌和总结合蒽醌含量逐渐下降。该类成分的变化，基本能够阐明何首乌炮制后，泻下作用减弱的原因。

② 二苯乙烯苷类成分含量的研究：二苯乙烯苷类具有抗衰老、降低胆固醇、提高免疫功能、防止动脉硬化等作用。何首乌中最重要的二苯乙烯苷类化合物是2,3,5,4′-四羟基二苯乙烯-2-O-β-D-葡萄糖苷，文献报道该成分炮制后下降，亦有含量先升后降的报道，估计与该成分对温度和湿度不稳定有关。

③ 糖类含量的测定：国外学者已从何首乌中分离得到具有免疫促进作用的酸性多糖。研究表明，制首乌多糖类成分可能为制首乌抗衰老的主要活性成分之一。炮制后何首乌中单糖、低聚糖及多糖的含量均有所增加，且以多糖的增加为主。

④ 新成分的产生：研究表明，何首乌炮制后的HPLC图谱显示增加了2个新成分，经提取分离和结构鉴定，确认两个新成分为5-羟基麦芽酚和5-羟甲基糠醛。这两个成分为麦拉德反应产物，即单糖与氨基酸或蛋白质在一定条件下经化学反应和一系列的结构转化产生的。可能是何首乌中单糖及其中共存的氨基酸等其他成分使何首乌炮制过程中麦拉德反应得以进行。

（2）主要药效学研究

① 泻下作用：何首乌能够促进肠道运动，有致泻作用，文献报道实验中生品组小鼠出现腹泻、消瘦、倦怠和动作迟缓等症状，而制首乌未出现。说明何首乌炮制后，泻下作用减弱。

② 补肝肾作用：通过对去肾上腺饥饿小鼠肝糖原积累的实验证明，生首乌不能使肝糖原升高，而制首乌组的肝糖原含量较对照组升高6倍，由此推断制首乌的补肝肾作用在于增加如肝糖原的化合物。以上只谈到对化学成分或药理作用的研究，要进行疗效机制的深入研究，还要结合多学科、多指标、多模式的综合研究，才能完全说明生熟不同的炮制理论。

三、对“相反为制”炮制理论的验证

“相反为制”的传统炮制理论是清代徐灵胎在《医学源流论》中首先提出的，是指用药性相对立的辅料来炮制中药，以制其偏性或改变其药性。如用辛热的酒来炮制苦寒的大黄，能缓其苦寒之性；这是千百年临床实践、归纳总结出来的一套行之有效的炮制方法，但目前炮制对“相反为制”的理论解释只限于“治寒以热，治热以寒”或“寒者热之，热者寒之”的中医传统理论，用科学方法进行阐明还远远不够，还需用现代科学技术方法研究以阐明其科学内涵，来验证“相反为制”的炮制理论。

1. 对“以热制寒”炮制理论的验证　以吴茱萸制黄连为例。其中黄连苦寒，吴茱萸辛热，利用吴茱萸热性制黄连的寒性，使黄连寒而不滞，以清气分湿热，散肝胆郁火为主。故可设计用生物热动力学的方法来研究吴茱萸炮制黄连前后微量热学的变化。

（1）生长热谱曲线的制备：采用安瓿法，每个安瓿瓶精确加入5ml培养基，接种大肠杆菌，接种量为1×10^6/ml，加入一定量药液，加盖瓶塞，密封。上述均为无菌操作。放入微量热仪中跟踪记录37℃细菌生长热谱曲线（P-t曲线）。

（2）大肠杆菌生长速率常数的确定：在细菌的指数生长期中，有$P_t=P_0\exp(kt)$或$\ln P_t=\ln P_0+kt$（P_0、P_t分别是细菌在指数生长的起始点和t时的热功率）。将热谱曲线上指数生长期的P_t、t值代入Origin软件，线性拟合可得大肠杆菌指数生长期的生长速率常数k。同

时由 $t_G=(\ln 2)/k$,可得到不同条件下的细菌传代时间 t_G,并且从大肠杆菌的热谱曲线可以直观地得到指数生长期的最大产热功率 P_{max}。

(3) 细菌生长抑制率和半抑制率浓度的确定:细菌生长抑制率I定义为 $I=(k_1-k_2)/k_1\times 100\%$($k_1$ 为空白对照组细菌的生长速率常数,k_2 为试药组的生长速率常数)。利用大肠杆菌的生长热谱曲线,可以看到生黄连和萸黄连对大肠杆菌抑制作用程度的不同,用吴茱萸炮制黄连后大肠杆菌的指数生长期生长速率常数降低幅度大,传代时间延长多,产热量较多。

2. "以寒制热"炮制理论的验证 以胆汁制天南星为例。天南星辛温苦燥,经加入苦寒的胆汁制成胆南星,毒性降低,燥烈之性和缓,药性由温转凉,味由辛转苦,清热化痰,息风定惊效果尤佳。拟从主要药效学的变化,研究胆汁制天南星后由温燥转为苦凉的机制。文献报道胆汁酸具有镇静、安神、调节心血管系统的作用,胆汁酸炮制天南星后,能够显著增强戊巴比妥钠的催眠作用,与临床应用胆南星息风定惊的功效相吻合。"相反为制"的研究目前尚属空白,无资料可查,仍然以炮制作用、临床应用为出发点。采用先进的科学手段,设计相关合理指标予以探索,以验证"以热制寒"的炮制理论,是今后的努力方向。

参考文献

[1] 高晓山,等. 中药药性论[M]. 北京:人民卫生出版社,1992:232.

[2] 高晓山,等. 中药药性论[M]. 北京:人民卫生出版社,1992:219.

[3] 胡昌江. 临床中药炮制学[M]. 北京:人民卫生出版社,2008:9-10.

[4] 黄维良. 有毒中药炮制工艺评估[J]. 时珍国药研究,1993(1):24.

[5] 叶定江,等. 常用中药马钱子饮片研究("八五"国家科技攻关专题)[J]. 南京中医药大学,1995.

[6] 中国人民解放军 58 医院制药厂. 草乌注射液工艺、药理及疗效观察[J]. 中草药通讯,1972(3):35.

[7] 许济群,等. 方剂学[M]. 北京:人民卫生出版社,1995:56.

[8] 黄维良,等. 传统炮制理论的研究方法及临床意义[J]. 中国医药学报,1997(2):25.

[9] 黄维良. 炮制与临床疗效关系的研究思路和方法[J]. 中国中药杂志,1992(3):154.

[10] 蔡宝昌,龚千锋. 中药炮制学专论[M]. 北京:人民卫生出版社,2009:59-63.

[11] 胡昌江,黄勤挽,等. 中药盐炙共性技术研究思路探析[J]. 药学专论,2007:16(13):1-2.

第三章

中药炮制的意义

第一节 炮制目的

中药来源于大自然，有野生的，也有家种的(种植)。自然界的植物、动物、矿物等，在采收时，虽经过产地加工，成为药材，但它们或质地坚硬、个体粗大，或含有泥沙杂质，或含有毒性物质，直接生用，性命攸关。所以都要经过精心炮制成饮片以后才能应用。中药成分复杂，有的一种中药具有多种功效，有的一种中药就是一个小复方，有的则含有多种成分，通过炮制使药材组织内部的成分得到调整，以达到适应临床需要的目的。中药炮制的目的也是多方面的，往往由于炮制方法不同，一种药物同时可有好几方面的作用，这些虽有主次之分，但彼此之间又有密切的联系。一般认为，中药炮制的目的有以下几个方面。

1. 降低或消除药物的毒性或副作用　有的药物虽有较好的疗效，但因毒性或副作用太大，临床应用不安全，通过炮制，可以降低其毒性或副作用。历代医药学家对有毒中药的炮制都非常重视，品种也比较集中，如乌头、附子、半夏、南星、大戟、甘遂等。对草乌的炮制，各代都有许多解毒的方法，或浸渍，或漂洗，或清蒸，或单煮，或加用辅料共同蒸、煮，以降低毒性。现代实验研究证明，乌头和附子中的乌头碱水解产物具有解热、镇痛、镇静作用，炮制后呈现出较强的强心作用，其强心成分为去甲乌药碱、棍掌碱，含量甚微，未经炮制过的乌头因含较大量的乌头碱，对心脏有强烈的抑制作用，通过炮制既可以解毒，又可以消除乌头碱的对抗作用，附子的回阳救逆疗效才得以充分体现。又如苍耳子、蓖麻子、相思子等一类含有毒性蛋白质，经过“火制”后其毒蛋白就变性而达到减毒的炮制目的。

炮制也可除去或降低副作用。汉代张仲景在《金匮玉函经》中明确指出：麻黄“生则令人烦，汗出不可止”。说明麻黄生用有“烦”和“出汗不止”的副作用，用时“皆先煮数沸”，便可除去其副作用。明代李时珍在《本草纲目》中说，“干漆要炒熟，不尔损人伤胃”，要通过炒或煅等方法除去副作用。鹅不食草生用对胃有刺激作用，若炒制或蜜制，则其副作用就减小了。又如临床上遇到失眠、心神不安的病人，而又大便稀溏时，此时需用柏子仁宁心安神，但生柏子仁有滑肠通便的副作用，服后使病人发生腹泻，则可将柏子仁去油脂制成柏子仁霜应用就可消除其副作用。

2. 改变或缓和药物的性能　药物，各具其固有的特性。中药是以寒、热、温、凉(即“四气”)和辛、甘、酸、苦、咸(即“五味”)来表示其性能的。性味偏盛的药物，临床应用时往往会给病人带来一定的副作用。如太寒伤阳，太热伤阴，过辛耗气，过甘生湿，过酸损齿，过苦伤胃，过咸生痰。药物通过炮制，可以改变或缓和药物偏盛的性和味，以达到改变药物作用的目的。如生甘草，性味甘凉，具有清火热解毒、清肺化痰的功效，常用于咽喉肿痛，痰热咳嗽，疱疡肿毒，解毒，如《伤寒论》中的“甘草汤”、“桔梗汤”所用的甘草就是生甘草，用其泻火解毒之功。炙甘草性味甘温，善于补脾益气，缓急止痛，常入温补剂中使用，如“四君子汤”、“炙甘草汤”中的甘草就用的炙甘草，取其甘温益气之功，以达补脾益气。可见甘草经炮制后，其药性由凉转温，功能由清泄转为温补，改变了原有的药性。又如地黄，鲜地黄性寒、多汁，具清热、凉血、生津之功，常用于血热妄行引起的吐衄、斑疹、热病口渴等症；经蒸制成熟地后，其药性变温，能补血滋阴、养肝益肾，凡血虚阴亏，肝肾不足所致的眩晕，均可应用。

缓和药性是指缓和某些药物的刚烈之性。因为用药过于猛烈，易伤病家元气，可带来不良影响，炮制可以制约它。唐代孙思邈在对孕妇使用桂枝时，为了防止“胎动”，特要求用“熬”法炮制后入药。明代罗周彦也曾提及枳壳“消食去积滞用麸炒，不尔气刚，恐伤元气”。又如麻黄生用辛散解表作用较强，经蜜炙炮制后，具辛散解表的挥发油减少，辛散作用缓和。蜂蜜可润燥，能与麻黄起协同作用，故而止咳平喘作用增强。后人常用炒制、蜜制等方法来缓和药性，并总结为“甘能缓”、“炒以缓其性”的说法。

3. 增强药物疗效　中药基本上是以饮片入药的，药效成分能否较好地从药材组织细胞内溶解释放出来，是直接关系到药效成分的生物利用度问题。许多中药经炮制成饮片以后其药效成分溶出率往往高于生药，这与药材受到各种形式（如蒸、炒、煮、煅等）的热处理有关，因为药材经过炮制条件下的热处理后，其细胞组织发生了物理、化学变化，以及辅料的助溶、脱吸附，使难溶于水的成分转化。例如，生黄连中小檗碱在水中的溶出率为 58.2%，而酒炙黄连为 90.0%，黄连炭为 82.1%，炮制品明显高于生品。炭药中的成分含量虽显著下降，由于溶出率高，有些炭药在汤剂中药效成分的溶出量接近生品。药材细胞组织在炮制后发生的物理、化学变化，对汤剂来说可增强成分的溶出，对丸、散等成药来说，可加速药效成分在体内的释放，有利于胃与小肠的吸收，增强药效成分的生物利用度。明代罗周彦曾提出：“决明子、罗卜子、芥子、苏子、韭子、青葙子，凡药用子者俱要炒过，入煎方得味出。”这是因为多数种子外有硬壳，其药效成分不易被煎出，经“火制”炒熟后种皮爆裂，便于成分煎出。这就是后人“逢子必炒”的根据和用意。款冬花、紫菀等化痰止咳药经炼蜜炙制后，增强了润肺止咳的作用，这是因为炼蜜有甘缓益脾，润肺止咳之功，作为辅料被应用后与药物起协同作用，从而增强了疗效。现代实验证明，胆汁制南星能增强镇痉作用。甘草制黄连可使黄连的抑菌效力提高 5～6 倍。可见炮制能增强药物疗效。

4. 改变或增强药物作用的趋向　中医对药物作用的趋向是以升、降、浮、沉来表示的。中药通过炮制，可以改变其作用趋向。例如，大黄苦寒，为纯阴之品。其性，沉而不浮；其用，走而不守。酒制后能引药上行，先升后降。元代李杲认为，大黄治下焦疾病，“若邪气在上，非酒不至，若用生品，则遗至高之邪热，病愈后，或目赤、喉痹，头肿，膈上热痰。”黄柏禀性至阴，气薄味厚，主降，生品多用于下焦湿热；酒制可略减其苦寒之性，并借助酒的引导作用，以清上焦之热，上清丸中的黄柏用酒制、转降为升。莱菔子辛甘平，偏温，作用升浮，但为种子，质重沉降，古人认为，该药能升能降。生莱菔子，升多于降，用于涌吐风痰；炒莱菔子，降多于升，用于降气化痰，清食除胀。时珍曰：莱菔子“生能升，熟能降。升则吐风痰，散风寒，发疮疹；降则定痰喘咳嗽，调下痢后重，止内痛，皆是利气之效”。现代研究表明，在离体家兔肠管试验中，莱菔子的炒制品对抗肾上腺素抑制回肠运动的作用强于生品。可见，临床应用炒制品来作消导药是有一定道理的。

5. 改变药物作用的部位或增强对某一部位的作用　中医对药物作用部位常以经络脏腑来表示的。所谓某药归某经，即表示该药对某些脏腑和经络有明显的选择性。如杏仁可止咳平喘，故入肺经；可润肠通便，故入大肠经。但临床上有时嫌一药入多经，使其作用分散，通过炮制调整，可使作用专一。如柴胡、香附等经醋制后有助于引药入肝经，更有效地治疗肝经方面的疾病；小茴香、益智仁、橘核等经过盐制后，有助于引药入肾经，能更好地发挥治疗肾经疾病的作用。

6. 便于调剂和制剂　植物类中药材的根、茎、藤、木、花、果、全草，经水制软化，切制成一定规格的片、丝、段、块，便于调剂时分剂量、配药方；质地坚硬的矿物类、贝壳类及动物甲壳类药材，很难粉碎，不便制剂和调剂，在短时间内也不易煎出其药效成分，因此必须经过火制、水火共制，使之质地酥脆而便于粉碎。如砂烫醋淬穿山甲、龟甲、鳖甲，砂烫马钱子，蛤粉烫阿胶珠，油炸豹骨，火煅代赭石、寒水石，火煅醋淬绛矾等。实际上药材从质坚变为酥脆的同时，也达到了增加其药效成分的溶出，有利于药物在体内的吸收等目的。如龟板，生品的热水浸出物仅2.27%，经砂烫醋淬炮制后的制龟板其含量为13.98%，其溶出率增大6倍多。所以说药材经过不同方法的炮制制成饮片后便于调剂和制剂。

7. 确保药物洁净，利于贮藏保管　中药在采收、仓贮、运输过程中常混有泥沙杂质及残留的非药用部位和霉败品。因此，必须经过严格的分离和洗刷，使其达到所规定的洁净度，以保证临床用药剂量的准确。例如根茎类药物的芦头（根上部之根茎部分）、皮类药材的粗皮（栓皮）、昆虫类药物的头足翅等常应除净。有的虽是一种植物，但由于部位不同，其药效作用也不同，如麻黄，其茎能发汗，其根能止汗，故须分开。药物经过加热处理可以进一步干燥，或杀死虫卵（蒸桑螵蛸），有利于贮藏保管。有些含苷成分的药物，如黄芩、苦杏仁等，经过加热处理，能促使其中与苷共存的酶失去活性，可以久藏。

8. 有利于服用　中药中的某些动物类药材（如紫河车、乌贼骨）、树脂类药材（如乳香、没药）或其他有特殊令人不快气味的药物，往往为病人所厌恶，服后有恶心、呕吐、心烦等不良反应。为了便于服用，常用酒制、蜜制、水漂、麸炒、炒黄等方法炮制，能起到矫臭矫味的效果，有利于病家服用。

第二节　炮制改变药物理化性质

药物的理化性质是药物发挥药效作用的基础。中药的化学成分组成相当复杂，可以认为中药的作用是综合性的，有相互的协同作用，也有彼此的拮抗作用。中药经过炮制，由于受到加热、水浸及酒、醋、药汁等辅料处理，无疑使中药的化学成分发生了一系列的变化，有的可能是量变，也可能是质变，一些成分含量增加了，另一些成分减少了或消失了，或者产生了新的化合物。因此，研究中药炮制前后理化性质的变化，对探讨中药炮制的作用和原理具有重要的意义。但由于多数中药的有效成分至今还不甚明了，有关这方面的工作开展不久，积累的资料不多，因此还不可能全面深刻地阐述这一问题。仅就目前所知资料概述如下。

一、净制对药物理化性质的影响

中药材在切制、炮炙或调配、制剂前，均应选取规定的药用部分，除去杂质、灰屑，霉变虫蛀品及非药用部分，使达到药用的净度标准。净制是中药炮制的第一道工序。历代医药学家都很重视。汉代名医张仲景在《金匮玉函经》中就明确指出，药物“或须皮去肉，或去皮须肉，或须根去茎，又须花须实，依方拣采、治削，极令净洁”。临床上应用的白首乌都要进行“去皮须肉”的净制处理，现代实验研究报告，白首乌中含有有毒金属元素量为946.11mg/kg，而经过净制炮制的去皮白首乌饮片中的有毒金属元素为36.50mg/kg。这个报告表明，白首乌皮中含有大量的有毒金属元素，通过“去皮”净制后使白首乌中有毒物质含量大大降低，从而保证了临床用药安全。中药山茱萸，是药用植物山茱萸的干燥成熟果肉，所以中医处方上常写“山萸肉”。山萸肉中含熊果酸，它具有降低血清转氨酶的作用，并有镇静、降温、抗菌、消炎作用，是山茱萸的主要药效成分之一。现代研究表明，山茱萸果核中的熊果酸含量约为其果肉中的1/6。目前市售山茱萸饮片中夹杂有15%～65%的果核。因此，山茱萸必须进行“去核”净制，否则会影响药品质量。巴戟天入药，必须“去心”(除去木心)净制，只用根皮。现代研究结果表明，巴戟天根皮中有毒元素铅的含量较木心中低，而与中医“肾脏”、心血管和造血功能密切相关的锌、铁、锰、铬等微量元素含量较木心为多。由此看来，巴戟天抽去心供药用可减少其有毒元素的含量，而提高人体必需微量元素的含量。中药石膏是白色或类白色的长块状结晶聚合体，但上面常附着青灰色或灰黄色片状杂质。现代研究表明，石膏的主要化学成分是含水硫酸钙($CaSO_4 \cdot 2H_2O$)，而附着的这些杂质(矿物质)中含砷量较高，使石膏药材的含砷量接近2010年版《中国药典》规定的限量；临床上时有服用石膏中毒的病例报告，追其原因主要是因为石膏中混有含砷化合物所引起的。我们用刮剔法净制，除尽杂质，降低石膏中砷含量，使之符合药典规定(石膏含砷量不得超过百万分之二)，确保临床用药安全有效。芒硝为棱柱状或长方形结晶，主含含水硫酸钠($Na_2SO_4 \cdot 10H_2O$)，但天然产的多形成于含有Na^+和SO_4^{2-}的饱和溶液干涸的盐湖中，常与石盐、泥沙等混合而生，故入药必须净制。我们净制时利用药物在不同温度下，在水中的溶解度不同的特性，以除去杂质，纯洁芒硝。肉桂，其药效成分桂皮油存在栓皮层，但其栓皮外面往往带有白色地衣斑块的附着物，经检测，它的外层栓皮不含挥发性的桂皮油，所以在净制炮制时应刮去外层栓皮，以纯洁药物。

二、切制对药物理化性质的影响

切制是中药炮制的第二道工序。凡原个大块粗长的中药，都要切制成小块、咀段、薄片后供药房调剂或药厂制剂或进一步炮炙。切制品通常称为“生片”。干燥的药材在切制前必须进行软化处理。中药的软化多采用浸泡法、喷淋法、湿润法等。药材在软化处理过程中，对药物的理化性质影响很大。例如甘草，在用浸泡法软化时，其中的主要药效成分甘草酸就有流失。实验研究证明，甘草经常水浸泡1小时，其甘草酸的损失率就达3.52%；若浸泡3小时，则达5.50%；浸泡5小时达14.89%；浸泡8小时达17.59%；浸泡20小时达25.12%；浸泡36小时达42.49%。这一结果表明，甘草用浸泡法软化时，其药效成分甘草酸损失极大。这是因为甘草酸在植物体内是以Na盐、K盐的形式存在的，这些盐能溶解于水。所以改用湿润法软化切制对甘草中甘草酸的影响就较小。实验研究证明，甘草用4层湿纱布包裹浸润8小时，其甘草酸的损失率为0.45%，湿润16小时的损失率为1.67%，24小时为2.37%，32小时为3.72%，48小时为4.49%。实验表明，为了尽可能多地保留甘草中甘草酸的含量，在软化处理过程中宜采用少浸泡多润闷的软化方法。秦皮中含有可溶于水的秦皮苷，久浸对其影响较大，软化切制时宜采用“少泡多润”的方法。对含有单糖或寡糖类的药物，由于它们也易溶于水，尤其是热水，故软化切制时也多采用“少泡多润”法。对含有低分子的有机酸类药材，如夏枯草等，亦然。传统的软化切制经验是“三分浸泡，七分闷润”。牡丹皮的软化切制对其主要药效成分丹皮酚($C_9H_{10}O_3$)的影响也很大。有实验报道，原丹皮中丹皮酚的含量为1.43%，而用水洗后润软切制的丹皮片，其丹皮酚的含量只有1.07%，损失率为25.17%；用清水喷淋，反复几次，软化切制的丹皮饮片中丹皮酚的含量为

1.21%，损失率为15.38%。鉴于丹皮酚具有抗炎、镇痛、解痉等药理作用，我国药典（90年版）规定牡丹皮按干燥品计算，内含丹皮酚不得少于1.20%。经水洗法软化后切制的丹皮中丹皮酚含量低于药典要求，属不合格饮片；水淋法软化切制的丹皮饮片内在质量达到了药典控制标准。槟榔是味种子药，个大（高1.5～3.5cm、底部直径1.5～3.0cm），组织致密，质地坚实，水很难渗透进去。传统切制饮片时多采用较长时间浸泡软化，倘若要将一个槟榔切成108片，其"润功"更深。现代研究表明，槟榔的主要成分是生物碱，其中的槟榔碱（$C_8H_{13}O_2N$）是它驱蛔的药效成分。槟榔碱的理化性质是易溶于水，也能随水蒸气挥发，所以长时间浸泡对该药药效成分的影响很大。有实验报道，生槟榔中槟榔碱的含量为0.425%，用常水浸泡16天软化切制的槟榔饮片中槟榔碱的含量为0.257%，其损失率接近40%，其含量也低于《中国药典》所规定（我国90年版药典规定槟榔以干燥品计算其槟榔碱含量不得低于0.30%）。所以有人建议用冷压浸泡软化法以减少切制时槟榔碱的损失。

中药饮片在制备过程中不同的软化工艺和饮片片型规格对其化学成分的影响也很大。如丹参，以水溶性成分为指标，有人比较研究了药典规定的润法软化与常压下的蒸制软化、40～50℃的湿热软化（2小时）、传统的浸润软化，结果，它们各自的饮片中水溶性总酚的含量分别为1.0795%、1.4434%、1.3010%和0.8063%；丹参素的含量分别为0.1699%、0.3719%、0.2702%和0.1978%。这一结果表明，不同的软化工艺对丹参的理化性质影响很大，其中药典软化法所制饮片中水溶性总酚含量偏低，仅高于传统的浸润法，而丹参素含量最低；蒸法软化的饮片中这两种成分含量均比其他软化法所制的饮片含量高，其中水溶性总酚含量提高11%～79%，丹参素含量提高37%～118%。丹参的饮片规格不同，其内在成分含量也不一样。以水溶性总酚的煎出量为指标，薄片（片厚1.47mm）中含量为0.4322%，斜薄片（片厚1.48mm）中含量为0.3934%，厚片（片厚4.69mm）中含量为0.2680%，斜厚片（片厚4.46mm）中含量为0.130%，咀段（段长13.92mm）中含量为0.0979%；以原儿茶醛（3,4-二羟基苯甲醛）煎出量为指标，不同片型规格饮片中的含量，薄片为0.0326%，斜薄片为0.0312%，厚片为0.0270%，斜厚片为0.0253%，咀段为0.0206%。这一结果表明，中药饮片其片型规格对丹参水溶性煎出量亦有很大影响，它们的水溶性总酚和原儿茶醛的含量顺序为薄片＞斜薄片＞厚片＞斜厚片＞咀段。它告示人们，丹参饮片在切制过程中，横切成片或斜切成片，对其成分含量影响不大。实验结果，为了保证丹参饮片质量，提高临床疗效，丹参饮片的软化切制以蒸制软化、横向切成薄片为好。

有些中药，在常水软化切制过程中时有发绿现象产生，如黄芩。现代研究表明，黄芩在用冷水软化时变绿的原因是由于该味中药中所含的黄芩苷被自身存在的酶在一定的温度、湿度条件下酶解成黄芩素，黄色的黄芩素是一种邻位三羟基黄酮，其本身不稳定，久置空气中，容易被氧化而变成绿色物质。实验证明，生黄芩中黄芩苷的含量为8.73%，而用冷浸法软化切制出的黄芩片中的黄芩苷含量只有4.61%，其损失率达47.2%；如果改用蒸法软化或煮制软化，黄芩就没有变绿现象，具有抗菌作用的黄芩苷也得以保存。

切制前的不同软化方法对赤芍饮片中芍药苷的含量也有影响。有实验报道，生赤芍中芍药苷含量为2.401%，而采用传统的常压浸润法、改进的减压浸润法和减压温浸法软化后切制成的赤芍饮片中芍药苷含量分别为2.098%、2.258%、2.327%。这一结果表明，采用常压浸润软化法炮制赤芍，对其药效成分的损失比较大。为了减少芍药苷的损失，赤芍在软化切制时宜采用减压温浸软化法，以减少药材与水接触的时间。

软化药材，洗药必需。"抢水洗"对于质地疏松柔润，入水容易潮软的药材，如羌活、防风等很是重要，否则洗“伤水”，不易切片；伤了水的药切出来的饮片也不规范，影响质量。对于芳香性的含有挥发油的药物，如薄荷、香薷等，在净制软化时也宜采用“抢水洗”，以免其挥发性成分的损失。中药荆芥水洗后应迅速切制，不宜堆积。这是因为荆芥中的挥发油是以游离状态存在于植物体内，带水堆积久置，会发酵变质，影响质量。但厚朴、鸢尾等药材在产地就要堆积发酵，才能生产出合格的药材，这是因为它们的挥发油是以结合状态存在于植物体内，只有经堆积发酵后才能逸出香气。

中药炮制在切制工序中，有些药物有“泛红”现象。这是因为这些药物内含有鞣质这一成分。鞣质之性为强还原剂，在有水供给的条件下，能吸收空气中的氧转变为红色的鞣酸酐。如芍药，在用水浸润切制过程中就有“芍药泛红”现象，所以芍药软化适度后要立即起刀切片、干燥，减轻“泛红”现象。《雷公炮炙论》记载，芍药“凡采得，竹刀刮去皮”，而不用铁质刀具。究其缘由，这是因为鞣质与铁器接触时，Fe^{3+}会生成蓝黑色的鞣酸铁盐之故。所以用铁刀切芍药，刀口呈现黑色。

三、炮炙对药物理化性质的影响

炮炙就是将净选、切制的生片药物进行火制或水火共制的一种传统炮制工艺。它包括炒、煨、炮、煅、蒸、煮、制、焯等多种炮制工艺。千百年来的炮制实践总结出一条经验：凡药制造，贵在适中。不及则功效难求，太过则气味反失。炮炙直接影响着药物饮片的理化性质。

(一) 干热法炮炙对药物理化性质的影响

凡是只用火(温度)来炮制药物的方法都可纳入干热法的范畴。如炒黄、炒焦、炒炭、煨制、煅制等。

1. 炒黄炮炙对药物理化性质的影响　炒黄一般是用文火炮制药物，加热时间比较短，对药物内在的化学成分一般影响不大，但对药物入汤剂煎煮却是很有利的。例如酸枣仁，实验中，无论用热提还是冷浸提取，生品和炒黄制品中均含有酸枣仁皂苷 A 和 B，黄酮 C 和 D。纸层析的结果显示，酸枣仁炒制前后的层析图谱无明显的差异，其斑点大小、荧光强度均相似。薄层层析显示，生酸枣仁和炒酸枣仁的上述两种成分相同。这说明酸枣仁在炒黄过程中没有发生变化。但是其皂苷 A 和 B 的含量，生品分别为 0.0330%和 0.0131%，炒制品分别为 0.0445%和 0.0126%，这说明炒酸枣仁有利于有效成分的煎出，临床用药，以炒酸枣仁为佳。王不留行亦然，薄层层析结果，生王不留行和其炒爆品所含成分一致，但水煎出物的含量，炒王不留行比生品提高 1 倍多。葶苈子炒黄后其芥子苷是生葶苈子的 1.77 倍；水煎液中芥子苷的含量是生品的 2.78 倍，所以葶苈子炒黄后供药用可以增强止咳功效。

2. 炒焦炮炙对药物理化性质的影响　炒焦多用中火炮制药物，加热时间适中，一般药物经炒焦后其理化性质多有变化。例如焦山楂，它是由生山楂用中火加热炮炙而成。实验证明，焦山楂中总黄酮和总有机酸的含量比生山楂分别降低了 74.2%和 67.2%；实验还证明，炮制加热温度越高，时间越长，山楂中这两类成分的损失，被破坏就越多；山楂中柠檬酸的含量，炒焦品比生品降低了 57.47%；但熊果酸的含量，用薄层扫描法测试，结果生山楂和焦山楂之间无显著性差异；对微量元素的影响，经研究，生山楂和焦山楂中检测出 21 种元素，其含量互有差异，焦制品中除 Ti、Al、Cr 的含量略有降低外，其他元素含量均升高，其中 Ni 增高 80 倍。又如栀子中的栀子苷的含量，生品为 5.61%，而炒焦栀子则为 5.27%；具有降温和安定作用的熊果酸含量，生栀子为 0.0330%，而焦栀子为 0.0281%。这说明炒焦炮制法对栀子的内在成分还是有影响的。

3. 炒炭炮炙对药物理化性质的影响　炭药炮制常用武火，加热时间又较长。药物经炒炭后理化性质多发生明显变化。根据20种单味和复方炭药及其生品中所含强致癌物质苯并(a)芘的定量分析研究，结果表明，其中14种炭药的苯并(a)芘含量比生品低，降低率为70%，只有6种炒炭后含量有所提高。这提示炒炭及生品处理恰当，无致癌危险。有些中药炒炭后鞣质虽有下降，而钙离子却有明显增加；有的药物钙离子虽有下降，而鞣质含量却大幅度增加。例如槐花，炒炭温度控制在170～190℃内，其鞣质含量比生品高达数倍。炮姜，它是由干姜用武火炮炙而成，干姜和炮姜的理化性质就不一样。姜酚和6-姜醇的含量是干姜>炮姜；但挥发油的化学成分组分上，干姜被检测出22个组分，而炮姜被检测出23个组分，这一结果表明干姜被炮炙成炭药，其内在成分发生了质的变化。侧柏叶炒炭后其黄酮类、鞣质、挥发油等成分仍存在，但黄酮类、鞣质类的反应所产生的颜色及荧光大部分都不相同；从薄层层析实验中可见，自然光下生品有7个斑点，而炭药只有3个斑点，且斑点色泽、强度及 R_f 值均不相同。这就显示，侧柏叶经炒炭后其化学成分大多产生了不同的变化，有的已消失，有的已转变或产生了新的成分。荆芥炒炭后钙离子含量比生品增加1倍以上，鞣质含量明显下降，强致癌物质苯并(a)芘有所下降，挥发油的含量显著降低，折光率增大，挥发油中所含的成分也发生了质的变化。从国产荆芥的挥发油中检出28个组分，其炭药中除伞花烃和葎草烯没有变化外，其他各组分的含量均发生了变化，其中有8种成分未检出，但另检出了9种新成分。炒炭对药物理化性质的影响很大。

4. 砂烫炮炙对药物理化性质的影响　砂烫法就是以砂粒为中间传热体与药物共同加热的一种炮制方法。该法炮制的最大特点是使药物受热均匀，饮片质量多为酥脆，这对龟板、鳖甲、穿山甲等药物很是适宜，便于其药效成分的煎出。如制龟板，其煎出率可达15.4481%，而生龟板只有8.6274%，提高将近1倍；总氨基酸的含量也是制龟板>生龟板。鳖甲经砂烫炮炙成炙鳖甲后，其蛋白质的煎出量是生鳖甲的11.6倍，且炙后的Zn、Fe、Se含量明显增加，Ca的含量也有所增加。穿山甲煎出液中蛋白质的含量，生品为10.89mg/g，而砂烫品则为47.83mg/g；在酸液中蛋白质的释放量(以120min计)，生品为4.8mg/g，砂烫品为40.08mg/g。无论是总煎出量、总蛋白质量和含钙量，都是砂烫山甲片高于生山甲片。

5. 煅制炮炙对药物理化性质的影响　煅制是将药物直接置于炉火上煅烧的一种典型的干热炮制法，多用于质地坚硬的矿物类或贝壳类药物。这些药物非煅烧炮制不能破碎。药物经过煅制后其理化性质都发生了改变。例如灵磁石，主含四氧化三铁(Fe_3O_4)，供作药用都须用武火反复煅烧醋淬。磁石经煅制后其主要成分Fe的含量和有毒元素砷(As)的含量都有明显的变化。有研究报道，生磁石中Fe的含量为40.73%，而煅磁石中Fe的含量为47.00%；在水煎液中Fe的含量，生磁石为0.092%，煅磁石为0.50%；混杂在磁石矿石中的有毒元素砷的含量，生磁石为168μg/g，而煅磁石为13.0μg/g。枯矾，它是由白矾经武火煅烧而成的。电子显微镜观察到，白矾呈不规则的结晶体，而枯矾呈薄片状；白矾晶体表面比较光滑，呈规则纵向排列的晶格，枯矾晶体表面凹凸不平，呈疏松的海绵状；光谱元素分析告知，白矾和枯矾中主要元素均为硫、钾、铝、氧；但其重量组成比例却明显不同，白矾的硫、钾、铝、氧重量组成比分别为12.13%、5.54%、6.89%、76.96%，而枯矾分别为21.18%、10.49%、8.72%、59.64%。这一结果表明，白矾经煅制炮制成枯矾以后，硫、钾、铝元素分别增加9.05%、4.95%、1.83%，而氧元素下降了17.30%，按照硫酸铝钾分子式计算，氧元素下降的主要原因是失去结晶水所致。电镜结果表明，白矾经煅制炮制后其物态结构发生了明显的变化，这种疏松海绵状的枯矾物态结构具有更强的吸湿性，它既可以从细胞中吸收水分，使细胞发生脱水收缩，减少腺体分泌，减少炎症渗出物；又可与血清蛋白结合成难溶于水的蛋白化合物沉淀，使组织创面呈现干燥，因而具有收敛燥湿作用，并有助于消炎。自然铜，为黄铁矿的矿石。唐代就有"火煅醋淬存性"的记载。自然铜主含二硫化铁，经武火煅烧后，它被分解为硫化铁；入醋中淬之，自然铜表面部分产生醋酸亚铁。这样，就便于药物在煎煮时溶出。有研究报道，煅自然铜中亚铁离子的含量为0.77%，而生自然铜中只有0.076%，提高了10倍；有毒元素砷的含量煅自然铜比生自然铜降低了近10倍。炉甘石主要成分为碳酸锌，经煅制炮制后则生成氧化锌，氧化锌外敷于黏膜疮疡面有收敛吸湿消炎作用。

6. 煨制炮炙对药物理化性质的影响　煨制系将净药材或生片包裹一层具吸附性的无毒辅料（常用湿润的面粉、或滑石粉、或纸浆等），再埋没于加热的滑石粉中煨烫；或将生片层层隔吸油纸加热烘煨的一种炮制方法。它可以减低药材的挥发性的油质含量，以缓和其药性。药物经煨法炮制后，其内含的理化性质也发生了改变。例如，肉豆蔻，内含脂肪油的量达25%～40%，挥发油达8%～15%，又含有毒的肉豆蔻醚约4%，服用过量的生药便会引起中毒，产生昏迷、瞳孔散大及惊厥等现象。经用煨法炮制后，可除去部分脂肪油和挥发油，且挥发油的颜色变深，折光率增大，绝大部分肉豆蔻醚被除去，这就说明肉豆蔻经煨制后其理化性质发生了改变。研究表明，肉豆蔻中脂肪酸的含量，生品为35.6%(g/g)、而面煨肉豆蔻为32.8%；肉豆蔻脂肪酸中不同组分的含量，生肉豆蔻中月桂酸、肉豆蔻酸、棕榈酸、硬脂酸、亚油酸的百分含量(g/g)分别为1.24、91.3、3.98、微量、0.10，面煨肉豆蔻中这些酸的百分含量分别为1.35、88.1、4.48、0.03、0.47，麸煨肉豆蔻中的含量分别为1.31、87.9、5.67、0.15、0.13。挥发油的含量(ml/g)，生肉豆蔻为7.10%，麸煨肉豆蔻为6.83%，面煨肉豆蔻为6.47%；其旋光度，与生品相比，煨制品也降低，而比重增大，折光率也增大。但肉豆蔻醚却明显降低，就其相对百分含量而言，生品为35.5%、麸煨品为32.8%、面煨品为32.6%、滑石粉煨制品为29.8%；黄樟醚的含量煨制品比其生品也略有降低。这一研究结果，和肉豆蔻经煨制后减少刺激性和降低毒性是吻合的。又如葛根，其主要成分黄酮和葛根素的含量，生葛根的水煎液中总黄酮的含量为1.67%，葛根素的含量为1.48%；而煨葛根的这两个含量分别为1.96%和1.66%。微量元素Fe的含量，每10g样品中生品的含量为465.37ppm，煨制品的含量为138.41ppm，炮制后降低了3倍。但是煨制使葛根的有效成分总黄酮和葛根素有明显的增加。木香，经煨法炮制后其挥发油损失约20%，而且挥发油的折光率、旋光度、比重等理化性质均有变化。动物离体肠管实验也证明，煨木香的挥发油抑制肠管蠕动的作用明显比生木香挥发油的作用强。故临床上固肠止泻多用煨木香。

（二）湿热法炮炙对药物理化性质的影响

湿热法炮炙就是过去常说的水火共制。它包括蒸制、煮制、燀制、炙制等。

1. 蒸制对药物理化性质的影响　蒸制，是利用蒸汽加热来炮制药物的一种传统工艺。生药经过蒸制成熟药后，其药性改变，药效保存，毒副作用减少，有的药材蒸软后便于切制饮片。这都直接影响药物的理化性质。例如熟地，它就是由生地经过蒸制炮炙后所得的，药性由凉转温。实验证明，生地中还原糖的含量是14.27%，而熟地中却含有44.17%的还原糖。就还原糖的含量而言，熟地比生地增加了3倍左右。生地中所含糖类在熟地炮制过程中转化为5-羟甲基糖醛，它的含量多寡直接影响熟地传统的"黑如漆、甜如饴"的质量标准。蒸制可使熟地中的环烯醚萜苷类成分分解，且分解程度决定于苷中所含糖的数目，其结合的糖越多，分解速度越慢。如具降血糖功能的地黄苷D（三糖苷）几乎不分解，而地黄苷A、B（双糖苷)就较易分解,而梓醇、益母草苷、桃叶珊瑚苷等单糖类苷最容易分解。生地蒸制成熟地后,其氨基酸的含量降低,而微量元素的变化是Mg、Ca在生地和熟地中的溶出率基本相同,Sr、Mn在熟地中的溶出率比生地稍有降低,Cu却有所增加。又如何首乌,生品经蒸制后,其外表颜色随蒸制时间的延长而加深,其游离蒽醌衍生物的含量在蒸至50小时后,随着炮制时间的延长而递增,结合蒽醌衍生物的含量则相反地递减。卵磷脂的含量,制首乌比生首乌增加36.9%;总糖含量生首乌为5.80%,蒸制50小时的制首乌为10.34%,提高近1倍;还原糖的含量提高更多,生品为1.96%,制首乌高达4.02%。这些研究都表明,蒸制对何首乌的理化性质是有影响的。黄精经蒸制炮炙后,其水浸出物比生品增加20.30%,醇浸物比生品增加32.54%,总糖含量虽略有减少,但还原糖则增加80%以上,游离氨基酸由4个增加到10个。研究结果表明,蒸黄精有利于其成分的煎出。五味子经拌酒或拌醋蒸制炮炙成酒五味子、醋五味子后,其内含具有强壮作用的木脂素类成分在"汤剂"中的煎出量较生五味子提高;醋五味子中有机酸的煎出量较生五味子有显著增加。人参(指生晒人参)经蒸制炮炙成红参后,其人参皂苷的组分就发生了变化,人参里面有其特有的天然原形人参皂苷R_{b1}、R_{b2}、R_c和R_d,而红参中就含有人参皂苷R_{g3}、R_{g2}、R_{h1}和R_{h2}等只有红参才特有的化学成分,这就是蒸制给它带来的变化;经研究,生晒人参中多糖的含量比红参高。这说明,人参在蒸制炮炙过程中会有部分多糖水解,转化为单糖和低聚糖。

2. 煮制对药物理化性质的影响　煮制炮炙药物时,药物在湿热环境作用下,其内在的理化性质多发生变化。有研究报道,香港市售乌头类药材的剧毒性生物碱aconitine的含量,生川乌为0.02%,而制川乌为0.0041%～0.0126%;生草乌为0.034%,而制草乌为0.0084%～0.0132%;生天雄为0.0012%,炮天雄为0.0007%。这表明,乌头类药材经炮制后其毒性成分的含量有所降低。又如藤黄,经煮制炮炙后,其藤黄酸的含量,生品为36.88%,豆腐制品为33.06%,荷叶煮制品为30.86%,山羊血煮制品为33.48%,清水煮制品为34.34%,若用高压蒸制法炮炙藤黄,则其含量为35.72%。这一研究结果表明,采用不同辅料煮制同一品种的藤黄,其藤黄酸的含量不完全一样。炮制影响着它的理化性质。吴茱萸常用甘草水煮制,经甘草水炮炙过的吴茱萸,其内含的吴茱萸碱明显减少(与生品比较),挥发油的含量也比生吴茱萸少;但挥发油的组分经气相色谱仪测试,结果生品是79个,而甘草制品是81个,其中有13个化合物在生品未被检出。这一研究结果表明,吴茱萸经甘草水煮制炮炙后,其理化性质有量变,也有质变。

3. 炙制对药物理化性质的影响　炙制是指药物与液体辅料共同火制的一种传统炮制方法。其液体辅料有黄酒、米醋、炼蜜、药汁等。药物经与液体辅料共同受热炮制后,其理化性质都发生不同的变化。例如川芎,经用黄酒炙制成酒川芎后,其内所含的具生理活性的成分生物碱波洛立林(perlolyrine)增加,总生物碱含量提高;酒川芎水煎液中微量元素的含量,与生川芎水煎液相比,其铁、锰、锂、镍、钴等元素的含量明显增加,而铜、铬的含量明显减少。鉴于锰有趋脂作用,能改善动脉硬化病人的脂类代谢;锂可影响细胞内外电解质的浓度及细胞的兴奋性、对中枢神经活动有调节作用。这一研究就证实了川芎酒炙可增强活血之功的理论是有科学道理的。当归,经黄酒炙制成酒当归后,其水溶性煎出物比生当归有增加,阿魏酸无降低,鞣质含量减少;微量元素中铜、镍含量增加,有毒的铅元素降至原生药含量的1/5。醋炙甘遂制品,与生甘遂相比,其二萜类毒性成分(巨大戟二萜醇酯)降低了36%;商陆经米醋炙制成醋商陆后,其商陆毒素的含量由生商陆的0.4692%降至为0.3534%;芫花醋制后,具镇咳祛痰作用的羟基芫花素和芫花素含量高于生芫花;而挥发油的含量降低,颜色加深,化学组分及组分间的相对含量均发生了改变，其中棕榈酸、油酸、亚油酸的含量比生芫花相对增加。延胡索含多种生物碱，但游离的生物碱难溶于水，经米醋炙制后，延胡索中的生物碱与醋酸结合成易溶于水的醋酸盐，入汤剂煎煮就易被煎出。实验证明，生延胡索水煎液中总生物碱的相对百分含量为25.06%，而醋炙延胡索为49.33%，其增加将近1倍。杜仲，其生品的水溶性浸出物的含量为10.37%，但经盐炙后，其含量增至18.44%；松脂醇二葡萄糖苷的含量，生杜仲为0.22%，而盐炙杜仲为0.31%，实验结果，其含量明显升高；微量元素的测试报告中，盐炙杜仲内有毒元素铅的含量较生杜仲低，而锌、锰、铁、钙、磷5种元素含量均升高，尤以前4种元素的含量升高更明显。厚朴中的厚朴酚，也受到炙制的影响。实验证明，生厚朴中这一成分的含量为1.21%，而经姜汁炙制成姜炙厚朴后，其内含这一成分为1.76%，增加了30%以上。挥发油的含量和铜、锌元素的含量，也是姜炙厚朴＞生厚朴。麻黄，经炼蜜炙制成蜜炙麻黄后，其内含的挥发油成分比生麻黄减少52%，但在蜜炙品中具有平喘作用的L-α-萜品烯醇、四甲基吡嗪、石竹烯及具有镇咳祛痰、抗菌、抗病毒作用的柠檬烯、芳樟醇的含量比生品增高，这一实验证明了麻黄经蜜炙后发汗作用降低，而平喘作用增强的传统经验；麻黄经蜜炙后，其挥发油中所含的成分也发生了变化。经测试，生麻黄挥发油中的4-异丙基苯甲醛等14个成分在蜜炙麻黄中未能检出，而在蜜炙麻黄挥发油中的4-异丙基甲苯、5-甲基-2异丙基环己醇及γ-萜品烯、4-甲氧基乙烯苯等4个成分是生麻黄中所没有的化合物。这一研究表明，蜜炙炮制法对麻黄的理化性质有着直接的影响。

第三节　炮制对中药药效的影响

中药药效是中药药性在具体药物上的体现，是药性理论的具体化，是临床处方用药的直接依据，又是药理作用的很好体现。炮制对中药的药效是有影响的。中药通过不同的方法进行加工炮制，不仅能使其毒副作用降低或消除，而且还能增强疗效，这已经从许多药物的实验药理学的研究得到证明。

（一）炮制增强药理作用

如通过观察诃子肉、炒诃子肉、麸煨诃子、面煨诃子、诃子及诃子核对家兔离体肠管的自发活动和乙酰胆碱及$BaCl_2$引起的肠肌收缩的情况，得知这些诃子炮制品均有明显的抑制和拮抗作用，对蓖麻油所致的小鼠腹泻有很好的止泻作用，而抑制小鼠小肠输送机能的作用，除诃子核外，与蒸馏水对照组比较，均有极显著差异（$P<0.01$），又以麸煨诃子作用最好。采用小鼠扭体止痛试验（Hac），比较延胡索生品、醋制品、醋蒸品、醋煮品、酒炒品和盐炒品水煎液的止痛作用，盐炒品与生品相似，酒、醋制均可增强延胡索的止痛作用，以醋炒品最强。这与临床多用醋炒品入药是一致的。对比延胡索的止痛强度与延胡索总生物碱的关系，说明延胡索总生物碱是延胡索的止痛有效成分。比较地龙不同炮制品的药理作用，结果地龙、酒地龙及土地龙等的热浸液对大鼠血液黏度均有降低作用，尤以酒地龙和土地龙作用显著，降低大鼠红细胞比容尤以广地龙和酒地龙为佳。体外血栓的溶解作用：酒地龙＞广地龙＞沪地龙＞土地龙。女贞子具有滋养肝肾的功效，临床上多用制女贞子。实验研究表明，经过蒸制炮炙过的蒸女贞子，可使实验小鼠的免疫器官如脾脏、胸腺、肾上腺、胸腔淋巴结等重量增加，并可明显对抗强的松的免疫抑制作用，可使单向免疫扩散（SRID）沉淀环直径增加；可纠正强的松龙所致白细胞下降现象，提高空斑形成细胞（PFC）溶血能力；显著提高小鼠对静脉注射碳粒的廓清指数，增强网状内皮系统的活性；而生女贞子的这些药理作用，或

无,或不明显。

(二) 炮制产生新的药效

中药通过炮制成为炭药可增强或产生止血作用。槐米,生品清热凉血,制炭凉血止血。以不同炮制品和生品水煎液对小白鼠出凝血时间进行实验,结果表明,190℃以下炮制的槐米,凝血止血作用随制炭温度增强而增强,以190～195℃制得的槐米炭凝血作用最强,生槐米水煎液凝血止血作用不明显($P<0.05$),用适当温度炒炭后,其凝血止血作用增强很明显。利用小鼠毛细血管凝血实验,对姜各炮制品的凝血作用进行比较。实验结果表明,生姜、干姜水煎液及醚提液无缩短小鼠凝血时间的倾向。炮姜、姜炭水煎液、醚提液及混悬液均呈现较好的缩短小鼠凝血时间的作用,而姜炭的凝血作用在符合临床用药剂型水煎上优于炮姜也优于本身的醚提物。环境温度对炮姜、姜炭缩短小鼠凝血时间的作用影响很大,温度下降炮姜的凝血作用增强、姜炭的凝血作用呈现出线性量效关系。

(三) 饮片规格不同药效不同

生甘草清热解毒,调和诸药,而炙甘草补脾益气复脉。给小鼠分组灌甘草、炙甘草煎液[0.1ml(1∶1)/10g]一周后,与生理盐水对照组比较,生甘草组使异戊巴比妥钠诱导的睡眠时间明显缩短($P<0.05$),肝匀浆细胞色素P-450含量明显提高($P<0.05$),而炙甘草组无显著差异,说明生甘草煎液诱导肝药酶的作用,从而影响受药酶催化代谢的药物的活性,解释了甘草“解百药毒”之谜,正因其影响了药酶,又告诉人们甘草也可能增加一些药物的毒性,值得重视。炙甘草在预防和治疗由$BaCl_2$诱发的大白鼠心律失常作用方面明显优于生甘草($P<0.05$)。

体外抑菌试验结果表明,酒炒大黄与酒炖大黄对金黄色葡萄球菌、大肠杆菌、痢疾杆菌的抑制作用与生大黄相似,但对绿脓杆菌和伤寒沙门菌的抑制作用优于生大黄,而醋炒大黄、石灰炒大黄、大黄炭对某些菌种的抑制作用明显减弱,但对绿脓杆菌、金黄色葡萄球菌仍有很强的抑制作用,而石灰炒大黄抑制大肠杆菌的活性最强。从药物的副作用及机体一般状况恢复的快慢比较,以熟大黄为优。生大黄能降低大鼠胃液量、胃酸浓度和胃蛋白酶活性,与淀粉组比较有显著意义($P<0.05$或0.01),而酒炖大黄对胃酸、胃蛋白酶均无影响。体外研究表明,醋炒大黄对胰蛋白酶的抑制能力最强,酒炒大黄和清宁片抑制胰淀粉酶活性能力最大,而抑制胰脂肪酶活性能力最强的是酒炖大黄和大黄炭,但它们二者对胰蛋白酶、胰淀粉酶和胃蛋白酶的抑制作用最弱,可见不同大黄炮制品生物活性各具特点。并且大黄生制品去鞣质煎剂阻断入血清中的IgMA、IgMB、IgGD的特异性抗原抗体血凝反应的作用,以酒炖大黄最强、大黄炭最弱。

现代研究表明,具有清热解毒功效的中药,多数有抑菌功能。但生品和炮制品的抑菌效价就不一样。例如白薇,经炒制炮炙后,其体外抑菌作用比生品增强。又如柴胡,它是味辛性凉解表药,具有解表清热的功效,可用于感冒、发热等症;但它又有疏肝解郁的功效,用于肝气郁结,胁肋作痛等症。不同的功效选用不同的饮片,不同的饮片具有不同的药理作用。通过对柴胡水煎液对麻醉大鼠胆汁流量影响的研究观察,得知醋炙柴胡能显著增加胆汁的分泌量,其作用可持续2小时以上,与生柴胡或生理盐水对照组比较,呈现出显著性差异($P<0.05$)。这一研究结果表明,醋柴胡有很强的泌胆作用。所以中医在疏肝解郁止痛时常用醋柴胡是合乎现代科学道理的。

(四) 炮制改善药物形质

中药饮片生产是中药的三大支柱产业之一,目前临床调配汤剂处方和中药出口的主要应用形式是中药饮片。中药材经过加工炮制后的饮片色彩鲜明，厚薄均匀，大小长短一致，突出中药饮片断面鉴别花纹，整齐美观，切制后的顺刀片、圆片、斜片等提高了药材的商品等级，形质兼美，既增加了患者对中药的信任感，又提高了其信誉和商品价值。如白术一般不切成顶刀片，常切为顺刀片，其原因就是切制顺刀片，既提高了饮片的表面积，达到了切制便于煎煮，增加成分溶出的目的，又减小了饮片的破碎度，使其商品价值提高。

第四节 讨论与小结

1. 生用与熟用 中药在临床上有生用与熟用之分，这是中医用药的特点之一。中药的熟用记载，始见于《神农本草经》，该书在“序例”中就有“药有有毒无毒，阴干暴干，采造时月，生熟，土地所生，真伪陈新，并各有法”的陈述，总结出中药有生用、熟用之分，并各有法。汉代名医张仲景在《金匮玉函经》卷一“证治总例”中也明确指出：“凡草木有根茎枝叶、皮毛花实，诸石有软硬消走，诸虫有毛羽甲角、头尾骨足之属。有须烧炼炮炙，生熟有定，一如后法，顺方是福，逆方者殃。”张氏非常重视“熟药”的应用，这从他的《伤寒论》中可见一斑。《伤寒论》用“甘草”这味中药来配伍组方的药方共有83个，其中用“熟药”炙甘草配伍的处方是81个，占97%还多，只有2个处方用的“生甘草”，它们是甘草汤、桔梗汤。因为生甘草和炙甘草的药性不同，功效迥异。生甘草性偏凉，清热解毒、甘淡利咽的功效突出些，临床上用治少阴咽痛；而炙甘草药性偏温，药效主补，常入补益药中，临床上如见心气虚弱、脉结代、心动悸者，投之有验。炙甘草还有化痰止咳、缓急止痛、调和药性等功效，所以甘麦大枣汤、芍药甘草汤、炙甘草汤等处方中用之。中药生品经加热炮制成熟药后，可改变药物性能，增强药物疗效，扩大用药范围，降低药物毒性，消除药物副作用，确保用药安全。在中医临床上常用的300余种中药中，就有200多种药需要经过科学炮制成熟药后供配方应用。当前有些医家不谙炮制，或受前辈张锡纯等主张生用的影响，忽视医圣张仲景的教悔，对熟药不够重视，对炮制不加注意，以致生熟不辨，处方单上少有脚注。药随医行，医薄药淡，生药不制，熟药粗造，炮制不良，饮片不精，以致药到病不除，“逆方者殃”也。实际上，中药的生品和经过炮制后的熟药，药性有变，功效两异，混淆不得，更替代不得。顺方者，福也。

2. 制药贵适中 《类经》曰：“药以治病，因毒为能。所谓毒者，因气味之偏也。”四气五味，乃药性之本。药性过偏，药力过猛，以致矫枉过正，非医道也。炮制可以纠正药物过偏之性，使其适应中医临床的用药需求，达到人体阴阳平衡，起到防病祛邪，保健延年的作用。但炮制一定要得法，倘若火候不及，则功效难求；如果炮制太过，则气味反失；凡药制造，贵在适中。如槐花米，内含鞣质。有研究报道，其炭药中的这一成分含量比生品增加2～3倍，有报道增加5～6倍，还有报道不是增加，是降低。就槐花米的药物来源而言还是比较统一的，那么造成这种悬殊差异的原因何在？实验证明，槐花米在170℃条件下炮炙，其鞣质含量变化不大；而在170～190℃条件下炮炙，其鞣质量就迅速增高达数倍；若在230℃以上条件下受热炮炙的槐米炭中鞣质含量就低于生槐米。由此看来，炮炙时所用的火力大小、温度高低是造成槐米炭中鞣质含量相差悬殊的主要原因。温度偏低，火候不及或温度偏高，火候太过，都直接影响着药物内在化学成分的变化。为了保证药品质量，适中的炮炙火候甚为重要。为此，建立中药饮片的质量标准不可忽视，而中药饮片质量又必须建立在“适中”的标准上。否则，不是气味反失，就是功效难求。前者浪费药源，后者医家不允。中药炮制是一门具有高超技术和技能的科学，必须以科学的态度来对待，来不得半点马虎。

第四章 中药炮制的分类及辅料

第一节 炮制分类

分类，亦称“归类”，是根据事物的同与异把事物集合成类的过程。学科分类应反映学科专业内的异同和内在的联系。中药炮制的分类应反映中药炮制专业技术内在的异同和有机联系，既要体现对传统方法的继承性，又要有利于用现代科学方法进行研究。因此，要求分类必须能够体现炮制内容的系统性、完整性、科学性，便于学习、掌握中药炮制的内容，有助于教学和指导生产。

一、炮制分类的演变

中药炮制方法是在漫长的医疗实践中积累起来的，大部内容散见于历代本草著作及医学著作中。炮制方法的分类多见于序论、专章、专著中。我国药学史上第一位总结炮制方法的医药学家陶弘景，在《本草经集注・序》“合药分剂料理法则”中，把炮制方法与药用部位结合起来进行论述。如“凡汤酒膏中用诸石，皆细捣之如粟米……凡汤中完物皆擘破……诸齿骨并炙捣碎之……凡桂心、厚朴、杜仲、秦皮、木兰之辈，皆削去上虚软甲错处，取里有味者秤之……”这种分类方法是很粗略的，只能说是炮制分类的开端。

后世炮制专著，如《炮炙大法》、《修事指南》等受本草学分类的影响，多采用以三品分类或以药用部位的分类方法。但在《炮炙大法》卷首把当时的炮制方法归纳为“雷公炮炙十七法”，以单元操作来分类。

明代陈嘉谟提出火制、水制、水火共制三类分类法。近代在三类分类法的基础上增加修治、其他制法而成五类分类法。现代为了教学需要，在教材和某些参考书中采用了工艺与辅料相结合的分类法。

二、分类方法

(一) 雷公炮炙十七法

明代缪希雍在《炮炙大法》卷首对当时的炮制方法进行了归纳，载述了按雷公炮炙法有十七：“曰炮、曰爁、曰煿、曰炙、曰煨、曰炒、曰煅、曰炼、曰制、曰度、曰飞、曰伏、曰镑、曰摋、曰𣋑、曰曝、曰露是也，用者宜如法各尽其宜。”这就是后世所说的“雷公炮炙十七法”。民国张骥所辑《雷公炮炙论》四卷，书中序目中载有“雷公炮炙论十七法解释”。今注释如下。

炮：古代的“炮”，即将药物埋在灰火中，炮到焦黑。如《五十二病方》的炮鸡，是将鸡裹草涂泥后将鸡烧熟，是“裹物烧”，直至炮生为熟。近代即用炒法。“炮者，置药物于火上，以烟起为度也，如炮姜根之类”。这种方法多用于植物药，为一种间接加热法，用火把药物烧至起烟后就停止。原注说:“如炮姜切厚片入铫中”,“铫”音掉,烧器,是小釜而有柄者。其义为:如把姜切成厚片,放入小釜中。“以烈火烧至铫面燃”,即用烈火烧到锅面上也有火燃着。“略噀以水,急挑数转”,“噀”音迅,喷水也。其义为:略为喷些水,迅速把它转几次。然后,放在瓫中密闭,不可使它漏气,就药性存而不散,是名“烧存性”,等到冷后,姜片里面也变黑了,实为姜炭。现代炮姜则在锅内炒至膨起,色泽不变黑。或以高温砂炒至发“炮”去砂取药,如炮甲珠等。

爁:爁,音滥,《广韵》:火貌;《淮南子》:火爁焱而不灭;《集韵》:火焚也。“焱”同炎,形容火光上升的样子,用火直接烧药品。如《局方》:“骨碎补,爁去毛”。

煿:煿,音博,本作爆,《玉篇》:爆落也,灼也,热也;《说文解字》:灼也,暴声;《集韵》:热也;《广韵》:迫于火也,徐铉曰:火裂也。意思是把药品烧到有爆裂的炸声。

炙:《诗·小雅》:燔之,炙之。《传》:炕火曰炙。《书》:焚炙。《忠良疏》:焚炙俱火烧也,如炙甘草之类。操作方法原注说:“器中盛酒浸,蒸,暴干,细䂖……”䂖,音豁。刀裂物的声音。把甘草放在器具中加酒浸,蒸干取出,晒干后,细切。再用酥炙 3 次,每次炙尽为度,使它的内外都变成赤黄色。炙的含义历代有变化。《五十二病方》的“炙蚕卵”及“炙梓叶”,是将药物置于近火处烤黄。张仲景用的炙阿胶同于“炒”。雷敩的“炙甘草”。如上法,“炙淫羊藿”系用羊脂与淫羊藿拌炒,待脂尽为度。《局方》的“炙”与“炒”区别不明显,如该书中的“炒香”与“炙香”即无区别。现代已基本统一,“炙”即药物加液体辅料后,用文火炒干,或边炒边加液体辅料,继续以文火炒干。

煨:“煨者,以药物置火灰中煨之使熟也。与炮姜根大致法同”。这种方法似较炮为缓和,虽直接放在火灰中,但与直接放在火上燃烧是不同的,煨的方法就是利用炭火或柴火余烬,慢慢使它全面平均受热的意思。现代已广泛采用面裹煨、湿纸裹煨等,为在原法基础上的发展。

炒:“炒者置药物于火,使之黄而不焦也。法有炒黄、炒黑、炒焦各不同”。此法与现代炒法基本相同。汉代以前炒法少见,多为熬法。雷敩时代已有酥炒、羊脂炒、盐水炒、小豆炒、糯米炒、麸炒、土炒等加辅料炒法。后世炒法更多,现已成为炮制操作中一项主要方法。

煅:“煅者,置药物于火上,烧令红透也。药品中石类介类多用之”。把药物放在火上烧,烧到红透为度。经过这样处理后,可能使药物起氧化或还原作用而变易它的性质;有些药物的煅常与淬相结合,以利于溶解和粉碎。此法多用于矿石和介壳类药物。汉代的朴硝、禹余粮、雄黄等炼,贝子、云母等烧,均实为煅。

炼:“炼者,药石用火久熬也,有炼乳、炼蜜、炼石丹”。药物长时间地用文火慢慢加热的方法,一面还要时时搅拌到适当的稠度。此法多用于流动体,如蜂蜜、汞制剂之类。

制:“制者,药性之偏者、猛者,制之使就范围也。有水制、姜汁制、童便制、火酒制、酥制、醋制、蜜制、曲制、米泔制等各如其法”。即为制其药物偏性,作用剧烈者,使之就范的泛称。如汉代就有姜制厚朴,酒制大黄,酥制皂荚,醋制苦参,以后随着辅料、用量、温度、作用方法等不同而变化,但基本方法和后世制法可以相通,蜜制法、麸制法古今基本相似。

度:“度者,量物之大、小、短、长也”。度就是量度的意思,古代某些药物以长度来计量的,如黄芩长三寸,地骨皮长尺,大如指。至今药材性状描述上还是应用此法,为评定药材外形规格的一部分。度,也有程度、限度之意。如淫羊藿,炙待脂尽为度。

飞:“飞者,研药物为细末,置水中以漂浮于水面之粗屑也。如飞丹、飞滑石之类”。指“研飞”或“水飞”。某些药物为了达到研到极细而又不致细粒飞扬,常将药物置水中研磨,漂取其浮于水面的极细粉末备用。如飞朱砂、水飞滑石等。而“飞丹炼石”的“飞”，则是指炼丹过程中的升华过程。

伏：“伏”，埋藏经久的意思。“伏火”，即药物按一定程序于火中处理，经过一定的时间，在相应温度下达到一定的要求。药物不同，伏火的要求不同，如伏龙肝。雷敩曾经说过：“凡使勿误用灶下土，其伏龙肝是十年已来灶额内火气积自结，如赤色石，中黄，其形貌八棱，取得后细研，以滑石水飞过……”此说与原文稍有出入，并未说到伏龙肝和它的功效。灶心土经过长时间持续加热，氧化，呈弱碱性，已非一般的黄土。

镑：镑，削也。是利用一种多刃的刀具、镑刀之类，将坚韧的药物刮削成极薄片，以利调剂和制剂，如镑羚羊角、降香等。

摋：“侧手击也”。如其义，打击之意，使药物破碎。

𣋉：𣋉即晒字。放在太阳下晒干为度。如白居易诗中有“其西𣋉药台”的记载。

曝：曝，“晒也。晒、曝物也”。是指在强烈阳光下曝晒，或是晒干的时间延长，太阳过去，仍暴露于外，兼有风干之意。

露：露，露向天，是指药物不加遮盖地于日间晒夜间露，即所谓“日晒夜露”。露珠丹是“辰砂一两(如本法露过)，牛黄一钱，研匀炼蜜为丸，如豌豆大，治殚虑劳神，火升心悸，震惕不寐。”露姜饮按温热经验方：“人参、生姜各等分，阴阳水煎，去渣，露一宿，再煎数沸温服。治疟疾，邪衰正馁(音内)，缠绵不已者。”按“露花”产广东番禺县境内，有路头花、寒花等种，状如菖蒲，叶前节边有刺……花生丛叶中，瓣之大小亦如叶而色莹白，质有粉，柔滑无芒刺，花抱蕊，心如穗，朝夕有零露在苞中，盛夏时成熟，其气馥烈，制油甚香，谓之露花油。其露与粉皆可疗疾，功用润肌肤止汗(涂之)。查此种花粉，与露混合在一起，故有露花粉的名称。不是指露过的任何花粉而言。

以上十七法因历史的变迁，其内涵现已难准确地表述，但可窥见明代以前中药炮制的大概。由于医药的发展，炮制方法不断改进扩大，炮制方法远远超出了十七法的范围，但是它的影响较大，尤其对学习中药炮制和查阅古代文献有一定的帮助。

(二) 三类和五类分类法

明代陈嘉谟在他的《本草蒙筌》中提出三类分类法：即“火制四：有煅、有炮、有炙、有炒之不同；水制三：或渍、或泡、或洗之弗等；水火共制造者：若蒸、若煮而有二焉。余外制虽多端，总不离此者。”用火制、水制、水火共制三类炮制方法为纲，统领各种中药的炮制，覆盖了中药炮制的主要内容，是中药炮制分类的一大进步。

近代将中药炮制工艺分为净制、切制、炮炙三大类，《中国药典》一部附录收载的“药材炮制通则”，就是采用的这种分类方法。其中，净制包括挑选、筛选、淘洗、除去非药用部分等；切制包括浸泡、润、漂、切片、粉碎等；炮炙包括炒、炙、煅、蒸、煮、制霜、发芽、发酵等。

由于火制、水制、水火共制尚不能包括中药炮制的全部内容，后来提出五类分类法。五类分类法包括：修治、水制、火制、水火共制、其他制法。这样就基本包括了所有的炮制方法，比较系统，全面地反映了药物加工炮制工艺，而且能够较好地指导生产实际。

(三) 工艺与辅料相结合的分类法

工艺与辅料相结合的方法是在三类、五类分类方法的基础上发展起来的。它继承了净制、切制的基本内容，由于炮炙项目的内容太庞杂，有必要进一步分成小门类。一种方法是突出辅料对药物所起的作用，以辅料为纲，以工艺为目的分类法，如分为醋制法、酒制法、蜜制法、盐制法、姜制法、油制法、药汁制法等。在醋制法中再分醋炙、醋蒸、醋煮、醋炖等，此种分类方法在描述工艺操作上会有一定重复，如酒炙、蜜炙、盐炙在操作方法上基本相同。另一种方法是突出炮制工艺，以工艺为纲，以辅料为目的的分类方法，如分为炒、炙、煅、蒸、煮、燀等。在炙法中再分酒炙法、醋炙法、姜炙法、蜜炙法、盐炙法等。这种分类方法能较好体现中药炮制工艺的系统性、条理性，它吸收了工艺法的长处，采纳了辅料分类方法的优点，既能体现整个炮制工艺程序，又便于叙述辅料对药物所起的作用，是中药炮制中共性和个性的融合，便于掌握，一般多为教材所采用。

(四) 以药用部位的来源分类法

中药炮制专著《雷公炮炙论》按上、中、下三品分类，各种炮制方法散列于各药之后，无规律可循。宋代《经史证类备急本草》及《太平惠民和剂局方》，均按药物来源属性的金、石、草、木、果、禽、兽等分类，但仍局限于本草学范畴。

现今，《全国中药炮制规范》及各省市的炮制规范，大多以药用部位来源进行分类，如分为根及根茎类，果实、种子类，全草类，叶类，花类，皮类，藤木类，动物类，矿物类，树脂类，菌藻类等，在各种药物项下再分述炮制方法。此种分类方法的优点是便于具体药物的查阅，适用于炮制规范及参考书之类，但体现不出炮制工艺的系统性。

第二节　中药炮制常用辅料

中药炮制应用辅料的历史十分悠久，大约在春秋战国时代即开始应用辅料炮制药物。如《素问》载有“酒浆”;《五十二病方》载有醋制商陆、用酒制丸等。由于辅料在炮制上的广泛应用，促进了炮制技术的发展，增加了中药在临床应用的灵活性。由于辅料品种不同，各种辅料性能和作用不同，在炮制药物时所起的作用也各不相同。

现代药学中辅料是指除主药以外的一切附加物料的总称，它必须具有较高的化学稳定性，不与主药起反应，不影响主药的释放、吸收和含量测定。而炮制辅料的概念与上不同，是指具有辅助作用的辅助用料，它能与主药起到增强疗效或降低毒性或影响主药理化性质等作用。两者概念有明显的差别。

目前常用的炮制辅料种类较多，总的可分液体辅料和固体辅料两大类。

一、液体辅料

1. 酒　传统名称有：酿、盎、醇、醨、酎、醴、醅、醑、醍、清酒、美酒、粳酒、灰酒、无灰酒等。酒的起源甚早，据《战国策》说：“仪狄作酒而美，进之禹，禹饮而甘之。”《五十二病方》中有用酒送服和用酒制丸药的记载。《神农本草经》亦载有“宜水煎者，宜酒渍者，宜煎膏者”。具体品种有“蝟皮，酒者杀之”。宋代有“酒煨”、“酒炖”等法。据初步统计，历代曾用酒炮制的药物约 270 种，至今仍然沿用的有 85 种之多。

当前用作制药的有黄酒、白酒两大类。黄酒为非蒸馏酒，从《吕氏春秋》、《会稽县志》等文献记载，可追溯到 2300 多年以前，系用米、麦黍等和曲酿制而成，含乙醇 10%～20%，尚含有麦芽糖、葡萄糖、乙酸、乳酸、氨基酸、琥珀酸、酯类、醛类及矿物质等。相对密度约 0.98g/cm^3，一般为橙黄色至深褐色，清亮透明的液体，气味醇香特异。

白酒始创于何时，至今仍无定论，有的说创于唐代，有的说起于南宋，有的说起于元代。李时珍曰：“烧酒非古法也，自元时始创其法。”白酒为米、麦、黍、山芋、高粱等和曲酿制经蒸馏而成的，含乙醇 50%～70%，尚含有高级醇类、酸类、酯类、醛类等成分。相对密度为 0.82～

0.92g/cm^3，一般为无色透明液体，气味醇香特异，而有较强的刺激性。

酒味甘、辛，性大热；有毒。能活血通络，祛风散寒，引药上行，矫味矫臭。酒的气味芳香，能升能散，具有宣行药势，活血通络之功。对白芍、红花、当归、川芎等活血通络，祛瘀止痛的药物可发挥协同作用，增强疗效。黄连、黄芩、黄柏、大黄等药性苦寒，性本沉降，多用于清中、下焦湿热，酒制后不但能以热制寒，缓和药性，免伤脾胃之气，并可借助酒的升提之力引药上行，清上焦邪热。如普济消毒饮中黄芩、黄连酒炒为君药，配伍柴胡、玄参、桔梗等治疗大头瘟，适用于头面红肿，目不能开，咽喉不利，舌燥口渴等上焦热病。

酒是良好的溶剂，能溶解生物碱及其盐类、苷类、鞣质、有机酸、挥发油、树脂、糖类及部分色素（叶绿素、叶黄素）等多种成分，因此，药物经酒制后，能改变药物组织的物理状态，有利于成分的浸润、溶解、置换、扩散等溶出过程，对某些药物还有脱吸附作用，提高有效成分的溶出率。如红花，其色素浸出物为止痛的有效部位，经酒炙后，总色素浸出物明显提高，止痛作用增强。此外，还能提高某些无机成分的溶解度，如可使植物体内的一些无机成分（$MgCl_2$、$CaCl_2$ 等）形成结晶状的分子化合物，称结晶醇（$MgCl_2 \cdot 6CH_3CH$，$CaCl_2 \cdot 4C_2H_5OH$），结晶醇易溶于水，故可提高其溶解度。

紫河车等动物药的腥膻气味为三甲胺类、氨基戊醛等，在酒制过程中三甲胺等随酒挥散而可达到除臭目的，且酒具酯类等醇香物质，故酒制可起到矫味矫臭作用。酒能软化药材，溶解药材中的某些成分，可用来软化蟾酥、没药等，便于制剂。此外，还可用酒处理，利于药材粉碎、精制、去杂质等。如菟丝子酒浸便于粉碎；五灵脂酒碎飞研，便于淘去沙石。

酒应透明，无悬浮物，无沉淀，具有酒特有的醇香、酱香、酯香气，味醇厚柔和，甜绵爽净，饮后有余香，无异味（焦糊、酸涩、馊、油臭、霉苦等），含醇量、总酯、总酸、总糖应符合标示浓度，β-苯乙醇含量，干型、半甜型≥60.0mg/L；半干型≥80.0mg/L；甜型≥40.0mg/L，pH3.5～4.5。甲醇量不得超过0.04g/100ml，二氧化硫或残留量≤0.05g/kg，铅≤1mg/L，锰≤2mg/L，黄曲霉素B≤5μg/kg，细菌数黄酒≤50个/ml，大肠杆菌≤3个/100ml。

古人强调，炮制用的酒应为无灰酒，即酿造时不加石灰的酒。炙药要用黄酒，多用作炙、蒸、煮制等辅料；浸药多用白酒。常用酒制的药物有黄芩、大黄、白芍、山茱萸、女贞子、五味子、白花蛇、乌蛇等。

2. 醋　古称酢、醯、苦酒、米醋。传统的酒多为甜酒、浊酒，由于含醇浓度低易酸败成醋，具有苦味，俗称苦酒。醋的制造迟于酒。据考证，公元前8世纪已有关于醋的文字记载，春秋战国时代有制造醋的作坊。从《食经》："作大豆千岁苦酒法"来看，汉代已有用酒进一步氧化制醋的方法。北魏贾思勰《齐民要术》记有22种制醋方法，民间应用已很普遍。历史上制醋的方法有：酿陈醋法、酿米醋法、酿药醋法。品种有米醋、麦醋、曲醋、化学醋等多种。炮制用醋为食用醋（米醋或其他发酵醋），化学醋是由冰醋酸加水稀释而成3%～4%的溶液，不含醋的其他成分，不能使用。制药用醋应如《本草纲目》中指出的"惟米醋二三年者入药"，"愈久愈良"。醋存放时间越长越好，称为"陈醋"。

醋在中药炮制中的应用可追溯至秦汉时期，如《五十二病方》中有商陆等醋制法，《伤寒论》中亦载有用苦酒渍制乌梅，或用以煎煮药物，如"苦酒汤"。醋制法唐代以前仅应用于6种药材，唐代发展到36种，到宋代已广泛应用。据初步统计，历代曾用醋炮制的药物不下200种，至今仍然沿用约70种。

醋的主要成分为醋酸，约占4%～6%，尚有维生素、乙醛、乙醇、琥珀酸、草酸、山梨糖、灰分、多种氨基酸等。为淡黄棕色至棕色澄明液体，有特异的醋酸气味。

醋味酸、苦性温，具有散瘀止痛，行水消肿，解毒，杀虫，矫味矫臭作用。醋制甘遂、芫花、大戟等逐水药，不仅可以增强利水作用，而且还可降低毒性。醋与药物相须配伍炮制，可以引药入肝经、入血分，增强散瘀止痛、疏肝行气功效。如三棱、莪术、香附、延胡索等。《本草汇言》载："凡诸药宜入肝者，须以醋拌炒制，应病如神。"李时珍在莪术修治中说："今人多以醋炒或煮熟入药，取其引入血分也。"香附为理气药，具有理气解郁，调经止痛的功效，经醋制，可增强其行气止痛作用。清代尤乘曾说："香附因味辛散，乃用醋炒佐入肝经，以理两胁及小腹痛，凡血瘀经滞，借以行气而快滞也。"延胡索醋制后能增强止痛作用，故有"醋注肝止痛"之说。醋味酸涩可收敛，故罂粟壳经醋制后可增强固肠作用。明代张景岳说："醋炒甚固大肠，久痢滑泻必用。"还有鳖甲、自然铜等动物、贝壳、矿物类药物，经醋淬制后，质地疏松易碎。《医学入门》中记载："诸石火煅红，入醋能为末。"同时醋还能使药物中所含的游离生物碱等成分结合成盐，增加溶解度而易于煎出有效成分，提高疗效。醋具有杀菌防腐作用，它能在30分钟内杀死化脓性葡萄球菌、沙门菌、大肠杆菌、赤痢杆菌、嗜盐性菌等。醋能与具腥膻气味的三甲胺类结合成盐而无臭气，故可除去药物的腥膻气味，达到矫臭矫味的作用。

醋应澄明，琥珀色，不浑浊，无悬浮物及沉淀物，无霉花浮膜，无"醋鳗"、"醋虱"。具醋特异气味，无刺鼻酸味及其他不良气味与异味，味酸纯正柔和而不涩。不得检出游离酸，防止用硫酸、硝酸、盐酸等矿酸来制造食醋，总酸量不得低于3.5%。

醋多用作炙、蒸、煮等炮制法的辅料。常用醋制药物有延胡索、甘遂、芫花、柴胡、莪术、香附、商陆等。

3. 蜂蜜　古称石蜜、石饴、岩蜜。几千年前便知道蜂蜜的医疗性能。《神农本草经》将其列为上品。至南北朝《雷公炮炙论》，用蜜炮制单味药材计9种。元、明时期，炮制理论得到发展，蜜制品随之增加，初步统计，历代曾用蜜制的药物近90种。

蜂蜜为蜜蜂采集花粉酿制而成，由于花粉来源不同，品种比较复杂，以枣花蜜、山白蜜、荔枝蜜等质量为佳，荞麦蜜色深有异臭质差。蜂蜜因蜂种、蜜源、环境等不同，其化学成分差异较大。主要成分为果糖、葡萄糖，两者约占蜂蜜的70%，尚含少量蔗糖、麦芽糖、矿物质、蜡质、含氧化合物、酶类、氨基酸、多种维生素及40余种微量元素。蜂蜜的成分还不完全清楚，因为按照已知成分配制成的蜂蜜其功效还不能与天然蜂蜜等同。

蜂蜜的色泽、香气差异决定于生蜜的花粉来源，可借助显微镜观察花粉粒的形状进行鉴定。蜂蜜的品种是根据地区、季节、采集花粉的来源分为山白蜜、枣花蜜、紫云英蜜、刺槐蜜、菜花蜜、桉树蜜等。除非经过特殊训练的蜜蜂能采得专门的蜂蜜外，一般多为混合蜜。但应注意，采自石楠科植物或杜鹃花、乌头花、夹竹桃花、光柄山月桂花、山海棠花、雷公藤花等有毒植物花粉的蜜是有毒的，服后有昏睡、恶心和腹痛等症状，也有中毒死亡的报道。中毒多数来自有毒植物的花粉、肉毒孢子体。据报道，1-萘基-甲基甲氨酸酯也是蜂蜜中的毒性成分。

蜂蜜味甘性平，生则性凉，熟则性温。李时珍将其功效归纳有五："清热也，补中也，解毒也，润燥也，止痛也。生则性凉，故能清热；熟则性温，故能补中。甘而和平，故能解毒；柔而濡泽，故能润燥。缓可以去急，故能止心腹、肌肉、疮疡之痛；和可以致中，故能调和百药，而与甘草同功"。蜂蜜气味香甜，故能矫味矫臭；不冷不燥，得中和之气，故十二脏腑之病，无不宜之。据报道，蜂蜜有滋补强壮，提高机体抵抗疾病能力，促进生长发育的作用。能提高肝细胞对糖利用的能力和增加肝糖含量而有保肝作用。与甘草、黄芪等补益药物同制能增强补中益气的作用。蜂蜜柔而濡泽而能润燥，常与麻黄、紫菀、桑白皮、款冬花、枇杷叶等止咳化痰药共制，可增强其润肺止咳的作用，故有"蜜制甘缓而润肺"之说。蜂蜜甘缓可去急，故蜜制可缓和药性，如马兜铃，生品苦寒，多用于肺热咳喘，痔疮肿痛，但生品味劣，易致恶心呕吐，蜜炙后能缓和苦寒性能，增强润肺止咳的功效，并可矫味，避免呕吐。有文献记载，蜂蜜对草乌和乌头碱有解毒作用。蜂蜜的解毒还表现在有很强的抑菌效能的抑菌素，这种抑菌素多半是由葡萄糖氧化酶的作用结果而形成的。由于酶的作用，葡萄糖发生氧化，其副产品是过氧化氢，过氧化氢有抑菌作用，故解毒作用以生用蜂蜜为好。蜂蜜还能够清除体内过多的自由基；提高小鼠血清 SOD 活力，降低血清 MDA 及肝脏脂褐质含量，具有一定的抗脂质过氧化作用。

作为中药炮制辅料，蜂蜜应进行炼制：将蜂蜜置锅内，加热至徐徐沸腾后，改用文火，保持微沸，并除去泡沫及上浮蜡质，然后用箩筛或纱布滤去死蜂、杂质，再倾入锅内，加热至116～118℃，至锅起鱼泡，用手捻之有黏性，两指间尚无长白丝出现时，迅速出锅，炼蜜的含水量控制在10%～13%为宜。炼制可除去其中杂质，破坏酶类，杀死微生物，减少水分。

蜂蜜春夏易发酵，易起泡沫而溢出或挤破容器，可加少许生姜片，盖严盖子能起一定的预防作用，应贮存在5～10℃的干燥通风处，防止发酵。蜂蜜易吸附外界气味，不宜存放在有腥臭气源的附近，以免受污染。

用金属容器贮藏蜂蜜是有危险的，因为铁与蜂蜜中的糖类化合物，锌与蜂蜜中的有机酸作用，均可生成有毒物质。锌能溶于酸性溶液中，如有机酸中的柠檬酸、醋酸等对锌的溶解度相当大。若在锌容器内贮存蜂蜜，锌与蜂蜜中的有机酸生成有毒的有机酸盐，食后便发生锌中毒。实验证明，自来水在镀锌铁器中放置 17 小时，含锌量为 5mg，24 小时为 21mg，贮存时间越长，含酸量越高，锌的溶解量越多，中毒危险性越大。儿童对锌盐较敏感，更容易发生中毒。

蜂蜜应是半透明、带光泽、浓稠的液体，气芳香，味极甜。室温（25℃）相对密度应在1.349g/cm^3以上（Be°不低于 38°）。不得有不良的异味。不得有淀粉和糊精。水分不得超过 25%，蔗糖不得超过 8%，如果超过限量说明蜂蜜是经过饲食蔗糖的产品或掺入蔗糖的产品。还原糖不得少于 64.0%。

4. 生姜汁　姜汁为姜科植物鲜姜的根茎经捣碎取汁，或以干姜加适量的水共煎去渣而得的黄白色液体。有香气，具辛辣味。主要成分为挥发油、多种萜类及苯基链烷基化合物，其中包括姜油酮、姜酚、生姜醇、生姜酮、姜烯酮等；另外尚含有多种氨基酸、淀粉等。

生姜味辛性微温。具有解表散寒，温中止呕，化痰止咳，解毒作用。药物经姜汁制后能抑制寒性，增强化痰止呕作用。如黄连、栀子等寒性药，经姜汁制后可缓和其寒性；竹茹、半夏、草果等经姜汁制后能增强化痰止呕作用，故有"姜制温散而开痰"之说。姜制药物尚能起到解毒缓和其副作用，如厚朴、半夏有刺激咽喉的副作用，姜汁制后可以减少或消除其刺激性。常用姜汁制的药物有竹茹、草果、半夏、黄连、厚朴等。

5. 甘草汁　取甘草饮片煎水去渣而得的黄棕色至深棕色的液体。甘草主要成分为三萜类成分甘草甜素、甘草酸、甘草次酸；黄酮类成分甘草素、甘草苷、甘草黄酮、查尔酮等；此外，尚有生物碱类、多糖类、淀粉及胶类物质等。

甘草味甘性平。具补脾益气，清热解毒，祛痰止咳，缓急止痛作用。药物经甘草汁制后能缓和药性，降低毒性。《神农本草经》中就有该药解毒的记载。实验证明，甘草对药物中毒、食物中毒、体内代谢物中毒及细菌毒素都有一定的解毒作用。如能解乌头、马钱子、苦楝皮、丁公藤、山豆根的毒；对抗癌药喜树碱、农吉利有解毒和增效作用；能解毒蕈、河豚、蛇毒中毒;还能降低链霉素、呋喃坦啶的毒副作用。解毒机理尚未完全阐明,有认为甘草酸对毒物有吸附作用而解毒;甘草甜素水解后产生葡萄糖醛酸,该水解物能与含有羟基或羰基的毒物生成在体内不易吸收的产物,分解物从尿中排出;甘草甜素具有肾上腺皮质激素样的作用,能增强肝脏的解毒功能;改善垂体-肾上腺系统的调节作用;有肝药酶的诱导作用;但从实验结果看来,甘草甜素解毒作用比单纯葡萄糖醛酸大,因此,可能是上述几方面的综合作用。

甘草含皂苷,浸出液振摇之后产生稳定的泡沫,减低表面张力,能增加其他不溶物质的溶解度,中医处方中常用甘草为药引,调和百药,客观上在炮制和煎煮过程中起到增溶的作用。

常用甘草汁制的药物有远志、半夏、吴茱萸、乌头等。

6. 黑豆汁　黑豆汁为黑大豆加水适量煎煮去渣而得的黑色混浊液体。主含蛋白质、脂肪、碳水化合物、维生素、色素等。

黑豆性味甘平,能补肝肾、活血、利水、祛风、解毒。药物经黑豆制后能增强疗效降低毒物毒性或副作用等,如黑豆汁制何首乌能增强何首乌的补肝肾作用。据文献记载,黑豆能"解礜石、砒石、甘遂、天雄、附子、射罔、巴豆、芫青、斑蝥、百药之毒及蛊毒"。传统常用黑豆炮制川乌、草乌、附子等以解其毒。

7. 胆汁　系动物的新鲜胆液,常以猪、牛、羊胆汁为最佳。胆汁为绿褐色微透明的液体,略有黏性,有特异的腥臭气。主要成分为去氧胆酸、胆酸、胆色素、黏蛋白体、脂肪类、胆甾醇、卵磷脂、胆碱、尿素、氯化钠、磷酸钙、磷酸铁等。

胆汁味苦性大寒。能清肝明目,清热除烦,益肝胆,镇惊解毒,润燥。李时珍曰:"方家用猪胆,取其寒能胜热,滑能润燥,苦能入心,又能去肝胆之火也。"与药物共制之后,能起协同作用降低药物毒性、燥性和增强疗效。如用于制备天南星、牛胆半夏曲等。

8. 米泔水　为淘米时第二次滤出的灰白色混浊液体,为淀粉与水的混悬液,还含少量维生素等。因易酸败发酵,应临用时收集。

米泔水味甘性凉,无毒。能益气,和中,除烦,止渴,解毒。对油脂有吸附作用,常用来浸泡含油质较多的药物,以除去部分油质,降低药物辛燥之性,增强补脾和中的作用。李时珍说:"苍术性燥,故以糯米泔浸,去其油,切片焙干用……以制其燥者。"这里的"燥",是指燥热之性。常以米泔水制的药物有白术、苍术等。

目前,因米泔水不易收集,大量生产也有用大米粉 2kg 加水 100kg,充分搅拌代替米泔水用。

9. 麻油　为胡麻科植物脂麻的干燥成熟种子经冷压或热压所制得的油脂,主要成分为亚油酸甘油脂、芝麻素等。

麻油味甘性微寒。能清热,润燥,生肌。因沸点高,常用作炮制坚硬或有毒药物,使之酥脆,降低毒性。凡混入杂质及酸败者不可用。

常用麻油制的药物有马钱子、地龙、木鳖子、水蛭等。

其他液体辅料还有吴茱萸汁、萝卜汁、鳖血、石灰水等。根据临床需要而选用。

二、固体辅料

1. 白矾　为硫酸盐类矿物明矾石经加工提炼制成。呈不规则的晶体,无色或淡黄白色,透明或半透明,有玻璃样光泽,质硬而脆,气微,味微甜而涩。易溶于水或甘油,不溶于乙醇。水溶液显铝盐、钾盐与硫酸盐的各种反应，主要成分为硫酸铝钾。

白矾味酸、涩性寒，能消痰、燥湿、止泻、止血、解毒、杀虫、防腐。白矾对大肠杆菌、痢疾杆菌、白色葡萄球菌、金黄色葡萄球菌、变形杆菌、炭疽杆菌、甲副伤寒沙门菌、伤寒杆菌都有明显的抑菌作用。与药物共制后可防止药物腐烂，降低毒性，增强疗效。如白矾制郁金可增强化痰、清心解郁作用。常用于治疗精神病患者。半夏加入姜、矾制后，能降低毒性，并能增强半夏化痰之功。天南星经矾制后能降低毒性。半夏、天南星都含有大量的淀粉，水泡易霉烂变质，若加入白矾不仅可去浊防腐，还可使成品光亮。对白矾的解毒作用，有人认为与白矾水解物——氢氧化铝的离子的结合或吸附作用有关，但仍难解释解毒的全部事实。

白矾和白矾炮制后的中药中都含有铝，白矾长期、大剂量给药可致小鼠学习、记忆障碍，肝、肾功能损伤。含铝中药在体内的代谢、排泄机制等都有待于进一步研究。

常用白矾制的药物有半夏、天南星、白附子、郁金等。

2. 食盐　常用的是食盐水，系食盐加适量水溶液，经过滤而得的澄清液体。亦有用固体食盐直接与药物同炒后去盐的方法。食盐主含氯化钠，尚含少量的氯化镁、硫酸钙等物质。历代曾用盐制的药物约有 70 余种。

盐味咸性寒。能强筋骨，软坚散结，清热，凉血，解毒，防腐。与药物共制后，改变药物性能，增强疗效，能引药下行入肾，利小便，软坚。如《汤液本草》中说：益智仁治夜多小便，“入盐同煎，有神效”；《滇南本草》中有“盐水清坎水”的记载；《本草蒙筌》认为盐炒知母益肾补阴。

食盐应为白色，味咸，无可见的外来杂物，无苦味、涩味，无异臭。氯化钠含量≥96%，硫酸盐（以 SO_4^{2-} 计）≤2%，镁≤2%，钡≤20mg/kg，氟≤5mg/kg，砷≤0.5mg/kg，铅≤1mg/kg。

常用食盐制的药物有杜仲、巴戟天、小茴香、橘核、车前子、知母、黄柏、泽泻、益智仁、砂仁等。

3. 稻米　为禾本科植物稻的种仁。主要成分为淀粉、蛋白质、脂肪、矿物质，尚含少量B族维生素、多种无机盐及糖类。

稻米味甘性平。能补中益气，健脾和胃，除烦止渴，止泻痢。与药物同制可降低刺激性和毒性，或增强药物的补中益气作用。中药炮制多选用大米或糯米。

常用米制的药物有斑蝥、青娘子、红娘子、党参等。

4. 麦麸　为禾本科植物小麦的种皮，呈黄褐色。主要成分为淀粉、蛋白质、维生素等。

麦麸味甘性淡，能和中益肺。与药物共制能缓和药物的刺激性，降低其燥性或寒性，增强其健脾和中的作用。此外，还有矫味、矫臭、赋色等作用。麦麸还能吸附油质，亦有作为煨制药物的辅料的。

常用麸制的药物有枳实、枳壳、僵蚕、苍术、白术、川楝子等。

5. 豆腐　为豆科植物大豆种子经粉碎加工而成的乳白色固体。主含蛋白质、维生素、淀粉等物质。

豆腐味甘性凉。能益气和中，生津润燥，清热解毒。与药物共制可降低药物的毒性，去除污物。

常用豆腐制的药物有藤黄、珍珠、硫黄等。

6. 羊脂　为牛科动物山羊等的脂肪经低温熬炼而成。主要成分为油脂，皂化值 192～195，含饱和的和不饱和的脂肪酸等。

羊脂味甘性温。能补虚助阳，润燥，祛风，解毒。与药物同制后能增强补虚助阳作用。

常用羊脂制的药物有淫羊藿等。

7. 土　中药炮制常用的是灶心土、黄土、赤石脂等。灶心土又名伏龙肝，呈焦土状，黑褐色，焦黄色，附有烟熏气。主含硅酸盐、钙盐及多种碱性氧化物。

灶心土味辛性微温。能温中和胃，止血，止呕，涩肠止泻等。与药物共制后可降低药物刺激性，增强收涩止泻等作用。

常用土炒的药物有白术、山药等。

8. 蛤粉　为蛤蜊科四角蛤蜊等贝壳经煅制粉碎后的灰白色粉末。主含氧化钙、碳酸钙等物质。

蛤粉味咸性寒。能清热，利湿，化痰，软坚。与药物共制可除去药物的腥味，增强疗效。

常用蛤粉制的药物有阿胶等。

9. 滑石粉　为单斜晶系鳞片状或斜方柱状的硅酸盐类矿物滑石经精选、净化、粉碎、干燥而制得的细粉。本品为白色或类白色、微细，无砂性的粉末，手摸有滑腻感，无臭、无味。主要成分为含水硅酸镁。

滑石粉味甘、淡性寒。能利尿通淋，清热解暑，祛湿敛疮。中药炮制一般作中间传热体拌炒药物，使药物受热均匀。

常用滑石粉炮制的药物有刺猬皮、鱼鳔胶、狗肾、象皮等。

10. 河砂　筛取中等粗细的河砂，淘尽泥土，除尽杂质，晒干备用。中药炮制用河砂作中间传热体拌炒药物，主要取其温度高，传热快，受热均匀，可使坚硬的药物经砂炒后质地变松脆，以便粉碎和煎出有效成分；另外高温砂烫还可破坏药物毒性，易于除去非药用部分。

常用砂烫的药物有马钱子、龟甲、鳖甲、鸡内金、穿山甲、狗脊、骨碎补等。

11. 朱砂　为三方晶系硫化物类矿物辰砂族辰砂。经净选，再用水淘去杂石和泥沙而得。主要成分为硫化汞。中药炮制用的朱砂须水飞成细粉后备用。

朱砂味甘性微寒，有毒。能清心镇惊，安神解毒。与药物同制后能与药起协同作用，增强疗效。

朱砂超量服用、服用方法不当或长久服用，均可能引起汞中毒。急性中毒主要表现为急性胃肠炎和肾脏损害的症状，包括腹痛、恶心、呕吐、腹泻，严重者出现脓血便、少尿、无尿、尿毒症、昏迷、死亡等。慢性中毒者表现有黏膜损伤（口腔金属味、口腔黏膜溃疡、牙龈炎）、胃肠炎（呕吐血样物、腹痛、腹泻）、神经损害（视物模糊、精神紊乱等）、肾功能损害（少尿、无尿、肾功能衰竭）。在应用中应注意朱砂的毒性。

常用朱砂拌制的药物有麦冬、茯苓、茯神、远志等。

第五章

中药炮制的基本方法及其特点

第一节 净 制

净制是药材制成饮片或制剂前的基础工作，也是中药炮制的第一道工序，内容包括除去泥沙杂质和非药用部位等。几乎所有中药材都要通过净选加工，方可用于临床。早在汉代医药学家张仲景在医疗实践中，就很重视药用部位、品质和修治。在其著作《金匮玉函经》中指出：药物“或须皮去肉，或去皮须肉，或须根去茎，又须花须实，依方拣采、治削，极令净洁”。

净制的目的：

(1) 分离不同的药用部位：如麻黄去根、草果去皮、莲子去心、扁豆去衣，使作用不同的部位区分开来。

(2) 大小分档：便于在水处理和加热过程分别处理，使其均匀一致。如白术、川芎、川乌、附子等。

(3) 除去非药用部位：使调配时剂量准确或减少服用时的副作用。如去粗皮、去瓤、去心、去芦等。

(4) 除去泥沙杂质及虫蛀霉变品：主要是除去产地采集、加工、贮运过程中混入的泥沙杂质、虫蛀及霉变品。

为了叙述方便，本节分清除杂质、分离和清除非药用部位及其他加工等进行介绍。在实际操作中这些方法往往是相互联系、相互渗透的，有的药物在清除杂质的同时也除去了非药用部位。

一、清除杂质

1. 挑选　挑选是指清除混在药物中的杂质及霉败品等或将药物按大小、粗细等进行分类，以便达到药物洁净或便于进一步加工处理的目的。如莱菔子、桑螵蛸、蛇床子、石膏等常含有木屑、沙石等杂质；苏叶、藿香、淡竹叶、香薷等常夹有枯枝、腐叶及杂草等；枸杞子、百合、薤白等亦常有霉败品混入，这些均须挑拣除去。又如天南星、白芍、白附子、白术、大黄、木通等药物，均须按大小、粗细分开，以便分别浸润或煮制，这样在软化浸润时便于控制其湿润的程序或火候，确保中药饮片的质量，使其充分发挥疗效。此外，挑选往往配筛簸交替进行。

2. 筛选　筛选是指根据药物和杂质的体积大小不同，选用不同规格的筛和罗，以筛去药物中的沙石、杂质，使其达到洁净的目的。还有些药物形体大小不等，需用不同孔径的筛子进行筛选分开，如延胡索、浙贝母、半夏等，以便分别浸、漂和煮制。另如穿山甲、鸡内金、鱼鳔胶及其他大小不等的药物，均须选开，分别进行炮炙，以使受热均匀，质量一致。另外还可筛去药物在炮制中的辅料，如麦麸、河沙、滑石粉、蛤粉、米、土粉等。

筛选的方法：传统均使用竹筛、铁丝筛、铜筛等进行筛选。

3. 风选　风选是利用药材和杂质的轻重不同，借风力将杂质除去。一般可利用簸箕或风车通过扬簸或扇风，使杂质和药用部分分离，以达到纯洁药材之目的。如苏子、车前子、吴茱萸、青葙子、莱菔子、葶苈子等。有些药物通过风选可将果柄、花梗、干瘪之物等非药用部位除去。

4. 水选　水选是指将药材通过水洗或漂除去杂质的常用方法。有些药物常附着泥沙、盐分或不洁之物，用筛选或风选不易除去，故用水洗或漂的方法，以使药物洁净。如乌梅、山茱萸、大枣、川贝母、海藻、昆布等，均需洗或漂去附着的泥沙、盐分。质地较轻的药物，如蝉蜕、地鳖虫、蛇蜕等。操作时，将药物置水中搅拌，使药物中的杂质漂浮于水面或沉于水中而除去。洗漂应掌握时间，勿使药物在水中浸漂过久，以免损失药效，并注意及时干燥，防止霉解变质，降低疗效。根据药材性质，水选可分为洗净、淘洗、浸漂三种方法。

二、分离和清除非药用部位

1. 去根或茎

① 去残根：一般指除去主根、支根、须根等非药用部位。如石斛、荆芥、薄荷、黄连、芦根、藕节、马齿苋、马鞭草、泽兰、益母草、瞿麦等。另如麻黄茎和根均能入药，但两者作用不同，茎能发汗解表，根能止汗，故须分开，分别药用。

② 去残茎：根类药物往往带有残茎，如龙胆、白薇、丹参、威灵仙、续断、防风、秦艽、广豆根等均除去残茎，使其纯净。

2. 去皮壳　去皮壳的操作方法，早在汉代就有记载：如《金匮玉函经》中明确指出："大黄皆去黑皮。"这些方法无疑能提高中药的质量和疗效。因为有些药物的表皮(栓皮)及果皮、种皮属非药用部位，或是有效成分含量甚微，或果皮与种子二者作用不同，如苦杏仁、白扁豆等，故须除去或分离，以便纯净药物或分离不同药用部位。

去皮壳的药物大体有三类：

① 树皮类：如杜仲、厚朴、黄柏、肉桂等。

② 根和根茎类：如知母、桔梗、北沙参、明党参等。

③ 果实种子类：如草果、益智仁、使君子、鸦胆子、大风子、榧子、白果、石莲子、桃仁、苦杏仁等。

去皮壳的方法因药物不同而异，树皮类药物，可用刀刮去栓皮、苔藓及其他不洁之物。果实类药物，可砸破皮壳，去壳取仁。如巴豆、白果、使君子等。种子类药物，如苦杏仁、桃仁等，可用燀法去皮。大量生产用去皮机去皮，小量生产用手搓去皮。有些药物多在产地趁鲜去皮，如知母、桔梗等。若不趁鲜及时去皮，干后不易除去。传统要求桔梗去"浮皮"后入药。据报道，经小白鼠和家兔的溶血、毒性和祛痰实验，其结果证明带皮桔梗与去皮桔梗的溶血指数相同，均无明显毒性反应，带皮桔梗具有显著的祛痰作用，与去皮桔梗相似或略强。临床应用带皮桔梗未见不良反应，故认为桔梗入药不需去皮。又如苦杏仁经测定其仁中氢氰酸含量比皮高，而皮重只约占整个杏仁重的4%，认为去皮不仅费工费时，而加热时，使氢氰酸含量损失约30%，为了便于煎出有效成分，可在临用时捣碎入煎，充分发挥其疗效。

3. 去毛　有些药物表面或内部，常着生许多绒毛，服后能刺激咽喉引起咳嗽或其他有害作用，故须除去，消除其副作用。

根据不同的药物，可分别采取下列方法：

① 刮去毛：如鹿茸的茸毛，先用刀器（瓷片或玻片）将茸毛基本刮净，再置酒精灯上稍燎一下，用布擦净毛屑。注意不可将鹿茸燎焦，以免切片时破碎。

② 刷去毛：如枇杷叶、石韦等叶的背面密生许多绒毛，历代文献记载均须刷去。

③ 烫去毛：如骨碎补、狗脊、马钱子等，表面生有黄棕色鳞片或绒毛，可用砂炒法将毛烫焦，取出稍凉后再撞去毛绒即可。

④ 挖去毛：如金樱子，在果实内部生有淡黄色绒毛，本品常在产地纵剖两瓣，挖去毛核，但往往还有去不净的毛或完整的果实，须再进行加工处理。其方法为，将金樱子用温水稍浸后润软（完整的须切开），挖净毛和核，洗净后晒干。

⑤ 撞去毛：如香附，表面生有黄棕色的毛，将香附和瓷片放进竹笼中来回撞去毛，称香附米。

4. 去心　这里所说的心，一般指根类药物的木质部或种子的胚芽。早在汉代《伤寒论》中就有麦冬、天冬去心的记载。梁代陶弘景曰："麦冬……汤浸，抽去心，不尔，令人烦"。清代《修事指南》谓："去心者免烦"。但在长期实践中，有些带木质心的药物服后并不使人感觉烦闷。如麦冬，近代多不去心用于临床。现在去心有两个方面的作用，一是除去非药用部位，如牡丹皮、地骨皮、白鲜皮、五加皮、巴戟天的木质心不入药用，在产地趁鲜将心除去，以保证调剂用量准确。二是分离药用部位，如莲子心和肉作用不同，莲子心能清心热，而莲子肉能补脾涩精，故须分别入药。去心的方法为，将莲子趁鲜在产地加工时，用竹签插出莲子心，晒或烘干，莲子肉仍保持整粒出售。

5. 去芦　"芦"又称"芦头"。一般指药物的根茎、叶基等部位。通常认为需要去芦的药物有人参、党参、桔梗、续断、牛膝、草乌、茜草、地榆、玄参等。因为历代医药学家认为"芦"是非药用部位，故应除去。《雷公炮炙论》在甘草条下载有"凡使，须去头尾尖处，其头尾吐人"。《修事指南》谓"去芦头者免吐"。前人将人参与参芦分别入药，把参芦作为涌吐剂，用于虚弱患者的催吐。经成分分析、动物实验与临床观察证明，参芦与人参的成分相同，而且总皂苷含量高于人参，又无涌吐作用。因此，有人提出为了使药物能得到更充分的利用，临床应用时可考虑不去芦。

6. 去核　有些果实类药物，常需用果肉而不用核或种子；其中有的核（或种子）属于非药用部位。《雷公炮炙论》中有"使山茱萸，须去内核……核能滑精"的记载。《修事指南》谓："去核者免滑"。根据某些药物果肉和果核的作用不同或临床需要，对下列药物分别进行去核。

乌梅：按医疗要求有用肉者，且核的分量较重，并无治疗作用，故须除去。

山楂（北山楂）：为了增强果肉的疗效，多将核除去。切成饮片，干燥，筛去饮片中脱落的瓤核。南山楂以个入药，多不除核用于临床。

山茱萸：果核分量较重，无治疗作用。且古人认为核能滑精，故须除去。本品多在产地，即已去核。如仍有未去核者，可洗净润软或蒸后将核剥去，晒干。

7. 去瓤　有些果实类药物，须去瓤用于临床，《本草蒙筌》有"剜去瓤免胀"的记述，《修事指南》载:“去瓤者免胀。”如枳壳,通常用果肉而不用瓤,瓤无治疗作用。据研究,枳壳瓤中不含挥发油等成分,还有瓤会引起胀气的说法,故枳壳瓤作为非药用部分除去是有一定科学道理的。其方法是,原药用小刀挖去瓤,洗净泥沙,捞起,润过夜,用铁锚压扁,再上木架压3～5天,对合成扁半圆形,切成0.2cm厚的凤眼片,晒干。

8. 去枝梗　去枝梗是指除去某些根茎类、果实类、花类、叶类药物的非药用部位的枝梗,以使其纯净,用量准确。如五味子、花椒、连翘、夏枯草、辛夷、密蒙花、桑叶、侧柏叶、钩藤、桑寄生、桑螵蛸、桔梗等。一般采用挑选、切除等方法。

9. 去头尾足翅　部分动物类或昆虫类药物,有些需要去头尾或足翅。其目的是为了除去有毒部分或非药用部分。汉代《金匮玉函经》指出:“虻虫熬去翅足”。晋代《肘后方》在斑蝥项下有“去足翅炙”的记载。宋代《经史证类备急本草》:“蛤蚧去头足,洗去鳞鬣内不净。”“毒在眼……”《本草衍义》在蕲蛇项下有“用之去头尾”的记述。在中药的加工处理中,对一些动物、昆虫药的头尾足翅均须除去。如乌梢蛇、金钱白花蛇、蕲蛇等均去头尾。斑蝥、红娘子、青娘子均去头足翅。

10. 去残肉　某些动物类药物,均须除去残肉筋膜,纯洁药材。如龟甲、鳖甲、豹骨、猫骨等。

三、其他加工

1. 碾捣　某些矿物、动物、植物类药物,由于质地特殊或形体较小,不便切割,不论生熟,均须碾或捣碎,以便调配和制剂,使其充分发挥疗效。

采用碾碎或捣碎的药物,大致可分为以下几类:

(1) 矿物类:如自然铜、赭石、磁石、石膏、龙骨、龙齿、花蕊石、白石英、紫石英、金精石、银金石、阳起石、赤石脂、余粮石、寒水石、钟乳石、云母石、金礞石、青礞石、海浮石等。

(2) 甲壳类:如穿山甲、龟甲、鳖甲、石决明、牡蛎、瓦楞子、蛤壳、紫贝齿、白贝齿等。

(3) 果实种子类:如芥子、莱菔子、紫苏子、决明子、瓜蒌子、胡麻仁、牵牛子、川楝子、诃子、砂仁、豆蔻、草豆蔻、益智仁、桃仁、苦杏仁、郁李仁、肉豆蔻、荔枝核、橘核、栀子、苍耳子、酸枣仁、小茴香、女贞子、冬瓜子、胡芦巴、补骨脂、刺蒺藜、韭菜子、榧子、刀豆、木鳖子、猪牙皂、稆豆等。本类药物大多数含有脂肪油或挥发油,碾或捣碎后不宜贮存过久,以免泛油变质或挥发而失效。

(4) 根及根茎类:本类药物大多数切成饮片供临床应用,但有的品种圆形体很小,不便切制,如川贝母、制半夏、珠儿参等须在调剂时捣碎。

2. 制绒　某些药物碾成绒状,以缓和药性或便于应用。如麻黄碾成绒,则发汗作用缓和,适用于老年、儿童和体弱患者服用。另外,艾叶制绒,便于制成艾条或艾炷。

3. 拌衣　将药物表面用水湿润,使辅料粘于药物上,从而起到一定的治疗作用。

(1) 朱砂拌:将药物湿润后,加入定量的朱砂细粉拌匀,晾干。如朱砂拌茯苓、远志等,以增强宁心安神的作用。

(2) 青黛拌:基本与朱砂拌法相同,如青黛拌灯心草,有清热凉肝的作用。

4. 揉搓　某些质地松软而呈丝条状的药物,须揉搓成团,便于调配和煎熬。如竹茹、谷精草等。另如荷叶、桑叶须揉搓成小碎块,便于调剂和制剂。

第二节　切　　制

切制是中药炮制的重要工序之一。将净选后的药物进行软化，再切成一定规格的片、丝、块、段等，称为饮片切制。

饮片切制历史悠久，它是由"㕮咀"发展过来的。早在汉以前的《五十二病方》中，就载有"㕮咀"、"削"、"剡"等早期饮片切制用语。历经汉、唐发展到南宋时期制药事业日臻完善，如南宋末年的周密在《武林旧事》中，曾记载杭州已有制售"熟药圆散、生药饮片"的作坊了。但"饮片"一词直到清代吴仪洛在《本草从新》一书中的柴胡项下，才明确提出"药肆中俱切为饮片"。从此，更多的医药书籍中均有引用，并沿用至今。

切制饮片传统上是用手工方式，目前，大都用机器切制，并出现了各式各样的自动化程度高的切制机械。饮片切制的科研工作已经开展起来，在操作工艺和质量控制等方面，都取得了较快进展，取得了较大成果，正在发挥明显的社会效益和经济效益。

饮片切制的目的：

(1) 便于有效成分煎出：饮片切制的厚薄直接影响到药效。一般按药材的质地不同而采取"质坚宜薄"、"质松宜厚"的切制原则，以利于煎出药物的有效成分。

(2) 提高煎药质量：由于饮片与溶媒的接触面增大，提高药效的煎出率。并可避免药材细粉在煎煮过程中糊化、粘锅等现象，显示出饮片"细而不粉"的特点。

(3) 利于炮制：药材切制后，炮制时便于控制火候，使药物受热均匀。还有利于各种辅料的均匀接触和吸收，提高炮制效果。

(4) 利于调配和贮存：药材切成饮片后，体积适中，洁净度提高，含水量下降，既方便配方，又减少了霉变、虫蛀等因素而利于贮存。

(5) 便于鉴别：对性状相似的药材，切制成一定规格的片型而显露出组织结构的特征，以示区别，防止混淆。

(6) 利于制剂：在制备液体剂型时，药材切制后能增加浸出效果。制备固体剂型时，由于切制品便于粉碎，从而使处方中的药物比例相对稳定。

一、切制前的水处理

干燥的药材切成饮片必须经过水处理，目的是使药材吸收一定量的水分，使质地由硬变软，以便于切制。明代《本草蒙筌》载："诸药锉时，须要得法，或微水渗，或略火烘，湿者候干，坚者待润，才无碎末，片片薄匀，状与花瓣相侔，合成方剂起眼，仍忌锉多留久，恐走气味不灵，旋锉应入，速能求效。"在药材软化时，要根据药材的质地、种类和季节等情况，灵活选用，并要严格控制水量、温度和时间，采取适当的方法使其软化适中。

水处理的目的：①洁净药物，除去泥沙杂质及非药用部位。②调整或缓和药性，便于切制饮片。

1. 常用水处理方法　有淋法、洗法、泡法、漂法、润法等。

(1) 淋法（喷淋法）：淋法即用清水喷淋或浇淋药材。操作时，将药材整齐堆放，用清水均匀喷淋，喷淋的次数根据药材质地而异，一般为2～3次，均需稍润，以适合切制为度。本法多适用于气味芳香、质地疏松的全草类、叶类和有效成分易随水流失的药材。如薄荷、荆芥、佩兰、香薷、枇杷叶等。淋法处理的应注意防止返热而烂叶，每次软化药材量，以当日切完为度，切后应及时干燥。

近年来，有些药材已在生产地加工，如藿香、益母草、青蒿等，均采用趁鲜切制。

(2) 淘洗法：淘洗法是用清水洗涤或快速洗涤药物的方法。操作时，将药物投入清水中，经淘洗或快速洗涤后及时取出，稍润，即可切制。由于药材与水接触时间短，故又称“抢水洗”。适用于质地松软，水分易渗入的药材。如五加皮、瓜蒌皮、白鲜皮、合欢皮、南沙参、石斛、瞿麦、陈皮、防风、龙胆等。大多数药物洗一次即可，但有些药物混着多量泥沙或其他杂质，则需用水洗数遍，以洁净为准。每次用水量不宜太多，如蒲公英、紫菀、地丁等。

淘洗法要在保证药材洁净和易于切制的前提下，尽量采取“抢水洗”，使操作力求迅速，缩短药材与水接触的时间，防止药物“伤水”和有效成分流失。目前，大量生产多采用洗药机洗涤药材。

(3) 泡法：泡法是将药材用清水泡一定时间，使其吸入适量水分的方法。操作时，先将药材洗净，再注入清水至淹没药材，放置一定时间，视药材的质地、大小和季节、水温等灵活掌握，中间不换水，一般浸泡至一定程度，捞起、润软，再切制。适用于质地坚硬，水分较难渗入的药材。如川芎、天花粉、木香、乌药、白芷、泽泻、姜黄、三棱等。泡法操作时受药材体积、质地、季节等因素的影响。一般体积粗大、质地坚实者，泡的时间长些；体积细小、质地疏松者，泡的时间宜短些。有些质轻遇水漂浮的药材，如枳壳、青皮，在浸泡时，要压一重物，使其泡入水中。

注意泡的时间不宜过长，防止药材“伤水”和有效成分的流失，而降低疗效。但泡法要本着“少泡多润”的原则，使之软硬适度便于切制为准，保证药物的质量。

(4) 漂法：漂法是指药材用多量水多次漂洗的方法。操作时，将药材放入大量的清水中，漂去有毒成分、盐分及腥臭异味，采用换水法进行。每日换水 1～2 次。漂的时间，可根据药材的质地、季节、水温而灵活掌握。适用于毒性药物、用盐腌制过的药物及有腥臭味的药物。如川乌、草乌、天南星、附子、肉苁蓉、海藻、昆布、紫河车、五谷虫等。

漂的标准：有毒的药物，取药材切开，放于舌上，以半分钟内不刺舌为准；有盐分的药物，以药物无咸味为准；有腥臭味的药物，以漂去瘀血及腥臭味为度。漂后切制，干燥即得。

动物类药物采取不换水法进行，即将药材置缸内，放水淹过药面，加盖泡之，由于微生物繁殖，造成筋膜腐烂，以除去附着的筋肉、皮、膜等，而留下需要的骨质，洗净，干燥。如龟甲、鳖甲、鹿角、狗骨等。

(5) 润法：润法是把泡、洗、淋过的药材，用适当器具盛装，保持湿润状态。使药材外部吸收的水分向内部渗透，达到内外湿度一致，利于切制。

润的方法有浸润、伏润、露润等。

浸润：以定量水或其他溶液浸润药材，经常翻动，使水分缓缓渗入内部，以“水尽药透”为准，如酒润黄连、木香；水浸郁金、枳壳等。

伏润(闷润)：经过水洗、泡或以其他辅料处理的药材，用缸(坛)等在基本密闭条件下闷润，使药材内外软硬一致，利于切制，如川芎、白术、白芍、山药、郁金等。

露润(吸湿回润)：将药材摊放于湿润而垫有篾席的土地上，使其自然吸潮回润，如当归、玄参、牛膝等。

润的时间要根据各种药材的性质、季节、灵活掌握，以药材能加工切片而不破碎为宜。

润的操作由于时间较长，对于含淀粉较多的药材，要多加注意。这类药材极易因微生物滋生而发黏、发红、发馊、发臭。如发现质变要用硫磺熏或加适量明矾水，再用清水洗涤。这样既可以保持药材原有的色泽，又不会腐烂，如山药、天花粉、半夏等。

润药得当，既保证质量，又可减少有效成分损耗，有“七分润工，三分切工”之说法，表明润药是关键。

润药的优点：一是有效成分损失少，二是饮片颜色鲜艳，三是使水分均匀，饮片平坦整齐。很少有炸心、翘片、掉边、碎片等现象。

有些药材不适宜上述方法软化处理，需要采取蒸、煮等法使之软化。如木瓜用蒸法蒸透后趁热切片，呈棕红色，既可保证质量，又便于切片。鹿茸先刮去茸毛，加酒稍闷，置高压锅脐上喷汽趁热切片，边蒸边切，利于切制和保证质量。又如黄芩要清蒸后趁热切片，使其断面呈鲜黄色，质佳效高。若用冷水浸润后切片，断面变绿色，表明发生了质变。还有一些药材，如川乌、附子、天南星、熟地等，均采用酒蒸或加辅料煮后进行切片。

2. 药材水处理效果的检查方法　药材在水处理过程中，要检查其软化程度是否合乎切制要求，习惯称“看水性”、“看水头”。常用检查法有：

(1) 弯曲法：长条状药材软化至握于手中，大拇指向外推，其余四指向内缩，药材略弯曲，而不易折断，即为合格。如白芍、山药、木通、木香等。

(2) 指掐法：团块状药材软化至手指甲能掐入表面为宜。如白术、白芷、天花粉、泽泻等。

(3) 穿刺法：粗大块状药材软化至以铁杆能刺穿而无硬心感为宜。如大黄、虎杖等。

(4) 手捏法：不规则的根与根茎类的药材软化至用手捏粗的一端，感觉其柔软为宜。如当归、独活等。部分块根、果实、菌类药材，如延胡索、枳实、雷丸等，润至手握无吱吱响声或无坚硬感的为宜。

为了缩短切制工艺生产周期，提高饮片质量，还可采用“真空加温润药法”和“减压冷浸法”达到较好的效果。

二、饮片类型及切制方法

1. 饮片类型及选择原则　常见的饮片类型及规格，饮片的形态，取决于药材的特点、质地、形态等和各种不同的需要，如炮制、鉴别、用药要求的不同等。由于全国各地区用药习惯有所不同，各地饮片差异较大。药材的自然状况，对于决定饮片类型具有重要意义，因为它直接关系到饮片切制的操作和临床疗效。一般根据《中国药典》和各省市中药炮制规范指出的饮片类型为准。现将常见的饮片类型分述如下：

极薄片：厚度为 0.5mm 以下；薄片：厚度为 1～2mm；厚片：厚度为 2～4mm；斜片：厚度 2～4mm；直片（顺片）：厚度在 2～4mm；丝（包括细丝和宽丝）：细丝 2～3mm，宽丝 5～10mm；段（咀、节）：长为 10～15mm，长段又称“节”，短段称“咀”；丁（块）：边长为 8～12mm 的立方块。

此外，对于木质类及动物骨、角质类药材，根据需要，入药时，可分别制成极薄片、细末或不规则的小块。如羚羊角、鹿角、松节、苏木、降香等。

2. 饮片的切制方法

饮片切制在不影响药效、便于调配和制剂的前提下，基本上走向机械化生产，并逐步向自动化生产过渡。目前，由于机器切制不能满足所有饮片类型的切制，或实验室科研和小规模生产时不需要用机器切制，故仍然保留手工操作。

(1) 机器切制：目前，全国各地生产的切药机种类较多（主要有旋转式切药机和剁刀式切药机)，功率不等，基本特点是生产能力大，速度快，节约时间，减轻劳动强度，提高生产效率。其中剁刀式切药机适于全草类药材切制，不适于颗粒团块状药材；旋转式切药机的适宜药物则为颗粒团块状药材，不适于全草类药材的切制。

(2) 手工切制：手工切制用的切药刀，全国各地不尽相同，但切制方法大致相似。

操作时，将软化好的药材，整理成把(称"把活")或单个(称"个活")置于刀床上，用手或一特别的压板向刀口推进，然后按下刀片，即切成饮片。饮片的厚薄长短，以推进距离控制。有些"个活"，如槟榔，可用"蟹爪钳"夹紧向前推进。

3. 其他切制

对于木质及动物骨、角类药物，用上述工具切制较难，应根据不同情况，选择适宜工具，以利于操作。

(1) 镑片：所用工具是镑刀。操作时，将软化的药材用钳子夹住，另一只手持镑刀一端。来回镑成极薄的饮片。此法适应动物角类药物。如羚羊角、水牛角等。近年来，一些地区已使用镑刀机，该机由装药盒、压力轮及镑刀组成。操作时，将药材装入木盒，盒上加压力轮，将药物向下挤压，利用镑刀往返运动，将药物镑成极薄片。无论用手工镑片还是机器镑片，均需将药物用水处理软化后，再进行操作。

(2) 刨：适宜木质类药材，如苏木、檀香等。操作时，将软化好的药材固定，用刨刀刨成薄片即可。

(3) 劈：本法是利用斧类工具将木质类药材劈成块或厚片。如松节、降香等。

三、饮片的干燥

药物切成饮片后，为保存药效，便于贮存，必须及时干燥，否则直接影响中药饮片的质量。

常用的干燥方法：

① 自然干燥：自然干燥是指把切制好的饮片置日光下晒干或置阴凉通风处阴干。晒干法和阴干法都不需要特殊设备，如水泥地面、药匾、席子、竹晒垫等，经济方便，成本低。但本法占地面积较大，易受气候的影响，饮片亦不太卫生。一般药物的饮片均用晒干法。为"取性存"，对于气味芳香，含挥发性成分较多、色泽鲜艳和受日光照射易变色、走油等类的药物，不宜曝晒，通常采用阴干法。一般药物的饮片干燥传统要求保持形、色、气、味俱全，充分发挥其疗效。

② 人工干燥：人工干燥是利用一定的干燥设备，对饮片进行干燥。本法的优点是：不受气候影响，比自然干燥卫生，并能缩短干燥时间。但必须控制好温度，否则有损药效。

近年来，全国各地在生产实践中，设计并制造出各种干燥设备，如直火热风式、蒸气式、电热式、红外线式、微波式，其干燥能力和效果均有了较大的提高，适宜大量生产。

人工干燥的温度，应视药物性质而灵活掌握。一般药物以不超过80℃为宜。含芳香挥发性成分的药材以不超过50℃为宜。干燥后的饮片，需放凉后再贮存，否则，余热会使饮片回潮，易于发生霉变。但干燥后的饮片含水量应控制在8%～12%为宜。

第三节 炮 炙

经净制、切制后的药物，大部分尚需进行炮制处理，其方法包括炒、炙、煅、蒸、煮、煇、发芽、发酵、制霜、提净、水飞、煨、烘焙、干馏等，以适应临床辨证用药的需要。

一、基 本 工 具

中药炮炙的基本工具，主要有下述四类：

(1) 炒制类：以进行中药的炒、炙、烫、煨、焙等加工为主，包括炉灶、炒药锅、药铲等人工操作工具，以及滚筒式、平锅式、微机程控式炒药机等机械操作工具。

(2) 煅烧类：以进行中药的煅等高温加工为主，包括不司类型的煅药罐、煅药炉等。

(3) 蒸煮类：以进行中药的蒸、煮、燀等湿热加工为主，包括不同类型的蒸煮设备和炖制设备，如木甑、铜炖罐、铜锅等。

(4) 其他类：以进行中药的复制、发酵、发芽、水飞等加工为主，所需工具依法不同，差异较大，详见炮制方法项下。

二、基本方法及其特点

1. 干热、固体辅料处理方法

(1) 炒制：将净选或切制后的药物，置预热容器内，用不同火力连续加热，并不断搅拌或翻动至一定程度的炮制方法称为炒制法。

炒制又分为清炒和加辅料炒。清炒根据炒制程序不同分为炒黄与炒焦；辅料炒包括麸炒、米炒和土炒。炒制应投料适中，火力均匀，不断翻动。根据不同药材的特性和炮制要求，掌握好投料前锅的预热温度及投料后的炒制火力、封间和程序。

炒黄：将净药物或饮片置热锅内，用文火炒至表面呈黄色，或较原色稍深，或膨胀鼓起，种皮破裂，并透出固有气味时，取出放凉，如芥子、苏子、牛蒡子、酸枣仁、牵牛子等，种子类药物均须炒，故有“逢子必炒”之说。炒黄的药物多用文火，只有苍耳子、王不留行用中火炒。要防止炒黄的药物焦化。

炒焦：将净药物或饮片置热锅内，用中火炒至表面呈焦黄色或焦褐色，断面颜色加深，并透出焦香气味或达到规定程度时，取出，放凉。炒焦易燃的药物，可喷洒少量清水，再炒干或晾干。炒焦的药物大多为果实类药物，如山楂、栀子、槟榔、川楝子等。炒焦的药物多用中火，防止药物炭化。

麸炒：用武火将锅烧热，撒入定量麦麸，至冒烟时投入药物，快速均匀翻动，炒至呈黄色或深黄色，麦麸呈焦黑色时，取出，筛去麦麸，放凉。一般每 100kg 药物用麦麸 10～15kg。麸炒的药物要干燥，以免药物粘附焦化麦麸。多用中火炒，防止药物焦化。麸炒的药物有枳壳、僵蚕、苍术等。

米炒：先将锅烧热，加入定量的米和净药物，不断翻炒至米呈黄棕色，药物变色或至规定程度时，取出，筛去焦米，放凉。一般每 100kg 药物用米 20kg。米炒药物有斑蝥、党参、红娘子等。

土炒：将土研成细粉，置于锅内，武火加热，炒至呈灵活状态时，投入净药物拌炒，至表面均匀挂上一层土粉，并透出药物固有的香气时，取出，筛去土粉，放凉。一般每 100kg 药物用土粉 25～30kg。土炒的药物有白术、白芍等。

(2) 烫制：烫制依所用辅料不同，分为砂烫、蛤粉烫和滑石粉烫。

砂烫(砂炒)：取制过的砂置锅内，用武火加热至滑利，容易翻动时，投入药物，不断用砂掩埋、翻动，至质地酥脆或鼓起，外表呈黄色或较原色加深时取出，筛去砂，放凉，或趁热投入醋中略浸，取出，干燥即得。砂的用量以能掩盖所加药物为度。砂温要适中，防止药物炭化或僵化。砂炒的药物有龟甲、鳖甲、马钱子、穿山甲、骨碎补、鸡内金等。

蛤粉烫（蛤粉炒）：将研细过筛后的蛤粉置热锅内，中火加热至蛤粉滑利易翻动时投入净制的药物，不断翻埋烫炒到膨胀鼓起、内部疏松时取出，筛去蛤粉，放凉。药物每 100kg 用蛤粉 30～50kg。贵重、细料药物要先预试，以便掌握准确火力，保证炒制品的质量。蛤粉炒的药物有阿胶、鹿角胶等。

滑石粉烫（滑石粉炒）：将滑石粉置热锅内，用中火加强至灵活状态时投入药物，不断翻动，至药物质酥或鼓起或颜色加深时取出，筛去滑石粉，放凉。药物每 100kg 用滑石粉 40～50kg。炒时火力要适中，防止药物生熟不均或焦化。滑石粉炒的药物有鱼鳔胶、黄狗肾、象皮、刺猬皮、水蛭等。

烫制时辅料用量，以操作时能完全掩盖药物为宜。三种烫制法与上述辅料炒法，在操作上的主要区别是，辅料用量大，温度高，时间长，翻炒频率低，辅料主要起加热介质作用。

（3）制炭：制炭分炒炭和煅炭。是使药物部分炭化的炮制方法。制炭时要求药物仅部分炭化，部分保留原药的气味，习称“存性”，防止炒至药物灰化。

炒炭：将净选或切制后的药物，置炒制容器内，用武火或中火加热，炒至药物表面呈焦黑色，内部呈焦黄色或焦褐色。或至规定程度时，喷淋清水少许，熄灭火星，取出，晾干。炒炭的药物有大蓟、小蓟、地榆、蒲黄、槐花、侧柏叶、荆芥、干姜、乌梅等。注意炒炭存性。

煅炭：取净药材或饮片，置煅药锅内，加盖，盐泥密封，在高温缺氧条件下，闷煅至透或规定程度，待锅凉透后，开锅取出。煅炭的检查方法有三种：滴水即沸法、白纸变黄法、大米变焦黄法。煅炭适用于质地较轻的植物药，如荷叶、棕榈、灯心、蜂房等；或炒炭易灰化的药物，如血余炭、干漆炭、丝瓜络炭等。

（4）煅制：煅制分明煅法和煅淬法。是对部分矿物和动物骨骼、贝壳、化石类药物，进行高温处理的炮制方法。煅制时应注意煅至适中的程度，使药物质地酥脆易碎，又不致于煅烧过度。

明煅：取净药材，砸成小块，置无烟炉火上或适宜的容器内煅至酥脆红透，取出，放凉，碾碎。如石膏、石决明、牡蛎、瓦楞子等。含有结晶水的矿物，不要求煅红，但须使结晶水蒸发至尽，或全部形成蜂窝状的块状固体。如明矾等。

煅淬：将药物净选后置炉火上煅至红透时，立即投入规定的液体辅料中淬酥（如不酥，反复煅淬至酥脆），取出，干燥，打碎或研粉，煅淬适用于金属矿物药，如赭石、磁石、自然铜、礞石等。

（5）煨制：煨制在传统加工中，是将药物用湿面或湿纸包裹后，埋于热火灰或滑石粉中，缓缓加热至面皮或湿纸皮呈焦黄色时，取出，去掉包裹物，取出药物。现在只有少量加工时，采用上述方法。大量加工时，大都将药物与定量麦麸同置锅内，用文火加热，缓缓翻动，至麦麸呈焦黄色，药物达到规定程度时，取出，筛去麦麸，放凉。药物每 100kg，用麦麸 40kg。或用滑石粉煨，将滑石粉置锅内，加热至灵活状态，投入药物，置药物呈深棕色，并有香气飘逸时，取出，筛去滑石粉，放凉。药物每 100kg 用滑石粉 50kg。

麦麸煨和麦麸炒法的主要区别是：煨法较炒法使用的辅料多，受热的温度低，时间长，翻动的频率也低。煨法在古代应用较多，现在主要用于肉豆蔻、木香等的炮制。

（6）烘焙：烘焙是将药物用文火间接或直接加热，使之充分干燥的方法。烘焙的温度较炒法低，主要用于昆虫类药物的干燥，如蜈蚣、虻虫等。

2. 湿热、液体辅料处理方法

(1) 蒸制：将净制或切制后的药物加辅料或不加辅料装入蒸制容器内隔水加热，用蒸气蒸透或至规定的程度时，取出，干燥。其中不加辅料蒸为清蒸，如黄芩、桑螵蛸、木瓜等；加辅料蒸的药物有何首乌、熟地、黄精等。

(2) 煮制：取净药物或饮片，加水或液体辅料共煮，辅料的用量，按各药的具体规定。煮至液体完全被吸尽，或切开内无白心时，取出，干燥。有毒药物煮制后的剩余汁液，一般应弃去，如川乌、草乌、藤黄、硫黄等。煮制时遵循"武火煮沸，文火煮透"的原则。

(3) 焯制：取净药物投入沸水中，翻动片刻，捞出。有的种子类药物，焯至种皮由皱缩至舒展，能搓去皮时，捞出，放入冷水中，除去种皮，晒干。如苦杏仁、桃仁、白扁豆等。

(4) 甘草水制：甘草水制时，应先将净甘草饮片，加水适量，煎煮两次，合并煎液，即为甘草水。

取净药物或饮片，加甘草水拌匀，闷透，置锅内，文火煮至近干，或至规定的程度时，取出，放凉。一般每 100kg 药材用甘草 6kg。甘草煮制药物如远志、吴茱萸等。

(5) 酒制：酒制分酒炙和酒蒸等。酒制时，除另有规定外，一般多用黄酒。

酒炙：取净药材或饮片，加定量黄酒拌匀，如不易拌匀时，可将酒加适量水稀释后，与药物拌匀，闷透，置锅内，文火炒至近干，或药物颜色加深，或至规定程度时，取出，放凉。除另有规定外，一般每 100kg 药物用黄酒 10kg。酒炙适用于大黄、黄连、当归、川芎、丹参、桑枝、牛膝、蛇蜕等。

酒蒸：取净药物或饮片，加定量黄酒拌匀，置蒸制容器内，蒸至所需要的程度。一般每 100kg 药材，种子类用黄酒 20kg，根及根茎类用黄酒 30kg，如女贞子、大黄、熟地、黄精等。

(6) 醋制：醋制包括醋炙、醋煮、醋蒸等。醋制时，应用食用醋。

醋炙：先拌醋后炒药，取净药物或饮片，加定量醋拌匀，如不易拌匀时，可将醋加适量水稀释后，与药物拌匀，闷透，置锅内，文火炒至近干，或药物颜色加深，或至规定程度时，取出，放凉。醋炙的药物有柴胡、香附、三棱、莪术、艾叶、大戟等。先炒药后加醋的药物如乳香、没药、五灵脂等。

醋煮：取净药物或饮片，加定量醋拌匀，置锅内煮至透心为度。如醋煮延胡索、芫花等。

醋蒸：取净药物或饮片，加定量醋拌匀，置蒸制容器中蒸透为度。醋蒸的药物有五味子、乌梅等。

醋炙、醋煮、醋蒸时，一般每 100kg 药物用醋 10～30kg。

(7) 盐制：盐制包括盐炙、盐蒸等。盐制时，应先将食盐加适量水溶解后，滤过，备用。

盐炙：先拌盐水后炒药，取净药物或饮片，加盐水拌匀，闷透，置锅内，用文火炒至规定的程度时，取出，放凉。盐炙的药物有黄柏、杜仲等。先炒药后加盐水如车前子、知母等。

盐蒸：取净药物或饮片，加盐水拌匀，置蒸制容器内蒸透为度。

盐炙或盐蒸，一般每 100kg 药材用食盐 2kg。

(8) 蜜炙：先拌蜜后炒药，蜜炙时，应先将炼蜜加适量开水稀释后，加入净药物或饮片中拌匀，闷透，置锅内，文火炒至药物颜色加深，不粘手，或至规定程度时，取出，放凉，密闭贮存。用蜜量视药物质地而有不同，一般每 100kg 药物用炼蜜 25kg。蜜炙的药物有：麻黄、枇杷叶、马兜铃、紫菀、百部等。先炒药后加蜜如百合、槐角等。

(9) 姜炙：姜炙时，应先将生姜洗净，捣烂，加水适量，压榨取汁，姜渣再加水适量重复压榨一次，合并汁液，即为姜汁。亦可用生姜或干姜饮片，捣碎后加水煎煮两次，合并，取汁。

取净药物或饮片，加姜汁拌匀，闷透，置锅内，文火炒至近干，或至规定的程度时，取出，放凉。一般每100kg净药材，用生姜10kg或干姜3kg。姜炙的药物有厚朴、竹茹、草果等。

3. 其他炮制法

(1) 发酵：发酵是把药物经一定工序处理后，使其在适宜的温度和湿度下，借助霉菌和酶的催化分解作用，使药物发泡，生衣的方法。

根据不同药物，采用一定的方法处理后，置温度和湿度适宜的环境中进行发酵。一般温度以30～37℃，相对湿度70%～80%为宜，发酵至规定程度后，再进行干燥。

发酵法的鉴别要点：外观曲块呈黄白色霉衣（菌丝）。气味芳香。显微观察具菌丝及未成熟的孢子。

(2) 发芽：发芽是将成熟的果实及种子，在一定的温度和湿度条件下，促使其萌发幼芽的方法。

选取成熟饱满的麦、稻、粟和大豆，用清水浸泡适度，捞出，置于能排水的容器内，每日淋水2～3次，保持湿润和适度通风。温度以18～25℃为宜，待芽生长至规定要求时，取出，干燥。发芽的药物有麦芽、谷芽、大豆黄卷等。

发芽的注意事项：①应取新鲜、成熟、饱满的果实或种子，要求发芽率在85%以上。②适当地避光，并选择有充足氧气、通风良好的场地或容器进行发芽。

(3) 制霜：指药物经过去油成松散粉末或析出细小结晶或升华、煎煮成粉渣的方法。

根据操作方法不同，分为去油制霜、渗析制霜、升华制霜、煎煮制霜等法。

去油制霜法：指药物经过去油制成松散粉末的方法。如巴豆霜、千金子霜、柏子仁霜、木鳖子霜等。

渗析制霜法：指药物经过物料析出细小结晶的方法。如西瓜霜等。

升华制霜法：指药物经过高温升华成结晶或细粉的方法。如砒霜等。

煎煮制霜法：指药物经过多次长时间煎熬后成粉渣另作药用的方法。如鹿角霜等。

(4) 水飞：指利用粗细粉末在水中悬浮性不同，将不溶于水的矿物、贝壳类药物经反复研磨制备成极细腻粉末的方法。如水飞朱砂、雄黄、珍珠等。

水飞时注意：朱砂和雄黄粉碎要忌铁器，并要注意温度，忌火煅。

将药物适当破碎，置乳钵或其他适宜容器内，加入适量清水，研磨成糊状，再加多量水搅拌，粗粉即下沉，立即倾出混悬液，下沉的粗粒再行研磨，如此反复操作，至研细为止。最后将不能混悬的杂质弃去。合并混悬液，静置后，分取沉淀，低温干燥后研散。

(5) 提净：指某些矿物药，特别是一些可溶性无机盐类药物，经过溶解、过滤、重结晶处理，除去杂质的方法。

根据不同药物，提净的方法不同，可分为冷结晶法和热结晶法。有的药物是与辅料加水共煮后，滤去杂质，将滤液置阴凉处，使之冷却重新结晶，如芒硝等。有的药物是适当破碎，加适量水加热溶化后，滤去杂质，将滤液置于搪瓷或玻璃容器中，加入定量米醋，再将容器隔水加热，使液面析出结晶物，随析随捞出，至析尽为止；或将药物与醋共煮后，滤去杂质，将滤液加热蒸发至一定体积后，再使之自然干燥，如硇砂等。

(6) 复制：复制是将净选后的药物，加入一种或数种辅料，按规定程序，反复炮制的方法。目前，复制主要用于天南星、半夏、白附子等有毒中药的炮制。

(7) 干馏法：指将药物置于锅内，以火烤灼，使产生汁液的方法。如竹沥、蛋黄油、黑豆馏油等。

除上述基本方法外，还有少数药物，需要一些特殊的炮制方法。详见以下各章的药物选例部分。

无论采用何种制法，炮制前，药物或饮片均需经过净选并大小分开，分别炮制。炮制中应根据不同的药物和制法，控制好炮制程度，防止太过或不及。所用辅料必须用量准确，并与药材混合均匀，炮制品应达到规定要求。

第六章

饮片的质量要求与贮藏保管

中药饮片的质量优劣直接影响到临床疗效，因此，饮片具有一定的质量要求或规格。一方面应注重炮制方法、炮制工艺及相关因素对饮片质量的影响；另一方面要在贮存期间，对饮片质量进行稳定性考察，研究其合理的保管方法和贮存条件。中药饮片种类繁多，性质各异，所含的成分相当复杂。此外，炮制辅料的加入以及外界因素的影响等，均给饮片的贮藏带来困难。若解决不当，则饮片中所含的各类活性成分特别是有效成分会造成损失或破坏，也会使一些其他成分发生变性或变质。因此，良好的贮存条件、合理的保管方法是保证中药饮片质量的重要环节。

第一节　中药饮片的质量要求

现代科学技术的发展，为中药饮片质量的检测与评价提供了科学依据。从传统的经典检测方法到现代检测技术的应用，从饮片的形、色、气、味等外观指标到内含成分的质量，从定性鉴别到定量测定，中药饮片的质量要求，更趋于客观化、合理化、科学化。

一、净　　度

净度系指饮片的纯净度，亦即炮制品中所含杂质及非药用部位的限度。

饮片应有一定的净度标准，以保证调配剂量的准确。饮片的“质”与“量”是影响临床疗效的主要因素。饮片中不应夹带泥沙、灰屑、杂质、霉烂品、虫蛀品。应该剔除非药用部位如壳、核、芦头、栓皮、头足、翅等。饮片中所含的杂质，必须符合有关规定。国家中医药管理局关于《中药饮片质量标准通则〈试行〉》的通知规定：根、根茎、藤木类：含药屑、杂质不得超过2%；果实、种子类：含药屑、杂质不得超过3%；全草类：含药屑、杂质不得超过3%；叶类：含药屑、杂质不得超过2%；花类：含药屑、杂质不得超过2%；皮类：含药屑、杂质不得超过2%；树脂类：含杂质不得超过3%；动物类：含杂质，不得超过2%；矿物类：含杂质，不得超过2%；菌藻类：含药屑、杂质不得超过2%；炒制品其中炒黄品、米炒品：含药屑、杂质不得超过1%；炒焦品、麸炒品：含药屑、杂质不得超过2%；炒炭品、土炒品：含药屑、杂质不得超过3%；炙制品其中酒炙品、醋炙品、盐炙品、姜汁炙品、米泔炙品：含药屑、杂质不得超过1%；药汁煮品、豆腐煮品：含药屑、杂质不得超过2%；煨制品：含药屑、杂质不得超过3%；煅制品：含药屑、杂质不得超过2%；发芽制品、发酵制品：含药屑、杂质不得超过1%。

检查方法：取定量样品，拣出杂质，草类、细小种子类过三号筛，其他类过二号筛。药屑、杂质合并称量计算。

二、片型及粉碎粒度

经切制成的饮片破碎后的碎屑多少也是检验饮片质量的标准之一，各种片型破碎后残留的碎屑都应有一定的限量规定。

(1) 片型：要符合《中华人民共和国药典》或《全国中药炮制规范》的规定。

切制后的饮片应均匀、整齐，色泽鲜明，表面光洁，片面无机油污染，无整体，无长梗，无连刀片、掉边片、边缘卷曲等不合规格的饮片。《中药饮片质量标准通则（试行）》规定，异形片不得超过10%；极薄片：不得超过该品种标准厚度的0.5mm；薄片、厚片、丝、块：不得超过该标准的1mm；段：不得超过该标准的2mm。

切制后的饮片或经加工炮制后的饮片，其破碎后的药屑及经加工炮制造成的药屑或残留的辅料有一定的限量标准（详细规定见净度项内）。

(2) 粉碎粒度：一些不宜切制的药物或医疗上有特殊需要的药物，经挑选整理或水处理后，用手工或机器粉碎成颗粒或粉末，便于煎煮或调剂。粉碎后的药物应粉粒均匀，无杂质，粉末的分等应符合《中国药典》要求。

三、色泽（含光泽）

中药炮制对制品的色泽有特殊的要求。它的意义在于：其一，药材经炮制后应显其固有色泽，如黄芪饮片，表面显黄白色，内层有棕色环纹及放射状纹理（习称"菊花心"）。其二，通常在炮制操作中常以饮片表面或断面的色泽变化作为控制炮制程度的直观指示，如甘草，片面黄白色，经蜜炙后要求表面呈老黄色等。其三，饮片的色泽是反映其质量要求的一项指标，如熟地黄要求切面乌黑发亮，血余炭、棕榈炭要求表面乌黑而富有光泽，都是以色泽变化作为评价要求的。其四，饮片色泽的不正常变化说明其内在质量的变异，白芍变红、红花变黄等，均说明药物内在成分已发生变化。故色泽的变异，不仅影响其外观，而且是内在质量变化的标志之一。对于饮片色泽的要求，《中药饮片质量标准通则（试行）》规定：各种饮片其色泽应符合该品种规定外，还规定各饮片的色泽均匀，炒黄品、麸炒品、土炒品、蜜炙品、酒炙品、醋炙品、盐炙品、油炙品、姜汁炙品、米泔水炙品、烫制品等：含生片、糊片不得超过2%；炒焦品：含生片、糊片不得超过3%；炒炭品：含生片和完全炭化者不得超过5%；蒸制品：色泽黑润，内无生心，未蒸透者不得超过3%；煮制品：未煮透者不得超过2%，有毒药材应煮透；煨制品：未煨透者及糊片不得超过5%；煅制品：未煅透及灰化者不得超过3%。

四、气　味

饮片原有的气和味，与饮片内在质量有着密切的关系，因此药物的气和味与治疗作用有一定的关系，往往也是鉴别品质的重要依据，如檀香的清香气，阿魏的浊臭气，桂枝的辛辣味等。

饮片虽经切制或炮炙，但应具有原有的气和味，不应带异味，或气味散失变淡；另一方面由于炮制过程中加热和加辅料的作用，外源性因素能导致药物气和味的改变。饮片若是用酒、醋、盐、姜、蜜等辅料炮制，除具原有的气和味，还应带有所用辅料的气和味。如醋制品，应带有醋香气味；酒制品，应带有酒香气；盐制品，应带有咸味；麸炒品应带有麦麸皮的焦香气等。

五、水 分

检查饮片中水分的含量，是一项重要的必不可少的内容，药物制成饮片，有的需经水处理，有的要加入一定量的液体辅料，如操作不当，可使药材“伤水”，或部分药物吸水过多，倘若又未能充分干燥，则饮片极易霉烂变质；部分经过蒸、煮的药物，如熟地黄、制黄精、制肉苁蓉等，其质地柔润，含糖类及黏性成分较多，内部不易干燥，更应防止其含水量过高；少数胶类药物，如阿胶、鹿角胶等，含水量直接影响其品质和硬度，同样还会影响其炮制操作和饮片的质量。

饮片中含有多量水分，不仅在贮存保管过程中易生虫、霉变，使有效成分分解、酶解变质，且在配方称量时相对减少了实际用量，影响应有的治疗效果。另一方面某些饮片含水量过少又会影响其质量，如胶类药物易出现龟裂。因此，控制饮片的水分含量，对保证饮片质量有重要意义。按炮制方法及各药物具体性状，一般饮片的水分含量宜控制在7%～12%。对于各类炮制法其饮片含水量的要求，《中药饮片质量标准通则（试行）》规定：蜜炙品类，含水分不得超过15%；酒炙品类、醋炙品类、盐炙品类、姜汁炙品、米泔水炙品、蒸制品、煮制品、发芽制品、发酵制品，含水分均不得超过13%；烫制后醋淬制品，含水分不得超过10%等。

六、灰 分

将干净而又无任何杂质的饮片高热灰化，所得之灰分称“生理灰分”。而同一品种之生理灰分往往在一定的范围内。所以测定饮片之灰分的意义，在于通过对不挥发性无机盐的测试来鉴定和评价饮片的质量和净度。同一饮片，其灰分量应该相近，灰分超过正常值，说明掺有外来无机物。有的饮片本身含有的无机物质差异较大，测定总灰分有时不足以说明外来无机物的存在，还需要测定酸不溶性灰分。因为生药本身所含的无机盐大多可溶于稀盐酸中，而来自泥沙的硅酸盐在酸中不溶解，因此，测定酸不溶性灰分，能较准确地表明饮片中泥沙的掺杂及其含量。

常见的无机物质为泥土、砂石等。值得注意的是炮制方法中有砂炒（烫）、蛤粉炒、土炒、滑石粉炒等，难免在成品中黏附有少量的无机物质，会造成灰分含量高于生品的结果，因此可以通过反复测试和比较，客观地制定各类饮片的灰分限量，这对炮制工艺和饮片质量都有一定意义。

七、浸 出 物

饮片加入一定的溶媒后，经过浸润、渗透—解吸、溶解—扩散、置换等作用，饮片中的某些成分（总体），包括有效成分会被提取出来，因此，测定浸出物的含量是表示其质量的一项指标。对于那些有效成分尚不完全清楚或尚无精确定量方法的饮片，具有重要意义。

根据饮片中主要成分的性质和特点，通常选用不同性质的浸出溶媒，因此，浸出物的测定，主要分为二类，即水溶性浸出物与醇溶性浸出物。

水溶性浸出物的测定和限量，对炮制工艺、方法及饮片质量都具有重要的指导意义。例如，绝大多数中药在切制前均需经过水处理，使药材软化。当药材在水中浸漂时间过长，以致“伤水”，其水溶性成分就有所流失；又如蒸法、煮法等某些药物按操作规程，液体辅料或固体辅料的煎液，在蒸或煮制过程中应被药物吸尽为度，若不按操作规程，草率处置，其质量势必欠佳。因此，水溶性浸出物的测定也是对炮制工艺的检验。

辅料加入的作用，能对饮片浸出量产生影响。如醋制延胡索的水溶性浸出物的量，远比生品高。此外，炒、烫、煅、煅淬等加热处理，使质地坚硬的药物因受热膨胀而导致组织疏松，从而也使浸出率提高，浸出量增加。所以，浸出物的测定和定量，对检验炮制工艺、方法及饮片质量具有重要的意义。

八、显微鉴别及理化鉴别

显微鉴别及理化鉴别是利用显微镜、化学方法或仪器来观察、分析鉴定饮片的真伪、纯度或质量。

1. 显微鉴别　显微鉴别系指利用显微镜来观察饮片的组织结构或粉末中的组织、细胞、内含物等特征，鉴别饮片的真伪、纯度，甚至质量。显微鉴别的方法主要分组织鉴别及粉末鉴别两个方面。

(1) 组织鉴别：炮制后的饮片，由于已进行了净选和切制处理，如分离不同的药用部位，或除去非药用部位，植物药的部分组织已不完整，如"去心"、"去芦"、"去栓皮(粗皮)"等当属此类。巴戟天、地骨皮等根类药材，入药用其根皮，制成饮片后已去除木质心，因此，巴戟天或地骨皮饮片的组织鉴别时，镜检中就不应有木质部位组织细胞存在。

在某些药物的特殊炮制工艺中，经长时间的蒸制后，又常经"整形"处理，其切片后的组织结构、细胞特征及其排列已非正常，如天麻、熟地等，应与生药饮片作相应的对照而鉴别之。

(2) 粉末：由于加水、加热(蒸、煮等)，存在于细胞内的淀粉粒、糊粉粒、菊糖、黏液质等均已受到不同程度的影响，与生药粉末差异较大，因此，显微鉴别不仅可以鉴别饮片的真伪、优劣，也可鉴别饮片的生熟及炮制的程度等。例如，生熟饮片的组织结构、纤维、石细胞、导管、毛茸、淀粉粒、草酸钙结晶、花粉粒等在数量及形态方面均会发生一定程度的变化，像淀粉粒常因炮制过程中加水、加热而糊化或结成团块等。研究它，可作鉴别饮片质量的佐证。

2. 理化鉴别　理化鉴别系指用化学与物理的方法对饮片中所含某些化学成分进行的鉴别试验。通常只作定性试验，少数可作限量试验。理化鉴别主要包括：显色反应与沉淀反应、荧光鉴别、升华物鉴别及薄层色谱鉴别等。

(1) 显色反应与沉淀反应：利用某些试剂、试液与饮片或其提取液发生显色反应或沉淀反应，进行鉴别的方法。实验时常可用生品药物作阳性对照，观察不同饮片的颜色变化(色泽深浅)和沉淀物的多少。还应注意辅料成分对反应的影响，如醋制品的 pH 值，胆汁制品的胆酸、蜜炙制品中的糖类、氨基酸类成分都可能对显色反应、沉淀反应产生影响。

(2) 荧光鉴别：与生药一样，饮片中的某些成分，在紫外光下，呈现出一定色泽的荧光，从而提供了鉴别特征。常见的荧光有天蓝色、亮黄色、淡紫色、暗褐色等。如秦皮的水溶液显淡蓝色荧光，黄连及酒黄连、姜黄连、萸黄连在紫外光下呈金黄色荧光等。荧光试验可以直接在炮制饮片的切面观察，但多数是将饮片粉碎后，以溶剂提取，滴于滤纸上观察，也有作薄层色谱后在色谱板上观察其荧光性成分，以此鉴别真伪。

(3) 升华物鉴别：取饮片的粉末，按升华法试验，视其有无升华物凝集，并用放大镜或显微镜观察升华物的晶形、色泽，如酒大黄、醋大黄粉末少量，进行微量升华，可见浅黄色菱状结晶或羽状结晶；牡丹皮粉末，进行微量升华，可见长柱形结晶或针状及羽状簇晶，但在牡丹皮炭末中，此现象已不复存在。

(4) 薄层色谱(薄层层析):作为对饮片质量的鉴定,薄层色谱法具有较高的专属性和准确性,因而为人们所重视和关注。也越来越多地被广泛应用。《中华人民共和国药典》1990年版,以薄层色谱法鉴别的品种为78种,而2005年版,要求作薄层色谱鉴别的中药品种,增加到342种,可见薄层色谱鉴别的方法越来越受到关注和重视。用薄层色谱法作生药的鉴别,同样也可用在炮制品的鉴别,但要注意,在炮制过程中,药物大多经过加热或加辅料处理,势必会导致饮片中的化学成分有不同程度的变化,辅料成分也会对色谱行为产生影响,因此,在作饮片的色谱时,对吸附剂、展开剂的选择特别重要,不能盲目搬用生药方法和条件,对色谱结论的判断也应慎重,最好以标准品、对照品和标准药材同时作阳性对照。

九、有效成分

《中国药典》2005年版要求并规定作有效成分含量测定的中药共281种,其中高效液相色谱法171种,薄层扫描法12种,分光光度法22种,气相色谱法9种,滴定法28种,称量法4种,挥发油测定法26种,鞣质测定法3种,氮测定法3种,脂肪油测定法3种。特别应该指出的是在对生药作含量测定的基础上,对酒黄连、姜黄连、吴萸连、盐知母、薄荷段等10多个炮制饮片也作了含量测定。

随着对中药整体性研究认识、研究手段的提高和不断完善,中药的质量标准也在不断提高和发展,如对丹参药材的控制指标研究,过去只测定丹参酮IIA的含量,而在2005年版《中国药典》中新增加了水溶性主要有效成分丹酚B的含量测定,使丹参水溶性、脂溶性有效成分较全面地得到控制,确保了药材质量。

测定饮片中有效成分的含量,是评价饮片质量的最可靠、最准确的方法。对于有效成分明确的中药饮片,应对有效成分或主要活性成分的含量有所规定,并制定相应的检测方法。

饮片的含量测定工作,一般要比生药更加复杂和困难,不只是因为饮片的品种多(一种生药通常制成多种不同规格的饮片),更重要的是由于辅料的加入或长时间的加热处理,势必对原生药的某些成分产生影响,因而对提取、分离、色谱等定量条件产生了干扰,增加了测定的难度。然而,有效成分的含量测定项目必然成为饮片评价中不可缺少的内容,因为这关系到饮片在临床应用的疗效。同时,也是控制药物在炮制过程中有效成分的流失、检查炮制方法与工艺是否合理、科学的评判,可为工艺的改进提供准确的实验依据及指标。

十、有毒成分

药物的毒副作用是由于药物中所含的毒性成分引起的,对于这类有毒的药物,建立有毒成分限量指标是必不可少的。这个限量指标的建立,可以保证临床用药安全。有毒成分的限量指标一般应包括:毒副作用成分、重金属的含量、砷盐含量、农药残留量等,因为这类成分直接威胁着人体健康。某些中药其有毒成分亦即是其有效成分,《中华人民共和国药典》2010年版规定了有毒药物及饮片的含量和限量,如川乌饮片(制川乌):含双酯型生物碱以乌头碱($C_{34}H_{47}NO_{11}$)计,不得高于0.04%,含生物碱以乌头碱计,不得少于0.15%;马钱子:含士的宁($C_{21}H_{22}N_2O_2$)应为1.20%~2.20%,其饮片马钱子粉:含士的宁应为0.78%~0.82%;巴豆饮片巴豆霜:含脂肪油量应为18%~20%等。

十一、有害物质

中药材及饮片中的有害物质主要是指重金属、砷盐及残留的农药。这些有害物质的存在是影响中药材、饮片及中成药质量的重要因素，并直接影响中药的出口。

2005年版《中国药典》在重金属检查方面新增用原子吸收或电感耦合等离子体质谱法测定重金属和有害元素，西洋参、白芍、甘草等采用上述方法进行测定，并且首次规定了上述药材含重金属铅(Pb)≤5.00mg/kg，镉(Cb)≤0.3mg/kg、汞(Hg)≤0.2mg/kg，铜(Cu)≤20.0mg/kg，砷(As)≤2.0mg/kg。

2005年版《中国药典》增订了农药残留量测定法，罗列了3种有机氯类、12种有机磷类和3种拟除菊酯类农药的检测方法，农药残留测定值根据具体品种及规格特性来制定相应的限度要求。

十二、卫生学检查

鉴于中医临床用药的传统习惯，某些饮片常被研成粉末，直接供患者冲服(如人参末、三七末、珍珠粉等)，有些为烊化冲服(如阿胶、鹿角胶、龟甲胶等)，又有些是泡服(如肉桂末、菊花、胖大海、千层纸等)；更多的饮片被直接粉碎成细末后，制成散剂、丸剂供人们服用。中药饮片，由于药物在采集、加工、贮运等条件的影响，往往造成细菌对饮片的严重污染。因此，对饮片作卫生学检查也是必不可少的。应该对饮片中可能含有的致病菌、大肠杆菌、细菌总数、霉菌总数及活螨等作必要的检查，并客观地作限量要求。

十三、包装的检查

包装的目的是为了保护药物，便于贮存、运输和装卸。包装不仅可以保护药物的完整性和清洁，有些包装容器，尤其是目前迅速发展起来的无菌包装，尚能防止微生物、害虫等的侵蚀以及避免外界温度、湿度和有害气体、阳光的影响。因此，检查饮片的包装是否完好无损，这对饮片在贮存、保管及运输过程中起着保质、保量的重要作用。

第二节　中药饮片的贮藏保管

陈嘉谟在《本草蒙筌》中指出："凡药贮藏，宜常提防，倘阴干、暴干、烘干，未尽去湿，则蛀蚀霉垢朽烂不免为殃……见雨久着火频烘，遇晴明向日旋曝。粗糙悬架上，细腻贮坛中。"由上可见，历代医家对饮片的贮存是十分关注的。

众所周知，饮片的贮存保管是否得当，直接对药物质量产生影响，进而关系到临床用药的安全与有效，因此，绝不可等闲视之。

一、贮藏中的变异现象

1. 虫蛀　虫蛀是指中药及其饮片有被蛀蚀的现象。一般易在饮片重叠空隙处或裂痕处以及碎屑中发生。虫蛀的饮片有圆形洞孔，严重的被蛀空而成粉末。花类药被虫蛀后，可使整个花瓣散乱；有些比较细小的药物还会被虫丝缠绕成串状或饼状；动物类药物的皮、肉、内脏被蛀空。实践证明被虫蛀的药物，虽然残留有被蛀蚀部分，但因已受虫体及其排泄物的污染，且内部组织遭到破坏，重量减轻；另一方面由于害虫在生活过程中能分泌出水分和热量，促使药物发热、发霉、变色、变味，致使药物失去部分或大部分有效成分，严重影响成品的质量。

造成虫蛀的原因，大致有两方面：

(1) 外界因素：①药材在采收时已附有害虫的卵和幼虫或成虫，即田间的害虫被带入仓库。②净选加工时未能彻底清除或杀灭虫卵，又或炮制时，由于厂房、机器、工具等不洁净，使药材染上虫卵带入仓库。③贮存容器不洁净，或周围环境不卫生，杂草丛生，垃圾乱石成堆，害虫即可寄居于内藏伏越冬，到翌春时，再飞入仓库内，繁殖危害。④切制后饮片中残留碎屑太多。⑤适宜的温度、湿度(温度 18～35℃，相对湿度在 70%以上)。

(2) 药物本身的因素：是指药物中含淀粉、糖、脂肪、蛋白质等成分，是害虫生长繁殖有利的营养来源，最易生虫。例如：①含淀粉质较多的药物，如山药、泽泻、贝母、白芷、半夏、天南星、天花粉等。②含糖分较多的药物，如人参、党参、黄芪、黄精、玉竹等。③含脂肪、蛋白质较多的药物，如鹿茸、蛤蚧、蜈蚣、全蝎、水蛭、刺猬皮等。④某些果实、种子类药物(尤含淀粉、糖、脂肪、蛋白质)，如莲子、枸杞子、莱菔子、薏苡仁、龙眼肉、扁豆等。

2. 发霉　中药贮藏的最大问题，一是霉变，二是虫蛀。其中以霉变危害最大。我国地处温带，特别是长江以南地区，夏季炎热、潮湿，药材最易发霉。中药材大都是植物的花、果、叶、根、茎以及兽、虫、鱼等有机体，含有丰富的养料，如脂肪、蛋白质、糖类、维生素、水分等，因此，极适合于霉菌的繁殖和生长。

发霉是指药物受潮后在适宜温度条件下其表面或内部寄生和繁殖了霉菌。开始时先见到许多白色毛状、线状、网状物或斑点，继而萌发成黄色或绿色的菌丝，这些菌逐渐分泌一种酵素，溶蚀药材组织，使很多有机物分解，不仅可使药材腐烂变质，而且有效成分也遭到很大的破坏，以致不堪药用。故药物发霉后，即使经过整理，把霉去掉，也会使药材色泽变黯，气味变淡薄，并带有霉的气味。俗话云："霉药不治病"，足以说明发霉对药物危害的严重性。

造成发霉的因素：①饮片未能充分干燥，含水量一般超过 15%以上。②贮存环境闷热，使饮片内部水分蒸发到表面，则易发霉。③饮片受外界潮湿空气的影响，尤其是梅雨季节。④适宜的温度、湿度(若室内温度在 20～35℃，相对湿度在 75%以上，是霉菌最易生长、繁殖，也就是药物最易发酵、霉变的主要因素)。

3. 泛油　泛油又称"走油"。是指药物中所含挥发油、油脂、糖类等，因受热或受潮而在其表面出现油状物质和返软、发黏、颜色变浑，发出油败气味等现象。药物泛油是一种酸败变质现象，影响疗效，甚至可产生不良反应。

含油质多的药物，常因受热过高而使其内部油质易于溢出表面而造成走油现象，如杏仁、桃仁、柏子仁、郁李仁、当归、炒苏子、炒莱菔子、炒酸枣仁等。含糖量多的药物，常因受潮而造成返软而"走油"，如天冬、麦冬、玉竹、牛膝、黄精、熟地等。

造成泛油的因素，除温度过高，药物受潮外，贮存时间过久，由于光线、温度、水分以及油脂中的杂质等因素均能加速油脂的酸败，而出现发黏、变色、变质等现象。

4. 变色　变色是指药物的天然色泽起了变化，各种药物都有固有的色泽，也是检查中主要的质量标志之一。由于保管不善，常使某些药物的颜色由浅变深，如白芷、泽泻、天花粉、山药等；或由白色变为黄色，由深变浅，如黄芪、黄柏等；或由鲜艳变黯淡，如花类药金银花、菊花、红花、腊梅花等，及一些叶类药，如大青叶、荷叶、人参叶等。

造成变色的因素：①酶的作用：如黄芩，常因受潮湿酶解氧化而变成绿色。②日光的照射：尤以花类药经日光照射后易变色，如玫瑰花晒则退色，红花易退色变黄，大黄由黄色迅速变成红棕色等。③温度、湿度的影响：鲜艳的花类药，绿色的全草类药，以及含有多量糖分、淀粉、油脂的药物，均可因温度过高或受潮而失去原有的光泽。如半夏受潮后则变成粉红色、灰色以至黑色；当归受潮、受热后变成黑色；北沙参受潮发霉后变成红色等。

因此，色泽的变化不仅改变药物的外观，而且也影响药物内在的质量。

5. 气味散失　气味散失是指药物固有的气味在外界因素的影响下或贮存日久而气味散失或变淡薄。药物固有的气味，是由各种成分组成的，这些成分大多是治病的主要物质。如芳香性药物薄荷、荆芥、细辛、香薷、白芷、冰片等，其有效成分也随着气味的散失而受到不同程度的减少。因此，气味散失也是药物质量受到严重影响的标志。

造成气味散失的因素：由于贮存环境差，库内过于闷热，易使芳香、挥发性成分挥发而散失。另外贮存日久，芳香性成分渐渐挥发，随着贮存时间的增长，气味日益散失。

6. 风化　风化是指某些含结晶水的矿物类药物，因与干燥空气接触，日久逐渐脱水而成为粉末状态。风化了的药物是由于失去了结晶水改变了成分结构而发生的，其质量和药性也随之改变。易风化的药物有芒硝、硼砂等。

造成风化的因素，主要是空气干燥及贮存日久。

7. 潮解溶化　潮解溶化是指固体药物吸收潮湿空气中的水分，并在湿热气候影响下，其外部慢慢溶化成液体状态，如咸秋石、硇砂、青盐、芒硝等药物。这些药物一旦变异后更难贮存。

造成潮解溶化的因素，主要是潮湿空气及温热气候。

8. 粘连　粘连是指某些熔点比较低的固体树脂类药物及一些胶类药物，受潮后粘连成结块。如乳香、没药、阿魏、芦荟、儿茶、阿胶、鹿角胶、龟甲胶等。

造成粘连的因素：主要是贮存室温过高或受潮。

9. 挥发　某些含挥发油的药物，因受温度和空气的影响及贮存日久，使挥发油挥散，失去油润，产生干枯或破裂现象，如肉桂、沉香、厚朴等。

造成挥发的因素：主要是室温过高及贮存日久。

10. 腐烂　腐烂是指某些鲜活药物，因受温度和空气中微生物的影响，引起发热，有利于微生物繁殖和活动而导致腐烂，如鲜生地、鲜生姜、鲜芦根、鲜石斛、鲜茅根、鲜菖蒲等。药物一经腐烂，即不能再入药。

造成腐烂的因素：主要是温度过高、潮湿气候及微生物的侵蚀。

二、造成变异的自然因素

中药饮片在贮存过程中发生虫蛀、发霉、泛油、变色、变味等变异现象，因素很多，其中主要的是日光、空气、温度、湿度、霉菌、虫害等因素的直接或间接影响，使饮片产生复杂的物理、化学和生物化学的变化。变化的速度和程度与本身的性质、质量以及外界自然因素作用强弱有关系。

影响饮片质量变异的自然因素，主要归纳为以下几方面。

1. 空气　饮片在贮藏过程中，总要与空气接触。空气乃是氮、氧、氢和其他气体（氖、臭氧等）的混合物。空气中并混有少量的水蒸气、二氧化碳、灰尘等。其中氧和臭氧对药物的变质起着重要作用。臭氧在空气中的含量虽然微少，因为臭氧作为一个强氧化剂，可以加速药物中有机物质，特别是脂肪油的变质。因氧气的作用而引起的化学变化是颇为复杂的，在自然条件下使某些药物中的挥发油、脂肪油、糖类等成分氧化、酸败、分解，使药物表面呈现浸油状的变质现象，俗称“泛油”；使花类药物易变色，气味散失；也能氧化矿物药，使灵磁石变为呆磁石。

药物经炮制加工制成饮片，改变了原药材的形状，不同规格的饮片与空气接触面积较原药材大，更容易发生泛油、虫蛀、霉变等变异现象。因此，饮片一般不宜久贮，贮存时应包装存放，避免与空气接触。

2. 温度　药物在贮存过程中，外界气温的改变，对药物变质速度也有很大的影响。一般来说，药物的成分在常温(15～20℃)条件下是比较稳定的，但随着温度的升高，则物理、化学和生物化学的变化均可加速。若温度升高，将加速物质分子的运动，促使药材的水分蒸发，以致降低含水量和重量；同时加速氧化、水解等化学反应，促使化学成分迅速变质。如含油脂多的饮片就会因受热而使油质分解引起泛油；含挥发油多的，受热后促使挥发油挥散，使芳香气味散失；外表油润的饮片，因受热和空气的影响而引起外表失润，动物胶类药和部分树脂类药物，因受热而易发软，粘连成块。但是温度过低，对某些新鲜的药物如鲜石斛、鲜芦根等，或某些含水量较多的药物，也会发生有害的影响。

3. 湿度　空气的湿度是随晴雨、冷暖而改变的，湿度是影响药物质量的一个极重要因素。它不仅可引起药物的物理变化和化学变化，如含水量、化学成分、外形或体态发生改变，而且能导致微生物的繁殖及害虫的生长。一般饮片的绝对含水量控制在7%～12%，饮片本身能否保持正常的含水量，这和空气中的湿度有密切关系。如果贮存容器不当，包装不好，吸收了空气中的水分，含水量即会增高。对于含淀粉、黏液质、糖类等成分怕潮易霉的药物，受潮后就容易发生霉变。对于含盐类矿物药，在潮湿空气影响下易潮解、溶化。对于蜜炙药物，特别容易吸湿、粘连，吸湿后药物表面极易生霉。对于盐炙类的药物，很容易吸收空气中的水分而变潮，继而生霉。对于一些粉末状的饮片更易吸潮而粘连成块。然而相对湿度在不达60%时，饮片的含水量又易逐渐降低，含结晶水的药物易失去结晶水而风化。所以要使饮片在贮存保管中保持质量不变，必须按其不同性质，调节适当的温度、湿度分仓保存。

4. 日光　日光是一种可见的辐射波，日光的照射，由于其红外线的热力作用，必然会引起温度的升高，所以日光是使药物变色、气味散失、挥发、风化、泛油的因素之一。在日光的直接或间接照射下，对很多药物饮片的色素有破坏作用，使它们变色而影响质量。如玫瑰花、月季花、红花、蜜炙款冬花等花类药，常经日光照射、不仅色泽渐渐变黯，而且变脆，引起散瓣。又如当归、川芎、薄荷等含芳香挥发性成分的药，常经日光照射，不仅使药物变色，而且使挥发油散失，降低质量。

5. 霉菌　霉菌的生长繁殖同所有的生命体一样，深深地受着环境的影响，一般室温在20～35℃，相对湿度在75%以上，霉菌极易萌发为菌丝，发育滋长，溶蚀药物组织，使之发霉、腐烂变质而失效。尤以含营养物质的饮片，如淡豆豉、瓜蒌、肉苁蓉等，极容易感染霉菌而发霉，腐烂变质。

6. 虫害　药物害虫的发育和蔓延，是根据环境内部的温度、空气的相对湿度以及药材的成分和含水量而定的。一般而论，温度在18～35℃，药材含水量达13%以上及空气的相对湿度在70%以上时最适宜害虫的繁殖生长。一般药物炮制品均有一定的含水量，若饮片的含水量增高到13%以上，尤其是含蛋白质、淀粉、油脂、糖类的炮制品最易受虫蛀蚀心，如蕲蛇、泽泻、党参、芡实、莲子等。所以饮片入库贮存，一定要充分干燥，密闭保管或密封保管。

三、贮藏保管方法

中药及其饮片的贮藏保管是一门综合性科学，是一项比较复杂和技术性相当强的工作。

中药材性质复杂，品种繁多，保管技术要求较高，在贮藏保管方面，我国药学工作者在长期的生产实践中积累了丰富的经验，现介绍如下。

1. 传统的贮藏保管法　中药贮藏保管的传统技术，具有经济、有效、简便易行、防虫治虫等优点，仍是目前中药贮藏保管中害虫综合防治的重要基础措施，有一定的实用价值。其方法大致可分为以下几个方面。

(1) 清洁养护法：清洁卫生是一切防治工作的基础。也是贯彻“以防为主、防治并举”保药方针的重要措施之一。它符合安全、经济、有效、不污染的防治原则，是一项积极主动的防治措施，也是配合其他防治方法不可少的一个重要组成部分。经验证明，凡是重视仓库的清洁卫生工作，由于杜绝害虫感染途径，恶化了害虫的生活条件，是防止仓虫侵入最基本和最有效的方法。其内容主要包括对中药及其饮片、仓库及其周围环境保持清洁和库房的消毒工作。

清洁卫生养护，既可起到防治害虫的作用，也可保证饮片卫生，抑制霉腐微生物的发育孳生和发展，并对保证饮片质量，使药物安全贮藏起着十分重要的作用。

(2) 防湿养护法：通过保管技术来改变库房的小气候，或利用自然吸湿物如生石灰等在密封不严下吸湿养护，可起到抑制霉菌和害虫发生的作用。常用的方法有通风、防潮、吸湿、曝晒和烘烤。

通风、防潮：贮藏饮片的库房，必须具备通风、易密封、降温、防潮、隔热等设备，以便根据外界情况分别采用通风、降温、防潮、密封等方法，来控制和调节库内的温度和湿度。

吸湿：利用自然吸湿物，吸收潮湿空气中的水分，可以保持仓库凉爽而干燥的环境。传统常用的吸湿物有生石灰、木炭、草木灰等。现发展到采用氯化钙、硅胶等以吸潮。

曝晒：即日光曝晒，利用太阳热能和紫外线杀灭害虫，在生产实践中应用甚广。

烘烤：即加热烘烤，利用温度杀灭害虫。饮片加工厂，通常采用自动传送式烘干机进行，数量少的可在烘箱内烘烤。尤其是饮片入库前，或雨季前后均可采用此类方法。

(3) 密封贮藏（包括密闭贮藏）法：采用密封或密闭贮藏的目的是使中药及其饮片与外界的空气、温度、湿度、光线、细菌、害虫等隔离，尽量减少这些因素对药物的影响，保持中药及其饮片原有质量，以防虫蛀、霉变。传统采用缸、坛、罐、瓶、箱、柜、铁桶等容器。密闭或密封贮藏或添加木炭、生石灰等吸湿剂，密封或密闭与吸湿剂相结合应用的贮存效果更好。现发展到利用密封性能更高的新材料，塑料薄膜帐、袋，以及密封库、密封小室等密封贮藏，更能增强干燥防霉、防虫的效果。当气温逐渐升高，空气中相对湿度增大，各种霉菌、害虫容易繁殖生长的季节，则可采用密封法或密闭法。根据库房规模和贮存中药及其饮片的品种、数量多少，采用密封库房形式或容器密封的方法。若库房面积小，饮片品种单一，而数量多的，可采用仓库密封法或小室密封法。若库房面积大，中药或饮片品种、数量较多，就可采用薄膜材料包装袋真空密封，分开堆垛的方法。药房的货存量小，则可采用缸、坛、罐、玻璃瓶、塑料箱、铁箱（桶）等容器密闭贮存。对于细料、贵重中药或饮片，如人参、鹿茸、冰片、猴枣、熊胆、牛黄等，除可用容器密封贮存外，还可采用复合薄膜材料包装袋真空密封贮存。对含糖量较多的当归、熟地、桂圆肉、党参以及蜜炙品之类，均可采用薄膜材料密封贮存，也可置干燥洁净容器内密闭贮存。需要注意的是，在采用密封或密闭法严密贮存前，要检查中药及饮片是否干燥，含水量不能超过安全标准，并检查确实无虫蛀、霉变迹象，否则虽然进行了密封或密闭，仍不能收到良好的效果，甚至会造成损失。

(4) 对抗同贮法：是采用两种以上药物同贮或采用一些有特殊气味的物品同贮而起到

相互克制，抑制虫蛀、霉变、泛油的贮存方法。此法仅适用于少量药物范围内。如蕲蛇或白花蛇与花椒或大蒜瓣同贮；蛤蚧与花椒、吴茱萸或荜澄茄同贮；全蝎与花椒或细辛同贮；海马与花椒或细辛同贮；丹皮与泽泻、山药同贮；丹皮与冬虫夏草同贮；三七与樟脑同贮；柏子仁与滑石、明矾同贮；人参与细辛同贮；冰片与灯心草同贮；硼砂与绿豆同贮；土鳖虫与大蒜同贮等。采用特殊气味的物品密封同贮的，主要是指白酒和药用乙醇。如对动物、昆虫类药及饮片，像白花蛇、乌梢蛇、地龙、蛤蚧、䗪虫、九香虫等；含油脂类中药及饮片，如柏子仁、郁李仁、杏仁、桃仁、核桃仁、枣仁等；对含糖类中药及饮片，如党参、熟地、枸杞子、龙眼肉、黄精、黄芪、大枣等；对贵重中药及饮片，如人参、田七、冬虫夏草、鹿茸等；对含挥发油类中药及饮片，如当归、川芎等，均可采用喷洒少量95%药用乙醇或50度左右的白酒密封贮存，可达到防蛀、防霉效果。

2. 贮藏保管新技术、新方法的应用　中药品种繁多，性质各异，而且量大质泡，加上目前包装材料简易，特别容易霉变虫蛀。中药饮片常因加工炮制方法不一，制成饮片后，性状各异，有些饮片还加入不同辅料共同炮制，这就更增加其复杂性，给贮藏保管带来更多的困难。虽说传统贮藏保管经验和方法能解决一定的问题，但远不能适应目前中药事业发展的需要。近年来，随着现代科学技术的发展，我国药学工作者在这方面做了大量的研究工作。一些物理的、化学的方法不断在中药及饮片贮藏保管上得到应用，使贮藏手段进一步科学化、合理化。现将国内有关中药及饮片贮藏保管的新技术、新方法的应用及研究近况概括地介绍如下：

（1）干燥技术：有远红外辐射干燥技术、微波干燥技术等。

（2）气幕防潮技术：气幕又称气帘或气闸，是用来装在库房门上，配合自动门以防止库内冷空气排出库外，库外热空气侵入库内的装置，从而达到防潮的目的。有试验表明，虽在梅雨季节，库内相对湿度及温度均相当稳定，这证明气幕可以阻止和减轻库外潮湿空气对库内的影响，从而起到防潮作用。

（3）气调贮藏技术：气调贮藏是一种新技术，探索始于20世纪70年代，成功用于20世纪80年代初期。它是利用控制影响中药变异的空气中的氧浓度，来进行中药贮藏的一种有效方法。其基本原理是：将药物置于密封条件下，人为地改变密封环境内的空气成分，造成低氧和高二氧化碳的环境，从而使仓虫窒息死亡或受到抑制，微生物的繁殖及药物自身呼吸需要的氧气都受到了抑制，并且因密封而阻隔了潮湿空气对药物的影响，保证了被储药物质量的稳定，防止了药物的质变。

霉菌、微生物和害虫的生长、繁殖需要依赖水分、温度和气体成分。氧气是微生物、霉菌及害虫生长繁殖的必需条件；然而氮气是无臭、无毒的，化学性质不活泼的惰性气体；二氧化碳浓度的增高，亦不利于霉菌及害虫的发育，因为它们不能进行呼吸作用，一切生命活动受到阻止，以致窒息死亡。气调贮藏方法就是采用降氧、充氮气，或降氧、充二氧化碳的方法，人为地造成低氧或高浓度二氧化碳状态，达到杀虫、防虫、防霉抑霉、防止泛油、变色、气味走失等目的。其特点是：节约劳动力，减轻劳动强度，不污染环境，在正常操作下也不影响保管人员的健康。同时投资不大，能降低保管费用，减少损耗，保存质量好，尤其是它的保鲜作用更为突出。经试验证明，气调贮藏法不仅能有效地杀灭药材的害虫，还能防止害虫及霉菌的生长，具有保持药材色泽、皮色、品质等作用，是一种较理想的贮藏方法。尤其在贮藏极易遭受虫害的药材及贵重、稀有的药材方面，更有实际应用价值和具有较大的经济意义，是值得推广应用的较为理想的贮藏养护技术。

(4) 气体灭菌技术：主要是指环氧乙烷防霉技术及混合气体防霉技术。

① 环氧乙烷防霉：环氧乙烷是一种气体灭菌杀虫剂。其作用机制主要是与细菌蛋白分子中氨基、羟基、酚基或巯基中的活泼氢原子起加成反应生成羟乙基衍生物，使细菌代谢受阻而产生不可逆的杀灭作用。其特点是：有较强的扩散性和穿透力。对各种细菌、霉菌及昆虫、虫卵均有十分理想的杀灭作用。环氧乙烷作为气体灭菌剂已广泛用于医疗材料及某些药物的消毒灭菌。

② 混合气体防霉：环氧乙烷是一种低沸点(13～14℃)的有机溶剂，有易燃易爆的危险，应用环氧乙烷混合气体可克服上述缺点。它是由环氧乙烷与氟里昂按国际通用配方组成。具有灭菌效果可靠、安全、操作简便等优点。

(5) ^{60}Co-γ 射线辐射技术：是采用^{60}Co-γ 射线对中药材、饮片、中成药进行杀虫灭菌处理的方法。经研究证明杀虫效果显著。但因受管理限制，基建投资大，防护措施严，设备复杂、费用高，维护难等诸多问题未能推广应用。若将药材辐射后再行密封贮存，是适合中药及饮片贮藏的。

(6) 低温冷藏技术：低温贮藏是利用机械制冷设备产生冷气，使药物贮存在低温状态下。以抑制害虫、霉菌的发生，达到安全养护的目的。低温冷藏是防治害虫的一种理想方法，其不仅能防蛀、防霉，同时又不影响药物的质量。其优点是：药物低温冷藏，不易产生变色、走油、走味、干裂、虫蛀、霉变等现象。特别是适用于一些贵重中药及受热易变质的饮片。方法是将中药及其饮片贮藏在 0～10℃的冷库或冰箱中，一般均能抑制害虫的发育繁殖，但不能完全致死害虫。中药及其饮片在进入冷库或冰箱内贮藏时，必须注意药物的含水量应控制在安全指标以内，并注意包装，使之严密，以免吸潮增加水分。

(7) 蒸气加热技术：是利用蒸气杀灭中药材及饮片中所含的霉菌、杂菌及害虫的方法。是一种简单、价廉和可靠的灭菌方法。中药材仓虫对高温抵抗能力较差，一般情况下，环境温度在 40～45℃时，仓虫停止发育繁殖，若升到 45～48℃时绝大多数仓虫处于热昏迷状态，若升到 48～52℃以上时，除个别种群外，一般仓虫都会在短时间内死亡。因此利用蒸气加热对防治仓虫也能达到良好效果。蒸气灭菌按灭菌温度分为低高温长时灭菌、亚高温短时灭菌和超高温瞬间灭菌三种方法。目前我国常用的是低高温长时灭菌的方法。许多研究者指出，采用超高温瞬间灭菌，无论从能源的节省，或是中药成分的破坏上都要优越得多。超高温瞬间灭菌是将灭菌物迅速加热到 150℃，经 2～4 秒钟的瞬间完成灭菌。其灭菌的基础是：采用气力输送技术与蒸气灭菌技术，药物在输送过程中，作为输送动力的过热高温蒸气一边进行输送，一边对药物进行灭菌。由于灭菌温度高，灭菌时间短，这样加热杀灭微生物的速度比药物成分发生反应的速度来得快，因此药效损失甚微。文献报道，超高温瞬间灭菌具有无残毒、成本低、投资少、成分损失少等优点。

(8) 中药挥发油熏蒸防霉技术：是利用某些中药挥发油使其挥发，熏蒸中药材或饮片，而达抑菌和灭菌作用的方法。其特点是能迅速地破坏霉菌结构，使霉菌孢子脱落、分解，从而起到杀灭霉菌，并抑制其繁殖的作用，对中药表面色泽、气味均无明显改变。多种中药的挥发油具有一定程度的抑菌和灭菌效果，其中以荜澄茄、丁香挥发油的效果最佳。

(9) 埃-京氏杀虫技术：德国萨丁州萨尔布吕肯大学的埃贡、施塔尔和京特·劳教授研究了一种杀灭中药材害虫的新方法。是应用 CO_2 进行加压，接着迅速松压，使动物器官对于加压后迅速松压罕能耐受的特性，有效地把害虫杀死。研究结果表明，害虫的死亡率与压力、作用时间成正比关系。不同种的害虫其耐受性也不同，一般应用 40～50bar(1bar＝

1.020kg/cm^2)的压力,10～20分钟,接着迅速松压,就可有效地把害虫杀死。

(10) 包装防霉法:实质是指无菌包装。首先将中药材或饮片灭菌,然后把无菌的中药材或饮片放进一个霉菌无法生长的环境,这样,由于避免了再次污染的机会,在常温条件下,不需任何防腐剂或冷冻设施,在规定时间内不会发生霉变。当前中药的灭菌方法虽多,若灭菌后保管不善,仍有两次感染的机会,达不到防霉的效果。然而将灭菌与无菌包装两种方法结合为一体,就可避免二次污染的机会,有效地达到防霉效果。据报道,无菌包装,防霉效果显著,一年内决不会发生霉变。值的注意的是,进行这种包装时,首先需要三项基本条件:一是包装环境无菌;二是贮存物无菌;三是包装容器无菌。无菌包装过程中,对产品及容器的灭菌是一个重要的问题。包装容器的种类很多,用于中药材或饮片的包装,目前绝大部分是采用聚乙烯材料。聚乙烯难以用蒸气灭菌,最适宜是用环氧乙烷混合气体灭菌。

无菌包装技术,发展极其迅速。食品进行无菌包装后,一年之内决不会发生霉变,防霉效果十分显著。不难看出,若这一技术用在中药材及饮片的防霉措施上,定会收到良好效果。

第七章

中药饮片厂的设计与环境保护

第一节 设计的依据

中药饮片厂的建设综合性很强，也是一项复杂的过程。按照一般基建项目的程序，需要提出项目建议书，进行可行性研究，编制设计任务书，选择建设地址，进行勘探设计、建设准备、计划安排、组织工程施工，还有生产准备、竣工验收和交付生产的过程，其中前几项属于开工建设之前的政策审批。饮片厂的建设包含基本建设项目和技术改造项目，均涉及车间的设计问题。车间设计由工艺设计和非工艺设计组成，非工艺设计包括土建、设备、安装、采暖通风、电气、给排水、动力、自动化控制、概预算、经济分析等。设计工作应委托具有医药专业设计资质的设计单位进行。设计工作应在国家政策、法令允许范围内，考虑企业的经济效益，加强经济论证，处理好经济与技术的关系，坚持求实和革新精神，精心设计，确保质量。应加强节能、环保、职业安全卫生及消防等配套工程设计。作为企业从事工艺生产的工程技术人员需要了解设计程序和标准规范，并具有丰富的生产实践和各专业知识，才能提供必要的设计条件和设计基础资料，协同设计单位完成符合标准规范要求并满足药品生产要求的设计工作。

我国药品管理法规定中药饮片是药品，因此中药饮片工厂设计的根据是国家的有关法规及各种规范。要符合《药品生产质量管理规范》即我国药品生产的GMP(Good Manufacturing Practice)，及《中药饮片GMP认证检查项目》的基本要求。药品生产厂房必须符合各相关专业的技术法规。如：建筑设计防火规范、建筑灭火器配置设计规范、工业企业爆炸和火灾危险环境电力设计规范、工业"三废"排放试行标准、锅炉大气污染物排放标准、工业企业噪声卫生标准、工业企业设计卫生标准、洁净厂房设计规范、工业企业照明设计标准、室外排水设计规范、室外给水设计规范、室外给水排水和热水供应设计规范、工业与民用建筑结构荷载规范、建筑防雷设计规范、工业企业采暖通风和空气调节设计规范等。

第二节 厂址的选择

中药饮片厂是生产中药饮片的场所，产品属医疗用的特殊商品，直接供病人服用。饮片厂的环境和卫生条件与饮片质量紧密相关，为了保证饮片质量，首先要选好厂址。一般应符合下列基本要求：

(1) 自然条件较好，周围无污染源：选择环境安静，空气洁净地区，周围无空气、土壤和水源污染源，无污染物或垃圾堆放，非有害虫、兽类集中地区建厂。不宜在繁华市区或交通要道地区，车多人口密集区建厂，否则，难以保持环境的清洁与安静。

(2) 交通、通讯便利,有良好的水、电供给:这些都是建厂的基础设施,需要花很大的投资,应充分考虑原有可利用的基础设施,尽量减少基础设施投资。同时也要考虑厂址的自然地形有利于厂房和管线的布置,交通联系和场地排水。

(3) 节约用地,但要留有发展余地:尽量利用荒山、荒地。根据生产规模、工艺流程的需要合理计算用地,但应在厂区一侧留有发展余地。

(4) 应避开地震多发区、洪涝区、矿山区、机场、电台、名胜、文物区。

第三节 饮片工厂的设计

生产厂房布局是根据生产工艺流程、设备、空调净化、给排水、各种设施及各规范、规章要求的综合设计结果,体现设计的规范性、技术性、先进性、经济性和合理性,是 GMP 硬件的重要组成部分。

一、厂区总图布局

1. 厂区总图布局应考虑产品工艺特点和防止交叉污染,按生产、行政、生活和辅助区等合理布局,不得互相妨碍。生产区和储存区应有与生产规模相适应的面积和空间,以便于布置设备、放置物料和生产人员的操作活动。

2. 厂区功能设施一定要配套。必须有保证饮片生产所需的生产、仓库、科研、检验、办公及水、电、汽、气公用工程等主要功能厂房设施以外,还应配备三废处理池、废渣料与垃圾临时堆放场地、停车库(棚)、机修、饭堂等辅助设施。辅助设施必须因地制宜,按实际需要配套。

3. 设置有洁净室(区)的厂房与厂外周围环境的相对位置及与厂内其他厂房设施之间的相对位置,适用于远离产生粉尘、烟雾、有毒害气体的污染源,在污染源上风侧,并有一定防护距离的原则。危险品库应设于厂区安全位置,并有降温、防冻、防爆、消防等安全措施。锅炉、三废处理、废渣与垃圾临时堆放等有严重污染的区域应置于厂区的主导风向下侧,并与厂区其他厂房有合适的安全距离。

4. 厂区应绿化,尽量减少露土面积,宜种植草坪和不长花絮、绒毛的常青灌木,不宜种花,以防花粉污染。厂区道路应选用坚固不起尘材料,如沥青、混凝土。道路应平整、通畅,宜形成环行消防车道。厂区道路应人、物分流,以减少尘粒通过人体带入车间。

二、车间的布局和要求

一般按净选、软化、切制、蒸煮、干燥、炒制、炙制、过筛、包装等工艺流程进行布局,车间厂房应按生产工艺流程及所要求的空气洁净级别进行合理布局。生产车间应按生产工艺流程顺序,紧凑、合理布局,以利物料迅速传递,便于生产操作、管理和最大限度地防止差错,防止交叉污染。每个车间或操作间有足够的生产操作、物料存放、设备维修保养、容器工具清洗及存放的面积和空间。

物料存放室设计,其面积宜以当班或当天的存放量为限。车间内不应设仓库,大量贮存物料。各生产操作室的面积以满足生产操作,安置必要的生产设备为宜,不宜大量堆放各种物料,作贮存室使用。

厂房有防止昆虫和其他动物进入的设施。地面、墙壁、天棚等内表面平整,易于清洁,不易产生脱落物，不易滋生霉菌。中药材的蒸、炒、炙、煅等炮制操作应有良好的通风、除烟、除尘、降温设施。筛选、切片、粉碎等操作应有有效的除尘、排风措施。

原药仓库尽量靠近净选车间，饮片仓库、包装仓库靠近包装车间，以缩短物料、中间产品、成品在生产过程中的运输距离，提高工作效率。

毒性药材生产设专用仓库及生产线，不得与其他中药饮片的生产相混合。直接口服中药饮片的粉碎、过筛、内包装等应在洁净厂房内生产，其净化空调系统应保证相应的温度、湿度和洁净度要求。洁净厂房与非洁净厂房之间应设置缓冲室，在洁净厂房和缓冲室中安装净化、消毒设备。

对有特殊要求的仪器、仪表，应安装在专门的仪器室内，并有防止静电、震动、潮湿或其他外界因素影响的设施。

三、设备设计与选型

1. 设备设计与选型的要求　设备设计及选型应符合生产要求，易于清洗、消毒或灭菌，便于生产操作防维修保养，并能防止差错和减少污染。选用设备宜从实用、先进、经济和方便维修保养、清洁等方面综合考虑，切忌偏面追求先进和大而全，以至加大投资与维护费用的负担。

易燃、易爆、有毒、有害物质的生产，使用的设备、设施或生产中使用易燃、易爆、有毒、有害物质的设备、设施，均应符合国家有关规定。

用于生产和检验的仪器、仪表、量具、衡器等，其适用范围和精密度应符合生产和检验要求，有明显的合格标志。所有仪表、量具等都通过计量部门检验。

与中药材、中药饮片直接接触的设备、工具、容器表面应容易清洗、消毒、不易产生脱落物。不与中药材、中药饮片发生化学反应，不吸附中药材、中药饮片。设备所用的润滑剂、冷却剂等不能对中药饮片或容器造成污染。

2. 设备的选型与安装　设备的选型应根据工艺要求，从设备的技术先进性、生产适用性、经济合理性方面进行可靠性论证分析，并对设备的可行性、节能性、配套性、环保性、维修性、操作性及寿命周期进行市场调查和综合分析比较，确保选型的正确。选购的设备应是经国家有关部门批准的标准化、规格化产品。如属于非标产品，应考虑其通用性。对确定型号的设备生产厂，应进行厂家审计，实地考察该厂的合法性及生产能力、生产管理水平、产品质量等情况，确认该厂可提供符合要求的设备。确认购置厂家后，要与厂家签订购置合同，详细写明购置设备的具体条款要求，双方签章后合同生效。进口设备时，生产部要参与对进口设备的选型考察工作。注意进口设备技术资料的完整性和维修备件的配备。

设备安装应按工艺流程顺序排布，以方便操作、防止遗漏差错。设备部门应根据工艺需要，安装布置设备。设备管道及阀门安装要方便操作及操作安全。设备、管道上监测指示仪器、仪表的安装，要方便观察、使用。溶媒管道的垂直“U”形管底部需加空管、阀。使用溶媒的设备、管道应有排除静电等的防爆设施。与设备连接的主要固定管道应标明管内物料名称、流向。生产设备应有明显的状态标志。状态标志指容器和机器的状态，有运行、停止、维修、清洗等。

传动机械的安装应加避震、消声装置。动态测试时，洁净室内噪声不得超过 70dB。设备安装应跟土建配合，合理考虑设备起吊、进场的运输路线。

四、技术力量的设计

科学技术就是生产力。广泛采用先进科学技术将使企业获得最佳的经济效益和社会效益。技术力量的设计就是对科学技术的计划使用、协调、控制的统筹规划，它包括技术力量的管理、改造、改进等方面。

1. 技术力量的管理　中药饮片生产企业主管生产管理和质量管理的企业及部门负责人，应具有中医药或相关专业大专以上学历，并具有3年以上实际工作经验。从事药品质量检验的人员应具有基础理论知识和实际操作技能中药材炮制操作人员，应经过中药及炮制知识培训。从事毒性药材、麻醉药材等有特殊要求的中药饮片生产操作的人员，应经过相关专业的技术培训，并熟知劳动保护等有关要求。中药材、中药饮片检验人员应经相关专业知识培训，具有检验基础理论知识，掌握相关质量标准和实际操作技能。中药材、中药饮片仓储管理人员应经过相关专业知识培训，掌握中药材贮存养护等技能。

2. 进行技术改造　随着科学技术的发展，社会进步，对老产品、老工艺要进行产品改造，工艺改造，技术装备改造。合理、节约利用资源，利用新材料新能源取代旧材料旧能源，应尽量考虑节约能源，设计中采取一些必要的措施，如充分利用自然光源，管道采用保温措施，以防热量的损失，循环水的充分利用等。对各类人员进行规范的培训，不断更新知识，开发智力。

3. 引进先进技术与设备　技术与设备与产品的质量和产量紧密相关，引进先进的技术与设备，加以消化、利用，也是提高产品档次的重要手段。

第四节　安全卫生和环境保护工程设计

新建、改建或扩建中药饮片或药厂饮片炮制车间工程项目都必须遵守国家的环境保护法规，切实执行环境评价报告制度和“三同时(环保设施与主体工程同时设计、同时施工、同时投产)”制度，对噪声的防治及污染物的处理和综合利用要有明确的设计方案。应设置专门的“三废”排放设备，凡涉及饮片厂安全的，尤其是防火防爆问题，必须严格按照有关的规范和法规进行处理。要考虑劳动者的健康和安全、各种消防设施、安全通道和防火墙等。

第五节　废 水 处 理

工业生产中产生较大量的生产污水和生活污水，其中有大量的有机物、细微的悬浮物、化学有毒物、油类等，必须经过处理才能排放，否则会毁坏农作物，危害渔业生产，污染环境，使区域生态系统失去平衡。通常是利用微生物转化废水中的有机物，有毒的有机物和无机物等，以达到排放标准。常用的有活性污泥法和生物膜法。

一、废水的预处理

在医药工业生产中，有相当部分生产废水含有微细的悬浮物，难以生物降解的有机物和化学有毒物，需要进行预处理。对生产中排出的水质、水量变化很大的生产废水，为了减少冲击负荷对生化处理设施的不利影响，需要采用均和调节池对废水的水量、水质加以调节。对于比重小于1的油脂及某些化合物需要采用特殊的处理。为了避免酸碱腐蚀，可用中和法处理。还可以利用化学、物理方法除去固体悬浮物。

二、活性污泥法

1. 污水的净化过程与机理　由于污泥表面积很大，表面具有多糖类黏质层，当污水与活性污泥接触后，污水中悬浮的和胶体的物质即被絮凝和吸附除去，在很短时间内（5～15分钟）就出现了很高的有机去除率。由于污水的类型以及污水接触活性污泥的性能不同，去除率亦有差异。如污水中呈悬浮的有机物和胶体的有机物多，则初期去除率大；反之，若污水中溶解性有机物多，则初期去除率就小。

污水中有机物通过生物降解，一部分氧化分解形成二氧化碳和水，一部分合成细胞质形成菌体。如果形成菌体的有机物不从污水中分离出去，这样的净化不算完成。为了使菌体从水中分离出来，现在大多使用重力沉淀法，用易于形成絮凝体的细菌，如菌胶团属、假单孢菌属、芽胞杆菌属、小球菌属、黄杆菌属、杆菌属等，在一定条件下凝聚除去。

2. 活性污泥法的运行方式

(1) 传统活性污泥法：污水和回流污泥从池首端流入，呈推流式至池末端流出。污水净化的第一阶段吸附和第二阶段的微生物代谢是在统一的曝气池中连续进行的，进口处有机物浓度高，沿池长逐渐降低，需氧率也沿池长降低。活性污泥几乎经历了一个生长周期，处理效果高，特别适用于处理要求高而水质较稳定的污水。其缺点是：进水浓度尤其是有抑制物质的浓度不能高，不适应冲击负荷。

(2) 完全混合法：完全混合法是目前采用较多的新型活性污泥法，它与传统法的主要区别在于：混合液在池内充分混合循环流动，因而污水与回流污泥进入曝气池内立即与池内原有混合液充分混合，进行吸附和代谢活动。因此，进入曝气池的污水能得稀释，使波动的进水水质得到均化；能够处理高浓度有机污水而不要稀释，仅随浓度的高低程度在一定污泥负荷率范围内适当延长曝气时间即可；池内各点水质均匀一致，各部分工作情况几乎完全一致。

三、生物膜法

生物膜法与活性污泥法是废水好氧生物处理的主要方法，活性污泥法作为废水的二级处理，目前制药工业中已被广泛采用，但该法还存在耐冲击负荷能力低、会发生污泥膨胀、剩余污泥较多等缺点。生物膜法克服了污泥法这些缺点，但也存在滤床易发生阻塞等问题。

1. 生物膜及生物膜法的特征　生物膜是微生物均匀附着，生长在固体介质表面的膜体。它同样存在着生长、衰老等阶段，衰老后的膜从介质表面脱落，是一种具生命活力的膜。废水通过生物膜时被生化降解而得到净化，因此，生物膜法也称为生物过滤法。生物膜的性能与膜的厚薄程度、膜上微生物的种类、水流速度、营养物数量等因素有关。生物膜太薄，生物总量少，相应容积负荷也低；生物膜过厚，容易发生厌氧，影响出水质量。因此，生物膜表面积大小、生物总量、生物生长情况对处理装置的容积负荷、处理效果等有着极重要的影响。

生物膜法的最大特征是由固体介质和生物膜构成生物滤床，外形结构有池、槽、塔等多种。

2. 生物膜法净化原理

(1) 生物膜的形成：生物膜是一种由微生物群体所形成的生物黏状物，附着在固体介质表面。当废水中有足够的营养物质和氧气时，这些微生物就能在固体介质表面上栖息，繁殖生长。经过初生、增殖、加厚，产生厌氧层，达到平衡，脱落几个阶段，完成繁殖—生长—衰亡的代谢过程。到了后期，水流的机械磨擦力加速了衰老膜的剥落，在脱落处，又露出新的介质表面，生物膜又开始重新生长。

(2) 生物膜上的构成生物：生物膜上的生物相与活性污泥生物相有相同之处，但也有其自身的特点。

① 细菌、真菌：细菌是对污染有机物起降解作用的主要生物，常以菌胶团形式出现，同时还有球衣菌、硫丝菌等丝状菌。上层生物膜均匀而稠密，以异养菌为主，下层生物膜厚度小，则多为自养菌。

真菌在活性污泥中很少见，但在生物膜中却很普遍，主要有刀霉属、地霉属、分枝孢属等。

② 藻类：藻类生长需要阳光，因此只限于在滤池表面生长，它在净化过程中作用很小。

③ 微型生物：生物膜上的原生动物与活性污泥相同。生物滤塔处理生活污水时，上层原生动物多为草履虫、肾形虫、豆形虫；下层多属固着型纤毛虫，如钟虫、盖纤虫等。后生动物主要为线虫和轮虫。在生物转盘和接触氧化塔中常见的多是线虫。在滤池和生物滤塔中则多出现轮虫。线虫及其幼虫能使生物膜软化，促使生物膜脱落更新，能使生物膜保持良好的生物活性和净化能力。

(3) 生物膜的净化机理：生物膜法的构型虽有多种，但生物膜与污水之间的关系大体可分为浸没式（如接触氧化塔、生物床等）、湿润式（如生物滤池、生物滤塔等）和介乎二者之间的半浸式（如生物转盘），它们的净化机理均依赖于生物膜与污水的接触，污水中含有丰富的营养物质，在充氧的情况下逐渐生长成为成熟的生物膜，污水中绝大部分有机物是在生物膜表层约 0.2mm 的好气性生物膜内降解，使附着水层得到净化，流动水层与附着水层相接触，在传质作用下，流动水层中的有机物传递到附着水层再被净化，从而使废水在流动过程中得到净化，好气微生物的代谢物，如水、二氧化碳等又通过附着水层传递给流动水层，再排出构型物外，以完成生物降解的物质（能量）交换过程。

在净化过程中，微生物仍不断增殖，生物膜继续增厚，在超过好气层的厚度后，其深部变为厌氧状态，开始形成厌氧层、厌氧菌的代谢产物硫化氢、氨气通过递质排出膜外。

生物膜的成长初期，代谢旺盛，净化功能也最好，而微生物的代谢速度与有机物和溶解氧的浓度有关。同时，废水的净化速度与生物膜的表面积及生物总量有关。

3. 生物接触氧化法 生物接触氧化法是利用生物膜进行废水净化的一种处理方法，其耐冲击负荷能力强，容积有机负荷高，占地省，较宜作为制药废水处理，南京中药饮片厂就用该法处理废水。

第六节 中药饮片厂的 GMP 认证

2008 年 1 月 1 日以来，我国中药饮片的生产实施 GMP 管理。中药饮片生产企业（车间）按照国家规定实施 GMP，须按照《药品 GMP 认证管理办法》的程序，填报《药品 GMP 认证申请书》和报送相关的资料；省、自治区、直辖市食品药品监督管理局对辖区内的申报中药饮片生产企业要求 GMP 认证的，进行资料审查与现场检查，提出审核意见，报国家食品药品监督管理局审批；对认证合格的企业（车间）颁发《药品 GMP 证书》，有效期 5 年。在有效期内，两年检查一次。新开办企业有效期 1 年，1 年有效期期满时复查是否合格，合格后有效期为5年。省、自治区、直辖市食品药品监督管理局负责对辖区内取得《药品GMP证书》的企业(车间)的监督检查工作。

中药饮片GMP的实施既有同于其他药品的同一性,又有它的特殊性。GMP的实施是一项系统化工程,涉及对国家药品监督管理法律、法规及规章的理解和消化,也涉及饮片生产企业在硬件方面的完善和提高,所以工作细、任务重。在申报GMP认证前,企业应围绕中药饮片GMP要求,扎扎实实地做好人员、硬件及软件的准备,力求顺利通过GMP认证。

一、人员培训

加强员工培训,提高GMP实施效果。人员是质量活动的主体,是影响质量的第一要素,为此对全员进行GMP培训是实施GMP必须做的基础工作。只有做好人员的准备,使GMP认证机构有效运转起来,企业才能顺利实施GMP。在培训中企业可根据自身情况采取如下措施:送出去接受系统培训;请进来进一步转变观念和开扩视野;分层次分级的企业内自我培训,以达到改变观念、掌握基本知识、熟悉管理程序及本岗位专业或操作技能为目的。

为了提高教育、培训、考核的效果,企业应制订相适应的各种教育、培训和考核管理标准,并在每个岗位工作标准中对该岗位人员的素质要求作出严格规定,颁布后强制执行。根据培训特点可将培训分成几类,如上岗培训、转岗培训、GMP知识培训、岗位培训、继续教育培训等,同时对培训记录进行表格化,对每期教育培训内容和每位员工的教育培训过程进行详细记录并建档备查。培训结束后由人事部门对每位员工培训接受教育情况进行一次评定,作为员工能否上岗的前提条件。

二、硬件建设与改造

企业应在准确理解GMP对硬件要求的基础上,结合本企业实际因地制宜对GMP硬件实施改造。硬件是企业药品生产必不可少的物质基础,其装备水平直接影响GMP实施的效果。企业应通过对GMP的准确把握及对自身客观实际情况的思考,根据GMP要求及本企业生产工艺特点,对厂房进行建设与改造,对工艺进行合理布局,并配备相适应的各种设施。选择购置设计安装合理、结构及性能均符合GMP要求的生产设备、公用设备和辅助系统,提高设备自动化程度和防污染能力。对于部分仍可使用的设备进行维修,根据需要配备计量仪表,提高监控能力,避免和减少人为操作差错,并对其制订详细的验证措施,确保设备性能符合饮片生产工艺要求。

三、软件的编写

企业应在准确理解GMP要求的基础上,加强GMP软件系统的建设。应规范与生产和质量管理活动有关的一切行为,建立起一套适合本企业实际并达到有效管理的GMP文件系统,是企业文件编制应首先考虑解决的重点问题。为了确保GMP中的各项质量保证职能落实到实处,企业首先应根据GMP要求对企业内部的管理职能进行科学调整,并对企业各部门的职责进行界定,强化质量管理部门的监督作用。为了使中药饮片生产全过程都能实行严格有效监控,企业应设立独立的质量保证(qualifty assurance,QA)管理机构,同时在各部门分别配备专职质量管理员或检验员,各部门的专职质量管理员或检验员的权限不受该部门约束,由QA部门统一指挥。

其次，企业应根据国家企业标准化系列管理标准要求，并结合本企业生产质量管理实际，起草编制整套生产管理文件、质量管理文件。文件分成四大类，即管理标准、技术标准、工作标准、质量记录，文件按类别分职能或部门统一编码。文件一般由使用部门起草，每份文件必须经有关部门或专家进行会审，审批时参考会审意见。对与饮片生产质量直接相关的文件还规定必须经生产部门、质量保证部门、GMP办公室进行会审，以确保文件的质量及可行性。为便于文件管理并确保分发使用的文件为批准有效的现行文件，在每份有效文件上应加盖“有效控制”章及控制码。

四、组 织 实 施

中药饮片生产企业与其他药品生产企业不同，具有传统中医药特色，原料资源是植物、动物、矿物，通过加工炮制成为饮片。加工方式过去多为手工、简陋操作，质量得不到保证。近年来，在实现中药现代化的原则指导下，遵循炮制理论的原则，炮制工艺筛选优化、饮片标准制定、厂房设施建设、炮制设备开发等取得了很大进展，为进一步提高中药饮片生产水平与质量管理水平打下良好的基础。因此，饮片企业的领导不仅要抓紧实施硬件的改造，改变作坊式生产的状态，同时要根据自身饮片生产的特点和要求，建立和完善组织机构和质量保证体系。按照我国对中药饮片生产企业GMP认证的要求，制定规划、落实责任、加强监督、逐项检查。要自上而下又自下而上地发挥每一位职工的作用，全员动员，使各项工作落到实处。

第八章 中药炮制研究

第一节 概　述

一、中药炮制研究的意义

中药炮制是中医药学的重要组成部分，它是根据中医药理论，依照中医临床用药需要而产生和发展起来的一门制药技术。中药材经依法炮制后的制成品称为中药饮片。中药饮片主要供中医临床处方用药，也是中药成方制剂的原料药。

药材炮制后入药用是中医用药的特点之一。药材经炮制后可适应不同组方的需要，使方药配比准确，增强方剂对病变部位的作用，提高方剂的疗效；消减方中某些中药的不良反应；调整方剂部分适应证，扩大应用范围；便于处方调配和制剂。因此，中药炮制是保证饮片质量和临床用药有效安全的重要环节。

由国家16部门联合制定并发布的《中医药创新发展规划纲要（2006—2020）》（简称《纲要》）中，确定了"继承、创新、现代化、国际化"四个方面的基本任务，明确提出把"开展中药饮片传统炮制经验继承及炮制工艺与设备现代化"列为优先发展的领域之一。但是由于种种原因，中药饮片的炮制目前还不能适应中药现代化的要求。例如，饮片的原药材基源和采收加工不规范；炮制工艺的规范化及饮片质量标准化研究才刚刚起步；炮制机理的研究很不深入；饮片的产业化发展相对滞后等。因此，要实现中药炮制现代化，必须对中药炮制进行全面深入的研究。只有搞清炮制历史沿革，才能正确地运用现代科学知识和手段进行实验设计和研究；只有搞清了炮制作用原理，才能指导和促进炮制方法的改进，进而使炮制工艺规范化，饮片质量标准化；只有有了科学可行的质量标准，才能确保临床用药有效安全。

二、中药炮制研究的指导思想

中药炮制研究应本着继承是基础，现代科学技术是手段，发扬是目的，临床是后盾，现代化是目标的原则。

1. 以中医药理论为指导　中医药理论极为丰富，不同的研究内容应结合相关的中医药理论，这样才能使研究工作既做到了用中医药理论作指导，又保持和突出了中医药特色。中医药理论核心和特色最根本的是整体观、辨证论治和综合作用。中医把人体视为有机整体，并把人体与外界环境也视为一个有机整体，把疾病视为病因作用于机体的整体反应，诊断和治疗时将机体和疾病置于系统之中统筹考虑。中药本身也是一个系统，其中存在着多种化学成分，主要有两类：一类是有机化合物类（即生物配体）；一类是无机化合物类（即微量元素和金属离子）。各种成分间的相互作用和影响十分复杂。一种或几种化学成分单体,往往不能代表中药药性理论的物质基础。中医用药绝不只是用单体成分,例如,黄连和黄柏中皆含小檗碱,但黄连与黄柏并不能相互替代使用。因此,中药炮制研究如果脱离了中医药理论和中医临床用药经验的指导,仅从单一成分(有时仅是指标成分)或适合纯化学成分的某种药理实验来研究和评价中药炮制作用,是不够完善的,其成果不但不会为中医药人员接受,更不会使中医药发扬光大。例如,苦杏仁制霜或制饼药用,有悖于中医传统理论及临床用药原则。中医认为,咳喘属于肺,肺与大肠相表里,临床见有痰浊壅塞,肺气不宣的喘满证,往往兼有便秘或下利等症,治疗时宣通肺气,则大便自调;反之,大便秘结,也可引起肺气喘满,治疗时使大便通畅,则喘满亦可消失。因此,如果单纯从止咳平喘作用出发,仅考虑保存苦杏仁苷而榨去润肠作用的苦杏仁油,忽视苦杏仁在临床上的整体治疗作用,中医药人员难以接受。苦杏仁功能降气止咳平喘,润肠通便,主治咳嗽气喘,胸满痰多,血虚津枯,肠燥便秘等症。用苦杏仁苷对苦杏仁的功效作微观化解释显然是不全面的。苦杏仁苷有镇咳平喘作用,苦杏仁中百里香素(P-Cymene)有明显的祛痰作用,所以口服苦杏仁煎剂后,有镇咳祛痰两种效果。近有报道,苦杏仁有抗癌作用,是由于扁桃腈而非氰化物所致。又有报道,苦杏仁中含有24种微量元素:K、P、Si、Mg、Ca、Fe、Na、Al、Cl、Zn、Cu、Sr、Mn、Ba、Br、F、Ni、Co、V、Cd、Cr、I、Be、Se等。这些微量元素与有机成分或它们的配合物进入人体后,不可避免地要与体内各种生物活性成分发生反应,影响用药的安全性和有效性。若误服过量苦杏仁可致中毒。其机理就是苦杏仁苷在体内分解成的氢氰酸很易与细胞色素氧化酶的三价铁反应,形成酶-氰复合物,使细胞呼吸抑制,组织窒息,引起死亡。再如,对中药制炭的研究,大多数用出凝血时间为药理实验指标,这也是不全面的。因为炭药除止血作用外,还有其他多方面的作用。即便是出血,其出血原因各异。有因血热妄行而出血,有因瘀血而出血,有因脾不统血而出血,有因阴虚阳亢而出血,又有外伤性出血、消化道出血、呼吸道出血等。

2. 利用现代医药知识和手段 强调以中医药理论为指导,并非否定运用现代医药知识和手段。近年来,已广泛应用化学、药理学、微生物学、免疫学、生物化学、物理学等近代科学技术,对中药炮制的原理、方法、工艺等方面进行了部分研究,取得了较多的成果。例如,借助于化学和药理学技术,已基本阐明乌头的毒性成分和炮制降低其毒性的机理。乌头中含多种生物碱,以双酯型的乌头碱(Aconitine)、中乌头碱(Mesaconitine)和下乌头碱(Hypaconitine)毒性最强,乌头药材经加水、加热处理,使双酯型乌头碱第8位碳原子上的乙酰基水解(或分解),失去一分子醋酸,得到相应的苯甲酰单酯型乌头次碱类,其毒性约为双酯型乌头碱的1/200～1/500,再进一步是第14位碳原子上的苯甲酰基水解(或分解),失去一分子苯甲酸,得到亲水性氨基醇型乌头原碱类,其毒性仅为双酯型乌头碱的1/4000～1/2000。乌头炮制减毒的另一个原因可能是由于炮制过程中脂肪酰基取代了第8位碳原子上的乙酰基,生成毒性较低的酯碱(Lipoal kaloid)之故。再如,对大黄不同炮制品作泻下、解热、抑菌、止血、消炎、免疫作用及抑制消化酶活性等的系统研究,为正确评价大黄的炮制意义,进一步肯定与认识大黄泻下作用以外的其他药效,提供了可靠的依据。对研究含大黄复方制剂的配伍理论及制剂工艺也有重要的参考价值。大黄经制熟后泻下作用缓和,抑菌效力增强,除与大黄蒽醌衍生物含量变化有关外,与熟大黄中具生理活性的缩合鞣质单体、d-儿茶素的减量、水解鞣质单体、没食子酸的增量等有关。

第二节 中药炮制的研究内容

一、中药炮制传统经验的研究[1]

要研究中药炮制，首先要了解炮制的现状。解放后，在调查和总结老药工的炮制经验方面做了大量工作，陆续整理出版了各省、市《中药饮片炮制规范》和全国性《中药炮制经验集成》，使广大中药人员长期实践积累下来的宝贵经验基本上得到了汇集。近年来又相继出版了《中药饮片炮制述要》、《中药临床生用与制用》、《新编中药炮制法》、《中药炮制学》等，为中药炮制的生产、教学、科研提供了重要参考。

二、中药炮制历史文献的研究[1]

研究中药炮制只从现代炮制经验出发是不够的，还必须搞清炮制的历史沿革。因为现代炮制经验多数是“师徒相传，口传心授”继承下来的，各地遵循不同，制法不一，因而造成各地各法，以及工艺要求极不统一的状况。只有搞清现代某一炮制的历史源流、原始意图和演变过程，才能正确地运用现代科学知识和手段进行实验设计与研究。

原中国中医研究院中药研究所等单位协作，摘录汉代至清代 167 部古代中医药书籍中有关炮制的内容，集辑成《历代中药炮制资料辑要》，对研究炮制的起源、原始意图和演变过程提供了部分历史资料，但这些资料只是按原本草罗列，尚未系统地综合分析，不便查阅。王孝涛等又在此基础上，编辑出版了《历代中药炮制法汇典》，分古代和现代二册。古代部分收集常用中药至清代以前的主要炮制文献，每味药按处方月名、炮制方法、炮制作用系统整理；现代部分以搜集《中国药典》和全国各地中药饮片炮制规范的资料为基础，增添了 1985 年以前有关现代科研技术资料等内容，每味药按来源、炮制方法、现代研究系统整理。全书共收载常用中药 552 种。该书为中医药教学、科研、临床及生产提供了丰富的文献资料。

近年来有关杂志发表了一些炮制沿革研究的文章，对炮制研究设计提供了一定的参考，但不难看出，有的文章所论述的内容与引用的史料不够严谨，甚至存在错误，如果以此进行实验设计和成果评价，必然会造成失误。因此，继续搜集和整理中药炮制文献史料，对现有的文献资料作进一步补充、修正和完善是很有必要的。

三、中药炮制作用原理的研究

中药炮制原理的研究就是探讨中药炮制能减毒、增效、缓性或产生新药效的机理，这是炮制研究的核心。只有了解中药炮制前后理化性质和药理作用的变化，以及这些变化的临床意义，才能对炮制方法做出较科学的评价，指导和促进炮制方法的改进，制订饮片质量标准，提高药品质量，确保临床用药有效安全。这方面已有的研究多集中于有毒中药的炮制、传统认为炮制前后作用差异较大的品种、炭药以及药材已知成分和药理作用与中医所说的药效接近的品种。不少研究成果对阐明中药炮制的科学内涵和临床用药理论具有重要的意义。例如，马钱子经炮制减毒的原理是因其在砂烫或油炸等加热炮制过程中，马钱子碱首先被破坏，而士的宁被部分破坏，同时转化生成毒性较小的异马钱子碱、异士的宁碱及其氮氧化物之故。又如，黄芩经用沸水煮或蒸软后切片，其色黄而鲜艳，若用冷水泡软切片，则饮片变绿色，这是因黄芩中含有酶，冷水能使其中的黄芩苷和汉黄芩苷酶解后产生葡萄糖醛酸和两种相应的苷元，而其中的黄芩素是一种邻位三羟基黄酮，本身不稳定，容易氧化转为醌类衍生物而变绿色。再如，生槐米多用于高血压病，槐米炭多用于热性出血病证，这是因为槐米经在一定的温度条件下炒炭，所含芦丁可以部分转化为鞣质，鞣质含量增加之故。

此外，随着现代分析技术的提高，还有些药物的炮制机制逐步得到阐明。如半夏为临床上最常用的有毒中药，其毒性成分曾经有草酸钙针晶、原儿茶醛葡萄糖苷、尿黑酸等说法。临床和药理实验的文献报道一致认为，生半夏的毒性主要表现为对多种黏膜的直接刺激，导致口舌刺痛肿胀、失音、呕吐、水泻等副作用；经过生姜、白矾和石灰水炮制之后能够降低刺激性毒性以及提高半夏的药理功效也都已得到了大量实验数据的证实。半夏的炮制减毒机制在于通过白矾和白灰水破坏具有强烈刺激性的毒针晶，使其毒性降低。

综上所述，目前真正搞清炮制原理的中药为数不多，这方面研究任务相当繁重，特别是对酒制、醋制、蜜制、制炭等这些炮制大类的理论研究难度更大，但这类研究对炮制工艺的规范化、生产机械化、饮片质量标准化、管理现代化及炮制学科的发展是有极其重要意义的。

四、中药炮制方法和工艺的研究

由于受历史条件的限制，目前全国各地的炮制方法、技术条件、质控指标、辅料规格及用量等有待进一步统一。近年来对中药的炮制工艺研究报道较多，主要围绕优化最佳炮制条件，选择最佳辅料，改革传统工艺，提出新工艺，对有异议的传统炮制方法进行新的评价等。其中部分研究成果已被现代化生产推广应用，例如，从龟甲入汤剂的角度出发，以水煎出物量、氨基酸、总氮、灰分等为指标，比较生龟甲、砂烫龟甲、砂烫醋淬龟甲这 3 种炮制工艺，以砂烫醋淬工艺为佳。又如，用“加酒热压法”制大黄、“高压蒸法”制草乌、“蜜烘法”制黄芪、“氮气熏蒸法”制金银花等，皆大大提高了生产效率，并保证了药品质量。但是，由于多数中药的炮制原理尚未阐明，故中药加工工艺研究的深度和广度受到很大的限制。不少工艺研究缺乏能代表中药功能的成分和药理指标，更缺乏与临床相结合的研究。例如，地黄具有多方面的药理作用和临床药效，目前仅对多糖、单糖、氨基酸、微量元素等成分和部分药理作用做了初步研究，想以此阐明地黄的炮制意义，并对其炮制工艺进行选择，显然是具有一定的局限性。又如，清半夏、姜矾制半夏、石灰甘草制半夏，虽然均能解半夏毒，且生产周期缩短，但由于半夏的有效成分和有毒成分尚未完全探明，炮制程度只能以“口尝微有麻舌感”判定，炮制品质量不可能稳定。

随着科技的不断发展，一些高新技术如微波技术和远红外技术已应用于干燥、炒法、炙法、煅法等炮制工艺中。虽然目前这些新技术还没有适用于大生产的设备，应用也不够广泛，但已有大量文献报道与传统方法比，炮制工艺参数易控制，操作准确，且省时省力，减少了烟尘对环境的污染，炮制品色泽均匀，无焦斑。相信这些新技术在炮制工艺研究中将会有很好的应用前景。

五、中药饮片质量标准的研究

质量标准是控制药品质量，保证患者用药有效安全的重要内容。评价一个药品的质量应包括三个方面，即真实性、纯度和品质优良度。真实性是通过药物来源、性状和鉴别项目来体现的，纯度是通过有关检查项目来检查的，品质优良度是由浸出物测定和有效成分的含量测定来衡量的。目前对中药饮片质量多数品种未作规定。这是因为炮制方法和工艺极不统一，炮制品的规格标准仍主要依据形态、质地、色泽、气味等传统经验判断，很难掌握一致。饮片质量标准包括产品标准、生产过程标准、生产工艺标准与管理标准。其中，生产过程、工艺与管理标准是实现产品标准的基础与必要条件。国家有关部门已注意到饮片质量标准的研究工作，规定全国所有中药饮片生产企业2007年12月底全部通过GMP认证，并拟对中药饮片实施批准文号管理。科技部在“九五”末期至“十五”期间，先后资助启动了90种中药饮片的炮制规范化研究和饮片质量研究，已取得可喜成果。

目前，饮片质量标准的研究还存在不少问题。例如《中国药典》、《全国中药炮制规范》和地方中药炮制规范共同形成了中药饮片质量的三级标准，但这三级标准都存有“不完善”的地方。《中国药典》2000年版中收录的534种中药材中，有379种需要切制或炮制后入药，其中仅有20种有质量标准单列，对其他品种均未制定饮片质量标准；《中国药典》2005年版也仅是新增和修订了13个饮片品种的质量标准。部颁标准、地方标准年代已久，内容也较陈旧，《全国中药炮制规范》是1988年版，地方标准如《北京市中药炮制规范》是1986年版，《湖南省中药炮制规范》是1983年版。

饮片质量标准的研究必须将经验鉴别与现代科学技术紧密结合，从炮制品性状、净度、水分、灰分、浸出物量、有效成分、毒性成分或(和)指标成分的含量、农药残留限量等方面加以控制，实行多指标综合评价，研究探讨出一个科学、系统、可操作性强、能真正反映中药内在质量的评价方法，以全面控制饮片质量，保证临床用药安全、有效。

六、中药加工炮制设备的研究

中药饮片加工生产长期以来靠手工操作，20世纪60年代以后逐步引用或研制了一些机械设备，但机械性能有待进一步改进。

在净制方面，近年来不断采用多种电动机械代替手工操作。如用碾米机去苍耳子刺、去诃子核；将糖衣机用于毛知母、骨碎补、狗脊等去毛；将小型圆盘式切药机的刀片改换成桐木刀片，用于苦杏仁脱皮；将SGP-100型圆盘式切药机的刀刃斜面制成菱形块面，可脱除杏仁、桃仁、白扁豆等的种皮；将Hy-WZQ型或WZQ型卧式转盘切药机刀盘上的刀口，用厚薄两种刀片封闭，调节刀床(或刀盘)与出料口的距离，可脱除杏仁、桃仁等的种皮；利用旋转式切药机，还可加工去金樱子毛与内核；利用滚筒式炒药机可去除骨碎补表面的绒毛(小鳞片)。净选加工专用机械设备，有GQ-IA型滚筒式去毛机，可用于毛知母、香附、骨碎补、枳壳等多种药材去毛、去瓤等加工；鄂TP-2型脱皮机，除主要用于杏仁、桃仁去皮外，还可用于益智等去壳。FLB型变频立式/卧式风选机和FLBX型变频立式/卧式循环风选机利用药材与杂质的比重差异实现药材与杂质的有效分离，主要用于除去药材中的药屑、灰屑、毛发、泥沙、塑料纸(绳、片)、金属物(铁)、动物的排泄物(老鼠屎)等杂质，该风选机设有废气处理装置可避免粉尘对大气环境的污染。SXR型柔性支承斜面筛选机和SXZ型振动筛选机用于除去药材中的药屑、灰屑、泥沙等杂质，同时在精制饮片加工中，也可对药材按形状或尺寸进行分级选别。XCD带式磁选机和XCB棒式磁选机可利用高强度磁性材料，除去物料中的铁性物质和含铁的沙石。

在洗药设备方面，以前主要有滚筒式、刮板式、链板式等几种类型洗药机。从使用情况看，均不同程度地存在着净选效果欠佳，污水排放不畅，耗水量大，物料输出、输入多靠人工等不足之处。目前的洗药机在确保药材被洗净的前提下，不用水、少用水、快速水洗、洗净效果好是其重要的设计准则，以避免或减少药材有效成分的流失，节约水资源，降低对环境的污染。XG型干式表皮清洗机利用物料的自重、摩擦等原理，采用“不用水”的方式除去其附着在表面的杂物，是一种干洗设备，对于块根类药材，具有良好的洗净效果，避免了有效成分的流失。XY 系列循环水洗药机是在现有洗药设备的基础上，结合先进的喷淋技术设计的新产品。其特点是：装置了高压水和喷淋水双喷淋系统，以便适应不同清洗难度药材进行洗净的要求；设计了双水箱、泥沙二次过滤、水位和水混浊度观察镜、高压水泵等装置，产品性能优越，外观整齐、大方。具有节约用水、减少污染、洗净效果好、实用性强等优点，满足了少用水、快速水洗的净制要求。

在药材软化工序方面，过去均采用浸、泡、漂、洗、润法。不仅费工费时，且药物成分流失严重。用减压冷浸软化装置，经对甘草、槟榔等 5 种类型 40 种药材作批量生产试验，既可使药材达到软化要求，又可保证饮片质量，提高工效约 30 倍。用多能提取罐加压快速引润法或真空喷气快速引润法，可大大缩短药材软化时间，保证饮片质量。QRY 系列（真空）汽相置换式润药机，将药材置于高度密封的高真空箱体内，使药材内部的微孔产生真空状，通入低压水蒸气，利用负压和气体具有极强的穿透力的特点，使水蒸气充满药材内部的微孔，完成“汽—气”置换的过程。此外，对甘草、白芍、天麻等 23 种药材，用蒸气加热法代替用水浸润法软化药材，可减少成分流失；对鹿角胶、龟甲胶、天麻、白芍、羚羊角等富含角蛋白、壳蛋白、胶质、黏液质等高分子物质，质地坚硬，难以切制的药材，用干燥箱烘烤软化处理后切制；对泽兰、仙鹤草等草质类及叶类药材，使其均匀地放在输送带上，通过装有喷水或喷蒸汽的通道，使药材迅速软化后直接送至切药机上切制，可流水线作业，提高生产效率。

在切药设备方面，主要有剁刀式和旋转式中药切药机。前者适用于根、根茎类，全草类药材切片，后者还可用于半夏、延胡索、槟榔等颗粒状及块状药材切片。如 390-Z 型切药机、G4-10 型剁刀式切药机、全封闭移动式中药切药机，以及 XQY-500 型小型中药切药机等在生产和科研中得到较普遍使用。此外，对转盘式切药机进行改装后，既可用于切横片及球茎类药材，又能切斜片、切段、并能连续进料。将单冲压片机改装成切药机，用于梅花鹿鞭、海狗鞭、广狗鞭等坚韧难切药材的切制，提高工效 2 倍。采用木工多用刨床，对苏木、降香、沉香、檀香等木质坚硬药材的刨片，收到良好的效果。采用 SF-170 型高速粉碎机加工麻黄绒，效果满意，工效高，劳动强度低。传统的剁刀式和旋转式切药机已有 30 多年的历史，具有产量高、适应性强等优点，在我国的制药行业有着举足轻重的地位。然而，随着中药产业化、现代化的发展，这些产品已不能满足中药材加工的要求。目前，切制机械的发展方向是技术上符合易拆洗、易清洗、不漏料、不污染物料，性能上满足加工精致饮片、颗粒饮片、低噪音的要求。采用“切刀—垫板”式切制原理的 QWZL-300 型直线往复式切药机就可满足加工精致饮片的要求。QXL 型（自适应）旋料式切片机则是物料从高速旋转的转盘中心孔投入，在离心力的作用下滑向外圈内壁作匀速圆周运动，当物料经过装在切向的固定刀片时，被切成片状。适合根茎类、果实类药材的切片和精制饮片加工。

在炮制设备方面，滚筒式炒药机上加一个简单的喷头装置，就可用于需边炒药边喷洒液体辅料的药材炮制；对转鼓式炒药机改装有 3 个不同转速调速器，可基本满足各类中药炮制时的温度要求。新设备有 CYJ-90 型中药饮片炒药机、ZHC600/800 型和 800/1000 型红外线中药炒药机、DZC-640 型电热式炒药机、电子顺控炒药机和中药电脑炒药机等。电子顺控炒药机采用 SK2-9 型顺序控制器，使投料、炒药、出料、过筛、风选、吹冷、包装均能自动操作。炒出的药品符合质量要求，车间环境亦符合制药卫生标准。中药电脑炒药机采用电子计算机终端控制系统，具有烘烤加温、恒温、程序升温，能由计算机输入各项炒药工艺参数，实现自动开门进料，自动控制搅拌的转速和开停，自动定量喷淋液体辅料，自动排烟排气，自动开门出料，装有工艺记录仪表，可进行工艺数据的贮存和录制，工艺数据和工作状况可在终端屏幕汉字显示，并以汉字问答式输入操作，发生机械故障时有电器保护和报警装置，备有自动和手动两套工艺控制系统。该机适用于中药的炒黄、炒焦、炒炭、酒炙、醋炙、盐炙、姜炙、蜜炙、麸炒、土炒、米炒、砂烫、蛤粉烫、滑石粉烫等多种加工炮制。ZYG 型可倾式蒸煮锅和 ZX 型蒸煮箱可用于中药材的蒸、煮炮制。

在饮片干燥方面，常用的有翻板式干燥机、热风干燥机、YHW806A 型远红外辐射干燥箱等，这些设备的干燥效果和干燥能力较自然干燥明显提高。目前还有的用太阳能干燥技术，如 CFC-2 型回流内反射式太阳能干燥器，此种设备不仅能保证饮片质量，而且可节约大量的能源，降低生产成本，值得进一步研究推广。

第三节　中药炮制的研究方法

一、选择课题[2-3]

(一) 选题原则

选择科研课题，即确定科研的主攻方向和具体目标，是科研的起点和关键。选题恰当与否，是关系到科研工作成败、成果大小及水平高低的重要因素之一。中药炮制研究选题的程序及原则与其他领域的研究选题基本相同，必须坚持实用性、可行性、科学性、创造性、效益性的选题原则。

1. 实用性　研究课题要有一定的实用价值。就科学技术是第一生产力而言，科研选题不能离开社会的需求，否则，难以权衡其价值，也得不到社会和行业的支持。

对中药炮制研究的选题来说，首先选择毒性药材进行研究，其次选择贵重药材、传统认为炮制前后作用差异较大的药材、炭药以及药材已知成分和药理作用与中医所说的药效接近的品种。只有了解了这些药物炮制前后理化性质和药理作用的变化，以及这些变化的临床意义，才能正确地指导和促进炮制方法的改进，制订饮片质量标准，提高药品质量，确保临床用药有效安全。

2. 可行性　坚持选题的可行性或可能性原则，即考虑完成课题的条件。选题时分析课题的难易程度，预期达到课题目标所必须具备的客观条件，要从研究方案、课题的组织领导、研究人员组成、仪器设备、研究经费、主客观条件的相互结合与联系等方面进行综合考虑。对中药炮制研究来说，科研人员必须有较坚实的中医药知识，同时具有一定的现代科学知识和技能。只有将中医中药传统理论、经验与现代科学知识、技能结合起来，其研究成果才能为中医药人员所接受。

3. 科学性　科学研究本身就具有科学性，科学性的核心是实事求是，违背事实和客观规律就没有科学研究的意义。目前中药炮制研究选题多数是验证传统炮制理论和方法，这是正确的，但其中也有的是误传误用。例如，《中医药典》1985 年版规定龟以腹甲入药，名为龟板。经对部分历史文献资料调查，元、明以前，龟上甲与下甲皆可入药，后因种种原因龟上甲被废弃。因此从龟上下甲能否等重量替代入药，入汤剂时以何种方法炮制的饮片最佳的角度，列项进行系统研究，其成果为恢复龟上甲药用提供了文献依据和实验依据。《中国药典》从 1990 年版起规定龟以背甲(上甲)及腹甲(下甲)入药，名为龟甲。由此看来，选题必须进行广泛深入的调查和课题检索，在反复分析研究的基础上，很慎重地确定科研课题，避免把一些没有足够的和可靠的科学依据的课题轻易地确定下来，造成人财物的浪费。

4. 创造性　在科学技术发展成为人类重要活动的今天，经济竞争，归根到底是科学技术发展的速度和水平的竞争。选题首先要弄清楚与该课题相关的研究已取得的成果现状，其次要把继承和创新结合起来。不继承前人的理论观点、思维方法和研究成果，创造就缺乏根基。例如，有毒种子果实类中药的制霜，传统方法是“取净药材碾碎如泥状，经微热、压榨除去大部分油脂后，取残渣研制成符合规定要求的松散粉末”。该工艺存在以下缺点：一是种子果实需要去除皮壳，费时费力。二是除去大部分的油脂浪费资源，因为油既是有毒成分，又是治疗成分，不是去除越多越好。三是制霜工艺不能实现规范化、标准化。为了克服有毒种子果实类中药用传统工艺制霜存在的问题，张兆旺研究了“有毒种子果实类中药的制霜工艺”并申请了此项专利。该发明具有以下优点：①制霜工艺不需要去种皮或果皮，直接进行加工，药材利用率高，节省了工时；②制霜工艺简便规范，利于生产过程监控；③种子果实类中药的脂肪油得到充分合理的应用；④产品的质量稳定可控。

技术创新不一定都是发明创造。对中药炮制研究来说，其设计指标和方法是否符合中医药理论，是否充分利用现代科学知识和手段，有无自己的设计特色，这是课题是否具有竞争性的关键问题。目前，将中药炮制纳入方剂中进行研究的选题思路值得借鉴，因为方剂是调整体内系统平衡的最优化治疗系统，也是中医临床用药的一大特点。例如，将白芍的炮制纳入芍药甘草汤中进行研究，结果表明，白芍5种不同炮制品组成的芍药甘草汤，薄层层析行为相同，均不含丹皮酚；与芍药苷、苯甲酸对照品相对应位置均呈现相同的斑点。芍药苷的含量除酒炒白芍的芍甘汤外，其他4种芍甘汤均显著高于生白芍煎液；方中用白芍生品或清炒品、麸炒品，芍药苷的含量高，但三者间无显著差异。各种芍甘汤中苯甲酸含量均显著低于生白芍煎液，尤以麸炒、酒炒白芍的芍甘汤中苯甲酸含量最低($P<0.01$)。各种芍甘汤中丹皮酚损失殆尽。白芍生品、清炒品、麸炒品制备的芍甘汤，小剂量使肠段自发性收缩力略有增加，大剂量则呈现抑制作用，醋炒、酒炒白芍的芍甘汤只起兴奋、促进作用；5种芍甘汤对乙酰胆碱所致肠管痉挛性收缩均有明显的拮抗作用，其作用顺序为：生白芍的芍甘汤＞麸炒白芍的芍甘汤＞醋炒白芍的芍甘汤＞酒炒白芍的芍甘汤＞清炒白芍的芍甘汤；对氯化钡所致离体兔肠强直性收缩亦均有明显的拮抗作用，其作用顺序为：麸炒白芍的芍甘汤＞生白芍的芍甘汤＞醋炒白芍的芍甘汤＞清炒白芍的芍甘汤＞酒炒白芍的芍甘汤；对肾上腺素所致离体兔肠活动的抑制作用，醋炒、酒炒白芍的芍甘汤均有拮抗作用，其强度：醋炒白芍的芍甘汤＞酒炒白芍的芍甘汤，清炒白芍的芍甘汤稍有拮抗作用，生白芍的芍甘汤、麸炒白芍的芍甘汤均无拮抗作用。因为麸炒白芍，其芍药苷含量较高，丹皮酚的含量降低最少，而对胃肠有刺激作用的苯甲酸含量最低，且饮片外观色泽最佳，故对肝旺脾虚患者，似以麸炒白芍更为适宜。

5. 效益性　效益主要包括科学效益、社会效益和经济效益。所谓科学效益就是选题对学科在学术上、科学价值上的推动作用。科学效益是社会效益和经济效益的基础和保证。对中药炮制研究来说，科学效益应是第一位的，因为中药炮制受历史条件和科学文化水平的限制，其炮制方法比较原始，工艺比较简单，理论阐述亦较简略，如果不探讨中药炮制的科学内涵和临床意义，就不能指导和促进炮制方法的改进。例如，药材“去芦”问题，历代医药学家认为“芦”为非药用部位，有的且“能吐人”，故应去除。通常认为要去芦的药材有数十种，但人们投入了很大的精力研究人参去芦问题，因为人参贵重，参芦约占全人参药材的12%～15%，弃之可惜。为此，列项对人参芦与人参主根进行系统的研究比较，不但具有科学效益，而且对参芦的综合开发利用会带来很大的社会效益和经济效益。经化学成分、药理和毒理研究，以及临床观察，结果皆表明，人参芦与人参主根中人参皂苷的种类基本相同，但含量却比主根高2～3倍，挥发油亦比主根高3倍多。参芦具有与主根和全参相同的药理作用，对实验动物有相似的抗疲劳、耐缺氧、耐高温、耐低温、抗利尿、镇痛等作用。参芦与人参根或参芦总皂苷与人参根总皂苷具有相似的降低心率和血管阻力，增加血流量，提高实验动物各种组织中 Na^+-K^+-ATP 酶活性，抑制 Mg^{2+}-ATP 酶活性的作用；对 cAMP 和 cGMP 的含量具有双向调节作用。尚未发现参芦的化学成分中含有催吐成分，对催吐药物敏感的动物家鸽、猫、狗、猴均无催吐作用。参芦与主根的急性和亚急性毒性实验结果也相似。故《中国药典》1995年版已改为人参不去芦。

（二）选题途径

1. 从当前炮制研究存在的问题选题　中药炮制研究选题，首先应对当前选题的动态趋势，以及存在的问题等进行认真的调查研究，才能广开思路，找准目标。仅从公开报道的资料中可以发现炮制研究存在的问题有如下方面。

（1）对同一种药物的炮制研究结论截然不同：例如，肉豆蔻有认为应煨用，有认为可生用；乳香有认为其所含树脂是活血镇痛的主成分，应炮制去油药用，有认为其镇痛作用的有效部位是挥发油，应生用或提取挥发油药用。

（2）对同一种药物选用何种辅料炮制，看法不一：例如，延胡索《中国药典》2010年版仍收载醋炙或煮延胡索，因为醋炙延胡索水煎液中总生物碱量较酒炙高出一倍多。但又有报道，醋炙、酒炙延胡索均能提高其水煎液中生物碱和延胡索乙素的煎出量，其止痛作用酒炙仅次于醋炙、酒蒸。酒蒸能否代替醋炙，值得进一步研究。

（3）对同一种药物选用何种炮制工艺，看法不一：例如，白芍的加工，《中国药典》2010年版规定芍药采后洗净，除去头尾及细根，置沸水中煮后除去外皮或去皮后再煮、晒干。但据报道，未经加工的原芍药含芍药苷为3.02%，而刮皮后降至1.49%，认为白芍不必刮皮。亦有报道认为，芍药外皮中不仅含有与白芍相同的化学成分，也含有其不具有的化学成分。因此，把除去其外皮只视为是除去栓皮或非药用部位是不合适的，不可省去除外皮这一道工序。据此，白芍是否要去外皮尚需深入研究。

（4）对炮制程度缺乏客观指标：目前多数药物炮制程度仍靠传统经验鉴定，缺乏客观指标。如对棕榈制炭的研究，制备4种样品——炒炭、炒牛炭、炒过炭、焖煅炭，到底炮制到何种程度，尚无客观依据。再如，熟地黄的炮制方法有单蒸、加酒蒸，酒蒸又有笼蒸、罐蒸、九蒸九晒。炮制程度至黑润，实际生产中很难掌握一致。有报道地黄中梓醇（Catalpol）的存在是其晒干或蒸干变黑的原因，且梓醇具降血糖、利尿、缓泻作用。因此，目前至少可根据经验鉴别，结合梓醇的含量，作为熟地炮制质量控制指标之一。

（5）实验研究结果不符合传统炮制理论：传统炮制理论有精华，也有糟粕，需用现代实验方法验证和发展。如传统认为"泽泻滋阴利水盐水炒"（《得配本草》），但有实验表明，泽泻的生品、酒炙品、麸炒品均有利尿作用，唯独盐制品利尿作用并不明显。可是《中国药典》历次版本皆收载泽泻生品和盐炙品。故对泽泻盐炙的问题尚需进一步研究。

（6）只注意宏量成分，不注意微量成分：如有实验认为，紫硇砂经醋制后是较纯的氯化钠，含量达98%以上，因此想利用食盐代替紫硇砂药用。古人认为硇砂能"消五金八石，腐坏人肠胃"，炮制是"杀其毒及去其尘秽"。现代研究认为，紫硇砂有治疗癌症的作用，其生品对小鼠 S_{180} 肉瘤有抑制效果，普通食盐是没有此种作用的。因此认为，紫硇砂中抗癌活性成分可能是除 NaCl 以外的微量离子。这一问题有待研究探讨。

（7）不加分析的依法炮制未必完全合理：目前所说的依法炮制基本上是"遵古炮制"，没有通过现代科学的验证。例如，乌头与附子虽同出于一种植物，可是加工方法大不相同。《中国药典》历次版本皆规定附子采后加工成盐附子、黑顺片、白附片。盐附子入药用尚需制成淡附片。据报道，附子采后经水洗、胆巴泡、煮、剥皮、切片、漂片、蒸片、烘片等加工炮制处理过程，总生物碱量损失 81.30%。乌头、附子的炮制目的是减毒，而其毒性与乌头碱的含量不成平行关系，主要决定于双酯型乌头碱的水解或分解程度。故为减少附子中乌头总碱因浸泡过度流失，是否可改用加压蒸法炮制，使双酯型乌头碱类分解成毒性低的苯甲酰单酯型乌头碱类和几乎无毒性的乌头原碱类，以及酯碱而减毒，值得研究。

2. 从中药已知的特种成分入手选题　凡是药物中特种成分性质比较清楚者，就可以寻找到其定性定量方法，进一步对该药物炮制前后此种成分的分析比较。例如，栀子中除含栀子苷等苷类成分外，近来研究发现尚含熊果酸。熊果酸具有明显的安定与降温作用，为栀子的解热、降温有效成分，可用紫外分光光度法测定栀子不同炮制品中栀子苷的含量；用薄层层析分离出熊果酸进行含量测定比较。

3. 从中药效用或毒副作用入手选题　中药炮制的目的主要是增强药效或消减其毒副作用。用什么指标来衡量中药效用或毒副作用才符合中医药理论，这是值得探讨的问题。例如，黄芪自《神农本草经》以来，就被认为对痈疽有效，用于内托排脓。在千金内托散和托里消毒散等方剂中皆配有黄芪。日人久保、堀田等研究证明，黄芪的抑菌作用强，并认为此抑菌成分可能是 L-3-羟基-9-甲氧基紫檀素（L-3-hydroxy-9-methoxy-Pterocarpan）。因此可用抑菌作用为指标验证生黄芪托毒排脓、生肌的科学性。但是，必须指出，有相当一部分中药是通过增强机体抗御疾病的能力而起作用的。

毒性中药一般可分为两种类型，一类是其毒性成分与治疗成分不一样，须通过炮制将毒性成分去除，如巴豆中巴豆毒素（Crotin）、蓖麻子中蓖麻毒蛋白（Ricin）等。另一类既是有毒成分又是治疗成分，要通过炮制使其达到一定的含量，或转变成毒性较低的物质，如马钱子中马钱子碱和士的宁，乌头、附子中乌头碱等。对毒性成分和有效成分尚不清楚的药物，可选择主要药效学和毒理学指标，同时作各种炮制品的对比研究。

4. 从中药配伍理论和技术展开联想　中药配伍应用是中医用药的特点之一，通过配伍可起到增效或解毒等作用。运用中药配伍理论和经验，可以创造出新的炮制品。有人研究由黄连、黄柏、大黄、甘草组成的复方对金黄色葡萄球菌代谢的影响过程中发现，黄柏对细菌 RNA 的合成有强烈抑制作用，大黄对细菌的乳酸脱氢酶抑制最强，黄连强烈抑制细菌呼吸和核酸的合成。推想以三黄汤制炉甘石，从多种途径影响细菌的代谢环节，可增强炉甘石生肌消炎作用。再如，吴茱萸水制黄连，是“左金丸”配伍理论在炮制中的应用。

5. 从历代医药典籍中寻找新题　阅读历代医药典籍不仅是搜集炮制历史沿革资料所必需，而且也是炮制研究选题的一种重要途径。在阅读中往往受到启发，触类旁通，提出自己的课题。例如，自古以来认为半夏生品有毒，能“戟人咽”，“令人吐”，需以水长期浸漂去毒。清代赵学敏在《本草纲目拾遗》中曾指出：“今药肆所售仙半夏，惟将半夏浸泡，尽去其汁味……全失本性……是无异食半夏渣滓，何益之有。”从实验亦可看出，半夏有毒物质不溶或难溶于水，短期浸泡不能达到去毒的目的，长期浸泡则水溶成分损失达 88.1%，醇溶成分损失为 87.5%，氯仿、甲醇溶出成分损失为 76.6%，生物碱损失为 50%。有报道，半夏经高温（115℃，150 分钟；121℃，100 分钟）、高压（132～152kPa/cm^2，2 小时）处理，均能破坏其毒性，且工艺简便。在半夏有效成分和有毒成分尚不明确的情况下，半夏的水浸泡工艺能否用高压高温替代，值得深入研究。

6. 将其他学科理论和技术引进炮制学：应用化学、药理学、微生物学、免疫学、生物化学、物理学等近代科学技术，对中药炮制的原理、方法、工艺等方面进行研究。例如，采用薄层层析和 UV-3000 紫外分光光度法，以及高效液相色谱仪等测定白芍 5 种炮制品中芍药苷、丹皮酚、苯甲酸的含量。用化学动力学方法建立首乌清蒸过程中蒽醌成分随时间变化的动力学方程。用免疫学方法探讨大黄对人血清抗原抗体反应及抗体形成作用的影响。用酶学理论和技术对大黄四种不同炮制品中胰蛋白酶、胃蛋白酶、胰脂肪酶、胰淀粉酶的活性进行测定等，皆取得可喜的成果。

7. 从国家管理机构招标项目中选题　国家、省市及各种学术团体经常提出许多科研课题，如国家自然科学基金、科技部有关专项课题、省市创业基金等课题。这些课题一般都是理论意义、现实意义比较重要的课题，应当是科研工作者选题的重要来源。这类课题属指南性选题，其中许多课题的难度大、规模大，对项目承担单位的要求也较严格。选题时，科研人员应从自己的优势出发，把课题加以具体化，以保证其可行性。此外，在各级政府、科研部门制订的各种科研规划中，也提出许多研究课题，也都是选题的重要来源。

8. 从信息网络、报纸杂志、学术会议上选题：从网上了解中药炮制研究的动态，分析选择研究课题，是一个低成本的项目来源的渠道。及时搜集整理医药期刊中发表的中药炮制研究论文，关注学术争论的焦点，是发现问题、选择研究课题的又一条重要途径。在各种学术会、信息会上可以了解专家、科研人员讨论和交流的情况，也可以获得一些研究的信息，从中得到启迪。

（三）选题程序

1. 提出问题形成意念　人类认识是无限发展的，理论的真理性只是相对的，理论与事实之间的矛盾总是存在的，理论体系的完备性也不是永恒的。提出一个科研选题比解决一个现实问题更困难。发现有价值的科研选题是一个创造性的思维过程，也是一项灵活的研究艺术。要选到一个有价值有创造性的课题，选题者要有相当的知识储备，既要懂得课题的来源和价值意义，又要有相当的科学素养，富有想象力和浓厚的兴趣。事实上，在社会生活中，各门学科中存在着大量可供选择的问题。马克思就从人们司空见惯的商品中，研究发现了剩余价值规律。经常会遇到一些科学技术无法解决的现象或无法解决的问题，在思想上形成一种想探讨某问题的意念，或者根据社会需要及个人学识专长，选定研究方向后，希望从中选出题目进行研究。

2. 检索文献建立假说　初始意念形成以后，要带着问题和意念进行文献资料的检索分析，了解前人和他人对本课题及相关问题或者类似问题是否做过研究，以及研究进展，掌握尚未解决的问题及国内外研究动态。再根据一定的事实和科学理论，对拟研究的问题提出假设性回答或试探性解释，提出一个预期性的研究结果，即建立假说。科研假说能够提供研究方向，指导研究设计，帮助研究者明确研究目标，确定研究对象、方法和观察指标等，并对提出的问题进行解释和回答。科学假说的研究设计都以验证假说为目的，如果不具备原则上的可检验性，有关陈述还不能称之为科学假说。

科研假说有两个特点：①根据已有的科学知识和新的科学事实对所研究的问题做出的一种猜测性陈述。它是将认识从已知推向未知，进而变未知为已知的必不可少的思维方法，是科学发展的一种重要形式。②研究所提出的假说与本研究的目的、研究的问题有着直接的、合乎逻辑的联系。其具有一定的假定性，假说不一定都能得到证实。例如，对天南星的毒性的认识目前主要有 3 种假说：①针晶刺激说：认为天南星的主要毒性成分为其中所含的草酸钙针晶，其形状特殊，在针尖处密布着细小的毛刺，对机体组织和黏膜能够产生强烈的刺激作用；②毒蛋白说：认为天南星的毒性物质基础可能是一种毒性蛋白，炮制后之所以能够减毒，是因为天南星遇热、遇盐后蛋白质变性而失去活性；③有机成分说：认为天南星的主要毒性成分既不是针晶，也不是蛋白质，而仍然是普通的有机物，只是这种有机物性质不稳定，遇热、遇盐或长时间水处理易发生降解或络合反应，变为无毒性的化合物。

3. 科学构思确定题目：假说设立后，进行科学的构思，确定题目的构成要素，组成科研题目。科研题目要能体现研究的主攻方向和具体目标。简明、醒目、贴切，具吸引力。利用现代实验手段，使标准客观化，数据化。

二、实 验 设 计

（一）设计方法[4]

1. 以中医临床疗效为设计的出发点　中药作用是中医在长期的临床实践中积累总结出来的。对中药作用的认识和研究，绝不能拘泥束缚于单纯某种化学成分或适合纯化学成分的某种药理模型进行研究，忽视中药的特性。例如，中药四季青内服有清热解毒作用，在体外实验却无抑菌作用。因此，用什么指标来衡量中药效用或毒副作用才符合中医药理论，这是值得探讨的问题。又如清热解毒类中药的抗感染作用往往不是因为它们有直接的抗微生物作用，而是与其免疫调节作用有关。再如，麦芽、神曲、山楂、鸡内金等消导药，习惯上皆炒至焦香后入药。如果单用所含酵素类成分来解释它们的消食作用，就具有很大的局限性。因为淀粉酶、蛋白酶等经加热炒制后或入煎剂会受到破坏，即使不被完全破坏，经口服后在胃酸的作用下，淀粉酶（最适合的 pH 为 6.8）也会失活。有的药物炒至焦香后，亦具有一定的苦味，轻微的苦味能对舌尖味觉神经及胃肠黏膜会产生一种缓和的刺激作用，通过反射机能可纠正部分胃肠衰弱现象，以改善消化功能。

综上看来，仅从单一化学成分或药理指标来研究和评价中药炮制的作用是不够完善的，必须以中医临床疗效为依据，设计适宜的成分指标和药理实验模型。

2. 以"证"的模型研究中药炮制原理　辨证论治是中医的特点。而证是根据患者整体宏观表现归纳总结出来的。同病可以异证，因而须异治；异病也可以同证，因而须同治。

目前，中药炮制药理研究中，多数以"症"为基础。因此，有些研究结果不能为中医药人员所接受。如镇痛实验常用"小鼠热板法"或"小鼠扭体法"，对解释延胡索等活血止痛、木香等理气止痛、肉桂等散寒止痛、独活等祛风止痛、蚤休等消肿止痛等功效是否皆适合，答案可能是否定的。再如，大多数炭药是用于止血的，因此，人们多用出血凝血时间为指标来研究炭药，也是不全面的。因为炭药尚有其他多方面的作用。即便是出血，其出血原因各异。有因血热妄行而出血，有因瘀血而出血，有因脾不统血而出血，有因阴虚阳亢而出血，又有外伤性出血、消化道出血、呼吸道出血等。

有人从临床上发现热证病人的交感神经——肾上腺系统功能活动增强，而寒证病人则相反。经研究，用寒凉药（黄连、黄芩、黄柏等）长期喂养大鼠也可出现交感神经——肾上腺系统功能活动降低现象，造成"寒证"模型；而用温热药（附子、干姜、肉桂等）喂养大鼠则该系统的功能活动增强，造成"热证"模型。日本人久保道德研制出太阳病的动物模型，以观察桂枝汤的疗效；为观察小青龙汤的抗变态反应作用，又作了另一种变态反应发作的太阳病模型，这样的动物模型，为我们研究中药炮制开阔了思路，提供了借鉴。

3. 将中药炮制纳入方剂中进行研究　方剂是调整体内系统平衡的最优化治疗系统，也是中医临床用药的一大特点。药物通过配伍组方可起到增效、减毒、缓和药性或产生新药效等作用。单味中药的研究结果往往与该药在方药中的研究结果不会完全一致,有的甚至截然相反。这也是中药炮制研究成果不易推广应用的原因之一。因此,将白芍的炮制纳入芍药甘草汤中进行研究,初步阐明了一些问题。5 种白芍组成的芍甘汤中均不含丹皮酚,芍药苷含量除酒炒白芍的芍甘汤外,皆明显高于生白芍煎液,说明甘草可提高方中芍药苷的煎出量。方中用白芍生品或清炒品、麸炒品芍药苷含量高,二者间无显著差异,但麸炒白芍的芍甘汤中苯甲酸含量最低,故对脾胃虚弱患者似更适宜。白芍各种炮制品不会降低芍甘汤中甘草次酸的煎出量。方中用生白芍鞣质含量最低,甘草与白芍混合煎煮液中鞣质含量明显低于分煎液的合并值。又因芍甘汤中鞣质含量的高低与其抗炎作用强弱不成平行关系,故芍甘汤制剂时可合煎。

(二)设计注意[5-6]

科研设计是整个研究工作的重要组成部分。为保证课题设计的科学性,提高研究效率,保证科研结果的正确性和可靠性,试验设计时就应坚持对照、随机、重复和均衡的原则。

1. 对照原则　对照原则就是确定实验中相互比较的实验组和对照组,对各组给予不同的处理,然后观察其效应。其意义在于通过它消除和减少实验误差。对照的设计要按照"齐同对比"的原则,即除了探索的因素之外,研究组与对照组的各种条件要尽可能地相同,才能对比。有人用生药 10g 与该药的炭药 10g 做出血、凝血时间的比较,以说明该药制炭后止血效果是增强还是减弱,这就不是齐同对比,因为生药 10g,制炭后不能得到炭药 10g。目前普遍存在的是对用不同方法或不同辅料炮制的各种炮制品,不按各种炮制品得率和平衡水分折算取样,而是各种炮制品的取样量与原生药等量,这实际上也不是齐同对比。

2. 随机原则　随机化就是把研究对象分为几组,使分入研究组与对照组的机会均等,以便使系统误差减少到最低限度。违反随机化原则的做法在炮制研究中常见的有:样品粉碎后只过一种筛目的筛,不规定上下限,取样时不随机化;动物分组先抓到的(不活泼者)为一组,后抓到的(活泼者)为另一组;实验观察顺序不随机化等。

做到随机化是不容易的,需要研究者尽最大努力。这是研究者的责任,也反映研究者的科研道德。为什么有的研究结果别人不能重复出来,虽原因很多,但与随机化原则坚持不够有很大关系。

3. 重复原则　重复是保证科研结果可靠的重要措施之一。重复有两层含义:一是指实验过程是多次重复进行的;一是指设计中提出的方法、结果别人也能重复出来。因为科学真理任何时候都不怕重复。1963 年曾报道槐花炒炭后芦丁大量损失,但鞣质增加 4 倍,并认为槐花炒炭后止血作用增强,可能是鞣质增加的缘故。此后虽然曾有槐花炒炭后鞣质不仅未增加,反而下降的报道,但进一步研究证明前报道是正确的。并观察到纯芦丁受热后也确可转化生成鞣质,此种转化与受热温度和时间密切相关。炮制研究中要得到重现性结果,是很不容易的,这与炮制的火候、时间、饮片大小厚薄、样品液的提取条件、实验操作技术等有密切关系。不能根据一两篇实验报道,就轻易否定前人几千年来的炮制理论和技术。

4. 均衡原则　均衡即实验组与对照组或各实验组之间,除了要观察的某种因素外,其他一切条件应尽可能相同或一致,如动物的种属、品系、窝别、年龄、性别、体重、健康状况、生理条件、饲养环境等要保持一致。如果受试对象是病人,则要求病人的病种、病期、病型、病程、年龄、性别、生活、社会、心理等因素保持均衡一致,以便更好地避免偏性,减少误差,提高实验的精确性。

5. 炮制科研试验优化常用的设计方法[7] 单因素试验设计虽然简单易行，但不能综合反映各种因素、水平间的交互作用，一般只用于单个因素与水平的初选。下面简单介绍正交设计、均匀设计和星点设计。

(1) 正交试验设计：正交试验设计(orthogonal experimental design)是一种利用正交表安排多因素多水平试验，并用统计分析考察结果，得出最佳条件的科学方法，在炮制工艺研究中最为常用。

(2) 均匀试验设计：均匀试验设计是在正交试验设计的基础上，由我国学者方开泰于20世纪80年代首次提出的。1994年方开泰、王元先生又推荐了一种利用GLP(good lattice points)方法设置均匀表的方法。这一方法已逐步引入药物研究中并成为较有前景的试验设计方法。

均匀设计的基本思想是舍去正交设计的“整齐可比性”，让试验点在其试验范围内充分地“均匀分散”，这样每个试验点就可以有更好的代表性，试验次数大幅度减少。这种单纯地从均匀分散性出发的试验设计称为均匀设计。

正交试验与均匀设计相比较，正交试验应用“均匀分散、整齐可比”来挑选试验点，每个试验点在试验范围中都有充分的代表性，并且对试验结果的处理较简单。而均匀设计试验点在试验范围内充分考虑“均匀分散”而不考虑“整齐可比”。所以试验次数大大减少，试验次数与水平数相等；可以适当地调整以避免高档次水平相遇，以防试验中发生意外。利用电子计算机处理试验数据，求得定量回归方程，便于分析各因素对试验结果的影响，定量地预测优化条件。

(3) 星点设计-效应面优化法：目前常用的试验优化方法是正交设计和均匀设计，这两种方法建立的数学模型预测性较差。近年来常用集数学和统计学方法于一体的效应面优化法(response surface methodology，RSM)进行优化，实验设计采用星点设计(central composite design，CCD)，故“星点设计-效应面优化法”，简称CCD-RSM法。

CCD-RSM法最早用于普通剂型处方的筛选，近年来在新型给药系统处方筛选和工艺优化方面应用较多，考察的水平数多为2、3、4、5因素，对于所选用的模型多为二次多项式或三次多项式，对于表头设计大致相同，析因部分和星点部分比较统一，但对于中心点的设置则有很大的不一致，对于试验次序，没有严格的要求，可以分组分别试验。

国内文献对CCD-RSM法的应用报道较少，尤其在中药方面的应用更少，未见有关用于炮制工艺的报道，目前处于探索阶段。孙磊等[8]以乙醇浓度、回流时间和溶剂(倍)量为自变量，提远志皂苷元提取率为因变量，对自变量各水平进行多元线性回归和二项式拟合，用效应面法选择较佳工艺条件，并进行预测分析。结果确定最优提取工艺为：乙醇浓度60%，提取时间2.5小时，溶媒用量10倍，提取2次，提取率预测值与理论值偏差为－5.93，二项式拟合复相关系 r＝0.979。本文还对远志作星点设计与正交设计的比较，结果星点设计相比较，发现相对于正交设计，星点设计在实验次数和费用上并无显著提高，且考查因素的水平范围更大，最优工艺的选择不仅限于所设置的水平；采用非线性模型，更接近客观实际和便于找到极值范围，水平的选取直观明了，实验精度更高，预测性更好。

总之，CCD-RSM法可以解决均匀设计和正交试验设计优化法的不足，操作简单，既较好地保证了试验精度又可以分析各因素之间的相互作用，同时试验次数也较少。当然该法也不能完全替代传统的设计，它相对于因子分析，精度仍不够，它要求自变量必须是连续的而且能被试验者自由控制，如果先用星点设计找到最优区，再使用因子分析在较小的范围内应用效应面优化法则效果会更好。因此，CCD-RSM 法在药学领域具有较好的推广应用价值。

参考文献

[1] 张兆旺，孙秀梅. 中药炮制现代研究[M]. 武汉：湖北科学技术出版社，1992：1-29.

[2] 张兆旺，孙秀梅. 中药炮制研究选题的途径[J]. 中国中药杂志，1990：(11)：3.

[3] 张兆旺，孙秀梅. 中药炮制现代研究[M]. 武汉：湖北科学技术出版社，1992：137-149.

[4] 张兆旺，孙秀梅. 谈中药炮制原理研究设计[J]. 中成药，1994，(1)：52.

[5] 张兆旺. 中药药剂学[M]. 2 版. 北京：中国中医药出版社. 2007：550-555.

[6] 郭晏华，贾天柱，林桂梅. 均匀设计和回归分析优化补骨脂微波炮制工艺[J]. 中国中药杂志，2007，32(12)：1167-1170.

[7] 周燕华，李爱媛，周芳，等. 均匀试验法对肉豆蔻炮制工艺的研究[J]. 中国中药杂志，1998，23(6)：470-471.

[8] 孙磊，王玉蓉. 星点设计-效应面法优选远志的提取工艺[J]. 中成药，2006，28(3)：328-331.

下篇　各论

第九章 矿物药

第一节 概 述

一、矿物药的一般概况

矿物药是中药的重要来源之一，包括来源于原矿物（如矿物石膏、雄黄、滑石），动物化石（如龙骨、石燕）及以有机物为主的琥珀，矿物制品（如以矿物为原料经加工制成的单味药白矾、胆矾），矿物药制剂（如以多味原矿物药或矿物制品药为原料加工制成的红升丹、轻粉）等。矿物药制品与矿物药制剂均属加工制品，但前者多以配伍应用为主，很少单独应用，后者多以单独应用为主，很少配伍应用。

矿物药与植物药、动物药不同，它主要是由无机化合物组成，很少几味是单质，仅琥珀是以有机化合物为主要组成。原矿物药是在自然地质作用中形成的，多数是一种或者几种矿物聚集在一起，仅有白石英等很少几种是单种矿物的结晶。在任何一种矿物组分中，都会存在包裹物以及胶体混入物，其成分是不纯净、不均一的，这是在炮制、鉴别以及临床应用时不可忽视的问题。

矿物药用于预防或治疗疾病，既有化学作用、物理作用，又有复杂的生理作用。其治病的机制主要由于矿物中的化学成分被溶解，机体对这些成分进行吸收、络合或交换，以及各种矿物的物理作用、溶解物的物理作用、表面吸附作用等。这些作用当然受到机体状态、环境等的约束与影响，也受到剂型、炮制、配伍等因素的约束与影响。同一味矿物药，在不同剂型、不同炮制方法中的溶出成分及其数量比均不相同，从这方面考虑，对历代应用的或已取得疗效的经验不要轻易否定。矿物药多以粉末状态进入人体，缓慢地起治疗作用。在汤剂中，未全溶于汤液中的矿物也常呈微粒的形式，以混悬液的状态进入人体而起预防或治疗作用。因此，矿物药物炮制时，应充分考虑如何有利于有效物质的溶出、吸收与利用，消除有毒成分对机体的毒害。

二、矿物药的炮制

矿物药在我国应用历史悠久，古代甲骨片上红色的文字是用朱砂书写的，这是朱砂用作涂料的最早应用。朱砂在《神农本草经》及历代本草中都被列为上品。春秋时期，冶金术相当发达，冶金必需要采矿。管仲曾向齐桓公提出"官山海"政策，"海"是煮盐，"山"指采矿，"官山海"即指对煮盐和采矿进行垄断。

矿物类中药，应除去杂石、黏土等杂质，除易于粉碎者外，一般采用煅或煅淬法炮制后，粉碎入药，以便于应用和煎出药效。煅法始源甚早，《五十二病方》中即有用燔法处理矿物药。《黄帝内经》中就有"生铁络饮"（煅）、"小金丹"（朱砂、雄黄、雌黄、紫金合煅）。由于受魏晋南北朝炼丹术的推动，唐代用于药物炮制的煅、炼、烧等方法已经相当进步，当时的医药家孙思邈所著的《备急千金要方》就有不少记载。历经元、明、清，有些炮制方法仍沿用至今。

煅法的主要炮制目的是改变其原有性状及理化性质，以更适应临床应用。煅法能除去原矿物药粒间的吸附水和部分硫、砷等易挥发物质，能促使药物成分发生氧化、分解等反应，减少或消除了副作用，从而提高了疗效或产生新的药效。还能使受热后不同药物组分在不同方向胀缩的比例产生差异，致使煅后药粒间出现孔隙，质地变得酥脆，便于调剂、制剂和煎煮，有利于有效成分的煎出。

在煅制操作过程中，注意药物受热要均匀，严格掌握煅至"存性"、"疏脆"的质量要求。古代把矿物药煅烧程度称"红透"（时间和温度常以烧木炭量计算），这与时间、温度及药物粒度有直接关系。因为粒度大不易煅透，粒度过小，粒间间隙小，影响热源通过，易出现受热不均。煅至"红透"的标准是指药物煅至颗粒断面的中心部分与边缘部分色泽、性质达到一致。

根据药物的性质，结合煅后应使其药性和质地均发生变化这个要求，对主含云母类（如金精石、云母、礞石）、石棉类、石英类（如紫石英）的矿物药，煅时温度应高，时间应长。对这类矿物药来说，短时间煅烧即使达到了"红透"，其理化性质也很难改变。含铁量高（如自然铜、磁石、代赭石、禹余粮）而又裹夹黏土、砷的药物，如从除去砷的角度考虑，粒度要小，温度不一定太高，但时间应稍长。如从改变黏土性质考虑，一般温度应在500℃以上。这类药物的煅制据多数文献报道，认为应煅至红亮，温度大约控制在700～800℃，而对主含硫化物类和硫酸盐类（如皂矾）的药物，煅时温度不一定太高，硫酸盐类药物煅制时间需稍长，以使结晶水挥发彻底和达到理化性质应有的变化。对含结晶水类（如石膏、白矾、硼砂）的矿物煅时主要为除去结晶水者，只要煅至完全失去结晶水即可。

煅淬法，是指将煅至红透的药物迅速投入液体辅料中骤然冷却的方法。常用的淬液有醋、酒、水、药汁等。醋淬也是使药物从高温迅速降至低温的过程。醋淬后变酥变脆还与不同药物组分在此条件下变化不同有关，而且，原药物醋淬后表面形成一薄层醋酸盐（如含铁的单味药形成的则是醋酸铁），其性质比煅前酥脆且易溶，因此，醋淬时药物应始终浸泡在醋里。

一些矿物药煅淬前后，矿物组分或化学成分发生变化是多方面的。既有单纯的晶体结构变化，如赭石中赤铁矿转化为磁赤铁矿；也有晶体结构、化学成分都有改变的，如自然铜中黄铁矿的二硫化铁转化为硫化铁；更常见的则是煅淬中局部成分的氧化，醋淬中的醋酸化或水化。

少数矿物药，加热后产生毒性成分，需用水飞法制备。水飞法在很多方面有它独特的地方。因为水飞法是在加水条件下研磨，可减轻矿物药在研磨时产生的热变化和氧化，并可防止药粉飞扬。借水对药粉的悬浮和溶解作用，可除去体轻的非药用部分以及被水溶解的物质，达到去毒、纯净的作用，如朱砂、雄黄等。

部分可溶于水的矿物类药物，一般采用水溶解后，经过滤、重结晶处理，以除去杂质，提高药物的纯净度，如芒硝、硇砂等。

第二节 药物选例

云母石

【来源】本品为单斜晶系硅酸盐类矿物白云母 Muscovite 的矿石。主含钾、铝的铝硅酸盐[$KAl_2(AlSi_3O_{10})(OH)_2$]。全年均可采挖。采得后,除去杂质。

【古代炮制】汉、唐时代多用烧、煅,如"烧二日夜"(《金匮》);"烧之令赤"(《千金方》)。此法后世一直沿用。南北朝有小地担草、紫背天葵、生甘草、地黄汁制(《雷公》)。宋代有"用盐花同捣如麦皮止"的制法,还有炼粉法:八九月间取云母,以矾石拌匀,入瓦罐内封口,三伏时则自柔软,去矾,次日取百草头上露水渍之,百日,韦囊挻而为粉(《胡演升炼丹药秘诀》)。云母质韧难捣,明代李时珍总结云:"书道言盐汤煮云母可以为粉"(《纲目》)。清代有:"选白莹者擘薄片,取雨水或流水渍去沙土,更以秋露渍数十日,同露煮七日夜,磨令极细,撚指无复光明者,乃可用之"(《逢原》)的记载。

【现代炮制】

1. 云母石 取原药材,除去杂质,洗净,干燥,砸成薄片。

2. 煅云母石 取净云母石,置耐火容器内,武火煅到红透,取出,放凉,碾碎。

3. 醋淬云母 取云母石,置耐火容器内,煅至红透以醋淬,取出,干燥,用时捣碎。云母石每100kg用醋20kg。

【饮片性状】云母石为不规则片状,薄片可层层剥离,多呈白色,亦有无色,绿色或带黄褐色、黑色等色调,含铁多时,颜色加深。具玻璃样光泽。薄片光滑透明,具弹性,质韧(硬度2～3),不易打碎。煅云母石颜色变暗,为灰白色粉末,易破碎,失去光泽。醋云母稍带醋气。

【炮制目的】云母石性味甘、平。归肺、脾、膀胱经。具有纳气,安神镇惊,敛疮,止血,泄湿,除疟的功能。

云母石临床一般不生用,生品仅在少数古籍中成药某些特殊要求时选用。煅后质地酥脆,易于粉碎和煎出有效成分,用于虚喘,眩晕,惊悸,癫痫,寒疟,久痢,金疮出血,痈疽疮毒。

【临床应用】

1. 疯癫 云母,服18g,取瘥(《千金翼》)。

2. 疟疾 云母能泄湿行痰,故可治疗疟疾,常与蜀漆、龙骨同用,治疟疾多寒者,如蜀漆散(《金匮》)。云母粉和常山同用,可治痰饮头痛,寒热往来(《千金翼》)。

3. 小儿赤白痢及水痢 云母粉研作粉,煮白煎调,空腹服之(《食医心镜》)。

4. 带下 云母粉一味,可治带下(《千金翼》)。

5. 难产 云母粉15g,温酒调服(《积德堂经验方》)。

6. 金疮、恶疮 云母粉外敷(《千金翼》)。

7. 粉刺面默 云母粉、杏仁等分为末,黄牛乳拌,略蒸,夜涂日洗(《总录》)。

【参考资料】云母通式可写成$KM_{2-3}[Si_3AlO_{10}](OH)_2$,化学式中的M在白云母为$Al^{3+}$,在金云母为$Mg^{2+}$,在黑云母为$(Mg,Fe)^{2+}$等,在锂云母为$Li^{1+}$ Al^{3+};药用云母主要为白云母。各种云母的主要X射线衍射线特征煅制品与生品未见变化。云母中可含多种微量元素,其主要成分也随形成条件不同而有量比变化。甚至在同一样品的不同部位,因混入物分布不均匀,成分也有变化。据实验主要成分在煅制前后无明显变化;微量成分,如Pb、Zn、Cu、Cr等,因在样品的共存矿物组分中分布不均匀,生、煅样品相比变化较明显。

生、煅样品的散剂溶解试验结果表明,实验煅法虽未能引起云母有物相变化,水云母则有变化。以致煅云母主要成分硅、铝的碱溶大大超过了生云母。煅用对某些处方是必要的。

实验样品研究表明,即使从经验鉴别看已属于白云母,仍可共存黏土矿物等。而且,宽0.5cm的样品,表面与内部受热也不均一。古代炮制要求"烧二日夜"是有道理的。按验方需煅后用时,短时间内煅透的办法应是揭成薄片再煅[1]。

【附】文献摘录："蜀漆散，用之治牝疟多寒，以其泄湿而行痰也。疟以寒湿之邪结于少阳之经，与淋痢之证，皆缘土湿而阳陷，云母泄湿行痰，故治牝疟而除淋痢。"《金匮》"纯黑者不堪服，令人淋沥发疮根，即阳起石也。"(《乘雅》)"牝疟多寒，云母烧二日夜。"《握灵》)

【按语】云母石古代是较为常用的中药，现代已不常用，可能与云母石品种混乱，疗效不稳定有关。如有的地区出售的"白云母"为甲香(为蝾螺科蝾螺 Turbo cornutus solander 的掩厣)，各种其他云母石也有混作药用的，因此，今后必须把好原药材的质量关，应选用"明滑光白"的白云母石入药。

云母石质韧不易打碎，不利于粉碎与发挥疗效，故应以煅用为佳。

参考文献

[1] 李大经，等．中国矿物药[M]．北京：地质出版社，1988：36．

龙　齿

【来源】本品为古代(中生代、新生代)哺乳动物如三趾马、犀类、鹿类、牛类、象类、羚羊等的牙齿化石。多与龙骨相伴产生。采挖后，除去泥沙，敲去牙床。

【古代炮制】唐代有研法(《产宝》)；炙制："炙，疗痃癖气，时时心惊"(《外台》)。宋代有煅法(《总录》)；水飞(《局方》)；远志苗醋煮制(《三因》)；黑豆蒸(《朱氏》)。煅、研法一直沿用至今。明代提出："煅存性"(《正宗》)。清代尚有酥炙(《握灵》)；煅赤醋淬七次水飞(《逢原》)等炮制方法。

【现代炮制】

1. 龙齿　取原药材，除去泥土及杂质，打碎。

2. 煅龙齿　取净龙齿小块，置耐火容器内，用武火加热，煅至红透，取出，放凉，碾碎。

煅时要用武火，但要控制时间，以防灰化。并要在容器上加盖，防止爆溅。煅时有爆裂声。

【饮片性状】龙齿为齿状化石碎块，偶见完整齿化石，并附有黏土质或围岩(泥岩等)，表面青灰色、灰褐色(青龙齿)或白色、黄白色(白龙齿)。有的表面可见具有光泽的釉质层(珐琅质)。断面不平坦，质坚硬，较重。可打碎，碎块可见石化的牙髓等，无臭气，微吸舌。煅龙齿，色泽变暗，原有的颜色环带色彩加深，体较轻，质地变酥，吸舌力强于生龙齿。

【炮制目的】龙齿性味甘、涩，凉。归心、肝经。具有安神、潜阳、收敛的功能。

生龙齿功专镇惊安神，性凉可除烦退热，入清热剂中宜生用，多用于惊痫、癫狂、心悸、怔忡等。煅后味涩，寒凉之性缓和，收敛之性增强，作用偏于安神定志，用治心神恍惚，惊悸、失眠、多梦等。且能使药质酥松易碎，便于制剂。

【临床应用】

1. 生用

(1) 惊痫、癫狂：常与远志、麦冬、茯神、炙甘草、人参、羚羊角同用，可增强镇心定惊作用，用于心火亢盛，风惊恐怖，惊痫癫狂，如龙齿汤(《总录》)。配伍铁粉、茯神(去木)、寒水石，可治心火亢盛，惊痫癫狂者，如龙齿丸(《总录》)。配伍钩藤、菖蒲、黄连、胆南星、半夏、僵蚕等，可治诸痫，如镇心定痫汤(《杂病证治新义》)。

(2) 小儿惊热：小儿惊热如火，可用龙齿为末调服，如龙齿散(《总微》)。与麦冬、炙甘草、赤芍、升麻、大黄(微炒)同用，可治小儿惊啼烦热，睡卧不安，如龙齿散(《圣惠方》)。与钩藤、茯苓、朱砂、炙甘草、蝉衣(微炒)等配伍,可治小儿手脚掣动,眼目不定,或哭啼或嗔怒,爪甲青紫者,如龙齿散(《圣惠方》)。

2. 制用

(1) 失眠多梦:常与酸枣仁、柏子仁、五味子、茯神、远志、当归等同用,能增强安神宁志作用,用于心虚神失安宁,失眠多梦,或兼心悸健忘。如偏于心阴虚者,可加配生地黄、玄参之类,加强滋阴益心之功;若偏于心气虚者,可加配党参、黄芪之类,加强补益心气的作用。

(2) 长牙固齿:与人齿(煅存性)、人参、石燕(煅)、枸杞子、青盐、小茴香等共研为末,日擦3次,良久漱之,可长牙固齿,如龙齿散(《医统》)。

【参考资料】 X射线衍射曲线证实,龙齿中主要组分为磷灰石。煅制前后无明显变化。生、煅龙齿的热分析曲线表明,110℃起缓慢递次失重,示胶体水逸失,总失重量甚微;生龙齿在815℃吸热(中),而煅龙齿在815℃吸热(微小),可见煅龙齿已在煅制过程中有所转变。成分分析表明,生、煅龙齿在主、次成分上并无变化,只是煅龙齿中虽仍有羟基,则量大为减少。比较生品、煅品水煎液中钙的煎出率,煅品普遍高于生品[1]。至于微量元素,在样品中分布并不均匀,生、煅龙齿中其量比的不同来自取样部位不同。入汤剂,生、煅龙齿水溶出率均为1.3%。水溶出物含 P_2O_5 均低于检出限量(<0.3%);但生龙齿酸溶 P_2O_5 远大于碱溶,而煅龙齿却为碱溶大于酸溶。当不加热时磷灰石几乎不溶出。若为使煅后在理化性质上有更大的变化,应提高煅制温度,延长时间;"煅赤醋淬七次"或更好些。用远志苗醋煮有利于提高磷的溶解量[2]。

【附】 现代炮制方法还有:①盐水淬:取净龙齿块,装入罐中,置武火上煅至红透,取出,立即喷洒食盐水,冷后研碎。龙齿每100kg,用食盐2kg,化水适量。②朱砂制:取龙齿块,洒淋清水,使外面稍湿,撒上朱砂,使均匀地挂在龙齿上面,倒出风干即可。龙齿每100kg,朱砂2kg。

【按语】 龙齿始见于《神农本草经》,历代多生用,用时研末入药,宋代开始从简单的研、炙方法到浸、煮、蒸炙、煅、煅淬等法均有记述,但以煅法为主,古代所载内容直至现代仍有丰富的应用价值及其科学性,并与现代沿用相一致。

由于龙齿资源有限,而且药源已见紧缺,应用亦有一定的局限,致使多种炮制方法濒于失传,应加快探讨其治病物质基础,为确定其代用品及制订合理的炮制方法提供依据。

参考文献

[1] 李文旭,等.龙齿及其煅制品中钙盐及微量元素含量的测定[J].中药材,1995,18(1):24-28.

[2] 李大经,等.中国矿物药[M].北京:地质出版社,1988:51.

龙 骨

【来源】 本品为古代(中生代、新生代)哺乳动物如三趾马、犀类、鹿类、牛类、象类、羚羊等骨骼化石或象类门齿的化石。前者习称"龙骨",后者习称"五花龙骨"。挖出后,除去泥土及杂质。

【古代炮制】 晋代有"捣碎"(《肘后》)。南北朝刘宋时期增加了以香草汤浴过,置燕子腹内,悬于井面上一宿,去燕,取骨粉研的炮制方法(《雷公》)。宋代有"烧赤"(《圣惠方》)、"煅红研"(《总微》)、"酒煮焙干"、"要粘舌者,先以酒浸一宿"(《局方》)、"醋煮"(《三因》)、"水飞"(《局方》)等法,明代尚有黑豆制法,并述及炮制目的:"凡入药,须水飞过晒干。每斤用黑豆一斗蒸一伏时，晒干用。否则着人肠胃，晚年作热也。”（《纲目》）煅、研法一直沿用至今。清代还有以僵蚕、防风、当归、川芎等合炙（《金鉴》）、“竹叶包水泡湿火煨”等炮制方法。

【现代炮制】

1. 龙骨　取原药材，除去杂质及灰骨，刷净泥土，打碎。

2. 煅龙骨　取净龙骨小块，置耐火容器内，用武火加热，煅至红透，取出放凉，碾碎。

【饮片性状】龙骨呈骨骼状不规则碎块，表面类白色、灰白色或浅黄色，附有细黄末，较光滑。质较酥轻，易打碎，断面骨腔部分疏松，有土腥气，吸舌。五花龙骨呈不规则块状，表面有瓷釉状光泽，黄白色与白色相间花纹，可见层状结构，体较轻，手掰开，断面显粉性，吸舌力强。煅龙骨颜色变暗，呈灰白色或灰褐色、质轻，酥脆易碎，表面显粉性，吸舌力强。

【炮制目的】龙骨性味甘、涩，微寒。归心、肝、肾经。具有镇惊安神，平肝潜阳，收敛固涩的功能。

生龙骨善于平肝潜阳，镇惊安神，多用于心悸失眠，惊痫癫狂，头目眩晕等。煅龙骨味甘、涩，性平。归心、肝、肾、大肠经。长于收敛固涩，生肌敛疮，多用于盗汗，自汗，遗精，崩漏，白带，久泻久痢，疮口不敛等。

【临床应用】

1. 生用

（1）心悸失眠：常与酸枣仁、远志、党参、朱砂等同用，能增强宁心安神作用，可用于气血不足、神志不安，心悸失眠。配伍牡蛎、干地黄、麦冬、白芍等，可用于津液被劫，心悸失眠等，如救逆汤（《温病条辨》）。配伍柏子仁、白芍、清半夏、牡蛎、陈皮等，可用于思虑生痰，因痰生热而致的神志不宁，如龙蠔理痰汤（《参西录》）。配伍龟板、远志、菖蒲能补心肾，治心悸不安，失眠健忘。如孔圣枕中丹（《千金》）。

（2）惊痫、癫狂：常与紫石英、牡蛎、桂枝、甘草等同用，具通阳镇心定惊作用，可用于心神散乱，风引惊痫，如风引汤（《金匮》）。配伍朱砂、丹参、胆南星、菖蒲、珍珠母等，能增强镇心安神作用，可用于心阳亢盛，痰火内扰，神失安宁，惊痫、癫狂。

（3）头目眩晕：常与生代赭石、生牡蛎、白芍、玄参等同用，能增强平肝潜阳作用，可用于肝阳上亢而致的头目眩晕，耳鸣目胀，心悸健忘等；也可用于高血压病属肝阳上亢者，如镇肝熄风汤（《参西录》）、建瓴汤（《参西录》）。

2. 制用（煅制品）

（1）自汗、盗汗：常与煅牡蛎、五味子、黄芪、麻黄根等同用，能增强固表止汗作用，可用于自汗、盗汗。配伍人参、茯苓、莲子肉、麦冬，可用于心虚盗汗。配伍人参、附子、煅牡蛎、五味子，可用于手足厥冷、脉微欲绝，大汗淋漓的亡阳证。

（2）遗精：常与芡实（蒸）、沙苑蒺藜（炒）、莲须、牡蛎（盐水煮一昼夜、煅粉）同用，能固肾涩精，可用于肾阴不足，肾关不固，遗精滑泄，如金锁固精丸（《医方集解》）。配伍人参，五味子、芡实、金樱子、煅牡蛎等，可用于男子精薄滑泄，如济火延嗣丹（《辨证录》）。

（3）久泻久痢：常与干姜、附子同用，可治脏腑虚冷，下痢白脓腹痛者，如龙骨汤（《医心方》）。配伍干姜、甘草（炙）、桂心，可治产后虚冷下血及水谷下痢，昼夜无数，兼疗恶露不绝，如龙骨丸（《外台》）。配伍诃子、罂粟壳、赤石脂等，能增强涩肠止泻作用，可用于大肠虚滑，久泻不愈，甚至大便失禁，脱肛不收。

（4）崩漏：常与乌贼骨，炒白术、黄芪、煅牡蛎、棕榈炭等同用，具益气健胃，固冲摄血作用，可用于冲任不固，崩中漏下，如固冲汤（《参西录》）。配伍当归、炒香附、陈棕炭，可用于血崩不止，如龙骨散(《景岳》)。配伍阿胶(炙)、赤石脂、牡蛎、干地黄、甘草、蒲黄，可治妇人崩中漏下，如龙骨丸(《医心方》)。

(5) 白浊：常与赤石脂(炒令焦黄)、白茯苓等同用，可增强收敛固涩作用，可用于白浊，如龙骨丸(《魏氏家藏方》)。

(6) 疮疡不敛：常与牛黄、珍珠(豆腐制)、煅炉甘石、轻粉、象皮等同用，具有去腐生肌，解毒消肿作用，可用于疮疡溃后疮口不敛，如八宝丹(《疡医大全》)。此外，煅龙骨单用或与枯矾相配，外敷患处，可治湿疮痒疹及疮疡溃烂后久不愈合之症。

【参考资料】龙骨主要成分为碳酸钙、磷酸钙，尚含铁、钾、钠等。煅龙骨在偏光显微镜下显示原生物结构已碎裂，但其生物组织的环带结构依然保存，只是变得纹理不清晰。X射线分析和热分析也表明，煅龙骨与生龙骨在矿物组分上无变化，或有少量 CaO 等形成于煅制过程。在水溶出量上，生龙骨为 0.22%，煅龙骨为 0.3%；五花龙骨为 2.2%，煅五花龙骨为 1.5%[1]。

龙骨煅后能使部分钙盐受热分解成钙的氧化物，增强收敛、固涩和制酸作用。龙骨火煅醋淬后，其水煎液中钙离子含量明显高于只煅不淬的龙骨，证明煅淬能显著提高钙离子的煎出率。煅淬龙骨水煎液中 Mg、Zn、Fe、Mn、Cu 等微量元素也明显高于生龙骨。采用正交试验，以钙离子含量为指标，用 EDTA 络合测定法滴定，结果认为最佳炮制条件是温度 660℃，煅 10 分钟，醋液 1 次为佳[2]。

另有报道认为 $CaCO_3$ 是龙骨的主要成分，但并非治疗平肝潜阳的有效成分，龙骨中含有多种微量元素，与人类的生长发育、生育、遗传、免疫、衰老、临床各科疾病的诊断、治疗有关，因此炮制应从微量元素的种类和量的角度来进行。采用正交法对龙骨中的主要成分 $CaCO_3$ 及其所含微量元素进行了定性定量分析，经原子吸收光谱法等测定结果表明，龙骨炮制的最佳条件是温度 750℃，时间 4.5 分钟，龙骨块重在 8.5g 为宜[3]。

【附】

1. 现代其他炮制方法　①盐水淬：取龙骨块，直接或装入罐中，置武火上煅至红透，取出，立即喷洒食盐水，冷后研碎。龙骨每 100kg，用食盐 2kg 化水适量。②朱砂制：取煅后龙骨，捣成碎末与朱砂拌用。

2. 文献摘录　“烧脆研细方精，仍水飞淘，免着肠胃”(《蒙筌》)。“煅赤研细水飞，稍不细则涩肠胃以作热”(《通玄》)。“愚用龙骨约皆生用，惟治女子血崩，或将漏产，至极危时，恒用煅者，取其涩力稍胜，以收一时之功也”(《参西录》)。

【按语】龙骨始见于《神农本草经》。《伤寒论》中记载龙骨“只入煎，宜打碎生用。”据实验，钙离子含量，不论酸溶或碱溶，汤剂显著大于散剂，钙有镇静作用，因此龙骨用于镇静安神以打碎生用入汤煎者宜。

水飞法在古代多强调，否则，“涩肠胃而作热”。水飞法除去最多的是龙骨里的黏土组分，除去黏土，“作热”的副作用也能消除。不过黏土与龙骨的收涩止泻作用有一定的关系，故作止泻时，以不水飞为宜。

龙骨中仍含有一定量的有机组分，并含有多种微量元素，在这方面的研究报道甚少，因此，今后在临床疗效、炮制等方面从上述角度进一步深入研究，可能会取得新的突破。

参考文献

[1] 李大经，等．中国矿物药[M]．北京：地质出版社，1988：56.

[2] 贾桂芝,等.龙骨最佳炮制条件的实验研究[J].中药材,1992,15(8):24.
[3] 毛维伦,等.煅制龙骨钙及其微量元素分析[J].中国中药杂志,1989,14(12):21.

石 膏

【来源】本品为硫酸盐类矿物硬石膏族石膏 Gypsum fibrosum。主含含水硫酸钙($CaSO_4 \cdot 2H_2O$),采挖后,除去泥沙及杂质。

【古代炮制】汉代多见"碎"(《玉函》)、"研"、打碎(《千金翼》)。南北朝有甘草水飞:凡使之,先于石臼中捣粉,以夹物罗过,生甘草水飞过了,水澄令干,重研用之(《雷公》)。唐代有"煅"、"黄泥固封煅过"(《理伤》)。宋代有"炒"(《指迷》);煅:细研入坩埚子内火煅过,飞去石末(《朱氏》);火煅醋淬法:火煅,醋淬七遍,捣碎水飞令极细,方入药用(《局方》)。明代还有火炮:湿纸裹,炮令透,为末(《普济方》);雪水浸:碾,用蜡入水或雪水浸三日(《奇效》);糖拌炒过(《纲目》)等。清代多沿用煅、炒、煨等方法。

【现代炮制】

1. 生石膏　取原药材,洗净,干燥,打碎,除去杂石,粉碎成粗粉。

2. 煅石膏　取净石膏块,置无烟炉火或耐火容器内,用武火加热,煅至红透,取出,凉后碾碎。

【饮片性状】生石膏为长块状、板块状或不规则的块状,白色、灰色或淡黄色,纵断面呈纤维状或板状,并有绢丝样光泽,半透明。体重(密度 $2.3g/cm^3$),质硬而松(硬度 2),易打碎,常顺纵纹裂开。无臭,味淡。煅石膏为白色粉末或酥松块状物,纹理破坏,表面透出微红色的光泽,崩裂处表面变黯,不透明。体较轻,质软,易碎,捏之成粉。无臭,味淡。

【质量要求】生石膏含含水硫酸钙($CaSO_4 \cdot 2H_2O$)不得少于 95.0%。煅石膏含硫酸钙($CaSO_4$)不得少于 92.0%[1g 硫酸钙($CaSO_4$)相当于含水硫酸钙($CaSO_4 \cdot 2H_2O$)1.26g]。

【炮制目的】石膏性味甘、辛,大寒。归肺、胃经。具有清热泻火,除烦止渴的功能。

生石膏,甘、辛,大寒。清热泻火,除烦止渴,用于外感热病,高热烦渴,肺热喘咳,胃火亢盛,头痛,牙痛。煅石膏,甘、辛、涩,寒。清热力较缓,而收湿、生肌、敛疮、止血力强,外用于溃疡不敛,湿疹瘙痒,水火烫伤,外伤、出血。

【临床应用】

1. 生用

(1) 热病烦渴:常与知母、甘草等同用,能清热泻火,除烦止渴,可治温热病热入气分,高热烦躁,大渴多饮,汗多脉洪大等,如白虎汤(《伤寒》);若气分热盛,而脉浮大无力,属气津两伤,再配伍人参,如白虎加人参汤(《伤寒》);若热邪深入,气血两燔,见高热发斑者,配伍生甘草、犀角、玄参等,以清气凉血,如化斑汤(《温病条辨》)。

(2) 肺热喘咳:常配麻黄、杏仁、炙甘草等,能宣肺泄热平喘,可治热壅于肺,咳嗽气喘,痰黄而稠,或发热口渴,脉滑数,苔黄等,如麻杏石甘汤(《伤寒》)。

(3) 胃火头痛、牙痛:常与熟地黄、知母、麦冬、牛膝同用,能清胃滋阴,可治胃阴不足,胃火炽盛而致的牙痛、头痛,烦热口渴,如玉女煎(《景岳》);配伍白芷、细辛,能清胃热泻火止痛,可治胃火上炎所致的头痛,牙龈肿痛。

2. 制用(煅制品)

(1) 疮痈溃后:常与黄灵药共研细末,掺入疮面或用药捻插入脓腔,能清热去腐,提脓拔毒,可治疮痈溃后脓毒未尽者,如九一丹(《金鉴》)。

(2) 湿疹:常配伍青黛、黄柏等,能清热燥湿,收湿敛疮,可用于湿热侵袭肌表而致的湿疹。

【参考资料】生石膏为含水硫酸钙,加热至 80～90℃开始失水,至 225℃可全部脱水转化成煅石膏,其物理性状已不同于石膏,应属长石(硬石膏),但化学成分特征无变化[1]。

对生煅石膏的电镜观察,失水率测定和 25 种无机元素及其溶出液中无机元素含量测定表明,生、煅石膏粉中无机元素含量以煅石膏含量为高,而溶出液中无机元素含量则以生石膏样品液中为高,煅石膏样品液中为低,并随结晶水含量减少,无机元素煎出量随之减少。电镜观察结果表明,生石膏的粉末晶体形状结构整齐而紧密,而煅石膏的粉末结晶形状结构则疏松而无规则[2]。比较生品、煅制品、醋制品、甘草水飞品、糖炒品的钙(Ca^{2+})煎出率。结果表明,炮制品其 Ca^{2+} 煎出率均高于生品,其中醋制品的 Ca^{2+} 煎出率为生品的 1.39 倍[3]。生石膏经加热处理后,其红外光谱图发生显著变化,可作为质控与鉴定的手段[4]。石膏表层的红棕色及灰黄色矿物质和质次硬石膏中含砷量较高,接近《中国药典》规定限量。有报道石膏中毒死亡的病例,其原因为石膏中混有含砷化合物所引起。故应注意石膏的来源与质量,并应将表层及内部夹石杂质去净。2010 年版《中国药典》规定:重金属不得超过百万分之十,砷量不得超过百万分之二。

石膏对实验性发热影响的研究历来有争议,近年来用较为规范化的实验对石膏及其组成方剂对实验性发热影响的研究结果均显示石膏有一定的解热作用。如报道知母退热 0.7℃,石膏退热 0.3℃,石膏知母合用退热 1.2℃,白虎汤退热 1.3℃,纯硫酸钙无解热作用,故推测石膏的解热作用可能为硫酸钙以外的微量物质[5]的作用。另有认为,石膏内服经胃酸作用,一部分变为可溶性钙盐,至肠吸收入血能增加血清钙离子浓度,可抑制神经应激能力和减轻血管渗透性,故能清热泻火,除烦止渴。清热作用则与结晶水的存在、钙离子和其他一些无机元素(Fe、Co、S 等)均有一定关系[5]。生石膏对内毒素发热有明显的解热效果,并可减轻口渴状态,体外培养表明石膏提取液能增强家兔巨噬细胞的吞噬能力[6]。

实验证实:生、煅石膏的药性和功效有差异。煅石膏能促进大鼠伤口成纤维细胞和毛细管的形成,加快肉芽组织增长,而生石膏无此作用[7]。

采用正交试验法,以酥脆程度、失水率及 $CaSO_4$ 含量为考察指标,对石膏炮制工艺进行优选,结果:煅制时将石膏粒度控制在 100 目～直径 0.5cm^2,温度 650℃,炮制 1.5h,效果最佳[8]。

临床常以石膏的复方制剂治疗流行性感冒、乙型脑炎、肺炎、中暑等高热烦渴的实热证。煅石膏主要成分为无水硫酸钙,外用能降低血管通透性而起消炎作用。内服与胃酸作用,部分变成可溶性钙盐,至肠吸收入血,能增加血清内钙离子浓度。人工造成实验性骨缺损的家兔,以石膏糊充填之,有促进血液细胞增生,促进骨愈合作用[9]。笔者临床体会,石膏生、熟异用,绝不可混用。生石膏清热力强,只要辨证无误,即可大剂单用,或配伍他药使用,不会败胃。煅石膏的清热性能并不大于生石膏,更没有"煅去辛味"的必要[10]。

【附】

1. 现代炮制方法还有蜜制　取石膏小块,用炼蜜拌炒,炒至蜜汁分布均匀即可,石膏每 100kg 用炼蜜 12kg。

2. 文献摘录　"古法惟打碎如豆大,绢包入汤煮之。今人因其性寒,火煅过用,或糖拌炒过,则不妨脾胃。"(《纲目》)"愚用生石膏以治外感实热,轻症亦必至两许;若实热炽盛,又恒重用至四五两或七八两,或单用或与他药同用,必煎汤三四茶杯,分四五次徐徐温饮下,热退不必尽剂。如此多煎徐服者，欲以免病家之疑惧，且欲其药力常在上焦中焦，而寒凉不至下侵致滑泻也。又云，愚尝用煅石膏细末，敷金疮出血者甚效。”(《参西录》)

【按语】石膏，在《本经》中被列为中品，它与现在使用的纤维石膏不同，诸家多认为是硬石膏，而《别录》记载的为纤维石膏，后世与理石、长石、寒水石、方解石混为一谈。《纲目》记载有软、硬两种，硬石膏包括长石、方解石。为研究《伤寒论》中白虎汤疗效的物质基础，考证当年的石膏样品是有积极意义的。

石膏一般多复方应用，实际应用中，复方混煎的效果亦好于单煎，如白虎汤、竹叶石膏汤，以钙离子为指标，合煎均高于单煎。曾有报道，如方剂中存在有机酸、鞣质、维生素、生物碱盐等，可使石膏在汤剂中钙含量增加；而碱性物质、淀粉、黏液质、蛋白质等可使钙离子减少。可见，中药复方合煎的传统特色值得重视。

甘草水飞，能吸附部分黏土，尤其存在于夹石、黏土中的砷化物，可使毒性降低。从现代科学技术看，甘草酸与石膏中的钙质在一定条件下可起增溶作用，可谓亦具有科学性。现代炮制方法中还有蜜制法，可能是由《纲目》中“糖拌炒过，则不妨脾胃”衍化而来。目的为了缓和石膏的寒性，勿伤脾胃。

参考文献

[1] 叶定江，等. 中药炮制学[M]. 上海：上海科学技术出版社，1996：214.
[2] 龚跃新，等. 生、煅石膏的电镜观察成分研究[J]. 中国中药杂志，1994，19(1)：21.
[3] 冯天涛，等. 石膏不同炮制品 Ca^{2+} 煎出率[J]. 实用中西医结合杂志，1995，8(8)：587.
[4] 刘元芬，李祥，等. 石膏炮制前后红外光谱的特征分析与鉴定[J]. 内蒙古中医药，2007，5：27.
[5] 王爱芳，等. 白虎汤的研究[J]. 药学通报，1981，(3)：61.
[6] 孙本韬，等. 石膏对气管支气管肺树的清除防御机能的作用[J]. 医卫通讯，1978，6(1)：10.
[7] 李祥，刘元芬，等. 石膏炮制前后的生肌药效比较研究[J]. 中西医结合学报，2006，4(6)：624.
[8] 高锦飚，陈建伟，等. 石膏炮制工艺研究[J]. 中成药，2007，29(2)：247.
[9] 李桂田，等. 石膏充填骨缺损腔的研究[J]. 中华外科杂志，1961，9(9)：657.
[10] 孟忠义. 煅石膏清热性能大于生用吗[J]. 中医杂志，1982，(3)：75.

石 燕

【来源】本品为古生代灰岩中古生物化石。如石燕科动物中华弓石燕 Cyrtiospirifer sinensis(Graban)、弓石燕 Cyrtiospirifer sp. 及穷房贝科动物肥厚秃咀贝 Leiorhynchus obesus Graban、弱褶透咀贝 Leiorhynchus tenuiplicatus Chen 等与小量黏土质沉积物共同堆积于浅海(或泻湖)，经成岩石化的化石。全年均可采挖。采得后，除去杂石，洗净泥沙。

【古代炮制】唐代有辅料制：取石燕二七枚，和五味炒令熟，以酒一斗浸三日(《食疗》)。宋代有捣、研法：“捣罗为末”、“净洗，刷去泥土，收之。左每日空心取一枚，于坚硬无油瓷器内，以温水磨服之”(《灵苑方》)，“童便三分，磨取自然汁”(《总录》)；火煅法(《总微》)；火煅醋淬：“火煅醋淬九遍，研”(《总录》)，“火煅，醋淬七遍，捣研水飞令极细”(《局方》)；火煅水淬：烧令通赤，水中淬一两次，捣研，水飞，焙干(《三因》)；火煅酒淬：洗净，烧红酒淬(《扁鹊》)等炮制方法。明、清仍沿用研细生用或火煅或火煅醋淬的炮制方法。

【现代炮制】

1. 石燕　取原药材，除去杂质，洗净，干燥，碾碎或捣碎。

2. 煅石燕　取净石燕，捣碎，置耐火容器内，用武火加热，煅至红透，取出，放冷，研成细粉。

3. 醋石燕 取净石燕，置耐火容器内，用武火加热，煅至红透，取出后立即投入醋中，捞出，干燥，研细。石燕每100kg用醋30kg。

【饮片性状】石燕为不规则碎块，表面青灰色至土棕色，具银杏叶般的纹理，质较重而硬，可打碎，断面橙黄色或灰色，较粗糙。气无，味淡。煅石燕呈青灰色至灰棕色细粉，外表性状无明显变化。醋石燕为灰褐色细粉，质疏松，具醋气。

【炮制目的】石燕性味咸、凉。归肾、膀胱经。具有清湿热、利小便、退目翳的功能，用于淋病，小便不通，带下，尿血，肠风痔漏，眼目障翳。煅淬后使药物酥脆，便于粉碎，利于有效成分的煎出。

【临床应用】

1. 淋病 石燕(研细)配伍瞿麦、滑石、木通、海蛤等，能增强清湿热，利尿功能，可用于小便淋涩痛闷，如石燕丸(《圣惠方》)。亦有石燕烧赤醋淬用，如石燕丹(《幼幼新书》)。配伍赤小豆、商陆子、红蓝花，为细末，葱白汤调服治血淋心烦，尿道涩痛，如石燕散(《圣惠方》)。

2. 赤白带下 石燕一枚，磨水服，治赤白带下，多年不止(《徐氏家传方》)。

3. 肠风痔漏 石燕不拘多少(洗净)，每日取1枚，温水磨服。若欲作散，须研细，水飞过取白汁如米泔者。澄，去水，晒干。每日服1.5～3g，清饭饮调下，温水亦得，治久患肠风痔漏，一、二十年不愈，面色萎黄，饮食无味；脏腑伤积泄泻，暑月常泻不止，赤白带下，多年不愈(《灵苑方》)。

4. 外障诸翳 配伍炉甘石(黄连、归身、木贼、羌活、麻黄煎汁制)、琥珀、朱砂(水飞)、冰片、麝香，研极细末，每用少许点大眦，治外障诸翳，枯涩无泪加熊胆，白翳加阿魏，如石燕丹(《张氏医通》)。

5. 拳毛倒睫 将倒睫毛拔去，以石燕磨水点毛囊处。或以黄连煎水洗眼后，拔睫，再点(《常见病验方研究参考资料》)。

【参考资料】石燕壳质除含碳酸钙外或有几丁质、磷灰石质；壳内或为白云石质(镁质)方解石。煅石燕，在主要矿物组分、粒度与结构特点上与生石燕相同。X射线衍射曲线证明，生、煅石燕主要矿物组分均为方解石。生样与煅样的热分析曲线特点稍有不同：煅石燕的热分析曲线吸热915℃。比生样948℃有所下移，但始失重690℃(生样650℃)却有所上移，是由共存矿物量比不同引起的。煅样中黏土矿物量≤5%。煅制过程晶粒间(方解石、黏土矿物间)、晶粒内(方解石解理间)崩解引致方解石个体碎裂，裂隙度增加、自由表面增大使方解石较易受热分解。但煅制时部分黏土质已转化为无水化合物或其几丁质已转化，以致始失重点比生样上移，且失重量降低。石燕化学性质与其矿物组分和矿物结晶粒度有关。从煅样分析结果可知，与药材方解石的组成矿物相比，含更多黏土质，但是石燕的基本矿物组分是方解石，共存黏土质较方解石虽多，石燕的可溶性与方解石可类比。至于石燕煅用，在入汤剂时，水溶率(近3%)大于生样(0.17%)，原因在于煅方解石组分与黏土组分分离的更充分，黏土质成分更易溶出或分散而进入溶液。石燕中微量元素的量及溶出情况不同于方解石，与化石埋藏和化石条件有关，而且随当时地质条件不同，不属同一层的石燕成分也各不相同，溶出情况也有变化[1]。

石燕炮制后水煎液中Ca^{2+}浓度为1.375mg/ml，是炮制前的25倍。证明石燕火煅醋淬后增加了水煎液中Ca^{2+}的浓度。因为石燕主含$CaCO_3$，醋淬的作用可能形成易溶于水的醋酸钙。另外醋淬使石燕质地疏松，所含成分易于溶出，从而增加了Ca^{2+}的煎出量[2]。

石燕 Ca^{2+} 煎出量与炮制方法有关，实验结果表明：生品＜煅品＜生醋煮品＜煅醋淬品＜煅醋煮品，这表明醋制有助于 Ca^{2+} 的煎出。煅淬法其 Ca^{2+} 煎出量因受煅淬的影响，故低于煅醋煮法，同时由于所用药材及醋损耗大，工艺条件难于控制[3]。

【按语】石燕始载于《唐本草》，由于药源等种种原因，近代用量减少。石燕的主要功效是清热、利湿，与方解石的疗效有相似之处，其活性物质可能与所含的主要成分钙和微量成分磷、钾、钠及微量的有机成分有关，因此，考察加工炮制、临床疗效时应考虑到上述因素。煅制时由于加热，几丁质等有机成分将会转化。火煅醋淬，有利于 Ca^{2+} 的溶出。水飞可除去一部分沾附的黏土，亦会引起某些微量元素量比的变化。石燕传统应用上生品与煅制品无明显的差别。但上述的改变是否影响临床疗效的改变尚待进一步研究。

参考文献

[1] 李大经，等. 中国矿物药[M]. 北京：地质出版社，1988：70.

[2] 彭智聪，等. 石燕炮制后对钙离子煎出量的影响[J]. 中国中药杂志，1989，14(5)：27.

[3] 袁铣帆，等. 不同炮制方法对五味中药钙离子煎出量的影响[J]. 中国中药杂志，1990，15(8)：26.

白 矾

【来源】本品为硫酸盐类矿物明矾石 Alumen 经加工提炼制成。主含含水硫酸铝钾 [$KAl(SO_4)_2 \cdot 12H_2O$]。白矾又名明矾。

【古代炮制】汉以前有“烧”(《病方》)、“炼”(《本经》)的制法。南北朝有蜂窠制：凡使，须以瓷瓶盛，于火中煅令内外通赤，用钳揭起盖，旋安石蜂窠于赤瓶子中烧，蜂窠尽为度。将钳夹出放冷，敲碎，入钵中研如粉后，于屋下掘一坑，可深五寸，却以纸裹，留坑中一宿，取出再研，每修事十两，用石蜂窠六两，烧尽为度(《雷公》)。还有药汁制：煅白矾于瓶内，用五方草、紫背天葵二味自然汁各一镒，旋旋添白矾于中，下火逼令药汁干，用盖子并瓶口更以泥泥上下，用火一百斤煅，从巳至未，去火，取白矾瓶出，放冷，敲破取白矾。若经大火一煅，色如银，自然伏火，铢累不失，捣细研如轻粉，方用之(《雷公》)。唐代有煅法、飞法，如“煅过”(《颅囟经》)、“飞过”(《理伤》)。宋代仍有炼制：铫子内炼过，煎却矾汁，泣干为度(《博济》)；还有巴豆制：“一两入巴豆二十一粒，捶碎去壳，同煅枯矾，去巴豆”(《朱氏》)。元、明仍以煅炼法为主，还有药制法，如：“同硫黄同炒”(《世医》)、“姜汁浸，晒干”(《丹溪》)、“铫内飞烊，与陈皮同炒香”(《奇效》)、“二钱，即用五倍子一钱，入矾于内煅枯者”(《景岳》)。清代尚有麸制法：麸炒黑(《玉尺》)。

【现代炮制】

1. 白矾　取原药材，除去杂质，捣碎或研碎。

2. 枯矾　取净白矾，敲成小块，置煅锅内，用武火加热至熔化，继续煅至膨胀松泡呈白色蜂窝状固体，完全干燥，停火，放凉后取出，研成细粉。

煅制白矾时应一次性煅透，中途不得停火，不要搅拌。经搅拌后表面温度下降，结晶水不易除去，内热不断积蓄，传热性能降低，局部温度过高，而使白矾呈焦黄色。制枯矾时常出现煅制不透的现象，主要原因是用圆底锅，放矾过多，受热后底层白矾先熔化，结晶水先行蒸发形成海绵状质地疏松的枯矾，具有较强的隔热能力，一旦形成这种状态，上部液态白矾很难获得较高温度，结晶水不能及时蒸发，以致形成凉后的“僵块”。煅制容器应用耐火瓷器，不宜用铁锅，因为在高温煅制情况下，白矾这一强酸弱碱形成的盐显微酸性，加热时生成

$FeSO_4$，进一步氧化成 $Fe_2(SO_4)_3$，它能与 $Al(OH)_3$ 生成 $Fe(OH)_3$，再氧化成红色的 Fe_2O_3，故枯矾接触铁锅处附着红褐色锅垢，因此，产品铁盐含量也会超出检查限度。

【饮片性状】白矾为不规则的块状或粒状，表面常附着白色粉末。无色、乳白色或淡黄白色，透明或半透明，质重而脆（硬度 2～2.5），密度 1.757g/cm^3，气微，味微甜而极涩。枯矾呈不透明、白色、蜂窝状或海绵状固体块状物或细粉，质轻，疏松，手捻易碎。味淡，有颗粒感。

【质量要求】白矾含重金属不得过百万分之二十，白矾含含水硫酸铝钾[$KAl(SO_4)_2 \cdot 12H_2O$]不得少于 99.0%。

【炮制目的】白矾性味酸、涩，寒。归肺、脾、肝、大肠经。具有消痰、燥湿、止痒、止泻、止血、解毒、杀虫功效。

生白矾擅长解毒，杀虫，消痰、燥湿、止痒，用于湿疹，疥癣，癫痫，中风，喉痹；外用可解毒，止痒，用于胬肉，痔疮，脱肛。枯矾酸寒之性降低，涌吐作用减弱，增强了收涩敛疮，生肌，止血，化腐作用，用于湿疹湿疮，聤耳流脓，阴痒带下.久泻，便血，崩漏，鼻衄，齿衄，鼻息肉。

【临床应用】

1. 生用

(1) 癫狂患者：常与郁金同用，能豁痰安神，可用于痰阻心窍而致的癫痫发狂，烦躁不安，神志不清者，如白金丸(《全生集》)。

(2) 中风：常与猪牙皂荚为末，温水调服，能涌吐痰涎，以开闭塞，可用于中风痰涎壅盛，气闭不通，如稀涎散(《传家秘宝》)；配伍巴豆、皂角，共煮干，研末，吹鼻，可治中风不语，牙关紧急，痰厥昏晕，如稀涎散(《赤水玄珠》)。

(3) 喉痹痰壅：常与胆矾研末吹喉，以消痰去壅，如吹喉散(《普济方》)。

(4) 疮痈恶毒或蛇犬咬伤：常与黄蜡为丸服，能解毒护心，使毒不内犯，如蜡矾丸(《集解》)。配伍雄黄可治一切痈肿恶疮，或毒虫、蛇、犬咬伤，如雄矾丸(《集解》)。

(5) 疔肿恶疮：常与黄丹研末和匀，以针刺患处见血，待血尽上药，以膏药盖之，能解毒消疮，如二仙散(《宝鉴》)。

(6) 湿热黄疸：单用白矾研末内服，有去湿热、退黄之效，可治湿热黄疸。

(7) 痔疮、脱肛、子宫脱垂：用本品制成 15%或 18%的注射液，注入痔核，治疗各期内痔及混合痔合并黏膜脱垂者。亦可用 10%注射液，注射于肛门周围，治疗脱肛；制成 10%的甘油注射液注射于子宫双侧韧带处，每侧 5ml，治疗子宫脱垂；亦可用本品溶于水中.外洗或外擦，亦有一定效果。

2. 制用(煅制品)

(1) 久泻不止：常与诃子同为散，米汤饮下，能涩肠止泻，如诃黎勒散(《圣惠方》)。

(2) 鹅口疮：常与朱砂共研极细末，敷舌上，如白矾散(《圣惠方》)。

(3) 聤耳流脓：常与冰片、五倍子共研吹耳内。

(4) 烂弦风眼：常与铜青研末，泡汤澄清，点洗。

(5) 疥疮：常与硫黄、黄连、雄黄、蛇床子共研细，以猪油调敷患处。

(6) 黄水疮：常与松香、黄丹共研极细，麻油调敷患处。

(7) 各种出血证：常与五倍子、血余炭等同用，能收涩止血，可用于吐血、衄血、便血、崩漏。研末外用，可治外伤出血。

【参考资料】白矾煅制时 50℃开始失重，120℃出现大量吸热过程，大量结晶水失去，大约 260℃脱水基本完成，300℃开始分解，但 300～600℃之间分解缓慢，至 750℃无水硫酸铝钾脱硫过程大量发生，产生硫酸钾、三氧化二铝及三氧化硫。810℃以后持续熔融，成品水溶性差，出现混浊并有沉淀，故煅制温度应控制在 180～260℃之间[1]。

有人对不同条件下明矾煅烧品的煅烧失重率、溶解性和铝离子作了测定比较。结果表明，明矾在 200℃左右时，已失去大部分结晶水，在 600℃以上时，则有部分硫酸铝钾分解成三氧化二铝而放出二氧化硫。明矾在木炭中煅烧，约需 4 分钟煅透，有 7.07%的硫酸铝钾分解，故推测此温度约 800℃以上[2]。从白矾、白矾炮制中药及其水煎剂中铝含量的测定结果看出，白矾和白矾炮制后的中药中都含有铝，且白矾中铝的含量最高，白矾、白矾炮制中药中的铝对动物血、脑中铝含量的影响基本无差异[3]。

白矾和枯矾的 X 射线衍射分析证明：二者中都含白矾和枯矾，只是两种组分的含量比例不同。实验结果表明，白矾用于疡面，在不同 pH 值渗出液中铝的络合情况与枯矾相比大有不同，以酸性渗出液疡面为例，溶出 K_2O 与 Al_2O_3 量（重量百分比）应相近，但白矾中的 Al_2O_3 仅测出相应溶出量的 62.5%，其余的铝已与渗出液中的钠盐等络合，枯矾则无此现象。在中性渗出液中，白矾溶出物中铝的络合更强，碱性渗出液中尤其如此，枯矾则无这种现象，疡面中性渗出液中铝的络合物稍增，碱性渗出液中也有增大，但不如白矾强烈。这种络合作用是否是白矾收敛作用的物质基础，有待进一步研究[4]。

抑菌作用研究表明，180～260℃煅制的枯矾对变形杆菌、金黄色葡萄球菌、痢疾杆菌、绿脓杆菌的抑制作用与生品之间没有差异，300℃煅制品与生品之间有差异，500～900℃煅制品与生品之间均有显著差异，比生品抑菌明显降低。180～260℃之间煅制的枯矾对家兔眼结膜的刺激作用小[1]。用枯矾药液（浓度为 0.5g/ml）对 50 株绿脓杆菌做了药敏试验，结果 49 株的抑菌圈直径在 20mm 以上（占 98%），只有 1 株为 19mm。抑菌圈直径的平均值为 23mm，表明绿脓杆菌对此种浓度的枯矾药液具有高敏感性。打洞法与试管法结果一致，因此，打洞法的抑菌圈大小可作为药物稀释幅度的参考。枯矾对金黄色葡萄球菌、溶血性链球菌、大肠杆菌、霉菌等都具有高度敏感。因此临床上用于治疗外科创伤化脓性溃疡久未愈合的伤口，枯矾为比较理想的一种外用中药[5]。

远红外线炮制枯矾，质量较好，节时省力，费用低廉，为明煅法的 1/2。水分子在远红外区，有很强的吸收峰，能有效地吸收远红外线，改变分子振动能级，产生共振现象，晶体硫酸盐分子的振动光谱，波动范围在 2.78～10.4μm，与碳化硅管辐射元件表面温度 200～300℃时所发出的远红外线波长相似，可更有效地吸收远红外线。认为 220℃±2℃时炮制 2 小时者最佳，各项符合《中国药典》和传统指标规定[6]

【附】文献摘录："化痰生用。"（《入门》）"生用解毒，煅用生肌。"（《大法》）"烧枯用之，能止牙缝出血。"（《本草正》）"喉痛乳蛾，用矾三钱，铫内溶化，入巴豆劈开三粒，煎干，去豆，研矾用之，入喉立愈。"（《握灵》）

【按语】白矾始载《神农本草经》，自汉代起即已应用。本品内服过量能刺激胃黏膜而引起反射性呕吐痰涎。至肠不吸收，适量制止肠黏膜分泌而起止泻作用。外用稀溶液能起消炎收敛防腐作用，浓溶液侵蚀肌肉引起溃烂。煅成枯矾后，内服后可与黏膜蛋白络合，形成保护膜，覆盖于溃疡面上，保护黏膜不再受腐蚀，并有利于黏膜再生，还可抑制黏膜分泌和吸附肠异物。煅后酸涩味消除，因此消除了引吐作用，增强了止血泻下作用。外用能与蛋白质化合成难溶于水的蛋白质而沉淀，减少疮面渗出物而起生肌保护作用。白矾在水中呈凝胶状态，本身带有电荷，具有吸附作用，而对某些物质起到解毒、防腐作用，白矾、枯矾对金黄色葡萄球菌等多种致病菌都具有高度的敏感性，是治疗外科疮伤化脓性溃疡日久不愈的良好药物。

白矾具有克伐之性，体虚胃弱者不宜用。亦不宜过量，量大易致呕吐。

白矾的炮制方法以“炼”、“烧”、“煅”法为主，为了得到极细粉而采用“水飞法”。但亦有加用辅料的炮制方法，它是应临床需要而产生的。如用蜂窠制，矾石除痼热在骨髓，古方用治牙齿肿痛出血，蜂窠亦治齿疼，二味合制，相得益彰。与巴豆同制，借巴豆辛烈攻冲之力，佐其开通闭塞，以治喉痹。与生姜同制，生姜开痰，以增其消痰涎的药效。然而辅料制法现代已失传，是否具有科学价值，有待进一步研究。

参考文献

[1] 卢长庆，等. 白矾煅制标准探讨[J]. 中成药研究，1987，(4)：18.

[2] 童思雄，等. 明矾炮制的研究[J]. 中成药研究，1985，(8)：15.

[3] 伍迎红，等. 白矾和白矾炮制中药中的铝含量及其在小鼠血、脑中分布的比较研究[J]. 中国中药杂志，1999，24(2)：84.

[4] 李大经，等. 中国矿物药[M]. 北京：地质出版社，1988：254.

[5] 吴静浦. 枯矾对绿脓杆菌的抑制观察[J]. 南京中医学院学报，1985，(1)：46.

[6] 史玉芬，等. 远红外线炮制枯矾的研究[J]. 药学通报，1987，22(8)：454.

白石英

【来源】本品为矿物石英 Quartz album。主含二氧化硅。全年均可采挖。采得后，除去杂石，挑选纯白色的供药用。

【古代炮制】唐代有蒸法：捣，绢下之，瓷器中研令极细熟，以生绢袋于铜器之中水飞之，如作粉法，治此三度，研讫澄之，渐渐去水，水尽至石英，晒得干，看上有粗恶不净者去之，取中央好者，在下有恶者亦去之，更研堪用者，使熟白绢袋子盛．著瓷碗中，以瓷碗盖之，于三斗米下蒸之，饭熟讫出，取悬之使干，更以瓷器中研之为成(《千金》)；水飞(《千金翼》)；酒淬：以坩土锅子盛石盖头，炭火烧之……烧石令赤，即投无灰酒中……(《千金翼》)。宋代有酒浸：白石英十两，捶如大豆大，以瓷瓶盛，用好酒二斗浸，以泥重封瓶口，以马粪及糠火烧之，长令酒小沸，从卯时至午即住火(《圣惠方》)；水飞、牛乳煮：白石英五两，打碎如小豆大，以牛乳三升水五升相和，于银器中慢火煮石英，以乳水尽为度，取出用井花淘挑曝干，细研如粉(《圣惠方》)；打碎如米粒(《局方》)；猪肚煮：白石英四两，通明者，以生绢袋盛，用雄猪肚一个以药入线缝定煮熟，取药出，再换猪肚一个，如前法煎煮三煮了，取药出，控干，研(《三因》)。明、清常用煅、火煅醋淬，如入药少火煅，醋淬七次，水飞用(《入门》)；煅过水飞(《逢原》)；亦有酒淬：坩埚内火煅酒淬三次，入瓶内密封(《本草述》)；牛乳制法：密绢盛以牛乳三升，酒三升，同煮至四升，去石……(《握灵》)。

【现代炮制】

1. 白石英　取原药材，除去杂质，洗净，干燥，研碎或捣碎。

2. 煅白石英　取净白石英，置罐内，用武火加热，煅至红透，取出，放冷，捣碎。

3. 醋白石英　取净白石英，捣成小块，置耐火容器内，用武火加热，煅至红透，取出后立即倒入醋内淬酥，捞出，干燥，粉碎成粗末。白石英每 100kg 用醋 30kg。

【饮片性状】白石英为不规则碎块或粗末状，具棱角，乳白色，表面不平坦，有脂肪样光泽，质坚硬（硬度 7），体重（密度 2.65g/cm^3），不易打碎，断面与表面色泽相同，用其棱角可刻划玻璃。气、味皆无。煅白石英呈细粉状，色白，质重。醋白石英，形同煅白石英，色黄白或白色，具醋气。

【炮制目的】白石英性味甘温。归肺、肾、心经。具有温肺肾，安心神，止咳逆，利小便的功能。用于肺寒咳喘，肾虚阳痿，消渴，心神不安，惊悸健忘，小便不利，风寒湿痹。

生、煅白石英功用基本相同，煅后使质地酥脆易于粉碎，利于煎出药效。牛乳制白石英能增强补虚作用，多用于虚损疾病。酒制能增强利血脉、下水气作用，多用于腹坚胀满，风寒湿痹。

【临床应用】

1. 生、煅用

（1）肺寒咳喘：常与五味子、麦冬、干姜、白茯苓、附子、甘草等同用，能增强温肺散寒、止咳化痰作用，可用于肺气虚弱，寒痰留伏，咳嗽气促，畏寒背冷，四肢少力，如白石英散（《鸡峰》）。或白石英一味，煎汤饮服，可治形寒饮冷，肺气冲逆，作咳作喘（《青囊秘方》）。

（2）心悸健忘：常与朱砂同用，能宁心安神，可治上膈风热化痰而致心脏不安，惊悸善忘，如石朱散（《简要济众方》）。

（3）虚损乏力：常与磁石（火煅醋淬）、阳起石（水飞）、干地黄、石斛、五味子、肉苁蓉（酒浸炙）、菟丝子（酒浸）、五加皮、巴戟、桂心、人参（去芦）同用，能助阳气，补不足，可治虚损乏力，如白石英丸（《圣惠方》）。配伍人参、藿香叶、白术、芎䓖、紫石英、甘草、细辛、石斛、菖蒲、续断，可治心气虚，精神不足，健忘，阳痿不起，懒语多惊，稍思虑即小便白浊，如白石英汤（《总录》）。

（4）消渴：常与芒硝（另研）、凝水石（另研）、赤茯苓（去黑皮）、人参、地骨皮等同用可治消渴经年，饮水不止，如白石英丸（《总录》）。

（5）小便白淫：常与肉苁蓉（酒浸焙）、泽泻、韭子（炒）、白粳米同用，可治小便白淫，如白石英散（《总录》）。

2. 制用（牛乳制、酒制）

（1）虚损：白石英（牛乳制）与黄芪、人参（去芦）、巴戟、附子（炮）、肉苁蓉（酒浸炙）、牛膝、菟丝子（酒浸）、吴茱萸（酒浸炙）、甘草（炙）、石斛等，能补五脏，利四肢，益颜色，可治虚损，下元风冷，上焦虚热，如白石英丸（《圣惠方》）。

（2）风寒湿痹：配伍续断、薏苡仁、牛膝、防风、附子（炮裂）、石斛等，可治风虚湿痹，筋脉拘挛，脚弱，不能行步，如白石英酒（《圣惠方》）。

【参考资料】X 射线衍射曲线证明：生、煅石英未见变化。白石英成分不纯净，混入成分主要来自包裹体和表面附着的黏土质、褐铁矿，也来自加工、炮制器皿（硬度低于白石英）被划伤而带入的成分。白石英基本由 SiO_2 组成。SiO_2 在 100℃水中的溶解度，当 pH 值介于 4～8 间，仅在 0.01％数量级，实验测定值：汤剂生样水溶率为 0.15％，煅样溶出率在 0.33％，远大于理论值。即溶出物不仅来自石英的 SiO_2，更有分散在水中的黏土质；这在煅样的水溶成分（包括 Mg、Al、Ca、Fe 等）上反映得更清楚。酸溶中 Si 低于碱溶，Mg、Al 相应也低，证明这些成分来自白石英的包裹物，在碱溶成分中随 Si 量增大而减小的 Fe，则来自共存的褐铁矿或 Fe 质污染。Pb、Zn、Cu 等是热液型石英特有的微量混入成分，以硫化物包裹体存在的进入酸溶，分散在石英晶格中的则进入碱溶。煅样可溶性大于生样，其原因除石英粒间裂隙经煅制有所增加外，样品经历了可逆性多形变化（升温约 573℃变为六方晶系，体积收缩；冷淬过程回到三方晶系），晶粒产生一系列微裂隙，也增大了与溶媒接触的自由表面[1]。

【按语】白石英始载《神农本草经》，并未说明为白色、紫色。从《证类本草》的附图可知，古代的白石英系指石英，主含二氧化硅。古代有将紫水晶与石英混用的，其主要成分相同，疗效相同。后世有以方解石、白云石、荧石（紫石英）混用的，实为白石英的混淆品。现今药用多为石英的粗粒状、致密块状或晶簇集合体。有时由于所含杂质不同，而在色泽、透明度等方面有所差异。

白石英极难溶于水，在 pH 4～8 间溶出量也很小，即使进入体内也不易吸收利用，从古代治疗疾病的范围来看，并非纯净的石英矿物，而是石英与共存的黏土矿物，所以在讨论加工炮制、临床疗效时，不应忽视其所含微量成分。

煅淬能使白石英物理性状发生改变，石英粒间裂隙增大，增大了溶媒接触自由表面，质地变脆，易于粉碎，利于煎出药效。

参考文献

[1] 李大经，等. 中国矿物药[M]. 北京：地质出版社，1988：80.

代 赭 石

【来源】本品为氧化物类矿物刚玉族赤铁矿 Haematitum 矿石，主含三氧化二铁（Fe_2O_3）。采挖后，除去杂石。

【古代炮制】汉、唐时代有碎（《金匮》、《外台》）。南北朝服饵制法：凡使，不计多少，用蜡水细研尽，重重飞过，水面上有赤色、如薄云者去之。然后用细茶脚汤煮之，一伏时了，取出又研一万匝，方入用。净铁铛一口，著火得铛热底赤，即下白蜡一两，于铛底逡巡间，便投新汲水冲之，于中沸一二千度了，如此放冷，取出使之（《雷公》）。宋代有火煅醋淬法："用血师一两米醋一升，以火烧血师通赤，淬入醋中，以淬竭为度，捣罗如面"（《斗门方》）；"凡使，并用火煅，醋淬七遍，捣研水飞令极细，方入药用"（《局方》）；烧制：烧令紫色（《圣惠方》）；煅研（《总录》）。明、清还有煨制："煨赤研"（《普济方》）、"煨醋淬"（《本草述》）、酒醋煮制（《纲目》）。

【现代炮制】

1. 赭石　取原药材，除去杂质，砸碎或碾细。

2. 醋赭石　取净赭石砸成小块，置耐火容器内，用武火加热，煅至红透，立即倒入醋液淬制，如此反复至质地酥脆，淬液用尽为度，放冷，研成粗粉。赭石每 100kg 用醋 30kg。

3. 煅赭石　取净赭石砸成小块，置耐火容器内，用武火加热，煅至红透，放冷，刷去灰尘。或取净赭石小块，置铁锅内盖严，以炭火煅至红透，取出，放冷，研细。

【饮片性状】赭石为不规则扁平块状，大小不一，黯红棕色（猪肝色），有金属光泽。一面多有圆形的突起，习称"钉头"，另一面与突起相对处有同样大小的凹窝。质坚（硬度 5～5.6），体重（密度 4.0～5.3g/cm^3），无磁性，有时略有磁性。气微味淡。煅赭石为粗粉末，黯褐色或紫褐色，光泽消失，质变酥易碎，磁性有所增强。醋赭石形同煅赭石，微有醋气。

【炮制目的】赭石性味苦寒。归肝、心经。具有平肝潜阳，降逆，止血的功能。

生赭石性味苦寒，具有平肝潜阳，清火降逆下气的作用，用于眩晕耳鸣，呕吐，噫气，呃逆，喘息，以及血热所致的吐血、衄血。醋赭石味甘、涩，性平，经火煅醋淬，缓和了苦寒之性，引药入肝经血分，具有养血益肝，收敛止血的作用，用于吐血，衄血，崩漏下血，泄泻。煅赭石作用与醋赭石相似，煅后并使质地酥脆，易于粉碎和煎出有效成分。

【临床应用】

1. 生用

(1) 头痛眩晕：常用怀牛膝、生龙骨、生牡蛎、生龟甲、白芍、玄参等同用，能镇肝息风，可用于肝阳上亢所致的头痛眩晕或兼耳鸣等，如镇肝熄风汤(《参西录》)。

(2) 呃逆、呕吐：常与旋覆花、人参、生姜、炙甘草、半夏、大枣同用，具有降逆止呕作用，可用于胃气上逆，噫气频作，呕吐，呃逆等，如旋覆代赭汤(《伤寒》)。配伍清半夏、龙胆、青黛、党参、生白芍、生姜、吴茱萸，可治胃气上逆，胆火上冲而致的呕吐，如镇逆汤(《参西录》)。

(3) 喘息：常与党参、白芍、生芡实、生山药、山茱萸、龙骨、牡蛎、炒苏子同用，可治阴阳两虚，喘逆迫促，或肾虚不摄，冲气上干，胃气不降作满闷，如参赭镇气汤(《参西录》)。治实证肺热咳喘者，可与桑白皮、苏子等清肺降气止咳药用同。

(4) 吐血、衄血：常与炒栝蒌仁、白芍、清半夏、竹茹、炒牛蒡子、甘草同用，具有清热敛阴，凉血止血作用，可用于因热胃气不降而致的吐血、衄血，如寒降汤(《参西录》)。

2. 制用(煅制品)

(1) 崩漏下血：常与禹余粮(火煅、醋淬)、煅紫石英、煅赤石脂、乳香、没药、五灵脂同用，具有收敛固涩、祛瘀生新作用，可用于崩漏日久，头晕眼花者，如震灵丹(《世医》)。配伍炮附子、赤石脂、蒲黄、鹿茸(炙微黄)、当归(微炒)、炮姜、芎䓖、熟地，可治妇女漏下，久虚体弱者，如代赭散(《圣惠方》)。

(2) 肠风泄泻：配伍炮姜、龙骨、炮附子，可治水泻肠鸣，脐腹撮痛，如代赭丸(《总录》)。

(3) 吐血、衄血：代赭石一味，火煅醋淬，研末内服，可治吐血、衄血(《斗门方》)。

【参考资料】X射线衍射曲线分析结果表明：煅丁头代赭石与生丁头代赭石相同，仅石英线有所增强；煅无丁头代赭石矿物组分在煅制前后无变化，仅赤铁矿衍射峰在煅后有所加强，证明生样有水化物，煅后其量比减少[1]。

生丁头代赭石水溶率为4.41%，其中绝大部分来自分散的黏土质(绿泥石化云母)和胶体$Fe(OH)_3$，与胶体$Fe(OH)_3$共存的微量成分(W、Mo及Ag等)也随之溶出。共存的硫化物、碳酸盐矿物的成分相对集中于酸溶，硅酸盐矿物的成分相对集中于碱溶。赤铁矿本身碱溶小于酸溶。煅丁头赭石溶率仅为0.61%，因一些粗土组分煅时酥脱，加上$Fe(OH)_3$转化为Fe_2O_3，且已结晶为难溶的赤铁矿。赤铁矿本身在煅制中转化为磁赤铁矿而降低了酸溶量，其碱溶成分有部分为绿泥石中的Si和Fe、Mg及石英中的Si等。微量元素出溶，以硫化物成分存在的，相对集中于酸溶，以氧化物存在的相对集中于碱溶，散剂条件下铁碱溶显然小于酸溶。无丁头代赭石中共存有大量黏土矿物和方解石，其各种条件下的Fe溶出量远低于丁头代赭石。不同粒度的丁头代赭石，在水煎时溶出量粒度越细越易被溶解，这表现在赤铁矿本身溶出的Fe外，还表现在黏土矿物分散于水溶液的量[1]。

煅代赭石比生代赭石Mn、Fe、Al、Ca、Mg、Si等成分的溶出量都有较大的增加，证明煅后药物质地酥脆，确使有效成分易于溶出，尤其Ca的溶出量增加30倍。由于含砷量大大减少，毒性降低[2]。代赭石经煅淬后(650℃)比生品亚铁含量增高，且与煅淬次数成正比，合理增加煅淬次数可提高亚铁含量，同时降低砷的含量[3-4]。另有报道，亦认为650℃，煅40分钟为佳[5-6]。代赭石中常含有砷，对不同炮制品的含砷量进行测定，得出其含砷量由高到低的顺序为：生品干研＞煅干研＞煅醋淬干研＞生品水飞＞煅水飞＞煅醋淬水飞。其中煅淬水飞是最好的除砷方法[7]。且经煅醋淬水飞的样品比煅水飞除砷的效果好，说明醋淬除砷对代赭石的加工炮制是更有效的[8]。

赭石入汤剂宜先煎、久煎。赭石在复方汤剂中 Fe、Cu、Zn、Mn、As 元素的含量测定结果表明，在复方煎液中 Fe、Cu、Mn、Zn 元素的含量远高于赭石单煎；煅赭石比生赭石在大多数复方汤剂中 Fe、Mn、As 元素含量低，Zn、Cu 元素含量高[9]。另据研究，赭石水煎出液中测不出亚铁盐；用酸水煎出赭石中的亚铁含量，调 pH1 或 pH3 差别不大，若大于 pH4 含量减少；煮 3 小时显著比 1 小时高，代赭石作为血分药时，最好用 pH3 酸性水溶液先煎 3 小时[10]。

【附】 文献摘录："以一两合米醋一升用火烧代赭通赤，淬米醋中，以尽为度，捣罗如面，用汤调下一大钱，疗小肠气瘥(《品汇》)。""今人惟煅赤以醋淬三次或七次，研，水飞过用，取其相制，并为肝经血分引用也。《相感志》云：代赭以酒醋煮之，插铁丁于内，扇之成汁。"(《纲目》)

【按语】 代赭石始载《神农本草经》。古代代赭石的正品是丁头赭石，即是赤铁矿为主的肾状、豆状、鲕状和块状集合体。现代不同地区所用代赭石原矿物不甚相同，有丁头代赭石，亦有以方解石、石英和赤铁矿—水铁矿以及黏土矿物的无丁头代赭石及赭土，赭土为风化型的赤铁矿—褐铁矿的集合体，其矿物组分更倾向于禹余粮，《中国药典》规定为正品丁头代赭石入药。

汉代《金匮要略方论》提出了"碎"法，至唐有"研"、"煮"等方法记载，宋代及其以后不仅增加有"煅"、"煅淬"，还有浸、煨赤、烧红等记载，但历代最常用的方法仍是研碎、煅、火煅醋淬法。煅制时，代赭石块在 600℃开始通赤，黏土在 500℃以上可转化为新的矿物，经 700℃煅制后，砷的含量减少近 2/3，煅制有利于临床用药的有效与安全。火煅醋淬更有利于赭石的酥脆和亚铁的煎出。随着煅制温度、时间的增加，磁性增强，表明赤铁矿在煅制中转化为磁性赤铁矿，而降低了酸溶、水溶出量，因此，煅制温度以控制内外红赤，采用多次反复煅淬为宜，且温度亦不宜过高，以避免多量的磁性氧化铁产生。

代赭石主含铁离子，可刺激胃肠道，加快肠蠕动，这对旋覆代赭汤的降逆疗效是有利的。由于亚铁离子与肠道内硫化氢结合，故而减少了高价铁离子对肠道的刺激，而且也减少了硫化氢对肠道的刺激，降低了副作用。

参考文献

[1] 李大经，等. 中国矿物药[M]. 北京：地质出版社，1988：89.

[2] 李大经，等. 代赭石炮制探讨[J]. 中成药研究，1985(3)：17.

[3] 刘环香，等. 煅淬对赭石中亚铁离子含量的影响[J]. 中成药，1988(11)：18.

[4] 刘灿坤，等. 赭石不同炮制方法对其元素煎出的影响[J]. 中成药，1990，12(8)：18.

[5] 张瑞，等. 赭石煅红温度的初步研究[J]. 中药通报，1986，11(1)：25.

[6] 林小明. 正交试验法探讨赭石的炮制方法. 中成药研究[J]，1987(8)：15.

[7] 张亚敏，等. 代赭石的不同炮制方法对含砷量的影响[J]. 吉林中医药，1987(4)：36.

[8] 郑建涵，等. 中药代赭石最佳炮制方法探讨[J]. 中医药学刊，2006(08)：1559.

[9] 黄寅墨，等. 生、煅赭石在复方汤剂中微量元素含量研究[J]. 中国中药杂志，1989，14(7)：22.

[10] 孙继军，等. 代赭石煎煮工艺的探讨[J]. 中成药研究，1985(11)：16.

芒　硝

【来源】 本品为硫酸盐类矿物芒硝族芒硝 Natrii sulfas 经加工精制而成的结晶体。主含含水硫酸钠（$NaSO_4 \cdot 10H_2O$）。

【古代炮制】汉代有炼法（《本经》）。晋代有熬制：熬令汁尽（《肘后》）。南北朝已有精制操作：凡使，先以水飞过，用五重纸滴过，去脚于铛中干之，方入乳钵研如粉，任用（《雷公》）；"炼之，以朴硝作芒硝者，但以暖汤淋朴硝，取汁清澄煮之减半，出著木盆中，经宿即成，状如白石英，皆六道也"（《集注》）。唐代沿用炼、熬、烧法：熬令汁尽（《外台》）、烧令汁尽（《千金》）。宋代有烧制：纸裹三四重，炭火烧之（《证类》）、烧令白，于湿地上用纸衬出火毒（《总录》）；炼制：置铜器中，急火上炼之（《证类》）；炒制：芒硝，生铁铫子内炒干，纸裹黄土内窨一宿，研（《总录》）。明、清还有萝卜制：用硝十斤，水十斤，萝卜十斤，煎至萝卜烂为度，去卜，倾硝入缸，隔一宿去水，即成芒硝（《辨义》）。

【现代炮制】

1. 朴硝　取原药材，除去杂质。

2. 芒硝　取适量鲜萝卜，洗净，切成片，置锅中，加适量水煮透，投入适量天然芒硝（朴硝）共煮，至全部溶化，取出过滤或澄清以后取上清液，放冷。待结晶大部析出，取出置避风处适当干燥即得。其结晶母液经浓缩后可继续析出结晶，直至不再析出结晶为止。朴硝每100kg用萝卜20kg。

3. 玄明粉（风化硝）　取重结晶之芒硝，打碎，包裹悬挂于阴凉通风处，令其自然风化失去结晶水，全部成白色质轻粉末，过筛；或煅成粉末状，取出，放凉。

【饮片性状】芒硝为棱柱状、细片状、马齿状、长方形或不规则的结晶，大小不一。单体无色，集合体呈白色，透明或半透明，玻璃光泽，密度小（$1.49g/cm^3$），极易潮解，置空气中则表面渐风化而覆盖一层白色粉末，质脆易碎，味凉而微苦咸，气无。朴硝同芒硝，夹有杂质，色较前者略黯。玄明粉为白色粉末，用手搓之微有涩感，有引湿性，味微苦咸，气无。

【质量要求】芒硝含重金属不得过百万分之十，含砷盐不得过百万分之十。105℃干燥恒重，减失重量应为51.0%～57.0%，芒硝按干燥品计算，含硫酸钠（Na_2SO_4）不得少于99.0%。

【炮制目的】朴硝味苦、咸，性寒。归胃、大肠经。具有泻热通便，润燥软坚，清火消肿的功能。泻下作用峻于芒硝、玄明粉，但质地不纯，不宜内服。以消积散痈见长，多外用。芒硝性味功效同朴硝，唯经提净炮制后，质地纯净，可供内服。经用萝卜制后，可缓和咸寒之性，并取其消导降气之功，增强其润燥软坚、消导、下气通便作用，用于实热便秘，大便燥结，积滞腹痛，肠痈肿痛。芒硝风化成玄明粉后，质地纯净，其性能较芒硝缓和，而且可以用于疮面，黏膜、眼内等外科疾病。

【临床应用】

1. 芒硝

（1）实热便秘：常与大黄等同用，以增强泻下热结的作用，可用于实热便秘，大便燥结，积滞腹痛，如大承气汤、谓胃承气汤（《伤寒》）、芒硝汤（《医心方》）。

（2）结胸满痛：常与大黄、甘遂同用，具有泻热逐水作用，可用于邪热内陷，饮热互结而成的结胸，气短躁烦，脘腹硬满疼痛，口燥而渴，大便秘结，如大陷胸汤（《伤寒》）。

（3）湿疹痒痛：常与明矾同用，开水溶化，外涂局部，具清热祛湿作用，可用于湿热外溢肌肤，湿疹痒痛。与花椒煎汤坐浴，可治肛门裂，如芒硝花椒汤（《中国中医秘方大全》）。

2. 朴硝

（1）食积：朴硝适量外敷腹部，具有化食消积作用，可用于饮食停积，脘腹疼痛，尤宜小儿患者。

(2) 乳痈:朴硝适量外敷乳房,具有软坚消痈作用,可用于乳痈初起,肿硬疼痛。此外,外敷乳房还有回乳功用,用于哺乳妇女断乳时,但乳房有明显胀满感,疗效较好。

(3) 口疮、喉痹:配伍黄丹(水飞),吹入喉中,可治喉痹,如朴硝散(《普济方》)。配伍紫雪,白盐为末,以竹沥井水调,敷舌上下,治肿舌,舌重、木舌,如朴消散(《袖珍小儿方论》)。

3. 玄明粉

(1) 大便不通:玄明粉,将冷茶磨木香,内服,可治大便不通,如玄明粉散(《总录》)。配伍当归,可治血热便秘,如玄明粉散(《痘疹金镜录》)。

(2) 温疫发狂:配伍寒水石、黄连、辰砂、珍珠,为末,内服,可治温疫发狂,身如火烙,齿黑舌刺,面赤眼红,大便秘结,如玄明粉散(《治疫全书》)。

(3) 口疮、咽痛:与冰片、朱砂、硼砂共用,可治咽喉口齿新久肿痛,如冰硼散(《正宗》)。玄明粉化水,可用以滴眼,洗疮口。

【参考资料】朴硝热分析结果与天然芒硝无差异。曲线特征为吸热 140℃(微),215℃(小),240℃(中),870℃(大);无明显失重。加热 30℃左右时,朴硝大部分转变为无水芒硝(玄明粉)。芒硝及无水芒硝均易溶于水;前者甚至在潮解时碎成粉末,溶于本身析出的水中。用于疡面,Na_2O 的溶出率:中溶>酸溶>碱溶。中溶率不及 100%反映了样品的不纯净。酸溶成分反映出主要混入物为 Mg、Ca 的硫酸盐及 Fe 的化合物,Pb 相对集中于酸溶,说明它与 Fe 相关[1]。

另有实验得出朴硝的最佳炮制工艺为每 100kg 朴硝用萝卜 10kg 切薄片,加 250kg 水煮沸到萝卜片熟透后加入朴硝,搅拌溶解煮沸 20min,滤过,滤液置 2～4℃结晶 12h,收集结晶[2]。

芒硝炮制中最佳结晶温度,有实验表明,2～4℃时结晶得率最高(68%),8～10℃得率为56%,12～15℃时为 40%[3];亦有认为最佳结晶温度应为 0℃[4-5]。

传统制芒硝均在冬季进行,根据芒硝重结晶原理,利用冰箱快速结晶,得率可达88%[5]。芒硝一般都要用萝卜制,但不加萝卜制比加萝卜炮制得率高 13.6%,对其药效影响未加研究[6]。朴硝经不同工艺炮制后钠元素含量变化不明显,镁、钙元素含量明显降低,加萝卜制芒硝中钾元素含量明显升高。同一条件下,10～15℃结晶比 2～4℃结晶无机元素含量低,红萝卜制品中钾元素和锌元素含量最高,各样品中均不含重金属[7]。

结合现代设备情况,试验摊置风化法、悬置风化法、炒法、烘法、日光曝晒法、石灰干燥法、水浴干燥法七种脱水方法,认为晶体硫酸钠脱水制备玄明粉以 30℃烘干为好。日光曝曝法、石灰干燥法及低温烘法都可,结合设备条件和产量要求适当选用[8]。

【附】

1. 玄明粉古代制法 “朴硝二斤,须是白净者,以瓷炉一个垒实,却以瓦一片盖炉,用十斤炭火一煅,炉口不盖,著炭一条候沸定了,方盖之,复以十五斤炭煅之,放冷一伏时,提炉出药,以纸摊在地上,盆盖之一伏时,日晒取干,入甘草二两,生、熟用,细捣罗为末”(《证类》)。“……萝卜十斤,冬瓜五斤,豆腐三斤,俱切片,同硝水入锅内煮沸七八次,自然出生硝牙片子,取出放于桌面上,任其风干。将原水又煎沸一次,入瓦盆内,令其再生,如是者数次,以水内无硝片为度。将前风干硝芽,用泥裹罐子装盛,按实碎炭,周围不走火气,如法煎炼,候水干尽,仍听罐内硝汁不响,复如法固封罐口,再加猛火煅炼一昼夜,玄明粉成矣。”(《蒙筌》)

2. 文献摘录 “朴硝咸物也,萝卜性温,与冬瓜、豆腐俱能夺咸味,用之修制使去其咸,故曰阴中有阳之药也。"(《蒙筌》)"《神农本草》言朴硝炼饵服之,轻身神仙,盖方士窜入之言。后人因此制为玄明粉,煅炼多偏,佐以甘草,去其咸寒之毒。遇三焦肠胃实热积滞,少年气壮者,量与服之,亦有速效。若脾胃虚冷、及阴虚火动者服之,是速其咎矣。"(《纲目》)

【按语】朴硝始载于《神农本草经》。《名医别录》谓:"芒硝生于朴消。"《唐本草》新补玄明粉。朴硝为天然的硫酸盐类经加工而得的粗制品。芒硝为同类矿物经加工精制的结晶体。芒硝风化后称风化硝(玄明粉)。现今风化硝与玄明粉被视为一物,然而古代两者有别:风化硝是芒硝风化成的粉末;玄明粉是朴硝用萝卜等制后、(或朴硝)煅粉后加甘草捣罗为末而成。

芒硝的炮制汉唐时代重在"炼饵服之",用于养生延年。南北朝时期有精制操作。据《本草纲目》记载:"故《别录》云,朴硝……澄去滓脚,入萝卜数枚同煮熟,去萝卜入盆中,经宿结成白消,如冰如蜡,故俗呼为盆消……"可见萝卜制在梁代已有,但查阅《证类》、《名医别录》、《本草经集注》都无此文字记载,此言不可信。明代《医学入门》提到:"法以冬月取朴硝和萝卜各一斤,同煮萝卜熟为度,取出以纸滤过,露一宿,结成青白块子。"此法一直沿用至今。明、清时代尚有豆腐、萝卜、甘草为辅料的制法。另外,对炮制功效提出"凝结在下者为朴,通泻作用强,再经煎炼在上者元明粉,性缓"。现在看来亦具有科学道理,因为经过精制,除去杂质中的Mg,经分解后的无水硫酸钠通泻作用明显减弱,故而玄明粉药性趋缓。

芒硝的结晶在冬季气温较低情况下容易得到,一般在2～4℃较好操作,一次性收得率也高,在0℃或0℃以下,往往表面或整体结冰,难以滤出结晶。为了提高产量可以反复操作数次,以母液中不再析出结晶为度。

芒硝口服至肠内,不易被黏膜吸收可使肠内渗透压增高,水分增加,容积增大,扩张肠管,刺激肠壁,反射性地引起小肠蠕动增强,内容物迅速进入大肠而引起排便,因此芒硝属于机械刺激性泻药,无肠绞痛等副作用。但无实热者不宜用芒硝,年老体虚所致的便秘也不宜用芒硝、元明粉。治习惯性便秘一般不用芒硝、元明粉。

芒硝在密闭条件下32℃可自溶,故应低温密闭保存。

参考文献

[1] 李大经,等.中国矿物药[M].北京:地质出版社,1998:260.
[2] 张振凌.芒硝炮制工艺的研究[J].基层中药杂质,1998(1):12.
[3] 周永厚.芒硝炮制中最佳温度结晶期的探讨[J].中成药研究,1987(4):20.
[4] 毛维伦.芒硝炮制理论初探[J].中药通报,1984,9(5):20.
[5] 刘赞清.利用冰箱炮制芒硝[J].中国中药杂志,1990,15(11):29.
[6] 徐勇.芒硝炮制中萝卜的作用[J].中药材,1986(3):42.
[7] 张振凌,等.芒硝不同炮制品中部分无机元素含量的测定[J].中国中药杂志,1995,20(4):218.
[8] 李祖德.中药玄明粉制作方法探讨[J].中药通报,1981(3):17.

朱　砂

【来源】本品为硫化物类矿物辰砂族辰砂(Cinnabaris),主含硫化汞(HgS)。采挖后,选取纯净者,用磁铁吸净含铁的杂质,再用水淘去杂石和泥沙。

【古代炮制】南北朝有用甘草、紫背天葵、五方草同制法(《雷公》)、"研"法(《鬼遗》)。唐代有去杂石及炼制(《本草图经》)。宋代有"以新汲水浓磨汁"(《斗门方》);细研,水飞过(《圣惠方》);"与蛇黄同研水飞"(《衍义》);荞麦灰煮:研如皂子大,绢袋盛,以荞麦灰下汁煮三伏时,取出研如粉(《总录》);"以酽醋浸"(《普本》);用黄松节酒煮(《三因》);蜜木瓜蒸(《朱氏》)

等。元代有先以磁石引去铁屑，次用水乳钵内细杵，取浮者飞过净器中澄清，去上余水，如此法一般精制见朱砂尽干用(《活幼》)。明、清有蒸；黄芪、当归煮熟；椒红煮：朱砂二两不夹石，用夹绢袋盛悬于银石器内，用椒红三两，取井花水调椒入于器内，可分别用锅子注水置朱砂在器内，重汤煮令鱼眼沸三昼夜为度，取出辰砂细研水飞(《准绳》)；荔枝壳水煮(《启玄》)；麻黄水煮、炒制(《保玄》)；酒蒸(《普济方》)；煨制(《增广》)；甘草煮(《拾遗》)等。

【现代炮制】朱砂粉：取原药材，用磁铁吸尽铁屑，置乳钵内，加适量清水研磨成糊状，然后加多量清水搅拌，倾取混悬液。下沉的粗粉再如上法，反复操作多次，直至手捻细腻，无亮星为止，弃去杂质，合并混悬液，静置后倾去上清水，取沉淀晾干，再研细即可。或取朱砂用磁铁吸除铁屑，球磨水飞成细粉，60℃以下烘干，过200目筛。

【饮片性状】朱砂粉为鲜红色或黯红色极细粉，有光泽，质较重(密度8g/cm³左右)而酥，易研细。无臭，无味。

【质量要求】朱砂含硫化汞(HgS)不得少于96.0%。朱砂粉含硫化汞(HgS)不得少于98.0%。

【炮制目的】朱砂性味甘，微寒；有毒，归心经。具有清心镇惊，安神解毒功能。内服能清心镇惊，安神，外用可杀菌解毒，生肌长肉。本品临床应用只入丸、散，或冲服，不入煎剂，水飞极细粉能清除杂质降低毒性，便于应用，故无论内服外用，均宜水飞过用。用于心悸易惊，失眠多梦，癫痫发狂，小儿惊风，视物昏花，口疮，喉痹，疮疡肿毒。

【临床应用】

1. 失眠多梦　常与甘草、黄连(酒洗)、当归、生地黄同用，能镇心安神，清热养血，可用于心火亢盛，阴血不足而致的心神不安，怔忡失眠，胸中烦热，夜睡多梦，舌红，脉细数者，如朱砂安神丸(《内外伤辨惑论》)。配伍当归、柏子仁、酸枣仁等养血安神之品，可治血虚心悸失眠。朱砂拌茯苓、茯神、远志、麦冬等，可增强宁心安神的作用。

2. 惊悸、癫狂　配伍炮附子、茯苓，可治心肾不足，气不升降的惊悸，如朱附丹(《普济方》)。配伍麝香、干蝎、豆豉，能开窍息风止痉，可治风痰所致的惊风，如朱砂丸(《医方类聚》)。用于惊恐或心虚所致的惊悸怔忡，可用朱砂入猪心中炖服或和猪心血为丸内服(《准绳》)。配伍雄黄、白附子、人参、菖蒲，能安魂定魄，可治惊忧失志，思虑过多，痰迷心窍，以致呼叫奔走，如朱雄丸(《医统》)。配伍大黄(酒蒸)、黄芩、沉香、礞石(煅)，可治痰热攻心，癫狂唱哭，如朱砂滚痰丸(《金鉴》)。配伍神曲、磁石，能摄纳浮阳，镇心明目，亦可治癫痫。

3. 支气管炎　与川军同用，研末为丸内服，可治慢性支气管炎(《天津医药》1973)。配伍全虫、僵蚕、天麻、冰片、牛黄、胆南星、甘草，可治小儿支气管炎、肺炎(《新中医》1982)。

4. 疮疡肿毒　与黄蜡共熬成膏，可治一切顽疮、破疮、痈疽、发背，如朱砂膏(《景岳》)。与银朱、章丹、宫粉、黄蜡、香油共熬成膏，能解毒去湿，可治疮疖溃破，流脓流水，湿气臁疮，如朱砂膏(《处方集》)。配伍生石膏、冰片、硼砂，为细末外敷，可治痈疽溃烂，红肿热痛，如生肌定痛散(《金鉴》)。与黄丹、白矾研末调敷，可治疗口腔炎(《中华口腔杂志》1957)。

【参考资料】朱砂和灵砂(合成品)X射线衍射曲线表明，两者的特征衍射线在峰位和强度上均相同，都由较纯的三方晶系HgS组成。但两者均不纯净，尤其含Pb量常可高达0.1%。人工合成朱砂中混入的成分较少，但基本与天然朱砂属同一数量级。Ti、Mn、Sr、Ba相对集中于酸溶，Cu、Co相对集中于碱溶[1]。

炮制前后的朱砂具有一定的镇静和抗惊厥作用，急性、亚急性毒性实验表明朱砂的毒性分级属于低类的，认为目前《中国药典》规定的服用剂量是安全有效的，但随着服药次数的增加，组织中汞的蓄积量增加，其中以肝、肾组织含量最高，因此应避免大量、长期和不合理的服用方法[2]。

不同炮制方法对朱砂中游离汞含量影响很大，球磨朱砂中游离汞含量有的可高达3028μg/g，高于国家饮用水标准300多倍，水飞法朱砂的游离汞含量均低于1μg/g，认为水飞法炮制工艺优于球磨法[3]。比较了水飞、湿法研磨、粉碎机粉碎、粉碎水漂3次，粉碎沸水漂3次五种炮制品用水及稀酸提取液，结果表明水飞炮制后的朱砂中游离汞和可溶性汞盐含量最低，粉碎机制品含量最高。另外，还发现稀酸提取液中溶出有毒汞的含量最高，因此设想用稀酸水来炮制朱砂，可以提高消除朱砂中毒成分的能力[4]。有研究表明，稀酸溶液的除去毒性成分能力有可能比水提高200～500倍，据此分析，古代用甘草水煮制朱砂及用醋淬、醋浸处理都能降低朱砂毒性[5]。采用原子吸收分光光度计测定炮制朱砂在人工肠液和人工胃液中可溶性汞的含量。结果：朱砂中的可溶性汞盐主要是在人工胃液中溶解，在人工肠液溶解极少[6]。对四川、贵州两地产的朱砂作了不同炮制后测定硫化汞、铅、铁含量，结果表明不同炮制工艺朱砂的外观质量不同，两步球磨法和水飞法加工的朱砂外观最好。毒性汞存在，其含量因产地和品种不同而异，水漂对降低朱砂中铅与铁含量有明显作用，认为采用两步球磨水漂法为好，即：先将朱砂在球磨中磨成90～100目的细粉，加水磨成140目细粉，再用2倍水漂15次以上，低温干燥[7]。另对朱砂炮制品的物理结构、颗粒直径、含汞量、游离汞和杂质含量等方面进行理化测定，实验结果显示球磨水飞是一种较理想的炮制方法[2]。

有研究得出，优选的朱砂水飞工艺为：精密称取净制后的朱砂，置于乳钵内，加5倍量水研磨至糊状，加1∶50量水搅拌停留6min，倾出混悬液，下沉的粗粉继续研磨。如此反复6次以上，直至手捻细腻，无亮星为止，弃去杂质，合并倾出的混悬液静置8h以上，倾出上清液，取沉淀置40～60℃干燥，研散即可。并初步建立朱砂水飞品的质量指标：橘红色，手感细腻，粒径小于25μm，体轻，无臭，镜下观察：微粒圆整，均匀，颜色为白色，HgS含量不低于96%[8]。

另采用纳米化加工技术将朱砂中不溶性HgS颗粒加工成纳米状态，采用表面活性剂处理，去除可溶性汞和游离汞，朱砂的药用效果可能会增加，毒副作用会降低。进一步证实，纳米状态的朱砂，其毒性会降低[9]。

朱砂中游离汞含量与炮制器具也有关，用铁球磨罐研磨的朱砂有害汞含量最高。瓷球磨罐研的朱砂用于竹罐打光时，丸药外观色红，鲜艳，色泽最佳，且游离汞含量最低。用不锈钢罐穿衣打光的丸药，外表黯红，其成品中游离汞含量与竹罐出光的无明显差异。铜罐打光的丸药呈黑紫色，游离汞明显升高，故认为古代炮制朱砂时要求“先以磁石引去铁屑”，忌与金属器接触是有道理的[10]。

【附】

1. 现代还有甘草制法　取朱砂研碎，用甘草汤泡洗，连续洗3次(每次换新甘草水)，晒干，放瓷罐内研细末，加清水磨一星期(每日换水)，去掉杂质，至朱砂成滑，去水晒干。朱砂每100kg用甘草6kg。

2. 文献摘录　“入药只宜生用，慎勿升炼，一经火炼，饵食之杀人，研须万遍，要若轻尘，以磁石吸去铁气。”(《大法》)“但服丹砂有法，丹砂1斤，切不可煅，须觅明亮者，研末水飞过，用茯苓末2斤，生甘草3两为末共拌匀，每日用白滚水调3钱，不须1月，轻粉之毒尽散而结毒全愈矣。盖鱼龙蛇鳖之毒，中入于人身内外者，用丹砂煮熟作汤，或火煅为末服之，则毒气消尽，丹砂生用则无毒，熟用则有毒，以毒攻毒，故能奏功独神耳。”(《新编》)

【按语】朱砂始载于《神农本草经》，名丹砂。药用多系天然朱砂，矿物学上称辰砂，人工合成朱砂称灵砂。其炮制目的是为除去杂质，除去水溶性毒性成分，研磨成极细粉以便制剂及服用。不能火炼，炼则增加毒性，已有多部文献指出，现代亦有朱砂在煎煮制剂过程出现毒性反应的报道，煎煮是因水熬干，药物烧焦，HgS 遇高温则析出游离汞。朱砂与铝制品能生成有毒的汞齐，临床上表现为恶心、腹痛等症状。自南北朝开始炮制多用"研"、"水飞"、"研细末水飞过"的方法，此法一直沿用至今。古代文献上虽有水煮、酒制、醋制、药制等，但最后朱砂均须研成极细粉或水飞，所以水飞法是朱砂炮制的主要方法。南北朝起有用甘草制的，现代亦有沿用，用甘草汤泡洗及水泡洗过的朱砂在颜色及汞含量上与原药材有显著不同，认为甘草制可消减毒性。

朱砂是一味传统矿物药材，临床疗效肯定，是朱砂安神丸、安宫牛黄丸、七厘散、小儿百寿丸的主要原料，但有一定的毒性，故应严格遵医嘱服用，且不宜久服，尤其大剂量服用朱砂复方制剂时更要慎重，因为口服含朱砂的复方制剂，机体从其中吸收的汞要比口服单味朱砂多。

朱砂长时间与空气接触，将引起硫化汞等被氧化，颜色变为黯紫色，故应包装严密，忌与金属器皿接触，放置于阴凉干燥处贮存。

参考文献

[1] 李大经，等. 中国矿物药[M]. 北京：地质出版社，1988：100.
[2] 徐莲英，等."八五"攻关常用饮片研究资料(内部资料).
[3] 杨国红，等. 炮制对朱砂中游离汞的影响[J]. 中国中药杂志，1995，20(3)：156.
[4] 高天爱，等. 朱砂不同炮制方法研究[J]. 中成药研究，1985(7)：20.
[5] 徐敏友，等. 朱砂的历代炮制方法[J]. 中药材，1999，22(2)：71.
[6] 田南卉，等. 原子吸收分光光度法测定炮制朱砂中可溶性汞含量[J]. 药物分析杂志，1995，15(1)：27.
[7] 李兴国. 朱砂炮制工艺的初步研究[J]. 中医药研究，1988(4)：10.
[8] 李超英，等. 朱砂水飞炮制工艺及质量标准研究[J]. 中成药，2008，30(12)：1806.
[9] 乌日娜. 不同炮制方法对中药朱砂作用的研究进展[J]. 中国民族医药杂志，2007(5)：66.
[10] 周启民，等. 对朱砂及中成药穿朱砂衣的研究[J]. 中成药研究，1984(10)：16.

自 然 铜

【来源】本品为硫化物矿物黄铁矿族黄铁矿 Pyritum，主含二硫化铁(FeS_2)。全年均可采挖，采得后，除去杂质。

【古代炮制】南北朝有甘草、醋制法：如采得，先捶碎，用甘草汤煮一伏时，至明漉出，摊令干，入臼中捣了，重筛过，以醋浸一宿，至明，用六一泥泥瓷盆子，约盛得二升已来，于文武火中养三日夜，才干，便用盖盖了泥，用火煅两伏时，去土，抉盖研如粉用。若修事五两，以醋两镒为度(《雷公》)。唐代有"煅存性"、"火煅酸醋淬存性"、"煅醋淬七次别研"、"煅，酒淬别研"(《理伤》)等炮制方法。宋、元、明亦基本沿用此法。如"火煅红，以米醋浸，又煅几十余次，水洗去灰研"(《总录》)、"酒淬七遍"(《普济方》)、"醋炒干研"(《传信》)。此外，尚有童便、醋淬：用火煅，以童子小便浸七次，醋淬七次(《普济方》)、水飞(《世医》)。清代还有沿袭古代甘草、醋制法：火煅醋淬七次，细研，甘草水飞用(《备要》)。

【现代炮制】

1. 自然铜 取原药材，除去杂质，洗净，干燥，砸碎。

2. 煅自然铜　取净自然铜小块，置耐火容器内，用武火加热，煅至红透，立即取出，投入醋液内淬，待冷却后，继续煅烧醋淬至黑褐色，外表脆裂，内外光泽消失，质地酥脆，取出，摊凉，干燥后碾碎。自然铜每100kg用醋30kg。

【饮片性状】自然铜为小方块状，大小不一，表面呈淡亮黄色，有金属光泽；有的黄棕色或棕褐色，无金属光泽。质重（密度4.9～5.2g/cm^3）而硬（硬度6～6.5），或稍脆易砸碎。断面有金属光泽，可见银白色亮星，无磁性。煅自然铜为不规则的碎粒，呈铁红色或黑色，无金属光泽，质地疏松，易打碎，有醋气。

【炮制目的】自然铜味辛性平。归肝经。具有散瘀、接骨、止痛的功能。用于跌仆肿痛，筋骨折伤。

生自然铜多外用，用于头风疼痛，项下气瘿。经煅淬后，便于粉碎加工，利于煎出有效成分，可增强散瘀止痛作用。临床多煅用，用于跌仆肿痛，筋骨折伤，关节疼痛，心气刺痛。

【临床应用】

1. 生用

（1）头风疼痛：常与细辛、胡椒等同用搐鼻，具有祛风止痛作用，用于头风疼痛，如自然铜散（《杨氏家藏方》）。

（2）项下气瘿：自然铜贮水瓮中，逐日饮食，皆用此水，瘿自消（《仁斋直指方》）。

近代将其置篓中放至井中浸泡，用此种井水防治地方性甲状腺肿，效果明显。

2. 制用（煅制品）

（1）跌仆肿痛，筋骨折伤：常与乳香、没药、当归等同用，能增强活血续筋消肿止痛作用，用于跌仆筋骨折伤，如自然铜散（《张氏医通》）。配伍乳香、血竭、苏木、红花等，能接骨散瘀，用于跌打损伤，如八厘散（《金鉴》）。配伍乳香、没药、土鳖虫，可治跌打损伤、骨折，如驳骨丸（《外伤科学》）。

（2）关节疼痛，屈伸不利：自然铜烧红酒浸，配伍乌头、五灵脂、酒苍术、当归等，能通经活络止痛，可治暑病瘫痪，四肢屈伸不利（《陆氏积德堂方》）。

（3）心气刺痛：自然铜火煅醋淬，研末，醋调服，可治心气刺痛（《卫生简易方》）。

【参考资料】X射线衍射曲线表明，生自然铜为黄铁矿，煅自然铜则显磁黄铁矿特征值。热分析结果，生自然铜表现出多个吸热、放热及与之相匹配的多阶段失重，即成分结构有多次变化。吸热235℃（中）、放热420℃（小）、吸热525℃（小）、放热620℃（大）以及失重，吸热740℃（小）、放热750℃（中）以及相应失重，代表FeS_2变为FeS，FeS变为六方FeS，最终为高温型磁黄铁矿的分解变化。煅自然铜表现为煅制过程的变化和温度上限。吸热150℃、放热465℃（中）的出现，证实煅样并未完全转化为FeS。吸热620℃（小）、无失重却有增重，说明硫逸出时铁有氧化。吸热840℃（小）、900℃（中）已与生样曲线特征一致，即此温度下已均一物相，且此FeS将分解。足见，若想把黄铁矿质自然铜煅到无硫、转化为磁铁矿不是700℃能达到的。黄铁矿质自然铜，生样酸溶率为12.13%，碱溶率为7.77%；煅样溶出量有变化，实为磁黄铁矿的溶出率：酸溶率为4.44%，碱溶率为14.21%，可见，生用或煅用Fe的溶出量大小还必须结合酸溶与碱溶一并考虑。其中的Pb与Fe正相关。褐铁矿化黄铁矿质自然铜，共存有胶体物褐铁矿，酸溶率大于碱溶率，基本上属黄铁矿的可溶性特征[1]。

自然铜研碎，过40目筛，用马弗炉煅烧自然铜，并测定其中铁离子含量，结果表明以400℃煅烧4小时为好。煤气炉和煤球煅，将自然铜置铁锅内，敞口煅至黯红色为好，温度为500℃左右。醋淬不能增加自然铜水煎液中铁离子含量，入煎剂以打碎用为好[2]。生自然铜中砷含量比煅制品高约10倍，说明自然铜经炮制后，可除去或降低其毒性[3]。参照《中国药典》1985年版炮制要求，采用亚铁离子含量、全铁含量和有害元素砷、铅量为指标，应用正交试验法，对自然铜炮制工艺进行评定，结果认为850℃以上，煅制1.5小时，装药厚度在1～2cm为佳[4]。采用原子吸收光谱法、分光光度法测定了自然铜各炮制品水溶性成分。并应用X射线衍射仪测定了各炮制品的矿物组分，证明矿物相决定各成分溶出的多少。实验比较了Cu、Fe、Zn溶出的量较高，而Pb的溶出量又较少的样品是在450℃条件下煅制为佳[5]。另有实验证实：自然铜生品、煅品、煅淬品物相结构有较大差异，其中煅品和煅淬品中有变异的矿物相产生，矿物相的改变使元素的赋存状态也发生了变化，自然铜经煅烧后，不仅Fe元素发生价态的变化，而且共生矿药的成分也发生了变化。还增加其他元素，如Cu元素的溶出，自然铜醋淬后，煅透处Pb元素大幅度降低，而未煅透处Pb变化不大。据此分析，自然铜传统炮制方法要求反复煅淬有一定道理[6]。亦有认为自然铜大小取黄豆大（龙眼核大亦可），煅至红透，每百斤自然铜加醋20kg淬为好[7]。通过对不同炮制条件下煅自然铜总硫量、总铁量等比较，400℃煅4小时，仅表面层呈黄褐色，总硫量、总铁量和生品接近，无失重现象，表明FeS_2成分基本未分解。自然铜煅至700℃1小时2次醋淬和800℃1小时1次煅醋淬均可使其质地酥脆，内心无金属光泽，符合传统煅制品外观性状要求，FeS_2已较完全转变为FeS，在800℃煅时自然铜呈现红色。900℃1小时2次煅醋淬样品的总硫量比生品下降57%，FeS转化为Fe_3O_4的反应已有发生，提示自然铜在过高温度煅制将会对有效成分的溶出产生不利的影响[8]。

以样品中总硫、单质硫、FeS_2和Fe_7O_8为指标，用同一工艺对不同来源的自然铜进行炮制研究表明，其煅制品中总硫、单质硫、FeS_2、Fe_7O_8和Fe_3O_4的含量不同，说明要得到质量相同或相近的煅自然铜，想通过控温炉控制煅烧时间和温度，对生品的粒度、装药量、装药厚度、煅淬次数、用醋量等因素均量化，从而得出一个对不同来源生自然铜均适用的炮制工艺是困难的。控温炉煅制时，装药量也是影响煅品成分的重要因素[9]。

【附】文献摘录："自然铜，世以为接骨之药，然此等方尽多。大抵骨折在补气、补血、补胃，而铜非煅不可用。若新出火者，其火毒、金毒相扇，挟热毒香药，虽有接骨之功，燥散之祸，甚于刀剑，戒之。"（《本草衍义补遗》）"宜火煅醋淬末，研绝细，水飞。治跌损接骨续筋。"（《蒙筌》）"心气刺痛，自然铜火煅醋淬九次，研末醋调二分半服即止。"（《握灵》）

【按语】自然铜始载于《雷公炮炙论》，名石髓铅。现今自然铜一般指黄铁矿，少数地区用褐铁矿（无光泽）亦作自然铜供药用。两者所溶出的微量成分有明显的差异。市售自然铜均含有铜，只是铜和铁的量比相差较大。铁、铜有促进外伤愈合作用，能促进骨髓本身及其周围血液中网状细胞和血红蛋白的增生。自然铜自古至今，多采用反复多次煅和煅淬制法。淬液有醋，取其易酥脆和协助散瘀止痛作用；酒淬，取其活血通络作用；甘草水飞或淬，取其调和燥烈之性；童便淬，取其咸寒止血，资其泄热消瘀作用。煅淬程度，从研究资料分析，煅烧温度在465℃以上FeS_2已有部分分解，620℃无失重却有增重，说明硫逸出同时，铁被氧化，900℃以上FeS分解而有磁性的Fe_3O_4产生。由于自然铜的来源不同，粒度大小、装药量、装药厚度、煅淬次数、用醋量等因素均能影响工艺流程，故而，很难得出对各种自然铜均通用的统一炮制工艺，但是只要能遵照传统工艺要求：即自然铜煅至酥脆，内外一致，无金属光泽，无磁性，亦能保证自然铜的煅制质量。

明代《医林正印》记载："自然铜，煅红，酒醋淬几次，半年后方可用，否则杀人。"自然铜煅到一定温度时，煅品中有熔融状态的硫存在，醋淬因迅速冷却，会得到弹性硫，弹性硫在室温下缓慢地转化成晶状硫，完全转化需一年以上时间，此转变是否与火毒有关，有待进一步研究。

水飞时，有部分体轻物质仍不能下沉，尚能溶去某些有毒成分，因此，可以得到极细粉末，还可除去部分非药用部位和水溶性毒性物质。

参 考 文 献

[1] 李大经，等. 中国矿物药[M]. 北京：地质出版社，1988：109.
[2] 叶定江，等. 中药自然铜的炮制[J]. 中成药研究，1980(1)：13.
[3] 铁步荣. 自然铜中砷含量的研究[J]. 中国中药杂志，1991，16(6)：341.
[4] 赵蕴馥，等. 自然铜煅制工艺评定[J]. 中成药，1989，11(6)：21.
[5] 张亚敏，等. 自然铜炮制品溶出成分与矿物相组分探讨[J]. 中药材，1993，16(10)：26.
[6] 张志杰，等. 自然铜不同炮制品矿相及化学成分的研究[J]. 中草药，2005，36(6)：438.
[7] 黄敏，等. 正交试验法研究自然铜的炮制[J]. 中成药研究，1986(4)：17.
[8] 李铁林，等. 煅自然铜二硫化铁成分变化的研究[J]. 中国中药杂志，1993，18(11)：662.
[9] 李轩贞，等. 不同来源自然铜炮制的研究[J]. 中国中药杂志，1995，20(8)：467.

阳 起 石

【来源】本品为单斜晶系硅酸盐类矿物透闪石 Tremolitum，主含含水硅酸镁钙；阳起石 Actinolitum，主含含水硅酸铁镁钙[$Ca_2(Mg\cdot Fe)_5(Si_4O_{11})_2(OH)_2$]。采挖后，除去沉沙及杂石。

【古代炮制】唐以前有酒渍法(《千金翼》)。宋代有酒煮：酒煮半日，细研，水飞过(《圣惠方》)；酒浸：酒浸，研如粉(《总录》)；酒淬：先以炭火烧通赤，好酒内淬七遍，如只以好酒煮半日亦得，并细研水飞，方入药用(《局方》)；煅：火煅研为粉(《总录》)；醋淬：火烧赤，醋淬，研(《百问》)。其后大多沿用火煅酒淬之法。清代尚有驴鞭汁制：用阳起石一两，先用驴鞭肉汁煮三柱香，取起于白炭火烧红，即于驴鞭汁淬之七次(《新编》)。

【现代炮制】

1. 阳起石　取原药材，除去杂质，洗净，干燥，砸成小块。

2. 煅阳起石　取净阳起石小块，置耐火容器内，用武火加热，煅至红透，取出，放冷，研碎。

3. 酒阳起石　取净阳起石，置耐火容器内，用武火加热，煅至红透，倒入黄酒中浸淬，如此反复煅淬至药物酥脆，酒尽为度，取出晾干，研碎。阳起石每 100kg 用黄酒 20kg。

【饮片性状】阳起石为不规则碎块状，通常呈纤维状、针状、棒状集合体。白色，灰白色，淡绿白色，具绢丝光泽，体重(密度 3.1～3.3g/cm^3，随含铁量增高而增加)，较坚硬(硬度5～6)，可打碎。气无，味淡。煅阳起石，色泽无明显变化，纤维明显分离，质较酥，用手可捻碎，纤维有光滑感。气、味皆无。酒阳石稍带酒气。

【炮制目的】阳起石味咸性微温。归肾经。具有温肾壮阳，暖下焦，除冷痹的功能。

本品临床上均煅用，煅后质地酥脆，易于粉碎，便于煎出有效成分。酒淬可进一步使其质地酥脆，利于加工制备，并可加强壮阳作用，用于下焦虚寒，腰膝酸软，遗精，阳痿，宫冷不孕，崩漏。

【临床应用】

1. 阳痿　配伍沉香(不见火)、北五味、鹿茸、酸枣仁、桑螵蛸(微炒)、白龙骨、白茯苓、钟乳粉、天雄(姜汁制)、菟丝子，具有助阴壮阳作用，可治阴阳衰微，阳事不举，才交即泄，寒精自流，胸中短气，阴汗盗汗，如阳起石丸(《普济方》)。配伍白矾灰、钟乳粉、硫黄、龙脑、伏火砒霜，可治肾脏虚脱，阳气萎弱，如阳起石丸(《圣惠方》)。

2. 虚损 常与远志(去心)、巴戟天(去心)、附子(炮裂)、肉苁蓉(酒浸、切、焙)、牛膝(酒浸、切、焙)、杜仲(去皮炙)、石斛等同用，可治肾劳虚损，腰脚酸疼，少腹急痛，小便滑数，面色黧黑，如阳起石丸(《总录》)。配伍沉香、炮附子、酒炒胡芦巴、炒茴香、黑锡、硫黄等可治肾阳衰弱，肾不纳气，上气喘促，如黑锡丹(《局方》)。配伍钟乳粉、酒煮附子，可治元气虚寒，精滑不禁，大便溏泄，手足厥冷，如阳起石丸(《杂病源流犀烛》)。

3. 不育 配伍菟丝子(蒸)、鹿茸(酒蒸、焙)、天雄(炮、去皮)、韭子(炒)、肉苁蓉(酒浸)、覆盆子(酒浸)、桑寄生、石斛(去根)、沉香、原蚕蛾(酒炙)、五味子，可治男子不育，精清精冷，如阳起石丸(《济生》)。配伍吴茱萸(汤洗，焙，微炒)、熟地黄、牛膝(去苗、酒浸、焙)、炮姜、白术，具有益子宫、消积冷的作用，可治妇女子脏虚冷，劳伤过度，风寒搏结，久不受胎，如阳起石丸(《局方》)。

4. 崩漏 常与鹿茸(去毛，醋炙)同用，可治冲任不定，虚寒之极，崩中不止，如阳起石丸(《济生》)。

5. 疮毒 阳起石烧为末，新水调，涂肿处，治背疮初发(《儒门》)。或治刀箭所伤(《普济方》)。

【参考资料】 X射线衍射分析结果表明，不同地区市售阳起石的矿物组成不同，杭州市售品由阳起石、绿泥石组成或由阳起石、石英、滑石组成；长春市售为叶蜡石、白云母；天水市售品为阳起石、绿泥石；仅哈尔滨市售品为透闪石，符合药用要求，其生煅样的X射线衍射图特征线全一致。热分析曲线特征，800℃以上始有吸热反应，且该吸热属与阳起石共生的方解石所有，并非阳起石的特征，至960℃始有羟基破坏失水[1]。

对含量较高的Ca、Mg、Zn、Fe、Cu、Al、Mn元素测定结果进行统计学处理，其炮制方法的优劣顺序为：煅赤酒淬7次→煅赤酒淬3次→煅赤酒淬1次→煅赤水淬3次→生品，说明煅淬时以黄酒为液体辅料为好，煅淬次数以7次为佳[2]。

【附】 文献摘录："凡用，火中煅赤，酒淬七次，研细水飞过，日干。亦有用烧酒浸过，同樟脑入罐升炼，取粉用之。""阳起石，右肾命门气分药也，下焦虚寒者宜用之，然亦非久服之物(《纲目》)。""此物制之得宜矣，实可使天厌者重新再造……即于驴鞭汁淬之七次……倘舍驴鞭之汁煅炼，阳起石虽亦能取效，止可兴平常之阳，不能兴天阉之阳也。"(《新编》)

【按语】 阳起石始载于《神农本草经》，现今系河南、湖北为主产地，所描述形态与透闪石或透闪石石棉相符。现代市售阳起石品种混乱，药材所含矿物组分较多，有的甚至主矿物都不相同。

历代多用煅、火煅酒淬、水飞等法炮制，主要为之酥脆易碎，并可除去部分共存的矿物，但仅靠短时间的煅红，未见化学成分有大变化。淬液常用酒，亦有用驴鞭汁者，酒能行药势，驴鞭汁本身具有壮阳作用，因此，能增强其补肾壮阳的作用。还有与樟脑同制的方法，樟脑属于强心类药物而易升华，与阳起石混和加热，升华物凝集于药材中，其作用未见言及。

参考文献

[1] 李大经，等. 中国矿物药[M]. 北京：地质出版社，1988：121.
[2] 彭智聪，等. 阳起石炮制方法对无机元素的影响[J]. 中国中药杂志，1994，19(6)：347.

赤　石　脂

【来源】本品为硅酸盐类矿物多水高岭石 Halloysitum。主含含水硅酸铝。全年均可采挖。采得后，选择红色滑腻的块状体，除去杂石、泥土。

【古代炮制】汉代有"碎"、"筛末"(《玉函》)。南北朝有水飞：凡使须研如粉用，新汲水投于器中搅，不住手了，倾作一盆，如此飞过三度，澄者去之，取飞过者任入药中使用(《雷公》)。宋代有烧制：烧灰(《圣惠方》)；煅制：凡使，须于炭火中煅通赤，取出放冷，研细水飞过，方入药用(《局方》)；醋淬：烧赤，投醋中滤出(《圣惠方》)、煅，醋淬七次(《济生方》)。明、清沿用上法外，尚有醋炒："捣碎，醋拌匀湿，于生铁铫子内，慢火炒令干，研如粉"、"煨"(《奇效》)。

【现代炮制】

1. 赤石脂　取原药材，除去杂质，捣碎或研粉。

2. 煅赤石脂　取净赤石脂，置无烟炉火上，用武火加热，煅至红透，取出，放凉，捣成粗末。

3. 炒赤石脂　取赤石脂研细，炒至红色变深，取出，放凉。

4. 醋赤石脂　取净赤石脂，碾成细粉，用醋及适量清水调匀，搓条，切段，干燥。置无烟炉火上，用武火加热，煅至红透，取出，放凉，研粉。赤石脂每 100kg 用醋 30kg。

【饮片性状】赤石脂为不规则小碎块，表面凹凸不平，具褐红与白色相间的斑块，摸之细腻如脂而染指，体较轻质脆，易碎。细粉土红色。吸舌力较强，微苦而有土腥味。煅、炒赤石脂呈紫红色，质坚硬，不易打碎，吸舌性更强。醋赤石脂，形如煅赤石脂，微有醋气。

【炮制目的】赤石脂味甘、涩性温。归大肠、胃经。具有涩肠止泻，收敛止血，敛疮生肌功效。用于久泻久痢，崩漏带下，便血，外治疮疡不敛，湿疹脓水浸淫。无论水飞、火煅、醋淬，作用相似，但经火煅醋淬后，能增强固涩收敛作用。

【临床应用】

1. 久泻　常与禹余粮同用，可治泻痢日久，滑泄不禁，如赤石脂禹余粮汤(《伤寒》)。配伍炮姜可治泄泻虚滑无度，如赤石脂丸(《总微》)。配伍白术、人参、茯苓、干姜等，能温中涩肠止泻，可治虚寒久泻。

2. 久痢　常与干姜、粳米同用，能温中涩肠止痢，可治虚寒久痢，如桃花汤(《伤寒》)。配伍炮姜、炮附子、当归、芍药，可治下痢脓血，腹痛不止，如赤石脂散(《普济方》)。配伍乌梅、栀子、白术、升麻、干姜、粳米，可治下焦湿热，下痢脓血，如赤石脂汤(《千金》)。

3. 崩中漏下　常与乌贼骨(烧灰)、侧柏(微炙)同用，能增强固涩、止血作用，可治妇人漏下，淋漓不止，如赤石脂散(《总录》)。配伍鹿角霜、芡实等，具有温肾收涩作用，可治肝肾虚寒所致的妇女赤白带下。

4. 疮疡久溃　常与炉甘石、乌贼骨研末外敷，能吸湿生肌，可用于疮疡溃烂久不愈。配伍制乳香、制没药、血竭、冰片研末外敷，可治诸疮，如天然散(《外科十三方考》)。配伍白芷、煅鸡内金、红丹、龙骨、枯矾、熟石膏、冰片，研末外敷，可治皮肿溃疡，疖肿。

5. 外伤　常与寒水石、大黄为末，以新汲水调涂伤处，可治火所伤，赤烂热痛，如赤石脂散(《医方大成》)。配伍五倍子、松香等研末外敷，能收敛止血，用于外伤出血。

【参考资料】X 射线衍射分析结果表明赤石脂可由高岭石、褐铁矿、伊利石(即水云母)、白云母、蛇纹石、赤铁矿等组成，其含量不均匀。热分析曲线特征分别与高岭石、褐铁矿的热效应相当。煅赤石脂热分析曲线特征，吸热 240℃(微)、320℃(微)、590℃(肩)、放热 460℃

(微)、954℃(中);及 150～500℃多次失水,说明样品内,部分高岭石和褐铁矿存留,只是表面已赤铁矿化。赤石脂中黏土矿物组分是决定其化学性质的主要成分,不同产地的样品中,黏土矿物或以高岭石或以水云母为主,赤石脂的可溶性等也随之有变化,尤其赤石脂中铁的化合物的物相组成、粒度等对 Fe 的溶出率影响很大。样品入汤剂的水溶出率,生样为 0.34%,煅样为 0.66%,这与煅制过程中高岭石与共存矿物颗粒间充分崩解增大了自由界面有关。Mg、Fe、Ca 以及微量元素相对集中于酸溶,说明共存的碳酸盐褐铁矿较高岭石更富集有多种微量元素。这一点对生、煅样是一致的[1]。

煅制方法不同,水溶性浸出物量不同。煅块醋淬品最高,其次为煅块非醋淬品,而煅条品最低,经统计学处理,从煎出物量这一因素看,以煅块醋淬为宜。赤石脂煅制后某些元素的含量发生了改变,其中就铝元素而言两种煅制法均能使之明显降低,而对锰元素也有影响。若采用煅条法则锰元素被破坏较大。且煅块品较煅条品止血作用增强[2]。

本品主含含水硅酸铝。有吸附作用,能吸附消化道内的有毒物质、细菌毒素及食物异常发酵的产物,并保护消化道黏膜,止胃肠道出血[3]。

【按语】赤石脂始载于《神农本草经》。市售品颜色混杂,有白色为主的;有红白相间的和以红色为主的高岭石质黏土。后者更富含铁,当以红色为佳。炮制方法历代主要有碎、筛、研、烧、煅、淬、飞等,有不加辅料的,也有加辅料的,辅料仅醋一种。至今煅法仍为赤石脂炮制的主流方法,但亦有不少是生用的。赤石脂丸(散)中,不强调煅用,对铁溶出有利,也保持生品的吸附性能。赤石脂煅后能使钙、铝溶出量增多,铁的溶出量减少,有利于止血与止泻。水飞能除去部分铅,可以降低毒性。

参 考 文 献

[1] 李大经,等.中国矿物药[M].北京:地质出版社,1988:132.

[2] 张太山,等.赤石脂炮制工艺研究[J].中药材,1993,16(5):27.

[3] 雷载权,等.中药学[M].上海:上海科学技术出版社,1995:322.

玛 瑙

【来源】本品为氧化物类石英族矿物亚种玛瑙 Achatum。主含二氧化硅。全年均可采挖。采得后,除去杂石、泥沙。

【古代炮制】宋代有细研(《圣惠方》)。明代有"犬肉内煮之,火煅红醋淬用"(《大法》)、"研、飞"(《瑶函》)、"火煅,醋淬三次"(《一草亭》)。

【现代炮制】

1. 玛瑙　取原药材,除去杂质,洗净,干燥,研成细粉或水飞成极细粉。

2. 豆腐制玛瑙　取洁净小块药物与豆腐同放入锅内,加适量水煮至豆腐呈蜂窝状,取出药物,干燥,研粉或水飞成极细粉。玛瑙每 100kg 用豆腐 100kg。

【饮片性状】本品呈细粉末状,浅红色或橙红色或深红色,具光泽,无臭,味淡。

【炮制目的】玛瑙味辛性寒。归肝经。具有清热明目,拨云退翳的功能。用于目生翳障。

本品多用于眼科,故应水飞至极细粉末才能应用,避免对眼膜的刺激。与豆腐同制,一般用于首饰玛瑙,以去其油垢,以达洁净。

【临床应用】

翳障:与珊瑚等研为末,点目去翳尤妙(《本草经疏》)。与珍珠、琥珀、炉甘石等同用,研极细末点眼，可治目生障翳，赤脉遮睛，风火眼痛，迎风流泪，羞明(《上海市药品标准》)。

【参考资料】玛瑙主含二氧化硅(SiO_2)与含水二氧化硅($SiO_2 \cdot nH_2O$)。常含有Fe、Mn等。据光谱分析：红玛瑙Fe量≥5%，含Mn量≤0.01%，含Al量≥1%；灰玛瑙含Fe 5%，含Mn 0.06%，含Al 0.3%；两者均含Zn、Cu、Ni、Cr、V、W、Ti、Be、Ba、Ca、Mg；另红玛瑙尚含Pb、Sn、In、Ge、Zr；灰玛瑙含有Mo、Ga、Ag、B[1]。

X射线衍射分析结果，灰玛瑙与红玛瑙中结晶物均为石英，不显示其他物质。至于蛋白石，其特征衍射与石英的相同(指胶体老化后，已趋结晶的蛋白石)。玛瑙的热分析曲线明显不同于石英；不同玛瑙在失重、吸热反应上因含蛋白石量不同而异，更因蛋白石本身所含胶体水不同而异。玛瑙和石英一样，属碱溶矿物。入散剂酸溶Ca、Mg来自共存的沸石及碳酸盐，碱溶出成分中Fe的溶出率最大，说明Fe^{3+}的氧化物溶出率大于SiO_2质；微量元素亦相对集中于碱溶[2]。

【按语】玛瑙既韧又硬(硬度6～7，密度2.6～2.7g/cm³)，难以粉碎成极细粉，现代多用布数层包裹，用铁锤打碎，拣细者入研钵内研细或水飞，这样粉碎效果好，损失也少。古代有用火煅红醋淬的制法，可能亦是从有利于粉碎方面考虑。

参考文献

[1] 严永清，等. 中药辞海：第二卷[M]. 北京：中国医药科技出版社，1996：17.

[2] 李大经，等. 中国矿物药[M]. 北京：地质出版社，1988：128.

绿矾(皂矾)

【来源】本品为矿物水绿矾 Melanteritum 或人工制成的含水硫酸铁。主含硫酸亚铁($FeSO_4 \cdot 7H_2O$)。全年均可采挖。采得后，去净杂质，打碎，加水加热溶化，蒸发部分水分，放凉待自然结晶。

【古代炮制】宋代有“煅赤”(《圣惠方》)，“用火煅通赤，取出，用酽醋淬过复煅，如此三度，细研”(《集验方》)，“炼汁尽”、“火煅通红，取出放地上，出火毒”(《疮疡》)；尚有盐与硫黄制(《洪氏》)。明代有姜汁制(《保元》)、米炒制(《入门》)、童便制(《普济方》)。清代尚有面裹火煨焦(《串雅内》)。煅法和煅醋淬法一直沿用至今。

【现代炮制】

1. 绿矾　取原药材，除去杂质，打碎。

2. 煅绿矾　取净绿矾打碎，置耐火容器内，用武火加热，煅至汁尽，红透为度，取出放凉，研粉。

3. 醋绿矾　取净绿矾打碎，置耐火容器内，加入醋，盖好，置炉火上武火加热，待绿矾溶解后搅拌均匀，继续煅至汁尽，全部呈绛色为度，取出放凉，研粉。绿矾每100kg用醋20kg。

【饮片性状】绿矾为不规则粒状，大小不一，绿色，半透明，似玻璃光泽。质较脆(硬度2)，气无，味酸涩。在干燥空气中逐渐风化成粉，置湿空气中迅速氧化，表面生成黄棕色锈衣。煅绿矾(绛矾)失水干枯，为细粒疏松集合体，光泽消失，绛红色。气无，味涩。若成块状，则性脆硬度稍高(硬度2.5～5.5)。醋绿矾为绛色细粉，质地疏松。味涩，有醋气。

【炮制目的】绿矾味酸性凉。归肝、脾经。具有解毒燥湿，杀虫补血功能。用于黄肿胀满，疳积久痢，肠风便血，血虚萎黄，湿疮疥癣，喉痹口疮，烂弦风眼。

生绿矾一般不内服，多用作外用洗涂剂，偏于燥湿止痒，杀虫。用于湿疹，疥癣，疮毒。

内服多煅用,煅后失水变枯,不溶于水,降低了致呕吐的副作用,增强了燥湿止痒作用。加醋煅不但降低了致呕吐作用,以利内服,并增强了入肝补血,解毒杀虫的功效。用于黄肿胀满,血虚萎黄,疳积久痢,肠风便血。

【临床应用】

1. 生用

(1) 喉疮:常与雄黄、硼砂同用,研末吹口,治喉疮毒盛(《万氏家抄方》)。绿矾和醋共研,晒干为末,吹口,可治喉风肿闭(《孙天仁集效方》)。

(2) 趾甲疮:绿矾煎洗,配伍雄黄、硫黄、乳香、没药研末涂搽,可治趾甲内生疮(《医方摘要》)。配伍藿香、大黄、黄精研末涂搽,可治灰指甲。

2. 制用(煅制品)

(1) 疥癣:配伍花椒、冰片、樟脑、煅烧研末,可治疥疮,湿者干掺,干者菜油调涂(《良方汇集》)。皂矾配楝树子,烧研外搽,可治头癣(《普济方》)。

(2) 黄肿胀满:常与苍术、厚朴、陈皮、半夏、大枣同用,具有运脾化湿作用,用于脾胃不健,气滞湿蓄,黄肿、胀满,如绛矾丸(《重订广温热论》)。

(3) 缺铁性贫血:与薏仁、党参、大枣合用,可补脾益血,如绿矾补血丸。与白术、山药、黑枣同用亦可补脾益血,如绛枣丸(《中华血液杂志》1983)。

(4) 赤白痢:常与白矾、龙骨、赤石脂等同用,具有止痢涩肠作用,可用于赤白痢、肠滑不止,如绿白散(《总录》)。

(5) 钩虫病:本品单用,煅透研末吞服,或与绿豆粉同用.加米饭为丸,可治钩虫病。

【参考资料】X 射线衍射分析结果表明,绿矾系七水硫酸铁,可含有多种脱水产物,如 $FeSO_4 \cdot 5H_2O$、$FeSO_4 \cdot 4H_2O$、$FeSO_4 \cdot H_2O$;煅绿矾则除赤铁矿之外,尚出现含水量各不相同的硫酸铁组分。热分析结果,630～710℃失水 43%,相当水绿矾为主的组分特征;煅绿矾在 300℃前仍失水 20%示煅样中尚含有大量含水组分,在 770℃前失去 SO_2 则证明煅样尚含大量硫酸盐。Fe 的溶出率为:中溶(24.0%)>碱溶(8.9%)>酸溶(5.6%)。煅制成绛矾,Fe 溶出率相应降低:中溶(5.8%)>酸溶(2.5%)>碱溶(0.17%)。值得注意的是,绿矾在疡面中溶条件下,Fe 溶出率高于从溶解度计算的 Fe 值(9.75%);而绛矾样品中共存有赤铁矿,Fe 溶出率则低于此值。绿矾入散剂用,酸溶明显大于碱溶。且碱溶溶液中 Fe 比例低(占酸不溶物的 0.1%);主要为缓冲剂中的 Na,并反映出了其原料的混入物成分。绛矾配入散剂,Fe 主要见于酸性介质环境的溶液,而碱性溶液中 Fe 量极低,也说明试样并未煅透。对绛矾而言,散溶的铁量将随转化为赤铁矿的量而改变[1]。皂矾主要成分为 $FeSO_4 \cdot xH_2O$,炮制前绿矾含铁量 20.13%,炮制后绛矾含铁量为 24.86%。绿矾酸涩之性味极强,对人体的舌和喉部黏膜均有强烈刺激性,醋制后可缓和其酸涩味和刺激性,同时其质地疏松,容易研成细粉,人体易吸收,并能除去所含杂质,而提高纯度[2]。另有实验结果表明:绿矾生样及炮制品中的铁基本是以 $FeSO_4$ 形式存在,同时含有少量 Fe^{3+};绿矾在成矿过程中有气相包裹体形成。绿矾生样经酸性诃子溶液浸泡后,其中部分铁离子形成了有机化合物,而且 Fe^{2+}/Fe^{3+} 比值及铁离子离子性比绿矾生样均有显著提高[3]。

【附】文献摘录:“火煅醋淬三遍,《局方》多用米炒,恐胜矾力也。”(《入门》)“盖此矾色绿味酸,烧之则赤,既能入血分伐木,又能燥湿化涎,利小便,消食积,故胀满黄肿疟痢疳疾方往往用之。”(《纲目》)“烧之则赤,以破血之积垢,甚效甚速。”(《求真》)“煅赤用。(煅赤名绛矾,能入血分,伐肝木,燥脾湿)绛矾一斤醋拌晒干,入瓶火煅为末,醋糊丸酒下……用醋制以平肝，胜于针铁。"(《辑要》)"皂矾一两，泥土包固，置糠火中，煨一日夜，取出，候冷，矾石已红，去泥土净。"(《柳选四家医案》)

【按语】绿矾始载《日华子本草》。主要成分为含水硫酸铁，易失水，氧化失水后致使颜色变白，氧化后色变黄棕色。宋代始见煅法，煅制后呈绛色，吸潮性强。历代绿矾内服时大部分制成绛矾，多用于治疗萎黄、水肿、痞块等症。绿矾对人体的舌和喉部均有强烈刺激性，醋制后可缓和其酸涩味和刺激性，便于内服。内服后部分铁被血液吸收，提供造血原料，并刺激造血系统能使红细胞新生旺盛，可治缺铁引起的贫血性水肿。其疗效与硫酸亚铁相似，但肠道副作用比硫酸亚铁轻。

参考文献

[1] 李大经，等. 中国矿物药[M]. 北京：地质出版社，1988：286.

[2] 南京中医学院附院药物研究小组. 针砂皂矾醋制前后主要化学成分的分析及研讨[J]. 江苏中医，1961(11)：13.

[3] 郭春萍，等. 矿物药绿矾及炮制品中铁赋存状态的研究[J]. 药物分析杂志，1996，16(3)：161.

金 精 石

【来源】本品为硅酸盐类矿物金云母及水金云母，又称蛭石 Vermiculitum。采挖后，除去泥沙、杂石，挑选纯净的块片。

【古代炮制】明代有"火煅研细水飞用"(《品汇》)的制法，该法沿用至今。

【现代炮制】

1. 金精石　取原药材，除去杂质，洗净，干燥，捣碎。

2. 煅金精石　取净金精石，置耐火容器内，加热煅至红透，取出，放凉。

3. 醋金精石　取净金精石，置耐火容器内，置武火上煅至红透，趁热倒入醋中淬透，冷后研碎。金精石每 100kg 用醋 25kg。

【饮片性状】金精石为不规则片状，全体金黄色稍黑较均匀，表面光滑，有玻璃样光泽，质稍软有韧性，烧之卷曲，断面显层状，可单层剥离。气微，味淡。煅金精石体轻质疏松，无光泽。醋金精石呈粉末状，体轻质疏，无光泽，略具醋气。

【炮制目的】金精石味咸、淡，性平。归心、肝、肾经。具有镇惊安神，明目去翳的功能，用于目生翳障，视物模糊，心悸怔忡，夜不安眠。煅后质地疏松，易于粉碎和煎出有效成分。

【临床应用】

1. 目疾　配伍蝉蜕、石决明、蒺藜，具补肾祛风明目作用，可治目生翳障，视物模糊。

2. 心悸、失眠　配伍龙眼肉，包括治心悸失眠。

【参考资料】金精石化学成分为 $(Mg、Fe、Al)_3[(AlSi)_4O_{10}](OH)_2 \cdot 4H_2O$，其中 MgO 14%～23%，$Fe_2O_3$ 5%～17%，FeO 1%～3%，SiO_2 37%～42%，Al_2O_3 10%～13%，H_2O 8%～18%及其他杂质。据光谱全分析含 Pb、Zn、Cu、Ni、Cr、Co、V、Sn、Ga、Ti、Zr、Mn、Be、Ba、Ca 等元素[1]。X 射线衍射曲线分析表明，金精石为金云母-黑云母系列中间端员的镁铁云母的衍射特征线。即实验样品并不均一，表面水化程度高，属蛭石范畴，另一部分则尚未水化，仍属云母范畴。热分析亦证明样品并非典型蛭石，而为水化的金云母[2]。

【按语】金精石于元代刘河间《宣明论方》"菩萨散"中列有此药，历代记载很少，不知古代是用何物，未见考证，现代应用的金精石矿物是金云母-黑云母及变化产物蛭石。

金精石应高温长时间地煅制，才能使其理化性质发生变化。醋淬能促进酥脆，同时对金精石层间离子交换会产生一定的作用。

参考文献

[1] 严永清，等. 中药辞海：第二卷[M]. 北京：中国医药科技出版社，1996：941.

[2] 李大经，等. 中国矿物药[M]. 北京：地质出版社，1988：149.

花 蕊 石

【来源】本品为蛇纹大理石 Ophicalcitum 的矿石。主含含水硅酸镁。全年均可采挖，采挖后，除去杂石及泥砂，选取中间夹有淡黄色或黄绿色花纹者。

【古代炮制】宋代有“大火烧之”(《嘉祐本草》)、“醋煅”(《疮疡》)、“合硫黄同煅研末”(《证类》)的炮制方法。煅法一直沿用至现代，如元代有“烧过存性，研如粉”(《丹溪》)。明代有“凡入丸、散，以罐固济，顶火煅过，出火毒，研细水飞晒干用”(《纲目》)。清代有硫黄煅：以花蕊石五两，同硫黄二两，入阳城罐内，盐泥固济，加顶火煅过，研细水飞用(《逢原》)。此外，尚有童便煅淬法(《正宗》、《金鉴》)。

【现代炮制】

1. 花蕊石　取原药材，除去杂质，洗净，干燥，敲成小块。

2. 煅花蕊石　取净花蕊石，敲成小块，置耐火容器内，用武火加热，煅至红透，取出放凉，碾碎。

3. 醋煅花蕊石　取净花蕊石，置耐火容器内，用武火加热，煅到红透，趁热倾入醋中淬透，冷后研碎。花蕊石每 100kg 用醋 25kg。

【饮片性状】花蕊石为不规则的碎块，灰白色或黄白色，有黄色或墨绿色或黄绿色多少不等花纹相夹其间，习称“彩晕”(蛇纹石)。对光观察有闪星状光泽。体重(密度 2.5～3.60g/cm^3)，质坚硬(硬度 2.5～3.5)。气微，味淡。煅花蕊石呈大小不等的颗粒状碎粒，色泽变黯，灰色带有褐色调，仍可见亮星。质变酥脆，轻砸可碎。醋煅花蕊石，无光泽，略具醋气。

【炮制目的】花蕊石味酸、涩，性平。归肝经。具有止血、化瘀的功能。用于咯血，吐血，外伤出血，跌仆伤痛。

生花蕊石质地坚硬，难以粉碎。煅后能使质地疏松，易于粉碎，且能缓和酸涩之性，消除伤脾伐胃的副作用，有利于内服，故一般多煅用。

【临床应用】

1. 多种出血证　常与血余炭同用，能增强止血作用，用于内出血的多种出血证：咳血、吐血、衄血及二便下血。如化血丹(《参西录》)。配伍硫黄，火煅细研为末，童便调服，既可化瘀血，又可补下焦之火，以祛阴邪，可治瘀血内攻，恶血冲心，致血迷血晕，或金疮跌仆，瘀积壅聚，胸膈作痛。如花蕊石散(《普济方》)。煅花蕊石，配伍辰砂、黄连、甘草、龙脑，为末，白汤送服，可治衄血，吐血及扑打出血，血气逆上甚者，如花蕊石散(《续名家方选》)。配伍白及、血余炭等，具有收敛止血和益肺作用，用于肺虚伤络，时时咯血或痰中带血，如花蕊白及散(《中医基础知识简编》)。亦可单独应用，治疗咯血，便血，胃及十二指肠等上消化道出血，如花蕊散(《十药》)。

2. 痈疽疮疡　花蕊石(火煅)，配伍黄蜀葵花、龙骨、乌贼骨、栀子仁、草龙胆、郁金、胡粉、大黄为末，调敷，具有内消功效，可治痈疽始发，未变脓者，如花蕊石散(《总录》)。配伍黄柏皮、黄连，研末涂敷，可治恶疮穿溃及痈疽溃烂，脓不干者，如花蕊散(《普济方》)。花蕊石(童便煅淬七次)，配伍乳香、没药、羌活、紫苏、细辛、草乌研末外敷，可治跌仆伤损及金疮。

3. 创伤出血 配伍生大黄、松香，研细粉，撒伤口，可治外伤出血(《全国中草药汇编》)。亦可单味研细末，撒患处，具有收敛止血作用，可用于外伤出血。

【参考资料】 X射线衍射分析结果表明，煅制前后的样品，其矿物组分以方解石为主，含蛇纹石。蛇纹石在花蕊石中的量比决定花蕊石一系列化学性状的基础。白花蕊石几乎全为方解石，灰花蕊石中方解石仅为80%左右。蛇纹石为含水硅酸镁，可溶于热盐酸或被冷的有机酸浸蚀、溶解，析出硅胶。蛇纹石含量越多，硅胶与溶出的Mg量越大。共存的方解石亦属酸溶矿物，常含少量Mg等类质同象混入成分而不同于一般的方解石。对比生、煅品的成分及其在汤、散剂中溶解情况，以同粒度、同组份比的样分别作了对比试验，结果表明，煅后散溶法钙、镁、硅等溶出量大于生品和其他剂型[1]。

有研究得出：花蕊石确有止血作用，能缩短凝血时间和出血时间，减少出血量，并能显著增加外周血小板数目，但炮制前后止血作用无显著差异。故其炮制作用可能主要还在于花蕊石煅后易于粉碎[2]。另有报道，花蕊石止血效果与$CaCO_3$含量多少无关[3]。

【附】 文献摘录："合硫黄木炭火炒良"(《精义》)。"煅研粉霜，治诸血证神效。"(《蒙筌》)"以土罐大火煅如粉，研极细用，傅金疮神效。"(《粹言》)

【按语】 花蕊石始载于《嘉祐本草》，为化瘀止血药，据临床观察，花蕊石是矿物药中最好的止血药之一，并多是煅后制成散剂用。但亦有生用者，多用于外伤出血，诸疮出血。如治诸疮出血不止，久不生肌的立应散(《疡科选粹》)。煅制时药块应小，要煅透，要求药材表面与断面中心部分色泽、质地基本一致。煅后应质地酥脆、易碎，粉末粒度应极细，以利于吸收。历代有醋煅淬法，以增强其化瘀收涩止血作用；童便煅淬法，以增强其泄热消瘀作用，并能制药石之悍性；硫黄合制法，硫黄能补下焦之火，以祛阴邪。与硫黄在密闭条件下合煅，可提高罐内温度易于煅透，并使气化的硫黄不逸失而保证与花蕊石充分作用，提高疗效。

参考文献

[1] 李大经，等. 中国矿物药[M]. 北京：地质出版社，1988：138.
[2] 彭智聪，等. 花蕊石炮制前后止血作用的比较[J]. 中国中药杂志，1995，20(9)：538.
[3] 高锦飚，等. 花蕊石止血作用物质基础的研究[J]. 吉林中医药，2007，27(3)：74.

炉 甘 石

【来源】 本品为三方晶系碳酸盐类矿物菱锌矿 Smithsonitum 的矿石。主含碳酸锌。采挖后，洗净，晒干，除去杂石。

【古代炮制】 宋以来基本采用煅法或煅后药液淬法。宋代有研极细末(《博济》)；"水飞过"(《急救》)；黄连制：半斤，用黄连四两如豆大，于银石器内煮一伏时，去黄连，取石研(《济生方》)；黄连童便制：火煅以黄连汁童便共淬七八次研细(《急救》)。明代仍有煅制：烧赤(《普济方》)；童便制：炉甘石，烧，童便浸淬五次(《普济方》)；童便、黄连、龙胆草、当归制：五两，童便煅浸三十次，却研极细，用黄连、龙胆草一两，当归二钱，煎水两碗飞过讫，重汤蒸干，再研约百次，要冷如冰，面极细(《普济方》)；童便、黄连、茶制：以炉甘石不拘多少，先用童便煅七次，次用黄连浓煎汁煅七次，次用谷雨前茶清浓煎煅七次，又并三汁余者一次，再煅三次，然后安放地上，一宿，出火气(《医学》)；三黄汤制：用倾银罐煅红，倾出，在三黄汤内三五次尤佳，然后用三黄汤悬液煮干露一宿，焙干用(《粹言》)；童便、灰、火硝制：童便浸七日，用灰，火硝银砂锅内煅，投入童便内共十日，晒干，细研(《保元》)；黄连、童便、朱砂制：将炉甘石置倾银罐内，炭火煅成碧色取起，以连汁、童便淬之，如此煅淬七次，加朱砂三钱同研为末，水飞去脚，候干又研，极细如尘，收贮听用(《一草亭》)。清代尚有黄连、黄柏、黄芩、甘菊、薄荷、童便制(《拾遗》)；黄连、归身、木贼、羌活、麻黄制(《治裁》)；黄连、黄柏、荆芥制(《增广》)；火煅醋淬制(《良朋》)。

【现代炮制】

1. 炉甘石　取原药材，除去杂质，打碎。

2. 煅炉甘石　取炉甘石，置耐火容器内，用武火加热，煅至红透，取出，立即倒入水中浸淬，搅拌，倾取上层水中混悬液，残渣继续煅淬3～4次，至不能混悬为度，合并混悬液，静置，待澄清后倾去上层清水，干燥。

3. 制炉甘石

(1) 黄连汤制炉甘石：取黄连加水煎汤2～3次，过滤去渣，合并药汁浓缩，加入炉甘石细粉中拌匀，吸尽后，干燥。煅炉甘石细粉每100kg用黄连12.5kg。

(2) 三黄汤制炉甘石：取黄连、黄柏、黄芩加水煮汤2～3次，至苦味淡薄，过滤去渣，加入煅炉甘石细粉中拌匀，吸尽后，干燥。煅炉甘石粉每100kg，用黄连、黄柏、黄芩各12.5kg。

【饮片性状】炉甘石为不规则碎块状，表面白色、灰白色、淡土黄色或淡红色，不平坦，具众多小孔，显粉性。体质轻重不一(体重者为菱锌矿，轻者为水锌矿)，易碎，有土腥气，味淡微涩。煅炉甘石呈白色或灰白色或黄色的极细粉，质轻松。制炉甘石呈黄色或深黄色极细粉，质轻松，味苦。

【质量要求】炉甘石按干燥品计，含氧化锌(ZnO)不得少于40.0%。煅炉甘石含氧化锌(ZnO)不得少于56.0%。

【炮制目的】炉甘石味甘，性平。归肝、胃经。具有解毒明目退翳，收湿生肌敛疮的功能。

炉甘石应炮制后使用，不作内服，专作外用，一般多入外敷剂。经煅淬后，质地纯洁细腻，消除对黏膜、创面的刺激性，适用于眼科及皮肤科。采用黄连及三黄汤煅淬或拌制，可增强清热明目，敛疮收湿的功效。用于目赤肿痛，眼缘赤烂，翳膜胬肉，溃疡不敛，脓水淋漓，湿疮，皮肤瘙痒。

【临床应用】

1. 目赤翳障，烂弦风眼　配伍片脑、黄连，具有疗湿热，平风烂，住痛，明目云翳，退赤除风作用，可治外障，烂弦风眼，如炉甘石散(《准绳》)。配伍风化硝等分，化水点眼，可治目暴赤肿，如神应散(《御药院方》)。配伍青矾、朴硝等分，沸水化开，温洗，可治目生翳膜(《宣明方》)。配伍十大功劳制成眼膏外用，可治各种睑缘炎，如炉功眼膏(《中药制剂汇编》)。配伍冰片、麝香研末点眼，可治烂弦风眼，如炉甘石散(《医学》)。常配伍硼砂、冰片等，制成眼药点眼，可治多种目疾。

2. 溃疡不敛，皮肤湿疮　配伍真蛤粉、黄连、五倍子，共为末，扑敷，可治湿汗及阴茎、阴囊溃烂，如炉甘石散(《保命歌括》)。配伍赤石脂、甘油，加水制成洗剂外用，可治药物性皮炎，如炉甘洗剂(《中医皮肤病学简编》)。配伍五倍子、冰片、黄连，上为细末，油调成膏外用，可治湿疹(《中医皮肤病学简编》)。配伍氧化锌、甘油，加冷开水，制成洗剂，直接外涂，具有消炎、清凉、止痒作用，可治各种急性无渗出性炎症，单纯性皮肤瘙痒，热痱等，如炉甘石洗剂

(《外伤科学》)。

【参考资料】X射线衍射分析结果表明，生炉甘石由菱铁矿、水锌矿、方解石及白云石等矿物组成；煅后菱锌矿、水锌矿转化为氧化锌，方解石、白云石仍留在其中。炉甘石中主要组成矿物菱锌矿、水锌矿都易溶于酸。由于生样组分为锌的碳酸盐等，溶出物中Pb、Zn、Ca量处于同一数量级。煅样组分主要为锌的氧化物，溶出物中Pb量低于Zn量一个数量级，即生炉甘石，铅在溶出物中含量＞3%，而煅、水飞后只占0.4%，故煅、水飞后，都减少了炉甘石的毒性成分[1]。《中国药典》规定，炉甘石含锌量以氧化锌计算不得少于40%，只要菱锌矿占炉甘石中矿物组分的70%就已合乎此要求。

炉甘石煅烧后，部分$ZnCO_3$分解为ZnO，ZnO具有抗菌、消炎、防腐、生肌、收敛等作用。抑菌活性试验表明，炉甘石中起抑菌作用的是ZnO，而$ZnCO_3$无抑菌活性，ZnO含量直接影响炉甘石的抑菌活性。煅炉甘石的ZnO含量大于炉甘石粉，二者抑菌活性不同；纳米炉甘石和纳米ZnO的抑菌活性相同，而随着粒径变小，炉甘石的抑菌活性增强。纳米炉甘石抑菌活性与炉甘石有显著差异[2]。

氧化锌内服不吸收，外敷于黏膜疮疡面有收敛吸湿消炎作用。在眼内吸收还可参与维生素A还原酶的构成，因而可治疗暗适应能力下降等症。用黄连汤等药汁制可增加新的成分，并可形成络合物促进锌的吸收[3]。

正交试验得出，煅炉甘石最佳工艺条件是：700℃下恒温烧30分钟，水淬一次。这个温度恰为炉甘石煅烧"红透"的最低温度。煅后氧化锌的含量增加20%左右[4]。另有报道，炉甘石煅制后ZnO的含量约提高36%，三黄汤拌品及三黄汤淬后水飞品约提高18%。三黄汤拌品的小檗碱含量高于三黄汤淬后水飞品4倍，但三黄汤淬后水飞品抑菌作用优于拌制品[5]。

有研究优选的炉甘石煅制及水飞工艺如下：2至7号筛药材300℃煅2h，用10倍量水淬，静置20min，倾出上清液，沉淀转移至研钵中研磨研细，再加多量水研磨搅拌静置(5～10s)，倾出混悬液后下沉部分再按上法反复操作18次，每次混悬搅拌的加水量：6倍，2次，5倍，2次，4倍，3次，3倍，4次，2倍，6次，1倍，除去杂质，合并混悬液，密封静置2～12h后，倾出上清液，沉淀沸水浴挥干水分，105℃烘干至恒重。并初步建立炉甘石煅制水飞品的标准：外观为灰白色、细腻光滑。无土腥味，粒度为过9号筛的极细粉，ZnO含量大于80%[6]。

【附】文献摘录："虚人糖拌炒，恐妨脾胃。"(《通玄》)"一切目疾，真炉甘石半斤，火煅，童尿淬五七次，用黄连四两锉豆大，水二碗，煮二伏时，去黄连为末……点眼。"(《握灵》)"火煅醋淬五次，治下疳阴疮。"(《良朋》)"用三黄煎水而煅炼，善疗目疾。"(《便读》)

【按语】炉甘石始见于《外丹本草》。是明目退翳收湿止痒敛疮的常用药。现今市售品种较多，其所含成分也相差很大，一般应选取质地轻而色白者为佳。

宋代《博济方》首先记载其炮制方法。"研极细末"。以后的医书中虽记载众多的炮制方法，有煅、烧、炒、研、飞等，但总以火煅、药汁淬、飞研细用为多。炉甘石煅法是使菱锌矿转变为氧化锌，增强了杀菌、消炎、收敛作用。药汁淬是根据医疗需要而选用，如黄连汤制、三黄汤制可增强其除湿泄火，清热解毒，协助退赤明目作用；童便咸寒走血，加黄连同制，尤助降火消瘀；眼翳多缘于肝有血积，用黄连、龙胆草、当归等行血与清肝药合剂，有助入肝活血。飞研极细用，可使质地纯洁细腻，消除了由于颗粒较粗而造成的对敏感部位的刺激，且能使铅的碳酸盐、硫酸盐转化为难溶的氧化物等致使铅的含量在煅及水飞过程中有所减少，降低了毒性。实验表明，生炉甘石铅在溶出物中含量＞3%，而煅、水飞后只占0.4%，从这一点考虑，水飞时应只取其上部混悬液，沉而不浮者应弃去。

参考文献

[1] 李大经，等. 中国矿物药[M]. 北京：地质出版社，1988：156.
[2] 郭义明，等. 炉甘石炮制机理分析[J]. 中国中药杂志，2005，30(8)：596.
[3] 张世臣，等. 中药炮制学[M]. 贵阳：贵州人民出版社，1991：436.
[4] 张瑞，等. 炉甘石煅烧最佳工艺条件的选择[J]. 中药通报，1988(5)：23.
[5] 覃葆，等. 炉甘石炮制工艺初探[J]. 中国中药杂志，1996，21(2)：93.
[6] 李超英，等. 炉甘石炮制方法及其质量标准研究[J]. 中成药，2008，30(3)：396.

钟 乳 石

【来源】本品为钟乳状方解石 Stalactitum。主含碳酸钙。全年可采挖。采得后，除去杂质，洗净，干燥。

【古代炮制】汉代有"碓炼"法(《金匮》)。南北朝有：以五香水煮过一伏时，然后漉出，又别用甘草、紫背天葵汁渍，再煮一伏时。凡八两钟乳，用沉香、零陵香、藿香、甘松、白茅等各一两，以水先煮过一度了，第二度方用甘草等二味各二两，再煮了，漉出拭干，缓火焙之，然后入臼，杵如粉，筛过，却入钵中，令有力少壮者两三人，不住研三日夜勿歇，然后用水飞澄了，以绢笼之，于日中晒令干，又入钵中研二万遍后，以磁合子收贮用之(《雷公》)。唐代有煮炼法：置金银器中，可镇心益气，无者用瓷器亦得。大铛中著水，置乳器于水令没煮之，常令如鱼眼沸，水减更添，若薄乳，三日三夜，若雁齿及厚肥乳管者，七日七夜，候乳色变黄白即熟。如疑生，更煮满十日为佳。煮讫出金银器，其铛内水尽黄浊，弃之，勿令人服，若服此水，便戟人咽喉、伤人肝、肺，令人头痛，又令人下利。研钟乳法：取所炼钟乳，于瓷器中，用玉槌捣令碎，著水研之，水尽更添，常令如稀泔状。乳细者皆浮在上，粗者沉在下，复绕槌研之易碎，满五日，状如乳汁，至七八日，其乳放白光，非常可爱。取少许置臂上拭之，状如捻书中白鱼滑，自然白光出，便以水浇之，不随水落便熟，若得水而落者即生，更须研之，以不落为度。熟已，澄取曝干，丸散任意服之(《千金翼》)。宋代有煅制：煅成粉，再入石鼎煮三柱香，研极细(《扁鹊》)；"浆水煮，研"、"甘草水煮三日，研三日"、"竹叶地榆煮法"(《总录》)。明、清沿袭古制："药汤煮炼，须宗雷公"(《蒙筌》)；"钟乳石，以甘草、紫背天葵同煮一伏时，杵粉，入钵细研，水飞澄过，再研万遍，磁器收之。"(《逢原》)

【现代炮制】

1. 钟乳石　取原药材，除去杂质，洗净，干燥，砸成小块。

2. 煅钟乳石　取洗净砸碎的钟乳石，置耐火容器内，放入炉火中，煅至红透，取出放凉，碾碎或研末。

【饮片性状】钟乳石为不规则块状，外表白色、灰白色，常被染成浅黄褐色或灰黄等色调，粗糙，凹凸不平。质坚硬(硬度 3)，体较重(密度为 2.715g/cm^3)，有光泽，滴加稀盐酸可见大量泡沫，气、味皆无。煅钟乳石呈灰白色不规则碎块或粉末，质地酥脆，光泽度降低或消失。

【质量要求】钟乳石含碳酸钙($CaCO_3$)不得少于 95.0%。

【炮制目的】钟乳石味甘，性温。归肺、肾、胃经。具有温肺，助阳，平喘，下乳，制酸的功能。用于寒痰喘咳，阳虚冷喘，腰膝冷痛，胃痛泛酸，乳汁不通。

钟乳石以生品多用，用于肺虚喘咳，乳汁不下等。煅后易于粉碎和煎出有效成分。增强温阳补虚作用，也用于消肿毒。

【临床应用】

1. 生用

(1) 肺虚咳嗽：常与人参、桂心、干姜、炮附子同用，具有温肺祛痰作用，可治咳逆上气，燥嗽冷嗽，喉中有水鸡声，如钟乳丸(《外台》)。配伍人参、白石英、桑白皮、肉桂、紫菀，具有养阴补肺，止咳去痰作用，可用于肺虚咳喘，或兼咯血或痰中带血者，如钟乳补肺汤(《局方》)。

(2) 冷哮痰喘：常与麻黄、杏仁、甘草同用，能增强温肺散寒，祛痰平喘作用，用于冷哮痰喘，如钟乳丸(《张氏医通》)。先取黄蜡盛于细瓷器，用慢火化开，投入生钟乳粉末，搅和令匀，取出用物封盖定，于饭甑内蒸熟，研如膏，旋丸如梧桐子大，即钟乳丸，可治肺虚壅满喘急，连绵不绝(《总录》)。

(3) 乳汁不通：常与通草、滑石等同用，能增强通乳作用，用于乳汁不通或乳汁不多，如钟乳汤(《千金》)。

2. 制用(煅制品)

(1) 阳气虚乏：常与阳起石、淫羊藿、杜仲、肉苁蓉等同用，能增强壮阳涩精作用，用于元气虚寒，阳事不举，精滑不禁，大便溏泄。或炼钟乳粉三两，上党人参、石斛、干姜各三分，研为末，酒送服，可治虚羸不足。六十以上人，瘦弱不能食(《千金》)。

(2) 脏寒虚滑：常与肉豆蔻、赤石脂等同用，具有涩肠固滑作用，用于大肠虚寒，大便溏泄。配伍硫黄、白矾、阳起石，为细末，面糊为丸，粟米汤送下，可治脏寒腹痛，下痢不禁，如钟乳石丸(《杨氏家藏方》)。配伍人参、煨肉豆蔻、煨诃子、炒高良姜、姜厚朴、白茯苓、炙甘草、炮姜等可治脾胃久虚，胸膈痞塞，宿食不化，痰逆呕吐，嗳气不通，如钟乳健脾散(《魏氏家藏方》)。

(3) 疮疡：常与琥珀、朱砂、珍珠等同用，具有解毒消肿作用，用于梅毒，口鼻腐烂，经久不愈，如五宝丹(《景岳》)、十宝丹(《北京市中成药选集》)。

【参考资料】炮制品中碳酸钙的含量：煅品＞煅淬品＞水分法＞烤品＞生品。但钟乳石主要矿物组分为方解石，但其微量成分与方解石不同。钟乳石有时含微量砷，煅后可以除去一部分或大部分。本品性较热，肾阳虚损者可偶尔服之，多服久服易引起胃石[1]。

X射线衍射曲线分析表明，生、煅钟乳石均由方解石组成。热分析结果，吸热913℃(中)，由700℃后始失重。煅钟乳石放热200℃(微)至700℃，但重量不变，其余与生样相同。700℃后失重是$CaCO_3$晶格破坏，CO_2逸失所致。钙的溶出率在汤剂里生品比煅制品溶解量大[2]。

【附】文献摘录："不炼服之令人淋。"(《集注》)"石钟乳乃阳明经气分药也，其气慓疾，令阳气暴充，饮食倍进，而形体壮盛。味者得此自庆，益肆淫泆，精气暗损，石气独存，孤阳愈炽。久之营卫不从，发为淋渴，变为痈疽，是果乳石之过耶？抑人之自取耶(《纲目》)？""亦须制伏方可入药，雷公之制自佳，非研万遍，断不可用也"(《新编》)。

【按语】本品原名石钟乳，最早记载于《神农本草经》。梁代陶弘景认为"不炼服之，令人淋"，又受南北朝及唐代服饵制度的影响，当时盛行"成炼"。后世虽有相传，但临床处方还以生用居多。钟乳石主要矿物组分亦为方解石，但其微量成分与方解石不同。钟乳石有时含微量砷，煅后可除去一部分或大部分。本品性较热，肾阳虚者可偶尔服之，多服久服易引起胃石。

参考文献

[1] 叶定江,等.中药炮制学[M].上海:上海科学技术出版社,2005:186.
[2] 李大经,等.中国矿物药[M].北京:地质出版社,1988:169.

信石(砒石)

【来源】信石为氧化物类矿物砷华 Arsenolitum 或由硫化物类矿物毒砂 Arsenopyritum 或雄黄 Realgar 经加工升华制成。主含 As_2O_3。全年均可采挖,采得后,除净杂质。商品有红信石、白信石两种。

【古代炮制】南北朝刘宋时代有紫背天葵、石龙芮煅法:凡使,用小瓷瓶子盛,入紫背天葵、石龙芮二味,三件便下火煅,从巳至申,便用甘草水浸,从申至子,出,拭干,却入瓶盛,于火中煅,另研三万下用之(《雷公》)。宋代有萝卜、灯心制:一两,以熟绢裹,用大萝卜一枚,开一窍,入砒霜,又用萝卜塞,却以线缠系,内铛中,以水入灯心五束,煮半日,出之,取砒霜令细(《圣惠方》);醋制:醋熬五遍细研(《圣惠方》);白矾制:用白矾铺地火煅七分(《急救》);萝卜制(《扁鹊》)等。明代有锡制:同锡炒,去锡(《普济方》);硝石制:同硝石研入罐内煅,出火毒(《要诀》);醋、甘草制:醋煮杀毒,或瓦合固济火煅半日,取出,用甘草水浸半日,拭干细研用(《入门》);煨制(《正宗》)。清代尚有红枣制:取红枣去核以砒代核,发扎入炭火煅至烟尽,取研细粉(《大成》);酒制(《良朋》);豆腐制(《串雅补》)等。

【现代炮制】

1. 信石 取原药材,除去杂质,碾细。

2. 砒霜 取净信石,置煅锅内,上置一口径较小的锅.两锅接合处用盐泥封固,上压重物,盖锅底上贴一白纸条或几粒大米,用武火加热煅至白纸或大米成老黄色,离火待凉后,收集盖锅上的结晶。

【饮片性状】信石为不规则碎块状,表面具灰、黄、白、红、肉红等颜色,白色和肉红色部分为透明,灰色则不透明,质量较脆,轻打可碎,具有不同颜色的层次。砒霜为白色结晶或细末。

【炮制目的】信石味酸、辛,性大热,有大毒。归脾、肺、胃、大肠经。具祛痰、截疟、杀虫、蚀腐肉的功能。

生砒石内服用于寒痰哮喘,疟疾,休息痢;外治瘰疬,银屑病,溃疡腐肉不脱等证。经醋、甘草制后,降低毒性,增强截疟作用。制霜后药性更纯,毒性更大。内服可祛痰截疟平喘,外用具有蚀疮祛腐杀虫之功能。用于寒痰哮喘,久疟,久痢,瘰疬,癣疮,溃疡等证。生、煅品临床应用区分并不十分严格,常互相通用。

【临床应用】

1. 生砒石

(1) 寒痰哮喘:常与豆豉同用,共制成丸,可治寒痰哮喘,日久不愈者,如紫金丹(《普本》)。

(2) 疟疾:与白扁豆等共研为散剂,内服可祛痰截疟,如不二散(《丹溪》)。

(3) 休息痢:砒石乳细,溶于黄蜡中,以柳枝不断搅拌,旋丸内服,可治休息痢,长年不瘥,羸瘦衰弱者,如缚虎圆(《局方》)。

(4) 银屑病:配伍轻粉、雄黄、冰片等制成软膏涂敷,治银屑病,如复方红砒膏(《中医皮肤病学简编》)。

(5) 瘰疬疔疮:常与白矾、雄黄、乳香,厚糊搓条外用,可治瘰疬疔疮,溃疡腐肉不脱,如三品一条枪(《正宗》)。

2. 制砒石

(1) 疟疾:以醋煮信石、硫黄、绿豆各等分,共研为散,内服治恶性疟疾,如一剪金(《宝鉴》)。配伍乳香、半夏,可治久疟,如久疟丸(《奇效》)。

(2) 哮喘:砒霜、面、海螵蛸各等分,为末,水调作饼,慢火炙令黄,再研细,吞服,可治哮喘(《赤水玄珠》)。

(3) 瘰疬恶疮:常与煅白矾、硇砂、胆矾、雄黄、朱砂、乳香、没药等同用,以稠糊为锭子,贴敷,治热毒壅盛,气血郁滞所致的瘰疬、痔漏、恶疮,如紫霞锭子(《准绳》)。

(4) 走马牙疳:大枣(去核)、红砒石、冰片,研成散剂,具有去腐消疳之功效,用于牙疳出血,齿龈腐烂,牙齿动摇,腮硬腮穿,如砒枣散(《上海市药品标准》)。

(5) 癣疮:配伍硫黄、密陀僧、腻粉,为细末,干者生油调涂,湿者药末掺之,如砒霜散(《准绳》)。

(6) 痔疮:红砒(煅白烟尽)、枯矾、乌梅(烧存性)、白灵药,共研细末,调涂痔上,可治痔疮,如枯痔散(《仙拈集》)。

【参考资料】砒石以砷华(As_2O_3)为主。X射线衍射曲线分析表明,砒石除砷华之外,还混有绢云母、石英等矿物。热分析曲线特征:吸热335 ℃(小),825℃(微);放热740℃(小),230℃开始到740 ℃前失重——属砷华。砷华缓慢溶于热水,以舌试之有甜味,并现收敛性。白砒(砒霜)为(As_2O_3)的单斜晶系变体,微溶于碱性热水中。砷华(或白砷石)的天然样品含Ag、Pb、Co、Ni、Sb等混入成分;人工制品的混入成分取决于原料矿物。实验表明,砒石入散剂用,酸溶出物中As(与其他成分)的比值低于碱溶出物中。碱溶率大于酸溶率带表现在Si、Al上。至于Pb的量比与As正相关,恰说明Pb与As赋存于同一矿物组分。那么,如何减少Pb的溶出量就值得研究了。白砷石和砷华的密度(分别为$4g/cm^3$和$3.7g/cm^3$)均低于铅黄和铅丹的密度(分别为$8g/cm^3$以上和$4.6g/cm^3$)。故可用水飞分开这两类化合物[1]。

砒石、砒霜、红砒主含三氧化砷,具有砷剂的基本药理、毒理作用。砷有原浆毒作用,且能麻痹毛细血管,抑制含巯基酶的活性,并使肝脏脂变,肝小叶中心坏死,心、肝、肾、肠充血,上皮细胞坏死,毛细血管扩张[2]。

砒石误服后,造成广泛性神经系统病变,对血管舒缩中枢和周围毛细血管有麻痹作用,可导致毛细血管扩张,渗透性增加,血压下降,进而使小动脉受损,出现组织营养改变,对肾小球也有害[3]。

【附】文献摘录:"醋浸一宿,除毒,不可轻用。"(《仁术》)"醋煮杀毒用。"(《原始》)"已大热大毒,炼成霜其毒尤烈,人服至七八分即死,得酒顷刻杀人,惟宜生用者,不可经火。"(《通玄》)"经火更毒,得酒愈烈,过脐则生吐泄,服一钱杀人。"(《玉楸》)"醋煮,与芽茶或绿豆仁同研,以去毒。"(《逢原》)"经制无毒,不伤人畜……取香油一两,生砒一钱,研,入油煎,沫尽烟绝,擦鹅掌风。"(《全生集》)

【按语】砒石始见于《开宝本草》。南北朝时代记载有紫背天葵、石龙芮共煅法,实际上这已是制砒霜法。以后的医书中也都记载有砒石的炮制方法,有不加辅料的研粉、水飞、煨制以及加辅料的白矾制、萝卜制、醋制、红枣、绿豆制等,目前常用的炮制方法有净制和煅制两种。

砒石里含砷量很不稳定，样品之间甚至同块样品中的不同部位也有差异，因而影响临床疗效的稳定性，砒石应用前多经炮制，其方法多为直接加热，收取其升华物而成砒霜，这样产品更纯，质量稳定，但毒性也加剧，用时宜慎，孕妇禁用，常用量为0.002～0.004g，不能过量或持续服用，以防积蓄中毒。内服宜入丸、散。本品极易溶于乙醇，故忌以酒浸服，以防中毒。本品外敷腐蚀力极强，尤其是深部疡面有腐肉更多选用。外用时通过皮肤、黏膜及创面组织能被人体吸收而致中毒，故涂敷面积不宜过大，不宜连续久用。疮口见血或皮肤破损者忌用，头部疾患不宜使用。

参考文献

[1] 李大经，等. 中国矿物药[M]. 北京：地质出版社，1988：162.
[2] 熊辅信，寸树芬，等. 中药现代化研究荟萃[M]. 昆明：云南科学技术出版社，2002：609.
[3] 田代华，等. 实用中药辞典[M]. 北京：人民卫生出版社，2005：1365-1368.

禹　余　粮

【来源】本品为褐铁矿 Limonitum 的矿石。主含含水三氧化二铁。全年均可采挖，采得后，去净杂石。

【古代炮制】汉代有炼(《本经》)、烧(《金匮》)的炮制方法。南北朝时有黑豆、黄精煮制：凡修事四两，先用黑豆五合，黄精五合，水二斗，煮取五升，置于瓷锅中，下禹余粮，著火煮，旋添，汁尽为度，其药气自然香如新米。捣了，又研一万杵方用(《雷公》)。唐代有"用之宜细研，以水洮，取汁澄之，勿令有沙土也"(《本草图经》)。宋代有醋制：火烧令赤，于米醋内淬，捣研如面(《圣惠方》)；针砂、醋制：三两，用真针砂五两，先以水淘净，控干，更以铫子炒干，入禹余粮一处用米醋二升就铫内煮干为度，却用铫并药一秤炭火中烧通赤，倾药净砖地上，候冷，研无声即止(《三因》)；酒制：凡使，并用火煅，酒淬七遍，捣研水飞极细，方入药用(《局方》)。其后一直沿用研细生用或火煅醋淬的炮制方法。

【现代炮制】

1. 禹余粮　取原药材，除去杂质，打碎。

2. 煅禹余粮　取净禹余粮，置耐火容器内，用武火加热，煅至红透，取出，放凉，碾碎或捣碎。

3. 醋禹余粮　取净禹余粮，捣碎，置耐火容器内，用武火加热，煅至红透，取出，立即投入醋中淬酥，取出，干燥，研粉。禹余粮每100kg用醋30kg。

【饮片性状】禹余粮为不规则块状，常呈结核状或中空的结核，表面淡棕色或红棕色，多凹凸不平。质硬(硬度3～5)，较重(密度3.4～4.3g/cm^3)，断面粗糙，呈色泽不均匀的层状。气无，牙碜。煅禹余粮层间色泽分明不同，呈铁黑色处失去色泽，表面粉性消失。质较酥脆，轻砸即碎，基本不染指。醋禹余粮呈细粉状，黄褐色或褐色。具醋气。

【炮制目的】禹余粮味甘、涩，性平。归胃、大肠经。具有涩肠止泻，收敛止血，止带功能。用于久泻不止，崩漏，赤白带下。

生品与煅制品作用基本相同。煅淬后质地疏松，便于粉碎入药，易于煎出有效成分，并能增强收敛作用。

【临床应用】

1. 久泻久痢　常与赤石脂同用，能增强涩肠止泻作用，如赤石脂禹余粮汤(《伤寒》)。

配伍赤石脂(煅)、龙骨、荜茇、煨诃子、炮姜、煨肉豆蔻、炮附子,治肠胃虚寒,滑泄不禁,如禹余粮丸(《医方类聚》)。

2. 崩漏带下　常与赤石脂、紫石英、五灵脂、代赭石、乳香、没药、朱砂同用,可治妇女崩漏,或白带延久不止,精神恍惚,头晕眼花,如震灵丹(《局方》)。配伍龙骨、艾叶(醋炒)、赤石脂、煅牡蛎、地榆、丹皮、厚朴、当归等,可治冲任不足,血海空虚,月经不调,腰腹冷痛,或崩漏,如紫桂丸(《准绳》)。配伍山药、白果、芡实等,具有固涩止带作用,可用于脾肾虚弱,带脉不举,白带绵下,量多清稀者。

3. 便血　常与海螵蛸、干姜、棕榈炭等同用,能增强收敛止血作用,可用于大便下血,色紫,或大便如柏油状等。

【参考资料】 X射线衍射曲线分析表明,禹余粮主要组成矿物有褐铁矿(纤铁矿)、石英、高岭石等。煅后除上述矿物外,出现赤铁矿。褐铁矿吸热脱出胶体水,放热褐铁矿转化为赤铁矿。含水赤铁矿多的部位为红褐、褐红色,含水纤铁矿多的呈黄、黄褐色,纤铁矿为主处呈褐红、红黑色。江苏产禹余粮主含针铁矿、方解石及赤铁矿,并含少量伊利石、高岭石及石英。煅制品主含赤铁矿及方解石,并含少量伊利石、高岭石及石英。醋制品主含赤铁矿,并含中等量方解石、石英及少量伊利石、高岭石。热分析结果表明,禹余粮生品主含针铁矿、方解石及赤铁矿,并含少量石英,煅制品及醋制品均含赤铁矿及方解石[1]。

禹余粮主要成分为碱式氧化铁[$FeO(OH)$]、碱式含水氧化铁[$FeO(OH)\cdot nH_2O$]、含水三氧化二铁($Fe_2O_3\cdot nH_2O$),并夹有泥土及有机质等,又常含多量的磷酸盐及铝、镁、钾、钠等元素。禹余粮在胃肠中能收敛管壁黏膜,保护创面,抑制黏液分泌;吸收入血,能促进红细胞的新生,尚可促进凝血[2]。

禹余粮的化学成分及其可溶性主要取决于褐铁矿中混入的矿物组分及其粒度。禹余粮矿物组分不稳定,虽以Fe的化合物为主体,但矿物结构不同,可溶性也就不同。如以针铁矿(或纤铁矿)为主,它易溶于HCl和HNO_3,如以赤铁矿为主,则仅缓慢溶于HCl。以胶体粒级非晶质的褐铁矿为主时,水溶性最大。不同产地的禹余粮,其微量成分也不同[3]。

有研究以铁含量为指标,用正交实验法探讨煅淬禹余粮的炮制工艺,实验结果表明,合理的工艺条件为药材直径1.7cm,煅至红透,用30%的醋淬。

另有实验采用煎出率为指标,对禹余粮炮制工艺进行研究。初步认为:采用粒径0.5cm样品、煅制温度550℃、时间25分钟、醋淬3次为较好的炮制工艺。同时测得该工艺炮制品水煎液中微量元素Fe、Cu、Zn的含量明显高于生品[4]。

【附】 文献摘录:"醋淬细研合干姜末等分……酒服治白带。"(《品汇》)"赤白带下禹余粮火煅醋淬……。"(《握灵》)

【按语】 禹余粮始载于《神农本草经》,为收涩止泻药。汉代即有"烧"、"炼"法,历代虽有药制、酒制、醋制等,但以研细生用或以火煅醋淬为多用。醋酸性收,与禹余粮同制,可增强涩肠止带的功效。宋代尚有针砂、醋制,针砂消肿满,醋散水气,两者同制禹余粮,可共通水道,排除小便涩痛。禹余粮煅后质酥易碎,增加铁的煎出量,便于制剂,还可除去部分被黏土吸附的砷,降低了药物的毒性,有利于安全用药。

据考证,认为古代禹余粮的正品为褐铁矿,从继承验方角度考虑,应选用带黄粉的褐铁矿结核作禹余粮药用为佳。

参考文献

[1] 叶定江,原思通,等.中药炮制学辞典[M].上海:上海科学技术出版社,2005:186.

[2] 田代华，等.实用中药辞典[M].北京：人民卫生出版社，2005：1429-1431.
[3] 李大经，等.中国矿物药[M].北京：地质出版社，1988：173.
[4] 方成武，等.禹余粮炮制工艺探讨[J].中药材.1997，20(7)：342.

铅制品

【来源】本品为铅经过加工制成的药物，亦有天然产出者。

【古代炮制】铅丹，唐代有水飞法(《理伤》)。宋代有煅制(《药证》)；炒制、猪脑髓制、雄黄制、雌黄制(《圣惠方》)；明、清尚有葱白制(《纲目》)、鸡子黄制等法。

铅粉，晋代有"熬黑"(《肘后》)。唐代有蒸、熬(《千金翼》)等法。宋代有细研、炮令黄、炒令黄(《圣惠方》)等法。元代有煅制(《瑞竹》)。清代有焙黄(《大成》)、盐卤汁制(《本草述》)、硫黄制(《逢原》)等方法。

密陀僧，南北朝有煮制：凡使，捣令细，于瓷锅中安置了，用重纸袋盛柳(蛀)末焙密陀僧锅中，次下东流水浸令满，著火煮一伏时足，去柳末纸袋，取密陀僧用(《雷公》)。唐代有研如粉(《千金翼》)法。宋代有醋制(《药证》)，萝卜制、烧制(《圣惠方》)。明代有煅制、水飞(《普济方》)等法。

【现代炮制】

1. 铅丹　将金属铅加工成小块，置于铁锅中加热拌炒，利用空气中的氧使铅充分氧化，即得二氧化铅及部分三氧化铅。将块状的二氧化铅捣碎研末，倒入缸中，加入清水，不断搅拌，漂洗，把粗细粉分开，反复多次，即可全部制成细粉。取细粉倒入铁锅中，继续加热，不断翻动，使之继续氧化，即得四氧化三铅(铅丹)。

2. 铅粉　将有孔铅板置于盛有醋酸的容器中，密闭，约经2个月，铅板上先生成盐基性醋酸铅 $Pb_2O(C_2H_3O_2)_2$，再由二氧化碳和水气作用而成铅粉，扫取表面白色粉末，用时研细。或以醋酸铅379份，溶于10倍量的蒸馏水，过滤；次以结晶碳酸钠286份，溶于10倍量的蒸馏水中，过滤；将醋酸铅滤液注入碳酸钠溶液中，生成碱式碳酸铅沉淀。待沉淀后，倾去上清液，置于滤纸上，用蒸馏水洗净，干燥，研细，过筛。

3. 密陀僧　将铅熔融，用长铁棍在熔铅中旋转几次，部分熔铅粉粘附在铁棍上，然后取出浸入冷水中，熔铅冷却后变成密陀僧，如此反复几次，至积聚几公斤重时，将其打下，除去杂质，研成细粉。

【饮片性状】铅丹为橙黄色或橙红色粉末，光泽黯淡，不透明，手摸光滑细腻染指，质重易吸湿结块，气、味皆无。铅粉呈灰玉白色细粉末，或凝聚成不规则块状，半透明，土状光泽，易吸湿结块，捻之细腻染指有滑感，比重大(密度 $6.14g/cm^3$)。气、味皆无。密陀僧为橘黄色或褐黄色粉末，质重，性脆，打碎后在断面上成层性明显，光下可见星状闪光。气、味皆无。

【炮制目的】三药均为铅经特殊加工制成的药物，临床上多作外用，内服宜慎。炮制目的是为了制备新的药物，产生新的临床功效。

【临床应用】

1. 铅丹　铅丹味辛、咸，性寒，有毒。具有解毒、生肌、坠痰镇惊的功能。用于痈疽疮疡肿毒，创伤出血，烧、烫伤，吐逆反胃，惊痫癫狂。

(1) 金疮、恶疮：常与煅石膏研成细粉，令如桃花色，撒患处，可治金疮及一切恶疮，如桃红散(《百一选方》)。

(2) 痈疽发背：将白蔹、蜡、乳香、黄连、杏仁、生油熬药去渣，下黄丹，熬成膏药贴敷，可治痈疽发背，疼痛不止，大渴烦乱，肿硬不可忍，如黄丹膏(《圣惠方》)。配伍黄柏、沥青、黄芩、黄连，加黄蜡、麻油熬炼成膏，纱布摊敷，能迅速去腐生肌，促进疮口愈合，可治一切阳证的溃疡(《江苏中医》1958)。

(3) 烧、烫伤：黄丹、龙脑为末，蜜调匀，涂患处(《疡病大全》)。

(4) 湿疹：黄丹、黄柏等份，同研为末，患处渗出液多者用药末撒于疮面，若渗出物少则以麻油调搽患处(《四川中医》1984)。

2. 铅粉　铅粉味甘、辛，性寒，有毒。具有消积、杀虫、解毒、生肌的功能。用于疳积，下痢，虫积腹痛，痈疽恶疮，溃烂肿痛，黄水脓疮，丹毒。

(1) 下痢：常和龙骨、煨诃子同研为末，米汤送服，治疳痢、五色痢，如定粉散(《幼科准绳》)。

(2) 痈疽发背：铅粉与麻油同熬，更换柳枝搅之，至滴水成珠，入白胶末少许，徐徐倾入磁器内，以水浸2日，油纸摊贴，治痈疽发背恶疮，如神应膏(《仁斋直指方》)。

(3) 黄水脓疮：煅宫粉、松香、黄丹、白矾同研细末，用香油调成膏，外敷(《秘传经验方》)。

(4) 火烧伤：胡粉、羊髓调和，涂上封之(《孙真人食忌》)。

3. 密陀僧　密陀僧味咸、辛，性平，有毒。归肝、脾经。具有燥湿、杀虫、敛疮、坠痰镇惊的功能。用于湿疮疥癣，金疮，溃疡久不收口，痰积惊痫。

(1) 臁疮：密陀僧、香油，入粗碗内磨化，油纸摊膏，反复贴之，可治血风臁疮(《孙天仁集效方》)。

(2) 舌疮：蒲黄、黄药子、密陀僧、黄柏、甘草为细末，干贴，可治口舌生疮，如陀僧散(《普济方》)。

(3) 湿疹：密陀僧、黄柏、冰片，共研为末，以香油调稠，涂患处(《中华皮肤科杂志》1966)。

【参考资料】铅丹亦有天然产出者，如云南会泽，与方铅矿(PbS)相伴生，但不入药用。市售长春产品，X射线衍射分析结果表明，除Pb_3O_4(铅丹)外未见其他组分。人工纯制铅丹的熔点为500 ℃。铅丹属难溶组分，据实验资料，疡面条件下，其中Pb的溶出率为：酸溶(1.32%)≫中溶(0.04%)＞碱溶(0.03%)。溶出成分中，Cu、Ag量与制品所用原料(多为方铅矿)的成因类型有关。热液型的方铅矿中Cu、Ag、Zn、Bi含量高，具体含量并与产地有关[1]。

铅粉亦有天然产物，称水白铅矿，但不作药用。X射线衍射分析结果表明，铅粉为相当的水白铅矿(碱式碳酸铅)$Pb_3[CO_3]_2(OH)_2$。280 ℃以后熔融分解。铅粉属难溶组分。据实验资料，疡面条件Pb溶出率：酸溶(1.87%)≫中溶(0.05%)＞碱溶(0.04%)，都大于铅丹相应条件下的Pb溶出率。入散剂用，酸溶出率小于碱溶出率，且Pb在溶出物中所占比例，也是碱溶出物中的大于酸溶出物中的[1]。

密陀僧亦有天然产出者，产于铅锌矿床氧化带，为表生地质作用氧化不足时的产物，与多种铅的氧化物、硫酸铅或碳酸铅等伴生。质较纯者即可入药。X射线衍射分析结果表明，长春市售品的密陀僧以铅黄为主，密陀僧次之。熔融分解作用发生于受热伊始，但明显的熔解已近900℃。密陀僧除主要成分PbO之外，尚含Cu、Fe、Zn和Ca、Mg、Al等其他微量成分。可溶于酸，缓慢溶于碱。铅黄(PbO，斜方晶系)成分特征同密陀僧，微溶于冷水，不溶于热水及酸、碱，而溶于酒精。另一黄色PbO(系四方晶系，密度9.53g/cm^3，大于密陀僧的9.14g/cm^3，被称β-PbO铅黄)，微溶于冷水，热水中不溶，溶于碱水(不同于铅黄)。无定形PbO密度9.2～9.5g/cm^3，大于密陀僧，不溶于水而溶于碱水。密陀僧用于疡面，Pb的溶出率是：酸溶＞中溶≥碱溶。在散剂中，则为碱溶大于酸溶[1]。

【附】文献摘录："密陀僧，绝细研成，多入膏药。"（《蒙筌》）"密陀僧，如金色佳，外敷生用，内服火煅黄色细研。"（《本草述》）"密陀僧，只可以外敷，不可作服饵也，若入药须煮一伏时。"（《求真》）"鼻衄不止，胡粉炒黑醋服。"（《握灵》）

【按语】铅丹、铅粉始载于《神农本草经》，铅粉称粉锡。密陀僧始载于《唐本草》。铅制品大多来源于加工品，亦有天然产出者。宋以前，用银铺炼银炉底作为密陀僧（银矿石多含方铅矿），宋朝以后，主要用以铅丹炼制的密陀僧，或用炼铅丹的炉底。铅制品在汉、唐时代已有临床应用，多外用。炮制方法主要有水飞、煅、辅料制等方法。水飞可粉碎至极细，并可除去部分可溶性毒性物质。煅、烧、炒可使药物酥脆，也可除去部分毒性物质。辅料制是因临床和制剂的需要而选用，如萝卜制，可助其消痰，醋制助其散瘀；熬炼铅丹时，加入火硝，以促进氧化完全，铅丹呈鲜红色。

铅丹现为制黑膏药的基质。据研究，贴黑膏药部位中心皮温（与邻近皮温和腋温比较）可提高近2℃。连续观察6小时未见改变，有旺盛局部血液循环，提高局部防御风寒的作用，同时可起到机械保护作用。铅粉常作白色膏药的基质，过去化妆品中亦使用。铅粉若烧至金黄色或黑色，其物相、成分均已改变，为近似铅丹的混合物。

铅制品历代外用于不同pH值渗出液疡面，其溶出量差异很大，如系酸性渗出液疡面应注意用药时间和药量，避免发生副作用。铅为多亲和性毒物，作用于全身各个系统，主要损害神经、造血、消化及心血管系统，对组织有刺激和损伤作用，引起胃肠炎症变化、肾小管上皮坏死、肝细胞变性，故使用应慎。

参考文献

[1] 李大经，等. 中国矿物药[M]. 北京：地质出版社，1988：271，274，293.

海浮石

【来源】海浮石为胞孔科动物脊突苔虫 Costazia aculeata Canu et Bassler 的干燥骨骼。夏、秋二季收集，洗净，干燥。浮石为火山喷发岩浆凝固成多孔状石块浮石 Pumex。主含二氧化硅。通常由海中捞出，晒干。

【古代炮制】金元时代有醋制：烧红，醋淬数次，治疳疮久不愈（《儒门》）的记载。明代有煅法并有煅制要求，如"米醋浸，火煅红，醋淬，又煅红，又以醋淬，黑色为度。"（《奇效》）清代尚有"炒黑"（《增广》）；"烧酒、樟脑升炼取粉"（《辑要》）等法。历代多以火煅、醋淬，研细水飞等法为主。

【现代炮制】

1. 海浮石　取原药材，除去杂质，洗净，晒干，用时捣碎。

2. 煅海浮石　取净海浮石，置耐火容器内，用武火加热，煅至红透，取出，放凉，捣碎。

【饮片性状】海浮石为不规则似海绵状或珊瑚状的块或碎块，表面灰白色或灰黄色不平坦，有众多细孔，质较硬，可打碎，入水不沉，气微腥，味微咸。煅海浮石色灰白，质酥脆而易碎。浮石为不规则海绵状的块体，表面粗糙，具无数小孔，全体呈浅灰色或灰黄色。体轻质酥，易打碎，入水不沉，气微，味淡。煅浮石为灰白色粉末，无光泽。

【炮制目的】海浮石味咸性寒。归肺、肾经。具有清热化痰，软坚通淋的功能。

生海浮石擅于清肺化痰，用于痰热咳嗽，或肺火咯血。煅后可使其酥脆，利于粉碎，以软坚散结力强，用于瘰疬结核，癥瘕痞块等。

【临床应用】

1. 生用

(1) 肺热咳嗽：常与陈皮、贝母、胆南星、白芥子、木通同用，可治痰因火动，气壅喘满，内热烦渴等证，如清膈煎(《景岳》)。配伍瓜蒌、贝母、黄芩、蛤壳等，能增强清肺化痰作用，可用于痰热阻肺，气失清肃，咳嗽痰黄，不易咯出，胸闷气促等。

(2) 肺火咯血：常与青黛、瓜蒌仁、栀子、诃子同用，具消热化痰，止咳止血作用，可用于肺火伤络，咳嗽痰中带血等，如咳血方(《丹溪》)。若用于肺结核咳血，吐黄痰，可用海浮石、白及、三七(1∶3∶1)，共研为末，每次3g，日服2～3次。

(3) 砂淋：本品单味为末，生甘草煎汤调服，可治砂淋小便涩痛，如海金散(《仁斋直指方》)。

2. 制用(煅制品)

(1) 瘰疬结核：常与牡蛎、浙贝母、海藻、昆布等同用，能增强软坚散结作用，用于瘰疬结核。

(2) 癥瘕痞块：常与瓦楞子、三棱、穿山甲、桃仁等同用，具有活血化瘀，软坚散结作用，用于癥瘕痞块，如化痞丸(《疡医大全》)。

【参考资料】浮石的化学组成有很大的出入。一般是由铝、钾、钠的硅酸盐所组成，亦即以 SiO_2 为主要成分的类似玻璃组成的矿物。所含微量元素有Ba、Sr、Ni、V、Ti、Mn、Cu、Ga、Zr、B、Fe、Al、Ca、Mg、Si、Na[1]。海浮石为多矿物集合体，矿物组分90%以上为非晶质火山玻璃，或含少量晶质矿物。晶质主要是长石，其实有石英、辉石及其变化产物角闪石，填充在矿物颗粒间或孔隙中尚有沸石等次生物[2]。X射线衍射曲线分析结果表明，浮石由斜长石、石英和少量辉石等矿物组成；海浮石则主要由方解石组成。两者的成分特征和可溶性特征截然不同。浮石以火山玻璃为主要组分，其中结晶的硅酸盐矿物只是次要的。它的可溶性与结晶程度关系很大，如量较大的Si、Fe、Al成分，在水中被分散浸出的量大于酸、碱介质中溶出的量；在实验设计的酸、碱性介质中，缓冲剂之 Na^+ 大量存在时，出溶成分形成大的胶体粒子，反而不易与分散粒子区分。火山玻璃含有最广泛的微量元素，这是其他单味药所不能比拟的，但溶出量不全同于全岩中的基本含量。山东渤海沿岸所产小海浮石，主要组分为方解石及黏土矿物，后者以吸附的Zn、Mg量高于白石脂、赤石脂等的吸附量为特征，这些吸附成分集中于水溶物中，显然，出溶实质并非真溶液，而是水浸出物形成的胶体分散系[3]。

【按语】浮石始载于《日华子本草》，系火山岩，江河水流裹挟着火山岩顺江入海，再从海里捞出入药。海浮石始载于《本草衍义》，名石花，《本草从新》谓海浮石。系贝壳碎屑为核心，沉积形成的结核。各种浮石均具众多的孔隙，而且矿物组分粒度极小，有很强的表面吸附力，可吸附海水里多种元素，认为“海中者味咸，入药更良”。两者均具有清肺化痰，软坚通淋之效。历代对其炮制方法记载不多，但炮制内容具体明确，如要求“煅红，醋淬以黑为度”，“煅存性”(《增广》)。加辅料合制者记载不多，古今炮制方法改变不大，仍以火煅、醋淬、研细水飞为主。

参考文献

[1] 熊辅信，寸树芬，等. 中药现代化研究汇萃[M]. 昆明：云南科学技术出版社. 2002：708.

[2] 田代华,等.实用中药辞典[M].北京:人民卫生出版社,2005:1646-1648.
[3] 李大经,等.中国矿物药[M].北京:地质出版社.1988:185.

硇 砂

【来源】本品为氯化物矿物硇砂 Sal ammoniacum 或紫色石盐 Halitum Violaceoum 的结晶。前者称白硇砂,主含氯化铵,后者称紫硇砂,主含氯化钠。全年可采,挖出后除去杂质即得。

【古代炮制】唐代有浆水浸晒取霜:以酢浆埳器中浸,日中暴之,三日药著器皿畔干者,取如粟米大……(《千金翼》);黄丹石灰制:凡修制,用黄丹、石灰作柜,煅赤使用,并无毒(《日华子本草》)。宋代有醋化:二两,以醋一盏化去夹石,细研(《圣惠方》);煮制:须水飞过,入瓷器中,于重汤中煮其器,使自干,杀其毒及去其尘秽(《衍义》);水熬取霜:以温水飞过,熬成霜(《博济》);醋熬:醋熬成霜,研(《总录》);酒化:一两,酒半盏化去石(《局方》);以及醋与浆水制;皂角汁加酒与童便制(《总录》)等,清代还有"豆腐煎"(《良朋》)。

【现代炮制】

1. 硇砂　取原药材,除去杂质,砸成小块。

2. 醋硇砂　取净硇砂块,置沸水中溶化,过滤后倒入搪瓷盆中,加入适量醋,将搪瓷盆放在水锅内,隔水加热蒸发,当液面出现结晶时即捞起,直至无结晶析出为止,干燥。或将上法滤过获得的清液置锅中,加入适量醋,加热蒸发至干,取出。硇砂每 100kg 用醋 50kg。

【饮片性状】白硇砂为不规则碎块状结晶,表面灰白色或黯白色,有部分呈黄色(系硫黄)。质酥脆,易打碎(硬度 1.5～2;密度 1.53g/cm^3),土腥气,味咸而苦而刺舌。紫硇砂为不规则块状,多呈紫色,但深浅不均。质较重,性脆易打碎,断面有明显结晶,具玻璃光泽,有氨臭,味极咸而刺舌。在潮湿环境中吸湿潮解。醋硇砂为灰白色或微带黄色或紫红色的结晶性粉末。味咸、苦。

【炮制目的】硇砂味咸、苦、辛,性温,有毒。归肝、胆、胃经。具有消积软坚,破瘀散结的功能。

生硇砂具有腐蚀性,只限外用,多用于息肉、疣赘、疔疮、瘰疬、痈肿、恶疮。醋制后能使药物纯净,并能降低毒性,多用于癥瘕痃癖,噎膈反胃,及外治目翳。

【临床应用】

1. 生用

(1) 息肉:配伍轻粉、雄黄、冰片为末,水调浓,蘸点痔上,治耳痔、耳蕈、耳挺、鸡眼等,如硇砂散(《金鉴》)。

(2) 恶疮:常与山栀、血竭、儿茶、山甲片等同用,具化腐消坚,生肌收口作用。用麻油、黄丹熬成膏药,可治痈疽发背,对口疔疮,痰核痞块,破烂恶疮,无名肿毒,如硇砂膏(《饲鹤亭集方》)。

(3) 痈疽:硇砂、石矿灰、白丁香、黄丹共研为末,碱水煎膏,可治痈疽肿毒,并治瘰疬,点落疣痣等(《疡医准绳》)。

2. 制用(醋制品)

(1) 癥瘕积聚:常与三棱、大黄、巴豆霜、木通、青皮等同用,具有行气通滞,消积软坚,破瘀散结作用,用于癥瘕积聚等,如硇砂丸(《普本》)。单用本品或配伍硼砂、蟾酥、枯矾、玄参、黑豆等共为水丸,内服可治宫颈癌。紫硇砂一味,煅成粉,天葵酒送下,可治鼻咽癌。

(2) 噎膈反胃：附子、硇砂(面裹煨，令面焦黄，去面)，与木香、丁香为末，面和为饼，再用生姜片置饼上，湿纸裹煨令香熟，和姜细嚼，米饮送下，可治噎膈反胃，呕逆不止，心腹疼痛，粥药不下，如硇附饼子(《杨氏家藏方》)。硇砂配黄芪、甘草水煎服用，试治食管癌、胃癌，均收到不同程度的效果。紫硇砂研粉与紫金锭片混匀共服，治食管癌、贲门癌有效。

(3) 目赤胬翳：常与珍珠、玛瑙、冰片、麝香等同用，具有明目消翳作用，用于目赤肿痛，胬肉攀睛，如八宝硇砂眼药粉(《处方集》)。

【参考资料】X 射线衍射分析结果表明，白硇砂以氯化铵为主，含有少量钾盐和钙芒硝；紫硇砂主要为氯化钠，并夹杂其他矿物杂质。制紫硇砂为石盐与钾盐、石膏的混合物。热分析表明，制硇砂 110℃开始到 900℃以下失重，为硇砂与黏土矿物混合物；紫硇砂过 900℃开始逸散，属 NaCl 的特征曲线。白硇砂、紫硇砂均易溶于水。白硇砂溶出成分除氯化铵外，尚有三氧化铝、三氧化二铁、二氧化钛、五氧化二磷、氧化锰、氧化钙、钾、钠、铜、砷、氯。紫硇砂的溶出成分不同于大青盐、光明盐，其中 Fe^{3+} 为紫硇砂的一个特征，共存的微量成分也较复杂[1]。

紫硇砂经炮制后，硫、铁、钙离子含量降低，毒性稍降低。紫硇砂生品对小鼠 S_{180} 肉瘤抑制效果较好，其次是醋制品和水制品。白硇砂没有抑制作用，且毒性较大，故白硇砂和紫硇砂应区别为两种药用[2]。另据报道，紫硇砂除主含 NaCl 外，还有 19 种其他元素，其中有毒元素有钡、铅、砷和汞，但含量极微，不是毒性的主要来源，而且这些元素也不易除去。实验结果表明，紫硇砂中含有较多的多硫化物和硫化物，经炮制后含量降低，在醋制品中仅为生品中的 15.20%，煅品和单煮品未检测到多硫化物[3]。

醋制后多硫化物减少，主要是在醋存在条件下加热，大部分多硫化物分解为硫和硫化氢。煅品中，由于高温下，多硫化物被氧化成其他形式的硫的化合物。单煮是因为仅捞取结晶，多硫化物留在母液和分解之故。毒性硫化物进入消化道，呈强烈的腐蚀作用，另在胃酸作用下均会产生硫化氢。多余的硫化氢来不及在血液中氧化时，则会引起全身性中毒反应。炮制后除去硫化物而“杀毒”[3]。

另有文献报道，对紫硇砂生品、提净法中的直火醋制品、隔水醋制浮霜品和水煮品中的硫和硫化物进行测定，结果直火醋制品中硫和多硫化物含量最低，因为高温情况下毒性成分硫和多硫化物易与镁、铁、钙、钠、锰、钡等生产金属硫化物，或在酸性条件下分解为硫化氢挥散。从除毒条件看，以直火醋制炮制法为好。紫硇砂除了氯化钠以外，可能 S^{2-}、S、Sx^{2-} 及其他金属元素既是有毒成分，又是有效成分，从临床考虑，炮制应适度，以隔水醋制浮霜法为好[4]。

临床观察认为硇砂有治疗癌症作用，对食道癌、鼻咽癌有效[5]。

【附】文献摘录：“水飞过，入瓷器中，于重汤中煮其器，使自干杀其毒。”(《衍义》)“以黄丹石灰作柜煅赤，用之无毒或水飞过入瓷器中，以重汤煮之，使其自干而杀其毒及去尘秽也。”(《品汇》)“醋和面包，慢火煨，面熟杀毒。”(《仁术》)“生用败肉，火煅可用。”(《保元》)

【按语】硇砂始载于《唐本草》。味咸性走，能消积软坚，破瘀散结。现代应用有白硇砂和紫硇砂两种，处方中写硇砂一般投制紫硇砂。据《中药志》在大青盐成分里记载：“石盐因有少量硫和锂元素，而现黯红色，即紫硇砂”。其色泽还与含有氧化锰和铁量的多少有关，制紫硇砂不含氧化锰而呈黄白色针状结晶。唐代始载浆水浸晒取霜法，历代有浸、煮、熬、煎炒、煨、研及飞等法，所用辅料有醋、酒、童便、豆腐、皂角汁等，现代则基本沿用明代《本草纲目》法进行重结晶。其目的为了除去有毒物质如多硫化物和硫化物等，以达纯净减毒。古代文献只告诫人们用之不当可烂肠胃，不可能认识到硇砂毒性的本质，应结合已知的认识，进一步探讨古代各种炮制方法对临床应用和制剂的意义。

参考文献

[1] 李大经，等. 中国矿物药[M]. 北京：地质出版社，1988：192.
[2] 卢长庆，等. 紫硇砂的炮制研究[J]. 中草药，1982，13(10)：23.
[3] 李轩贞，等. 紫硇砂炮制除毒探讨[J]. 中国中药杂志，1989，14(10)：18.
[4] 邓小蓉，等. 紫硇砂合理炮制法探讨[J]. 中草药，1997，20(2)：77.
[5] 熊辅信，等. 中药现代化研究荟萃[M]. 昆明：云南科学技术出版社，2002：747-748.

蛇　含　石

【来源】本品为黄铁矿 Pyrite（或白铁矿）结核、褐铁矿 Limonite 结核。黄铁矿主含二硫化铁 FeS_2。褐铁矿主含含水三氧化二铁（$2Fe_2O_3 \cdot 3H_2O$）。全年可采，采得后，除去泥沙杂质。

【古代炮制】唐代有火煅醋淬：烧赤三、四次醋淬，飞研用之（《日华子本草》）。宋代有甘草制：以火煅后甘草水泼（浸）三五遍，捣碎作末（《圣惠方》）；醋制：用醋浸少时，以大火煅过（《博济》）；酒制：烧赤，酒淬至酥（《衍义》）；煅制：紫色者火煅通赤取出，以纸衬地上出火毒一宿，杵罗为末研如面（《总录》）。明、清尚有胆汁制：火煅，蘸胆汁尽为度（《奇效》）；童便制：火煅童便淬三次（《正宗》、《金鉴》）。

【现代炮制】

1. 蛇含石　取原药材，除去杂质，洗净，干燥，砸碎。

2. 煅蛇含石　取净蛇含石，置适宜容器中，用武火加热煅至红透，取出放凉，碾碎。

3. 醋蛇含石　取净蛇含石，置耐火容器内，用武火煅烧至红透，趁热醋淬，取出，干燥。蛇含石每 100kg 用醋 20kg。

【饮片性状】蛇含石呈结核产出，类似圆球形，砸碎后呈不规则块状。表面黑紫色或褐黄色，断面黄白色或浅铜黄色，有金属光泽。质重而硬，难打碎。密度 4.9～5.2g/cm³（黄铁矿）或 4.8～4.9g/cm³（白铁矿）。气微，味淡。煅蛇含石呈不规则细粒状或粗粉状，红黑色（褐铁矿）或带红的铁青色（黄铁矿或白铁矿），质酥易碎。醋蛇含石形如煅蛇含石，微具酸气，味微酸。

【炮制目的】蛇含石味甘，性寒。归心包、肝经。具有安神、镇惊、止血定痛的功能。

蛇含石性坚硬，历代多煅用。安神，镇惊，生品和煅制品都有应用。煅后质脆易于粉碎与制剂，多用于便血，血痢，癥瘕积聚，去腐生肌。

【临床应用】

1. 生用　惊风：常与牛黄、麝香、天麻、防风、胆南星等同用，能增强安神镇惊作用，用于小儿惊风，抽搐昏迷等，如小儿回春丹（《处方集》）。

2. 制用（煅制品）

（1）便血、血痢：常与陈米同用，具有止血和中作用，用于便血或血痢日久不愈者，如蛇黄散（《总录》）。配伍阿胶、侧柏叶，能增强止血益血作用。

（2）癥瘕积聚：常与三棱、莪术、自然铜、芦荟等同用，具有消癥化积作用，用于癥瘕积聚，腹胀虫积，如积块丸（《准绳》）。

（3）恶疮腐肉：常与乳香、没药、朱砂、轻粉等同用，研粉掺疮面，或粘附在纱布条上，插入疮中，具化腐生肌作用，用于一切恶疮腐肉不脱者，如去腐散(《外伤科学》)。

【参考资料】黄铁矿或白铁矿主含 FeS_2 等轴或斜方晶系，组成的理论值为 Fe46.55，S 53.45。前者常含钴、镍、砷及锑、铜、金、银；后者常含砷、锑、铋、镍、钴、铜等。X 射线衍射分析表明，生样主要由黄铁矿组成，煅后黄铁矿转化为赤铁矿。若不考虑微量成分，蛇含石的成分更近似于自然铜。形成于煤层中的蛇含石与热液型黄铁矿质自然铜的微量元素差异主要在 V、Cr 量和 Ni/Co 比值。蛇含石的矿物组分以黄铁矿为主。原矿物形成于煤层沉积中，较自然铜富 P_2O_5 及 Si、Al，其他微量成分或多或少于热液型黄铁矿，Ti 及有色金属含量常较低，主要取决于赋存煤系地层的地球化学背景。入散剂用，碱溶大于酸溶，酸溶出量低于自然铜，碱溶出量却大于自然铜，但其中 Fe 占的比例都小于自然铜。后一情况与黄铁矿的结晶粒度无关，主要受共存矿物影响，即蛇含石中黏土质成分吸附缓冲剂成分造成的。煅蛇含石本质已改变，其性状，包括化学性质，应类同赭石或赤石脂；煅蛇含石含赤铁矿、黏土矿物的量比不同于上两味药材[1]。

【按语】本品始载于《唐本草》，名蛇黄。《本草纲目》遂以蛇含石代之。蛇含石应限指结核状的二硫化铁。若已氧化、水化为褐铁矿，该结核已属禹余粮，功用已不同于蛇含石。其炮制方法始见于《日华子本草》，与自然铜颇为相似。蛇含石经煅、醋淬，会使胶体粒级的黄铁矿迅速氧化为赤铁矿(Fe_2O_3)，其性质类似于煅代赭石。本品因质地颇硬，多煅制用。用于安神、镇惊，生品与煅制品都有应用，如小儿回春丹中的蛇含石，上海、重庆生用，而南昌、福州、济南则用煅制品。

参考文献

[1] 李大经，等. 中国矿物药[M]. 北京：地质出版社，1988：204.

铜　　绿

【来源】本品为铜表面经二氧化碳或醋酸作用后生成的绿色锈衣。主含碱式碳酸铜[$CuCO_3 \cdot Cu(OH)_2$]。

【古代炮制】宋代有研法(《圣惠方》)；煅法：火上微煅(《疮疡》)。明代有水飞法(《普济方》)；熬法：水洗净细研水飞，去石澄清，慢火熬干(《入门》)；醋制：以醋制铜生绿取收晒干(《大法》)；黄连制：黄连水煮，飞过，阴干(《瑶函》)；姜制：放在姜内，外以纸包，火煅过(《一草亭》)。清代尚有醋淬：炒红，用醋淬之，醋不宜多用，再炒再淬，如此三次，研碎(《增广》)；酒制：研细，好烧酒拌之，候至不干不湿，涂于粗碗底内，翻转合地上，以砖垫好，露一线，下以蕲艾熏之，再炒再熏，如此九次，至少亦要七次，约以青色带黑为度(《串雅内》)。

【现代炮制】将铜板放入高温、潮湿的环境中，喷醋液使之生成铜锈，刮取，干燥。用时除去杂质，研成细粉。过 100 目筛。

【饮片性状】铜绿为绿色或深绿色细粉，光泽强，印在指纹间呈灰绿色或绿灰色，示粒径不均一。气微，味微涩。能溶于水及酸，不溶于乙醚。

【炮制目的】铜板经过特殊加工制成铜绿，成为新的药物，味酸、涩，性微寒，有小毒。归肝、胆经。具有退翳、去腐、敛疮、杀虫、吐风痰的功能。用于治疗目翳，疽，痔，恶疮，喉痹，牙疳，臁疮，顽癣，风瘫卒中，虫蛇咬伤。

【临床应用】

1. 烂弦风眼　用鲜铜绿 10g，为末，以生蜜调涂粗碗内，将碗覆转，烧艾叶烟熏至焦黑为度，取起冷定，以乳汁调匀，放饭上蒸过，搽烂处，可治睑弦赤烂，如铜绿膏（《眼科纂要》）。

2. 舌上生疮　铜绿、铅白霜等分，为细末。每用少许，干撒舌上，如绿云散（《杨氏家藏方》）。

3. 走马牙疳　铜青、滑石、杏仁等分，为末，擦之（《秘传经验方》）。

4. 恶疮　铜绿2.1g，黄蜡31g，化熬，以厚纸拖过表里，别以纸隔贴之。亦治杨梅疮及虫咬（《卫生杂兴》）。

5. 湿疹　铜绿、石膏各120g，枯矾、松香各60g，为末，同青黛散混合，油调搽患处，功能止痒，燥湿，杀虫。可治白秃疮，慢性湿疹等皮肤瘙痒出水者（《中医外科学讲义》）。

【附】文献摘录："惟醋制者良。"（《景岳》）"今人以醋制铜上生绿，收取晒干用之，故主治皆酸苦涌泄，入肝搜风用之。"（《便读》）

【按语】铜绿始载于《抱朴子》，名铜青。《本草纲目》释名铜绿。偶有内服，其作用与其他铜类药物相同，现今多外用于疮疡肿毒，在疡面上有一定量铜被溶出，有较好的疗效。铜绿在明代或明以前有用天然孔雀石的，如《医学入门》记载的"去石澄清"等炮制显然是针对天然孔雀石而言。李时珍云："近时人以醋制铜生绿，取收晒干货之"。即有人工制备的记录。现代市售的药材均系人工制成的铜绿，质量较纯，无黏土及其他矿物夹杂物。市售有以枯矾和青盐制成者，不可用。

琥　　珀

【来源】本品为古松科松属植物的树脂埋藏地下经年久转化的化石状物质琥珀 Amber。是遭受过局部氧化的碳氢化合物。从地层或煤层中挖出后，除去砂石、泥土及煤屑。

【古代炮制】南北朝有侧柏子制：凡入药中，用水调侧柏子末，安于瓷锅子中，安琥珀末中了，下火煮，从巳至申，别有异光，别捣如粉，重筛用（《雷公》）。唐代有"炙"（《颅囟》）。宋代有"以醋三升熬如膏"、"细研，水飞过"（《圣惠方》）。水飞法一直被后代沿用。明代有豆腐浆水制：同豆腐浆水煮百沸，略炙另研（《仁术》）；豆腐制："用细布包内豆腐锅中煮之，然后灰火略煨过。"（《粹言》）清代尚有乳制：乳浸三日煮软，捣碎用，上品也（《玉楸》）。

【现代炮制】取原药材，除去杂质，用时捣碎或研成细粉。

【饮片性状】本品为不规则块状、颗粒状或细粉状。表面血红色或黄棕色。不平坦，有光泽，体轻，质酥，捻之可碎，但稍涩而微黏。燃之易熔化，放出似松香气，变焦。摩擦带电。气无，味淡。煤珀呈不规则块状或颗粒状，表面淡黄色且透明，部分表面呈黑色。体较重，质较硬，捻不易碎，燃之易熔，略有似松香气。磨擦带电。

【炮制目的】琥珀性味甘，平。归心、肝经。具有镇惊安神，散瘀止血，利水通淋的功能。

本品多生用，用于惊风癫痫，瘀血腹痛，癥瘕疼痛，小便不利，血淋茎痛。

【临床应用】

1. 惊风癫痫　配伍炒山药、朱砂、甘草、天竺黄、檀香、炒枳壳、茯苓、胆南星、炒枳实、红参为丸，具有镇惊安神，清热化痰作用。可用于发热抽搐，烦躁不安，痰喘气急，惊痫不安，如琥珀抱龙丸（《药典》）。配伍珍珠、朱砂、赤芍等，可治惊风发搐，如琥珀散（《总微》）。

2. 瘀血腹痛　常与酒牛膝、虎杖、丹皮、姜黄、桃仁、炒虻虫等同用，功能祛瘀止痛。可用于恶露不下，气攻心腹，烦闷刺痛，如琥珀汤（《总录》）。

3. 血淋茎痛　琥珀为末，灯芯汤送服，可治小便尿血（《仁斋直指方》）。配伍赤小豆、金钱草、当归、海金砂、郁金、炒蒲黄、制乳香、制没药、川牛膝、鸡内金等，可治泌尿系统结石（《山东中医杂志》1983)。

【参考资料】琥珀化学成分不十分固定,通常是由琥珀松脂酸的龙脑醚、游离琥珀酸以及非结晶质琥珀等的混合物构成。煤珀或含硫。琥珀属非晶质体,故对 X 射线无反应。琥珀约 50 ℃开始失重,至 480℃急骤失重,占样重的 85%,自 480~750℃,失重缓慢,占样重的 25%。即受热挥发,高温(约 800℃)全部挥发。煤珀分三阶段失重,即分别在 390 ℃双谷间,465℃尖谷段和 456~605 ℃间。这些特点与其 C∶H∶O 比例相关。煤珀中无机微量成分量大于琥珀,说明无机混入物量大。琥珀中也含有少量无机物[1]。

【附】文献摘录:"入药研末,用汤调服。"(《蒙筌》)"一云安心神,俱宜生捣,入目制过用。"(《粹言》)"古人有用火煅者,虽易碎,去其真性,又近于燥,不可用。水磨者,荡去细尘,亏者太过,又不可。不如用布数层包定,铁锤打碎,放开,拣细者入抒钵内,轻轻慢研细筛,真性不失,亏者不多也。"(《一草亭》)

【按语】琥珀的炮制方法始载于《雷公炮炙论》,记载有侧柏子制的方法,其意在于增强琥珀镇惊安神的作用。宋代《太平圣惠方》琥珀煎丸中的琥珀是用"研细,以醋三升熬如膏"的方法炮制,其目的是以醋制达增强祛痰的作用。配伍虻虫、桃仁、大黄等活血祛瘀药,用于治疗妇女月经不通。历代炮制方法中以研细粉服用居多,此外尚有水飞、豆腐浆水制、豆腐制,主要在于研细及除去污秽洁净药物。

参考文献

[1] 李大经,等.中国矿物药[M].北京:地质出版社,1988:208.

硫　黄

【来源】本品为斜方晶系矿物天然硫黄矿 Sulfur,或用含硫矿物加工制成。全年均可采挖或加工。采得后,加热熔化,除去杂质,倒入模型中,冷后取出。

【古代炮制】南北朝有药制:凡用四两,先以龙尾蒿自然汁一镒,东流水三镒,紫背天葵汁一镒,粟遂子茎汁一镒,四件合之搅令匀一。坩埚用六一泥固济底下,将硫黄碎之,入于埚中,以前件药汁旋旋添入,火煮之,汁尽为度了。再以百部末十两、柳蚛末二斤、一簇草二斤,细锉之,以东流水并药等同煮硫黄二伏时,日满,去诸药,取出,用熟甘草汤洗了,入钵中研二万匝,方用(《雷公》)。唐代有研(《千金翼》)、烧灰(《颅囟》)、火炼(《本草图经》)等制法。宋代有"与水银结砂子研细"、"研细水飞"、"滴生甘草水研一伏时"(《圣惠方》);煮制:硫黄三分,水三大盏煮尽,取出(《圣惠方》);酒煮:酒煮令黑色,细研(《圣惠方》);炒制:研,微火上炒勿令焦(《产育》);煨制:萝卜切去盖剜作瓮子,入硫黄在内,以竹针盖定,正安糠火煨一宿,取出研细(《三因》);煅制:舶上硫黄十两,先飞炼去砂石,秤研为细末,用砂合子盛令八分满水,和赤石脂封缝,盐泥固济(晒)干,露地先埋一水罐子,盛水满坐合子在上,又以泥固济讫,常以三斤火养三日三夜。足加顶火一煅成候冷取药(《药证》);明、清尚有豆腐制:入豆腐中煮三五沸(《医学》);硝石制:一两,透明者同硝石(一两)为末,磁瓦器内慢火炒,用柳木棰搅,不可猛火以伤药力,研极细,名二气末(《要诀》);醋制:醋煮水渍过用(《原始》);猪大肠制:入猪大肠烂煮三时用(《握灵》);寒水石制:硫黄十两研为末,加入寒水石一两,亦研为末,和在一处,以水化之,寒水石化而硫黄不化也,候其水干,然后取出用之(《新编》)。

【现代炮制】

1. 硫黄　取原药材,除去杂质,敲成小块。

2. 制硫黄

① 豆腐制:取净硫黄块与适量豆腐同煮至豆腐呈黑色或墨绿色为度,取出,漂净,晾干或阴干。硫黄每 100kg 用豆腐 200kg。

② 萝卜制:取净硫黄与萝卜共煮至萝卜烂时,取出,干燥。硫黄每 100kg 用萝卜 40kg。

③ 猪大肠制:取硫黄灌入猪肠内,煮后晾干。或将硫黄放入生猪肠内,两端扎紧,放热汤中煮 3 小时,反复 3 次,每次另换猪肠。

【饮片性状】硫黄为不规则的小块,黄色或黄绿色,具光泽,表面不平坦,微显不同色泽的层状体。较重(密度 2.05～2.08g/cm^3),质酥,轻打可碎(硬度 1～2),断面基本与表面同,但颜色更鲜艳。有明显的硫黄气,味淡。制硫黄黄褐色或黄绿色,硫黄臭气不明显。

【质量要求】硫黄含硫(S)不得少于 98.5%。

【炮制目的】硫黄味酸性温,有毒。归肾、大肠经。具有补火助阳通便,解毒杀虫疗疮的功能。

生品解毒疗疮,用于疥癣,秃疮,阴疽恶疮。内服需用豆腐制,以降低其毒性. 能补火助阳通便,用于阳痿足冷,虚喘冷哮,虚寒便秘。

【临床应用】

1. 生用

(1) 疥癣:常与苦参、雄黄、白芷、蛇床子、花椒等同用,外敷,具有杀虫止痒作用,可用于疥疮湿疹干癣,如一扫光(《处方集》)。亦可本品单味研末,麻油调涂,治疥癣(《肘后方》)。也可与苦参、蛇床子等配伍,煎汤外洗,有杀虫止痒之功。

(2) 汗斑、粉刺:常与雄黄、蛇床子、轻粉、密陀僧等同用,醋调搽敷患处,功能清血化瘀,可治汗斑面痣,紫白癜风,黑白斑痕,雀斑粉刺,如密陀僧散(《外科正宗》)。

2. 制用

(1) 肾虚气喘:常与附子、肉桂、补骨脂等同用,具有温肾散寒,镇逆定喘作用,用于肾阳衰弱,下元虚冷,肾不纳气,胸中痰壅,上气喘促者,如黑锡丹(《局方》)。

(2) 阳痿:常与鹿茸、补骨脂、菟丝子等同用,具有补火壮阳,温肾益精作用,可用于命门火衰,阳事不举,小便频数,腰膝冷痛等。

(3) 虚冷便秘:常与半夏、生姜同用,具有温阳通便作用,可用于老年虚冷便秘,或寒湿久泻,如半硫丸(《局方》)。

孕妇慎用,不宜与芒硝同用。

【参考资料】人工制备硫黄和石硫黄的 X 射线衍射分析结果表明,二者均由斜方硫组成。在人工制备硫黄的衍射图上,特征线较石硫黄的稍弱,余均雷同。石硫黄必含多种共存成分,人工制备硫黄的成分,相对纯净的程度取决于制备工艺。有资料表明,人工制备硫黄含砷量仍有可能高于石硫黄。从硫黄的散剂溶出成分中,可知它并不纯净,各种混入成分在酸、碱介质中的溶出量基本属同一比例。而自然硫中金属成分集中于碱溶,反映了该自然硫中的共存矿物主要是不溶于 HCl 的黄铁矿等硫化物矿物[1]。

炮制后(萝卜制、熔融法、油炙法)硫黄中 As_2O_3 含量显著降低,说明古人通过炮制去毒是有科学道理的。但硫黄的毒性成分是否仅指砷一种,目前的豆腐制对硫黄中砷的含量及其毒性的影响,值得进一步研究[2]。硫黄与豆腐只有在铁锅或铜锅中同煮并与锅底接触时豆腐才会显黑绿色,而当炮制是铝锅、不锈钢的或非金属容器时豆腐不会变绿色。此并非是硫黄与豆腐同煮的过程产生的,而硫黄与铁锅在加热过程中产生了某种化学反应的结果。

黑色粉状物质经X衍射相分析，证明系铁的化合物同硫的混合物，其组分除硫以外，主要是硫化亚铁。硫黄在铜中产生的黑色物质，其化学组分除硫以外，主要是硫与铜的化合物。因此认为对炮制容器及炮制作用还值得研究[3]。

【附】 文献摘录："用芭蕉捣汁煮之后，以甘草汤煮之大无毒。"（《粹言》）"火中熔化，即投入水中去毒。"（《景岳》）"老人风秘，用宜炼服。"（《本草正》）"石硫黄一斤，猪大肠二尺，将硫黄为末，实猪大肠中，烂煮三时，取出去皮……以其大热有毒，故用猪肠烂煮以解之。"（《集解》）"寒水石制硫黄，非制其热，制其毒也。去毒则硫黄性纯，但有功而无过可用之而得宜也。"（《新编》）

【按语】 硫黄始载于《神农本草经》。古代所用的硫黄都为石硫黄，常夹带杂质及带有腥臭气，故要有多种炮制方法提炼精制以达纯净和去毒。现代多用升华硫，杂质中重金属量是少于石硫黄，但据报道钙、镁、铝等杂质，甚至砷量仍较高，用前仍应依法进行炮制。现代是用明代《医学纲目》所载的豆腐煮制法进行炮制。硫黄与皮肤接触后变为硫化氢与五硫磺酸，而起溶解皮肤角质和杀灭皮肤寄生虫作用。对皮肤真菌有抑制作用，对疥虫有杀灭作用。内服后变为硫化物或硫化氢，刺激胃肠黏膜，使胃肠兴奋蠕动，发挥缓泻作用，用硫黄治疗老人便秘可能与此有关。本品有毒，对炮制时用过的豆腐应妥善处理。

参考文献

[1] 李大经，等. 中国矿物药[M]. 北京：地质出版社，1988：211.

[2] 冯宝麟，等. 古今中药炮制初探[M]. 济南：山东科学技术出版社，1984：284.

[3] 程超寰. 豆腐制硫黄过程中产生的黑色物质成因初探[J]. 中国中药杂志，1990，15(2)：22.

雄　　黄

【来源】 本品为硫化物类矿物雄黄族雄黄单斜晶系矿物雄黄 Realgar。主含二硫化二砷（As_2S_2）。全年均可采挖，采挖后，除去杂质。

【古代炮制】《内经》记载："新汲水磨"。汉代有"炼"（《本经》）。梁代有醋制：烧热令赤，以米醋沃之，更烧醋沃，其石即软如泥，刮取涂肿（《肘后》）。南北朝有药制：凡修事，先以甘草、紫背天葵、地胆、碧棱花四件，并细锉。每件五两，雄黄三两，下东流水入坩埚中，煮三伏时，漉出，捣如粉，水飞，澄去黑者，晒干，再研，方入药用（《雷公》）。唐代有油煮：油煮一日（《千金》）；烧制：火烧飞之（《新修本草》）；煨制（《新修本草》）；熬制（《外台》）。宋代有醋煮：以米醋煮三伏时，取出研如粉（《圣惠方》）；萝卜、醋煮：小枣大，用独茎萝卜根水并醋，共大盏，煮尽，研水飞（《药证》）；桃叶制：桃叶煮水研飞（《三因》）。明、清尚有蜜煎：七分，以白蜜四两，同煎，蜜老为度，洗去蜜（《说约》）；"脂裹蒸"、"松脂制"（《指南》）；"白萝卜蒸"（《全生集》）；竹筒蒸（《辑要》）等炮制方法。

【现代炮制】 雄黄粉：取净雄黄加适量清水共研细，加多量清水搅拌，倾取混悬液，下沉部分再如上法反复操作多次，除去杂质，合并混悬液，静置后分取沉淀，晾干，研细。

【饮片性状】 雄黄粉为极细腻的粉末，橙红色或橙黄色。质重（密度 $3.56g/cm^3$），手触之易被染成橙黄色，气味异而刺鼻，味淡。

【质量要求】 雄黄含砷量以二硫化二砷（As_2S_2）计，不得少于90.0%。

【炮制目的】 雄黄味辛性温，有毒。归肝、大肠经。外用有解毒杀虫之效，内服性燥而有燥湿祛痰，定惊截疟的功能。

水飞制成极细粉,可除杂质、夹石,降低毒性,便于内服外用。醋制后可增强祛风燥湿,解毒杀虫消肿的作用,同时降低雄黄的毒性。其功能主治同雄黄粉,唯毒性降低。

【临床应用】

1. 痈肿疔疮　以针刺四边及中心,涂雄黄末(《千金》)。与乳香、没药、麝香等合用为丸,具有解毒消肿之功,可治痈疽肿硬疼痛,如醒消丸(《全生集》)。

2. 湿疹　常与枯矾同用,研末外敷,可治湿疹及带状疱疹(《中医杂志》1965)。

3. 蛇虫咬伤　本品与五灵脂为末调酒服,同时以药末涂敷患处,如雄黄散(《瑞竹》)。

4. 腮腺炎　与明矾、冰片共研细末,用75%乙醇调成稀糊状,涂于患处,可治流行性腮腺炎(《武汉医学杂志》1965)。

5. 疟疾　雄黄、巴豆各等分,雄黄研末,巴豆制霜,混匀,置胶布中心,贴乳突部位,7～8小时撕下,该药对局部皮肤有一定刺激作用,可引起痱子大小水泡,一般不用处理(《新医学》1972)。

内服宜慎,不可久用,孕妇禁用,血虚阴亏者忌用。

【参考资料】X射线衍射曲线分析表明,药用雄黄组成近纯净。热分析表明,雄黄在200～250℃范围内稳定,300℃分解,310℃熔化。雄黄易氧化为雌黄。雄黄、雌黄总成分区别在As/S比值,微量成分常类似。雄黄溶于苛性碱,酸溶出量为6.09%,而碱溶出量为14.80%。而酸、碱溶中As的量比均低于Ca(小一个数量级),说明雄黄比共存矿物方解石或白云石难溶。Sb集中于碱溶,说明Sb属酸不溶物中组分[1]。

水飞法炮制后的雄黄在游离砷量及其他金属元素含量均略有降低,但如雄黄质差者,虽经炮制,仍不能减少有害于人体金属元素,二硫化二砷含量亦无明显增加,此类质次的雄黄不宜供药用[2]。雄黄在空气中受热,当温度上升到180℃以上,至220～250℃时,As_2S_2大量转化生成As_2O_3,毒性增加,故雄黄不能加热炮制。干研法炮制雄黄不能减少其中As_2O_3含量,水飞法则可明显降低可溶性砷的量,且用水量越大,成品中As_2O_3含量越低,增加洗涤次数,提高水温、减少雄黄粉粒度,可提高洗除As_2O_3效果[3]。通过比较各种炮制方法对雄黄主要成分As_2S_2、毒性成分As_2O_3,微量元素等的含量及小鼠腹腔注射LD_{50}的影响,结果证明以醋制法和水洗法比较理想[4]。通过不同浓度醋飞和不同温度、不同醋洗次数的雄黄炮制品中的As_2O_3、As_2S_2的含量测定,认为雄黄以10%醋飞炮制较好[5]。还有用酸牛奶水飞及3%NaOH碱洗法除去As_2O_3[6,7]。

【附】文献摘录:"凡服食用武都雄黄,须油煎九日九夜,乃可入药,不尔有毒,慎勿生用。"(《纲目》)"以米醋入萝卜汁煮干乃可入药,不尔有毒。"(《握灵》)"暑月泄痢,用雄黄水飞九次,将竹筒盛蒸七次,研末,蒸饼和丸,梧子大,每甘草汤下……"(《握灵》)"得黑铅治结阴,得朱砂猪心血,治癫痫。"(《辑要》)"忌火煅"(《便读》)。

【按语】雄黄始载于《神农本草经》,具有燥湿、杀虫、解毒之功。雄黄为主含硫化砷的矿石,未经加工炮制过的雄黄毒性较大,不可内服。历代炮制方法有炼、烧、煨、药煮、醋制、水飞等多种炮制方法,尤其是醋制和水飞法为多用。雄黄加工炮制不可高温处理,古文献记载"忌火煅","雄黄见火毒如砒"是有科学道理的。若采用火制,雄黄中的硫化砷经过高温加热与空气中的氧起作用,生成As_2O_3和SO_2,前者即为砒霜。故加工炮制雄黄必须采用水飞或醋水飞处理,以除去雄黄中的可溶性砷盐和其他夹杂物.这对保证雄黄的疗效和安全有一定作用。因为雄黄用酸性溶媒处理,能溶出其中的As_2O_3,而As_2O_3如用过量毒性作用明显,因此As_2O_3量应作为控制雄黄的毒性指标。此外,尚须注意药物的来源,对未经鉴别过的地区开发的雄黄药材应慎用;一些产地的雄黄或含铅、铊、汞等类物质,水飞法并不能除净,亦应慎用。

参考文献

[1] 李大经,等. 中国矿物药[M]. 北京:地质出版社,1988:216.

[2] 黄和意,等. 雄黄质量的对比实验[J]. 中药通报,1984,9(16):16.

[3] 原思通,等. 雄黄传统炮制方法的研究[J]. 中药通报,1987,12(5):23.

[4] 原思通,等. 雄黄炮制新工艺的探讨[J]. 中药通报,1988,13(8):17.

[5] 陈青莲,等. 雄黄炮制工艺探讨[J]. 中成药,1996,18(1):22.

[6] 张亚敏,等. 雄黄酸奶飞法炮制的探讨[J]. 中国中药杂志,1995,20(9):537.

[7] 铁步荣,等. 雄黄炮制方法初探[J]. 中成药,1993,15(7):19.

紫 石 英

【来源】本品为氟化物类矿物萤石族萤石立方晶系矿石炭石 Fluoritum。主含氟化钙(CaF_2)。全年均可采挖,采挖后,去净外附的砂石及黏土。

【古代炮制】唐代有"七日研之"(《千金翼》)和"醋淬,捣为末"(《日华子本草》)的炮制方法。宋代有醋淬水飞:凡使,并用火煅,醋淬七遍,捣碎飞令极细(《局方》);煅制:火煅七次,研令极细(《济生》);葵菜煮:紫石英捶作小块,以葵菜叶煮半日,碾细水飞(《总录》)。明代有煨制:醋淬,入坩埚内,以瓦盖口,盐泥固济,候干用硬炭十斤煨通红,火尽为度,入地坑埋,出火毒二宿,研末用(《奇效》)。宋以后多沿用火煅醋淬法。

【现代炮制】

1. 紫石英　取原药材,除去杂质,洗净,干燥,碾碎或捣碎。

2. 醋紫石英　取净紫石英块,置耐火容器内,用武火加热,煅至红透,立即倒入醋中淬酥,取出,再煅淬一次,干燥,捣碎。紫石英每 100kg 用醋 30kg。

淬制时药物冷后迅速取出,不宜长期浸泡,否则时间过长药物颜色转白,影响质量。

【饮片性状】紫石英为不规则块状,外表紫色或绿色,中间夹有白色脉,透明或半透明,有玻璃样光泽,手触有油滑感。体重(密度 3.18g/cm^3)而脆,易打碎(硬度 4),无臭,味淡。醋紫石英呈不规则块状碎粒,颜色变浅,光泽变暗,局部崩裂(有黏土共存),质地酥脆,带醋气。

【质量要求】紫石英含氟化钙(CaF_2)不得少于 85.0%。

【炮制目的】紫石英味甘性温。归心、肺、肾经。具有镇心安神、温肺暖宫的功能。

生紫石英擅于镇心安神,用于心悸易惊,癫痫抽搐等。煅紫石英质酥易碎,醋制后入肝走血分,增强了温肺气、暖下焦的作用,用于肺虚寒咳,宫冷不孕等。

【临床应用】

1. 生用

(1) 心悸易惊:常与酸枣仁、党参、远志、茯苓、柏子仁等同用,可增强镇心安神作用,用于心神不宁,心悸易惊,或失眠多梦等。亦可以本品一味,反复煎服,具有补虚止惊作用,用于虚劳惊悸。

(2) 癫痫抽搐:常与牡蛎、寒水石、龙骨、大黄等配伍,可治痰热所致的癫痫抽搐,如风引汤(《金匮》)。配滑石、大黄、水牛角等能调和气血,除热制痫,可治小儿热痫,四肢抽掣者,如紫石英散(《圣惠方》)。

(3) 痈肿毒:紫石英醋淬,捣为末,生姜、米醋煎敷,可治痈肿毒(《日华子本草》)。

2. 制用(醋制品)

(1) 肺虚寒咳:常与紫菀、款冬花、杏仁等同用,能增强温肺降逆作用,可用于肺气不足,寒邪内阻,咳嗽气促,咯痰白沫。配伍花椒,泡汤内服,可治肺寒咳喘上气(《青囊秘方》)。

(2) 宫冷不孕:常与香附、当归、川芎、白术、枸杞子、熟地黄同用,能增强暖宫散寒作用,用于宫冷不孕,或受孕多小产者(《青囊秘方》)。

(3) 元阳虚衰:配伍肉苁蓉、山茱萸等,具有温肾固涩之功,用于男子元阳虚衰,腰酸肢楚,头晕眼花者。

(4) 白带不止:常与白垩、禹余粮、乌贼骨、川芎等同用,具暖宫涩带作用,可用于妇女白带久而不止,面色干黑,腰膝冷痛,绕脐疼痛,如白垩丸(《济生》)。

【参考资料】煅紫石英在偏光镜下解理纹更为清晰外,余同生样品。X射线衍射分析结果表明,主要组成矿物为萤石、石英,煅制前后无变化。热分析结果表明,药用紫石英组分不均一,原矿物为萤石或石英的混杂物,在同一出售地点亦有所见。萤石,尤其带各种浅彩色的萤石,多含有稀土元素,其量比变化较大[1]。

对紫石英的不同炮制品包括净选、紫石英粉、煅紫石英粉、煅醋淬紫石英、水飞紫石英进行比较,证明煅醋淬品中氟含量较低,氧化钙含量最高,与煅品、水飞及生品相比有明显差异,说明《本草纲目》记载的“煅,醋淬”是正确的[2]。

【附】

1. 另有煅制法 取净紫石英敲成小块,放铁锅内加盖,用武火煅至红透,放凉,敲成碎块。

2. 文献摘录 “……入地坑埋,出火毒。”(《奇效》)“煮汁或用火烧醋淬为末傅毒。”(《大法》)“经火则毒,生研极细,水飞三次用。”(《辑要》)“具温养润泽之功,不可火炼,若一经火煅,则失其温润之性,而有毒烈之祸矣。”(《便读》)

【按语】紫石英始载于《神农本草经》,有镇心定惊,温肺暖宫之功。各地市售品可分三类:色泽稍有不同的萤石;白色或稍带绿的萤石和部分石英;萤石为主,夹有部分其他矿物-硫化物及黏土等。历代所用的紫石英未必是今日市售的品种,应包括紫色 SiO_2 晶体-紫水晶。从古代炮制方法看,原方要求特殊研细,甚至“七日研之”的要求,应是紫水晶而非紫色萤石,萤石易研细,无须特别指出的研法。“火煅,醋淬,打细”是历代的主流炮制方法。从其水溶出物含量增加的角度(煅样比生样增加一倍)评价,认为以上法比较合理。但亦有主张不煅用的。如清代张秉成云:“紫石英……具温养润泽之功,不可火炼,若一经火煅,则失其温润之性,而有毒烈之祸矣。”

参考文献

[1] 李大经,等. 中国矿物药[M]. 北京:地质出版社,1988:236.

[2] 刘灿坤,等. 紫石英不同炮制方法的成分比较[J]. 中草药,1988,19(1):19.

寒 水 石

【来源】本品为硫酸盐类矿物红石膏(Gypsum rubrum)或碳酸盐类矿物方解石的矿石。前者多用于北方,后者多用于南方。全年均可采挖。采得后,去净泥沙杂质。

【古代炮制】南北朝有姜汁煮:凡使,先须用生姜自然汁,煮汁尽为度,研细成粉用。每修十两，用姜汁一镒（《雷公》）。宋代有烧制：烧令通赤，摊于地上出火毒一宿（《圣惠方》）；煅制：火煅通赤，研为细末。煅赤，黄土内罨二宿，取出研末，用菠薐汁和作饼，阴干再研，又和又阴三次为度（《总录》）；酒淬：猛火烧透红，好酒内淬五七遍取出（《博济》）；醋制：凡使，并用火煅，醋淬七遍，捣研水飞令极细，方入药用（《局方》）。元代还有"炒"、"煨"（《世医》）法。自宋以来煅制法成为主流的炮制方法。

【现代炮制】

1. 寒水石　取原药材，除去杂质，洗净，打碎成小块或研成细粉用。

2. 煅寒水石　取净寒水石置耐火容器内，用武火煅至红透，取出放凉，研碎或研成细粉用。

若直接将药物置无烟煤中煅制时，取出放凉后，应先刷去灰屑，方可再打碎。若药物为方解石，不得直接置无烟煤炉中煅烧，否则崩裂成为碎片，无法收集。

【饮片性状】红石膏为不规则块状，纵断面呈纤维状纹理，表面灰白色或粉红色，半透明，光泽明显。体重，质松，易成小块，无臭无味。煅红石膏呈大小不规则的块状，纹理破坏，光泽消失，黄白色，不透明，质地酥脆，手捻易碎。方解石为不规则块状，表面光滑，有玻璃样光泽，无色或白色或黄白色，透明或半透明。体重，质松，易碎成方形或长方形小块。煅方解石白色或黄白色，不透明。体轻，质松，易成粉。

【炮制目的】寒水石味辛、咸，性寒。归心、胃、肾经。具有清热降火，利窍消肿的功能。

生寒水石擅于清热降火，除烦止渴，多用于温热证，热入气分，积热烦渴。煅寒水石降低了大寒之性，消除了伐脾阳的副作用，缓和了清热泻火的功效，增加了收敛固涩作用，用于风热火眼，水火烫伤，诸疮肿毒。煅后并能使质地疏松，易于粉碎及煎出有效成分。

【临床应用】

1. 生用

(1) 温热病：常与石膏、滑石、杏仁、金银花等同用，能清热泻火，除烦止渴，可治温热病，热入气分，高热烦躁，口渴欲饮，脉象洪大，如三石散（《条辨》）。

(2) 发狂：寒水石、黄连等分，为细末，浓煎甘草汤送服，可治热病发狂，或弃衣奔走，如鹊石散（《普本》）。

2. 制用

(1) 水火烫伤：煅寒水石研细末，外敷，或配伍炉甘石、石膏等研细末，撒于创面，可减少创面渗出及减轻疼痛。

(2) 诸疮肿毒：用本品不拘量，烧煅为末，水调，搽患处，可治诸疮肿毒，如拔毒散（《儒门》）。

【参考资料】红石膏入汤剂，其水溶出率为4.80%，与石膏相同，其主要溶出成分不论在水溶及酸、碱溶，均依黏土矿物含量改变而有量比的变化，铝和硅与钙负相关；本品镁量高于石膏，其酸溶大于碱溶的趋势更明显。方解石的主要成分为碳酸钙，在加热条件下分解，释放出二氧化碳气体，生成氧化钙，因此，方解石煅后主要成分为氧化钙，在临床上具有钙剂的全部活性[1]。

蒙药寒水石有酒制法，主要用于治疗胃、肠、肾痞等证；炒制法，主要用于治疗寒性疾病；凉性制法，主要用于治疗热性疾病；奶制法，主要用于温补强身；酸牛奶制法，主要用于治疗聚合症；煅制法，主要用于治疗消化不良、痞病、瘟病等；食盐拌炒法，主要用于消化不良，胃寒等病证；包兹（新疆、内蒙古节日里常饮用的一种传统保健饮料）制法，用于治疗消化不良、痞病、腹胀、肿痛等病证[2]。

变灰药法，主要用于治疗阴寒性疾病，如治疗消化不良、胃寒、白喉、食管癌等疾病[3]。

【附】寒水石为藏、蒙等民族常用药，炮制方法也较多，多用于成药制剂的炮制。如平制法：取净寒水石，砸成小块，置耐火容器内，煅至白色，投入“达拉”(脱脂牛奶)中淬酥，取出粉碎，如洁白丸。奶制法：取净寒水石 1kg，砸碎，加硝石 10g 与水适量，煮沸 3 小时，倾去水液，用水反复洗涤 10～15 次，至洗液澄清为止，晾干，粉碎成细粉，加牛奶适量，搅成面团状，做成直径约 10cm 厚 3cm 以下的圆饼，阴干。如七味铁屑丸、六味安消散。变灰药法：先将其捣碎同配药一起装入瓦罐内三分之二，留出三分之一的空隙，密封好口子，待干后，不间断火烧 10 天以后大开口子，已灌满颜色变为白色，即达到了标准[3]。

【按语】本品始载于《神农本草经》，名凝水石，具有清热降火、除烦止渴之效。历代药源混乱，据考证认为《本经》所载的寒水石应为“硝板”(白钠镁矾 $Na_2Mg[SO_4]\cdot4H_2O$)、“朴硝”，但宋代起要求用煅、淬炮制，很可能指石膏，因为硝板在常温下即可失水，而朴硝在 33℃即可溶于本身水中，无需煅淬。现代南方市售为方解石，北方市售为石膏，是继承了古代及地方沿用习惯。南北朝始有姜制法，此法一直沿用到近代。20 世纪 50 年代初期，云南还有用姜制寒水石的炮制方法，意在缓和寒水石之寒性，以免寒伤胃气。历代以煅法为多用，其他方法多已失传，而在蒙藏地区的炮制方法却十分丰富，值得进一步研究。

参考文献

[1] 叶定江，等. 中药炮制学[M]. 上海：上海科学技术出版社，1996：212.

[2] 徐青，等. 蒙药额莫—壮西的传统炮制方法简介[J]. 中国中药杂志，1991，16(1)：30.

[3] 巴图，等. 寒水石的常用炮制方法及其应用[J]. 中国民族民间医药杂志，2002，55：101.

鹅 管 石

【来源】本品为树珊瑚科动物栎珊瑚 Balanophyllia sp. 或笛珊瑚 Sysingora sp. 的石灰质骨骼。全年均可采挖，采得后，拣去杂质，取条状物，洗净，干燥。

【古代炮制】宋代有“火煅酒淬”(《朱氏》)。明代有“火煅细研”(《原始》)及“火煅，醋淬七次”(《保元》)等法。历代以火煅或火煅醋淬法为多用。

【现代炮制】

1. 鹅管石　取原药材，除去杂质，洗净，干燥，碾碎或捣碎。

2. 煅鹅管石　取净鹅管石，置耐火容器内，用武火加热，煅至红透，取出，放冷，碾碎或捣碎。

【饮片性状】鹅管石为不规则的碎块，表面乳白色或白色，玻璃或瓷状光泽，集合体表面有轮节，具纵直细纹。质坚硬而脆，断面有多数中隔，无臭，味微咸。煅鹅管石呈灰白色，质松脆。

【炮制目的】鹅管石味甘性温。归肺、肾、肝经。具有温肺、壮阳、通乳作用。

生鹅管石擅于温肺化痰，通利乳汁，用于肺虚咳喘，乳汁不下。煅后易于粉碎，以温肾壮阳力强，用于肾虚气喘，阳痿不举。

【临床应用】

1. 生用

(1) 肺虚咳喘:常与杏仁、紫菀、款冬花、川贝母等同用,具有益肺祛痰作用,用于肺虚咳嗽气喘,痰白量多等。

(2) 乳汁不下:常与黄芪、当归、白芍、通草、王不留行、猪蹄等同用,具有益气补血,通利乳汁作用,用于气血不足,乳汁不下或下而甚少。

2. 制用(煅制品)

(1) 气喘:常与五味子、肉桂、沉香、紫河车等同用,具温肾纳气作用,用于肾不纳气,气喘抬肩,呼多吸少。

(2) 阳痿:常与淫羊藿、阳起石、巴戟天、胡芦巴等同用,具有温肾壮阳作用,用于肾阳虚弱,阳事不举,腰膝无力者。

【参考资料】 X射线衍射分析结果表明,钟乳鹅管石主要由方解石组成,个别市售品含有文石;煅后大多数样品为方解石而未查见文石,文石在煅制中受热超过430 ℃,即转变为方解石。珊瑚鹅管石主要由文石组成,但煅后均未再查见文石标志线。煅制样品的热分析结果:200℃后吸热无失重,示煅样中仍存在有少量文石。与520 ℃吸热相应的失重为1.5%,示煅样品中仍有黏土矿物未转化。与915 ℃吸热相应的失重为38.5%,示煅样中$CaCO_3$含量为88%。结合X射线衍射分析结果可知,样品中实际存在有黏土矿物,但分布极不均匀,煅制中受热也不均匀,以致还有少量文石存在。鹅管石散剂在酸、碱中溶出率煅制品大于生品。但溶出成分间比例仅在微量元素方面有所变化[1]。

【附】 尚有醋淬法:取净鹅管石,装入罐中,置武火上煅至红透,趁热倾入醋中淬透,冷却后研碎。鹅管石每100kg用醋25kg。

【按语】 鹅管石原为钟乳石的异名(《纲目》)。来源方面历代有珊瑚的骨骼化石和矿物钟乳石,现代市场上两者均有销售。矿物钟乳石的成分与应用同钟乳石。珊瑚鹅管石应是珊瑚化石,基本组分亦与钟乳石相同,但不应与珊瑚骨骼混同。炮制方法最早见于宋代,历代以火煅或火煅醋淬为主流。

参考文献

[1] 李大经,等.中国矿物药[M].北京:地质出版社,1988:219.

滑　石

【来源】 本品为单斜晶系矿物滑石 Talcum,主含含水硅酸镁。全年可采,采挖后,除去泥沙及杂石。

【古代炮制】 南北朝有牡丹皮制:凡使,先以刀刮,研如粉,以牡丹皮同煮一伏时,出,去牡丹皮,取滑石,却用东流水淘过,于日中晒干,方用(《雷公》)。唐代有“细研如粉”(《千金翼》)、“炼之如膏”(《新修》)的方法。宋代有水飞:“水研如泔,扬去粗者存细者,沥干更研无声乃止”(《苏沈》);另有炒法(《博济》);“火煅通赤”(《总微》)等。明代尚有烧、“火煨煅,去火毒”(《普济方》)等方法。明、清尤尚生用。

【现代炮制】

1. 滑石　取原药材,除去杂石,洗净,干燥,捣碎。

2. 滑石粉　取净滑石,碾成细粉;或取滑石粗粉,加水少量,碾磨至细,再加适量清水搅拌,倾去上层混悬,下沉部分再按上法反复操作数次,合并混悬液,静置沉淀,倾去上清液,将沉淀物晒干后再研细粉。

【饮片性状】滑石为不规则小块，略具纤维构造，有的呈明显的薄层状。白色或略显鸭蛋青色或略带红色调，色泽较均匀，表面不平坦，具珍珠光泽或绢丝光泽。手摸之有光滑和微凉的感觉。易砸碎，无吸水性，不粘舌，密度为2.6～2.8g/cm^3，粉末染指。无臭无味。滑石粉为白色或青白色粉末，质细腻，手捻有滑润感。

【质量要求】滑石粉酸碱度应显中性。水中可溶物遗留残渣不得超过0.1%。酸中可溶物遗留残渣不得超过2.0%。炽灼失重，减失重量不得超过5.0%。铁盐含量应符合《中国药典》规定。

【炮制目的】滑石味甘、淡，性寒。归胃、膀胱经。具有利水通淋，清解暑热，祛湿敛疮的功能。

滑石多生用，水飞后使药物达到极细和纯净，便于内服和外用。内治小便不利，淋沥涩痛，暑湿烦渴，湿热水泻；外治湿疹，痱子。

【临床应用】

1. 淋沥涩痛　常与车前子、瞿麦、萹蓄、栀子仁、炙甘草、木通、煨大黄同用，功能清热泻火，利水通淋，治口干咽燥，口舌生疮，咽喉肿痛，及小便赤涩或癃闭不通，热淋，血淋等，如八正散（《局方》）。

2. 石淋　配伍海金沙、金钱草、木通等，功能化石利水通淋，可治石淋。

3. 暑热泄泻　常与甘草同用，功能清暑利湿，治暑热身倦，口渴泄泻，如六一散（《中国药典》）；配伍甘草、朱砂为益元散（《中国药典》），用于感受暑湿，身热心烦，口渴喜饮，小便短赤。配伍杏仁、薏苡仁、白蔻仁、半夏、通草、厚朴，功能疏利气机，宣畅三焦，治暑温，胸闷，气机不畅，如三仁汤（《条辨》）。

4. 湿疮、湿疹　本品可单用或配伍枯矾、黄柏等为末，撒布患处；或与薄荷、甘草等配伍制成痱子粉，可治痱子。

【参考资料】X射线衍射分析结果表明，滑石除主矿物滑石外，可含少量（<10%）水菱镁矿、水镁石等；黏土质滑石则以水云母质黏土为主，含少量石英等矿物[1]。日本市售滑石是由SiO_2(α-石英)、多水高岭土、透长石及其他微量成分组成的混合物，与正仓院保存的滑石成分不同[2]。

【附】文献摘录："研细，以水飞净，服下方得滑通。"（《蒙筌》）"拣去粗者，择细腻者研为极细末，水飞入药，今粗入煎汤皆不作效。"（《粹言》）

【按语】滑石始载于《神农本草经》。历代所用的滑石既有滑石，也有黏土质滑石。按照现代使用习惯，南方多数为黏土质滑石，北方则为滑石，两者疗效是否相同，尚有待总结研究。滑石炮制早在南北朝时有用丹皮制法，滑石善解阳明胃热，丹皮能除"瘀血留舍肠胃"，两者同制可协理肠胃瘀血积热，以增强疗效。宋代始见水飞法，以"研极细"，有利于成分的溶出，除去可溶性的砷盐，使药物纯净。宋代还有火煅、炒等加热操作，根据当时燃料情况，煅制的温度对滑石结构不会有影响。明、清至今尤尚水飞生用，这也是通过实践总结出的方法。

参 考 文 献

[1] 李大经，等. 中国矿物药[M]. 北京：地质出版社，1988：223.

[2] 太田长世，等. 中药滑石的成分研究[J]. 国外医学：中医中药分册，1981(6)：27.

硼 砂

【来源】本品为单斜晶系矿物硼砂 Borax 经精制而成的结晶。主含含水四硼酸钠（$Na_2B_4O_7 \cdot 10H_2O$）。

【古代炮制】宋代有“研细”；“汤化去石，熬干”；“用米醋三升，同芫花末熬成膏，二两，细研，以酒醋各一升，熬如膏”（《圣惠方》）。明代有“焙”（《普济方》）；“烧”（《一草亭》）；药汁制：将竹沥收二钱，萝卜汁拌收二钱，令干共细研入药（《一草亭》）等制法。清代有“煅”（《良朋》）；煮（《金鉴》）；甘草汤煮：甘草汤煮化，微火炒松（《逢原》）。

【现代炮制】

1. 硼砂　取原药材，除去杂质，捣碎或研成细粉。

2. 煅硼砂　取净硼砂适当粉碎，置煅锅内武火加热，煅至鼓起小泡或雪白酥松块状，取出放凉碾碎。或置锅内，用武火加热，炒至鼓起小泡或雪白酥松块状，取出放凉碾碎。

【饮片性状】硼砂为不规则块状，无色透明或白色半透明，有玻璃样光泽。质较重易破碎（硬度 2～2.5、密度 1.69～1.72g/cm^3），气无，味甜略带咸。久置失水成白色粉状。煅硼砂为白色粉末，不透明，体轻，质疏松，无光泽。

【炮制目的】硼砂味甘、咸，性凉。归肺、胃经。具有清热解毒，消痰防腐的功能。

硼砂多生用、外用。入清热剂中宜用生品，外用性凉可清热消肿防腐，可治口舌生疮；内服能清肺化痰，可治咽喉肿痛，目赤翳障，咳嗽痰稠。煅硼砂味微咸性平，具有解毒消肿，燥湿收敛的作用。煅制品性燥能收湿敛疮，促进溃疡愈合，常作为辅助之品用于吸湿剂中，治溃疡创面有渗出物者，可吸收局部渗出物，减少刺激性，用于喉科散药。

【临床应用】

1. 生用

(1) 鹅口疮：常与冰片、雄黄、甘草同用，共研为末，用蜜水调涂，或干掺，可治鹅口疮，如四宝丹（《疡医大全》）。

(2) 口舌生疮：常与冰片、玄明粉、朱砂研细末，吹、擦患处，可治咽喉口齿新久肿痛，口舌生疮，如冰硼散（《外科正宗》）。亦可用 1%～2%溶液漱口，可作口腔消毒剂。

(3) 喉痹：常与白矾、牛黄等同用，能增强清热解毒作用。研细糊为丸，噙化，可治缠喉风，风热喉痹，如硼砂丹（《张氏医通》）。配伍天花粉、贝母、青黛、竹沥等，以增强清肺化痰的作用，可用于痰热咳嗽，咽痛声哑。

(4) 目赤肿痛：用本品水溶液洗眼，也可与炉甘石、冰片、玄明粉等配成点眼剂，用于目赤肿痛或生翳膜胬肉，如白龙丹（《准绳》）。

(5) 阴道炎：常与冰片同用，制成冷霜，涂敷患处，用于霉菌性阴道炎。

2. 制用（煅制品）

(1) 咽喉肿痛：常与黄柏、黄连、玄明粉、鹿角霜、甘草、明矾、冰片、麝香同研为细末，吹入患处，可治风热喉痹，红肿痛甚者，如冰麝散（《中医喉科学讲义》）。治疮面有腐肉者，常以本品配入腐蚀药中，一则解毒消肿，二则减缓腐蚀药因被创面渗出液溶解而产生过强的腐蚀力，以保护正常组织免受腐蚀。

(2) 闪腰：煅硼砂末，点眼内眦及“龈交”穴，活动腰部，可治疗闪腰。

【参考资料】煅硼砂的质量很不稳定，$Na_2B_4O_7$ 的含量从 52.58%～91.57%。这是由于传统炮制方法对工艺条件无明确的规定，各厂的生产情况和习惯不一致而使产品质量不稳定。经研究，硼砂煅制时，当温度达 80℃时即失去 8 个结晶水，200℃时失去 9 个结晶水，340℃时失去全部结晶水，878℃时融熔，因此有人建议，煅制温度以 350℃为宜，月温控电炉煅制，产品质量以 $Na_2B_4O_7$ 含量＞80％为限。硼砂有弱的抑菌作用，而煅硼砂对皮肤羊毛样小孢子癣菌有较强的抑制作用，可作消毒防腐剂[1]。

【按语】硼砂始载于《日华子本草》，具有清热解毒、消痰防腐之功。古代有用天然硼砂矿物，如宋代《太平圣惠方》记载："汤化去石"的炮制方法，即指天然硼砂而言。硼砂虽有天然产品，但成分多不够稳定，故现代多用人工制品。历代炮制虽有缘于增强药效而采用甘草、芫花、萝卜等辅料制法，但主要的炮制方法还是"煅"、"炒"的方法，以达除去结晶水，增强燥湿收敛，促进溃疡愈合。并使质地疏松轻扬，研制的细粉细腻易溶，外用时，搽涂患处无异物感。硼砂一般多生用、外用。煅制品的燥湿收敛作用较强，可根据治疗需要选用。

参考文献

[1] 叶定江，等. 中药炮制学[M]. 上海：上海科学技术出版社，1996：211.

磁 石

【来源】本品为等轴晶系磁铁矿 Magnetitum 的矿石。主含四氧化三铁。全年皆可开采。采挖后，除去杂石。

【古代炮制】梁代有"炼水饮之，亦令人有子"的记载(《名医别录》)。南北朝时代有用五花皮、地榆、故棉、东流水煮三日夜，捶细，水飞的炮制方法(《雷公》)。唐、宋有"研，水淘去赤汁，干之研之"(《外台》)，"如入汤剂，即杵，水淘去赤汁使"(《局方》)；醋制："醋淬七遍，捣碎细研，水飞过"、"陈醋浸七遍，捣碎细研"(《圣惠方》)、"煅，醋淬七遍捣研如粉"(《总录》)；酒制："烧，酒淬七遍，细研"(《圣惠方》)。煅后，醋淬法后代一直沿用。

【现代炮制】

1. 磁石　取原药材，除去杂质，砸碎。

2. 煅磁石　取净磁石，砸成小块，置耐火容器内，用武火煅至红透，趁热倒入醋液内淬制，冷却后取出，反复煅淬至酥脆，取出，干燥，碾成粗粉。磁石每 100kg 用醋 30kg。

【饮片性状】磁石为多棱角不规则块状，表面铁黑色，粗糙，有金属光泽。质重(密度 5.16～5.18g/cm^3)，质坚硬(硬度 5.5～6.5)，难打碎，具磁性，气微，无味。煅磁石呈黑色或深灰色粗粉末，光泽减弱，质较酥脆，敲之可碎，或失去磁性，稍有醋气。

【质量要求】磁石含铁(Fe)不得少于 50.0％。

【炮制目的】磁石味咸性寒。归肝、心、肾经。具有平肝潜阳，聪耳明目，镇惊安神，纳气平喘的功能。

生磁石擅于平肝潜阳，镇惊安神，多用于惊悸，失眠，头晕目眩。煅磁石聪耳明目，补肾纳气力强，并易于粉碎与制剂，多用于耳鸣、耳聋、视物昏花、白内障、肾虚气喘、遗精等。

【临床应用】

1. 生用

(1) 心悸失眠：常与朱砂、神曲同用，具有平肝潜阳，镇心安神作用，可用于阴虚阳亢所致的心悸、失眠、耳鸣、头晕、视物昏花等。亦治癫痫，如磁朱丸(《千金》)。

(2) 眩晕：常与石决明、牡蛎、龙骨、白芍、生地黄等同用，能增强平肝潜阳作用，可用于肝阳上亢，头目眩晕等。

2. 制用(煅制品)

(1) 耳鸣、耳聋:常与熟地黄、山茱萸、五味子、山药、石斛等同用,具有养肝肾,聪耳明目作用,可用于肝肾阴虚所致的耳鸣、耳聋。配伍炮附子、川椒(去目)、猪肾,具有补肾作用,可用于肾虚耳聋,如烧肾散(《圣惠方》)。

(2) 白内障:常与五味子、熟地黄、枸杞子、石斛等同用,具有补肝肾明目作用,可用于肝肾俱虚,瞳仁内有淡白色,昏暗渐成内障,如驻景补肾明目丸(《银海精微》)。配伍菟丝子、肉苁蓉等,可治视物昏暗,欲成内障者,如磁石丸(《瑶函》)。配伍炒五味子、干姜、牡丹皮、玄参、炮附子,可治雷头风而变目内障(《银海精微》)。

(3) 肾虚作喘:常与代赭石、五味子、胡桃肉等同用,能增强益肾纳气作用,可用于肾虚不能纳气,动则气喘。磁石一味,烧令赤,醋淬,更烧,投入酒中,吸尽酒,水飞,蒸饼为丸,具有补暖下元,保神益气作用,亦可治肾虚作喘,如玄石紫粉丹(《圣惠方》)。

(4) 失眠:常与熟地、当归、白芍、酸枣仁等补血养心药同用,可治缺铁性贫血,神经衰弱失眠者。

(5) 遗精:常与煅龙齿、肉苁蓉(酒浸)、茯苓、人参、鹿茸等同用,具有补肾益气固精作用,可用于肾虚精滑,梦中遗泄,尿后遗沥,小便白浊,甚则阳痿,如磁石丸(《三因方》)。

【参考资料】X射线衍射分析结果表明,生磁石以磁铁矿为主,混有少量针铁矿(笼统名称即褐铁矿);煅制后磁铁矿及针铁矿大部分转化为赤铁矿,出现赤铁矿的特征线及磁铁矿的特征线,而无原生样的针铁矿特征线。热分析对查明磁铁矿的共存矿物及研究煅制效果十分有效。生磁石热分析曲线:吸热365 ℃(小)、放热485℃(小),0～235 ℃有稍许增重,而后至375℃有失重,亦证实有针铁矿存在。即样品有褐铁矿化;但即使表面的风化部位,其中Fe^{2+}并未全部氧化;煅磁石的曲线:放热315℃(微),证实样品中心部位尚保存少量未完成赤铁矿化的针铁矿或未转化尽的黏土矿物[1]。

磁石的煅制工艺研究有:用加热电阻炉煅制,将药材打成拳头大小块,860 ℃煅烧30分钟,当磁石全部红透时取出,趁热置30%黑醋中淬酥[2];以650 ℃煅烧,恒温30分钟,米醋淬1次,粉碎成细粉,过60目筛[3];将磁石打碎成0.2cm大,煅至红亮,用50%(V/W)醋淬[4];煅温900℃(样品红透),煅2小时,煅1次,粒径2.5±0.2cm为最佳工艺等报道[5]。

对磁石煅制前后含砷量进行比较,发现磁石经煅醋淬后,砷含量显著降低,与生品比较降低约5～25倍,粉碎程度大时,其表面积增大,更易除去砷[6-7]。其水煎液中含砷量在煅磁石亦显著降低[8]。

采用原子发射光谱分析炮制前后微量元素的变化。发现磁石中含有的有害元素钛、锰、铝、铬、钡、锶等,煅制后均有变化,尤其锶煅制后未检出,故说明磁石煅制对消除其含有的有害元素具有一定意义。磁石中其他元素经醋淬后也发生了变化[9]。

煅磁石主要成分Fe_3O_4在水中溶解度很小,而其他成分在煎液中溶解较多,占水煎出物的98%以上。可见其功效是否取决于Fe_3O_4还是非铁成分,有待探讨[10]。

对炮制前后的药理作用比较,发现炮制后镇静及抗惊厥作用明显增强,煅磁石与异戊巴比妥钠有协同作用,能显著延长异戊巴比妥钠对小鼠的睡眠作用。对士的宁引起的小鼠惊厥有对抗作用,使惊厥潜伏期明显延长[11]。

对磁石第一次、第二次水煎液中Fe^{2+}溶出量做了正交试验,结果表明,温度因素对煅磁石水煎液中Fe^{2+}含量影响最大,时间、醋的含酸量则影响甚微。水煎液中Fe^{2+}溶出量随温度升高有所下降,但与生品比较,煅制后水煎液中Fe^{2+}溶出量明显升高[12]。

【附】文献摘录："炼汁饮之，但久服必有大患。"(《入门》)"阳事不起，慈石五斤研，清酒渍二七日。每服三合，日三夜一"，"子宫不收，痛不可忍。慈石丸：用慈石酒浸煅研末，米糊为丸梧子大。每卧时滑石汤下四十丸。"(《纲目》)

【按语】磁石始载于《神农本草经》。历代强调用活磁石入药，磁性完全消失称"死磁石"，不作药用。南北朝时始用药制水飞法，唐代《外台秘要》记载："研，水淘去赤汁……"磁石中常含一定量的砷，常是被黏土所吸附，而黏土比重轻于磁铁和硫化物，故以水淘去赤汁是除去磁石里砷的一种简便方法。磁石多用煅法，亦是除云砷的一种简便方法。古代有用五花皮(五加皮)、地榆制。五花皮祛风湿，地榆除风痹，诸药共制可增强磁石治周痹风湿，肢节疼痛的作用，但后世已失传不用。宋代以后，火煅、醋淬法成为主流的炮制方法。该法有利于磁石的酥脆，有利于 Fe^{2+} 的溶出，"铁剂"具有补血强壮之效，从而可改善中枢神经系统机能，取得镇静作用，亦有利于钙的溶出，钙也有镇静作用。

磁石由于产地不同，铁、砷等的含量很不相同；生磁石由于粉碎粒度不同，对各种成分的溶出量影响很大，炮制时亦应注意。经验认为，活磁石用铁屑"喂"上，用厚纸包严密，可使磁石氧化缓慢，有利于磁性保存。

参考文献

[1] 李大经，等. 中国矿物药[M]. 北京：地质出版社，1988：242.
[2] 郑林祥，等. 磁石煅淬方法的改进[J]. 中成药研究，1986(6)：43.
[3] 华勇继，等. 磁石炮制方法探讨[J]. 中成药，1991，13(12)：21.
[4] 林小明. 磁石炮制工艺的探讨[J]. 中成药，1993，15(11)：19.
[5] 王晓静. 用正交法优选煅磁石炮制工艺[J]. 中国中药杂志，1993，18(11)：666.
[6] 铁步荣，等. 磁石中砷含量的初步研究[J]. 中国中药杂志，1992，17(12)：725.
[7] 铁步荣，等. 炮制对磁石中毒性成分砷含量的影响[J]. 中国中药杂志，1993，18(4)：217.
[8] 铁步荣，等. 磁石生、煅品对水煎液中砷溶出量的影响[J]. 中国中药杂志，1995，20(5)：278.
[9] 周光治，等. 磁石炮制前后原子发射光谱分析[J]. 中成药研究，1986(12)：15.
[10] 居明秋. 煅磁石煎出物中含铁量测定[J]. 中成药研究，1985(8)：18.
[11] 杜景喜，等. 磁石炮制前后的实验研究[J]. 黑龙江中医药，1990(1)：48.
[12] 王萍，等. 磁石水煎液中 Fe^{2+} 溶出量的正交实验[J]. 湖北中医杂志，1999，21(6)：281-282.

礞　石

【来源】本品为变质岩类黑云母片岩或绿泥石化云母碳酸盐片岩(青礞石)及变质岩类蛭石片岩或水黑云母片岩(金礞石)。全年均可采，采挖后，除去杂石及泥沙。

【古代炮制】宋代有"细研为粉"(《嘉祐本草》)，"炭火烧一伏时"(《总微》)、硝石煅：礞石、硝石各一份，二味同研匀细，熔作汁，用皂角子三枚，旋旋入烟绝为度，放冷研(《总录》)的炮制方法。元代有密闭硝煅法：礞石二两，捶碎，焰硝二两，同入小砂罐内，瓦片盖之，铁线缚定，盐泥固济，晒干，火煅红，候冷取出(《丹溪》)。明、清时代尚有缩砂制：研细末，用缩砂拌和锅内炒，取净(《普济方》)；姜汁制：煅红淬生姜汁内(《禁方》)；藜芦汁淬：二两火煅通红，投入藜芦二两，用河水一桶煮为汁中，如此数次，滤净(《本草述》)。明代最先提出"水飞去消毒"(《纲目》)。清代亦有相同的记载："水淘净晒干用"(《说约》)、"研末水飞去硝毒用"(《备要》)。

【现代炮制】

1. 礞石　取原药材，除去杂质，砸碎或研成粗粉。

2. 煅礞石

(1) 明煅：取净礞石块，置耐火容器内，用武火加热，煅至红透，取出放凉。或取整块直接煅烧亦可。

(2) 硝煅：取净礞石小块，加等量火硝混匀，置耐火容器内，加盖，武火加热，煅至烟尽，取出放凉，水飞细粉。

【饮片性状】青礞石为不规则的扁块，大小不一，黑灰色或灰绿色，微带珍珠样光泽，断面呈片状，可见闪闪发亮的星点，无臭，味淡。金礞石呈不规则小薄片或碎粒，形似麦麸，黄色，似玻璃样光泽。体轻，质松，易捻成碎片，气微，味淡。煅青礞石质地酥脆，光泽消失。硝煅青礞石呈金黄色，轻打可碎，部分呈块状，稍有火硝味。硝煅金礞石凝成疏松块体，金黄色，光泽比生品强。质地酥松，手可捻碎，碎片亦为麦麸状。气、味皆无。

【炮制目的】礞石味咸性平。归肺、肝经。具有坠痰下气，平肝镇惊的功能。用于顽痰胶结，咳逆喘急，癫痫发狂，烦躁胸闷，惊风抽搐。

煅后质地酥松，便于粉碎加工，易于煎出有效成分。硝煅后可增强下气坠痰功效，能逐陈积伏匿之疾。

【临床应用】

1. 顽痰实证　礞石(硝煅)，配伍大黄(酒蒸)、黄芩、沉香为丸，功能降火逐痰，治顽痰、老痰交结的实热老痰，如礞石滚痰丸(《景岳》)。近代临床用治小儿肺炎重症，肺闭喘咳，痰多黄稠者有效。

2. 癫狂、惊痫　青礞石与等量硝共煅，用薄荷汁和白蜜调服，可治热痰壅塞引起的惊风抽搐，如夺命散(《婴孩宝书》)。若痰积惊痫，大便秘结者，可用礞石滚痰丸(《中国药典》)。配伍姜半夏、天南星、海浮石、沉香、生熟牵牛子、炒六曲，可治癫痫(《中医杂志》1965)。

3. 中暑昏厥　配伍麝香、雄黄、朱砂、硼砂，功能祛暑、开窍、辟瘟、解毒。用于中暑昏厥，头晕胸闷，恶心呕吐，腹痛泄泻，如红灵散(《中国药典》)。

4. 滑泄久痢　青礞石和硝石、赤石脂共煅为丸，可治虚冷久积，滑泄久痢，如金宝神丹(《杨氏家藏方》)。

【参考资料】X射线衍射分析结果表明，绿泥石质青礞石以绿泥石为主，含少量石英、透闪石；黑云母质青礞石以黑云母为主，并含少量石英、透石等。青礞石的热分析结果，绿泥石质青礞石在125℃有一吸收(小)，类似于水化云母。煅青礞石在320℃、573℃、783℃都有微小的吸热，690℃始显失重，说明煅制温度未达到690℃。青礞石入汤剂，生样水溶出率为0.11%，煅样为2.35%。很多被吸附的微量元素随生绿泥石分散水中而从水溶中检出。煅后，这些元素及矿物中主成分重新组合，在水中反而不被溶出或较难溶出。绿泥石较易溶于酸，其主、次成分的溶出量均大于阳起石[1]。

金礞石，与金精石同属云母类矿物，它属金云母-黑云母系列富铁端员而不同于富镁端员的金精石。X射线衍射分析结果表明，金精石含黑云母、阳起石和长石等组分，热分析曲线表明，在145℃有明显吸热(中、小)，示黑云母已有一定程度水化。金礞石按颜色大致判别出其中浅褐黄至褐色的金礞石是由镁、铁质云母次生的，较(白)云母易溶于酸及碱。此外，水化程度决定了其可溶性不同：在同样的散剂实验条件下金精石酸溶率为2.01%、碱溶率为20.14%时，金礞石则分别为2.55%和21.81%。若对比它们的溶出成分：金礞石在酸溶中，Fe、Al的溶出量约10倍于金精石，而且随水化程度增加而增大。Mg、Si的溶出量与此恰相反。煅金礞石，碱溶率大于生样，但Mg量与Si、Al量比不如生样那么突出，更接近于金精石的碱溶成分比，说明煅样经酸溶后，已基本接近金精石成分特征[1]。

【附】

1. 近代尚有醋淬法 取青礞石块放在罐内，置炉火上煅红，投入醋内浸 1～2 分钟，或浸炸后取出晾干。青礞石每 100kg 用醋 20～30kg。

2. 文献摘录 “制以硝石，其性更利。”(《景岳》)“此药重坠，制以硝石，其性疏快。”(《握灵》)“同火硝煅炼者，取其疏利之性，则礞石之功，更为剽悍耳。”(《便读》)“坚细青黑，中有白星点硝石，煅过……杵细水飞，去硝毒用。”(《辑要》)“必用火硝煅过，性始能发，乃能坠痰，不煅则石质不化，药性不发，又毒不散，故必用煅。”(《问答》)

【按语】青礞石始载于《嘉祐本草》。金礞石古代本草未有记载，始载于现代文献《中药志》，与青礞石并列统称为“礞石”。二者矿物来源不同，溶出成分均有差异。据考证古代本草记载的礞石系指青礞石。历代处方写礞石应指青礞石，不应用金礞石代替。

礞石自古至今多煅用，尤以硝煅居多，此外尚有皂角子、姜汁、藜芦汁煅淬。硝石破积散坚，推陈致新，治风热癫痫，风眩头痛等；皂角子润燥通便，导引痰积从大便下；藜芦催吐，与各药合制能增强礞石的坠痰作用，使其功效更为剽悍。礞石与硝煅时，两者融结成团块，而金礞石的隔热能力又强，很难煅至全部红透，如煅的时间短，硝石不可能全部挥发；如果加盖在密闭容器内煅制，硝石更不易挥发，更有利于协同礞石对痰病的治疗作用。水飞法可除去部分可溶性毒质，且可使粒度细腻，但现代已基本不用。

参考文献

[1] 李大经，等. 中国矿物药[M]. 北京，地质出版社，1988:143,152.

第十章 根与根茎类药

第一节 概 述

一、根与根茎类药的一般概况

根与根茎类药是中药的主要来源之一，在中医临床用药的饮片品种数及用量方面列为首位，该类药物在中医处方中使用“频率”高，应用范围广，因而被认为处于主导地位。《中国药典》2010 年版收载根与根茎类药物及加工品共 167 种，约占 27%。中医临床常用的中药品种约 400 余种，其中根与根茎类药材有 140 种，约占 35%。

根、根茎是两种不同的植物生理器官，在植物学、植物分类学中，无论是在形态、结构，还是在细胞、生理功能等方面均有一定的区别。因此，根类药材如当归、党参、远志、三七、白芷、何首乌、乌药、桔梗等与根茎类药材如川芎、白术、白及、苍术、三棱、泽泻、黄精、玉竹等应该予以正确地区分。也理应按法定部位入药，严格执行《中国药典》和省、市的《中药炮制规范》的要求，去除非药用部位。（法定药用部位以外的部位，如何综合利用与开发的问题，应按国家药品管理法，列入新药研制——原料药研究的范围）。当然，事实上在传统中药的临床应用中，有不少中药是根与根茎同时入药，都为法定的药用部位，如甘草、白薇、紫菀、羌活、龙胆、地黄、大黄、藁本等。这种认可既来自于长期的临床应用与实践经验，也可从现代药学研究中得到证实——在根、根茎中具有相同的或相近的有效化学成分，或具有相同的药理活性作用。

根与根茎类药物的化学成分极其复杂，其分布十分广泛，迄今为止，已经被认识的各大类化学成分，几乎都可以从根与根茎类药物中被发现及证实。包括各种结构类型的生物碱类、黄酮苷、蒽醌苷、皂苷、香豆精类、内酯类、萜类以及鞣质类、多糖类、有机酸类等。半个世纪以来，人们对中药及天然药物的研究不断地深入，特别是近 20 年来，现代分析技术及方法的应用如紫外光谱、红外光谱、质谱、核磁共振光谱等技术极大地促进了中药研究的深度与广度，包括化学成分、药理作用、毒性反应以及炮制学、免疫学等多学科内容的中药的系统研究取得了长足的进展。这其中对根与根茎类药材的研究尤为集中，成果亦颇为突出，部分项目和内容的研究达到国际水平或国内先进水平。例如人参、三七、甘草、大黄、附子、何首乌、丹参等。据研究报道，根与根茎类药物大都具有显著的生理活性作用，但其所含的化学成分所表达的药理作用和临床意义都是十分复杂的，例如黄芩根中所含的黄芩苷和汉黄芩苷均有抗菌消炎作用，这种协同作用有利于临床应用。而大黄根中的蒽苷类与鞣苷类成分分别具有泻下作用和收敛作用，因此药物制剂和临床应用必须注意“扬长避短”，发挥其效用。附子和乌头根中既含具有强心作用的有效成分消旋去甲乌药碱等，也含有剧毒的二萜双酯类生物碱，因此，必须应用炮制、制剂技术和工艺，务使其剧毒成分降解，以达到安全用药之目的。雷公藤根中含有雷公藤内酯具有镇痛、抗炎、抗肿瘤作用，但必须严格控制其用量，注意量效关系，否则用量太大会引起严重的毒副作用。此外，被列入“有毒中药”的根与根茎类药材，为数不少，如大戟、甘遂、生半夏、生南星、生附子、生川乌、生草乌、生狼毒、雷公藤等，故必须引起高度注意。

二、根与根茎类药物的炮制

由于根与根茎类药物种类繁多，成分复杂，临床应用也十分广泛。该类药物的炮制方法是随不同具体品种的临床应用之目的而各有所别的。例如，以增强其止血作用而炒炭的有干姜、地榆、白茅根、贯众、茜草、藕节、防风、苦参等。以降低其毒性及副作用而采用煮法（含辅料炮制）的有川乌、附子、草乌、远志等。有以增强其补益作用（滋补作用）而采用蒸制的，如何首乌、黄精、地黄、人参等。而黄芩蒸制的目的却是杀酶——避免有效成分的酶解。在根与根茎类药材中，采用炙法炮制的品种很多，如酒炙的有大黄、黄连、黄芩、常山、丹参、川芎、白芍、当归、牛膝、仙茅、威灵仙、续断、秦艽、龙胆等；醋炙的有甘遂、商陆、大戟、莪术、柴胡、三棱、香附、郁金、狼毒、延胡索等；盐炙的有知母、泽泻、巴戟天等；蜜炙的有甘草、黄芪、百部、白前、百合、升麻、白薇、紫菀、天冬等。应该说，这些炮制方法和工艺的应用是以药物本身的性能、功效为依据的，是以提高临床疗效或降低临床应用副作用为宗旨的。近 10 多年来，以根、根茎类药材中已知的有效成分为定量指标，同时配合药理、药效实验，以此评价其炮制作用，阐述其炮制原理，取得了积极的进展。而组织严密的临床验证工作，进一步论证炮制品的临床意义，似乎应该进一步加强。

第二节　药物选例

人　参

【来源】本品为五加科植物人参 *Panax ginseng* C. A. Mey. 的干燥根。栽培者为“园参”，野生者为“山参”。多于秋季采挖。园参：9～10 月间采挖 6 年以上的人参，洗净泥土，新鲜品称“水参”；剪去小支根用硫黄熏后，置日光下晒干即为“生晒参”；蒸制后干燥称“红参”；经水炸、灌糖后干燥称“糖参”。山参经晒干，称“生晒山参”。

【古代炮制】南北朝刘宋时代有去芦头（《雷公》），唐代有剉入药中，焙干（《外台》）的炮制方法。宋代有焙制、微炒（《总微》），黄泥裹煨（《朱氏》），去苎，上蒸（《疮疡》）等方法。元代有蜜炙（《世医》）法。明代增加了生碾为末，不用铜铁，捶碎，拍破，湿纸裹煨、盐炒（《普济方》）；陈酒浸（《保元》）；人乳拌，烘干，人乳浸后饭上蒸（《醒斋》）等法。清代又增加了药汁制：有五灵脂制（《新编》）、川乌煮（《从众录》）、煎膏（《金鉴》）等炮制方法。

【现代炮制】

1. 生晒参　取原药材（园参），除去芦头，洗净，润透，切薄片，干燥，或捣碎。

2. 生晒山参　取原药材（山参），除去芦头，洗净，干燥，用时粉碎或捣碎。

3. 糖人参　取园参鲜根　洗净，置沸水中浸烫 3～7 分钟，取出，入凉水中浸泡 10 分钟左右，取出，晒干，经硫黄熏蒸后，用特制的针沿参平行与垂直方向刺小孔后，浸入浓糖液中（每 100ml 水溶液中加冰糖 135g），24 小时，取出后暴晒 1 天，再用湿毛巾打潮，使其软化，进行第二次刺孔，再浸入浓糖液中 24 小时，取出后冲去浮糖，干燥。

4. 红参　取原药材（园参）洗净，经蒸制后，干燥为红参。用时除去芦头，蒸软后或稍浸后烤软，切薄片，干燥。或用时粉碎或捣碎。

5. 红参须　红参剪下的小支根，多顺捆成小扎。

【饮片性状】生晒参为圆形或类圆形薄片，片面平坦，白色或灰白色，显放射状裂隙，习称菊花纹，粉性，体轻，质脆，有特异香气，味微苦，甘。生晒山参是人参品类中最名贵的品种，其形体大多生成短粗横体，支根两条八字形分开，上粗下细，螺旋状环纹细密而深，主根上端尤甚，表面淡黄色，皮纹细腻光洁，断面显“菊花心”，中心有圆圈纹，质柔韧，不易折断，有特异浓厚香气，味甘、微苦。糖参呈圆柱形或纺锤形，表面淡白色或黄白色，外皮松泡，常见有刺孔残痕及带有糖样结晶，质疏松，气特殊而香，味先甜后微苦，嚼之可溶化。糖参分为轻糖参和重糖参两种，轻糖参含糖分少，通常称“白人参”或“白抄参”，重糖参含糖分大，称“糖参”。红参为圆形或类圆形薄片，片面红棕色或深红色，质硬而脆，角质样，气微香，味甘、微苦。红参须为顺捆成小札，颜色、气味同红参。

【质量要求】人参水分含量不得过12.0%。总灰分不得过5.0%，酸不溶性灰分不得过1.0%。按干燥品计算，含人参皂苷Rg_1($C_{42}H_{72}O_{14}$)和人参皂苷Re($C_{48}H_{82}O_{18}$)的总量不得少于0.30%，人参皂苷Rb_1($C_{54}H_{92}O_{23}$)不得少于0.20%。

【炮制目的】人参味甘、微苦性平。归脾、肺、心经。具有大补元气，复脉固脱，补脾益肺，生津止渴，安神益智的功能。用于气虚欲脱之肢冷、脉微欲绝，脾虚食少，肺虚喘咳，津伤口渴，消渴，惊悸健忘，阳痿宫冷，心力衰竭，心源性休克。

人参入药用时须除去芦头，传统认为人参芦头有催吐作用，去芦可免吐。

生晒参与红参作用基本相似，可以互用，习惯上生晒参偏于补气生津，多用于气阴不足、津伤口渴、消渴等证，以清补为佳。生晒山参功同生晒参而力胜。糖参功同生晒参而力逊。红参经蒸制后，味甘而厚，性偏温，具有大补元气、复脉固脱、益气摄血之功，多用于气血虚亏，脉微肢冷，气不摄血，崩漏下血；心力衰竭，心源性休克，以温补见长。红参须功同红参而力稍逊，用以平补为好。

【临床应用】

1. 生晒参或红参

(1) 气虚欲脱：凡大出血、大吐泻出现体虚欲脱、脉微欲绝之证，可单用本品大量浓煎服，如独参汤(《景岳》)。如兼汗出肢冷等亡阳之证，可加附子同用，以增强回阳救逆作用，如人参附子汤(《世医》)。

(2) 气血两亏：常与大熟地同用，具滋阴生津，补气养血作用，用于气血两虚，身体消瘦，精神倦怠，面色萎黄等证，如两仪膏(《景岳》)。

(3) 脾气不足：常与白术、茯苓、炙甘草等同用，具有益气健脾的功效，用于脾胃气虚、面色萎黄，语声低微，四肢无力，食少或便溏，如四君子汤(《局方》)。与黄芪、当归、升麻、柴胡等同用，具有补中益气、升阳升陷之功，用于：①脾胃气虚：发热，自汗出，渴喜温饮，少气懒言，体倦肢软，面色皖白，大便稀溏；②气虚下陷：脱肛、子宫下垂、久泻、久痢、久疟等证，如补中益气汤(《脾胃论》)。

(4) 肺气亏虚：常与蛤蚧、杏仁、贝母等药同用，具有益气清肺，止咳定喘之功，用于咳久气喘，痰稠色黄，或咳吐脓血，胸中烦热，身体渐瘦，或面目浮肿，或日久成为肺痿，如人参蛤蚧散(《宝鉴》)。若与胡桃、生姜同用，具有补肺肾、定喘逆的作用，用于肺肾两虚，咳嗽气喘，如人参胡桃汤(《济生》)。

(5) 心神不安、失眠多梦、惊悸健忘：常与当归、龙眼肉、酸枣仁同用，具益气补血，健脾养心的作用，用于：①心脾两虚，思虑过度，劳伤心脾，气血不足，心悸怔忡，健忘不眠等证；②脾不统血，症见便血、崩漏下血，如归脾汤（《济生》）。

（6）再生障碍性贫血：常与制首乌、鹿茸、杜仲炭等同用，具有补肾壮阳，健脾益气之功，用于再生障碍性贫血证属阴阳两虚者，如参茸卫生丸（《济世良方合编》）。

2. 生晒参

（1）津伤口渴：常与石膏、知母同用，具有清热、益气、生津、止渴的作用，用于热伤气阴，口渴多汗，气虚脉弱者，如白虎加人参汤（《伤寒论》）；若与麦冬、五味子同用，具益气生津、敛阴止汗之功效，用于：①暑热汗多，耗气伤液，体倦气短，咽干口渴；②久喘肺虚，气阴两伤，呛咳少痰，气短自汗，口干舌燥，如生脉散（《内外伤辨惑论》）。

（2）消渴：常与淡竹叶、麦冬、栀子同用具益气生津之功，用于上消，多饮少食，小便频多，如人参竹叶汤（《证治汇补》）。

3. 红参

（1）气血亏虚：常与大熟地同用，如上述两仪膏，方中人参易红参为好；若与当归、川芎、熟地等药同用，具气血双补之功，用于失血过多、肢体倦怠乏力，面色苍白无华，短气懒言，心悸怔忡，如八珍汤（《正体类要》），方中人参易红参补脾益气力胜。

（2）阳痿宫冷：常与鹿茸、巴戟天、菟丝子、肉苁蓉等同月，具有益气壮阳的作用，用于肾精亏损，气血两亏，精神不振，阳事不举。遗精盗汗，腰膝酸软，如人参鹿茸丸（《圣济总录纂要》原方加减），方中人参最好用红参，温补力胜。

（3）休克：单以红参 30g，煎汤频频灌服，并配合电针刺百会穴，有升压、抗休克作用。[《中医杂志》1987(4)：13]

（4）治疗心律失常：将新开河参（红参中的一个品种）切成 0.5～1mm 半透明饮片，每天早晨和晚上临睡前，放 1 片于口中慢慢含化，维持巩固阶段，日含 1 片，10 天为 1 疗程。有一定疗效。[《浙江中医杂志》1990，25(2)：81]

（5）老年人病窦综合征：单用红参 1.5～3.0g，每日 1 次或分 2 次放口中逐渐含化咽下，20～30 天为一疗程，对发作性晕厥、发作性房颤、阵发性室上速、房室传导阻滞等病证均有一定效果。[《中华老年医学杂志》1990，9(1)：49]

4. 芦头

脱肛：单用芦头 1 个研末，开水送服。治疗Ⅰ度脱肛效果明显。[《四川中医》1985，3(1)：33]

【参考资料】人参的化学成分主要有皂苷类：迄今为止，已从红参、生晒参、白参中分离并鉴定 30 余种人参皂苷，可分为三组：①齐墩果酸组：为人参皂苷 R_0（ginsenoside R_0）；②原人参二醇组：人参皂苷 R_{a1}、R_{a2}、R_{a3}、R_{b1}、R_{b2}、R_{t3}、R_c、R_d，20(S)-人参皂苷 R_{g3}，人参皂苷 R_{g3}、R_{h2}、R_{s1}、R_{s2}，丙二酰基人参皂苷 R_{b1}、R_{b2}、R_c、R_d，三七皂苷 R_4（Notoginsenoside R_4），西洋参皂苷 R_1，20(R)-人参皂苷 h_2，20(S)-人参皂苷 h_2；③原人参三醇组：人参皂苷 R_e、R_f，20-葡萄糖基人参皂苷 R_f，人参皂苷 R_{g1}、R_{g2}，20-(R)-人参皂苷 R_{g2}，人参皂苷 R_{h1}，20(R)-人参皂苷 R_{h1}，三七人参皂苷 R_1，人参皂苷 R_{h3}、R_{f4}，假人参皂苷（Pseudoginsenoside Saponin）F_{11}、R_{p1}、R_{t1}，Chikusetsusaponin Ⅳ、$Ⅳ_a$[1-2]。

挥发性成分：人参炔醇（Panaxynol），人参环氧炔醇（Panaxydol），人参炔三醇（Panaxytriol），人参炔 A、B、C、D、E（ginsenyne A、B、C、D、E）等。

有机酸及酯：人参酸（panax acid），柠檬酸，异柠檬酸，延胡索酸，三棕榈酸甘油酯，三亚油酸甘油酯，棕榈酸，α，γ-二棕榈酸甘油酯，糖基甘油二酯等。

甾醇及其苷类：人参皂苷 P[Sitosteryl-O-(6-O-fatty acyl)-glucopyranoside]、胡萝卜苷(Daucosterol)、β-谷甾醇、豆甾醇、酯甾醇、菜油甾醇等。含氮化合物：吡咯烷酮、胆碱、三磷酸腺苷、多肽、腺苷、氨基酸等。维生素类：维生素 B_1，B_2，B_{12}，C，烟酸，泛酸，叶酸，生物素(biotin)，菸酰胺。酶类：腺苷转化酶、L-天冬氨酸酶、β-淀粉酶、酚酶、转化酶、蔗糖转化酶等。黄酮类：山萘酚(Kaempferol)、三叶豆苷、人参黄酮苷(Panasenoside)。其他尚有木质素、糖类和微量元素等成分[1]。

人参能调节中枢神经系统兴奋过程和抑制过程的平衡，不但能改善大脑的兴奋过程而且也能改善其抑制过程，使抑制趋于集中，使分化更为完全，使两个过程恢复平衡。人参对学习记忆的影响有双相性和成分依赖性；人参对不同任务学习记忆的获得，记忆的保留和再现，都有不同程度的易化作用。人参具有中枢拟胆碱活性和拟儿茶酚胺活性，GABA 和 Glu 转运对人参的敏感性是不同的，这也许是人参作用具有双相性的主要原因。人参皂苷能显著抑制成年大鼠大脑皮层 Na^+、K^+-ATP 酶和 Ca^{2+}-ATP 酶的活力，对老年大鼠大脑皮层的 Na^+、K^+-ATP 酶和 Ca^{2+}-ATP 酶的活力则具有显著的兴奋作用。人参对蛋白质的合成、RNA 的合成和 DNA 的合成有促进作用。人参皂苷能提高脑摄氧能力；对脑缺血/再灌注损伤具有保护作用。人参对多种动物心脏均有先兴奋后抑制，小量兴奋，大量抑制的作用。人参能增加心肌收缩力，减慢心率，增加心输出量和冠脉血流量。其作用原理可能与抑制 Na^+，K^+-ATP 酶活性，促进儿茶酚胺释放或提高心肌 cAMP/cGMP 比值等有关。人参皂苷 R_{b1}、R。具有扩张血管的作用，其作用为非选择性的，人参对麻醉动物，小剂量升压，大剂量降压；人参皂苷 R_{b1}、R_{b2}、R_c、R_e、R_f对血压有先微升后下降的双向作用。人参能提高机体耐缺氧能力，其机理可能与降低心肌耗氧量，增加冠脉血流量，增加红细胞内 2，3-DPG 含量，调节心肌的环核苷酸代谢及糖代谢等因素有关。人参皂苷能降低小鼠在严重缺氧情况下大脑和心肌的乳酸含量，能恢复缺氧时心肌 cAMP/cGMP 比值，并具有保护心肌毛细血管内皮细胞，及减轻线粒体损伤的作用。人参对骨髓的造血功能有保护和刺激作用，能使正常和贫血动物红细胞数、白细胞数和血红蛋白量增加。人参具有抑制血小板聚集的作用、抗休克作用以及降血脂、抗动脉粥样硬化作用。人参皂苷能增加肾上腺皮质激素分泌活性，刺激肾上腺皮质功能。人参可促进和加强雄性大鼠的交配行为，使去势大鼠出现交尾现象，去势雌鼠出现强烈的雌激素作用反应。据研究，人参本身不具有性激素样作用，但可能有促性腺激素样作用。人参对不正常的血糖水平具有调整作用。对机体各组织的 RNA 和蛋白质合成有促进作用。人参皂苷还能促进组织中脂肪合成并有抗利尿作用。人参皂苷和人参多糖对正常动物 RES 的吞噬功能有刺激作用，人参在升高小鼠腹腔巨噬细胞吞噬率和吞噬指数的同时，也增加其细胞面积。人参使各种抗原刺激后的动物抗体的产生明显增加。人参皂苷对 T、B 淋巴细胞的分裂原刺激反应有不同程度的促进作用，作用大小与剂量相关。人参有抗疲劳作用、抗应激作用和抗突变作用。此外，据文献报道，人参具有抗肿瘤作用，抗衰老作用，并对实验性糖尿病具有一定的治疗作用[1]。

关于人参的净选：人参中含有大量的还原糖和淀粉，极易被污染、霉烂变质、故应及时清洗，采用电子超声波洗刷人参，效率高，质量好。特别应注意在洗参过程中不要刷破、刮掉鲜人参的外皮，人参皮部含皂苷达 8%，刷破后会导致有效成分的流失。关于参芦问题，从化学成分分析来看，参芦与人参的成分近似，含人参皂苷、皂苷元的量更高，且动物实验与临床观察均未发现参芦有涌吐作用，故认为一般情况下不必去芦[3]。但参芦的作用尚未完全阐明，且中医临床历来注重辨证，对用参芦“敏感”者仍需慎用。关于红参加工工艺：影响红参质量的因素主要有浸泡时间、蒸参温度和含水量[4]；实验证明采用高温（110℃）、高压（$0.5kg/cm^2$）加工红参，外观、色泽均为理想，且人参皂苷含量亦高[5]。关于白参的加工工艺：白参采用沸水烫鲜参5～10分钟，然后在60～70℃烘干，可以使人参中的酶因受热变性而灭活，以利于人参皂苷不被酶解。

经含量测定证明，冻干参、生晒参中总皂苷含量为5.83%、5.61%，红参为5.02%，糖参为2.92%。鲜人参加工成红参，其总皂苷约损失27%～37%[6,7]。生晒参中多糖含量高于红参，说明鲜人参在蒸制烘干炮制中，部分多糖水解为低聚糖和单糖。在鲜人参、生晒参、红参中，鲜人参的游离精氨酸含量最高，其次为生晒参，红参含量最低。其原因在于红参加工过程中人参中的还原糖与精氨酸发生了梅拉德反应，产生了新的具有较强生物活性的化合物，即精氨酸糖苷（A F G），反应必须在酸性（pH＜3.0）条件下进行，且水分的增加可抑制AFG的生成量[8]。采用正交试验方法研究了红参加工中4个主要条件对精氨酸转化的影响。结果表明：第1次烘干温度对人参体内精氨酸转化的影响最大，其次为第1次烘干时间、蒸参时间、蒸参温度。在本试验的条件下，第1次烘干温度越高、时间越长，精氨酸转化量越大。红参加工过程是人参体内游离精氨酸参与梅拉德反应转化为新活性物质的过程，其精氨酸的含量必然降低[9]。抗肝毒比较试验认为，红参比白参具有更强的抗肝毒活性，这与红参中所含的特有皂苷成分为20(S)-人参皂苷 R_{g2}、R_{h1} 和20(R)-人参皂苷 R_{g3} 有关。循环系统的各项试验结果证明，人参对正常动物主要内脏组织血流有增强作用的同时，对内毒素引起组织血流量减少能有效地抑制，其作用强度红参高于白参。网状内皮系统吞噬作用的比较实验指出，红参对小鼠网状内皮系统的吞噬活化作用强度大于白参。抗衰老作用的实验结果证实，红参的抗衰老作用比白参强，其原因之一可能是红参中含有麦芽酚，而麦芽酚具有显著的抗过氧化作用，它可与组织中自由基结合，抑制小鼠肝内脂质过氧化反应，防止脂褐素生成与沉着，从而延缓了细胞整合性的降低，也减轻了脂类过氧化物对酶的灭活作用，从而起到抗衰老的效果[10]。抗肿瘤作用比较，红参与白参都具有一定的抗肿瘤活性，因为二者均含有抗肿瘤的活性成分——人参皂苷和人参多糖。另有实验证明，红参中特有的人参皂苷 R_{h2} 在体外试验中对Morris肝癌、人子宫颈癌、B_{16} 恶性黑色素瘤、Hela细胞均有明显的抑制增殖作用，且能明显抑制人体早幼粒白血病HL-60瘤株[11]。而另一抗肿瘤活性成分人参炔三醇，红参中的含量明显高于白参，分别为0.38mg/g和0.25mg/g。其他方面的药理作用认为，在增强动物活动能力、抗利尿作用、增强心脏收缩幅度、促发动物动情方面，红参与糖参的作用均强于生晒参，而生晒参在降血压作用方面则强于前者。

【附】

1. 近代炮制方法　还有焙熟蒸切、烘切等。

2. 文献摘录　“采根用时，去其芦头，不去者吐人，慎之。”（《证类》）“去芦，芦与参相反，吐药中有用芦者。”（《仁术》）“肺虚气短少气虚喘烦热，去芦用之。”（《回春》）“凡生用宜㕮咀，熟用宜隔纸焙之，或醇酒润透㕮咀，焙熟用，并忌铁器。”（《纲目》）“肺家本经有火，右手独见实脉者，不宜骤用，即不得已而用之，必须盐水焙过，秋石更良，盖咸能润下，且参畏卤咸故也。”（《通玄》）“五灵脂制人参……但助阴以生水，断不助阳以生火……余得异之授，亲试有验，公告天下，以共救阳旺阴虚之症也。”（《新编》）“补剂用熟，泻火用生，炼膏服能回元气于无何有之乡。”（《备要》）“上虚火旺宜生，凉薄以取其气，脾虚肺怯宜熟，甘温以资其味……”（《尊生》）

【按语】人参的古代炮制方法主要有生切片、焙制、烘制、蜜炙等法，传统用法要求去芦头。现代应用最广泛的是生切片、蒸制、糖制等法。人参的化学成分的研究已相当深入，其主要活性成分的结构和性质亦基本明了。药理作用的研究对阐述人参的广泛的临床功能提供了科学的实验依据。而对于人参的炮制加工如“去芦”等问题，似乎更应该着重于其临床作用和治疗的整体反应来客观评价，而不只是仅从人参与参芦的化学成分的异同而作定论。因为在中医临床中，需用人参的，多为气阴不足、或气血两亏、或脾胃气虚等症的体弱患者，应该考虑病态机体对药物作用的敏感性、特异性。因而不但历代医家强调临床用人参要求去芦，乃至多版《中国药典》也要求“去芦”使用。再则，虽然参芦与人参所含成分大致相同，但其含量却差异显著，据研究报道[12]：参芦中总皂苷含量比人参主根高2～3倍(参芦为17.5%，人参根为5.2%)，参芦中挥发油含量为0.3490%，而人参根中仅为0.0056%，只有参芦的1/60。从中医临床用药的经验来分析，药物中主成分含量过高，有可能产生的“负面”影响是值得考虑的。

在临床应用方面，人参(生晒参)与经蒸制后的红参功能基本一致，较长时间以来，二者均作互用。而在习惯上认为生晒参味甘性平，较多地偏重于补气生津，安神，特别适用于肺虚喘咳、津伤口渴、内热消渴等症，而红参味甘性温，有益气摄血之功，用于体虚欲脱、肢冷脉微、气不摄血之症，因而二者稍有区别，各有所长。也许正是从临床应用考虑，《中国药典》1995年版以后已把红参作为单味药分列开来。

参考文献

[1] 阴健，等. 中药现代研究与临床应用[M]. 北京：学苑出版社，1993：1.

[2] 徐礼燊，等. 中草药有效成分分析法[M](下册). 北京：人民卫生出版社，1984：1.

[3] 黄泰康，等. 常用中药成分与药理手册[M]. 北京：中国医药科技出版社，1994：20～90.

[4] 冯宝麟. 古今中药炮制初探[M]. 济南：山东科学技术出版社，1984：106.

[5] 宋承吉. 改进红参加工工艺，提高红参产量的实验研究(二)[J]. 中成药研究，1981(9)：20.

[6] 张永恒. 人参的不同炮制方法和各药用部位皂甙含量[J]. 中草药，1983，14(5)：19.

[7] 李向高，等. 人参加工原理研究新进展[J]. 中药材，1990，13(2)：22.

[8] 郑毅男，等. 红参中新化合物精氨酸苷的生成机理及生成条件的研究[J]. 中国药物化学杂志，1997，7(3)：217.

[9] 曹国军，等. 人参加工对精氨酸转化的影响[J]. 吉林农业大学学报，2003，25(2)：168.

[10] 杨秀伟. 红参化学，药理和临床研究进展[J]. 中成药研究，1984(5)：30.

[11] 陈英杰，等. 人参叶微量新成分的研究[J]. 药学学报，1987，22(9)：685.

[12] 李向高，等. 对人参不去芦问题的研究[J]. 中成药研究，1981(10)：28.

三 七

【来源】本品为五加科植物三七 *Panax notoginseng* (Burk.) F. H. Chen 的干燥根。秋季花开前采挖，洗净，分开主根、支根及茎基，干燥。支根习称“筋条”，茎基习称“剪口”。

【古代炮制】三七的炮制方法历代文献收载极少，明代始见有末(《万氏》)的炮制方法。清代有研用良(《求真》)、焙制(《大成》)的炮制方法。

【现代炮制】

1. 三七　取原药材，除去杂质，用时捣碎。

2. 三七粉　取三七，洗净，干燥，研细粉。

3. 熟三七　取净三七，打碎，分开大小块，用食油炸至表面棕黄色，取出，沥去油，放凉，研细粉。或取三七，洗净，蒸透，取出，及时切片，干燥。

【饮片性状】三七为圆锥形或纺锤形，上端较粗，下端渐细。外表面土黄色或黄褐色，习称“铜皮”，底部有剪断枝根痕，顶部周围有瘤状突起，习称“狮子头”。质坚实，难折断，断面灰绿色、黄绿色或灰白色，类角质，具蜡样光泽，形成层明显，中心可见放射状纹理，并有裂隙，习称“铁骨”，气微，味苦回甜。三七粉呈灰黄色或黄绿色细粉末，气微，味苦回甜。熟三七为棕黄色细粉末，略有油气，味微苦。熟三七片为类圆形薄片，表面棕黄色，角质样，有光泽，质坚硬，易折断，气微，味苦回甜。

【质量要求】三七水分含量不得过 14.0%，总灰分不得过 6.0%，酸不溶性灰分不得过 3.0%。按干燥品计算，含人参皂苷 R_{g1}（$C_{42}H_{72}O_{14}$）、人参皂苷 R_{b1}（$C_{54}H_{92}O_{23}$）和三七皂苷 R_1（$C_{47}H_{80}O_{18}$）三者的总量不得少于 5.0%。

【炮制目的】三七味甘、微苦，性温。归肝、胃经。具有散瘀止血、消肿定痛的功能。用于咯血，吐血，衄血，便血，崩漏，外伤出血，胸腹刺痛，跌仆肿痛等。

三七生用以散瘀止血，消肿定痛之功偏胜，具有止血而不留瘀、化瘀而不会导致出血的特长，对于出血兼有瘀滞者尤为适宜。用于各种出血证及跌打损伤，瘀滞肿痛。

熟三七止血化瘀作用较弱而力偏滋补，多用于身体虚弱，气血不足的患者。

【临床应用】

1. 生用

(1) 各种出血证：可单味应用，研末吞服；也可配合花蕊石（煅存性）、血余炭同用，以增强化瘀止血之功，用于咳血、吐衄及二便下血，如化血丹（《医学衷中参西录》）。对创伤出血，可研末外敷，能止血定痛，也可配白蜡、乳香、降香、血竭、五倍子、牡蛎各等分，不经火，为末，敷之，如军门止血方（《回生集》）。

(2) 跌打损伤，瘀滞肿痛：常与当归、苏木末、川芎、炒赤芍药等同用，具活血止痛作用，用于损伤瘀血，红肿疼痛，如活血止痛汤（《大成》）。

(3) 赤痢血痢：单味三七研末，米泔水调服（《濒湖集简方》）。

(4) 大肠下血：单味三七研末，同淡白酒调服。加五分入四物汤亦可（《濒湖集简方》）。

(5) 产后血多：单味三七研末，米汤服一钱（《濒湖集简方》）。

(6) 刀伤：配龙骨、象皮、血竭等各等分，为末，温酒下。或掺上，如七宝散（《纲目拾遗》）。

(7) 上消化道出血（胃溃疡、十二指肠球部溃疡出血及慢性胃炎出血等）：单用三七粉，每次服 1.5g，每日 3 次，温开水送服，治疗上消化道出血，止血效果显著。[《云南中医杂志》1985,6(1):28]

(8) 胸胁迸伤：配白芥子、桃仁各 1.5g，研末，每日服 2 次，治疗胸胁迸伤效果明显。[《中成药研究》1983(1):47]

(9) 肝病：单用三七粉 1g，每日 3 次，连服 1 个月，对 45 例不明原因及肝疾病引起的谷丙转氨酶增高病人，其中 44 例谷丙转氨酶下降。[《中医杂志》1980(5):25]

(10) 心绞痛：单用三七粉口服 2～3g/日分 2～3 次，对不稳定型心绞痛治疗效果明显。[《浙江中医杂志》1986,21(3):106]

2. 制用　临床用药习惯，认为三七是“生撵熟补”，故熟三七有补血、强壮补虚的作用，用于身体虚弱、气血不足，症见面色苍白，头昏眼花，四肢无力，食欲不振，如参茸三七补血片。

【参考资料】三七中含有的主要成分：①皂苷类：人参皂苷 R_{b1}、R_d、R_e、R_{g1}、R_{g2}、R_{h1}(Ginsenoside R_{b1}、R_d、R_e、R_{g1}、R_{g2}、R_{h1})，三七皂苷 R_1、R_2、R_3、R_4、R_6(Notoginsenaside R_1、R_2、R_3、R_4、R_6)，七叶胆苷(Gy-Penoside)[1-5]。②三七素(Dencichine)：为一种特殊的氨基酸，具有很强的止血活性，其结构为β-N-乙二酸酰基-L-α-β-二氨基丙酸(β-N-oxalo-L-α,-β-diaminopropionic acid)[6]。③挥发油类：从三七挥发油中分离出34种化合物，有倍半萜类、脂肪酸、酯类、烷烃、环烷烃、烯烃、酮类等。另从三七挥发油中性成分中分离鉴定了41种化合物如α-玷玔烯、β-荜澄茄烯、α-雪松烯等[7-8]。④其他成分：尚有黄酮类如槲皮素，多糖类如三七多糖A(Sanchinan A)，甾酮类如β-谷甾醇，胡萝卜苷(Daucosterol)以及氨基酸类、微量元素。

三七皂苷 E_1(人参皂苷 R_{b1})对中枢神经系统有抑制作用，实验动物明显表示出镇静作用(抑制小鼠自主活动)，活动曲线频率减少，振幅降低。对醋酸扭体法，热板法，烫尾法致痛小鼠有明显的镇痛作用。三七总皂苷(PNS)、三七人参三醇苷(PTS)及单体皂苷(R_{b1}、R_{g1})对实验性心肌缺血再灌注损伤有保护作用。具有抗实验性心律失常作用。三七总皂苷对家兔急性脑缺血有保护作用，同时尚能抗失血性休克，对心脏功能有保护作用。实验证明，PNS对麻醉猫有降压作用。还有升高颈动脉前列腺素 I_2，降低血小板血栓素 A_2 的作用。三七中含的人参皂苷 Rg_1(三七皂苷 C_1)对四氧嘧啶糖尿病小鼠有明显的降血糖作用。三七提取物可促进小鼠利用外源性葡萄糖合成肝糖原。三七总皂苷可显著提高小鼠腹腔巨噬细胞的吞噬率和吞噬指数。三七总皂苷具有延缓衰老的作用，有较强的体外清除自由基能力并对小鼠的虚损有明显的对抗作用[9]。

三七的传统炮制方法有生品及蒸制二种，据研究，蒸熟后总皂苷含量、水浸出物含量、醇浸出物含量均比生品增加，经统计学处理有非常显著差异($P<0.001$)[10-11]。

采用高效液相法对三七中主成分人参皂苷 Rg_1 进行含量测定，并比较炮制对其含量的影响，结果表明，三七饮片经油炸或蒸制后对其活性成分人参皂苷 Rg_1，均呈不同程度下降，可能是由于三七皂苷类成分在高温加热条件易分解，认为三七临床以生品打粉入药为宜[12]。三七经炮制后各种皂苷类成分含量虽有不同程度降低，但其中人参皂苷 Rg_1 及 Rb_1 的含量与三七皂苷 R_1 含量相比，其比值却有不同程度提高；经105℃蒸制1.5小时的三七炮制品的HPLC指纹图谱与三七生品的HPLC指纹图谱对比也存在较明显差异，产生了一些新的成分；因此，应用RP-HPLC方法测定，结果标示出蒸制熟三七炮制品13个共有峰。认为应用HPLC指纹图谱结合主要皂苷类成分含量测定可以更好地控制蒸制熟三七炮制品的质量[13]。

通过观察生、熟三七对大鼠实验性高脂血症血脂水平的影响，发现熟三七能促进用高脂饲料喂养的大鼠血清胆固醇、甘油三酯及β脂蛋白水平升高；生三七在一定程序上可减轻其血清胆固醇升高幅度，但降低程度有限，提示三七的药理作用可因其"生"、"熟"不同炮制而异[14]。田七素(dencichine)为毒性成分，又是止血成分，采用干热处理使田七素毒性降低到高丽参水平，故熟田七毒性大为降低，而被作为滋补强壮药用[15]。

【附】

1. 近代炮制方法　还有蒸制、酒制、黄精汁制等。

2. 文献摘录　"研用良。"(《求真》)

【按语】三七的炮制方法始见于明代文献，临床多用生饮片或三七粉。熟制分蒸制和油炸。经实验研究认为，蒸制品中总三七皂苷含量、水浸出物及醇浸出物的含量均比生品高，而油炸品则低于生品，总皂苷仅为生品的60%～70%。故高温对皂苷的破坏是显著的，药理实验也证明，油炸品的止血化瘀作用降低，而被作为滋补强性药用。

参考文献

[1] 杨崇仁，等．三七芦头中的皂甙成分[J]．药学通报，1985，20(5)：337.

[2] 阴健，等．中药现代研究与临床应用(1)[M]．北京：学苑出版社，1993：33.

[3] 魏均娴，等．三七的化学研究，I·三七绒根的成分研究[J]．药学学报，1980，15(6)：359.

[4] 甘烦远，等．三七化学成分研究概况[J]．中国药学杂志，1992，27(3)：138.

[5] 魏均娴，等．三七绒根中皂甙 B_1 及 B_2 的分离和鉴定[J]．药学学报，1985，20(4)：288.

[6] 赵国强，等．三七止血成分 dencichine[J]．中草药，1986，17(6)：34.

[7] 鲁岐，等．三七挥发油成分的研究[J]．药学通报，1987，22(9)：528.

[8] 鲁岐，等．人参三七根挥发油中性成分的研究[J]．中草药，1988，19(1)：5.

[9] 黄泰康，等．常用中药成分及药理手册[M]．北京：中国医药科技出版社，1994：134.

[10] 张穗．熟三七炮制方法的研究[J]．中成药，1989，11(11)：20.

[11] 唐第光，等．三七炮制方法研究——油炸法[J]．中成药，1991，13(7)：18.

[12] 毛春芹，等．HPLC法测定三七不同饮片中人参皂苷Rg1含量[J]．中成药，2002，24(12)：942.

[13] 覃洁萍，等．HPLC指纹图谱及主成分含量测定用于蒸制熟三七炮制品的质量控制[J]．中成药，2006，28(10)：1446-1449.

[14] 陈国珍，等．生熟三七对血脂影响的实验研究[J]．中西医结合杂志，1984，4(9)：540.

[15] 公开特许公报(日)，1984(昭59)：108721.

三　棱

【来源】本品为黑三棱科植物黑三棱 *Sparganium stoloniferum* Buch.-Ham. 的干燥块茎。冬季至次年春采挖，除去茎苗及须根，洗净，削去外皮，干燥。

【古代炮制】唐代有火炮(《产宝》)法。宋代有煨(《总录》)、湿纸裹煨，乘热切焙(《洪氏》)、炒炭(《朱氏》)、醋拌炒(《圣惠方》)、醋煮(《局方》)、醋浸后煨、米煮(《三因》)等法。元代增加了酒炒(《丹溪》)、酒浸、酒煮后熬成膏(《世医》)、醋炙(《瑞竹》)、酒浸后巴豆炒(《宝鉴》)的方法。明、清时代又增加了火煅(《保元》)、乌头炒、面裹煨(《普济方》)、干漆炒、醋纸裹煨(《奇效》)、醋煮后炒(《通玄》)、蒸制(《本草汇》)等炮制方法。

【现代炮制】

1. 三棱　取原药材，除去杂质，大小分开，浸泡至六七成透时，捞出，闷润至透，切薄片，干燥。筛去碎屑。

2. 醋三棱　取三棱片，加入定量米醋拌匀，稍闷润，待醋被吸尽后，置炒制容器内，用文火加热，炒干，取出晾凉。筛去碎屑。三棱片每100kg用米醋15kg。

【饮片性状】三棱为类圆形或类三角形的薄片，表面灰黄色或黄白色，粗糙，有多数明显的细筋脉点，周边外表灰棕色或灰棕褐色，可见残留须根或疣状突起的须根痕。质坚实硬脆。无臭；味淡，嚼之微有麻辣感。醋三棱表面灰黄色或淡棕黄色，偶见焦斑，微有醋气。

【质量要求】三棱水分不得过15.0%，总灰分不得过6.0%，浸出物不得少于7.5%。三棱饮片水分不得过13.0%，总灰分不得过5.0%。

【炮制目的】三棱味辛、苦，性平。归肝、脾经。具有破血消积，行气止痛的功能。用于血滞经闭、产后瘀滞腹痛、癥瘕积聚、食积胀痛等。

三棱生品为血中气药，破血行气消积之力较强，用于血滞经闭，产后瘀滞腹痛，癥瘕结聚，食积痰滞，脘腹胀痛，慢性肝炎或迁延性肝炎等。醋炙后，主入血分，增强破瘀散结，止痛的作用。用于瘀滞经闭腹痛，癥瘕结聚，心腹疼痛，胁下胀痛等。

【临床应用】

1. 生用

(1) 血滞经闭腹痛：常与莪术、川芎、丹皮等同用，用治妇女血滞经闭腹痛，如三棱丸(《经验良方》)。

(2) 食积痰滞：常与莪术、青皮、半夏等同用，用治妇人食积痰滞，脘腹胀痛，或癥瘕积聚，如三棱煎(《选奇方》)。

(3) 虚劳癥瘕：常与莪术、炮姜、鳖甲等同用，用治虚劳癥瘕，心腹冷气，胃管烦痛，脐下作痛，如三棱鳖甲丸(《圣惠方》)。

(4) 慢性肝炎或迁延性肝炎：常与莪术、当归、赤芍等配合，水煎服(《新疆中草药手册》)。

2. 制用

(1) 瘀滞经闭：常与川芎、牛膝、大黄等同用，能增强破血通经的作用，用治妇女月经凝蓄不通，少腹痛不可按，及产后恶血停滞瘀结，如活血通经汤(《宝鉴》)。

(2) 癥瘕结聚：常与大黄(煨)、干漆(炒)、巴豆等同用，能增强破癥消瘕的作用，用治五积六聚，七癥八瘕，或胁下癥块疼痛，肝脾肿大，如三棱丸(《医学切问》)。

(3) 产后癥块：常与芫花(醋炒)、木香等同用，用治产后癥块，如三棱丸(《圣惠方》)。

(4) 心腹满闷：常与炮莪术、炒神曲、丁香等同用，用治伤生冷硬物，不能消化，心腹满闷，如三棱消积丸(《脾胃论》)。

(5) 跌打损伤：常与土鳖虫(酒浸)、莪术(醋炒)、当归(酒洗)等同用，用治跌打损伤，瘀肿疼痛，如活血丹(《疡医大全》)。

(6) 肢节疼痛：常与牡丹皮、枳壳(麸炒)、当归等同用，用治五脏虚风，及头目不利，不思饮食，手足烦热，肢节拘急疼痛等，如大效牡丹皮散(《医垒元戎》)。

【参考资料】三棱中含挥发油，主要为4,4-二甲基戊烯-2，呋喃醛，呋喃醇，5-甲基呋喃醛，2-羟基苯甲醛，正己酸，2-乙酰基吡咯，苯乙醇，3-乙基苯酚，4-乙基-2-甲氧基苯酚，1-羟基-2-乙酰基-4-甲基苯，2,3-二氧苯并呋喃，5-己基(3H)-呋喃酮，4-甲氧基-6-烯丙基苯并间二氧五环，对苯二酚，8-羟基-3-甲基-3,4-二氢化-1H-2-苯并吡喃酮，β-榄香烯，十六酸乙酯，十六酸，二氢去氧广木香内酯，去氢木香内酯等[1]。

三棱水提取物能显著延长凝血酶对人纤维蛋白的凝聚时间，显著抑制大鼠血小板聚集，使血小板计数降低，全血黏度降低，使凝血酶原时间和白陶土部分凝血时间延长，有抗体外血栓形成的作用，可同时使血栓形成时间延长，血栓长度缩短，血栓重量减轻，并使优球蛋白溶解时间缩短。此外，三棱对离体家兔子宫呈兴奋作用，表现为使其宫缩频率增加，张力提高[2-4]。

三棱的软化切制，传统沿用的软化方法浸泡时间长(2～3天)，又反复闷润(3～4天)，易导致有效成分的损失，且在高温季节浸润，药材易变色、变质、腐败，故将其改为蒸制软化，机器切片，有利于提高饮片质量和提高生产效率。具体方法是，将三棱浸泡1天后，用蒸气加热蒸软，趁热取出切片[5]。关于醋制方法研究，《中国药典》方法是三棱切片后加醋拌匀，闷透，置炒制容器内炒至规定的程度，取出，放凉。有研究认为，把浸泡与醋炒(炙)工艺改为醋浸泡、醋煮，即将净选的三棱置于缸中，加入定量的米醋与清水，浸泡24小时，取出置锅内，再添加余醋与清水，煮沸至醋水被吸尽或三棱煮透无硬心，取出闷润后切片。每三棱 100kg 用米醋 25～30kg[6-7]。

以三棱总黄酮、扭体镇痛法及抗凝血作用为指标，选择炒制温度、炒制时间、醋用量 3 个因素，用正交设计表，采用综合评分和方差分析的数学分析方法，对三棱进行醋制工艺优选。结果表明，每 100kg 三棱用醋 25kg 温度 130℃炒 10 分钟为最佳工艺[8]。

采用比色法进行黄酮含量测定分析了三棱不同润切制品、不同炮制品中黄酮含量。结果表明加压、减压、冷浸、热浸与传统浸泡法(《中国药典》法)样品中含量比较，黄酮含量都略高，其中以减压冷浸含量为最高，比传统法浸泡增加 12.8%。不同炮制工艺制品中黄酮含量测定结果表明，醋炒品中含量为最高，比生品增加 50%左右。麸炒品含量为最低，比生品减少 50%左右。说明炮制对三棱黄酮成分的影响很大，其含量与炮制方法有密切关系[9]。三棱生品、炮制品均有显著的抑制血小板聚集作用。炮制对三棱抑制血小板聚集作用有不同的影响。其中麸炒制品作用强度低于生品，而醋炒制品抑制率为最高，高于生品 11%左右。此结果与临床的结论相一致，即三棱经醋制后活血消瘀的作用为最佳。从小鼠出血时间结果看，三棱醋制品与生品的抗凝血作用基本一致，与对照组比较有显著差异。而其他炮制品作用不明显[10]。采用化学刺激、热刺激两种实验方法，在前期实验研究基础上对三棱醋炙法、醋煮法不同炮制品中总黄酮进行镇痛作用研究，结果表明：三棱中总黄酮具显著的镇痛作用，炮制后作用有所增强，这与传统的中医药理论认为醋制后增强散瘀止痛作用相吻合，亦与三棱总黄酮含量测定结果相吻合[11]。

【附】

1. 近代炮制方法　还有醋蒸、醋煮等法。

2. 文献摘录　“入药须炮熟。消积须用醋浸一日，炒或煮熟焙干，入药乃良。”(《纲目》)“制宜醋浸，炒熟入药。”(《景岳》)“赤眼毒眼，磨汁搽。蛇虎伤，为末掺。欲其入气，火泡(炮)。欲其入血醋炒。”(《得配》)“醋炒熟入药，较蓬术稍缓。”(《正义》)

【按语】三棱古代炮制方法有煨制、火炮、醋制、蒸制、煮制、酒制、制炭及药汁制等。现代唯用醋制法，包括醋煮、醋蒸等工艺。三棱为血中气药，生品破血行气消积；醋制后主入血分，以破瘀散结和止痛见长。临床应用和配伍应有所区别。

三棱质硬，需浸泡、闷润后才可切制，其时应防止成分的流失。结合传统经验，采用醋水浸泡，加热蒸制或煮制后乘热切片，可以确保其饮片质量。

参考文献

[1] 江苏省植物研究所，等. 新华本草纲要：第 3 册[M]. 上海：上海科学技术出版社，1990：556.
[2] 欧兴长，等. 126 种中药抗凝血酶作用的实验观察[J]. 中草药，1987，18(4)：21.
[3] 李承珠，等. 益母草、赤芍、当归、三棱、莪术、泽兰对大白鼠血液凝固作用的影响[J]. 中西医结合杂志，1982，2(2)：111.
[4] 张铁军，等. 中药三棱的药源调查及其活血作用研究[J]. 中草药，1991，22(6)：272.
[5] 阴健，等. 中药现代研究与临床应用(2)[M]. 北京：中医古籍出版社，1995：16.
[6] 牛跃先. 几种醋煮药物切制饮片的介绍[J]. 宁夏医学杂志，1986，8(2)：97.
[7] 刘赞清. 三棱炮制新法[J]. 中药材，1990，13(7)：12.
[8] 陆兔林，等. 正交法优选醋炙三棱最佳炮制工艺[J]. 中草药，2000，31(9)：666.
[9] 毛淑杰，等. 三棱不同炮制品黄酮成分含量测定[J]. 中国中药杂志，1999，24(1)：29.
[10] 毛淑杰，等. 三棱不同炮制品抗血小板聚集及对凝血时间的影响[J]. 中国中药杂志，1998，23

(10):604.

[11] 毛春芹,等.三棱不同炮制品总黄酮镇痛作用研究[J].南京中医药大学学报:自然科学版,2001,17(5):299.

干 姜

【来源】本品为姜科植物姜 *Zingiber officinale* Rosc. 的干燥根茎。冬季采挖,除去须根及泥沙,晒干或低温干燥。

【古代炮制】汉代有火炮(《金匮》)法。宋代有烧存性、甘草水煮(《圣惠方》)、炒令黑(《证类》)、盐炒(《总录》)、煻制、巴豆制(《局方》)、黄泥裹煨、地黄汁炒(《妇人》)、灶心土炒(《朱氏》)等多种炮制方法。明代增加了硇砂炒(《奇效》)、童便炒黑(《入门》)、水浸火煨、慢火煨至极黑、亦有生用者(《保元》)等法。清代又增加了姜炭(《大成》)、炮姜炭(《全生集》)、酒蒸炮姜(《幼幼》)等炮制方法。

【现代炮制】

1. 干姜　取原药材,除去杂质,略泡,洗净,润透,切厚片或块,干燥,筛去碎屑。

2. 炮姜　先将净砂置炒制容器内,用武火加热,炒至灵活状态,再加入干姜片或块,不断翻动,炒至鼓起,表面棕褐色,取出,筛去砂,晾凉。

3. 姜炭　取干姜片或块,置炒制容器内,用武火加热,炒至表面焦黑色,内部棕褐色,喷淋少许清水,灭尽火星,略炒,取出,晾干,筛去碎屑。

【饮片性状】干姜为不规则的厚片或块。周边灰黄色或灰棕色。切面黄白色,有明显的筋脉小点,显粉性。有特异香气,味辛辣。炮姜为不规则的厚片或块,表面鼓起,棕褐色,内部棕黄色,质地疏松,气香,味辛辣。姜炭为不规则的厚片或块,表面焦黑色,内部棕褐色,体轻,质松脆。味微苦、微辣。

【质量要求】干姜总灰分不得过 5.5%。含挥发油不得少于 0.8%(ml/g)。含 6-姜辣素($C_{17}H_{26}O_4$)不得少于 0.60%。干姜饮片含 6-姜辣素($C_{17}H_{26}O_4$)不得少于 0.5%。炮姜总灰分不得过 7.0%。炮姜含 6-姜辣素($C_{17}H_{26}O_4$)不得少于 0.30%。

【炮制目的】干姜味辛性热。归脾、胃、肾、心、肺经。具有温中散寒,回阳通脉,燥湿消痰功能。用于脘腹冷痛,呕吐泄泻,肢冷脉微,寒饮咳喘,风寒湿痹,阳虚吐、衄、下血等证。

干姜性热而偏燥,以温中散寒,回阳通脉,燥湿化痰为主,能守能走,故对中焦寒邪偏胜而兼湿者以及寒饮伏肺的喘咳尤为适宜;又因力速而作用较强,故用于回阳复脉,其效甚佳。常用于脘腹冷痛、呕吐、泄泻、肢冷脉微、痰饮咳喘等证。炮姜苦、辛,温,其辛燥之性不及干姜,温里之力也不如干姜迅猛,但作用缓和而持久,故长于温中止痛,止泻,温经止血。用于中焦虚寒的腹痛、腹泻和虚寒性的吐血、便血、血崩等证。姜炭苦、涩,温,归脾、肝经,其辛味消失,守而不走,功专止血温经;味苦涩,故固涩止血作用强于炮姜,而温经作用不及炮姜。临床多用于各种虚寒性出血,且出血较急,出血量较多者。

【临床应用】

1. 生用(干姜)

(1) 脾胃虚寒:常与人参、白术、炙甘草同用,具有温中祛寒,补气健脾的作用,用治脾胃虚寒,自利不渴,呕吐腹痛,四肢不温,如理中丸(《伤寒论》)。若与半夏同用,具有温胃止呕的作用,用治胃中有寒,干呕吐逆,吐涎沫,如半夏干姜散(《金匮》)。

(2) 亡阳虚脱:常与炙甘草、生附子同用,具有回阳救逆的作用,用治阳气欲脱,四肢厥逆，下利清谷，脉微欲绝，如通脉四逆汤(《伤寒论》)。

(3) 妊娠呕吐不止：常与人参、半夏同用，用治妇女妊娠呕吐不止，如干姜人参半夏丸(《金匮》)。

(4) 痰饮咳喘：常与麻黄、芍药、细辛等同用，具有温肺止咳的作用，用治外感风寒，痰饮内停，恶寒发热，咳嗽痰白而稀，喘咳痰多，如小青龙汤(《伤寒论》)，现用于慢性支气管炎、支气管哮喘、肺气肿等属外感风寒，内有停饮者；若与茯苓、五味子、细辛等同用，具有温肺化饮的作用，用于寒饮内停，咳嗽痰稀，喜唾，胸满喘逆，如苓甘五味姜辛汤(《金匮》)。

(5) 吐血不止：单用干姜研末、童子小便调服，如(《千金》)。

(6) 寒疝腹痛：常与蜀椒(炒去汗)、人参同用，具有祛寒止痛的作用，治心胸寒痛，呕不能食，寒疝腹痛，如大建中汤(《金匮》)。

2. 制用

(1) 炮姜

① 脾胃虚寒：单用干姜(炮)研末，饮服，治中寒水泻，如(《千金方》)；若与附子(炮)、人参、白术、炙甘草同用，治脾胃虚寒，呕吐泻利，脘腹绞痛，心下逆满，手足厥寒，腹中雷鸣，饮食不进，及霍乱转筋，如附子理中丸(《局方》)；若与高良姜同用，用治一切冷食所伤，心脾疼痛，如二姜丸(《局方》)；若与半夏、枯矾同用，用治风痰脾胃冷气，吐逆不止，饮食不下，如半夏丸(《圣惠方》)；若与半夏、人参同用，用治妊娠恶阻、胸中冷、腹痛、不能饮食、辄吐青黄汁，如半夏丸(《圣惠方》)；若与炒白术、炙甘草、丁香、人参同用，用于中脘停寒，喜辛物，入口即吐或哕，如理中加丁香汤(《丹溪》)；若与炮附子、红豆、硫黄同用，用治冷泻久作，滑肠不禁，不思饮食，如玉粉散(《宝鉴》)。

② 痰饮：常与厚朴(姜制)、半夏、附子等同用，具有温脾胃，消痰饮的作用，用治痰饮，如术附丸(《魏氏家藏方》)。

③ 心腹绞痛：常与附子(炮)、肉豆蔻、茴香等同用，用治气虚积冷、心腹绞痛、泄泻食少，如附子茴香汤(《仁斋直指附遗》)。

④ 吐血：常与艾叶、阿胶、柏叶同用，用治吐血、内崩，上气，面如土色，如艾叶散(《圣惠方》)。

⑤ 崩漏：常与附子(炮)、桂心、当归等同用，用治阴毒伤寒，唇青面黑，身背强，四肢冷，妇人血室痼冷沉寒，赤白崩漏，脐腹疞痛，如附子散(《类证》)；若与艾叶、川芎、阿胶等同用，用治产后恶露不绝，腹中疞痛，气息乏力，如艾叶丸(《圣惠方》)。

⑥ 便血：常与当归、艾叶、炮附子等同用，用治妇人肚腹胀满，脐下绞痛，大便下血不止，如艾叶丸(《圣惠方》)。

(2) 制炭

① 血痢：单用姜炭，米饮调服，用治血痢不止，如(《姚氏集验方》)；若单用干姜烧黑存性，米饮送下，用于脾胃有寒，下痢赤白，如黑姜散(《仙拈集》)。

② 血崩：常与棕榈(烧黑灰)、乌梅同用，用治冲任虚寒，崩漏下血，淋漓不断，血色淡而无血块者，如如圣散(《总录》)；若与棕榈、乌梅肉、炮姜(烧存性)同用，用治妇人血崩，如如圣散(《丹溪》)。

③ 产后腹痛：常与当归、川芎、桃仁、炙甘草同用，用治产后恶露不行，血块内结，小腹冷痛，如生化汤(《傅青主》)。

④ 吐血：常与当归、阿胶、蒲黄、川芎、柏叶同用，用治吐血、下血，如断红饮(《观聚方要

补》)。

⑤ 疟疾：单用干姜炒黑为末，临发时以温酒服，用治脾寒疟疾(《外台》)。

【参考资料】 干姜含精油约2%(V/W)，油中主成分为姜酮(Zingiberone)，β-没药烯(β-Bisabolene)，α-姜黄烯(α-Curcumene)，β-倍半水芹烯(β-Sesquiphellandrene)，姜醇(Zingiberol)，姜烯(Zingiberene)，姜油酮(Zingerone)，以及d-莰烯，桉脑，枸橼醛，龙脑，六氢姜黄素等。干姜根茎中的辛辣成分为姜辣醇类(Gingerols)，主要为6-姜辣醇(6-Gingerol)，3-姜辣醇，4-姜辣醇，5-姜辣醇，8-姜辣醇，10-姜辣醇，尚有姜辣二醇类，甲基姜辣二醇，姜辣二醇二乙酸酯类，甲基姜辣二醇二乙酸酯等。曾经报道的姜辣酮(Zingerone)、姜酚(姜烯酚 Shogaol)系分解产物。干姜中尚含有天冬酰胺，L-派可酯(L-pipecolin acid)及多种氨基酸[1-2]。

干姜中多种成分能诱发实验动物自发运动抑制，加强镇静催眠作用，对抗中枢兴奋药的作用，并有明显的镇痛作用。干姜提取物有明显的抗炎作用。干姜能增强心房自主活动，对大鼠实验性血栓形成有明显预防作用，明显抑制家兔血小板聚集。干姜的醚提取物具有抗缺氧作用[3]。

采用正交试验法对干姜制备炮姜的工艺进行优选试验。选择微波火力和加热时间、饮片粒度3个因素，每个因素各取3个水平，按正交表安排试验，以外观质量和挥发油含量为考察指标。结果得出采用微波火力100%、时间3分钟、大粒为最佳工艺条件。认为微波加热制备炮姜的工艺是可行的[4]。

干姜的不同炮制品中精油含量的测定：按《中国药典》的方法和要求，制备生姜、干姜、炮姜、姜炭等四种饮片规格，提取精油并测定其含量，其精油得率为，生姜：0.50%，干姜：0.89%，炮姜：0.83%，姜炭：0.38%[5]。干姜不同炮制品中精油和醚提取物的薄层层析与薄层扫描比较，按《中国药典》法制备上述炮制饮片，并提取精油，醚提取物的制备：取一定量的各炮制品，粉碎成粗末，准确称量，以5倍量之乙醚，冷浸提取48小时，滤过，残渣再提取1次，合并乙醚提取液，回收乙醚，并调整其浓度为每毫升浸出液含15g药物。按常规进行薄层层析与扫描，结果认为，生姜与干姜的TLC图谱大致相同，而炮姜与姜炭亦无明显差异，但前后两组之间则差异显著，干姜经加热制成炮姜与姜炭后，薄层检测中，部分斑点消失，亦有新的斑点出现，说明所含化学成分有明显变化，且相同 R_f 值斑点的相对含量也有明显差异[6]。

采用HPLC内标法，以萘为内标物，6-姜酚作为对照品，流动相为甲醇-0.1%三氟乙酸水溶液，紫外检测波长为218nm，测定干姜和炮姜中姜酚的含量，结果6批不同的干姜和炮姜中、姜酚含量有着较大的差异，而且炮姜中6-姜酚的平均含量为0.265%，高于干姜中姜酚的平均含量0.171%[7]。

药理实验证明，生姜与干姜均无明显缩短小鼠凝血时间的作用，而炮姜、姜炭的醚提取物、水煎液和混悬液均有明显缩短小鼠凝血时间的作用，姜炭的凝血作用有随剂量增加而凝血作用增强，时间缩短的趋势，这与中医临床应用炮姜、姜炭于温经止血的经验相吻合[5]。而对大鼠实验性胃溃疡的研究证明，炮姜具有明显抑制大鼠胃溃疡的作用，能使溃疡面缩小，减少疮面出血，加速溃疡愈合[8]。

【附】

1. 近代炮制方法　还有炒、煨等法。

2. 文献摘录　"烧灰取其不走。"(《丹溪》)"童便炒黑止鼻衄唾血、血痢、崩漏。"(《入门》)"炒黑能止血并治虚热。"(《说约》)"干姜生辛炮苦阳也。生则逐寒邪而发表，炮则除胃冷而守中。”（《纲目》）“若治产后血虚发热及止血俱炒黑；温中炮用，散寒邪理肺气，止呕生用。”（《大法》）“生者能散寒发汗，熟者能温中调脾。……凡脾寒呕吐宜兼温散者，当以生姜煨熟用之，若下元虚冷而为腹疼泻痢，专宜温补者，当以干姜炒黄用之；若产后虚热火盛而唾血痢血者，炒焦用之。若炒至黑炭，已失姜性矣，其亦有用以止血者，用其黑涩之性已耳，若阴盛隔阳，火不归元及阳虚不能摄血，而为吐血衄血下血者，但宜炒熟留性用之，最为止血之要药。”（《本草正》）

【按语】干姜的古代炮制方法有火炮、制炭、盐制、煻制、煨制、酒制、土制，童便制等。现代归纳为干姜、炮姜、姜炭三种规格。

干姜的主要成分为挥发油（精油），以姜酮及烯醇为主；而干姜的辛辣成分为姜辣醇类。炮制中高温加热处理制成炮姜和姜炭后，其挥发油的组分和含量均有所改变，产生了新的分解产物如姜辣酮、姜酚等。炮姜的抗溃疡作用及姜炭的止血作用均显著增强。这与中医临床用炮姜、姜炭作为温中止痛、温经止血药物而不用生姜、干姜的经验相一致。为此，《中国药典》1995 年版起，已将“炮姜”从干姜中分列作为单独一味药而收载。

参考文献

[1] 江苏省植物研究所，等．新华本草纲要：第 1 册[M]．上海：上海科学技术出版社，1988：551.

[2] 南京药学院．中草药学：下册[M]．南京：江苏科学技术出版社，1980：1378.

[3] 阴健，等．中药现代研究与临床应用(1)[M]．北京：学苑出版社，1993：50.

[4] 唐永红，等．微波炮制干姜的工艺研究[J]．中药材，2006，29(8)：773.

[5] 丁安伟，等，姜不同炮制品的主要成分含量比较[J]．中药通报，1988，13(11)：17.

[6] 吴皓，等．姜炮制品对小鼠凝血时间的影响[J]．中国中药杂志，1993，18(3)：147.

[7] 朱国元，等．HPLC 内标法测定干姜与炮姜中 6-姜酚的含量[J]．中药材，24(9)：652.

[8] 吴皓，等．干姜、炮姜对大鼠实验性胃溃疡的影响[J]．中国中药杂志，1990，15(5)：22.

大　　黄

【来源】本品为蓼科植物掌叶大黄 *Rheum palmatum* L.、唐古特大黄 *Rheum tanguticum* Maxim. ex Balf. 或药用大黄 *Rheum officinale* Baill. 的干燥根及根茎。秋末茎叶枯萎或次年春发芽前采挖，除去细根，刮去外表，切瓣或段，绳穿成串干燥或直接干燥。

【古代炮制】汉代有去黑皮、炮熟、酒浸（《玉函》）、酒洗（《伤寒》）、蒸制（《金匮》）等法。唐代有炒微赤、熬令黑色（《千金》）、湿纸裹煨（《颅囟》）、醋煎（《食疗》）法。宋代增加了九蒸九暴干、酒洗炒、酒浸炒、蜜水浸焙、醋炒、姜汁炙（《总录》）、湿纸裹蒸（《普本》）、酒洗蒸、酒巴豆蒸炒（《药证》）、酒浸蒸（《百问》）、醋浸蒸（《博济》）、麸煨蒸（《三因》）、童便制（《苏沈》）、米泔浸炒（《活人书》）等方法。金元时代增加有面裹蒸（《儒门》）、酒浸后纸裹煨（《瑞竹》）、醋浸后湿纸裹煨（《宝鉴》）、烧存性（《十药》）、面裹煨（《保命》）等法。明、清时代又增加了酒煮（《普济方》）、醋煮（《医学》）、醋煨（《准绳》）、黄连吴茱萸制（《保元》）、韭汁制（《说约》）、石灰炒（《治全》）等炮制方法。

【现代炮制】

1. 大黄　取原药材，除去杂质，大小分开，洗净，捞出，淋润至软后，切厚片或小方块，晾干或低温干燥，筛去碎屑。

2. 酒大黄　取大黄片或块，加黄酒喷淋拌匀，稍闷润，待酒被吸尽后，置炒制容器内，用文火炒干，色泽加深，取出晾凉，筛去碎屑。大黄片或块每 100kg 用黄酒 10kg。

3. 熟大黄

(1) 取大黄片或块,置木甑、笼屉或蒸制容器内,隔水加热,蒸至大黄内外均呈黑色为度,取出,干燥。

(2) 取大黄片或块,加黄酒拌匀,闷约1～2小时至酒被吸尽,装入炖药罐内或适宜的蒸制容器内,密闭,隔水加热,炖约24～32小时至大黄内外均呈黑色时取出,干燥。大黄片或块每100kg用黄酒30kg。

4. 大黄炭　取大黄片或块,置炒制容器内,用武火加热,炒至外表呈焦黑色时,取出晾凉。

5. 醋大黄　取大黄片或块,加米醋拌匀,稍闷润,待醋被吸尽后,置炒制容器内,用文火加热,炒干,取出,晾凉,筛去碎屑。大黄片或块每100kg用米醋15kg。

6. 清宁片　取大黄片或块,置煮制容器内,加水满过药面,用武火加热,煮烂时,加入黄酒(100∶30)搅拌,再煮成泥状,取出晒干,粉碎,过100目筛,取细粉,再与黄酒、炼蜜混合成团块状,置笼屉内蒸至透,取出揉匀,搓成直径约14mm的圆条,于50～55℃低温干燥,烘至七成干时,装入容器内闷约10天至内外湿度一致,手摸有挺劲,取出,切厚片,晾干。大黄片或块每100kg,用黄酒75kg、炼蜜40kg。

【饮片性状】大黄为不规则厚片或块,表面黄棕色或黄褐色,中心有纹理,微显朱砂点,习称"锦纹",质轻,气清香,味苦而微涩。酒大黄表面深棕色或棕褐色,偶有焦斑,折断面呈浅棕色,质坚实。略有酒香气。酒熟大黄表面黑褐色,质坚实,有特异芳香气,味微苦。大黄炭表面焦黑色,断面焦褐色,质轻而脆,有焦香气,味苦涩。醋大黄表面深棕色或棕褐色,断面浅棕色,略有醋香气。清宁片为圆形厚片,表面乌黑色,有香气,味微苦甘。

【质量要求】大黄在105℃干燥6小时,减失重量不得过15.0%,总灰分不得过10.0%,酸不溶性灰分不得过0.8%,浸出物不得少于25.0%。按干燥品计算,含芦荟大黄素($C_{15}H_{10}O_5$)、大黄酸($C_{15}H_8O_6$)、大黄素($C_{15}H_{10}O_5$)、大黄酚($C_{15}H_{10}O_4$)和大黄素甲醚($C_{16}H_{12}O_5$)的总量不得少于1.5%。

【炮制目的】大黄味苦性寒。归脾、胃、大肠、肝、心经。具有泻下攻积,清热泻火,解毒,活血祛瘀的功能。用于大便秘结,高热不退,谵语发狂,血热妄行吐血,衄血,湿热黄疸,痈疮肿毒,里急后重,瘀血经闭,癥瘕积聚,跌打损伤等。

生大黄,苦寒,沉降,气味重浊,走而不守,直达下焦,泻下作用峻烈,攻积导滞,泻火解毒力强。用于实热便秘,高热,谵语发狂,吐血,衄血,湿热黄疸,痈疮肿毒,里急后重,血瘀经闭,产后瘀阻腹痛,癥瘕积聚,跌打损伤;外治烧烫伤等。酒炙后,其泻下作用稍缓,并借酒升提之性,引药上行,以清上焦实热为主,用于血热妄行之吐血,衄血及火邪上炎所致的目赤肿痛。熟大黄,经酒蒸后,泻下作用缓和,减轻了腹痛之副作用,并增强了活血祛瘀的作用。用于瘀血内停、腹部肿块、月经停闭等。大黄炭,泻下作用极微,并有止血作用。用于大肠有积滞的大便出血及热邪伤络,血不循经之呕血、咯血等出血证。醋大黄泻下作用稍缓,以消积化瘀为主,用于食积痞满,产后瘀滞,癥瘕癖积等。清宁片,泻下作用缓和,具缓泻而不伤气,逐瘀而不败正之功,用于饮食停滞,口燥舌干,大便秘结之年老、体弱、久病患者。

【临床应用】

1. 生用

(1) 大便秘结:常与芒硝、厚朴、枳实等同用,具通腑泄热攻下作用,用于温热病热结便秘、高热不退、神昏谵语,如大承气汤(《伤寒论》);若里实热结而气血虚者,也用于老年性肠梗阻、肠麻痹等体力衰弱者，可与党参、当归等益气养血药配伍，功能扶正攻下，如黄龙汤（《伤寒六书》）；若热结阴伤，燥屎不行，下之不通，可与生地、玄参、麦冬等养阴生津药配伍，具滋阴增液，泄热通便作用，如增液承气汤（《条辨》）；若脾阳不足，冷积便秘，腹满痛，喜温喜按，手足不温，可与党参、附子、干姜等益气温阳药同用，功能温补脾阳，攻下冷积，如温脾汤（《千金》）。

（2）肠痈：常与牡丹皮、桃仁、冬瓜仁、芒硝同用，功能泻热破瘀，散结消肿，用于肠痈，少腹肿痞，按之痛甚，发热恶寒，也用于急性阑尾炎，子宫附件炎，盆腔炎而属湿热者，如大黄牡丹皮汤（《金匮》）。

（3）吐血、衄血：常与黄连同用，用于心火亢盛之吐血、衄血，如大黄黄连泻心汤（《伤寒论》）；若单用大黄粉，3g/日，治疗急性上消化道出血890例，止血有效率为97%[《中西医结合杂志》1982(2)：85]。

（4）湿热黄疸：常与茵陈、栀子同用，用治伤寒七八日，身黄如橘子色，小便不利，腹微满之证，如茵陈蒿汤（《伤寒论》）；若与木香同用，可治疗胆绞痛，疗效明显[《中西医结合杂志》1991，11(3)：183]

（5）产妇腹痛：常与桃仁、䗪虫同用，用于产妇腹痛，腹中有瘀血者，如下瘀血汤（《金匮》）。

（6）烧伤、烫伤：常与天花粉、黄柏、姜黄等药同用，用于烫火伤，如如意金黄散用麻油调敷（《正宗》）。

2. 制用

（1）酒炒品

① 上焦热证：常与黄芩、黄连同用，能增强清上焦湿热作用，可治热病时疫，头痛壮热，如三黄栀子豉汤（《张氏医通》）；若单用大黄酒浸炒三次为末，治火热上攻，眩晕，烦渴引饮，如大黄散（《东医宝鉴》）。

② 蓄血发狂：常与水蛭（炒）、虻虫（炒）、桃仁同用，具泻下逐瘀之功，用于瘀血蓄积，发狂、善忘，少腹硬满，小便自利，大便色黑，亦治妇女瘀血经闭，少腹疼痛拒按者，如抵当汤（《伤寒论》）。

③ 湿热痢疾：常与黄芩、黄连、黄柏、炒枳实、姜厚朴等同用，可治湿热痢疾，兼有食积者，如三黄枳朴丸（《幼科发挥》）。

④ 里急后重：单用大黄酒浸半日煎，去渣，分二次服，用治泻痢久不愈，脓血稠黏，里急后重，日夜无度，如大黄汤（《宝鉴》）。

⑤ 跌打损伤：常与红花、当归、炮穿山甲、桃仁（酒浸）等同用，能增强活血祛瘀的作用，用治跌打损伤，瘀血留于胁下，痛不可忍，如复元活血汤（《医学发明》）。

（2）酒蒸品

① 跌打仆坠：常与丁香、血竭、儿茶等同用，用于跌打仆坠，损伤闪挫，瘀血疼痛，如正骨紫金丹（《金鉴》）。若与杏仁同用，治疗从高坠下，及木石所压，凡是伤损，瘀血凝积，气绝欲死，久积瘀血，烦躁疼痛，叫呼不得及折伤等，如鸡鸣散（《三因》）。

② 五劳虚极：常与桃仁、芍药、干地黄、虻虫等同用，用治五劳虚极，羸瘦腹满，不能饮食，食伤，忧伤，饮伤，房屋伤，饥伤，劳伤，经络荣卫气伤，内有干血，肌肤甲错，两目黯黑，如大黄䗪虫丸（《金匮》）。

③ 眼生翳：大黄（酒蒸），常与黄芩（酒炒）、红花、当归、栀子（酒炒）、木贼草等同用，用治

眼胞壅肿，瘀血凝滞不散，渐生翳者，如大黄当归散(《张氏医通》)。

④ 腰脚痹痛：大黄(蒸)，常与细辛、防己、枳壳(麸炒)等同用，用治风寒暑湿流注足阳明经，腰脚痹痛，行步艰难，涎潮昏塞，二便秘涩，腹疼呕吐，或复下利，恶闻食气，喘满肩息，或自汗谵妄，如大黄左经汤(《三因》)。

⑤ 小儿惊热：大黄(蒸)，常与生甘草、朴硝同用，用治小儿惊热涎风，二便不通，如大黄朴硝汤(《准绳》)。

⑥ 中风瘫痪：常与白花蛇、乌梢蛇、乳香(去油)、香附(酒浸、焙)等同用，用治中风瘫痪，痿痹痰厥，拘挛疼痛，及痈疽流注，跌打损伤，小儿惊痫，妇人经闭等证，如大活络丹(《兰台轨范》)。

(3) 炭品

① 呕血、咯血、便血：常与茜草根、侧柏叶、棕榈皮等同用，增强涩血止血作用，用于热邪伤络，血不循经，呕血、咯血等出血证，如十灰散(《十药》)。

② 鼻衄：大黄碾碎成粉末，过筛后炒制成炭，外用，治疗鼻衄有明显的止血效果。[《中西医结合杂志》1991，11(1)：673]。

③ 噤口痢(下痢脓血)：常与金银花炭、白术、黄芩等同用，用于噤口疫痢，腹痛下痢脓血，口渴烦躁，噤口呕吐，如双炭饮(《近代中医流派经验选集》)。

④ 晚期血吸虫病食管静脉破裂出血：常与白芍炭同用，具有止血效果(《中药大辞典》)。

(4) 醋制品

① 癥瘕瘀积(产后瘀血腹痛)：常与虻虫、三棱、红花、川芎等同用，具有化瘀消积的功效，用于燥气延入下焦，搏于血分成癥，及疟母癥结不散，妇女痛经闭经，产后瘀血腹痛，跌打损伤，瘀滞疼痛等证，如化癥回生丹(《温病条辨》)。

② 癖积疼痛：常与三棱、川芎同用，用于气机凝滞，癖积疼痛，如三棱散(《杂病源流犀烛》)。

③ 食不消化，久而成癖：常与蓬莪术、三棱同用，用于小儿食饮过多，痞满疼痛，食不消化，久而成癖，及妇人血积血块等证，如三棱煎丸(《宝鉴》)。

④ 胎衣不下：单用大黄拌醋熬成膏，用于产后恶血冲心，或胎衣不下，腹中血块，亦治马坠内损等证(《千金》)。

⑤ 小儿脾癖：常与硫黄、宫粉同用，用于大人小儿脾积，并有疳者，如千金散(《瑞竹》)。

(5) 清宁丸：去五脏湿热秽浊。大黄块，配以米泔浸，好酒浸蒸等炮制，炼蜜为丸如梧子大，用于饮食停滞，胸脘胀痛，头晕口干，二便秘结，如清宁丸(《银海指南》)。若单用熟大黄片(新清宁片)，治疗急性淋病，有一定的疗效。[《中国药科大学学报》1991，22(5)：292]。

【参考资料】大黄的化学成分主要有[1-4]：①蒽醌类：分为游离型和结合型两类。游离型蒽醌类：有芦荟大黄素(Aloe-emodin)、土大黄素(Chrysaron)、大黄酚(Chrysophanol)、大黄素(Emodin)、异大黄素(Isoemodin)、虫漆酸 D(Laccaic acid D)、大黄素甲醚(Physcion)、大黄酸(Rhein)。结合型蒽醌类：有大黄酸-8-葡萄糖苷(Rhein-8-O-β-D-glucoside)，大黄素甲醚葡萄糖苷(Physcion monoglucoside)，芦荟大黄素葡萄糖苷(Aloe-emodin monoglucoside)，大黄素葡萄糖苷(Emodin monoglucoside)，大黄酚葡萄糖苷(Chrysophanol monoglucooside)，大黄酸苷 A、B、C、D(Rheinosidie A、B、C、D)，大黄-8-葡萄糖苷(Aloe-8-glucoside)，芦荟大黄素-ω-葡萄糖苷(Aloe-emodin-ω-glucoside)，大黄酚-8-葡萄糖苷(Chrysophanol-8-glucoside)，大黄素甲醚-8-葡萄糖苷(Physcion-8-glucoside)，大黄素甲素醚-8-O-β-D-龙胆双糖苷(Physcoin-8-O-β-D-gentiobioside)。②双蒽酮类:游离型:有大黄二蒽酮 A、B、C(Rheidiin A、B、C)和掌叶二蒽酮 A、B、C(Palmidin A、B、C)。结合型:有番泻苷(Sennoside)A、B、C、D、E、F 等,其中 A 与 B,C 与 D,E 与 F 互为内消旋体,A、C、E10-10′位为反式,B 、D、F 为顺式。③苯丁酮苷类:有莲花掌苷(Lindleyin)、异莲花掌苷(Isolindleyin)、苯丁酮葡萄糖苷(Phenylbutanone glucoside)。④芪苷类:有 3,5,4′-三羟基芪-3-葡萄糖苷(3,5,4′-Trihydtory-stilbene-3-glucoside)、3,5-二羟基-4′甲氧基-4′-芪葡萄糖苷(3,5-Dihydroxy-4′-methoxy-4′-stilbene-glucosiide)、3,5,4′-三羟基芪-4′-葡萄糖苷(3,5,4′-Trihydroxy-stlibene-4′-glucoside)、5,4′,-三羟基芪-4′-O-β-D(6″-O-浸食子酰)-葡萄糖苷(5,4′-Trihydroxy-stilbene-4′-O-β-D(6″-o-gallaylglucoside)、4,3′,5′-三羟基芪-4-葡萄糖苷(4,3′,5′-Trihydroxy-stilbene-4-glucoside)、3,4,3′,5′,-四羟基芪-3-葡萄糖苷(3,4,3′,5′-Tertahgdroxy-stilbene-3-glucoside)、4,3′,5′,-三羟基芪-4-(6″-没食子酰)-葡萄糖苷[4,3′,5′,-Trihydroxy-stilbene-4-(6″-galloyl)-glucoside]、土大黄苷(Rhaponticin)、脱氧土大黄苷(Desoxyhaponaticin)。⑤萘苷类:萘苷 A(Toracharysone-8-glucoside)、萘苷 B[Toracharaysone-8-(6′-oxyl)-glucoside]、萘苷 C(6-Hyddroxymusidin-8-glucoside)。⑥鞣质及有关化合物:有(+)-儿茶素[(+)-Caatechin)、(-)-表儿茶素。[(-)-Epicatiechin]、表儿茶素(Epicatechin)、没食子酸(Gallicacid)、没食子酰表儿茶精素[3-O-galloyl-(-)-epiicaaatechin]、1,6-二没食子酰-2 桂皮酰-葡萄糖(1,6-Digalloyl-2-cinnamoyl-glucose)、2-桂皮酰葡萄糖(2-Cinnamolglucose)、葡萄糖没食子鞣苷(Glucogallin)、1,2,6-三-没食子酰葡萄糖(1,2,6-Tri-O-galloyl-glucose)、桂皮酰葡萄糖没食子鞣苷(α′-O-Cinnamoyl glucogallin)、4-甲基没食子酸(4-O-methyl gallic aciid)、3-没食子酰原花色素 B-1(3-O-Galloyl procyanidin B-1)、3,3′-二-没食子酰原色素 B-2(3,3′-di-O-Galloyl cyanidiin B-2)、Lindleyin[4-4′-Hydroxyphenyl)-2-butanone-4′-O-β-D-(6″-O-galloyl)-glucopyranoside]、Rfhatannin Ⅰ和Ⅱ。⑦多糖化合物:波叶大黄(R、hotaoense)经甲醇处理,热水提取,Sevage 法去蛋白质,透析,乙醇沉淀得波叶大黄多糖(RHP),再经 Sephadex G-100 和 G-200 柱层分离、纯化,得大黄多糖精品 RHP-A 和 RHP-8,经鉴定为单一多糖,RHP-A 和 RHP-B 的糖含量分别为 92.43%(其中糖醛酸 31.2%)和 94.15%(其中糖醛酸 32.4%)。RHP-A 和 RHP-B 的分子量分别为 7.8 万和 3.9 万。经紫外光谱分析不含蛋白质和核酸,红外光谱分析具有多糖的特征吸收峰,气相色谱分析粗品 RHP、精品 RHP-A 和 RHP-B 均含:L-岩藻糖、L-阿拉伯糖、D-木糖、D-甘露糖、D-半乳糖和 D-葡萄糖,其摩尔比分别为:粗品 RHP 为 2.6:14.8:1.22:17.37:4.96:2.53,精品 RHP-A 为 3.39:14.92:2.7:15.95:2.76:1.44;精品 RHP-B 为 5.81:7.88:7.80:5.46:9.31:3.7。⑧其他有机化合物:有苹果酸、琥珀酸、草酸、乳酸、桂皮酸、异丁烯二酸、柠檬酸、延胡索酸,还有挥发油、脂肪酸、植物固醇等。

药理作用:①对消化系统的作用[5]:泻下作用:大黄的泻下成分为蒽醌类衍生物,其中以二蒽酮番泻苷的作用最强,游离型蒽醌只有微弱的泻下作用。大黄能预防和治疗应激性胃溃疡出血,表现为出血程度明显减轻,出血灶、出血灶面积明显减少。电生理实验证明,大黄对整个结肠的电活动有明显的兴奋作用,对实验性肝损伤有明显的保护作用。大黄可促进狗的胆汁分泌,并使胆红素和胆汁酸的含量增加。促进胰腺分泌。②对病原微生物的影响:大黄对葡萄球菌、溶血性链球菌、白喉杆菌、枯草杆菌、草分枝杆菌、布鲁杆菌、鼠疫杆菌、伤寒杆菌、副伤寒杆菌、痢疾杆菌等均具有不同程度的抑制作用。尤以葡萄球菌、淋病双球菌最敏感。大黄浸出物在试管内对一些常见的致病性真菌有抑制作用,如许兰黄癣菌、同心性毛癣菌等。大黄对流感病毒有较强的抑制作用。并能杀死溶组织变形原虫和人毛滴虫。③对心血管系统等的影响：大黄具有较明显的强心作用，具有降低血压的作用。大黄可使人和实验动物的出血的凝血时间明显缩短，这种止血作用源于大黄中的α-儿茶素和没食子酸能降低抗凝血酶Ⅱ的活性，升高 α_2-MG（α_2 巨球蛋白）的含量，竞争性地抑制纤溶酶及纤溶酶原活化素的活力，使纤溶活力下降，并增加血小板的黏附性和聚集能力，从而加速止血。大黄可使蛋黄及高脂饲料诱导的高血脂症小鼠血清和肝脏总胆固醇（TC）、甘油三酯（TG）明显降低。临床观察证实，大黄有明显的减肥作用。④抗肿瘤作用：大黄素、大黄酸对小鼠黑色素瘤的抑制率分别为73%、76%。大黄素对人肺癌 A-549 细胞的分裂有抑制作用，对其细胞 DNA 生物合成有明显抑制作用。大黄素对艾氏腹水癌细胞呼吸的抑制较强。大黄的抗癌作用主要是抑制癌细胞的氧化和脱氢。⑤对肾脏的影响：大黄能明显降低血中尿素氮和肌酐含量，明显降低门静脉血中氨基酸的含量，肝和肾中的尿素量也分别降低约25%和22%。大黄中的某些低分子量的鞣质成分对肾功能不全尿毒症有改善作用。大黄有明显降低血中非蛋白氮的作用，另一方面大黄还抑制体蛋白的分解，以减少血中尿素氮和肌酐的含量，并促进尿素和肌酐的排泄，达到治疗慢性肾炎的氮质血症的目的。⑥对免疫功能的影响：大黄对正常小鼠免疫系统有不同程度的抑制作用，如减轻免疫器官重量，减少抗体的产生，抑制碳粒廓清功能和腹腔巨噬细胞吞噬功能，降低白细胞数等。⑦抗炎作用：大黄对多种动物实验性炎症有明显的抑制作用。⑧解热降温作用：大黄能明显降低因肺炎双球菌感染而发热的家兔的体温。⑨抗衰老作用：大黄能明显延长两性果蝇的平均寿命和最高寿命。大黄对小鼠肝匀浆过氧化脂质的生成具有明显抑制作用，并通过抑制超氧阴离子而起到抗氧化和抗衰老作用。

炮制对大黄化学成分的影响：

（1）不同炮制工艺熟大黄中浸出物的含量：将生大黄（掌叶大黄）用水喷洒使其变软后，切成饮片，置蒸笼内，分别用不同时间加热蒸，然后晒干，测定水浸出物含量，另一组用黄酒代替水，其他操作方法相同，将两组测得的数据进行比较。同时收集各地熟大黄标本进行浸出物含量的测定，由于各地炮制工艺不一致，以10小时为界。结果加工时间在10小时以下者，浸出物含量都比较高。因此认为炮制加工时间以10小时作为界线有一定依据。同时将生大黄、蒸熟大黄和酒蒸大黄3种药材分别用水及醇（45%）做了浸出物含量比较。结果酒蒸大黄的含量最高，水蒸熟大黄的次之，生大黄的最低。醇浸出物的含量均比水浸出物含量为高[6]。

（2）炮制对大黄中蒽醌类成分含量的影响：①用比色法测定炮制品中蒽醌类成分的含量：生大黄：水泡切片，晾干。醋大黄：生大黄切片500g，用醋120g拌匀，于铁锅内文火炒至微黄。蒸大黄：小块状生大黄500g，用黄酒120g拌匀，置蒸笼内，蒸透心后晾干。大黄炭：生大黄切片，置锅内，武火炒至外面焦褐色，取出后，喷淋清水，晒干。测定结果表明醋大黄、蒸大黄和大黄炭中的大黄酸类化合物，无论是游离状态或结合状态，其含量的下降程度依次递升，游离非大黄酸含量下降百分率，以大黄炭为最大，蒸大黄为最小。结合状态非大黄酸含量下降百分率以蒸大黄为最大。各炮制品的游离状态蒽醌类化合物含量下降百分率小于结合状态蒽醌类化合物含量的下降百分率[7]。②用分光光度法测定炮制品中蒽醌类成分的含量：含量测定结果表明：炒制类大黄炮制品中，醋炒与酒炒大黄的结合型蒽醌类衍生物含量未受影响，仅总游离蒽醌类衍生物量下降约1/7～1/5，但其游离大黄酸量并未减少。大黄炭各种蒽醌类衍生物量均剧烈下降2/3左右。煮、蒸、炖制类3种大黄炮制品中结合型与游离型蒽醌类衍生物量均明显下降 1/5～2/5，但游离大黄酸量变化较小，其中醋煮大黄的大黄酸量似稍有增加。实验还观察了游离蒽醌类衍生物在炒制过程中的减量问题。由于游离蒽醌类成分受热后产生升华，因此大黄饮片炒制时，表面积大者（薄片）较表面积小者（厚片）损失总游离蒽醌类衍生物量明显增大[8]。③用薄层扫描法测定大黄及其炮制品水解后蒽醌苷元的含量：薄层扫描定量测定结果为[9]，水解后总蒽醌苷元的含量：生大黄＞炒大黄＞大黄炭。④用 HPLC 方法测定生大黄和炮制品中蒽醌衍生物的含量：使用反相 HPLC 分离、测定大黄中芦荟大黄素、大黄酸、大黄素、大黄酚和大黄素甲醚等的含量。固定相为 Nucleeosil ODS(5μm)，流动相为含 0.1%高氯酸的 30%甲醇溶液，254nm 波长检测，外标法定量，由数据处理机计算结果。在生大黄及其炮制品中，以大黄酸和大黄酚含量最高，平均约占总蒽醌苷元的 70%以上，与薄层扫描法测得的结果呈相似规律[10-11]。

（3）炮制对大黄鞣质类成分的影响：原料采用青海产箱吉大黄（商品名），经鉴定为掌叶大黄或唐古特大黄的干燥去皮根茎及根。样品分生大黄片、酒炒大黄、醋炒大黄、酒炖大黄、大黄炭、酒热压大黄等，制备方法参见文献[8]。活性鞣质的含量测定采用改进的干酪素（Casein）法。没食子酸和 d-儿茶素的含量采用 HPLC 法。数据表明炮制法对大黄活性鞣质均有明显影响，呈现不同程度的减量。缩合鞣质单体 d-儿茶素在炮制过程中呈现减量直至消失，而水解鞣质单体没食子酸却呈现反向变化。此反向变化似与儿茶素的减量相关，d-儿茶素仅存少量或已不能检出时，没食子酸出现增量。熟大黄呈现没食子酸增量这一结果，对阐明药效具有意义[12]。

有报道用薄层扫描测定药用大黄（R. officinale）炮制品中的没食子酸含量较生品低。

炮制对药理作用的影响：

（1）泻下作用：从大黄炮制品泻下作用的 ED_{50} 值上均显示泻下效力有不同程度的减弱。酒炒、醋炒大黄泻下效力降低 30%左右，但其泻下出现时间、次数和性状与生品无明显差别；酒炖大黄、清宁片不仅泻下效力降低 95%左右，且泻下出现时间明显延长，泻下次数明显减少，泻下物多为软便；大黄炭几乎无泻下作用，因此，大黄炮制可缓和泻下，主要体现在酒炖大黄、清宁片等制品上。从大黄制品泻下成分量的变化看，酒炒、醋炒制品泻下成分几乎未受影响，酒炖、清宁片、醋煮制品及大黄炭泻下成分明显减量，但与泻下效力的下降程度相比，以番泻苷量的变化幅度比较接近泻下效力变化的幅度，而大黄酸苷则相差甚远，说明番泻苷是大黄中主要泻下成分之一。番泻苷量的减少，是造成酒炖大黄等制品泻下出现时间延长、泻下次数减少、泻下物呈软便的主要因素[13]。又据实验报道，3 种熟大黄制品（九蒸九晒制品、热压一次制品、热压三次制品）的致泻力不及大黄生品的 1/10，这就延长了药物在体内停留的时间，可以充分吸收和利用，有利于发挥大黄致泻以外的治疗作用。在 3 种熟大黄中热压一次制品的致泻作用虽然略低于其他两种，但对小鼠致死和抑制生长方面却与生品无大差别。应该说致泻不完全是毒性表现，适当的泄泻是机体对有毒物质的一种自身保护作用。如九蒸九晒和热压三次制品，虽然大剂量能够致泻，但不引起死亡，短暂的生长抑制几天后即能恢复，说明大黄经多次蒸晒能够降低毒性，九蒸九晒制品在降低毒性的同时仍保持大黄的缓泻作用。热压蒸是现代发展起来的一种炮制方法，在密闭条件下能够提高温度、受热均匀，作用充分，因而热压蒸晒三次与常压蒸晒九次制品的毒性相当。此外，大黄热压一次制品加酒量为 3/10，毒性与生品相近；热压三次制品每次加酒量为 1/10，三次共 3/10，其毒性与九晒制品相当，提示大黄毒性的降低与蒸晒次数有关，而与加酒量无关[14]。

由于各炮制品中大黄酸苷量增加或几十倍高于生品，番泻苷量在多数制品上也出现类似情况，但增加幅度不大，显示大黄中可能还有其他泻下活性较强的物质或起协同作用的物质存在，这一看法与日本学者新研究的结论（将大黄所有已知泻下成分纯品的 ED_{50} 值与生大黄粉末的 ED_{50} 值进行比较后提出，大黄还有其他泻下成分）相一致。

大黄及其炮制品无论泻下效力强弱，在同等剂量下，其泻下物干重基本一致，且随给药剂量加大而泻下物增多，这一结果有助于认识大黄炮制的意义，酒炖大黄和清宁片制品，既缓和泻下，又可达到排除肠内积滞的目的。有人提出，大黄炮制品如若仅为缓和泻下，似可不必炮制，生用折量即可，这一看法似不够全面，中医临床根据辨证施治选用生品及炮制品来组方，体现了中医用药的特点。

（2）解热作用：大黄生、制品煎剂在 10g/kg 剂量下，对鲜酵母致热大鼠于给药后 1 小时即具明显解热作用；并能持续 3 小时以上。炮制对大黄解热作用无明显影响，仅受热程度强与受热时间长的炮制品在给药后第 3 小时解热作用较生品减弱[15]。临床验证获得平行效果，单味酒炖大黄汤剂用于治疗急性菌痢，与生大黄组解热效果一致，酒炖大黄片剂用于治疗儿童化脓性扁桃体炎，每日剂量 2.7g（分 3 次服），平均退热天数 1.88 天。治疗成人扁桃体炎，每日剂量 4.5g（分 3 次服），服药后 1～2 天内退热率 84.4%，3 日内退热率 100%。酒炖大黄浓缩煎剂用于治疗小儿上呼吸道感染发热，每日口服 10g（分 3 次服），12 小时内退热率 35.5%，24 小时内退热率 80.6%，48 小时内退热率 100%，少数病例在服药 1 次后约 4 小时内体温降至正常。无论动物解热实验还是临床某些病例均显示：服用大黄生、制品后体温下降时间早于泻下出现时间。提示大黄的泻下与解热作用不是因果关系[15]。

（3）抑菌作用：体外抑菌实验表明[16]：大黄生、制品煎剂对金黄色葡萄球菌、绿脓杆菌、痢疾杆菌、伤寒杆菌、大肠杆菌等菌种均有一定抑制作用。对金黄色葡萄球菌最敏感（最低抑菌浓度为 1.56mg/ml）。不同炮制品抑菌活性各有特点，酒炒与酒炖大黄保持了与生品相近的抑菌效力，特别是对金黄色葡萄球菌、痢疾杆菌、伤寒杆菌等抑制作用较好，为临床应用熟军等制品治疗肠伤寒、痢疾等细菌感染性疾病提供了科学依据。选择治疗痢疾进行临床验证比较，生、熟大黄两组便常规转阴与便培养转阴天数基本一致，但从副作用及机体一般状况恢复快慢来看，以熟军为优，临床与实验研究结果相平行。其他炮制品如醋炒大黄、石灰炒大黄及大黄炭对痢疾杆菌、伤寒杆菌抑制作用明显减弱，但对绿脓杆菌、金黄色葡萄球菌仍保持较好抑制作用。这为临床外用石灰大黄、大黄炭治疗烧伤提供了科学依据。石灰制大黄对大肠杆菌的抑制活性明显优于生品及其他制品，亦有报道石灰大黄外用治疗淋巴结核疗效显著，从发挥抑菌功能方面来看，石灰大黄值得进一步发掘研究。

关于大黄已知抑菌有效成分总游离蒽醌在生、制品中的含量与各抑菌效力之间无规律性联系。生大黄煎剂去游离蒽醌与去鞣质后，体外抑菌活性无明显变化，提示煎剂中还有其他水溶性抑菌成分存在。据酒炖与热压法制品抑菌效力未减弱提示，抑菌成分在长时间受热或在热压下均表现稳定。鉴于没食子酸有显著抑菌作用，并结合大黄生、制品没食子酸量含测结果，大黄煎剂所显示的体外抑菌活性可能与没食子酸相关。有研究结果表明，大黄长时间煎煮可能破坏泻下成分，但抑菌活性不受影响。

（4）消炎作用：通过大鼠关节肿，巴豆油诱发小鼠耳部炎症及棉球肉芽肿等模型实验[17]，生大黄煎剂及其醚提取物对炎症早期的渗出和水肿及炎症末期的肉芽肿增生均有明显抑制作用。酒炒与醋炒大黄消炎作用与生大黄基本一致，有的指标还有强于生大黄的趋势。酒炖大黄与大黄炭的消炎作用有所减弱。但酒炖大黄在临床应用中（治疗成人及儿童化脓性扁桃体炎），除显示了较好的解热、抑菌药效外，亦显示了较好的消炎作用。表现在扁桃体脓性分泌物完全消失、儿童患者显效率40%以上，总有效率95%以上。成人患者服药3日内治愈率46.9%，有效率53.1%，总有效率100%。

(5)止血与抗应激作用：大黄作为活血止血药在上消化道出血等疾病中的应用与实验研究已有大量报道。古人在出血性疾患上应用熟大黄、大黄炭、石灰大黄等炮制品亦积累了丰富经验。采用整体模型实验——在应激状态下(拘束水浸法)造成大鼠胃黏膜糜烂性大出血[18]。观察到生大黄、酒炖大黄、大黄炭内服均有良好止血作用。如提前给药3天再进行应激实验，三种样品均显示明显的抗应激效应，对胃黏膜在应激状态下发生的病变起到预防作用，减少了胃黏膜出血灶的发生。对预防作用机理的初步探讨显示：生大黄除具有较强的抑制胃酸分泌作用及抑制胃酶活性作用外，尚具有使应激大鼠低位脑干与间脑部位的5-羟色胺与5-羟吲哚乙酸明显激活的中枢效应。酒炖大黄则能显著降低应激大鼠血浆内cAMP/cGMP的比值，使之接近正常，而起到对应激引起的自主神经功能紊乱有一定的调整作用。生大黄在治疗上消化道出血临床验证中显示止血速度快、作用好，在止血天数上明显优于酒炖大黄[19]，但酒炖大黄胃肠道副反应小，较生大黄更受患者欢迎。

(6)免疫作用：临床应用包括制大黄(熟军)在内的茵陈黄疸冲剂预防新生儿溶血症取得较好疗效，但孕妇服药至分娩后免疫抗体效价基本未见下降。经实验观察到：无论生、熟大黄均对小鼠抗绵羊血抗体的形成无影响，这与临床情况相符，但大黄生、制品去鞣质煎剂均对人血清中的IgMA、IgMB、IgMD的特异性抗原抗体血凝反应有明显阻断作用。酒炖大黄的阻断效力明显强于生品及其他制品，大黄炭作用最弱。特异性抗原抗体血凝反应是造成新生儿溶血症的主要因素，阻断这一反应，减轻或消除免疫抗体的危害性，可能是治疗与预防新生儿溶血症的机理之一。熟军阻断作用最强，这对于保证孕妇及婴儿临床用药安全有效极有意义。

(7)其他作用：熟军尚有对血小板聚集的抑制作用，以热压制品作用最显著，以及对小鼠流感病毒性肺炎的治疗作用、镇痛和镇静作用、降尿素氮作用等。

炮制对毒副作用的影响：①"伤阴血"副作用：生大黄的$ED_{50}=0.18g/kg$，服用后可引起恶心、呕吐，特别是年老体虚者、婴幼儿、孕妇及长期服药者，对峻下作用视为"伤阴血"副作用之一。通过炮制，此副作用大为降低。如：酒、醋炒可降低泻下作用30%，熟军、清宁片、醋煮可降低95%～97%，大黄炭几乎全部失去泻下作用。②"伤胃气"副作用：从影响消化功能角度来探讨大黄"伤胃气"的实质，发现生大黄具有较强的抑制胃酸分泌作用及抑制消化酶活性作用[18,20]。在大鼠幽门结扎18小时模型实验中，生大黄能使胃液游离酸浓度降低80%左右，并显著抑制胃蛋白酶活性。而酒炖大黄组对胃酸、胃酶均无影响。体外实验比较大黄生、制品对胰蛋白酶、胰淀粉酶、胰脂肪酶及胃蛋白酶的抑制强度，以熟大黄、大黄炭对胰蛋白酶、胰淀粉酶、胃蛋白酶活性抑制作用减弱最甚。醋煮、醋炒、酒炒大黄则未见减弱，甚至还有增强。但对胰脂肪酶活性抑制作用却是大黄炭、熟军作用最强。提示大黄抑制消化酶活性的药效成分不止一种，这与有关成分的研究报道[21]一致。从对消化功能影响角度总的来看，熟军、大黄炭、清宁片达到了消除或缓和苦寒败胃副作用。从另一方面来看：醋大黄对胰蛋白酶的抑制作用有利于急性胰腺炎的治疗，对胃酸分泌的抑制及对胃酶的抑制有利于上消化道出血疾患的治疗，因此醋大黄在治疗以上两种消化道急症上有应用前景。大黄炭及熟军对胰脂肪酶的抑制作用强，提示有治疗老年血脂增高或动脉硬化患者的用药前景。③腹痛等消化道副作用：生大黄在临床应用中突出的副作用是引起腹痛、恶心等胃肠道反应，用于治疗上消化道出血疾病时观察到[19]：生大黄组95%出现大便前腹痛、肠鸣，

18%伴有恶心、上腹不适，5%出现呕吐。而酒炖大黄组无上述消化道症状。说明适宜的炮制程度可达到消除这一副作用的目的。在对不同加工条件生产的熟军进行正常人试服比较时，要求熟军既能保持适宜的缓下作用又无消化道症状。其中酒炖（30 小时）大黄优于酒蒸（7 小时）大黄，但以酒热压（4 小时）大黄最佳。并同时观察到腹痛与泻下作用已很弱，部分服药者 24 小时内未见排便，但却出现明显腹痛，提示致泻与致痛是两类物质，通过炮制来调整这两类成分，使之既保持缓下，又尽量破坏致腹痛物质尤其为重要。④“致虚”副作用：生大黄煎剂 LD_{50} =26.5g/kg，生大黄混悬液 7.5g/kg · d（分两次灌胃）服药 14 天，小鼠出现“致虚”现象，表现腹泻、脱肛、消瘦、毛疏散竖立、活动减少等。在以上同剂量下进行的急性毒性与亚急性毒性比较，各种炮制品毒性均有不同程度的减弱。酒炒与醋炒大黄减弱程度小，酒炖大黄与大黄炭毒性显著减弱，急性毒性未见小鼠死亡，亚急性毒性小鼠体重生长良好，无明显泻下，无脱肛现象，似有促进红细胞数量增加作用。大黄生、制品毒性强弱与总鞣质含量平行，生大黄去鞣质煎剂在 100g/kg 剂量下仍未见小鼠死亡，可能大黄中所含水解鞣质是主要毒性成分，死亡小鼠以肝脏损害最明显，与水解鞣质中毒情况相似。因此临床大剂量长期服用生大黄应慎重。而熟军等制品在临床加大剂量与长期服用相对安全[22]。

炮制工艺研究：在“酒热压制法”炮制熟大黄的工艺研究中，采用了热压技术而保持了“炖法”在密闭状态下受热而有利于酒作用发挥的优点，同时也克服了隔水炖时受热不均，费工费时的弊病，有利于提高熟大黄的内在质量。

【附】

1. 近代炮制方法　还有酒浸、盐水炒、炒焦、清蒸等。

2. 文献摘录　“大黄恐寒则损胃气，须煨。”（《汤液》）“酒浸入太阳经，酒洗入阳明经，余经不用酒。”（《珍珠囊》）“苦寒酒煨引苦性上行至巅，驱热而下以为使也。”（《奇效》）“欲使上行须资酒制，酒浸过巅顶上，酒洗至胃脘中……如欲下行务分缓速，欲速生使，投滚汤一泡便吞，欲缓熟宜同诸药久煎方服。”（《蒙筌》）“大黄苦纯阴，热淫所盛，以苦酒泄之。”（《普济方》）“化脾积血块，多用醋熬成膏。”（《钩元》）“血痢韭菜汁拌晒干。”（《说约》）“破瘀血韭汁炒。”（《得配》）

【按语】大黄是我国的特产药材，中医临床应用十分广泛，其特点之一便是大黄不同炮制饮片的辨证应用及其临床意义。近代对大黄的化学成分及其药理作用的研究，相当深入。各种炮制工艺、方法对其活性成分的影响和含量变化，以及炮制饮片药效学的研究也取得了相当的进展，初步揭示了大黄的炮制作用和机理。合理的炮制工艺，使大黄中所含的活性成分发生量与质的变化，这种“调整”，有利于发挥炮制品全成分的综合性的协同作用，这就突出地体现了中医传统用药的优势和特色。炮制饮片的临床效果远比分离、提纯的某一单体化合物或有效部位更为显著。

参考文献

[1] 黄泰康，等. 常用中药成分与药理手册[M]. 北京：中国医药科技出版社，1994：228.

[2] 中国医学科学院药物研究所，等. 中药志：第一册[M]. 北京：人民卫生出版社，1979：27.

[3] 郑俊华，等. 陕西陇县商品大黄中六种蒽甙的 HPLC 定量分析，与大黄根茎不同部位中六种蒽甙含量的比较[J]. 北京医科大学学报，1987，19(6)：408；1988，20(1)：37.

[4] 吴炳辅，等. 大黄中微量元素的测定[J]. 中草药，1984，15(7)：12.

[5] 阴健，等. 中药现代研究与临床应用[M]. 北京：学苑出版社，1994：66.

[6] 李庆华,等.熟大黄炮制工艺的研究[J].中成药研究,1984,(10):18.

[7] 徐楚江,等.中药炮制学[M].上海:上海科学技术出版社,1985:85.

[8] 江文君,等.中药大黄炮制研究Ⅰ:炮制对大黄蒽类衍生物影响的初步探讨[J].中药通报,1981,6(5):20.

[9] 洪筱坤,等.大黄及其炮制品的化学成分研究[J].上海中医药杂志,1984(6):46.

[10] 罗文毓,等.大黄中五种蒽醌衍生物的 HPLC 测定[J].药物分析杂志,1989,9(5):259.

[11] 李胜华,等.中药大黄炮制前后蒽醌类成分及鞣质含量的变化[J].药学通报,1982,15(8):1.

[12] 邵爱新,等.大黄及其炮制品中没食子酸的薄层扫描[J].中药通报,1988,13(7):20.

[13] 吴连英,等.中药大黄炮制研究Ⅱ:炮制对大黄泻下作用与泻下成分的影响[J].中药通报,1983,8(2):20.

[14] 江文君,等.大黄炮制研究Ⅷ:炮制对大黄鞣质类成分影响的初步探讨[J].中药通报,1987,12(2):22.

[15] 吴连英,等.中药大黄炮制研究Ⅶ:炮制对大黄解热作用的影响[J].中药通报,1986(5):24.

[16] 江文君,等.中药大黄炮制研究Ⅳ:炮制对大黄抑菌作用与成分的影响[J].中药通报,1983(3):18.

[17] 吴连英,等.中药大黄炮制研究Ⅴ:炮制对大黄消炎作用的影响[J].中药通报,1985(6):18.

[18] 江文君,等.大黄及其炮制品对大鼠实验性胃溃疡的影响[J].中药通报,1985(2):17.

[19] 赵淑颖,等.单味生、熟大黄治疗二种消化道急症的临床观察[J].中药通报,1986(3):58.

[20] 高晓山,等.生大黄对 4 种消化酶活性的影响及其与药性的关系探讨[J].中药通报,1981(3):25.

[21] 丁燕玲,等.大黄中酶抑制剂的研究[J].医药工业,1984(4):44.

[22] 江文君,等.大黄炮制研究[J].中药通报,1986,11(12):3.

大　戟

【来源】本品为茜草科植物红大戟 *Knoxia valericnoides* Thorel et Pitard 或大戟科植物大戟 *Euphorbia pekinensis* Rupr. 又名京大戟的干燥根。野生或栽培。春季未发芽前或秋季茎叶枯萎时采挖,除去残茎及须根,洗净干燥。

【古代炮制】刘宋时代有海芋叶拌蒸(《雷公》)。唐代有熬令变色、炒令黄色(《外台》)的方法。宋代有麸炒、水煮、浆水煮、米泔水浸、酒炙(《总录》)、生姜汁和面裹煨(《圣惠方》)等方法。金、元时代增加了酒浸(《瑞竹》)、醋浸煮(《儒门》)的方法。明、清时代又增加了醋浸炒(《景岳》)、蒸制(《入门》)、盐水炒(《串雅补》)等炮制方法。

【现代炮制】

1. 生大戟　取原药材,除去杂质,洗净,润透,切厚片,晒干,筛去碎屑。

2. 醋大戟

(1) 取净大戟片,加入定量米醋拌匀,稍闷润,待醋被吸尽后,置炒制容器内,用文火加热,炒干,取出晾凉,筛去碎屑。

(2) 取净大戟,置煮制容器内,加入定量米醋和适量水,浸润约 1～2 小时,用文火加热,煮至醋液被吸尽,取出,晾至六七成干时,切厚片,干燥,筛去碎屑。大戟片每 100kg 用米醋 30kg。

【饮片性状】生红大戟为不规则长圆形或圆形厚片,外皮红褐色或红棕色,周边粗糙;片面红褐色,或棕黄色,中心棕黄色;质坚韧;气微,味甘,微辛。大戟为不规则长圆形或圆形厚片,表面棕黄色或类白色,纤维性,周边灰棕色;质坚硬;气微,味微苦涩。醋大戟色泽加深,微有醋气。

【炮制目的】大戟味苦性寒，有毒。归肺、脾、肾经。具有泻水逐饮，消肿散结的功能。用于水肿，水臌，痰饮，胸胁积液，瘰疬，痈肿疮毒等。

京大戟泻水逐饮的功能较强；红大戟消肿散结之功为好。生大戟有毒，泻下力猛，多外用，用于蛇虫咬伤，热毒痈肿疮毒等证。醋制后能降低毒性，缓和峻泻作用，用于水肿喘满，胸腹积水，痰饮结聚等证。

【临床应用】

1. 生用

(1) 水肿：常与牵牛、木香、煨猪肾同用，用治水肿，腹大如鼓，如大戟散(《活法机要》)；若与广木香同用，用治水气肿胀(《纲目》)；若与牵牛子、红枣同用，用治腹水胀满(《新疆中草药手册》)。

(2) 悬饮或支饮：常与芫花(熬)、甘遂、大枣同用，具有攻逐水饮的作用，用治悬饮或支饮，停于胸胁，咳唾胸胁引痛，心下痞鞕，干呕短气，头痛目眩，或胸背掣痛不得息，水肿腹胀，二便不利，属于实证者，如十枣汤(《伤寒论》)，现代用于肝硬化腹水，渗出性胸膜炎等见有上述症状者。若与芫花、甘遂同用治水气病，四肢浮肿，上气喘急，大小便不利，如十枣丸(《丹溪》)；若与甘遂、白芥子同用，用治痰涎内伏，胸背、手脚、颈项、腰胯突然痛不可忍，内连筋骨，牵引灼痛，坐卧不宁，走易不定，或头痛不可举，痰唾稠黏，夜间喉中多有锯声，及手脚沉重，腿冷麻痹，如控涎丹(《三因》)。

(3) 诸疮：常与山慈菇、文蛤、千金子仁(研去油，取霜)、麝香同用，用糯米煮浓饮和药，作一钱一锭，用凉水磨服，用治凡一切饮食药毒，蛊毒瘴气，死牛马等毒；用凉水或酒磨涂患处，用治痈疽发背，疔毒杨梅疮等；用冷水入薄荷汤下，用治阴阳二毒，伤寒瘟疫，喉痹喉风；用酒磨涂患处，亦吞服少许，用治风虫牙痛；用松节煎酒送下，用治打仆伤损；用冰水磨涂患处，并内服，用治烫火伤，毒蛇恶犬，一切虫伤，如紫金锭(《百一选方》)。

(4) 晚期血吸虫病：单用大戟，洗净，晒干研粉，每日服三分(1g)，早饭后1小时用开水1次吞服(《浙江民间常用草药》)。

2. 制用

(1) 水肿水胀：常与芫花(醋炒)、甘遂、大黄等同用，具有峻下逐水的作用，用治水湿内停，气血壅滞，不得宣通，水肿水胀，二便秘塞，如舟车丸(《古今医统》)。现代用于肝硬化腹水或其他疾病引起的腹水见上述症状者。

(2) 治肿满喘息：常与干姜(炮)同用，用治通身肿满喘息，小便涩，如大戟散(《总录》)。

(3) 痈疽：常与当归、于白术、生半夏(姜水炒)同用，用治颈项腋间痈疽(《本草汇言》)。

【参考资料】红大戟中含有4种蒽醌类成分：虎刺醛(Damnacanthal)，甲基异茜草素(Rubiadin)，3-羟基巴戟醌(3-Hydroxymorindone)，红大戟素(Knoxiadin)。大戟素甲、乙、丙；以及丁香酸(Syringic acid)等[1-2]。

京大戟中含有大戟苷(Euphornin)，由大戟苷元(Euphornenin)与D-葡萄糖、L-阿拉伯糖结合而成。另含大戟色素体A、B、C(Euphorbia A、B、C)，生物碱等成分[1]。

药理作用：据文献报道，红大戟具有抗菌作用和利尿作用[3]。

京大戟具有以下作用：京大戟热水抽出物对猫有剧泻作用；对离体回肠有兴奋作用，肠蠕动增加，肠平滑肌张力提高；大戟煎剂有一定的镇痛作用[4]。

炮制作用研究：毒理学实验比较生品和醋制品的 LD_{50}，证实醋制后毒性显著降低($P<0.05$)[5]。

【附】

1. 近代炮制方法还有面煨。

2. 文献摘录　"须去骨用，中其毒者，惟菖蒲能解之。"(《分经》)

【按语】大戟为泻水逐饮之品，生品有毒，且泻下力猛，大都作外敷用，用于蛇虫咬伤，热毒痈肿疮毒等。内服必须炮制，古用枣制(煮)、面煨、麸炒、煮制、泔制等法，又发展至酒制、醋制等。尤以醋炒、醋煮法被广泛沿用。现代毒理学实验证明，醋制后毒性显著降低。证实了大戟传统炮制的科学性。

红大戟与京大戟分属于茜草科和大戟科，其化学成分也毫不相同，但由于临床作用相近，都有泻水逐饮之功，皆用于水肿、痰饮、胸胁积液等证，故不少中医文献均以"大戟"统称。但《中国药典》1995 年版起已将二味单列，适应证亦有所侧重，京大戟要求用醋煮法炮制，以确保临床用药的安全。而茜草科的红大戟因毒性较小，2010 年版《中国药典》未作法定性要求。

参 考 文 献

[1] 江苏新医学院. 中药大辞典[M]：上册. 上海：上海人民出版社，1977：108.

[2] 王雪芬，等. 红芽大戟化学成分的研究[J]. 药学通报，1985，20(5)：312.

[3] 中国医学科学院药物研究所，等. 中药志：第 2 册[M]. 北京：人民卫生出版社，1993：6.

[4] 黄泰康，等. 常用中药成分与药理手册[M]. 北京：中国医药科技出版社，1994：1290.

[5] 汪素岩，等. 京大戟醋制后毒性和作用改变的探讨[J]. 浙江中医杂志，1985，20(9)：420.

山　　药

【来源】本品为薯蓣科植物薯蓣 *Dioscorea opposita* Thumb. 的干燥根茎。冬季茎叶枯萎后采挖，切去根头，洗净，除去外皮及须根，用硫黄熏后，干燥；也有选择肥大顺直的干燥山药，置清水中，浸至无干心，闷透，用硫黄熏后，切齐两端，用木板搓成圆柱状，晒干，打光，习称"光山药"。

【古代炮制】南北朝刘宋时代有蒸法(《雷公》)。唐代有熟者和蜜法(《食疗》)。宋代增加了姜炙(《普本》)、炒黄(《妇人》)、酒浸、酒蒸(《朱氏》)、酒煎(《履巉岩》)等法。金、元时代有白矾水浸焙(《儒门》)、酒浸、火炮法(《瑞竹》)。明、清时代又增加了姜汁浸炒(《普济方》)、乳汁浸(《滇南》)、葱盐炒黄姜汁拌蒸(《保元》)、酒炒(《景岳》)、乳汁拌微焙(《正宗》)、醋煮(《醒斋》)、乳汁蒸(《幼幼》)、炒焦(《医案》)、土炒、盐水炒(《害利》)等炮制方法。

【现代炮制】

1. 山药　取原药材，除去杂质，大小分开，洗净，润透，切厚片，干燥，筛去碎屑。

2. 土炒山药　先将土粉置锅内，加热至灵活状态，再投入山药片拌炒，至表面均匀挂土粉时，取出，筛去土粉，放凉。山药片每 100kg 用灶心土 30kg。

3. 麸炒山药　将锅烧热，撒入麦麸，待其冒烟时，投入山药片，不断翻动，至黄色时，取出，筛去麦麸，晾凉。山药片每 100kg 用麦麸 10kg。

【饮片性状】本品为类圆形厚片，表面白色或淡黄色，周边显浅黄白色，质地坚脆，粉性；无臭，味淡、微酸。土炒山药，表面土红色，粘有土粉，略具焦香气。麸炒山药，表面黄色或黄棕色，偶有焦斑，略具焦香气。

【炮制目的】山药味甘性平。归脾、肺、肾经。具有生津益肺，补脾养胃，补肾涩精的功能。用于脾虚泄泻，久痢，肺虚喘咳，肾虚遗精，带下，尿频，虚热消渴等。

山药生用以补肾生精，益脾肺之阴为主。用于肾虚遗精，尿频，肺虚喘咳、阴虚消渴等。土炒山药以补脾止泻为主，用于脾虚久泻，或大便泄泻。麸炒山药以补脾健胃，益肾固精为主。用于脾虚泄泻，久痢不止，尿频，遗尿带下等。

【临床应用】

1. 生用

(1) 脾胃虚弱：常与人参、茯苓、白术等同用，具有健脾益气，和胃渗湿作用，用治脾胃虚弱，食少便溏，四肢乏力，形体消瘦，胸脘痞塞，腹胀肠鸣，面色萎黄，如参苓白术散(《局方》)；若与薏苡同用，用治泄泻，小便不利，或虚劳痰嗽证，如薯蓣薏苡汤(《参西录》)；若与焦白术、焦山楂、陈皮、芡实同用，用治一切伤食证，如橘饼扶脾丸(《丁甘仁家传珍方选》)。

(2) 肺虚喘咳：常与大熟地、山萸肉、柿霜饼等同用，具有滋肾补肝，养阴定喘作用，用治肾阴虚不纳气，喘逆痰鸣，口燥咽干，如薯蓣纳气汤(《参西录》)；若与杏仁、阿胶、人参等同用，具有补肺宁嗽作用，用治肺虚咳嗽，喘急，时愈时作，面色黄白少神，皮毛焦枯，如薯蓣丸(《金匮》)。

(3) 阴虚消渴：常与生黄芪、知母、五味子等同用，具有益气养阴，生津止渴的作用，用治肾液亏耗，阴虚火旺，口渴引饮，自汗盗汗或消渴证，如玉液汤、滋膵饮(《参西录》)。

(4) 肾虚遗精：常与熟地黄、山萸肉、茯苓、丹皮、泽泻同用，具有滋肾阴，补肝血作用，用治肝肾阴虚，头目眩晕，眼花耳聋，腰膝酸软，自汗盗汗，骨蒸劳热，遗精早泄，小便频数，须发早白，消渴引饮等证，如地黄丸(《药证》)；现代用于慢性肾炎、高血压、糖尿病、神经衰弱、甲状腺功能亢进、肺结核、中心性视网膜炎、视神经炎及各种肿瘤晚期属肝肾阴虚者。此外用于养生保健，抗衰老，治疗早衰所表现的各类证候。若再加附子(炮)、桂枝同用，具有温补肾阳的作用，用治肾气不足，腰酸脚软，肢体畏寒，少腹拘急，及痰饮喘咳，水肿脚气，消渴，久泻等证，如肾气丸(《金匮》)。

2. 制用

(1) 土炒山药

① 脾虚久泻：常与炒白术、龙眼肉同用，具有补脾止泻的作用，用治泄泻久不止，气血俱虚，身体羸瘦，将成劳瘵，如扶中汤(《参西录》)方中山药宜土炒为好；若与厚朴、生姜、白术等同用，用治饮食伤脾，宿谷不化，朝食暮吐，暮食朝吐，如大养胃汤(《三因方》)。

② 消化不良：常与炒薏苡同用，用治消化不良[《中西医结合杂志》1986，6(11)：694]。

(2) 炒山药

① 梦遗精滑：常与白术(炒)、五味子(酒蒸)、杜仲(酒炒)、菟丝子(酒制)等同用，用治脾肾虚损，不能收摄，梦遗精滑，身体困倦，如苓术菟丝丸(《景岳》)；若与芡实、金樱子、五味子等同用，具有益肾固精的作用，用治肾虚精关不固，梦遗滑精，腰酸腿痛，如必元煎(《景岳》)。

② 白带绵下：常与白术(土炒)、车前子(酒炒)、白芍(酒炒)、人参等同用，具有补脾止带的作用，用治脾虚肝郁，湿浊下注，白带量多清稀，绵绵不断，倦怠便溏，面色㿠白，如完带汤(《傅青主》)。

【参考资料】 山药中含有薯蓣皂苷元(Diosgenin)、皂苷、黏液质、胆碱(Choline)，止权素(DabscisinⅡ)、3,4-二羟基苯乙胺(3,4-Dihydroxy phenylethylamine)、糖蛋白、氨基酸及淀粉等[1-2]。

山药可以降低正常小鼠的血糖，对四氧嘧啶引起的小鼠糖尿病有预防及治疗作用，并能延长家蚕龄期[1]。生山药、清炒、土炒、麸炒等四种饮片煎剂对家兔离体肠管节律性活动有明显作用。对脾虚大鼠有一定的治疗作用[3]。

通过对山药生品、清炒、土炒和麸炒四种山药炮制品中薯蓣皂苷元和水溶性浸出物含量的测定，说明山药经炮制后，其主要有效成分薯蓣皂苷元的含量有较大差异。土炒品和清炒品比生品的薯蓣皂苷元含量高约近三倍，麸炒品比生品的薯蓣皂苷元含量约高出2倍。水溶性浸出物，四种炮制品之间含量相差不大，生品略高，麸炒品低。根据实验结果，从临床疗效角度分析，山药以炮制品用于临床为好，其中以土炒最好[4]。以碳粒廓清实验为指标，研究了山药生品、麸炒品及土炒品对小鼠非特异性免疫功能的影响，结果表明各给药组与对照组比较均有非常显著性差异，生品强于麸炒品和土炒品，而麸炒品和土炒品之间比较则没有显著性差异[5]。有文献采用HP 1090高效液相色谱测定CPA衍生化荧光检测，对山药炮制前后对游离氨基酸的影响进行了研究，结果为山药生品及清炒品、土炒品、米炒品、麸炒品中水溶性游离氨基酸总含量分别为：67.123mg/g、80.474mg/g、59.766mg/g、87.370mg/g、56.784mg/g，从测定结果可以看出，炮制后必需氨基酸中甲疏氨酸与色氨酸含量大为降低。其总含量为米炒品＞清炒品＞生品＞土炒品＞麸炒品[6]。

山药中的磷脂成分具有提高免疫功能、健脑、益精等活性。采用分光光度法测定山药及其7种炮制品中总磷脂的含量，结果为蜜麸制＞麸炒＞生品＞米炒＞土炒＞炒焦＞炒炭。说明山药经炒制后，造成部分磷脂成分的破坏。而麸炒品含量未降低，可能是麦麸作为传热介质使山药受热均匀而不易被破坏[7]。

用薄层色谱、紫外光谱及反相高效液相色谱等方法比较生山药和麸炒及清炒山药的成分变化。山药不同炮制品薄层色谱的比较结果，显示生山药醋酸乙酯和正丁醇提取液在365nm UV灯下，可见到3个明显的斑点，分别为黄色和绿色，Rf值为0.25，0.30，0.35。而清炒和麸炒山药无此斑点，说明加热后此3个成分被破坏或挥发。生山药与麸炒山药紫外吸收图谱的比较结果，生山药在269nm和220nm处有吸收；麸炒山药在258nm和222nm处有吸收。生山药与麸炒山药HPLC图谱的比较，生山药经过麸炒以后有新的吸收峰出现，证明成分发生了显著的变化[8]。以苯酚一硫酸法测定总糖含量，HPLC-EISD法分析山药粗多糖成分的单糖组成。结果生山药总糖含量为72.63％，得率为4.91％，麸炒品总糖含量为76.44％，得率为5.73％；单糖组成分析显示，生山药单糖组成摩尔比为Rha∶Glu＝1∶2.22，麸炒山药单糖组成摩尔比为Rha∶Glu＝1∶3.27。认为山药麸炒后总糖含量有所增加，且麸炒前后其单糖组成比存在一定的差异[9]。

通过灌胃给药，观察山药炮制前后粗多糖成分对脾虚模型小鼠胃排空率、肠推进率及脾脏指数、胸腺指数的影响。结果证明与模型组相比，山药粗多糖能抑制脾虚小鼠胃排空及小肠推进，考察制品作用有优于生品的趋势，同时脾脏指数与胸腺指数均有一定增加，表明制品优于生品。认为山药多糖成分对脾虚小鼠有一定的补脾健胃作用，初步推测调节免疫可能是其作用机制之一[10]。

【附】

1. 近代炮制方法　还有清炒、米炒等。

2. 文献摘录　“酥熬酒煎空心食前饮之，能补虚益颜色。”(《履巉岩》)“入药贵生干之，故古方皆用干山药，盖生则性滑，不可入药，熟则滞气，则堪啖耳。”(《纲目》)“补益药及脾胃中熟用，外科生用。”(《大法》)“如理脾，可用姜汁炒过。”(《钩元》)“入补药微炒。入补肺药乳拌蒸。治阴火生用。”(《得配》)“入滋阴药中宜生用，入补脾内宜炒黄用。”(《求真》)“入脾胃土炒，入肾盐水炒。”(《害利》)

【按语】山药古代的炮制方法有炒制、蒸制、姜制、蜜制、酒制、乳制、醋制、药汁制等。现代多用生切制、土炒及麸炒。《中国药典》2010年版收载生山药、麸炒山药二种饮片品种。

通过对不同炮制品中主要活性成分薯蓣皂苷元的含量测定，证明土炒、清炒和麸炒能促使主要活性成分的溶出（为生品的2～3倍），从而有利于药效作用的发挥和临床疗效的提高。

山药有补脾养胃，生津益肺，补肾涩精的功能，现代临床应用大多以生用为主，广泛应用于脾胃虚弱、肺虚喘咳、阴虚消渴及肝肾阴虚等证的方剂配伍中。而在脾虚久泻、泄泻便溏时才偶见以麸山药、炒山药入药剂的。

现代饮片市场皆注重于饮片的外观，如山药片的色泽与光洁，一般都经过硫黄熏制，以求达到“漂白”及防虫蛀的目的。但过量的硫必然会对山药的化学成分产生作用和反应，因此这一加工方法和工艺值得作进一步的研究。

参考文献

[1] 阴健，等. 中药现代研究与临床应用Ⅰ[M]. 北京：学苑出版社，1994：99.

[2] 徐礼燊，等. 薯蓣属植物中薯蓣皂甙元的测定[J]. 药学学报，1984，19(2)：141.

[3] 庞国兴，等. 山药对家兔离体肠管活动的影响[J]. 中成药，1989，11(5)：45.

[4] 杨梓懿. 山药炮制方法研究[J]. 中成药研究，1987，(2)：20.

[5] 杨中林，等. 山药不同炮制品对小鼠碳粒廓清速率的影响[J]. 中国中药杂志，1991，16(12)：725.

[6] 王曙东，等. 炮制对山药中游离氨基酸的影响[J]. 中国中药杂志，1990，15(11)：667.

[7] 王苏玲，等. 炮制对山药磷脂成分的影响[J]. 中国中药杂志，1993，18(6)：340.

[8] 徐自升，等. 怀山药炮制前后TLC、UV及HPLC图谱的变化[J]. 中国中药杂志，2004，29(2)：190.

[9] 蔡皓，等. 山药麸炒前后多糖成分的含量及单糖组成研究[J]. 南京中医药大学学报，2008，24(2)：104.

[10] 傅紫琴，等. 山药及其麸炒品的多糖成分对脾虚小鼠胃肠功能的影响[J]. 药学与临床研究，2008，16(3)：181.

川　贝　母

【来源】本品为百合科植物川贝母 *Fritillaria cirrhosa* D. Don、暗紫贝母 *Fritillaria unibracteata* Hsiao et K. C. Hsia、甘肃贝母 *Fritillaria przewalskii* Maxim. 或梭砂贝母 *Fritillaria delavayi* Franch. 的干燥鳞茎。前三者按性状不同分别习称“松贝”和“青贝”，后者习称“炉贝”。夏、秋二季采挖，或于积雪融化时采挖，除去泥土，粗皮及须根，晒干或低温干燥。

【古代炮制】明代始有糯米拌炒，米熟去米用（《必读》）的方法。清代增加了炒制（《玉衡》）、药汁制，采用四制法，第1次用大附子、童便、烧酒、韭菜汁制，第2次用雪蛤蟆，亦有酒韭汁制，第3次用吴茱萸、酒韭汁制，第4次用公丁香、酒韭汁制，共分4次制完（《拾遗》）、面炒黄（《增广》）、蒸制（《笔花》）等炮制方法。

【现代炮制】取原药材，除去杂质，用时捣碎，或研末。

【饮片性状】本品为类圆锥形，或近球形，表面类白色或淡黄色，有的具棕色斑点，外层两鳞片较厚，呈心脏形，相对抱裹，内有心芽和小鳞叶数枚；内表面纯白，质坚脆，富粉性；气微，味微苦。

【质量要求】川贝母含水分不得过15.0%. 总灰分不得过5.0%，酸不溶性灰分不得过

0.5%。用稀乙醇作溶剂，浸出物不得少于9.0%。含总生物碱以西贝母碱($C_{27}H_{43}NO_3$)计，不得少于0.050%。

【炮制目的】 川贝母味苦、甘性微寒。归肺、心经。具有清热润肺，化痰止咳的功能。用于肺热燥咳，干咳少痰，阴虚劳嗽，咯痰带血等。

川贝母临床多生用，除去杂质，使药材洁净，捣碎，便于有效成分煎出，研末，便于冲服，便于制剂(古代亦有蒸制用)。

【临床应用】

1. 生用

(1) 外感燥痰：常与知母、石膏同用，具有清热润燥，化痰止咳的作用，用于外感燥痰，身热烦渴，咳喘痰少，吐咯难出，如二母石膏汤(《症因脉治》)；若与杏仁、牛蒡子、苏梗等同用，用于鸡胸，内有热痰，兼受外风，如清肺丸(《马培之外科医案》)。

(2) 内伤燥痰：常与麦冬、天门冬、知母同用，具有养阴润肺，化痰止咳的作用，用于内伤燥痰，咳嗽喘逆，时咳时止，痰不能出，连嗽不已，或肺热身肿，燥痰烦满，如二冬二母汤(《症因脉治》)；若与天花粉、桔梗、麦冬等同用，用于肺经燥痰，痰涩而难出，上气喘促，如润肺汤(《不居集》)；若与瓜蒌、天花粉、橘红等同用，用于燥热伤肺，咳嗽痰黄，咯吐不爽，咽喉干痛，如贝母瓜蒌散(《医学心悟》)。

(3) 痰火之失眠：常与当归、生地、莲心等同用，具有清心化痰的作用，用于心经血虚，夹有痰火之失眠，如清心饮(《血证论》)。

(4) 失音声哑：常与诃子肉、甘草、乌梅肉等同用，具有清热利咽，生津止渴的作用，用于肺热火盛，咽喉不利，舌干口燥，失音声哑，如清音丸(《北京市中药成方选集》)。

(5) 瘰疬，痰核：常与玄参、煅牡蛎同用，具有清热散结的作用，用于瘰疬、痰核，咽干、舌红，如消瘰丸(《医学心悟》)；若与海藻、半夏、昆布等同用，用于瘿瘤，如消痰汤(《疡医大全》)。

(6) 痫证：常与明天麻、胆南星、石菖蒲等同用，具有豁痰开窍、息风镇惊的作用，用于痫证，突然发作，晕仆在地，喉中痰鸣，发出类似猪、羊叫声，甚则抽搐目斜，亦治癫狂，如定痫丸(《医学心悟》)。

(7) 痈毒：常与黄芩(酒炒)、海昆布(酒洗)、海藻(酒洗)等同用，具有清热解毒，消结散痈的作用，用于小儿痈毒，如消结神应丸(《幼科发挥》)；若与青皮、金银花、天花粉等同用，用于吹乳，乳痈，便毒，如消毒散(《外科经验方》)；若与天竺黄、硼砂、文蛤(醋炒)等同用，用于肺痈、肺痿，如贝母括痰丸(《医级》)。

(8) 百日咳：常与黄郁金、葶苈子、桑白皮等同用，共轧为极细末，备用，1.5～3岁，每次二分(0.6g)；4～7岁，每次五分(1.5g)；8～10岁，每次七分(2.1g)，均1日3次，温水调冲，用于小儿百日咳[《江苏中医》1965(2):36]。

2. 制用(蒸制)

(1) 阴虚咳嗽：常与天冬(蒸)、生地(酒洗)、麦冬(蒸)等同用，具有滋阴保肺，消痰止咳的作用，用于阴虚咳嗽，如月华丸(《医学心悟》)。

(2) 瘰疬：常与玄参(蒸)、牡蛎(煅，醋研)同用，具有清热滋阴，化痰散结的作用，用于肝肾阴亏所致的瘰疬，如消瘰丸(《医学心悟》)。

【参考资料】 川贝母含有青贝碱(Chinpeimine)，松贝碱甲(Sonpeimine)，松贝碱乙，川贝碱(Fritimine)，西贝素(Sipemine)。暗紫贝母含松贝宁(Songbeisine)。甘肃贝母含岷贝碱甲(Minpeimine),岷贝碱乙(Minpeiminine)。梭砂贝母含 Imperialine, Delavine, Delavinone, Chuanbeinone, Dalafrinone, Dalafrine, 白炉贝碱(Beilupeimine), 炉贝碱(Fritimine)[1-2]。

小鼠氨水引咳实验证明,川贝母总生物碱及非生物碱部位均有明显的镇咳作用。小鼠酚红法祛痰实验证明,川贝母有明显的祛痰作用。川贝碱对猫可产生持久性的降压作用并伴以短暂的呼吸抑制。此外川贝母还有一定的抑菌作用和提高小鼠常压耐缺氧能力[1]。

川贝母的加工炮制中,应避免在水中长时间浸泡,若将川贝母在水中浸泡1~2小时,则总生物碱损失12%~39%[3]。将鲜贝母直接炕干,总生物碱和总提取物的含量均较高[1]。

【附】

1. 近代炮制方法　还有炒制、米炒法。

2. 文献摘录　"去时感火痰,去心,糯米拌炒,米熟为度,去米用。胃寒者,姜汁炒。"(《得配》)

【按语】川贝的古代炮制方法有米炒制、炒制、面炒制、蒸制、药汁制等法。现代大多用生品。川贝的主要活性成分为生物碱类,有川贝碱、青贝碱、松贝碱等,在川贝切片时,应避免在水中浸泡,防止有效成分的损失。

《中国药典》1995年版分别收载了川贝母、平贝母、伊贝母、浙贝母等4个品种。产于东北等地的平贝母与产于新疆的伊贝母其炮制加工方法及功能、主治等临床应用皆与川贝母相同。唯浙贝母体大肥厚,高约1~2cm,直径2~3cm。炮制时宜大小分开,润透,切厚片或打成碎块[4]。

在临床应用方面,川贝母与浙贝母都能清肺化痰而止咳,故可用于痰热咳嗽,但川贝母性凉而甘,兼有润肺之功,多用于肺虚久咳,痰少咽燥等证,常与麦冬、天冬、沙参等养阴润肺药配伍。而浙贝母苦、寒,开泄力大,清火散结作用较强,多用于外感风热,痰火郁结的咳嗽,常与宣肺祛痰药如杏仁、前胡、牛蒡子等药配伍。此外,浙贝母的清热散结作用较优,常用于治疗瘰疬症,如消瘰丸。也常与蒲公英、鱼腥草等配伍治疗乳痈、肺痈等证。

参考文献

[1] 阴健,等.中药现代研究与临床应用(Ⅰ)[M].北京:学苑出版社,1994:189.

[2] 余世春,等.暗紫贝母化学成分研究(Ⅰ)[J].中草药,1990,21(1):2.

[3] 韩莹,等.水浸对贝母中生物碱含量的影响[J].山东中医杂志,1991,10(1):39.

[4] 卫生部药政管理局.全国中药炮制规范[M].北京:人民卫生出版社,1988:91.

川　乌

【来源】本品为毛茛科植物乌头 *Aconitum carmichaeli* Debx. 的干燥母根。6月下旬至8月上旬采挖,分开子根(附子),除去须根及泥沙,晒干。

【古代炮制】汉代有煻灰火炮炙、蜜煮(《金匮》)法。唐代有熬(《千金》)、烧作灰(《产宝》)、火煨、米炒、醋煮(《理伤》)等法。宋代增加了微炒、黑豆煮、酒浸、酒拌炒、童便制(《圣惠方》)、盐炒(《博济》)、酒煮(《苏沈》)、黑豆同炒、盐煮炒(《总录》)、蚌粉炒制、乌豆蒸(《局方》)、煅存性(《总微》)、牡蛎粉炒制、米泔浸后麸炒制(《三因》)、麻油煎令黄(《朱氏》)、姜汁浸、童便浸后姜炒(《扁鹊》)等方法。元代有土制(《丹溪》)法。明、清时代又增加了酒和童便制、盐姜制、面炒制、蛤粉炒制、米泔浸(《普济方》)、盐酒浸(《医学》)、酒醋制(《纲目》),并提出湿纸煨后酒煮,以入口不麻为度(《醒斋》)、童便及浓甘草汤同煮汁尽为度(《必读》)、草果蒸(《串雅外》)等多种炮制方法。

【现代炮制】

1. 生川乌　取原药材,拣净杂质,洗净灰屑,晒干,用时捣碎。

2. 制川乌　取净川乌,大小分开,用水浸泡至内无干心,取出,加水煮沸4~6小时,或蒸6~8小时,至取大个及实心者切开无白心,口尝微有麻舌感时,取出,晾至六成干,切厚片,干燥。筛去碎屑。

【饮片性状】生川乌呈不规则的圆锥形,稍弯曲,顶端常有残茎,中部多向一侧膨大,长2~7.5cm,直径1.2~2.5cm。表面棕褐色或灰棕色,皱缩,有小瘤状侧根及子根脱离后的痕迹;质坚实,断面类白色或浅灰黄色,形成层环纹多呈多角形;气微,味辛辣,强烈麻舌感。制川乌为不规则或长三角的片,表面黑褐色或黄褐色,有灰棕色形成层环纹,质轻脆,断面有光泽,无臭,微有麻舌感。

【质量要求】生川乌水分不得过12.0%,总灰分不得过9.0%,酸不溶性灰分不得过2.0%,按干燥品计算,含乌头碱($C_{34}H_{17}NO_{11}$),次乌头碱($C_{33}H_{45}NO_{10}$)和新乌头碱($C_{33}H_{45}NO_{11}$)的总量应为0.050%~0.17%;制川乌含双酯型生物碱以乌头碱($C_{34}H_{17}NO_{14}$)、次乌头碱($C_{33}H_{45}N0_{10}$)及新乌头碱($C_{33}H_{45}NO_{11}$)的总量计,不得过0.040%。含苯甲酰乌头原碱($C_{32}H_{45}NO_{10}$)、苯甲酰次乌头原碱($C_{31}H_{43}NO_{9}$)及苯甲酰新乌头原碱($C_{31}H_{43}NO_{10}$)的总量应为0.070%~0.15%。

【炮制目的】川乌味辛、苦,性热,有大毒。归心、肝、肾、脾经。具祛风除湿,温经止痛的功能。用于风寒湿痹,关节疼痛,心腹冷痛,头风痛,偏头痛,寒疝作痛,阴疽肿痛.亦可作麻醉止痛。

生川乌有大毒,多外用,以温经止痛为主。用于风冷牙痛,头风头痛,腰脚冷痛,疥癣,痈肿等证及麻醉止痛。制川乌毒性降低,可供内服,用于风寒湿痹,肢体疼痛,麻木不仁,心腹冷痛,寒疝腹痛,阴疽肿痛。

【临床应用】

1. 生用

(1) 痹痛:单用川乌头生用,捣散,醋调涂,敷之,须臾痛止。如乌头散(《圣惠方》)。

(2) 头风头痛:常与天南星研为细末,葱汁涂太阳穴,具有祛风止痛的作用,用于寒邪凝滞,阳气被遏,年久头痛(《经验方》)。

(3) 风冷牙痛:常与生附子共研细末,煮糊为丸,如小豆大,每用1丸,于痛牙处咬之,有祛寒止痛作用,如乌头丸(《圣惠方》)。

(4) 久生疥癣:单用生川乌七枚,捣碎,以水三大盏煎至一大盏,去滓,温温洗之。(《圣惠方》)。

(5) 痈肿:乌头五枚,以苦酒三升,渍三日,洗之,日夜三四度(《古今录验》)。

(6) 麻醉止痛:单用生川乌磨成细粉,配成10%乌头酒精浸出液,用于鼻腔及口腔黏膜麻醉,亦可用于眼、气管、食管表面麻醉(《中药大辞典》)。

2. 制用

(1) 风寒湿痹:常与五灵脂、苍术(酒浸)、自然铜(烧熟)等同用,具祛寒止痛的作用,用于风寒湿痹,挛痛不能步履者,如乌术丸(《普济方》);若与麻黄、芍药、炙甘草、黄芪同用,用治寒湿历节及脚气疼痛，不可屈伸，如乌头汤(《金匮》)。

(2) 心痛彻背：常与干姜、炮附子、赤石脂等同用，能散寒止痛，用于阴寒痼结，心痛彻背，背痛彻心，如乌头赤石脂丸(《金匮》)。

(3) 寒疝腹痛：常与桂枝、生姜同用，能祛寒止痛，用于寒疝，腹中痛，手足逆冷，身体疼痛，如乌头散(《圣惠方》)。若单用乌头(炒)，水煎去滓。合蜜煎服，用治寒疝，绕脐腹痛，恶寒不欲食，发则白津出，手足厥冷，如乌头煎(《金匮》)。

(4) 阴毒伤寒：常与干姜同用，具有祛寒攻毒的作用，用于阴毒伤寒，手足逆冷，头痛腰重，如退阴散(《博济方》)。

(5) 风虚麻痛：常与五灵脂同用，用于久患风虚麻痛，行步艰难，如乌灵丸(《宝鉴》)。

【参考资料】川乌中主含双酯型二萜类生物碱：乌头碱(Aconitine)、中乌头碱(Mesaconitine)、次乌头碱(Hypaconitine)、杰斯乌头碱(Jasaconitine)、异翠雀碱(Isodelphinine)等。此类生物碱毒性很大，是川乌中的主要毒性成分。经水解可成为毒性较小的单酯型生物碱：苯甲酰乌头胺(乌头次碱 Benzoylaconine)、苯甲酰中乌头胺(Benzoylmesaconine)、苯甲酰次乌头碱(Benzoylhypaconine)。若进一步水解，则可变成毒性更小的醇胺型生物碱——乌头胺(乌头原碱 Aconine)、中乌头胺(Mesaconine)、次乌头胺(Hypaconine)。其他生物碱尚有去甲乌药碱(Higenamine，Demethylcoclaurine)、去甲猪毛菜碱(Sasolinol，SAL)。据报道还含塔拉地萨敏(Talati-samine)川乌碱甲、乙(CarmichaelineA、B)[1-3]。

小鼠热板法和电刺激鼠尾法试验均证明乌头碱具有明显的镇痛作用[4]。局麻作用：乌头碱具有表面麻醉作用，效力相当于可卡因 2 倍。强心作用：乌头碱可使离体或在体蛙心出现短暂的强心作用，随即转入抑制，最后出现心跳停止等毒性作用。家兔心电图实验表明，总生物碱具有增强肾上腺素的作用，对抗垂体后叶素所致的初期 ST 段上升和继之发生的 ST 段下降。另有报道，去甲乌药碱和去甲猪毛菜碱为川乌和附子中的水溶性强心有效成分。对血管和血压的作用：川乌煎剂和总碱成分均可增加麻醉猫的冠脉血流量。对麻醉犬和猫有短暂的降压作用。抗炎作用：总碱对因热所致的兔耳肿胀和小鼠化学性腹膜炎以及动物实验性关节炎均有抗炎作用。其他方面，次乌头碱和乌头原碱对于因注射菌苗所致家兔发烧有解热作用，乌头碱可抑制呼吸中枢，使呼吸变慢，还可反射性引起唾液分泌亢进[5-6]。

乌头毒性很大，乌头碱小鼠皮下注射的 LD_{50} 为 0.295～0.320mg/kg，1 次腹腔注射及口服的 LD_{50} 为 300mg/kg。日本学者研究认为乌头碱(Aconitine)皮下、腹腔、静脉注射及灌胃，小鼠的 LD_{50} 分别为 0.27mg/kg、0.38mg/kg、0.12mg/kg、1.8mg/kg。次乌头碱(Hypaconitine)分别为 1.19mg/kg、1.1mg/kg、0.47mg/kg 及 5.8mg/kg。而乌头原碱(Aconine)小鼠静脉注射的 LD_{50} 为 120mg/kg。中毒症状以神经系统和循环系统为主，消化系统症状次之。其毒性可概括为：箭毒样作用即阻断神经—肌肉接头传导；乌头碱样作用，表现为心律紊乱、血压下降、呼吸抑制、肌肉麻痹和中枢神经功能紊乱。乌头碱可直接毒害心肌细胞，造成心房纤颤[7]。

川乌炮制的主要目的是降低毒性。炮制去毒机理：川乌的毒性成分主要是双酯型二萜类生物碱，该类化合物性质不稳定，易被水解，其 C_8 位上的乙酰基水解时失去一分子醋酸，得到相应的苯甲酰单酯碱，若继续水解，C_{14} 位上的苯甲酰基失去一分子苯甲酸，生成了乌头原碱，水解产物苯甲酰单酯碱和乌头原碱的毒性较小，从而达到“解毒”的目的。在炮制工艺中，加水、加热处理(包括干热法、湿热法)，或蒸法，或煮法都能促进水解反应，使剧毒的双酯型乌头碱分解而“去毒”[7-10]。但是，由于制川乌时，炮制方法、条件（如温度、时间等）等因素控制的差异，导致制川乌饮片中实际乌头碱的含量差异较大，据报道，其含量范围在0.0041%～0.0210%，相差五倍之多。值得引起注意[11]。

在药效学镇痛作用的研究中，用小鼠扭体法和热板法比较生品与制品的镇痛效果，结果认为，炮制后由于双酯型乌头碱类成分的分解破坏而使其毒性降低，但其镇痛作用的生物活性仍然作用明显，大致与生品相近[12]。

比较盐煮乌头片中发现，炮制品经煮后其总生物碱的减少远不及毒性降低为多，以生物碱的含量作为毒性指标是不合适的[13]。实验结果认为传统方法确使毒性降低很多，可减少22～26倍，并发现室温对川乌毒性实验有显著影响，室温愈高，浸出毒性增大[14]。

用缓冲纸层析测得日本市售川乌头及炮附子中的乌头碱量为：川乌头（Ⅰ）0.23%，川乌头（Ⅱ）0.13%；炮附子（Ⅰ）0%，炮附子（Ⅱ）0.01%；川乌头（侧子）0.26%～0.1%；市售的白河附子的乌头碱量0.3%，陈久保存不良者几乎检不出乌头碱[15]。

乌头碱与甘草酸在水溶液中混合不产生沉淀，急性毒性实验表明乌头碱的毒性不因甘草酸的加入而降低[16]。

比较各种辅料与炮制方法结果认为：甘草水蒸与常水蒸差别不大，以加压常水蒸为好[17,8]；100℃干烘3小时以上去毒效果好[18]；清水煮4～5小时至口尝无麻或微麻舌感为度[19]；采用乌头去毒指数（DI）为质量指标来评估乌头的有效性和毒性，通过$L_8(4'\times4')$正交试验确定乌头的最佳炮制工艺为将乌头整个经清水润湿后，120℃加压蒸制90分钟为好[20]。采用不同的蒸汽压力和蒸制时间处理药材，然后测定药材中中乌头碱、乌头碱、次乌头碱的含量变化。结果：随着蒸汽压力的增大和蒸制时间的延长，川乌中三种主要的乌头类生物碱含量逐渐降低，在0.1Mpa蒸汽压力下蒸制30分钟或60分钟，乌头碱含量与按药典方法常压下蒸8小时的含量接近[21]。

首次采用乙腈—四氢呋喃—醋酸铵—冰醋酸梯度洗脱系统对生川乌和制川乌中双酯型及单酯型乌头生物碱成分进行了分析测定，结果待测成分与其他成分基本能基线分离，并可在60分钟内完成1次进样测定，采用本法测定了23批不同产地及不同炮制方法得到的川乌和制川乌药材中新乌头碱、次乌头碱、乌头碱、苯甲酰新乌头碱和苯甲酰次乌头碱的含量，17批制川乌药材样品实测结果，不同产地及不同炮制方法制成的制川乌中单酯型生物碱成分苯甲酰新乌头碱、苯甲酰次乌头碱，以及残留的双酯型生物碱成分次乌头碱含量存在差异。为川乌及饮片质量标准的建立提供了依据[22]。

【附】

1. 近代炮制方法还有黑豆甘草煮、生姜豆腐煮等。

2. 文献摘录　“凡丸散炮去皮脐用……”（《证类》）“须炮以制毒也。”（《活幼》）“童便浸炒去毒。”（《丹溪》）“大豆同煮熟去其毒用。”（《本草述》）

【按语】川乌古代炮制方法较多，计有火炮，蜜制，制炭，煨制，醋制，黑豆制，酒制，盐制，童便制，水浸制，油煎，姜制，土制，药汁制等，总的趋势是从干法向湿法方面转变。尽管方法众多，其目的只有一个，就是降低毒性，保证临床用药的安全。如上所述，川乌的毒性源自双酯型二萜类生物碱，其含量的多少决定了川乌毒性的大小。双酯型二萜类生物碱如乌头碱、次乌头碱等的化学结构不稳定，易产生水解，其最终的水解产物乌头原碱毒性极低，炮制过程中的加热、加水或加压处理就是促进其水解（分解）反应的手段。应该指出，在川乌中除含双酯型二萜生物碱外，尚含有其他结构类型的生物碱，如去甲乌药碱，去甲猪毛菜碱等，且实验已经证明,这类成分是具有强心作用的活性成分,体现了川乌的治疗作用。这一研究说明,川乌毒性大小与双酯型二萜生物碱的含量呈正比,而与川乌中总生物碱的含量不呈正相关。传统的炮制工艺(川乌均为产地加工)能有效地降低川乌的毒性而保留其临床疗效。

参考文献

[1]《广东中药志》编辑委员会.广东中药志:第一卷[M].广州:广东科技出版社,1994:136.

[2] 江苏植物研究所,等.新华本草纲要:第一册[M].上海:上海科学技术出版社,1988:100.

[3] 郭晓庄,等.有毒中草药大辞典[M].天津:天津科技翻译出版公司,1992.61.

[4] 张覃沐,等.乌头碱和闹羊花毒素的镇痛作用以及并用东莨菪碱和阿托品后的增强现象[J].生理学报,1958,22(2):98.

[5] 刘天培,等.中国乌头对血管的作用[J].药学学报,1966,13(4):250.

[6] 刘世芳,等.北乌头总生物碱及乌头碱对几种药物引起心电图变化的影响[J].药学学报,1980,15(9):520.

[7] 张银娣,等.附子毒性的研究[J].药学学报,1966,(5):350.

[8] 刘成基,等.川乌炮制前后总生物碱,酯型生物碱含量的变化[J].中药通报,1985,10(7):22.

[9] 祁明馥.关于乌头附子炮制机理的另一解释[J].中药材,1986(6):37.

[10] 宋东江,等.乌头碱类化合物毒理学研究概况[J].中国药理学通报,1989,5(5):272.

[11] 曹晖.香港市售乌头类药材及其炮制品的乌头碱含量测定[J].中国中药杂志,1993,18(5):279.

[12] 陈龙,等.草乌几种炮制品的镇痛作用比较[J].中国中药杂志,1995,20(1):20.

[13] 李泽淋,等.中药乌头炮制方法的研究[J].上海第一医学院学报,1964(1):97.

[14] 李爱华,等.乌头炮制研究[J].药检工作通讯,1964(1):12.

[15] 高木修司,等.乌头属块根中乌头碱的微量定量[J].药学杂志,1965,85:709.

[16] 苏孝礼,等.乌头碱和甘草酸相互作用的研究[J].中国中药杂志,1993,18(12):726.

[17] 天津市药材公司,等.乌头炮制研究[J].中草药通讯,1974(3):24.

[18] 济南人民制药厂,等.川乌炮制工艺改革的研究[J].中医药研究参考,1976(3):27.

[19] 上海虹口区中药切制厂.制川(草)乌炮制工艺的改革[J].中成药研究,1978(2):14.

[20] 苏孝礼,等.乌头炮制工艺的研究[J].中药材,1994,17(4):27.

[21] 张荣,等.川乌加压炮制对乌头类生物碱含量的影响研究[J].中医药学刊 2003,21(1):156.

[22] 张聿梅,等.川乌和制川乌中单酯及双酯型生物碱成分的含量测定[J].药物分析杂志,2005,25(7):807.

川 芎

【来源】本品为伞形科植物川芎 *Ligusticum chuanxiong* Hort. 的干燥根茎。夏季当茎上的节盘显著突出,并略带紫色时采挖,除去泥沙,晒后炕干,再撞去须根。

【古代炮制】唐代有熬制(《千金翼》)法。宋代有微炒、醋炒(《博济》)、粟米泔浸(《证类、御药院方》)、焙制(《普本》)、煅制(《传信》)、酒炒(《扁鹊》)等方法。元代增加了米水炒、茶水炒(《世医》)、童便浸(《丹溪》)的方法。明、清时代又增加了酒煮(《普济方》)、醋煮(《医学》)、蒸制(《入门》)、盐水煮(《回春》)、酒洗(《宋氏》)、煅炭、蜜炙(《济阴》)、盐酒炙(《一草亭》)、酒浸(《说约》)、白芷蒸(《得配》)等炮制方法。

【现代炮制】

1. 川芎 取原药材,除去杂质,大小分开,洗净。用水泡至指甲能掐入外皮为度,取出,润透,切薄片,干燥。筛去碎屑。

2. 酒川芎　取川芎片，加入定量黄酒拌匀，稍闷润，待酒被吸尽后，置炒制容器内，用文火加热，炒至棕黄色时，取出晾凉。筛去碎屑。川芎片每100kg，用黄酒10kg。

本品含挥发油，在闷润时注意检查，防止出油变质，并忌高温干燥。

【饮片性状】川芎为不规则的薄片，表面黄白色或灰黄色，片面可见波状环纹或不规则多角形的纹理，散有黄棕色的小油点（油室），切面光滑，周边粗糙不整齐。质坚韧。具特异香气，味苦辛，稍有麻舌感，微回甜。酒川芎色泽加深，偶见焦斑，质坚脆，略有酒气。

【质量要求】川芎水分不得过12.0%，总灰分不得过6.0%，酸不溶性灰分不得过2.0%，乙醇浸出物不得少于12.0%，按干燥品计算，含阿魏酸（$C_{10}H_{10}O_4$）不得少于0.10%。

【炮制目的】川芎味辛，性温。归肝、胆、心包经。具有活血行气，祛风止痛的功能。用于月经不调，痛经，闭经，难产、产后瘀阻腹痛，胁肋作痛，头痛，风湿痹痛以及跌打损伤，疮痈肿痛等。

川芎临床多生用，其气厚味薄，辛香走窜力强，活血行气，祛风止痛力强，用于血瘀气滞的月经不调，痛经，闭经，产后瘀滞腹痛，头风头痛，风湿痹痛等证。经酒制后，能引药上行，增加活血、行气、止痛作用。多用于血瘀头痛，胸胁疼痛，月经不调，风寒湿痹等证。

【临床应用】

1. 生用

（1）头痛：常与薄荷、炒香附、防风等同用，具祛寒止痛作用，用于诸风上攻，头目昏重，偏正头痛，鼻塞身重等证，如川芎茶调散（《局方》）；若与僵蚕、菊花、石膏同用，具有祛风热，止头痛的作用，用于风热头痛、头胀或治偏头痛，如川芎散（《宝鉴》）；若与羌活、藁本、防风等同用，具祛风止痛，用于风湿头痛，如羌活胜湿汤（《内外伤辨惑论》）；若与南星、半夏、细辛等同用，用于痰厥头痛，如芎辛导痰汤（《准绳》）。

（2）风湿腰痛：常与羌活、独活、荆芥等同用，能祛风止痛，用于风湿腰痛，痛引项脊尻背，如羌活败毒散（《症因脉治》）；若与羌活、防风、藁本、蔓荆子等同用，具祛风胜湿、止痛，用于风湿在表，肩背痛不可回顾，头痛身痛，或腰脊疼痛，难以转侧，如羌活胜湿汤（《内外伤辨惑论》）；若与木香同用，研末和匀，黄酒或白开水冲服，用于闪腰岔气，腰肌扭伤等疗效明显[《新疆中医药》1989，(3)：35]

（3）产后恶露不行：常与全当归、桃仁、干姜（炮黑）、甘草同用，能活血化瘀、温经止痛，用于产后血虚受寒，恶露不行，小腹冷痛，如生化汤（《傅青主女科》）；若与吴茱萸、当归、芍药等同用，具温经散寒，祛瘀养血之功，用于冲任虚寒，瘀血阻滞，漏下不止，月经不调，亦治妇人久不受孕，如温经汤（《金匮》）。

（4）月经不调：常与当归（酒浸炒）、白芍、熟地黄（酒洒蒸）同用，具有补血调经的作用，用于冲任虚损，血虚血滞，月经不调，脐腹疠痛，崩中漏下，血瘕块硬，阵发疼痛，妊娠宿冷，胎动不安，血下不止，产后乘虚，风寒内搏，恶寒不下，结生瘕聚，少腹坚痛，时作寒热，及各种血虚证，如四物汤（《局方》）。

（5）诊断早期妊娠：单用川芎炙干，研细面，早晨4点后服2～3g后，立即平身仰卧，注意下腹部反应，切不可入睡，一般在服药1小时后左右腹部产生波动或轻微的嗡嗡感觉，个别有点疼痛感，只要在脐下任何部位的感觉都定为阳性反应，即诊断为妊娠，结果诊断准确率达100%。[《河北中医》1986(2)：29]

2. 制用

（1）月经不调：常与香附（六制）、阿胶珠、酒当归等同用，具活血调经的作用，用于妇人月经不调，及不孕，如正元丹（《准绳》）。

（2）子宫出血：常与白酒制成煎剂，服用，用于功能性子宫出血，一般2～3剂即可止血（《陕西中医》1990，11（4）：150）。

（3）脘胁串痛：常与白芍（酒炒）、生地黄（酒洗）、当归（酒洗）等同用，用于气血郁结，脘胁串痛，甚则吐血，衄血，色多紫黯，如四物绛复汤（《重订通俗伤寒论》）。

（4）偏头痛：单用川芎一味，酒浸服，用治偏头痛（《斗门方》）。

【参考资料】川芎含川芎嗪（四甲基吡嗪 Tetramethyl-pyrazine）、川芎酚（Chuanxingol）、阿魏酸（Ferulic acid）、大黄酚（Chrysophic acid）、瑟丹酸（Sedanonic acid）、匙叶桉油烯醇（Spathulenol）、川芎哚（Perlolyrine）、L-异亮氨酰-L-缬氨酸酐（L-Isoleucyl-L-Valine anhydride）、（3s）-3-丁基-4羟基苯肽［（3s）-3-Butyl-4-hydro-xyphthalide］、藁本内酯（Ligustilide）、丁烯基酞内酯（Butylidenephthalide）、川芎酞内酯（Senkyuno-lide）、丁基酞内酯（Butylphthalide）、新蛇床内酯（Neocnidilide）以及β-谷甾醇、亚油酸、脂肪酸甘油脂等[1-4]。

川芎的药理作用是多方面的。对循环系统具有扩张冠脉流量和心肌营养血流量、降低心肌耗氧量、增加脑和外周血流量、降低外周血管阻力的作用。对垂体后叶素诱发的心肌缺血有保护作用。川芎嗪具有对抗ADP或胶原引起的人及家兔的血小板聚集，使已形成的凝块解聚，抗血栓形成；同时还可抑制TXA_2的活性和生成的作用。川芎煎剂给小白鼠灌胃具有减少其自发性活动，延长戊巴比妥钠的催眠时间，但不能拮抗咖啡因的兴奋作用。川芎对宋内氏痢疾杆菌、伤寒杆菌、副伤寒杆菌、大肠杆菌、变形杆菌、绿脓杆菌等均有抑制作用。家兔离体妊娠子宫试验表明，川芎浸膏使子宫收缩增强，形成挛缩，而大剂量反而使子宫麻痹，收缩停止。阿魏酸与川芎内酯成分对平滑肌有抗痉作用[4]。

采用正交设计优化川芎酒炙工艺，采用HPLC方法测定炮制前后川芎中阿魏酸的含量。结果：川芎为用15%的黄酒闷润，在200℃下炒炙4分钟，炮制后川芎的有效成分阿魏酸的含量有所降低[5]。

测定川芎生品与酒炙品中总生物碱含量，以川芎嗪计算，结果生川芎片为0.1523%，而酒炙川芎片为0.2026%，证明酒炙后，活性成分的含量明显提高（$P<0.05$）[6]。实验结果表明酒炙川芎中波罗林（perlolyrine）含量增加，而波罗林又是川芎中很有生理活性的成分，所以酒炙川芎能增强疗效[7]。

用1CP—AES法测定了川芎的三种炮制品水煎液中锌、铜等11种金属元素的含量。结果表明，和生品水煎液相比，酒炙品水煎液中铁、锰、锂、镍、钴等元素的含量明显增加，铜、铬的含量明显减少，炒品水煎液中铁、锰、锂、钴、钒的含量明显增加，锌、铜、铬、镍等元素的含量明显减少[8]。川芎经酒炒、麸炒、炒黄炒焦、酒麸炒炮制后，挥发油含量均有不同程度的降低。这说明炮制可去其油，缓和其辛温燥烈之性。其中江西法（酒炒）的挥发油降低量适中，辅料酒又起协同作用，增强活血行气之功效，这样既去油缓和药性，又有协同作用[9]。

用洗净切片、蒸、煮、泡等不同炮制方法的炮制品，从挥发油定性及折光率测定看，几种样品的结果基本一致，说明蒸煮炮制川芎对其化学成分在本质上无显著影响，蒸后内酯提出量明显增高，及阿魏酸含量比文献记载高，这可能是蒸煮后改变了川芎组织细胞通透性，使这些成分易于提出之故。根据实验结果认为以中国《药典》1977年版的方法为好：即洗净，润透，切片，干燥后生用[10]。

【附】

1. 近代炮制方法还有酒蒸、酒煮、炒黄、麸炒等。

2. 文献摘录　“古方单用芎䓖含咀以主口齿疾，近世或蜜和作指大丸欲寝服之治风痰殊佳。”（《证类》）“偏头风痛，京芎细剉，浸酒日饮之。”（《纲目》）

【按语】川芎的古代炮制方法较多，计有熬制，炒制，醋ĥ，泔制、焙制、煅制、酒制，蒸制，盐制，蜜制等方法。现代则大多采用生切制和酒制两种。生品气厚辛香走窜，活血行气，祛风止痛力强。酒制后引药上行，增强活血行气和止痛的作用。

测定生川芎和酒川芎饮片煎液中总生物碱的含量，以川芎嗪计算，结果证明酒制后总生物碱含量明显提高。说明酒制后能增强其药理活性和临床的治疗作用。

用薄层扫描法测定川芎中的另一有效成分阿魏酸，其含量为 0.094%，而其地上部分（非传统药用部位）为 0.006%[11]。

参考文献

[1] 王普善，等. 中药川芎的化学成分研究——一种萜类化合物[J]. 中草药，1985，16(4)：30.

[2] 曹凤银，等. 川芎化学成分的研究[J]. 中草药，1983，14(6)：241.

[3] 中国医学科学院药物研究所. 川芎有效成分的研究[J]. 药学学报，1979(11)：670.

[4] 黄泰康，等. 常用中药成分与药理手册[M]. 北京：中国医药科技出版社，1994：414-419.

[5] 马琳，等. 酒炙川芎最佳工艺考察及炮制前后阿魏酸含量变化[J]. 中成药，2008，30(8)：1177.

[6] 欧阳强. 川芎炮制前后总生物碱含量的变化[J]. 中成药，1989，11(9)：18.

[7] 祝亚勤，等. 川芎炮制原理的探讨[J]. 中医药信息，1987(1)：38.

[8] 袁伯勇. 川芎的三种炮制品水煎液中金属元素的研究[J]. 中药材，1996，19(11)：560.

[9] 龚千锋，等. 川芎炮制前后挥发油及生物碱的研究[J]. 江西中医学院学报，1997，9(1)：28.

[10] 梁卫. 炮制方法对川芎化学成分影响初步探讨[J]. 中医药研究杂志，1985(4，5)：61.

[11] 刘友平，等. 薄层扫描法测定川芎不同部位阿魏酸的含量[J]. 中国中药杂志，1995，20(1)：9.

川　牛　膝

【来源】本品为苋科植物川牛膝 *Cyathula officinalis* Kuan 的干燥根。秋、冬二季采挖，除去芦头、须根及泥沙，炕或晒至半干，堆放回润，再炕干或晒干。

【古代炮制】唐代有酒浸焙干用（《理伤》）的方法。宋代有去苗烧灰（《圣惠方》）、酒浸蒸（《局方》）等方法。元代有酒洗（《活幼》）的方法。明、清时代增加了茶水浸（《普济方》）、童便酒浸（《医学》）、首乌黑豆七蒸，七晒（《准绳》）、与何首乌同蒸（《本草述》）等炮制方法。

【现代炮制】

1. 川牛膝　取原药材，除去杂质及芦头，洗净，润透，切薄片，干燥。筛去碎屑。

2. 酒川牛膝　取川牛膝片，加定量黄酒拌匀，闷润，待黄酒被吸尽时，置炒制容器内，用文火加热，炒干，取出，晾凉。筛去碎屑。川牛膝片每 100kg 用黄酒 10kg。

3. 盐川牛膝　取川牛膝片，加盐水拌匀，稍闷，待盐水被吸尽后，置炒制容器内，用文火加热，炒干，取出，晾凉。筛去碎屑。川牛膝片每 100kg 用食盐 2kg。

【饮片性状】川牛膝为类圆形的薄片，周边黄棕色或灰褐色，有纵皱纹，片面黄棕色，散有浅黄色小点（维管束），排列成数轮同心环，质柔软。气微，味甜。酒川牛膝表面暗褐色，微有酒香气。盐川牛膝表面黯褐色，略带咸味。

【质量要求】川牛膝水分不得过 16.0%，总灰分不得过 8.0%，水溶性浸出物不得少于 65.0%，按干燥品计算，含怀苋甾酮（$C_{29}H_{44}O_8$）不得少于 0.030%。饮片水浸出物不得少于 60.0%。

【炮制目的】川牛膝味甘、微苦，性平。归肝、肾经。具有逐瘀通经，通利关节，利尿通淋的功能。用于经闭癥瘕，胞衣不下，关节痹痛，足痿筋挛，尿血血淋，跌仆损伤等。

川牛膝生品以逐瘀通经为主，用于经闭癥瘕，胞衣不下，跌仆损伤等症。经酒炙后，增强逐瘀通经，通利关节的作用，用于关节痹痛，足痿筋挛，跌仆损伤，及肾虚腰痛等症。经盐水炙后，能增强利尿通淋的作用，用于尿血血淋，小便不利等症。

【临床应用】

1. 生用

(1) 鹤膝肿热作痛：常与防己、赤芍、秦艽等同用，具有活血通络，清热利湿的作用，用于湿热下注，鹤膝肿热作痛，如通络利湿汤(《马培之医案》)。

(2) 湿热痹痛：常与黄柏(酒炒)、苍术同用，具有祛湿通痹的作用，用于湿热下注，两脚麻木，或如火烙之热，如三妙丸(《医学正传》)。

(3) 妇女经闭：常与当归、赤芍、桃仁等同用，具有逐瘀通经的作用，用于妇女经闭；若与当归、木通、冬葵子等同用，用于产妇胞衣不下，或胎死腹中，如(《四川中药志》)；若与人参、当归(酒洗)、乳香等同用，用于产妇气血虚弱，胎死不下，如疗儿散(《傅青主》)。

2. 制用

(1) 酒制

① 跌打损伤：常与杜仲(姜汁炒断丝)、锁阳、威灵仙(酒洗)等同用，具有滋肾养肝，活血补气，舒筋止痛的作用，用于跌打损伤，气血虚衰，下部腰、胯、膝、腿疼痛，酸软无力，步履艰难，如加味健步虎潜丸(《金鉴》)；若与天麻、宣木瓜、肉苁蓉等同用，用于肝肾俱虚，精血不足，足膝酸弱，步履无力，感受风寒湿气所致的脚痛脚弱，如加味四斤丸(《重订严氏济生方》)；若与熟地黄、天门冬、白芍药等同用，用于肾水燥少，不受峻补，口干多渴，耳痒耳聋，腰痛腿弱，小便赤涩，大便或难，如冷补丸(《重订严氏济生方》)。

② 跌仆瘀血：常与川大黄、当归条、红花等同用，具有活血通络的作用，用于失力闪腰，或跌仆瘀血，及大便不通而腰痛，如调荣活络饮(《准绳》)。

③ 小便不利：常与附子、白茯苓、泽泻等同用，具有补肾温阳，利水退肿的作用，用于肾虚腰重脚肿，小便不利，如加味肾气丸(《重订严氏济生丸》)。

(2) 炒炭：吐血常与丹参、续断、生地黄炭等同用，用于贪色过度，或劳神用力太过吐血，如丹参归脾汤(《揣摩有得集》)。

【参考资料】川牛膝中主要含甾醇类成分：怀苋甾酮(Cyasterone)，异怀苋甾酮(Isocyasterone)，5-表怀苋甾酮(5-Epicyasterone)，羟基怀苋甾酮(Sengosterone)，苋菜甾酮 A，B(Amerasterone A，B)，头花怀苋甾酮(Capitasterone)，后甾酮(Poststerone)，羟基促脱皮甾酮(Ecdysterone，Crustecdysone)，前怀苋甾酮(Precysterone)。此外尚含蜕皮激素及微量元素等[1]。

川牛膝所含的甾体激素具有强的蛋白质合成促进作用，能使实验小鼠肝脏细胞核、线粒体及微粒体中氨基酸前体掺入增多。川牛膝提取物具有对小鼠的抗生育作用和抗着床作用。此外尚有雌激素活性[2]。

采用正交设计实验，以水溶性成分及杯苋甾酮的含量为考察指标，结果最佳酒炙工艺为饮片加 10%的黄酒润透，130℃炒制 15 分钟[3]。最佳盐炙工艺为饮片加 2%饮片量盐的盐水润透，150℃炒制 15 分钟。中试生产结果表明，饮片加 2%倍量盐制成的盐水充分润透后，在炒药机中预热至 150℃后续炒约 15 分钟，立即倾出，所得炮制品符合相关规定[4]。

【附】

1. 近代炮制方法还有酒蒸、酒麸炒、炒焦等。

2. 文献摘录 "下行生用,入滋补药酒蒸。"(《求真》)"酒蒸滋补。"(《汇纂》)

【按语】川牛膝来源于苋科植物川牛膝的干燥根,与怀牛膝为亲缘品种,同科不同属而已。其主要化学成分亦为甾酮类。怀牛膝与川牛膝的临床功用相似,均有活血祛瘀,补肝肾,强筋骨,利尿通淋,引血下行的作用[3]。但怀牛膝以补肝肾见长,而川牛膝尤以活血化瘀为主。《中国药典》2010年版,将牛膝(怀牛膝)与川牛膝分列为两个品种。

参考文献

[1] 中国医学科学院药物研究所,等. 中药志:第1册[M]. 北京:人民卫生出版社,1993:116.

[2] 黄泰康,等. 常用中药成分与药理手册[M]. 北京:中国医药科技出版社,1994:411.

[3] 黎万寿,等. 正交法优选酒炙川牛膝最佳炮制工艺[J]. 现代中药研究与实践,2005,19(4):54.

[4] 黎万寿,等. 正交法优选盐炙川牛膝最佳炮制工艺[J]. 时珍国医国药,2005,16(12):1205.

天 冬

【来源】本品为百合科植物天冬 *Asparagus cochinchinensis*(Lour.)Merr. 的干燥块根。秋、冬二季采挖,洗净,除去茎基和须根,置沸水中煮,或蒸至透心,趁热除去外皮,洗净,干燥。

【古代炮制】汉代有去心(《伤寒》)用。南北朝刘宋时代有酒蒸(《雷公》)法。唐代有捣汁(《千金》)、蜜煮(《食疗》)法。宋代有蒸制(《证类》)、焙制(《局方》)法。元代增加了炒制(《丹溪》)法。明、清时代又增加了慢火炙、煮制(《普济方》)、酒浸(《医学》)、姜汁浸(《仁术》)、盐炒(《保元》)、甘草蜜糖共制(《新编》)、熬膏(《求真》)等炮制方法。

【现代炮制】取原药材,除去杂质及泛油色黑者,快速洗净,晒至半干,切薄片,干燥。

【质量要求】天冬水分不得过16.0%,总灰分不得过5.0%,酸不溶性灰分不得过1.0%,乙醇浸出物不得少于80.0%。

【饮片性状】本品为类圆形的薄片,周边黄白色或淡棕色,角质样,半透明,微具黏性,中心黄白色。味甘微苦。

【炮制目的】天门冬味甘、苦,性寒。归肺、肾经。具有清肺生津,滋阴润燥的功能。用于燥咳痰黏,劳嗽咯血,津伤口渴,内热消渴,肠燥便秘等。

天门冬产地加工时已于沸水中微煮,或蒸至透心,便于除去外皮,便于干燥,减少黏腻之性。

【临床应用】

1. 肺热咳嗽 常与百合、前胡、贝母(煨)等同用,具有清肺润燥,化痰止咳的作用,用于肺脏壅热,咳嗽痰稠,如清金润燥天门冬丸(《法律》);若与紫菀、桔梗、桑白皮等同用,用于肺热久咳,涕唾稠黏,气促不能食,如天门冬煎(《圣惠方》);若与桑白皮(蜜炒)、地骨皮、天花粉等同用,用于肺热痰火上壅,耳出白脓,兼治咳嗽,如清白散(《准绳》);若与麦冬、知母、黄芩等同用,用于肺经燥热咳嗽,如清肺汤(《金鉴》)。

2. 肺劳咳嗽 常与牛膝、麦门冬、人参等同用,具有滋阴润燥,止咳化痰的作用,用于肺劳痰嗽,气促,下焦虚损,四肢羸瘦,如天门冬丸(《圣惠方》);若与大麻仁、桔梗、紫菀等同用,用于伤寒后,肺痿劳嗽,唾成五色,喘息渐急,食少羸瘦,如天门冬丸(《圣惠方》);若与麦冬、生地、钗斛等同用，用于咽喉干燥塞痛，如清露饮(《重楼玉钥》)。

3. 劳嗽咯血　常与麦门冬、百合、人参等同用，具有清肺火，润燥止咳的作用，用于虚劳肺热，吐血烦闷，咽喉不利，如天门冬丸(《圣惠方》)；若与杏仁、阿胶、炙甘草等同用，用于吐血、咯血，如天门冬丸(《普本》)；若与远志(甘草煮)、生地黄、藕节等同用，用于思虑伤心，吐血衄血，如天门冬汤(《济生方》)；若与知母、贝母、桔梗等同用，用于唾中带血，如清唾汤(《证治汇补》)。

4. 热病伤阴　常与人参、干地黄同用，具有清热滋阴，生津止渴的作用，用于暑温日久，寝卧不安，不思饮食，元气阴液两伤，如三才汤(《条辨》)；若与人参、熟干地黄同用，用于气阴两虚之咳嗽，如三才丸(《儒门》)；若与白芍药、人参、麦冬等同用，用于暑热伤气耗阴，如清肺饮子(《宝鉴》)；若与麦冬、天花粉、黄芩等同用，用于上消，口渴多饮，如二冬汤(《医学心悟》)；若与麦门冬同用，用于虚劳阴虚火旺，咳嗽有痰，心烦口渴，如二冬膏(《摄生秘剖》)。

5. 阴虚咳嗽　天冬(蒸)、与生地(酒洗)、麦冬(蒸)等同用，具有滋阴保肺，消痰止咳的作用，用于阴虚咳嗽，如月华丸(《医学心悟》)。

【参考资料】天冬中含有天冬酰胺(天冬素 Asparagine)、β-谷甾醇、5-甲氧基甲基糠醛(5-Methoxy-methyl-furfural)、薯蓣皂苷元(Diosgenin)、萨尔萨皂苷元(Sarsasapogenin)、异菝葜皂苷元(Smilagenin)、雅姆皂苷元(Yamogenin)、天冬多糖 A、B、C、D(Aspargus polysaccharide A、B、C、D)以及瓜氨酸、丝氨酸、苏氨酸、脯氨酸、甘氨酸等 19 种氨基酸[1-3]。

天冬具有升高外周白细胞，增强网状内皮系统吞噬能力及体液免疫功能的作用。天冬酰胺具有镇咳、平喘作用。天冬对急性淋巴细胞性白血病、慢性粒细胞白血病及急性单核细胞性白血病患者白细胞的脱氢酶有一定的抑制作用，且对小鼠肉瘤—S180 有抑制作用。说明该品具有一定的抗肿瘤活性。此外天冬煎剂有良好的抑菌作用，对溶血性金黄色葡萄球菌、甲型及乙型溶血性链球菌、白色葡萄球菌、肺炎双球菌、炭疽杆菌、白喉杆菌、绿脓杆菌及枯草杆菌等均有不同程度的抑制作用[4-5]。

【附】

1. 近代炮制方法还有：去心天冬、蒸制等。

2. 文献摘录："蒸剥去皮食之，甚甘美，止饥。虽曝干，犹脂润难捣，必须曝于日中或火烘之。"(《纲目》)"有酒浸，姜汁浸，免恋膈，伏日洗，抽心极妙。"(《仁术》)"入丸药酒浸极烂，捣如泥，调和众药。"(《粹言》)"或疑天门冬性寒，以沙糖蜜水煮透，全无苦味，则寒性尽失，不识有益阴虚火动之病乎，夫天门冬之退阴火，正取其味苦涩也，若将苦涩之味尽(失)，亦后何益，或虑其过寒，少(失)其苦涩，而加入细节甘草同糖蜜共制，庶以之治阴虚咳嗽两有所宜耳。"(《新编》)

【按语】天冬的古代炮制方法有酒制、蜜制、焙制、蒸制、炒制、炙制、煮制、姜制、盐制、熬制、捣汁等法。现代多用生切制或蒸制。天门冬甘、苦，大寒。有清肺降火，滋阴润燥之功效。蒸制后减少其苦、寒之性，有益于发挥其滋阴润燥之功能。

古代习用蒸制，经蒸软后去其外皮和心，此乃非药用部位，经蒸制后，也能缓和大寒之性，并减轻苦味，更有利于在临床应用时与人参、生地、麦冬等配伍使用，治疗气阴两伤病证。天冬为滋腻之品，酒制，姜制之目的，一则以温热之品，缓和其苦寒，二则也"免恋膈"，有益于脾胃也。

参考文献

[1] 黄泰康，等．常用中药成分与药理手册[M]．北京：中国医药科技出版社，1994：468.

[2] 江苏植物研究所，等．新华本草纲要：第二册[M]．上海：上海科学技术出版社，1991：516.
[3] 凌石军，等，译：天门冬根茎的甙[J]．国外医学：中医中药分册，1988，10(1)：56.
[4] 徐叔云，等．药理实验方法学[M]．北京：人民卫生出版社，1982：363.
[5] 高国俊．天门冬为主治疗乳腺小叶增生临床观察[J]．江苏医药，1976(4)：33.

天 麻

【来源】本品为兰科植物天麻 *Gastrodia elata* Bl. 的干燥块茎。冬、春两季采挖其地下块茎，冬挖者为"冬麻"，体重饱满质良；春挖者为"春麻"，皮多皱缩质次。采挖后，洗净泥土，除去地上茎，及时擦去粗皮，浸入明矾水中约 30 分钟后，捞起蒸至内无白心为度，取出晾至半干，低温干燥。

【古代炮制】南北朝刘宋时代有药汁制(《雷公》)、唐代有酒浸(《颅囟经》)法。宋代增加了微炒(《圣惠方》)、炙制(《博济》)、酒浸后湿纸裹煨、炮、面裹煨(《史载》)、酒浸炙(《总录》)、酒浸炒(《朱氏》)等方法。明、清时代又增加了麸炒(《普济方》)、焙制(《婴童》)、酒洗后焙干(《医学》)、火煅(《回春》)、火炮(《保元》)、蒸制(《辨义》)、姜制(《幼幼》)等炮制方法。

【现代炮制】

1. 天麻　取原药材，除去杂质及黑色泛油者，大小个分开，浸泡至 3～4 成透时，取出，润软，或蒸软，切薄片，干燥。

2. 炒天麻　先取麦麸撒入热锅内，见冒烟时，投入天麻片，用文火炒至黄色，略见焦斑时，取出，摊凉。或用清炒法，炒至黄色，略见焦斑时，取出，摊凉。每天麻 100kg，用麦麸 10kg。

【质量要求】天麻水分不得过 15.0%，总灰分不得过 4.5%，醇溶性浸出物不得少于 10.0%。按干燥品计算，含天麻素($C_{13}H_{18}O_7$)不得少于 0.20%。

【饮片性状】天麻为不规则的薄片，角质样，半透明，有光泽，表面黄白色或淡棕色，无纤维点，质脆，气微，味淡，嚼之有黏感。炒天麻，表面黄色，略见焦斑，质脆，气香。

【炮制目的】天麻味甘，性平。归肝经。具有平肝息风止痉的功能。用于头痛眩晕，惊风抽搐，肢体麻木，半身不遂，癫痫，小儿急慢惊风，及破伤风等。

天麻临床多用生品，味甘，质润，善治一切风证。以平肝息风止痉为其功。用于头痛眩晕、肢体麻木、半身不遂，癫痫抽搐，小儿急慢惊风，破伤风等。天麻蒸制后，便于软化切片，同时经加热可破坏酶，保存有效成分，炒后可减少黏腻之性，便于服用，用酒制可资助天麻通达血脉，增其祛风通络止痛的作用，煨天麻，药性和缓，养阴而息风。

【临床应用】

1. 生用

(1) 眩晕头痛：常与钩藤、黄芩、牛膝等同用，具有平肝潜阳，息风止痉的作用，用于肝阳上亢所致的眩晕，头痛，如天麻钩藤饮(《杂病证治新义》)；若与半夏、白术、茯苓同用，用于风痰上扰的头目眩晕，恶心呕吐，如半夏白术天麻汤(《心悟》)。

(2) 小儿惊风：常与炒僵蚕、炒全蝎、防风等同用，具有息风止痉的作用，用于小儿惊风，壮热昏愦，多睡惊悸，手足抽掣、痰涎不利，如天麻防风丸(《局方》)；若与钩藤、羚羊角、全蝎等同用，具有祛风止痉的作用，用于小儿急惊风之痰热壅盛，惊悸壮热，牙关紧闭，手足抽搐，眼目上翻，如钩藤饮(《金鉴》)；若与蝉蜕、钩藤、防风等同用，用于小儿慢惊风，吐利，如钩藤饮子(《药证》)。

（3）偏正头痛：常与附子、半夏、川芎等同用，具有祛风止痛的作用，用于偏正头痛，首风攻注，眼目肿疼昏暗，头风旋运，起坐不能，如天麻丸（《总录》）。

（4）中风：常与川芎、白僵蚕、白附子等同用，具有息风止痉的作用，用于中风口眼㖞斜，言语不正，如天麻丸（《圣惠方》）；若与炮附子、人参、白术等同用，用于脾脏中风，身体怠惰，四肢缓弱，恶风头痛，舌本强直，言语謇涩，如天麻丸（《圣惠方》）；若与白附子（炮）、南星（炮）、全蝎（炒）等同用，用于产后中风，口噤，如天麻散（《准绳》）。

（5）破伤风：常与南星、防风、白附子等同用，具有祛风解痉的作用，用于破伤风，牙关紧急，口撮唇紧，身体强直，角弓反张，如玉真散（《外科正宗》）。

2. 酒制

（1）防治中风：天麻（酒浸）、常与牛膝（酒浸）、炒杜仲、炮附子等同用，用于防治中风方；如天麻丸，又名易志天麻丸（《仁斋直指方》）。

（2）风湿痹痛：酒制天麻常与羌活、秦艽、牛膝等同用，具有祛风湿，通经络，止痹痛的作用，用于风湿痹痛，麻木拘挛，如天麻散（《圣惠方》）。

3. 炒制用

（1）小儿慢惊风：炒天麻常与人参、炒白术、炒白僵蚕等同用，用于小儿慢惊风，吐泻不止，脾困昏沉，默默不食，如醒脾散（《活幼口议》）。

（2）垂帘障：炒天麻常与石决明（醋煅）、炒白蒺藜、蝉蜕等同用，用于垂帘障，昏暗失明，如天麻退翳散（《瑶函》）。

4. 煨制用

（1）小儿慢惊风：煨天麻常与全蝎（去毒，炒）、防风、白芷等同用，具有息风止痉的作用，用于小儿慢惊风，如观音散（《幼科发挥》）。

（2）孕妇中风：天麻（煨）常与白附子、僵蚕（炒）、半夏（制）等同用，用于孕妇中风痰涌，口噤脉滑，如僵蚕散（《医略六书》）。

【参考资料】天麻中含有天麻素（天麻苷 Gastrodin）[1]，对羟基苯甲醇（天麻苷元，P-Hydroxybenzyl alcohol），对羟基苯甲醛（P-Hydroxybenzaldehyde），3，4-二羟基苯甲醛（3，4-Dihydroxybenzaldehyde），4，4′-二羟基二苯基甲烷（4，4′-Dihydroxydiphenyl methane），4，4′-二羟基二苄醚（4，4′-Dihydroxy dibenzylether），对羟苄基乙基醚（P-Hydroxybenzyl ethyl ether），三[4（β-葡萄吡喃糖基）-氧-苄基]-柠檬酸酯（Tris[4（β-glucopyranosyloxy）benzyl] citrate，parishin），4-乙氧甲苯基-4′-羟苄基醚（4-Ethoxymethylpheyl-4′-hydroxybenzyl ether）[2]，此外尚含有 Grastrodioside，为一种双（4 羟苄基）醚-单氧-β-D-吡喃葡萄糖苷，4-（4′-羟苄基氧）苄基甲醚，双（4-羟苄基）醚，4-羟基苄基甲醚。天麻中还含有胡萝卜苷（Daucosterol），柠檬酸（Citric acid），柠檬酸单甲酯（Citric acid monomethyl ester），棕榈酸（Palmitic acid），β-谷甾醇（β-Sitosterol）以及抗真菌蛋白，天麻多糖，微量元素等[3]。

天麻具有可显著地抑制小鼠的自发活动，对猴、鸽也有镇静作用，其作用原理可能与降低中枢神经系统的兴奋性有关。天麻能降低戊四氮所致动物惊厥率和死亡率，缩短阵挛时间。天麻有非常明显的镇痛作用，能明显对抗腹腔注射醋酸引起的扭体反应；热板法也证明有提高痛阈的作用。天麻液对在位豚鼠心脏有轻度减慢心率的作用，而不影响心收缩幅度；天麻素有促进心肌细胞能量代谢，特别是在缺氧情况下获得能量的作用，还对心肌细胞中毒性损伤有保护作用。天麻能增加心肌营养性血流量，改善心肌循环，增加心肌供氧，对心肌缺血有保护作用。天麻对大鼠、家兔有迅速降压作用，最大降低 73%，持续 1～1.5 小时。

天麻对常压缺氧小鼠有耐受能力，明显延长死亡时间。对耐受低压（负压 300mmHg）缺氧能力也显著。天麻能显著增强小鼠巨噬细胞吞噬功能和血清溶菌酶活力[3]。

天麻的加工以趁鲜除去外皮，洗净，蒸透，低温干燥为合理，或洗净后用 4%明矾水溶液蒸或煮至透心，然后低温干燥，商品外观好，天麻素的含量较高，可以采用[4]。

采用将天麻置减压罐内，先减压再恢复常压浸泡的软化方法，可使天麻水分适中，内外湿度均匀，表面不粘泡，内部无干心，极易切片，片型、色泽好[5]。还有人提出用远红外线干燥箱烘制天麻，温度 60～70℃干燥 1 小时软化，可避免浸润过程中有效成分溶于水或水解而降低药效[6]。洗净后滤干水分，在 70℃（±5℃）恒温烘烤 0.5～1 小时，趁热软时切片，片面平整，损耗率低，仅为 3%以下[7]。

采用薄层色谱扫描法，测定了不同方法加工的天麻中天麻素及其苷元的含量。发现蒸制加工和干燥加工都能使天麻素显著增加，苷元相应减少。天麻素及苷元的变化可能是一种可逆的动态变化。天麻素及苷元虽有相同的药理作用，但因苷元易氧化损失，因此天麻的上述炮制方法对提高和保证药材质量是有意义的[8]。用高效液相色谱法测定加工前后天麻中天麻素和苷元的含量，结果是加工后天麻素含量显著高于未加工的天麻饮片，而苷元含量以未加工者较高[9]。另有实验证明，新鲜、完整、无创伤的原个天麻中天麻素的含量随着加工前放置时间的增加而降低，而苷元含量却相反。原皮新鲜天麻中天麻素的含量比去表皮（或因挖掘而损伤外皮者）者高。新鲜天麻一般在产地就经水煮或蒸制，目的是杀酶，防止有效成分天麻素的酶解；蒸法与煮法，两者均可，主要是控制蒸煮时间，否则也会导致有效成分含量的下降[10]。

【附】

1. 近代炮制方法还有姜制、煨制等。

2. 文献摘录 “此乃治风痹药，故为此修事也。若治肝经风虚，惟洗净，以湿纸包，于糠火中煨熟，取出切片，酒浸一宿，焙干用。”（《纲目》）

【按语】天麻古代炮制方法有酒制、姜制、麸制、煨制、蒸制、炒炙、药汁制等。现代以蒸制为主，部分地区仍沿用酒蒸等法。天麻为治风痹之药，酒制后能增强活血通络，祛风止痛的作用。

天麻的主要活性成分为天麻素（天麻苷），该成分易被与之共存的酶所分解（酶解），实验结果表明，生天麻蒸制后，能有效地杀酶灭活，避免天麻素的酶解而致含量降低，同时蒸制后也有利于天麻的切制。

对天麻生品饮片与炒制品有效成分比较分析，除姜制品外，清炒、蜜制品的天麻素醇浸出含量显著高于生品饮片的醇浸出含量，从而使天麻炒制后疗效显著提高。经初步分析其化学变化为炒制天麻过程中高温既可除去其中一定量水分，又可破坏天麻的 B-苷键酶，使天麻在长时间醇浸过程中能减少天麻素的水解，同时蜂蜜中含有还原糖，在蜜制过程中能防止天麻素的氧化分解，这同炮制加工能提高药物疗效的原理相一致。因此天麻清炒和蜜制两种方法可以推广应用[11]。

参考文献

[1] 周俊，等. 天麻中的新酸甙——天麻素[J]. 科学通报，1979，24(7)：335.

[2] 周俊，等. 新鲜天麻的九种酸性成分[J]. 科学通报，1981，26(18)：1118.

[3] 阴健，等. 中药现代研究与临床应用(Ⅰ)[M]. 北京：学苑出版社，1993：140.

[4] 甘志杰,等.天麻产地加工研究[J].中药通报,1986(1):27.
[5] 李欣.天麻软化新法[J].中成药,1988(7):47.
[6] 曾祥林.天麻炮制方法的改进[J].中国医药学杂志,1986,6(4):31.
[7] 周志刚.天麻炮制法的改进[J].中成药研究,1985(5):40.
[8] 王永山,等.不同加工方法对天麻中的天麻素及其甙元含量的影响[J].中成药,1989,11(3):18.
[9] 沙振方,等.天麻中天麻素及其甙元动态变化的研究[J].中草药,1986,17(2):29.
[10] 王桂英.天麻质量的研究[J].中草药,1985,16(10):13.
[11] 李仙娟,等.天麻不同炮制品中天麻素含量的比较[J].湖南中医药学报,2000,6(6):39.

天 南 星

【来源】本品为天南星科植物天南星:*Arisaema erubescens*(Wall.)Schott.、异叶天南星 *Arisaemaheterophllum* Bl. 或东北天南星 *Arisaema amurense* Maxim. 的干燥块茎。秋、冬二季茎叶枯萎时采挖,除去茎苗及须根,洗净,撞擦或刮去外皮,晒至八成干时,用硫黄熏一次,晒至足干。

【古代炮制】唐代有石灰炒黄、面裹煨、炮、姜汁浸(《理伤》)等法。宋代有黄酒炒、生姜拌炒、牛乳拌炒(《圣惠方》)、湿纸裹熟(热)灰内煨(《博济》)、烧熟(《苏沈》)、牛胆汁制(《药证》)、酒煮、酒浸麸炒、姜酒制、韭汁煮(《总录》)、浆水姜汁煮、麸炒、羊胆制(《普本》)、酒蒸、姜汁煮(《局方》)、薄荷汁制、朱砂制(《总微》)、油焙黄、雪水煮(《洪氏》)、姜蜜制、姜甘草制(《朱氏》)、与生姜同捣成饼(《扁鹊》)、白矾皂荚同煮(《疮疡》)等炮制方法。元代增加了九蒸九晒(《宝鉴》)、皂角水浸(《丹溪》)的方法。明、清时代又增加了蜜,酒制、生姜,朱砂,乳香制、生姜,川朴制、姜汁,皂角,荆芥制、黑豆,青盐制、炒赤、白矾汤泡去毒水(《普济方》)、酒熏(《奇效》)、姜汁,皂角制(《品汇》)、姜汁,白矾制、生姜汁,皂角汁,白矾水制、生姜,牙皂,蜜制(《保元》)、以姜汁,矾汤和天南星末作饼造曲(《从新》)等炮制方法。

【现代炮制】

1. 生天南星　取原药材,除去杂质,洗净,干燥。

2. 制天南星　取净天南星,按大小分开,分别用清水浸泡,每日换水 2～3 次,如水面起白沫时,换水后加白矾(天南星每 100kg 加白矾 2kg),泡 1 日后,再进行换水,漂至切开口尝微有麻舌感时取出。另将生姜片,白矾置锅内加适量水煮沸后,倒入浸漂好的天南星共煮至内无干心时取出。除去姜片,晾至 4～6 成干,切薄片,干燥。筛去碎屑。天南星每 100kg 用生姜、白矾各 12.5kg。

3. 胆南星　取制南星细粉,加入净胆汁(或胆膏粉及适量清水)拌匀,蒸 60 分钟至透,取出放凉,制成小块,干燥。或取生南星粉,加入净胆汁(或胆膏粉及适量清水)拌匀,放温暖处,发酵 7～15 天后,再连续蒸或隔水炖 9 昼夜,每隔 2 小时搅拌 1 次,除去腥臭气,至呈黑色浸膏状,口尝无麻味为度,取出,晾干。再蒸软,趁热制成小块,干燥。制南星细粉每 100kg 用牛(或猪、羊)胆汁 400kg(或胆膏粉 40kg)。

【饮片性状】生南星呈扁圆形,外表类白色或淡棕色,上面凹陷,周围布散多数麻点。质坚硬,断面白色,粉质,气微辛,味麻辣。制南星为黄白色或淡棕色薄片,半透明,质脆易碎,味涩微麻。胆南星呈方块状,表面棕黄色或棕黑色,断面色稍浅,质坚实,有特异的腥气,味苦。

【质量要求】生天南星水分不得过 15.0%,总灰分不得过 5.0%,醇溶性浸出物不得少于 9.0%,本品按干燥品计算,含总黄酮以芹菜素($C_{15}H_{10}O_5$)计,不得少于 0.050%;制天南星水分不得过 12.0%,总灰分不得过 4.0%,按干燥品计算,含白矾以含水硫酸铝钾

[$KAl(SO_3)_2 \cdot 12H_2O$]计，不得过 12.0%，含总黄酮以芹菜素（$C_{15}H_{10}O_5$）计，不得少于 0.050%。

【炮制目的】天南星味苦、辛，性温，有毒。归肺、肝、脾经。具有燥湿化痰，祛风止痉，消肿散结的功能。用于顽痰咳嗽，胸膈胀闷，中风痰壅，口眼㖞斜，半身不遂，癫痫，惊风，破伤风，风痰眩晕，痈疽痰核及蚊虫咬伤等。

天南星，生用辛温燥烈，有毒，多外用。也有内服者，以祛风止痉为主，多用于破伤风，中风抽搐，癫痫等。外用以消肿散结力胜，用于痈疽、瘰疬，疮疖，蛇虫咬伤等证。生姜、白矾制后，降低毒性，增强燥湿化痰作用。用于顽痰咳嗽，胸膈胀闷，痰阻眩晕等。胆南星降低毒性，缓和其燥烈之性，药性由温转凉，味由辛转苦，功能由温化寒痰转化为清化热痰。以清化热痰，息风定惊力强，多用于痰热咳喘，急惊风，癫痫等。

【临床应用】

1. 生用

(1) 破伤风：常与防风、天麻、白附子等同用，具有祛风解痉的作用，用于破伤风，牙关紧急，角弓反张，身体强直，甚则咬牙缩舌，如玉真散(《正宗》)；若单与防风同用，具有祛风化痰解痉的作用，亦用于破伤风，牙关紧急，口撮唇紧，角弓反张，如玉真散(《普济方》)。

(2) 中风痰厥(抽搐)：常与生川乌、生附子、木香同用，具有祛风逐痰作用，用于卒中，昏不知人，口眼㖞斜，半身不遂，痰气上壅，咽喉作声，兼治痰厥气厥，如三生饮(《局方》)；若与防风、半夏(米泔浸)、黄芩、生甘草同用，具祛风止痉化痰作用，用于中风痰盛，如小省风汤(《丹溪》)；若单用天南星研末，生姜自然汁调摊纸上贴之，用于暴中风口眼㖞斜，如天南星膏(《杨氏家藏方》)；若与生半夏、生白附子、生川乌同用，具有祛风痰，通经络作用，用于风痰入络，手足麻木，半身不遂，口眼㖞斜，痰涎壅塞，以及小儿惊风，大人头风，妇人血风，如青州白丸子(《局方》)；若与茴香(炒)同用，具祛风痰止痛作用，用于风痰头痛不可忍，如上清丹(《魏氏家藏方》)。

(3) 癫痫：常与白附子、川乌、半夏等同用，具有豁痰宣风的作用，用于小儿痫证，如南星散(《幼科指南》)。

2. 制用

(1) 制南星

① 湿痰咳嗽：常与半夏、陈皮同用，具有燥湿化痰的作用，用于脾运不健，聚湿为痰，咳嗽痰喘，胸脘痞闷，如玉粉丸(《洁古家珍方》)。

② 寒痰咳嗽：常与肉桂、半夏、生姜同用，具有燥湿化痰，散寒化饮的作用，用于寒痰或痰饮，咳嗽气促，痰多色白，胸膈满闷，如姜桂丸(《洁古家珍方》)。

③ 风痰壅盛：常与防风、白僵蚕、天麻等同用，具有祛风化痰消肿的作用，用于风痰壅盛，腮颔肿痛，内生结核，缠喉风，如南星防风散(《百一选方》)；若与附子(炮)、白附子(炮)、天麻等同用，用于风痰上扰，头目眩晕，肢节拘急，如天南星丸(《良方》)。

④ 夜卧咳嗽：常与炙甘草、玄精石、贝母等同用，用于肺经伏热，夜卧咳嗽，如玉粉散(《总录》)。

⑤ 诸风口噤：常与生姜、苏叶同用，具有祛风止痉的作用，用于诸风口噤。(《仁斋直指方》)；若与人参、菖蒲等同用，用于风痫(《中藏经》)。

⑥ 小儿走马疳：常与雄黄同用，烧令烟尽，入麝香研为细末，外用，用于小儿走马疳，蚀透损骨，如天南星散(《总录》)。

(2) 胆南星

① 热痰咳嗽:常与黄芩(酒炒)、瓜蒌仁(去油)、杏仁等同用,具有清热化痰作用,用于痰热阻肺,咳嗽痰黄,稠厚胶黏,胸膈不利,如清气化痰丸(《医方考》);若与牛黄、石膏、炙甘草等同用,用于风痰蕴结不散,头痛面赤,心烦,痰涎壅塞,咽膈不利,口干咽痛,颔颊赤肿,口舌生疮,如牛黄凉膈丸(《局方》)。

② 痰热惊风:常与全蝎(炙)、僵蚕、天麻、黄连等同用,具有清热祛痰,息风止痉的作用,用于小儿一切痰喘,急慢惊风,手足抽搐,如千金散(《保元》、《回春》);若与黑、白牵牛子、姜半夏、大黄等同用,用于小儿痰盛急惊风,如牛黄丸(《金鉴》);若与雄黄、僵蚕、钩藤等同用,用于小儿急慢惊风,及风热风痴等证,如牛黄抱龙丸(《入门》);若与制白附子、僵蚕(麸炒)、牛黄等同用,用于小儿风痰壅盛,惊风,高热抽搐,牙关紧闭,烦躁不安,如牛黄镇惊丸(《中药制剂手册》);若与牛黄、朱砂、麝香等同用,用于中风痰盛,精神昏愦,言语謇涩,手足不遂,如牛黄铁粉丹(《御药院方》)。

③ 癫痫:常与白附子、全蝎、黑附子等同用,具有祛痰开窍的作用,用于痰气互结,阻于清窍,癫痫突发,昏不知人,口吐涎沫,如天南星散(《准绳》);若与白僵蚕、茯神、全蝎、辰砂等同用,用于小儿痰热惊痫,精神不定,恍惚不宁,恐畏多哭,如南星膏(《丹溪心法附余》);若与全蝎、蝉蜕、炒僵蚕等同用,用于风痫迷闷,搐掣涎潮,如牛黄丸(《婴童》)。

④ 锁喉毒:常与雄黄、天竺黄、玄参等同用,具有清热解毒,化痰消肿的作用,用于锁喉毒,耳前听会穴处初生如瘰疬硬肿,渐攻咽喉,肿塞疼痛,妨碍饮食,如牛黄清心丸(《疡医大全》)。

【参考资料】天南星中含有三萜皂苷,安息香酸,海韭菜苷(Triglochinin),γ-氨基丁酸(γ-Aminobutyric acid)以及鸟氨酸、瓜氨酸、精氨酸、谷氨酸、天门冬氨酸、亮氨酸等[1-2]。此外,从其块茎中还分离获得D-甘露醇和二酮哌嗪类生物碱[3]。

天南星具有抗惊厥作用:能对抗士的宁、戊四氮、咖啡因所致惊厥的作用;也能提高家兔对电惊厥阈值。镇静、镇痛作用:兔及大鼠iP天南星煎剂后,均呈活动减少、安静、翻正反射迟钝,并能延长小鼠对戊巴比妥钠的睡眠时间,且有明显的镇痛作用。祛痰作用:采用小鼠酚红排泄法进行实验,表明天南星水剂有祛痰作用,给药组自呼吸道排出酚红量分别为对照组的150%及170%。抗肿瘤作用:天南星制剂,体外对Hela细胞有抑制作用,对小鼠实验性肿瘤如肉瘤S_{180},HCA实体型及U_{14}等均有一定的抑制作用,并证实D-甘露醇可能是抗癌有效成分[4]。

天南星通过白矾、生姜、甘草等炮制后能解毒增效,其解毒机理可能为吸附毒物,改变毒物的理化性质、生理活性及增强机体解毒能力[5]。长时间的水处理对天南星麻味的消除影响不大,但能显著地降低天南星水溶出物及醇溶出物中醋酸铅沉淀物的量。另外,天南星麻味的消除与辅料的加入和辅料的选择有很大关系。传统炮制方法中使用的辅料以明矾“去麻”效果最好。加热方法以流通蒸气加热为优[6]。通过对天南星生品、白矾浸制片、加压片和药典炮制品对粘膜的刺激法、急性毒性和亚急性作了比较研究后认为,炮制能够使其降低或消除,但长期水漂虽然能够去除麻辣,而有效成分也随之流失[7]。据报道,加白矾和生姜各为12.5%的天南星炮制品测得矾存留量为11.9%,而热压片和浸制片加白矾量为8%,因此可以认为药典法制品白矾存留量大于热压片和浸制片。因此,在炮制过程中,水浸、加白矾和加热处理的三个环节必须运用得当,才能既降低毒性又提高饮片质量[8]。在对天南星生品、制品进行的小鼠自主活动影响、对协同戊巴比妥钠阈下催眠作用及对戊四唑、士的宁抗惊厥作用的实验研究中，证明生制品均能明显减少小鼠自主活动($P<0.05$)，有明显的协同戊巴比妥钠催眠作用($P<0.01$)。证明炮制品基本保持了生品的药理作用[9]。而临床应用时又能有效地降低其毒副作用。

天南星不同炮制品中掌叶半夏碱乙的含量亦有差异，用薄层扫描法测得生品为0.018%，新品Ⅰ为0.005%，新品Ⅱ为0.007%，老法制品为0.002%[10]。掌叶半夏碱乙具有抗凝血作用。

制天南星的方法大多沿用清水浸泡，加生姜、白矾煮透心，切片干燥的工艺。长时间的水浸泡及煮沸，固然可以去除毒性，但因此也造成有效成分的流失。为此，有报道采用新工艺炮制南星片，即只用清水浸泡，起白沫时，加白矾处理，至口尝微有麻舌感时取出，晾干，切片。此法制品中，β-谷甾醇的含量比原法(药典法)高一倍左右，醇浸出物的含量提高20%～50%。而毒性及副作用可有效地解除[11]。另有报道，天南星生片经8%白矾溶液闷润后加热加压60分钟，所得的天南星炮制品饮片不但麻醉性消失，而且水浸出物量大大提高。同时天南星饮片加热处理后脂溶性成分大部分丢失，只有单纯的矾溶液浸制的饮片，其酯溶性浸出物丢失少[12]。

胆南星中的胆汁一般为天南星的4～8倍，亦有认为越多越好，古代认为年久者佳。但传统炮制方法时间长，因此对其炮制方法作了一些改进，采用直接拌和法[13]、用浓缩胆汁与白酒等拌制或蒸制后烘干的方法，缩短了时间，并保证了胆汁中胆酸的含量[14-15]。采用热板法比较南星及炮制品镇痛作用，致死时间比较毒性，结果给药0.5小时痛阈提高百分率，生药及民制品(一年一制)均在85%以上，生品1.5小时后便有20%死亡，用民制品次日死亡，其它制品痛阈提高百分率在70%以下，3天后死亡。认为某毒性成分具有镇痛作用，水溶性差[16]。

从炮制前后及加工过程的动态变化，对天南星中草酸钙针晶的显微及超微改变进行了定性定量观察，并结合同批样品刺激反应的时效及量效数据的定量分析为南星的刺激物质的确定提供相关证据。结果毛须针晶不同含量的天南星具有不同刺激作用。天南星中草酸钙针晶尖端变化率与兔眼结膜刺激反应呈量效关系($r=0.995$)；与矾水浸泡时间呈时效关系(r:0.993)[17]。

【附】

1. 近代炮制方法还有生姜、豆腐煮，甘草、白矾煮，甘草、生姜蒸，石灰、生姜、甘草煮等。

2. 文献摘录　“治惊风坠涎，天南星一个，重一两换酒浸七伏时，取出于新瓦上”(《证类》)。“白矾汤泡去毒水。”(《普济方》)“姜汁浸透过或白矾、皂荚煮去其毒。”(《品汇》)“治警(惊)痫取为末，用牛胆汁拌匀，再入胆中，阴干为末用，或用姜汁白矾煮至中心无白点为好。”(《入门》)“用陈久者滚汤明矾同泡，如半夏倒以姜汁拌和，其惊风风痰小儿方中用者，以泡过者为末，装入腊月黄牛胆汁中，透风处阴干。”(《粹言》)“治风痰，有生用者……治风热痰，以酒浸一宿，桑柴火蒸之……脾虚多痰，则以生姜渣和黄泥包南星煨熟，去泥焙用。”(《纲目》)“性烈有毒，姜汁制用，善行脾肺。”(《本草正》)“黄柏引则下行，防风使则不麻，胆制非徒监制，盖借胆汁镇邪。”(《遵生》)“得牛胆则燥性减，且胆有益肝胆之功。”(《从新》)“火制则毒性缓。”(《备要》)“九制则燥性减——性烈而燥，须用牛胆九制”(《必用》)。“用牛胆套之，制其燥烈之性”(《便读》)。

【按语】天南星古代炮制方法相当繁多，有煨制、酒制、姜制、石灰制、乳制、火炮、烧制、胆汁制、药汁制、麸炒制、焙制、炒制、煮制、蒸制、制炭等法至少有53种。应用辅料最多的为姜、胆汁、白矾、皂角，甘草等，白矾对天南星的去麻作用，明显优于姜汁、甘草、石灰、酒等辅料，故白矾可考虑为炮制天南星的首选辅料。其中药汁制又有20余种制法。现代沿用的炮制法为制天南星、胆南星两种。炮制的目的，其一为降低毒性，缓和燥烈之性，其二是发挥辅料的协同治疗作用，达到增强疗效的目的。

值得注意的是，天南星的化学成分特别是有效成分或活性成分至今尚不十分清楚，因此在加工炮制时，一方面要求炮制达到"解毒"的要求，另一方面又要防止有效成分(如水溶性活性成分)的大量流失，以确保其临床疗效。

参考文献

[1] 林启寿. 中草药成分化学[M]. 北京：人民卫生出版社，1977：29.

[2] 秦文娟，等. 天南星(掌叶半夏)化学成分研究[J]. 药学通报，1981，16(2)：51.

[3]《广东中药志》编辑委员会. 广东中药志(第一卷)[M]. 广东：广东科技出版社，1994：162.

[4] 黄泰康，等. 常用中药成分与药理手册[M]. 北京：中国医药科技出版社，1994：484.

[5] 熊少希. 生姜、白矾、甘草降低天南星毒性机制初探[J]. 中成药研究，1985(5)：17.

[6] 陈菊华，等. 天南星炮制初探[J]. 中成药研究，1984(5)：13.

[7] 杨守业，等. 天南星不同炮制法对饮片毒性的影响[J]. 中成药，1991，13(2)：16.

[8] 姚三桃，等. 中药炮制品中白矾含量测定[J]. 中药通报，1988，13(12)：24.

[9] 毛淑杰，等. 天南星(虎掌南星)生、制品镇静抗惊厥作用比较研究[J]. 中国中药杂志，1994，19(4)：218.

[10] 刘岱，等. 天南星不同炮制品中掌叶半夏碱乙的含量比较[J]. 中国中药杂志，1992，17(11)：659.

[11] 毛淑杰，等. 天南星生、制品中成分和辅料的含量测定[J]. 中国中药杂志，1992，17(10)：597.

[12] 皮晓霞，等. 天南星炮制的实验探讨[J]. 中成药，1995，17(11)：20.

[13] 天津药材公司. 胆南星生产工艺的改革[J]. 天津中药，1975(2)：27.

[14] 江林. 胆南星生产工艺改革初探[J]. 中成药研究，1981(10)：21.

[15] 高万山. 胆南星的制备方法改进[J]. 中药通报，1986，11(8)：24.

[16] 刘纯，等. 天南星及炮制品镇痛作用与毒性相关性的实验观察[J]. 华北大学学报：自然科学版，2001，2(6)：495.

[17] 赫炎，等. 天南星中草酸钙针晶形态炮制前后变化比较[J]. 中国中药杂志，2003，28(11)：1015.

木 香

【来源】本品为菊科植物 *Aucklandia lappa* Decne. 的干燥根。秋、冬二季采挖，除去泥沙及须根，切段，大的再纵剖成瓣，干燥后撞去粗皮。

【古代炮制】宋代有炙微赤锉(《圣惠方》)、面裹煨熟(《苏沈》)、火炮(《史载》)、吴茱萸制(《总录》)、湿纸裹煨、炒制(《普本》)等方法。明代增加了炒令黄、酥制、焙制、茶水炒、黄连制(《普济方》)、水磨汁(《仁术》)、酒制(《保元》)等法。清代又增加了酒磨汁、姜汁磨(《说约》)、蒸制(《备要》)等炮制方法。

【现代炮制】

1. 木香　取原药材，除去杂质，洗净，闷润至透，切厚片，晾干。筛去碎屑。

2. 煨木香　取未经干燥的木香片，平铺于吸油纸上，一层木香片一层纸，如此间隔平铺数层，上下用平坦木板夹住，以绳捆扎结实，使木香与吸油纸紧密接触，放烘干室或温度较高处，煨至木香所含挥发油渗透到纸上，取出木香，放凉，备用。

3. 麸炒木香　先将锅烧热，均匀撒入定量麦麸，用中火加热，炒至起烟时将木香片投入锅内，炒至深黄色，见有焦斑时，迅速取出，筛去焦麦麸，摊凉。每木香片100kg，用麦麸25kg。

【饮片性状】木香为类圆形厚片，表面显灰褐色或棕黄色，中部有明显花心状的放射纹理，间有暗褐色或灰褐色环纹，油点（油室）褐色散在，周边外皮显棕黄色至灰褐色，有纵皱纹，质坚，有特异香气，味苦。煨木香，棕黄色，气微香。麸炒木香，深黄色，略有焦斑，气带焦香。

【质量要求】木香饮片水分不得过14.0%，总灰分不得过4.0%，醇溶性浸出物不得少于12.0%，按干燥品计算，含木香烃内酯（$C_{15}H_{20}O_2$）和去氢木香内酯（$C_{15}H_{18}O_2$）的总量不得少于1.5%。

【炮制目的】木香味辛、苦，性温。归脾、胃、大肠、胆经。具有行气止痛，健脾消食的功能。用于食欲不振、食积不化、脘腹胀痛，肠鸣泄泻，里急后重，或胁肋胀痛等。

生木香气芳香而辛散温通，擅长调中宣滞，行气止痛。尤对脘腹气滞胀痛之证，为常用之品，用于脾胃气滞所致的食欲不振、食积不化、脘腹胀痛，或用于脾运失常，导致肝失疏泄，证见胁肋胀痛等。煨木香，除去部分油质，增强实肠止泻的作用，多用于脾虚泄泻、肠鸣腹痛等。麸炒木香，炮制作用同煨木香。

【临床应用】

1. 生用

(1) 脘腹气滞胀痛：常与枳实（麸炒）、白术同用，具有行气化滞，开胃进食的作用，用于食积气滞，胸闷腹胀，饮食乏味，如木香枳术丸（《内外伤辨惑论》）；若与白豆蔻、丁香、砂仁等同用，具有行气止痛作用，用于寒湿内阻，胃肠气滞，脘腹胀痛，如木香调气散（《局方》）；若与檀香、丁香、白蔻仁等同用，具有行气健脾，温中和胃的作用，用于脾胃气滞，宿食不消，胸膈虚痞，心腹刺痛，如匀气散（《丹溪》）；若与槟榔、青皮、陈皮等同用，具有行气导滞的作用，用于积滞内停，脘腹痞满胀痛，大便秘结，如木香槟榔丸（《儒门》）。

(2) 肝郁气滞：常与青皮、草豆蔻、荜澄茄等同用，具有疏肝解郁，行气止痛的作用，用于肝郁气逆，胁肋疼痛，结为癥瘕，腹大坚满而痛，如木香散（《准绳》）；若与青皮、麦芽（炒）、姜黄等同用，用于胸膈痞塞，心腹刺痛，胁肋胀满，食欲减少，如木香汤（《局方》）。

(3) 腹胀呕吐：常与砂仁、陈皮、茯苓等同用，具有行气宽中，止呕的作用，用于饮食不节，脾胃失健所致的腹胀呕吐，不思饮食，如香砂二陈汤（《临床常用中药手册》）；若与紫苏叶、乌药、枳壳（麸炒）等同用，用于腹胁胀满，呕逆恶心，如木香煮散（《杨氏家藏方》）。

(4) 湿热痢疾：常与黄连同用，具有行气止痛、止痢的作用，用于腹部疼痛，痢下赤白，里急后重，如香连丸（《岳部手集方》）；若与白芍、大黄、槟榔等同用，用于痢疾、里急后重，如木香导滞汤（《赤水玄珠》）；若与黄连、诃黎勒（炮）、肉豆蔻等同用，用于小儿赤白痢，腹内疼痛，烦渴，如木香黄连散（《总录》）；若与草豆蔻仁、槟榔、陈皮等同用，用于小儿泄泻，经久不止，食少腹胀，面黄神疲，如木香豆蔻丸（《御药院方》）。

2. 煨木香

(1) 脾虚泄泻：常与党参、白术、茯苓等同用，具有健脾止泻的作用，用于脾虚失运，大便溏泄，腹胀隐痛，纳差脘痞等证；若与白术（四制）、莲肉（炒）、干姜（炒）等同用，具有温中理气，健脾止泻的作用，用于肠胃虚寒，滑泄不禁，日夜无度，如补脾丸（《寿世》）。

(2) 湿热泄泻：常与葛根、黄芩、黄连、陈皮等同用，用于湿热泄泻，泻下黄色稀水，肛门灼热等证。

(3) 食积泄泻：常与山楂、莱菔子、枳实、槟榔等同用，用于食积泄泻，便下不畅，粪臭如败卵。

(4) 元脏气虚泄泻：常与茯苓、人参、附子（炮）同用，用于元脏气虚、真阳耗败、两耳常鸣、脐腹冷痛，头眩目晕，四肢倦怠，小便滑数，泄泻不止，如四桂散（《局方》）。

【参考资料】木香中主要含有：单紫杉烯（Aplotaxene），(＋)-β-木香醇[(＋)-β-Costol]，木香烯内酯（Costnolide），二氢去氢木香内酯（Dihydrodehydrocostus lactone），去氢木香内酯（Dehydrocostus lactone），α-紫罗兰酮（α-lonone），β-芹子烯（β-Selinene），风毛菊内酯（Saussure Alactone），木香酸（Costic acid），α-木香烯（α-Costene），β-木香烯（β-Costene），木香内酯（Costus lactone），莰烯（Camphene），水芹烯（Phellandroene），异土木香内酯（Isoalanto lactone），12-甲氧基二氢去氢木香内酯（12-methoxydihy drodehydrocostus lactone），异去氢木香内酯（Isodehydrocostus lactone），Isozaluzanine，α-环木香烯内酯（α-Cyclocostunolide），β-环木香烯内酯（β-Cyclocostunolide），阿兰内酯（Alanto lactone），异阿兰内酯（Isoalanto lactone）。尚含有甾醇类，有机酸类成分，木香碱（Saussurine）以及胆胺、氨基酸类成分等[1]。

木香对大鼠离体小肠先有轻度兴奋作用，随后紧张性与节律性明显降低[2]。挥发油对离体兔心有抑制作用，其内酯成分亦能不同程度地抑制豚鼠与兔离体心脏的活动，对离体蛙心也有抑制作用。木香有升高猫血压的作用。木香挥发油与内酯成分有较明显的血管扩张作用。木香的水提液、醇提液、挥发油等对麻醉犬呼吸有一定抑制作用，可减慢频率，降低幅度，其中以挥发油作用较强。木香挥发油能抑制链球菌、金黄色与白色葡萄球菌的生长，对大肠杆菌、白喉杆菌作用微弱[1]。此外，木香内酯对人体鼻咽癌细胞有细胞毒作用。其 ED_{50} 为 0.26μg/ml[3]。

木香经纸煨、麸煨、清炒后，对饮片的挥发油含量、比重、折光率以及 TLC 分析认为，各种炮制品挥发油组分与生品相比，无明显变化，但其含量略有减少，物理常数略有改变。如挥发油平均含量（ml/100g）：生品为 0.390，纸煨木香为 0.379，麸煨木香为 0.359，清炒木香为 0.364[4]。木香煨后挥发油损失约 20%，而且挥发油的折光率、旋光度和比重等理化性质均有改变。煨木香水煎液有显著的抑制肠蠕动作用，煨木香的挥发油乳剂对肠蠕动抑制作用亦比生品显著增强。从而探明了煨木香的炮制原理是改变挥发油的性质，增强抑制作用[5]。

【附】

1. 近代炮制方法还有生用、面煨制。

2. 文献摘录 “理气则生用摩冲，止泻则面煨取用。……煨熟可止泻痢，因木香气味俱厚，且熟则无走散之性，惟觉香燥而守，故能实大肠，凡治泄泻恒用之。”（《便读》）“治血分酒磨，入气分汤磨，治湿治痰姜汁磨不见火。”（《说约》）

【按语】木香古代炮制方法有煨制，炙制，火炮，炒制，酥制，焙制，磨汁制，药汁制，酒制，蒸制等法。现代木香炮制方法主要有切片生用、煨制，麸炒是煨制一种发展和替代方法。木香的主要活性成分为挥发油，其中尤以烯醇类及内酯类化合物为主。煨制后经测试，挥发油的组分基本未变，但由于用薄层法对比结果欠精确，尚待进一步研究，而物理常数如折光率，旋光度及比重等略有变化，其含量也有所减少。药理实验证明，煨制木香的抑制肠管蠕动的作用显著增强，这与临床上习惯使用煨木香发挥实肠止泻作用是一致的。

参 考 文 献

[1] 阴健，等. 中药现代研究与临床应用(1)[M]. 北京：学苑出版社，1993：145.

[2] 王浴生，等. 中药药理与应用[M]. 北京：人民卫生出版社，1983：170.
[3] 国家医药管理局中草药情报站. 植物药有效成分手册[M]. 北京：人民卫生出版社，1986：256.
[4] 庞国兴，等. 木香炮制的初步研究[J]. 中成药，1992(6)：21.
[5] 北京中医学院中药研究班，中药炮炙研究的初步体会[J]. 中医杂志，1961(2)：29.

牛膝(怀牛膝)

【来源】本品为苋科植物牛膝 *Achyranthes bidentata* Bl. 的干燥根。冬季茎叶枯萎时采挖，除去须根及泥沙，捆成小把，晒至干皱后，用硫黄熏 2 次，将顶端切齐，晒干。

【古代炮制】晋代有酒渍服(《肘后》)的炮制方法。南北朝刘宋时代有黄精自然汁浸制(《雷公》)的方法。唐代有用生牛膝汁、入汤酒用(《千金》)、酒浸焙(《理伤》)等方法。宋代增加了烧为灰、微炙、生地黄汁制(《圣惠方》)浆水浸、酒煮、酒浸熬膏(《博济》)、慢火炒制(《宝产》)、酒拌炒(《妇人》)、酒洗、盐水炒(《扁鹊》)等方法。元代又增加了茶水炒(《世医》)、焙制(《瑞竹》)的方法。明、清时代又增加了酒拌(《理例》)、酒拌蒸(《景岳》)、酒浸拌蒸(《本草汇》)、盐酒炒(《遵生》)、炒炭、酒炒炭(《治裁》)等的炮制方法。

【现代炮制】

1. 牛膝　取原药材，除去杂质，洗净，润透，除去芦头，切段，晒干或低温干燥。筛去碎屑。

2. 酒牛膝　取牛膝段，加入定量黄酒拌匀，稍闷润，待酒被吸尽后，置炒制容器内，用文火加热，炒干，取出，晾凉。牛膝段每 100kg 用黄酒 10kg。

3. 盐牛膝　取牛膝段，加入定量食盐水拌匀，稍闷润，待盐水被吸尽后，置炒制容器内，用文火加热，炒干，取出，晾凉。牛膝段每 100kg 用食盐 2kg。

【饮片性状】牛膝为类圆形小段，外表灰黄色或淡棕色，有略扭曲而细微的纵皱纹、横长皮孔及稀疏的细根痕。质硬而脆，易折断，受潮则变柔软。切面平坦，黄棕色，微呈角质样而油润，中心维管束木部较大，黄白色，外周散有多数筋脉点(维管束)，排列成 2～4 轮。气微，味微甜而稍带苦涩。酒牛膝表面淡黄色，偶见焦斑，微有酒香气。盐牛膝表面淡黄色，多有焦斑，略带咸味。

【质量要求】牛膝水分不得过 15.0%，总灰分不得过 9.0%，用水饱和正丁醇作溶剂，浸出物不得少于 6.5%。含 β-蜕皮甾酮($C_{27}H_{44}O_7$)不得少于 0.030%。牛膝饮片浸出物不得少于 5.0%；酒牛膝浸出物不得少于 4.0%。

【炮制目的】牛膝味苦、酸，性平。归肝、肾经。具有活血祛瘀，补肝肾，强筋骨，利尿通淋，引血下行的功能。用于瘀血阻滞的月经不调、痛经、闭经、腰膝酸痛、筋骨无力，肝阳眩晕、尿血、小便不利等。

牛膝生品长于活血祛瘀，引血下行。用于瘀血阻滞的月经不调，痛经、闭经、癥瘕、产后瘀阻腹痛、阴虚阳亢、头目眩晕等证。酒炙后，增强活血祛瘀，通经止痛的作用。用于风湿痹痛，肢体活动不利等。盐炙后，能引药入肾，增强补肝肾，强筋骨，利尿通淋的作用。用于肾虚腰痛，月水不利，脐腹作痛，湿热下注，尤以下半身腰膝关节疼痛为长。

【临床应用】

1. 生用

(1) 经闭不通：常与当归尾、桃仁、干漆(炒烟尽)等同用，具有活血祛瘀的作用，用于经闭不通，及血块疼痛，如大通经丸(《验方汇辑》)；若与桂心、当归、牡丹皮等同用，用于产后气滞，月水不通，腹胁疼痛，如牛膝散(《圣惠方》)；若与大黄、䗪虫、蛴螬等同用，用于产后月水往来，乍多乍少，仍复不通，时时疼痛，小腹里急，下引腰身重，如牛膝丸(《千金方》)。

(2) 胞衣不下：常与瞿麦、滑石、通草等同用，具有消癥下胎的作用，用于胞衣不下，如牛膝汤(《千金方》)；若与川芎、朴硝、蒲黄等同用，用于妊娠五六月堕胎，胞衣不下，如牛膝散(《圣惠方》)。

(3) 遍身疼痛：常与当归、官桂、独活等同用，具有活血通经脉的作用，用于产后遍身疼痛，如趁痛散(《产宝》)；若与山茱萸、桂心同用，用于风湿痹，腰痛少力(《圣惠方》)；若与木瓜、五加皮、骨碎补等同用，用于鹤膝风(《本草汇言》)。

(4) 牙龈肿痛：常与知母、生地黄、石膏等同用，具有活血消肿，引热下行的作用，用于胃火炽盛，火邪上炎，齿龈肿痛，口内灼热或口舌生疮，如玉女煎(《景岳》)。

(5) 小便不通：常与当归、黄芩同用，具有活血，利尿通淋的作用，用于小便不通，茎中痛，及妇人血结腹坚痛，如牛膝汤(《准绳》)。

2. 制用

(1) 酒制

① 月经瘀闭：常与干漆(炒，烟出青白为度)同用，具有活血祛瘀，消癥止痛的作用，用于妇人月经瘀闭，脐腹作痛，及产后癥瘕，如万病丸(《妇人》)；若与当归、赤芍药、桃仁等同用，用于妇人月经不利，脐腹疼痛，或小腹疼痛牵引腰部，气攻胸膈，如牛膝散(《济阴》)。

② 风湿痹痛：常与肉苁蓉(酒浸)、川芎、羌活等同用，具有活血通络，祛风胜湿的作用，用于诸风湿痹，四肢拘挛，脚膝疼痛，及脚气，如牛膝丸(《杨氏家藏方》)；若与海风藤、独活、当归等同用，用于风湿侵袭肌肉、经络，以及气血不调，肢体疼痛，活动不利，如牛膝酒(《本草纲目》)；若与乳香、没药、地龙(酒炒)等同用，用于痛风，瘀滞络阻，筋脉、关节疼痛，如趁痛散(《丹溪》)。

③ 筋骨痿弱：常与苁蓉(酒浸)、天麻、熟地黄等同用，具有补肝肾，强筋骨的作用，用于肝肾不足，筋骨痿弱，不自胜持，起居须人，足不任地，如加味四斤丸(《三因》)；若与威灵仙、草乌(炮)、骨碎补(炒)等同用，用于肝肾风虚，上攻下注，筋脉拘挛，骨节疼痛，手臂少力，腰背强痛，脚膝缓弱，屈伸不利，步履艰难，如骨碎补丸(《局方》)；若与炒骨碎补、萆薢(酒炒)、海桐皮等同用，用于妇人阳气虚弱，外寒侵袭，腰脚疼痛，腹胁拘急，如骨碎补散(《妇人》)。

④ 须发早白：常与生干地黄、石菖蒲、菟丝子(盐炒)等同用，具有补肝肾，乌须发的作用，用于气血两虚，须发早白，如草还丹(《总录》)；若与赤白何首乌(黑豆蒸)、赤白茯苓(乳拌)、当归(酒浸)等同用，用于肝肾不足，须发早白，齿牙动摇，梦遗滑精，崩漏带下，肾虚不育，腰膝酸软，如七宝美髯丹(《纲目》)。

(2) 盐制

① 肾虚腰痛：常与杜仲(盐炒)、桑寄生、独活等同用，能增强补益肝肾，强筋骨止痛的作用，用于肝肾两亏，气血不足，腰膝冷痛，瘦重无力，屈伸不利，亦治风湿腰痛。

② 淋病尿血：常与通草、茅根、滑石等同用，具有利尿通淋的作用，用于湿热下注膀胱，经脉损伤而致的小便淋痛，或尿血、砂石胀痛，如牛膝汤(《千金方》)，方中牛膝宜盐水炒，可引药下行，增强利尿通淋的作用。

③ 湿热痹痛：常与黄柏(盐水炒)、苍术同用，具有祛湿通痹的作用，用于湿热下注，下肢痿痹，腰膝关节疼痛。

【参考资料】牛膝含蜕皮甾酮(Ecdysterone)、牛膝甾酮(Inokosterone)、红苋甾酮

(Rubrosterone)以及皂苷类成分。另含肽多糖 ABAB，以及铁、锰、铜、锌、钴等微量元素[1-4]。

以齐墩果酸含量为指标，采用正交实验设计对盐炙怀牛膝的炮制工艺进行优选。结果盐炙怀牛膝的最佳炮制工艺为：取厚度为5～10mm的怀牛膝饮片，加3%的盐量在100℃下烘制20分钟[5]。采用水溶性浸出物的含量测定实验。结果同一来源的5种不同规格饮片的3种不同浸出时间的浸出物的含量，存在着非常显著的差异。均以1mm薄片的浸出物含量最高。结论：牛膝饮片应切制成1～2mm的薄片．供临床入药为宜[6]。

采用薄层扫描法对怀牛膝不同炮制品中齐墩果酸进行的含量测定结果是：生牛膝为16.35%，酒牛膝为11.75%，盐牛膝为7.5%，牛膝炭为8.83%[7]。

生牛膝、酒牛膝、盐牛膝醚提取物对EB病毒激活的最低浓度分别为0.8、20、0.16μg/ml，酒牛膝可明显降低牛膝对EBV的激活活性，盐牛膝无此作用，酒牛膝急性毒性剂量与生牛膝接近，盐牛膝毒性明显增加。5ml醚提取物（相当于250mg生药）对鼠耳皮肤有致炎作用；生牛膝的醚提取物在0.04～125mg/ml对CHL细胞对染色体畸变率无明显影响；小鼠灌胃15g/kg×3d，孕鼠灌胃10g/kg×10d，各炮制品对小鼠骨髓微核率及早孕率无明显影响[8]。

另有报道[9]，牛膝中的另一活性成分甜菜碱具有降压、抗脂肪肝的作用，其氯化物铝盐还有抗溃疡作用，能治疗胃炎并促进伤口愈合。通过雷氏盐沉淀，用紫外分光光度法测定生品及其炮制品的含量，结果为：生品中甜菜碱为0.978%，酒制品为0.930%，炒制品为1.029%，盐制品为1.008%。其含量差别不大（$P>0.05$），说明炮制后牛膝中含有的水溶性生物碱甜菜碱未受破坏和损失。

采用HPLC法对牛膝及其3种酒炙品中蜕皮甾酮的含量进行测定，结果牛膝生品与三种炮制品中蜕皮甾酮的含量大小顺序为酒炙品（1∶12）生品＞酒炙品（1∶8）酒炙品（1∶10）。传统的酒炙方法中黄酒与牛膝配比为（1∶10），说明按传统方法酒炙后，蜕皮甾酮的含量最低，这与酒牛膝善活血遂瘀，而补肝肾，强筋骨作用较弱相吻合，也表明传统酒炙牛膝方法中，黄酒与牛膝配比的合理性[10]。采用火焰原子吸收光谱法。结果怀牛膝生品及3种炮制品中均含有所测的10种元素，且3种炮制品中都有若干元素含量高于生品。怀牛膝3种炮制品就其10种微量元素的含量来看，酒炙方法效果最好[11]。

通过小鼠耳廓肿胀法、热板法、扭体法及地塞米松血瘀模型比较牛膝、酒牛膝饮片抗炎、镇痛及活血化瘀作用。结果牛膝、酒牛膝饮片均有抗炎作用和镇痛作用，但二者无显著性差异；牛膝、酒牛膝均有显著的活血化瘀作用，酒牛膝作用稍强于牛膝饮片，认为牛膝酒炙增强活血化瘀作用，而抗炎、镇痛变化不大[12]。

【附】

1. 近代炮制方法还有酒蒸、蜜麸炒、酒麸炒、炒焦等法。

2. 文献摘录 “今惟以酒浸入药，欲下行则生用，滋补则焙用，或酒拌蒸过用。”（《纲目》）“欲下行则生用，滋补则酒炒。”（《通玄》）“所主之病，大抵得酒则能补肝肾，生则能去恶血。”（《握灵》）“酒蒸则益肝肾强筋骨……生用则散恶血破癥结。”（《辑要》）“酒拌蒸则补，生用下行补肾。”（《全生集》）“下行生用，滋补焙用。或黄精汁浸酒拌蒸数十次用。破血敷金疮生用。引火下趋，童便炒。引诸药至膝盖，生熟俱可用。”（《得配》）“三两用好烧酒十两泡之，紧紧封好，熬至二两，饮之。治腹中陡然坚如铁石，痛如刀割，昼夜呼号。”（《增广》）

【按语】牛膝的古代炮制方法有酒制（酒渍、酒浸、酒煮、酒洗、酒炒、酒蒸、酒熬膏等）、炒制、焙制、盐制、炙制、药汁制等法，据古文献记载，以酒制品为多用。现代治用生切制、酒制、盐制等法。牛膝生品具有活血祛瘀，补肝肾，强筋骨，利尿通淋，引血下行之功效。酒制后增强活血祛瘀，通经止痛作用。盐炙后能引药入肾，增强补肝肾，强筋骨的作用。

牛膝中主要含有甾酮类及皂苷类成分。以齐墩果酸为指标，测定酒牛膝、盐牛膝等不同炮制品的含量，结果认为各种炮制品中皂苷类主成分含量变化不大。药理实验证实，酒牛膝有较好的镇痛作用。

参考文献

[1] 竹本常松，等．药学杂志(日)，1971，91：916.

[2] 凌石军，等译．牛膝的成分研究[J]．国外医学：中医中药分册．1988，10(1)：58.

[3] 舒元瑜，等．六种牛膝中脱皮激素的高效液相色谱测定[J]．中成药，1992，14(1)：37.

[4] 刘凤楼，等．地黄、牛膝、山药中微量元素的测定[J]．中国药学杂志，1989，24(3)：163.

[5] 罗霄山，等．正交实验优选盐炙怀牛膝的最佳炮制工艺[J]．中药新药与临床药理，2008，19(4)：311.

[6] 宋晓琳，等．中药牛膝饮片炮制规格的探讨[J]．时珍国医国药，2001，13(11)：659.

[7] 殷玉生，等．怀牛膝的炮制方法探讨[J]．中成药，1989，11(12)：17.

[8] 聂淑琴，等．炮制对牛膝特殊毒性的影响[J]．中国中药杂志，1995，20(5)：275.

[9] 巢志茂，等．怀牛膝不同炮制品中甜菜碱的研究[J]．中国中药杂志，1995，20(10)：597.

[10] 张翠英，等．牛膝3种酒炙品蜕皮甾酮的含量比较[J]．中药材，2000，23(11)：683.

[11] 王建科，等．怀牛膝及其不同炮制品中10种微量元素的含最[J]．微量元素与健康研究，2003，20(6)：28.

[12] 张振凌，等．牛膝酒牛膝饮片药理作用的比较研究[J]．中医药学刊，2005，23(7)：1222.

升　　麻

【来源】本品为毛茛科植物大三叶升麻 *Cimicifuga heracleifolia* Kom. 兴安升麻 *Cimicifuga dahurica*(Turcz.)Maxim. 或升麻 *Cimicifuga foetida* L. 的干燥根茎。秋季采挖，除去泥沙，晒至须根干时，燎去或除去须根，晒干。

【古代炮制】晋代有炙制、蜜煎《肘后》的方法。刘宋时代有黄精汁制《雷公》法。宋代有煅炭《总录》、焙制(《普本》)、酒炒(《朱氏》)等方法。明代增加了炒制(《普济方》)、盐水炒(《景岳》)、醋拌炒(《大法》)。清代又增加了蜜炒(《本草述》)、土炒(《金鉴》)、蒸制(《求真》)。炒黑、姜汁拌炒(《治裁》)等炮制方法，并提出补中酒炒，止咳汗蜜炒(《本草述》)的理论。

【现代炮制】

1. 升麻　取原药材，除去杂质，浸泡至三四成透时取出，润透，切厚片，干燥。筛去碎屑。

2. 炒升麻　取升麻片，置热锅内，用文火加热，炒至深黄色，微有焦斑时，取出，摊凉，筛去碎屑。

3. 蜜升麻　取炼蜜，用适量开水稀释，淋入升麻片内，拌匀，闷润，置炒制容器内，用文火加热，炒至不粘手时，取出晾凉。升麻片每100kg用炼蜜25kg。

【饮片性状】升麻为不规则的厚片。表面黄白色至淡棕黑色，有裂隙，显纤维性，皮部很薄，中心有放射状网状条纹，髓部有空洞，质脆。味微苦。炒升麻表面深黄色，微带焦斑，质脆。味微苦。蜜升麻表面黄棕色或棕褐色，味甜而微苦。

【质量要求】升麻杂质不得过5%，水分不得过13.0%，总灰分不得过8.0%，酸不溶性灰分不得过4.0%，按干燥品计算，含异阿魏酸（$C_{10}H_{10}O_4$）不得少于0.10%。

【炮制目的】升麻味辛、微甘，性微寒。归肺、脾、大肠、胃经。具有发表透疹，清热解毒，升举阳气的功能。用于风热头痛，齿痛，口疮，咽喉肿痛，麻疹不透，阳毒发斑；脱肛，子宫脱垂。

升麻生品升散作用较强，以解表透疹，清热解毒之力胜。用于外感风热头痛，麻疹初起，疹出不畅以及热毒发斑，头痛，牙龈肿痛，疮疡肿毒等证。炒升麻、蜜炙升麻，辛散作用减弱，以升脾阳为主，并减少对胃的刺激性，蜜升麻略带甘补之性。用于中气虚弱，短气乏力，倦怠以及中气下陷之久泻、久痢、脱肛、子宫下垂、崩漏等。

【临床应用】

1. 生用

（1）麻疹初起：常与白芍药、甘草（炙）、葛根同用，具有解肌透疹的作用，用于感受时气温疫，头痛发热，肢体烦痛，麻疹初起，发而不透，如升麻葛根汤（《局方》）。

（2）咽喉肿痛：常与桔梗、葛根、生甘草等同用，具有清咽解毒的作用，用于膈上壅毒，口舌生疮，咽喉肿痛，如升麻散（《济生方》）；若与炒牛蒡子、玄参、炒桔梗等同用，用于小儿咽喉肿痛，如牛蒡子汤（《准绳》）；若与大黄、射干、玄参等同用，用于咽喉肿痛，热毒在肺脾，上焦壅滞，心神烦热，如升麻丸（《圣惠方》）。

（3）风热头痛：常与苍术、干葛、甘草、鲜荷叶同用，具有疏风清热的作用，用于外感阳明经头痛，额前作痛，心烦痞满，如清震汤（《症因脉治》）；若与生地、黄连、丹皮等同用，增强清热解毒作用，用于胃中积热，上下牙痛不可忍，牵引头痛，现用于三叉神经痛，口腔炎，牙周炎，如清胃散（《脾胃论》）；若与白芷、葛根、石膏等同用，用于阳明经头风头痛，身热口渴，如升麻芷葛汤（《瑶函》）。

（4）痈肿、疮毒：常与漏芦、芒硝、栀子等同用，具有清热解毒消肿的作用，用于丹毒，疮肿热痛，如升麻搨汤（《千金》）；若与金银花、连翘、防风等同用，用于黄水疮，如升麻消毒饮（《金鉴》）；若与桔梗、薏苡仁、牡丹皮等同用，用于肺痈唾脓血作臭气，胸乳皆痛，如升麻汤（《本事方》）。

2. 蜜炙或炒用

气虚下陷常与人参、黄芪（炙）、白术（炒）、炙甘草同用，具有益气升阳举陷的作用，用于气虚下陷、血崩血脱、亡阳垂危，如举元煎（《景岳》）；若与黄芪、人参、柴胡等同用，用于脾胃虚弱，中气下陷，脘腹垂胀，久泻久痢，脱肛，妇女崩带，子宫脱垂，如补中益气汤（《脾胃论》），方中升麻宜用蜜炙者为好，现用于子宫下垂，胃下垂或其他内脏下垂。

【参考资料】兴安升麻根茎中含升麻醇（Cimigenol，Cimicifugol）、升麻醇木糖苷（Cimigenoside，Cimifugoside，Cimigenol oxoside）、24-O-乙酰升麻醇木糖苷（Acetylhy-dro-Shengmanol xyloside）、北升麻醇（Dahurinol）、异北升麻醇（Isodahurinol）、去羟基北升麻醇（Dehydroxydahurinol）、25-O-甲基异升麻醇（25-O-methylisodahurinol）等多种甾萜类成分[1-3]。北升麻中还含异阿魏酸（Isoferulic acid）、阿魏酸（Ferulic acid）、咖啡酸、齿阿米素（Visnagin）、齿阿米醇（Visamminol）及β-谷甾醇等[4-5]。升麻中含升麻碱（Cimicifugine）、水杨酸、阿魏酸、咖啡酸、鞣质等[6]。

北升麻提取物可使大鼠正常体温下降，并对伤寒、副伤寒混合疫苗所致发热有解热作用。北升麻对大鼠角叉菜胶或右旋糖酐所致脚肿张均有消炎作用，对乳酸或醋酸引起的肝门溃疡,有使其缩小面积的趋势。北升麻提取物有明显抑制醋酸所致扭体反应,但对尾压刺激法不显示镇痛作用[7]。升麻能抑制离体肠段与妊娠子宫,对未孕子宫及膀胱则呈兴奋作用[8]。此外,升麻尚有抑制心脏,减慢心率及降低血压的作用[6]。

对升麻不同浸润方法和不同时间软化后的饮片进行了总有机酸的含量测定,结果表明,升麻中总有机酸含量在加工炮制前后的变化很大,不宜长时间浸泡,炮制宜喷淋浸润为好[9]。升麻的临床应用以生片和蜜制片为主,升麻切制和蜜制以后,阿魏酸和异阿魏酸含量均有所增高,且蜜制片比切片含量增加更多。升麻炮制前后 27-脱氧升麻亭的含量略有降低,但炮制前后的色谱指纹图无变化,说明升麻炮制对其三萜类成分影响不大[10]。

采用小鼠福尔马林致痛反应、热板法、醋酸扭体实验和小鼠自发活动及举双肢法观察升麻和兴安升麻生药和蜜制品的镇痛和镇静活性,结果表明,升麻和兴安升麻蜜制品的镇痛和镇静活性均明显强于各自的生药[11]。

采用正交设计试验,以升麻总有机酸为检测指标,对升麻蜜制的工艺进行研究,确定升麻蜜制的最佳工艺为 100kg 升麻片加入 25kg 蜂蜜,烘烤温度为 100℃,烘烤时间为 1.5 小时[12]。

【附】

1. 近代炮制方法还有炒炭、酒制、麸炒等。

2. 文献摘录 "发散生用,补中酒炒,止咳汗者蜜炒。"(《入门》)"治滞下,用醋拌炒。"(《大法》)"噤口痢,升麻醋炒绿色。"(《握灵》)"多用则散,少用则升,蜜炙,使不骤升。"(《得配》)"去须芦用。或有参芪补剂须用升麻,而又恐其太升发者,升麻、柴胡并用蜜水炒之。"(《辑要》)

【按语】升麻古代炮制方法有蜜制、炒制、炙制、盐制、醋制、姜制、制炭、蒸制、药汁制等。现代沿用炒制和蜜制二种,临床上以生用为多。生升麻以升散解表,透疹清热力胜。炒制和蜜制后,缓和辛散之性,并减少其对胃的刺激性,有升脾阳之功,用于中气虚弱之症。关于升麻的炮制方法和传统炮制理论,目前尚未见到研究报道,应进一步临床验证以挖掘提高治疗效果。

参 考 文 献

[1] 江苏植物研究所,等.新华本草纲要:第一册[M].上海:上海科学技术出版社,1988:116.

[2] 冯卫生.生药的生物活性成分——升麻对 CCl_4 诱导小鼠肝损伤的预防作用的有效成分研究[J].国外医学:中医中药分册.1986,8(3):55.

[3] 国家医药管理局中草药情报中心站.植物药有效成分手册[M].北京:人民卫生出版社,1986:1132.

[4] 刘志.中药升麻[J].国外医学:中医中药分册.1980,(5):18.

[5] 黄泰康,等.常用中药成分与药理手册[M].北京:中国医药科技出版社,1994:575.

[6] 江苏新医学院.中药大辞典:上册[M].上海:上海科学技术出版社.1975:451.

[7] 阴健,等.中药现代研究与临床应用(2)[M].北京:中医古籍出版社,1995:69.

[8] 王浴生,等.中药药理与应用[M].北京:人民卫生出版社,1983:208.

[9] 吴江,等.升麻及其加工前后总有机酸的含量变化[J].中成药,1998,20(12):19.

[10] 潘瑞乐,等.升麻炮制前后有效成分的比较研究[J].中成药,2007,29(9):1335.

[11] 曹丽,等.不同品种的升麻蜜制前后药理活性的比较[J].中药材,2007,30(12):1561.

[12] 潘瑞乐,等.正交法优选升麻最佳蜜制工艺[J].中国中药杂志,2007,32(1):73.

丹　参

【来源】本品为唇形科植物丹参 *Salvia miltiorrhiza* Bge. 的干燥根及根茎。深秋、初春两季采挖，除去茎叶，洗净泥土，干燥。

【古代炮制】唐代有"熬令紫色"(《千金》)的炮制方法。宋代有微炙、炒令黑色(《总录》)、焙制(《宝产》)等方法。明代增加了酒洗(《入门》)、酒浸(《原始》)、酒炒(《辨义》)等法。清代又增加了猪心血拌炒(《害利》)、酒蒸(《笔花》)等的炮制方法。

【现代炮制】

1. 丹参　取原药材，除去杂质及残茎，洗净，润透，切厚片，干燥。筛去碎屑。

2. 酒丹参　取丹参片，加入定量黄酒拌匀，稍闷润，待酒被吸尽后，置炒制容器内，用文火加热，炒干，取出晾凉。筛去碎屑。丹参片每 100kg 用黄酒 10kg。

【饮片性状】丹参为类圆形的厚片，片面红黄色或黄棕色，见有散在黄白色筋脉点，呈放射状排列，中心略黄，周边外表黯红棕色。气微，味微苦涩。酒丹参，表面黄褐色，略具酒香气。

【质量要求】丹参水分不得过 13.0%，总灰分不得过 10.0%，酸不溶性灰分不得过 3.0%，水溶性浸出物不得少于 35.0%，乙醇浸出物不得少于 15.0%，铅不得过百万分之五，镉不得过千万分之三，砷不得过百万分之二，汞不得过千万分之二，铜不得过百万分之二十；丹参含丹参酮 $Ⅱ_A$($C_{19}H_{18}O_3$)不得少于 0.20%，含丹参酚酸 B($C_{36}H_{30}O_{16}$)不得少于 3.0%。丹参饮片酸不溶性灰分不得过 2.0%，醇浸出物不得少于 11.0%，酒丹参醇溶性浸出物不得少于 11.0%。

【炮制目的】丹参味苦，性微寒。归心、肝经。具有祛瘀止痛，活血通经，清心除烦的功能。用于月经不调，经闭痛经，癥瘕积聚，胸腹刺痛，热痹疼痛，疮疡肿痛，心烦不眠，肝脾肿大，心绞痛。

丹参多生用。生品祛瘀止痛清心除烦力强，并能通行血脉，善调妇女经脉不匀，因其性偏寒凉，故多用于血热瘀滞所致的疮痈，产后瘀滞疼痛，经闭腹痛，心腹疼痛及肢体疼痛等。酒制后，缓和寒凉之性，增强活血祛瘀、调经之功，并能通行血脉，善调妇女经脉不匀。多用于月经不调，血滞经闭，恶露不下，心胸疼痛，癥瘕积聚等。

【临床应用】

1. 生用

(1) 心腹诸痛：常与檀香、砂仁同用，具有行气祛瘀止痛的作用，用于心痛、胃脘诸痛，如丹参饮(《时方歌括》)；若与白檀香、砂仁同用，用于心腹诸痛，属半虚半实，如丹参饮(《医学金针》)；若与当归、生明乳香、生明没药同用，用于气血瘀滞，心腹疼痛，肢体疼痛，及癥瘕，如活络效灵丹(《参西录》)。现用于冠心病心绞痛、宫外孕、坐骨神经痛等证。

(2) 乳肿、乳痈：常与赤芍药、白芷同用，用于乳肿、乳痈，毒气焮肿热赤，攻刺疼痛，及乳核结硬不散，如丹参膏(《局方》)；若与知母、金银花、穿山甲(炒)等同用，具有清热解毒消肿的作用，用于结乳肿痛，或乳痈，并治一切红肿疮疡，如消乳汤(《参西录》)；若与苦参、蛇床子同用，用于丹毒瘙痒，如丹参汤(《圣惠方》)。

(3) 冠心病：常与川芎、红花、降香、赤芍药同用，具有增加冠脉血流量，降低心肌耗氧量，对抗心肌缺血，抑制血小板凝集等作用，用于冠心病心绞痛，如冠心二号(《新编药物学》)；若与苏合香、檀香、青木香等同用，用于心绞痛胸闷，憋气，如冠心苏合丸(《中国药典》)。

2. 酒制

(1) 经水不调：单用丹参研末，陈酒送服具有活血祛瘀，调经止痛的作用，用于月经不调，产后恶露不下，如丹参散(《妇人明理论》)；若与川芎、益母草、桃仁等同用，能增强活血祛瘀的作用，用于产后腹痛，恶露不下，或下而不爽等。

(2) 癥瘕积聚：常与牡丹皮、干漆、牡蛎等同用，可增强消癥破结的作用，用于气血阻滞、瘀血内停，日久渐积的腹内结块，或胀或痛等。

(3) 风湿痹痛：常与秦艽、威灵仙、独活等同用，具有活络通痹的作用，用于风寒湿邪痹阻经络，郁而化热，关节肿痛，如独活散(《普济方》)。

【参考资料】丹参中含有的脂溶性成分有：丹参酮Ⅰ(Tanshinone I)、丹参酮$Ⅱ_A$(Tanshinone$Ⅱ_A$)、丹参酮$Ⅱ_B$(Tanshinone $Ⅱ_B$)、隐丹参酮(Cryptotanshinone)、异丹参酮Ⅰ(Isotanshinone Ⅰ)、异丹参酮Ⅱ(Isotanshinone)、异隐丹参酮(Isocryptotanshinone)、丹参新酮(Miltionone)、丹参酮甲酯(Methyl tanshinonate)、羟基丹参酮$Ⅱ_A$(Hydroxytanshinone $Ⅱ_A$)、二氢丹参酮Ⅰ(Dihydro-tanshinone Ⅰ)。尚有丹参酮醌甲、丹参酮醌乙、丹参酮醌丙、次甲丹参醌、1,2-二氢丹参醌、丹参邻醌、菲洛醇(Ferrugenol)、丹参新醌丁、去甲丹参酮、3α-二羟基丹参酮$Ⅱ_A$、丹参内酯、丹参螺旋缩酮内酯、表丹参螺旋缩酮内酯、鼠李酮(Salvilenone)、鼠尾酮Ⅰ、丹参新酮Ⅱ(Miltionone)、丹参二醇A、B、C等[1-3]。

丹参中水溶性成分多为酚酸类：丹参素[D(+)β-3,4-二羟基苯基乳酸]、丹参酸甲、乙、丙(Salvianic acid A、B、C)、丹参酚酸A(Salvianolic acid A)、迷迭香酸、原儿茶酸、琥珀酸、阿魏酸等。尚含黄芩苷、β-谷甾醇、熊果酸、胡萝卜苷等[2,4-6]。

丹参能增加豚鼠和兔离体心脏冠脉流量，减慢心率，先有短暂抑制心肌收缩力，随之逐渐加强。对外周血管也有扩张作用。并可改善微循环，增加毛细血管张力，降低脆性，提高组织从微循环中摄取氧的能力[7]。丹参酮及丹参素均可提高小鼠耐缺氧能力，减慢耗氧速度，增加冠脉流量。丹参对多种凝血因子有抑制作用，还能激活纤溶酶原——纤溶酶系统，促进纤维蛋白溶解，降低血小板聚集，抑制二磷酸腺苷(ADP)等诱导血小板聚集，提高血小板内CAMP含量，具有抗凝、抗血栓作用。丹参对结核杆菌、霍乱弧菌、福氏痢疾杆菌、伤寒杆菌、大肠杆菌、变形杆菌、葡萄球菌等均有抑制作用。丹参酮类成分对巴豆油所致小鼠实验性炎症有明显的抗炎作用，对大鼠感染性关节肿、实验性腹腔感染有保护作用。丹参能减少小鼠的自发活动，并能延长氯丙嗪、水合氯醛、阿米妥钠的睡眠时间。还能抑制酒石酸锑钾所致小白鼠扭体反应，提示本品有一定的镇痛作用[8]。

丹参的炮制饮片有酒制品、醋制品、炒炭品等，考察各类饮片的水溶性总酚酸含量，结果指出，炮制品比生品的含量高，尤以炒炭为显著。酒炙丹参、醋炙丹参、丹参炭的水溶性酚酸类成分的提高，有助于丹参活血调经，增强活血镇痛作用，且这与临床应用是一致的[9]。

丹参炮制后，原儿茶醛含量均有不同程度的下降。其中酒丹参下降17.14%，醋丹参下降20.00%，炒丹参下降42.86%，丹参炭下降62.86%[10]。采用GC-ECD方法进行检测丹参药材有机氯农药的残留量，结果未洗丹参中有机氯农药残留量平均值为11.50ng/g，净丹参中有机氯农药残留量平均值为8.74ng/g，所以水处理工艺对中药饮片中有机氯农药残留量有一定的去除作用[11]。酒丹参、醋丹参及生丹参3种饮片对由四氯化碳所致家兔急性肝损伤、引发的中毒性肝炎病变的实验指出，生丹参与酒丹参可明显减轻细胞坏死($P<0.05$和$P<0.01$)。且对实验动物的血清谷丙转氨酶(SGPT)的升高，有显著的降低作用($P<0.05$)[12]。采用肾上腺素(Adr)致怒及寒冷造成大鼠血瘀模型，比较丹参各炮制品对血小板

黏附与聚集、凝血酶原时间(PT)、凝血酶时间(TT)、凝血活酶时间(PTT)等指标的影响。结果表明黄酒与白酒炙丹参与生丹参均可显著降低血小板黏附与聚集的作用，使PT、TT、PTT等显著延长，酒炙丹参比其生品作用显著增强($P<0.05$)。所以酒制丹参可增强活血祛瘀作用，白酒制较黄酒制好[13]。丹参及其炮制品的水煎液能明显延长出血时间及凝血时间，且炮制后作用更强，也说明丹参黄酒炮制后其活血化瘀作用更强。丹参及其炮制品均有一定的止痛作用，且酒炙品的止痛作用大于生品。丹参的生品与酒炙品均能明显延长耐缺氧时间，且炮制品作用强于生品[14]。

丹参经水浸泡后，水溶性成分损失很大，浸泡24小时与72小时基本相同。水溶性成分的损失使得脂溶性成分易于溶出，而未浸泡及闷润者由于水溶性成分中的一些黏性物质阻挡浸润，使脂溶性成分减少。故应严格按操作规程将丹参药材大小分开闷润[15]。以丹参中总酚性成分、丹参素、原儿茶醛含量为指标，采用双波长薄层扫描、分光光度法，考察丹参原药材软化工艺，饮片规格，结果表明，常压蒸制软化方式优于湿热软化，润法软化及浸润软化方式，薄片片型优于厚片及段，横切片优于斜切片[16]。比较4种不同加工方法，即阴干、曝晒、干燥(温度小于60℃)和发汗对丹参酮Ⅱ$_A$含量的影响，认为阴干法的丹参酮Ⅱ$_A$含量明显高于其他3种方法[17]。以丹参酮Ⅱ$_A$[18]和水溶性成分原儿茶醛[19]作为丹参的指示成分，考察丹参在晒干、烘干和风干情况下的含量变化。结果表明较好的方法是首先晒干减少20%～30%水分，然后风干减少40%～50%水分，最后烘干至含水量8%。采用正交试验，以丹参酮Ⅱ$_A$的含量为指标，对酒炙丹参的加酒量、加热时间和加热温度这3个影响炮制效果的因素进行分析，筛选出酒炙丹参的最佳炮制条件为加酒量5%，加热温度60℃，加热时间10分钟[20]。以丹参中水溶性总酚含量为指标，探讨酒制丹参工艺3个主要因素：酒的种类、用量及干燥方法对丹参炮制品质量的影响，优选出酒制新工艺：取净丹参饮片100g，用20g黄酒拌匀，闷润至透，置烘箱中40～50℃烘干，取出放凉[21]。

【附】

1. 近代炮制方法还有酒炙、米炒、炒、酒润麸炒等。
2. 文献摘录　“酒炒用。畏咸水忌醋。渍酒服，能疗足痹。”(《辨义》)

【按语】丹参古今炮制方法大致相同，基本上以生品和酒制品为主，酒制工艺包括酒洗、酒浸、酒炒、酒蒸等工艺。古代亦曾用过焙、炒、炙等炮制方法。丹参酒制能缓和其寒凉之性，增强活血祛瘀、调经之功。酒制丹参的临床应用历来颇为广泛，其疗效亦十分显著。丹参中有二类活性成分，一类是酯溶性成分，如丹参酮类、丹参内酯等；另一类为水溶性成分，如丹参素、丹参酸类，二者均有较强的心血管药理作用。炮制对丹参的化学成分有一定的影响，据报道，酒制后水溶性酸酚类成分的含量显著提高，从而使该药在预防和治疗冠心病中发挥积极作用。

参考文献

[1] 房其年，等.丹参抗菌有效成分的研究[J].化学学报，1976，34(3)：197.
[2] 陈政雄，等.丹参中水溶性酚性酸性成分的研究[J].药学通报，1981，16(9)：24.
[3] 孔德云，等.丹参中丹参螺旋缩酮内酯的结构[J].药学学报，1985，20(10)：747.
[4] 罗厚蔚.丹参新醌丁的分离与结构测定[J].药学学报，1985，20(7)：542.
[5] 罗厚蔚.丹参中抑制血小板聚集的活性成分[J].药学学报，1988，23(11)：830.
[6] 徐任生，等.丹参生物学及其应用[M].北京：科学出版社，1990：113.

[7] 江文德,等.丹参素及另两种水溶性丹参成分抗心肌缺血和对冠状动脉作用的研究[J].上海第一医学院学报,1982,9(1):13.

[8]《广东中药志》编辑委员会.广东中药志:第一卷[M].广州:广东科技出版社,1994:180.

[9] 周用相,等.丹参的炮制研究——不同炮制方法对丹参水溶性总酚的影响[J].中药通报,1984,9(5):18.

[10] 刘斌,卢建秋,马忠明.丹参不同炮制品中原儿茶醛含量的比较[J].中药材,1999,22(11):570.

[11] 毛翼,李凯,陈绍文,等.柴胡、厚朴、丹参水处理前后有机氯农药残留量比较研究[J].湖北中医学院学报,2007,9(4):29.

[12] 陈永祥,等.丹参及其炮制品治疗家兔急性中毒性肝炎的实验研究[J].中药通报,1985,10(4):17.

[13] 黄政德,蒋孟良,易延逵,等.酒制丹参、大黄对大鼠血小板功能及抗凝血作用的研究[J].中成药,2001,23(5):341.

[14] 刘先琼,胡静,许腊英,等.净丹参与酒丹参的主要药效学比较[J].湖北中医杂志,2007,29(5):52.

[15] 韩桂茹,等.丹参加工切片前后水溶性成分的考查[J].中药通报,1985,10(11):18.

[16] 王文凯.丹参饮片制备工艺研究[J].中成药,1996,18(10):20.

[17] 裘汉幸,蒋永海.不同干燥法丹参药材中丹参酮 $Ⅱ_A$ 含量的比较[J].中国中药杂志,2003,28(6):580.

[18] 吕文海,王姣,张力中,等.山东丹参饮片产地加工方法与质量分析[J].中成药,2004,26(8):637.

[19] 吕文海,谭鹏,宋磊,等.山东临沂不同加工方法丹参饮片中原儿茶醛含量测定[J].中国中药杂志,2006,31(21):1825.

[20] 吴剑峰,吴智南,杨安平,等.正交试验法筛选酒炙丹参的最佳炮制条件[J].中药材,1999,22(6):294.

[21] 王文凯,胡美琴.丹参酒制工艺研究[J].中成药.1997,19(9):18.

乌　药

【来源】本品为樟科植物乌药 *Lindera aggregata* (Sims) Kosterm. 的干燥块根。全年均可采挖,除去须根,洗净泥土,干燥;或刮净外皮,趁鲜切薄片,干燥。

【古代炮制】唐代有乌豆油煮(《理伤》)的方法。宋代有炒令黄色(《博济》)、炒令黑烟起(《证类》)、炭火烧存性(《总录》)、醋炒(《宝产》)、焙制(《背疽方》)等法。元代有炙法(《瑞竹》)。明代增加了酒浸(《普济方》)、酒浸微炒(《奇效》)、醋浸炙(《蒙筌》)、童便煮(《仁术》)、煨制(《禁方》)、药汁制(《准绳》)等方法。清代又增加了醋磨(《大成》)、米泔水浸(《辨义》)、煅制(《备要》)等炮制方法。

【现代炮制】取原药材,除去杂质,大小个分开,浸泡至六七成透时,取出,润透,切薄片,干燥。筛去碎屑。

【饮片性状】本品为类圆形薄片,表面黄白色或淡黄棕色,有光泽,可见放射状纹理及环纹,中心颜色较深。质脆、气香,味微苦、辛,有清凉感。

【质量要求】乌药水分不得过11.0%,总灰分不得过4.0%,用70%乙醇作溶剂浸出物不得少于12.0%。按干燥品计算,含乌药醚内酯($C_{15}H_{16}O_4$)不得少于0.030%。含去甲异波尔定($C_{18}H_{19}NO_4$)不得少于0.40%。

【炮制目的】乌药味辛,性温。归肺、脾、肾、膀胱经。具有顺气止痛,温肾散寒的功能。

乌药临床多生用,刮净外皮,切薄片,使有效成分易于煎出。用于胸腹胀痛,气逆喘急,膀胱虚冷,遗尿尿频,寒疝疼痛,痛经。酒制后温通利气,多用于小肠气,奔豚气。炒炭后收涩止血,多用于泻血,血痢。

【临床应用】

1. 生用

(1) 心腹气痛:单用乌药,水磨浓汁,入橘皮一片,苏叶一叶,煎服,用于心腹气痛,如(《濒湖集简方》);若与香附同用,用于胸腹胀痛,如(《韩氏医通》);若与陈皮、枳壳(麸炒)、干姜(炮)等同用,用于妇人血风,老人冷气,上攻胸膈,两胁刺痛,心腹膨胀,吐泻肠鸣,如乌药顺气散(《局方》);若与香附子、高良姜,赤芍药同用,用于乳母冷热不和,心腹时痛,或水泻,或乳不好,如乌药散(《药证》);若与木香、桂心、青橘皮、蓬莪术同用,用于妇人血气上攻,心腹疼痛不可忍,精神闷乱,如乌药散(《圣惠方》);若与炒甘草、香附同用,用于瘴疟,心腹刺痛,如乌沉散(《瘴疟指南》)。

(2) 寒疝疼痛:常与茴香(炒)、良姜(炒)、川楝子等同用,具有行气疏肝,散寒止痛的作用,用于寒凝气滞所致的小肠疝气,少腹痛引睾丸,喜暖畏寒,如天台乌药散(《发明》);若与沉香、人参、甘草(爁)同用,用于中虚寒滞,胸腹胀痛,或寒疝腹痛,或经行腹痛,如乌沉汤(《局方》);若与升麻同用,用于小肠疝气,如(《孙天仁集效方》)。

(3) 小便频数:常与益智子(炒)同用,具有温肾缩尿之功,用于肾经虚寒,小便频数,或遗尿不止,或白浊,梦遗,如固真丹(《魏氏家藏方》);若与川椒、吴茱萸(九蒸九晒)、益智(炒)同用,用于小便频数,如缩泉丸(《魏氏家藏方》)。

(4) 上气喘急:常与人参、沉香、槟榔同用,具有破滞降逆,补气扶正的作用,用于七情郁结,上气喘急,胸膈满闷,不思饮食,如四磨汤(《济生方》);若与枳壳、槟榔、沉香同用,具有顺气降逆的作用,用于伤损喘逆,张口抬肩,呼吸气急,不能接续,或胸胁作痛,如四磨汤(《症因脉治》)。

(5) 经行腹痛:常与香附、当归、木香、甘草(炙)同用,具有行气止痛的作用,用于经行腹痛,如乌药汤(《济阴》);若与杜当归同用,用于产后腹痛,如乌药散(《朱氏》)。

2. 酒制用

(1) 小肠气:常与炒高良姜、茴香、木香等同用,具有理气止痛的作用,用于小肠气,牵引脐腹疼痛,如乌药散(《疡医大全》)。

(2) 喘息:常与茴香(炒)、青橘皮(炒)、良姜(炒)同用,具有顺气降逆,散寒止痛的作用,用于冷气、血气、肥气、息贲气、伏梁气、奔豚气,抱心切痛,冷汗,喘息欲绝(《宝产》)。

3. 制炭用

血痢　单用乌药,炭火烧存性,捣罗为末,陈粟米饭和丸,米饮下,用于泻血、血痢,如乌金丸(《总录》)。

【参考资料】乌药根含挥发油 0.1%～0.2%,油中含有乌药烯醇(Iindenenol)、乌药烯(lindenene)、乌药根烯(Iindestrene)、乌药内酯(Iinderalactone)、异乌药内酯(Isolinderalactone)、乌药醚内酯(Iinderane)、氧化乌药烯(Iinderoxide)、异氧化乌药烯(Isolinderoxide)、异呋喃乌药烯(Isofuranogermacrene)、乌药根内酯(Iindestrenolide)、新乌药内酯(Neolinderalactone)、乌药烯醇乙酸酯(Iinderene acetate)、乌药薁(Iinderazulene)、表二氢异乌药内酯(Epidihydroisolinderalactone)、异呋喃乌药内酯(Isogermafurenolide)、波尔定碱(boldine)、右旋番荔枝碱[(+)-reticuline]、月桂木姜碱(Iaurolitsine)、乌药酸(Iinderic acid)以及龙脑、α-蒎烯、β-芹子烯、δ和γ杜松烯、β-谷甾醇等[1-3]。

本品能调节胃肠道功能,促进消化液分泌。乌药挥发油具有兴奋大脑的作用,有促进呼吸、兴奋心肌、加速血液循环、升高血压及发汗等作用。局部涂用时可使局部血管扩张,加速血液循环，缓和肌肉痉挛性疼痛。该药尚有抑菌作用，对金黄色葡萄球菌、甲型溶血性链球菌、伤寒杆菌、变形杆菌、绿脓杆菌、大肠杆菌均有抑菌作用。体外实验证明，乌药干粉能明显缩短家兔血浆再钙化时间，促进血凝和止血作用。此外，尚有报道，乌药对小鼠肉瘤-180有抑制作用[4-5]。

乌药不同炮制品中乌药醚内酯的含量从高到低依次为：酒炒乌药片＞麸炒乌药片＞盐炒乌药片＞乌药片，以酒炒乌药片中乌药醚内酯含量最高[6]。

【附】

文献摘录："叶，力缓迟，须醋浸炙。"(《蒙筌》)

【按语】乌药古代炮制方法有酒制、炒制、醋制、炙制、煨制、煅制、泔制、药汁制等法。现代大都采用生品切制，偶用酒制品和炭品。乌药顺气止痛，温肾散寒，其化学成分以芳香性挥发油为主如乌药烯、乌药烯醇、乌药内酯等，因此在加工切制时应防止芳香性活性成分的损失。

参考文献

[1] 南京药学院《中草药学》编写组. 中草药学：中册[M]. 南京：江苏人民出版社，1976：332.

[2] 江苏新医学院. 中药大辞典：上册[M]. 上海：上海科学技术出版社，1977：462.

[3] 中国医学科学院药物研究所，等. 中药志(Ⅱ)[M]. 北京：人民卫生出版社，1979：296.

[4] 王浴生等. 中药药理与应用[M]. 北京：人民卫生出版社，1983：217.

[5]《全国中草药汇编》编写组. 全国中草药汇编. 上册[M]. 北京：人民卫生出版社，1975：210.

[6] 周新蓓，欧阳荣. 乌药不同炮制品中乌药醚内酯的含量测定[J]. 中药材，2008，31(3)：350.

巴 戟 天

【来源】本品为茜草科植物巴戟天 *Morinda officinalis* How 的干燥根。全年均可采挖，洗净泥土，除去须根，晒至六七成干，捶扁，干燥；或先蒸约半小时后，再捶扁，干燥。

【古代炮制】南北朝刘宋时代有枸杞、酒、菊花制(《雷公》)法。宋代有酒煮(《博济》)、糯米同炒(《衍义》)、酒焙(《总录》)、面炒、盐汤浸(《局方》)等方法。元代有酒炒(《瑞竹》)法。明代增加了酒浸、油炒、火炮(《普济方》)、炒制(《医学》)、盐水煮(《入门》)、甘草汤浸、枸杞汤浸(《仁术》)、盐水泡(《保元》)、甘草汤炒(《景岳》)、甘草汁煮(《醒斋》)等方法。清代又增加了酒洗(《说约》)、酒浸蒸(《玉楸》)、并有"助阳杞子汁浸蒸，去风湿好酒拌炒，摄精金樱子汁拌炒，理肾气菊花同煮"的记述(《得配》)等多种炮制方法。

【现代炮制】

1. 巴戟天(巴戟肉)　取厚药材，除去杂质，洗净，置蒸制容器内蒸透，趁热除去木心，或用水润透后除去木心，切段，干燥。筛去碎屑。

2. 盐巴戟　取净巴戟段，用盐水拌匀，待盐水被吸尽后，置炒制容器内，用文火炒干。或取净巴戟，用盐水拌匀，蒸软，除去木心，切段，干燥。筛去碎屑。巴戟天每100kg用食盐2kg。

3. 制巴戟　取净甘草捣碎，加水(约1∶5量)煎汤两次，去渣，合并两次煎液。取甘草煎液与净巴戟天，同置锅内，用文火煮透并使甘草液基本煮干为度，取出，趁热抽去木心，切段，干燥。筛去碎屑。巴戟天每100kg用甘草6kg，煎汤约50kg。

【饮片性状】巴戟天肉为空心扁圆形节段，或不规则小块，切面淡紫色，周边栓皮灰黄色，质韧，肉厚。味甘而微涩。盐巴戟天质较软韧，味甘微带咸味。制巴戟天表面微黄色，味甜。

【质量要求】巴戟天水分不得过15.0%，总灰分不得过6.0%，水溶性浸出物不得少于50.0%。含耐斯糖($C_{24}H_{42}O_{21}$)不得少于2.0%。

【炮制目的】巴戟天味甘、辛，性微温。归肾、肝经。具有补肾阳，强筋骨，祛风湿的功能。用于阳痿遗精，宫冷不孕，月经不调，少腹冷痛，风湿痹痛，筋骨痿软。

生巴戟天味辛而温，以补肝肾祛风湿力胜，适用于肾虚而兼有风湿之证，多用于风冷腰痛，步行艰难，脚气水肿，肌肉萎缩无力等证。盐制后功专入肾，且温而不燥，增强补肾助阳的作用，久服无伤阴之弊。常用于肾中元阳不足，阳痿早泄，腰膝酸软无力，宫冷不孕，小便频数等。甘草制后味甘，增强补益作用，多用于补肾助阳，益气养血方中。如用于脾肾亏损，胸中短气，腰脚疼痛，身重无力等方面。

【临床应用】

1. 生用

(1) 风冷腰痛：常与羌活、炮姜、牛膝等同用，具有强筋骨，祛风湿的作用，用于风冷，腰胯疼痛，行步不得，如巴戟丸(《圣惠方》)；若与附子、五加皮(酒洗)、川萆薢(盐酒炒)等同用，用于冷痹脚膝疼痛，行步艰难，如巴戟天汤(《张氏医通》)。

(2) 肾阳虚衰：常与肉苁蓉、熟地、菟丝子等同用，具有补肾助阳的作用，用于肾阳虚衰，阳痿不举，小便频数，遗精，盗汗，如巴戟丸(《发明》)；若与良姜，肉桂，吴茱萸等同用，用于妇人子宫久冷，月经不调，或多或少，赤白带下，如巴戟丸(《局方》)；若与生牛膝同用，用于虚羸阳道不举，五劳七伤百病，如(《千金方》)。

(3) 肾病综合征：常与山萸肉同用，用于柯兴氏症候群的儿童肾病综合征的患者，收到了较好的疗效。

2. 盐制用

(1) 不孕：常与白术(土炒)、炒杜仲、菟丝子(酒炒)等同用，具有补肾助阳的作用，用于妇人下部寒冷不孕，如温胞饮(《傅青主》)；若与炒扁豆，炒山药、茯苓等同用，用于妇人下焦寒湿相争，经水将来，脐下疼痛，状如刀刺，及不孕症，如温脐化湿汤(《傅青主》)。

(2) 小便不禁：常与益智仁、菟丝子(酒蒸)、桑螵蛸同用，具有补肾缩尿的作用，用于小便不禁(《奇效良方》)。

(3) 产后呕吐：常与熟地黄，山茱萸(蒸)、白蔻仁等同用，具有温肾止呕的作用，用于妇人产后呕吐，如温肾止呕汤(《傅青主》)。

3. 甘草制用

肾气虚损：常与杜仲、山药、干地黄、菟丝子等同用，具有补肾助阳，益气养血的作用，用于肾气虚损，腰脚疼痛，身重无力，如无比山药丸(《中药成药制剂手册》)。

4. 酒制用

(1) 腰膝疼痛：常与杜仲、牛膝、川断等同用，具有补肝肾，祛风湿，通经络的作用，用于腰膝疼痛，软弱无力，肌肉萎缩，如金刚丸(《保命集》)。

(2) 白浊：常与菟丝子、破固纸(炒)、鹿茸等同用，用于白浊(《普济方》)。

【参考资料】巴戟天的化学成分主要有：蒽醌化合物：甲基异茜草素(Rubiadin)，甲基异茜草素-1-甲醚，1-羟基蒽醌，1-羟基-2-甲基蒽醌，1，6-二羟基-2，4-二甲氧基蒽醌，大黄素甲醚，2-甲基蒽醌等。环烯醚萜苷：水晶兰苷(Monotropein)，四乙酰车叶草苷(Asperuloside tetraacetate)。其他尚有有机酸类：琥珀酸，棕榈酸等。低聚糖类，氨基酸类及微量元素等[1-5]。

动物实验表明，巴戟天能显著增加小鼠体重，并延长持续游泳时间[6]。用未成年小白鼠，按 ACTH 生物活性检定法试验，结果证明巴戟天具有抑制小鼠胸腺萎缩及增加其血中白细胞数的功能[7]。巴戟天提取物具有增加血中皮质酮含量的作用，其活性可能是由于下垂体-肾上腺皮质系统受到刺激所致。[8]

比较巴戟天炮制前后化学成分的变化，发现巴戟天经盐炙后，紫外光谱发生了明显变化，薄层色谱和无机元素含量也有所改变[9]。巴戟天传统用药要求“去心”，文献认为去心目的是“免人烦躁”。据现代研究，巴戟天的“木心”与根皮的化学成分有一定的差异。其微量元素锌、铁、锰等根皮含量较高。而有毒的铅则在木心中含量较高，其他有关的化学成分也有一定的差别[10]。采用 HPLC 法，测定巴戟天炮制品中水晶兰苷的含量，结果表明巴戟天不同炮制品中水晶兰苷含量与生品比较有较大差异，生巴戟天、巴戟肉、盐巴戟天、制巴戟天中水晶兰苷的平均含量分别为 13.92、9.10、9.21、12.86mg/g[11]。

结合去心难易程度与游离蒽醌含量综合考虑，巴戟天蒸制去心的工艺为：取净巴戟天段，抢水冲洗，置蒸制容器内，武火加热至蒸汽饱和时，改用文火蒸制 15～20 分钟，取出，塑料薄膜覆盖保温，趁热抽去木心，晾至六成干，切段，60℃干燥 2.5 小时[12]。用正交设计实验对制巴戟天、盐巴戟天炮制工艺进行研究，结果表明制巴戟天的较佳炮制工艺为：取净巴戟天，置入等量甘草汁（相当 6%甘草）中浸润约 10 分钟，倒入锅中，8～10 分钟拌炒至甘草汁被吸尽，取出，趁热抽去木心，切段，干燥[13]。盐巴戟天的较佳炮制工艺为：取巴戟天于 80ml/L 的食盐水中浸泡 20 分钟，蒸 15 分钟[14]。

【附】

文献摘录：“有人嗜酒后患脚气甚危，或教以巴戟半两糯米同炒去米。”（《握灵》）“滚水浸去心。助阳，杞子汁浸蒸。去风湿，好酒拌炒。摄精，金樱子汁拌炒。理肾气，菊花同煮。”（《得配》）

【按语】巴戟天古代炮制方法有酒制（酒煮、酒焙、酒炒、酒浸、酒洗、酒蒸等）、盐制（盐浸、盐煮、盐泡等）、米制、面制、油制、火炮、炒制、药汁制（枸杞子菊花制、甘草制、金樱子制等）。现代沿用盐制和甘草制二种。巴戟天味辛而温，生品祛风除湿力强，盐制后温而不燥，补肾助阳，甘草制增强补益作用，补肾益气养血。

“巴戟去心”是传统用药的要求，根皮与根的木心部分的化学成分有较大差异，如二者所含微量元素的不同，作为非药用部分，去“木心”也有其合理性。但巴戟天根的木心是否“令人烦躁”或具有其他副作用，还有待于更深入的研究和探讨。

参考文献

[1] 王燕芳，等. 巴戟天植物的化学成分[J]. 植物学报，1986，28(5)：566.
[2] 周法兴，等. 巴戟天的化学成分研究[J]. 中药通报，1986，11(9)：554.
[3] 陈玉武，等. 巴戟天化学成分研究[J]. 中药通报，1987，12(10)：613.
[4] 李赛，等. 巴戟天的化学成分研究[J]. 中国中药杂志，1991，16(11)：675.
[5] 冯昭明. 巴戟天近年研究进展[J]. 中药材，1996，19(2)：104.
[6] 乔智胜，等. 巴戟天，鄂西巴戟天和川巴戟药理活性比较[J]. 中西医结合杂志，1991，11(7)：415.
[7] 沈道修，等. 中药巴戟天的研究（摘要）[J]. 中西医结合杂志，1985，5(3)：192.
[8] 贺玉豚译. 巴戟天的皮质酮分泌促进作用[J]. 国外医学：中医中药分册，1990，12(6)：48.
[9] 李赛. 巴戟天炮炙前后的化学研究[J]. 中成药研究，1987(6)：14.

[10] 李赛.巴戟天根皮与木心化学成分的比较[J].中药通报,1988,13(2):17.

[11] 徐吉银,梁英娇,丁平.炮制方法对巴戟天有效成分水晶兰苷含量的影响[J].中药材,2007,30(1):20.

[12] 王成永,金传山,彭代银,等.巴戟天生产工艺及含量测定研究[J].现代中药研究与实践,2005,19(5):39.

[13] 王成永,金传山,吴德玲,等.制巴戟天炮制工艺正交设计实验研究[J].中医药临床杂志,2005,17(3):237.

[14] 王成永,金传山,吴德玲,等.盐巴戟天炮制工艺改进实验及质量标准研究[J].安徽中医学院学报,2005,24(4):46.

玉 竹

【来源】本品为百合科植物玉竹 *Polygonatum odoratum*(Mill.)Druce 的干燥根茎。秋季采挖,除去须根,洗净,晒至柔软后,反复揉搓,晾晒至无硬心时,晒干;或蒸透后,揉至半透明,晒干。

【古代炮制】南北朝刘宋时代有蜜水浸蒸(《雷公》)法。宋代有刮皮蒸(《圣惠方》)、焙制(《总录》)等法。明代增加了蜜浸(《蒙筌》)法。清代又增加了蜜水或酒浸蒸(《备要》)、炒香(《医案》)等炮制方法。

【现代炮制】

1. 玉竹 取原药材,除去杂质,洗净,闷润至透,切厚片,干燥。筛去碎屑。

2. 制玉竹 将玉竹除去杂质,洗净捞出沥干,置木蒸桶内蒸3～4小时,闷1夜取出,晒半干,再复蒸2～3小时,闷1夜至呈棕褐色,取出,切厚片,晒干。筛去碎屑。

【饮片性状】玉竹为不规则的厚片,表面黄白色或棕黄色,半透明,切面角质样或显颗粒性,质硬而脆或稍软,易折断。气微,味略甜,嚼之发黏。制玉竹表面棕褐色,气微,味甜,嚼之发黏。

【质量要求】玉竹水分不得过16.0%,总灰分不得过3.0%,用70%乙醇作溶剂浸出物不得少于50.0%。按干燥品计算,含玉竹多糖以葡萄糖($C_6H_{12}O_6$)计不得少于6.0%。

【炮制目的】玉竹味甘,性微寒。归肺、胃经。具有养阴润燥,生津止渴的功能。用于肺胃阴伤,燥热咳嗽,咽干口渴,内热消渴等。

生用以生津止渴为主。用于素体阴虚,发热咳嗽,口渴咽痛,或燥邪伤津,口干舌燥,或胃火炽盛,烦渴善饥等。制玉竹,经蒸制后,味甘,以滋阴益气为主,用于虚劳干咳,或热病后期,阴液耗损,或热病中期,下后汗出,口干咽燥等。

【临床应用】

1. 生用

(1) 阴虚感冒:常与桔梗、白薇、淡豆豉等同用,具有养阴清热的作用,用于阴虚之体,感受外邪,头痛身热,咳嗽咽干,口渴心烦,如加减葳蕤汤(《通俗伤寒论》),若与石膏、麻黄、杏仁等同用,用于阴虚外感风热,发热头痛,咽干舌燥,气喘有汗,胸脘痞闷,如葳蕤汤(《千金方》)。

(2) 肺胃燥热:常与石膏、生地、葛根等同用,具有清胃,养阴生津的作用,用于胃火炽盛,烦渴引饮,牙龈腐烂,或牙宣出血,面赤发热,如玉液煎(《医醇賸义》);若与沙参、麦门冬、甘草同用,具有养阴润燥,生津止渴的作用,用于燥邪伤津,口干舌燥,亦治胃火炽盛,烦渴善饥,如玉竹麦冬汤(《条辨》)。

2. 制用

(1) 虚劳干咳:常与款冬花、百合、枇杷叶等同用,具有润肺止咳的作用,用于虚劳干咳,咽干痰结等证。

(2) 热病伤阴:常与沙参、麦冬、生地、冰糖同用,具有滋养胃阴的作用,用于阳明温病,下后汗出,胃阴受伤,如益胃汤(《条辨》)。

【参考资料】玉竹中含有甾体皂苷:铃兰苦苷(Convallamarin),铃兰苷(Convallarin),夹竹桃螺旋苷(Odospiroside),玉竹糖苷(Polyfuroside)。黄酮苷类:槲皮素苷(Quercetin glycoside),牡荆素 2″-O-槐糖苷,大波斯菊糖苷,牡荆素,牡荆素 2″-O-葡萄糖苷,皂草苷(Saponarin)。尚含玉竹黏多糖,玉竹果聚糖 A、B、C、D,白屈菜酸,氨基酸类及微量元素等[1-3]。玉竹煎剂小剂量可使心搏收缩增强,振幅加大;大剂量则使心跳减弱,甚至停跳[4]。玉竹煎剂可使血管灌流量显著减少[4]。玉竹有预防甘油三酯上升的作用[5]。玉竹甲醇提取物对肾上腺素所致高血糖小鼠的血糖值具有明显降低作用,并显示有改善糖功能的倾向。对葡萄糖和四氧嘧啶引起的大鼠血糖升高亦有抑制作用[6]。此外,实验证明玉竹可明显提高小鼠血清溶血素水平,增强腹腔巨噬细胞的吞噬功能,改善脾淋巴细胞对 ConA 的增殖反应,说明玉竹可能是一种以增强体液免疫及吞噬功能为主的免疫增强剂[7]。实验还证明,玉竹提取物对小鼠血清集落刺激因子(CSF)具有诱生作用,同时也诱生集落抑制因子(CiF),共同参与机体的免疫及造血调节[8]。

玉竹的产地加工方法至今仍不统一,研究了去皮加工对其质量的影响,结果表明,去皮加工虽然可缩短干燥时间,提高出干率及水浸出物、可溶性糖的含量,但却显著降低了蛋白质、氨基酸及各类紫外吸收成分的含量,并且操作繁琐,从总体上看,玉竹的去皮加工弊大于利,应在生产中予以淘汰[9]。玉竹在产地直接切片晒能够提高药材的可溶性糖、水溶性多糖、总氨基酸、必需氨基酸、非必需氨基酸及醇溶性和脂溶性紫外吸收成分的含量,对水浸出物、淀粉、可溶性蛋白质及游离氨基酸的含量基本上没有影响,并且能够简化加工手续,降低劳动强度,增加药材产量,值得在生产中参考[10]。随着干燥温度的提高,干燥时间缩短,药材的出干率及水浸出物、可溶性糖、淀粉、水溶性多糖含量均有不同程度提高,但蛋白质、氨基酸及各类紫外吸收成分含量却因药材总干物质的增加而有所降低。全面衡量,玉竹药材以烘干为宜[11]。采用 2005 年版《中国药典》方法对玉竹进行多糖含量及水溶性浸出物、醇溶性浸出物测定,结果表明,清蒸、蜜蒸、蜜炒、清炒、酒蒸 5 种炮制方法中,多糖含量、水溶性浸出物、醇浸物均以蜜蒸品最高,蒸法优于清炒法[12]。

【附】文献摘录:"止嗽蜜水拌蒸。去风酒拌蒸。"(《得配》)"发散生用,补剂用蜜水拌,饭上蒸熟。"(《求真》)

【按语】玉竹古代炮制方法有蜜制、蒸制、酒制、炒制、焙制等法。现代沿用生切片及蒸制。玉竹中含有皂苷、黄酮苷以及大量的多糖、聚糖类成分,易溶于水,浸润过程中应防止有效成分的流失,略润后蒸软即切片,以保证其质量。

参考文献

[1] Tomoda, M. et al. Chem. Pharm. Bull.. 1971, 19: 2173; 1973, 21: 1806.

[2] 阴健,等. 中药现代研究与临床应用(2)[M]. 北京:中医古籍出版社,1995:97.

[3]《广东中药志》编辑委员会. 广东中药志(第一卷)[M]. 广州:广东科技出版社,1994:186.

[4] 刘寿山,等. 中药研究文献摘要[M]. 北京:科学出版社,1975:141.

[5] 江苏新医学院．中药大辞典(上册)[M]．上海:上海科学技术出版社,1986:552.
[6] 加腾笃．中药玉竹的降血糖作用[J]．国外医学:中医中药分册,1991,13(6):36.
[7] 肖锦松,等．玉竹、菟丝子醇提物对烧伤小鼠免疫功能的影响[J]．中国中药杂志,1990:15(9):45.
[8] 肖锦松,等．玉竹、菟丝子提取物对小鼠血清集落刺激因子的影响[J]．中医研究,1992:5(2):12.
[9] 张永清,董翠兰．玉竹去皮晒干与直接晒干的质量对比[J]．山东中医学院学报,1996,20(6):407.
[10] 张永清,董翠兰．玉竹产地直接切片晒干的可行性研究[J]．中药材,1996,19(12):620.
[11] 张永清,丁少纯．干燥方法对玉竹药材质量的影响[J]．基层中药杂志,1998,12(4):14.
[12] 陈胜璜,蒋孟良,周日宝．不同炮制方法对玉竹质量的影响[J]．湖南中医药大学学报,2007,27(3):18.

甘　草

【来源】本品为豆科植物甘草 *Glycyrrhiza uralensis* Fisch. 胀果甘草 *Glycyrrhiza inflata* Bat. 或光果甘草 *Glycyrrhiza glabra* L. 的干燥根及根茎。春、秋二季采挖,除去须根,晒干。

【古代炮制】汉代有炙焦为末(《玉函》)、微炒(《金匮》)的方法。南北朝刘宋时代有"火炮令内外赤黄"、及用酒浸蒸后炙酥尽为度(《雷公》)的方法。唐代有炙制(《千金方》)、蜜煎(《千金翼》)法。宋代增加了炒存性(《博济》)、纸裹醋浸煨(《苏沈》)、淡浆水炙(《证类》)、盐水浸炙、猪胆汁浸炙、油浸炙(《总录》)、熓制(《局方》)、炮、黄泥裹煨(《朱氏》)等方法。明、清时代又增加了炮再麸炒(《普济方》)、蜜炙(《医学》)、酥制(《纲目》)、涂麻油炙、姜汁炒、酒炒(《必读》)、长流水浸透,炭火炙(《大成》)、粳米拌炒(《得配》)、乌药煎汁吸入,去乌药(《从众录》)等炮制方法。

【现代炮制】

1. 甘草　取原药材,除去杂质,洗净,润透,带皮或刮去皮,切厚片,干燥。筛去碎屑。带皮者为甘草片,不带皮者为粉甘草片。

2. 甘草梢　取净甘草,用刀剁下甘草的尾部(即细小部分),用水浸泡,切小段,干燥,筛去碎屑。

3. 蜜甘草　带皮者称炙甘草或炙草,不带皮者为炙粉草,或蜜粉草。取炼蜜,加适量开水稀释后,淋入净甘草片或粉甘草片中拌匀,闷润,置炒制容器内,用文火加热,炒至老黄色,不粘手时,取出,晾凉。甘草片每100kg用炼蜜25kg。

【饮片性状】甘草为类圆形或椭圆形厚片,或斜片。表面黄白色,略显纤维性,中间有一较明显的棕色形成层环纹及放射状纹理,有裂隙,传统称为"菊花心"。周边棕红色、棕色或灰棕色,粗糙,具纵皱纹。质坚,有粉性。气微,味甜而特殊。甘草梢为类圆柱形小段,表面、断面、质地、气味均同甘草片。蜜炙甘草表面老黄色,微有光泽,略带黏性,气焦香,味甜。粉甘草表面淡黄色,显菊花纹,周边光洁,淡黄色,有刀削痕迹,质坚实、有粉性、气味同甘草。

【质量要求】甘草按干燥品计算,甘草水分不得过12.0%,总灰分不得过7.0%,酸不溶性灰分不得过2.0%,铅不得过百万分之五,镉不得过千万分之三,砷不得过百万分之二,汞不得过千万分之二,铜不得过百万分之二十。六六六(总BHC)不得过千万分之二,滴滴涕(总DDT)不得过千万分之二,五氯硝基苯(PCNB)不得过千万分之一。含甘草酸($C_{42}H_{62}O_{16}$)不得少于2.0%,含甘草苷($C_{21}H_{22}O_9$)不得少于0.50%。炙甘草含甘草苷($C_{21}H_{22}O_9$)不得少于0.50%,甘草酸($C_{42}H_{62}O_{16}$)不得少于1.0%。

【炮制目的】甘草味甘,性平。归心、肺、脾、胃经。具有补脾益气,清热解毒,祛痰止咳,缓急止痛，调和诸药的功能。用于脾胃虚弱，倦怠乏力，心悸气短，咳嗽痰多，脘腹、四肢挛急疼痛，痈肿疮毒，缓解药物毒性、烈性。

生甘草，味甘偏凉，长于清热解毒，祛痰止咳。用于肺热咳嗽，痰黄，咽喉肿痛，痈疽疮毒，食物中毒、药物中毒等。甘草梢多为生用，味甘偏凉，功专清热通淋，用于小便短赤、热痛，口舌生疮，胸闷心烦之心胃有热等。蜜甘草味甘偏温，以补脾和胃，益气复脉力胜。用于脾胃虚弱，倦怠乏力，心动悸，脉结代等。

【临床应用】

1. 生用

(1) 肺热咳嗽：常与鼠粘根、桔梗同用，具有清热止咳的作用，用于肺热咳嗽，痰热阻肺，咳嗽痰黄，或肺热咳血，如甘草鼠粘汤(《沈氏尊生书》)；若与猪胆汁同用，用于小儿热嗽，或喘息，如凉膈丸(《圣惠方》)。

(2) 痈疽肿毒：常与金银花、野菊花、蒲公英等同用，具有解毒疗疮的作用，用于疮疡肿毒，焮红疼痛，以及小儿胎毒。亦可单味熬膏应用，如国志膏(《普济方》)。

(3) 咽喉肿痛：常与桔梗同用，具有宣肺利咽，清热解毒的作用，用于风邪热毒客于少阴，上攻咽喉，咽痛喉痹，咳嗽，如桔梗汤(《伤寒论》)；亦可单用甘草煎水服，用于少阴咽痛，兼治舌肿，如甘草汤(《伤寒论》)；若与玄参、桔梗、射干同用，用于阴虚火旺之咽痛，如甘桔元射汤(《四圣悬枢》)；若与牛蒡子、连翘、麦冬等同用，用于咽痛失音，如甘桔牛蒡汤(《疹科正传》)。

(4) 脏躁：常与小麦、大枣同用，具有养心安神，补脾益气的作用，用于妇人脏阴不足，致患脏躁，精神恍惚，悲伤欲哭，不能自主，呵欠频作，如甘麦大枣汤(《金匮》)，现用于癔病，更年期综合征，神经衰弱，属心阴不足者。

(5) 解毒：常与滑石同用，用于1059、1605、4049等有机磷制剂中毒；若与杏仁同煎服，缓解铅中毒；若与黑豆煮汁，用于砒中毒。

(6) 小便短赤：甘草梢常与生地、木通、竹叶同用，具有清热通淋的作用，用于小便短赤，热痛，口舌生疮，胸闷心烦之心胃有热等症，如导赤散(《药证》)。

2. 制用(蜜制品)

(1) 脾胃虚弱：常与人参、白术、茯苓同用，具有益气补脾的作用，用于脾胃虚弱，肠鸣泄泻，心腹胀满，全不思食，四肢倦怠，如四君子汤(《局方》)；若与黄芪、人参、升麻等同用，用于脾胃气虚，中气不足，脏器下垂等症，如补中益气汤(《脾胃论》)。

(2) 心悸脉代：常与人参、桂枝、生地黄等同用，具有益气复脉的作用，用于气虚血少，脉结代，心动悸，如炙甘草汤(又名复脉汤)(《伤寒论》)。

(3) 拘挛疼痛：常与白芍同用，具有缓急止痛的作用，用于腿脚挛急，或腹中疼痛，如芍药甘草汤(《伤寒论》)。

(4) 心下痞满：常与黄连、干姜、半夏等同用，具有益气和胃，消痞止呕的作用，用于胃气虚弱，气结成痞，而见纳谷不化，腹中雷鸣下利，心下痞硬而满，如甘草泻心汤(《伤寒论》)。

此外，本品还有缓和药性，调和百药的功效。若与热药附子、干姜同用，能缓和附子、干姜之热，以防伤阴；若与寒药石膏、知母等同用，能缓和石膏、知母之寒，以防伤胃；若与泻药大黄、芒硝同用，能缓和大黄、芒硝的泻下作用，使之泻而不速；若与补药党参、白术、熟地、当归等同用，能缓和其补力，使作用缓慢而持久；若与热药、寒药同用，又能起协调作用；故有“百药之首”和“国老”之名。

【参考资料】甘草中含有甘草甜素(Glycyrrhizin)。乌拉尔甘草皂苷甲、乙(Uralsaponin A.B)、甘乌内酯(Glyuranolide)以及7个皂苷元。甘草中含有的黄酮类化合物有:甘草苷(Liquiritin)、甘草苷元(Liquiritigenin)、异甘草苷(Isoliquiritin)、异甘草苷元(Isoliquiritigenin)、新甘草苷(Neoliquiritin)、新异甘草苷(Neoisoliquiritin)、异甘草呋喃糖苷(Licurazid)、鼠李糖异甘草苷(Rhamnoisoliquiritin)。还含有新异甘草黄酮醇(Neoisolicoflavonol)、甘草香豆素(Glycycoumarin)、甘草素(Liquiritigenin)、甘草醇(Glycyrol)、异甘草醇(Isoglycyrol)、芒柄花黄素(Formononetin)、甘草西定(Licori-cidin)、甘草利酮(Licoricone)、甘草新本脂素(Liconeolignan)、β-谷甾醇。还含有7-甲氧基香豆素(Herniarin)、伞花内酯(Umbelliferone,7-羟基香豆素)、甘草多糖、正二十三烷、正二十六烷、正二十七烷、甘草酚(5-甲氧基-6-异戊烯基-7,12-二羟基香豆素)[1-7]。

光果甘草的根和根茎中除分离得到甘草酸、甘草次酸外,尚获得去氧甘草次酸Ⅰ(Deoxyglycyrrhetic acid Ⅰ)、去氧甘草次酸Ⅱ(Deoxyglycyrrhetic acid Ⅱ)、18-α-羟基甘草次酸(18-α-Hydroxyglycyrrhetic acid)、异甘草次酸(Liquiritic acid)、甘草萜醇(Glycyrrhetol)、甘草内酯(Glabrolide)[1]。黄酮化合物有光果甘草苷(Liquiritoside)、光果甘草苷元(Liquiritogenin)、异光果甘草苷(Isoliquiritoside)、异光果甘草苷元(Isoliquiritogenin)、甘草黄酮A(Licoflavone A)、甘草查耳酮(Licochalcone)、光甘草宁(Glabranin)以及7-甲氧基香豆素(Herniarin)、伞形花内酯(Umbelliferone)、阿魏酸(Ferulic acid)、门冬酰胺、甘露醇等[8-9]。

胀果甘草含甘草酸、甘草次酸、11-脱氧甘草次碱、β-谷甾醇、甘草次酸甲酯、甘草次酸乙酰化合物、乌拉尔甘草皂苷乙以及甘草查耳酮、甘草查耳酮甲,乙、甘草黄酮、甘草素、甘草苷、异甘草素、芒柄花素、4′、7-二羟基黄酮、异甘草苷等[10-11]。

甘草具有保泰松或氢化可的松样的抗炎作用,其抗炎成分为甘草甜素和甘草次酸,对炎症反应的Ⅰ、Ⅱ、Ⅲ期均有抑制作用。甘草次酸对小鼠中枢神经系统呈现抑制作用,可引起镇静、催眠、体温降低和呼吸抑制。甘草甜素、甘草次酸对发热的大鼠、小鼠、家兔均有解热作用。炙甘草提取物有明显的抗乌头碱诱发的心律失常作用,甘草甜素对离体蟾蜍心脏有兴奋作用。甘草甜素对实验性家兔高脂血症有明显的降脂作用;小剂量的甘草甜素能使实验性动脉粥样硬化家兔的胆固醇降低,粥样硬化程度减轻,但大剂量反而无效。甘草酸能增强茶碱的利尿作用,能抑制家兔实验性膀胱结石的形成,能抑制雌激素对成年动物子宫的增长作用。而甘草甜素对大鼠有抗利尿作用,伴随着钠排出量减少,钾排出量也轻度减少,此作用通过肾上腺皮质激素来实现的。甘草次酸及其盐类也有明显的抗利尿作用,并认为甘草能增强肾小管对钠和氯的重吸收而呈现抗利尿作用。甘草浸膏及其单体成分对实验动物均有良好的抗溃疡作用,其治疗指数较高。甘草流浸膏能直接吸收胃酸,抑制基础的胃酸分泌量。甘草提取物对离体肠管有明显的抑制作用,若肠管处于痉挛状态时,则有明显的解痉作用。甘草流浸膏对AAP所致小鼠肝损害有明显的保护作用。甘草提取物呈现祛痰作用。生甘草与炙甘草同样具有显著提高小鼠对iv碳粒的廓清指数,提示它能增强网状内皮系统的活性。还具有抗病毒作用,抗菌作用,解毒作用[12]。

甘草中含有甘草甜素等水溶性成分,在浸泡切制时,应避免在水中长时间浸泡,否则会导致有效成分的流失。实验指出,若将甘草在水中浸泡48小时,则水溶性浸出物、甘草酸的含量分别损失49.89%、48.40%。而湿润48小时,损耗率分别为7.22%、4.49%[13]。浸泡时间越长,甘草酸与水溶性浸出物的损失越大,含量越低。浸制时间长短与甘草酸和水溶性浸出物的损失并不成正比,在24小时以上的变化可忽略不计。由于甘草酸和水溶性浸出物的损失泡法较之润法为多[14]，因此，甘草切制时应以湿润为主。分析表明茎内部甘草酸的含量是外皮的2.5倍而异甘草素不到一半，因此，除去外皮后改变了甘草酸及异甘草酸的比例，同时降低了苦味成分的含量[15]。据实验，生甘草与六种不同加蜜量炙甘草之间，甘草酸的含量没有显著的变化，从而看出，甘草中的甘草酸含量与加蜜量多少无关[16]。另有报道，采用反相高效液相色谱法测定生甘草、炒甘草及蜜炙甘草中甘草酸的含量，结果分别为：5.65%，5.06%，5.43%，指出蜜炙甘草其甘草酸含量仅略有减少[17]。另有报道甘草经炮制加工成炙甘草，甘草酸含量降低20%左右[18]，甘草黄酮含量有所提高[19]。比较甘草及其3种炮制品中芹糖甘草苷、甘草苷、芹糖异甘草苷、异甘草苷和甘草酸含量的变化，结果表明，除甘草苷含量蜜炙甘草高于蜜润甘草外，5种成分在4种样品中的含量依次为清炒甘草＞生甘草＞蜜润甘草＞蜜炙甘草[20]。另外，蜜炙甘草增加了药材微量元素的含量，从而增强了药物的疗效[21]。

小白鼠痛阈测定实验证实，蜜炙甘草能增强缓急止痛的功效。免疫学指标炭粒廓清实验表明，炙甘草能提高小白鼠巨噬细胞功能，提高机体免疫功能与健脾益气作用是相关的，炙甘草优于生品。炙甘草在对抗 $BaCl_2$ 诱发大白鼠心律失常方面，其作用强于生甘草[22]。蜜炙甘草注射液对氯仿、肾上腺素、乌头碱，毒K和氯化钡诱发的动物心律失常均有对抗作用，并能减慢心率、延长P-R和Q-T间期，对抗异丙基肾上腺素的正性心率作用[23]。炙甘草和甘草酸均可降低翻转小鼠离体小肠糖-钠转运电位，推测炙甘草和甘草酸可对 Na^+、K^+-ATP酶产生抑制作用[24]。用蜜炙甘草或烘甘草灌胃3天后，大鼠肾上腺内维生素C和胆固醇含量有相似的下降，表现为促皮质激素样作用。而毒性炒甘草大于烘甘草[25]。生甘草、蜜炙甘草和清炒甘草的解痉作用，不论是单独使用或是组方（甘草芍药汤）中均无显著差异，这可能与甘草经不同方法炮制后其解痉主要成分甘草黄酮配基及异甘草黄酮配基的含量无显著差异有关[26]。

采用正交设计的方法，以甘草酸的含量为指标，对甘草作软化方法的研究，结果表明甘草软化的最佳浸泡温度60℃，时间为1小时，加水量为4倍[27]。蜜炙甘草所用的炼蜜应统一为中蜜，含水量为10%～13%，其质量应符合国家药典的规定。用蜜量要准确，以确保炙甘草片的质量[28]。对蜜炙工艺中采用炒法和烘法的实验比较认为，两者饮片中主成分甘草酸的含量大体相同，而认为烘法易于控制温度，也适用于规模化生产，显示出一定的优越性[29-30]。远红外干燥法、恒温干燥法、微波干燥法蜜炙甘草均便于操作，温度和时间可控，炮制品外观性状和内部质量较传统法好，且质量稳定性好，利于贮存，但从炮制品甘草酸含量的角度看，远红外干燥法最好，恒温干燥法次之，微波干燥法稍逊[31]。以甘草酸含量、性状为指标，采用正交实验法对远红外烘干法、恒温干燥法和微波干燥法蜜炙甘草的炮制工艺进行优选。结果远红外烘干法蜜炙甘草的最佳炮制工艺为：加蜜量25%，烘制温度75℃，烘制时间40分钟[32]；恒温干燥法蜜炙甘草的最佳炮制工艺为：加蜜量25%，烘制温度60℃，烘制时间80分钟[33]；微波干燥法蜜炙甘草的最佳炮制工艺为：加蜜量25%，中低火力，干燥时间5.5分钟[34]。建昌帮谷壳作辅料蜜炙甘草是一种独特的蜜炙甘草法，谷壳质地疏松，蜜炙甘草后，能使之不黏成块，颜色加深，外形美观，并且谷壳有谷之精气，能增强甘草补中益气之功[35]。

【附】

1. 近代炮制方法还有炒、麸炒等。

2. 文献摘录 “入药须微炙，不尔亦微凉，生则味不佳。”（《衍义》）“生用大泻热火，炙之则温能补上焦中焦下焦之气……。”（《汤液》）“生甘平，炙甘温纯阳补血养胃。”（《普济方》）“生用消肿导毒治咽痛，炙则性温能健脾胃和中。”（《入门》）“大抵补中宜炙用，泻火宜生用。”（《纲目》）“甘草经蜜炙能健脾调胃。”（《集解》）“和中补脾胃，粳米拌炒，或蜜炙用。”（《得配》）

【按语】甘草的古代炮制方法有：火炙、火炮、炒制、蜜制、炭制、醋制、油制、煨制、姜制、酒制、酥制、胆汁制等。现代沿用生甘草片和蜜炙甘草片。其功能与主治也有所区别：生甘草与炙甘草都有补脾益气之功效，皆能适用于脾胃虚弱、倦怠乏力等症，而生甘草更侧重于清热解毒，祛痰止咳，缓急止痛等方面的应用。而炙甘草尤以益气复脉为特长，适用于心动悸，脉结代之症。这一始于《伤寒论》的传统经验得到了现代药理学的有力支持，炙甘草在对抗 $BaCl_2$ 诱发大鼠心律失常方面明显优于生甘草[36]。实验还证明炙甘草提取液具有对抗乌头碱诱发兔心律失常的作用，并能加强蟾蜍离体心脏心肌收缩力的作用[37]。在止痛作用的实验中，采用热板法和扭体法实验，测定其痛阈，结果表明炙甘草止痛作用非常显著，且优于生甘草[38]。免疫学实验认为炙甘草能提高小鼠巨噬细胞功能，其作用强于生甘草。上述实验证实了炙甘草的药效作用和临床意义。

甘草炮制工艺的研究，包括药材的软化、切制，蜂蜜品种和加蜜量以及蜜炙操作中的烘法与炒法等研究，都是以有效成分含量变化为依据的．部分实验还进行了药效学和毒理学的研究。因此，实验设计合理，结果可信。

参考文献

[1] 中国医学科学院药物研究所，等．中药志：第1册[M]．北京：人民卫生出版社，1993：358.

[2] 舒永华，等．甘草中三萜皂甙元的分离和结构鉴定[J]．药学学报，1985，20(3)：193.

[3] 畅行若，等．甘草新木脂素的分离与化学结构[J]．药学学报，1983，18(1)：45.

[4] 朱大元，等．甘草化学成分的研究[J]．化学学报，1984，42：1080.

[5] 舒永华，等．甘草中新三萜皂甙元的分离和结构鉴定[J]．药学学报，1987，22(7)：513.

[6] 张如意，等．乌拉尔甘草中皂甙的研究[J]．药学学报，1986，21(7)：510.

[7] 贾琦，等．乌拉尔甘草三萜——甘乌内酯的化学结构[J]．药学学报，1989，24(5)：348.

[8] 南京药学院．中草药学：中册[M]．南京：江苏人民出版社，1976：475.

[9] 国家医药管理局中草药情报中心站．植物药有效成分手册[J]．北京：人民卫生出版社，1986：520，521，510.

[10] 杨世林，等．胀果甘草的化学成分[J]．植物学报，1988，30(2)：176.

[11] 徐任生，等．甘草查耳酮的分离、结构与全合成[J]．化学学报，1979，34(4)：289.

[12] 黄泰康，等，常用中药成分与药理手册[M]．北京：中国医药科技出版社，1994：673.

[13] 石若明，等．甘草加工方法对甘草酸含量的影响[J]．中药通报，1983，8(4)：23.

[14] 张厚宝，等．甘草炮制品的质量分析[J]．中药通报，1987，12(9)：23.

[15] 程明，等．台湾对一些中药炮制的研究[J]．中药饮片，1990(3)：3.

[16] 卢长庆，等．关于甘草蜜炙前后甘草酸含量变化的研究[J]．中成药研究，1980(5)：36.

[17] 王静竹，等．甘草及其炮制品中甘草酸含量的测定[J]．中国中药杂志，1995，20(9)：535.

[18] 吕凤莲，方彬，张宇，等．高效液相色谱法测定炙甘草中甘草酸的含量[J]．现代中药研究与实践，2004，18(4)：25.

[19] 张爱华，文红梅，彭国平，等．甘草生品、炙品黄酮含量比较[J]．中药材，1999，22(1)：21.

[20] 刘雅茜，王梦月，史海明，等．高效液相色谱法测定甘草及其炮制品中5种活性成分的含量[J]．中国药学杂志，2008，43(16)：1268.

[21] 董海，等．炮制对中药微量元素及其功能的影响[J]．中成药，1989(9)：37.

[22] 阴健，等. 中药现代研究与临床应用(1)[M]. 北京：学苑出版社，1994：206.

[23] 陈汝兴，等. 炙甘草注射液抗实验性心律失常的研究[J]. 中国中药杂志，1991，16(10)：617.

[24] 崔志清，等. 炙甘草和甘草酸对翻转小鼠离体小肠糖-钠转运电位(PD)的影响[J]. 中草药，1995，26(12)：643.

[25] 俞振良，等. 炙甘草与烘甘草对肾上腺内维生素C和胆固醇含量影响比较[J]. 中成药研究，1984(7)：25.

[26] 吕圭源，等. 甘草不同炮制品对家兔离体肠活动的影响[J]. 中药通报，1986(9)：21.

[27] 梁新松. 甘草最佳软化方法探讨[J]. 时珍国医国药，2001，12(4)：322.

[28] 吕文海. 炙甘草中蜜用量检测方法研究[J]. 中成药研究，1987，13(8)：13.

[29] 冯成汉，等. 蜜炙甘草不同炮制方法(烘与炒)的研究[J]. 中成药研究，1985，(12)：16.

[30] 崔淑芬，张信青，Frank S. C. Lee，等. HPLC指纹图谱应用于炙甘草的炮制研究[J]. 中成药，2007，29(11)：1636.

[31] 朱卫星，李爱光，陈方，等. 不同方法蜜炙甘草对甘草质量的影响研究[J]. 时珍国医国药，2006，17(10)：1949.

[32] 李爱光，朱卫星，陈方，等. 远红外烘干法蜜炙甘草的工艺研究[J]. 时珍国医国药，2006，17(3)：336.

[33] 朱卫星，李爱光，陈方，等. 正交实验优选恒温干燥法蜜炙甘草的工艺研究[J]. 时珍国医国药，2006，17(8)：1407.

[34] 李爱光，朱卫星，陈方，等. 正交实验优选微波干燥法蜜炙甘草的工艺研究[J]. 时珍国医国药，2006，17(5)：701.

[35] 陈泽中. 建昌邦独特的蜜炙甘草法[J]. 中成药研究，1988(6)：42.

[36] 黄维良，等. 甘草炮制研究——生甘草和炙甘草对实验性心律失常的影响[J]. 中成药研究，1984(6)：13.

[37] 张怡韵，等. 炙甘草对抗乌头碱诱发兔心律失常与对蟾蜍离体心脏活动影响的初步观察[J]. 江苏中医杂志，1987(10)：40.

[38] 彭智聪，等. 甘草蜜炙后对小鼠的止痛作用[J]. 中国中药杂志，1989(8)：22.

甘　遂

【来源】 本品为大戟科植物甘遂 *Euphorbia kansui* T. N. Liou ex T. P. Wang 的干燥块根。春季开花前或秋末茎叶枯萎后采挖，撞去外皮，晒干。

【古代炮制】 晋代有猪肾炙制(《肘后》)、熬法(《范汪方》)。南朝宋时有甘草、荠苨复制法(《雷公》)。宋代新增了煨法，并分为面裹、慢火"煨令微黄"(《圣惠方》)和"湿纸裹煨"(《伤寒》)，改熬法为炒法，并要求"炒令黄色"(《博济》)，胡麻炒法(《圣惠方》)，醋炒法，酥炒法、麸炒法及炮法(《总录》)。金元时期有面裹煮制、改猪肾制中的火炙为"荷叶包煨"(《儒门》)，面裹浸制、水浸法、水煮法(《丹溪》)。明代增加了大麦炒法(《普济方》)。将雷敩的熬制工艺改为"面包煨熟"(《准绳》)。清代有"甘草煎汤浸、面裹，糠火煨"(《治全》)，淘制(《本草汇》)，猪心制(《本草述》)，鲤鱼煨(《本草求原》)等。此时，其炮制方法已达20余种。

【现代炮制】

1. 甘遂　取原药材，除去杂质，洗净，晒干，大小个分开，筛去灰屑。

2. 醋甘遂　取净甘遂，加米醋拌匀，闷透，置炒药锅内，用文火加热，炒至微干，取出晾干。甘遂每100kg用米醋30kg。

【饮片性状】 本品为椭圆形或不规则长纺锤形，长约30mm，直径6～9mm，表面黄白色，有棕色斑纹，缢缩处作不规则凹凸。质脆。断面粉性，类白色，微显放射状纹理。气微，味微甘而辣。醋甘遂形如甘遂，表面棕黄色，偶有焦斑。略有醋气。

【质量要求】甘遂水分不得过12.0%，总灰分不得过3.0%，稀醇浸出物不得少于15.0%。含大戟二烯醇($C_{30}H_{50}O$)不得少于0.12%。

【炮制目的】甘遂味苦，性寒，有毒。归肺、肾、大肠经。具有泻水逐饮作用。

生甘遂有毒，药力峻烈，临床多入丸、散剂用，可用于痈疽疮毒，胸腹积水，二便不通。醋甘遂毒性减低，缓和泻下作用，用于腹水肿满，痰饮积聚，气逆喘咳，风痰癫痫，二便不利。

【临床应用】

1. 生用

(1) 小便不通：用生甘遂研末，每用10g，加入面粉适量及少量麝香（或用冰片）加温开水调成糊状，外敷中极穴（脐下4寸）方圆约2寸，每敷30分钟即可排尿；若不排尿者，可继续使用，或配合热敷。

(2) 痈肿疮毒：可单用生甘遂研末，水调外敷，若热毒盛者又配制清热解毒药内服，以清热解毒，消肿散结，治湿热肿毒，红肿热痛。

(3) 悬饮：常与大戟、芫花、大枣等同用，能泻水逐饮，可治水饮停于胁下之悬饮，能引起连续泻下，使水饮排出体外，如十枣汤（《伤寒论》）；若痰多气实胸胁胀满，痰唾黏稠或喉间痰鸣，苔白黏腻者，又可配伍大戟、白芥子等，以祛痰逐饮。

2. 制用（醋甘遂）

(1) 腹水肿满：单用醋甘遂研末服或与牵牛子、大黄、大戟、芫花等同用，能行气逐水，治水停中州，气机壅阻而致的腹大胀急，小便短少，大便秘结等症，如舟车丸（《景岳》）。

(2) 水肿：煨甘遂配伍槟榔，牛蒡子（微炒）、商陆，于猪肾内煨熟，治水气，心腹鼓胀，上气喘息，如甘遂散（《普济方》）。亦可用本品6g研末放入雄猪肾中煨熟后，切成7片，每天服1片，4～5天即可见效，能泻水消肿，可治水肿（如肾炎水肿）。

(3) 癫痫：用制甘遂6g研末，放入猪心内煨熟，加入朱砂3g，制成丸，分4日服，能驱逐痰涎，镇心安神，治痰迷心窍而致的风痰癫痫，如遂心丹（《本草述》）。

(4) 严重腹痛便秘：常配伍桃仁、赤芍、厚朴等，能攻积逐饮，活血化瘀，可治饮邪积滞，互结肠道，气机壅阻，甚则胃气上逆，气滞血瘀而致的腹痛剧烈，大便不通，腹满胀急，恶心呕吐，甚则有粪样呕吐物等。

【参考资料】甘遂块根中主含三萜类化合物如大戟醇、甘遂醇及二萜类化合物如巨大戟二萜醇酯，此外尚有β-谷甾醇等。其毒物主要来之二萜类物质。有研究表明，被称为甘遂毒素的二萜类化合物，其LD_{50}（腹腔）为1.4394mg/kg±0.2086(P=0.95)[1]。

用薄层扫描法和半数刺激试验法比较研究了醋制甘遂、豆腐制甘遂、甘草水制甘遂和生甘遂，结果，CS-910薄层扫描仪扫描显示，甘遂至少有2个化学成分因炮制而损失30%左右，而水煎液中，这两种成分比原药所含的低10多倍。半数刺激量(ID_{50})的测试告知，生甘遂的刺激性比炮制品大6倍左右。生甘遂水煎的刺激性为炮制品水煎液的2～3倍，甘遂水煎液的刺激性比原药材刺激性小10倍。三种炮制品的刺激性差别不大。作者认为，生甘遂经醋炒、豆腐制、甘草制后，其毒性都明显下降，其解毒效能相仿。由于甘遂经炮制后重量有所改变，其中醋炒增重，豆腐制损失超过一半，甘草制损失近40%。因此临床用药时，同量的制甘遂而所用原生药量差别很大，从节约药材和操作简便来看，国家药典收载的醋制甘遂较为合理[2]。通过对甘遂不同炮制品（生甘遂、醋甘遂、甘草制甘遂）的急性毒性试验，结果炮制品LD_{50}与生品比较，具有非常显著性差异($P<0.01$),其中甘草制甘遂的毒性降低5倍左右。从各样品的薄层扫描层析图谱及其同一 R_f 值斑点的相对含量比较,甘遂经炮制后,其所含成分发生了一定的变化[3]。

比较甘遂生品及醋制品醇提取液和水提取液的高效液相色谱图,发现甘遂经过炮制后水煎液中有7个原有成分消失,产生了4个新成分,同时有4个成分的含量显著下降。甘遂炮制后的醇提取液中原有的2个成分消失了,有1个新成分生成,同时有1个成分的含量下降,6个成分的含量显著上升。所以,甘遂炮制增效、减毒的物质基础可能是有毒成分的消失或含量减少,这些消失或含量减少的成分转变成了新成分或者在水中溶解度小而在醇中溶解度大的成分[4]。另有报道,炮制品与生品比较,有2种成分含量增加40%左右,1种成分含量减少达70%[5]。

生甘遂和炙甘遂酒精浸膏的毒性和泻下作用,研究结果,50头小白鼠,按体重口服一定量的生甘遂酒精浸膏后,在24小时内,有11头死亡,有27头出现不同程度的泻下现象,其中以口服300mg/10g体重和400mg/10g体重剂量组的动物,死亡数和泻下有效数比较多;而炙甘草酒精浸膏服后,在32头小白鼠中,24小时内无一死亡,有12头出现不同程度的泻下现象,其中以口服400mg/10g体重剂量组的动物,泻下有效数比较多。作者认为,生甘遂和炙甘遂的酒精浸膏,经小白鼠口服后,均有比较明显的泻下作用,而以生甘遂的泻下作用为强,毒性也比较大[6]。通过对甘遂炮制前后的促癌活性、致突变活性,急性毒性及润肠泻下活性进行的比较研究。结果,生甘遂具有对体外培养Raji细胞系统EBV-EA的激活作用,而醋甘遂、甘草制甘遂可显著降低其对EBV-EA的激活动作用;对皮肤的刺激作用,生甘遂的 ED_{50} 为59μg/耳,醋甘遂为109μg/耳,甘草制甘遂为167μg/耳;微核实验表明,生甘遂及其炮制品水煎液给小鼠单次灌胃剂量达20g生药/kg,对小鼠骨髓微核率无明显影响,在体内培养的中国仓鼠肺细胞株(CHL)上进行染色体畸变检测,甘遂提取液,在0.067～8.375mg/ml,药物与细胞作用48小时,对染色体畸变率无明显影响,二阶段皮肤促癌实验,甘遂生品及炮制品对阈下剂量3-甲基胆蒽处理的小鼠皮肤肿瘤发生均有促进作用,但炮制品出瘤较晚,生瘤率较低;抗生育作用,生品和炮制品均显著,急性毒性试验结果,生甘遂、醋甘遂、甘草制甘遂醇提物单次灌胃给药对小鼠的 LD_{50} 依次为20.0、22.0、25.2g生药/kg;润肠、泻下试验结果,小鼠致泻的 ED_{50} 醇提物依次为0.59、3.26、4.79g生药/kg,炮制后泻下作用减弱($P<0.05$)。以上结果表明,甘遂生品及炮制品均无致突变作用,但具有体外激活EBV-EA活性、皮肤刺激作用及促肿瘤发生作用和泻下作用,只是甘遂经醋制、甘草制后可减弱上述作用。这就证明,甘遂的炮制是有科学道理的[7]。将生甘遂和醋甘遂分别用水和醇提取,对小鼠进行半数致死量(LD_{50})急性毒性实验,对家兔进行眼和皮肤刺激性实验,结果:生甘遂醇提取物的 LD_{50} (24.64±6.57)mg/g,醋甘遂醇提取物 LD_{50} 为(106.35±15.88)mg/g,醋甘遂醇提取物的毒性显著低于生甘遂醇提取物($P<0.01$)。生甘遂醇提取物具有强烈刺激性,醋甘遂醇提取物刺激性显著降低,二者相比以及二者与对照组相比差异均有统计学意义(均 $P<0.01$);生甘遂水提取物与醋甘遂水提取物均不具备刺激性,与对照组相比差异无统计学意义[8]。采用炭末推进法进行肠推进试验,观察甘遂和醋甘遂醇提物及其石油醚部位、乙酸乙酯部位、正丁醇部位和水部位对小鼠小肠推进和肠水分吸收的影响:急性毒性试验采用改良寇氏法测定其半数致死量(LD_{50}),结果与对照组相比,甘遂、醋甘遂醇提物、石油醚部位、乙酸乙酯部位可明显促进小肠推进运动,但与生品比较,醋制后各组墨汁推进率皆有所降低,泻下作用有所缓和;甘遂醋制后醇提物毒性下降4倍左右,石油醚部位毒性下降1倍左右,乙酸乙酯部位毒性下降4倍左右,而正丁醇部位和水部位无毒。所以甘遂

醋制后泻下作用减弱，毒性显著降低：甘遂的石油醚部位和乙酸乙酯部位既是其药效学部位，又是其毒性部位[9]。又比较生甘遂和醋甘遂各极性部位的刺激性和泻下作用，发现生品乙酸乙酯部位和二萜部位具有明显刺激性，醋制后刺激性显著下降，生品石油醚部位有轻度刺激，醋制后稍有下降，正丁醇部位刺激性不明显。甘遂各部位组均能缩短小鼠第一次排黑便时间，使排黑便粒数增加。其中生品石油醚和二萜部位，与对照组相比具有极显著性差异（$P<0.01$），生品乙酸乙酯部位与对照组相比具有显著性差异（$P<0.05$），醋制后各组作用皆有所降低。所以，甘遂的刺激性成分主要集中在乙酸乙酯和二萜部位，泻下成分主要集中在石油醚和二萜部位，炮制后作用均显著下降[10]。

【附】

1. 近代炮制方法还有豆腐制、甘草制、面煨制、麸煨制、土炒制等。

2. 文献摘录　甘遂"凡采得后，去茎，于槐砧上细剉，用生甘草汤、小荠苨自然汁二味，搅浸三日，其水如墨汁，更漉出，用东流水淘六七次，令水清为度，漉出，于土器中熬令脆用之。"（《雷公》）"每斤用甘草四两，煎汤浸三日，汤黑去汤，河水淘洗取清水日清日浸，每日换水数次，三日去心再淘，浸四五日，取一撮入白瓷盒内隔一宿，次日盒中水无杂色乃妥，再淘三四次，沥干，以面裹如团，入糠火煨，煨至面团四面皆黄，内药熟透，取出晒干入锅炒透，磨粉。"（《全生集》）

【按语】甘遂的药效成分不溶于水，而溶于醇，乙醇提取后的残渣无泻下作用，故一般不入煎剂，宜入丸散，并从小剂量开始，视病情逐渐增加。

甘遂炮制古代以煨法多用，明代《本草通玄》指出："面裹煨熟用，以去其毒"；清代《本草述钩元》云："其苦寒之毒，经制则净"，故采用了各种浸洗和加热方法，以去其毒。醋炙甘遂始见于宋代《圣济总录》，但历代记载较少，因此法简便易行比较实用，且解毒效果显著，故《中国药典》将醋制法列为法定的炮制方法。

参考文献

[1] 王兴法，等. 常用中药饮片研究（二）[G]. 内部资料. 1995：13.

[2] 戴荣兴，等. 甘遂不同炮制方法的实验研究[J]. 中药通报，1984(5)：18.

[3] 丁安伟，等. 甘遂不同炮制品的研究[J]. 江苏中医杂志，1986(7)：24.

[4] 任树林，张楠楠，刘竹兰，等. 甘遂炮制前后整体化学成分变化的研究[J]. 中药材，2007，30(6)：639.

[5] 束晓云，丁安伟，张丽，等. 内标法研究甘遂及其炮制品的指纹图谱[J]. 广东药学院学报，2007，23(6)：638.

[6] 中医研究院中药研究所. 几种甘遂制剂的毒性及泻下作用[J]. 中医杂志，1960(2)：54.

[7] 聂淑琴，等. 炮制对甘遂、牛膝、苦杏仁特殊毒性及药效的影响[J]. 中国中医杂志，1996，21(3)：153.

[8] 刁义平. 生甘遂和醋甘遂提取物急性毒性和刺激性实验研究[J]. 药物不良反应杂志，2007，9(4)：243.

[9] 黄海燕，束晓云，丁安伟，等. 甘遂和醋甘遂醇提物及其不同极性部位的药效和毒性研究[J]. 中国药业，2008，17(17)：3.

[10] 耿婷，黄海燕，丁安伟，等. 甘遂炮制前后各部位刺激性和泻下作用研究[J]. 中南药学，2008，6(4)：385.

石　菖　蒲

【来源】本品为天南星科植物石菖蒲 *Acorus tatarinowii* Schott. 的干燥根茎。秋、冬二季挖，除去须根及泥沙，晒干。

【古代炮制】南朝宋时有用铜刀刮去节皮，拌桑枝蒸制（《雷公》）。宋代有米泔浸酒炒制（《总录》），桑叶水炒制（《扁鹊》），米泔浸制（《圣惠方》），微炒（《局方》），酒浸（《疮疡》）等炮制方法。元代有盐炒、桃仁炒（《世医》）。明代有斑猫炒制（《奇效》），人乳和童便浸制，忌铁（《醒斋》），铜刀刮去粗皮，米泔浸，饭上蒸（《通玄》），盐炙、去心微炙（《普济方》），酒煎（《蒙筌》），细蜜炙（《保婴》），猪胆汁炒（《回春》）。清代有取鲜洗净去毛用（《得配》）。此时，其炮制方法已达20余种。

【现代炮制】取原药材，除去残叶、杂质，洗净，润透，切厚片，晒干。

【饮片性状】本品为扁圆形厚片，直径0.3～1cm。表面类白色或微红色，可见环状的内皮层及棕色的油点。周边棕褐色或灰棕色，留有须根或圆点状根痕。质坚而脆，气香。味苦，微辛。

【质量要求】石菖蒲水分不得过13.0%，总灰分不得过10.0%，稀醇性浸出物不得少于12.0%，含挥发油不得少于1.0%（ml/g）。石菖蒲饮片浸出物不得少于10.0%，含挥发油不得少于0.7%（ml/g）。

【炮制目的】菖蒲味辛、苦，性温。归心、胃经。具有化湿开胃，开窍豁痰，和中辟浊，醒神益智的功能。用于脘痞不饥，噤口下痢，神昏癫痫，健忘耳聋。生菖蒲质地坚硬，切片，便于其药效成分的煎出。

【临床应用】

1. 痰浊壅闭、高热神昏　常与鲜竹沥、郁金、制半夏等同用，能化痰湿，清神志，可用于痰湿蒙蔽清窍、或高热引起的神识昏迷、舌苔厚腻等。
2. 癫狂、痴呆　常与远志、茯苓、龙齿等同用，能化湿痰而开窍，可用于癫狂、痴呆。
3. 胸腹胀闷　常与陈皮，厚朴等同用，可用治湿阻脾胃，胸腹胀闷等。
4. 噤口痢　常与石莲子、黄连等同用，可治噤口痢。

【附】

1. 近代炮制方法还有姜汁炙制、麸皮炒制。
2. 文献摘录　“凡使，勿用泥昌、夏昌，其二件相似，如竹根鞭，形黑，气秽，味腥，不堪用。凡使，采石上生者，根条嫩黄、紧硬、节稠、长一寸有九节者，是真也。凡采得后，用铜刀刮上黄黑硬节皮一重了，用嫩桑枝条相拌蒸，出，暴干，去桑条，剉用。”（《雷公》）“心劳神耗者，此味大辛，不宜，可遵《雷公》法取嫩桑枝拌、蒸熟、晒干用。”（《钩元》）“治痢，米泔浸；蒸熟用，治风；桑枝同蒸，通心气；蜜炒捣汁服，解巴豆、大戟毒。”（《得配》）

【按语】

九节菖蒲，本指其根茎一寸长有九节者为良。所以古代文献的处方中往往写九节菖蒲，认为疗效较好。但现在市上所用的九节菖蒲原植物是毛茛科阿尔泰银莲花（菊形双瓶梅）的根茎，与菖蒲是两种不同的植物，不宜混用。菖蒲炮制，今人只有切制生用，而古人很有讲究，内容十分丰富，所制所用，各有章法，应该引起当今中医药学家的深思和探究。

龙　胆

【来源】本品为龙胆科植物条叶龙胆 *Gentiana manshurica* Kitag.、龙胆 *Gentiana scabra* Bge、三花龙胆 *Gentiana triflora* Pall. 或坚龙胆 *Gentiana rigescens* Franch. 的干燥根及根茎。前三种习称“龙胆”，后一种习称“坚龙胆”。春、秋二季采挖，除去茎叶，洗净泥土，干燥。

【古代炮制】晋代有酒煮服(《肘后》)的方法。南北朝刘宋时代有甘草汤制(《雷公》)的方法。宋代有生姜自然汁浸(《证类》)、炒制(《传信》)、酒拌炒、炒焦、酒拌炒黑、煅(《妇人》)等法。明代增加了防己、酒制(《发挥》)、焙制(《普济方》)、酒浸炒(《理例》)、酒拌炒焦(《明医》)、炒黑(《保婴》)、酒洗(《医学》)、酒浸(《仁术》)、酒洗炒(《瑶函》)等方法。清代又增加了柴胡拌炒(《大成》)、蜜炒、猪胆汁拌炒(《得配》)等炮制方法。

【现代炮制】

1. 龙胆 取原药材,除去杂质及残茎,洗净,闷润至透,切厚片或段,干燥。筛去碎屑。

2. 酒龙胆 取龙胆片或段,喷淋定量黄酒拌匀,稍闷润,待酒被吸尽后,置炒制容器内,用文火加热,炒干,取出放凉。龙胆片或段每100kg用黄酒10kg。

【饮片性状】龙胆为不规则的圆形厚片或段,表面黄白色或淡黄棕色,切面中心有隐现的筋膜点,有裂隙。质脆,易折断。气微,味甚苦。酒龙胆色泽加深,略有酒气。

【质量要求】龙胆水分不得过9.0%,总灰分不得过7.0%,酸不溶性灰分不得过3.0%,水溶性浸出物不得少于36.0%,龙胆含龙胆苦苷($C_{16}H_{20}O_9$)不得少于3.0%;坚龙胆含龙胆苦苷($C_{16}H_{20}O_9$)不得少于1.5%。龙胆饮片含龙胆苦苷($C_{16}H_{20}O_9$)不得少于2.0%;坚龙胆饮片含龙胆苦苷($C_{16}H_{20}O_9$)不得少于1.0%。

【炮制目的】龙胆味苦,性寒。归肝、胆经。具有清热燥湿,泻肝胆火的功能。用于湿热黄疸,阴肿阴痒,带下,湿疹瘙痒,目赤,耳聋,胁痛,口苦,惊风抽搐等。龙胆草味极苦,性寒。生用善于清热泻火,燥湿。用于湿热黄疸,阴肿阴痒,白带,湿疹瘙痒等。经酒制后,能缓和过于苦寒之性,并引药上行,用于胁痛,头痛,口苦,目赤,耳聋等。

【临床应用】

1. 生用

(1) 肝经热盛:常与牛黄、龙齿同用,具有泻肝胆火的作用,用于小儿惊热不退,变而为痫,如龙胆丸(《圣惠方》);若与钩藤、柴胡、黄芩等同用,用于婴儿出生后,血脉盛实,四肢惊搐,发热呕吐,亦治惊痫,如龙胆汤(《千金方》);若与防风、牛黄、钩藤等同用、用于惊痫热,目赤潮热,痰涎壅盛,牙关紧急,如凉惊丸(《药证》)。

(2) 湿热黄疸:常与木通、栀子仁、大黄(微炒)等同用,具有清热燥湿,泻火的作用,用于急黄,面目如金色,烦躁,渴欲饮水,如龙胆散(《圣惠方》);若与升麻、山栀、炙甘草等同用,用于热病黄疸,热渴,额上汗出,手足热,小便赤涩,如龙胆散(《圣惠方》)。

(3) 阴肿阴痒:常与泽泻、车前子、木通等同用,具有清利肝胆湿热的作用,用于肝经湿热下注所致小便涩痛,阴部热痒,肿痛,如龙胆泻肝汤(《兰室秘藏》);若与蜂房、藜芦、千张纸、经霜桃叶同用,用于肾囊风瘙痒或破流水,又名绣球风(《滇南》)。

(4) 乙型脑炎:单用本品制成糖浆及注射液,用于乙型脑炎引起的高热抽搐。

2. 制用(酒炒、炒炭)

(1) 肝胆实火:常与黄芩(炒)、栀子(酒炒)、生地黄(酒炒)等同用,具有清泻肝胆实火的作用,用于因肝胆实火而致的头痛、胁痛、口苦、目赤肿痛、耳鸣肿痛、及阴肿阴痛、妇女带下,如龙胆泻肝汤(《集解》);若与当归、山栀(炒)、黄连(炒)、大黄(煨)、川芎、芦荟、木香同用,用于肝胆火盛之胁痛,如小龙荟丸(《丹溪》)。

(2) 耳聋目赤:常与僵蚕(酒炒)、蝉蜕、当归、生地黄(酒洗)、炒栀子等同用,用于温病,表里三焦大热,胸满胁痛,耳聋目赤,口鼻出血,唇干舌燥,口苦自汗,咽喉肿痛,如大清凉散(《伤寒温疫条辨》);若与芦荟、胡黄连、芍药、川芎、芜荑等同用,用于三焦及肝胆经风热,目生云翳；或瘰疬，耳内生疮，寒热作痛；或肝火肌体消瘦，发热作渴，饮食少思，肚腹不调；或肝疳口内生疮，牙龈溃烂；或牙齿蚀落，颊腮腐烂，发热口渴；或下部生疮，如九味芦荟丸(《原机》)；若与当归身，黄芩、桑皮(蜜制)、车前子、木贼草等同用，用于凝脂翳症。生于风轮上，初起如星，色白，中有凹陷，如针刺伤，后渐渐长大，变为黄色，如四顺清凉饮子(《瑶函》)。

(3) 瘰疬：常与昆布(酒炒)、海藻(酒炒)、炒茯苓、山甲珠、核桃(劈开去肉，将全蝎嵌在核内，合紧，煅存性)等同用，用于瘰疬，如海龙丸(《疡医大全》)。

(4) 阴囊肿痛：龙胆草(炒黑)常与柴胡、木通、甘草节、皂刺、吴萸(水炒)等同用，具有舒肝清热，消肿止痛的作用，用于阴囊肿痛，溺涩、寒热作渴，如黑龙汤(《入门》)，若肿痛止后，加川芎、茯苓。

(5) 肝经瘿瘤：龙胆草(酒拌，炒焦)常与海藻、昆布、小麦(醋煮)、柴胡同用，具有疏肝解郁，化痰散结的作用，用于肝经瘿瘤，如海藻散坚丸(《妇人》)。

【参考资料】龙胆根和根茎中含龙胆苷(Gentiopicroside)、当药苦苷(Swertiamarin)、当药苷(Sweroside)、苦龙胆酯苷(Amarogentin)、苦当药酯苷(Amaroswerin)、苦龙胆碱(Gentianine)、三叶苷(Trifloroside)、Scabroside、Rindoside、四乙酰龙胆苦苷(Gentiopicroside tetraacetate)、龙胆黄碱(Gentioflavine)、Lognic acid、龙胆三糖(Gentinose)、秦艽乙素(Gentianidine)和秦艽丙素(Gentianol)等[1-3]。

龙胆苦苷对四氯化碳和D-氨基半乳糖(Galn)造成的小鼠肝脏急性损伤模型有保护作用，能减轻肝坏死和肝细胞病变程度，对抗四氯化碳所致的肝细胞糖原合成障碍。龙胆注射液给家兔耳静脉给药，证明有明显的利尿作用。龙胆碱对小鼠中枢神经系统呈兴奋作用，但较大剂量时则出现麻醉作用，对小鼠具有镇静作用，可降低小鼠的活动能力。龙胆苦苷可直接促进胃液分泌且使游离酸增加。龙胆提取物对绿脓杆菌、变形杆菌、伤寒杆菌、金黄色葡萄球菌、星形奴卡菌等均有不同程度的抑制作用[4-5]。

对不同生长年限、采收季节的龙胆草根、其炮制品及各部位中龙胆苦苷(gentipocroside)进行含量测定，结果表明，三年生秋季采收的龙胆根中苦苷含量高(7.83%)，炮制品比生品低0.5%～1%，地上各部分的苦苷含量很低，总量为0.98%，其中含苦苷仅0.08%[6]。对龙胆生品、酒炙品、甘草炙品、姜炙品、炒炭品中龙胆苦苷的含量进行比较，龙胆苦苷的含量依次为生品＞酒炙品＞姜炙品＞甘草炙品＞炒炭品，说明由于炮制过程受热处理以及辅料的影响，龙胆苦苷受到了不同程度的破坏损失[7]。

加工方法对龙胆生药中龙胆苦苷的影响主要因素是酶解，因此，龙胆生药加工应采集洗净后，用曝晒或烘烤的方法尽快干燥，以避免酶解的破坏。加工饮片时，最好是直接切段，不宜再浸洗[8]。以龙胆苦苷含量为指标，应用药物动力学数学模型考察酒龙胆炮制过程中龙胆苦苷的稳定性，结果发现酒龙胆炮制过程中龙胆苦苷含量在一定温度下随时间变化的规律符合一元三次多项式方程：100℃的炮制效果整体较好，炮制时间以10分钟为佳，时间太长和温度太高都不利于酒龙胆中龙胆苦苷的稳定[9]。以龙胆苦苷的含量为指标，采用正交实验设计优选酒炙龙胆的最佳炮制工艺条件为：以加入药材量10%的酒、电炉功率900W、炒制7分钟为最佳炮制条件[10]，或取龙胆饮片100g，加入15ml黄酒拌匀闷润，120℃热40分钟，炒至近干[11]。另有报道最佳工艺为龙胆切短段(5～10mm)、加入药材质量1/5的白酒、闷润2小时，文火炒制[12]。

【附】

1. 近代炮制方法还有炒炭等法。

2. 文献摘录 “用生姜自然汁浸一宿，去其性。”(《证类》“泻肝热止眼睛疼，酒浸上行。”

(《珍珠囊》)"酒浸亦能外行上行,治骨间寒热惊痫邪气。"(《发挥》)"虚人酒炒黑。"(《入门》)"生用下降,酒炒上行,蜜炒中行,猪胆汁拌炒,降火愈速。"(《得配》)

【按语】龙胆古代炮制方法有酒制(酒煮、酒炒、酒浸,酒洗等)、姜制、炒制、煨制、焙制、蜜制、胆汁制、药汁制等。现代以生用为多。龙胆苦寒,生品清热泻火,酒制后,一则缓和其苦寒之性,二则引药上行,泻肝胆实火,止眼睛疼。亦能外行,散骨间寒热。龙胆现代用于治疗高血压病,急性结膜炎,急性中耳炎,鼻前庭及外耳道疖肿属于肝胆实火者,亦用于甲状腺功能亢进,急性胆囊炎,尿路感染,急性前列腺炎,外生殖器炎症,急性盆腔炎,带状疱疹等属于肝胆湿热者。在生药学上记载:"龙胆草收割后让它堆放和发酵,然后慢慢干燥。因为龙胆草含有高糖分,难以彻底干燥。当根内部的颜色由白色变为黄棕色,可认为经过酶的作用龙胆苦苷(gentiopicrin)已消失。"在切制过程中,不宜用水泡,应采用浸润的方法,以防止糖分溶解丢失,因为糖的存在,往往使苷元在水中溶解度增大,稳定性增强,能使苷类更好发挥疗效。龙胆要注意虫蛀,通常贮于适宜的容器内加以预防。

参考文献

[1] 林启寿. 中草药成分化学[M]. 北京:科学出版社,1977:700.

[2] 罗集鹏,等. 中药龙胆中裂环烯醚萜甙类的硅胶薄层与聚酰胺薄膜色谱鉴定[J]. 药物分析杂志,1985,5(1):7.

[3] 罗集鹏,等. 中药龙胆中龙胆苦甙、当药苦甙和当药甙的分离与鉴定[J]. 中草药,1986,17(4):1.

[4] 王浴生,等. 中药药理与应用[M]. 北京:人民卫生出版社,1983:295.

[5] 江苏新医学院. 中药大辞典[M]. 上海:上海科学技术出版社,1977:627.

[6] 陆蕴如,等. 不同生长年限采收期龙胆根、龙胆炮炙品及植物各部位中龙胆苦甙含量比较[J]. 中药通报,1986,11(5):42.

[7] 张涛. 龙胆及其炮制品中龙胆苦甙的含量比较[J]. 中药材,2000,23(7):387.

[8] 李小芳,蒋卫. 应用药物动力学数学模型研究酒龙胆炮制过程中龙胆苦苷的化学稳定性[J]. 世界科学技术:中医药现代化,2006,8(6):43.

[9] 饶高雄,普建英,高运玲,等. 加工方法对龙胆生药中龙胆苦甙含量的影响[J]. 云南中医学院学报,2002,25(2):1.

[10] 李小芳,黄毅,蒋卫,等. 正交实验设计优选酒炙龙胆的最佳炮制条件[J]. 中成药,2006,28(3):370.

[11] 杨书彬,于鹤丹,李俊行. 正交试验设计优选酒炙龙胆最佳炮制工艺研究[J]. 中医药信息,2008,25(2):47.

[12] 王彩君,王智民,王维皓,等. 酒制龙胆的最佳炮制工艺研究[J]. 中国中药杂志,2008,33(20):2335.

仙 茅

【来源】本品为石蒜科植物仙茅 *Curculigo orchioides* Gaertn. 的干燥根茎。秋、冬二季采挖,除去须根和根头,洗净泥土,干燥。

【古代炮制】南北朝刘宋时代就有药汁制:乌豆水浸后加酒拌蒸(《雷公》)法。宋代有米泔水浸(《总录》)、酒浸(《济生方》)等方法。明、清时代增加了酒蒸、糯米泔浸后酒拌蒸(《景岳》)、蒸制(《正宗》)、制用(《分经》)等炮制方法。

【现代炮制】

1. 仙茅 取原药材,除去杂质,洗净,稍润,切段,干燥。筛去碎屑。

2. 酒仙茅　取净仙茅段，加入定量黄酒拌匀，稍闷润，待酒被吸尽后，置炒制容器内，用文火加热，炒干，取出晾凉。筛去碎屑。仙茅段每100kg用黄酒10kg。

【饮片性状】仙茅段为圆柱形小段，表面棕褐色，或黑褐色，粗糙，断面不平坦，淡褐色或棕褐色，近中心处色较深。质硬而脆，易折断。气微香，味微苦、辛。酒仙茅表面色泽加深，微有酒香气。

【质量要求】仙茅杂质不得过4%，水分不得过13.0%，总灰分不得过10.0%，酸不溶性灰分不得过2.0%，乙醇浸出物不得少于7.0%。按干燥品计算，含仙茅苷（$C_{22}H_{26}O_{11}$）不得少于0.10%。仙茅饮片含仙茅苷（$C_{22}H_{26}O_{11}$）不得少于0.080%。

【炮制目的】仙茅味辛，性热；有毒。归肾、肝、脾经。具有补肾阳，强筋骨，祛寒湿的功能。用于阳痿精冷，筋骨痿软，腰膝冷痹，阳虚冷泻等。

仙茅生品有毒，性燥热，以散寒祛湿，消痈肿为主。用于寒湿痹痛，腰膝冷痛，筋骨酸软，痈疽肿毒等。经酒制后，可降低毒性，以补肾壮阳为主。用于阳痿精冷，心腹冷痛，腰膝冷痹，尿频，遗尿，小便失禁，头目眩晕，腰腿酸软等。

【临床应用】

1. 生用

（1）寒湿痹痛：常与附子、杜仲、独活等同用，具有祛湿止痛的作用，用于寒湿痹痛，腰膝冷痛，筋骨萎软等症；若与荜茇、附子、干姜等同用，用于伤寒结胸恶候，如仙茅丸（《博济》）。

（2）痈疽肿毒：单用本品连根煎服，或以鲜者捣烂敷之，具有解毒消痈的作用，用于痈疽火毒，漫肿无头，色青黑者（《滇南》）。

（3）阳痿：常与金樱子根及果实，炖肉吃，具有补肾阳的作用，用于阳痿、耳鸣（《贵州草药》）。

2. 制用（酒制品）

（1）阳痿精冷：常与淫羊藿、巴戟天、阳起石等同用，能增强补肾壮阳的作用，用于肾阳不足，阳痿精冷，或滑精、腰膝冷痹、心腹冷痛等症。

（2）尿频、遗尿：常与菟丝子、桑螵蛸等同用，具有补肾缩尿的作用，用于肾阳不足，膀胱虚寒，尿频、遗尿，或小便失禁等症；若单用本品泡酒服，用于老年遗尿（《贵州草药》）。

（3）头目眩晕：常与枸杞子、熟地黄、生地黄等同用，具有滋阴补肾的作用，用于肝肾虚弱，头目眩晕，腰腿酸软，精神疲惫，如仙茅丸（《总录》）。

【参考资料】仙茅根茎中含一黄酮苷，结构为：5，7-二甲氧基-二氢杨梅黄酮-3-O-α-L-吡喃木糖-4-O-β-吡喃葡萄糖苷（5，7-Dimethoxy-dihydromyrcetin-3-O-α-L-xylopyranosyl-4-O-β-D-glycopyranoside）、丝兰皂苷元（Yuccagenin）、石蒜碱（Lycorine）、谷甾醇（Sitosterol）、仙茅苷（Curculigoside）、仙茅素A（Curculigeine A）、苔黑酚葡萄糖苷（Qrcinolglucoside）、仙茅萜醇（Curculigol）。此外尚含有7种长链脂肪族类化合物及3种含氮化合物、三十一烷醇（Hentriacontanol）、环阿屯醇（Cycloartenol）、黏液质、蔗糖、多糖等[1-4]。

仙茅可明显增长小鼠腹腔巨噬细胞吞噬百分数与吞噬指数；对环磷酰胺所致免疫功能受抑制小鼠的T淋巴细胞的降低有明显提高作用。仙茅有明显延长睡眠时间的作用；对印防己毒素所致小鼠惊厥能明显推迟其潜伏期。仙茅能使大白鼠垂体前叶重量、卵巢重量、子宫重量明显增加。此外据报道，仙茅还有雄性激素样作用、抗炎作用、耐缺氧作用、抗高温作用和抗菌作用[5-6]。

比较仙茅生品和酒炙品醇提液和水煎液的色谱图，结合紫外光谱分析，发现酒炙品中化学成分确实发生了量的和质的变化。认为酒炙品药性的显著变化是其化学成分整体变化所导致，有效成分溶出增加，毒性成分降低[7]。

以仙茅苷的含量为评价指标，选择加酒量、炒制温度及炒制时间为考察因素，采用正交设计法，优选仙茅的最佳炮制工艺为药材加10%的黄酒润透，锅底温度为100℃，炒制10分钟[8]。

【附】

1. 近代炮制方法还有酒蒸、甘草水漂、米泔水浸等。

2. 文献摘录　"勿犯铁器及牛乳，斑人鬓须。"（《纲目》）"去赤汁，毒出无防。"（《蒙筌》）"去赤汁，阴干用，便不损人。"（《通玄》）

【按语】仙茅的古代炮制方法有酒制，蒸制，泔水制，药汁制（乌豆制）等。现代沿用生品和酒制品。仙茅辛、热，有毒。生品散寒祛湿，消肿。酒制后降低毒性，温补肾阳。据研究，仙茅有雄性激素样作用、提高免疫功能及耐缺氧、抗高温作用。

参考文献

[1] 徐俊平，等．仙茅化学成分的研究Ⅰ：仙茅甙、苔黑酚葡萄糖甙的分离、鉴定[J]．中草药，1986，17(6)：8.

[2] 徐俊平，等．仙茅化学成分的研究Ⅱ：新化合物仙茅素A的分离、鉴定[J]．中草药，1987，18(5)：2.

[3] 黄泰康，等．常用中药成分与药理手册[M]．北京：中国医药科技出版社，1994：712.

[4]《广东中药志》编辑委员会．广东中药志：第一卷[M]．广州：广东科技出版社，1994：193.

[5] 陈泉生，等．仙茅的药理研究[J]．中国中药杂志，1989，14(10)：42.

[6] 李炳如，等．补肾药对下丘脑-垂体-性腺轴功能的影响[J]．中医杂志，1984(7)：63.

[7] 赵红岩，刘建利，刘竹兰．威灵仙和仙茅酒炙前后整体化学成分变化研究[J]．中成药，2007，29(10)：1469.

[8] 杜中梅，关复敏，贾天柱．正交法优选酒炙仙茅的最佳炮制工艺[J]．中成药，2008，30(6)：883.

白　术

【来源】本品为菊科植物白术 *Atractylodes macrocephala* Koidz. 的干燥根茎。冬季下部叶枯黄、上部叶变脆时采挖，除去茎叶、须根和泥土，烘干或晒干。烘干者称"烘术"；晒干者称"生晒术"；拣肥满纤维性少的鲜白术，略蒸后再晒干者称"冬术"。

【古代炮制】唐代有熬黄（《千金翼》）、土炒（《外台》）的方法。宋代有炮、炒黄、米泔浸（《博济》）、米泔水浸后麸炒（《苏沈》）、醋浸炒（《总录》）、煨制、焙制（《局方》）、土煮（《矢氏》）、米泔浸后炒（《疮疡》）等法。元代有用黄芪、石斛、牡蛎、麸皮各微炒黄色，去余药，只用白术（《丹溪》）的方法。明代增加了蜜炒、水煮、绿豆炒（《普济方》）、附子、生姜、醋煮（《奇效》）、酒制（《理例》）、乳汁制（《蒙筌》）、米泔浸后黄土拌九蒸九晒（《准绳》）、盐水炒（《保元》）、面炒（《景岳》）、炒焦、米泔浸后土蒸切片，蜜水拌匀炒（《必读》）、姜汁炒（《通玄》）等多种辅料制的方法。清代又增加了枳实煎水渍炒（《握灵》）、酒拌蒸（《说约》）、米泔浸后麦芽拌炒（《大成》）、香附煎水渍炒、紫苏-薄荷-黄芩-肉桂汤煮（《钩元》）、蜜水拌蒸、烧存性（《逢原》）、米制（《长沙》）、陈皮汁制（《从众录》）等炮制方法。

【现代炮制】

1. 白术　取原药材，除去杂质，大小个分开，用水润透，切厚片，干燥。筛去碎屑。

2. 土炒白术　先将土置锅内，用中火加热，炒至土呈灵活状态时，投入白术片，炒至白术表面均匀挂上土粉时，取出，筛去土粉，放凉。白术片每100kg用灶心土25kg。

3. 麸炒白术 先将锅用中火烧热，撒入麦麸，待冒烟时，投入白术片，不断翻炒，炒至白术呈黄褐色，取出，筛去麦麸，放凉。白术片每100kg用麦麸10kg。

【饮片性状】白术为不规则厚片，表面黄白色或淡黄棕色，粗糙不平，中间色较深，有放射状纹理和棕黄色的点状油室散在，周边灰棕色或灰黄色，有皱纹和瘤状突起。质坚实，气清香，味甘、微辛，嚼之略带黏性。土炒白术表面杏黄土色，附有细土末，有土香气。麸炒白术表面黄棕色或棕褐色，偶见焦斑，有焦香气。

【质量要求】白术水分不得过15.0%，总灰分不得过5.0%，醇溶性浸出物不得少于35.0%。

【炮制目的】白术味苦、甘，性温。归脾、胃经。具有健脾益气，燥湿利水，止汗，安胎的功能。用于脾虚食少，腹胀泄泻，痰饮眩悸，水肿，自汗，胎动不安等。

白术生用，以健脾燥湿，利水消肿为主，用于痰饮，水肿，以及风湿痹痛等。土炒白术，借土气助脾，补脾止泻力胜，用于脾虚食少，泄泻便溏等。麸炒白术能缓和燥性，借麸入中，增强健脾作用，用于脾胃不和，运化失常，食少胀满，倦怠乏力，表虚自汗，胎动不安等。

【临床应用】

1. 生用

(1) 四肢浮肿：常与茯苓、泽泻、猪苓等同用，具有燥湿利水的作用，用于水湿内停的水肿，小便不利等症，如五苓散(《伤寒论》)。现用于肾炎，心性水肿，肝硬化腹水，尿潴留，急性肠炎属水湿内停者。

(2) 痰饮内停：常与桂枝、茯苓、炙甘草同用，具有健脾化饮的作用，用于痰饮内停，脾失健运，胸胁支满，目眩，心悸，咳而气短，如苓桂术甘汤(《伤寒论》)；若与猪苓、泽泻、半夏等同用，用于痰饮水气停蓄心下，呕吐，吞酸，如苓术二陈煎(《景岳》)。

(3) 脾胃气虚夹湿：常与人参、茯苓、陈皮、半夏、炙甘草同用，具有健脾补气的作用，用于脾胃虚弱，倦怠无力，食少吐泻，消化不良，脘腹胀满，如六君子汤(《世医得效方》)。

(4) 风湿痹痛：常与附子(炮)、生姜、炙甘草、大枣同用，具有燥湿散寒除湿的作用，用于风湿相搏，身体疼痛，不能转侧，如白术附子汤(《金匮》)。

2. 制用

(1) 炒白术

① 脾胃虚弱：常与人参、茯苓、木香等同用，具有补脾止泻的作用，用于小儿脾胃虚弱，呕吐泄泻，频作不止，乳食不进，身体消瘦，如白术散(《药证》)；若与山药、龙眼肉同用，用于泄泻久不止，气血俱虚，身体羸弱，将成劳瘵，如扶中汤(《参西录》)。

② 痰涎内停：常与干姜、人参、半夏(姜制)等同用，具有健脾和胃，温中化痰的作用，用于脾胃虚寒、痰涎内停，呕吐少食，或大便不实，饮食难化，咳唾痰涎，如理中化痰丸(《明医》)；若与炒半夏、炒桔梗、茯苓等同用，用于脾胃虚弱，气血不和，胸膈不利，或痰气喘咳，饮食少思，如分气饮(《良方》)。

③ 肝旺脾虚：常与白芍(炒)、陈皮(炒)、防风同用，具有补脾泻肝的作用，用于肝旺脾虚，肠鸣腹痛，大便泄泻，泻必腹痛，如痛泻要方(《丹溪》)。

(2) 麸炒白术

① 五脏虚风：常与牡丹皮、枳壳(麸炒)、当归等同用，用于五脏虚风，及头目不利，不思饮食，手足烦热，肢节拘急疼痛，胸膈不利等症，如大效牡丹皮散(《医垒元戎》)。

② 脘腹痞满：常与茯苓、党参、炙甘草同用，具有补脾益气的作用，用于脾胃虚弱，运化失健，脘腹痞满，不思饮食，如四君子汤(《局方》)，方中白术宜麸炒用。

③ 中气下陷：常与黄芪、人参、升麻等同用，具有益气升陷的作用，用于中气下陷，腹重垂胀，脱肛阴挺，如补中益气汤(《脾胃论》)，方中白术宜麸炒用。

④ 气虚自汗：常与黄芪、防风同用，具有益气固表止汗的作用，用于气虚自汗，以及虚人腠理不密，易于感冒，汗出恶风，如玉屏风散(《世医》)。

(3) 土炒白术

① 脾泄：常与莲肉、茯苓、麦芽(炒)、陈皮同用，具有健脾止泻的作用，用于脾泄，气弱易饱，口渴，大便稀溏，如扶脾散(《保元》)；

② 脾胃虚弱：常与人参、枳实、陈皮等同用，具有健脾除湿的作用，用于脾胃虚弱，食停气滞，湿热内阻，胸膈痞满，食欲不振，大便溏薄，如大健脾丸(《古今医统》)；若与潞党、云苓、归身(土炒)等同用，用于小儿久病，面黄肌瘦，头发稀少，如补脾汤(《揣摩有得集》)。

③ 胎动不安：常与熟地、姜杜仲、酒当归等同用，具有养血安胎的作用，用于妇人妊娠三月，气血不足，冲脉受伤，欲小产者，如千金保胎丸(《妇科玉尺》)；若与人参、黄芪、当归(酒炒)等同用，用于妇人产时，损伤胞胎，小便淋漓不止，欲少忍须臾而不能者，如完胞饮(《傅青主》)。

④ 带下：常与山药(炒)、人参、白芍(酒炒)等同用，具有健脾燥湿的作用，用于脾虚肝郁，湿浊下注，带下色白或淡黄，清稀无臭，倦怠便溏，如完带汤(《傅青主》)。

⑤ 脱肛下血：常与生地(蒸熟)同用，具有健脾补血的作用，用于痔漏，脱肛下血，面色萎黄，积年不愈，如白术丸(《杂病源流犀烛》)。

【参考资料】白术根茎含挥发油，油的主要成分为苍术酮(Atractylon)、苍术醇(Atractylol)[1]。此外尚含白术内酯A(Butenolide A)、白术内酯B(Butenolide B)、3β-乙酰氧基苍术酮(3β-Acetoxyatractylon)、3β-羟基苍术酮(3β-Hydroxyatractylon)、芹烷二烯酮、倍半萜、桉脑、苍术内酯(Atractylolide)、脱水苍术内酯(Atractylenolide)以及棕榈酸、果糖、菊糖、氨基酸、维生素A等[2]。

白术煎剂能促进实验动物(小白鼠)增加体重，延长负重游泳时间，提高耐力。白术对因化疗、放疗所致白细胞下降有升高作用。动物实验和临床均证明，白术可使自然玫瑰花形成率、淋巴细胞转化率及血清IgG含量显著上升，提示具有免疫刺激作用。白术提取物对多种实验动物(大鼠、兔、犬等)均具有较强而持久的利尿作用。给大白鼠、兔服用白术煎剂，均现轻度降血糖作用；本品亦有保护肝脏、防止四氯化碳所致肝糖原减少的作用。白术对脑膜炎球菌、炭疽杆菌、白喉杆菌及皮肤真菌均有一定的抑制作用。白术挥发油对小白鼠艾氏腹水瘤有抑制作用，体外对艾氏腹水瘤细胞有直接杀灭作用，对Eca109食管癌细胞有抑制作用，可使细胞脱落、核固缩、染色质浓缩、细胞无分裂或极少分裂[3-5]。

白术经炮制后挥发油含量有所减少，而煎剂中挥发油减少很多，说明煎剂在煎煮过程中损失一部分挥发油。同时由于挥发油受水中溶解度的限制使生白术和麸炒白术煎剂中挥发油含量甚低，其含量也相差不多。但从层析图谱来看，麸炒后成分有所增加，尤其是内酯类成分含量增多，因此认为，白术炮制后减少挥发油刺激不是主要的，重要的是改变化学成分。生品含挥发油较多可用于燥湿，而炒制品则可用内酯类或其他成分达到和胃或消导等其他作用[6]。炮制前后，白术挥发油的折光率变化不大，认为白术挥发油没有产生多大质的变化。白术不同炮制品有其各自不同的功效，不仅与挥发油含量变化有关，还与其他成分变化有关[7]。另有报道，与生品比较，麸炒、土炒白术挥发油的比重，折光率均有所增大，比旋度有所下降（土炒下降明显）。挥发油含量土炒降低，麸炒略有增高。但在复方煎液中仅含少量挥发油，用炮制来减少挥发油含量以降低燥性（副作用），改变药性理由尚不充足[8]。用苯酚-硫酸法对各种白术炮制品的水溶性糖及还原糖进行含量测定，测定结果表明水溶性糖的含量除焦白术偏高外，炭白术＜麸炒白术＜土炒白术＜清炒白术，而清炒白术的水溶性糖含量甚至高于生白术，这可能是由于清炒增加了组织的疏松度而使成分更易浸出。除清炒白术外，白术炮制后还原糖含量增加，基本上是随着炮制程度的升高而增高，即炭白术＞焦白术＞麸炒白术＞土炒白术＞清炒白术。这可能是在炮制受热过程中有部分多糖水解成还原糖所致[9]。另有报道各炮制品原药材的挥发油和多糖含量较其他炮制品都高，其他依次为生白术片、土炒白术、麸炒白术、蜜麸炒白术、米泔水漂白术[10]。炒制后白术内酯Ⅰ、Ⅲ含量均明显升高，温度过高时白术内酯Ⅲ的含量有所下降。苍术酮氧化后生成白术内酯Ⅱ，Ⅲ及双白术内酯；白术内酯Ⅲ加热后脱水生成白术内酯Ⅱ[11]。麸炒白术炮制品中白术内酯Ⅰ[12]、Ⅱ[13-14]、Ⅲ[15]含量明显高于白术生品。白术生片、炒白术、麸炒白术、土炒白术中白术内酯Ⅰ、Ⅱ、Ⅲ的总量分别是1.3261、1.5910、1.5348、1.7380mg/g，所以不同炮制方法、辅料对白术各炮制品中白术内酯Ⅰ、Ⅱ、Ⅲ有一定影响[16]。

生、炒白术对兔离体肠管活动皆有双向调节作用，生白术作用较炒白术强些。一般认为白术经麸炒或土炒是增强健脾作用，并能缓和燥性，作者认为白术炒制似无必要[17]。观察白术不同炮制品对小鼠小肠推进功能的影响，也发现生白术组的炭末推进率增加最为明显，而炒白术组、焦白术组与对照组间未见显著差异，所以生白术水煎剂有更明显的促进动物小肠运动的功能，原因可能是白术中含有挥发油和白术内酯，挥发油可以促进胃肠蠕动，白术内酯可以抑制胃肠蠕动。白术经炮制后挥发油含量明显降低，白术内酯含量明显升高，这可能就是生品白术比炮制品白术更能促进胃肠蠕动的依据[18]。采用D-半乳糖所致亚急性衰老小鼠模型，测定炮制对白术抗衰老作用的影响。结果麸炒白术、土炒白术、生白术水煎液能够降低衰老小鼠血清丙二醛（MDA）、肝组织中脂褐质（LF）含量，使血清超氧化物歧化酶（SOD）、过氧化氢酶（CAT）活性提高（$P<0.05$），醋炙白术没有作用。所以白术及其炮制品（醋炙品除外）有一定的抗衰老作用；麸炒白术强于其他炮制品，与中医临床应用麸炒白术或土炒白术健脾益气、止泻作用相符，所以，白术抗衰老作用最佳炮制品为麸炒品[19]。

白术质地坚硬，没有足够的时间来浸润处理就不足以使其软化，从而给切片带来很大的困难，要达到软化的目的，长时间的水处理未免会伤水，使有效成分流失，这是一对很难协调的矛盾。若将白术蒸制1～2小时以后切片，此时无须再进行水处理，而切制变得毫不费力，这样就可以避免有效成分的流失，巧妙地解决了白术难切片的难题。与此同时，加热蒸制不仅使部分挥发油逸散掉，内酯含量增加，缓和了药性，而且能使部分糖类水解为易被人体吸收的成分，增强了补益的功效，此所谓“蒸者取其补益之性”[20]。砂润软化法即排除“蒸法”浪费能源，使饮片变色；又克服“浸润法”受季节、气候影响使白术易霉变的现象。同时，“砂润法”符合润药以不损药效，而又利于切制为前提，保证饮片质量[21]。以水溶性浸出物含量、醇溶性浸出物含量、白术内酯Ⅲ为指标，采用正交实验研究白术的最佳浸润与切制工艺为：加0.6倍量的溶剂，浸润20小时，饮片厚度为3mm，为进一步规范白术的浸润与切制工艺提供了参考依据[22]。以炒白术、焦白术和麸炒白术饮片为分析对象，用水浸出物、醇浸出物及HPLC测定的白术内酯Ⅲ含量作为指标，以正交实验方法优选炒白术饮片炮制的最佳条件为：锅内空间温度140～160℃，炮制时间4分钟；焦白术饮片炮制的最佳条件为：锅内空间温度 180～200℃，炮制时间 5 分钟[23]；麸炒白术饮片炮制的最佳条件为：锅内空间温度 140～180℃。炮制时间 5 分钟，辅料用量 10%[24-25]；或辅料用量 10%，投料温度 300℃，加热时间 2.5 分钟[26]。

【附】

1. 近代炮制方法还有炒焦、米炒等。

2. 文献摘录　"泻用陈壁土炒。"(《疮疡》)"泻胃火生用，补胃虚土炒。"(《入门》)"去湿利水用麸炒，补胃用净土炒。"(《粹言》)"米泔浸入，借谷气以和脾也，壁土蒸之，窃土气以助脾也。"(《通玄》)"补中十全生用宜，其余诸方炒用多，若煮烂成饼，补脾阴亦可。"(《遵生》)"入清胀药麸皮拌炒用，借麸入中。"(《求真》)"麸皮炒，消胀。"(《汇纂》)

【按语】古代白术炮制方法约有 50 多种，应用辅料 20 多种，其主要的炮制方法有生切、炒焦、土炒、麸炒等。自唐宋始，世代相传，沿用至今。生用健脾燥湿，利水消肿；麸炒、土炒后增强健脾作用，并能缓和其燥性，临床用于脾胃不和，脾虚泄泻等症；乳制入血润燥；米泔浸，借谷气以和脾；姜汁炒燥湿痰寒痰；脾虚而气滞者，枳实炒或香附炒。

白术中含挥发油约 1.5%，其主要成分为苍术酮，苍术醇等。白术的另一类活性成分为内酯类化合物。白术经炒焦、土炒、麸炒后，其挥发油约损失 15%，从而达到缓和"燥性"、减少对胃肠的刺激性的炮制目的，同时也有芳香健脾开胃的作用。

参考文献

[1] 中国科学院药物研究所. 中草药有效成分的研究：第一分册[M]. 北京：人民卫生出版社，1972:420.

[2]《广东中药志》编辑委员会. 广东中药志：第一卷[M]. 广州：广东科技出版社，1994:197.

[3] 刘国声，等. 白术根茎挥发油的化学成分[J]. 植物学报，1980，22(4):395.

[4] 胡祖光，等. 四君子汤及其配伍对小白鼠腹腔巨噬细胞吞噬功能的影响[J]. 中西医结合杂志，1984，4(6):363.

[5] 宋芳吉，等. 党参白术茯苓的免疫刺激作用研究[J]. 新医药学杂志，1979(6):60.

[6] 王承颂，等. 关于麸炒白术的讨论[J]. 中药通报，1983，18(1):54.

[7] 龚千锋，等. 白术不同炮制品对其挥发油的研究[J]. 江西中医药，1987，18(1):54.

[8] 冯敬群，等. 白术炮制的初步研究[J]. 中成药，1988，10(8):17.

[9] 陈柳蓉，邵青. 白术及其炮制品的多糖含量测定[J]. 中草药，1997，28(4):214.

[10] 易炳学，龚千锋，曹君，等. 白术炮制的初步研究[J]. 中国中医药信息杂志，2006，17(7):38.

[11] 李伟，文红梅，崔小兵，等. 白术的炮制机理及其倍半萜成分转化的研究[J]. 中国中药杂志，2006，31(19):1600.

[12] 文红梅，张爱华，王莉，等. 炮制对白术中白术内酯Ⅰ含量的影响[J]. 中药材，1999，22(3):125.

[13] 李伟，文红梅，崔小兵，等. 炮制对白术中白术内酯Ⅱ的含量影响[J]. 中药材，2006，29(5):497.

[14] 郝延军，桑育黎，贾天柱. 白术生品及炮制品中白术内酯Ⅱ含量的研究[J]. 中华中医药学刊，2008，26(6):1161.

[15] 文红梅，李伟. 炮制对白术中白术内酯Ⅲ含量的影响[J]. 中国中药杂志，1997，22(11):662.

[16] 段启，许冬谨，谢晨. HPLC 法测定白术不同炮制品中白术内酯Ⅰ、Ⅱ、Ⅲ[J]. 中草药，2008，39(9):1343.

[17] 马允慰，等. 白术对家兔离体肠管活动的影响[J]. 中成药研究，1982(12):26.

[18] 张印，窦永起. 白术不同炮制品对小鼠小肠运动的影响[J]. 国医论坛，2005，20(5):13.

[19] 宋丽艳，谷建梅. 不同炮制方法对白术抗衰老作用影响的实验研究[J]. 中国现代医药杂志，2007，

9(11):15.

[20] 赖昌生.白术蒸制法简介[J].黑龙江中医药,2005,(2):57.

[21] 孙华芳.不同软化法对白术饮片质量的影响[J].时珍国医国药,2002,13(5):285.

[22] 赵海霞,付春生,杨培民.正交设计法优选白术的浸润与切制工艺[J].齐鲁药事,2007,26(10):619.

[23] 傅春升,于维萍,陈子玲.炒白术、焦白术的质量研究[J].齐鲁药事,2006,25(11):669.

[24] 傅春升,杨培民.麸炒白术的质量研究[J].中成药,2007,29(1):92.

[25] 龙全江,吴平安,刘峰林,等.正交试验法优选麸炒白术工艺研究[J].中国中医药信息杂志,2006,13(4):48.

[26] 段启,马兴田,李彩萍,等.麸炒白术炮制工艺优选[J].中草药,2008,39(10):1504.

白 芍

【来源】本品为毛莨科植物芍药 *Paeonia lactiflora* Pall. 的干燥根。夏、秋二季采挖,洗净,除去头尾及须根,入沸水中略煮后,除去外皮或去皮后再煮,干燥。

【古代炮制】南北朝刘宋时代有蜜水拌蒸(《雷公》)的方法。唐代有熬令黄(《千金方》)、炙令黄色、炒黄(《产宝》)等法。宋代有焙制(《普本》)、煮制(《总微》)、微炒、炒焦(《妇人》)、酒炒(《扁鹊》)等炮制方法。元代有米泔水浸炒(《世医》)、酒浸(《汤液》)、炒炭(《丹溪》)等法。明代增加了童便制(《普济方》)、煨制(《奇效》)、煅存性(《医学》)、醋炒(《纲目》)、姜汁浸炒(《仁术》)、盐酒炒(《回春》)、陈米炒(《宋氏》)、盐水炒(《保元》)、酒浸蒸(《大法》)、煨熟酒焙(《必读》)、薄荷汁炒(《瑶函》)等辅料制的方法。清代又增加了酒洗(《暑疫》)、酒拌(《金鉴》)、肉桂汤浸炒(《条辨》)、桂酒炒(《害利》)、土炒(《时病》等炮制方法。

【现代炮制】

1. 白芍　取原药材,除去杂质,大小条分开,洗净,浸泡至六七成透,取出闷润至透,切薄片,干燥。筛去碎屑。

2. 酒白芍　取白芍片,加入定量黄酒拌匀,稍闷润,待酒被吸尽后,置炒制容器内,用文火加热,炒干,取出晾凉。筛去碎屑。白芍片每 100kg 用黄酒 10kg。

3. 炒白芍　取白芍片,置炒制容器内,用文火加热,炒至表面微黄色,取出晾凉。筛去碎屑。

4. 醋白芍　取白芍片,加入定量米醋拌匀,稍闷润,待醋被吸尽后,置炒制容器内,用文火加热,炒干,取出晾凉。筛去碎屑。白芍片每 100kg 用米醋 15kg。

5. 土炒白芍　取定量灶心土(伏龙肝)细粉,置炒制容器内,用中火加热,炒至土呈灵活状态时,投入白芍片,不断翻炒,炒至表面挂土色,微显焦黄色时,取出,筛去土粉,摊凉。白芍片每 100kg 用灶心土 20kg。

【饮片性状】白芍为近圆形或椭圆形的薄片,表面类白色或微带棕红色,片面平滑角质样,有明显的环纹和放射状纹理。周边淡棕红色或粉白色,有皱纹。质坚脆。气微,味微苦酸。酒白芍呈微黄色,微有酒气。炒白芍表面微黄色,偶见有焦斑。有焦香气。醋白芍呈微黄色,微有醋香气。土炒白芍呈土黄色,微有焦土气。

【质量要求】白芍水分不得过 14.0%,总灰分不得过 4.0%,醇溶性浸出物不得少于 22.0%,含芍药苷($C_{23}H_{28}O_{11}$)不得少于 1.6%。炒白芍水分不得过 10.0%,含芍药苷($C_{23}H_{28}O_{11}$)不得少于 1.2%。酒白芍浸出物不得少于 20.5%,含芍药苷($C_{23}H_{28}O_{11}$)不得少于 1.2%。

【炮制目的】白芍味苦、酸，性微寒。归肝、脾经。具有平肝止痛，养血调经，敛阴止汗的功能。用于头痛眩晕，胁痛，腹痛，四肢挛痛，血虚萎黄，月经不调，自汗，盗汗等。

白芍生品，擅于养血敛阴，平抑肝阳。用于血虚月经不调，痛经，崩漏，头痛，眩晕，耳鸣，烦躁易怒，以及自汗，盗汗等证。经酒炙后，能降低酸寒之性，善于和中缓急，止痛。用于胁肋疼痛，腹痛，产后腹痛尤须酒炙为好。白芍经炒后，性稍缓，以养血敛阴为主。月于肝旺脾虚之肠鸣腹痛，泄泻，或泻痢日久，腹痛喜按喜温等。经醋炙后，主入肝收敛，可敛血、止血，疏肝解郁。土炒白芍，可借土气入脾，增强柔肝和脾、止泻的作用。用于肝阳脾虚泄泻，或泻痢日久，喜按喜温等。

【临床应用】

1. 生用

(1) 血虚痛经：常与酒当归、川芎、熟地同用，具有补血调经的作用，用于冲任虚损，血虚血滞，月经不调，脐腹疞痛，崩中漏下，血瘕块硬，阵发疼痛等症，如四物汤(《局方》)。

(2) 头目眩晕：常与代赭石、怀牛膝、生牡蛎等同用，具有平肝敛阴的作用，用于肝阴不足，肝阳上亢，头目眩晕，或脑中发热，两耳蝉鸣，如镇肝熄风汤(《参西录》)；若与山药、生龙骨、生牡蛎等同用，用于肝阳上亢，头目眩晕、耳鸣目胀，心悸健忘、烦躁不安等症，如建瓴汤(《参西录》)。

(3) 手足瘛疭：常与阿胶、生龟板、鳖甲等同用，具有滋阴柔肝熄风的作用，用于热灼真阴，虚风内动，手足瘛疭，精神疲惫，如大定风珠(《条辨》)。

(4) 崩漏带下：常与熟地黄、龙骨、牡蛎等同用，具有敛阴止血的作用，用于吐血衄血、崩漏带下，经水不止，及金疮出血，如白芍药散(《准绳》)；若与地黄、丹皮等同用，用于热盛动血、吐血、衄血、尿血、便血等症，如芍药地黄汤(《外台》)；若与熟干地黄、乌贼鱼骨、鹿角胶等同用，用于产后崩中、下血不止，淋沥不绝，黄瘦虚损，如白芍药散(《圣惠方》)。

(5) 泻痢腹痛：常与黄连、黄芩、木香等同用，具有和血调气，清热化湿的作用，月于湿热痢疾，腹痛，下痢脓血，里急后重，如芍药汤(《保命集》)，现用于细菌性痢疾，过敏性结肠炎，急性肠炎属于湿热者。

(6) 腿脚挛急：常与甘草同用，具有调和肝脾，缓急止痛的作用，用于伤寒伤阴，筋脉失濡，腿脚挛急，肝脾不和，脘腹疼痛，如芍药甘草汤(《伤寒论》)，现用于血虚津伤所致的腓肠肌痉挛，肋间神经痛，胃痉挛，胃痛，腹痛，坐骨神经痛，妇科炎性腹痛，痛经，以及十二指肠溃疡，萎缩性胃炎，胃肠神经官能症，急性乳腺炎，颈椎综合征等属阴血亏虚，肝脾不和者。

(7) 自汗、盗汗：常与黄芪、白术、甘草同用，具有敛阴止汗的作用，用于虚劳自汗不止，如芍药黄芪汤(《赤水玄珠》)。

(8) 中风半身不遂：常与防风、葛根、羚羊角等同用，具有祛风解痉的作用，用于中风半身不遂，如芍药汤(《总录》)。

2. 制用

(1) 酒制白芍

① 血瘀腹痛：常与当归、桃仁、红花(酒炒)等同用，具有养血化瘀的作用，用于妇人血瘀形成，在脐腹之下，作痛喜按，身体素虚者，如化瘀汤(《会约医镜》)；若与当归、川芎、五灵脂等同用，用于产后心腹痛，恶血不行，或儿枕痛，如起枕散《古今医鉴》)。

② 脘腹挛痛：常与桂枝、甘草(炙)、生姜等同用，具有和里缓急止痛的作用，用于脘腹挛痛，喜温喜按，如小建中汤(《妇科发挥》)。

③ 经行腹痛：常与当归、香附、青皮等同用，具有养血调经的作用，用于营血虚亏、冲任失养，月经不调，或经行腹痛，如养血平肝散（《沈氏尊生书》）；若与香附（醋制）、艾叶、当归（酒洗）等同用，用于妇人子宫虚冷，带下白淫、面色萎黄、四肢酸痛、经脉不调、肚腹时痛，如艾附暖宫丸（《仁斋直指方论》）。

④ 耳痛耳鸣：常与当归、熟地、山萸肉（炙）等同用，具有滋补肝肾、养阴退热的作用，用于肝肾不足，耳痛耳鸣、骨蒸潮热、阴虚自汗，如归芍地黄丸（《北京市中药成方选集》）；若与当归、白术、蜜黄芪等同用，用于盗汗、气血两虚者，如当归地黄散（《杂病源流犀烛》）；若与人参、河车、鹿角（熬膏）等同用，用于五脏虚损，如补天大造丸（《医学心悟》）。

（2）炒白芍

① 心腹疼痛：常与当归、川芎、延胡索（炒）等同用，具有活血化瘀、行气止痛的作用，用于小产后瘀血内阻，心腹疼痛，或发热恶寒者，如当归川芎汤（《景岳》）。

② 下利腹痛：常与黄芩、黄连、枳壳等同用，具有祛湿止痢的作用，用于邪入太阴，腹满咽干，呕吐不食，下利腹痛，如芍药黄芩汤（《顾松园医镜》）。若与黄芩（炒）、黄连（炒）、白术（土炒）等同用，具有清热调气，养血安胎的作用，用于妊娠痢疾，虚坐努责，如当归黄芩芍药汤（《万氏女科》）。

③ 瘴疟：常与柴胡，半夏，桂心、炙甘草同用，具有疏肝养血的作用，用于瘴疟十四日外，寒热不已，如柴胡散（《瘴疟指南》）。

④ 手足拘挛：常与续断（酒浸炒）、杜仲（姜汁炒）、防风等同用，具有养血祛风的作用，用于气血凝滞，手足拘挛，风痹等症，如三痹汤（《妇人良方》）。

⑤ 骨质增生：常与赤芍、甘草等同用，用于跟骨骨质增生。

（3）醋炙白芍

① 尿血：常与生地、阿胶（蒲灰炒）、荆芥炭等同用，具有敛阴止血的作用，用于尿血、血色鲜红，如加减黑逍遥散（《医略六书》）。

② 乳汁不通：常与当归（酒洗）、白术（土炒）、通草等同用，具有疏肝解郁，养血通乳的作用，用于产后郁结，乳汁不通，如通肝生乳汤（《傅青主》）。

（4）土炒白芍

① 伏气飧泄：常与白术（土炒）、陈广皮、软防风、炮姜炭等同用，用治伏气飧泄洞泄及风痢（《时病》）。

② 泄痢不已：常与东洋参、黄芪（米炒）、于潜术（土炒）、诃黎勒等同用，用治泄痢不已，气虚下陷，谷道不合，肛门下脱（《时病》）。

【参考资料】芍药中含芍药苷（Paeoniflorin）约 3.3%～5.7%，芍药花苷（Paeonin）、牡丹酚（Paeonol）、氧化芍药苷（Oxypaeoniflorin）、芍药内酯苷（Albiflorin）、苯甲酰芍药苷（Benzoylpaeoniflorin）、芍药新苷（Lactiflorin）、(Z)-(1S,5R)-β-10-蒎烯基-β-巢菜糖苷[(Z)-(1S,5R)-β-pinen-10-y1-β-Vicianoside]、单萜芍药吉酮（Paeoniflorigenone）、1,2,3,4,6-黄棓酰单宁（1,2,3,4,6-Pentagalloylglucose）、棓单宁（Gallotannin）、d-儿茶素（d-Catechin）、没食子酸、没食子酸乙酯、鞣质、β-谷甾醇等。还含有挥发油，油中主要成分为苯甲酸及芍药酮（Peaonol）。及其 17 种氨基酸[1-3]。

白芍可延长小鼠对戊巴比妥钠的睡眠时间，这一作用被认为是抑制大脑皮层所致；白芍对戊四氮、士的宁诱发的惊厥均有对抗作用，能抑制小鼠扭体、热板反应。芍药苷对大鼠、豚鼠的离体肠管和在位胃运动、大鼠子宫平滑肌有抑制作用，并能拮抗催产素所致的收缩。芍药苷对小鼠正常体温有降温作用，对人工发热小鼠有解热作用。白芍总苷对大鼠多发性关节炎有明显的防治作用，同时可使佐剂性关节炎（AA）大鼠的腹腔巨噬细胞升高的 H_2O_2 和白细胞介素 1（IL-1）水平下降，并可使 AA 大鼠低下的胸腺细胞有丝分裂原反应及脾淋巴细胞产生 IL-2 能力恢复正常，表明白芍总苷对 AA 大鼠有抗炎和机能依赖性的免疫调节作用。白芍提取物可明显对抗四氯化碳引起的小鼠血浆或血清谷丙转氨酶和血浆乳酸脱氢酶升高，对肝病理组织改变有一定的保护作用。白芍煎剂对志贺氏痢疾杆菌、葡萄球菌、绿脓杆菌、大肠杆菌等均有抑菌作用[4-8]。

不同的炮制方法对芍药中芍药苷的影响：采用 HPLC 法测定不同炮制饮片煎出液中芍药苷的含量，[μg/g，$\bar{X}\pm SD$]结果为：生品 0.452±0.014，麸炒白芍 0.391±0.010，醋炒白芍 0.373±0.013，炒黄白芍 0.362±0.010，炒焦白芍 0.324±0.012，酒炒白芍 0.212±0.016[9-10]。另外也有不同的测定结果，芍药苷含量：生白芍＞焦白芍＞醋炒＞酒炒＞土炒[11]；白芍药材＞白芍片≈酒白芍＞炒白芍≈醋白芍[12]；生品＞麸制品＞酒麸制品＞炒制品＞盐制品＞酒制品＞醋制品＞土制品＞焦制品＞制炭品[13]。采用 HPLC 方法测定白芍与浅黄色、黄色、棕色炮制品的芍药苷含量，发现芍药苷含量分别为 1.00%、0.94%、0.82%、0.55%，其芍药苷含量随颜色变深而显著降低。表明芍药苷对炮制温度敏感，温度升高含量降低，甚至可流失 45%以上，所以白芍炮制过程中温度的均匀性对药材质量至关重要[14]。另有相似报道酒白芍随着炮制时间的延长，其中芍药苷的量降低，且呈线性态势，提示炮制时间对酒白芍的质量有影响，在炮制酒白芍时要控制时间[15]。采用全自动氨基酸分析仪测定白芍中氨基酸的含量，结果为，总氨基酸含量顺序为：生白芍＞土炒白芍＞焦白芍＞酒炒白芍＞醋炒白芍＞麸炒白芍。其中精氨酸含量，生白芍为 6.808%，土炒白芍为 6.104%；天门冬氨基酸分别为 1.557%和 1.002%，均高于其他炮制品[16]。白芍经炮制后磷脂总量下降 10.0%，炮制品较生品溶血磷脂酰胆碱和磷脂酸的含量的比例增高，而其他磷脂组分则有所降低[17]。经高效液相色谱法测定，生品及炮制品中苯甲酸的含量，生品为 0.794%、清炒品 0.793%、麸炒品 0.750%、酒炒品 0.768%、醋炒品 0.780%，炮制对其含量影响不大[18]。

白芍五种炮制品药理作用比较，以离体兔肠活动为指标，各样品均能使离体兔肠自发性收缩活动振幅加大，其中以醋制品作用最强；对氯化钡引起的兔肠收缩加强，生白芍有明显的拮抗作用；对肾上腺素引起的肠管活动抑制，醋炒、酒制、清炒白芍均有不同程度的拮抗作用，尤以醋制品最为明显，而生白芍、麸白芍的作用不明显[18]。镇痛实验表明，炮制品的镇痛作用较生品明显[19]。白芍的镇痛作用强弱与炮制方法相关，白芍中芍药苷的含量并不能直接反映其镇痛作用的强弱[20]。五种芍药甘草汤对乙酰胆碱所致的肠管痉挛性收缩均有明显拮抗作用，其作用顺序为：生白芍甘草汤＞麸炒白芍甘草汤＞醋炒白芍甘草汤＞酒炒白芍甘草汤＞清炒白芍甘草汤[21]。小鼠醋酸扭体镇痛实验表明，五种芍药甘草汤均有不同程度的镇痛作用，尤以醋炒白芍甘草汤的镇痛作用最为显著[22]。五种芍甘汤对巴豆油所致小鼠耳壳炎症、醋酸所致小鼠腹腔炎症及毛细管通透性均有明显的抑制作用，各炮制品之间作用强度无显著差异。五种芍甘汤中酒炒白芍甘草汤中鞣质量最高，作抗炎作用未见明显增强，提示芍甘汤中鞣质含量的高低与其抗炎作用强弱不成平行关系[23]。

虽然被除去的外皮中也含有芍药苷，且带皮者中芍药苷的含量略高于去皮者，但被除去的外皮中不仅含有与白芍相同的化学成分，也含有白芍不具有的其他化学成分，因此，把除去外皮只看作是除去栓皮或除去非药用部位是不合适的。水煮处理对白芍的化学成分的性质影响不大，其残液经定性分析证明也含有芍药苷，有部分流失，但总的结果是水煮处理（不论是否去皮）者其芍药苷的含量都明显高于相应的没有经水煮处理者[24]。白芍的产地加工工序应在置沸水煮后除去外皮干燥的基础上，增改成置沸水中煮后除去外皮，晒至七成干后，切薄片，干燥，从而减少白芍饮片在加工过程中，因重新水浸润软而导致芍药苷的再次损耗[25]。药典规定芍药苷的含量不得少于0.80%，煮后去皮的白芍含量均高于0.80%，去皮后再煮的白芍含量均达不到要求[26]。白芍鲜品切制饮片中芍药苷的平均含量为：2.98%；干品泡润切制饮片中芍药苷的平均含量为：1.70%。所以鲜品切制的白芍饮片中芍药苷的含量较高，且工艺时间短，方法简单易行[27]。采用高效液相色谱法分别分析经去皮、水煮和硫黄熏制3个不同加工阶段后，白芍中没食子酸、儿茶素、芍药苷亚硫酸酯、芍药内酯苷、芍药苷、苯甲酸、五没食子酰基葡萄糖和苯甲酰芍药苷等8种主要化学成分的变化，结果发现经去皮和水煮，除没食子酸和五没食子酰基葡萄糖含量增加外，白芍中其他成分降低。硫黄熏制可降低芍药苷含量，而产生新成分芍药苷亚硫酸酯，该成分是由芍药苷在有水条件下和SO_2的反应产物。所以，3个加工阶段都可使白芍成分发生较明显的变化，这可能是白芍加工的目的所在，白芍的加工过程应严格控制和规范化[28]。以芍药苷含量为指标，采用薄层扫描测定法比较研究了水泡、闷润和气蒸三种软化白芍的方法，结果闷润法炮制的白芍显著优于其他二法，含量与生品无显著差异[29]。白芍切片以浸润12小时比较适宜[30]，也有报道为白芍个子药材浸泡36小时左右，药用物质流失较少[31]。另有报道白芍蒸法炮制加工时间短，有效成分不易丢失，所制饮片中芍药苷含量高于传统方法1.5%以上，同时药材在蒸的过程中有效地杀灭了原材料所带的微生物，饮片干净卫生[32]。以白芍饮片水煎煮液中水溶性成分与含量较高的鞣质成分为指标，采用正交设计实验考察了泡洗时间，软化方法，饮片厚度对其质量的影响，结果初步证明，白芍饮片加工工艺应为将白芍个子泡洗15分钟，常法浸润透，晾至无黏感，切2～3mm厚薄片为佳[33]。以芍药苷含量为指标，用正交设计试验对麸炒白芍和微波加热炮制酒白芍的炮制工艺进行研究，麸炒白芍和微波加热炮制酒白芍的最佳炮制工艺分别为：取生白芍片在190℃，炒制10分钟，用麸量10%[34]；中低火，加热3分钟[35]。以芍药总苷的含量为指标，采用正交试验设计对醋炙白芍的炮制工艺进行优选。结果以加醋量20%，温度130℃，加热10分钟为最佳炮制工艺[36]。

【附】

文献摘录："酒浸行经，止中部腹痛。"（《汤液》）"能补能收酒炒才妙。"（《蒙筌》）"避中寒者以酒炒。"（《纲目》）"切片酒炒过则不患酸寒伐生气。行血分得酒制尤力大。"（《粹言》）"内热者生用，中寒者酒炒用。"（《准绳》）"芍药泻脾火，性味酸寒，冬月必以酒炒，凡腹痛多是血脉凝涩，亦必酒炒用……下痢腹痛必炒用，后重者不炒。"（《握灵》）"甘酸，阴中之阳，白补赤散，泻肝补脾。"（《普济方》）"白者补血补脾阴不足。赤者破血积火。"（《仁术》）"今人多生用……入女人血药以醋炒耳。"（《纲目》）"敛血止血醋炒。"（《说约》）"血溢醋炒。"（《得配》）

【按语】白芍见于文献的炮制方法约有10类90多种。汉代多生用，唐代有熬制、炒制、炙制。宋代始用酒制、醋制等辅料制法，并逐渐形成主体炮制方法和技术。清代用土炒，并沿用至今。白芍多生用，具有平肝止痛，养血调经之功效。

白芍含有芍药苷、丹皮酚、苯甲酸、挥发油、氨基酸、鞣质等活性成分。分别以上述活性成分为指标，研究白芍的加工炮制方法对其含量的变化，综合认为：芍药根趁鲜刮去外皮而不经水煮者与去外皮后经水煮切片者（90版药典法）相比较，前者芍药苷和丹皮酚的含量高[37]。而白芍炮制后芍药苷、丹皮酚的含量均有所降低，含量变化大体为：生白芍＞麸炒白芍>酒炒白芍>醋炒白芍>清炒白芍。但其苯甲酸含量则变化不大[18]。现代药理学、药效学实验基本能反映出白芍的临床作用和疗效。如白芍的柔肝止痛、疏肝解郁的功能，已经被药效学研究所证实。而各种炮制品的药理作用的比较研究，在某些方面如对离体兔肠的活动等方面已经取得了研究进展，白芍具有多种药效，其中有一种是能增强机体对感染的预防作用，尤以炮制加工的白芍作用最强，白芍炭能增强止血作用，临床上用于晚期血吸虫病，食管静脉破裂出血等均有待作更全面、更深入的研究。

参考文献

[1] 中国医学科学院药物研究所，等. 中药志：第 1 册[M]. 北京：人民卫生出版社，1993：183.

[2] 郎惠英，等. 中药赤芍中化学成分的研究[J]. 药学学报，1983，18(7)：551.

[3] 张树花，等. 芍药中 d-儿茶精. 没食子酸及其乙酯的含量测定[J]. 中草药，1988，19(9)：10.

[4] 吴春福. 芍药及其化学成分的药理研究概况[J]. 中药通报，1985，10(6)：43.

[5] 王永祥，等. 白芍总甙的镇痛作用[J]. 中国药理学与毒理学杂志，1988，2(1)：6.

[6] 梁君山，等. 白芍总甙对大鼠佐剂性关节炎及其免疫功能的影响[J]. 中国药理学与毒理学杂志，1990，4(4)：258.

[7] 王永祥，等. 白芍总甙对小鼠四氯化碳肝损伤模型的保护作用[J]. 中国药理学通报，1988，4(6)：362.

[8] 梁旻若，等. 白芍药的抗炎免疫药理作用研究[J]. 新中医，1989，21(3)：51.

[9] 杨建国，等. 不同炮制法对白芍中芍药甙煎出量的影响[J]. 中药材，1992，15(2)：26.

[10] 薛建海，等. 白芍不同炮制法对芍药甙含量的影响[J]. 中国中药杂志，1990，15(8)：27.

[11] 吴巧凤，来平凡，陈京，等. 杭白芍生品与炮制品中芍药苷、苯甲酸和元素含量的对比分析[J]. 中国中医药科技，2005，12(5)：299.

[12] 李云峰，房敏峰，张文娟，等. 炮制工艺对白芍中芍药苷的影响[J]. 中华现代中医学杂志，2007，3(2)：102.

[13] 彭百承. 白芍不同炮制品中芍药苷含量测定[J]. 广西中医药，2002，25(3)：51.

[14] 李甫泉，白音夫. 白芍炮制的色泽与芍药苷含量关系[J]. 中国民族医药杂志，2005，11(5)：42.

[15] 徐菲拉，石森林，何军民. 炮制时间对酒白芍中芍药苷的影响[J]. 中草药，2007，38(8)：1197.

[16] 薛建海，等. 亳白芍不同炮制品中氨基酸成分分析[J]. 中国中药杂志，1992，17(7)：408.

[17] 许益民. 炮制对白芍、当归和杜仲磷脂含量及组成变化的影响[J]. 中药饮片，1990(6)：10.

[18] 孙秀梅，等. 白芍不同炮制品的成分分析及对离体兔肠活动的影响[J]. 中国中药杂志，1990，15(6)：24.

[19] 殷玉生，等. 白芍炮制方法的研究[J]. 中成药，1991，13(10)：16.

[20] 刘皈阳，闫旭，李外，等. 白芍不同炮制品中芍药苷含量及镇痛作用[J]. 解放军药学学报，2005，21(3)：167.

[21] 阴健，等. 中药现代研究与临床应用(1)[M]. 北京：学苑出版社，1994：251.

[22] 张兆旺，等. 炮制对芍药甘草汤影响研究[J]. 中国中药杂志，1991，16(7)：407.

[23] 孙秀梅，等. 炮制对芍药甘草汤中鞣质含量及小鼠抗炎作用的影响[J]. 中药材，1991，14(3)：27.

[24] 全卫国，等. 白芍炮制的初步研究[J]. 中成药研究，1987(5)：16.

[25] 张云. 白芍药材产地加工工艺初探[J]. 中国中药杂志，2007，32(10)：817.

[26] 司晓萍，顾一炯. 不同加工方法对白芍中芍药苷含量的影响[J]. 时珍国医国药，2004，15(6)：336.

[27] 李玲，张砾岩. 不同切制工艺对白芍中芍药苷含量的影响[J]. 新疆中医药，2007，25(2)：37.

[28] 王巧，刘荣霞，郭洪祝，等. 加工炮制对白芍化学成分的影响[J]. 中国中药杂志，2006，31(17)：1418.

[29] 王和平，等.白芍不同软化方法的研究[J].中成药，1988(12)：19.

[30] 李外，刘萍，阎旭.不同浸润时间对白芍饮片中芍药苷含量影响的研究[J].时珍国医国药，2006，17(5)：775.

[31] 赫炎，孙洁，赫北湘，等.白芍浸泡软化过程的研究[J].中国实验方剂学杂志，2006，12(1)：18.

[32] 郭淑敏，张思波，徐红.HPLC法考察蒸法和常规炮制法对白芍中芍药苷含量的影响[J].中国药师，2004，7(2)：102.

[33] 蒋纪洋，贺川仁.白芍饮片炮制方法初探[J].时珍国药研究，1995，6(1)：25.

[34] 晋霞，张家富.正交试验优选麸炒白芍的炮制工艺[J].安徽医药，2006，10(11)：817.

[35] 许志，孟凡胜.微波法炮制酒白芍工艺的实验研究[J].时珍国医国药，2002，13(2)：82.

[36] 张红飞，杨中林，尹丽华.醋炙白芍的炮制工艺研究[J].中成药，2005，27(3)：291.

[37] 孙秀梅，等.芍药药用的炮制研究[J].中国中药杂志，1993，18(7)：411.

白 芷

【来源】本品为伞形科植物白芷 *Angelica dahurica*（Fisch. ex Hoffm.）Benth. etHook. f. 或杭白芷 *Angelica dahurica*（Fisch. ex Hoffm.）Benth. et Hook. f. var. *formosana*（Boiss）. Shan et Yuan 的干燥根。夏、秋间茎叶枯黄时采挖，除去残茎、须根及泥沙，晒干或低温干燥。

【古代炮制】南北朝刘宋时代有用黄精制（《雷公》）的炮制方法。宋代有炒黄、湿纸裹煨（《博济》）、焙制（《活人书》）、醋浸焙干（《总录》）、米泔浸（《急救》）、斑蝥，酒制（《疮疡》）等方法。元代有盐水炒、醋炒（《世医》）的方法。明代增加了酒炒（《滇南》）、炒黑用（《蒙筌》）、烧存性（《医学》）、面裹煨（《准绳》）、酒浸（《启玄》）等方法。清代又增加了蒸制（《本草汇》）、煅制（《切用》）、萝卜汁浸（《治裁》）、酒洗（《增广》）、酒蒸（《医醇》）等多种炮制方法。

【现代炮制】

白芷，取原药材，除去杂质，大小个分开，浸泡至六七成透，晾润至透，切厚片，干燥。

【饮片性状】白芷为圆形的厚片，表面白色或灰白色，具粉性，可见方形或圆形棕色环，皮部散布有多数棕色油点。气芳香，味辛、微苦。

【质量要求】白芷水分不得过14.0%，总灰分不得过6.0%，稀乙醇浸出物不得少于15.0%，按干燥品计算，含欧前胡素（$C_{16}H_{14}O_4$）不得少于0.080%。白芷饮片总灰分不得过5.0%。

【炮制目的】白芷味辛，性温。归胃、大肠、肺经。具有散风除湿，通窍止痛，消肿排脓的功能。用于感冒头痛，眉棱骨痛，鼻塞，鼻渊，牙痛，白带，疮疡肿痛等。

白芷临床多用生品，软化切片，便于调剂和制剂，便于有效成分煎出。

【临床应用】

1. 生用

(1) 风寒头痛：常与防风、羌活、细辛等同用，具有散风寒，止头痛的作用，用于外感风寒，头痛项强，鼻塞，如九味羌活汤（《此事难知》）。

(2) 阳明头痛：常与川芎、防风、荆芥等同用，具有祛风止痛的作用，用于阳明经头痛，眉棱骨痛，头风痛，齿痛，如川芎茶调散（《局方》）。

(3) 偏头痛：常与细辛、石膏、乳香等同用，具有祛风止痛的作用，用于半边头痛，如白芷细辛吹鼻散（《种福堂公选良方》）。

(4) 鼻渊头痛：常与辛夷仁、苍耳子、薄荷叶同用，具有散风邪，通鼻窍的作用，用于风邪上攻，致成鼻渊，鼻流浊涕不止，前额疼痛，如苍耳散（《重订严氏济生方》）。现用于慢性鼻炎，副鼻窦炎。

（5）诸风眩晕：常单用本品炼蜜和丸，具有祛风散寒的作用，用于妇人产前产后，乍伤风邪，头目昏重及血风头痛，暴寒乍暖，神思不清，伤寒头目昏晕，如都梁丸（《百一选方》）。

（6）疮疡肿痛：常与当归（酒拌）、川芎、白术（炒）等同用，具有消肿排脓的作用，用于疮疡肿毒，气血两虚，久脓难溃。或溃脓久不收敛，如托里散（《发挥》）；若与穿山甲（炒）、升麻、皂角刺等同用，用于痈疽已成未溃，如托里透脓汤（《金鉴》）；若与川芎、当归、连翘等同用，用于孕妇乳痈，亦用于各种痈疽初发，如托里解毒汤（《万氏女科》）。

（7）毒蛇咬伤：常与雄黄、炙甘草、乳香同用，具有解毒消肿止痛的作用，用于毒蛇、蜈蚣咬伤，如白芷护心散（《医学心悟》）。

（8）赤白带下：常与煅乌贼骨、煅胎发同用，具有燥湿止带的作用，用于下元虚弱，赤白带下，或经行不止，如白芷散（《妇人良方》）。

2. 制用（烧存性用）

白带连绵：常与黄连（炒）、扁柏（酒蒸）、黄柏（炒）等同用，具有燥湿止带的作用，用于肝郁气滞，湿热下注，白带连绵，如当归煎（《丹溪》）。

【参考资料】白芷含白当归素（Byak-angelicin）、白当归醚（Byak-angelicol）、氧化前胡素（Oxypeucedanin）、欧前胡素乙（Imperatorin）、异欧前胡素乙（Isoimperatorin）、珊瑚菜素（Phellopterin）、花椒毒素（Xanthotoxin）、印度榅桲素（Marmesin）、白芷毒素（Angelicotoxin）、东莨菪素（Scopoletin）、异白当归脑（Isobyakangelicol，Anhydrobyakangelicin）、新白当归脑（Neobyakangelicol）、别异前胡素乙（Alloisoimperatorin）、5-甲基-8-羟基补骨脂素（5-Methyl-8-hydroxypsoralen）、7-去甲基软木花椒素（7-Demethylsuberosin）、5-（2-羟基-3-甲氧基-3-甲基丁氧基）补骨脂素[5-（2-Hydroxy-3-methoxy-3-methylbutoxy）psoralen]、叔-O-甲基白当归素（Tert-O-methyl byakangelicin）、仲-O-乙酰基白当归素（Sec-O-acetyl byakangeliein）、8-羟基-7-异戊-2-烯基香豆精（8-Hydroxy-7-isopent-2-ene-Coumarins）、Knidlin、Cedrelopsin、Sen-byakangelicol。尚含胡萝卜苷、香柑内酯、水合氧化前胡素等[1]。白芷挥发油中主要含：甲基环癸烷、1-十四碳烯、月桂酸乙酯、（Z）-9-十八烯醇-[1]、榄香烯、4，10，11-三甲基-8-亚甲基-双环十一碳烯-[4]、α-菖蒲二烯、芍药醇、γ-绿叶烯、异香橙烯、α-古芸烯、β-茴香烯等[2]。杭白芷中含有欧前胡素、异欧前胡素、别异欧前胡素、白当归素、氧化前胡素、水化氧化前胡素、香柑内酯、硬脂酸、珊瑚菜素、甲氧基欧芹酚、白芷醛等[3]。

白芷能明显抑制二甲苯所致小鼠耳部的炎症；对兔高热模型具有明显解热作用；对兔回肠有一定的解痉作用。白芷中所含的异欧前胡素和印度榅桲素对猫有降压作用。白芷煎剂对大肠杆菌、痢疾杆菌、变形杆菌、伤寒杆菌、绿脓杆菌等均有抑制作用；异欧前胡素、白当归素对 Hela 细胞有细胞毒作用[4-6]。

采用薄层扫描法对白芷、杭白芷硫熏加工前后总香豆精类成分进行含量测定，结果为：白芷硫熏前后香豆精总量为 0.571%、0.190%。杭白芷为 0.421%、0.178%。表明硫熏后白芷中香豆素成分损失较大[7]。

采用正交试验法，以欧前胡素、异欧前胡素的含量为考察指标，对浸泡时间、切片厚度、烘干温度三个影响因素进行研究，结果表明白芷的最佳炮制工艺为浸泡 2 小时，切厚片，60℃烘干，浸泡时间、切片厚度和烘干温度三个因素对白芷中的欧前胡素和异欧前胡素总含量影响不显著[8]。另有报道以水浸出物量（干膏率）、白芷香豆素含量为指标进行正交试验，筛选白芷饮片加工的最佳工艺条件为：取白芷抢水洗净除杂后，加2倍量水，常温下浸泡4小时，切1～2mm厚饮片，干燥，即得[9]。

【附】

1. 近代炮制方法还有炒制。

2. 文献摘录 "女人漏下赤白，血闭阴肿之仙丹，宜炒黑用。"(《蒙筌》)"欲去皯斑，宜以生用。"(《本草正》)"十便良方大便风秘炒白芷。普济方小便气淋，醋炒焙干用。"(《指南》)

【按语】白芷的临床应用，历代均以生用为主，取其芳香通窍，散风止痛之作用。其解热止痛的治疗作用已为现代药理研究证实。白芷的产地加工方法对其主要活性成分含量影响较大。以欧前胡素、异欧前胡素为指标，用分光光度法测定不同加工、干燥方法对成分的影响，结果两种成分的含量分别为：(%)石灰干燥白芷：0.3265，0.2105；晒干白芷：0.3138，0.2004；烘干白芷：0.2906，0.1595；硫熏白芷：0.1841，0.1274[10]。说明硫黄熏的加工工艺对主成分的损失较多，应不予采用。

参考文献

[1] 江苏新医学院.中药大辞典：上册[M].上海：上海科学技术出版社，1986：677.

[2] 姚川，等.白芷挥发油化学成分的鉴定[J].中药材，1990，13(12)：34.

[3] 江苏植物研究所，等.新华本草纲要：第1册[M].上海：上海科学技术出版社，1988：344.

[4] 李宏宇，等.不同商品白芷的药理研究[J].中国中药杂志，1991，16(9)：560.

[5] 王浴生，等.中药药理与应用[M].北京：人民卫生出版社，1983：796.

[6] 国家医药管理局中草药情报中心站.植物药有效成分手册[M].北京：人民卫生出版社，1986：603，624，797.

[7] 李宏宇，等.中药白芷硫熏前后香豆素成分含量比较[J].中国中药杂志，1991，16(1)：27.

[8] 李振国，张翠英，王青晓.白芷饮片炮制工艺研究[J].中药材，2007，30(5)：529.

[9] 李玲，李祖伦，何宇新，等.白芷饮片加工工艺初探[J].四川中医，2008，26(1)：52.

[10] 赵恒，等.产地加工方法对白芷化学成分的影响[J].中药材，1996，19(3)：134.

白 前

【来源】本品为萝藦科植物柳叶白前 *Cynanchum stauntonii* (Decne.) Schltr. ex Levl. 或芫花叶白前 *Cynanchum glaucescens* (Decne.) Hand.-Mazz. 的干燥根茎及根。秋季采挖，除去地上茎，洗净，干燥。

【古代炮制】南北朝刘宋时代有甘草水浸后焙干(《雷公》)的方法。此法一直沿用至清代。明、清时代又增加了焙制(《必读》)、汤泡去须焙(《集解》)、饭上蒸后炒(《增广》)的炮制方法。

【现代炮制】

1. 白前 取原药材，除去杂质，洗净，润透，切段，干燥。

2. 蜜白前 取炼蜜，加适量开水稀释，淋于净白前段内拌匀，闷润，置炒制容器内，用文火加热，炒至表面深黄色，不粘手时，取出，晾凉。白前段每100kg用炼蜜25kg。

【饮片性状】柳叶白前为细圆形小段，表面黄棕色或淡黄色，切面灰黄色或灰白色，中空。质脆易断。气微，味微甘。芫花叶白前，为细圆形小段，表面灰绿色或淡黄色，质较硬。气微弱，味微甜。蜜白前，表面深黄色，微有光泽，略带黏性，味甜。

【炮制目的】白前味辛、苦，性微温。归肺经。具有降气、消痰、止咳的功能。用于肺气壅实，咳嗽痰多，胸满喘急等。

白前生用，味辛，对胃有一定刺激性，但性微温而不燥热，长于解表理肺，降气化痰。用于风寒咳嗽，痰湿咳喘，亦可用于肺热咳嗽等。蜜炙白前，能缓和白前对胃的刺激性，增强润肺降气，化痰止咳的作用。用于肺虚咳嗽，肺燥咳嗽，咳嗽痰多等。

【临床应用】

1. 生用

(1) 风寒咳嗽：常与桔梗、荆芥、百部等同用，具有解表理肺，化痰止咳的作用，用于风寒犯肺，气失宣降，咳嗽，咯痰不爽，或兼畏风寒，如止嗽散(《医学心悟》)；若与紫苏、桑白皮、杏仁等同用，用于暴热咳嗽，心肺气壅，胸膈烦疼，四肢无力，如白前散(《圣惠方》)。

(2) 久咳上气：常与紫菀、半夏、大戟同用，具有降气祛痰的作用，用于久患咳逆上气，体肿，短气胀满，昼夜倚壁不得卧，喉常作水鸡鸣，如白前汤(《外台》)；若与旋覆花、五味子、麻黄等同用，用于肺痿咳嗽日久，喘息促，肩胛高，仰卧不安，如白前散(《圣惠方》)。

2. 制用

(1) 肺虚咳嗽：常与款冬花、紫菀、黄芪等同用，具有补肺止咳祛痰的作用，用于肺气不足，寒痰内阻，咳嗽气短，咯痰白沫，面色皖白，神疲体倦等症。

(2) 肺燥咳喘：常与麦门冬、桑白皮、生地黄等同用，具有润肺祛痰止咳的作用，用于久咳伤阴，肺阴不足，痰热内阻，咳嗽痰黄，口干咽燥，如白前汤(《外科秘要》)。

【参考资料】芫花叶白前含 C_{21} 甾体皂苷类成分：芫花叶白前苷 A、B、C、D、E、F、G、H、I、J、K(Glaucoside A、B、C、D、E、F、G、H、I、J、K)、芫花叶白前苷元 A、B、C、D(Glaucogenin A、B、C、D)、新芫花叶白前苷元(Neoglaucogenin)、新芫花叶白前苷 A、B(Neoglaucoside A、B)、以及 Glaucogenin-C-mono-D-thevetoside 和一种新的双糖 Glaucobiose[1](白前二糖)。

【附】

文献摘录："先用甘草水浸一伏时，漉出，去头须了，焙干。"(《雷公》)"汤泡去须焙"(《集解》)。"饭上蒸一次再炒"(《增广》)。

【按语】白前的炮制饮片古代以生品为主，取其解表理气，降气化痰之疗效，常用于外感咳嗽、痰湿咳喘。现今，古代的甘草制法、蒸法、焙法均已不用，蜜炙法炮制起自近代，取其润肺降气之作用，常用于肺虚咳嗽或肺燥咳嗽，现已作为法定的炮制方法。但白前的药理作用研究极少。

参考文献

[1] 黄泰康，等. 常用中药成分与药理手册[M]. 北京：中国医药科技出版社，1994：759.

白　薇

【来源】本品为萝摩科植物白薇 *Cynanchum atratum* Bge. 或蔓生白薇 *Cynanchum versicolor* Bge. 的干燥根及根茎。春、秋二季采挖，洗净泥土，除净残茎及须根，干燥。

【古代炮制】南北朝刘宋时代有糯米泔浸一宿再蒸(《雷公》)的炮制方法。宋代有炒法(《总录》)、焙制(《宝产》)的方法。直至清代又增加了酒洗后糯米泔浸，再蒸晒(《本草汇》)及酒洗用(《说约》)等炮制方法。

【现代炮制】

1. 白薇　取原药材，除去杂质，洗净，润透，切段，干燥。筛去碎屑。

2. 蜜白薇　取炼蜜，加适量开水稀释，淋入白薇段内拌匀，闷润，置炒制容器内，用文火加热，炒至不粘手时，取出，晾凉。白薇段每 100kg 用炼蜜 25kg。

【饮片性状】白薇为不规则的小段，表面棕黄色。质脆，易折断。切断面皮部黄白色，木部黄色。气微，味微苦。蜜白薇表面深黄色，微有光泽，略带黏性，味微甜。

【质量要求】白薇含杂质不得过 4%，水分不得过 11.0%，总灰分不得过 13.0%，酸不溶性灰分不得过 4.0%，稀乙醇浸出物不得少于 19.0%。

【炮制目的】白薇味苦、咸，性寒。归胃、肝、肾经。具有清热凉血，利尿通淋，解毒疗疮的功能。用于温邪伤营发热，阴虚发热，骨蒸劳热，产后血虚发热，热淋，血淋，痈疽肿毒等。

白薇生用性寒，以凉血，通淋，解毒疗疮为主。用于温热病热入营血，身热经久不退，热淋，血淋，疮疡肿毒，咽喉肿痛等。经蜜炙后，其性偏润，以退虚热为好。用于阴虚内热，产后血虚发热，骨蒸潮热等。

【临床应用】

1. 生用

(1) 外感发热：常与麻黄、贝母、杏仁等同用。具有解表、清热的作用，用于外感发热，及发热喘嗽，如白薇散(《千金》)。

(2) 上热下寒：常与干地黄、干姜、车前子等同用，用于上热下寒，妇人不孕，如白薇丸(《千金》)。

(3) 热入血室：常与青蒿、鳖甲、知母等同用，具有滋阴退热的作用，用于热入血室，夜多谵语，如章氏青蒿鳖甲汤(《重订通俗伤寒论》)。

(4) 热淋、血淋：常与赤芍同用，具有清热通淋的作用，用于血淋，热淋，如白薇散(《丹溪》)。

(5) 金疮疼痛：常与炒枳实、辛夷仁、天花粉等同用，具有解毒疗疮的作用，用于金疮疼痛，如白薇散(《准绳》)。

(6) 血厥：常与当归、人参同用，用于平居无痰，忽然如死，身不动摇，默默不知人，目闭不能开，口噤不能言，或微知人，恶闻人声，但如眩冒，移时方醒，如白薇汤(《全生指迷方》)。

(7) 血管抑制性晕厥：常与当归、党参、炙甘草同用，用于血管抑制性晕厥。[《中西医结合杂志》1989，9(5)：304]

(8) 盗汗、热淋、血淋：常与地骨皮等清退虚热药同用，用于体虚低热盗汗，结核病潮热；与车前草配伍，治热淋、血淋。效果明显。(《中药现代临床应用手册》)

(9) 红斑性肢痛症：常与知母、黄连、双花等同用，水煎服，每日 1 剂，治疗红斑性肢痛[《河北中医》1990，12(4)：9]。

2. 制用(蜜制品)

(1) 产后虚热：常与当归、人参、甘草等同用，具有退虚热的作用，用于产后血虚发热、昏厥等证。

(2) 阴虚内热：常与地骨皮、青蒿、鳖甲等同用，具有清热凉血的作用，用于阴虚内热或骨蒸潮热、盗汗等。

【参考资料】白薇含有 6 种低聚糖苷，苷元为双裂环孕甾烷型。计有：Cynatratoside A、B、C、D、E、F。尚含 Glaucogenin A、Glaucoside C、Glaucoside H；Atratoside A、B、C、D；白薇苷 C(Cynaversicoside C)、白薇苷 D(Cynaversicoside D)、白薇苷 E(Cynaversicoside E)、白薇新苷(Neocynaversicoside)以及 Glaucogenin D[1]。

白薇苷能使心肌收缩作用增强，心率变慢。此外白薇具有抗炎、抑菌作用。

【附】

1. 近代炮制方法还有炒焦。

2. 文献摘录　“酒洗，糯米泔浸，蒸晒用。”（《本草汇》）

【按语】白薇味苦、咸、性寒。古代唯恐苦寒伤胃作泄，用米泔浸蒸以缓和其性。欲理阴虚风动、内热生风之症，宋代有炒制：白薇，微炒，治风惊恐怖（《总录》）。炒制，缓其寒性。明代有酒洗，治月经不调，久不成孕（《景岳》）。酒性热，亦可缓其寒性。蜜炙法起自近代，用于阴虚内热，产后虚热等证。但与之相应的现代药理作用研究仍有待深入研究。

参考文献

[1] 黄泰康，等．常用中药成分与药理手册[M]．北京：中国医药科技出版社．1994:764.

白附子

【来源】本品为天南星科植物独角莲 *Typhonium giganteum* Engl. 的干燥块茎。秋季采挖，除去须根，撞去或用竹刀削去粗皮，用硫黄熏1～2次，晒干。

【古代炮制】宋代有热灰中炮裂方可入药用、生姜汁拌炒（《圣惠方》）、米泔浸焙、酒浸炒、酒煮炒、醋拌炒（《总录》）、炮裂捣碎炙微黄（《普本》）、炒制（《传信》）、姜汁泡后甘草浸焙（《朱氏》）、面包煨（《扁鹊》）等炮制方法。明代增加了新水浸后炒黄、湿纸裹煨（《普济方》）、面裹或湿纸包火煨炮用（《品汇》）、煨裂（《医学》）等法。清代又增加了童便酒炒（《金鉴》）、姜汁蒸（《增广》）等的炮制方法。

【现代炮制】

1. 生白附子　取原药材，除去杂质。

2. 制白附子　取净白附子，大小分开，用清水浸泡，每日换水2～3次，数日后，如水面起泡沫，换水后加白矾（白附子每100kg用白矾2kg），泡1日后再进行换水，至口尝微有麻舌感为度，取出。将生姜片、白矾粉置锅内，加适量水，煮沸后，倒入白附子共煮至内无白心为度，捞出，除去姜片，晾至六七成干时，切厚片，干燥。筛去碎屑。白附子每100kg用生姜、白矾各12kg。

【饮片性状】生白附子为椭圆形或卵圆形，表面白色或黄白色，略粗糙，有环纹及须根痕，顶端有茎痕或芽痕，富粉性，质坚硬。无臭，味淡、麻辣刺舌。制白附子片，表面黄白色至淡棕黄色，呈半透明状；周边淡棕色。气微，味微涩，无麻舌感或微有麻舌感。

【质量要求】生白附子水分不得过15.0%，总灰分不得过4.0%，乙醇浸出物不得少于7.0%；制白附子水分不得过13.0%，总灰分不得过4.0%，稀乙醇浸出物不得少于15.0%。

【炮制目的】白附子味辛，性温；有毒。归胃、肝经。具有祛风痰，定惊搐，解毒散结止痛的功能。用于中风痰壅，口眼㖞斜，语言涩謇，痰厥头痛，偏正头痛，喉痹咽痛，破伤风，外治瘰疬痰核，毒蛇咬伤等。

白附子有毒，生品一般多外用。长于祛风痰，定惊搐，解毒止痛，用于口眼㖞斜，破伤风；外治瘰疬痰核，毒蛇咬伤。经生姜、白矾炮制后，降低毒性，消除麻辣味，增强祛风痰作用。用于偏头痛，痰湿头痛，咳嗽痰多等。

【临床应用】

1. 生用

(1) 口眼㖞斜：常与僵蚕、天南星、全蝎同用，具有祛风化痰、止痉的作用，用于风痰阻络，口眼㖞斜，语言謇涩，如牵正散(《杨氏家藏方》)。

(2) 破伤风：常与天南星、天麻、防风等同用，具有祛风止痉的作用，用于破伤风、牙关紧急，角弓反张，甚则咬牙缩舌。亦治疯犬咬伤。外治跌打损伤，金疮出血，如玉真散(《正宗》)。

(3) 抽搐、呕吐：常与半夏、天麻、木香等同用，具有祛风痰，止痉挛，顺胃气的作用，用于风痰壅阻，四肢抽搐，呕吐痰涎，如白附饮(《准绳》)。

(4) 风湿痹痛：常与全蝎、防风、独活等同用，具有活络通痹的作用，用于肾脏中风，脚膝麻痹，腰背强直疼痛，语言不利，面色萎黑，如白附子丸(《总录》)。

2. 制用

(1) 偏头痛：常与麻黄、炮川乌、炮天南星等同用，具有逐寒湿，止头痛的作用，用于风寒客于头中，偏头痛牵引两目，甚至失明，如白附子散(《本事方》)；若与炒全蝎、炮天南星、半夏等同用，用于风痰上厥，眩晕头疼，如白附子丸(《丹溪心法附余》)。

(2) 痰湿咳嗽：常与南星、半夏、白矾同用，具有燥湿化痰的作用，用于痰湿郁肺，咳嗽痰多，或呕吐痰涎，发热吐泻，心神不安，如白附丸(《准绳》)。

(3) 喘逆张口：常与雄黄、朱砂、蝉蜕等同用，具有化痰定喘的作用，用于小儿因惊触心肺，暴急喘逆张口，虚烦神困，如大效雄朱化痰定喘丸(《婴童》)。

(4) 两眼黑花昏昏：常与荆芥穗、防风、菊花等同用，具有祛风除障的作用，用于乌风内障初起，两眼黑花昏昏，如白附子汤(《瑶函》)。

(5) 身体强直：常与牛黄、龙脑、白僵蚕(微炒)等同用，具有祛风解痉的作用，用于风痉，身体强直，牙关紧急，心神昏昧，如牛黄丸(《圣惠方》)；若与牛黄、朱砂、天竺黄等同用，用于小儿惊悸壮热，黄瘦发坚，如牛黄丸(《圣惠方》)。

【参考资料】白附子中含有皂苷、生物碱，胆碱，尿嘧啶，肌醇，β-谷甾醇，β-谷甾醇-β-D-葡萄糖苷，琥珀酸，酪氨酸，亚油酸，黏液质等成分[1]。

比较白附子不同炮制方法中β-谷甾醇含量变化，结果β-谷甾醇含量顺序为：《中国药典》法(2000年版)0.0199%＜河南法(河南省中药炮制规范)0.0261%＜白矾水泡法(即冷浸法)0.0365%＜白矾水加热煮法(即热浸法)0.0453%＜生品(未炮制品)0.0600%[2]。采用滴定法测定白附子趁鲜加工炮制饮片中草酸钙针晶的含量，结果表明白附子趁鲜加工炮制后草酸钙针晶含量降低。所以，白矾复制法能够降低白附子中草酸钙含量，可能是其刺激性降低的原因之一[3]。白附子生品，炮制品中均含有15种微量元素，其中人体内宏量元素K、Na、Cl、Mg、P5种，人体必需元素Fe、Cu、Mn、Mo、Sn、Sr 6种。炮制后制品Mg、Sn含量较生品有所降低，Al、Fe、Sr含量较生品有所增加，其中Fe增加20倍左右[4]。

白附子有抑制结核杆菌的作用，其抑菌作用与链霉素相似。尚有镇静作用；且用生姜、白矾炮制后的制白附子的镇静作用更强[1]。对白附子生品、制品进行镇静、抗惊厥及镇痛作用的比较研究，结果表明白附子生、制品均有明显的镇静作用，能明显推迟因戊四唑及士的宁所致小鼠惊厥出现的时间和死亡时间，减少小鼠扭体反应次数，证明制品的药效学与生品一致，而炮制又能使其毒性降低[5]。抗炎作用的实验证明，生白附子及其制品均对大鼠蛋清性、酵母性、甲醛性关节肿有明显抑制作用，对棉球肉芽肿增生有明显抑制作用[6]。

有研究认为[7]，《中国药典》1985年版规定的炮制方法(老法)，会导致有效成分大量流失，因此进行了工艺改进(新法)，新工艺减少了浸泡时间，减少了辅料用量，具有省工省时省燃料的优点。从化学成分进行的比较认为，其水溶性成分为游离氨基酸、总氨基酸等含量，新老炮制法无明显差异，均低于生品。而脂溶性成分中，β-谷甾醇含量，新法比老法高两倍，油酸含量，新法比老法高10倍，接近于生品[8]。因此，从化学、药效学[5-6]等方面均证明白附子的新炮制工艺是合理的。从生、制白附子不同饮片中铝含量测定结果可以看出，生白附子的铝含量很低，而制白附子的铝含量是生白附子的数百倍以上，说明制白附子饮片中的铝基本上由白矾炮制带来。不同来源的制白附子饮片中铝含量与白矾加入量不成平行关系。即使同一品种按药典方法炮制，其含量也不相同，这可能与浸煮时间，制白附子出锅水液中白矾浓度等因素有关[9]。

【附】

1. 近代炮制方法还有石灰与生姜浸、姜与矾及甘草蒸、生姜煮、白矾煮、生姜加皂角制、甘草白矾制等。

2. 文献摘录 "生捣为末，以生姜汁拌湿炒干，细研。"（《圣惠方》）"生姜汁拌匀炒"（《普济方》）。"炮十分裂，以姜汁同泡了，甘草叁钱浸贰宿焙，再焙。"（《朱氏》）"以湿纸裹煨，候冷纸干取出，细切成片子，焙干。"（《普济方》）

【按语】白附子有毒，生品多供外用，内服一般选用炮制品。宋代用"炮裂"，"煨制"，后用蒸制等法，所用辅料有生姜、酒、醋、甘草等，炮制方法有10种之多。炮制目的均以降低毒性、副作用为主。现代沿用的矾制法可为近代新发展的一种制法。《中国药典》1995年版规定了制白附子的方法、辅料及其用量、制品的规格、要求，《中国药典》2010年版亦类同。近年来，有关新工艺的研究以及相关的化学成分和药理药效学的研究均取得了一定的进展，也提供了有益的依据，但整体水平的研究还有待于更加深入。

参考文献

[1] 郭晓庄，等. 有毒中草药大辞典[M]. 天津：天津科技翻译出版公司，1992：392.

[2] 王磊，张振，杨海玲. 不同炮制方法制白附子中β-谷甾醇含量的比较[J]. 中国实用医药，2008，3(12)：78.

[3] 谢华，刘博，胡银燕，等. 白附子趁鲜加工炮制饮片中草酸钙针晶含量变化的研究[J]. 光明中医，2008，23(12)：1902.

[4] 毛淑杰. 白附子生品及炮制品微量元素的含量测定[J]. 中药饮片，1991(2)：30.

[5] 吴连英，等. 白附子不同炮制品镇静、抗惊厥作用比较[J]. 中国中药杂志，1992，17(5)：275.

[6] 吴连英，等. 白附子不同炮制品抗炎作用比较研究[J]. 中国中药杂志，1992，17(6)：339.

[7] 姚三桃，等. 白附子炮制前后成分含量变化[J]. 中成药，1989，11(10)：18.

[8] 姚三桃，等. 白附子新老制品化学成分比较[J]. 中国中药杂志，1993，18(4)：212.

[9] 王毅，等. 制白附子饮片中铝含量的研究[J]. 中成药，1992，14(5)：19.

白茅根

【来源】本品为禾本科植物白茅 *Imperata cylindrica* Beauv. var. *major* (Nees) C. E. Hubb. 的干燥根茎。春、秋二季采挖，除去地上部分及泥土，洗净，干燥，除去须根及膜质叶鞘，捆成小把。

【古代炮制】元代有蜜炒（《宝鉴》）、炒炭存性（《十药》）的方法。明代增加有炒黄、与青州枣同煮后炒（《普济方》）、蜜炙炒（《禁方》）、捣汁用（《正宗》）等方法。清代有炒黑（《金鉴》）用的炮制方法。

【现代炮制】

1. 白茅根 取原药材，微润，切段，干燥。筛去碎屑。

2. 茅根炭 取茅根段，置炒制容器内，用中火加热，炒至表面焦黑色，喷淋少许清水，灭尽火星，取出，晾干。

【饮片性状】白茅根为圆柱形短段。表面黄白色或淡黄色，微有光泽，具纵皱纹，节明显。稍突起，呈浅黄棕色。体轻，质略脆但不易折断。切断面中空，皮部白色，多有裂隙，放射状排列，中柱淡黄色，易与皮部剥离。气微，味微甜。茅根炭表面呈焦褐色，味微涩。

【质量要求】白茅根总灰分不得过5.0%，水分不得过12.0%，水溶性浸出物不得少于24.0%。茅根炭水溶性浸出物不得少于7.0%。

【炮制目的】白茅根味甘，性寒。归肺、胃、膀胱经。具有凉血止血，清热利尿的功能。用于血热吐血，衄血，尿血，热病烦渴，黄疸，水肿，热淋涩痛；及急性肾炎水肿等。

白茅根生品长于凉血，清热利尿。用于血热妄行的多种出血证，热淋，小便不利，水肿，湿热黄疸，热盛烦渴，胃热呕哕，肺热咳嗽，及急性肾炎水肿等。茅根炭，味涩，寒性减，偏于收敛止血，专用于各种出血。

【临床应用】

1. 生用

(1) 血热鼻衄：单用白茅根汁饮用(《妇人》)；若单用茅根为末，米泔水服二钱(6g)，用于鼻衄不止(《圣惠方》)。

(2) 小便出血：常与茯苓、人参、干地黄同用，具有凉血止血的作用，用于气虚血热，小便出血，如茅根饮子(《外台》)；若与黄芩、瞿麦、滑石等同用，用于虚劳小肠热，小便出血，水道不利，如茅根散(《圣惠方》)；若与车前子、白糖同用，用于血尿(内蒙古《中草药新医疗法资料选编》)。

(3) 血淋：常与滑石、葵子、赤芍药等同用，具有凉血清热利尿的作用，用于血淋，小便中痛不可忍，如白茅根散(《圣惠方》)；若与木通、石韦、黄芩等同用，用于卒淋，结涩不通，如茅根饮(《总录》)；若单用煎水服，用于小便热淋(《肘后》)。

(4) 吐血：常与黄芩、竹茹、桑白皮等同用，具有清热凉血的作用，用于伤寒，心肺热，因嗽吐血或唾血，如茅根饮子(《外台》)；若单用白茅根一握，水煎服之，用于吐血不止(《千金翼》)。

(5) 肺热咳嗽：常与桑白皮同用，具有清泄肺热的作用，用于肺热壅阻，咳嗽气喘，口干咽燥，如如神汤(《圣惠方》)；若与杏仁、木通、芒硝等同用，具有行水消肿的作用，用于水肿气壅，咳喘上气，肢体浮肿，小便赤涩，如杏仁散(《圣惠方》)。

(6) 呕哕：常与百合、陈皮、葛根、人参同用，具有清热止呕的作用，用于热病呕哕，不能下食，如茅根散(《圣惠方》)；若与葛根同用，用于温病有热，饮水暴冷哕，如茅根汤(《外台》)。

(7) 痰中带血：常与鲜藕、鲜小蓟根同用，具有凉血，清热的作用，用于虚劳，痰中带血，兼有虚热，如三鲜饮(《参西录》)。

(8) 肾炎：常与一枝黄花、葫芦壳、白酒药同用，具有清热利尿的作用，用于肾炎(《单方验方调查资料选编》)：若单用干白茅根250～500g. 可治疗急性肾炎。

(9) 肝炎：单用白茅根煎剂，治疗肝炎，有一定疗效：若与山楂根、六月雪根同用，可治疗急性黄疸型肝炎；若与茯苓、茵陈、黄芪、甘草同用，可治疗乙型肝炎。

2. 制用

出血证：常与大蓟、小蓟、柏叶等同用，具有止血的作用，用于劳证呕血、吐血、咯血、嗽血，如十灰散(《十药》)；若与老丝瓜、蒲黄、乱发等同用，具有祛瘀生新，止血的作用，用于暴吐血，或吐血而兼有瘀血者，如十灰散(《医学心悟》)。

【参考资料】白茅根中含有芦竹素(Arundoin)、白茅素(Cylindrin)、白头翁素(Anemonin)、薏苡素(Coixol)、单齿烯醇(Fernenol)、细米杜鹃素(Simiarenol)及蔗糖、葡萄糖、果糖、木糖、柠檬酸、草酸、苹果酸、菜油甾醇、β-谷甾醇等[1-2]。

白茅根煎剂对正常家兔有利尿作用。白茅根粉能明显缩短兔血浆复钙时间；其粉撒于犬或兔的股动脉出血处，压迫1～2分钟，有止血作用。白茅根煎剂在试管内对弗氏、宋氏痢疾杆菌有明显抑制作用。此外，本品尚有镇静、解热、镇痛作用[3]。

白茅根生品和炭品均能明显缩短小鼠出血时间，凝血时间和血浆复钙时间，炭品与生品比较有显著性差异，0.5g/ml的生品水煎液和炭品水煎液均能提高大鼠血小板的最大聚集率，当生品水煎液浓度加大到1g/ml时，对此未有提高，反而出现略有抑制的趋势，但炭品水煎液浓度同时加大时，对血小板的聚集有非常显著的提高，说明了白茅根炒炭后能增强止血作用是有一定科学道理[4]。

由于白茅根中含可溶性钙及大量的糖，因此在软化切制时，应尽量减少在水中的浸泡时间，以减少水溶性成分流失[5]。以绿原酸含量、水分及水溶性浸出物作为指标，优选白茅根饮片的最佳切制工艺为洗净，喷洒2倍量的水，然后浸润1小时，置60℃烘制2小时，取出，晾凉[6]。通过正交试验法，对茅根炭的炮制工艺进行优选，结果表明，茅根炭的最佳炮制工艺为170℃，烘制16分钟[5]。

【附】

1. 近代炮制方法还有煅炭、炒焦等。

2. 文献摘录 “烧炭存性，研极细末，用纸包，碗盖于地上一夕，出火毒。”(《十药》)“细剉，三十两，青州枣二十个，擘破，水二升同煮变色，炒令色变，拣去枣及黑者不用，用好者十五两。”(《普济方》)“捣汁”(《正宗》)。

【按语】白茅根历代采用生品和炭品，也有以榨汁、捣汁入药的。鲜汁与生品取其清热、凉血、利尿作用；炒炭后取其收敛、止血作用。现代药理实验证明古代传统炮制理论的论述是客观的，科学的。

参考文献

[1] 江苏植物研究所，等．新华本草纲要：第3册[M]．上海：上海科学技术出版社，1990：512．
[2] 国家医药管理局中草药情报中心站．植物药有效成分手册[M]．北京：人民卫生出版社，1986：232．
[3] 王浴生，等．中药药理与应用[M]．北京：人民卫生出版社，1983：327．
[4] 宋劲诗，陈康．白茅根炒炭后的止血作用研究[J]．中山大学学报论丛，2000，20(5)：45．
[5] 龚千锋．中药炮制学[M]．2版．北京：中国中医药出版社，2007：119．
[6] 和颖颖，等．正交法优选白茅根饮片切制的最佳工艺[J]．中国中药杂志，2008，33(21)：2567．

玄　参

【来源】本品为玄参科植物玄参 *Scrophularia ningpoensis* Hemsl. 的干燥根。冬季茎叶枯萎时采挖。除去根茎、幼芽、须根及泥沙，暴晒或烘至半干，堆放3～6天再晒或烘，以后反复数次，至完全干燥。

【古代炮制】南北朝刘宋时代有用蒲草重重相隔蒸(《雷公》)的方法。宋代有焙制(《总录》)、炒制(《扁鹊》)等法。明代增加了酒蒸(《入门》)、酒洗(《粹言》)、微炒(《瑶函》)等方法。清代又增加了酒浸(《要旨》)、酒炒(《增广》)等炮制方法。

【现代炮制】取原药材,除去杂质及芦头,大小个分开,洗净,润透,或置蒸制容器内,蒸透,切薄片,干燥。筛去碎屑。

【饮片性状】玄参为类圆形或不规则薄片,表面黑褐色,油润柔软,周边皱缩。气特异似焦糖,味甘、微苦。

【质量要求】玄参水分不得过16.0%,总灰分不得过5.0%。酸不溶性灰分不得过2.0%。水溶性浸出物不得少于60.0%。按干燥品计算,含哈巴苷($C_{15}H_{24}O_{10}$)和哈巴俄苷($C_{24}H_{30}O_{11}$)的总量不得少于0.45%。

【炮制目的】玄参味甘、苦、咸,性微寒。归肺、胃、肾经。具有凉血滋阴,泻火解毒的功能。用于热病伤阴,舌绛烦渴,温毒发斑,津伤便秘,骨蒸劳嗽,目赤,咽痛,瘰疬,白喉,痈肿疮毒等。

玄参生品以泻火解毒力胜,用于温毒发斑,目赤咽痛,痈疽肿毒等。蒸后减缓其寒性,且便于软化切片,以凉血滋阴为好,用于热病伤阴,舌绛烦渴,津伤便秘,骨蒸劳嗽等。

【临床应用】

1. 生用

(1) 温毒发斑:常与升麻、甘草(炙)同用,具有泻火解毒化斑的作用,用于伤寒发汗吐下后,毒气不散,表虚里实,热发于外,身斑如锦纹,甚则烦躁谵语,如玄参升麻汤(《活人书》);若与生地、竹叶心、麦冬等同用,具有凉血养阴的作用,用于温病邪热传营,身热夜甚,口渴或不渴,时有谵语,心烦不眠,或斑疹隐隐,如清营汤(《条辨》)。

(2) 神昏谵语:常与莲子心、竹叶卷心、连翘心等同用,具有清心解毒,养阴生津的作用,用于温病,邪陷心包,发热,神昏谵语,如清宫汤(《条辨》)。

(3) 咽喉肿痛:常与栀子、黄芩、桔梗等同用,具有清热解毒利咽的作用,用于咽喉肿痛,饮食不利,及余肿不消,如玄参解毒汤(《正宗》);若与荆芥、防风、升麻、牛蒡子、甘草同用,用于小儿疹毒热盛上攻咽喉肿痛,如玄参升麻汤(《金鉴》);若与赤芍药、桔梗、贯众等同用,用于心脾壅热,舌上生疮,木舌,重舌,舌肿,或连颊两边肿痛,如玄参升麻汤(《重订严氏济生方》);若与炒牛蒡子、升麻、炒桔梗等同用,用于小儿咽喉肿痛,如牛蒡子汤(《准绳》)。

(4) 痈肿疮毒:常与银花、甘草、当归同用,具有清热解毒,散结消痈的作用,用于热毒型脱疽,患肢皮肤黯红而肿,溃烂疼痛,脓水淋漓,如四妙勇安汤(《验方新编》);若与夏枯草、天花粉、山慈菇等同用,用于无名肿毒,如消肿汤(《疮科全书》);若与黄芩(酒炒)、黄连(酒炒)、牛蒡子等同用,用于大头瘟,如牛蒡芩连汤(《回春》)。

(5) 瘰疬痰核:常与牡蛎(煅)、生黄芪、三棱等同用,具有清热散结,化痰软坚的作用,用于肝胆郁火与痰涎凝结而成之瘰疬,如消瘰丸(《参西录》);若与海藻、牡蛎、甘草等同用,用于颈项痰凝瘰疬,如消核散(《金鉴》)。

(6) 小儿高热:常与二花、石膏、荆芥、神曲同用,水煎服,治疗小儿高热有一定疗效[《陕西中医》1990,16(4):161]。

(7) 慢性咽炎:常与麦冬、草决明同用,浸泡10分钟后服,可治慢性咽炎[《中西医结合杂志》1991,11(3):171]。

(8) 慢性前列腺炎:常与生地、阿胶(烊化)、黄柏等同用,每日1剂,水煎服,可治慢性前列腺炎[《山西中医》1990,6(2):20]。

2. 制用(蒸制)

(1) 津伤便秘:常与麦冬、玉竹、细生地、知母等同用,具有滋阴清热,润燥通便的作用,用于热病后期,津液不足,大便秘结等。

(2) 阴虚瘰疬:玄参(蒸)常与牡蛎(煅、醋研)、贝母(蒸)同用,具有清热滋阴,化痰散结的作用,用于肝肾阴亏所致的瘰疬,如清瘰丸(《医学心悟》)。

(3) 淋巴结肿大:常与牡蛎(醋煅)、贝母(蒸)各等分为末,炼蜜为丸,每服 9g,开水送下,每日 2 次,治疗痰核瘰疬初起,淋巴结肿大,效果满意(《中药大辞典》)。

【参考资料】玄参含有玄参素(Scrophularin),哈巴苷(Harpagoside),8-10-(邻-甲基-对-香豆酰)-哈巴素(8-10-Methyl-P-Coumaroylharpagide),桃叶珊瑚苷(Aucubin)、6-对甲基-梓醇(6-Methylcatapol),浙玄参苷甲、乙(Ningpogoside A、B),浙玄参苷元(Ningpogenin),玄参苷甲(Scropoliside A),安哥拉苷丙(Angoroside C)[1-2]。

玄参提取液对麻醉犬、猫、兔等多种动物可引起血压下降,对肾性高血压犬的降压作用更明显,玄参还能增加离体兔耳灌流量,对氯化钾和肾上腺素所致兔主动脉血管痉挛有一定的缓解作用。此外玄参具有镇静、抗惊作用和抑菌作用[2]。

人工栽培玄参色素提取物能提高热板致痛小鼠的痛阈值及减少冰醋酸刺激致痛小鼠的扭体次数;对二甲苯致小鼠耳廓肿胀、冰醋酸致腹腔毛细血管通透性增高均有明显的抑制作用[3]。

有关玄参炮制工艺的研究认为,鲜材切片烘干法可能是玄参较好的一种新的加工方法,鲜材切片烘干品中有效成分哈巴俄苷含量高于传统加工品[4]。

【附】

1. 近代炮制方法还有盐制、麻油蜂蜜制等。

2. 文献摘录　"玄参行表,治游无根之火,得酒气而力愈健。"(《粹言》)"入滋阴剂,须蒸晒过,差减寒性。"(《钩元》)

【按语】玄参的古代炮制方法有蒸制、焙制、炒制、酒制(酒蒸、酒洗、酒浸、酒炒等)。现代沿用生切制和蒸制。明代有用酒拌焙法治颈项结核,是因灼痰凝络,借酒性通络散结。

玄参甘、苦、咸而微寒,凉血滋阴,泻火解毒。生品泻火解毒力强,用于温毒发斑等热证。蒸制后缓和其寒性,入滋阴剂。玄参含有大量黏性物质,蒸制后有利于切制。玄参中含有哈巴苷,在空气中吸潮后逐渐变黑,故加工炮制后的饮片均变黑色。

参考文献

[1] 黄泰康,等.常用中药成分与药理手册[M].北京:中国医药科技出版社,1994:774.

[2] 阴健,等.中药现代研究与临床应用(2)[M].北京:中国古籍出版社,1995:125.

[3] 王珲,陈平,张丽萍,等.玄参总色素提取物抗炎镇痛活性的研究[J].中国医院药学杂志,2008,28(17):1456.

[4] 王建华,谢丽华,刘洪宇,等.玄参不同加工品中哈巴俄苷与肉桂酸的 HPLC 含量测定[J].中国药学杂志,2005,35(6):375.

半　夏

【来源】本品为天南星科植物半夏 *Pinellia ternata*(Thunb.)Breit. 的干燥块茎。夏、

秋二季均可采挖，洗净，除去外皮及须根，晒干。

【古代炮制】春秋战国时代就有"治半夏"(《内经》)。汉、唐时代有汤洗(《玉函》)、生姜浸(《鬼遗》)、煮制(《集注》)、芥子与醋洗(《雷公》)、微火炮(《千金》)、焙制(《外台》)等法。宋代有汤洗后麸炒、姜汁拌、炒黄(《圣惠方》)、热酒荡后姜汁浸(《博济》)、浆水一雪水各半同煮(《苏沈》)、半夏曲(《药证》)、酒浸后麸炒、矾制、米炒、醋煮(《总录》)、明矾生姜水煮(《卫济》)、生姜与萝卜煮(《传信》)、生姜汁与甘草制(《朱氏》)、姜一矾一牙皂煎水炒(《扁鹊》)、姜汁浸后菜油拌炒(《疮疡》)等方法。元代有姜洗(《脾胃论》)、姜汤泡(《瑞竹》)、皂角水浸、米泔浸(《丹溪》)的方法。明代增加了吴茱萸煮、萝卜煮、盐一猪苓制、面炒(《普济方》)、煨制(《撮要》)。矾一皂角一巴豆制(《医学》)、姜一竹沥制(《纲目》)、姜煨(《原始》)、甘草制、制炭(《准绳》)、明矾一皮硝一生姜制(《粹言》)、杏仁炒、矾一牙皂煅制(《保元》)等法。清代又增加了姜一桑叶一盐制(《治裁》)、姜汁青盐制(《便读》)等炮制方法。此时半夏的炮制方法已发展到将近70种之多，其中单姜汁制就有十余种方法；药汁制有30多种方法；此外如半夏曲(《药证》)、法半夏(《幼幼》)、仙半夏(《拾遗》)的炮制方法已形成。

【现代炮制】

1. 生半夏　取原药材，除去杂质，用时捣碎。

2. 清半夏　取净半夏，大小分开，用8%白矾水溶液浸泡，至内无干心，口尝微有麻舌感，取出，洗净，切厚片，干燥。筛去碎屑。半夏每100kg用白矾20kg。

3. 姜半夏　取净半夏，大小分开，用清水浸泡至内无干心时，另取生姜切片煎汤，加白矾与半夏共煮透，取出，晾至半干，切薄片，干燥。筛去碎屑。或用时捣碎。半夏每100kg，用生姜25kg、白矾12.5kg。

4. 法半夏　取净半夏，大小分开，用清水浸泡至内无干心时，取出，另取甘草适量，加水煎煮2次，合并煎液，倒入用适量水制成的石灰液中，搅匀，加入上述已浸透的半夏，浸泡，每日搅拌1～2次，并保持浸液pH值12以上，至剖面黄色均匀，口尝微有麻舌感时，取出，洗净，阴干或烘干，用时捣碎。半夏每100kg，用甘草15kg，生石灰10kg。

操作时，生半夏加清水浸泡过程中，当水面起泡沫宜加2%白矾泡至合度为止。法半夏用甘草、石灰液浸泡，溶液pH值保持在12以上，如下降时，可补加适量生石灰粉调节。

【饮片性状】生半夏呈扁圆形、类圆形或偏斜形，大小不一，表面类白色或浅黄色，顶端有凹陷的茎痕，周围密布麻点状根痕，下面钝圆，较光滑。质坚实，断面洁白，富粉性。无臭，味辛辣，麻舌而刺喉。清半夏为椭圆形、类圆形或不规则片状，切面淡灰色至乳白色，质脆，易折断，气微，味微咸、涩，微有麻舌感。姜半夏为淡黄棕色片状，或不规则的颗粒状。质硬脆，具角质样光泽。气微香，味辛辣，微有麻舌感，嚼之有粘牙感。法半夏为黄色或淡黄色，较为均匀的颗粒，质较松脆，气微，味淡略甘，微有麻舌感。

【质量要求】生半夏水分不得过14.0%，总灰分不得过4.0%，水溶性浸出物不得少于9.0%，按干燥品计算，含总酸以琥珀酸($C_4H_6O_4$)计，不得少于0.25%；法半夏水分不得过13.0%，总灰分不得过9.0%，水溶性浸出物不得少于5.0%；姜半夏水分不得过13.0%，总灰分不得过7.5%，按干燥品计算，含白矾以含水硫酸铝钾[$KAl(SO_4)_2 \cdot 12H_2O$]计，不得过8.5%，水溶性浸出物不得少于10.0%；清半夏水分不得过13.0%，总灰分不得过4.0%，按干燥品计算，含白矾以含水硫酸铝钾[$KAl(SO_4)_2 \cdot 12H_2O$]计，不得少于10.0%，水溶性浸出物不得少于7.0%。

【炮制目的】半夏味辛，性温；有毒。归脾、胃、肺经。具有燥湿化痰，降逆止呕，消痞散结的功能。用于痰多咳喘，痰饮眩悸，风痰眩晕，痰厥头痛，呕吐反胃，胸脘痞闷，梅核气证；外用治痈肿痰核。

半夏生品有毒，能戟人咽喉，使人呕吐，咽喉肿痛，失音，一般不宜内服，多作外用，但可随方入煎剂使用，而不宜入丸散剂使用。生用以化痰止咳，消肿散结为主，用于疮痈肿毒，湿痰咳嗽等。半夏经炮制后，能降低毒性，缓和药性，消除副作用；经白矾水浸漂或煮后，长于化痰，以燥湿化痰为主，用于湿痰咳嗽，痰热内结，风痰吐逆，痰涎凝聚，咯吐不出等；经生姜、白矾制后，善于止呕，以温中化痰，降逆止呕为主，用于痰饮呕吐，胃脘痞满，喉痹、瘰疬等证；经甘草、石灰水制后，偏于祛寒痰，同时具有调脾和胃的作用，用于寒痰，湿痰，胃有痰浊不得卧等。亦多用于中药成方制剂中。

【临床应用】

1. 生用

(1) 疮痈肿毒：常将生半夏末，与鸡子白调涂患处，具有消痈排脓的作用，用于外疡痈疽肿毒、乳痈等症，如治痈疽发背及乳疮方(《肘后》)；若与天南星、草乌尖、狼毒同用，具有提毒散结，消肿止痛的作用，用于痈疽肿硬，厚如牛皮，按之疼痛，如四虎散(《仁斋直指》)。

(2) 局部麻醉：常与生南星、川乌尖、草乌尖等同用，具有消肿止痛的作用，用于外科手术前局部麻醉，如外敷麻药(《外科大成》)。

(3) 急慢惊风：常与皂角为末，用少许，吹入鼻，立醒。用于小儿急慢惊风，昏迷不省，牙关紧急，如嚏凉散(《直指小儿方》)。

(4) 寒痰咳嗽：常与生附子同用，具有温化寒痰的作用，用于寒痰咳嗽，如二生汤(《济生方》)；若与川贝母、生姜汁同用，用于痰多咳嗽，如半贝丸(《格言联璧》)。

(5) 甲状腺肿瘤：常用生半夏10克，随证加味，水煎服，可治疗甲状腺肿瘤。[《福建中医药》1992:23(2):29]。

2. 制用

(1) 制半夏

① 湿痰咳嗽：常与陈皮、炙甘草、茯苓等同用，具有燥湿化痰止咳的作用，用于湿痰内阻，脾胃不和，胸脘痞闷，呕吐恶心，或头眩心悸，或咳嗽痰多，如二陈汤(《局方》)；若与熟苍术、白茯苓、厚朴等同用，用于食积咳嗽，五更为甚，胸脘满闷，如二陈平胃散(《症因脉治》)。

② 痰热内结：常与瓜蒌仁、黄芩(酒炒)、胆南星等同用，具有化痰散结的作用，用于痰热内结，咳嗽痰黄，稠厚胶黏，如清气化痰丸(《医方考》)。

③ 口眼㖞斜：常与白附子、羌活、防风等同用，具有祛风化痰的作用，用于风痰痹阻经络，口眼㖞斜，仪容不正，如正容汤(《瑶函》)。

④ 气郁痰结：常与厚朴、赤茯苓、紫苏叶等同用，具有行气散结，化痰利咽的作用，用于气郁痰结，咽喉中如有炙脔者，如半夏散(《圣惠方》)；若与射干、牛蒡子、杏仁等同用，用于气郁痰凝，结成瘿气，咽喉肿塞，心胸烦闷，如半夏散(《圣惠方》)；若与陈皮、苏梗、厚朴等同用，用于忧思郁怒，气结痰凝，胸腹胀痛，痛引心背，如二陈四七汤(《症因脉治》)；若与大黄、礞石(煅)、黄芩(酒炒)等同用，用于上焦郁火，痰涎壅盛，胸膈不利，烦躁，咽喉噎塞吐不出，咽不下，如鲠状，如清火豁痰丸(《古今医鉴》)。

(2) 姜半夏

① 痰饮呕吐：常与生姜同用，具有降逆止呕的作用，用于寒邪客胃，痰饮中阻，呕吐清水或痰涎，如小半夏汤(《金匮》)；若与苍术(土炒)、白术(土炒)、陈皮等同用，用于呕吐清水如

注，如二术二陈汤(《古今医统》)；若与陈皮、人参、大腹皮等同用，用于脚气上攻，心腹胀满饮食不下，呕吐不止，如半夏散(《妇人》)。

② 胸膈痞满：常与柴胡、川连、桔梗等同用，具有清热化痰，宽胸开膈的作用，用于少阳证，具胸膈痞满，按之痛，如柴胡陷胸汤(《通俗伤寒论》)；若与藿香叶、丁香同用，用于胸膈有痰，脾胃冷积噫醋吞酸，不思饮食，如藿香半夏丸(《总录》)。

③ 痫证：常与明天麻、川贝母、全蝎等同用，具有涤痰息风的作用，用于痰热内扰，小儿痫证，忽然发作，眩仆倒地，不省高下，甚则瘛疭抽掣，目斜口㖞，痰涎直流，叫喊作声。亦可用于癫狂，如定痫丸(《医学心悟》)；若与麦门冬、川芎、远志等同用，用于痫病，突然晕倒，身软咬牙，吐涎沫，不省人事，醒后外观如常人，如清心温胆汤(《古今医鉴》)；若与白附子、南星(姜制)、黄连(炒)等同用，用于舌纵，口角流涎不止，口目㖞斜，手足痿软，如清心导痰丸(《医学纲目》)。

④ 喉痹、瘰疬：常与硼砂、乳香、轻粉等同用，具有宣痹散结的作用，用于寒气客于少阴，咽痛喉痹，或痰瘀交凝，结于颈项的瘰疬结核，如香药丸(《普济方》)。

(3) 法半夏

① 胃脘满闷：常与砂仁、白术(麸炒)、茯苓等同用，具有和胃止呕的作用，用于胃寒气滞，不思饮食，呕吐酸水，胃脘满闷，如香砂养胃丸(《中国药典》)。

② 风痰壅盛：常与天麻、防风、天竺黄等同用，具有化痰息风的作用，用于小儿风痰壅盛，惊风，高热抽搐，牙关紧闭，烦躁不安，如牛黄镇惊丸(《中药制剂手册》)。

③ 卒中：常与制南星、木香、石菖蒲等同用，具有化痰开窍的作用，用于卒中，如摄生饮(《幼幼》)；若与香薷、扁豆、黄芩等同用，用于小儿夏季受热，昏迷不醒，身热口干，小便赤黄，如解暑汤(《揣摩有得集》)；若与僵蚕、南星、白附子等同用，用于羊痫风，四肢抽搐，口吐涎沫，神志不清，如断痫丹(《北京市中药成方选集》)。

(4) 清半夏

① 蚰蜒黄：常与射干、升麻、炙甘草等同用，用于蚰蜒黄，喉中似噎，喘息不调，四肢疼闷，言语不正，水米难下，如半夏散(《圣惠方》)。

② 癖黄：常与大黄、前胡、槟榔等同用，用于癖黄，腹下满痛，身体发黄，如半夏散(《圣惠方》)。

③ 妊娠恶阻：常与净青黛、赤石脂、蜂蜜同用，具有降逆止呕的作用，用于妊娠恶阻，如安胃饮(《参西录》)。

④ 痰饮：常与龙眼肉、酸枣仁、生龙骨等同用，具有补血安神，燥湿化痰的作用，用于心中气血虚损，兼心下停有痰饮，致惊悸不眠，如安魂汤(《参西录》)。

【参考资料】半夏块茎中含胆碱(Choline)、烟碱、胡萝卜苷(Daucosterol)、3,4-二羟基苯甲醛(3,4-Dihydroxybenzaldehyde)、左旋盐酸麻黄碱(L-Ephedrine hydrochloride)、β-谷甾醇-D-葡萄糖苷、高龙胆酸(Homogentisic acid)及其葡萄糖苷。尚含有多种氨基酸、微量元素以及半夏蛋白Ⅰ等[1-2]。

半夏或制半夏对碘液注入猫胸腔或电刺激喉上神经所致的咳嗽有明显的镇咳作用。制半夏对去水吗啡、洋地黄、硫酸铜引起的呕吐都有镇吐作用，其机理可能是对呕吐中枢的抑制。半夏蛋白有抗早孕活性，子宫内注射其抗兔胚泡着床率达100%。半夏有显著抑制胃液分泌的作用，也能抑制胃液酸变。半夏中含有的外源性凝集素(PTA，低分子蛋白)可凝集人肝瘤细胞、艾氏腹水癌及腹水型肝癌细胞。半夏的多糖组分 PMN 有活化抗肿瘤作用[2]。

据研究报道，在半夏炮制过程中大多经较长时间的浸、漂，而半夏有毒成分不溶或难溶于水，故浸泡不能达到去毒的目的，而在浸泡过程中，使水溶性成分损失约88.1%，醇溶性成分损失87.5%，生物碱损失50%，故认为水浸泡时间应该缩短，以免有效成分的损失[3]。测定不同的半夏炮制饮片中总生物碱、总氨基酸的含量，结果是：总生物碱含量为生半夏＞法半夏＞姜半夏＞清半夏。总氨基酸含量为：清半夏＞姜半夏＞生半夏＞法半夏[4]。在半夏炮制工艺中，均加入一定量的辅料，从而导致炮制饮片中微量元素增加，如Zn、Ni、Fe。另据报道，采用薄层扫描法测定半夏5个炮制品的中β-谷甾醇的含量，结果生半夏含量最高，为0.0572%，而姜煮半夏最低，为0.0126%，5个炮制品含量依次为生半夏＞姜浸半夏＞矾半夏＞姜矾半夏＞姜煮半夏。同时采用重量法和酸性染料比色法测定半夏5个炮制品总生物碱含量，结果姜矾半夏含量最高，姜煮品最低，依次为：姜矾半夏＞姜浸半夏＞生半夏＞矾半夏＞姜煮半夏[5]。

据毒理学方面的研究报告认为，生半夏有刺激性，刺激咽喉而导致失音，各种制半夏均无失音和刺激作用[6]。生半夏有显著抑制小白鼠体重增加的作用，而矾制半夏对小白鼠体重无影响[7]。小鼠的急性、亚急性、蓄积性毒性反应研究结果认为，矾制半夏80g/kg对小鼠未见任何毒性反应，而生半夏小鼠一次腹腔注射LD_{50}为325mg/kg。生半夏粉9g/kg灌胃，对妊娠母鼠和胚胎均有非常显著的毒性。另有报道[8]，腹腔注射样品粉末混悬液测实验小鼠急性毒性试验，结果生半夏LD_{50}为0.553g/kg，姜浸半夏LD_{50}为1.230g/kg。

对家兔眼结膜的刺激性实验认为，生半夏的刺激性最强，而各种姜制品均能不同程度地降低其刺激强度，对家兔眼结膜刺激性程度依次为：生半夏＞姜浸半夏＞姜矾半夏＞矾半夏＞姜汁煮半夏。半夏各炮制品对小鼠腹腔刺激的实验，其结果与眼结膜刺激性实验完全一致[8]。

有关半夏刺激性毒性成分的研究认为，半夏中含有的草酸钙针晶为半夏的刺激性成分之一，采用溶剂提取法、X线衍射、电镜扫描、氧化还原滴定、紫外分光光度法对于半夏刺激性成分进行研究，各种实验表明，其晶形、含量与半夏的刺激性有关。经炮制后，晶形发生变化，含量急剧下降，刺激性明显减弱[9]。

有关半夏炮制减毒的机制研究认为，8%明矾水或pH＞12以上的碱水炮制可以使生半夏药材中具有强烈刺激性成分草酸钙针晶的针形晶体破坏，含量降低，刺激性毒性降低；以《中国药典》规定的明矾浓度和碱液浓度浸泡生半夏，采用电子显微镜扫描观察、氧化还原滴定法测定草酸钙含量、家兔眼刺激性实验等。实验结果表明，生半夏经过《中国药典》规定的8%明矾水浸泡或以10%的Na_2CO_3浸泡后，刺激性成分草酸钙针晶被锈蚀溶解，不溶性草酸钙含量从1%以上急剧下降到0.5%以下。半夏的刺激性也随之下降；半夏炮制后草酸钙含量降低到0.5%以下，几乎不引起刺激性。并研究了茜草、山药等无刺激性药材中草酸钙针晶，其晶形、质地和含量与半夏具有非常大的差异[10]。

半夏及其炮制品对实验动物胃肠道功能影响的研究结果表明，生半夏对正常大鼠的胃分泌功能显示出明显的抑制作用，对胃肠道的运动呈明显促进作用。生半夏明显抑制胃液中PGE_2的含量，而胃黏膜中PGE_2含量下降易导致胃黏膜损伤。姜矾半夏、姜煮半夏对大鼠的胃分泌功能在胃蛋白酶和PGE_2的含量上均无明显影响，对胃黏膜的损伤程度轻，同时灌胃给药可减缓胃肠运动[11]。

有关炮制工艺和技术研究认为，用1.3～1.5kg/cm^{2}高压蒸2小时，可消除半夏的麻辣味[12]。将半夏浸透后，经 115℃、10 分钟蒸制后，口服无刺激感[13]。生半夏在 120℃焙 2 小时，可去除催吐作用而不损害其镇吐作用[14]。在半夏产地加工中，要求将半夏外皮去净，以免炮制过程中因带外皮不均匀而影响浸泡、加热程度的一致性[2]。

据报道，清半夏的改进工艺为，用 6%～8%矾水浸泡 2～3 天，至内无干心即可达到消除麻辣味的要求[12]。用此工艺生产的清半夏经药理实验证明，其止咳、祛痰作用与生品相当而无明显毒性[15]。经研究提出的姜半夏的新工艺为，用清水浸泡 4～8 小时，润至内无干心，再以定量的矾粉及干姜煎汁拌和均匀，置缸内，加适量清水湿润，腌泡 2～6 天，以口嚼无麻辣感为准，再以清水洗去白矾粉，切片即可[16]。

通过正交试验设计，对现有清半夏的炮制工艺进行评价和优化。选择白矾浓度、炮制时间及炮制温度 3 个因素，采用 $L_9(3^4)$正交试验设计，以 RP-HPLC 法测定炮制品中刺激性毒性成分草酸钙针晶的含量；家兔眼结膜刺激性评价刺激性程度；直接电位滴定法测定有效部位总游离有机酸的含量，进行综合评价。根据因素的显著性影响，优选出清半夏炮制工艺：30℃左右，8%浓度的白矾溶液，浸泡 24 小时，再以清水洗净，干燥即可。优选的炮制工艺达到了减毒增效的炮制目的，同药典法比较明确了炮制时间和炮制温度，显著缩短了炮制时间[17]。

法半夏的炮制新工艺为，将半夏以清水浸泡 1 天至透，加入石灰、甘草混悬液浸制，每日搅拌 1～2 次，浸 2～3 天，至口尝微有麻感，切面黄色均匀为度，再用清水洗净石灰，干燥即可[18]。

采用正交试验设计对现有法半夏的炮制工艺进行质量评价和优化。选择生石灰用量、甘草用量、炮制时间及炮制温度 4 个因素，采用 $L_9(3^4)$正交试验设计，以 RP-HPLC 法测定炮制品中刺激性毒性成分草酸钙针晶以及水溶性有效成分鸟苷及甘草酸的含量，家兔眼结膜刺激性评价刺激性程度，多指标综合加权评分，优选法半夏炮制工艺。根据正交试验结果，优选出法半夏炮制工艺：在 30℃下，每 100g 半夏，用生石灰 10g、甘草 15g，浸泡 48 小时，再以清水洗净，干燥即可。优选的炮制工艺达到了降低半夏刺激性毒性的炮制目的，同药典法比较明确了炮制时间和炮制温度，显著缩短了炮制时间[19]。

【附】

1. 近代炮制方法还有仙半夏、京半夏、竹沥半夏等。

2. 文献摘录　“洗不熟有毒也”（《玉函》）。“令滑尽，不尔戟人咽”（《集注》）。“若洗不净，令人气逆，肝气怒满”（《证类》）。“有毒，用之必须生姜，此是取其所畏，以相畏耳”（《集注》）。“用生姜汁浸或菜油炒，大能豁痰”（《疮疡》）。“痰分之病，半夏为主，造而为曲尤佳。治湿痰以姜汁、白矾汤和之，治风痰以姜汁及皂荚煮汁和之，治火痰以姜汁竹沥和之，治寒痰以姜汁矾汤入白芥子末和之……法制半夏，清痰化饮，壮脾顺气”（《纲目》）。“用杏仁炒过，不伤胎气”（《保元》）。“性能堕胎，孕妇虽忌，然胃不和而呕吐不止，加姜微炒，但用无妨”（《本草正》）。“半夏用醋煮者，醋能开胃散水，敛热解毒也，使暑气湿气俱从小便下降”（《集解》）。“生研细末，立疗刀斧跌破，止血”（《全生集》）。“得醋制，再得茯苓、甘草，治伏暑引饮”（《辑要》）。

【按语】半夏古代炮制方法甚多，历代计有熬制、姜制、煮制、火炮、焙制、麸制、醋制、矾制、米制、炙制、炒制、油制、酒制、盐制、面制、煨制、泔制、胆汁制、制炭、药汁制等。其中药汁制又有 30 余种不同的药汁配方和加工方法。主要辅料与药汁有甘草、皂荚、芥子、吴茱萸、猪苓、巴豆、萝卜、明矾、皮硝、竹沥、杏仁等。半夏的现代炮制方法归纳为清半夏、姜半夏、法半夏三类。纵观半夏的炮制沿革，尽管历代有不同的炮制方法和工艺，就其炮制目的而言，是相同的，也是一致的，即通过炮制降低半夏的毒副作用，同时，选用不同的辅料和工艺达到辅助治疗作用。半夏有毒，生品仅供外用。清半夏燥湿化痰，以治寒痰见长；姜半夏降逆止呕，可疗湿痰；法半夏壮脾理气，治风痰眩晕。

半夏为常用中药，但迄今为止对半夏的有效成分和有毒成分的认识尚不清楚。因此只能从药理药效实验、毒理研究及临床观察来认识半夏的毒性作用和制半夏的解毒作用及药理作用。生半夏的毒性主要表现为对黏膜的刺激，导致失音、呕吐、水泻等不良反应，直观反应是"戟人咽喉"——对口腔黏膜、舌、喉的麻辣感及刺激性。药理实验证明清半夏、姜半夏、法半夏及改进后的新工艺炮制品，均有良好的解毒效果，同时又保留了半夏的药理作用和临床疗效。例如生半夏对实验鼠胃黏膜损伤程度大，并使胃液中 PGE_2 含量降低，造成这种内源性胃黏膜保护介质的破坏，这与临床上服用生半夏导致吐泻、胃腹灼痛的中毒现象是一致的。实验也证明，姜制半夏不仅可以消除生半夏对胃肠黏膜的刺激，保护胃黏膜功能，同时又能拮抗生半夏加速胃肠运动导致的吐泻，从而起到了和胃、降逆、止呕的治疗目的。因此，现代药理药效学的研究结果不仅证实了传统炮制饮片的临床有效性，同时也为传统炮制理论提供了科学依据。

参考文献

[1] 黄泰康，等. 常用中药成分与药理手册[M]. 北京：中国医药科技出版社，1994：780.
[2] 阴健，等. 中药现代研究与临床应用(1)[M]. 北京：学苑出版社，1993：264.
[3] 中国人民解放军五八医院制药厂. 半夏炮制的研究[J]. 天津医药，1975(9)：461.
[4] 薛建海，等. 半夏炮制品中已知化学成分比较[J]. 中国中药杂志，1991，16(4)：220.
[5] 吴皓，等. 半夏姜制对β-谷甾醇和总生物碱含量的影响[J]. 中国中药杂志，1995，20(11)：662.
[6] 上海医药工业研究院. 中药半夏炮制的研究[J]. 药学通报，1960(5)：264.
[7] 刘成基，等. 国外中药炮制研究[J]. 中药材. 1990，13(5)：25.
[8] 吴皓，等. 半夏姜制对动物刺激性及毒性的影响[J]. 中国中药杂志，1993，18(7)：408.
[9] 吴皓，等. 半夏刺激性成分的研究[J]. 中国中药杂志，1999，24(12)：725.
[10] 吴皓，等. 半夏炮制解毒机制的研究[J]. 中国中药杂志，2007，32(14)：1402.
[11] 吴皓，等. 半夏姜制对动物胃肠道功能的影响[J]. 中国中药杂志，1994，19(9)：535.
[12] 天津中药饮片厂. 半夏炮制工艺的改进[J]. 新医药学杂志，1977(6)：43.
[13] 中国人民解放军五八医院制药厂. 半夏炮制的研究[J]. 中草药通讯，1975(3)：26.
[14] 上官贤. "建昌帮"四味中药的传统炮制法[J]. 中成药研究，1985(4)：19.
[15] 中医研究院中药研究所. 半夏炮制前后药效的比较(Ⅱ)[J]. 中草药，1985(4)：21.
[16] 江苏新医学院. 中药大辞典[M]. 上海：上海科学技术出版社，1986：776.
[17] 张琳，等. 多指标正交试验优化清半夏炮制工艺[J]. 中成药，2008，30(5)：704.
[18] 中医研究院中药研究所炮制室. 法半夏炮制工艺的改进[J]. 中成药研究，1981(3)：20.
[19] 张琳，等. 多指标综合加权评分法优选法半夏炮制工艺[J]. 中药材，2008，31(1)：20.

西　洋　参

【来源】本品为五加科植物西洋参 *Panax quinquefolium* L. 的根。秋季采挖，除去分枝，须尾，晒干。喷水湿润，撞去外皮，再用硫黄熏之，晒干后，其色白起粉者，称为"粉光西洋参"。挖起后即连皮晒干或烘干者，为"原皮西洋参"。

【古代炮制】西洋参主产美国、加拿大。清代始有蒸制、姜制、桂圆拌蒸(《拾遗》)、姜汁制黄色(《医案》)等炮制方法。

【现代炮制】取原药材,用清水喷潮,覆盖湿布,夏、秋润2天,冬、春润3天,取出,切薄片,晾干。

【饮片性状】西洋参为类圆形或圆形薄片,周边为黄白色或为白色(去皮西洋参),片面粉白色或淡黄白色,有暗色环状形成层,并散有多数红棕色树脂管。气微香,味微甘甜带苦,嚼之有黏性。

【质量要求】西洋参水分不得过13.0%。总灰分不得过5.0%。铅不得过百万分之五,镉不得过千万分之三,砷不得过百万分之二,汞不得过千万分之二,铜不得过百万分之二十。醇溶性浸出物不得少于30.0%。本品含人参皂苷R_{g1}($C_{42}H_{72}O_{14}$)、R_e($C_{48}H_{82}O_{18}$)、R_{b1}($C_{54}H_{92}O_{23}$)的总量不得少于2.0%。

【炮制目的】西洋参味甘、微苦,性凉。归心、肺、胃经。具有补肺降火,养胃生津的功能,用于久咳肺痿,虚热烦倦,津液枯竭,咽干口渴等。

西洋参临床多生用,软化切薄片,便于煎汤和焗服,使有效成分易于泡出。

【临床应用】

1. 喘咳痰血　常与麦冬、阿胶、知母等同用,具有补气养阴,清肺化痰的作用,用于阴虚火旺,肺失清肃,喘咳痰血等。

2. 烦倦口渴　常与鲜生地、鲜石斛、麦冬等同用,具有清热益气,养阴生津的作用,用于热病气阴两伤,烦倦口渴等症;若与黄连、竹叶、西瓜翠衣等同用,具有清暑益气,养阴生津的作用,用于暑热耗气伤津,身热汗多,心烦口渴,小便短赤,体倦少气,精神不振,如清暑益气汤(《温热经纬》)。

3. 口干舌燥　常与玉竹、沙参、麦冬等同用,具有养阴生津的作用,用于津液不足,口干舌燥等症;若单用本品煎水服,即有效;若与牡蛎、炙鳖甲、龟甲等同用,用于疫喉腐烂,痧透热留,舌干少津,如清咽复脉汤(《疫喉浅论》);若与大生地、抱木茯神、大麦冬等同用,具有润肺清咽的作用,用于疫喉痧,舌绛无津,夜寐不安,筋惕肉瞤,如清咽养荣汤(《疫喉浅论》);若与生石膏、海浮石、生牡蛎等同用,用于太阴燥火炽盛,白喉初起,咽燥无痰,七八日后忽然痰声辘辘,甚则喘促心烦,如三无降龙丹(《白喉条辨》)。

4. 咽干(放疗副反应)　单用西洋参3g,水煎服,日1剂,对防治因放疗所引起的咽干、胃口不佳等症状有较好效果[《上海中医药杂志》1979(4):29]。

5. 西洋参性凉而补,凡欲用人参而不受人参之温者,皆可以此代之(《参西录》)。

【参考资料】西洋参中含有的成分:人参皂苷类计有17种:人参皂苷(ginsenoside)R_0、R_{b1}、R_{b2}、R_{b3}、R_c、R_d、R_e、R_f、R_{g1}、R_{g2}、R_{g3}、R_{g6}、R_{g8}、R_{Ao},quinguenoside R_1,gypenoside Ⅺ、F_3、F_1、F_{11}[1-2]。挥发性成分:辛醇(Octanol)、己酸(Hexanoic acid)、十一烷(Undecane)、松香芹醇(Pinocarveol)、胡椒烯(Piperitene)、α-姜黄烯(α-Curcumene)、胡薄荷酮(Pulegone)等30余种[3]。有机酸类:计有己酸、庚酸、辛酸、壬酸、棕榈酸、十七酸、十八酸、十八烯酸、亚油酸等[4]。其他尚有糖类、聚炔类、氨基酸、微量元素以及胡萝卜苷(Daucosterol)等成分。

西洋参对大脑有镇静作用,对生命中枢则有中度兴奋作用;西洋参皂苷具有明显的中枢抑制作用。西洋参有抗缺氧、抗疲劳、抗应激作用及抗休克作用。实验证明西洋参可明显增加心肌血流量,降低冠脉阻力,减少心肌耗氧量及心肌耗氧指数,对心肌氧利用率则无明显影响。西洋参能促进幼鼠胸腺器官的发育,促进小鼠脾细胞增殖,增强小鼠脾T细胞产生淋巴因子的能力,明显增强脾NK细胞活性。西洋参总皂苷能降低豚鼠的肝糖原含量,增加肝脏DNA

和 RNA 的含量。对小鼠 CCl_4 肝毒及环磷酰胺的骨髓抑制有明显的保护作用[5-9]。

西洋参根粗多糖不仅能抗免疫功能低下小鼠外周血白细胞减少及胸腺和脾脏重量的减轻，并能增强正常和免疫功能低下小鼠网状内皮系统的吞噬功能。同时能促进免疫功能低下小鼠的淋巴细胞转化，而对白细胞介素Ⅱ活性无明显影响[10]。

采用离体心脏灌流和培养大鼠乳鼠心室肌细胞，记录动作电位方法，观察西洋参单体皂苷 P～F_{11} 对大鼠心功能的作用，实验结果表明，西洋参皂苷单体 P～F_{11}，可使离体心脏的左室内压(LVSP)、心室舒张末期压(LVEDP)、左室内压最大升降速率($\pm dp/dt_{max}$)、动作电位的幅值(APA)、超射(OS)、最大除极速度(V_{max})和动作电位时程(APD_{50})等相关参数增加[11]。人参皂苷 R_{g1}(200mg・kg^{-1}，灌胃)和 Rh_1(40 和 20mg・kg^{-1}，腹腔注射)对 U_{14} 均具有明显的抑制作用($P<0.01$)；人参皂苷 Rh_1 在较高剂量(40mg・kg^{-1})时，对 EAC 也有明显抑制作用($P<0.01$)。但人参皂苷 R_{g1} 和 Rh_1 对 S_{180} 和 HepA 无抗肿瘤作用。离体实验证明，人参皂苷 R_{g1} 对 HeLa 细胞的增殖有明显的抑制作用，人参皂苷 Rh_1 高剂量组(100mg・L^{-1})对 3 种肿瘤细胞均有明显抑制作用[12]。

通过体外、体内试验研究了西洋参总皂苷、单体皂苷对胰脂肪酶活性及小鼠体重和子宫周围脂肪组织重的影响。体外试验结果表明：西洋参茎叶总皂苷为 0.5g/L 时，对胰脂肪酶活性的抑制率为 90%；人参皂苷 R_c、Rb_1、Rb_2 对胰脂肪酶活性均显示很强的抑制作用，当质量浓度为 0.5g/L 时抑制率分别为 100%、96%、97%；体内试验结果表明：西洋参茎叶皂苷对体重影响变化不大，但可以明显降低子宫周围脂肪质量。这说明西洋参茎叶总皂苷和人参皂苷 R_c、Rb_1、Rb_2 可以抑制胰脂肪酶活性。因此西洋参茎叶总皂苷的抗肥胖作用可能是由于西洋参总皂苷中的人参皂苷 R_c、Rb_1、Rb_2 抑制小肠吸收食物脂肪的结果[13]。

西洋参收获后及时加工，不能超过 24 小时，洗刷时，不要折断须，不要擦伤外皮，及时干燥，经规格整型，分为全须西洋参、支头西洋参、西洋参尾、西洋参须等，成品表皮无拉沟现象，色泽灰白，横纹清晰，具备西洋参特征，成品率高[14]。研究报道，在不破坏西洋参理化性质的情况下，最好的干燥方法是温度为 70℃ 的控制下干燥 2～3 天[15]。实验比较了美国原皮西洋参、国产西洋红参、西洋活性参、西洋烫参四种规格成品对小鼠的抗缺氧、耐高温、促生长等药理活性，结果证明：西洋活性参耐高温、抗缺氧、调节体温能力非常突出；红参促生长作用显著，烫参稳定红细胞膜作用好，原皮参各方面均作用显著[7]。

【附】

近代炮制方法还有蒸制、姜制等。

【按语】西洋参多以生品入药。西洋参原系进口，现国内多有栽培且产量颇丰。该药商品规格较多，特别注重产地加工和饮片的切制技术。在质量检控方面，人参皂苷 F_{11} 是西洋参特含的成分，也是有鉴别意义的专属成分。

参考文献

[1] 郑友兰. 西洋参化学成分研究的新进展[J]. 中国药学杂志，1989，24(9)：524.

[2] 郭娜，付锐，窦德强. 加拿大产西洋参的化学成分研究[J]. 中国药物化学志，2006，16(3)：172.

[3] 张崇熙，等. 西洋参挥发油成分的分析[J]，药学通报，1987(7)：401.

[4] 张崇熙，等，西洋参油脂中脂肪酸类的分离鉴定[J]. 中成药研究，1987(6)：26.

[5] 江苏新医学院，中药大辞典[M]. 上海：上海科学技术出版社，1986：850.

[6] 谢振家. 福建西洋参的药理作用比较[J]. 福建医药杂志，1988，10(2)，35.

[7] 陈玉山，等，国产西洋参不同加工品药理活性的研究[J]. 中草药，1991，22(5)：215，

[8] 吕忠智，等. 国产西洋参茎叶总皂苷对犬心肌血流量及氧代谢的影响[J]. 中国药学杂志，1992，27(5)：272.

[9] 程秀娟，中国人参与西洋参皂甙抗热应激作用的比较[J]. 沈阳药学院学报，1986(3)：170.

[10] 李岩，马秀俐，曲绍春，等. 西洋参根粗多糖对免疫功能低下小鼠免疫功能的影响[J]. 白求恩医科大学学报，1996，22(2)：137.

[11] 张文杰，李红，赵中华，等. 西洋参皂苷单体 P-F_{11} 对大鼠血流动力学心室肌细胞动作电位的作用[J]. 人参研究，2002，14(3)：21.

[12] 陈声武，王岩，王毅，王丽娟，等. 人参皂苷 R_{g1} 和 Rh_1 抗肿瘤作用的研究[J]. 吉林大学学报：医学版，2003，29(1)：25.

[13] 郑毅男，李慧萍，张晶，等. 西洋参皂苷对高脂肪食小鼠脂肪和胰脂肪酶活性的影响[J]. 吉林农业大学学报，2005. 27(5)：519-521，542.

[14] 张元成，等. 国产西洋参白参加工工艺的研究[J]. 中成药研究，1985(1)：6.

[15] 许永华. 高温干燥北美西洋参研究[J]. 人参研究，2006，18(1)：47.

地　黄

【来源】本品为玄参科植物地黄 *Rehmannia glutinosa* Libosch. 的新鲜或干燥块茎。秋季采挖，除去芦头，须根及泥沙，洗净，鲜用，习称“鲜地黄”；或将鲜地黄缓缓烘焙至约八成干时，或捏成团块，习称“生地黄”。

【古代炮制】汉代有蒸后绞汁(《金匮》)。梁代有酒浸(《集注》)。南北朝刘宋时代有蒸后拌酒再蒸(《雷公》)。唐代有多次蒸制、熬制(《千金方》)、蜜煎(《食疗》)等方法。宋代有烧令黑(《圣惠方》)、醋炒(《博济》)、洒酒九蒸九曝(《史载》)、姜汁炒(《局方》)、九蒸(《朱氏》)等方法。并在酒制地黄的质量上提出了当“光黑如漆，味甘如饴糖”(《证类本草》)的要求。元代有酒拌炒、酒煮、盐水炒(《世医》)等炮制方法。明代增加了盐煨浸炒、煮制(《普济方》)、蜜拌(《医学》)、酒与砂仁九蒸九曝(《纲目》)、砂仁—茯苓—酒煮(《禁方》)、黄连制(《准绳》)、砂仁炒(《粹言》)、砂仁—茯苓煮(《景岳》)、姜汁浸焙后火煅(《济阴》)、姜酒拌炒(《必读》)、砂仁沉香制(《通玄》)等方法。清代又增加了炒焦(《大成》)、纸包烧存性、面包煨(《本草述》)、乳汁浸(《钩元》)、人乳山药拌蒸(《遵生》)、青盐水炒(《玉楸》)、纸包火煨(《串雅内》)、人乳炒、童便煮、童便拌炒(《得配》)、砂仁酒姜拌蒸(《拾遗》)、红花炒、蛤粉炒(《医醇》)等炮制方法。

【现代炮制】

1. 鲜地黄　取鲜药材，洗净泥土，除去杂质，用时切厚片或绞汁。

2. 生地黄　取干地黄药材，除去杂质，用水稍泡，洗净，闷润，切厚片，干燥。筛去碎屑。

3. 熟地黄

(1) 取洗净的生地，加黄酒拌匀，置罐内或适宜容器内，密闭，隔水蒸至酒被吸尽，显乌黑色光泽，味转甜，取出，晒至外皮黏液稍干，切厚片，干燥。筛去碎屑。生地黄每 100kg 用黄酒 30kg。

(2) 取洗净的生地，置适宜的容器内，隔水蒸至黑润，取出，晒至八成干，切厚片，干燥。筛去碎屑。

4. 生地炭　取生地片，置炒制容器内，用武火加热，炒至焦黑色，发泡，鼓起时，喷洒清水灭尽火星，取出，放凉。或用闷煅法煅成炭。

5. 熟地黄炭　取熟地片，置炒制容器内，用武火加热，炒至外表焦黑色为度，喷洒清水灭尽火星，取出，放凉。或用闷煅法煅成炭。

【饮片性状】鲜地黄呈纺锤形或条状，外皮薄，表面浅红黄色，具弯曲的纵皱纹、芽痕、横长皮孔及不规则疤痕。肉质，易折断，切面淡黄白色，可见橘红色油点，中部有放射状纹理。气微，味微甜、微苦。生地黄为不规则类圆形厚片，表面棕黑色或乌黑色，有光泽，油润黏性，中间隐现菊花心纹理。周边灰黑色或棕灰色，皱缩。质柔软，坚实，气特异，味微甜、微苦。熟地黄为不规则的厚片，表面乌黑发亮，质滋润而柔软，易粘连。味甜，或微有酒气。生地炭为不规则块片，表面焦黑色，质轻松鼓胀，外皮焦脆，中心部呈棕黑色并有蜂窝状裂隙。有焦苦味。熟地炭为不规则块片，表面焦黑色而光亮，质脆，味甜、微苦涩。

【质量要求】生地黄水分不得过15.0％，总灰分不得过8.0％，酸不溶性灰分不得过3.0％，水溶性浸出物不得少于65.0％。生品按干燥品计算，含梓醇（$C_{15}H_{22}O_{10}$）不得少于0.20％。含毛蕊花糖苷（$C_{29}H_{36}O_{15}$）不得少于0.020％。熟地黄含毛蕊花糖苷（$C_{29}H_{36}O_{15}$）不得少于0.020％。

【炮制目的】鲜地黄味甘、苦，性寒。归心、肝、肾经。具有清热生津，凉血止血的功能，用于热病伤阴，舌绛烦渴，发斑发疹，吐血衄，咽喉肿痛等。生地黄（干地黄）味甘，性寒。归心、肝、肾经，具有清热凉血，养阴，生津的功能，用于热病舌绛烦渴，阴虚内热，骨蒸劳热，内热消渴，吐血，衄血，发斑发疹等。熟地黄味甘，性微温。归肝、肾经。具有滋阴补血，益精填髓的功能。用于肝肾阴虚，腰膝酸软，骨蒸潮热，盗汗遗精，内热消渴，血虚萎黄，心悸怔忡，月经不调，崩漏下血，眩晕，耳鸣，须发早白。

鲜地黄含质液较多，以清热生津，凉血止血为主。经加工干燥后名干地黄或生地黄，性寒，以清热凉血，养阴生津为主。经蒸制后的熟地黄，质厚，味浓，其性由寒转温，其味由苦转甜，其功能由清转补，以滋阴补血，益精填髓为主。清蒸熟地滋腻碍脾，加酒蒸制后，则性转温，主补阴血，且可借酒力行散，起到行药势，通血脉，更有利于补血，并使之补而不腻。生地炒炭或煅炭后，主入血分，以凉血止血为主，用于血热引起的咯血、衄血、便血、尿血、崩漏等各种出血证。熟地炒炭或煅炭后，以补血止血为主，用于崩漏或虚损性出血。

【临床应用】

1. 鲜用

（1）热入心包：常与鲜茅根汁、鲜生藕汁、鲜竹沥汁、鲜生姜汁、紫苏梗同用，具有清润心包，濡血增液的作用，用于心包邪热郁蒸，心血亏虚，血虚生烦，躁扰不安，或愦愦无奈，心中不舒，间吐黏涎，呻吟错语，如五汁一枝煎（《重订通俗伤寒论》）；若与水牛角汁、小川连、小枳实、生锦纹等同用，用于温热病，热结在腑，上蒸心包，神昏谵语，甚则不语如尸者，如犀连承气汤（《重订通俗伤寒论》）。

（2）吐血不止：常与粉丹皮、焦山栀、桃仁等同用，具有清营凉血，止血的作用，用于秋瘟证，热盛伤营，吐血不止，如新加桃仁承气汤（《秋瘟证治要略》）；若与羚角片、血见愁、生蒲黄等同用，用于外感温热暑邪，热扰营血，迫血妄行而失血，身热，心烦不卧，如羚角清营汤（《重订通俗伤寒论》）。

（3）肝风上扰：常与羚角片、双钩藤、生白芍等同用，具有平肝息风，清热止痉的作用，用于肝风上扰，头晕胀痛，耳鸣心悸，手足躁扰，如羚角钩藤汤（《重订通俗伤寒论》）。

（4）阴虚火旺：常与芍药、甘杞子、天门冬等同用，具有滋阴降火，养血清肝的作用，用于痨瘵阴虚火旺，如地黄膏（《古今医统》）。

2. 生用

(1) 血热出血：常与生荷叶、生艾叶、生柏叶同用，具有凉血止血的作用，用于血热妄行所致的吐血、衄血，血色鲜红，口干咽燥，如四生丸(《妇人大全良方》)；若与芍药、丹皮、犀角屑(现已禁用)同用，用于热盛动血，吐血、衄血、尿血、便血，如芍药地黄汤(《外台》)，现用于急性出血性紫癜、血小板减少性紫癜、急性黄色肝萎缩、弥散性血管内凝血、尿毒症、急性白血病、斑疹伤寒、败血症、疔疮肿痛等属热入营血者。

(2) 阴虚发热：常与熟地黄、生姜汁同用，具有滋阴清热的作用，用于肝脾血虚发热，盗汗口渴，体倦骨痛，筋脉拘挛，如地黄煎(《妇人大全良方》)；若与地骨皮、玄参、麦冬等同用，用于虚劳烦热，食少无力，如地骨皮散(《圣惠方》)。

(3) 津枯便秘：常与玄参、麦门冬同用，具有润肠通便的作用，用于阴虚火旺，灼伤阴液，津枯便秘，如增液汤(《温病条辨》)。

(4) 烦渴多饮：常与玉竹、麦冬、沙参等同用，具有养阴生津的作用，用于热病伤阴，舌红口干，烦渴多饮，如益胃汤(《温病条辨》)；若与天花粉、葛根、麦门冬等同用，用于消渴，口渴多饮，如天花散(《仁斋直指》)。

(5) 骨蒸内热：常与青蒿、鳖甲、地骨皮等同用，具有养阴退虚热的作用，用于骨蒸内热，或寒热似疟，或朝凉暮热，如青蒿鳖甲丸(《活人方》)；若与青蒿、鳖甲、知母等同用，用于温热病后期，余热未尽，阴液已伤之夜热早凉，热退无汗，能食消瘦，如青蒿鳖甲汤(《温病条辨》)。

(6) 热毒斑疹：常与牡丹皮、木通、紫草茸等同用，具有解毒化斑的作用，用于热毒发斑，斑色红如胭脂，或见紫黑者，如解毒化斑汤(《寿世保元》)。

3. 制用

(1) 熟地黄

① 冲任虚损：常与当归、川芎、白芍同用，具有补血调血作用，用于冲任虚损，月经不调，脐腹疼痛，崩中漏下。血瘕块硬，时发疼痛。妊娠胎动不安，血下不止，及产后恶露不下，结生瘕聚，少腹坚痛，时作寒热，如四物汤(《局方》)。

② 遗精梦泄：常与山茱萸、山药、茯苓等同用，具有滋肾填精的作用，用于肾虚不能固摄精液，遗精梦泄，头目眩晕，腰膝萎弱，小便遗溺不禁，如六味地黄丸(《药证》)。

③ 阴虚火烁：常与枸杞子、山药、牛膝等同用，具有滋肾补肝的作用，用于阴虚火烁，髓减骨枯，腰软无力，如补阴丸(《医学心悟》)；若与当归、地骨皮、秦艽等同用，用于骨蒸体热劳倦，如地黄散(《幼幼新书》)。

④ 肾虚喘逆：常与山药、山茱萸、五味子等同用，具有补肾纳气平喘的作用，用于肾虚气喘，呃逆，如都气丸(《医宗已任编》)；若与炙甘草、当归同用，用于气短似喘，呼吸急促，提不能升，咽不能降，气道噎塞，势极垂危者，如贞元饮(《景岳》)。

⑤ 足痿：常与酒牛膝、姜杜仲、酒当归等同用，具有滋阴补肝肾的作用，用于肝肾阴虚，阴血失养，热厥成痿，踝下常觉热痛，如养血壮筋健步丸(《杂病源流犀烛》)；若与川芎、当归、羌活等同用，用于久行伤筋，如养肝丸(《杂病源流犀烛》)。

⑥ 眼目昏花：常与车前子(酒蒸)、白芍、当归(酒浸)等同用，具有养肝明目的作用，用于肝血不足，眼目昏花，视物不明，或多眵泪，如养肝丸(《济生方》)。

(2) 生地炭

① 咯血、衄血：常与大蓟、侧柏叶、荷叶炭等同用，具有清热止血的作用，用于吐血、咯血、衄血、唾血、痰中血、胸中积血、两胁刺痛，阴虚咳嗽，如八宝治红丹(《处方集》)。

② 肠风便血：常与地榆炭、侧柏炭、黄连等同用，具有凉血止血的作用，用于肠风下血，痔疮出血，血色鲜红，如止红肠澼丸（《疡科选粹》）。

③ 毒热入于营血：常与双花炭、白茅根、生栀仁等同用，具有清营凉血、解毒的作用，用于皮肤科、外科感染性疾病，毒热入营血，相当于败血症阶段，如解毒凉血汤（《赵炳南临床经验集》）。

（3）熟地炭：崩中漏下：常与艾叶炭、炮姜炭、棕榈炭等同用，具有补血止血的作用，用于冲任虚损，崩中漏下，及血虚出血证。若兼气虚者，可加黄芪、当归，益气摄血。

【参考资料】地黄含有环烯醚萜、单萜及其苷类成分，主要有梓醇（Catalpol），二氢梓醇（Dihydrocatalpol），单密力特苷（Danmelittoside），乙酰梓醇（Acetylcatalpol），益母草苷（leonuride），桃叶珊瑚苷（Aucubin），密力特苷（Melittoside），Rehmaglutin A、B、C、D，地黄苷A、B、C、D、E（Rehmannioside A、B、C、D、E，Rehmaionoside A、B、C、E，Cerebroside，Glytinoside，Rehmapicroside，Purpureaside C，Echinacoside，Cistanoside A、F，Jionoside A_1、B_1，Jioglutoside A、B，去羟栀子苷（geniposide），筋骨草苷（Ajugoside），8-表番木鳖酸（8-Epiloganic acid），Ajugol，6-O-Vanilloylajugol，6-O-P-Coumaroylajugol，6-O-E-Feruloylajugol，6-O-Z-Feruloylajugol，6-O-（4″-O-a-L-Rhamnopyran-osyl）Vanilloylajugol，β-Methoxyrehmaglutin，6，8-Dihydroxyhoschnialactone，Catalpolgenin，Grardoside，Mioporosidegenin，6-O-P-Hydroxybenzoyl ajugol，Jioglutin D、E，Rehmaglutin，Jioglutin A、B、C，Jioglutolide，Jiofuran，Jionoside A_2、B_2、C、D、E，2′-Acetylacteoside，Martynoside。其他苷类尚有胡萝卜苷（Daucosterol），1-乙基-β-D-半乳糖苷（1-Ethyl-β-D-galactoside），Acteoside，Isoacteoside，Forsythiaside，3，4-二羟基-O-β-D-葡萄糖-（1→3）-4-O-咖啡酰-β-D-葡萄吡喃糖苷，3，4-二羟基-β-苯乙基-O-β-D-葡萄吡喃糖-（1→3）-O-α-L-鼠李吡喃糖-（1→6）-4-O-咖啡酰-β-D-葡萄吡喃糖苷，3，4-二羟基-β-苯乙基-O-α-L-鼠李吡喃糖-（1→3）-O-β-D-半乳吡喃糖-（1→6）-4-O-咖啡酰-β-D-葡萄吡喃糖苷。其他尚含有糖类、氨基酸类、有机酸类及微量元素等[1-3]。

地黄能对抗连续服用地塞米松后血浆皮质酮浓度的下降，并防止肾上腺皮质萎缩。地黄制剂对蛙心的收缩力有显著增强作用，对衰弱的心脏更显著，但大剂量能使正常蛙心中毒。地黄水提取液对急性实验性高血压有明显降压作用。地黄可促进血虚动物 RBc、Hb 的恢复，加快 CFU-S、CFV-E 的增殖、分化，具有显著的生血作用。生地黄、熟地黄及其炭品的水煎剂都能明显缩短凝血时间，而相互间无显著性差异。地黄能使外周血液 T 淋巴细胞显著增加，干地黄醇提取物明显促进抗 SRPC 抗体-溶血素生成，减少外周血液 T 淋巴细胞。地黄对组胺引起的血管通透性亢进及醋酸引起的小鼠腹膜炎有明显抑制作用，对蛋清所致急性炎症也有抗炎作用。地黄有一定的抗癌活性，这种抗肿瘤作用目前认为与增加免疫功能有关，已证明地黄有促进机体淋巴母细胞的转化、增加 T 淋巴细胞数量的作用，并能增强网状内皮系统的吞噬功能。地黄能抑制小鼠的自主活动，加强阈下催眠剂量戊巴比妥钠和硫喷妥钠的催眠作用，同时可对抗安钠咖的兴奋作用，说明地黄有明显的镇静作用，作用部位可能在大脑皮层。此外地黄尚有利尿作用和抑制真菌的作用[1]。

据实验研究报道，测定生地黄与熟地黄的水浸出物、醇浸出物的含量，结果是干地黄为 91.79%、1.67%，而熟地黄分别为 102.43%、4.25%，熟地黄的水、醇浸出物含量明显增加[4]。干地黄含有环烯醚萜及环烯醚萜苷，而熟地黄则几乎没有[5]。熟地黄中含葡萄糖为 8.57%，而鲜地黄为 1.56%，说明炮制过程中，多糖转化为单糖[6]。苷类成分亦有不同程度的分解，以单糖苷分解最多，其次为双糖苷，而三糖苷如地黄宁苷 D（Rehmannioside D）几乎不分解。生地黄中含有5种水溶性氨基酸而熟地黄中仅含微量水溶性氨基酸，经测定干地黄水溶性氨基酸总量为61.533mg/g，而熟地黄仅为5.231mg/g[7]。酒炖熟地黄的氨基酸为22.244mg/g，不加酒炖为5.231mg/g，干地黄为61.533mg/g，熟地黄氨基酸含量降低。黄酒中也含有氨基酸，可以看出黄酒对炖熟地黄的测定结果有一定影响，对酒炖熟地黄中的氨基酸含量也有影响[8]。氨基酸因炮制而迅速减少，特别是碱性氨基酸、赖氨酸及精氨酸此倾向显著。熟地黄中氨基酸含量低，主要是由于糖类生成的果糖或5-羟甲糠醛与氨基酸类反应形成蛋白黑素（melanoidin）之故[9]。此外，生地黄经蒸制成熟地黄后，微量元素的含量也有一定差异[10]。又据报道[11]，采用分光光度法、薄层扫描法分别测定生地黄、酒制熟地黄中水苏糖、半乳糖、葡萄糖、果糖的含量，结果为：生地黄分别含29.46％、11.32％、4.15％、3.26％，而酒制熟地分别为：19.77％、7.59％、4.37％、9.23％。即地黄制熟后，水苏糖、半乳糖含量有所减少，而葡萄糖、果糖的含量明显增加．总糖量未有明显变化。

药效学的实验研究证实，应用纤维蛋白平板法通过纤维蛋白溶酶原激活作用，探讨对纤溶系统的活化作用的实验证明，熟地黄具有活化作用而生地黄则无作用[12]。从中国产熟地、干地黄药效上探讨对血管内血栓形成综合征作用进行了比较，认为对内毒素诱导的大鼠血管内血栓症，中国产的猪胆状的粗熟地能够强烈地抑制肝脏出血性坏死灶及单纯性坏死。抗凝血酶的作用，中国产地黄有显著抑制血栓形成的作用，除生地黄外的各种地黄均有抗血纤溶酶的活性[13]。

有关炮制工艺的研究认为，采用立体烘干法加工干地黄，与传统的土焙法、平面烘干法进行对比，其干膏率提高2％，梓醇含量提高3倍[14]。采用高压蒸制法制备熟地，生产周期短，燃料消耗少，节约时间，污染少，效率高。“热压”对药物穿透力强，受热快，药材质量达到传统的“黑如漆、亮如油、甜如饴”的标准[15]。用薄层扫描法测定了炮制品中含量动态变化，结果表明，地黄炮制成熟地黄后5-羟甲基糠醛含量增加20倍左右。常压蒸制24小时或加压蒸制4小时，能达到“黑如漆，甜如饴”的传统质量标准，其5-羟甲基糠醛含量在0.2％～0.3％之间，因此可以此含量来制定其质量标准[16]利用反相HPLC测定不同条件下反复蒸制18次的地黄中梓醇和5-HMF的含量，结果表明，随着蒸制次数的增加，梓醇的含量减少，5-HMF的含量增加；梓醇的减少与5-HMF的增加呈现对应趋势，即梓醇的减少幅度越大，5-HMF的增加幅度越大；蒸制温度和液体辅料乙醇体积分数对梓醇和5-HMF的含量都有显著的影响，其中100℃、10％乙醇条件下炮制的熟地黄梓醇和5-HMF的含量变化较其他条件更快，效率更高[17]。

【附】

1. 近代炮制方法还有酒炒制、砂仁黄酒蒸等法。

2. 文献摘录　“得清酒良”（《集注》）。“酒洒蒸如乌金，假酒力则微温大补，血衰者须用之”（《汤液》）。“酒浸上行外行”（《汤液》）。“治颈已上酒浸”（《珍珠囊》）。“酒洗曝干，恐寒伤胃气也”（《汤液》）。“酒炒则不妨胃”（《纲目》）。“……用酒拌炒者，则必有经络壅滞”（《景岳》）。“酒炒制其寒”（《通玄》）。“上升酒炒，行血酒炒”（《得配》）。

“干地黄《本经》不言生干及蒸干，方家所用二物别，蒸干即温补，生干则平宣，当依此以用之。”（《雷公》）“生与生干常虑大寒，如此之类故世改用熟。”（《衍义》）“生则性大寒而凉血，熟则性寒而补肾。”（《汤液》）

“佐以砂（仁）沉（香）纳气归肾，疏地黄之滞”（《通玄》）。“纳气理气砂仁炒”（《得配》）。“入肾青盐水炒”（《玉楸》）。“阴火咳嗽童便拌炒”（《得配》）。“润肠人乳炒”（《得配》）。

【按语】中药地黄的炮制属我国传统制药工艺、技术及理论的经典之作。鲜地黄、生地黄、熟地黄、地黄炭等不同的炮制饮片，其性味、归经、功能及主治等均各有所长，临床应用也各具特色。炮制对地黄的化学成分的影响是十分明显的。有量变，也有质变。如原存在于干地黄中的环烯醚萜及环烯醚萜苷在熟地黄中已基本不存在了，其次是苷类的分解和多糖、低聚糖的转化等也比较明显。如梓醇、益母草苷、桃叶珊瑚苷等在蒸制中大部分已分解。砂仁制熟地仍有部分地区沿用，炮制目的是使熟地补而不腻，能借砂仁的辛温香窜之性以化湿行气，解熟地腻性，临床多用于阴虚、血虚、运化不健的病人。对地黄炭曾有人提出异议，历史上亦未见制炭作用的论述，但未能改变传统说法。制炭法又有炒炭和煅炭，应对其炮制作用、制炭方法及质量标准即存性程度和内在成分变化，进行探讨，为制定最佳制炭工艺提供科学依据。

参考文献

[1] 阴健，等. 中药现代研究与临床应用(1)[M]. 北京：学苑出版社，1993：273.

[2] 黄泰康，等. 常用中药成分与药理手册[M]. 北京：中国医药科技出版社，1994：794.

[3] 李更生，等. 地黄中环烯醚萜苷类化学成分的研究[J]. 中医研究，2008，21(5)：17.

[4] 冯宝麟，等. 古今中药炮制初探[M]. 济南：山东科学技术出版社，1984：168.

[5] 罗宽. 炮制加工对人参、附子、地黄的影响[J]. 中医药研究杂志.1986(4)：37.

[6] 李庆华. 熟地黄炮制工艺初探[J]. 中成药研究，1980(3)：29.

[7] 龚跃新. 十味补益药中游离的氨基酸分析[J]. 中草药，1987(11)：37.

[8] 倪慕云，等. 地黄及其炮制品中游离氨基酸的分析比较[J]. 中国中药杂志，1989，14(3)：21.

[9] 川口义夫，等. 地黄的炮制对所含成分的变化[J]. 国外医学：中医中药分册，1984，(5)：44.

[10] 倪慕云，等. 地黄及其炮制品微量元素的分析比较[J]. 中药通报，1988，13(4)：210.

[11] 边宝林，等. 地黄及其炮制品中总糖及几种主要糖的含量测定[J]. 中国中药杂志，1995，20(8)：469.

[12] 刘成基，等. 国外中药炮制研究[J]. 中药材，1990，13(5)：25.

[13] 陈泉生，等. 地黄的比较研究[J]. 中成药研究，1983(5)：46.

[14] 李统育，等. 地黄立体烘干方法[J]. 中药材，1989，12(10)：27.

[15] 刑安之，等. 熟地黄的高压蒸制法[J]. 中药材，1985，(4)：37.

[16] 刘美丽，等. 熟地黄中5-羟甲基糠醛的提取分离及含量测定[J]. 中草药，1995，26(1)：13.

[17] 朱梅芬，等. 地黄的炮制对梓醇和5-羟甲基糠醛含量的影响[J]. 中国中药杂志，2007，32(12)：1155.

地　　榆

【来源】本品为蔷薇科植物地榆 *Sanguisorba officinalis* L. 或长叶地榆 *Sanguisorba officinalis* L. var. *longifolia*(Bert.) Yu et Li 的干燥根。后者称“绵地榆”。春季将发芽时，或秋季植株枯萎后采挖，除去须根，洗净，干燥，或趁鲜切片，干燥。

【古代炮制】唐代有炙制(《外台》)法。宋代有醋炒(《博济》)、炒制(《传信》)等方法。明代增加了煨制(《普济方》)、酒洗(《万氏》)、酒炒(《必读》)的方法。清代又增加了炒黑止血(《说约》)、酒拌后炒黑用(《逢原》)的炮制方法。

【现代炮制】

1. 地榆　取原药材，除去杂质；未切片者，洗净，除去残基，润透，切厚片，干燥。筛去碎屑。

2. 地榆炭 取地榆片，置炒制容器内，用武火加热，炒至表面焦黑色、内部棕褐色，喷淋少许清水，灭尽火星，取出，晾凉。

【饮片性状】地榆为不规则的圆形厚片。表面紫红色或棕褐色，有排列成环状的小白点，或间有黄白色的条纹，周边暗紫红色或灰褐色，粗糙，有纵皱纹。质坚。气微，味微苦涩。地榆炭表面焦黑色，内部棕褐色。质脆，味焦苦涩。

【质量要求】地榆含水分不得过14.0%，总灰分不得过10.0%，酸不溶性灰分不得过2.0%，稀醇浸出物不得少于23.0%，含鞣质不得少于8.0%，没食子酸($C_7H_6O_5$)不得少于1.0%。地榆炭稀醇浸出物不得少于20.0%，鞣质不得少于2.0%，没食子酸不得少于0.60%。

【炮制目的】地榆味苦、酸、涩，性微寒。归肝、大肠经。具有凉血止血，解毒敛疮的功能。用于便血，痔疮出血，血痢，崩漏，水火烫伤，痈肿疮毒等。

地榆生品以凉血解毒为主，用于血痢经久不愈，烫伤，皮肤溃烂，湿疹，痈肿疮毒等，地榆炒炭后，以收敛止血力胜，用于便血、痔疮出血、崩漏下血等，各种出血证均可选用。

【临床应用】

1. 生用

(1) 泻痢脓血：常与苍术、芍药、卷柏同用，具有凉血止痢的作用，用于泻痢脓血，乃至脱肛，如地榆芍药汤(《保命集》)；若与甘草、砂仁同用，用于结阴便血，腹痛不已，如地榆甘草汤(《杂病源流犀烛》)；若与炒黄连、侧柏叶、炙黄柏等同用，用于蛊痢下血，如鸡肝片，腹痛烦闷，如地榆汤(《总录》)；若与黄芩、黄连、栀子仁等同用，用于伤寒，毒热不解，晚即壮热腹痛，便利脓血，如地榆散(《圣惠方》)。

(2) 赤白痢：常与樗树白皮、白术、当归同用，具有凉血解毒的作用，用于赤白痢，如地榆散(《圣惠方》)；若与酸石榴皮、当归、秫米、薤白同用，用于产后赤白痢、腹痛不止，如地榆饮子(《圣惠方》)。

(3) 崩中漏血：常与柏叶、竹茹、漏芦等同用，具有凉血止血的作用，用于妇女崩中漏血不绝，如地榆汤(《千金翼方》)；若与炒当归、龙骨、阿胶珠等同用，用于妊娠胎损，下血不止，腹中疼痛，如地黄散(《圣惠方》)。

(4) 热毒恶疮：常与金银花、乳香、没药等同用，具有解毒疗疮的作用，用于小儿面㿸赤肿，以及虫、蛇、犬咬伤，亦可单味应用，如小儿面疮赤肿痛方(《总微》)；若与苦参、大黄、黄芩等同用，用于瘾疹发疮，如地榆汤(《千金翼方》)。

(5) 烫伤：单用地榆末，麻油调敷，具有泻火解毒的作用，用于烫伤，可使渗出液减少，疼痛减轻，愈合加速(《中药学》)。

(6) 湿疹、皮肤溃烂：常与煅石膏粉、枯矾等同用，亦可单用生地榆煎浓液，纱布浸湿外敷(《中药学》)。

(7) 消化道出血：地榆50g、黄连10g，加水500ml，煎取100ml，频服，每次1～2匙，每日2剂，可治疗胃及十二指肠溃疡出血(《临床中药学》)。

(8) 胃及十二指肠溃疡：地榆70g，制成煎剂200ml，每次100ml，每日3次，用于胃及十二指肠溃疡伴有出血者，效果良好(《中药学》)。

(9) 便血：常与槐花、生地、侧柏炭等同用，用于各种原因引起的属湿热熏蒸的便血[《浙江中医杂志》1984(7)：305]。

2. 制用(炒炭)

(1) 痔疮出血：常与生地、黄芩(炒黑)、槐角(炒黑)等同用，具有凉血止血的作用，用于湿热侵入直肠，血络损伤，痔疮肿痛出血，如凉血地黄汤(《大成》)；若与地黄(炒焦)、槐角(炒黄)、炒荆芥等同用，用于痔漏肿痛出血，如槐角地榆丸(《大成》)。

(2) 脏毒下血：常与黄连、炒槐花、阿胶珠等同用，具有收敛止血的作用，用于脏毒下血，日久不止，肛门坠痛，痔疮焮肿，如脏连丸(《中药制剂手册》)。

(3) 崩漏下血：常与椿根皮等同用，具有收敛止血的作用，用于妇女崩漏下血，如椿皮饮(《吉林中医药》)。

(4) 崩漏：与乌梅炭 60g，广三七、侧柏炭各 30g 同用，研末冲服，每次 10～20g，0.5～2 小时 1 次，至血止，用于非经期崩漏[《陕西中医》1990(11)：151]。

(5) 烫伤：单用地榆炭磨粉，用麻油调成 50%软膏，治疗Ⅰ度～Ⅱ度烫伤 55 例，采取暴露疗法，每日涂敷创面数次，一般 5～7 天治愈，止痛效果亦好(《单验方调查资料选编》1970，72)。

【参考资料】地榆中含地榆苷Ⅰ(Ziyu glycoside Ⅰ)，地榆苷Ⅱ(Ziyu glycosideⅡ)，其苷元均为 19-α-羟基乌索酸(19-α-Hydroxyursolic acid，Pomolic acid)，糖为 α-阿拉伯糖，地榆皂苷 A、B、E(Sanguisorbigenin A、B、E)，山萘素-3，7-二鼠李糖苷，槲皮素-3-半乳糖-7-葡萄糖苷，阿魏酸，没食子酸，鞣花酸(Ellagic acid)，尚有 Sauvissimoside R_1，Pomolic acid-28-O-β-D-glucopyranoside，地榆皂素(Sanguisorbigenin)，赤芍素(Pedunculagin)，地榆素 H-6(Sanguims H-6)，地榆素 H-11(Sanguims H-11)，以及 Fe、Zn、Cu、Mn、Cr、Mg、Ca、Ge 等微量元素[1-6]。

采用原子吸收分光光度计测定生地榆、地榆炭中微量元素含量，结果认为，生地榆中微量元素含量顺序为：Ca＞Fe＞Mg＞Zn＞Cu＞Mn＞Cr。而地榆炭为：Ca＞Mg＞Fe＞Zn＞Mn＞Cu＞Cr。炒炭后 Ca 的含量有较大提高，而 Ca 离子具有促进血液凝固作用，故地榆炭有增强止血的作用[7]。据研究报道，生地榆鞣质含量为 6.95%，炒炭后下降为 1.25%[8]。有关的实验也认为，炒炭使地榆中鞣质含量降低[9]，但没食子酸的含量却明显增加[10]。但有文献认为[4]，尽管高温炒制，使地榆部分组织炭化，造成地榆中皂苷及鞣质成分的一定程度破坏，但也可能产生一些新的化合物或炒炭后使某些成分的含量增加。据悉，地榆炒炭后，致癌成分苯并(α)芘的含量明显增高，实验证明，苯并(α)芘的含量低温长时间炒低于高温短时间炒，即文火炒炭者优于武火炒炭者[11]。

药理药效学的实验认为，地榆炭和生地榆粉均有缩短小鼠出血时间的作用，炭品缩短时间为 45.5%，生品为 31.9%。用毛细管法测定，二者均可缩短凝血时间，为 25%[12]。对烧伤、烫伤及伤口愈合的影响，地榆对烧伤、烫伤的实验动物有良好的治疗作用，可降低毛细血管的通透性，减少渗出，减少组织水肿，有收敛作用，形成保护膜，可防止烧伤早期休克，降低死亡率。地榆对伤寒杆菌、脑膜炎球菌、福氏痢疾杆菌、乙型链球菌、肺炎双球菌、大肠杆菌、枯草杆菌等均有抑制作用。其他尚有镇吐作用、抗炎作用、止泻作用、抗溃疡作用、保肝作用、抗肿瘤作用及增强免疫的功能[13]。

不同炮制方法的地榆炭成品收得率及煎出率的比较，分别采用清炒法、砂炒法、烘烤法制备地榆炭，控制一定的温度和时间，以"存性"为度，结果认为其收得率、煎出率(干浸膏量)以烘烤法为最高，砂炒次之，清炒最低。实验认为，清炒、砂炒地榆炭，其温度以 200℃为宜，清炒时间为 8 分钟，砂炒为 5 分钟较为合理[14]。以地榆鞣质成分为指标，采用正交设计实验，对地榆的加工方法进行比较认为，饮片厚度、浸泡时间和浸泡水的温度直接影响其质量。合理的工艺为：将地榆加入 4 倍量水，常温泡洗 15 分钟，捞出润透，切 2～3mm 薄片，晒干。

该工艺之饮片,鞣质含量最高[15]。据报道,测定不同制炭品中鞣质和可溶性钙的含量,同时考察不同饮片对小鼠出血、凝血时间及对家兔血小板聚集性的影响。发现地榆炭鞣质含量于150℃为最高,之后随着温度升高而含量降低,但可溶性钙含量则随温度升高而增加。几种炭品均有明显的缩短小鼠出血及凝血时间的作用。而凝血作用以175℃、220℃烘烤条件为佳[16]。另有报道,采用正交试验法对地榆炭的加工工艺进行优选实验,结果表明,地榆炭的最佳炮制条件为250℃炒制7.5分钟,该炮制品的鞣质含量及微量元素含量不但不减少,而且有一定程度的升高,药效实验证明具有明显的止血、抑菌作用[17]。

【附】

1. 近代炮制方法还有醋炒、酒炒、盐水炒等。

2. 文献摘录 "地榆虽能止血,多用能伤中气,梢能行血,必当去之。多以生用,见火新功。"(《通玄》)"地榆除下焦热,治大小便血证。止血取上截切片炒用,其梢则能行血,不可不知。"(《纲目》)"下梢行血无功,止血上截炒过"(《遵生》)。

【按语】地榆的古代炮制方法有炙制、醋制、炒制、煨制、酒制、制炭等法,炒法沿用历史最长,炒法自身的衍变,由宋、元、明的"炒"、"微炒"到清代和近代的"炒黑"、"炒炭",均用于止血。现代沿用生品和炭品二种。生地榆凉血解毒,地榆炭收敛止血。实验证明,地榆炭的止血作用明显高于生品。地榆止血作用的主要活性成分为地榆鞣质类成分和微量元素钙离子,前者有收敛止血作用,后者有促进血液凝固的作用。有关研究认为,地榆制炭后(温度150℃、烘制为宜),鞣质类成分和钙离子含量均有所提高,初步揭示了地榆制炭后止血作用增强的原理。

参考文献

[1] 中国医学科学院药物研究所,等. 中药志(第二册)[M]. 北京:人民卫生出版社,1993:343.
[2] 秦国伟,等. 地榆化学成分的研究[J]. 中草药,1991,32(11):483.
[3] 南京药学院. 中草药学(中册)[M]. 南京:江苏人民出版社,1977:428.
[4] 王明琦,等. 地榆炒炭的组织结构及化学变化[J]. 中药通报,1988,13(9):530.
[5] 曹爱民,等. 地榆中皂苷类化合物的分离、鉴定及其含量测定[J]. 中草药,2003,34(5):397.
[6] 程东亮,等. 中药地榆黄酮成分的分离与鉴定[J]. 中草药,1995,26(11):570.
[7] 蒋纪洋,等. 地榆及其碳制品的微量元素分析[J]. 中药材,1990,13(1):31.
[8] 赵伟康,等. 对炒炭止血药炮制前后的含鞣质的分析[J]. 上海中医药杂志,1963(7):39.
[9] 南云生,等. 地榆炮制初探[J]. 中成药,1990(4):15.
[10] 孙立立,江波等. HPLC 测定地榆饮片中没食子酸的含量[J]. 中成药,2006,28(8):1144-1147.
[11] 叶定江,等. 20种中药炒炭前后苯并(α)芘的含量测定[J]. 中国中药杂志,1990,15(3):24.
[12] 王浴生,等. 中药药理与应用[M]. 北京:人民卫生出版社,1983. 406.
[13] 阴健,等. 中药现代研究与临床应用(2)[M]. 北京:中医古籍出版社,1995:136.
[14] 王洪阳,等. 100种常用中药中有机锗的含量调查研究[J]. 中药材,1992,15(8):31.
[15] 蒋纪洋,等. 用正交试验探讨地榆饮片炮制方法[J]. 中成药,1992,14(3):19.
[16] 贾天柱,等. 烘法制备地榆炭的初步研究[J]. 中成药,1992,14(1):22.
[17] 丁安伟,等. 地榆炭炮制工艺及质量标准研究[J]. 中国中药杂志,1995,20(12):725.

百 合

【来源】本品为百合科植物卷丹 *Lilium lancifoliurh* Thunb. 、百合 *Lilium brownii*

F. E. Brown var. *viridulum* Baker 或细叶百合 *Lilium pumilum* DC. 的干燥肉质鳞叶。秋、冬二季采挖，洗净，剥取鳞片，置沸水中略烫，干燥。

【古代炮制】汉代有炙制（《金匮》）法。唐代有熬令黄色捣筛为散（《千金》）、蜜半盏和蒸令软（《食疗》）的方法。宋代增加了炒制（《圣惠方》）、蒸制（《济生方》）等方法。明、清时代除沿用宋以前的炮制方法外，还增加有酒拌蒸（《大法》）的方法。

【现代炮制】

1. 百合　取原药材，除去杂质，筛净灰屑。

2. 蜜百合　取净百合，置炒制容器内，用文火加热，炒至颜色加深时，加入用适量开水稀释过的炼蜜，迅速翻炒均匀，并继续用文火炒至微黄色，不粘手时，取出晾凉。百合每100kg用炼蜜5kg。

3. 蒸百合　取净百合片，置蒸制容器内，隔水蒸熟后，取出，晒干。

【饮片性状】百合为长椭圆形鳞片，表面乳白色、淡黄棕色或微带紫色；有数条纵直平行的白色维管束；顶端稍尖，基部较宽，边缘薄，微向内弯曲；质硬而脆，断面较平坦，角质样，半透明；味微苦。蜜炙百合，表面黄色，偶见焦斑，略带黏性；味甜。蒸百合，淡黄棕色，半透明，味苦甘。

【质量要求】百合含水溶性浸出物不得少于18.0%。

【炮制目的】百合味甘，性寒。归心、肺经。具有养阴润肺，清心安神的功能。用于阴虚久咳，痰中带血，虚烦惊悸，失眠多梦，精神恍惚，及百合病。

百合生品，性寒，以清心安神力胜，用于热病后余热未清，虚烦惊悸，失眠多梦，精神恍惚。经蜜炙后，增强润肺止咳的作用，用于肺虚久咳，肺痨咳嗽，痰中带血及肺阴亏损，虚火上炎等。经蒸制后，寒性略减，归肺、胃、心经，具有养阴润肺，益肺和胃的功能。用于肺燥咳嗽，失眠心烦，胃热恶心等。

【临床应用】

1. 生用

（1）虚烦惊悸：常与生地黄同用，具有清心安神的作用，用于百合病，阴虚内热，神志恍惚，心烦不安，如百合地黄汤（《金匮》）；若与知母同用，用于百合病，发汗后，心烦口渴，如百合知母汤（《金匮》）；若与鸡子黄同用，用于百合病，误吐之后，虚烦不安，如百合鸡子汤（《金匮》）。

（2）咳嗽气喘：常与熟地、生地、当归身等同用，具有养阴清热，润肺化痰的作用，用于肾水不足，虚火刑金，咳嗽气喘，咽喉燥痛，痰中带血或咯血，手足烦热，如百合固金汤（《慎斋遗书》），现用于肺结核、气管炎、支气管扩张、肺炎中后期、肺癌、咽炎等属肺肾阴虚者。若与猪苓、桑根白皮、大腹皮等同用，用于肺气壅滞，咳嗽气喘，胸闷口渴，腰膝浮肿，小便淋涩，如百合汤（《总录》）；若与贝母、桔梗、桑白皮等同用，用于妊娠七八个月，伤寒烦热，喘咳，不欲食，如百合散（《圣惠方》）；若单用生百合煮粥，空腹时热食，用于肺虚咳嗽，如百合粥（《古今医统》）。

（3）神经衰弱：百合30g，白芍12g，白薇12g，白芷12g水煎服，每日1剂，可治疗神经衰弱[《河北中医》1984(4)：31]。

（4）疮肿不溃：本品同盐捣泥外敷，可用于疮肿不溃（《包会经验方》），外用还可治大疱湿疮（《濒湖集简方》）。

2. 制用

（1）蜜制

① 肺虚久咳：常与炙款冬花、炙紫菀、炙枇杷叶等同用，具有润肺止咳的作用，用于肺虚久咳，或阴虚火旺之咳嗽，反复不愈，口干声哑等症。

② 肺痨咳血：常与生地黄、熟地黄、贝母等同用，具有润肺止血的作用，用于肺肾阴亏，虚火上炎，咽喉燥痛，咳嗽气喘，痰中带血，如百合固金汤（《集解》）。

③ 百合病发热：常与滑石同用，具有滋阴润肺，清热利尿的作用，用于百合病，邪郁日久，发热，小便赤涩，如百合滑石散（《金匮》）。

（2）蒸制

① 痰中带血：常与款冬花同用，具有养阴润肺的作用，用于喘嗽不已，或痰中带血，如百花膏（《济生方》）；若与紫菀茸、桑叶、阿胶等同用，用于饮食过度，或叫呼走气，或食煎煿，邪热伤肺，咳嗽咽痒，痰多唾血，喘急，胸胁痛，不得安卧，如紫菀茸汤（《济生方》）。

② 咳嗽痰多：常与贝母、白芍药、前胡等同用，具有润肺化痰的作用，用于妊娠感受风热，咳嗽痰多，心胸满闷，如百合散（《济生方》）。

【参考资料】百合中含有秋水仙碱（Colchicine），百合苷（Brownioside），去酰基百合苷（Deacylbrownoside）、(22s,25s)-26-O-β-D-吡喃葡萄糖-22,25-环氧呋喃甾体-5-烯-3β,26-二醇-3-O-[α-L-吡喃鼠李糖(1→2)]-β-D-吡喃葡萄糖苷等多种甾体糖苷；尚有酚酸甘油酯及丙酸酯衍生物：2,3-二羟基-3-O-反式-对香豆酰基-1,2-丙二酸，1,3-O-二阿魏酰基甘油，1,2-二阿魏酰基甘油等；还有酚酸的糖苷类：拉哥罗苷（Regaloside），拉哥罗苷 A、B、D、E、F（Regaloside A、B、D、E、F），麝香百合苷甲（lilioside A），3,6′-二阿魏酰基蔗糖。其他尚有生物碱类，二氧环木质素类，多糖类，无机盐类及 Fe、Zn、Cu、Mn 等微量元素[1-3]。

小鼠 SO_2 引咳法和酚红比色法试验，证明百合具有显著的镇咳作用及祛痰作用。实验证明百合具有显著的增加戊巴比妥钠睡眠时间及阈下剂量的睡眠率，提示有明显的镇静作用。通过小鼠负荷游泳实验和小鼠耐常压缺氧实验证明，百合具有显著的强壮作用（$P<0.001$ 和 $P<0.05$）。此外，通过“肺气虚”模型及阴虚模型动物实验证明，百合具有滋阴润肺作用[4]。

采用改良苯酚-硫酸比色法测定多糖含量，结果表明百合蜜制后多糖含量增加，且蜜炙法中多糖含量高于蜜炒法[5]。百合炮制后能增强止咳作用[6]。

【附】

文献摘录：“主心急黄，蒸过和蜜，作粉食之尤佳。”（《食疗》）“肺热咳嗽，新百合四两，蜜和蒸软，时时含一片吞津。”（《握灵》）

【按语】百合古代炮制方法有炙制、熬制、蜜制、炒制、蒸制等。现代主要用蜜炙和生品。生百合清心安神，常用于热病后余热未清，蜜炙百合润肺止咳，多用于肺虚久咳，咳血等症。现代药理实验证明，百合有镇咳祛痰及滋阴润肺的作用。《中国药典》2010年版收载生百合与蜜百合两种炮制饮片。炼蜜有“补脾气，润肺燥”之功，素有“蜜炙甘缓而润肺”之说，因此百合蜜炙后能增强其润肺止咳的作用，这是辅料与药物的协同作用所致。

参考文献

[1] 南京药学院. 中草药学：下册[M]. 南京：江苏科学技术出版社，1980：1310.

[2] 阴健，等. 中药现代研究与临床应用(2)[M]. 北京：中国古籍出版社，1995：143.

[3] 梁保安，张富捐．火焰原子吸收光谱法测定兰州百合中的8种微量元素[J]．光谱学与光谱分析，2007，27(4)：813-815.

[4] 黄泰康，等．常用中药成分与药理手册[M]．北京：中国医药科技出版社，1994，818-819.

[5] 张慧芳，蔡宝昌，等．百合不同炮制品中多糖的测定[J]．中草药，2006，37(11)：1675.

[6] 康重阳，刘昌林，等．百合炮制后对小鼠止咳作用的影响[J]．中国中药杂志，1999，24(2)：88.

百　部

【来源】本品为百部科植物直立百部 *Stemona sessilifolia*（Miq.）Miq.、蔓生百部 *Stemona japonica*（Bl.）Miq. 或对叶百部 *Stemona tuberosa* Lour. 的干燥块根。春、秋二季采挖，除去须根，洗净，置沸水中略烫或蒸至无白心，取出，晒干。

【古代炮制】南北朝刘宋时代有酒浸（《雷公》）的方法。唐代有制汁用（《千金》）、熬制（《外台》）法。宋代增加了炒制（《药证》）、炙制（《证类》）、焙制（《总微》）等方法。明、清时代又增加了酒浸炒（《蒙筌》）、酒洗炒（《入门》）、酒洗（《说约》）、蒸后再炒、蒸焙（《增广》）等炮制方法。

【现代炮制】

1. 百部　取原药材，除去杂质，洗净，润透，切厚片，干燥。筛去碎屑。

2. 蜜百部　取炼蜜，加少量开水稀释，淋入净百部片内拌匀，闷润，置炒制容器内，用文火加热，炒至不粘手时，取出，晾凉。百部每100kg用炼蜜12.5kg。

【饮片性状】百部为不规则厚片，或不规则条形斜片；表面黄白色或棕黄色，有深纵皱纹，周边黄白色或淡黄棕色；切面平坦，角质样，有光泽，中央圆形，中柱扁缩；质柔润；气微，味甘、苦。蜜炙百部表面颜色加深，略带黏性，偶有粘连块；味甜。

【质量要求】百部含水溶性浸出物不得少于50.0％。

【炮制目的】百部味甘、苦，性微温。归肺经。具有润肺下气止咳，杀虫的功能。用于新久咳嗽，肺痨咳嗽，百日咳，外用治头虱、体虱、蛲虫病、阴痒症。

百部生品有小毒，对胃有一定的刺激性，内服用量不宜过大。以止咳化痰，灭虱杀虫见长，用于外感咳嗽，疥癣，灭头虱，体虱，驱蛲虫等。蜜炙百部，可缓和对胃的刺激性，并增强润肺止咳的作用。用于肺虚久咳，阴虚劳嗽，痰中带血以及百日咳等。

【临床应用】

1. 生用

(1) 久新咳嗽：常与升麻、五味子、紫菀等同用，具有止咳化痰的作用，用于久新咳嗽，喘息有音，时吐脓血，咽中腥臭，气息不通，如百部丸（《千金》）；若与生地黄同用，用于肺热咳嗽，畏热头眩，目赤，如百部丸（《全生指迷方》）；若与薏苡仁、百合、麦门冬等同用，用于久嗽不已，咳吐痰涎，重亡津液，渐成肺痿，如百部汤（《本草汇言》）。

(2) 虱症：单用百部酒浸，三天后擦涂患处，具有祛风杀虫的作用，用于瘙痒性皮肤病、头虱、阴虱、体虱，如百部酊（《中医皮肤病学简编》）。

(3) 疥癣：常与白鲜皮、鹤虱、黄柏等同用，具有治疗皮肤疥癣的作用，用于牛皮癣，如百部膏（《医学心悟》）。

(4) 蛲虫：单用百部煎浓汁，晚上保留灌肠，或与槟榔共研为末，油调敷肛门周围，具有杀灭蛲虫的作用。

(5) 肺结核：常与童雌鸡同用，制成丸剂治疗肺结核，尤对慢性发作性肺结核，长期抗痨治疗疗效不佳者较为显著（《中国中医秘方大全》）。

(6) 百日咳：常与白前各 500g，加水 4kg 煎煮，取药液，加蜂蜜 1kg，再煎，煎至 2kg 左右，每日 3 次，1 岁以内 3～9g，2～4 岁 18～24g，5～8 岁 30～45g，温开水冲服，治疗百日咳[《中医杂志》1958(12)：814]。

2. 制用(蜜制品)

(1) 阴虚咳嗽：常与天冬(蒸)、麦冬(蒸)、沙参(蒸)等同用，具有滋阴保肺，消痰止咳的作用，用于阴虚咳嗽，如月华丸(《医学心悟》)。

(2) 痰中带血：常与款冬花同用，具有润肺止咳的作用，用于喘嗽不已，或痰中带血，如百花膏(《济生方》)；若与款冬花、百合同用，用于咳嗽，痰中带血，如清咳汤(《仙拈集》)。

(3) 肺寒壅嗽：常与麻黄、杏仁同用，具有宣肺化痰，止咳平喘的作用，用于小儿风寒束肺，咳嗽气喘，微有痰，如百部丸(《药证》)；若与桔梗(炒)、荆芥、紫菀(蒸)等同用，用于外感咳嗽，或感冒后遗症之咳嗽等诸般咳嗽，如止嗽散(《医学心悟》)。

【参考资料】百部的化学成分主要为生物碱类。蔓生百部中含百部碱(Stemonine)，百部定碱(Stemonidine)，异百部定碱(Isostemonidine)，原百部碱(Protostemonine)，百部宁碱(Paipunine)，华百部碱(Sinostemonine)，百部新碱(Stemoninine)，双去氢原百部碱(Didehydroprotostemonine)，异原百部碱(Isoprotostemonine)，新百部碱(Neo-Stemonine)，氧代狭叶百部碱，异狭叶百部碱，百部二醇。尚含有绿原酸，栀子苷，β-谷甾醇等成分。

直立百部中含有百部碱，原百部碱，百部定碱，异百部定碱，对叶百部碱(Tuberostemonine)，霍多林碱(Hodorine)，直立百部碱(Sessilistemonine)。原百部次碱(protostemotinine)，Stemospironine。尚含有豆甾醇，胡萝卜苷，苯甲酸，香草酸等成分。

对叶百部中含有百部碱，对叶百部碱，异对叶百部碱(Isotuberostemonine)，斯替宁碱(Stenine)，次对叶百部碱(Hypotuberstemonine)，氧化对叶百部碱(Oxotuberostemonine)，对叶百部新碱(Stemotinine)，异对叶百部新碱(Isostemotinine)，对叶百部酮碱(Tuberostemonine)。尚含糖类，脂类，蛋白质，苹果酸，琥珀酸，乙酸，甲酸，草酸等成分。此外，根中还含有多种氨基酸和无机元素。[1-5]

百部生物碱对组胺所致的离体豚鼠支气管平滑肌痉挛有松弛作用，作用缓慢而持久。也能降低动物呼吸中枢的兴奋性，抑制咳嗽反射。体外试验表明，百部提取物对头虱等具有杀灭作用。百部煎剂能降低亚洲甲型流感病毒对小鼠的致病力。对结核杆菌、多种细菌及皮肤真菌有抑制作用[1]。对叶百部碱对小龙虾神经肌肉的连接点的兴奋传导有抑制作用。直立百部流浸膏有促进免疫功能的作用[6]。

炮制工艺研究，蜜炙百部的传统炙法工艺(炒炙)温度、火候不易控制，改以烘法(烘箱)操作，温度、时间均宜掌握，且炒法与烘法制品中的生物碱总量亦无显著性差异[7]。

【附】

1. 近代炮制方法还有甘草制、炒制等。

2. 文献摘录　“火炙酒渍饮之疗咳嗽(《证类》)。”“暴咳嗽，百部根渍酒”，“百部炒”(《握灵》)。

【按语】百部古代炮制方法有酒制、熬制、炒制、焙制、炙制等法。现代应用蜜炙品和生品。生百部止咳化痰，灭虱杀虫。蜜炙可缓和其刺激性，并增强润肺止咳的功效。《中国药典》2010 年版收载生百部与蜜百部二种饮片品种。蜜炙百部疗效的增强是由于辅料的协同作用所致。且据文献记载，生百部有小毒，对胃肠道有一定的刺激性，故蜜炙炮制也有缓解之意。

参考文献

[1] 黄泰康,等.常用中药成分与药理手册[M].北京:中国医药科技出版社,1994:821.
[2] 阴健,等.中药现代研究与临床应用(2)[M].北京:中医古籍出版社,1995:145.
[3] 谭国英,张朝凤等.野生直立百部的化学成分[J].中国药科大学学报,2007,38(6):499.
[4] 杨新洲,唐春萍,等.蔓生百部的化学成分研究[J].天然产物研究与开发,2008,20:399.
[5] 姜登钊,刘红兵,等.对叶百部根的无机元素与氨基酸成分分析[J].中国海洋大学学报,2008,38(6):902.
[6] 张亚中,薛玉梅.百部生物碱的研究现状和思考[J].中成药,2008,30(2):248-251.
[7] 余跃龙,等.百部的炮制研究[J].中成药,1989,11(4):22.

当　归

【来源】本品为伞形科植物当归 *Angelica sinensis*(Oliv.)Diels 的干燥根。秋末采挖,除去须根及泥沙,待水分稍蒸发后,捆成小把,上棚,用烟火慢慢熏干。

【古代炮制】南齐时代有炒法(《鬼遗》)。唐代有酒浸(《理伤》)的方法。宋代有醋炒(《博济》)、酒润、米拌炒(《总录》)、酒洗(《产育》)、醋浸后炒焦(《总微》)、酒炒(《宝产》)、酒拌(《妇人》)等方法。明代增加了生地黄汁浸、盐水炒(《普济方》)、姜汁浸(《蒙筌》)、米泔浸后炒(《婴童》)、煅存性(《医学》)、姜汁炒(《入门》)、火烧存性(《济阴》)、炒黑(《一草亭》)等方法。清代又增加了酒蒸(《本草汇》)、醋煮、童便制(《本草述》)、黑豆汁反复浸蒸(《良朋》)、吴萸炒(《解要》)、土炒(《金鉴》)、芍药汁炒(《得配》)、半酒半醋炒(《玉尺》)等炮制方法。

【现代炮制】

1. 当归(全当归)　取原药材,除去杂质,洗净,稍润,切薄片,晒干或低温干燥。筛去碎屑。

2. 当归头　取净当归,洗净,稍润,将当归根头部分切下 4～6 片(薄片),晒干或低温干燥。(有取当归根头部分,纵向切薄片。)筛去碎屑。

3. 当归身　取原药材,除去杂质,洗净,润透,去须根,取当归身(主根)部分,切薄片,晒干或低温干燥。筛去碎屑。

4. 当归尾　取原药材,除去杂质,洗净,润透,取须根部分,切片,晒干或低温干燥。

5. 酒当归　取当归片,加入定量黄酒拌匀,稍闷润,待酒被吸尽后,置炒制容器内,用文火加热,炒至深黄色,取出,晾凉。当归片每 100kg 用黄酒 10kg。

6. 土炒当归　将土粉置炒制容器内,用中火加热,炒至灵活状态,倒入当归片,炒至当归片上粘满细土粉时(俗称挂土),取出。筛去土粉,摊凉。当归片每 100kg 用土粉 30kg。

7. 当归炭　取当归片,置炒制容器内,用中火加热,炒至外表微黑色,取出,晾凉。

【饮片性状】当归为圆形或类圆形薄片,表面黄白色,或淡黄棕色,多平坦,有裂隙,中间有一浅棕色的环纹,并有多数棕色的油点,周边灰棕色,或灰褐色,有裂缺。质柔韧,香气浓郁,味甘、辛、微苦。酒当归表面色泽加深,偶见焦斑,略有酒香气。土炒当归表面挂土黄色,具土香气。当归炭表面黑褐色,断面灰棕色。质枯脆,气味减弱,并带涩味。

【质量要求】当归含水分不得过 15.0%。总灰分不得过 7.0%。酸不溶性灰分不得过 2.0%。醇浸出物不得少于 45.0%。挥发油不得少于 0.4%(ml/g)。含阿魏酸($C_{10}H_{10}O_4$)不得少于 0.050%;酒当归水分不得过 10.0%,醇浸出物不得少于 50.0%。

【炮制目的】当归味甘、辛,性温。归肝、心、脾经。具有补血活血,调经止痛,润肠通便的功能。用于血虚萎黄，眩晕心悸，月经不调，经闭，痛经，虚寒腹痛，肠燥便秘，风湿痹痛，跌仆损伤，痈疽疮疡等。

当归传统习惯，止血用当归头，补血用当归身，破血用当归尾，补血活血用全当归。

当归生品质润，长于补血，调经，润肠通便。用于血虚体亏，面色无华，神疲体倦，妊娠冲任血虚，腹中疼痛，或血气凝滞，少腹疼痛，产后恶露不尽，心腹作痛，血虚便秘等。酒炙后，增强活血补血调经的作用。用于血瘀经闭，痛经，月经不调，及风湿痹痛等。土炒后，既能补血，又不致滑肠。用于血虚而便溏，腹中时痛，及中焦虚寒，腹痛等。炒炭后，以止血和血为主。用于崩中漏下，月经过多，及血虚出血等。

【临床应用】

1. 生用

(1) 血虚便秘：常与桃仁、生地黄、火麻仁等同用，具有润肠通便的作用，用于血少不能润泽，肠中枯燥，大便秘结，如润肠丸(《沈氏尊生书》)。

(2) 血虚体亏：常与黄芪、白术、龙眼肉等同用，具有益气补血，健脾养心的作用，用于心脾两虚，思虑过度，劳伤心脾，气血不足，心悸怔忡，健忘不眠，盗汗虚热，食少体倦，面色萎黄，如归脾汤(《济生方》)；若与熟地黄、酒白芍、蜜黄芪等同用，用于气血两虚，盗汗者，如当归地黄散(《杂病源流犀烛》)；若与人参、桂心、大枣、芍药等同用，用于产后虚损，不思饮食，如当归芍药汤(《千金》)。

(3) 儿枕痛：常与延胡索、五灵脂、蒲黄等同用，具有活血止痛的作用，用于产后儿枕痛，腹中有块，上下时动，痛不可忍，如当归玄胡索汤(《万氏女科》)。

(4) 痈疽疮疹：常与白芷、白蒺藜、熟地黄等同用，具有解毒消痈的作用，用于痈疽疮疹，血气不足，邪毒不化，疮口肿痛，脓水淋漓者，如当归蒺藜煎(《景岳》)；若与连翘、桔梗、天花粉等同用，用于锁喉疮，初生如瘰疬，不能饮食，闭塞难通，逐渐肿破化脓，并治双乳蛾，如当归连翘散(《疮疡》)；若与白芍(酒炒)、金银花、浙贝母等同用，用于疽疮疔肿脓将成者，如托里排脓汤(《金鉴》)。

(5) 妇人血崩：当归头常与地榆、远志肉、酸枣仁(炒)等同用，用于妇人血崩、血去过多，心神恍惚，战栗虚晕者，如复元养荣汤(《保元》)。

2. 制用

(1) 酒制

① 月经不调：常与白芍药、熟地黄(酒洒蒸)、川芎同用，具有补血调经的作用，用于冲任虚损，血虚血滞，月经不调，脐腹疠痛，崩中漏下，血瘕块硬，时发疼痛，妊娠胎动不安，血下不止，及产后恶露不下，结生瘕聚，少腹坚痛，时作寒热，如四物汤(《局方》)；若与白芍(炒)、泽兰、生地黄、香附(四制)等同用，用于妇人经水不调，赤白带下，日久不孕，如当归泽兰丸(《摄生众妙方》)。

② 血瘀经闭：常与川芎、桃仁、红花等同用，具有活血调经的作用，用于血瘀经闭；痛经，产后腹痛，如桃花四物汤(《金鉴》)。

③ 跌打损伤：常与穿山甲(炮)、大黄(酒浸)、桃仁(酒浸)等同用，具有活血祛瘀的作用，用于跌打损伤，恶血留于胁下，痛不可忍，或小腹作痛，或局部红肿，青黯，如复元活血汤(《医学发明》)；若与土鳖虫(酒浸)、刘寄奴、莪术(醋炒)等同用，用于跌打损伤，如活血丹(《准绳》)；若与桃仁、香附(童便炒)、三棱(醋炒)等同用，用于损伤后瘀血壅滞不散，肿痛青紫，如和中丸(《伤科秘方》)；若与川芎、白芍(炒)、骨碎补、自然铜等同用，用于跌打损伤，骨碎筋断

肉破，疼痛不息，如补损续筋丸（《金鉴》）。

④ 风湿痹痛：常与羌活、炙黄芪、防风等同用，具有活血通痹的作用，用于风湿相搏，身体烦疼，项臂痛重，举动艰难，及手足冷痹，腰腿沉重，筋脉无力，如蠲痹汤（《杨氏家藏方》）；若与炒穿山甲、川乌（黑豆酒煮）、草乌（姜汁煮）等同用，用于邪风深袭骨缝，与湿稽留，成肩风毒，痛连肩髃，更兼拘急，如蠲痛无忧散（《金鉴》）。

⑤ 眼目昏暗：常与熟地黄（酒蒸）、覆盆子（酒浸）、枸杞子等同用，具有养心益肾，补血明目的作用，用于心肾不足，眼目昏暗，如四物五子丸（《医方类聚》）；若与生地黄、天门冬、菟丝子（酒制）等同用，用于肝肾不足，眼目昏暗，常见黑花，多有冷泪，如明目壮水丸（《古今医鉴》）；若与香附子（酒制）、白芍（酒洗，炒）、夏枯草等同用，用于妇人产后血虚，肝火上升，眼目涩痛，午后至夜昏花不明，如四物补肝散（《瑶函》）。

⑥ 脾胃气虚：常与黄芪、人参、升麻等同用，具有补中益气，升阳举陷的作用，用于脾胃气虚，少气懒言，四肢无力，困倦少食，饮食乏味，不耐劳累，动则气短，如补中益气汤（《脾胃论》）；若与白芍（酒炒）、枸杞子（酒蒸）、鹿角（熬膏）等同用，用于五脏虚损，如补天大造丸（《医学心悟》）。

（2）土炒

① 血虚便溏：常与芍药、生姜、炙甘草等同用，具有补血和中的作用，用于血虚而兼湿盛中满，脾胃虚弱，大便溏泄。

② 面黄肌瘦：常与白术（土炒）、党参、扁豆（炒）等同用，具有健脾补血的作用，用于小儿久病，面黄肌瘦，头发稀少，如补脾汤（《揣摩有得集》）。

（3）炒炭

① 崩中漏下：常与棕榈炭、龙骨、香附同用，具有和血止血的作用，用于冲任不固，崩中漏下，亦治月经过多，如当归散（《儒门》），方中当归宜炒炭用为好。

② 吐血：常与丹参、生地黄炭、川牛膝炭等同用，具有和血止血的作用，用于贪色过度，或劳神用力太过吐血，如丹参归脾汤（《揣摩有得集》）。

【参考资料】当归的化学成分主要有[1-4]：挥发性成分：其中性油组分：如β-蒎烯，α-蒎烯，β-水芹烯，莰烯，佛手柑内酯藁本内酯等。酚性油组分：如苯酚，对-甲基苯甲醇，香荆芥酚，香草醛等。酸性油组分：如壬二酸，癸二酸，邻苯二甲酸酐等。有机酸类：阿魏酸，丁二酸，烟酸，香草酸，棕榈酸等。糖类：阿拉伯半乳聚糖，果糖，葡萄糖等。碱性成分：尿嘧啶，腺嘌呤，胆碱等。其他尚有维生素类，氨基酸类，微量元素及豆甾醇，谷甾醇等。

当归对子宫具有双向作用，其高沸点挥发油对子宫呈抑制作用，作用迅速而持久，使子宫节律性收缩减少，子宫肌弛缓并可完全停止收缩；当归挥发油能对抗肾上腺素、脑垂体后叶素或组胺对子宫的兴奋作用。而当归水溶性和醇溶性成分对离体子宫有兴奋作用，使子宫收缩加强，甚至出现强直性收缩。当归可使离体蟾蜍心脏收缩幅度及收缩频率皆明显抑制。当归浸膏可使实验犬心率先增后降。当归有显著扩张冠脉作用，增加冠脉血流量，心肌耗氧量显著下降。当归对实验性心肌缺血有明显的保护作用，对麻醉猫或犬心房纤颤有治疗作用，对肾上腺素引起的心律失常有一定的对抗作用，可使心率减慢，严重的心律失常如室性、室上性心动过速减少。当归有收缩血管作用，使血流量显著减少。当归液静注可使麻醉犬动脉血压明显降低。当归对脑缺氧、缺血后再灌注脑组织脂质过氧化物增高有明显的抑制作用，说明具有一定的抗氧化、抑制自由基的作用。当归对血小板聚集有明显的抑制作用。大鼠实验证实，当归可使血栓干重显著减少，血栓增长速度下降。当归对大鼠及家兔实验性高血脂症有降低血脂的作用，降低甘油三酯，明显增高冠心病及脑动脉硬化病人纤维蛋白溶酶活性。当归具有抗贫血作用，能显著促进实验小鼠血红蛋白及红细胞的生成。当归具有明显抗辐射损伤的作用。对受照小鼠的造血组织有一定的辐射保护作用，可显著促进骨髓和脾脏造血功能恢复，防止胸腺继发性萎缩，提高其存活率。当归能显著增加小鼠玫瑰花形成数，小鼠脾脏体积增大，重量显著增加，即脾细胞总数增多。当归多糖对小鼠移植性肿瘤 EC、Hep、S_{180}、Lewis、B_{16} 等瘤株具有一定程度的抑制作用，其肿瘤抑制率可达 39%，副作用少且可长期用药。当归对多种致炎剂引起的急慢性炎症均有显著的抑制作用。当归挥发油中的藁本内酯具有平喘作用，且具有较强的中枢抑制与镇痛作用[5]。当归多糖具有明显的免疫促进作用。当归对小鼠急性四氯化碳中毒引起的肝损伤具有保护作用，对大肠杆菌、伤寒杆菌、副伤寒杆菌、痢疾杆菌、霍乱弧菌、变形杆菌、白喉杆菌等均具有一定的抑制作用[1]。研究表明，长时间大剂量服用藁本内酯可能对雌鼠的生殖系统产生抑制作用[6]。

古文献认为当归的头、身、尾具有不同的功用，故对当归的不同药用部位进行了化学成分分析，结果为：挥发油含量，头为 0.93%，尾为 0.92%；糖的含量头尾皆为 5.4%；灰分，头为 5.4%，尾为 5.0%。因此认为基本一致。但另有报道，以阿魏酸、挥发油中藁本内酯为指标，比较归头、归身和归尾的含量，结果为归尾＞归身＞归头[7]。用 X 射线分析测定其金属元素，结果为：归头中钙、铜、锌含量高，归尾中钾、铁含量高，且差异明显[8]。采用原子吸收分光光度法测定炮制品中 10 种无机元素，结果表明当归炮制后铅的含量显著降低，其降低程度为：土炒当归＞酒炒当归＞当归炭＞生当归[9]。有研究报告认为，采用酒浸润后再切片，其有效成分损失少，饮片质量好[10]。酒制后水溶物增高，阿魏酸含量不降低。而当归炭中鞣质成分约比生品高 2 倍[11]。另有文献认为，阿魏酸的含量，随炮制温度的升高而降低，尤以当归炭损失最多[12]。炮制后，当归酞内酯、亚丁基苯酞等成分的提取率明显增加[13]。当归炮制后，其磷脂成分下降 4.95%[14]。

药理实验证明，归头、归身、归尾三种煎剂均有明显兴奋子宫平滑肌的作用，收缩振幅明显增大，紧张度增加，但三者间无显著差异，似乎尾部作用较强[15]。

【附】

1. 近代炮制方法还有酒蒸、炒黄、炒焦等。

2. 文献摘录 “若要破血即使头一节硬实处，止痛止血即用尾”(《证类》)。“甘辛，阳中微阴，头破血，身行血，尾止血”(《普济方》)。“头止血，身和血，梢破血”(《汤液》)。“身养血，尾破血，全活血”(《保元》)。“治上酒浸，治外酒洗，血病酒蒸，痰用姜汁炒”(《汤液》)。“体肥痰盛姜汁渍”(《蒙筌》)。“煅存性(治血崩屡效方)”(《医学》)。“按当归炒极黑治血澼血痢，炒焦则味苦，苦则温血也”(《害利》)。“若入止衄崩下药中须醋炒之，少少用之多则反能动”(《钩元》)。“发散用宜酒制，治吐血宜醋炒”(《从新》)。“若脾虚者米炒用使无肠滑之虞，凡痰涎者恐其黏腻，呕吐者恐其泥膈，以姜同炒”(《辨义》)。“酒煮治血虚头痛，酒浸治臂痛，用吴萸同炒去萸为末治久痢”(《解要》)。“止血活血童便炒，恐散气，芍药汁炒之”(《得配》)。

【按语】当归的古代炮制方法有酒制、炒制、醋制、米炒、盐炒、姜汁制、制炭、泔制、土炒、黑豆汁制、吴萸制、芍药汁制等 20 余种。现代沿用酒制、土炒、制炭等法。生当归可分归头、归身、归尾、全归等不同商品规格。雷公最早提出头、身、尾三者的医疗作用不同，其后通过临床实践不断予以修正和完善，到元、明时期已进一步明确，认为：当归头止血，身养血，尾破血。后世传统经验，当归身补血，多用于血亏不眠(如天王补心丹)；气血不足，月经不调(如乌鸡丸)；疮疡不溃(如参苓内托散)等。当归尾活血，多用于跌打损伤(如十宝散)；血瘀经闭

(如红花当归散)等。全当归和血,多通用。当归制炭入药始见于明代《奇效良方》,采用“火化”法,继后又有煅法、火烧存性,当归炭虽较其他制品晚出,但医家极为推崇,把它作为止血剂选用。宋代用酒当归入剂有《局方》的“四物汤”,用炒当归的有《圣济总录》的“槐角丸”。关于当归炮制的传统理论,一般认为,生当归甘温,取其润性,补血,调经,润肠通便。酒当归辛温,取其散性,又增强活血散瘀之功;炒当归苦温,取其涩性,补血而不滑肠,土炒当归,补血免致滑肠,当归炭则缓其辛烈之性,而功专于止血、和血。

当归主要含有挥发性成分和有机酸类成分,后者尤以阿魏酸为代表。以测定阿魏酸含量为指标的实验研究结果指出,酒炒、土炒饮片中阿魏酸含量几乎不降低,而高温煅炭或炒炭后,阿魏酸含量明显降低。而当归炭的水提取中鞣质成分却显著增加,这与中医临床认为当归炭有止血作用是基本一致的。

参考文献

[1] 阴健,等. 中药现代研究与临床应用(1)[M]. 北京:学苑出版社,1994:285.

[2] 刘寿山,等. 中药研究文献摘要[M]. 北京:科学出版社,1962:232.

[3] 方洪钜,等. 挥发油成分的研究Ⅱ:中国当归与欧当归主要成分的比较[J]. 药学学报,1979(10):617.

[4] 林茂,等. 当归化学成分的研究[J]. 药学学报,1979(9):529.

[5] 陶静仪,阮于平,等. 当归成分藁本内酯平喘作用实验研究[J]. 药学学报,1984,19(8):561-565.

[6] 杨庆利,朱玉真,等. 当归挥发油的药理作用研究[J]. 兰州医学院学报,1986(3):20.

[7] 芮和恺,等. 当归头、身、尾有效成分分析[J]. 中成药研究,1983(2):31.

[8] 秦俊法,等. 当归头、身、尾中的金属元素测定[J]. 上海中医药杂志,1982(1):46.

[9] 于少军,等. 从无机成分看当归的炮制及其意义[J]. 中国中药杂志,1989(8):21.

[10] 闵贵春,介绍当归、川芎的炮制经验[J]. 中药通报,1987,12(11):23.

[11] 于少军,等. 从水溶性成分的变化探讨当归的炮制意义[J]. 中国中药杂志,1991,16(3):148.

[12] 高逢喜,等. 不同炮制方法对当归成分阿魏酸的影响[J]. 中国医院药学杂志,1989(8):363.

[13] 程明,等. 台湾对一些中药炮制的研究[J]. 中药饮片,1990(3):3.

[14] 许益民,等. 炮制对白芍、当归和杜仲磷脂含量及组成变化的影响[J]. 中药饮片,1990(6):10.

[15] 西安医学院. 当归头、尾、身对子宫作用实验[M]. 科学技术革新集(第二集),1959:185.

延　胡　索

【来源】本品为罂粟科植物延胡索 *Corydalis yanhusuo* W. T. Wang 的干燥块茎。夏初茎叶枯萎时采挖,除去须根,洗净,置沸水中煮至恰无白心时,取出,干燥。

【古代炮制】宋代有炒制、醋炒(《博济》)、熬制(《证类》)、粳米炒(《总录》)、拌糯米炒(《局方》)、醋煮(《济生方》)、盐炒(《朱氏》)等方法。明、清时代增加了炮、煨炒、米醋炙(《普济方》)、醋纸包煨(《医学》)、酒煮、酒磨服(《入门》)、酒炒(《回春》)、醋蒸、酒蒸(《乘雅》)、酒焙(《治裁》)等炮制方法。

【现代炮制】

1. 延胡索　取原药材,除去杂质,大小分开,洗净,稍浸,润透,切厚片,干燥。筛去碎屑;或洗净干燥后捣碎。

2. 醋延胡索

(1) 取净延胡索或延胡索片,加入定量米醋拌匀,稍闷润,待醋被吸尽后,置炒制容器内,用文火加热,炒干,取出晾凉。筛去碎屑。延胡索片每100kg用米醋20kg。

(2) 取净延胡索,置煮制容器内,加入定量米醋与适量清水(以平药面为宜),用文火加热,共煮至透心。醋液被吸尽时,取出,晾至六成干,切厚片,晒干。筛去碎屑;或晒干后捣碎。延胡索每100kg用米醋20kg。

【饮片性状】 延胡索为圆形厚片,或不规则的碎颗粒,周边呈黄色或黄褐色,有不规则网状皱纹,片面黄色,角质样,具蜡样光泽;质硬而脆;气微,味苦。醋延胡索片表面深黄色或黄褐色,光泽不明显,味苦,略有醋气。

【质量要求】 延胡索水分不得过15.0%。总灰分不得过4.0%。醇溶性浸出物不得少于13.0%。本品按干燥品计算,含延胡索乙素($C_{21}H_{25}NO_4$)不得少于0.050%;醋延胡索含延胡索乙素($C_{21}H_{25}NO_4$)不得少于0.040%。

【炮制目的】 延胡索味辛、苦,性温。归肝、脾经。具有活血、利气、止痛的功能。用于胸胁、脘腹疼痛,经闭痛经,产后瘀阻腹痛,跌仆肿痛等。

延胡索生品止痛有效成分不易煎出,效果欠佳,故临床多用醋制品。经醋制后,增强行气止痛作用。广泛用于身体各部位的多种疼痛证候。如用于肝郁气滞,胁肋疼痛;胃气阻滞,脘腹疼痛;瘀血阻滞,经闭腹痛;气滞血郁,心腹冷痛等。延胡索酒制后,可增强泻血、行血、止痛的作用。

【临床应用】

制用

(1) 醋制

① 气滞疼痛:常与川楝子、红花、木香等同用,具有行气止痛的作用,用于肝郁气滞、胁肋疼痛,以及胃气阻滞疼痛,心腹诸痛,如金铃子散(《圣惠方》)。

② 经闭腹痛:常与当归同用,具有祛瘀止痛的作用,用于瘀血阻滞,月经闭塞,小腹疼痛拒按,以及妇人气凝血滞腹痛,如延胡索散(《妇科大全》);若与橘红、当归(酒浸炒)同用,用于室女血气相搏,腹中刺痛,痛引心端,经行涩少,或经事不调,以致疼痛,如三神丸(《济生方》)。

③ 疝气疼痛:常与附子、木香同用,具有行气止痛的作用,用于疝气,气滞血瘀,心腹冷痛,肠鸣气走,身寒便秘,如延附汤(《济生方》);若与小茴香、橘核、荔枝核等同用,用于厥阴之气不畅,疝气疼痛等证。

④ 急慢性扭挫伤:常与广木香、郁金各等分,共研细末,以温开水送服,每日15g,1日3次,治疗腰部、胸背部及四肢急性挫伤[《浙江中医杂志》1988,23(3):114]。

(2) 酒制

① 心血瘀滞胸痛:常与瓜蒌、薤白、丹参等同用,具有活血化瘀止痛的作用,用于心血瘀滞而致的疼痛,左胸疼痛为甚,胸闷,心悸,如瓜蒌薤白汤加减(《伤寒论》)。

② 产后恶露不尽:单用延胡索末,以温酒调服,具有活血、行气、止痛的作用,用于产后恶露不尽,腹内痛(《圣惠方》)。

③ 跌仆损伤疼痛:常与当归、赤芍、秦艽等同用,具有活血化瘀的作用,用于跌仆损伤,瘀血凝滞,伤处疼痛,亦可单味研末酒调服,如治坠落车马筋骨痛不止方(《圣惠方》)。

【参考资料】 延胡索中的化学成分主要是生物碱,按其结构确定为:[1]原小檗碱型生物碱:L-四氢非洲防己碱[(−)-tetrahydrocolumbamine],L-四氢小檗碱[(−)-tetrahydroberberine],L-四氢黄连碱[(−)-tetrahydrocoptisine],d-紫堇鳞茎碱[(+)-corybulbine],d-紫

堇碱[(+)-corydaline]。小檗碱型生物碱:延胡索乙素(tetrahydropalmatine),非洲防己碱(columbamine),黄连碱(coptisine),巴马亭(Palmatine),去氢紫堇鳞茎碱(dehydrocorybulbine),去氢紫堇碱(dehydrocorydaline)。原阿片碱型生物碱:原阿片碱(protopine),α-别隐品碱(α-allocryptopine)。阿朴芬型生物碱:d-海罂粟碱[(+)-glaucine],d-氮甲基樟苍碱[(+)-N-methyllaurotetanine]。此外,尚含大量淀粉和少量黏液质、挥发油及树脂等成分。

实验证明延胡索有显著的镇痛作用,其效价为阿片的1/10,作用持续2小时。其有效成分为生物碱。此外并有局部麻醉作用。经多种动物实验证明延胡索乙素有明显的催眠、镇静及安定作用。延胡索丑素、癸素作用略弱。延胡索生物碱对离体兔心具有减慢心率的趋势,对豚鼠减慢心率作用明显,且随着剂量加大而作用增强。延胡索能使麻醉犬心输出量和冠脉流量均明显增加。延胡索生物碱能对抗脑垂体后叶素所致豚鼠异常心电图,还能对抗乌头碱所致心律失常。延胡索碱注射液能使收缩压、舒张压均轻度降低而大剂量使舒张压降低作用显著。溴化甲基延胡索乙素具有明显的肌肉松弛作用,其作用部位在外周。延胡索生物碱具有抗大白鼠幽门结扎性溃疡、水浸应激性溃疡和组胺溃疡作用;抑制胃酸分泌;并能使豚鼠离体小肠产生兴奋及引起家兔在体小肠产生暂时性兴奋。

延胡索乙素对大鼠实验性脑血栓形成有明显的抑制作用,并剂量依赖性抑制ADP、花生四烯酸和胶原诱导的血小板聚集[2]。

选用不同浓度的醋,对延胡索进行醋蒸、醋煮炮制,并测定各炮制品的总生物碱的含量。实验结果说明,延胡索的炮制以醋蒸方法较为适宜,选用10%～20%浓度的醋较理想。用10%或20%的醋蒸制延胡索,其总生物碱含量分别为0.54%和0.53%,高于同一方法的任何一个浓度的收得率。既增加得率,又降低成本[3]。对于市售的醋制延胡索饮片进行了薄层分析,认为水煎液中的总生物碱含量基本一致,但延胡索乙素含量相差较大。总生物碱和延胡索乙素含量之间并不呈平行关系[4]。采用分光光度法分别测定了延胡索生品及醋炒、酒炒、盐炒3种延胡索炮制品中的季铵碱含量,实验结果表明,延胡索炮制后,季铵碱含量明显降低[5-6]。

比较了延胡索与醋制延胡索中脱氢延胡索素和巴马亭的含量,醋制品明显高于生品,醋制后镇痛作用也更强[7]。

从两种止痛试验结果,即"扭体法"、"热板法"都证实了传统醋制和产地醋制均有镇痛作用。而产地醋制延胡索的镇痛作用比传统醋制延胡索的镇痛作用较强。从热板法止痛试验结果看,传统醋制延胡索止痛效果曲线和产地醋制延胡索效果曲线相似。产地醋制延胡索痛阈提高百分率稍高,止痛效果较好。急性毒性试验表明产地醋制延胡索的毒性稍低。传统与产地醋制延胡索样品液LD_{50}分别为135.765g/kg和146.554g/kg。由实验结果说明产地醋制延胡索的毒性较传统醋制延胡索为低,其止痛效果较好[8]。以酒石酸水溶液代替醋制延胡索,有慢性迁延性肝炎患者的镇痛效应作临床验证,表明酒石酸法炮制的延胡索止痛效果优于醋制延胡索[5]。另外,以避免醋制延胡索的高温,采用先将延胡索碾为颗粒,再拌醋润闷的方法,亦可使小鼠痛阈提高[9]。

在延胡索醋制对小鼠耐缺氧成分影响的实验中,灌已除去叔胺碱的延胡索和醋制延胡索的小鼠,仍具有明显的耐缺氧作用,与灌以延胡索和醋制延胡索水煎液的小鼠比较,无明显差异,说明延胡索中叔胺碱无增强小鼠耐缺氧能力的作用。醋制延胡索水煎液中季铵碱含量明显低于延胡索。小鼠耐缺氧试验表明,灌以醋制延胡索水煎液的小鼠的耐缺氧能力明显低于灌以延胡索水煎液的小鼠。因为初步认为,若将延胡索用于治疗冠心病,以生品为好[10]。

用正交试验法选择醋炒延胡索的炮制工艺。其中"用醋量"、"闷润时间"和"拌醋和炒的次序和次数"作为三个因素进行试验，结果先将延胡索炒至深黄，用40%醋拌后，闷润2小时，70℃烘干为最佳工艺[11]。根据中药材减压软化法的提示，采用正交试验设计方法，探讨了醋炒延胡索的炮制工艺。试验结果及方差分析表明，取颗粒度为8～14目的延胡索，置于普通烘箱内80℃烘至深黄色，升温到100℃后加热10分钟，取出立刻趁热拌入20%的食醋闷润4小时，70℃烘干也为最佳工艺条件[12]。采用将延胡索先加醋拌匀，闷润过夜，再加米汤煮，然后晒至七八成干后，坛内闷润的炮制方法。将延胡索先加醋拌匀，闷润过夜，尚可延长醋的渗透时间，使其含有游离生物碱与醋酸反应充分，结合生成易溶于水的醋酸盐，增加在水中的溶解度，使其有效成分易于煎出，从而加强止痛作用。以延胡索总生物碱煎出量为指标，采用正交试验设计，提出最佳工艺为：每100kg药材用醋20kg，润1小时，煮至酸被吸尽，取出晾干[13]。以延胡索水煮液中总生物碱为指标，用正交设计法进行实验比较。结果表明，炮制延胡索用醋量、闷润时间以及烘干温度对延胡索水煎出液中总生物碱含量都有很大影响。延胡索烘制的最佳方案是每100kg延胡索用醋量为20kg，闷润45h，在120℃时进行烘干，延胡索煎出液中的总生物碱含量最高。实验还表明，延胡索烘法炮制比传统炮制方法操作简单，也有利于炮制品质量标准的制定，在实际生产中是可行的[14]。以延胡索水煎液中总生物碱的提取量及延胡索乙素为指标，用正交设计，得出醋烘法工艺为：醋量17.30%±1.85%，闷润3.69h±0.11h，126.5℃±2.55℃烘干[15]。延胡索醋制加热多在100℃以上，醋炒可达到130～150℃，其某些有效成分破坏，有人改为先用电动石碾将延胡索压颗粒后，拌醋润闷法。用电位滴定、薄层扫描等法对新工艺制品和传统炮制品作了比较，新工艺制品所含的总生物碱和延胡索乙素明显高于传统炮制品[16]。采用酒石酸水溶液代替醋，研究结果表明酒石酸法水煎总碱含量比醋制法生物碱总煎出量高18.69%[5]。

将延胡索产地加工和用药前炮制合二而一为产地醋制法，实验结果表明延胡索产地醋制法，在总生物碱和延胡索乙素含量上，均高于传统的产地加工和醋制的两步法，且工艺简单易行，同时减少有效成分在炮制加工中损失，从而提高临床疗效。实验结果还可以看出，产地醋制延胡索片中的延胡索乙素含量较产地醋制延胡索的低。可能是醋烫切片后，使延胡索暴露于空气中的面积增大，致使较多的延胡索乙素氧化为季铵生物碱，从而减少了延胡索乙素的含量。生晒干燥的延胡索总生物碱含量较低，而延胡索乙素含量较高，经过加工炮制，干燥后，总生物碱含量较高，而延胡索乙素含量较低。由此说明延胡索在加工、干燥、炮制过程中，可能存在着生物碱之间或与其他成分相互转化[17]。又据报道，含量测定结果可看出，总生物碱、延胡索乙素二者随药材保存期延长而含量有所下降，其原因和规律有待进一步研究[18]。

以延胡索乙素为指标，对5种不同方法制备的醋炙延胡索进行含量测定，延胡索及其炮制品中延胡索乙素含量由大至小为：醋拌延胡索颗粒＞醋拌延胡索切片＞延胡索生品＞醋拌延胡索原药材＞醋煮延胡索原药材。[19]以HPLC测定延胡索炮制品中延胡索乙素及原阿片碱含量为指标，100g延胡索用30ml醋炮制其有效成分延胡索乙素和原阿片碱溶出量最高，炮制方法以炒法为佳。研究表明大剂量醋重复炮制延胡索使成分减少，长时间醋煮法炮制使成分含量下降[20]。

【附】

1. 近代炮制方法还有醋蒸、盐水炒、酒炒等。

2. 文献摘录 "亦善落胎利小便及产后逆血上冲,俱宜以酒煮服或用酒磨服亦可"(《本草正》)。"上部酒炒用"(《通玄》)。"生用破血,炒用调血,酒炒行血"(《说约》)。"酒炒行血,女人月候不调,崩中淋瘕产后恶露"(《辨义》)。"中部醋炒用。下部盐水炒"(《通玄》)。"醋炒止血"(《说约》)。"用醋炒止产后血晕,暴血上冲,胸膈胃气痛,小腹肝气痛。……生用破血,炒用调血,凡血凝滞者,悉可治之。"(《辨义》)"《济生方》凡用玄胡索,治妇女治血气,去皮醋炒。《圣惠方》治产后诸病,炒用。《直指方》治疝气危急盐炒用。"(《指南》)"醋炒——止血,炒——调血"(《汇纂》)。

【按语】延胡索的古代炮制方法有炒制、醋制、熬制、盐制、酒制、炮等法。现代应用生延胡索及醋制品(包括醋炒、醋煮、醋蒸等)。生延胡索具有行气止痛作用,醋制后增强其止痛作用,该品广泛用于多种疼痛证候。延胡索止痛作用的有效成分为生物碱,以延胡索乙素为代表。醋制后,使游离的生物碱与醋酸结合生成醋酸盐而易溶于水。这使得醋制延胡索饮片的煎液中,总生物碱含量显著提高。从而提高了止痛作用,也提高了临床疗效。这是已经阐明了的也是众所公认的醋制延胡索的炮制原理。《中国药典》2010 年版,收载了醋延胡索的炮制品,并确定了醋炙法或醋煮法的炮制工艺。

参 考 文 献

[1] 阴健,等.中药现代研究与临床应用(1)[M].北京:学苑出版社,1994:300.

[2] 刑建峰,等.dl-四氢巴马汀对实验性脑血栓形成及体外血小板聚集的抑制作用[J].中国药理学通报,1997,13(3):258.

[3] 张仁学,等.元胡炮制方法对总生物碱含量的影响[J].中药材,1986(5):30.

[4] 刘成基,等.市售醋制延胡索的质量分析[J].中成药,1991(5):18.

[5] 陈成.醋制元胡的改进[J].中国医药药学杂志,1988,8(4):33.

[6] 刘成基,等.延胡索醋制对小鼠耐缺氧成分的影响[J].1987,18(4):9.

[7] 张志杰,等.延胡索的炮制研究[J].黑龙江中医药,1984(5):39.

[8] 刘利军,等.产地醋制与传统醋制元胡镇痛作用的比较[J].中国中药杂志,1990,15(11):26.

[9] 张成元.醋元胡加热处理商榷[J].中药材,1989,12(5):25.

[10] 刘成基,等.延胡索醋制对小鼠耐缺氧成分影响[J].中草药,1987,18(4):9.

[11] 严修瑑,等.醋元胡的炮制方法研究(Ⅲ)——用正交试验法选择醋炒元胡的炮制工艺[J].中成药研究,1983(7):14.

[12] 丛繁滋,等.醋炒元胡炮制工艺的研究[J].中成药,1989,11(2):20.

[13] 赵恒,等.醋煮法炮制延胡索的工艺研究[J].中药材,1993,16(1):32.

[14] 刘灿坤,等.正交法研究烘制延胡索[J].中成药,1989,11(5):20.

[15] 姚广滨,等.延胡索炮制工艺的优越优化[J].中成药,1993,15(4):42.

[16] 张成元.醋元胡加热处理商榷[J].黑龙江中医药,1989(2):30.

[17] 王浴铭,等.元胡产地醋制法的化学评价[J].中国中药杂志,1990,15(9):19.

[18] 朱凤云,等.产地醋制元胡质量标准研究[J].中药饮片,1991(2):7.

[19] 魏良兵,等.不同醋炙延胡索中延胡索乙素的含量变化[J].中药材,2008,31(4):494.

[20] 游修琪,等.醋制增效理论实验研究Ⅰ——大剂量醋重复炮制对延胡索成分的影响[J].中国实验方剂学杂志,2009,15(2):11.

防 风

【来源】本品为伞形科植物防风 *Saposhnikovia divaricata* (Turcz.) Schischk. 的干燥

根。春、秋二季采挖未抽花茎植株的根，除去须根及泥沙，晒干。

【古代炮制】宋代有焙制(《药证》)、炙制(《证类》)、酒浸(《总录》)、麸炒(《朱氏》)等炮制方法。明代增加了蜜炙、醋煮(《普济方》)、炒制(《启玄》)等法。清代在辅料制方面又增加了酒拌炒(《金鉴》)、黄芪汁拌(《要旨》)、蜜水炒(《治全》)等炮制方法。并指出止汗麸炒(《得配》)的理论。

【现代炮制】

1. 防风　取原药材，除去杂质，洗净，润透，切厚片，干燥，筛去碎屑。

2. 炒防风　取净防风片，置炒制容器内，用中火加热，炒至表面深黄色、微有焦斑，取出，晾凉，筛去碎屑。

3. 防风炭　取净防风片，置炒制容器内，用武火加热，炒至表面黑色，内部呈黑褐色，喷少许清水，灭尽火星，取出，晾干。

【饮片性状】防风为圆形或长圆形的厚片，表面黄白色或浅黄色，木部圆形，有的可见小型髓部，形成层环色深，皮部棕色，有多数放射状裂隙及众多细小油点。质松软。气芳香特异，味微甘。炒防风表面深黄色，微有焦斑。防风炭表面黑色，内部棕褐色，气焦香，味带苦涩。

【质量要求】防风水分不得过10.0%，总灰分不得过6.5%，酸不溶性灰分不得过1.5%，醇溶性浸出物不得少于13.0%。本品按干燥品计算，含升麻索苷($C_{22}H_{28}O_{11}$)和5-O-甲基维斯阿米醇苷($C_{22}H_{28}O_{10}$)的总量不得少于0.24%。

【炮制目的】防风味辛、甘，性温。归膀胱、肝、脾经。具有解表祛风，胜湿，止痉的功能。用于感冒头痛，风湿痹痛，风疹瘙痒，及破伤风等。

防风生品辛散力强，长于解表祛风，胜湿，止痉。用于外感风寒，风湿痹痛，关节疼痛，风疹，湿疹，皮肤瘙痒，及破伤风等。炒防风辛散力减弱，有良好的止泻作用(大剂量)。用于泄泻，或久泻不止。防风炒炭后，辛散之力甚微，长于止血。用于崩漏、便血、月经过多等出血证。

【临床应用】

1. 生用

(1) 风寒感冒：常与白术、川芎、白芷等同用，具有散寒解表的作用，用于风寒侵表，恶寒发热，头痛鼻塞，如防风冲和汤(《沈氏尊生书》)；若与荆芥、葛根同用，用于外感风寒，发热恶风，有汗，如防风汤(《症因脉治》)；若与川升麻、黄芩、蔓荆子等同用，用于外感风热，头痛掣动，如防风散(《圣惠方》)。

(2) 风湿在表：常与羌活、独活、川芎等同用，具有祛风胜湿的作用，用于风湿在表，头痛项强，腰背重痛，一身尽痛，难以转侧，恶寒发热，如羌活胜湿汤(《内外伤辨惑论》)。

(3) 风湿痹痛：常与当归、黄芪、羌活等同用，具有祛风胜湿，益气和营的作用，用于营卫两虚，风湿痹痛，肩项臂痛，手足麻木，如蠲痹汤(《百一选方》)；若与独活、寄生、杜仲等同用，用于痹证日久，肝肾两亏，气血不足，腰膝疼痛，肢节屈伸不利，或麻木不仁，畏寒喜温，如独活寄生汤(《千金》)。

(4) 破伤风：常与南星、白芷、天麻等同用，具有祛风化痰，解痉止痛的作用，用于破伤风，牙关紧急，口撮唇紧，身体强直，角弓反张，如玉真散(《正宗》)；若与羌活、川芎、藁本等同用，用于破伤风，邪初在表者，如羌活防风汤(《保命集》)。

2. 制用

(1) 炒防风：腹痛泄泻：常与白术、陈皮、白芍同用，具有健脾止泻的作用，用于肝旺脾虚，肠鸣腹痛，大便泄泻，泻必腹痛，如痛泻要方(《景岳》)。

(2) 炒炭

① 崩中：单用防风炙赤为末，每服2钱，以面糊、酒调下，具有祛风止血的作用，用于崩中漏下(《经验后方》)。

② 肠风便血：常与槐角炭、侧柏叶、地榆等同用，具有祛风止血的作用，用于风热灼伤肠胃而致的肠风便血，血色鲜红，或崩漏下血。

【参考资料】防风中含有的主要化学成分有挥发油类[1]：已分析鉴定了15种成分，如戊醛，α-蒎烯，己醛，辛醛，壬醛，戊醇，己醇，辛醇，β-没药烯等。色原酮类：升麻素(Cimifugin)，亥茅酚(Hamaudol)等。香豆素类：补骨脂素(Psoralen)，香柑内酯(Bergapten)，欧芹属乙素(Imperatorin)，珊瑚菜素(Phellopterin)等。尚有人参醇(Panaxynol，Falcarinol)，多糖类。另据报道[2]，还含有前胡素(Decursin)，色满酮苷(Chromone)。

有机酸类：木蜡酸，香草酸，丁烯二酸(2-butene diacid)和4-羟基-3-甲氧基苯甲酸等[3]。

小白鼠扭体反应试验、热板法试验以及电刺激鼠尾试验均证实，防风具有良好的镇痛作用。防风具有明显的镇静作用，可使小鼠自发活动明显减少。防风可使因巴豆油合剂致炎小鼠的肿胀程度明显降低。防风对金黄色葡萄球菌、乙型溶血性链球菌、肺炎双球菌等有抑菌作用。防风煎剂解热作用明显；有抑制2，4-二硝基氯苯所致迟发型超敏反应的作用；对致敏豚鼠离体气管、回肠平滑肌过敏性收缩高度也明显降低[4]。

采用正交试验法，考察干燥温度、干燥时间两个因素，以升麻素苷和5-O-甲基维斯阿米醇苷、挥发油、水分含量为指标优选最佳炮制工艺，最佳炮制工艺为50℃温度烘干1小时[5]。

【附】

文献摘录："修治去叉头叉尾及枯黑者，叉头令人发狂，叉尾发人痼疾也。"(《乘雅》)"去芦并叉头叉尾及形弯者弗用，能令人吐。"(《钩元》)"上部用身，下部用梢"(《备要》)。"止汗麸炒"(《得配》)。

【按语】防风的古代炮制方法有焙制、炙制、酒制、麸制、蜜制、醋制、炒制、药汁制等法。现代沿用生品、炒制和制炭。生防风辛散力强，有祛风胜湿，解痉止痛的作用。炒防风辛散力弱，大剂量有止泻作用。防风炭用于止血。考诸祛风之药，大多辛温而燥，而本品兼有甘味，温而不燥，药性缓和，故有"风药中润剂"之称。本品在解表剂中常与荆芥相须为用，习惯常称为"荆防"，前者发汗之力较后者为著，且能透疹、止血；后者祛风止痛作用较优，表证身痛者尤宜用之。

参考文献

[1] 阴健，等. 中药现代研究与临床应用(1)[M]. 北京：学苑出版社，1994：328
[2] 江苏植物研究所，等. 新华本草纲要(第一册)[M]. 上海：上海科学技术出版社，1988：376.
[3] 高咏莉. 生药防风的化学成分与药理作用研究进展[J]. 山西医科大学学报，2004，35(2)：216
[4] 黄泰康，等. 常用中药成分与药理作用[M]. 北京：中国医药科技出版社，1994：907.
[5] 徐新. 防风饮片炮制工艺研究[J]. 中国药业，2006，15(19)：44.

麦　冬

【来源】本品为百合科植物麦冬 *Ophiopogon japonicus* (L. f) Ker-Gawl. 的干燥块根。

夏季采挖，洗净，反复暴晒、堆置，至七八成干，除去须根，干燥。

【古代炮制】麦冬去心始于汉代《金匮》。唐代有取汁、煮制（《千金》）、熬制（《外台》）的方法。宋代有焙制、炒制（《圣惠方》）法。元代有酒浸（《汤液》）法。明、清增加了盐炒（《保元》）、酒浸—生姜汁—杏仁制（《乘雅》）、姜汁炒（《说约》）、糯米拌炒（《幼幼》）、酒浸、糯米拌蒸（《得配》）、炒焦（《从众录》）、辰砂拌（《害利》）、青黛拌（《医醇》）等炮制方法。

【现代炮制】

1. 麦冬 取原药材，除去杂质，洗净，润透，轧扁，干燥。

2. 朱麦冬 取净麦冬，喷水少许拌匀，微润，加入飞朱砂细粉，上下摇动拌匀，取出，晾干。麦冬每100kg用朱砂粉2kg。

【饮片性状】麦冬呈扁纺锤形，两端略尖，表面黄白色或淡黄色，有细纵纹。质柔韧，断面黄白色，半透明，中柱细小，浅黄色，气微香，味甘、微苦。朱麦冬外被淡红色朱砂细粉。

【质量要求】麦冬含水分不得过18.0%，总灰分不得过5.0%，水溶性浸出物不得少于60.0%，本品按干燥品计算，含麦冬总皂苷以鲁斯可皂苷元（$C_{27}H_{42}O_4$）计，不得少于0.12%。

【炮制目的】麦冬味甘、微苦，性微寒。归心、肺、胃经。具有养阴生津，润肺清心的功能。用于肺燥干咳，虚劳咳嗽，津伤口渴，心烦失眠，内热消渴，肠燥便秘，白喉等。

麦冬生品以养阴润肺，益胃生津为主。用于肺燥咳嗽，肺痨潮热，咳嗽少痰，或干咳无痰；阴液耗损，口干咽燥，及大便燥结等证。朱砂拌麦冬，以清心除烦为主。用于心烦失眠，心烦躁动等。

【临床应用】

1. 生用

(1) 肺燥咳嗽：常与杏仁、石膏、阿胶等同用，具有滋阴润肺的作用，用于热灼肺阴，肺痨潮热，咳嗽少痰，或干咳无痰，咽痛咳喘，如清燥救肺汤（《法律》）；若与天门冬同用，用于肺胃燥热，痰涩咳嗽，如二冬膏（《张氏医通》）。

(2) 虚劳咳嗽：常与半夏、人参、甘草等同用，具有润肺养胃，降逆下气的作用，用于肺胃津伤，虚火上炎，咳唾涎沫，气逆而喘，咽干口燥，如麦门冬汤（《金匮》）；若与天门冬同用，用于虚劳阴虚火旺，咳嗽有痰，心烦口渴，如二冬膏（《摄生秘剖》）。

(3) 阴液亏耗：常与天门冬、生地、沙参等同用，具有养阴生津的作用，用于热病后期，阴液耗损，口干咽燥，舌红苔光，如益胃汤（《条辨》）。

(4) 气阴两亏：常与人参、五味子同用，具有补肺益气，养阴生津的作用，用于气阴两伤，胃火偏盛，气短口干，汗多体倦，或心肺气阴不足，咳嗽喘促，肢体痿弱，如生脉散（《内外伤辨惑论》）；若与远志（甘草煮）、黄芩、生地黄等同用，用于虚劳，劳心过度，气阴两虚面色无华，头发脱落，如麦门冬汤（《济生方》）。

(5) 大便秘结：常与天门冬、地黄、肉苁蓉等同用，具有润肠通便的作用，用于热病愈后，肠胃津少，大肠虚燥，大便数日不解，如六成汤（《温疫论》）。

(6) 小便淋涩：常与木通、滑石、冬葵子等同用，具有利尿通淋的作用，用于心热气壅，溺涩成淋，面目四肢浮肿，脐下胀闷，如麦门冬散（《准绳》）。

(7) 消渴：常与黄连、冬瓜同用，具有生津止渴的作用，用于消渴，日夜饮水不止，饮下小便即利，如麦门冬汤（《总录》）；若与黄芪、白茯苓、山药等同用，用于消渴，如麦门冬煎（《三因》）；若与芦根、天花粉、白茅根等同用，用于消渴，体热烦闷，头痛，不能食，如麦门冬散（《圣惠方》)。

(8) 肺痈:常与人参、赤芍药、桔梗等同用,具有益气养阴,化痰排脓的作用,用于肺痈初起,气阴两虚,咳嗽气喘,胸中隐痛,呕吐脓痰,如麦冬平肺饮(《正宗》)。

2. 制用

(1) 朱砂拌:心烦失眠:常与黄连、生地黄、玄参等同用,具有清心除烦安神的作用,用于温邪入营,心神被扰,心烦躁动,少眠或不眠,身热口渴等。

(2) 青黛拌:常与赭石、杭菊、石斛等同用,具有平肝降逆,化痰止咳的作用,用于肝咳,痰少,胁痛,易怒头眩,如丹青饮(《医醇賸义》)。

【参考资料】麦冬中化学成分主要有[1]:皂苷类、甾体糖苷类:有麦冬皂苷 A、B、B′、C、C′、D、D′(Ophiopogonin A、B、B′、C、C′、D、D′),麦冬皂苷 A、B、C、D 的苷元为鲁斯可皂苷元(Ruscogenin),而苷 B′、C′、D′的苷元为薯蓣皂苷元(Diosgenin)。尚含有多种甾体糖苷,其苷元除 Ruscogenin、Diosgenin 外,尚有雅姆皂苷元(yamogenin)、沿阶草苷元(Ophiogenin)。异黄酮类:有甲基沿阶草酮甲、乙(Methylophiopogonanone A、B),甲基麦冬酮甲、乙(Methylophiopogonone),麦冬酮甲、乙(Ophiopogonone A、B)。异麦冬酮甲(Isoophiopogonone A),去甲基异麦冬酮乙(Demethylisoophiopogonone B),沿阶草酮乙(Ophiopogonanone B)等。麦冬多聚糖,麦冬低聚糖 A、B、C 等。

麦冬能显著提高心肌收缩力和心脏泵功能,主要表现在血流动力学参数得到改善。麦冬能显著减少实验小鼠心肌细胞缺氧性损害,并能使受损心肌细胞较快地获得修复,促进其愈合,相应地减少心肌细胞的坏死。麦冬能对抗缺血性心律失常并使大鼠双向性心动过速的心律失常转为正常窦性心律。麦冬有改善左心室功能和抗休克作用。能显著延长常压缺氧小鼠的存活时间,提高耐缺氧能力。能显著增加小鼠的脾脏重量,显著增加小鼠的碳粒廓清作用和对抗环磷酰胺引起的白细胞数的下降。口服麦冬对正常小鼠具有明显的降血糖作用。麦冬对白色葡萄球菌、枯草杆菌、大肠杆菌、伤寒杆菌均有抑制作用[1]。

麦冬的炮制饮片有去心麦冬、朱麦冬、酒麦冬[2]。亦有麦冬片(厚片)和轧扁麦冬[3]。采用紫外分光光谱法测定饮片中总黄酮含量,结果为去心麦冬、麦冬、朱麦冬、酒麦冬依次递减。去心麦冬总黄酮明显高于其他炮制品,认为麦冬还有去心的必要[4]。经对麦冬须系统研究,证明与麦冬成分基本一致,具有抗衰老的一系列作用,临床观察能改善老年患者一系列症状,未见副作用,据此,麦冬须可综合开发利用[5]。

对麦冬肉和麦冬心的75%乙醇提取物进行化学成分预试和薄层层析,结果表明两者成分基本一致,仅麦冬肉的水浸出物高于麦冬心。鉴于麦冬心的重量仅占全麦冬的3%,且长期在临床上使用带心麦冬,并未发现烦的现象,提出临床使用时入煎剂可以不去心,压扁即可。[6]另外,麦冬现切制方法有抽心、轧扁、切片和整粒之分,它们的水溶性物质煎出率不等;轧扁法炮制的饮片质量与其是否轧破表面有关,与有效成分的煎出密切相关,故应以轧扁至表皮略破为妥[7]。

【附】

1. 近代炮制方法还有抽去心、米炒、朱砂拌炒等。

2. 文献摘录　"温水洗去心用,不令心烦,惟伤寒科带心用"(《证类》)。"通脉不去心"(《钩元》)。"行经酒浸,汤浸,去心治经枯"(《汤液》)。"又治经枯,乳汁不行,汤润去心。用引经,须以酒浸"(《发挥》)。"凡入汤液,以滚水润湿,少顷抽去心,滋补药,以酒浸擂之"(《纲目》)。"入滋补药,酒浸,制其寒"(《备要》)。"心能令人烦,去心,忌铁,入凉药生用,入补药酒浸。糯米拌蒸亦可”(《得配》)。“晒干收之,抽去心用,不尔令人烦,近时多连心用,恐滑肠者用米炒黄”(《害利》)。“辰砂制,宁心用辰砂少许拌入”(《害利》)。“拌入辰砂,惊烦可定”(《便读》)。

【按语】麦冬古代炮制方法有煮制、取汁、熬制、焙制、炒制、酒制、盐制、姜制、米炒制、药汁制等近30种炮制方法。现代常用去心麦冬、朱麦冬等饮片品种。传统认为,麦冬抽去心,能“免令心烦”。元米同炒,堪除寒苦。辰砂拌之,可定惊烦。本品性寒而润,虚寒泄泻及便溏者忌用。

参考文献

[1] 阴健,等.中药现代研究与临床应用(2)[M].北京:中医古籍出版社,1995:170.

[2] 宋金春,等.不同炮制方法对麦冬总黄酮含量影响[J].中国医院药学杂志,1989,9(12):539.

[3] 邵家德,麦冬炮制方法探讨[J].中药通报,1988,(6):23.

[4] 宋金春,等.麦冬不同炮制品中总黄酮含量分析[J].中药材,1989,12(2):34.

[5] 黄可泰,等.麦冬须根的综合开发利用研究[J].中国中药杂志,1992,17(1):21.

[6] 冯宝麟.麦冬去心研究[J].中医药研究资料,1978(11):70.

[7] 郭萍,肖健.麦冬炮制法的沿革与现状[J].山西中医,2002,18(5):7.

远　志

【来源】本品为远志科植物远志 *Polygala tenuifolia* Willd. 或卵叶远志 *Polygala sibirica* L. 的干燥根或根皮。春、秋二季采挖,除去须根及泥沙,晒干。或晒至皮部稍皱缩,抽去木心干燥。

【古代炮制】南齐时代就有去心(《鬼遗》)用。至南北朝刘宋时代提出“用时须去心,若不去心,服之令人闷”。用熟甘草汤浸(《雷公》),此法沿用至今。此外宋代增加了炒黄、甘草煮、生姜汁炒(《普本》),酒浸(《鸡峰》),焙制、酒洒蒸(《局方》),姜汁淹、酒蒸炒(《三因》)等方法。明、清时代又增加了小麦炒、干姜汁蘸焙(《普济方》),灯心煮(《奇效》),甘草、黑豆水煮后姜汁炒(《入门》),猪胆汁煮过、晒干、姜汁制(《回春》),米泔浸、米泔煮(《准绳》),微炒(《正宗》),甘草汁浸后蒸(《醒斋》),炙制(《金鉴》),炒炭(《治裁》)等炮制方法。

【现代炮制】

1. 远志　取原药材,除去杂质,略洗,润透,切段,干燥;或去心,切段,干燥;筛去碎屑。

2. 制远志　取定量甘草片,或适当粉碎,加适量水,煎煮两次,合并煎液,浓缩至甘草量的10倍,再加入净远志段,用文火加热,煮至汤液被吸尽,取出,干燥。远志段每100kg用甘草6kg。

3. 蜜远志　取炼蜜,加入少许开水稀释后,淋于远志段中,拌匀,稍闷润,待蜜被吸尽后,置炒制容器内,用文火加热,炒至深黄色,略带焦斑,不粘手时,取出,晾凉。远志段每100kg用炼蜜20kg。

4. 朱远志　取制远志,加入少量清水湿润均匀后,撒入飞朱砂细粉,拌匀,晾干。远志段每100kg用飞朱砂2kg。

【饮片性状】远志为小圆柱形结节状小段,外皮灰黄色至灰棕色,有较密并深陷的横皱纹、纵皱纹及裂纹。质硬而脆,易折断。断面皮部棕黄色,木部黄白色。气微,味苦、微辛,嚼之有刺喉感。制远志味略甜,嚼之无刺喉感。蜜远志显棕红色,稍带焦斑,有黏性,气焦香,味甜。朱远志外被淡红色朱砂细粉。

【质量要求】远志水分不得过12.0%，总灰分不得过6.0%，醇溶性浸出物不得少于30.0%。本品按干燥品计算，含细叶远志皂苷($C_{36}H_{56}O_{12}$)不得少于2.0%，含远志呫酮Ⅲ($C_{25}H_{28}O_{15}$)不得少于0.15%，含3,6′-二芥子酰基蔗糖($C_{36}H_{46}O_{17}$)不得少于0.50%；制远志酸不溶性灰分不得过3.0%，含远志呫吲Ⅲ($C_{25}H_{28}O_{15}$)不得少于0.10%，含3,6′-二芥子酰基蔗糖($C_{36}H_{46}O_{17}$)不得少于0.30%，含细叶远志皂苷($C_{36}H_{56}O_{12}$)不得少于2.0%。

【炮制目的】远志味苦、辛，性温。归心、肾、肺经。具有安神益智，祛痰，消肿的功能。用于心肾不交，失眠多梦，健忘惊悸，神志恍惚，咳痰不爽，疮疡肿毒，乳房肿痛等。

远志生品，“戟人咽喉”，多外用，以消肿为主。用于痈疽疮毒，乳房肿痛。甘草水制，“以甘缓之，使上发也”(《害利》)，既缓其苦燥之性，又能消除刺喉麻感，以安神益智为主。用于心悸，失眠，健忘，精神不安等。蜜炙后，增强化痰止咳的作用. 用于寒痰咳逆，咳嗽痰多，咳吐不爽等。朱砂拌衣后，以安神定惊为主。用于惊悸失眠。

【临床应用】

1. 生用

(1) 痈疽肿毒：单用远志肉二至三两，清酒煮烂，捣如泥，用油纸隔布扎敷患处，具有消散痈肿的作用，用于痈疽肿毒初起，如远志膏(《外科摘录》)。

(2) 发背：单用远志为末，酒一盏，调末三钱，迟顷，澄清饮之，以滓敷病处，具有消肿的作用，用于痈疽，发背，疮毒，恶候浸大，不问虚实寒热，如远志酒(《三因方》)；若与当归、炙甘草、黄芪等同用，用于痈疽、发背、乳大、去脓后，虚惙少气欲死，如远志汤(《鬼遗》)。

(3) 喉痹作痛：单用远志肉为末，吹之，涎出为度，具有消肿止痛的作用(《仁斋直指方》)。

(4) 乳肿：单用远志研末，调酒服，兼用滓敷患部，具有消肿祛痰的作用，用于乳肿，亦可用于痰多咳嗽，或痰稠咯出不爽之证(《袖珍方》)。

(5) 小儿多动症：常与菖蒲同用，制成糖浆，每日服3次，每次10～15ml，治疗小儿多动症，有一定疗效[《江苏中医》1989(1):29]。

2. 制用

(1) 甘草制

① 惊恐健忘：常与石菖蒲、麦冬、茯神等同用，具有安神益智的作用，用于心气不足，惊恐健忘，如补心丸(《赤水玄珠》)；若与熟干地黄(酒浸蒸)、天冬、麦冬等同用，用于心肾不足，体热盗汗，健忘遗精，如降心丹(《局方》)。

② 夜卧不宁：常与黄芪、当归(酒洗)、炒酸枣仁等同用，具有宁心安神的作用，用于心虚烦热，夜卧不宁，及病后虚损，如远志汤(《准绳》)；若与石菖蒲、龙齿(醋煅)、朱砂(水飞)等同用，用于因惊梦寐不宁，神不守舍，如远志丸(《张氏医通》)。

③ 五劳七伤：常与天门冬、熟地黄、巴戟天(酒浸)等同用，用于五劳七伤，诸虚百损，形体羸瘦，下元虚冷，男子阳痿，妇人不孕，如延龄固本丹(《增补万病回春》)；若与人参、黄芪(蜜炙)、当归(酒蒸)等同用，用于五脏虚损，如补天大造丸(《医学心悟》)。

④ 小便赤浊：远志半斤(甘草水煮)、茯神、益智仁各二两，上为细末，酒煮面糊为丸，如梧子大，每服五十丸，临卧枣汤送下，如远志丸(《朱氏集验》)。

⑤ 舌不能言：单用远志不拘多少，用甘草水泡，不去骨，为末，鸡子清调敷天突、咽喉、前心三处，用于中风、舌不能言，如远志膏(《古今医鉴》)。

(2) 蜜炙远志：痰多咳嗽：常与杏仁、贝母、桔梗等同用，具有化痰止咳的作用，用于痰多咳嗽，痰稠难咯等。

(3) 朱远志：心悸不安、惊恐所致的心悸不安者，常配伍茯神、龙齿等药，增强其镇静安神作用，如远志丸(《张氏医通》)。

【参考资料】 远志中含有的主要化学成分有：三萜皂苷类：远志皂苷 A、B、C、D、E、F、G (Onjisaponin A、B、C、D、E、F、G)。细叶远志素(Tenuifolin)。皂苷水解后分得两种皂苷元，远志皂苷元 A(Tenuigenin A)、远志皂苷元 B(Tenuigenin B)。氧杂蒽酮类：远志酮(Onjixanthone)Ⅰ和Ⅱ，1，6-二羟基-3，7-二甲氧基咕吨酮等。其他成分尚有细叶远志定碱(Tenuidine)、远志醇 (Polygalitol) 及有机酸、糖类等。

远志水煎剂能显著增加实验小鼠气管排泌酚红量，说明具有明显的祛痰作用。远志对巴比妥药物有协同作用，协同催眠作用，对五甲烯四氮唑所致的惊厥有对抗作用。远志煎剂静注可使麻醉犬血压降至原水平的 60%，亦可使麻醉兔降低 50%。远志具有很强的溶血作用，各部位的溶血指数：根皮为 3926，全根为 2585，根部木心为 43。Ames 试验发现远志对黄曲霉菌素 B_1(AFB_1)诱发的回变菌落数有显著的抑制效应，对 TA_{98} 菌株回变菌落数有明显的抑制效应。还有抑制小鼠 P_{388} 淋巴细胞性白血病作用。远志对大鼠及小鼠的离体未孕子宫有强烈的兴奋收缩作用。对肺炎双球菌、痢疾杆菌、伤寒杆菌、革兰阳性菌等均有一定抑制作用[1-2]。

炮制学研究远志的药用部位为干燥根，传统有要求“去心”(根木质部)者，谓其远志肉(含皮部、韧皮部)、远志筒。曾有文献报道，远志木质部的溶血作用较皮部低[1]。测定各部位的溶血指数，远志肉为 2926，而远志心仅为 43。急性毒性试验，LD_{50}：远志肉为 10.03g/kg，全远志为 16.95g/kg，远志心用至 75g/kg 仍无死亡。证明远志心的毒性和溶血作用均很低。而主要有效成分皂苷的含量测定结果为，远志肉为 12.1%，而远志心为 0.482%，相差达 25 倍，证明我国自古重用远志皮的实践经验可贵[3]。但从主要药效学如小鼠酚红测定祛痰作用、催眠镇静毒性作用等试验认为远志去心似无必要[4]。通过生品远志、各炮制品远志的薄层层析及含量测定表明，各炮制法的全远志、远志肉所含远志皂苷 12.74%(生远志肉 10.10%)比生品及《中国药典》炮制法均高，说明其炮制方法可行，与古人“用甘草汤浸晒”相同；远志心的斑点与远志肉、根差异较大，说明不同部位所含成分有别[5]。另有报道，对远志炮制前后作层析比较，并对阈下催眠剂量异戊巴比妥钠的协同作用、祛痰作用进行实验，结果表明生远志、蜜炙远志、甘草水炙远志与对照组比较均有非常显著的镇静、祛痰作用，而生与炙在药理和层析结果无显著差别，临床上多用蜜炙、甘草水炙远志，其目的是减轻对胃肠道的刺激作用[6]。

《中国药典》(1995 年版)规定，以甘草煎汁制远志，文火煮至汁吸尽为度。该工艺应注意甘草煎液的量不宜太多，否则远志“吸”不尽，反而使远志皂苷被溶出而减少其有效成分含量，而使品质下降。此外应注意控制制远志时的温度(火候)及煮的时间[7]。比较了药典法和上海市饮片炮制规范法，该两法工艺的主要区别是上海法比药典法增加了清炒环节。其结果远志皂苷 A、B 的含量上海法高于药典法；祛痰作用的强度是上海法制品＞生远志＞药典法制品＞未加甘草上海法制品，认为上海法的炮制工艺以甘草水煮后 80℃烘干，再文火炒至微焦，远志皂苷的含量还可上升 1%，祛痰作用也较好。上海法的炮制工艺优于药典法[8]。

以醇浸出物含量和远志酸含量为指标，浸出物含量，蜜远志＞酒制远志＞甘草制远志＞生远志＞姜汁炙远志＞炒远志；远志酸含量酒制远志＞甘草制远志＞蜜远志＞生远志＞姜汁炙远志＞炒远志。5 种炮制方法中以清炒法对远志醇浸出物以及远志酸含量影响显著[9]。

采用正交试验法，以甘草酸为指标，考察加水量、煎煮时间和煎煮次数三因素对甘草煎煮工艺的影响；以远志皂苷元和甘草酸为指标，考察甘草汁加入量、炮炙温度和炮炙时间三因素对制远志炮制工艺的影响；同时考察干燥温度对制远志质量的影响。甘草最佳煎煮工艺为：取甘草 3g，加 100ml 水，煎煮 3 次，每次煎煮 30 分钟；最佳炮炙工艺为：将净远志加入 2.5 倍体积的甘草汁中，140℃浸润 90 分钟，取出，100℃烘干[10]。

采用 HPLC 法测定并对比了蜜远志与生远志水煎液指纹图谱，探索生远志的毒性物质基础，发现蜜远志与生远志水煎液的指纹图谱出峰位置基本相同，但峰形高低具有一定差异，说明生远志在蜜制过程中，其大类成分并无显著变化，但某些成分的量则存在差异[11]。采用胃甲基橙排泄法、家兔离体肠肌等试验对比考察生远志、蜜远志、甘草炙远志、姜远志对胃肠运动的影响；采用化学法观测生远志及各炮制品对大鼠胃消化酶、胃酸等影响。结果表明生远志、姜远志、甘草制远志 4g/kg 均能明显抑制胃排空，而蜜远志对小鼠胃排空无明显影响；生远志 1.2×10^{-2}g/ml 组与蜜远志、炙远志相同给药浓度组比较，能显著抑制肠肌活动；生远志与姜远志 4g/kg 组能显著抑制胃蛋白酶活性，蜜远志与炙远志组虽明显抑制胃蛋白酶活性，但二者与生远志比较有显著性差异，表明生远志与姜远志能显著抑制胃肠运动及消化功能，而其蜜炙品、甘草炮制品的抑制作用相对弱[12]。采用远志中的总皂苷、总生物碱、总呫酮、总脂肪油，并采用改良寇氏法测定其半数致死量（LD_{50}）。考察生远志各个大类成分的急性毒性，总皂苷的 LD_{50} 为 1.36±0.27g/kg，折合原生药远志的 LD_{50} 为 5.88±1.27g/kg，未测出生物碱、呫酮、脂肪油的 LD_{50}。推测总皂苷为远志的大类毒性成分[13]。

【附】

1. 近代炮制方法还有炒、麸炒、甘草水浸等。

2. 文献摘录　“凡使，先须去心，若不去心，服之令人闷”（《证类》）。“如不去心，令人烦闷”（《局方》）。“生用戟人之咽，梗不去，令人烦闷”（《辨义》）。“去骨取皮用，否则令人烦闷，甘草汤渍一宿，因苦下行，以甘缓之，使上发也，漉出曝干，制过不可陈久，久则油气戟人咽喉为害”（《害利》）。

【按语】远志古代炮制方法有炒制、焙制、酒制、泔制、炙制、蒸制、甘草制、姜汁制、灯心制、胆汁制、制炭等法。现代沿用生远志、远志筒（肉）、甘草制、蜜制、朱砂制等。生远志有“戟人咽喉”的副作用，甘草水制后能缓和其燥性，消除麻喉的副作用，以安神益智为主。曾有报道，安神汤中用未制的远志，患者服后出现恶心呕吐，面神经麻痹，舌头麻木，口张闭不灵等症。亦有在归脾丸中加未制远志制成成药服用后出现麻嘴刺喉等副作用。蜜炙亦能缓和燥性，消除副作用，并能增强化痰止咳的作用。朱砂远志能增强宁心安神作用。远志历代要求“去心”或“去骨”“去梗”都是除去木质心的概念。这一方法一直流传到现代。因为是讲究药效，故应除去质次的非药用部分。近有对去木质部分不同看法，这是值得进一步讨论的问题：近年来由于资源的破坏性的挖掘致使不够采集年限的药材遭到大量采挖，根本谈不上规格等级，由此产生无法去木质心的操作，这不等于不去木质部分是合理的。远志的主要活性成分为皂苷类，该类成分具有祛痰作用和镇静作用。而生远志中引起“麻喉”副作用的成分，尚待深入研究。

参考文献

[1] 阴健，等. 中药现代研究与临床应用(1)[M]. 北京：学苑出版社，1994：336.

[2] 方乍浦,等.爪子金皂苷丙和丁的化学结构研究[J].植物学报,1989,31(9):708.

[3] 郭一敏,等.远志的薄层分离和分光光度测定[J].中草药通讯,1975(3):19.

[4] 山西药检所药理室.远志药材应否去心的研究[J].新医药杂志,1975(4):46.

[5] 柯文彬.远志不同炮制方法的探讨[J].基层中药杂志,1994,8(1):8.

[6] 李光巍,等.远志的炮制研究[J].黑龙江中医药,1994(5):41.

[7] 高万山,等.远志炮制工艺比较[J].中药通报,1987(12):25.

[8] 黄德杰,等.远志不同炮制方法的质量研究[J].中成药研究,1986(3):13.

[9] 王光志,等.不同炮制方法对远志质量的影响[J].中成药,2009,31(2):252.

[10] 张文娟,等.正交试验法优先甘草制远志炮制工艺[J].中成药,2008,30(2):232.

[11] 田徽,等.蜜远志与生远志水煎液 HPLC 指纹图谱对比研究[J].中草药,2007,38(8):1657.

[12] 王建,等.远志不同炮制品对胃肠运动及消化功能的影响[J].中药药理与临床,2006,22(3/4):120.

[13] 田徽,等.生远志中总皂苷、生物碱、屾酮、脂肪油的急性毒性研究[J].中药药理与临床,2005,21(4):50.

苍 术

【来源】本品为菊科植物茅苍术 *Atractylodes lancea*(Thunb.)DC. 或北苍术 *Atractylodes chinensis* (DC.)Koidz. 的干燥根茎。春、秋二季采挖,除去泥沙,晒干,撞去须根。

【古代炮制】唐代有米汁浸炒、醋煮(《理伤》)的方法。宋代有炒黄(《圣惠方》);米汁浸后麸炒(《衍义》),米泔浸后醋炒、皂荚煮后盐水炒(《总录》),米泔水浸后葱白罨再炒黄(《局方》),米泔浸后盐炒(《总微》),米泔浸后大麻浸,再用川椒葱白煮、蒸制(《三因》),土炒(《妇人》),木瓜好酒煮、木瓜入盐煮、木瓜好醋煮、木瓜川椒煮(《朱氏》)等炮制方法。金、元时代增加了用多种辅料制,"米泔水浸,椒炒,盐炒,醋煮,酒煮"(《儒门》);茴香炒、茱萸炒、猪苓炒、米泔浸后酒炒、童便浸、东流水浸焙(《世医》);"粟米泔浸,童便浸再酒浸",米泔浸后乌头、川楝子同炒焦黄,川椒、破固纸、陈皮酒浸后炒,川椒炒,茴香、青盐、食盐同炒,酒、醋浸炒(《瑞竹》)等方法。明代在辅料制方面又增加了油葱炒;米泔浸后用生葱白加盐炒;"一斤苍术分作四分,酒浸、米泔浸、醋浸、青盐浸后,再如数分作四分,用椒炒、破固纸炒、黑牵牛炒、茴香炒,除去拌药,只留苍术为末";苍术四两分作四分,用茴香炒、青盐炒、茱萸炒、猪苓炒,各炒令黄,取末用;"苍术一斤分四处,酒浸,童便浸,米泔水浸,盐水浸";"一斤苍术分四分,酒浸、米泔浸、盐浸、醋浸后合苍术日晒夜露";酒煮(《普济方》);火炮(《奇效》);姜汁炒(《仁术》);八两苍术分四分用盐水浸、米泔浸、醋浸、葱白炒(《回春》);酒浸炒;桑椹取汁拌制(《景岳》);米泔浸后牡蛎粉炒(《济阴》);米泔浸后黑豆蒸,又拌蜜酒蒸,又拌人乳蒸透(《大法》);蜜酒拌蒸,人乳汁炒(《醒斋》);米泔浸后蒸,糠炒(《必读》);米泔浸后芝麻拌蒸(《通玄》);米泔浸后土水浸,再用脂麻拌炒,更用粳米糠拌炒(《乘雅》)等方法。清代还增加了米泔浸后麻油拌炒(《暑疫》)、九蒸九晒(《集解》)、蜜水拌饭上蒸(《逢原》)、炒焦(《全生集》)、烘制(《丛话》)等各类炮制方法,已达近 50 种之多。

【现代炮制】

1. 苍术　取原药材,除去杂质,用水浸泡,洗净,润透,切厚片,干燥。筛去碎屑。

2. 制苍术　取苍术片,用米泔水浸泡数小时,取出,置炒制容器内,用文火加热,炒干,筛去碎屑。

3. 麸炒苍术　先将锅烧热,撒入麦麸,用中火加热,待冒烟时投入苍术片,不断翻炒,炒至深黄色时，取出，筛去麦麸，放凉。苍术片每100kg用麦麸10kg。

4. 焦苍术　取苍术片，置炒制容器内，用中火加热，炒至褐色时，喷淋少许清水，再用文火炒干，取出放凉，筛去碎屑。

【饮片性状】苍术为不规则的厚片，边缘不整齐，周边灰棕色，有皱纹、横曲纹，片面黄白色或灰白色，散有多数橙黄色或棕红色的油点（俗称"朱砂点"），以及析出白毛状结晶（习称"起霜"）。质坚实。气香特异，味微甘、辛、苦。制苍术表面黄色或土黄色。麸炒苍术表面黄色或焦黄色，香气较生品浓。焦苍术表面焦褐色，有焦香气。

【质量要求】苍术水分不得过13.0%，总灰分不得过7.0%，含苍术素（$C_{13}H_{10}O$）不得少于0.30%，麸炒苍术水分不得过11.0%，总灰分不得过5.0%，含苍术素（$C_{13}H_{10}O$）不得少于0.20%。

【炮制目的】苍术味辛、苦，性温。归脾、胃、肝经。具有燥湿健脾，祛风，散寒，明目的功能。用于脘腹胀满，泄泻，水肿，脚气痿躄，风湿痹痛，风寒感冒，雀目夜盲等。

苍术生品，温燥而辛烈，燥湿，祛风，散寒力强。用于风湿痹痛，肌肤麻木不仁，脚膝疼痛，风寒感冒，肢体疼痛，湿温发热，肢节酸痛等。制苍术功同生品，但经米泔水浸泡后能缓和燥性，降低辛烈温燥的副作用，有和胃的作用。麸炒后辛性减弱，缓和燥性，气变芳香，增强了健脾和胃的作用。用于脾胃不和，痰饮停滞，脘腹痞满，青盲，雀目等。焦苍术辛燥之性大减，以固肠止泻为主。用于脾虚泄泻，久痢，或妇女的淋带白浊等。

【临床应用】

1. 生用

（1）风湿痹痛：常与薏苡仁、独活、川芎等同用，具有祛湿除痹的作用，用于风湿阻于经络，肢体关节疼痛，肌肤麻木不仁，如薏苡仁汤（《治裁》）；若与防风、黄柏、柴胡同用，用于湿热下注，腰腿疼痛，如苍术汤（《兰室秘藏》）；若与川黄柏、薏苡仁、怀牛膝同用，用于湿热下注，两足麻痿肿痛，如四妙丸（《成方便读》）。

（2）时行感冒：常与羌活、防风、细辛等药同用，具有发汗祛湿的作用，用于外感风寒湿邪，恶寒发热，肌表无汗，头痛项强，肢体酸楚疼痛，口苦而渴，如九味羌活汤（《此事难知》）；若与羌活、独活、防己等同用，用于风寒湿邪表证兼有里热，头痛发热，恶寒，口干烦满而渴等证，如大羌活汤（《此事难知》）。

（3）湿温发热：常与石膏、炙甘草、知母等同用，具有化湿清热的作用，用于湿温发热，胸痞多汗，肢节酸痛，如白虎加苍术汤（《活人书》），现用于风湿热、夏季热等证。

（4）痰饮胃痛：常与半夏、天南星、陈皮等同用，具有燥湿化痰的作用，用于痰饮胃脘痛，痛而呕恶，吐出痰涎稍减，如平胃导痰汤（《症因脉治》）。

2. 制用

（1）米泔水制

① 脚膝疼痛：常与黄柏（炒）同用，具有清热燥湿的作用，用于湿热下注，筋骨疼痛，脚膝无力，或足膝红肿热痛，或下部湿疮，以及湿热带下、淋浊等证，如二妙散（《丹溪》）；若与黄柏（酒拌炒）、川牛膝同用，用于湿热下流，两脚麻木，或如火烙之热，如三妙散（《医学正传》）。

② 满闷而吐：常与紫苏、厚朴（姜汁炒）、藿香等同用，具有化湿止呕的作用，用于湿气呕吐，胸前满闷，头重身重，面目浮肿，呕恶而吐，口不渴，吐多痰涎，如香苏平胃散（《症因脉治》）；若与白术（炒）、枳实（麸炒）、半夏等同用，用于诸积在胃，当心而痛，痞满嘈杂，恶心呕吐，嗳气吞酸，如无价金丹（《寿世》）。

③ 脾胃不和：常与陈皮、厚朴(姜汁炒)、炒甘草等同用，具有燥湿运脾的作用，用于脾胃不和，不思饮食，心腹胁肋胀满刺痛，呕哕恶心，噫气吞酸，如平胃散(《局方》)；若与云苓、白芍药(炒黄)、川椒(炒出汗)等同用，用于寒湿困脾，泄泻久不愈者，如苍术丸(《景岳》)。

④ 痰喘咳嗽：常与白茯苓、当归、红花等同用，具有健脾养血，化痰消瘀的作用，用于受伤日久，脾气不足，营血亏损，痰瘀内阻，胸骨高起，痞气膨闷，痰喘咳嗽，如加减紫金丹(《金鉴》)。

⑤ 四时伤寒：常与厚朴(姜汁制)、藿香、半夏等同用，具有化湿解表的作用，用于四时伤寒，瘴疫时气，头痛壮热，腰背拘急，山岚障气，寒热往来，霍乱吐泻，如不换金正气散(《局方》)；若与人参、草果、茯苓等同用，用于外感风寒，内伤生冷，憎寒壮热，头目昏疼，肢体拘急，及饮食伤脾，发为痎疟，或脾胃虚寒，呕逆恶心，如人参养胃汤(《局方》)；若与藁本、香白芷、细辛等同用，用于外感风寒湿邪，头痛项强，发热憎寒，身体疼痛，及伤风鼻塞声重，咳嗽头昏，如神术散(《局方》)。

⑥ 目生翳障：常与蝉蜕、黄连、枸杞子等同用，具有滋肝明目的作用，用于睑硬睛疼，目生翳障，或肝肾不足所致的眼疾，如青盲、雀盲、眼目昏涩，如二术散(《准绳》)。

(2) 炒制

① 胸膈胀满：常与香附、枳壳(麸炒)、山楂等同用，具有理气化湿，宽中和胃的作用，用于气滞湿阻，胸膈胀满，饮食减少，如宽中健脾丸(《入门》)。

② 呕吐清水：常与白术(土炒)、半夏(姜制)、陈皮等同用，具有健脾化湿止呕的作用，用于呕吐清水如注，如二术二陈汤(《古今医统》)。

(3) 炒焦

① 脾虚泄泻：常与蜀椒(炒)同用，具有健脾止泻的作用，用于湿阻中焦，脾虚泄泻，以及飧泻久痢，如椒术丸(《保命集》)，方中苍术宜炒焦用为好。

② 妇女带浊：常与土茯苓、萆薢、萹蓄等同用，具有除湿止带的作用，用于湿邪注于下焦的淋带白浊。

【参考资料】 茅苍术含挥发油约5%～9%[1]，油中主要成分为苍术醇(Atractylol)，茅术醇(Hinesol)，β-桉叶醇(β-Eudesmol)，β-芹子烯(β-Selinene)，榄香醇(Elernol)，3β-醋酸基苍术醇(3β-Acetoxy-Atractylol)，3β-羟基苍术醇(3β-Hydroxy-Atractylol)，3β-醋酸基苍术酮(3β-Acetoxyatractylone)，3β-羟基苍术酮(3β-Hydroxyatractylone)，苍术醇定(Atractylodine)，糠醛(2-Furaldehyde)。尚含有色氨酸，3,5-二甲氧基-4-葡萄糖氧基苯基烯丙醇，倍半萜糖苷等。北苍术含挥发油约1.5%，主要成分为苍术醇，苍术酮(Atractylone)，苍术醇，桉叶油，α-没药醇(α-Bisabolol)，苍术定醇(Atractylodinol)，乙酰苍术定醇(Acetyl-atractylodinol)，苍术醇定[2-6]。

道地茅苍术与非道地茅苍术在挥发油含量及组成上有明显不同。与非道地茅苍术挥发油相比，茅苍术总挥发油含量较低，苍术酮和苍术素的含量显著增高，而茅术醇和β-桉叶醇，这两种成分在非道地茅苍术中的含量远高于茅苍术。道地茅苍术的挥发油组分中，苍术酮、茅术醇、β-桉叶醇和苍术素4种成分的配比关系也与非道地的明显不同，这4种成分的总含量也以道地的最高[7-8]。

苍术具有抗组胺刺激胃液分泌的作用，能预防幽门结扎溃疡，阿司匹林引起的胃黏膜破坏，胃酸过剩引起的黏膜溃疡。苍术对胃肠运动有调节作用，苍术的丙酮提取物能明显促进胃肠运动，能抑制"脾虚"动物小肠推进活动，对抗泄泻。而苍术的醇、水提取物对兔十二指肠活动有明显的抑制作用，能对抗乙酰胆碱引起的肠管平滑肌收缩作用。体外筛选实验发现苍术酮等成分对四氯化碳诱发的鼠肝细胞毒性具有对抗作用。苍术提取物对实验动物有降血糖作用，同时降低肌糖原和肝糖原，抑制糖原生成，使氧耗量降低，血乳酸含量增加。苍术对结核杆菌、金黄色葡萄球菌、大肠杆菌、绿脓杆菌等有明显的抑制和杀灭作用。此外实验还证明苍术具有抗缺氧作用和镇静作用等。

实验表明：苍术各炮制品（麸炒、泔润炒、泔浸品、泔浸炒）均能明显增加脾虚小鼠体重，改善小鼠脾虚症状，抑制炭末在小肠中的推进率，延长游泳时间；且以麸炒及泔润炒的作用明显，生品作用不明显[9]。对苍术不同炮制品进行的挥发油含量测定，结果表明，经炮制后挥发油含量均明显减少，其中清炒比生品减少 18%，麸炒减少 39%，米泔水炙减少 47%[10]。也有实验研究认为，炮制后挥发油减少并不多，而炮制品中挥发油的折光率却有一定的改变[11]。采用气相色谱仪对挥发油中的主要成分苍术酮、苍术素、茅术醇及β-桉油醇进行了含量测定，结果表明其炮制品的相对含量与生品比较，均有一定的差异。茅苍术的生品、炮制品（清炒、麸炒）的含量、物理常数（比重、比旋度、折光率）有所不同，挥发油的组分无明显改变，主要成分（苍术酮、苍术素、茅术醇及β-桉油醇）的相对含量有不同程度的差异，而炮制品之间比较，上述各方面均无显著差异[12]。苍术炮制后，不但其挥发油含量减少，而且油的折光率、比旋度、比重等均有所改变[13]。

【附】

1. 近代炮制方法还有蜜麸炒、土炒等。

2. 文献摘录　“经泔浸火炒，故能发汗”（《发挥》）。“苍术性燥，故以糯米泔浸，去其油，切片焙干用。亦有用脂麻同炒，以制其燥者”（《纲目》）。“可羡盐水制过其慓燥之裂性颇纯，不伤真液”（《粹言》）。“拌黑豆蒸引之，合水气也，又拌蜜酒蒸，又拌人乳透蒸，皆润之使更合于金气而不燥也，凡三次蒸时，须烘晒极干，气方透。胎中酒蒸，平用泔制”（《钩元》）。

【按语】苍术的古代炮制方法十分繁多，计有醋制、炒制、泔制、蒸制、土制、童便制、盐制、煨制、酒制、火炮、姜制、油制、乳制、糠制、烘制、药汁制等。其中药汁制又有近 30 种。现代沿用苍术生品、麸炒品和炒焦品等三种为主。苍术温燥而辛烈，有化湿和胃、祛风除湿之功能。麸炒后缓和燥性，增强了健脾燥湿的功能。炒焦也能缓和燥性，有固肠止泻的作用。

中医临床认为的苍术之“燥性”，与苍术中的挥发油有关。古代炮制方法中的泔水浸、辅料炒（麸炒、土炒等）及加热炒制（为炒焦、焙制等）都能使挥发油含量降低，起到“缓和燥性”的作用。现代药理实验证明，苍术挥发油对实验青蛙有镇静作用，也能使脊髓反射功能亢进。大剂量使中枢神经抑制，终致呼吸麻痹而死亡。可见，苍术“燥性”之烈，过量的苍术挥发油引起的副作用是非常明显的。而实验研究与临床验证都证明，传统的泔制、麸炒、炒焦等炮制工艺均能达到降低挥发油含量、缓和燥性的目的。

参考文献

[1] 阴健，等. 中药现代研究与临床应用(1)[M]. 北京：学苑出版社，1994：345.

[2] 黄泰康，等. 常用中药成分与药理手册[M]. 北京：中国医药科技出版社，1994：980.

[3] 江苏新医学院. 中药大辞典(上册)[M]. 上海：上海科学技术出版社，1979：1068.

[4] 徐国钧，等. 生药学[M]. 北京：人民卫生出版社，1987：410.

[5] 叶崇义，等. 苍术成分的离心薄层分离[J]. 中成药研究，1988(2)：31.

[6] 王玉玺. 栽培茅苍术挥发油及微量元素分析[J]. 中药材，1990，13(7)：36.

[7] 郭兰萍，等. 茅苍术道地药材的挥发油组成特征分析[J]. 中国中药杂志，2002，27(9)：814.

[8] 欧阳臻，等. 茅苍术挥发油的气相色谱-质谱指纹图谱研究[J]. 药学学报，2007，42(9)：968-972.

[9] 金传山，等. 苍术不同炮制品健脾作用的观察[J]. 中国中药杂志，1999，24(10)：597.

[10] 李勤劳. 苍术炮制初探[J]. 中药通报，1985，10(5)：21.

[11] 陈鹏仙，等. 苍术炮制的初步研究[J]. 中成药，1989，11(5)：19.

[12] 房圣民，等. 苍术炮制的研究——生茅苍术、清炒、麸炒茅苍术挥发油的初步研究[J]. 中成药研究，1986(2)：17.

[13] 冯敬群，等. 炮制对苍术挥发油等成分的影响[J]. 中成药，1989，11(7)：17.

附　子

【来源】本品为毛茛科植物乌头 *Aconitum carmichaeli* Debx. 的子根的加工品。6 月下旬至 8 月上旬采挖，除去母根、须根及泥沙，习称"泥附子"，加工成下列品种：①盐附子：选择个大、均匀的泥附子，洗净，浸入食用胆巴的水溶液中，过夜，再加食盐，继续浸泡，每日取出晒晾，并逐渐延长晒晾时间，直至附子表面出现大量结晶盐粒（盐霜）、体质变硬为止，习称"盐附子"。②黑顺片：取泥附子，按大小分别洗净，浸入食用胆巴的水溶液中数日，连同浸液煮至透心、捞出，水漂，纵切切成约 0.5cm 的厚片，再用水浸漂，用调色液使附片染成浓茶色，取出，蒸到出现油面、光泽后，烘至半干，再晒干或继续烘干，习称"黑顺片"。③白附片：选择大小均匀的泥附子，洗净，浸入食用胆巴的水溶液中数日，连同浸液煮至透心，捞出，剥去外皮，纵切成约 0.3cm 的厚片，用水浸漂，取出，蒸透，晒至半干，以硫黄熏后晒干，习称"白附片"。

【古代炮制】汉代始有火炮法（《玉函》）。晋代有炒炭（《肘后》）法。南北朝刘宋时代有用东流水并黑豆浸（《雷公》）的方法。唐代有蜜涂炙（《千金》）、纸裹煨（《理伤》）的方法。宋代有水浸（《圣惠方》）；生姜煮《博济》）；姜汁淬、醋浸、以大小麦酿曲造醋浸（《证类》）；烧灰存性、盐汤浸炒、黄连炒、姜汁煮（《总录》）；黑豆煮、盐水浸后炮、醋淬（《三因》）；童便浸后煨，作一窍入朱砂，湿面裹煨（《妇人》）；童便煮（《痘疹方》）；赤小豆煮、生姜米泔浸（《朱氏》）；姜炒（《百问》）等炮制方法。明代增加了煮制，蜜水煮，巴豆煮，防风、盐、黑豆同炒（《普济方》）；青盐炒、猪脂煎（《奇效》）；童便浸后炮（《理例》）；姜汁、盐、甘草、童便同煮（《纲目》）；盐、姜汁煮、黄连、甘草、童便煮（《仁术》）；童便浸（《禁方》）；盐、米泔水煮（《准绳》）；麸炒（《保元》）；炒制、甘草汤浸炒（《景岳》）；醋炙（《济阴》）；童便、甘草汤煮（《必读》）等方法。清代又增加了单蒸（《握灵》），甘草、防风同煮后再用童便煮（《说约》），姜汁浸后煨（《大成》），甘草汤泡（《新编》），黄连甘草制（《逢原》），酒泡（《良朋》），童便、甘草汤煮（《必用》），甘草、甘遂、酒煮（《串雅外》），甘草汤煎（《霍乱》），甘草汤浸后煨（《增广》），盐腌（《问答》）等。此时其炮制方法已达 40 余种。

【现代炮制】附片、黑顺片、白附片可直接入药。

1. 炮附片　取净河砂，置炒制容器内，用武火加热，炒至灵活状态，加入净附片，不断翻炒，炒至鼓起并微变色，取出，筛去砂，摊晾。

2. 淡附片　取净盐附子，用清水浸漂，每日换水 2～3 次，至盐分漂尽，与甘草、黑豆加水共煮至透心，切开后口尝无麻舌感时，取出，除去甘草、黑豆，切薄片，干燥。筛去碎屑。盐附子每 100kg，用甘草 5kg、黑豆 10kg。

【饮片性状】黑顺片为不规则纵切厚片，上宽下狭，外皮黑褐色，切面暗黄色，油润具光泽，半透明状，并有纵向导管束。质硬而脆，断面角质样。气微，味淡。白附片无外皮，片面黄白色，半透明。炮附片色泽加深，略鼓起，气微香。淡附片味淡，口尝无麻舌感。

【质量要求】附子水分不得过15.0%，含双酯型生物碱以新乌头碱($C_{33}H_{45}NO_{11}$)、次乌头碱($C_{33}H_{45}NO_{10}$)和乌头碱($C_{34}H_{47}NO_{11}$)的总量计，不得过0.020%，生物碱以乌头碱($C_{34}H_{47}NO_{11}$)计，不得少于1.0%，含苯甲酰乌头原碱、苯甲酰新乌头原碱和苯甲酰次乌头原碱的总量不得少于0.010%。淡附片双酯型生物碱不得过0.010%。炮附片总生物碱以乌头碱计，不得少于1.0%。

【炮制目的】附子味辛、甘，性大热；有毒。归心、肾、脾经。具有回阳救逆，补火助阳，逐风寒湿邪的功能。用于亡阳虚脱，肢冷脉微，阳痿，宫冷，心腹冷痛，虚寒吐泻，阴寒水肿，阳虚外感，寒湿痹痛等。

附子生品有毒，多外用，经加工炮制后，降低毒性，便于内服。炮附片以温肾暖脾，补命门之火力胜。用于心腹冷痛，虚寒吐泻，冷痢腹痛，冷积便秘，或久痢赤白等。淡附片以回阳救逆，散寒止痛为主。用于亡阳虚脱，肢冷脉微，寒湿痹痛，心腹疼痛，阳虚水肿，阳虚感冒等。

【临床应用】

1. 生用

(1) 四肢厥逆：常与干姜、甘草(炙)同用，具有回阳救逆的作用，用于阴寒内盛，阳气欲脱，四肢厥逆，恶寒蜷卧，呕吐不渴，腹痛下利，神衰欲寐，脉微欲绝，或太阳病误汗亡阳，如四逆汤(《伤寒论》)；上方若重用附子、干姜，用于少阴病，下利清谷，里寒外热，手足厥逆，身反不恶寒，如通脉四逆汤(《伤寒论》)；若与葱白、干姜同用，用于少阴病，下利，脉微者，如白通汤(《伤寒论》)。

(2) 寒痰咳嗽：常与生半夏同用，具有温里祛痰的作用，用于寒痰咳嗽，如二生汤(《济生方》)。

(3) 气虚痰厥：常与生乌头、天南星、细辛等同用，用于外感风寒，内伤生冷，气虚痰厥，头痛如破，兼眩晕欲倒，呕吐不止，如芎辛汤(《三因》)。

(4) 小儿脱肛：常与龙骨同用，捣细罗为散，每用3g，敷在肛上，用于小儿脱肛，如附子散(《圣惠方》)。

(5) 痈疽胬肉：单用生附子，浓醋煎洗患处，用于痈疽胬肉，如附醋汤(《理瀹骈文》)。

2. 制用

(1) 黑附片

① 肢厥无脉：常与紫瑶桂、别直参、原麦冬等同用，具有回阳生脉的作用，用于少阴病下利脉微，甚则利不止，肢厥无脉，干呕心烦，如回阳救急汤(《重订通俗伤寒论》)。

② 中风瘫痪：常与白花蛇、乌梢蛇、草乌等同用，具有温经止痛，化痰通络的作用，用于中风瘫痪，痿痹痰厥，拘挛疼痛，痈疽流注，跌仆损伤，小儿惊痫，妇人停经，如大活络丹(《兰台轨范》)。

③ 痰涎壅盛：常与沉香、天麻、半夏等同用，具有理气散寒，祛风化痰的作用，用于小儿因恐惧发搐，痰涎壅盛，目多白睛，项背强急，喉中有声，步行动作，神思如痴，如沉香天麻汤(《宝鉴》)。

④ 泄泻无度：常与枯白矾、华阴细辛、诃子皮等同用，具有温里祛寒止泻的作用，用于泄泻无度，如断下丸(《普济方》)。

(2) 炮附片

① 虚寒泄泻：常与干姜(炮)、人参、白术等同用，具有温肾补脾的作用，用于脾肾阳虚，泄泻时作，或下痢清谷，面色㿠白，手足不温，如附子理中丸(《局方》)；若与肉豆蔻、干姜(炮)、茴香等同用，用于气虚冷积，心腹绞痛，泄泻食少，如附子茴香散(《仁斋直指附遗方论》)。

② 风寒湿痹：常与桂枝、生姜、大枣、炙甘草同用，具有散寒祛湿止痛的作用，用于风寒湿痹，周身关节疼痛，如桂枝附子汤(《伤寒论》)；若与炙甘草、白术、桂枝同用，用于风湿相搏，骨节疼痛，掣痛不得屈伸，如甘草附子汤(《伤寒论》)。

③ 阳虚水肿：常与泽泻、桂枝、茯苓等同用，具有温补肾阳的作用，用于肾阳虚衰，腰痛脚软，下半身常有冷感，少腹拘急，小便不利，水肿，如肾气丸(《金匮》)；若与五味子、山茱萸、肉桂等同用，用于肾气不足，面色黧黑，足冷，足肿，耳鸣耳聋，肢体羸瘦，足膝软弱，小便不利，腰脊疼痛，如十补丸(《济生方》)。

④ 阳虚感冒：常与麻黄、细辛同用，具有助阳解表的作用，用于素体阳虚，外感风寒，无汗恶寒，发热倦卧，脉反沉者，如麻黄细辛附子汤(《伤寒论》)。

⑤ 精泄不禁：常与鹿茸、肉苁蓉(酒浸)、五味子等同用，具有温补肾阳的作用，用于阳气虚损，下元冷极，精泄不禁，小便频数，腰脚无力，饮食减少，如正阳丸(《总录》)。

【参考资料】附子中含有剧毒的二萜双酯类生物碱，乌头碱(Aconitine)，次乌头碱(Hypaconitine)，新乌头碱(Mesaconitine)，塔拉弟胺(Talatisamine)，川乌碱甲(Chuan-Wu-base A)，川乌碱乙(Chuan-Wu base B，亦称卡米查林 Carmichaeline)。尚有毒性较弱的阿替新(Atisines)，氨基酚(Aminophenols)，去甲乌药碱(Demethylcoclaurine，Higenamine)等成分[1]。

熟附片煎剂对离体蛙心显示明显的强心作用，尤其在心脏功能不全时更为显著。但浓度增高时，出现严重的中毒反应，可使心脏停跳于收缩期。引起心脏中毒反应的成分是乌头碱[2-3]。附子水溶性部分中含有新的强心作用成分——附子苷、丙三醇 2-O-β-D-呋喃半乳糖(1→3)β-D-呋喃半乳糖苷。附子苷在整体和离体动物实验中均显示有明显的强心作用[4]。附子中所含的一种微量成分消旋去甲乌药碱，证明具有显著的强心作用，稀释至十亿分之一仍有活性。其他强心成分尚有棍撑碱(氯化甲基多巴胺)、去甲猪毛菜碱等。附子对离体哺乳动物心脏不仅显示心肌收缩力加强，收缩幅度增加，且频率加快[5]。附子能引起猫冠脉和股动脉血流量增加[6]；对血压的影响会因剂量不同而异，低剂量血压升高，高剂量先降后升[7]。附子水煎液可明显扩张去甲肾上腺素预收缩的动脉环，并有浓度依赖性。此效应可能是内皮依赖性的，且与 NO 的释放有关，而与直接阻断受体操纵性钙通道(ROC)和电压依赖性钙通道(PDC)无关；同时也发现当附子水煎液浓度再增加时反而使去甲肾上腺素预收缩的动脉环张力增加[8]。附子煎剂口服对大鼠甲醛性及蛋清性关节肿呈明显的消炎作用；同时对血管渗出及免疫性炎症有抑制作用。附子对小鼠尾根部加压法能使假性痛阈值上升 30%～40%；电刺激小鼠尾法测定，亦证明附子有显著的镇痛作用。附子可提高小鼠体液免疫功能及豚鼠血清补体含量，且使 T 细胞和 RE 花环形成细胞明显上升[9]。附子能刺激局部皮肤、黏膜和感觉神经末梢，先兴奋产生瘙痒与灼热感，继以麻醉，丧失知觉[10]。附子能明显改善肾阳虚动物一般状态，升高体温，恢复体温昼夜节律性，显著延长肾阳虚动物低温游泳力竭时间；显著缩短阳虚便秘小鼠排便潜伏期，增加排便颗粒数，能明显促进胃肠蠕动，提高胃肠推进率，具有显著的温阳作用[11]。制附子及制附子配干姜、制附子配人参、制附子配肉桂能明显扩张小鼠耳廓微血管，增加血流量，加快血流速度，改善毛细血管的充盈状况，对抗肾上腺素所致小鼠耳廓微循环障碍，促使微循环障碍逐渐消除和功能恢复[12]。附子煎液能延迟处于寒冷环境下的小鸡和大鼠的死亡时间。延缓动物的体温下降，减少死亡率。附子中含有多种二萜双酯类生物碱具有很强的心脏毒性，其水解后形成的乌头原碱则毒性大大降低，水解后二萜双酯碱含量下降而苯甲酰乌头原碱含量升高，按生药计，其 LD_{50} 值提高 10～100 倍不等，由此可见，附子毒性的大小并非与总碱含量呈平行关系[13]。

附子用传统工艺食盐-胆巴混合溶液炮制后，锶、钙、氯的含量极显著升高，炮制后有害元素 Hg、Pb 和 Al 的浓度均有所降低[14-15]。附子在产地已经过净洗、泡胆(胆水泡)、煮、剥皮、切片、漂片(水漂洗)、蒸片、烤片等加工处理，使其水解而毒性降低，据报道，四川产生附子中总生物碱含量为 1.1%，而炮制成的白附片为 0.17%，熟片为 0.21%，黑片为 0.27%，挂片为 0.13%，黄片为 0.30%，盐附子为 0.34%。在炮制过程中，生物碱总量减少达 81.30%，其中泡胆减少 31.6%，漂失减少 33.6%，冰附减少 16.1%[1]。有学者认为，不以传统的胆巴水炮制而以饱和食盐水炮制附子，从成品外观、组分层析、总生物碱含量、毒性等方面进行比较，认为饱和食盐水炮制是可行的；且采用单纯加热处理，也可降低毒性而保存疗效[16]。国外学者提出以 110～115℃($1.5kg/cm^2$)作高温高压处理 40 分钟，既可破坏酯键，降低毒性，又避免了生物碱的大量流失[17]。亦有提出附子在产地不必进行如此繁复的加工，只需产地用盐水煮至透心晒干即可[18]。各种炮制方法和工艺均能使附子中生物碱含量下降，从含量测定的结果来看，白附片、熟附子、黑顺片中生物碱总量下降为原生药的 1/9～1/6，而原型乌头碱含量仅为原来的 1/100[19]。应该指出，附子中总生物碱含量的多少不能准确反映其毒性大小，而应该分别测定几种双酯类生物碱的含量，因为双酯类生物碱是决定其毒性作用的主要因素。炮制减毒的主要机理可以归纳为：①毒性剧烈的双酯碱在加工炮制过程中水解成苯甲酰乌头原碱，进而水解成醇胺类生物碱(乌头胺、乌头原碱)[20]；②乌头碱类成分其结构上 8 位乙酰基被脂肪酰基置换，而生成毒性较小的脂生物碱(Lipo-alkaloid)[21]。③在炮制过程中浸、泡、漂、煮等使各种类型的生物碱均被破坏和流失。浸、泡、漂的过程，损失总生物碱 80%以上，而蒸法则可比较有效地保持成分和降低毒性。另外一个流失去向是去皮[22]。附片在炮制中，不同的配伍产生不同的解毒机理，如在淡附片的加工中，附子中的成分产生影响，主要是因为甘草中的成分容易与附子中双酯型生物碱及其热解产物发生脂交换反应，生成毒性更小的脂类生物碱，同时有少量的双酯型生物碱与甘草中的化学成分形成了难溶性的沉淀，而降低了附子中双酯型生物碱的含量，从而达到减毒的目的；附子在与黄芪、羌活等药材配伍的过程，由于配伍药材产生物理吸附而使双酯型生物碱的量下降，并有利于脂型生物碱的生成和溶出，减毒增效，此类方式可能与药材的质地有关；附子与大黄、黄连等苦味药材配伍，药物所含大分子鞣酸成分与附子中的双酯型生物碱络合生成难溶于水的复合物，使双酯型生物碱的含量降低，达到减毒的目的；值得注意的是，附子与五味子等酸味药材配伍，在生成脂型生物碱的同时双酯型生物碱的量明显增加，增加用药后中毒的风险[23-25]。对于附子中双酯型乌头碱类成分水解减毒机理认为：附子中双酯型乌头碱类，如乌头碱(AC)、新乌头碱(MA)、次乌头碱(HA)中 C(8)和 C(14)上的酯基，特别是 C(14)上的 $PhCOO^-$ 是影响附子毒性的重要因素。乌头碱(AC)、新乌头碱(MA)、次乌头碱(HA)及其水解生成的系列化合物在与生物受体作用时，酯基会水解为羟基，从而对分子的电荷分布和前线轨道等性质产生影响，分子与受体的作用减弱，毒性降低。发生毒性作用的活性中心主要是生物碱分子的正电区域，正电区域所带正电荷越多，接受电子能力越强，其毒性也越强，反之，则毒性减弱[26]。用 HPLC 法从加工附子中测得 8 种吡咯型生物碱，证明是生附子中所不含的，可能是在减毒加工过程中生成[27]。

矢数道明等的研究表明，炮制后的附子仍具有局麻、强心、抗炎等作用。有研究则认为，炮制附子中的乌头碱类生物碱含量已减至呈现药理活性的阈值之下，故炮制附子与生附子相应的剂量，除对大鼠有升压作用外，生附子中所有的药理活性都减弱[28]。附子久煎不仅能降低毒性，还能增强强心作用，因为附子中的附子酯酸钙，遇热易产生钙离子，有协同去甲基乌药碱的强心作用[29]。

炮制附子是最早的炮制品，古代多在煻灰中炮裂，现代有用微波炮附子，经微波炮制后仅使有毒的双酯型乌头类碱水解破坏，而生成极性较强的水解产物等得到了保存，并能使药物质地疏松，细胞破坏，有效成分的水溶出率增大，但毒性极低（LD_{50}生附子为 9.16g/kg±0.84g/kg，微波炮附子 LD_{50} 为 52.84g/kg±3.59g/kg）[30]。

【附】

1. 近代炮制方法还有炮、甘草制、姜制、豆腐制、矾水煮、黑豆制等。

2. 文献摘录 "丸散炮，惟汤生用"（《总病论》）。"醋浸，削如小指，内耳中，去聋"（《证类》）。"加甘草以解其毒"（《疮疡》）。"须炮以制毒也"（《汤液》）。"如治风治寒有必须用附子、乌头者，当以童便而浸之以杀其毒，且可以助行下之力，入盐尤捷也"（《发挥》）。"厥冷回阳生用，引诸药行经，面裹火煨"（《说约》）。"生用发散，熟用则峻补"（《钩元》）。

【按语】附子的炮制始见于汉代，演变至今其炮制方法约有 70 余种。从汉代至唐代均沿用"炮"、"烧"、"煨"、"炒"等火炮方法为主。宋代新方法出现最多，在沿用"炮"的基础上，发展到用液体辅料炮制（包括水洗、水浸、盐浸、醋浸、童便浸）及药汁制（如姜汁浸、黄连炒、黑豆煮、甘草制、生姜蛤粉同煮）等。明代以后，基本沿用古法，其中以蒸煮等湿法为主，辅料也较为固定（如甘草、姜、童便、黑豆、盐等）。近代以四川江油、陕西汉中等加工的各种附片为主，有的直接用于临床，有的还要进一步炮制后入药。这种"集约化"生产模式，由于有一整套健全的规章制度，如操作规程、辅料品种与用量，加热时间与温度等等，包括已经积累了许多有益的经验和方法，加之严密的组织管理，因此附子饮片的质量基本是有保障的。市场上的"熟附片"包括黑顺片、白附片、炮附片、淡附片、黄附片等不同规格，但在临床应用方面，作用相似，惟淡附片的作用稍弱，毒性亦小，而黄附片的毒性较大。据有关资料，"四逆汤"中的附子，古代亦有医家用生品的，但需"久煎"而用之，现代均用熟附片，临床疗效也是肯定的。

生附子有毒，炮制后降低毒性，确保了用药的安全和有效。附子的毒性成分、毒理作用以及解毒方法均与川乌相同。

参考文献

[1] 阴健，等. 中药现代研究与临床应用[1][M]. 北京：学苑出版社，1994：391.

[2] 饶曼人，等. 关于"乌头、附子"强心作用研究[J]. 药学学报，1996(3)：195.

[3] 刘应宗译. 附子的药理作用[J]. 国外医学中医中药分册，1980(1)：10.

[4] 徐暾海，等. 四川江油生附子强心成分的研究[J]. 中草药，2004，35(9)：964.

[5] 左箴，等. 中药附子的研究——附子对脉微欲绝病理模型的影响[J]. 第二军医大学学报，1982(1)：19.

[6] 刘天培，等. 中国乌头对血管的作用[J]. 药学学报，1966(4)：250.

[7] 周远鹏，等. 附子水溶部分对心血管系统的影响[J]. 中草药，1983，14(6)：29.

[8] 张团笑，等. 附子水煎液对家兔离体肺动脉血管的舒张作用[J]. 中成药，2005，27(6)：694.

[9] 金治革，等. 附子注射液对免疫影响初步研究[J]. 中华微生物学和免疫学杂志，1983，3(1)：52.

[10] 全国中草药汇编编写组. 全国中草药汇编(上册)[M]. 北京:人民卫生出版社,1975:207.

[11] 张宏,等. 附子煎煮时间、给药剂量与温阳功效的相关性研究[J]. 中国中药杂志,2007,32(20):2118.

[12] 韩涛,等. 制附子及其不同配伍对小鼠实验性微循环障碍的影响[J]. 中药药理与临床,2007,23(2):40.

[13] 林启寿. 中草药成分化学[M]. 北京:科学出版社,1977:815.

[14] 顾永祚,等. 中药川附子中25种化学元素的分析研究[J]. 四川环境,2004,23(4):7.

[15] 卢竞,等. 中药川附子非金属元素分析研究[J]. 四川环境,2004,23(1):50.

[16] 胡梅素,等. 附子炮制新法[J]. 中成药研究,1981(2):21.

[17] 卢文清. 介绍煻灰火炮煨附子及作用[J]. 中国中药杂志,1989,14(3):25.

[18] 王慕邹,等. 炮制附子中生物碱含量的变化[J],中草药,1983,14(1):1.

[19] 刘成基,等. 国外中药炮制研究[J]. 中药材,1990,13(5):25.

[20] 祁明馥. 关于乌头附子炮制机理的另一解释[J]. 中草药,1986(6):37.

[21] 顾科民. 附子"回阳救逆"作用的初步药理探讨[J]. 上海中医药杂志,1962(6):10.

[22] 郑露露. 附子炮制中的成分流失[J]. 中药通报,1983,8(2):26.

[23] 越皓,等. 电喷雾串联质谱分析附子炮制中的化学成分变化[J]. 分析化学,2007,35(7):959.

[24] 越皓,等. 附子不同配伍药对中生物碱成分的电喷雾质谱分析[J]. 药学学报,2007,42(2):201.

[25] 皮子凤,等. 附子与不同药味药对配伍后乌头碱类生物碱的电喷雾质谱研究[J]. 中草药,2008,39(10):1474.

[26] 洪波. 附子中双酯型乌头碱类成分水解减毒机理的密度泛函理论研究[J]. 分子科学学报,2008,24(3):217.

[27] 徐强,等. 附子炮制的研究[J]. 中国中药杂志,1990(2):57.

[28] 佐藤博,等. 附子的药理作用[J]. 药学杂志(日),1979,99(3):252.

[29] 张静楷. 重视中药煎服法提高汤剂质量和疗效[J]. 中成药研究,1981(2):3.

[30] 邹文铨,等. 附子生用与炮用的化学分析[J]. 中国中药杂志,1995,20(2):86.

郁　金

【来源】本品为姜科植物温郁金 *Curcuma wenyujin* Y. H. Chen et C. Ling、姜黄 *Curcuma louga* L.、广西莪术 *Curcuma kwangsiensis* S. G. Lee et C. F. Liang 或蓬莪术 *Curcuma phaeocaulis* Val. 的干燥块根。前两者分别称为"温郁金"和"黄丝郁金",其余按性状不同称"桂郁金"或"绿丝郁金"。冬季茎叶枯萎后采挖,除去泥沙及细根,蒸或煮至透心,取出,干燥。

【古代炮制】宋代有火炮、煮制、浆水生姜皂荚煮后麸炒、皂荚水浸后煮(《总录》)、皂荚汁煮后炒(《总微》)等炮制方法。明代增加了炒制、防风皂荚巴豆河水煮(《普济方》),烧炭存性(《蒙筌》),焙制、醋煮(《入门》),湿纸包煨(《保元》),磨汁(《大法》)等方法。清代又增加了甘草水煮(《握灵》)、水煮(《大成》)、酒炒(《本草述》)、酒浸(《切用》)、醋炒(《傅青主》)等炮制方法。

【现代炮制】

1. 郁金　取原药材,除去杂质,洗净,润透,切薄片,干燥,筛去碎屑。

2. 醋郁金　取郁金片,加入定量米醋拌匀,稍闷润,待醋被吸尽后,置炒制容器内,用文火加热,炒干,取出,晾凉,筛去碎屑。郁金片每100kg用米醋10kg。

【饮片性状】郁金为不规则的薄片,周边灰褐色或灰棕色;或棕灰色或灰黄白色,具不规则的纵皱纹，纵纹隆起处色较浅，表面灰棕色或灰白色或灰绿棕色，角质样，内皮层环明显，质坚实，气微，味淡。醋郁金较生品色泽加深，略有醋气。

【质量要求】郁金水分不得过15.0%，总灰分不得过9.0%。

【炮制目的】郁金味辛、苦，性寒。归肝、心、肺经。具有行气化瘀，清心解郁，利胆退黄的功能。用于经闭痛经，胸腹胀痛、刺痛，热病神昏，癫痫发狂，黄疸尿赤等。

郁金，临床中生用居多，凡气血凝滞引起的胸胁、脘腹胀闷作痛，痛经，以及吐血、衄血、尿血、妇女倒经等，属血热瘀滞者，均可选用。经醋制后，味微辛、酸，性微寒。能引药入血分，增强疏肝止痛的作用，用于郁血心痛，肝郁气滞痛经，经前腹痛等。

【临床应用】

1. 生用

(1) 胸胁胀满疼痛：常与香附(炙)、木香、莪术等同用，具有理气止痛的作用，用于寒气郁滞，胃脘疼痛，两胁胀满，如九气拈痛丸(《北京市中药成方集》)；若与黄芩、赤芍、枳壳(麸炒)等同用，用于心悬急懊痛，如郁金饮子(《圣惠方》)。

(2) 癫痫发狂：常与炒栀子、鲜竹叶、连翘等同用，具有清心解郁的作用，用于癫痫发狂，及烦躁不寐，神识时昏时清，夜多谵语，如菖蒲郁金汤(《温病全书》)；若与白矾同用，用于癫狂因忧郁而得，痰涎阻塞包络心窍者，如白金丸(《本事方》)；若与朱砂、白矾同用，用于狂证痰扰心包者，如郁金丸(《治裁》)；若与山栀、大黄、柴胡等同用，用于伤寒发狂谵语，大便不通，心腹胀满欲走，如郁金散(《圣惠方》)。

(3) 热病神昏：常与牛黄、黄连、辰砂等同用，具有清心安神的作用，用于温邪内陷，热入心包，身热烦躁，神昏谵语，如牛黄清心丸(《痘疹心法》)。

(4) 吐血、衄血：常与木香、黄柏、炙甘草等同用，具有清热凉血的作用，用于吐血、衄血，如郁金散(《圣惠方》)；若单用郁金为末，水服二钱，甚者再服，用于衄血吐血，如(《简易方论》)；若与韭汁、姜汁、童便磨郁金，同饮之，用于呕血(《丹溪》)；若与黄芪、莲实同用，用于吐血不止，如郁金散(《总录》)。

(5) 血淋及尿血：常与瞿麦、生干地黄、滑石等同用，具有清热止血，利尿的作用，用于血淋及尿血，尿道涩痛，如郁金散(《圣惠方》)；若与槐花同用，用于溺血，如郁金散(《杂病源流犀烛》)。

(6) 谷疸：常与牛胆、麝香同用，具有利胆退黄的作用，用于谷疸，唇口先黄，腹胀气急，如郁金散(《总录》)。

2. 制用

(1) 腹痛吐血：常与白芍(酒炒)、当归(酒洗)、香附(酒炒)等同用，具有疏肝解郁，养血健脾的作用，用于妊娠大怒后，腹疼吐血，因而堕胎，及堕胎之后，腹疼仍未止者，如引气归血汤(《傅青主》)。

(2) 经前腹痛：常与白芍(酒炒)、丹皮、柴胡等同用，具有疏肝泻火，理气调经的作用，用于妇女经前腹痛，少腹为甚，经来多紫黑瘀块者，如宣郁通经汤(《傅青主》)。

(3) 厥心痛：常与附子(炮)、干姜、朱砂同用，具有行气止痛的作用，用于一切厥心痛，小肠膀胱痛不可忍者，如辰砂一粒金丹(《奇效良方》)；若单用郁金温醋摩服，用于女人宿血气心痛(《药性论》)；若单用郁金烧存性为末二钱，米醋一呷，调灌，用于产后心痛，血气上冲欲死(《袖珍方》)。

【参考资料】郁金块根中含有挥发油，姜黄根茎中约含挥发油4.0%～6.0%，而块根中约含 1.0%,广西莪术根茎中含 1.0%～1.2%,块根中约含 0.1%～0.2%。经分析鉴定,其挥发油中的主成分为桉叶素、松油烯、姜黄酮、芳姜酮、芳姜黄烯、姜黄烯、吉马酮、姜烯、莪术醇、莪术酮、莪术二酮、丁姜烯等 30 余种成分[1-2]。另含姜黄素类成分:姜黄素(Curcumin),去甲氧基姜黄素(Demethoxycurcumin),双去甲氧基姜黄素(Bisdemethoxycurcumin)[3]。此外,从姜黄根茎中分离得到抗肝细胞毒成分 P-香豆阿魏酰甲烷,二-P-香豆酰甲烷以及 Curlone。另从广西莪术挥发油中分离得到乌药薁(Linderazulene),异莪术烯醇(Isocurcumenol)[4]。倍半萜类化合物:bisacurone A、bisacurone B、bisacurone C、dehydrozingerone、zingerone [5],(5R, 6R, 7αR)-5-isopropenyl-3, 6-dimethyl-6-vinyl-5, 6, 7α-tetrahydro-4H-enzofuran-2-one、hydroxyisogermafurenolide、(5R, 6R, 7aS)-5-isopropenyl-3, 6-dimethyl-6-vinyl-5, 6, 7, 7α-tetrahydro-4H-benzo-furan-2-one(8)[6],温郁金内酯 A(wenyujinlactoneA, 1)、neolitamoneA(2)、zedoarondiol(3)、isozedoarondiol(4)、aerugidiol(5)[7]。从姜黄干燥块根中分离得到的 1 个喹啉类生物碱 2-(2′-methyl-1′-propenyl)-4, 6-dimethyl-7-hydroxyquinoline(1)[5]。

姜黄块根能明显抑制四氯化碳肝细胞的损害,对用四氯化碳、半乳糖胺诱发的小鼠、大鼠肝损伤具有显著的抗肝毒作用。郁金挥发油具有抗真菌活性,其中对产黄青霉的抑制活性最大。郁金具有网状内皮系统激活活性,吞噬指数 K 为 0.2506。郁金醇提取物能降低血浆纤维蛋白原含量而发挥“活血”作用。同时姜黄素、挥发油等成分对大鼠血清、主动脉、肝脏的胆固醇和甘油三酯含量升高有明显抑制作用。姜黄素能促进胆汁的分泌,也有刺激胰泌素分泌的作用,使血清胰泌素水平升高。同时也有显著促进胃酸分泌的作用[1]。

有研究认为加压浸泡是缩短郁金浸泡时间的有效方法,能明显缩短郁金药材浸泡时间。最佳工艺过程为:药材洗净,加相当于药材重量 80%的水,减压 0.095MPa 0.5 小时,然后,再加等量的水,加压 0.14MPa10～16 小时,取出密封闷润 36～48 小时,直至润透,切片,室温晾干或不高于 40℃烘干。其中水浸润时间与药材断面的短径相关,短径小于 0.6cm 的药材,加压浸泡时间可设定为 10 小时,短径为 0.6～0.7cm 的药材,加压浸泡时间可设定为 16 小时,短径大于 0.7cm 的药材比较少,如果无法切制,可加长闷润时间至 72 小时,加压处理后,可以获得较好的片形,提高成品率[8]。

【附】

1. 近代炮制方法还有醋蒸、醋煮、酒炒、炒黄等。

2. 文献摘录　“产后心痛血气上冲欲死,郁金烧存性为末二钱,米醋一呷调灌”(《握灵》)。“斑痘……郁金一枚,甘草二钱半,水煮去甘草焙研末……毒气从手足心出。”(《握灵》)。

【按语】郁金古代炮制方法有火炮、煮制、炒制、制炭、焙制、醋制、煨制、酒制及药汁制(如甘草制、皂荚制、防风巴豆制)等。现代沿用生品和醋制二种饮片。郁金一般为生用,有疏肝行气,活血祛瘀的作用。醋制郁金能引药入血,增强疏肝止痛作用。

中药郁金为多来源品种的药材,应注意该药商品的鉴别及相应的化学成分的检测。本品在切制时,片心往往会脱落,究其原因,主要是未润透之故。因此,必须注意在“闷润”上下功夫。如用米汤制亦可减少片心脱落。

参考文献

[1] 黄泰康,等.常用中药成分与药理手册[M].北京:中国医药科技出版社,1994:1217.

[2] 方洪钜,等.我国姜黄属植物的研究Ⅱ:五种姜黄属药用植物根茎挥发油化学成分的比较[J].药学学报,1982,17(6):441.

[3] 陈毓亨.我国姜科药用植物研究——五种姜黄属植物根茎的块根(郁金)[J].中药材,1986(4):20.

[4] 陈毓亨.我国姜黄属植物Ⅵ:桂莪术中三种化学成分的分离和鉴定[J].中草药,1983,14(12):6.

[5] 王丽瑶,张勉,张朝凤,等.黄丝郁金中的生物碱和倍半萜类成分[J].药学学报,2008,43(7):724.

[6] 刘晓宇,楼燕,胡丹,等.温郁金挥发油的化学成分[J].沈阳药科大学学报,2007,24(11):682.

[7] 王世盛,张金梅,郭修晗等.温郁金中的新桉叶烷型倍半萜内酯[J].药学学报,2007,42(10):1062.

[8] 黄文华,郭宝林,薛健.中药郁金加压浸润切片工艺研究[J].中国中药杂志,2005,30(7):498.

苦　参

【来源】本品为豆科植物苦参 *Sophora flavescens* Ait. 的干燥根。春、秋二季采挖,除去根头及小支根,洗净,干燥,或趁鲜切片,干燥。

【古代炮制】汉代有醋煮(《金匮》)的方法。晋代有酒煮(《肘后》)的方法。南北朝刘宋时代有米泔汁浸后蒸(《雷公》)的方法。唐代有炙制(《外台》)法。宋代增加了煨制(《圣惠方》)、炒黄(《证类》)、酒制(《妇人》)、酒炒(《疮疡》)等方法。元代有酒洗(《宝鉴》)法。明、清时代又增加了酒浸(《发挥》),酒浸湿蒸晒九次、油炒(《大成》),酒渍、醋渍(《本草述》),米泔浸炒(《尊生》),焙制(《幼幼》),醋炒(《得配》)等炮制方法。

【现代炮制】

1. 苦参　取原药材,除去杂质、残留的根头,洗净,略浸,润透,切厚片,干燥,筛去碎屑。

2. 苦参炭　取净苦参片,置炒制容器内,用武火加热,炒至表面呈焦黑色,内部焦黄色,喷洒少许清水,灭尽火星,取出,晾干。

【饮片性状】苦参为圆形或类圆形厚片,周边灰棕色或棕黄色,具纵皱纹及横长皮孔,外皮薄,多皱裂反卷,易剥落;切面黄白色,具放射状纹理及裂隙,有的可见同心性环纹,断面纤维性,质硬;气微,味极苦。苦参炭表面焦黑色,内部焦黄色,味微苦涩。

【质量要求】苦参水分不得过11.0%,总灰分不得过8.0%,水溶性浸出物不得少于20.0%。本品按干燥品计算,含苦参碱和氧化苦参碱的总量不得少于1.2%。

【炮制目的】苦参味苦,性寒。归心、肝、胃、大肠、膀胱经。具有清热燥湿、杀虫、利尿的功能。用于热痢,便血,黄疸,尿闭,赤白带下,阴肿,阴痒,湿疹,湿疮,皮肤瘙痒,疥癣麻风;外用治滴虫性阴道炎等。

苦参生品味极苦,性甚寒,清热燥湿,杀虫止痒,利水作用强。用于湿热黄疸,痢疾,带下,阴痒,小便涩痛,疥癣,皮肤瘙痒,麻风及滴虫性阴道炎等。苦参炭苦寒之性减弱,增加了涩味,以止血为主。用于血痢、便血及痔疮出血等。

【临床应用】

1. 生用

(1) 黄疸:常与龙胆、牛胆、生姜汁同用,具有清热除湿的作用,用于谷疸(《补阙肘后方》);若与龙胆、栀子、人参等同用,亦用于谷疸,如虞天民谷疸丸;若与黄连、黄芩、甜葶苈等同用,用于热病多有内瘀,即成黄疸,如苦参散(《圣惠方》)。

(2) 热毒痢:常与橘皮、黄连、黄柏等同用,具有清热燥湿的作用,用于热毒痢,如苦参橘皮丸(《千金》)。

(3) 赤白带下:常与牡蛎、雄猪肚同用,具有清热燥湿的作用,用于赤白带下(《积德堂经验方》)。

(4) 皮肤瘙痒：常与荆芥同用，具有祛风止痒的作用，用于心肺积热，肾脏风毒攻于皮肤，时生疥癞，瘙痒难忍，时出黄水，及大风手足烂坏，眉毛脱落，一切风疾，如苦参丸(《局方》)；若与玄参、黄连、炒枳壳等同用，用于遍身瘙痒，癣疥疮疡，如苦参丸(《准绳》)；若与菖蒲、蛇肉(酒浸)同用，用于一切癣，皮肤瘙痒，如苦参丸(《准绳》)。

(5) 阴痒：常与鹤虱草、威灵仙、蛇床子等同用，具有杀虫止痒的作用，用于阴痒，如塌痒汤(《疡医大全》)。

(6) 小便不利：常与当归、贝母同用，具有清热利尿的作用，用于妊娠小便难，饮食如故，如当归贝母苦参丸(《金匮》)；若与当归、贝母(炒)、滑石同用，用于妊娠胎满逼胞，小便艰难，淋沥不爽，但饮食如故，如苦参丸(《三因》)。

(7) 脂溢性皮炎：常与百部、野菊花、凤眼草等同用，具有灭菌止痒的作用，用于脂溢性皮炎，皮肤瘙痒症，单纯糠疹，玫瑰糠疹，如苦参酒(《朱仁康临床经验集》)；若与野菊花、白鲜皮同用，用于脂溢性皮炎，如苦参水(《中医皮肤病学简编》)。

2. 制用(炒炭)

(1) 痔漏出血：苦参炒炭常与地榆、槐花炭、银花炭等同用，用治痔漏出血、便血；若与地黄(酒浸蒸)、蜂蜜同用，用于痔漏出血，肠风下血，酒毒下血，如苦参地黄丸(《外科大成》)。

(2) 血痢不止：单用苦参炒焦为末，水丸梧子大，米饮下，用治血痢不止(《仁存堂经验方》)。

【参考资料】根含多种生物碱(1%～2.5%)，以d-苦参碱(d-Matrine)、d-氧化苦参碱(d-Oxymatrine)为主，并含羟基苦参碱(d-槐醇碱，d-Sophoranol)、N-甲基野靛碱(N-甲基金雀花碱，N-Methylcytisine)、安那吉碱(臭豆碱，Anagyrine)、赝靛叶碱(Baptifoline)、槐果碱(脱氢苦参碱，Sophocarpine)、d-异苦参碱(Isomatrine)、槐胺(Sophoramine)、N-氧化槐果碱(N-Oxysophocarpine)、槐定碱(Sophoridine)。另含黄酮类化合物：苦参啶(Kuraridine)、苦参酮(Kurarinone)、去甲苦参酮(Norkurarinone)、苦参啶醇(Kuraridinol)、苦参醇(Kurarinol)、新苦参醇(Neokurarinol)、去甲苦参醇(Norkurarinol)、异苦参酮(Isokurarinone)、去甲脱水淫羊藿素(Noranhydroicartin)、异脱水淫羊藿素(Isoanhydroicaritin)、蛇麻素(Xanthohumol)、异蛇麻素(Isoxanthohumol)、芒柄花黄素(Formononetin)、苦参醇(Kushenol) A、B、C、D、E、F、G、H、I、J、K、L、M、N、O，5-甲氧基-7，2′，4′-三羟基-8-异戊烯基二氢黄酮、3β，7，4′-三羟基-5-甲氧基-8-异戊烯基二氢黄酮。另从苦参根中分得一系列2-烷基色酮的衍生物，苦参苯醌A(Kushequinone A)以及大豆皂苷(Soyasaponin)、Sophoraflavoside[1-5]。

苦参对心脏有明显的抑制作用，可使心率减慢，心肌收缩力减弱，心输出量减少。苦参对氯仿-肾上腺素、乌头碱及哇巴因等药物所致的心律失常有明显的对抗和预防作用。猫静注苦参注射液，有明显的降压作用。苦参对组胺引起的豚鼠哮喘具有明显的对抗作用。酚红排泄法证明，小鼠灌服苦参总碱、黄酮等成分，有明显祛痰作用。苦参生物碱对小鼠免疫功能有抑制作用，即抑制巨噬细胞的吞噬功能，减少空斑形成细胞数和抗体几何平均滴度。苦参总碱对正常家兔外周血白细胞有明显升高作用。苦参生物碱能明显对抗巴豆油等诱发的实验动物的渗出性炎症。能明显抑制小鼠的自发活动，亦能明显对抗中枢兴奋药苯丙胺、咖啡因所致的精神运动性兴奋。苦参碱对痢疾杆菌、大肠杆菌、变形杆菌、乙型链球菌、金黄色葡萄球菌均有明显的抑制作用[6]。

据实验研究，在苦参加工切片过程中，水浸泡时间是影响苦参饮片质量的主要因素，如浸泡时间过长，苦参主要有效成分生物碱流失量达34.5%，从而降低饮片质量[7]。而采用冷压浸润法能缩短浸泡时间,减少生物碱成分的损失,并缩短加工周期,也减少药材的污染[8]。用硅钨酸盐法测定了不同加工所得饮片中总生物碱的含量,结果表明,几种方法中以鲜药材直接加工的饮片生物碱总重量最高,次之是蒸法、米水浸法和水浸法[9]。干苦参切片适当缩短浸泡时间,可减少苦参总碱的损失量[10]。

据报道,厚度、形状对苦参饮片质量均有显著影响。1～3mm 的生饮片水溶性物质百分含量及苦参总碱的含量显著高于 4～6mm 和 9～12mm 的饮片。斜片表面积较横片或直片大,因此,苦参饮片规格标准以切制成 1～3mm 左右的斜片为佳[11]。从薄层定性结果来看,除蒸品和炒炭品斑点略小外,其余各生、制品斑点基本相一致。从苦参生物碱含量测定结果来看,以酒炙品含量最高(3.31%),而炒炭品含量最低(1.93%),而麸炒品、炒黄品、醋炙品与生品比较,差异不大[12]。苦参不同炮制品中苦参碱含量大小依次为:炒炭品＞炒黄品＞酒炙品＞醋炙品＞麸炒品＞生品;氧化苦参碱含量大小依次为:生品＞酒炙品＞麸炒品＞炒黄品＞醋炙品＞炒炭品[13]。

【附】

1. 近代炮制方法还有炒、麸炒等。

2. 文献摘录 "糯米泔浸一宿,蒸二时久,晒干,少入汤药,多作丸服。治疮浸酒,治肠风炒至烟起为末"(《入门》)。"炒黄为末,米饮调服,治肠风下血热痢"(《本草正》)。"醋炒,治少腹热痛。酒炒治时症热结"(《得配》)。

【按语】苦参的古代炮制方法有醋制、酒制、炙制、炒制、煨制、油制、焙制等法,文献中的"香参丸"即为酒炒入方,具有清热解毒作用的托里解毒汤(《保元》)亦用酒炒品。而医籍记载,用于血痢的单方苦参一味,系用炒焦品。据《全国中药炮制规范》一书收载,现代临床应用,多以生品和炭品入药,尤以生品多用。苦参炭常与地榆炭、槐花炭等同用,治便血、痔漏出血等。

苦参的主要成分为生物碱类,如苦参碱、氧化苦参碱等,尚含黄酮类成分等。目前,苦参炭止血作用机理的研究尚待深入。

参 考 文 献

[1] 黄泰康,等.常用中药成分与药理手册[M].北京:中国医药科技出版社,1994:1203.

[2] 白世泽.苦参生物碱成分的研究Ⅱ:氧化苦参碱及其它生物碱成分的分离[J].中草药,1982,13(4):8.

[3] 吴立军,等.苦参成分的研究[J].国外医学:中医中药分册,1986,8(4):53.

[4] 李巍,梁鸿,尹婷.中药苦参主要黄酮类成分的研究[J].药学学报,2008,43(8):833.

[5] 崔建芳,等.苦参等四种槐属植物药中生物碱的分析[J].中药通报,1986,11(2):38.

[6] 阴健,等.中药现代研究与临床应用(1)[M].北京:学苑出版社,1994:424.

[7] 蒋纪洋,等.利用正交设计探讨苦参炮制方法[J].中国中药杂志,1989,14(7):27.

[8] 刘玠,等.不同加工方法对苦参饮片质量的影响[J].中医药信息,1987(3):27.

[9] 臧开兰.关于苦参炮制方法的探讨[J].中药通报,1986,11(8):27.

[10] 董海.苦参的几种饮片加工方法比较[J].中药材,1986(4):36.

[11] 赵科社,等.正交法初探苦参饮片的规格标准[J].中成药,1991,13(6):21.

[12] 张三平.苦参不同炮制品质量研究[J].中成药,1997,19(9):17.

[13] 江海燕,陈勇,张辉.苦参不同炮制品中苦参碱和氧化苦参碱含量测定[J].中成药,2001,23(3):185.

贯　　众

【来源】本品为鳞毛蕨科植物绵马鳞毛蕨 *Dryopteris crassirhizoma* Nakai. 的干燥根茎及叶柄残基。秋季采挖，削去叶柄、须根，除去泥沙，干燥。

【古代炮制】唐代有切熬(《外台》)的方法。宋代有烧灰(《圣惠方》)、焙制(《总微》)等法。明、清时代增加了白酒汁蘸焙(《滇南》)、醋炙(《纲目》)、炒制(《大法》)、烧存性(《良朋》)、煅炭(《得配》)等炮制方法。

【现代炮制】

1. 贯众　取原药材，除去杂质，洗净，润透，切厚片或小块，干燥，筛去碎屑。

2. 贯众炭　取贯众片或块，大小分开，分别置炒置容器内，用武火加热，炒至表面焦黑色，内部焦褐色，喷淋少许清水，灭尽火星，取出，晾干。

【饮片性状】贯众为不规则的厚片或小块，外表面黄棕色或黑棕色；叶柄切面淡棕色，点状维管束排列成环，叶柄基部外侧有须或残痕；质硬而脆，气特异，味初淡而微涩，后渐苦、辛。贯众炭表面焦黑色，内部焦褐色，味涩。

【质量要求】总灰分不得过 7.0%，酸不溶性灰分不得过 1.5%，稀乙醇浸出物不得少于 16.0%。

【炮制目的】贯众味苦，性微寒；有小毒。归肝、胃经。具有清热解毒，驱虫，止血的功能。用于风热感冒，湿热发斑，热毒疮疡，痄腮，虫积腹痛，及崩漏等。

贯众生品长于驱虫，清热解毒。用于肠道寄生虫，风热感冒，湿热发斑，痄腮，热毒疮疡等。贯众炭寒性减弱，涩味增大，优于止血。用于衄血、吐血、便血、崩漏等多种出血。

【临床应用】

1. 生用

(1) 蛔虫攻心：常与鹤虱、狼牙草、芜荑仁等同用，具有驱虫的作用，用于蛔虫攻心，吐如醋水，痛不能止，如贯众散(《圣惠方》)；若与狗脊、狼牙草、萆薢同用，用于小儿蛔虫攒心，合眼扑手，心闷，如贯众散(《圣惠方》)。

(2) 蛲虫：常与干漆、吴茱萸、芜荑等同用，具有驱虫的作用，用于肾热，四肢肿急，有蛲虫，如贯众散(《外台秘要》)。

(3) 钩虫：常与苦楝皮、山紫苏、土荆芥同用，具有驱虫的作用，用于钩虫病[《中医杂志》1959(3):3]。

(4) 热毒：常与黄连、甘草、骆驼峰同用，具有清热解毒的作用，用于一切诸热毒，或中食毒、酒毒、药毒等，如贯众散(《普济方》)。

(5) 疮疹：常与赤芍药、甘草、川升麻等同用，具有清热解毒的作用，用于疮疹出快肥红，如快斑散(《总微》)。

(6) 大头瘟：常与葛根、甘草、白僵蚕同用，具有清热解毒的作用，用于大头瘟，如消毒饮(《仙拈集》)。

(7) 预防麻疹：常与金银花、鬼灯笼同用，水煎服，连服 5 剂以上，每日服 1 剂(《陆川本草》)。

(8) 预防流行性感冒：单用贯众，每天 9g，水煎，分 2 次服，儿童酌减(湖北《中草医药经验交流》)。

(9) 吐血：常与黄连同用，具有清热止血的作用，用于暴吐血嗽血，如贯众散(《总录》)；

若与血余炭同用，用于吐血成斗，如管仲汤（《回春》）。

2. 制用（炭药）

（1）痔疮出血：贯众烧存性；入麝香研匀，米饮调服，具有凉血止血的作用，用于肠风酒痢下血及鼠子痔出血、血痔，如经效散（《普济方》）；若与黑蒲黄、丹参同用，用于肠风便血，久痢下血水，妇人崩淋沥血，并积年白带（《本草汇言》）。

（2）崩漏：常与五灵脂各 9g，均炒黑研末，用水冲服，具有祛瘀止血作用，用于崩漏血色紫而有块，少腹胀痛，脉沉，有瘀血者[《中医杂志》1961(6)：224]。

（3）治火烧疮：贯众煅灰，和香油调涂，止痛（《岭南采药录》）。

【参考资料】贯众地上部分（包括叶茎基部）含异槲皮苷（Isoquercitrin），紫云英苷（Astragalin），冷蕨苷（Cyrtopterin），贯众素（Cyrtominetin），贯众苷（Cyrtomin），杜鹃素（Cyrtopterinetin，Farreral）[1]。

绵马贯众（绵马鳞毛蕨、粗茎鳞毛蕨）中含绵马酸类（Filicic acids），包括绵马酸 BBB（Filicic acid BBB）、绵马酸 PBB、绵马酸 PBP；黄绵马酸类（Flavaspidic acids），包括黄绵马酸 BB、PB、AB（Flavaspidic acid BB、PB、AB）；白绵马素（Albaspidin），新绵马素（Dryocrassin）；羊齿三萜（9(11)-Fernene）；绵马三萜（Diploptene）。尚含挥发油，鞣质，树脂等成分[1]。另有报道[2]，该品中含有绵马酚（Aspidinol），绵马次酸（Filinic acid）。

绵马贯众具有驱虫作用，能使绦虫、钩虫麻痹变硬，达到驱除肠虫的效用。对各型流感病毒有不同程度的抑制作用。其煎剂具有抗皮肤真菌的作用。提取物对多种移植性动物瘤有抑制作用，对 U_{14} 宫颈癌、S_{180} 肉瘤、B_{22} 脑瘤、ARS 腹水型、Lewis 肺癌、MA_{737} 乳癌等均有一定的抑制作用。本品提取物具有抗血吸虫作用[2]。

贯众醇提液、水提液对革兰阳性菌有较强的抑制作用，尤其是革兰阳性球菌如金黄色葡萄球菌和甲型溶血性链球菌等。对革兰阴性菌和真菌的抑制作用较弱，但对普通变形杆菌则有较强的抑制作用[3]。有研究发现绵马贯众具有较强的抗疟活性，绵马贯众有效部位对伯氏疟原虫 K173 株的 ED_{50} 为 59.74mg/kg，对伯氏疟原虫抗氯喹株（RC/K173）的 ED_{50} 为 111.2mg/kg，抗性指数为 2.10；且抗疟有效部位中东北贯众素为主要成分，含量高达 73% 至 81%[4-5]。

据报道贯众炒炭后挥发油 80%左右被破坏，而鞣质则较稳定，贯众本身具有止血作用，炒炭后止血作用增强，出血时间和凝血时间均比生品明显缩短[6]。对绵马贯众不同切制方法进行比较，生品出膏率打碎品最高，纵切品其次；炭品总酚类、水浸出物、醇浸出物含量均以切碎品最高，纵切品其次，横切、纵切、切碎的炭品总酚类均比生品要高。综合比较，绵马贯众以打碎品炮制质量为佳[7]。

【附】

1. 近代炮制方法还有炒焦、煅炭等。

2. 文献摘录　“煅炭，童便酒下，治乳痈”（《得配》）。

【按语】贯众古代炮制方法有熬制、制炭、焙制、酒制、醋制、炒制等法。现代沿用制炭法以及生品。临床应用：生贯众清热解毒，驱虫。贯众炭用于止血。动物止血实验证明，贯众炭的止血时间和凝血时间均比生品明显缩短。《中国药典》2010 年版，以绵马贯众作为本品的法定品种而收载，并规定以生品与贯众炭二种炮制品入药。临床上，崩漏症多以贯众炭配伍。

参考文献

[1] 南京药学院. 中草药学(中册)[M]. 南京:江苏人民出版社,1976:54.

[2] 郭晓庄,等. 有毒中草药大辞典[M]. 天津:天津科技翻译出版公司,1992:531.

[3] 罗海华,潘实清,刘长秀. 贯众提取液对革兰氏阳性球菌的抑菌作用[J]. 热带医学杂志,2003,3(2):169.

[4] 高增平,王宝华,陆蕴如,等. HPLC 和 TLCS 测定绵马贯众抗疟有效部位中东北贯众素含量[J]. 中国药学杂志,2003,38(11):878.

[5] 高增平,陆蕴如,江佩芬. 绵马贯众部位Ⅱ的抗疟作用和急性毒性实验研究[J]. 北京中医药大学学报,2002,25(2):52.

[6] 叶定江,等. 中药炮制学[M]. 上海:上海科学技术出版社,1995:107.

[7] 胡昌江,叶茂,刘俊达. 绵马贯众不同切制方法及炒炭的比较研究[J]. 中成药,2004,26(8):641-643.

知　　母

【来源】本品为百合科植物知母 *Anemarrhena asphodeloides* Bge. 的干燥根茎。春、秋二季采挖,除去须根及泥沙,晒干,习称“毛知母”;或除去外皮,晒干。习称“知母肉”或“光知母”。

【古代炮制】宋代有煨制(《圣惠方》),焙制(《指迷》),炒制(《宝产》),酒炒、酒拌炒黑(《妇人》),盐水炒(《扁鹊》),盐酒拌炒(《疮疡》)等方法。元代有酒洗(《脾胃论》)、酒浸(《瑞竹》)等方法。明代增加了蜜水拌炒(《入门》)、人乳汁盐酒炒(《回春》)、童便浸(《准绳》)、姜汤浸(《保元》)等炮制方法。清代基本上沿用明代以前的炮制方法。

【现代炮制】

1. 知母　取原药材,洗净,润透,切厚片,干燥,除去毛屑。

2. 盐知母　取净知母片,置炒制容器内,用文火加热,炒至变色,喷淋盐水,炒干,取出,晾凉,筛去碎屑。知母片每 100kg 用食盐 2kg。

【饮片性状】知母为不规则类圆形厚片或长条状片。周边黄棕色至棕色,表面黄白色,质硬脆。味微甜略苦,嚼之黏性。盐知母色泽加深,偶有焦斑,略带咸味,嚼之带黏性。

【质量要求】知母水分不得过 12.0%,总灰分不得过 9.0%,酸不溶性灰分不得过 4.0%,含芒果苷($C_{19}H_{18}O_{11}$)不得少于 0.70%,含知母皂苷 BⅡ($C_{45}H_{76}O_{19}$)不得少于 3.0%。知母饮片酸不溶性灰分不得过 2.0%,含芒果苷不得少于 0.5%,知母皂苷 BⅡ不得少于 3.0%。盐知母酸不溶性灰分不得过 2.0%,含芒果苷不得少于 0.40%,知母皂苷 BⅡ不得少于 2.0%。

【炮制目的】知母味苦、甘,性寒。归肺、胃、肾经。具有清热泻火,生津润燥的功能。用于外感热病,高热烦渴,肺热燥咳,骨蒸劳热,内热消渴,肠燥便秘等。

知母生品苦寒滑利,善于清热泻火,生津润燥。用于肺火喘咳,肺热咳嗽,胃热壅盛,高热烦渴,大便燥结等。盐知母可引药下行,专于入肾,增强滋阴降火的作用,并善清虚热。用于肝肾阴亏,虚火上炎,骨蒸潮热,盗汗遗精,腰膝酸痛,及阴虚尿闭等。

【临床应用】

1. 生用

(1) 邪热亢盛:常与石膏、甘草、粳米同用,具有清热泻火除烦的作用,用于温热病,邪热亢盛，壮热、烦渴，如白虎汤(《伤寒论》)。

(2) 肺火喘咳：常与桑白皮、款冬花、贝母等同用，具有泻肺火，止咳喘的作用，用于肺火炽盛，肃降失常，咳嗽气喘，胸闷而烦，身热口干，如知母散(《准绳》)；若与贝母、杏仁、葶苈(略炒)等同用，用于肺劳实热，面目苦肿，咳嗽喘急，烦热颊赤，骨节多痛，乍寒乍热，如二母汤(《济生方》)。

(3) 阴虚燥结：常与大黄、玄参、麦门冬等同用，具有润肠通便的作用，用于温病下后热不退或退未尽，津液受灼，口燥咽干，大便燥结，如护胃承气汤(《条辨》)。

(4) 消渴：常与天花粉、葛根、山药等同用，具有滋阴润燥，生津止渴的作用，用于内热伤津的消渴病，如玉液汤(《参西录》)。

(5) 虚火上升：常与熟地黄、黄柏(童便炒)、天花粉等同用，具有泻火补阴的作用，用于虚火上升，喉痛生疮，热毒喉闭，如清火补阴汤(《古今医鉴》)。

2. 制用(盐制品)

(1) 肾虚火旺：常与黄柏、山药、山茱萸等同用，具有滋阴降火的作用，用于肾阴不足，阴虚火盛，骨蒸潮热，盗汗，遗精，如滋阴八味丸(又名知柏地黄丸)(《景岳》)；若与白芍、盐黄柏、熟地黄等同用，用于阴虚火旺，唾血鲜红，如滋阴降火汤(《杂病源流犀烛》)。

(2) 阴虚咳嗽：常与生地黄、天门冬、五味子等同用，具有滋阴止咳的作用，用于阴虚火动而后嗽，如滋阴清化丸(《回春》)。

(3) 翳膜遮睛：常与怀生地(酒洗)、黄柏(酒炒)、沙苑蒺藜(炒)等同用，具有滋阴明目的作用，用于翳膜遮睛，羞涩多泪，及暴赤热眼，如明目地黄丸(《回春》)。

(4) 骨痿：常与生地黄、黄柏(盐水炒)、金毛狗脊等同用，具有滋阴补髓的作用，用于骨痿、腰脊不举，骨枯而髓虚，足不任身，如滋阴补髓汤(《医醇賸义》)。

【参考资料】知母中含有的化学成分主要有[1-2]，甾体皂苷类：知母皂苷 A-Ⅰ、A-Ⅱ、A-Ⅲ、A-Ⅳ、B-Ⅰ、B-Ⅱ(Timosaponin A-Ⅰ、A-Ⅱ、A-Ⅲ、A-Ⅳ、B-Ⅰ、B-Ⅱ)，知母的皂苷元主要有萨尔萨得皂苷元(Sarsasapogenin)、吗尔考皂苷元(Markogenin)、新芰脱皂苷元(Neogitogenin)；黄酮类：芒果苷(Mangiferin，Chimonin)，异芒果苷(Isomangiferin)；多糖类：知母多糖 A、B、C、D(Anemarn A、B、C、D)；生物碱类：胆碱(Choline)，尼克酰胺(Nicotinamide)；有机酸类：鞣酸(Tannic acid)，烟酸(Nicotinic acid)。

知母能预防和治疗大肠杆菌所致兔的高热，且作用持久。煎剂对痢疾杆菌、伤寒杆菌、副伤寒杆菌、霍乱弧菌、大肠杆菌等有不同程度的抑制作用。知母多糖类成分具有显著的降血糖活性。知母皂苷对人肝癌移植裸大鼠有抑制肿瘤生长作用，对治疗皮肤鳞癌、宫颈癌有较好疗效[3]。

据报道，传统应用清炒法去毛，但常易过火甚至炒焦而影响疗效，若改用切片干燥后在糖衣锅中转运，撞去毛再筛净，此法省工省时省力[4]。另有实验研究报道：知母外皮中皂苷含量较高，药理实验其体外抑菌作用也很强，“毛知母”比光知母(知母肉)药效学更显著，故不去知母外皮更为合理[5]。有报道，知母毛皮肉中芒果苷的含量分别为 0.305%、0.519%、0.826%[6]。采用薄层扫描法测定了知母各炮制品中菝葜皂苷元的含量，结果知母各炮制品中菝葜皂苷元含量都较生品高，其中盐炙品增加最为显著。增高的顺序为盐炙＞麸炒＞清炒＞酒炙＞生品。知母不同炮制品均具有一定的降血糖、提高耐缺氧能力及拮抗心率加快作用。其中也以盐制品较生品作用略强[7]。初步证明了传统炮制方法的合理性。从实验结果可知，知母经炮制后，可起到杀酶保苷作用，有利于药材的贮存[8]。

从薄层定性分析可以看出，知母根须与根茎的主要化学成分基本一致，知母根须具备一定的利用价值。含量测定结果，知母根须中总皂苷含量为9.0%～9.5%，芒果苷含量为0.774%～1.028%。其中总皂苷含量与根茎无明显差异，但芒果苷含量比根茎高[9]。

采用正交试验法研究知母盐炙的工艺为：取知母片100g，用3%盐加水配成15ml盐水拌匀，闷润至盐水被药材吸尽，置炒制容器内，180℃炒制8分钟，取出放凉，即得。但在大多数省市的炮制规范中盐炙知母用盐量为2%，故在用盐量改为2%。[10]

【附】

1. 近代炮制方法还有炒、麸炒、蜜炙、酒炒等。

2. 文献摘录　"酒浸曝干，恐寒伤胃气也"(《汤液》)。"病在头面及手梢皮肤者，须用酒炒之，借酒力以上腾也。咽之下脐之上须酒洗之"(《汤液》)。"上颈行经，皆须用酒炒"(《汤液》)。"苦，阴中微阳，凉肾经，本药上颈行经用酒炒"(《珍珠囊》)。"去净皮毛，忌犯铁器，引经上颈，酒炒才升，益肾滋阴，盐炒便入《(《蒙筌》)。"补药盐水或蜜水蒸或炒"(《入门》)。"忌铁器，生用泻胃火，酒炒泻肾火"(《回春》)。

【按语】知母古代炮制方法有煨制、焙制、炒制、酒制、姜刲、盐制等法。现代沿用生知母及盐知母。知母苦寒，滑利，生品清热泻火，生津润燥。盐炙引药下行，专于入肾，增强滋阴降火作用并善清虚热。蜜炙法、姜炙法已失传，但从治疗病证看，对于肺热咳嗽，应恢复蜜炙法，对肺寒湿嗽，则应用姜炙法为好。知母有良好的退热抑菌作用，现代临床以本品配石膏组成复方制剂，治乙脑、流脑、流感及流行性出血热等急性传染病等，均有较好的效果，还可治慢性气管炎及肺结核潮热。

知母内含多量的黏液质，软化切片时，不宜水泡，以免黏液质溶出，使药物发黏，影响饮片的切制。本品易受潮生霉，变成黄棕色，若内心发黑即失效变质，不宜再使用。

参 考 文 献

[1] 阴健，等. 中药现代研究与临床应用(1)[M]. 北京：学苑出版社，1994：444.

[2] 郭冬，等. 知母中一个新皂苷的分离和结构鉴定[J]. 药学学报，1991，26(8)：619.

[3] 黄泰康，等. 常用中药成分与药理手册[M]. 北京：中国医药科技出版社，1994：1242.

[4] 黄红良. 毛知母的又一种炮制新法[J]. 中成药研究，1985(12)：44.

[5] 李曾欣. 知母去皮加工的合理性探讨[J]. 中成药，1989，11(6)：20.

[6] 季德，等. 知母中芒果苷提取方法考察及知母毛皮肉中芒果苷含量比较[J]. 上海中医药杂志，2006，40(5)：60.

[7] 郭志力，等. 知母不同炮制品滋阴作用研究[J]. 中国中医基础医学杂志，2008，14(5)：387.

[8] 曹爱民，等. 薄层扫描法测定知母不同炮制品中菝葜皂甙元的含量[J]. 中成药，1994，17(4)：29.

[9] 滕辉，等. 知母须根与根茎化学成分的比较分析[J]. 中国中药杂志，1990，15(9)：14.

[10] 陆兔林，等. 知母盐炙工艺研究[J]. 中国中药杂志，2007，32(11)：1099.

泽　　泻

【来源】本品为泽泻科植物泽泻 *Alisma orientalis*(Sam.)Juzep. 的干燥块茎。冬季茎叶开始枯萎时采挖，洗净，干燥，除去须根及粗皮。

【古代炮制】南北刘宋时代有酒浸(《雷公》)。宋代有酒浸后炙(《总录》)、微炒(《洪氏》)、酒浸后蒸(《传信》)等方法。元代有清蒸(《世医》)法。明代增加了皂角水浸焙(《仁术》)、蒸焙(《启玄》)、煨制(《景岳》)、米泔水浸后蒸(《大法》)、米泔浸后炒(《醒斋》)等方法。

清代又增加了盐水拌(《备要》)、盐水炒焦(《幼幼》)、酒炒(《得配》)、酒拌(《求真》)、酒拌烘(《要旨》)等炮制方法。

【现代炮制】

1. 泽泻 取原药材，除去杂质，大小个分开，稍浸，洗净，润透，切厚片，干燥，筛去碎屑。

2. 盐泽泻 取净泽泻片，用盐水拌匀，闷润，待盐水被吸尽后，置炒制容器内，用文火加热，炒至微黄色，取出，晾凉。筛去碎屑。泽泻片每100kg用食盐2kg。

3. 麸炒泽泻 将麸皮撒入热锅内，用中火加热，待冒浓烟时，投入泽泻片，不断翻动，炒至药物呈黄色时，取出，筛去麸皮，晾凉。泽泻片每100kg用麦麸10kg。

【饮片性状】泽泻为圆形厚片，周边黄白色或淡黄色，有不规则的横向环状浅沟纹及多数细小突起的须根痕；表面黄白色，粉性，有多数细孔，质坚实。气微，味微苦。盐泽泻表面微黄色，偶见焦斑，味微咸。麸炒泽泻表面黄色，偶见焦斑，微有焦香气。味微苦。

【质量要求】泽泻水分不得过14.0%，总灰分不得过5.0%，醇浸出物不得少于10.0%。含23-乙酰泽泻醇B($C_{32}H_{50}O_5$)不得少于0.050%。盐泽泻水分不得过13.0%，总灰分不得过6.0%，含23-乙酰泽泻醇B($C_{32}H_{50}O_5$)不得少于0.040%。

【炮制目的】泽泻味甘，性寒。归肾、膀胱经。具有利小便，清湿热的功能。用于小便不利，水肿胀满，泄泻尿少，痰饮眩晕，热淋涩痛，及高脂血症等。

泽泻生品以利水渗湿为主，用于小便不利，水肿，泄泻，淋浊，湿热黄疸，湿热带下，痰饮等。盐炙后，能引药下行，增强滋阴、泄热、利尿的作用，并利尿而不伤阴。用于小便淋涩，遗精淋漓，腰部重痛等。麸炒后寒性缓和，以渗湿和脾，降浊以升清为主。用于脾湿泄泻，痰湿眩晕；脾虚泄泻，久泻等。

【临床应用】

1. 生用

(1) 小便不利：常与猪苓、茯苓、滑石等同用，具有利水消肿的作用，用于水热互结之小便不利，水肿，如猪苓汤(《伤寒论》)；若与猪苓、白术、桂枝等同用，用于外有表证，内有水湿，头痛发热，烦渴欲饮，或小便不利，水湿内停的水肿，如五苓散(《伤寒论》)。

(2) 水泻：常与茯苓、白术(土炒)、猪苓同用，具有利水除湿的作用，用于水泻，小便不利，如四苓汤(《医宗金鉴》)；若与茯苓、苍术、厚朴等同用，用于夏秋之间，脾胃伤冷，水谷不分，泄泻不止，以及水肿，腹胀，小便不利，如胃苓汤(《丹溪》)。

(3) 小便淋沥：常与牡丹皮、桂心、木通等同用，具有利水渗湿、泄热的作用，用于虚劳，膀胱气滞，腰中重，小便淋沥，如泽泻散(《圣惠方》)。

(4) 湿热黄疸：常与茵陈、滑石、栀子等同用，具有渗湿退黄的作用，用于湿热黄疸，身目俱黄，湿重于热，小便不利，如茵陈五苓散(《金匮》)；若与黄芩、白鲜皮、茵陈等同用，用于酒黄，病人五脏积热，面赤，妄言妄语，昏沉错乱，目中黄色，如泽泻汤(《总录》)。

(5) 眩晕：常与白术同用，具有利水渗湿的作用，用于心下有支饮，其人苦冒眩，如泽泻汤(《金匮》)；若与白术、白茯苓同用，用于冒暑霍乱，小便不利，头晕引饮，如三白散(《纲目》)。

2. 制用

(1) 盐水炒

① 视物模糊：常与熟地、白菊花、白蒺藜等同用，具有滋阴明目的作用，用于视物模糊，目涩羞明，如明目地黄丸(《处方集》)。

② 肾虚腰痛：常与熟地、杜仲、牛膝等同用，具有补肾气，强腰膝的作用，用于肾虚腰膝

酸软，疼痛等症。若与茯苓、杜仲、干姜等同用，用于寒湿壅阻腰府，经脉不通，腰部重痛，如圣济泽泻汤(《总录》)。

③ 小便淋涩：常与茯苓、猪苓、陈皮同用，具有利水通淋的作用，用于湿热壅滞膀胱，小便不利，淋浊，亦治脚气，水湿肿胀，如四苓散(《瘟疫论》)，方中泽泻盐水炒后，能引药下行，增强利水通淋的作用。

(2) 麸炒

① 脾虚泄泻：常与白术、茯苓、神曲等同用，具有渗湿和脾的作用，用于湿阻中焦，脾失健运，大便泄泻如水，小便不利。如夹有寒者，加炮姜、煨木香等以散寒调气，如泄泻方(《治裁》)。

② 头目眩晕：常与白术、茯苓、车前子等同用，具有利水除饮，培土制水的作用，用于饮邪停胃，浊阴上犯之眩晕，泛恶作呕等证。

【参考资料】 泽泻中含有多种四环三萜酮醇衍生物：泽泻醇A、B、C(Alisol A、B、C)；泽泻醇A乙酸酯，泽泻醇B乙酸酯，泽泻醇C乙酸酯，表泽泻醇A(EpialisolA)，24-乙酰基泽泻醇A(24-Acetyl alisol A)，23-乙酰基泽泻醇B(23-Acetyl alisol B)，23-乙酰基泽泻醇C(23-Acetyl alisol C)。倍半萜类氧化物：泽泻醇(Alismol)，泽泻醇氧化物(Alismoxide)。还含有胆碱，卵磷脂，氨基酸，脂肪酸，糖类及微量元素[1-2]。

泽泻对实验性高胆固醇血症家兔有明显的降胆固醇作用和抗动脉粥样硬化作用。泽泻醇A乙酸酯等成分可保护因四氯化碳中毒的小鼠肝脏。泽泻有轻度的降压作用，在体外对肾上腺素引起的兔离体主动脉条片收缩有缓慢的松弛作用。泽泻醇用离体心脏灌流技术可见减少心输出量和心率及左心室压力，但可增加冠脉流量。泽泻具有利尿作用，作用的强弱取决于泽泻的给药途径及炮制方法等因素。

在大白鼠的利尿实验中，生泽泻、酒泽泻、麸炒泽泻均有一定的利尿作用，而盐泽泻则几无利尿作用，但在五苓散中无论选用生泽泻或盐泽泻均有一定的利尿作用[3]。测定生泽泻、清炒泽泻、麸炒泽泻、土炒泽泻、盐泽泻等不同饮片的水溶性浸出物含量，结果表明泽泻经炮制后，其水溶性浸出物均较生品增加，尤以盐制品为最高[4]。

泽泻生品中不含有泽泻醇A，但在水煎过程中发现泽泻醇A有煎出。泽泻经过炮制后，在水中无论单煎或共煎，23-乙酰泽泻醇B、24-乙酰泽泻醇A的煎出率均有了明显的提高；而对于生品或同一炮制品在共煎时23-乙酰泽泻醇B，24-乙酰泽泻醇A的提取率都较单煎时的提取率高。[5]

有人认为，盐泽泻宜作滋肾补肾之辅佐药，不宜作利水渗湿药。用以利水渗湿时，其炮制方法以米泔水浸炒为宜，既可制其性寒，又具甘淡运脾之性，淡渗中兼以运脾，于湿于水尤合[6]。

还有人对《全国中药炮制规范》中的盐制泽泻法作了改进，由切片盐制，直接用盐水浸润再切片，认为此法可以减少闷润时间，吸附均匀，片形光泽美观，但不宜多加工，多则易回潮生霉[7]。采用正交试验法，以泽泻醇B 23-乙酸酯、乙醇浸出物及成品性状为指标，优选盐炙泽泻的最佳工艺为：每100kg泽泻，食盐2kg加水10kg溶解，100℃炒10分钟[8]。

【附】

1. 近代炮制方法还有蜜麸炒、酒炒、炒焦、土炒等。

2. 文献摘录　“滋阴利水盐水炒。”(《幼幼》)“健脾生用，或酒炒用。”(《得配》)

【按语】 泽泻的古代炮制方法有酒制、炒制、蒸制、煨制、泔制、盐制、皂角制等。现代沿用生切制、盐炙、麸炒制等。盐制法已被全国绝大多数地区沿用，并被《中国药典》作为泽泻的法定炮制方法。生泽泻用于利水泄热，盐炙后引药下行，增强泄热作用，利尿而不伤阴。麸炒后长于和脾渗湿，降浊而升清。

泽泻中含有四环三萜酮醇类成分如泽泻醇类及其他的乙酸酯。炮制后其水溶性成分的含量显著增加。药理实验证明，生泽泻、酒泽泻、麸泽泻均有一定的利尿作用。

由于泽泻炮制前后化学成分的变化，以及泽泻在单煎和共煎中的不同，其药性和临床疗效会发生变化，因而在制定泽泻不同饮片质量标准时，应有所区别，以便更好地控制其质量。

参考文献

[1] 黄泰康，等. 常用中药成分与药理作用[M]. 北京：中国医药科技出版社，1994：1296.

[2] 阴健，等. 中药现代研究与临床应用(2)[M]. 北京：中医古籍出版社，1995：235.

[3] 史久良，等. 泽泻的不同炮炙法对大鼠的利尿作用观察[J]. 哈尔滨中医，1962(1)：60.

[4] 王曙东，等. 不同炮制方法对泽泻总成分溶出量的影响[J]. 时珍国药研究，1993，4(1)：27.

[5] 朱玉岚，等. 单煎和共煎对泽泻生品及其不同炮制品中水煎出提取率的比较[J]. 福建中医药，2006，37(2)：40.

[6] 张良裕. 泽泻炮制法小议[J]. 湖南中医杂志，1987(5)：41.

[7] 王尚科. 对几种盐制中药炮制工艺的改进[J]. 中药材，1992，15(7)：27.

[8] 钟凌云，等. 多指标正交试验法优选泽泻盐炙炮制工艺[J]. 中成药，2006，28(1)：45.

狗　脊

【来源】本品为蚌壳蕨科植物金毛狗脊 *Cibotium barometz*（L.）J. Sm. 的干燥根茎。秋、冬二季采挖，除去泥沙，干燥；或去硬根、叶柄及金黄色绒毛，切厚片，干燥，为"生狗脊片"；蒸后晒至六七成干，切厚片，干燥，为"熟狗脊片"。

【古代炮制】南北朝刘宋时代有酒拌蒸(《雷公》)的方法。宋代有火燎去毛(《博济》)、酥炙去毛、去毛醋炙(《总录》)、炙去毛后焙制(《普本》)、酒浸蒸(《局方》)、爁制(《洪氏》)、火炮(《百问》)等方法。明、清时代增加了去毛净后米醋煮、炒去毛净、火煅后去毛用肉(《普济方》)、炙制(《医学》)、酒浸(《启玄》)、酒浸炒去毛(《逢原》)等炮制方法。

【现代炮制】

1. 狗脊　取原药材，除去杂质，未切片者，除去绒毛，浸泡，洗净，润透，切厚片(或蒸软后切片)，干燥，筛去碎屑。

2. 砂炒狗脊　将砂置热锅内，用武火加热至灵活状态时，投入狗脊片，不断翻动，炒至鼓起，鳞片呈焦褐色时，取出，筛去砂，放凉，除去残存绒毛。

3. 蒸狗脊　取净狗脊片，置蒸制容器内，用武火加热，蒸4～6小时后，闷6～8小时，取出，干燥。

4. 酒狗脊　取净狗脊片，加定量黄酒拌匀，润透后，置蒸制容器内，用武火加热，蒸4～6小时后，闷6～8小时，取出，干燥。狗脊片每100kg用黄酒15kg。

【饮片性状】狗脊为不规则的椭圆或圆形厚片，切面浅棕色或黄白色，平滑细腻，近边缘处有一条明显隆起的棕黄色环纹，中间浅棕色，满布小点，周边不整齐，偶有金黄色绒毛残留，质脆，易折断，有粉性。味微涩。砂炒狗脊稍鼓起，质松脆，表面棕褐色，无绒毛。蒸狗脊表面暗褐色，质地坚硬，角质，微有香气，味微甘。酒狗脊表面暗褐色，质坚硬，角质，微有酒香气。

【质量要求】狗脊含水分不得过13.0%，总灰分不得过3.0%，浸出物用稀乙醇作溶剂，不得少于20.0%。狗脊饮片含原儿茶酸($C_7H_6O_4$)不得少于0.020%。

【炮制目的】狗脊味苦、甘，性温。归肝、肾经。具有补肝肾，强腰膝，祛风湿的功能。用于腰膝酸软，下肢无力，风湿痹痛，手足麻木，遗精，遗尿，及女子带下等。

狗脊生品以祛风湿，利关节为主，用于风寒湿痹，关节疼痛，屈伸不利等。狗脊质地坚硬，经砂炒后质地松脆，便于粉碎和煎出有效成分，也便于除去残存绒毛。砂炒狗脊以补肝肾，强筋骨为主。用于肝肾不足或冲任虚寒的腰痛脚软，遗精，遗尿，妇女带下等。狗脊经蒸制或酒拌蒸后，增强补肝肾，强腰膝的作用。

【临床应用】

1. 生用

(1) 风湿痹痛：常与天雄、附子、秦艽等同用，具有活络通痹的作用，用于风湿痹，四肢不仁，肌肉瞤动，举体无力，如狗脊散(《圣惠方》)；若与香樟根、马鞭草、杜仲等同用，用于风湿骨痛，腰膝无力(《贵州草药》)。

(2) 肾虚腰痛：常与肉苁蓉、附子、山茱萸等同用，具有补肝肾，壮腰膝的作用，用于虚劳，肾气不足，腰痛阴寒，小便频数，或有余沥，阴囊湿冷，阳痿不起，如肾气丸(《古今录验方》)；若与木香、熟干地黄、牛膝等同用，用于肾脏虚冷，气攻腰胯疼痛，羸弱无力，如狗脊丸(《圣惠方》)。

(3) 闪腰跌损：常与大黄、威灵仙、木鳖等同用，具有活血通络，壮腰膝的作用，用于闪腰跌损，筋骨疼痛，皮肉青肿，如金丝万应膏(《疮疡》)。

2. 制用

(1) 腰痛脚软：常与杜仲、萆薢、菟丝子等同用，具有补肝肾，强筋骨的作用，用于肝肾不足，腰部疼痛，脚膝无力，如狗脊饮(《圣惠方》)。

(2) 风疾：常与萆薢、苏木节、川乌头(生用)各等分，为细末，米醋糊为丸，温酒或盐汤下，具有祛风湿，利关节的作用，用于男女一切风疾，诸节疼痛，屈伸不利，如四宝丹(《普济方》)。

(3) 白带、遗尿：常与鹿茸(醋蒸)、白蔹、艾叶同用，具有温肾固下的作用，用于肾气与带脉冲任俱虚所致遗精、遗尿、及女子带下，如白蔹丸(《圣惠方》)。

【参考资料】狗脊的化学成分主要含绵马酚[1]，Onitin-2′-O-β-glucoside(Ⅰ)，Onitin-2′-O-β-D-allosyl(Ⅱ)[2]，以及淀粉类。狗脊根茎主含淀粉、挥发油、黄酮类成分[3]。

狗脊炮制后挥发油含量明显降低[4]。总糖和氨基酸含量降低[5]。采用干酪素法测定鞣质，狗脊炮制后鞣质含量降低[6]。而甾体类化合物在炮制前后含量几乎没有变化，炮制对其影响较小[7]。采用原子吸收分光光度计测定金毛狗脊中无机元素含量。结果显示，所测15种元素中均以K的含量最高，其次是Mn。炮炙后药材的Cu含量较高，而As、Hg的含量有所下降[8]。

镇痛实验结果表明，狗脊毛镇痛作用不明显，低剂量生狗脊、砂烫狗脊未表现显著镇痛作用，高剂量生狗脊、砂烫狗脊具有显著镇痛作用，且砂烫狗脊的镇痛作用强于生狗脊，为狗脊祛风湿止痛功能提供科学依据。止血实验结果表明，狗脊和狗脊毛未见有止血作用，相反，狗脊、砂烫狗脊和狗脊毛内服具有不同程度的活血作用，其中以砂烫狗脊的活血作用最强[9]。

【附】

1. 近代炮制方法还有清炒、盐制等法。

2. 文献摘录 “去毛切,酒拌蒸,熬膏良”。(《入门》)

【按语】狗脊的古代炮制方法有酒制、酥制、醋制、焙制、煨制、火炮、炒制、煅制等法。现代应用生切制、蒸切制、砂炒制等法。狗脊质地坚硬,且覆盖绒毛,砂炒后易于除净绒毛,更使质地松脆,有利于粉碎和有效成分的煎出。生狗脊片祛风湿、利关节,用于风寒湿痹。砂炒后与其他药物配伍,多用于补肝肾、强筋骨之方剂。

参考文献

[1] 广东中药志编辑委员会.广东中药志(第一卷)[M].广州:广东科技出版社,1994:242.

[2] 黄泰康等.常用中药成分与药理手册[M].北京:中国医药科技出版社,1994:1285.

[3] 甄汉深.狗脊炮制历史沿革研究[J].中药材.1991(8):31.

[4] 贾天柱,等.狗脊及其炮制品挥发油成分的比较研究[J].中国中药杂志,1996,21(1):216.

[5] 贾天柱,等.中药狗脊及其炮制品中氨基酸和总糖的比较分析[J].中成药,2000,22(10):700.

[6] 贾天柱,等.狗脊不同炮制品中鞣质的含量测定[J].中成药,2002,24(1):32.

[7] 白桐菲,等.金毛狗脊炮制后化学成分研究[J].山西中医学院学报,2008,9(1):41.

[8] 许重远,等.不同产地金毛狗脊中无机元素的含量测定[J].微量元素与健康研究,2000,17(4):41.

[9] 鞠成国,等.狗脊及其炮制品和狗脊毛的镇痛、止血作用研究[J].中成药,2005,27(11):1279.

茜 草

【来源】本品为茜草科植物茜草 *Rubia cordifolia* L. 的干燥根及根茎。春、秋二季采挖,除去泥沙及细须根,干燥。

【古代炮制】宋代有炒制(《证类》)、焙制(《总微》)等方法。金、元时期有烧灰存性(《儒门》、《十药》)的方法。明、清时代增加了酒洗(《启玄》)、酒炒和童便炒(《得配》)等炮制方法。

【现代炮制】

1. 茜草 取原药材,除去残茎及杂质,洗净,润软,切厚片或段,干燥,筛去碎屑。

2. 茜草炭 取茜草片或段,置炒制容器内,用武火加热,炒至外表呈焦黑色,喷淋少许清水,灭尽火星,取出,晾凉。

【饮片性状】茜草为不规则的厚片或段,周边红棕色或暗棕色,具细纵皱纹及少数细根痕;片面平坦皮部狭,紫红色木部宽广,浅黄红色。体轻,质脆,易折断,味微苦,久嚼刺舌。茜草炭表面呈焦黑色,内部棕褐色,质轻松,味涩。

【质量要求】茜草水分不得过 12.0%,总灰分不得过 15.0%,酸不溶性灰分不得过 5.0%,醇浸出物不得少于 9.0%。含大叶茜草素($C_{17}H_{15}O_4$)不得少于 0.40%,羟基茜草素($C_{14}H_8O_5$)不得少于 0.10%。茜草炭水分不得过 8.0%,浸出物不得少于 10.0%,含大叶茜草素不得少于 0.20%,羟基茜草素不得少于 0.080%。

【炮制目的】茜草味苦,性寒。归肝经。具有凉血,止血,祛瘀,通经的功能。用于吐血,衄血,崩漏,外伤出血,经闭瘀阻,关节痹痛,跌仆肿痛等。

茜草生品以活血祛瘀,清热凉血为主,亦能止血。用于气滞血凝,月经闭塞,产后恶露不尽,跌仆损伤,红肿瘀痛,风湿痹痛,痈疽肿毒及血热所致的各种出血等。炒炭后寒性减弱,性变收涩,以止血为主。用于各种出血证。如吐血、咯血、血痢、尿血、崩漏下血等出血证。

【临床应用】

1. 生用

(1) 月经停闭:常与川芎、当归、香附等同用,具有活血通经的作用,用于冲任不调,气滞血凝，月经闭塞，小腹疼痛。

(2) 恶露不下：常与当归、桃仁、益母草等同用，具有祛瘀生新的作用，用于产后恶露不尽，小腹作痛。

(3) 跌打损伤：常与红花、当归、川芎等同用，具有活血祛瘀的作用，用于跌打损伤，皮肉青肿，或红肿瘀痛。

(4) 风湿痹痛：常与鸡血藤、海风藤、延胡索等同用，具有活血通痹的作用，用于风湿痹痛，关节疼痛。

(5) 毒痢：常与地榆、黄连、升麻等同用，具有清热凉血的作用，用于一切毒痢及蛊注，下血如鸡肝，心烦腹痛，如茜根丸(《济生方》)；若与黄芩、栀子仁、阿胶同用，用于热病，下痢脓血不止，如茜根散(《圣惠方》)。

(6) 吐血不止：常与麦门冬、白芍药、小蓟根等同用，具有清热凉血、止血的作用，用于吐血不止，心胸烦热，如茜根散(《圣惠方》)；若与侧柏叶、小蓟、羚羊角等同用，用于虚劳少力，吐血心闷，头旋目晕，如茜根散(《鸡峰普济方》)。

(7) 鼻衄：常与黄芩、侧柏叶、生甘草等同用，具有凉血止血的作用，用于鼻衄，终日不止，心神烦闷，如茜根散(《圣惠方》)；若与阿胶(蛤粉炒)、侧柏叶、生地黄等同用，用于鼻衄不止，如茜根散(《丹溪》)；若与艾叶、乌梅肉同用，用于衄血无时，如茜梅丸(《普本》)。

(8) 血崩：常与子芩、生干地黄、木通等同用，具有凉血止血的作用，用于产后小便出血，如茜根散(《圣惠方》)。

2. 制用(炒炭)

(1) 各种出血证：常与大蓟炭、小蓟炭、白茅根炭等同用，具有凉血止血的作用，用于血热所致的各种出血证，亦治邪热伤阴，尿血鲜红或带血块，如十灰散(《十药神书》)。

(2) 血崩：常与生黄芪、龙骨(煅)、牡蛎(煅)等同用，具有补气摄血的作用，用于血崩，如固冲汤(《参西录》)，方中茜草炒炭，增强收涩止血的作用。

【参考资料】根含羟基茜草素(Purpurin)、异茜草素(Purpuroxanthin)、茜草素(Alizarin)、茜草酸(Munjistin)、伪羟基茜草素(Pseudopurpurin)、大黄素甲醚(Physcion)、1,4-二羟基-6-甲基-蒽醌(Quinizarin)、茜草色素(Rubian,Ruberythric acid)、茜草素的β-冬绿糖苷-茜草苷(Rubian,Ruberythric acid)、大叶茜草素(Rubimaillin)、1-羟基-2-甲基蒽醌、1,3,6-三羟基-2-甲基蒽醌-3-O(O-6'-乙酰基)-新橙皮糖苷、1,3,6-三羟基-2-甲基蒽醌-3-O-新橙皮糖苷、1,4-二羟基-3-异戊烯基-2-萘酸甲酯双葡萄糖苷、5-甲氧基京尼帕苷酸，新化合物1,3,6-三羟基-2-甲基蒽醌-3-O(O-6'-乙酰基)-β-D-吡喃葡萄糖苷、6-羟基-2H-萘骈[1-2-b]吡喃-2-酮-5-羟酸甲酯和另一种新蒽醌苷类，以及β-谷甾醇、胡萝卜苷，微量元素Cu、Zn、Fe、Mn等[1-5]。还含环己肽类化合物RA-Ⅶ、RA-Ⅴ、RA-Ⅴ-23、RA-Ⅳ和RA-Ⅲ。

茜草有明显的促进血液凝固作用，表现为复钙时间、凝血酶原时间及白陶土部分凝血酶时间缩短。氨水喷雾引咳法及酚红排泌法实验证明茜草有明显的镇咳和祛痰作用。体外试验表明，茜草对金黄色葡萄球菌、肺炎双球菌、流感杆菌等有一定的抑制作用。茜草有升高白细胞的作用，其升高白细胞的有效成分为酚羧酸苷，该成分的衍生物茜草双酯对正常小鼠、犬的白细胞有升高作用。茜草中的环己肽类化合物对实验性白血病、P_{388}、L_{1210}、E_{16}黑色素瘤、Lewis肺癌、C_{38}结肠癌等有明显的活性[1]。止血药理实验证明，在缩短小鼠尾部止血时间方面，茜草炭比同剂量的生茜草更有效[6-7]。

实验证明，不同部位茜草饮片炒炭后总蒽醌含量均减少，并且随温度升高含量降低明显[8]。茜草经制炭后，鞣质含量明显升高。微量元素的含量测定发现，茜草炭中多种元素含量均高于生品。采用正交试验法，以茜草炭的止血作用为指标，优选其炮制工艺为：锅温230℃，炒制 9 分钟[9]。

【附】

1. 近代炮制方法还有炒黄，酒炙等法。

2. 文献摘录　“酒炒行血，童便炒止血”。（《得配》）

【按语】茜草的古代炮制方法有炒制、焙制、制炭、酒制、童便制等。现代沿用生茜草和炒炭二种。茜草生品活血化瘀，清热凉血，止血。炒炭后能使其寒性减弱，而增强止血作用。药理实验证明，茜草炭的止血作用明显优于生品。

茜草的升高白细胞的作用十分显著，其有效成分为酚羧酸苷，该成分的衍生物茜草双酯升白作用更为突出。

参 考 文 献

[1] 黄泰康，等. 常用中药成分与药理手册[M]. 北京：中国医药科技出版社，1994：1356.

[2] 中国医学科学院药物研究所，等. 中药志（第二册）[M]. 北京：人民卫生出版社，1982：150.

[3] 江苏省植物研究所，等. 新华本草纲要（第二册）[M]. 上海：上海科学技术出版社，1991：455.

[4] 陈瑞，等. 茜草根中大叶茜草素的分离鉴定[J]. 中药通报，1988，13（11）：39.

[5] 乔亚芳，等. 茜草中抗菌活性成分的研究[J]. 药学学报，1990，25（11）：834.

[6] 阴健，等. 中药现代研究与临床应用（2）[M]. 北京：中医古籍出版社，1995：250.

[7] 苏秀玲，等. 茜草药理作用及研究与应用[J]. 中医药研究，1991（3）：54.

[8] 张振凌，等. 茜草不同部位饮片炒炭前后总蒽醌含量比较[J]. 时珍国医国药，2005，16（8）：700.

[9] 丁安伟，等. 茜草炭炮制工艺及质量标准研究[J]. 山西中医，1999，15（3）：37.

草　乌

【来源】本品为毛茛科植物北乌头 *Aconitum kusnezoffii* Reichb. 的干燥块根。秋季茎叶枯萎时采挖，除去残茎、须根及泥沙，干燥。

【古代炮制】唐以前川乌、草乌统称乌头。至唐代侯宁极《药谱》始单独分出草乌头。唐代有姜汁煮、醋煮、山矾灰汁浸（《理伤》）等的炮制方法。宋代有炒焦（《总病论》）、炒黑存性、盐水浸、盐水浸后麸炒、童便浸、麸和巴豆同炒黑色（《总录》）、盐炒（《普本》）、火炮（《局方》）、薄荷生姜汁浸（《总微》）、水煮（《卫济》）、米泔浸、黑豆同煮（《三因》）、酒浸（《传信》）、盐油炒（《朱氏》）、豆腐煮（《急救》）、麻油浸炒（《疮疡》）等方法。元代有煨制（《丹溪》）法。明代增加了姜汁浸、醋炒、醋淬、醋浸、醋炙后麸炒、粟米炒（《普济方》）、姜汁炒（《入门》）、酒淬（《准绳》）、米泔浸后炒焦（《保元》）、酒煮（《醒斋》）等方法。清代又增加了绿豆同煮（《全生集》）、面炒（《串雅外》）、面裹煨（《增广》）等炮制方法。

【现代炮制】

1. 生草乌　取原药材，除去杂质，洗净，干燥。

2. 制草乌　取净草乌，大小分开，用水浸泡至内无干心，取出，加水煮沸 4～6 小时，或蒸 6～8 小时，取大个及实心者切开内无白心，口尝微有麻舌感时，取出，晾至六成干，切薄片，干燥，筛去碎屑。

【饮片性状】草乌呈不规则长圆锥形，略弯曲，顶端常有残茎和少数不定根残茎，有的顶端一侧有一枯萎的芽，一侧有一圆形不定根残茎。外表灰褐色或黑棕褐色，皱缩，有纵皱纹、点状须根痕和数个瘤突状侧根。质硬，断面为灰白色或暗灰色，无臭，味辛辣而麻舌。制草乌为不规则类圆形或近三角形薄片。片面黑褐色或暗黄色，微显光泽，有灰白色多角形形成层环及点状维管束，并有空隙，周边皱缩或弯曲。质脆。无臭，味微辛辣，稍有麻舌感。

【质量要求】生草乌杂质（残茎）不得过 5.0%，水分不得过 12.0%，总灰分不得过 6.0%。含乌头碱（$C_{34}H_{47}NO_{11}$）、次乌头碱（$C_{33}H_{45}NO_{10}$）和新乌头碱（$C_{33}H_{45}NO_{11}$）的总量应为 0.10%～0.50%。制草乌水分不得过 12.0%，含双酯型生物碱以乌头碱（$C_{34}H_{47}NO_{11}$）、次乌头碱（$C_{33}H_{45}NO_{10}$）和新乌头碱（$C_{33}H_{45}NO_{11}$）的总量计，不得过 0.040%，含苯甲酰乌头原碱（$C_{32}H_{45}NO_{10}$），苯甲酰次乌头原碱（$C_{31}H_{43}NO_{9}$）及苯用酰新乌头原碱（$C_{31}H_{43}NO_{10}$）的总量应为 0.020%～0.070%。

【炮制目的】草乌味辛、苦，性热；有大毒。归心、肝、肾、脾经。具有祛风除湿，温经止痛的功能。用于风寒湿痹，关节疼痛，心腹冷痛，寒疝作痛，麻醉止痛。

草乌生品有大毒，多外用，以祛寒止痛，消肿为主。用于喉痹、痈疽、疔疮、瘰疬及破伤风等。制后毒性降低，可供内服。以祛风除湿，温经止痛力胜。用于风寒湿痹，关节疼痛，脘腹冷痛，跌仆肿痛，头风头痛，偏正头痛等。

【临床应用】

1. 生用

（1）痈疽肿痛：常与芙蓉叶、生南星、生半夏等同用，具有消肿止痛的作用，用于痈疽肿痛，如消肿止痛汤（《疡医》）；若与半夏、狼毒、天南星同用，用于痈疽肿硬，厚如牛领之皮，不作脓腐，如四虎散（《正宗》）；若与川乌同用，用于发背、蜂窝、疔疮、便毒，如二乌散（《瑞竹堂经验方》）；若与贝母、天花粉、南星等同用，用于一切痈肿毒，如草乌揭毒散（《景岳》）。若单用草乌头末，水调，鸡羽扫肿上，用于肿毒痈疽，未溃令内消，已溃令速愈，如草乌头散（《总录》）。

（2）风寒痹痛：常与五灵脂同用，具有祛风止痛的作用，用于风寒痹痛，如黑神丸（《本事方》）。

（3）跌打损伤：常与乳香、没药、自然铜等同用，具有活血止痛的作用，用于跌扑损伤，筋断骨折，疼痛浮肿，内有瘀血，如活血丹（《仙授理伤续断秘方》）。

（4）一切风气：常与蜈蚣、白僵蚕、天麻等同用，具有祛风止痉的作用，用于一切风气，左瘫右痪，口眼㖞斜，半身不遂，语言謇涩，痰涎壅盛，筋脉拘挛，步行艰难，如乳香应痛丸（《局方》）；若与白芷、葱白同用，用于破伤风（《儒门》）。

（5）偏头痛：常与生天南星、生白附子、生姜、葱白同用，研末，蒸热，敷痛处，用于偏头痛[《四川中医》1988，6(8)：32]；若与天麻、白芷、川芎等同用，具有祛风止痛的作用，用于偏正头痛，伤风头痛，痰厥虚眩，如神仙透空丸（《洪氏集验方》）。

2. 制用

（1）风寒湿痹：常与川乌（炮）、炮天南星、地龙等同用，具有祛风湿，散寒止痛的作用，用于风寒湿痹，肢体疼痛，拘挛，如活络丹（《局方》）；若与当归、牛膝、川芎等同用，用于冷痹，浑身疼痛，及跌仆损伤，动筋折骨，诸般风疾，左瘫右痪，手足顽麻，如活血丹（《准绳》）。

（2）头项俱痛：常与细辛、新茶芽（炒）、麝香同用，具有散寒止痛的作用，用于阳虚上攻，头项俱痛，不可忍者，如乌香散（《本事方》）。

（3）泄泻下注　单用草乌头三枚（去皮尖，一生、一炮、一烧作灰），为细末，醋糊丸，水泻倒流水下，赤痢甘草汤、白痢干姜汤下，具有祛寒止泻的作用，用于清浊不分，泄泻注下，或赤或白，脐腹疞痛，里急后重，如三神丸(《局方》)。

(4) 风齿疼痛：常与胆矾、细辛同用，具有散寒止痛的作用，用于一切风齿疼痛，饮食艰难，如草乌头散(《总录》)。

【参考资料】草乌中含有乌头碱(Aconitine)、次乌头碱(Hypaconitine)、中乌头碱(Mesaconitine)、塔拉弟胺(Talatisamine)、去氧乌头碱(Deoxyaconitine)、北乌头碱(Beiwutine)、拉帕宁(Lepenine)、得姆啶(Denudine)等。尚含有草酸甘油酯、乌头多糖等[1-4]。

制草乌灌胃给药，可提高小鼠电刺激阈值，具有镇痛作用。北乌头碱在动物实验中有局部麻醉作用。制草乌可使小鼠心率略有上升，电压明显下降，剂量越大，降低越明显，心房扑动或颤动，导致严重传导阻滞及心肌缺血性改变[1-2]。

采用容量分析方法测定草乌炮制前后乌头碱和总碱的含量，结果为生草乌含乌头碱为0.19%，总生物碱为0.72%，而经蒸煮炮制后乌头碱含量约为原量的1/20，而总生物碱含量未见明显变化[5]。采用双波长薄层扫描法分别测定生草乌、高压蒸法及煮沸4小时的制草乌饮片中乌头碱、中乌头碱、次乌头碱的含量，其结果顺次为：生草乌0.0499%、0.0385%、0.1974%；高压蒸制：0.0200%、0.0248%、0.0277%；煮沸4小时：0.0026%、0.0010%、0.0100%。可见煮沸4小时后其毒性生物碱含量降低最为明显[6]。另有报道，在蒸制工艺中，随着压力与温度的增高，总生物碱含量无显著变化，而毒性生物碱的含量呈显著下降[7]。对不同区域的销售草乌进行了生物碱含量分析，结果合格率仅为33.3%，制草乌总生物碱含量普遍偏低，而双酯型生物碱大多高出《中国药典》规定限量，毒性偏高；另外，制草乌的外观优劣及麻辣感程度，不与其毒性成分呈平行关系[8-9]。另有文献对蒙药草乌的不同炮制品：清水泡草乌、童便制草乌、盐水制草乌、诃子水制草乌、甘草水制草乌、酸奶制草乌及高压制草乌作了初步研究，结果高压蒸的草乌含生物碱量较高，甘草水制、盐水制、诃子制、清水泡制的草乌含量较低[10]。还对诃子制草乌进一步研究，用滴定法测定总生物碱，用薄层扫描法测定三种剧毒性乌头碱含量。实验证明，用诃子汤炮制草乌，部分毒性生物碱在水中水解而毒性降低，同时诃子中大量鞣质与生物碱生成难溶性盐，在体内减缓吸收而进一步降低毒性[11]。

药理学和毒理学实验研究证明，草乌炮制后其毒性明显下降，经测定LD_{50}，以蒸法降低最多，约降低原生药的1/59，加压蒸法约降低1/28，黑豆甘草煮约降低1/26，煮法降低1/2，干热法毒性降低甚微，与原生药相近似。草乌具有提高痛阈效果，采用煮法、加压蒸法痛阈明显减弱，蒸法降低毒性最多，而提高痛阈的效力也与生草乌相近似[12]。为了探讨草乌浸泡过程中的水溶液是否需要弃去，比较了生草乌、加浸泡水煮草乌、弃去浸泡水煮草乌的毒性、镇痛、消炎、镇静作用，认为浸泡过草乌的水溶液以弃去为宜[13]。还比较了草乌润后加压新法炮制品和药典法炮制品、生品的急性毒性及对心律和呼吸的影响，结果证明新法炮制品具有毒性低，对心律失常影响小，抑制呼吸作用弱等优点[14]。抗炎实验表明，润蒸炮制品有较强的抑制小鼠巴豆油所致的耳肿和小鼠腹腔毛细管通透性，以及抑制大鼠角叉菜胶所致的关节炎和炎症组织中PGE_2的含量，其抗炎作用强于药典法[15]。小鼠热板法及醋酸扭体法镇痛试验表明，润蒸炮制品总提取物的镇痛效果优于药典法炮制品，和生品比较无显著性差异，稍差于盐酸吗啡[16]。该品对“寒凝血瘀”证动物模型的血液流变、血浆纤维蛋白的含量和血小板聚集率的改善作用也比药典法炮制品和生品强[17]。

草乌有毒，炮制均为降低毒性，《中国药典》1963年版用甘草、黑豆汤煮法。上海比较了豆腐制与清水煮制法，结果清水煮法提高了总生物碱含量，而毒性却有下降，节约了辅料，降低了生产成本[18]。《中国药典》1977年版后采用了清水煮法。根据蒸法、煮法、甘草黑豆法、加压蒸法、干法等试验结果，提出蒸法(蒸5小时)比甘草黑豆法操作简便，毒性低，又有一定镇痛效果，认为蒸法、高压法可作为下一步研究方向[12]。除药典法以外，各地也有一些传统的炮制工艺和改进的炮制方法，大致可以归纳为水处理(水浸、水漂、水润等)，湿热法(蒸、煮)，加压水解法等三类[19-22]。有研究报道，采用HPLC法测定新工艺和药典法炮制的草乌饮片中双酯型生物碱和总生物碱的含量，结果为新法炮制品与药典法炮制品均能使双酯型生物碱含量大幅度下降，而新法可以避免总生物碱成分及相应的内在成分的损失[22]。有的认为高压法完全可以代替药典法[23]。另有在110℃热压蒸3～6小时，总生物碱含量反而提高的类似报道[24]。亦有采用热压法7磅/时约6小时的炮制方法[25]。刘斌等用正交设计，以草乌炮制前后总生物碱和酯型碱含量变化为指标，研究草乌炮制工艺。优选出草乌的最佳炮制工艺为水浸透，切厚片，加压(127℃，0.15mPa)蒸3小时[26]。

【附】

1. 近代炮制方法还有蒸、煮、黑豆甘草煮、生姜豆腐煮等。

2. 文献摘录　“生用有力，恐太猛，所以用温火略炮”(《朱氏》)。“童便浸炒，去毒”(《丹溪》)。“或以乌大豆同煮熟，去其毒”(《纲目》)。

【按语】草乌炮制方法非常丰富，历代记载炮制方法约有70余种，所有辅料有20多种，其炮制方法基本与乌头类同。随着时代发展与研究深入，炮制方法日趋简化，多数研究集中在草乌降毒方面，结果提示，加热促使有毒成分乌头碱水解是炮制解毒关键，水解过程的化学变化也已基本被揭示，但炮制对药效成分的影响，炮制辅料对药效及毒性的影响等报道尚不多见，因此，搞清加入各种辅料炮制草乌的实质、其成分的变化如何、药理作用有何改变、临床上的价值等，仍有待进一步研究。

参考文献

[1] 阴健，等.中药现代研究与临床应用[2][M].北京：中医古籍出版社，1995：261.

[2] 黄泰康，等.常用中药成分与药理手册[M].北京：中国医药科技出版社，1994：1368.

[3] 王永高，等.中国乌头的研究XⅢ：北草乌中的生物碱[J].药学学报，1980，15(9)：526.

[4] 苏孝礼，等.乌头及其炮制品中糖量的比较分析[J].中国中药杂志，1991，16(4)：215.

[5] 孙文基，等.川乌、草乌中总生物碱及乌头碱的含量测定[J].中药通报，1984，9(3)：29.

[6] 刘成基，等.草乌及其炮制品中毒性生物碱的分离和测定[J].中药通报，1987，12(2)：19.

[7] 邹恩济，等.压力对蒸草乌生物碱含量的影响[J].1988，13(11)：19.

[8] 王琦，等.十地区制川、草乌饮片质量分析[J].中药材，1990，13(12)：27.

[9] 李凤琴.十二批制乌头中生物碱的含量分析[J].中药材，1992，15(10)：33.

[10] 叶毓琳，等.草乌炮制研究[J].药检工作通讯，1980(2)：66.

[11] 邹恩济，等.蒙药草乌炮制研究[J].中成药研究，1991，13(9)：18.

[12] 孙季兰，等.草乌炮制工艺和质量初步研究[J].哈尔滨中医，1963，6(5)：55.

[13] 叶定江，等.几种草乌制品的成分、毒性及药理作用比较[J].中成药研究，1981(1)：29.

[14] 马骋，等.草乌几种炮制品毒性实验比较[J].中国中药杂志，1994，19(4)：216.

[15] 孙小玉，等.不同草乌炮制品抗炎作用比较[J].南京中医学院学报，1995，11(1)：26.

[16] 陈龙，等.草乌几种炮制品的镇痛比较[J].中国中药杂志，1995，20(1)：20.

[17] 卞慧敏，等.草乌不同炮制品对“寒凝血瘀”证动物模型血液流变学的影响[J].中国中药杂志，1994，19(2)：84.

[18] 上海虹口中药切制厂.制川(草)乌炮制工艺改革[J].中成药研究，1978(2)：14.

[19] 宋纬文.介绍几种有毒中药的炮制经验[J].福建中医药，1984(4)：40.

[20] 谢庚生. 川乌、草乌、附子的区别及其樟邦的炮制方法[J]. 时珍国药研究，1991，2(1)：26.
[21] 徐楚江，等. 中药炮制学[M]. 上海：上海科学技术出版社，1987：155.
[22] 蔡宝昌，等. 草乌炮制方法的研究[J]. 中国医药学报，1990，5(3)：30.
[23] 沈道修，等. 草乌炮制方法研究[J]. 中成药研究，1982(8)：19.
[24] 江苏新医学院药剂教研组. 江苏草乌炮制方法介绍[J]. 江苏医药，1976(2)：26.
[25] 解放军第 58 医院制药厂. 草乌炮制方法的改进[J]. 中草药通讯，1972(2)：56.
[26] 刘斌，等. 正交设计法优选草乌炮制工艺[J]. 中国中药杂志，1994，19(4)：220.

威 灵 仙

【来源】本品为毛茛科植物威灵仙 *Clematis chinensis* Osbeck、棉团铁线莲 *Clematis hexapetala* Pall. 或东北铁线莲 *Clematia manshurica* Rupr. 的干燥根及根茎。秋季采挖，除去茎叶、须根及泥沙，干燥。

【古代炮制】宋代有酒润后九蒸九晒(《证类》)，酒浸焙、麸炒、米泔浸焙(《总录》)，焙制(《局方》)等方法。金、元时期增加了炒制(《儒门》)，酒洗、苦葶苈制(《世医》)，酒拌、酒炒(《丹溪》)等法。明、清时代又增加了醋煮(《普济方》)、醋酒童便炒(《得配》)等炮制方法。

【现代炮制】

1. 威灵仙　取原药材，拣净杂质，洗净，润透，切段或厚片，干燥，筛去碎屑。

2. 酒威灵仙　取净威灵仙段或片，加入定量黄酒拌匀，稍闷润，待酒被吸尽后，置炒制容器内，用文火加热，炒干，取出，晾凉。筛去碎屑。威灵仙段或片每 100kg 用黄酒 10kg。

【饮片性状】威灵仙为细条形小段或不规则厚片；周边黑褐色或棕黑色，有细纵纹，有的皮部脱落，露出黄白色木部；片面皮部灰黄色，有空隙，中心黄白色，略呈方形；质硬脆，易折断；气微，味微苦。酒威灵仙表面呈黄色或微黄色，微有酒香气。

【质量要求】威灵仙水分不得过 15.0%，总灰分不得过 10.0%，酸不溶性灰分不得过 4.0%，浸出物用乙醇作溶剂，不得少于 15.0%。含齐墩果酸($C_{30}H_{48}O_3$)和常春藤皂苷元($C_{30}H_{48}O_4$)各不得少于 0.30%。

【炮制目的】威灵仙味辛、咸，性温。归膀胱经。具有祛风除湿，通络止痛的功能。用于风湿痹痛，肢体麻木，筋脉拘挛，屈伸不利，骨鲠咽喉等。

威灵仙生品以利湿祛痰，消诸骨鲠咽为主。用于停痰宿饮，喘咳呕逆，诸骨鲠咽等证。经酒炙后，以祛风除痹，通经止痛为主。用于风湿痹痛，骨节不利，肢体疼痛，腰脚疼痛，久积癥瘕等。

【临床应用】

1. 生用

(1) 停痰宿饮：常与半夏(姜汁浸)、皂角同用，具有消痰水的作用，用于停痰宿饮，喘咳呕逆，全不入食(《纲目》)；若与葶苈子、半夏、皂角等同用，用于积湿停痰(《正义》)。

(2) 痞积：常与楮桃儿同用，具有消痰化积的作用，用于痞积，如化铁散(《普济方》)；若单用为末，炼蜜为丸，用于癖积，如威灵仙丸(《幼科指掌》)。

(3) 诸骨鲠咽：威灵仙(36g)，砂仁(6g)，砂糖一盏，水二盅，煎一盅，温服，用于诸骨鲠咽(《纲目》)。

(4) 痛风走注：常与白芥子、苍耳子、羊角灰同用，具有祛风止痛的作用，用于痛风走注，如四妙散(《丹溪》)。

2. 制用(酒制品)

(1) 风湿痹痛:常与桂枝、白芷、独活等同用,具有祛风逼痹止痛的作用,用于风湿痹痛,骨节不利,肢体疼痛,如灵仙除痛饮(《沈氏尊生书》);若单用威灵仙五两(150g)研末,温酒调下,具有祛风止痛的作用,用于腰脚疼痛久不瘥,如威灵仙散(《圣惠方》)。

(2) 血气滞痛:常与当归、没药、木香等同用,具有消滞止痛的作用,用于腹内气血冷滞,久积癥瘕,如灵仙散(《妇人良方大全》)。

(3) 跌打损伤:常与何首乌(黑豆拌蒸)、川牛膝(酒洗)、杜仲(姜汁炒)等同用,具有通络止痛的作用,用于跌打损伤,气血虚衰,下部腰胯膝腿疼痛,酸软无力,步履艰难,如加味健步虎潜丸(《金鉴》);若与川乌头、五灵脂同用,用于手足麻痹,时发时痛,或打仆伤损,痛不可忍,或瘫痪(《普济方》)。

(4) 筋骨关节诸风:单用威灵仙洗焙为末,以好酒和令微湿,入竹筒内,牢塞口,九蒸九曝,如干,添酒重洒之,以白蜜为丸,如梧桐子大,每服20～30丸,酒汤下,具有祛风通经的作用,用于中风手足不遂,口眼㖞斜,筋骨关节诸风,腰膝疼痛,伤寒头痛,鼻流清涕,皮肤风痒,瘰疬,痔疮,大小肠秘,妇人经闭(《海上集验方》)。

【参考资料】威灵仙中含原白头翁素(Anemonol,Protoanemonin),前皂苷元(Prosapogenine),威灵仙皂苷1(CP_1),威灵仙皂苷2(CP_2),威灵仙皂苷2b(CP_{2b}),威灵仙皂苷3(CP_3),威灵仙皂苷3b(CP_{3b}),威灵仙皂苷4-10(CP_{4-10})。其皂苷元为齐墩果酸(Oleanolic acid),常春藤皂苷元(Hederagenin)[1-3]。

东北铁线莲中含铁线莲皂苷A、A′、B、C(Clematoside A、A′、B、C)。

棉团铁线莲中含有白头翁素、肉豆蔻酸、丁酸、戊酸、正己醇、己酸、龙脑、胡薄荷酮、辣薄荷酮、肉豆蔻醚等。

威灵仙对垂体后叶素所致大鼠心肌缺血有保护作用,能促进麻醉大鼠的胆汁分泌,对小鼠疟原虫感染有明显的抑制作用。

威灵仙经酒炙后,许多成分在水提样品及醇提样品中的含量都增加了[4]。采用小鼠扭体法、热板法进行镇痛作用研究,采用小鼠耳肿法及毛细血管通透性实验法进行抗炎实验研究。实验结果显示,威灵仙不同炮制品均具镇痛、抗炎作用,其中以酒炙后威灵仙作用较强[5]。这与威灵仙酒炙后增强祛风除痹、通经止痛作用的传统中医理论相吻合。

【附】

1. 近代炮制方法还有蒸制、炒制等。

2. 文献摘要　“酒拌治两臂痛”(《辨义》)。“酒拌,上下行”(《切用》)。

【按语】威灵仙的古代炮制方法有酒制、麸制、泔制、焙制、炒制、醋制、童便制等法。现代应用生品和酒制二种。威灵仙生品利湿祛痰,消诸骨鲠咽。酒制后以祛风除痹,通经止痛见长。威灵仙多作为祛风湿药物而常用于中医临床,酒炙后由于辅料黄酒的活血、通络等协同作用的发挥,同时辅料的加入使药物中的皂苷类成分(威灵仙皂苷)及内酯成分(原白头翁素)等更易于煎出而提高了临床疗效。

参考文献

[1] 阴健,等. 中药现代研究与临床应用(2)[M]. 北京:中医古籍出版社,1995:268.

[2] 江苏新医学院. 中药大辞典(下册)[M]. 上海:上海科学技术出版社,1977:1632.

[3] 南京药学院. 中草药学(中册)[M]. 南京:江苏人民出版社,1976:237.

[4] 赵红岩,等,威灵仙和仙茅酒炙前后整体化学成分变化研究[J]. 中成药,2007,29(10):1472.
[5] 陆兔林. 炮制对威灵仙镇痛抗炎作用的影响[J]. 中药材,2001,24(11):815.

骨 碎 补

【来源】本品为水龙骨科植物槲蕨 *Drynaria fortunei*(Kunze)J. SM. 的干燥根茎。全年均可采挖,除去泥沙杂质,干燥,或再燎去茸毛(鳞片)。

【古代炮制】南北朝刘宋时代有蜜拌润后蒸(《雷公》)的方法。唐代有炒制、姜制(《理伤》)等方法。宋代有火炮(《证类》),盐水炒(《总录》),燋去毛、酒拌蒸(《局方》),酒浸炒、焙制(《妇人》)等方法。明、清时代增加了炒黑(《普济方》)、炙制(《理例》)、蒸焙(《本草汇》)、酒炒(《增广》)等炮制方法。

【现代炮制】

1. 骨碎补　取原药材,除去非药用部位及杂质,洗净,润透,切厚片,干燥,筛去碎屑。

2. 砂炒骨碎补　先将砂置热锅内,用武火加热,至灵活状态时,投入骨碎补,不断翻动,炒至鼓起,取出,筛去砂,放凉,撞去毛。

【饮片性状】骨碎补为不规则的厚片,周边密被深棕色至暗棕色的小鳞片,柔软如毛,经火燎者呈棕褐色或暗褐色,片面红棕色或淡红棕色,有小黄点呈圆圈状排列;质坚硬;无臭,味淡、微涩。砂炒骨碎补为扁圆状鼓起的厚片,质轻脆,表面棕褐色或焦棕色,折断面淡棕褐色或淡棕色,气微,味微涩。

【质量要求】骨碎补水分不得过 15.0%,总灰分不得过 8.0%,按干燥品计算,含柚皮苷($C_{27}H_{32}O_{14}$)不得少于 0.50%。骨碎补饮片水分不得过 14.0%,总灰分不得过 7.0%。

【炮制目的】骨碎补味苦,性温。归肾、肝经。具有补肾强骨,续伤止痛的功能。用于肾虚腰痛,耳鸣耳聋,牙齿松动,跌仆闪挫,筋骨折伤,及外治斑秃、白癜风等。

骨碎补生品密被鳞片,不易除净,且质地坚硬而韧,不利于粉碎和煎煮出有效成分,故临床多用其炮制品。经砂炒后,质地松脆,易于除去鳞片,便于调剂和制剂,有利于煎出有效成分,以补肾强骨,续伤止痛为主。用于肾虚腰痛,久泻及跌打损伤、骨折疼痛等。

【临床应用】

制用

(1) 肾虚腰痛:常与牛膝(酒浸)、肉苁蓉(酒浸)、炮附子等同用,具有补肾止痛的作用,用于肝肾风虚,上攻下注,筋脉拘挛,骨节疼痛,头面浮肿,手臂少力,腰背强痛,脚膝缓弱,屈伸不利,行履艰难,如骨碎补丸(《局方》);若与熟地黄、山茱萸、牡丹皮等同用,用于肾虚腰痛、耳鸣、耳聋、牙痛及久泻,如加味地黄汤(《本草汇言》);若与萆薢(酒炒)、牛膝(酒炒)、当归(酒拌)等同用,用于妇人阳气虚弱,外寒侵袭,腰脚疼痛,腹胁拘急,如骨碎补散(《妇人》)。

(2) 跌仆损伤:常与自然铜、败龟、没药等同用,具有续伤止痛的作用,用于金疮,伤筋断骨,疼痛不可忍,如骨碎补散(《圣惠方》);若单用骨碎补 120g,浸酒 500ml,分 10 次内服,每日 2 次,另晒干研末外敷,用于接骨续筋(《泉州本草》)。

【参考资料】骨碎补中含有柚苷[Naringin],骨碎补双氢黄酮苷。槲蕨根茎中含有蕨 7 烯(Fern-7-ene),蕨 9(11)烯,萘 22(9)烯,何帕 21 烯等成分。另含 β-谷甾醇,豆甾醇,芸苔甾醇[1-3]。

骨碎补可预防高脂饲料所致的家兔血清胆固醇、甘油三酯增高,并防止主动脉粥样硬化斑块形成。骨碎补能促进骨对钙的吸收，并提高血钙和血磷水平，从而有利于骨折的愈合。骨碎补双氢黄酮苷有明显的镇静和镇痛作用[1]。

骨碎补的炮制方法历代都要求“去毛”、“燎去毛”、“刮去毛”等，现代大多以炒制或砂烫后，使其受热膨胀，绒毛焦枯，易于除去[4]。或将砂烫后的骨碎补片放入糖衣锅或滚筒式炒药机中，转动以磨擦后撞断绒毛，再取出筛净[5]。经砂烫、炒制后，骨碎补质地酥脆，有利于有效成分的提取，测定骨碎补生品、清炒品、砂烫品及烘制品等 4 种饮片中柚皮苷的含量，结果砂烫品、烘制品比生品高 47.45%，清炒品比生品高 34%[6]。

骨碎补经去毛净制后，可提高总黄酮及柚皮苷含量；经砂烫、酒制、盐制后，并不影响总黄酮及柚皮苷含量，却有利于有效成分的溶出[7]。采用正交试验法，以醇浸出物含量、总黄酮含量和柚皮苷含量为指标，优选出砂烫骨碎补的最佳工艺为：每 100kg 骨碎补用 500kg 砂子，砂温 180℃，烫制 1 分钟[8]。采用正交试验法，以柚皮苷的含量为指标，优选盐炙骨碎补的最佳炮制工艺为：每 20g 骨碎补用 30ml 盐水（含盐 4g），浸泡 8 小时，在 190℃下砂烫 4 分钟[9]。研究表明，骨碎补经用砂烫、恒温烘烤及微波炮制去毛后可以提高总黄酮及浸出物的含量。并且：微波法优于其他方法[10]。

【附】

1. 近代炮制方法还有炒法、酒炒法。

2. 文献摘录　“用治耳聋，削作细条，火炮，乘热塞耳”（《证类》）。“炒熟研末，猪腰夹煨，空心食之，能治耳鸣及肾虚，久痢牙痛”（《本草正》）。

【按语】骨碎补的古代炮制方法有火炮、蜜制、炒制、姜制、盐制、酒制、焙制、炙制、蒸制等。现代用生切制及砂炒。砂炒制后，能使其质地疏松，易于除去鳞叶，也有利于切制、粉碎及有效成分的提取。

参 考 文 献

[1] 阴健，等. 中药现代研究与临床应用(2)[M]. 北京：中医古籍出版社，1995：271.
[2] 江苏新医学院. 中药大辞典[M]. 上海：上海科学技术出版社，1977：1658.
[3] 王维信，等. 骨碎补双氢黄酮甙对心血管系统的药理作用[J]. 药学通报，1984，1(2)：55.
[4] 甄汉深，等. 骨碎补炮制历史沿革的研究[J]. 中药材，1992，15(10)：29.
[5] 金宗泽，等. 骨碎补炮制工艺的改进[J]. 中成药研究，1984(8)：42.
[6] 刘项南，等. 炮制骨碎补不宜清炒[J]. 中成药研究，1986(4)：18.
[7] 杨中林，等. 骨碎补不同炮制品中总黄酮及柚皮苷含量测定[J]. 中国中药杂志，2001，26(10)：682.
[8] 张静，等. 正交法优选砂烫骨碎补最佳炮制工艺[J]. 中国中医药信息杂志，2005，12(5)：40.
[9] 耿妍，等. 正交法优选盐炙骨碎补的最佳炮制工艺[J]. 时珍国医国药，2007，18(10)：2501.
[10] 杨梓懿，等. 微波炮制对骨碎补中总黄酮及浸出物含量的影响[J]. 中成药，2005，27(4)：427.

香　附

【来源】本品为莎草科植物莎草 *Cyperus rotundus* L. 的干燥根茎。秋季采挖，燎去毛须，置沸水中略煮或蒸透后晒干，或燎后直接干燥。

【古代炮制】唐代有微炒（《理伤》）的炮制方法。宋代有胆汁制（《总录》），蒸制（《洪氏》），水煮（《传信》），制炭（《济生方》），酒炒、生姜汁泡后甘草浸焙、米泔浸后蒜仁煮、酒便浸、石灰炒、童便浸后醋炒（《朱氏》），童便、醋、盐水制（《疮疡》）等方法。元代有醋煮（《活幼》），麸炒（《瑞竹》），童便浸、淡盐水浸炒（《丹溪》）等法。明、清时代增加了醋炒、盐炒焦、巴豆制、生姜汁浸炒(《普济方》)，皂角水浸(《奇效》)，米泔浸炒(《婴童》)，醋浸焙、童便浸炒(《万氏》)，火炮(《医学》)，童便浸(《宋氏》)，蜜水煮和醋童便酒汤各浸后烘干(《保元》)、酒醋浸烘(《景岳》)等方法。清代又增加了蜜水炒、醋洗焙(《本草述》)，童便酒炒(《集解》)，童便浸后醋盐水拌炒(《全生集》)，童便醋浸后和熟艾加醋炒(《玉尺》)，人乳拌(《要旨》)等炮制方法外，更突出的是在明、清时代在辅料制方面增加较多，如：四制香附有酒浸、泔浸、童便浸、盐水浸之别，当炒(《仁术》)，酒、醋、童便、盐各浸后焙(《万氏》)，醋、童便、酒、汤各浸后焙(《回春》)，酒、醋、童便、山栀煎汁各浸后炒(《准绳》)，酒、醋、姜、童便各炒(《串雅内》)等；五制香附有酒、醋、酥、盐水、姜汁制(《大法》)，童便、酒、醋、盐、姜制(《治裁》)等；六制香附有艾、醋、盐、酥、童便、乳制(《醒斋》)，艾、醋、酒、盐、酥、童便制(《准绳》)；七制香附有童便浸，好酒浸，醋浸，盐水浸，茴香汤浸，益智仁汤浸，萝卜汤浸，制毕焙干(《滇南》)，当归酒浸、蓬术童便浸、丹皮艾叶米泔浸、乌药米泔浸、川芎延胡水浸、三棱柴胡醋浸、红花乌梅盐水浸后晒干只取香附为末(《玉尺》)，一制淘米水泡，二制陈酒泡，三制童便泡，四制盐水泡，五制牛乳泡，六制小扁黑豆煮，七制真茯神为末，炼蜜为丸(《增广》)；八制香附有酒、姜、土、醋、盐、童便、甘草、乳汁逐次制过(《拾遗》)等辅料制，共有近 50 种之多。

【现代炮制】

1. 香附　取原药材，除去毛须及杂质，碾成绿豆大粒块，或润透，切薄片，干燥，筛去碎屑。

2. 醋香附

(1) 取净香附粒块或片，加入定量米醋拌匀，稍闷润，待醋被吸尽后，置炒制容器内，用文火加热，炒干，取出，晾凉，筛去碎屑。

(2) 取净香附，加入定量米醋，与米醋等量的水，共煮至醋液基本吸尽，再蒸 5 小时，闷片刻，取出微凉，切薄片，干燥，筛去碎屑；或取出，干燥后，碾成绿豆大粒块；香附粒块或片每 100kg 用米醋 20kg。

3. 四制香附　取净香附粒块或片，加入定量的生姜汁、米醋、黄酒、盐水拌匀，稍闷润，待汁液被吸尽后，置炒制容器内，用文火加热，炒干，取出，晾凉，筛去碎屑。香附粒块或片每 100kg 用生姜 5kg(取汁)，米醋、黄酒各 10kg，食盐 2kg(清水溶化)。

4. 酒香附　取净香附粒块或片，加入定量黄酒拌匀，稍闷润，待酒被吸尽后，置炒制容器内，用文火加热，炒干，取出，晾凉，筛去碎屑、香附粒块或片每 100kg 用黄酒 20kg。

5. 香附炭　取净香附，大小分开，置炒制容器内，用中火加热，炒至表面焦黑色，内部焦褐色，喷淋清水少许，灭尽火星，取出，晾干，凉透。

【饮片性状】香附为不规则碎粒块或薄片，周边棕褐色或棕黄色；片面黄白色而显粉性，内皮层环纹明显；质硬；气香，味微苦。醋香附表面棕褐色或红棕色，微有焦斑，角质样，略有醋气味。四制香附表面深棕褐色，内部呈黄褐色，具有清香气。酒香附表面红紫色，略具酒气。香附炭表面焦黑色，内部焦褐色，质脆，易碎，气焦香，味苦涩。

【质量要求】香附水分不得过 13.0%，总灰分不得过 4.0%，稀醇浸出物不得少于 15.0%，含挥发油不得少于 1.0%(ml/g)。香附饮片醇浸出物不得少于 11.5%。醋制香附醇浸出物不得少于 13.0%，含挥发油不得少于 0.8%(ml/g)。

【炮制目的】香附味辛、微苦、微甘，性平。归肝、脾、三焦经。具有行气解郁，调经止痛的功能。用于肝郁气滞，胸胁、脘腹胀痛，消化不良，胸脘痞闷，寒疝腹痛，乳房胀痛，月经不调，经闭痛经，崩漏带下等。

香附生品能上行胸膈，外达肌肤，故多入解表剂，以理气解郁为主。用于风寒感冒，胸膈痞闷，胁肋疼痛等。醋炙后，能专入肝经，增强疏肝止痛作用，并能消积化滞。用于伤食腹痛，血中气滞，寒凝气滞，胃脘疼痛等。酒炙后，能通经脉，散结滞，多用于癥瘕胀痛，小肠气，及瘰疬流注肿块等证。四制香附，以行气解郁，调经散结为主。多用于胁痛，痛经，月经不调，妊娠伤寒，恶寒发热，中虚气滞的胃痛等证。香附炭，味苦涩，能止血，用于妇女崩漏不止等。

【临床应用】

1. 生用

（1）风寒感冒：常与紫苏、陈皮、苍术等同用，具有理气解表的作用，用于感冒风寒暑湿，呕恶泻利，腹痛，及饮冷当风，头疼身热，伤食不化，如二香散（《世医》）；若与苏叶、陈皮、甘草（炙）同用，用于外感风寒，内有气滞，形寒身热，头痛无汗，胸脘痞闷，不思饮食，如香苏散（《局方》）。

（2）胸膈痞闷：常与苍术、川芎、神曲、栀子同用，具有行气解郁的作用，用于气、血、痰、火、湿、食等郁，胸膈痞闷，脘腹胀痛，吞酸呕吐，饮食不化，如越鞠丸（《丹溪》）；若与半夏（制）、橘红、甘草（炒）同用，用于七情所伤，中脘不快，腹胁胀满，如香橘汤（《仁斋直指》）；若与木香、白术、白豆蔻等同用，用于气滞胸痞，反胃噎塞，或胃寒作痛，如香砂理中汤（《医灯续焰》）；若与甘草同用，用于肝气郁结，心烦善怒，如香甘散（《杂病源流犀烛》）；若与枳壳同用，用于妊娠气滞，心腹胀满或痛，如香壳汤（《明医指掌》）。

（3）心腹刺痛：常乌药、甘草（炒）同用，具有行气止痛的作用，用于心腹刺痛，调中快气，如小乌沉汤（《局方》）；若与缩砂仁、甘草同用，用于一切气疾心腹胀痛，如快气汤（《局方》）。

2. 制用

（1）醋制

① 胃脘疼痛：常与高良姜（酒洗）同用，具有疏肝理气，温胃祛寒的作用，用于肝郁气滞，胃有寒凝，脘腹疼痛，喜温喜按，或胸胁胀痛，或痛经，如良附丸（《良方集腋》）；若与苍术（米泔水浸炒）、陈皮、厚朴（姜炒）等同用，用于伤食腹痛，如香砂平胃散（《金鉴》）；若与白术（麸炒）、橘皮、法半夏等同用，用于胃寒气滞，不思饮食，呕吐酸水，胃脘满闷，四肢倦怠，如香砂养胃丸（《中国药典》）。

② 胃脘胀痛：常与橘皮、枳实、砂仁等同用，具有行气止痛的作用，用于停乳停食，胃脘胀痛，呕吐泄泻，不思饮食，如香橘丹（《中药制剂手册》）；若与木香、砂仁、神曲（麸炒）等同用，用于脾胃不和，气滞停食，胸膈胀满，脘腹疼痛，饮食减少，消化不良，如香砂枳术丸（《中药制剂手册》）。

③ 疝气疼痛：常与乌药同用，具有散寒调气，破结止痛的作用，用于肝气失疏，流注不定，聚散无常，阴囊偏坠，时大时小，时作疼痛，如青囊丸（《韩氏医通》）。

④ 腹有血瘕：常与艾叶（醋炒）、当归（酒洗）、川芎等同用，具有行气解郁，破血通经的作用，用于妇人气滞血瘀，腹有血瘕，脐下胀痛，或月经不行，发热体倦，如消积通经丸（《寿世保元》）。

⑤ 肚腹时痛：常与艾叶、当归（酒洗）、白芍药（酒炒）等同用，具有温寒，理气，行血，止痛的作用，用于妇人子宫虚冷，带下白浊，面色萎黄，经脉不调，肚腹时痛，婚久不孕，如艾附暖宫丸（《仁斋直指方论》）。

⑥ 风湿痹痛：常与川乌（炙）、草乌（炙）、当归等同用，具有舒筋活络，散风止痛的作用，

用于风湿痹痛，麻木不仁，四肢酸痛，半身不遂，如小活络丹(《北京市中药成方集》)。

(2) 四制香附

① 经水不调：常与当归(酒浸)、白芍(炒)、熟地黄(酒制)等同用，具有行气解郁，调经的作用，用于妇女经水不调，赤白带下，日久不孕，如当归泽兰丸(《摄生众妙方》)。

② 中虚气滞：常与党参、茯苓、春砂仁等同用，具有行气解郁，健脾和胃的作用，用于中虚气滞，饮食不化，呕恶胀满，胃痛，腹鸣，泄泻，如香砂六君丸(《重订通俗伤寒论》)。

③ 妊娠伤寒：常与新会皮、鲜葱白、紫苏等同用，具有理气发汗的作用，用于妊娠伤寒，恶寒发热，头痛鼻塞，如香苏葱豉汤(《重订通俗伤寒论》)。

④ 冲脉有伤：常与当归(酒洗)、阿胶(蛤粉炒)、益母草等同用，具有调经保胎的作用，用于妇人气血不足，冲脉有伤，受胎经二月而胎堕者，如千金保胎丸(《回春》)。

(3) 酒制

① 癥疝胀痛：单用香附末6g，海藻3g，煎酒空心调下，具有通经脉，散结滞的作用，用于癥疝胀痛及小肠气(《濒湖集简方》)。

② 瘰疬肿块：单用香附为末，酒和，量疮大小，做饼覆患处，以热熨斗熨之，具有散结滞、消肿的作用，用于瘰疬流注肿块，或风寒袭于经络，结肿或痛，若风寒湿毒，宜用姜汁作饼(《外科发挥》)。

③ 冲任两虚：常与熟地、白芍(炒)、续断(酒炒)等同用，具有调补冲任的作用，用于冲任两虚，不孕，如加味种子四物汤(《医略六书》)。

④ 血虚头痛：常与川芎、白芍、当归等同用，具有通经脉，补血的作用，用于血虚受风之头痛，如当归补血汤(《回春》)。

⑤ 儿枕痛：常与山楂、益母草、当归等同用，具有通经脉，散瘀止痛的作用，用于妇人产后儿枕血痛，如山楂益母草汤(《会约医镜》)。

(4) 炒炭：妇女崩漏：常与当归、白芍、赤芍等同用，具有和血止血的作用，用于妇女崩漏，及月经过多证。

【参考资料】香附中主要含挥发油：香附烯(Cyperene)，α-香附酮(α-Cyperone)，β-香附酮(β-Cyperone)，β-蒎烯(β-Pinene)，莰烯(Camphene)，1,8-桉叶素(1,8-Cineole)，柠檬烯(limonene)，香附醇(Cyperol)等。此外尚含有黄酮苷：鼠李素-3-O-鼠李糖-(1→4)-吡喃鼠李糖苷(Rhamnetin-3-O-rhamno-syl-(1→4)-rhamnopyranoside)及微量元素[1-2]。香附挥发油能明显协同戊巴比妥钠对小鼠的催眠作用($P<0.01$)。香附提取物能提高小鼠的痛阈，并对注射酵母菌引起的大鼠发热有解热作用。香附挥发油可明显降低大鼠正常体温。香附可明显促进实验大鼠的胆汁分泌，对肝细胞功能有保护作用；对离体兔回肠平滑肌有直接抑制作用。此外香附尚有一定的抗炎作用和抑菌作用[1-2]。

采用高效液相色谱法，测定生香附、醋炙香附提取液中α-香附酮的含量，结果醋炙香附比生香附的溶出量增加约20%[3]。醋炙香附的水溶性浸出物也明显高于生品[4]。说明醋制香附有利于有效成分的煎出而增强疗效。据研究，醋制香附中总挥发油含量比生香附低约35%[4]。这有利于降低香附的刺激性。

以解痉、镇痛为指标，对香附生品和几种醋炙饮片(醋蒸、醋煮、醋焖)进行实验比较，结果认为醋蒸香附的解痉作用、镇痛作用均为最佳，特别是明显优于生品[5-7]。

去毛方法的改进：《中国药典》规定，香附应去毛须及杂质，传统去毛方法费工费时，劳动强度大，成品率低，且不能适用于大批量生产的要求，目前改进的方法有滚筒式电动搅拌机法[8]、磨米机法[9]、糖衣机法[10]、油炒法[11]、碾米机法[12]等均能有效地去除毛须。

采用正交试验法，以 α-香附酮的含量为指标，优选醋炙香附的最佳工艺为：每 100kg 香附用醋 60kg，闷 1 小时，150℃炒 10 分钟[13]。

【附】

1. 近代炮制方法还有炒，姜汁炒，醋蜜炒，米泔水、生姜、盐、酒、醋复制香附，四制香附加秋石、红糖、老生姜七制香附，七制香附加牛（羊）奶、白蜜九制香附等。

2. 文献摘录　“气病之总司，妇科之主帅”（《本草纲目》）。“气病略炒，血病酒煮，痰病姜汁煮，下虚坠水煮，血虚有火童便煮过则凉，积冷醋浸炒则热，他药亦可以类推，忌铁”（《入门》）。“童便炒欲其下行，醋炒则理气痛（《景岳》）”。“生则上行胸膈外达皮毛，熟则下走肝肾外彻腰足，炒黑则止血，便制则入血补虚，盐炒则入血润燥，酒炒则行经络，醋炒则消积聚，姜汁炒则化痰”（《纲目》）。“椿（桩）去毛，发散消食生用。入血分酒炒。软坚止痛盐水炒。降虚火童便浸。开郁醋炒。止血童便浸炒黑。温经艾汁炒。消痰姜汁炒”（《说约》）。“四制香附（一斤）分四制，能调和经脉，一盐水姜汁煮略炒主降痰，一醋煮略炒主补血，一山栀四两同炒去栀主散郁，一童便洗不炒主降火”（《玉尺》）。

【按语】香附的古代炮制方法有炒制、蒸制、煮制、酒制、制炭、药汁制、盐制、姜制、泔制、蜜制、乳制、火炮、皂角水制等法。现代沿用生香附、醋香附、酒香附、香附炭及四制香附等。

香附主含挥发油，油中以香附酮、香附烯为主。经含量测定，醋制香附中 α-香附酮的溶出率明显高于生品，药效学实验证明醋制香附的解痉、镇痛作用也明显优于生品，证实香附醋制、四制的合理性和科学性。

参考文献

[1] 阴健，等. 中药现代研究与临床应用(2)[M]. 北京：中医古籍出版社，1995：273.
[2] 黄泰康，等. 常用中药成分与药理手册[M]. 北京：中国医药科技出版社，1994：1426.
[3] 杨明，等. 醋炙对香附中 α-香附酮溶出的影响[J]. 中药材，1991，14(4)：30.
[4] 杨培民，等. 香附最佳炮制品规格下的实验研究[J]. 辽宁中医杂志，1991，18(4)：37.
[5] 王爱芳，等. 香附炮制的初步研究[J]. 药学通报，1982，17(11)：56.
[6] 王爱芳，等. 用正交设计法研究香附炮制工艺[J]. 中成药研究，1983，5(6)：19.
[7] 王爱芳，等. 香附炮制工艺再探[J]. 中成药研究，1985，(1)：16.
[8] 仇政雄，等. 香附炮制去毛方法改进[J]. 中药饮片，1990(1)：13.
[9] 侯文轩，等，炮制香附的新方法[J]. 中药通报，1986，11(12)：30.
[10] 黄红良，等. 炮制香附去毛的改进法[J]. 中国医院药学杂志，1984(6)：36.
[11] 周可峰，等. 炮制香附用油砂去毛须[J]. 中国医院药学杂志，1988，8(3)：44.
[12] 洪志军，等. 香附米去毛法[J]. 中药通报，1984(5)：23.
[13] 鲁湘鄂，等. 醋炙香附炮制工艺研究[J]. 西北药学杂志，2007，22(2)：58.

独　活

【来源】本品为伞形科植物重齿毛当归 *Angelica pubescens* Maxim. f. *biserrata* Shan et Yuan 的干燥根。春初苗刚发芽或秋末茎叶枯萎时采挖，除去须根及泥沙，烘至半干，堆置 2～3 天，发软后再烘至全干。

【古代炮制】南北朝刘宋时代有淫羊藿制（《雷公》）的方法。明代增加了盐水浸焙（《普济方》）、炒制（《理例》）、焙制（《纲目》）、酒洗（《回春》）等方法。清代又增加了酒炒（《串雅外》)、酒浸(《玉尺》)等炮制方法。

【现代炮制】取原药材,除去杂质及泛油变黑者,大小个分开,抢水洗净,润透,切薄片,晒干或低温干燥。筛去碎屑。

【饮片性状】独活为类圆形薄片,周边面灰褐色或棕褐色,具纵皱纹,有隆起的横长皮孔及稍突起的细根痕。片面灰白色至棕褐色,可见多数黄棕色或棕色油点,中心灰黄至黄棕色,显棕色环纹。有特异香气,味苦辛,微麻舌。

【质量要求】独活水分不得过 10.0%,总灰分不得过 8.0%。酸不溶性灰分不得过 3.0%,含蛇床子素($C_{15}H_{16}O_3$)不得少于 0.50%,含二氢欧山芹醇当归酸酯($C_{19}H_{20}O_5$)不得少于 0.08%。

【炮制目的】独活味辛、苦,性微温。归肾、膀胱经。具有祛风除湿,通痹止痛,解表的功能。用于风寒湿痹,腰膝疼痛,少阴伏风头痛,风寒表证,兼有湿邪等。

独活临床多生用。软化切片,便于调剂与制剂。药性较缓和善治下部之痹痛,用于腰腿疼痛,两足痿痹不能行走等。

【临床应用】

生用

(1) 风湿痹痛:常与寄生、杜仲、牛膝等同用,具有祛风湿,止痹痛,益肝肾,补气血的作用,用于痹证日久,肝肾两亏,气血不足,腰膝疼痛,肢节屈伸不利,麻木不仁,思寒喜温,心悸气短,如独活寄生汤(《千金》);若与羌活、防风、炙甘草等同用,用于腰痛如折,沉重如山,如独活汤(《兰室秘藏》);若与苍术、细辛、川芎等同用,用于少阴寒湿腰痛,不能转侧,头痛耳疼,如独活苍术汤(《症因脉治》)。

(2) 风湿在表:常与羌活、藁本、蔓荆子等同用,具有祛风胜湿的作用,用于风湿在表,肩背痛不可回顾,头痛身重,或腰脊疼痛,难以转侧,如羌活胜湿汤(《内外伤辨惑论》)。

(3) 产后中风:常与大豆、酒同用,具有祛风、补肾的作用,用于产后百日中风、痉、口噤不开,如独活紫汤(《千金》);若单用独活水煮服,用于产后中风,虚人不可服他药者,如一物独活汤(《小品方》)。

(4) 少阴头痛:常与细辛、川芎、秦艽等同用,具有祛风止痛的作用,用于外感头痛,邪在少阴,头痛痛连颊部,如独活细辛汤(《症因脉治》)。

(5) 月经不行:常与桑寄生、秦艽、香附等同用,具有祛风散寒,行滞通经的作用,用于风寒搏击,月经数月不行,面青,四肢作痛,关节不利,少腹冷痛,恶风怕冷,腰疲背寒,如独活通经汤(《中医妇科治疗学》)。

(6) 感冒风寒湿邪:常与柴胡、前胡、川芎等同用,具有发汗解表,散风祛湿的作用,用于感冒风寒湿邪,憎寒壮热,头项强痛,肢体疲痛,无汗,鼻塞声重,咳嗽有痰,胸膈痞满,如败毒散(《小儿药证直诀》)。

【参考资料】独活中含有香豆素类成分:二氢欧山芹醇(Columbianetin),二氢欧山芹醇乙酸酯(Columbianctin acetate),二氢欧山芹素(Columbianadin),甲氧基欧芹素(Osthol),异欧前胡素(Isoimperatorin),香柑内酯(Bergapten),花椒毒素(Xanthotoxin),二氢欧山芹醇葡萄糖苷(Columbianctin-β-Dglucopyranoside),当归醇 B(Angelol B),异当归醇(Isoangelol),毛当归醇(Anpubesol),伞花内酯(Umbelliferone)[1-3]。另含以齐墩果酸为苷元的 6 种皂苷。此外,从独活中已经检出的挥发油成分有几十种,含量较高的有百里香酚(Thymol)约 5.74%,芜漠木烯(Eremophilene)约 6.70%,α-雪松烯(α-Cedrene)约 5.74%,葎草烯约 5.50%，α-蒎烯约 9.4%，枞油烯约 25%[4-6]。

独活醇提取物能抑制 ADP 体外诱导的大鼠血小板聚集，聚集抑制率随药物浓度的提高而增加，同时对大鼠颈动脉旁路中形成的血栓有抑制作用。独活中的香豆素类化合物具有拮抗钙通道阻滞剂受体的活性，此活性与血压、心律有关。此外对麻醉犬和猫有降压作用；独活还作用于钙离子通道阻滞剂受体。香柑内酯、异欧前胡素、花椒毒素等对兔回肠具有明显的解痉作用。独活具有明显的镇痛、镇静、催眠及抗炎作用。其他尚有抗菌、抗实验性胃溃疡等作用[6]。

【附】

1. 近代炮制方法还有炒制。

2. 文献摘录　"采得后，细剉，拌淫羊藿裛二日后，暴干去淫羊藿用，免烦人心"(《雷公》)。"此乃服食家治法，寻常去皮或焙用尔"(《纲目》)。

【按语】独活古代的炮制方法有淫羊藿制、盐制、炒制、焙制、酒制等。现代应用以生品为主。在中医临床中，作为祛风湿药物的独活被广泛地应用于类风湿关节炎、强直性脊柱炎等病症的治疗，药理实验也证明该药有抗炎、镇痛的作用，这与传统临床应用相一致。

参考文献

[1] 陈尚齐，等. 中药川独活和浙独活中香豆素成分的研究[J]. 药学学报，1982，17(5)：392.

[2] 潘竞先，等. 重齿毛当归(独活)中异当归醇、毛当归醇及其它香豆素的分离与鉴定[J]. 药学学报，1987，22(5)：380.

[3] 李荣芷，等. 中药独活活性成分香豆素及其甙的化学研究[J]. 药学学报，1989，24(7)：546.

[4] 陈玄玄，等. 独活挥发油的 GC-MS 分析[J]. 南京药学院学报，1986，17(4)：252.

[5] 孟娟如，等. 独活醇提取物(H_6F_4)对血小板聚集及实验性血栓形成的影响[J]. 中草药，1988，19.(12)：23

[6] 黄泰康，等. 常用中药成分与药理手册[M]. 北京：中国医药科技出版社，1994：1442.

前　　胡

【来源】本品为伞形科植物白花前胡 *Peucedanum praeruptorum* Dunn 或紫花前胡 *Peucedanum decursivum* Maxim 的干燥根。冬季至次春茎叶枯萎或未抽花茎时采挖，除去须根，洗净，晒干或低温干燥。

【古代炮制】南北朝刘宋时代有甜竹沥浸(《雷公》)的方法。唐代有熬制(《千金翼》)的方法。宋代有焙制、生姜汁制炒(《局方》)等炮制方法。明、清时代多去芦头生用。

【现代炮制】

1. 前胡　取原药材，除去杂质及残茎，洗净，润透，切薄片，晒干，筛去碎屑。

2. 蜜前胡　取炼蜜用适量开水稀释后，淋入前胡片内拌匀，润透，至蜜液被吸尽后，置炒制容器内，用文火加热，炒至不粘手为度，取出，放凉。前胡片每 100kg 用炼蜜 25kg。

【饮片性状】前胡为不规则类圆形薄片，周边黑褐色或灰黄色。片面淡黄白色或类白色，可见一棕色环纹(形成层)及放射状纹理，皮部散在多数棕黄色油点。气芳香，味微苦辛。蜜前胡表面深黄色，略有光泽，味微甜、略辛。

【质量要求】前胡水分不得过 12.0%，总灰分不得过 8.0%，酸不溶性灰分不得过 2.0%。浸出物用稀乙醇作溶剂，不得少于 20.0%。前胡按干燥品计算，含白花前胡甲素($C_{21}H_{22}O_7$)不得少于 0.90%，含白花前胡乙素($C_{24}H_{26}O_7$)不得少于 0.24%。前胡饮片总灰分不得过6.0%。蜜前胡水分不得过13.0%。

【炮制目的】前胡味苦、辛,性微寒。归肺经。具有散风清热,降气化痰的功能。用于风热咳嗽痰多,痰热喘满,咯痰黄稠等。

前胡生品以降气化痰,散风清热为主。用于肺气不降,喘咳,痰稠,胸痞满闷,外感风热郁肺咳嗽等。蜜炙后以润肺止咳为主。用于肺燥咳嗽,咳嗽痰黄,咽喉干燥,胸闷气促,胸膈不利,呕吐不食等。

【临床应用】

1. 生用

(1) 风热咳嗽:常与牛蒡子、桔梗、薄荷等同用,具有疏散风热,止咳的作用,用于风热犯肺,咳嗽咽痒,鼻塞流涕,发热微恶风寒,如感冒热咳方(《中药临床应用》)。

(2) 肺热咳嗽:常与贝母、白前、麦门冬等同用,具有疏风清热,止咳的作用,用于肺热咳嗽、痰壅,气喘不安,如前胡饮(《总录》);若与升麻、紫菀、杏仁等同用,用于天行壮热,咳嗽头痛,胸闷,如前胡汤(《外台》)。

(3) 痰饮喘咳:常与姜半夏、茯苓、陈皮等同用,具有降气化痰的作用,用于痰饮喘咳,如前胡半夏汤(《准绳》)。

(4) 风寒咳嗽:常与杏仁、苏叶、桔梗等同用,具有疏风散寒,化痰止咳的作用,用于风寒客肺,咳嗽痰稀,鼻流清涕,头痛身痛,恶寒发热,如杏苏散(《条辨》)。

2. 制用

(1) 肺燥咳嗽:常与贝母、麦门冬、桑白皮等同用,具有润肺祛痰的作用,用于燥邪伤肺,气失清肃,咳嗽痰黄,咽喉干燥,胸闷气促,如前胡散(《准绳》),方中前胡蜜炙能增强润肺化痰的作用。

(2) 伤寒遍身疼痛:常与茵陈、柴胡、羌活等同用,具有疏风清热散寒的作用,用于伤寒遍身疼痛,百节拘急,头目昏疼,肢体劳倦,壮热憎寒,神志不爽,感冒瘟疫瘴气,如神仙百解散(《局方》)。

【参考资料】前胡含有多种类型的香豆素及其糖苷,三萜糖苷,甾体糖苷及挥发油等成分。香豆素类有伞形花内酯(Umbelliferone),东莨菪苷(Scopolin),茵芋苷(Skimmin),洋芫荽茵芋苷(Apiosylskimmin),(−)-前胡醇[(−)-Peucedanol];紫花前胡内酯苷(前胡苷,前胡宁,紫花前胡苷,Nodakenin),紫花前胡内酯(前胡亭,Nodakenetin),补骨脂素(Psoralen),5-甲氧基补骨脂素(5-Methoxypsoralen),芸香扔(Rutarin),异芸香扔(Isorutarin),阿巴特扔(Apterin),芸香扔素(Rutaretin),白花前胡苷Ⅰ(Praeroside I),印度榅桲苷(Marmesinin),紫花前胡苷Ⅰ,Ⅱ,Ⅲ,Ⅳ,Ⅴ(Decuroside I-V);紫花前胡素(Decursin),紫花前胡次素(Decursidin),3′-异戊酰氧基-4′-当归酰氧基-3′,4′-二氢花椒树皮素(3′-O-Isovaleryloxy-4′-O-angeloyloxy-3′,4′-dihydroxanthyletin);白花前胡素甲、乙、丙、丁(Praeruptorin A、B、C、D),d-白花前胡素戊(d-Praeruptorin E),d′-3′(S)-当归酰氧基-4′(S)-异戊酰氧基-3′,4′-二氢邪蒿素(d-3′(S)-Angeloyloxy-4′(S)-isovaleryloxy-3′、4′-dihydroseselin),d-3′(R)-当归酰氧基-4′-酮基-3′,4′-二氢邪蒿素(d-3′(R)-Angeloyloxy-4′-Keto-3′,4′-dihydroseselin),北美芹素(pteryxin),前胡香豆素A(qianhucoumarin A),前胡香豆素Ⅰ、Ⅱ、Ⅲ(Peucedanocoumarin Ⅰ、Ⅱ、Ⅲ),白花前胡苷Ⅱ、Ⅲ、Ⅳ、Ⅴ(PraerosideⅡ、Ⅲ、Ⅳ、Ⅴ),紫花前胡素Pd-Ia。三萜多糖苷:紫花前胡中含有以常春藤苷元(Hederagenin)的多糖苷及糖酯,即紫花前胡皂苷Ⅰ、Ⅱ、Ⅲ、Ⅳ、Ⅴ(Pd-Saponin Ⅰ、Ⅱ、Ⅲ、Ⅳ、Ⅴ)。挥发油成分:主要有柠檬烯

(Iimonene),爱草脑(Chavicol methyl ether)。其他尚含有甾体类及糖苷:海绵甾醇,β-谷甾醇,β-谷甾醇3-O-葡萄糖苷;糖类及微量元素等[1-2]。

紫花前胡能显著增加麻醉猫呼吸道的黏液分泌,且作用时间较长。紫花前胡甲醇提取物对炎症初期反应的小鼠的血管通透性亢进有明显的抑制作用。紫花前胡对小鼠水浸捆束溃疡呈明显抑制作用。紫花前胡提取物能非竞争性抑制豚鼠小肠由乙酰胆碱及组织胺引起的收缩,并能竞争性抑制 Ca^{2+} 引起的平滑肌收缩。前胡丙素可使离体缺血再灌注工作心脏的收缩、舒张性能得到改善,并能促进CO、CF、SV、HR恢复,改善心脏工作效率,减少CK释放和心肌线粒体钙含量。白花前胡可减少 $CaCl_2$ 诱发的心律失常,减少结扎大鼠左冠状动脉所引起的室性心律失常的发作程度和持续时间。前胡尚有抗过敏作用,扩张血管作用,抗血小板聚集作用及抗癌作用[1]。

采用正交试验法,以水溶性浸出物含量、醇溶性浸出物含量及白花前胡丙素含量为考察指标,优选白花前胡蜜炙最佳工艺为:白花前胡饮片100g,加炼蜜25g,闷润1.5小时,于80℃炒干。[3]

【附】

1. 近代炮制方法还有炒法、蜜麸炒法。

2. 文献摘录 "痰满,胸胁中痞,心腹结气,风头痛,去痰实,下气,治伤寒寒热"(《别录》)。"清肺热,化痰热,散风邪"(《纲目》)。

【按语】前胡古代炮制方法有熬制、甜竹沥制、姜制等法。现代大多用生品与蜜炙品。

前胡苦、辛,微寒。有降气祛痰,宣散风热之功效。前胡主要含有香豆素类成分如伞形花内酯等以及挥发油类成分。药理实验证明,前胡具有显著的祛痰作用和抗炎作用。《中国药典》2010年版收载生前胡片与蜜炙前胡二个品种。在中医临床上,生品多用于热痰、风痰而蜜前胡多用于燥痰,蜜炙后有润燥之功,二者均有降气化痰之效。

参考文献

[1] 阴健,等.中药现代研究及临床应用(2)[M].北京:中医古籍出版社,1995:283.

[2] 黄泰康,等.常用中药成分与药理手册[M].北京:中国医药科技出版社,1994:1456.

[3] 梁益敏,等.蜜炙白花前胡最佳炮制工艺研究[J].中成药,2007,29(3):399.

何首乌

【来源】本品为蓼科植物何首乌 *Polygonum multiforum* Thunb. 的干燥块根。秋、冬二季叶枯萎时采挖,削去两端,洗净,个大的切成块,干燥。

【古代炮制】唐代有黑豆蒸、醋煮、水煮熟黑豆酒煮(《理伤》)等炮制方法,并提出"用苦竹刀切,米泔浸一宿,暴干,忌铁"(《本草图经》)。宋代增加了单蒸、米泔水浸后九蒸九暴(《圣惠方》),生姜甘草制(《朱氏》),牛膝制(《履巉岩》)等法。金元有米泔黑豆干枣同制(《儒门》)。明代又增加了黑豆人乳制(《回春》),黑豆牛膝人乳制(《醒斋》),人乳拌蒸、酒浸蒸(《景岳》)。清代还增加了乌羊肉制(《良朋》)、牛乳制(《切用》)。此时,其炮制方法已达30余种。

【现代炮制】

1. 何首乌 取原药材,除去杂质,洗净,稍浸,润透,切厚片或块,干燥,筛去碎屑。

2. 制首乌 取生首乌片或块,用黑豆汁拌匀,润湿,置非铁质蒸制容器内,密闭,蒸或炖至汁液被吸尽,药物呈棕褐色时,取出,干燥。何首乌每100kg用黑豆10kg。

黑豆汁制法:取黑豆10kg,加水适量,约煮4小时,熬汁约15kg;黑豆渣再加水煮3小时,熬汁10kg,合并得黑豆汁约25kg。

【饮片性状】本品为不规则圆形厚片或小方块,表面淡红棕色或棕黄色,中心显黄白色,外侧皮部散列云锦状花纹(异型维管束),周边红棕色或红褐色,皱缩不平,质坚实,粉性,味稍苦涩。制首乌表面黑褐色或棕褐色,凹凸不平,质坚硬,断面角质样,棕褐色或黑色。气微,味微甘而苦涩。

【质量要求】何首乌水分不得过10.0%,总灰分不得过5.0%,含2,3,5,4′-四羟基二苯乙烯-2-O-β-D-葡萄糖苷($C_{20}H_{22}O_9$)不得少于1.0%,结合蒽醌以大黄素($C_{15}H_{10}O_5$)和大黄素甲醚($C_{16}H_{12}O_5$)计,不得少于0.10%。何首乌饮片含结合蒽醌以大黄素和大黄素甲醚计,不得少于0.05%。制何首乌水分不得过12.0%;总灰分不得过9.0%;浸出物用乙醇作溶剂,不得少于5.0%;含2,3,5,4′-四羟基二苯乙烯-2-O-β-D-葡萄糖苷($C_{20}H_{22}O_9$)不得少于0.70%,含游离蒽醌以大黄素和大黄素甲醚的总量计,不得少于0.10%。

【炮制目的】何首乌味苦、甘、涩,性温。归肝、心、肾经。具有补肝肾,益精血,润肠通便,解毒消痈的功能。

生首乌苦泄性平兼发散,具有解毒,消痈,润肠通便的作用(鲜首乌解毒润肠功效更佳)。用于瘰疬疮痈,风疹瘙痒,肠燥便秘;高血脂症。黑豆制后,味甘而厚则入阴,增强滋阴补肾,养肝益血,乌须发,强筋骨的功能。用于血虚萎黄,眩晕耳鸣,须发早白,腰膝酸软,肢体麻木,崩漏带下,久疟体虚;高血脂症。同时消除了生首乌滑肠致泻的副作用,使慢性病人长期服用而不腹泻。

【临床应用】

1. 生用

(1) 大便秘结:可单味煎服,亦可与芝麻等同用,能润燥滑肠,可用于血虚肠燥,大便秘结。

(2) 疮痈痒痛:常与防风、苦参、薄荷同用,能养血祛风,消肿止痒,可用于疮痈痒痛,如何首乌散(《外科精要》)。

(3) 瘰疬:常与夏枯草、贝母、当归、香附、川芎等同用,能养血滋阴,疏肝消疬,可用于瘰疬日久,寒热、形体羸瘦。配伍昆布(酒洗)、海带、川牛膝、当归(酒洗)、乌贼骨、桑寄生等,可治瘰疬,如妙灵散(《金鉴》)。

2. 制用

(1) 须发早白:常与白首乌(黑豆制)、茯苓(人乳制)、酒牛膝、酒当归、酒杞子、补骨脂(黑芝麻制)、酒菟丝子同用,能补肝肾,益精血,强筋骨,可用于肝肾两虚,精血不足,须发早白,如七宝美髯丹(《纲目》)。

(2) 头目眩晕:常与熟地、山茱萸、茯苓、菊花、丹皮同用,能增强补肝肾作用,可用于肝肾不足,虚阳上亢,头目眩晕,两耳虚鸣,如滋阴地黄丸(《准绳》)。

(3) 久疟不止:常与人参、当归、陈皮、煨姜同用,能补气血,截疟,可用于气血俱虚,久疟不止,面色萎黄,如何人饮(《景岳》)。

(4) 高脂血症:以制首乌为主要成分的首乌片,具有补肝肾,益精血的作用,用于肝肾阴虚,津血亏耗,心脉失养,清从浊化,脂混血中者。降脂灵片与丹田降脂丸也均以制首乌为主药。

（5）再生障碍性贫血：常与人参、鹿茸、杜仲炭等同用，有补肾壮阳，健脾益气之功效，可用于再生障碍性贫血证属阴阳两虚者，如参茸卫生丸。与当归、党参、煨姜同用，亦可治再生障碍性贫血。

【参考资料】何首乌主含蒽醌类化合物，还含二苯乙烯苷，卵磷脂，脂肪，淀粉、矿物质。其中卵磷脂是脑脊髓的主要成分，也是血细胞及其他细胞膜的必需原料，并能促进血液细胞的新生发育，具有良好的补益作用。游离蒽醌类能促进胆固醇的代谢，抑制肠道对胆固醇的再吸收。二苯乙烯苷衍生物亦具有降低血清胆固醇的作用，且有保肝作用。所含的结合性蒽醌能促进肠管蠕动而具泻下作用。炮制对其理化性质，药理作用均有一定影响。

实验表明，生首乌经炮制后，外表颜色随炮制时间增加而加深，其游离蒽醌衍生物递增，蒸50小时以后，其中结合蒽醌的含量减少[1]。生首乌经炮制32小时后，其中游离蒽醌衍生物的含量最高，因此，如果以游离蒽醌衍生物的含量为指标，则炮制应控制在32小时。对比生、制首乌中所含的蒽醌衍生物，两者无质的差异，主要是量的差别[2]。研究何首乌在炮制过程中蒽醌类含量随时间变化规律，根据数据分析，其结合蒽醌的变化符合一级化学反应的特征，并建立了动力学方程式，根据此方程式，可以确定蒸制时间和结合蒽醌相互依赖关系[3]。首乌经黑豆拌蒸后，其中大黄素、大黄素甲醚无论在甲醇溶液中还是乙醚溶液中含量均降低，炮制时间越长，降低越多[4]。二苯乙烯苷的含量亦随蒸制时间延长而降低[5]。提示炮制时间应适中。磷脂、总糖及还原糖的含量随着蒸制时间延长而增加，使补益作用更加突出[1,6]。亦有报道，首乌炮制后磷脂成分的含量明显减少，其含量顺序为生首乌＞酒制首乌＞豆制首乌＞清蒸首乌＞豆加酒制首乌。炮制品中以酒制首乌和豆制首乌中磷脂含量较高，这与传统方法中豆制、酒制为主是相符的[7]。何首乌中淀粉粒的变化与水溶性浸出物二者是一致的。凡符合药典规定的，用偏光显微镜检查均未见淀粉粒，水溶性浸出物含量大部分在18.0%以上[8]。

高效液相特征图谱研究结果显示，无论采用黑豆汁蒸、炖，还是清蒸，何首乌炮制后都有新的色谱峰产生，并且随炮制时间的延长，新产生色谱峰的面积逐渐增加。说明何首乌炮制后成分有质的变化[9]。通过分离和鉴定，新产生的化学成分为5-羟基麦芽酚和5-羟甲基糠醛[10]。

制首乌具有增强机体非特异性免疫及增强细胞免疫作用，九蒸九晒首乌能使肾上腺增重[11]。制首乌能使去肾上腺饥饿小鼠肝糖原积累量较生首乌升高6倍；同时，生首乌中所含还原糖及非还原糖不能使肝糖原升高，生首乌亦不能使肝糖原升高[12]。高压蒸法（120℃，蒸8小时），在对血虚小鼠RBC、Hb恢复方面及对去肾上腺饥饿小鼠肝糖原积累方面药效基本相同，但制首乌高压蒸法在对血虚小鼠RBC增加值方面优于药典法[13]。

建立大鼠血虚动物模型，比较生首乌和不同清蒸炮制工艺首乌、清蒸和黑豆汁拌蒸制首乌醇提液的药效差异。结果显示，生首乌醇提部位无补血功效；不同炮制工艺制首乌醇提部位补血功效有差异；黑豆汁具有增强何首乌补血功效的作用，但与炮制工艺有关[14]。制首乌能显著抑制其血浆中总胆固醇、甘油三酯、游离胆固醇和胆固醇酯的升高，提高血浆中高密度脂蛋白胆固醇和总胆固醇的比值，延缓动脉粥样硬化的形成和发展[15]。生制首乌均可降低四氯化碳中毒引起的肝肿大[16]。生品和多种炮制品体外抑菌实验证明对多种致病菌有不同程度的抑制作用，其中生首乌抗金黄色葡萄球菌作用均比其他炮制品强，而黑豆制对白色葡萄球菌、酒蒸首乌和地黄汁制首乌对白喉杆菌的抑制力优于生品和其他制品[17]。

制首乌毒性甚小，生首乌则有一定毒性，如醇渗漉液生首乌的LD_{50}为50g/kg，但制首乌达1000g/kg仍无死亡发生；腹腔给药时，生首乌的LD_{50}为2.7g/kg，制首乌为169.4g/kg[12]。高温炮制何首乌的水提液和醇提液8、32、80g/(kg·d)给大鼠灌胃，8、15g/(kg·d)给小鼠喂饲1个月，肝、肾功能和血常规，心、肝、肾脏器的病理检验也未见异常[18]。生首乌有一定毒性，但将其蒸60小时后，其毒性已极小，为了进一步研究其毒性改变的原因，将蒸何首乌100小时所滴下的汁水对小鼠作腹腔注射，进行急性毒性试验，结果小鼠有一定的毒性反应，说明其毒性不因长时间加热而破坏，而毒性成分是滴入了蒸汁中，但将此汁给小鼠口服作毒性试验，则剂量虽用至58.8g/kg，仍未发生死亡现象，说明口服毒性较小[1]。首乌的泻下作用随蒸的时间延长而逐渐减弱，当蒸至36、50、70、83、100小时后，则看不到泻下作用，并且也证明生首乌的泻下作用主要是由于结合苷引起的[19]。

对生首乌、黑豆汁拌蒸32小时首乌、黑豆汁拌九蒸九晒首乌中所含主要成分蒽醌类衍生物作定性、定量分析，结果表明，蒸32小时的首乌颜色乌黑发亮，外观质量好，成分含量适中[4]。免疫药理指标表明，生首乌、黑豆汁拌蒸32小时首乌、黑豆九蒸九晒首乌，三种首乌对小鼠免疫器官(胸腺、脾脏、腹腔、淋巴结、肾上腺)的重量、正常白细胞及免疫抑制剂引起的白细胞下降和脏器重量下降的对抗免疫抑制剂的作用，腹腔巨噬细胞免疫功能、红细胞C3b受体花环及免疫复合花环的影响，以黑豆汁拌蒸32小时首乌最好，黑豆汁拌九蒸九晒首乌次之，生首乌无影响[11]。以游离蒽醌和二苯乙烯苷为指标，也以32小时炮制品比其他时间炮制品为好[5]。

以蒸气压力锅内加压蒸，选择时间、温度、饮水率以及焖制时间为因素，并以1,8-二羟基蒽醌为测定指标，用正交试验方差分析法找出最佳炮制工艺，试验结果得出：120℃，6小时，饮水率60%，不焖为最佳[20]。亦有建议采用何首乌饮片加入豆浆拌匀后，于蒸气灭菌柜中，1kg压力(98kPa)蒸4小时，然后焖4小时的方法[21]。另有用λmax为310nm的吸收度为指标，测定不同炮制品的成分含量变化，认为炮制时间控制在70小时较为适宜。采用10%黑豆汁或10%黑豆汁加15%黄酒的方法，炮制效果基本相同[22]。

【附】

1. 近代炮制方法还有熟地汁蒸、黑豆生姜汁煮等。

2. 文献摘录 “用何首乌赤白各一斤，竹刀刮去粗皮，米泔浸一夜，切片。用黑豆三斗，每次用三升三合三勺，以水泡过。砂锅内铺豆一层，首乌一层，重重铺尽，蒸之。豆熟，取出去豆，将何首乌晒干，再以豆蒸。如此九蒸九晒，乃用”(《纲目》)。“临用留皮，以竹刀切，米泔浸经宿，同黑豆九蒸九晒，木杵臼捣之。按盖晒乃用以补益者，至于散气血结壅等证，似当生用”(《钩元》)。

【按语】何首乌从唐代开始使用辅料和采用不同的炮制方法已达30余种。近年来各地的炮制规范中收载的大多是黑豆蒸法，也有黑豆汁黄酒拌炖法，认为酒能通脉络，资其祛风活络，治冷痹骨节疼痛。由于炖法全国应用不普遍，《中国药典》(1985年版)后收载何首乌黑豆汁拌匀后炖或蒸法并存，其中黑豆拌蒸法从唐代一直沿用至今，其应用历史最长。从唐代起都注重用非铁质的用具，2010年版《中国药典》也明确规定置非铁质容器内进行炮制。炮制时间历代选取不一，有“黑豆酒煮七次”(《理伤》)，“黑豆同蒸三日”(《保元》)，但多数文献多采用“九蒸九曝”，“豆熟为度”，“豆烂为度”。现代研究结果表明，在继承传统的基础上以蒸32小时为宜，其制品颜色乌黑发亮，外观质量最好，霉变情况明显减少，并有较多药效、毒理的实验依据，易被接受。高压蒸法有省时、省料、操作简便等优点，但研究工作多着眼于蒽醌类的质与量的变化，缺乏足够的药效、毒理的研究，证据不足，说服力欠强，还需做更多的工作才能推广应用。质量控制方面，可用50%醇热浸出的游离蒽醌及二苯乙烯苷含量来控制饮片的质量。

何首乌的炮制机理虽尚不能全面阐明，炮制工艺亦有待进一步深入研究，但有的研究已初步说明，何首乌经加热蒸制后，可使有致泻作用的结合蒽醌衍生物水解成无致泻作用的游离蒽醌衍生物，缓和或消除泻下的副作用，卵磷脂溶出增加，还原糖及总糖含量增加，能使饥饿动物肝糖原升高，免疫作用增强，故制首乌味甘厚性温入阴，能增强其滋阴补肾、养肝益血、乌须黑发的功能。

何首乌自古认为生、制作用不同，而各有所长，但有时生、制又通用，如治疟疾。清代张璐云："何首乌，生则性兼发散，主寒热痎疟，及痈疽背疮皆用之"；何人饮原方亦是生首乌；而追疟饮(《景岳》)中用的是制首乌。现今治久疟不止，气血俱虚者多用制首乌；亦有用何首乌、甘草煎服治疗疟疾的报道，治疗17例，据称疗效满意。何首乌具有降低胆固醇的作用，故生、制均可治疗高血脂症，但生品具有滑肠致泻的副作用，不宜久服，多采用制首乌。生、熟是炮制的关键，而辅料是用来起辅助作用的。自宋代至清代几个时期发展了多种辅料炮制何首乌，在明代《本草纲目》中"服食滋补"项中是发展多种辅料炮制首乌的总结，常服久服以健身，类似于法制法制备的一类药物。

参考文献

[1] 凌罗庆，等. 何首乌炮制的初步研究[J]. 上海中医杂志，1966(2)：78.

[2] 凌罗庆，等. 何首乌炮制的初步研究(二)[J]. 中成药研究，1980(4)：21.

[3] 孙秀杰，等. 何首乌炮制的化学动力学研究[J]. 中成药，1988(7)：20.

[4] 叶定江，等. 何首乌及其炮制品的化学成分研究[J]. 中药通报，1986，11(12)：729.

[5] 马长华，等. 何首乌炮制前后二苯乙烯甙含量比较[J]. 中药材，1995，18(7)：350.

[6] 常向明，等. 何首乌炮制的研究[J]. 中草药，1988(7)：17.

[7] 马长华，等. 何首乌炮制前后磷脂成分比较[J]. 中国中药杂志，1991，16(11)：662.

[8] 刘祥山，等. 制何首乌质量标准的初步研究[J]. 中成药，1994，16(8)：23.

[9] 刘振丽，等. 何首乌炮制前后高效液相图谱的变化[J]. 中草药，2005，36(11)：1646.

[10] 刘振丽，等. 何首乌炮制后新产生成分的分离和结构鉴定[J]. 中药材，2007，30(12)：1505.

[11] 叶定江，等. 何首乌及其炮制品的免疫药理学研究[J]. 中药通报，1987，12(3)：22.

[12] 沈道修，等. 何首乌的药理研究[J]. 中成药研究，1982(1)：21.

[13] 沈道修，等. 何首乌炮制方法的研究[J]. 同济医科大学学报，1987(3)：177.

[14] 丘小惠，等. 不同炮制工艺制首乌对大鼠血虚模型的作用研究[J]. 中药材，2008，31(1)：16.

[15] 王魏，等. 制首乌醇提取物预防鹌鹑动脉粥样硬化的研究[J]. 中西医结合杂志，1984，4(12)：748.

[16] 刘成基，等. 炮制何首乌对小鼠实验性肝损伤后肝脂代谢的影响[J]. 中国中药杂志，1992，17(10)：595.

[17] 甄汉深，等. 何首乌不同炮制品体外抑菌实验的研究[J]. 中药通报，1986(3)：53.

[18] 张树球，等. 右江民族医学院学报，1989，11(4)：10.

[19] 广东省药品标准办公室. 中国药典(1977年版)起草说明书，1974.

[20] 应久皓，等. 何首乌炮制工艺的研究[J]. 中成药研究，1985(11)：14.

[21] 黄为雄. 制首乌工艺的改进[J]. 中药材，1989，12(5)：29.

[22] 廉方，等. 何首乌最佳炮制条件的测定[J]. 中药通报，1988(2)：21.

秦　艽

【来源】本品为龙胆科植物秦艽 *Gentiana macrophylla* Pall.、麻花秦艽 *Gentiana stra-*

minea Maxim.、粗茎秦艽 *Gentiana crassicaulis* Duthie ex Burk. 或小秦艽 *Gentiana dahurica* Fisch. 的干燥根。前三种按性状不同分别习称“秦艽”和“麻花艽”，后一种习称“小秦艽”。春、秋二季采挖，除去茎叶、须根及泥沙；秦艽及麻花秦艽晒软，堆置“发汗”至表面呈红黄色或灰黄色时，摊开晒干，或不经“发汗”直接晒干；小秦艽趁鲜时搓去黑皮，晒干。

【古代炮制】南北朝刘宋时代有用还元汤浸(《雷公》)的方法。宋代有炙制(《博济》)、童子便浸(《总录》)、酒拌(《疮疡》)等方法。明代增加了酒洗浸(《仁术》)、酒洗(《醒斋》)的方法。清代又增加了酒煎(《解要》)、童便浸后炒(《得配》)等炮制方法。

【现代炮制】

1. 秦艽　取原药材，除去杂质，大小个分开，略泡，洗净，润透，切厚片，干燥。筛去碎屑。

2. 炒秦艽　取净秦艽片，置炒制容器内，用文火加热，炒至表面黄色，略见焦斑时，取出，放凉。筛去碎屑。

3. 酒秦艽　取净秦艽片，加入定量黄酒拌匀，待黄酒被吸尽后，置炒制容器内，用文火加热，炒至表面黄色，略见焦斑时，取出，晾凉。筛去碎屑。秦艽片每100kg用黄酒20kg。

【饮片性状】秦艽为不规则的圆形厚片，周边棕黄色或灰黄色或棕褐色。切片显油性，外层黄白色或棕黄色，中心有黄色木心，显油性。气特异，味苦、微涩。炒秦艽表面黄色，略带焦斑。酒秦艽表面黄色，略带焦斑，微有酒香气。

【质量要求】秦艽水分不得过9.0%，总灰分不得过8.0%，浸出物用乙醇作溶剂，不得少于24.0%。秦艽按干燥品计算，含龙胆苦苷($C_{16}H_{20}O_9$)和马钱苷酸($C_{16}H_{24}O_{10}$)的总量不得少于2.5%。秦艽饮片醇浸出物不得少于20.0%。

【炮制目的】秦艽味辛、苦，性平。归胃、肝、胆经。具有祛风湿，清湿热，止痹痛的功能。用于风湿痹痛，筋脉拘挛，骨节酸痛，日晡潮热，湿热黄疸，小儿疳积发热等。

秦艽生品味极苦，性平偏寒，偏重于祛风湿，清湿热，退虚热，用于风湿痹痛，周身关节拘挛，手足不遂，或关节红肿热痛，阴虚骨蒸潮热，湿热黄疸等证。炒制后苦味减弱，便于服用，功同生品，且无致呕的副作用。酒制后，性平，苦味和寒性减弱，增强了祛风湿、舒筋络的作用，用于风湿痹痛不问新久，或偏寒偏热，均可配伍应用。

【临床应用】

1. 生用

(1) 风湿痹痛：常与独活、寄生、杜仲等同用，具有祛风湿，止痹痛的作用，用于痹证日久，肝肾两亏，气血不足，腰膝疼痛，肢节屈伸不利，或麻木不仁，如独活寄生汤(《千金》)；若与续断、防风、桂心等同用，用于血气凝滞，手足拘挛，风痹，如三痹汤(《妇人》)；若与白芍、寄生、当归等同用，用于产后血虚，外感风湿，血瘀经隧，遍身疼痛，如秦艽寄生汤(《陈素庵妇科补解》)。

(2) 骨蒸潮热：常与青蒿、鳖甲、知母等同用，具有清虚热的作用，用于虚劳阴亏血虚，骨蒸壮热，肌肉消瘦，唇红颊赤，困倦盗汗，如秦艽鳖甲散(《宝鉴》)；若与柴胡、人参、地骨皮等同用，用于肺痿骨蒸，已成劳嗽，或寒或热，声嗄不出，体虚自汗，四肢怠惰，饮食减少，如秦艽扶羸汤(《杨氏家藏方》)；若与银柴胡、胡黄连、地骨皮等同用，用于虚劳阴虚火旺，骨蒸劳热，身体羸瘦，如清骨散(《准绳》)。

(3) 中风：常与升麻、干葛、芍药等同用，具有疏风散寒，益气扶正的作用，用于老年中风，风寒客于手足阳明经，口眼㖞斜，恶风恶寒，四肢拘急，如秦艽升麻汤(《宝鉴》)；若与羌活、当归、川芎等同用，用于风中经络而痛，如秦艽汤(《不知医必要》)。

(4) 风湿热毒:常与漏芦、乌梢蛇、防风等同用,具有袪风燥湿,清热解毒的作用,用于风湿热毒外侵,遍身生疥、干痒,搔之皮起,如秦艽丸(《圣惠方》),现用于脓窠疮,慢性湿疹,神经性皮炎,皮肤瘙痒症,寻常性狼疮,盘状性红斑狼疮;若与牛蒡子(炒)、黄芩、川升麻等同用,用于风热毒气,客于皮肤,遍身疙瘩,形如豆瓣,堆累成片,皮肤瘙痒,如秦艽汤(《准绳》)。

(5) 湿热黄疸:常与黄芩、柴胡、赤茯苓等同用,具有利湿退黄的作用,用于劳黄,心脾热壅,皮肉面目悉黄,如秦艽散(《圣惠方》);若与旋覆花、赤茯苓、甘草(炙微赤)同用,用于阴黄,不欲闻人言语,小便不利,如秦艽散(《圣惠方》)。

2. 制用 秦艽酒炙后,增强祛风湿,舒筋络的作用,用于风湿痹痛,不问新久,或偏寒,偏热。若偏热者,配防己、知母、忍冬藤等同用;若偏寒者,配羌活、独活、桂枝、附子等同用。

【参考资料】秦艽中含有龙胆碱(秦艽宁碱、秦艽碱甲,Gentianine),龙胆次碱(秦艽碱乙,Gentianidine),秦艽碱丙(Gentianal),龙胆苦苷(Gentiopicrin),尚含挥发油及糖类成分[1-2]。

秦艽碱甲能减轻大鼠的甲醛性关节炎,并加速肿胀的消退;对大鼠蛋清性脚肿也有减轻和消肿作用。实验证明秦艽碱甲具有镇静作用、催眠作用和镇痛作用。秦艽碱甲能降低豚鼠血压,对麻醉犬、兔也有明显而短暂的降低血压的作用,同时使心率减慢,无快速耐受现象;对大鼠和小鼠均有升高血糖作用,在血糖升高的同时,肝糖原明显降低。此外尚有抗过敏性休克和抗组胺作用[3]。

【附】

1. 近代炮制方法还有炒焦。

2. 文献摘录 "酒煎治黄疸"(《解要》)。

【按语】秦艽的古代炮制方法有童便制、炙制、酒制等法。现代主要应用生品,少有用酒制的。秦艽酒炙后能增强祛风、通络作用,一则体现出辅料黄酒与药物的协同作用,另则酒炙后使秦艽的主要活性成分生物碱类及苷类更易于煎出而增强疗效。

参考文献

[1] 中国医学科学院药物研究所,等. 中药志,(第一册)[M]. 北京:人民卫生出版社,1979:609.
[2] 江苏省植物研究所,等. 新华本草纲要,(第2册)[M]. 上海:上海科学技术出版社,1991:388.
[3] 黄泰康,等. 常用中药成分与药理手册[M]. 北京:中国医药科技出版社,1994:1480.

莪 术

【来源】本品为姜科植物蓬莪术 *Curcuma phaeocaulis* Valeton、广西莪术 *Curcuma kwangsiensis* S. G. Lee et C. F. Liang 或温郁金 *Curcuma wenyujin* Y. H. Chen et C. Ling 的干燥根茎。后者习称"温莪术"。冬季茎叶枯萎后采挖,洗净泥土,蒸或煮至透心,晒干或低温干燥后除去须根及杂质。

【古代炮制】南朝宋有醋磨(《雷公》)。宋代有醋煮(《局方》)、醋炒(《妇人》)、煨制(《圣惠方》)、酒磨(《证类》)、酒炒(《妇人》)、酒醋制(《证类》)、慢火炮(《宝产》)、巴豆制(《济生方》)、麻油煎制(《朱氏》)。元代有醋炙(《瑞竹》)、醋浸(《宝鉴》)、酒洗(《丹溪》)。明代有醋煨、纸煨(《济阴》),面煨(《普济方》),虻虫制(《奇效》)。清代有羊血拌炒或鸡血拌炒(《逢原》)、蒸熟炮法(《害利》)。此时,其炮制方法已达20余种。

【现代炮制】

1. 莪术 取原药材,除去杂质,大小个分档,浸泡2~4小时,洗净,润透,切薄片;或浸泡洗净后置蒸笼内蒸至上气，趁热切薄片，干燥，筛去灰屑。

2. 醋莪术 取净莪术置制药锅内，加米醋及适量净水浸没，用文火煮至醋汁被吸尽，内无白心时，取出，稍晾，切厚片，干燥。莪术每100kg用米醋20kg。

【饮片性状】莪术为类圆形或椭圆形薄片，表面黄绿色或棕褐色，具灰黄色的环纹（内皮层）及众多散在的筋脉小点（点状维管束），边缘角质样，有光泽。周边灰黄色或棕黄色。气微香，味微苦而辛。醋莪术，形如莪术，片厚，色泽较黯，淡黄色偶有焦斑。角质状，具蜡样光泽，质坚脆，略有醋气。

【质量要求】莪术总灰分不得过7.0%，酸不溶性灰分不得过2.0%。浸出物用稀乙醇作溶剂，不得少于7.0%，含挥发油不得少于1.5%(ml/g)。莪术饮片含挥发油不得少于1.0%(ml/g)。

【炮制目的】莪术味辛、苦，性温。归肝、脾经。具行气破血，消积止痛的功能。用于癥瘕痞块、瘀血经闭，食积胀痛；早期宫颈癌。

生莪术行气消积力强，多用于食积胃痛，瘀积腹痛。醋莪术重在入肝经血分，增强破血消癥作用，多用于瘀滞经闭，胁下癥瘕痞块。

【临床应用】

1. 生用 莪术能行气消食积，使气行通畅，则疼痛可解，用于饮食过饱，脾胃运化功能失常，以致食积不消，脘腹胀痛，常与木香、枳实、谷麦芽、山楂、荜澄茄等同用，如莪术丸。配伍黄连可治吞酸吐酸（《丹溪心法》）。

2. 制用

(1) 经闭、经痛：常与川芎、三棱、丹皮、牛膝、大黄等同用，能增强破血通经作用，可用于瘀血经闭，小腹疼痛，如三棱丸（《经验良方》）。

(2) 胁下癥块：常与三棱、丹参、红花、鳖甲等同用，能增强破瘀消癥作用，可用于瘀血停滞，胁下癥块等，如莪棱逐瘀汤（《中药临床应用》）。

【参考资料】莪术含挥发油1%～1.5%。研究证明，不同饮片中挥发油的含量比例是鲜温莪术＞温莪术个子货＞温莪术饮片；挥发油的组分，鲜品约有18～20个，饮片中约有20～22个；低沸点组分是鲜莪术含量最高，而高沸点组分是温莪术饮片中含量最高。这一结果表明，炮制不仅影响着莪术挥发油的含量，还使它增加了新的组分[1]。莪术经醋制后挥发油含量降低，薄层比较，生品在 R_f 0.7处出现蓝色的斑点，醋制品在相同的 R_f 的斑点消失，而 R_f 0.6处出现蓝紫色斑点，其他组分生品与醋制品斑点基本一致。表明，莪术醋制后含量略有降低，化学成分影响甚微，醋制前后的内在质量基本相同[2]。以挥发油含量为指标，测定了莪术在不同采收季节及加工方法，结果表明，以当年12月份采挖的挥发油含量为高，次年3月份含量低；莪术置锅内煮或蒸至透心后晒干或烘干，与莪术直接晒干法挥发油含量无明显变化。认为莪术以12月份采挖，洗净泥土，置锅内煮或蒸至透心，晒干或烘干为宜[3]。

采用GC-MS法对醋制莪术挥发油的组分进行分析鉴定，结果表明，莪术醋制后挥发油含量有所下降，由于加热及辅料影响部分组分消失，同时产生新的组分[4]。莪术不同炮制品均具较强的抗血小板聚集及抗凝血作用，醋制后化瘀作用明显增强，其中以醋炙莪术作用最强[5]。莪术不同炮制品均具一定的抗血小板聚集、抗凝血及调节血液流变性作用。其中以醋炙品作用较为明显[6]。莪术的不同炮制品均有显著的镇痛抗炎作用，其中以醋煮莪术作用较强[7]。采用正交试验法，以姜黄素、挥发油含量为指标，优选莪术水处理的最佳工艺为：润制20分钟，蒸制30分钟，切制规格为3mm的饮片[8]。采用正交试验法，以姜黄素、挥发油含量为指标，优选醋制莪术的最佳炮制工艺为：加入20%醋拌匀，闷润20分钟后，置炒制容器内，100℃炒制5分钟[9]。

【附】

1. 近代炮制方法还有单炒、醋浸、醋煮透后再蒸的复制、面煨煮等。

2. 文献摘录　莪术“凡使，于砂盆中用醋磨，令尽，然后于火畔吸（熷），令干，重筛过用”（《雷公》）。“今人多以醋炒或煮熟入药，取其引入血分也。”（《纲目》）

【按语】莪术为气中血药，生用行气止痛，破血祛瘀力强，非有坚顽之积不可轻用。古人有“入气分，灰火煨透”之经验。现代研究证明，莪术内含有挥发油。煨法可使其挥发油含量减少，猛烈过偏之性得以缓和。启用煨莪术，有待进一步研究。

参考文献

[1] 孟宪.全国挥发油成分研究学术讨论会论文摘要，1981：85.

[2] 覃建安.莪术生品与醋制品比较[J].中成药研究，1990，12(5)：18.

[3] 焦文旭.姜黄、莪术、郁金类药材的采收加工[J].陕西中医，1990，11(7)：327.

[4] 陆兔林，等.气质联用法分析炮制对莪术挥发油成分的影响[J].中成药，2003，25(10)：810.

[5] 毛春芹，等.莪术炮制品的抗血小板聚集及抗凝血作用[J].中药材，2000，23(4)：212.

[6] 王普霞，等.莪术不同炮制品活血化瘀作用研究[J].中成药，2004，26(11)：905.

[7] 宋珅，等.莪术不同炮制品镇痛抗炎作用研究[J].中医药学刊，2005，23(3)：443.

[8] 宋珅，等.正交法优选莪术水处理工艺[J].中成药，2004，26(4)：297.

[9] 陆兔林，等.正交法优选莪术醋处理工艺[J].中成药，2006，28(9)：1306.

桔　梗

【来源】本品为桔梗科植物桔梗 *Platycodon grandiflorum*（Jacq.）A. DC. 的干燥根。春、秋二季采挖，洗净，除去须根，趁鲜剥去外皮或不去外皮，干燥。

【古代炮制】南朝宋有百合水浸制（《雷公》）。唐代有去芦、去苗（《理伤》）。宋代有炒令紫黑（《朱氏》）、姜汁浸制（《普本》）、蜜蒸（《总录》）。元代有炒黄（《丹溪》）、蜜炙（《活幼》）、米泔水浸制（《汤液》）。明代有炒至微焦、酒炙（《普济方》），米泔蒸制（《醒斋》），麸炒、醋炙（《奇效》）。此时，其炮制方法已达十余种。

【现代炮制】

1. 桔梗　取原药材，除去杂质，洗净，润透，切厚片，干燥。

2. 蜜桔梗　取炼蜜用适量开水稀释，加入桔梗片内拌匀，闷润，置锅内，用文火加热，炒至不粘手为度，取出放凉。桔梗每100kg用炼蜜20kg。

【饮片性状】桔梗为不规则圆形厚片，表面白色或淡黄白色，有一浅棕色环，周边呈淡黄白色，有皱纹。无臭，味微甜后苦。蜜桔梗，形如桔梗生片，表面淡黄色至淡棕黄色，滋润，微具蜜糖香气。味甜而后苦。

【质量要求】桔梗水分不得过15.0%，总灰分不得过6.0%，醇浸出物不得少于17.0%，含桔梗皂苷D（$C_{57}H_{22}O_{28}$）不得少于0.10%。桔梗饮片水分不得过12.0%，总灰分不得过5.0%。

【炮制目的】桔梗味苦、辛，性平。归肺经。多以生用，具宣肺利咽，祛痰排脓作用，常用于咳嗽痰多，胸闷不畅，咽痛，音哑，肺痈吐血，疮疡脓成不溃。蜜桔梗可增强润肺止咳作用，多用于肺阴不足的咳嗽。

【临床应用】

1. 生用

(1) 风寒咳嗽：常与杏仁、苏叶、陈皮等同用，具疏风散寒，宣肺祛痰作用，可用于风寒客肺，咳嗽稀痰，头痛鼻塞者。

(2) 风热咳嗽：常与薄荷、荆芥、连翘、金银花、甘草等同用，具辛凉透表，清热解毒利咽作用，用于风热客肺，咳嗽痰黄，咽喉痒痛，发热微恶风寒者。

(3) 肺痈：常与甘草同用，即桔梗汤(《伤寒论》)，可用于肺痈咳而胸满，痰唾腥臭或吐脓者。

2. 制用

(1) 阴虚咳嗽：蜜桔梗常与熟地、生地、麦冬、百合、贝母、当归等同用，具养阴润肺、化痰止咳作用，可用于阴虚火旺，咽燥口干，咳嗽痰中带血，午后潮热者。

(2) 痰饮咳嗽：蜜桔梗常与杏仁、麻黄、荆芥等同用，可治感受风湿，及形寒饮冷，痰饮咳逆连声者，如五拗汤(《准绳》)。

【参考资料】桔梗中主含桔梗皂苷，麻醉犬灌服桔梗煎剂 1g/kg，能显著增加呼吸道黏液分泌量，其强度可与氯化铵相比，显示其祛痰作用[1]。桔梗的根、根皮、须根、茎、叶、花、果均有非常显著的祛痰作用[2]。

桔梗在加工炮制时多须除去外皮。现代研究表明，桔梗皮中就含有约 1.2%的桔梗皂苷[3]。有人以桔梗粗皂苷为指标比较了去皮桔梗和带皮桔梗中的含量，结果去皮桔梗中粗皂苷的含量为 9.7%，而带皮桔梗中的含量为 10.14%，略有增加。祛痰试验报告，去皮桔梗的酚红含量均数为 2.93±1.15，带皮桔梗则为 3.20±1.42，与对照组相比，P 值$<$0.01，呈非常显著性差异；但二者相互比较，P 值$>$0.05，无显著性差异。毒性试验结果，小鼠灌服桔梗煎剂的 LD_{50}，其去皮桔梗为 24.0g/kg，带皮桔梗为 27.4g/kg；家兔灌服其煎剂 40g/kg，去皮桔梗和带皮桔梗的各 5 只，于 24 小时内全部死亡，当剂量改为 20g/kg 时，上述两饮片组动物各 5 只全部存活。溶血实验结果，去皮桔梗和带皮桔梗的溶血最低浓度均为 1∶500。由此看来，桔梗在加工炮制时似乎可以不必除去外皮[4]。

桔梗的传统炮制方法多去其芦头。现代研究表明，桔梗的芦头和根中的成分基本一致，而皂苷的含量是芦头比根多约 20%～30%。芦头在桔梗生药中约占 16%～17%的比例，按此折算，45kg 带芦头的桔梗相当于 50kg 桔梗根所含之皂苷量。因此，从桔梗皂苷这一化学成分的角度来看，桔梗可不去芦头[5]。

采用 RP-HPLC 法，比较桔梗不同炮制品中桔梗皂苷 D 的含量，结果表明，桔梗不同炮制品皂苷 D 含量高低为：原药材＞蜜炙品＞炒黄品＞生品[6]。桔梗经蜜制后，蜜制品的总皂苷含量均高于生品，证明桔梗蜜制方法的可行性。采用正交试验法，以桔梗中总皂苷含量为指标，优选烘法蜜制桔梗的最佳炮制工艺为：每 100kg 桔梗加蜜量为 25kg，80℃烘制 1.5 小时。此炮制品中总皂苷含量明显高于传统蜜炙法[7]。

【附】

1. 近代炮制方法还有清炒、酒洗、酒炙等。

2. 文献摘录　桔梗“凡使，去头上尖硬二三分已来，并两畔附枝子，于槐砧上细锉，用百合水浸一伏时，漉出，缓火熬令干用。每修事四两，用生百合五分，捣作膏，投于水中浸。”(《雷公》)“今但刮去浮皮，米泔水浸一夜，切片微炒用。”(《纲目》)

【按语】桔梗“去芦”，始于唐代。现代研究证明桔梗芦头中也含有一定量的桔梗皂苷，据此，有人建议桔梗连芦头作药用。李时珍讲桔梗的芦头可"吐上膈风热痰实"，用法为"生研末，白汤调服一二钱，探吐"。《中药大辞典》将"桔梗芦头"列为第3644味中药。何况桔梗的药效成分不仅仅是其皂苷一种，还是将去下的芦头收留起来，作另一味中药应用为妥。

桔梗"去皮"，《本草纲目》有载，我国药典也作了如是规定。但现代研究结果，带皮桔梗和去皮桔梗，无论是化学成分，祛痰药效，还是毒性试验，都较一致；临床上农村医生也常应用带皮桔梗，未出现异样反应。桔梗在加工炮制过程中，其"去皮"工序似乎可以省去。对此，有待进一步研究。

痢疾腹痛，桔梗可用。若用之治肠红久痢大肠气郁之疾，须炒黄色。

参考文献

[1] 唐汝愚，等. 桔梗、远志、半夏的祛痰作用[J]. 中华医学杂志，1952，38(1)：4.

[2] 赵耕先，等. 桔梗不同部位的祛痰作用[J]. 中药材，1989，12(1)：38.

[3] 高雅琴，等. 桔梗炮制方法的改进[J]. 辽宁中医杂志，1980(10)：43.

[4] 周文正，等. 带皮与去皮桔梗几项药理作用之比较[J]. 药学通报，1979(5)：202.

[5] 北京中药科学研究所. 桔梗与桔梗芦头化学成分的比较[J]. 中药科研简报，1976(2)：33.

[6] 张振凌，等. 炮制对桔梗不同饮片中桔梗皂苷D含量的影响[J]. 中成药，2008，30(4)：554.

[7] 王正益，等. 正交法优选蜜制桔梗的最佳炮制工艺[J]. 中药材，2000，23(12)：751.

柴　　胡

【来源】本品为伞形科植物柴胡 *Bupleurum chinense* DC. 或狭叶柴胡 *Bupleurum scorzonerifolium* Willd. 的干燥根。按性状不同，分别习称"北柴胡"及"南柴胡"。春、秋二季采挖，除去茎叶及泥沙，干燥。

【古代炮制】南朝宋时有去髭并头(《雷公》)的加工炮制法。唐代明确熬制(《千金》)。宋代注明去芦(《博济》)、焙制(《局方》)。元代增加酒拌制(《丹溪》)、酒炙制(《原机》)。明代又有醋炒(《医学》)。清代还有蜜炙制(《本草汇》)、鳖血制(《长沙方歌诀劝读》)。此时，其炮制方法已有近10种。

【现代炮制】

1. 柴胡　取原药材，除去杂质及残茎，洗净，润透，切厚片，干燥。

2. 醋柴胡　取柴胡生片加米醋拌匀，闷润至透，置炒药锅内，用文火加热炒干，取出放凉。柴胡片每100kg用米醋20kg。

3. 鳖血柴胡　取柴胡生片用鳖血合黄酒的混合液拌匀，使之吸尽，文火炒干。柴胡片1kg，用鳖血125g、黄酒250g。

【饮片性状】柴胡为不规则厚片，直径3～7mm，表面粗糙，淡黄色，纤维性；周边灰棕色或棕褐色，具纵向皱纹及支根痕，质坚硬，气微香，味微苦。醋柴胡，形如柴胡片，色泽较深，具醋气。鳖血柴胡，形如柴胡片，色泽加深，具血腥气。

【质量要求】柴胡水分不得过10.0%，总灰分不得过8.0%。浸出物用乙醇作溶剂，不得少于11.0%。北柴胡含柴胡皂苷a($C_{42}H_{68}O_{13}$)和柴胡皂苷d($C_{42}H_{68}O_{13}$)的总量不得少于0.30%。北柴胡饮片乙醇浸出物不得少于12.0%。

【炮制目的】柴胡味苦，性微寒。归肝、胆经。具和解表里，疏肝升阳作用。用于感冒发热，寒热往来，胸胁胀痛，月经不调；子宫脱垂，脱肛。

生柴胡的升散作用较强，多用于解表退热。醋炙制能缓和升散之性，增强疏肝止痛作用，多用于肝郁气滞的胁痛、腹痛及月经不调等。柴胡对升阳劫阴，阴虚阳浮者皆不相宜，鳖血制能填阴滋血，抑制浮阳，增强清肝退热的功效，可用于热入血室，骨蒸劳热。

【临床应用】

1. 生用

(1) 少阳证：常与黄芩、半夏等同用，能增强和解、退热作用，可用于邪在半表半里，寒热往来，胸胁苦闷，咽干，目眩者，如小柴胡汤(《伤寒论》)。

(2) 疟疾：常与草果、厚朴、黄芩等同用，具有截疟作用，如清脾饮(《妇人良方》)。

(3) 气虚下陷：常与黄芪、人参、升麻等补脾益气药同用，具升阳益气作用，可用于脱肛、子宫脱垂及短气、倦乏等，如补中益气汤(《脾胃论》)。

2. 制用

(1) 肝郁证：醋柴胡常与枳壳、香附、川芎等同用，能增强疏肝解郁作用，可用于肝气郁结，胁肋疼痛，胃脘胀满，寒热往来等症，如柴胡疏肝散(《景岳》)。配伍当归、白芍等，具疏肝解郁，健脾和营作用，可治肝郁血虚，月经不调，乳房作胀等症，如逍遥散(《处方集》)。

(2) 午后潮热：鳖血柴胡常与青蒿、地骨皮、白芍、石膏、知母等同用，增强和表里、退虚热作用，可用于热病后期，邪在阴分的午后潮热等症。

(3) 热入血室：鳖血柴胡配伍黄芩、红花、丹皮等，可治热入血室，经水适断，时有发作者，如加减小柴胡汤(《重订通俗伤寒论》)。

【参考资料】柴胡主要成分为柴胡皂苷(A、B、C、D、E、F、G)及 α-菠菜甾醇，还有少量挥发油。柴胡皂苷只有其皂苷元才有药理作用，而在柴胡中仅部分皂苷如柴胡皂苷 E、F、G 以皂苷元的形式存在，在酸性条件下加热，柴胡皂苷 A、B、C、D 等已被水解，生成具药理作用的皂苷元及各种糖类，从而增强了镇痛、镇咳、抗炎作用。α-菠菜甾醇在酸性条件下加热，产生乙酰化衍生物，不具解热的药理作用。加热后，挥发油也有损失。所以柴胡醋制后发汗解表能力降低，疏肝止痛作用增强。

现代研究表明，生柴胡、醋柴胡和酒柴胡的薄层层析图谱的斑点数目、相应位置及其颜色都完全一致；醇浸出物含量，炮制前后有非常显著的差异($P<0.01$)，其中以酒制柴胡的含量为最高，是 11.79%，而不同炮制品之间无明显差异($P>0.05$)；水溶性浸出物和挥发油的含量，无论是炮制前后，还是不同炮制品之间，均有非常显著的差异($P<0.01$)，其中水浸出物量的顺序为醋柴胡＞酒柴胡＞生柴胡；挥发油含量的顺序为生柴胡＞酒柴胡＞醋柴胡。所以临床上生柴胡多用于解表退热，制柴胡常用于疏肝解郁[1]。柴胡皂苷的含量顺序是蜜炙柴胡＞酒炙柴胡＞醋炙柴胡＞生品柴胡[2]。柴胡皂苷 A 的含量：生柴胡为 0.1088%，酒柴胡为 0.1699%，醋柴胡为 0.0642%；柴胡皂苷 D 的含量：生柴胡为 0.1268%，酒柴胡为 0.1287%，醋柴胡为 0.1340%；柴胡中挥发油的含量：生柴胡为 0.5712%，酒柴胡为 0.8001%，醋柴胡为 0.5696%。当炮制程度改为“炒至微干”时，酒柴胡中，柴胡皂苷 A 的含量为 0.1690%，柴胡皂苷 D 的含量为 0.1283%，挥发油的含量为 0.7054%；醋柴胡上述 3 个含量分别为 0.0383%、0.1477%、0.6082%。实验结果说明，影响柴胡饮片炮制质量的主次因素为：炮制辅料的种类、辅料用量、炮制程度。从药效成分柴胡皂苷 A、D 的溶出率来看，酒制柴胡优于醋制柴胡[3]。又有报道，柴胡醋制后柴胡皂苷 A 和 D 的含量明显降低。[4]

药理实验结果，醋炙柴胡水煎剂对大白鼠能明显增加胆汁的分泌量，其作用可持续 2 小时以上，在第 1 小时内与盐水组比较就具有显著性差异($P<0.05$)；醋拌柴胡水煎剂也呈泌

胆趋向，但 $P>0.05$，无显著性差异；生柴胡和炒柴胡不显泌胆作用。各炮制饮片组之间的比较，醋炙品的泌胆作用与生品相比较明显增强，且在给药后 2 小时内有显著性差异（$P<0.05$），醋炙品与清炒品、醋拌品比较，其泌胆作用也明显增强，在给药 0.5～1 小时内均有显著性差异（$P<0.05$ 和 $P<0.01$）。这一结果表明，醋炙柴胡能明显增加胆汁的分泌量，其泌胆作用与生品、清炒品、醋拌品比较，都具有显著性差异，从而证明柴胡醋炙后能增强其疏肝解郁作用[5]。柴胡炮制品对小白鼠实验性肝损伤的研究又表明，醋炙柴胡和醋拌柴胡能显著降低 CCl_4 中毒小鼠的血清 SGPT，并能轻度改善 CCl_4 所致的肝组织损伤，显示其明显的保肝作用。这为探讨柴胡的炮制原理提供了一定的依据[6]。

柴胡自古以来以根入药。现代研究证实根与茎叶的质量有差异，两者主要成分和药理作用不同。实验表明，根中含皂苷而茎叶中不含皂苷，挥发油含量茎叶高于根，挥发油的组成成分，根与茎叶亦不完全一致，根与茎叶的水蒸气蒸馏液，经紫外分光光度法测定，其吸收曲线亦不同，说明根与茎叶质量不同[7]。对南、北柴胡的水蒸气蒸馏液和挥发油，分别作了紫外测定和气相层析，也都说明柴胡根与苗中挥发油的组成成分和比例不同。另有文献对北柴胡根与茎叶进行化学和药理比较，结果根、茎和枝叶部分所含成分不完全相同，根与茎的成分基本相似，但茎中所含皂苷量极少，而根与枝叶的皂苷成分很不相同；对家兔的发热，柴胡根解热作用明显，茎没有明显的解热作用。也认为以柴胡的地上部分代替根入药是不合适的，两者不宜代用[8]。

采用正交试验法，以柴胡皂苷 b_2 的含量为指标，优选醋制柴胡的最佳炮制工艺为：每 100kg 柴胡加 60kg 米醋，闷润 4 小时，于 140～150℃炒 6 分钟[9]。

【附】

1. 近代炮制方法还有酒炙、蜜炙、清炒、麸炒、炒炭等。

2. 文献摘录　“凡采得后，去髭并头，用铜刀削上赤薄皮少许，却，以粗布拭了，细剉用之。勿令犯火，立便无效也。”（《雷公》）

【按语】柴胡，目前多为生用。经统计，生柴胡全国有 25 个省市自治区的地方炮制规范被收载，醋柴胡有 21 个地方规范收载，而鳖血制柴胡只有 8 个地方规范被收载，酒柴胡有 3 个地方规范被收载，蜜柴胡有 5 个地方规范被收载，炒柴胡有 4 个地方规范被收载。据文献记载，柴胡经酒制后可使其药物的作用上升，并能引药入血分，以清抑郁之气，而血虚之热自退。柴胡蜜制的目的在于缓和药性。

柴胡入药，历来用根。但目前有些地区（如江、浙、皖等地）除以根入药外，也有以柴胡带有地上部分的幼苗称竹叶柴胡或春柴胡入药的。研究证明，柴胡根和茎叶的主要成分不一样，根含柴胡皂苷而茎叶不含柴胡皂苷；根与茎叶的挥发油含量也不一样，叶含挥发油量多，约为根的 3 倍，其组分也有不同，说明根与茎叶的质量有差异。带茎叶的柴胡不能替代柴胡根，它既不符合中医的传统用药习惯，也不符合药典的规定。

参考文献

[1] 夏明衍，等. 柴胡炮制品质量研究[J]. 中成药，1992，14(8)：19.

[2] 范秦鹤，等. 柴胡及其炮制品有效成分比较[J]. 中成药，1994，16(2)：20.

[3] 刘伟，等. 柴胡的不同炮制方法对其有效成分影响的研究[J]. 中药材，1995，18(1)：21.

[4] 白宗利，等. 柴胡不同醋制品皂苷类成分比较研究[J]. 中成药，2008，30(7)：1021.

[5] 陈青莲，等. 柴胡炮制品的泌胆作用探讨[J]. 中成药，1993，15(4)：19.

[6] 陈青莲,等.柴胡炮制品对小鼠实验性肝损伤的影响[J].中成药,1994,16(3):22.

[7] 冯宝麟,等.柴胡药用部位的探讨[J].山东中医学院学报,1979(2):19.

[8] 俞长芳.北京市药材公司举行“科研及新产品成果汇报交流会议”纪要[J].中草药通讯,1979,(10):19.

[9] 白宗利,等.正交试验法优选醋柴胡炮制工艺[J].辽宁中医药大学学报,2008,10(8):148.

党 参

【来源】本品为桔梗科植物党参 *Codonopsis pilosula* (Franch.) Nannf.、素花党参 *Codonopsis pilosula* Nannf. var. modesta(Nannf.)L. T. Shen 或川党参 *Codonopsis tangshen* Oliv. 的干燥根。秋季采挖,洗净,晒干。

【古代炮制】清代有蜜炙(《治全》)、蜜拌蒸熟(《得配》)及米炒(《时病》)等炮制法,去皮时要用“竹刀刮”(《害利》)。

【现代炮制】

1. 党参　取原药材,除去芦头,洗净,润透,切厚片,干燥。

2. 米党参　取大米置炒药锅内,用中火加热至米出烟时,倒入党参生片,炒至大米呈老黄色时,取出,筛去米,放凉。党参每 100kg 用大米 20kg。

3. 蜜党参　取炼蜜用适量开水稀释后,加入党参片拌匀,闷透,置炒药锅内,用文火加热,炒至黄棕色,不粘手时取出,放凉。党参每 100kg 用炼蜜 20kg。

【饮片性状】党参为椭圆形或类圆形的厚片,表面黄棕色或灰棕色,有裂隙或菊花纹,中央有淡黄色圆心。周边淡黄白色至黄棕色,有纵皱纹。质稍硬或略带韧性,有特殊香气,味微甜。米党参表面老黄色,余同生党参片。蜜党参形如党参片,表面黄棕色,显光泽,味甜。

【质量要求】党参水分不得过 16.0%,总灰分不得过 5.0%,浸出物用 45%乙醇作溶剂,不得少于 55.0%。党参饮片水分不得过 10.0%。

【炮制目的】党参味甘,性平。归脾、肺经。具补中益气,健脾益肺作用。用于脾肺虚弱,气短心悸,食少便溏,虚喘咳嗽,内热消渴。

本品多生用。生党参擅长益气生津,多用于肺气亏虚,气血两亏,津气两伤。米党参以补气健脾作用力强,多用于脾胃虚弱,食少,便溏。蜜党参增强了补中益气润燥养阴的作用,多用于气血两虚之证。如气短乏力,内脏下垂,四肢倦怠,妇女月经不调。

【临床应用】

1. 生用

(1) 肺气亏虚:常与五味子、黄芪等同用,能补肺、敛肺,可用于咳喘气短、气怯声低,如补肺汤(《永类钤方》)。

(2) 气血两亏:常与当归、熟地等同用,能气血双补,可用于气血双亏,形体羸瘦,倦怠乏力,面色无华,如两仪膏(《中药成方集》)。

(3) 津气两伤:常与麦冬、五味子同用,能益气生津,可用于津气两伤,气短口渴者。

2. 制用

(1) 脾胃虚弱:米党参与白术、陈皮、芍药、扁豆等同用,能增强补气健脾作用,可用于脾胃虚弱、食少便溏者。

(2) 中气下陷:蜜党参常与炙黄芪、炒白术、炙甘草、蜜升麻等同用,有补中益气、升阳举陷的作用,可用于中气下陷,小腹坠胀,久痢脱肛,内脏下垂者,如参芪白术汤(《不知医必要》)。

【参考资料】党参内含有淀粉、黏液质等物质,它们对饮片的切制有一定的影响。现代研究表明,党参饮片水溶性成分的煎出效果与其饮片规格(厚薄、长短等)有关。如果以党参薄片(厚度0.3～0.5cm)的煎出率60.74%为总煎出比率标准(100%),那么,党参厚片(厚度0.8～1.0cm)的煎出比率为92.51%,党参段Ⅰ(短段、长度1.5～2.0cm)的煎出比率为76.80%,党参段Ⅱ(长段、长度3～4cm)的煎出比率为64.86%,党参颗粒(粒度0.1cm)的煎出比率为92.70%。这一结果表明,党参厚片和党参颗粒的煎出率似相等,党参饮片的煎出量不是随药材表面的随意扩大而增加,这与党参所含成分淀粉、黏液质有关。当然,党参饮片表面积过小,如切段对其与溶媒的接触面小而溶出物减少。党参入药的片型规格以片厚0.3～0.5cm为宜[1]。在饮片的横切与斜切饮片比较中发现,斜切片的水溶性浸出物的含量又比其横切片明显增加,这是由于斜切片表面积比横切片大,扩大了与水的接触面,有利于药效成分的煎出[2]。

党参补气,能提高人体非特异性免疫功能。药理研究表明,小白鼠炭粒廓清实验和持续性游泳实验两项结果的结论互相吻合,各给药组与对照组比较存在非常显著性差异($P<0.01$),在提高小鼠巨噬细胞吞噬能力和抗疲劳能力方面,蜜炙党参强于生党参和米炒党参,而米炒党参又弱于生党参。所以如此,一方面可以认为蜜在其中起协同作用,因为蜜中含有多种糖类,可增强机体的免疫能力,也可能在蜜炙过程中某些成分发生了变化,使结果相加;另一方面可以认为加热破坏了其中某些药效成分,所以使蜜炙品党参作用最强,而生党参又强于米炒党参[3]。

【附】

1. 近代炮制方法还有灶心土炒制、蜜麸皮炒制、糯米酒炙制、赤石脂炒制、米汤浸后蒸熟等。

2. 文献摘录　"凡古今成方之所用人参,无不可以潞党参当之,即凡百证治之应用人参者,亦无不可以潞党参投之。"(《正义》)"补肺,蜜拌蒸熟"(《得配》)。"米炒,治脾土虚寒泄泻"(《时病论》)。

【按语】党参之名始见于《本草从新》,其后《纲目拾遗》等都有记载,功同人参。党参应用历史较短,故而炮制内容比较简单,从清代开始记载,近代继承了米炒党参及蜜党参,并发展了清炒、土炒、蜜麸炒等炮制方法。

党参为补气药,蜜炙能增强补中作用,并证实蜜炙党参在提高小鼠免疫能力和抗疲劳能力方面均优于其他炮制品。土炒能增强和胃健脾作用,麸炒、赤石脂炒亦是同样道理。

参考文献

[1] 莫善群,等.党参饮片片型的探讨[J].中成药,1992,14(2):22.

[2] 何祖鞭.党参以切斜片入汤剂为好[J].中药通报,1987,12(6):280.

[3] 杨中林,等.党参的炮制研究[J].中药材,1990,(4):25.

射　干

【来源】本品为鸢尾科植物射干 *Belamcanda chinensis*(L.)DC. 的干燥根茎。春初刚发芽或秋末茎叶枯萎时采挖,除去须根及泥沙,干燥。

【古代炮制】南朝宋时有米泔水浸后堇竹叶煮制(《雷公》)。宋代要求去须(《总病论》)。

清代改进为米泔煮(《逢原》),又有烧制(《条辨》)、酒炒黑(《治裁》)等炮制方法。

【现代炮制】取原药材,除去残茎等杂质,浸1～2小时,洗净,润透,切薄片,干燥。

【饮片性状】射干为不规则或类圆形的薄片,直径0.7～2cm。片面黄色,颗粒状或筋脉纹。周边黄褐色、棕褐色或黑褐色,皱缩,不整齐,质硬。气微,味苦而微辛。

【质量要求】射干水分不得过10.0%,总灰分不得过7.0%,浸出物用乙醇作溶剂,不得少于18.0%。射干按干燥品计算,含次野鸢尾黄素($C_{20}H_{18}O_8$)不得少于0.10%。

【炮制目的】射干味苦,性寒。归肺经。具有清热解毒,消痰,利咽的功能。用于热毒痰火郁结,咽喉肿痛,痰涎壅盛,咳嗽气喘。切制成薄片,便于调剂和制剂,便于药效成分的煎出。

【临床应用】

1. 咽喉肿痛　常与牛蒡子、桔梗、甘草等同用,能清热毒,消肿痛,可用于感受风热或痰热壅盛所致的咽喉肿痛,如射干消毒饮(《张氏医通》)。

2. 咳嗽痰喘　常与炙麻黄、炙紫菀、炙款冬花等同用,能清肺热而消痰涎,可用于痰涎壅塞,咳嗽气喘,喉中有痰鸣声,如射干麻黄汤(《金匮》)。

【附】

1. 近代炮制方法还有清炒法。

2. 文献摘录　"凡使,先以米泔水浸一宿,漉出,然后用堇竹叶煮,从午至亥,漉出,日干用之。"(《雷公》)"亦用乌扇烧过,皆取其降厥阴相火也。火降则血散肿消,而痰结自解,癥瘕自除矣。"(《纲目》)

【按语】射干始载于《神农本草经》,被列在下品。含有异黄酮类、香豆素类成分,具有消炎、解热、抗病毒等作用。因恐苦寒伤胃作泄,有用米泔水浸煮以制其性,用麸炒以缓其苦寒之性,以利于临床服用。

狼　　毒

【来源】本品为大戟科植物月腺大戟 *Euphorbia ebracteolata* Hayata 或狼毒大戟 *Euphorbia fischeriana* Steud. 的干燥根。秋、冬二季采挖,除去残茎,干燥或洗净,切厚片,干燥。

【古代炮制】唐代有"炙令极香"、"涂姜汁炙"(《外台》)等炮制方法。宋代有"醋拌炒黄"、"醋煮半日"、醋浸炙制、"油麻同炒令黄色"(《圣惠方》),"猪血浸一宿炙干"、火炮(《总录》),炒制(《济生方》)等法。明代增加了同芫花以醋煮制或炒黄色(《奇效》)、"焙熟"(《普济方》)、"酒浸"(《准绳》)等炮制。此时,其炮制大法已达十余种。

【现代炮制】

1. 狼毒　取原药材,除去杂质,洗净,润透,切厚片,干燥。

2. 醋狼毒　取狼毒片加入米醋,拌匀后,闷润至透,置炒药锅内,用文火加热炒干,取出放凉。狼毒每100kg用米醋30kg。

【饮片性状】狼毒为类圆形的厚片,直径约3cm,表面黄白色,有菊花心,周边红棕色或灰棕色,质坚韧,体轻松,气微,味微辛,有刺激性麻辣味。醋狼毒表面黄色,略有醋气,形如狼毒片。

【质量要求】狼毒杂质不得过2.0%,水分不得过13.0%,总灰分不得过9.0%,酸不溶性灰分不得过4.0%,醇溶性浸出物不得少于18.0%。

【炮制目的】狼毒味辛，性平，有毒。归肺、心、肾经。具逐水祛痰，破积杀虫之功能。适用于痰饮积滞，心腹疼痛，咳逆气喘，胸腹胀满，疮癣等症。生狼毒毒性剧烈，少有内服，多外用杀虫。醋狼毒经醋制后，可减低其毒性，作内服药应用。

【临床应用】

1. 生用　治稻田皮炎，用狼毒浸剂；治慢性湿疹，用狼毒洗剂（《中医皮肤病学简编》）。

2. 制用

（1）心腹胀满：常与炮附子、防葵同用，治疗积聚，心腹胀如鼓者，如狼毒丸（《圣惠方》）。

（2）九种心痛：常与吴茱萸、巴豆、干姜等同用，能温寒通下，可用于虫、蛀、风、悸、食、饮、冷、热、气等九种心痛，如九种心痛丸（《千金》）。

【附】近代炮制方法还有用米醋煮制、与姜片隔层蒸后再用白矾末腌制等炮制方法。

【按语】《神农本草经》列为下品的狼毒，是瑞香科植物红狼毒 *Stllera chamaejasme* L. 的干燥根。

目前有的地方炮制规范只规定了生狼毒的炮制方法，未收载"制狼毒"。近年来，临床上狼毒引起中毒也时有报道。如韩氏报告1例将狼毒、芫花、细辛、牙皂等药置入阴道内引产，并发成人呼吸窘迫综合征，间隙性预激症候群[1]；谢氏报道1例因每天服食蘸以狼毒汁的黑枣（相当于鲜狼毒50g），服药5个月后，引起再生障碍性贫血，经抢救治疗无效死亡[2]；李氏报道1例用狼毒煎过之汤液及药渣反复擦洗头部，1小时后感头晕、头痛、口干、恶心、心慌，不能进食，继之出现视物模糊，尿闭，冷汗不止，对光反射迟钝，经抢救后脱险[3]。所以，为了一方病家平安，地方炮制规范中还是收载"制狼毒"为宜。

参考文献

[1] 韩跃刚. 中药引产中毒并发ARDS、间歇性预激症候群一例报告[J]. 中原医刊，1985(5)：2.

[2] 谢启焕. 狼毒致再生障碍性贫血1例报告[J]. 基层医刊，1984(4)：19.

[3] 李保存. 狼毒中毒1例报告[J]. 江苏中医杂志，1986(6)：25.

高良姜

【来源】本品为姜科植物高良姜 *Alpinia officinarum* Hance 的干燥根茎。夏末秋初采挖，除去须根及残留的鳞片，洗净，切段，晒干。

【古代炮制】唐代有火炙焦香酒煮炮制法（《外台》）。宋代有去芦炒制（《苏沈》）、炒黑（《总录》）、麻油炒制（《普本》）、斑蝥炒制（《局方》）、东壁土炒制（《朱氏》）、火炮（《急救》）、醋炒（《产宝》）等炮制方法。元代新增湿纸裹煨法，用水煮制法（《世医》）。明代增加了炙制、巴豆炒制（《普济方》），陈壁土、斑蝥、巴豆、陈仓米分炒而合用，青盐炒制（《奇效》），吴茱萸、东壁土拌炒（《纲目》），与莪术、三棱、米醋共煮炮制法（《准绳》）。清代有猪胆汁浸后东壁土炒黑炮制法（《握灵》），吴茱萸汤浸炒法（《害利》）等。此时，其炮制方法已达15种之多。

【现代炮制】

取高良姜原药材，除去杂质，浸1～2个小时，洗净，润透，切薄片，晒干或低温干燥。

【饮片性状】本品为类圆形或不规则形的薄片，直径0.8～1.5cm。表面灰棕色或红棕色，纤维性，具多数散在的筋脉小点，周边黯红色或黯褐色。质坚韧，气香特异，味辛辣。

【质量要求】高良姜水分不得过16.0%，总灰分不得过4.0%，含高良姜素（$C_{15}H_{10}O_5$）不得少于0.70%。高良姜饮片水分不得过13.0%。

【炮制目的】高良姜味辛，性热。归脾、胃经。具有温胃散寒，消食止痛的功能。用于脘腹冷痛，胃寒呕吐，嗳气吞酸。切制成薄片，便于调剂和制剂，使药效成分易于溶出。

【临床应用】

1. 胃寒疼痛　常与香附同用，能温中散寒，可用于寒凝气滞，胃脘疼痛，如良附丸(《良方集腋》)。

2. 胃寒呕吐　常与半夏、生姜等同用，具温中止呕的功效，可用于胃寒呕吐。

3. 腹部冷痛　常与肉桂、厚朴等同用，能温中止痛，可用于腹痛如刺，两胁支满，烦闷不可忍，如高良姜汤(《千金》)。

【参考资料】高良姜根茎含多种二苯基庚烷类化合物、黄酮类化合物、挥发油。根尚含β-谷甾醇-β-葡萄糖苷、豆甾醇葡萄糖苷、菜豆醇葡萄糖苷。药理实验表明高良姜具有抗菌、抗血栓形成、抗凝血及镇痛作用，其醚提取物具抗损伤性胃溃疡作用[1]。

【附】

1. 尚有酒高良姜，仅在少数地区使用。

2. 文献摘录　“凡男女心口一点痛者……用高良姜以酒洗七次焙研”(《握灵》)。“心脾冷痛高良姜丸，用高良姜四两，切片，分作四分，一两用陈廪米半合炒黄去米，一两用陈壁土炒黄去土，一两用巴豆三十四个炒黄去豆，一两用斑蝥三十四个炒黄去蝥”(《握灵》)。

【按语】高良姜，气味芳香，内含挥发油。高良姜挥发油饱和水溶液对豚鼠离体肠管呈抑制作用。高良姜的古代炮制，有炙有炒(单炒或合药共炒)，有煨有炮，还有煮制，这些炮制法都与火、与温度有关，与其内含的挥发油成分也当有关；今日的高良姜饮片，不炮不制，只切薄片，这是它在炮制史上的进步、发展，还是高良姜炮制意识的淡化、退化，值得研究。

参考文献

[1] 国家中医药管理局《中华本草》编委会. 中华本草精选本[M]. 上海：上海科学技术出版社，1998：2250.

黄　芩

【来源】本品为唇形科植物黄芩 *Scutellaria baicalensis* Georgi 的干燥根。春、秋二季采挖，除去须根及泥沙，晒后撞去粗皮，晒干。

【古代炮制】唐代有切片制法(《外台》)。宋代有酒浸炒黄法、炒焦法(《妇人》)，酒煮法(《疮疡》)，新瓦上炒令香(《活人书》)，剉碎微炒(《局方》)，姜汁和作饼(《三因》)，煅炭存性(《洪氏》)等炮制方法。元代增加了酒浸焙制(《宝鉴》)，酒洗法(《珍珠囊》)，米醋浸七日炙干，如是七次(《瑞竹》)，陈壁土炒制(《丹溪》)。明代有酒蒸法(《必读》)，炒黑(《济阴》)，醋浸一宿晒干法(《普济方》)，醋炒法(《保元》)，姜汁炒制(《宋氏》)，童便浸炒法(《入门》)，酒浸、猪胆汁炒(《保元》)，米泔水浸七日炙干，如是七次(《大法》)等。清代有酒炒半焦(《医案》)、猪胆汁拌晒(《说约》)、皂角子仁合侧柏共煮制(《大成》)、吴茱萸制(《本草述》)等。此时，其炮制方法已达20余种。

【现代炮制】

1. 黄芩　取原药材，除去残茎、杂质，抢水洗净，置沸水中煮制约10分钟，或置笼内蒸制约半小时，取出闷透，并趁热切薄片，及时干燥。

2. 酒黄芩 取黄芩片用黄酒拌匀，闷润至透，置炒药锅内，用文火加热，炒至深黄色时，取出放凉。黄芩片每100kg用黄酒10kg。

3. 黄芩炭 取黄芩片置炒药锅内，用武火加热，炒至黑褐色时，喷淋清水少许，灭尽火星，取出晾透。

【饮片性状】黄芩为类圆形或不规则的薄片，直径0.5～2cm，表面黄色，中间有红棕色的圆心，有的中央呈黯棕色或棕黑色枯朽状，周边棕黄色或深黄色，质脆易断，气微，味苦。酒黄芩，形如黄芩片，棕黄色，略有酒气。黄芩炭，形如黄芩片，黑褐色，有焦炭气。

【质量要求】黄芩水分不得过12.0%，总灰分不得过6.0%，稀乙醇浸出物不得少于40.0%，含黄芩苷($C_{21}H_{18}O_{11}$)不得少于9.0%。黄芩片含黄芩苷不得少于8.0%。酒黄芩含黄芩苷不得少于8.0%。

【炮制目的】黄芩味苦，性寒。归肺、胆、脾、大肠、小肠经。具清热燥湿，泻火解毒，止血、安胎作用。

生黄芩性味苦寒，其清热泻火力强，多用于热病、湿温、黄疸、泻痢和痈疽疔疖。酒黄芩借酒性升散，引药入血分，并可向上升腾和外行，治疗目赤肿痛，瘀血壅盛，上部积血失血，上焦肺热咳嗽；同时，因酒性大热，可缓黄芩苦寒之性，以免损伤脾阳，导致腹痛。黄芩炭，具清热止血功能，多用于吐血、衄血。

【临床应用】

1. 生用

(1) 热病：常与黄连、栀子等同用，能增强清热泻火解毒作用，用于热病壮热心烦，甚至神昏谵语者。

(2) 湿温：常与滑石、通草、白蔻仁等渗利化湿药同用，可治湿温发热，胸闷，苔腻之证，如黄芩滑石汤(《条辨》)。

(3) 黄疸：常与栀子、龙胆草同用，可增强清肝泻火功效，治疗湿热黄疸，如栀子散(《圣惠方》)。

2. 制用

(1) 酒黄芩

① 上焦热毒：常与牛蒡子、连翘、薄荷、板蓝根等同用，具有清热解毒，疏风散邪作用，可治大头瘟，如普济消毒饮(《东垣试效方》)。配伍川芎、白芷，可治风热上攻，及头风热痛，如秘方茶调散(《赤水玄珠》)。

② 肺热咳嗽：常配伍杏仁、桔梗、枳壳、栀子等，具有清肺利气作用，可治肺热咳嗽，里实便秘。如黄芩泻肺汤(《张氏医通》)。

(2) 黄芩炭

① 吐血、衄血：常与荷叶炭、棕榈炭、藕节炭、白茅根炭、生地炭等同用，能增强清热止血作用，可用于邪热伤络，血不循经之吐血、衄血，如荷叶丸(《处方集》)。

② 血崩：常与当归、生地、阿胶、椿根皮等同用，具清热凉血、固经止血作用，可用于崩中漏下，血色深红等，如聚金丸(《临床常用中药手册》)。

【参考资料】黄芩含多种黄酮类衍生物，黄芩苷和汉黄芩苷是其主要的活性成分。黄芩苷具有抗菌、解热、镇痉、降压、利尿作用；汉黄芩苷水解生成汉黄芩素，具抗菌、利尿、解痉作用，并具一定的抗癌活性。

黄芩中的黄芩苷在黄芩酶的作用下会被酶解成黄色的苷元——黄芩素和葡萄糖醛酸，

黄芩素是一种邻位三羟基黄酮，它不溶于水，易沉积在黄芩表面；黄芩素又不稳定，暴露在空气中容易被氧化而成绿色醌类衍生物。所以传统炮制黄芩时常在切制饮片时见有泛绿现象，原因就在于此。黄芩酶是一种活性物质，将黄芩放置到恒温箱中用 100℃±2℃温度烘烤 30 分钟至 2 小时，其中的黄芩酶仍具活力，而用水煮 10 分钟则其酶被破坏。这说明黄芩酶必须在一定的湿度和温度条件下才能被杀灭。也只有这样，才能使黄芩中的黄芩苷得以保存。鉴于黄芩苷和汉黄芩苷也溶于水，久煮会使其损失太大，研究证明，用沸水煮 10 分钟的软化切制工艺可以既破坏其酶又保存其药效成分，保证了黄芩饮片的质量[1]。黄芩是否被酶解的鉴定方法可以为：取黄芩加水室温 25℃放置 24 小时，然后用乙醇提取，将提取液点样后进行薄层层析，展开剂为甲苯-甲酸乙酯-甲酸(3∶3∶1)[2]。黄芩不同炮制饮片中黄芩苷和汉黄芩苷的含量，用聚酰胺薄层层析和薄层扫描法测定结果是：生黄芩为 14.87%，蒸黄芩为 14.12%，焯黄芩为 12.67%，煮黄芩为 12.51%，冷浸黄芩为 11.79%，炒黄芩为 11.89%，酒炒黄芩为 11.18%，黄芩炭为 2.95%。实验证明，导致黄芩中黄酮类成分含量下降的主要因素有酶解作用，高温分解破坏，水液浸煮流失等。水浸法可使这两种苷类成分损失约 21%。因此，黄芩在软化切制过程中，采用蒸 30 分钟或焯、煮 10 分钟的工艺，能减少有效成分的损失，有利于保证药品质量[2-4]。近来文献均认为加热能达到抑酶的效果，有利于提高饮片质量[3,1,5-6]，但是，黄芩苷含量随加热时间的增加和加热温度的升高逐渐降低，所以在加工炮制时，既要考虑到杀酶后的稳定性，又要考虑杀酶的时间和温度，否则，黄芩苷损失较大，药效降低[7]。黄芩有枯芩与子芩之分，古代两者用法有异，但现今临床使用已无枯芩与子芩之分。化学测定表明，两者在化学成分方面未见明显区别，仅是含量差异，以黄芩苷、汉黄芩苷含量为指标，枯芩为 10.63%，子芩为 15.16%，因此药理上尚有待实验证明[3]。

酒黄芩中黄芩苷的含量随着黄酒润闷时间的延长而呈上升趋势，其中以润闷 5～7 小时的含量最高，7 小时以后不再有增加倾向；黄芩苷元在润闷 7 小时以前含量几乎无变化，7 小时以后稍有增加。研究结果，酒炙黄芩用黄酒润闷约 6 小时为宜[8]。酒的种类和白酒浓度对酒黄芩中的主要成分亦有影响。以黄芩苷为例，其成分含量，黄酒炙黄芩为 5.58%，白酒炙黄芩为 6.45%，稀释白酒炙黄芩为 6.25%；黄芩苷元的含量，黄酒炙品为 0.78%，白酒炙品为 0.95%，稀释白酒炙品为 0.89%。实验结果显示，酒的类别不同，酒炙黄芩的药效成分的含量存在着显著性差异($P<0.05$)，白酒的浓度差异几无影响(对黄芩苷而言，对其苷元仍有明显的差异)。所以如用白酒代替黄酒，应适当减少酒的用量并注意酒的乙醇含量[9]。

利用高效液相色谱法对 4 种黄芩炮制品中黄芩苷的含量进行了比较研究，结果表明，酒黄芩稍有下降，炒黄芩减少 56%，黄芩炭中黄芩苷残留很少，但也证实了炒炭存性的理论[10]。另有文献报道，黄芩中主要成分黄芩苷和汉黄芩苷两者在酒蒸炙品和清蒸品中含量均接近，两种炮制方法对黄芩主要成分的含量无明显差异[11]。

为了探求黄芩炮制的意义，采用八种不同炮制方法，发现以水煎时，酒润炮制品之黄芩苷抽出量较生药材抽出者高 30%以上，但各炮制品有机溶媒抽取时略见减少。用冷水浸泡，黄芩生药之黄芩苷含量随浸泡时间增长而逐减，浸 9 小时约减至原来之半数，但各炮制品之成分含量几乎不受浸泡影响。显示黄芩经炮制处理可以防止黄芩苷的分解，并有助于水煎汤液中黄芩苷的抽取[12]。

不同炮制对微量元素的影响也有报道，认为煮制、蒸制、酒制黄芩的镉被除去，铅量含量大大降低，由 275ppm 降至 185ppm 和 20ppm。蒸黄芩不仅使有机活性成分苷类和有益的多种无机活性成分含量较高，而且还大大降低了有害的 Pb 含量，确是一种能全面保证黄芩质量的较佳炮制方法[13]。

黄芩的饮片规格不同，其药理作用也不一样。从小鼠耳廓肿胀、腹腔毛细血管通透性实验看来，生黄芩的抗炎作用明显强于酒黄芩；而碳粒廓清研究结果，酒黄芩的免疫吞噬能力优于生黄芩。所以黄芩在中医临床上，用于抗炎组方时以生黄芩为宜，用于促进免疫的组方时以酒黄芩为宜[14]。不同炮制品的制黄芩其抗菌、抗白喉类毒素的效价均为不同，其中蒸黄芩和煮黄芩对白喉杆菌、绿脓杆菌、溶血性链球菌、大肠杆菌等抑菌效果比生黄芩、冷水浸黄芩强；抗白喉类毒素蒸黄芩要比冷水浸黄芩提高 5 倍，且饮片色泽黄而不绿；酒黄芩水煎剂对痢疾杆菌、炭疽杆菌、白色念珠菌等的抑菌作用较生黄芩煎剂为佳[1]。

通过高效液相法对不同切制工艺之饮片中黄芩苷及其苷元的含量测定，并作酶解前后的对比研究，结果，黄芩蒸 10 分钟和蒸半个小时均可达到杀酶效果，而焯煮 10 分钟的杀酶效果不一。所以作者认为，黄芩的最佳切制工艺应该是：取原药材，除去残茎及杂质，快洗，置蒸具内蒸至上气后 30 分钟，取出，闷润，切薄片，干燥，筛去灰屑。同时又认为，高效液相法（HPLC）是准确、灵敏、快速地检测黄芩切制饮片质量的可靠方法[15]。酒黄芩的炮制工艺，可因辅料用量、加酒方式、炙炒温度（药温）的不同而异。应用 HPLC 技术测定不同饮片中黄芩苷的含量，比较研究结果，炙炒温度（90℃、130℃、170℃）对其饮片中黄芩苷的含量有特别显著的影响，而用酒量（10%、15%、20%）和加酒方式（喷淋法、闷润 30 分钟、闷润 2 小时）则几无影响。根据 $L_9(3^4)$ 正交试验法筛选，酒黄芩的优选工艺应该是：每黄芩生片 100kg，用黄酒 10kg，拌匀，闷 30 分钟，以 130℃（药温）炒干。有关“干燥”工艺的研究结果，烘干法和炒干法对其饮片中黄芩苷的含量影响不大，二者基本一致；烘干法的烘制温度在 80℃和 105℃两个级别内无甚差别。烘制的酒黄芩饮片色泽均匀，无焦斑，外观质量亦较炒制的酒黄芩好[16]。

采用冷浸法、蒸法、煮法对产地采收的鲜黄芩进行加工，发现冷浸法所得黄芩饮片干燥后切片表面有明显的绿色斑点，苷元类物质含量较高，表明冷浸法会导致苷类成分水解。黄芩经过“蒸”或“煮”，既可软化切片，又可破坏酶的活性，所得饮片质量较高。其中以蒸法效果更好[17]。该结果与黄芩药材炮制研究一致。采用高效液相色谱法测定滇黄芩生药、生片及酒片中黄芩苷的含量，结果表明滇黄芩炮制后黄芩苷含量降低[18]。微波炮制的工艺为微波热力 40%，微波时间 2.5 分钟，加水量为 20%。微波法炮制的酒黄芩中黄芩苷含量高于酒炒黄芩[19]。

另有研究表明：黄芩的加工炮制并没有导致新化合物的产生，但是酒黄芩和黄芩炭中黄酮苷类成分黄芩苷、汉黄芩苷含量明显下降，而相应苷元——黄芩素、汉黄芩素峰面积明显增加。证实了黄芩中黄酮苷类成分在炮制过程中，受热逐渐分解成相应的黄酮苷元类成分，从而导致苷类成分所占的百分比逐渐下降，相应苷元类成分逐渐升高[20]。黄芩炮制品中黄芩苷的含量高低与其抗氧化能力基本一致，生品＞炒制品＞炒炭品。提示在选择黄芩用于治疗与自由基发生系统有关疾病如癌症、炎症时，选择生黄芩可能会取得较好的疗效[21]。

【附】

1. 近代炮制方法还有酒洗、酒蒸、酒煮、蜜炙、姜炙、炒黄、炒焦等。

2. 文献摘录　“病在头面及手梢皮肤者，须用酒炒之，借酒力以上腾也；咽之下、脐之上，须酒洗之；在下生用。大凡生升熟降。”（《汤液》）

【按语】黄芩根新老不同，有枯芩、子芩之分。枯芩为其老根，体轻，中空，色黑，擅长于泻上焦之火；子芩又称条芩，为黄芩的新根，条实，体重，色黄，擅长于泻大肠下焦之火。现代研究表明，子芩的黄芩苷、汉黄芩苷也比枯芩含量高，而现代临床上已经忽略了这种区别，还有待进一步研究分析。对各炮制品含量测定结果并不完全一致，除了测定条件不一致，还可能与掌握炮制品的程度有关。

参考文献

[1] 中医研究院中药研究所. 中药黄芩炮制质量的研究[J]. 新医学杂志，1973(2)：31.

[2] 凌罗庆，等. 应用薄层层析法控制黄芩的炮制时间[J]. 中成药研究，1980(2)：30.

[3] 于留荣，等. 黄芩炮制的研究——炮制对粘毛黄芩主要成分的影响[J]. 中成药研究，1982(6)：16.

[4] 唐恢天. 两种加工方法对黄芩质量影响[J]. 中国中药杂志，1991，16(1)：29.

[5] 王弘志，等. 黄芩炮炙品中黄芩甙含量变化的研究[J]. 中成药研究，1983(9)：44.

[6] 阴健，等. 中药现代研究与临床应用(1)[M]. 北京：学苑出版社，1994：559.

[7] 朱志刚. 黄芩加工炮制品中黄芩甙的含量测定[J]. 基层中药杂志，1991，5(2)：17.

[8] 章仲懿，等. 黄芩酒炙时间与成分的关系考察[J]. 中成药，1993(10)：17.

[9] 章仲懿，等. 酒的类别对黄芩炮制的影响[J]. 中药材，1994(6)：28.

[10] 王静竹，等. 高效液相色谱法对黄芩炮制品的研究[J]. 中国中药杂志，1994，19(6)：340.

[11] 张清华，等. 滇南黄芩炮炙的化学研究(Ⅱ)[J]. 中成药研究，1986(3)：16.

[12] 杜建，等. 台湾中医药概览[M]. 北京：中国医药出版社，1990：43.

[13] 江林，等. 炮制对中药微量元素的影响[J]. 中国中药杂志，1990，15(4)：19.

[14] 杨中林，等. 黄芩的炮制研究[J]. 中药材，1993(6)：27.

[15] 袁俊贤，等. HPLC 检测黄芩切制工艺和饮片质量的研究[J]. 药物分析研究，1993(3)：147.

[16] 袁俊贤，等. 酒炙黄芩炮制工艺的研究[J]. 中成药，1994(2)：22.

[17] 宋双红，王炳利. 不同加工方法对黄芩炮制品质量影响的研究[J]. 中药材，2006，29(9)：893.

[18] 苏健. 滇黄芩不同炮制品中黄芩苷的含量测定研究[J]. 时珍国医国药，2007，18(7)：1717.

[19] 窦志英，张毅等. 酒黄芩炮制方法的研究[J]. 天津药学，2004，16(6)：17.

[20] 杨云，冯卫生等. 黄芩及其炮制品的 HPLC 图谱对比研究[J]. 化学世界，2007(3)：14.

[21] 鲍建伟，张金龙. 炮制对黄芩抗氧化作用的影响[J]. 中国药学杂志，2002，37(9)：661.

黄　芪

【来源】本品为豆科植物蒙古黄芪 *Astragalus membranaceus* (Fisch.) Bge. var. mongholicus (Bge.) Hsiao 或膜荚黄芪 *Astragalus membranaceus* (Fisch.) Bge. 的干燥根。春、秋季采挖，除去须根及根头，晒干。

【古代炮制】南朝宋时有蒸制(《雷公》)。宋代有蜜炙(《药证》)、涂蜜炙(《局方》)、蜜汤拌炒(《宝产》)、蜜水浸蒸、盐蒸(《背疽方》)、盐水洗(《总录》)、盐汤浸(《三因》)、炒制、盐水拌炒(《妇人》)、盐水浸火炙(《痘疹方》)、无灰酒浸制或酒煮(《传信》)等炮制方法。元代有盐蜜水涂炙(《活幼》)。明代增加了白蜜合好酒煮如糊(《普济方》)、酒拌炒(《医学》)、姜汁炙(《仁术》)、米泔拌炒(《准绳》)、桂汤蒸熟(《保元》)等制法。清代新增盐酒炒(《本草汇》)，防风和北五味各别煎汤复制(《新编》)，川芎合酒煎制(《从众录》)，木通、升麻、丹皮、沙参、玉竹、制附子、五味子、防风、蜜糖等九制黄芪(《增广》)，人乳制七次(《拾遗》)。此时，其炮制方法已达 20 余种。

【现代炮制】

1. 黄芪　取原药材，除去杂质，洗净，润透，切厚片，干燥。

2. 蜜黄芪　取炼蜜加适量开水稀释后，加入黄芪片拌匀，稍闷，置炒药锅内，用文火加热，炒至深黄色，不粘手为度，取出放凉。黄芪片每 100kg 用炼蜜 25kg。

【饮片性状】黄芪为类圆形或椭圆形的厚片，直径 0.5～2cm，表面黄白色，内层有棕色环纹及放射状纹理，外层有曲折裂隙，中心黄色。周边灰黄色或浅棕褐色，有纵皱。质硬而韧，气微，味微甜，嚼之有豆腥气。蜜黄芪形如黄芪片，表面深黄色，周边表皮黄褐色，滋润，有光泽，略带黏性，味甜，有蜜糖香气。

【质量要求】黄芪水分不得过 10.0%，总灰分不得过 5.0%，含铅不得过百万分之五，镉不得过千万分之三，砷不得过百万分之二，汞不得过千万分之二，铜不得过百万分之二十。六六六(总 BHC)不得过千万分之二，滴滴涕(总 DDT)不得过千万分之二，五氯硝基苯(PC-NB)不得过千万分之一。水溶性浸出物不得少于 17.0%，含黄芪甲苷($C_{41}H_{68}O_{14}$)不得少于 0.040%。毛蕊异黄酮葡萄糖苷($C_{22}H_{22}O_{10}$)不得少于 0.020%。炙黄芪含黄芪甲苷不得少于 0.030%。

【炮制目的】黄芪味甘，性温。归肺、脾经。具补气固表，利尿，托毒排脓，敛疮生肌作用。

生黄芪擅于固表止汗，利水消肿，托毒排脓，多用于卫气不固，自汗时作，体虚感冒，水肿，疮疡难溃等。蜜黄芪益气补中，多用于气虚乏力，食少便溏者。

【临床应用】

1. 生用

(1) 卫气不固：常与牡蛎、麻黄根等同用，能固表敛汗，可用于卫气不固，自汗时作，如牡蛎散(《局方》)。若卫虚肌表不固，易感风寒，常与白术、防风同用，能益卫固表，以御外邪，如玉屏风散(《世医》)。

(2) 风水证：常与防己、白术、甘草同用，能补气固表，健脾利湿，可用于汗出恶风，身重浮肿，小便不利，如防己黄芪汤(《金匮》)。

(3) 痈疽难溃：常与穿山甲、皂角刺、当归、川芎同用，能托毒排脓，可用于痈疽已成而难溃者，如透脓散(《医宗》)。倘若痈疽溃后脓水清稀久不收口者，可配伍当归、肉桂等。亦可用于热毒未尽，而正气已虚者，常配伍金银花、连翘等。

(4) 中风后遗证：常与当归、川芎、赤芍、桃仁、红花、地龙等活血化瘀药同用，能行气活血，可用于肢体麻木，半身不遂，口眼歪斜，语言謇涩，如补阳还五汤(《医林改错》)。

2. 制用

(1) 脾胃虚弱：常与人参、升麻、柴胡、白芍等同用，能补中益气，升阳举陷，可用于脾胃虚弱，食欲不振，少气懒言，体倦乏力，或中气下陷之久泻脱肛、子宫下垂等，如补中益气丸(《中国药典》)。

(2) 崩漏：常与当归、党参、炒白术等同用，具益气摄血之功，可用于脾气失摄，崩漏下血，如归脾丸(《中国药典》)。

【参考资料】黄芪含有多糖，从黄芪水提液中，可分得两种葡聚糖 AG-1、AG-2 和两种杂多糖 AH-1、AH-2，葡聚糖具有免疫促进作用。黄芪中含有黄酮类物质，其中芒柄花素可能为膜荚黄芪抗菌和雌激素作用的有效成分。黄芪皂苷(三萜皂苷)是其主要成分。γ-氨基丁酸可能是黄芪扩张血管和降低血压的有效成分之一。炮制时其理化性质、药理作用均有一定影响。

黄芪蜜炙后，其黄酮、氨基酸、谷甾醇、胡萝卜素和浸出物等成分均有增加，说明黄芪蜜炙确有一定科学道理[1]。现代研究表明，黄芪蜜炙前后其内含成分总磷脂的含量，生黄芪为221.46%～244.12%(mg/g)、而蜜黄芪为215.35%～240.56%(mg/g)，生黄芪经蜜炙后其磷脂总量下降1.5%～2.8%，这一结果说明炮制温度造成了少部分磷脂成分被破坏损失；有关磷脂组分的变化，其中溶血磷脂酰胆碱和磷脂酸的含量比例蜜炙黄芪比生黄芪增高，而磷脂酰胆碱和磷脂酰乙醇胺含量比例蜜炙品较生品有所降低，这与磷脂成分受热易氧化分解有关[2]。黄芪(内蒙黄芪)中黄芪甲苷的含量，生品与蜜炙品及蜜炙品的不同工艺制品都不一样。生黄芪的含量为0.0219%，传统炙制法蜜炙黄芪为0.0082%，新工艺工法(烘制10分钟)炮制的蜜黄芪为0.0088%，新工艺Ⅱ法(烘制6分钟)炮制的蜜黄芪为0.0094%。色谱图显示，三种蜜炙黄芪在较低的 R_f 值处均有一条生黄芪没有的色带，这说明黄芪经蜜炙后产生了一些极性较大的成分。黄芪甲苷含量明显降低。作者认为，三种蜜炙黄芪的色谱基本一致，其黄芪甲苷的含量相差不大，改进后的烘制蜜炙黄芪新工艺是可行的[3]。炮制后黄芪中粗多糖含量较生品增加，依次为：酒制＞盐制＞炒制＞米制＞盐麸制＞生品。水溶性糖和还原性糖含量以生品最高，炮制后含量降低，各类制法中水溶性糖含量降低率在1%～33%；还原性糖含量降低率为10%～42%[4]。

药理实验结果，蜜炙黄芪经70℃或80℃烘制2小时后与传统蜜炙炒黄芪在 LD_{50}、白细胞计数及分类、血红蛋白含量、免疫器官重量、吞噬指数、碳廓清率、尿量增加等方面，都有相似的结果而无显著差异，故作者认为用70℃或80℃烘烤2小时的加热工艺蜜炙黄芪完全可以取代传统蜜炙黄芪，以利统一工艺标准，便于大规模进行生产[5]。生黄芪和制黄芪水提液的抗氧化作用，研究结果，蜜炙过程不明显影响黄芪对超氧阴离子自由基(O_2^-)清除作用，但生黄芪对羟自由基(·OH)和多形核白细胞(PMN)呼吸爆发产生的活性氧的清除作用优于蜜黄芪的水提物。这就提示加热炮制可部分降低抗氧化作用的能力[6]。从黄芪对气虚动物模型的保护作用研究看来，蜜炙黄芪组的红细胞(10^4/ml)为690～770、白细胞(10^3/ml)为6.1～11，而生黄芪组的红细胞为600～640、白细胞为9～20(对照组的红、白细胞分别为200～400、30～40，正常值775～800、4.5～5.5)，结果证明，蜜炙黄芪的补气作用强于生黄芪；红细胞在人体内具有能够通过小于自身直径的毛细血管的能力，即变形能力。它的大小用红细胞滤过指数(IF)来反映。从黄芪蜜炙前后对戊二醛损伤的红细胞的变形能力的保护作用实验来看，生黄芪组IF下降的百分率为66.6%，而蜜炙黄芪组为90.6%，这说明蜜黄芪对人体受损伤的红细胞变形能力的保护作用强于生黄芪。因而本研究结果直接证明生品黄芪已具有一定的恢复受损红细胞的变形能力，而蜜炙以后则更有助于黄芪这一作用的发挥，从而也说明了古人对“黄芪生品用于生肌固表，蜜炙黄芪用于补中益气”的论述的正确性。通过高效薄层层析对黄芪蜜炙前后皂苷成分的变化分析结果揭示，蜜炙(120℃高温处理)过程中黄芪皂苷成分一部分产生糖苷键的断裂和乙酰基的脱落。从而证实了蜜黄芪和生黄芪效用上的差别，蜜炙后黄芪补气效用的增强，可能是由于皂苷成分的脱乙酰化和糖苷的水解所致[7]。

饮片的片型及厚度影响浸出效果，斜片与粉末浸出率较为接近，浸出量最为充分，认为黄芪以斜片入汤剂最为合适[8]。饮片切制以药材烫泡5分钟，常法软化，切2～3mm的饮片为好[9]。据报道，对不同的炮制方法(蜜炙炒，蜜炙烘)的内蒙黄芪用双波长薄层扫描法对γ-氨基丁酸进行含量测定，结果表明二者之间无显著差异，为黄芪炮制工艺改革提供了含量分析的依据[10]。

蜜炙黄芪的最佳炮制工艺，通过正交设计实验，以黄芪甲苷的含量测定为指标，筛选其辅料用量、火候温度、炮制时间、烘炒方法，结果，以用蜜量为30%、温度为100℃、烘制时间为30分钟最佳。用这一最佳炮制工艺炙制的蜜黄芪，其中黄芪甲苷的含量是0.1088%，而生黄芪才0.033%，二者相差3倍多[11]。在黄芪的炙制过程，有人用的蜜是炼蜜与稀释水之比为2：1，闷润时间3小时，在90℃温度条件下烘制3小时，用蜜量同《中国药典》规定，所得蜜黄芪外观色泽金黄，均匀，无焦斑，质地松脆，不粘手，细菌总数300（炒炙品其数为2800），还原糖含量为11.0%（炒炙品为7.2%），贮存过程中的霉变、虫蛀情况均优于传统的蜜炙法[12]。

采用正交设计法，以黄芪甲苷为指标，优选出微波法炮制蜜炙黄芪的最佳工艺条件为：微波火力100%，加热时间4分钟，加蜜量25%[13]。

【附】

1. 近代炮制方法还有清炒、米炒、酒炙、盐炙、麸沙后盐汤制等。

2. 文献摘录 黄芪"二斤，洗净，切片，烘干。第一次月木通二两煎水泡一夜，晒干；二次升麻一两，照前；三次丹皮二两四钱，照前；四次沙参三两五钱，照前；五次玉竹四两六钱，照前；六次制附子一两，照前；七次五味二两，照前；八次防风二两，照前；九次蜜糖三两拌炒，制完蒸过，七日可服。"（《增广》）"生用治痈疽，蜜炙补虚损。"（《蒙筌》）"古人制黄芪多用蜜炙，愚易以酒炙，既助其达表，又行其泥滞也，若补肾及崩带淋浊中，须盐水炒之。"（《通玄》）

【按语】从古代文献知，黄芪开始是蒸熟用，宋代有蜜制，有蜜水拌炒，有蜜涂炙，还有酒制、盐制，明代发展有米泔水炒，并有九制黄芪，"与人参同功，气虚者服之最佳"。明、清时期，对黄芪的炮制方法和目的均有较多的发挥，如疮疡生用，补中益气蜜炙，下虚补肾盐炙，实腠理固表酒炙，这些炮制理论，从古到今一直指导着临床应用，并经临床实践证实是正确的，但是应进一步以传统理论为指导，应用现代科学手段进行深入研究。

参考文献

[1] 赵兴红，等. 蜜炙对黄芪浸出性成分的影响[J]. 基层中药杂志，1992(1)：26.

[2] 许益民. 黄芪蜜炙前后磷脂成分变化的研究[J]. 中成药，1992(3)：20.

[3] 韩建伟，等. 内蒙黄芪及其蜜炙品的薄层及黄芪甲甙含量比较[J]. 中药材，1995(8)：399.

[4] 田源红，靳凤云，雷红. 炮制对黄芪中糖含量的影响[J]. 中国中药杂志，2003，28(2)：128.

[5] 俞振良，等. 蜜炙炒黄芪与不同温度蜜炙烘黄芪药理作用比较[J]. 中成药研究，1987(9)：15.

[6] 汪德清，等. 蜜炙过程对黄芪(体外)抗氧化作用的影响[J]. 中国中药杂志，1994(3)：150.

[7] 刘星堦. 黄芪蜜炙方法的历史沿革及效用的探讨[J]. 中国中药杂志，1993(2)：87.

[8] 唐乙祥. 黄芪饮片片型的实验研究[J]. 中药通报，1987(9)：26.

[9] 蒋纪洋，等. 用正交试验初探黄芪饮片加工工艺[J]. 中药材，1987(3)：27.

[10] 邢振荣，等. 不同炮制方法对内蒙黄芪中γ-氨基丁酸含量的影响[J]. 现代应用药学，1987，4(1)：12.

[11] 杨中林，等. 用正交实验法筛选蜜炙黄芪的最佳条件[J]. 中药材，1995(9)：456.

[12] 刘萍，等. 蜜炙黄芪饮片炮制工艺探讨[J]. 中成药，1995(9)：19.

[13] 杨志雄，等. 正交实验法优选蜜炙黄芪的最佳炮制条件[J]. 时珍国医国药，2008，19(3)：722.

黄 连

【来源】本品为毛茛科植物黄连 *Coptis chinensis* Franch. 三角叶黄连 *Coptis deltoidea* C. Y. Cheng et Hsiao 或云连 *Coptis teeta* Wall. 的干燥根茎。以上三种分别习称"味连"、

“雅连”、“云连”。秋季采挖，除去须根及泥沙，干燥，撞去残留须根。

【古代炮制】唐代有熬制(《千金翼》)。宋代有无灰好酒煮制(《活人书》)，好酒浸制(《洪氏》)，酒洗(《妇人》)，酒洗炒(《扁鹊》)，生姜炒(《旅舍》)，蜜浸一宿炙令香熟、烧焦制炭(《史载》)，米泔浸制(《药证》)，麸炒焦黄色、同吴茱萸共炒制(《总录》)，同巴豆共煮制(《总微》)，酒煮时要求用银器(《三因》)。元代增加了酒蒸、陈壁土炒制(《丹溪》)，童便浸制(《原机》)，姜汁拌炒(《世医》)。明代新增了吴茱萸煎汤炒(《保元》)，朴硝炒制、干漆炒制、猪胆汁炒、人乳炒制、酽醋制、盐汤制(《蒙筌》)，吴茱萸合益智仁共炒制(《医学》)，冬瓜汁浸制七次(《普济方》)，酒洗后再与吴茱萸共炒制(《回春》)，用湿槐花拌炒、牛胆汁浸制(《景岳》)。清代有入猪大肠中煮熟用(《说约》)，黄土、姜汁、酒和蜜四制黄连(《本草汇》)。此时，其炮制方法已达24种。

【现代炮制】

1. 黄连　取原药材，除去杂质，抢水洗净，润透，切薄片，晾干。或用时捣碎。

2. 酒黄连　取黄连片，用黄酒拌匀，闷润至酒被吸尽，置炒药锅内，用文火加热，炒干，取出放凉。黄连片每100kg用黄酒12.5kg。

3. 姜黄连　取黄连片，用姜汁拌匀，闷润至姜汁被吸尽，置炒药锅内，用文火加热，炒干，取出放凉。黄连片每100kg，用生姜12.5kg捣汁或干姜4kg煎汁。

4. 萸黄连　取净吴茱萸，加水适量，煎煮半小时，去渣取汁拌入黄连片中，闷润至吴茱萸汁被吸尽，置炒药锅内，用文火加热，炒干，取出放凉。黄连片每100kg用吴茱萸10kg。

【饮片性状】黄连为不规则薄片，直径3～8mm，表面皮部棕色至黯棕色，木部金黄色或橙黄色，可见放射状纹理，髓部红棕色，有时中空；周边黯黄色，粗糙，有细小须根，质坚脆，气微，味极苦。酒黄连，形如黄连片，表面木部棕黄色，偶见焦斑，周边棕褐色，具炒香气而略带酒香。姜黄连形如黄连片，表面木部棕黄色，周边棕色，有姜的辛辣味。萸黄连形如黄连片，表面木部棕黄色，周边棕色，有吴茱萸的辛辣味。

【质量要求】黄连水分不得过14.0%，总灰分不得过5.0%，稀醇浸出物不得少于15.0%。味连以盐酸小檗碱计，含小檗碱($C_{20}H_{17}NO_4$)不得少于5.5%，表小檗碱($C_{20}H_{17}NO_4$)不得少于0.80%，黄连碱($C_{19}N_{13}NO_4$)不得少于1.6%，巴马汀($C_{21}H_{21}NO_4$)不得少于1.5%。

黄连饮片水分不得过12.0%，总灰分不得过3.5%，以盐酸小檗碱计，含小檗碱不得少于5.0%，含表小檗碱、黄连碱和巴马汀的总量不得少于3.3%。酒黄连、姜黄连、萸黄连要求同黄连片。

【炮制目的】黄连味苦，性寒。归心、脾、胃、肝、胆、大肠经。具清热燥湿、泻火解毒之功能。

生黄连苦寒之性颇盛，善清心火，解毒，多用于心火亢盛，烦躁不眠，神昏谵语，以及湿热诸证如湿温、痢疾、热毒疮疡等。酒黄连能借酒力引药上行，缓其寒性，善清头目之火，多用于肝火偏旺，目赤肿疼。姜黄连能缓和过于苦寒之性，并增强其止呕作用，善清胃热呕吐。萸黄连抑制其苦寒之性，使黄连寒而不滞，以清气分湿热，散肝胆郁火，多用于肝气犯胃，呕吐吞酸等。

【临床应用】

1. 生用

(1) 热病神昏：常与栀子、黄芩等同用，能清热泻火解毒，可以治湿热病，心火炽盛，高热心烦，甚则神昏谵语者，如黄连解毒汤(《外台》)。

(2) 杂病心火偏亢：常与栀子、莲心等同用，能增强泻心火的功能，可治心火偏亢所致的心烦失眠，口舌生疮等症；若心火内炽迫血妄行者，常配伍大黄、黄芩等，能泻火止血，用于火热迫血妄行之吐血、衄血，如泻心汤(《金匮》)。

(3) 湿温病：常与厚朴等同用，能清热化湿，可治湿温病，发热不退，胸脘痞闷，恶心呕吐，舌苔黄腻者。

(4) 泄泻：常与黄芩、葛根、甘草同用，能清大肠湿热，可治湿热泄泻，发热、口渴，泻下急迫，粪色黄褐而臭，肛门灼热者。

(5) 痢疾：常与木香或白头翁、秦皮等同用，能清热止痢，治湿热痢疾，腹痛，里急后重，肛门灼热等，如香连丸或白头翁汤(《伤寒论》)。

(6) 热毒疮疡：常与黄芩、连翘等同用，能增强清热解毒作用，可治热毒疮疡，红热肿痛者。若为耳目肿痛，可用本品研末外用或浸汁涂患处。

(7) 消渴症：常与天花粉、生地等同用，能清泻胃热，生津止渴，可治胃火炽盛，消谷善饥，烦渴多饮之中消证。

2. 制用

(1) 肝火偏旺：酒黄连，常配伍龙胆草、黄芩等，能泻肝火明目，治肝火偏旺，目赤肿痛等。亦可单用本品煎汁点眼。

(2) 胃热呕吐：姜黄连，常与苏叶、半夏等同用，能清胃止呕，可治胃热呕吐，舌苔黄腻者。

(3) 肝郁犯胃：萸黄连，常与淡吴茱萸、姜半夏、竹茹等同用，能清热疏肝和胃，可治肝郁犯胃，胃失和降而致的呕吐吞酸，干呕泛恶，脘胁胀痛，烦闷不舒等症，如左金丸(《丹溪》)。

【参考资料】黄连中主含小檗碱(又叫黄连素)，含量高达5%～8%。小檗碱有明显抗菌作用，且抗菌范围广，对多种 G^+、G^- 菌有抑制作用，其中对痢疾杆菌、结核杆菌、金黄色葡萄球菌的抗菌作用最强，对钩端螺旋体及多种致病性真菌，如红色毛癣菌、石膏样毛癣菌也有抑制效果，对流感病毒也有明显的效果。

现代研究表明，经炮制，其主成分小檗碱因受热程度不同，而有不同程度的破坏。小檗碱含量生黄连最高，约 7.1%；炒黄连次之，约 6%～9%；焦黄连再次，约 3.3%；黄连炭最少，约 2.9%。在试管中抗菌作用亦随其小檗碱的含量减低而减弱[1]。有人研究了黄连生品和酒制品中小檗碱的含量，结果生黄连为 5.90%，而酒黄连为 5.84%，呈减少趋势；但它们的溶出率却是生黄连为 58.17%，酒黄连为 90.97%。说明酒黄连虽然含量下降，但溶出率显著增高，相应地增强了疗效[2]。不同地区(江西、天津、上海等)炮制的黄连饮片及其原生药中总生物碱和小檗碱的含量均较接近，其中总生物碱的含量范围在 10.29%～13.33%之间，小檗碱的含量范围在 5.863%～8.622%之间，小檗碱占总生物碱的比例范围均在55%～67%内。这一研究结果说明黄连在炮制成饮片过程中，小檗碱与总生物碱流失呈一定比例[3]。从薄层扫描法测定的黄连及其炮制品中 5 种生物碱含量结果来看，生黄连、白酒制黄连、黄酒制黄连、姜制黄连、吴茱萸制黄连中，黄连碱的百分含量(%)分别为 3.27、3.19、3.20、2.94、2.68，甲基黄连碱的百分含量(%)分别为 2.78、2.29、2.34、2.44、2.32，小檗碱的百分含量(%)分别为 7.79、6.91、7.47、7.70、6.12，巴马亭的百分含量(%)分别为 3.21、2.72、2.79、2.74、2.69，药根碱的百分含量(%)分别为 2.51、2.31、2.45、2.33、2.34。由此研究结果可知，黄连生品中 5 种生物碱含量较其不同炮制品高，这表明炮制对其有所影响；黄连炮制后这 5 种生物碱的含量差异不大，它提示根据中医药理论及辨证施治法则，选用不同炮制品的黄连配伍处方入药，为不同的制剂及临床用药提供了依据[4-5]。通过用原子吸收分光光度计对四川产的石柱黄连及其炮制品(生黄连、白酒制黄连、黄酒制黄连、姜制黄连、吴茱萸制黄连)中 Cu、Mn、Fe、Zn、K、Ca、Mg、Sr 等 8 种元素的分析研究，结果表明有 5 种人体必需的微量元素 Cu、Zn、Mn、Fe、Sr 存在，而不同炮制品水煎液中 K、Ca、Mg 等 3 种元素均高于生黄连。实验结果还表明，白酒制品、黄酒制品的 Mn、Zn、Ca 等元素煎出率高于生品，这说明炮制对其有一定作用，酒制可增强药物溶出度[6]。在定量分析中，发现煎煮时间对黄连中主要成分小檗碱、巴马汀的溶出率有较大的影响，开始随时间延长而增高，当煮 1 小时，随时间延长而下降，故在煮时注意时间长短[7]。从雅连、味连、云连及其酒制品、吴茱萸制品的薄层层析和紫外吸收光谱的对比试验结果表明，它们层析图谱一致，紫外吸收光谱图形相似，最大吸收波长和最小吸收波长相同。主要成分小檗碱、巴马汀、药根碱都存在，炮制前后化学成分无明显变化。从雅连、云连、味连及其酒制品、姜制品、吴茱萸制品总生碱含量，同一样品炮制前后总生物含量无明显差异[8]。另有实验表明黄连在炮制过程中含量降低，导致黄连有效成分含量降低的主要因素是水浸流失[9]。

黄连及其炮制品的体外抗菌研究结果表明，生黄连经酒、姜、吴茱萸炮制后的酒黄连、姜黄连和萸黄连仍有不同的抗菌活性，且均出现了炮制前未有的对绿脓杆菌的抑制作用。黄连经姜制后对变形杆菌的抑制作用增强，并优于其他炮制品[10]。利用微量热法，测定大肠杆菌在黄连不同炮制品总生物碱作用下的生长热谱曲线，结果，黄连不同炮制品总生物碱均能不同程度地抑制大肠杆菌的生长，偏温性药姜制黄连、酒制黄连、吴茱萸黄连使大肠杆菌指数生长期的生长速率常数显著减小，生长代谢过程中热量释放显著增加。偏寒性药生黄连、醋制黄连、胆汁黄连也使生长速率常数减少，却使热量释放略增加，两者存在较稳定的差异[11]。

据实验，黄连润制切片质量与季节有关，水温高小檗碱损失多，水温低小檗碱损失少，故建议饮片生产尽可能按排在春、冬季节水温较低的时候进行[12]。酒炒黄连的火候在实际操作中较难控制，通过多年的生产实践体会到以“火头短促有力，火苗不着锅底”的弱火炒制酒黄连，可以有效地防止黄连的焦化问题。操作时，将黄连片用酒(8∶1)闷润，置铁锅中，不断翻铲至干，由表面金黄色转呈深黄为度。这样既能最大限度地保存小檗碱成分，又可防止酒的有效成分大量挥发，并且继承了传统的炮制方法[13]。

不同干燥方法对黄连中小檗碱含量亦有影响。盐酸小檗碱的含量依次为：阳光下用薄纸遮盖干燥＞烘箱干燥＞微火炒干＞阳光直射干燥。饮片外观色泽，以太阳光下用薄纸遮盖干燥为最好，烘箱 60℃干燥与其基本相近，太阳光直射干燥的颜色较上述两法明显变深，微火烘干的颜色最次，说明传统的薄纸遮盖晒的方法是科学的。纸盖晒干不大适合生产，烘干比薄纸盖晒含量仅低 0.05%，并具有保证外观色泽及内在质量、效率高、操作简便等优点[14]。

采用 HPLC 法测定了酒制黄连等 6 种不同黄连炮制品样品，运用样品聚类与指纹图谱相似度评价方法分析其结果：黄连不同炮制品的 HPLC 指纹图谱共有峰特征明显，不同炮制品指纹图谱有差异。样品聚类将黄连不同炮制品分为两类，盐制、醋制、胆汁制黄连为一类，姜制、酒制、吴茱萸制黄连为一类[15]。黄连不同炮制品的指纹图谱主要峰群的整体图貌基本一致，且各炮制品之间的相似度均大于 90%。盐酸小檗碱、盐酸巴马汀、盐酸药根碱三种生物碱总量依次为：酒黄连＞醋黄连＞姜黄连＞萸黄连＞盐制黄连＞胆汁黄连＞生黄连[16]。比较不同方法制备的黄连炮制品中小檗碱的含量，依次为：微波法＞烘法＞煮法＞

炙法[17]。

【附】

1. 近代炮制方法还有炒黄、土炒、炒炭、醋炙、盐水炙、猪胆汁炙等。

2. 文献摘录 黄连“凡使,以布拭上肉毛,然后用浆水浸二伏时,漉出,于柳木火焙干用。”(《雷公》)“黄连入手少阴心经,为治火之主药。治本脏之火,则生用之;治肝胆之实火,则以猪胆汁浸炒;治肝胆之虚火,则以醋浸炒;治上焦之火,则以酒炒;治中焦之火,则以姜汁炒;治下焦之火,则以盐水或朴消研细调水和炒;治气分湿热之火,则以茱萸汤浸炒;治血分块中伏火,则以干漆末调水炒;治食积之火,则以黄土研细调水和炒。诸法不独为之引导,盖辛热能制其苦寒,咸寒能制其燥性,在用者详酌之。”(《纲目》)

【按语】黄连炮制最早见于梁代:“除根毛,去须及去皮”。炒制始见于唐代,见文献记载炮制品达 24 种之多。不论在辅料的选用,炮制工艺的改进,还是炮制品质量要求方面,历代都有发展。如宋代的米泔水炙法至明代多以黄土炒代替,以增强止泻作用,并以姜炙法以增强止呕作用。童便炙原是治下焦之火,后来被盐水炙及朴硝炒所代替。其炮制目的是改变药性降低副作用。黄连炮制品在中医临床辨证灵活组方上发挥着不同的治疗作用,如生用清心火,治热痢;炒制后或减低苦寒之性,或用于止血;土炒健脾;酒炙清上焦之火;姜炙清胃热止呕;吴茱萸制多用于吞酸、胁痛等。各取所需,灵活运用,扩大了治疗范围,并从临床中得到验证。近代黄连的炮制方法继承了古代传统的主要方法.其中生黄连、酒黄连、姜黄连、吴萸黄连为《中国药典》所收载。

参 考 文 献

[1] 苏丽华,等.黄连炮制对小檗碱含量及抗菌作用的影响[J].南京药学院学报,1958(3):72.

[2] 李忠.调剂配伍对黄连小檗碱溶出率的影响[J].中药通报,1981(4):16.

[3] 王志伟,等.黄连饮片质量考察[J].中药材,1992(6):20.

[4] 叶玉兰,等.黄连及其炮制品中 5 种生物碱含量测定[J].中药材,1996(3):16.

[5] 吴月秋,等.不同黄连炮制品中黄连小檗碱含量变化[J].中成药研究,1987(2):43.

[6] 叶玉兰,等.黄连及其炮制品八种微量元素分析[J].中药材,1994(11):27.

[7] 王浴铭,等.吴茱萸制黄连对黄连中主要化学成分的影响[J].中药饮片,1990(4):31.

[8] 李汝惠,等.黄连炮制前后化学成分和生物碱含量比较[J].中国中药杂志,1990,15(11):23.

[9] 张仁学.不同辅料及其浓度对黄连炮制品中小檗碱浓度的影响[J].中国中药杂志,1990,15(9):24.

[10] 陈杏科,等.黄连及其炮制品的体外抗菌研究[J].中成药研究,1987(5):18.

[11] 周韶华,等.中药四性的生物热动力学研究[J].中草药,2004,35(11):1230.

[12] 程超寰.在不同水温条件下饮润切制的黄连质量比较[J].中成药研究,1986(11):16.

[13] 倪继生.酒炒黄连炮制火候探讨[J].浙江中医杂志,1983,18(8):358.

[14] 刘环香,等.不同干燥方法对黄连中小檗碱含量的影响[J].中国中药杂志,1993.18(5):282.

[15] 廖庆文,等.不同黄连炮制品 HPLC 指纹图谱研究[J].中国中药杂志,2007,32(3):210.

[16] 廖庆文,等.黄连不同炮制品中生物碱类成分的比较研究[J].解放军药学学报,2006,22(4):276.

[17] 徐运安,徐爱良.萸黄连不同炮制方法对其小檗碱含量的影响[J].中国中医药信息杂志,2005,12(4):55.

黄 精

【来源】本品为百合科植物滇黄精 *Polygonatum kingianum* Coll. et Hemsl.、黄精 *Polygonatum sibiricum* Red. 或多花黄精 *Polygonatum cyrtonema* Hua 的干燥根茎。按形状

不同,习称“大黄精”、“鸡头黄精”、“姜形黄精”。春、秋二季采挖,除去须根,洗净,置沸水中略烫或蒸至透心,干燥。

【古代炮制】南朝宋时有蒸制(《雷公》)。唐代有用去底瓮九蒸九曝(《食疗》)。宋代有蔓荆子水蒸九曝干(《圣惠方》)。明代有黑豆煮制,忌铁器(《禁方》),水煮烂熟(《粹言》),酒蒸(《保元》)等炮制方法。清代有砂锅蒸(《玉楸》),黄精煎膏共黑豆末和作饼(《指南》)。

【现代炮制】

1. 黄精　取原药材,洗净,略润,切厚片,干燥。

2. 酒黄精　取净黄精,用黄酒拌匀,置炖药罐内,密闭,隔水加热或用蒸气加热,至酒被吸尽。或置蒸具内,蒸至内外滋润、色黑,取出,晒至外皮稍干时,切厚片,干燥。黄精每100kg用黄酒20kg。

3. 蒸黄精　取原药材除去杂质,洗净,沥干,润透,置蒸具内,蒸至内外滋润黑色,取出,晒或晾至外干内润。切厚片,再将蒸时所得汁水拌入,使之吸尽,干燥。

【饮片性状】黄精为不规则厚片,直径0.5～1.5cm,表面淡黄色或棕黄色,半透明,周边黄棕色,较皱缩,偶见盘状茎痕(俗称“鸡眼”),质稍硬而韧,黏性。味甜。酒黄精形如黄精片,表面黑色,有光泽,中心深褐色,味甜,微有酒香气。蒸黄精形如黄精片,全体乌黑色,滋润,有光泽,质柔软,折断面黑褐色,微带焦糖气,味甜而微苦。

【质量要求】黄精含水分不得过18.0%,总灰分不得过4.0%,含黄精多糖以无水葡萄糖($C_6H_{12}O_6$)计,不得少于7.0%;稀乙醇浸出物不得少于45.0%。黄精饮片水分不得过15.0%。酒黄精水分不得过15.0%,含黄精多糖以无水葡萄糖计,不得少于4.0%。

【炮制目的】黄精味甘,性平。归脾、肺、胃经。具有补气养阴,健脾润肺,益肾作用。生用刺人咽喉,故多蒸用。蒸制后能增强补气养阴,健脾润肺作用,多用于肺虚燥咳,脾胃虚弱,体倦乏力,口干食少,内热消渴,并可除去麻味,以免刺激咽喉。又因本品味甘质润,多服久服妨碍脾胃运化。酒制使其滋而不腻,更好地发挥补肾益血作用。多用于肾虚精亏,头晕目眩等。

【临床应用】

制用

(1) 蒸黄精

① 肺虚燥咳:常与沙参、知母、贝母等同用,能润肺滋阴,可用于燥伤肺阴,咳嗽,口干舌燥。

② 脾胃虚弱:常与党参、茯苓、白术等同用,能补脾益气,可用于脾胃虚弱,倦怠乏力,食欲不振,脉象虚软。若肺阴不足,口干食少,饮食无味,大便干燥,舌红无苔,常与沙参、麦冬、谷芽同用,能养胃益气。

③ 内热消渴:常与黄芪、天花粉、麦冬、生地等同用,能生津止渴,可用于消渴证,口渴多饮。

④ 头晕、腰酸:常与枸杞子同用,治肾虚精亏所致头晕,腰酸,足软无力,如枸杞丸(《奇效良方》)。

(2) 酒黄精

① 气血亏损:黄精九蒸九制,具有补气养血作用,治身体衰弱,面黄肌瘦,饮食减少,如九转黄丹(《北京市中成药成方选集》)。

② 肾虚精亏:配伍海马、砂仁、远志(炙)、枸杞子、鹿茸等,具有滋阴益气,补骨助阳作用,用于肾气虚寒,精神衰弱,脑亏健忘,如海马保肾丸(《北京市中药成方选集》)。

【参考资料】 黄精含多种多糖、氨基酸、黏液质等。现代研究表明，生黄精中总多糖的含量为11.74%，而制黄精中的总多糖含量为3.77%。这一结果与黄精在炮制过程中黏液质被大量除去有关[1]。有研究表明，黄精经炮制后其总糖量稍有减少，而还原糖增加80%以上，黏多糖大量水解成低聚糖、单糖；游离氨基酸由4个增至10个；水和醇浸出物大量增加；在炮制过程中，蒸、烘一次的制黄精，其外观性状即达到传统质量要求，且成品率高。蒸、烘次数增加，反而影响外观性状，成品率亦下降，费工费时，浸出物、总糖及还原糖含量均呈递减趋势。这一研究结果说明黄精炮制以蒸、烘一次为宜[2]。

比较了20%酒蒸黄精与九蒸九晒黄精，结果前者仍有麻味，后者蒸至第4次麻味基本消失，认为蒸晒至5次后可用于临床[3]。有人对黄精炮制方法提出改进，认为传统蒸法所用时间太长，建议改用"润-蒸-焖"的方法炮制黄精，即：取净黄精，加水拌匀使湿润，旺火蒸2小时，淋水1次，使所有黄精都淋到水，再蒸24小时后熄火，焖一夜，取出，干燥即得制品[4]。黄精炮制后毒性下降，炮制时间相同的清蒸、酒蒸品，浸出物含量十分接近，外观性状相同，毒性小于生品，且水醇提物皆比生品含量增加，随蒸制时间延长而递增，以蒸制10小时最明显。因此，可以用清蒸代替酒蒸，但尚需从多方面深入研究[5]。

传统方法蒸制黄精操作比较复杂，以黄精多糖含量为指标比较传统法与高温湿热蒸气法炮制的黄精，结果发现在120℃ 6小时蒸气加热条件下加工的黄精与传统方法加工的黄精其多糖含量基本一致且性状相同[6]。采用HPLC法对黄精不同炮制品（清蒸片黄精、清蒸个黄精、酒炖片黄精、酒炖个黄精）及不同炮制时间的5-羟甲基糠醛含量变化规律进行考察，实验结果显示，黄精不同炮制品中都检测出5-羟甲基糠醛，蒸制30小时其含量基本稳定，但受热30小时以后含量急剧上升；片黄精清蒸36小时，个黄精酒炖45小时，片黄精酒炖50小时左右时，5-羟甲基糠醛含量又逐渐下降[7]。

【附】

1. 近代炮制方法还有黑豆制、熟地制、蜂蜜制及黑豆、蜜、姜炙制等。

2. 文献摘录　"凡使，勿用钩吻，真似黄精，只是叶有毛钩子二个，是别认处。若误服，害人。黄精叶似竹叶。凡采得，以溪水洗净后，蒸，从巳至子，刀薄切，曝干用。"（《雷公》）

【按语】 黄精的炮制方法始载于南北朝《雷公炮炙论》。唐代创制"九蒸九晒"法，经此炮制黄精的性味有较大的变化，对此有不同评价，有的认为多次蒸能去毒，消麻味，有的则认为多次蒸晒反而影响外观质量，尚有待进一步研究。历代黄精炮制方法主要有清蒸、酒蒸、九蒸九晒、酒炖合蒸、黑豆制、熟地汁制等，《中国药典》收载有生黄精与酒黄精（酒蒸或酒炖）。熟地汁炙制黄精，是因熟地本身有滋阴养血、益肝肾的作用，与黄精同炙，可加强黄精的补肾滋阴作用，而取阴血双补之义。

参考文献

[1] 徐世忱，等. 黄精炮制前后总多糖含量比较分析[J]. 中国中药杂志，1993(10)：600.

[2] 林开中，等. 黄精炮制原理及方法的实验研究[J]. 中成药研究，1988(1)：16.

[3] 吴远文. 浅谈中药炮制的"不及"与"太过"[J]. 中药材，1992，15(8)：30.

[4] 朱卫平. 黄精炮制经验[J]. 中成药研究，1986(12)：42.

[5] 冯敬群，等. 黄精不同炮制品的毒性及浸出物对比研究[J]. 陕西中医学院学报，1991，14(4)：35.

[6] 喻雄华，张大舜. 不同方法炮制的黄精中多糖含量的比较[J]. 中国医院药学杂志，2006，26(10)：1306.

[7] 杨云，许闽，冯云霞，等. 黄精不同炮制品中5-羟甲基糠醛的含量测定[J]. 中药材，2008，31(1)：17.

萆　薢

【来源】本品为薯蓣科植物粉背薯蓣 *Dioscorea hypoglauca* Palibin 的干燥根茎。秋、冬二季采挖，除去须根，洗净，切片，晒干。

【古代炮制】宋代有青盐煮熟(《史载》)，盐水浸炒(《朱氏》)，醋煮制、泔洗酒浸制、炒黄(《总录》)，姜汁浸(《博济》)等炮制方法。元代有酒浸炒(《脾胃论》)，酥炙黄(《瑞竹》)。明代有蜜水涂炙、盐水浸制(《普济方》)，米泔水浸制、童便浸制(《仁术》)，黑豆煮制(《奇效》)，净水煮制(《保元》)。

【现代炮制】取原药材，除去杂质，洗净沙石，取出，浸润，润透，切薄片，干燥。

【饮片性状】本品为不规则薄片，直径 1～3cm。表面黄白色或淡棕色，平坦细腻，散有不规则黄色筋脉。周边棕黑色，不整齐，粉性，无臭。味苦，微辛。

【炮制目的】萆薢味苦，性平。归肾、胃经。具有利湿去浊，祛风除痹功能。用于膏淋、白浊、白带过多，风湿痹痛，关节不利，腰膝疼痛。生萆薢切制成薄片，便于其药效成分的煎出，有利于调剂和制剂。

【临床应用】

1. 小便混浊　常与茯苓、菖蒲等同用，能利湿而分清别浊，可用于小便混浊、淋沥及白带。

2. 风湿痹痛　萆薢能祛风湿而舒筋通络，可用于风湿痹痛，关节不利，腰膝酸痛等症。如治寒湿痹痛，可与附子等药配伍；如治湿热痹痛，可与桑枝、秦艽、生薏苡仁等同用。

【附】

1. 近代炮制方法还有米泔制、麸皮炒制。

2. 文献摘录　“一斤，用新米泔洗净，焙干，入新瓦罐子内，以醇酒五升浸，用油单密封口，放日中晒一七日，取，焙干为末。”(《总录》)“利小水，盐水炒；去风湿，酒拌炒”(《得配》)。“小便频，茎内痛……宜盐水炒”(《害利》)。

【按语】萆薢始载于《神农本草经》，被列为中品，其古代炮制方法很多，按临床需要进行炮制。如姜汁浸，治风劳攻疰四肢，协理风痰；酒制治中风、筋脉挛急；醋制治阳证脚气；盐制治脚气水肿；炒制治中风腰痛；蜜水涂炙治虚损等。近代萆薢用量不大，炮制方法亦趋简化，但古代的炮制方法仍应发掘与研究。

常　山

【来源】本品为虎耳草科植物常山 *Dichroa febrifuga* Lour. 的干燥根。秋季采挖，除去须根，洗净，晒干。

【古代炮制】晋朝有酒渍和白酒煮制(《肘后》)。南朝宋时有酒熬(《雷公》)。宋代有酒蒸制(《局方》)。明代有酒炒(《万氏》)，酒浸(《回春》)，醋炒、醋煮、醋焙、水煮制(《普济方》)，炒制(《奇效》)，甘草蒸制(《纲目》)等炮制方法。清代有瓜蒌汁炒制(《得配》)。此时，其炮制方法已达十余种。

【现代炮制】

1. 常山　取原药材，除去杂质，大小条分档，浸 4～8 个小时，洗净，取出，中途淋水，润透，切薄片，干燥。

2. 酒常山　取常山片用黄酒拌匀，闷润至透，置炒药锅内，用文火加热，炒干，取出放凉。常山每100kg用黄酒10kg。

3. 炒常山　取净常山片，置炒药锅内，文火炒至颜色加深，取出，放凉。

【饮片性状】常山为不规则的薄片。表面黄白色，有放射状纹理，周边淡黄色无外皮，有细纵纹，质脆，无臭，味苦。酒常山形如常山生片，色深黄，略有酒香气。炒常山色深黄。

【炮制目的】常山味苦、辛，性寒；有毒。归肺、肝、心经。具截疟、劫痰作用。

生品劫痰涌吐力强，多用于胸中痰饮、癫狂等。酒制与炒制后作用缓和，毒性降低，多用于截疟。

【临床应用】

1. 生用

(1) 胸中痰饮：可单用常山煎服或配伍甘草煎后取汁加蜂蜜调服，能涌吐痰饮，可治痰饮停于胸中，胸膈满胀，欲吐不能者。

(2) 癫狂：单用常山煎服能涌吐痰涎，可治痰火内扰蒙闭心窍而致的精神失常，胸闷善叹，口多痰涎，或兼见喧扰不宁，躁妄打骂，动而多怒等症。

2. 制用

疟疾：若为疟疾热多寒少之痰热，常配伍知母、槟榔、贝母等，能清热劫痰截疟，可治疟疾寒热往来，发热重，恶寒轻，口干欲饮等，如常山饮(《治裁》)；若为寒多热少之痰湿证，常配伍草果、厚朴、青皮等，能化痰湿截疟，可治疟疾数发不止，体壮痰湿甚者，如截疟七宝饮(《杨氏家藏方》)；若为久疟不止，正气已衰者，可与党参、何首乌等同用，益气血以截疟。

【参考资料】常山的抗疟有效成分主要为常山碱甲、乙、丙，这三者为互变异构体，尤以常山丙碱的抗疟效价最高。

现代研究表明，常山中生物碱的含量是生常山＞润常山＞浸常山＞酒常山＞炒常山，生品与炮制品之间相差1.4～1.9倍。毒性试验结果，是生常山＞酒常山＞浸常山＞炒常山，生品与炮制品之间相差5.5～7.5倍。抗疟试验结果，抗疟效价是生常山＞浸常山＞酒常山＞炒常山，在取各炮制品LD_{50}的1/2量测定其抗疟效价时炮制品所用剂量中常山生物碱的含量高于生品3.4～4.4倍，但抗鼠疟效价却低于生品，两者具有显著性差异(各炮制品之间均无显著性差异)。由此可见，在炮制过程中除了部分生物碱损失外，可能由部分高效生物碱转化为低或无效成分。根据实验结果，常山经酒制或炒制后，虽然毒性降低了，但亦降低了疗效和含量，因而加大了临床用药量。生常山的毒性虽然较其炮制品大5～7倍，但用其炮制品1/5～1/7剂量时，疗效却显著高于炮制品。故用减少生常山用量以降低毒性比用炮制减毒的方法更可取。况且现行的各种炮制方法并不能解决呕吐问题。作者认为，常山用于治疗疟疾时以将净药材直接切成薄片或打成粗末入药为宜[1]。还测定了全国部分省、市常山饮片的常山碱含量，结果最高含量与最低含量相差5.5倍。各炮制品的常山碱含量：生常山＞黄酒炒常山；醋炒常山＞炒常山＞白酒炒常山。贮存4年，常山碱含量有较大幅度降低，依次为生常山粉末＞生常山饮片＞炮制品粉末＞原药材。提示应注意存放时限与制订饮片的质量标准[2]。

常山炮制后常山碱的含量均较生品有显著降低，不同炮制品中常山碱的含量依次为：生品＞麸炒品＞醋炙品＞酒炙品＞清炒品＞酒炖品，与传统炮制的减毒原理相符；不同时间和温度条件下的常山烘制品中常山碱的含量依次为：生品＞120℃ 20分钟烘品＞140℃ 20分钟烘品＞140℃ 30分钟烘品＞160℃，30分钟烘品，说明常山在较高温度下长时间烘烤，常山碱被破坏[3]。

【附】

1. 近代炮制方法还有醋炙、麸炒等。

2. 文献摘录 "凡欲使,酒浸一宿,至明漉出,日干,熬捣,少用。勿令老人、久病服之,切忌也。"(《雷公》)"生用令人大吐,酒浸一日蒸熟或炒,或醋浸煮熟,则善化痞而不吐。"(《入门》)"近时有酒浸蒸熟或瓦炒熟者,亦不甚吐人。"(《纲目》)"生用则吐,熟用稍缓。"(《说约》)"常山发吐,惟生用与多用为然,与甘草同行则必吐,若酒浸炒透,但用钱许,余每用必见奇功,未有见其吐也。"(《通玄》)

【按语】常山最初的炮制方法是捣末、剉末或切碎,明清时代有酒浸切片、切片等记载。常山质地坚硬,有鸡骨常山之俗称。为了方便切制操作,目前多用水浸泡、润闷等处理后切片。实验表明,常山浸 7 天后,其生物碱的含量损失近 1/3;采用较长时间的润法炮制切片,生物碱亦有一定程度的损失。由于各地浸泡时间不一,操作方法不尽相同,造成饮片中生物碱的含量相差很大,以江苏省各地 13 种饮片中生物碱含量测定的结果来看,最低含量和最高含量相差约 3.4 倍,各种炮制品的截疟疗效远远低于原药材。因此,必须改进饮片的切制方法,可以考虑改进切药机械的设计,采用不经水处理而将净药材直接切片、切碎或打成粗末应用,这与最初使用的炮制方法相似。

参考文献

[1] 叶定江,等.常山炮制方法的研究[J].中成药研究,1981(2):19.

[2] 叶定江,等.常山饮片中常山碱含量差异初步研究[J].中成药研究,1985(7):22.

[3] 陈国佩,刘华钢,覃丽秋.常山炮制的实验研究[J].中药材,1998,21(1):18.

商 陆

【来源】本品为商陆科植物商陆 *Phytolacca acinosa* Roxb. 或垂序商陆 *Phytolacca americana* L. 的干燥根。秋季至次春采挖,除去须根及泥沙,切成块或片,晒干或阴干。

【古代炮制】先秦时有醋渍(《病方》)。汉代就有熬制(《玉函》)。南朝宋时有铜刀去皮后豆叶蒸制(《雷公》)。宋代有炒令黄(《圣惠方》)。明代有绿豆蒸制(《入门》),豆汤浸制(《原始》),黑豆蒸制(《必读》)。清代有黑豆汤浸蒸用(《备要》),炒干酒浸制(《本草述》),醋炒制(《辑要》),煮熟,更以绿豆同煮为饭(《握灵》)。此时,其炮制方法已达十余种。

【现代炮制】

1. 商陆 取原药材,除去杂质,洗净,润透,切厚片,干燥。

2. 醋商陆 取商陆片,加米醋拌匀,闷润至透,置炒药锅内用文火加热,炒干,取出放凉。商陆每 100kg 用米醋 30kg。

【饮片性状】商陆为不规则的厚片,直径 2~4cm;表面淡棕黄色或淡黄棕色,有凹凸不平的棕色同心环纹;周边灰黄色或灰棕色,皱缩;质坚,气微,味稍甜,久嚼麻舌。醋商陆形如商陆片,黄棕色,略有醋气。

【质量要求】商陆杂质不得过 2%,水分不得过 13.0%,酸不溶性灰分不得过 2.5%。水溶性浸出物不得少于 10.0%,含商陆皂苷甲($C_{42}H_{66}O_{16}$)不得少于 0.15%。醋商陆酸不溶性灰分不得过 2.0%,浸出物不得少于 15.0%,含商陆皂苷甲不得少于 0.20%。

【炮制目的】商陆味苦,性寒;有毒。归肺、脾、肾、大肠经。具有逐水消肿,通利二便,解毒散结作用。

生品有毒，擅于消肿解毒，多用于外敷痈疽肿毒。醋制后毒性降低，以逐水消肿，多用于水肿胀满。

【临床应用】

1. 生用

（1）痈肿：用鲜商陆捣烂，加食盐少量，外敷患处，可消肿散结，治一切痈肿之症。配当归尾、金银花、甘草等熬成膏药，治疮毒，如商陆膏（《疡医大全》）。

（2）跌打损伤：用商陆研末，热酒调匀，外敷按摩患处，以活血散瘀止痛，可治跌打损伤，局部青肿疼痛者。

（3）水肿：用鲜商陆捣烂加少量麝香，外敷脐部以帛束之，能利水消肿，可治水肿，小便不利者。亦可和米煮粥食，或同瘦猪肉炖服，或配赤小豆、放入鲫鱼腹中煮食，皆可利水消肿，用于水肿尿少者。

2. 制用（醋商陆）

（1）遍身水肿：常与泽泻、赤小豆、茯苓皮、槟榔等同用，能利水行气，通利二便，治遍身水肿，二便不利者，如疏凿饮子（《济生方》）。

（2）腹水胀满：常配伍泽泻、杜仲制成合剂内服，能增加尿量，消退腹水，治肾炎或血吸虫肝硬化引起的腹水症。

【参考资料】商陆主含商陆皂苷、商陆毒素等。薄层层析结果表明，不同的炮制方法对商陆化学成分有一定影响。以商陆皂苷甲作标准对照品，其中醋制商陆的斑点明显减少。由薄层扫描结果也显示出醋商陆中商陆皂苷甲含量较低，为 6.94%；而黑豆汁制商陆为 11.86%，烘商陆为 12.53%，生商陆中含量最高，为 13.85%，由此可见，醋制商陆是有一定道理。从急性毒性试验结果也可以看出，醋制商陆的毒性是生商陆的 1/3。利尿实验结果，商陆各炮制品均有明显的利尿作用，与生理盐水对照有显著性差异（$P<0.001$）。其中醋商陆的利尿作用稍强。醋制商陆能降低毒性，这与文献记载是相符的。故临床必须用醋制商陆，既利尿又安全[1]。商陆中的主要毒性成分为商陆毒素（又称商陆皂苷甲）和组胺。商陆毒素的 LD_{50} 为 65mg/kg（腹腔注射）。商陆经炮制后其毒性成分较原药材明显降低。实验证明，垂序商陆在淋润软化切片过程中，其商陆毒素减少约 34.3%，组胺减少约 23.3%。将生商陆用醋炙制成醋商陆后，商陆毒素又递减 16.22%，而组胺的含量却似有回升。从醋煮、醋蒸、水煮及清蒸 4 个不同工艺炮制的 4 种饮片的测定结果来看，商陆毒素和组胺的含量均程度不同地低于醋炙品，尤其水煮品和清蒸品的商陆毒素含量仅分别为原药材的 16.29% 和 19.24%。此不仅为炮制后商陆毒性降低，用药更加安全的传统经验提供了科学依据，亦预示了商陆炮制工艺改进的可能性。从炮制工艺对商陆饮片中毒性成分含量的影响来看，加热处理似比辅料醋的作用更显著。此为商陆炮制新工艺的选定提供了一个方面的依据[2]。

商陆依法炮制成生商陆片、醋炙品、醋煮品、醋蒸品、水煮品、清蒸品等饮片后，与原生药商陆比较，毒性降低，其中局部刺激性降低 16.7%～83.3%，LD_{50} 提高 1.66～10.47 倍；而祛痰作用提高 1.10～1.57 倍，但利尿作用多数降低 16.0%～45.0%。这与商陆传统炮制目的主要是降低毒性，提高祛痰作用及缓和利尿逐水功能是一致的[3]。HE 染色和 PAS 染色研究结果，生商陆小鼠肠黏膜见多量淋巴细胞弥漫性浸润，并有淋巴滤泡形成，这提示有炎症病变；而醋商陆无此现象。两者相比较呈显著性差异（$P<0.05$）。杯状细胞数量，生商陆组较醋商陆组明显减少，亦呈显著性差异（$P<0.05$）。实验表明，商陆经醋炙制后确能明

显减轻其肠黏膜的毒性反应。所以说商陆醋制入药是科学的[4]。研究表明，商陆经过醋煮后毒性明显降低，利尿作用缓和，LD_{50}可提高1.67～2.67倍，不同醋量的制品对商陆毒性和药效影响不一致，其中30%醋煮品毒性最小，生品和30%醋煮品祛痰效果较好，而50%和100%醋煮品药效较差。认为用醋量为30%醋煮商陆毒性小、药效好，这与《中国药典》的规定相吻合，也为合理炮制商陆提供了科学依据[5]。

对直序商陆原药材及不同炮制品中的成分含量测定结果显示：各样品中均含有钾(K)、钠(Na)、钙(Ca)、镁(Mg)、锌(Zn)、铁(Fe)、铜(Cu)、锰(Mn)、锶(Sr)、铅(Pb)、铬(Cr)等11种无机元素；总氨基酸含量依次为醋炙品＞原药材丝＞原药材＞醋煮品＞清蒸品＞生品；γ氨基丁酸(GABA)含量依次为醋煮品＞清蒸品＞醋炙品＞生品＞原药材＞原药材丝[6]。商陆毒素和组胺是商陆中的两个主要毒性成分。以垂序商陆作对照品，对直序商陆中是否含有组胺作了定性检查，未发现其存在。直序商陆原药材中所含的商陆毒素仅为垂序商陆原药材含量的3/4。直序商陆炮制后商陆毒素的含量较原药材均有不同程度的降低。生品、清蒸品、醋煮品及醋炙品中商陆毒素的含量仅分别为原药材的65.32%、16.73%、21.88%及45.95%[7]；急性毒性实验结果显示，直序商陆炮制后其毒性均有不同的程度下降。其中清蒸品和醋煮品的毒性最小，仅为原药材丝毒性的1/7～1/5，醋炙品次之。此与商陆饮片中商陆毒素含量测定结果基本一致，说明炮制降低商陆毒性的传统经验是有科学依据的。利尿实验结果显示，直序商陆及其炮制品与空白对照组相比均有不同程度的利尿作用，按利尿指数从高到低依次为生品＞原药材丝＞原药材片＞醋煮品＞醋炙品＞清蒸品[8]。

商陆生熟饮片的粉末显微特征主要反映在淀粉粒的变化，其中生商陆的淀粉粒呈颗粒型，而醋炙商陆、醋煮商陆、清蒸商陆等则开裂或糊化；薄层层析图谱呈显生品的商陆毒素斑点大于各炮制品，水浸物是醋炙品、醋煮品略高于生品，但差别不显著[9]。用比色法测定商陆中组胺的含量，结果显示软化切制后其含量降低约23.3%，加醋炙炒后含量似略有回升。测定方法简便，稳定，重现性好，可用于商陆饮片的质量监控[10]。

【附】

1. 近代炮制方法还有醋煮、甘草制等。

2. 文献摘录　商陆“凡使，勿用赤菖(注《大观》、《药性解》作“葛”)，缘相似，其赤菖花、茎有消筋、肾之毒，故勿饵；商陆花白，年多后仙人采之，用作脯，可下酒也。每修事，先以铜刀刮去上皮了，薄切，以东流水浸两宿，然后漉出，架甑蒸，以豆叶一重，了，与商陆一重，如斯蒸，从午至亥，出，乃去豆叶，暴干了，细剉用，若无豆叶，只用豆代之。”(《雷公》)“瘕疝痈肿喉痹，薄切醋炒，涂喉中良。”(《辑要》)“湿气脚软，商陆切细煮熟，更以绿豆同煮为饭，每食之，以瘥为度，最效。”(《握灵》)

【按语】商陆于《神农本草经》有载，是传统的泻下逐水药，由于有毒，所以古今都很注意其炮制。早在先秦《五十二病方》中就有醋渍治痈疽的记载。此后还有熬、蒸、焙、浸、炒、醋炙、酒制等，所用辅料有豆叶、黑豆、酒、醋等。其中以醋渍、熬、蒸三法沿用最长，醋和温度、受热时间应为商陆炮制的主要方面，目前继承下来的仅醋炙或醋煮法，醋炙法已被《中国药典》所收载。

商陆是毒性药物，用醋、绿豆都是为了解毒，现代用醋而舍去绿豆，但有研究表明，不用醋，用清蒸法明显优于醋炙法，尤其在降毒方面更为显著，不用加辅料，更为经济。不过各炮制品仍各有所强，如醋制品祛痰作用最佳，生商陆利尿方面有优势，扶正固本，提高免疫功能应选清蒸品。

早在《雷公炮炙论》中就指出："勿用赤菖。"唐人云："取白者，不取赤者。"根据近代研究证明，红色者较白色者毒性大1倍，由此可见前人经验之宝贵。

参考文献

[1] 殷玉生，等. 商陆炮制方法的探讨[J]. 中成药，1989，16(11)：18.

[2] 原思通，等. 炮制对商陆饮片中主要毒性成分的影响[J]. 中国中药杂志，1991，16(11)：659.

[3] 赵一，等. 炮制对商陆毒性和药效的影响[J]. 中国中药杂志，1991，16(8)：467.

[4] 唐迎雪. 商陆醋制后对肠粘膜损害的保护作用[J]. 中成药，1992，14(12)：20.

[5] 金传山，张京生. 不同醋量醋煮对商陆毒性及药效的影响[J]. 中成药，2000，22(4)：273.

[6] 查文清，王孝涛，原思通. 炮制对直序商陆饮片中无机元素和氨基酸含量的影响[J]. 安徽中医学院学报，2005，24(5)：43.

[7] 查文清，王孝涛，原思通. 炮制对直序商陆毒性成分的影响[J]. 北京中医药大学学报，2000，23(5)：50.

[8] 查文清，王孝涛，原思通. 炮制对直序商陆毒性及利尿作用的影响[J]. 安徽中医学院学报，1999，18(5)：80.

[9] 张静修，等. 中药商陆饮片质量研究[J]. 中国中药杂志，1993，18(9)：532.

[10] 程明，等. 比色法测定商陆饮片中组织胺的含量[J]. 中国中药杂志，1990，15(10)：19.

续　断

【来源】本品为川续断科植物川续断 *Dipsacus asperoides* C. Y. Cheng et T. M. Ai 的干燥根。秋季采挖除去根头，用微火烘至半干，堆置"发汗"至内部变绿色时，再烘干。

【古代炮制】南朝宋时有酒浸焙制(《雷公》)。唐代有米泔浸制(《理伤》)。宋代有酒浸炒(《妇人》)、酒浸(《百问》)。元代有面水炒制(《世医》)。明代增加了酒洗(《万氏》)，酒拌(《宋氏》)、酒蒸(《醒斋》)、炒制(《医学》)等炮制方法。清代有酒洗蒸(《良朋》)、酒煎制(《玉尺》)。

【现代炮制】

1. 续断　取原药材，除去芦头等杂质，洗净，润透，切薄片，干燥。

2. 酒续断　取续断片用黄酒拌匀，闷润至透，置炒药锅内，用文火加热，炒至微带黑色时，取出放凉。续断每100kg用黄酒10kg。

3. 盐续断　取续断片用盐水拌匀，闷润至透，置炒药锅内，用文火加热，炒干，取出放凉。续断每100kg用食盐2kg。

【饮片性状】续断为类圆形或椭圆形薄片，直径0.4～1.2cm。表面粗糙，有沟纹，微带墨绿色或棕色，有黄色花纹(维管束)。周边黄褐色或灰褐色，有皱纹；气微，味苦，微甜而涩。酒续断形如续断片，表面微黑色或灰褐色，略有酒气。盐续断形如续断片，表面黑褐色，味微咸。

【质量要求】续断水分不得过10.0%，总灰分不得过12.0%，水浸出物不得少于45.0%，含川续断皂苷Ⅵ($C_{47}H_{76}O_{18}$)不得少于2.0%。续断饮片、酒续断、盐续断含川续断皂苷Ⅵ均不得少于1.5%。

【炮制目的】续断性味苦、辛，微温。归肝、肾经。具补肝肾，强筋骨，续折伤，止崩漏作用。

生续断补肝肾，通血脉，强筋骨，多用于筋骨疼痛。酒续断能增强通血脉强筋骨作用，多用于风湿痹痛，跌打损伤。盐续断经盐制后可引药下行，增强补肝肾作用，多用于肝肾不足，腰膝酸软或胎动漏血。

【临床应用】

1. 生用　腰背酸痛：常与杜仲、牛膝、桑寄生等同用，能补肝肾强筋骨，可用于肝肾不足，腰背酸痛，足膝软弱。配伍当归、附子、萆薢等，可治肢肿，肌肉麻木，风湿痹痛，如续断丸（《杂病源流犀烛》）。

2. 制用

（1）酒续断

① 风湿痹痛：常与秦艽、独活、川芎、杜仲等同用，能通经活血，除风湿痹痛，可用于风寒湿痹，气血凝滞，筋骨疼痛，如三痹汤（《妇人》）。

② 跌打损伤：常与当归、牛膝、乳香、没药同用，能通血脉，续筋骨，可用于跌打损伤，筋伤骨折，局部肿痛。

③ 虚寒腹痛：配伍川芎、酒当归、炮姜等，治肝劳虚寒腹痛，转筋骨痛，如续断丸（《准绳》）。

（2）盐续断

① 遗尿、遗精：常与杜仲、菟丝子、沙苑子等同用，能补肾止精缩尿，可用于肾亏腰膝酸软、尿频、遗尿、遗精。

② 崩漏下血：常与杜仲、阿胶、艾叶等同用，能止漏安胎，可用于冲任不固，崩漏下血，胎动不安。

【参考资料】研究表明炮制对续断理化性质的影响是多方面的。炮制前后药材性状和显微特征略有变化；炮制品水分含量下降，溶出率升高；酒炙、盐炙的续断中 Zn、Mn、Se 含量均上升，生品、酒炙品所含 Ca 量略高；生续断熊果酸含量为 0.06%，炮制后含量增加，酒续断和盐续断为 0.12%和 0.10%[1]。药理研究结果显示，续断的生品、盐炙、酒炙品均具镇痛、抗炎及抗凝血作用，酒炙品的作用更明显，实验结果与续断酒炙后能增强通血脉，强筋骨作用的传统中医理论相吻合[2]。通过小鼠扭体实验、小鼠耳廓肿胀实验以及小鼠皮下消血肿实验考察川续断不同炮制品的药效作用，实验结果显示：酒炙续断有镇痛作用，酒炙品及生品有抗炎作用明显，盐炙品、清炒品及生品的消血肿作用显著，说明不同的炮制方法对续断的药效影响不一致[3]。

【附】

1. 近代炮制方法还有炒黄、炒炭、酒润后麸炒等。

2. 文献摘录　“采得后，横切锉之，又去向里硬筋了，用酒浸一伏时，焙干用。”（《雷公》）“酒洗，炒，治经枯血少。”（《妇人》）“入血崩金疮药生用”（《得配》）。

【按语】续断载于《神农本草经》。酒制法见于南北朝《雷公炮炙论》。酒制能通血脉，散寒滞，为历代所沿用。盐制法见于近代，盐制后可引药下行，增强补肝肾作用。目前以切片生用为多，亦有酒制和盐制品。

参考文献

[1] 汪建平，张长弓，刘先超，等．炮制对续断理化性质的影响研究[J]．中药材，2006，29(9)：895.

[2] 陈旭，张先洪，陆兔林．炮制对续断药理作用影响[J]．中成药，2001，23(11)：799.

[3] 辛继兰，等．续断及其炮制品的药效学研究[J]．中医药学报，2002，30(4)：16.

葛　根

【来源】本品为豆科植物野葛 *Pueraria lobata*（Willd.）Ohwi 的干燥根。秋、冬二季采挖，野葛多趁鲜切成厚片或小块；干燥；甘葛藤习称"粉葛"，多除去外皮，用硫黄熏后，稍干，截段或再纵切两瓣，干燥。

【古代炮制】唐代有绞取汁（《千金》），蒸食之（《食疗》）。宋代有醋炒制（《圣惠方》），去心微炙（《总录》），切焙制（《洪氏》）等。元代有炒制（《丹溪》）。明代增加了干煮法（《普济方》），炒黑（《保元》），制玉露霜（《原始》）。清代有煨熟用（《食物》）。

【现代炮制】

1. 葛根　取原药材，除去杂质，洗净，润透，切厚片，干燥。

2. 煨葛根

（1）麦麸煨：取麦麸撒在热炒药锅中，继续加热，俟锅中冒烟时加入葛根片，不断翻炒至药面呈焦黄色，取出，筛去焦麸，放凉。葛根片每 100kg 用麦麸 30kg。

（2）湿纸煨：取葛根片或块，用三层湿纸包好，埋入无烟热火灰中，煨至纸呈焦黑色，葛根呈微黄色时取出，去纸放凉，备用。

【饮片性状】葛根为不规则的厚片或立方块，表面类白色或淡棕色，粗糙，纤维性，富粉性，可见纤维形成的同心环层，或见纤维与粉质相间形成的纵纹。周边淡棕色或灰棕色，体重、质硬。无臭，味微甜。煨葛根，形如葛根片，表面焦黄色或微浅，具焦香气味。

【质量要求】葛根水分不得过 14.0%，总灰分不得过 7.0%，稀醇浸出物不得少于 24.0%，含葛根素（$C_{21}H_{20}O_9$）不得少于 2.4%。葛根饮片水分不得过 13.0%，总灰分不得过 6.0%。

【炮制目的】葛根味甘、辛，性凉。归脾、胃经。具解肌退热，生津透疹，升阳止泻作用。

生葛根擅于解肌退热，透疹，生津。多用于热病口渴、麻疹等。煨葛根的发散作用被减轻，增强了止泻功能，多用于湿热泻痢，脾虚泄泻。正如清代医家张秉成在《本草便读》中所言，"煨熟则散性全无，即由胃入肠，不行阴阳之表，但入阳明之里，升清为用，亦如升麻之煨熟，即升而不散，可以厚肠止泻耳。"

【临床应用】

1. 生用

（1）风寒表证：常与桂枝、麻黄等同用，能增强解表散邪作用，可治风寒表证之无汗、恶风、项背强痛等症，如葛根汤（《伤寒论》）。

（2）外感表证，寒轻热重：常与柴胡、黄芩、石膏等同用，能增强清热解肌作用，可治表证发热重，恶寒轻，口渴，鼻干，目眶痛，如柴葛解肌汤（《医学心悟》）。

（3）麻疹初起：常与升麻同用，能增强透疹作用，可治麻疹初起，发热，恶寒，疹出不畅者，如升麻葛根汤（《阎氏小儿方论》）。

（4）热病口渴：常配伍麦冬、天花粉、地黄等，可增强生津止渴作用，可治热病口渴及消渴证口渴多饮。

2. 制用（煨葛根）

（1）湿热泻痢：常与黄芩、黄连同用，能增强清热止泻作用，可治身热痢疾，如葛根芩连汤（《伤寒论》）。

（2）脾虚泄泻：常与人参、白术、木香等同用，具健脾益胃，升发清阳作用，可治脾胃虚弱腹泻者，如七味白术散(《局方》)。

【参考资料】葛根主含异黄酮成分葛根素、黄豆苷、β-谷甾醇等，又含多量淀粉。其中以葛根素为主的黄酮类化合物，能改善心肌缺血，增加冠状动脉血流量，缓解和预防心肌梗死，对动物离体肠管有解痉作用。

现代研究表明，在切和水制之后，葛根素和大豆黄酮的提取率大大提高。例如，沸水提葛根，浸制品提取率是生品的2倍。制粉和除纤维的制品提取率的增加很小，通过炮制，增高了葛根素及大黄黄酮的提取率[1]。葛根经麦麸炮制后，其水醇浸出物、总黄酮、葛根素以及无机微量元素的含量均有不同程度的改变。在生葛根和煨葛根中，水浸出物的百分含量分别为18.30%和18.03%；醇浸出物含量分别为13.95%和13.35%；醇浸液中总黄酮的含量分别为3.20%和2.98%，葛根素的含量分别为2.85%和2.64%；水煎液中总黄酮的含量分别为1.67%和1.96%，葛根素的含量分别为1.48%和1.66%。无机成分的测定结果，微量元素的含量(ppm)，生葛根和煨葛根的水煎液中，锌为16.72和13.81，铜为6.995和7.607，铁为465.37和138.41，锰为46.51和43.47，镍为1.02和0.08，铬为1.234和1.153，镁为73.09和74.82，铅为0.5749和0.5614，钙为3689.7和3429.1，钾为5907.4和5272.0。由此可知，葛根水煎液中有效成分总黄酮、葛根素的含量是煨制品高于生品。炮制后无机成分的溶出量也有改变，其中以铁最为显著，制品比生品降低3倍多。铁是体内血红蛋白的氧的携带体，也是多种酶的活性部位，补充铁会通过铬的运输而影响胰岛素的分泌，炮制后成分的一系列变化对葛根的药理作用必将产生影响，由此看来，葛根的炮制是有意义的。生制有别，应区别对待[2]。

研究表明，不同方法炮制的葛根中总黄酮的含量不同，由大到小依次为：醋炙(5.388%)>米汤煨(5.290%)>滑石粉煨(4.742%)>麦麸煨(4.091%)>湿纸煨(3.902%)>炒制(3.786%)>生品(3.044%)，各炮制品与生品比较，均具显著性差异($P<0.001$)，说明炮制有利于提高葛根中总黄酮的含量，这与葛根煨制可以增强健脾止泻的理论是相一致的[3]。比较葛根不同炮制品中总异黄酮的含量，结果：醋炙品(10.39%)>麸烘品(8.55%)>麸煨品(7.48%)>炒制品(7.18%)>生品(6.33%)，且不同炮制方法对葛根中总异黄酮含量的影响差异有统计学意义，说明葛根经炮制后，总异黄酮的含量显著增加[4]。

葛根在麸煨炮炙工艺中，传统的加热方法是炒制。但现代研究表明，用烘法加热炮炙成的煨葛根，色泽微黄、均匀，无焦斑，有香气，与传统的麸煨法无差异；其内含的药效成分葛根素含量最高，为0.95%，而炒制的煨葛根中葛根素的含量为0.87%，生品中最低，为0.78%。就饮片规格和内含主要药效成分而言，煨葛根的加热工艺，烘法优于炒法。实验中的最佳方案是每10g葛根用4g麦麸(加1.6ml水湿润)，在165℃条件下烘制40分钟即可[5]。

【附】

1. 近代炮制方法还有滑石粉煨制、米汤煨制、炒黄等。

2. 文献摘录　“冬月，掘取生根，捣烂之，水中揉出澄粉，名玉露霜。”(《原始》)“入阳明表药生用，胃热烦渴煨熟用。”(《逢原》)

【按语】葛根始载于《神农本草经》。古代多为生用，直至清代见有煨用，主要用于湿热泻痢，脾虚泄泻，通过煨制，起到厚肠止泻作用。《伤寒论》中葛根芩连汤，先煎葛根，后入诸药，有利于葛淀粉等成分溶出，对其他成分亦有增溶作用，对此煎法值得注意。葛根在切制时，不宜长时间浸泡，否则淀粉与药效成分会有流失，洗后稍泡，润软切片即可。

参考文献

[1] 程明，等. 台湾对一些中药炮制的研究[J]. 中药饮片，1990(3)：3.
[2] 于少军，等. 葛根炮制前后化学成分的比较[J]. 中国中药杂志，1992，17(9)：534.
[3] 钟可，何建亿. 葛根不同炮制品中总黄酮的含量测定[J]. 贵阳中医学院学报，2004，26(4)：59.
[4] 刘文山，等. 不同炮制方法对葛根中总异黄酮含量的影响[J]. 中国现代药物应用，2008，2(1)：39.
[5] 王和平，等. 烘制葛根的实验研究[J]. 中成药，1991(6)：20.

紫　草

【来源】本品为紫草科植物新疆紫草 *Arnebia euchroma* (Royie) Johnst、紫草 *Lithospermum erythrohizon* Sieb. et Zucc. 或内蒙紫草 *Arnebia guttata* Bunge 的干燥根。春、秋二季采挖，除去泥沙，干燥。

【古代炮制】南朝宋时有蜡水蒸制(《雷公》)。明代有酒洗(《入门》)，勿犯铁器(《准绳》)。清代增加了甘草水炒制、糯米炒制(《得配》)。

【现代炮制】

1. 软紫草(新疆紫草)　取原药材，拣去沙石，除去杂质，喷潮，略润，切厚片或中段，干燥。

2. 硬紫草(紫草、内蒙紫草)　取原药，除去残茎等杂质，洗净，润透，切薄片，干燥。

【饮片规格】软紫草为不规则的小段或厚片，表面紫红色或紫褐色，皮部疏松，易脱落；切面木部较小，黄白色或黄色；质松软；气特异，味微苦，涩。硬紫草为不规则薄片，直径 0.5～1.5cm，表面紫红色或紫黑色，皮部深紫色，木部较大，灰黄色，周边紫红色或紫黑色，粗糙，微有香气，味微苦涩。

【质量要求】紫草水分不得过 15.0%，含 β,β′-二甲基丙烯酰阿卡宁($C_{21}H_{22}O_5$)不得少于 0.30%，含羟基蒽醌总色素以左旋紫草素($C_{16}H_{16}O_5$)计，不得少于 0.80%。

【炮制目的】紫草味甘、咸，性寒。归心、肝经。具有凉血，活血，解毒透疹的功能。用于血热毒盛，斑疹紫黑，麻疹不透，疮疡，湿疹，水火烫伤。紫草切制成小段、薄片，有利于其药效成分的煎出，有利中药调剂配方和制剂成药。

【临床应用】

1. 斑疹、麻疹　常与赤芍、当归、甘草等同用，治温毒发斑，血热毒盛，斑疹紫黑，如紫草快斑汤(《准绳》)。配伍牛蒡子、山豆根、连翘、荆芥等，治麻疹紫黯，疹出不畅，兼有咽喉肿痛，如紫草消毒饮(《张氏医通》)。配伍绿豆、黑豆、赤小豆，预防麻疹，可减轻麻疹症状或减少麻疹发病率，如紫草三豆汤(《中医儿科学》)。

2. 痈疽疮疡　常与白芷、甘草、当归、血竭、轻粉同用，熬成膏药，贴患处，功能活血祛腐，解毒镇痛，润肤生肌，治痈疽疮疡溃烂，腐肉不脱，如生肌玉红膏(《医宗金鉴》)。

3. 水火烫伤　可单用植物油浸泡，滤取油液，制成紫草油剂，外涂患处。

【附】

文献摘录："凡使，须用蜡水蒸之，待水干取，去头并两畔髭，细剉用。每修事紫草一斤，用蜡三两，于铛中熔，熔尽，便投蜡水作汤用。"(《雷公》)"血热者生用，脾虚者酒洗焙或糯米炒用。"(《得配》)"去根取茸，取其初发阳气。"(《本草述》)

【按语】紫草在《神农本草经》有载。《雷公炮炙论》载有蜡制，取蜡性坚涩，缓其滑泻之性。明代有酒洗、酒浸，用于治风邪倒陷及邪毒入里或治稀痘。清代有用甘草制法，意在增强紫草的解毒作用。自宋以来，治痘方中尚有紫草茸，取其升发之义(《本草述》)。清人又谓：二月采根阴干，其根头有白毛如茸，未花时采，根则鲜明(《害利》)。

紫草古代文献中虽有多种炮制方法记载，但临床应用历代多用生品。

紫 菀

【来源】本品为菊科植物紫菀 *Aster tataricus* L. f. 的干燥根及根茎。春、秋二季采挖，除去有节的根茎(习称"母根")和泥沙，编成辫状晒干，或直接晒干。

【古代炮制】南朝宋有蜜浸火焙用(《雷公》)。唐代有炙制(《外台》)。宋代有焙制(《指迷》)、微炒(《局方》)。明代有蜜水炒制(《必读》)；去芦头，醋炒(《医学》)；童便洗，姜汁制(《仁术》)；酒洗(《回春》)等炮制方法。清代新增蒸用(《从新》)，饭上蒸一次再炒(《增广》)。

【现代炮制】

1. 紫菀　取原药材，除去残茎及杂质，洗净，稍润，切厚片或段，干燥。

2. 蜜紫菀　取炼蜜用适量开水稀释后，加入净紫菀片或段，拌匀，闷透，置炒药锅内，用文火加热，炒至棕褐色，不粘手为度，取出放凉。紫草每100kg用炼蜜25kg。

【饮片性状】紫菀为不规则的厚片或小段，表面灰白色，中部有黄白色的筋脉，周边紫红色或灰红色，有纵皱纹；质柔韧；气微香，味甜，微苦。蜜紫菀形如紫菀片段，表面棕褐色或紫棕色，味甜。

【质量要求】紫菀水分不得过15.0%，总灰分不得过15.0%，酸不溶性灰分不得过8.0%。水浸出物不得少于45.0%，含紫菀酮($C_{30}H_{50}O$)不得少于0.10%。

【炮制目的】紫菀味辛、苦，性温。归肺经。具润肺下气，消痰止咳作用。

生紫菀擅于散寒降气祛痰，多用于风寒咳喘，痰饮咳喘，新久咳嗽。蜜紫菀的润肺祛痰作用增强，多用于肺虚久咳，痨瘵咳嗽，痰中带血或肺燥干咳。

【临床应用】

1. 生用

(1) 风寒咳嗽：常与荆芥、百部、前胡、桔梗等同用，具有止咳化痰，疏表宣肺作用，可用于风寒客肺，咳嗽，咯痰不爽或微恶风寒，如止咳散(《医学心悟》)。

(2) 痰饮咳嗽：常与麻黄、茯苓、桑白皮、大腹皮、杏仁等同用，具有温肺散寒，利水平喘祛痰作用，可用于痰饮内阻，肺气壅塞，心腹胀满，咳嗽气喘，如紫菀散(《圣惠方》)。

2. 制用(蜜紫菀)

(1) 肺虚咳嗽：常与人参、黄芪、款冬花、杏仁等同用，具有补肺益气，祛痰止咳作用，可用于肺气虚弱，痰阻于内，咳嗽气短，面色晄白，神疲体倦等。

(2) 肺虚咳血：常与知母、川贝、阿胶等同用，具有补肺祛痰止咳止血作用，可用于肺虚久咳，痰中带血，如紫菀汤(《集解》)。

【参考资料】采用高效液相色谱法，测定不同紫菀饮片中紫菀酮的含量。结果显示，紫菀酮的含量大小依次为生紫菀>炒紫菀>蒸紫菀>醋紫菀>酒紫菀>蜜紫菀；若以纯紫菀计，含量大小依次为蜜紫菀>炒紫菀>生紫菀>醋紫菀>酒紫菀>蒸紫菀。即紫菀经过炮制所得各种紫菀饮片中紫菀酮的含量均较生品低；但以纯紫菀计，紫菀蜜炙后紫菀酮的含量升高[1]。比较紫菀生品及酒洗、蜜炙、清炒、蒸制、醋炙等不同炮制方法的饮片对小鼠气管酚红排泌量的影响和对大鼠气管排痰量的影响。结果显示，各炮制品均能不同程度增强祛痰作用，且蜜炙饮片作用最明显（$P>0.01$）。呈一定的量效关系。认为蜜炙紫菀中紫菀酮的含量高可能是其祛痰作用较好的原因之一[2]。另有研究表明，紫菀生品及蜜炙品均具有止咳作用，蜜炙后效果更佳（$P<0.01$）。建议紫菀用于肺虚久咳或肺虚咳血等症，使用蜜炙品为好[3]。采用 TLC 法和 HPLC 法，对购自不同产地的 11 批蜜炙紫菀的紫菀酮进行检测，结果发现，有两个样品未检出紫菀酮，其余 9 个样品中紫菀酮的含量在 0.08323%～0.20100%[4]。表明蜜炙紫菀市售品的质量存在差异。

【附】

1. 近代炮制方法还有炒黄、蒸制、麸炒等。

2. 文献摘录　紫菀“凡使，先去髭。有白如练色者，号曰羊须草，自然不同。采得后，去头、土了，用东流水淘洗令净，用蜜浸一宿，至明，于火上焙干用。凡修一两，用蜜二分。”（《雷公》）

【按语】紫菀于《神农本草经》有载。《雷公炮炙论》始创蜜制法，蜜炙法可增加其润肺作用，多用于阴虚咳嗽，古今一直使用，亦被《中国药典》收载为法定的炮制方法。唐以后炒、蒸法亦较常见，近代还有麸炒法，是从炒法衍化而来的，意在提高紫菀炒的质量稳定性，避免火过或不足，而保持炒后紫菀色泽的均匀性，但在疗效上是否有协同作用，尚待进一步研究。

紫菀的炮制方法从古代文献看来比较简单．临床上亦以生品应用为主。

参考文献

[1] 修彦凤，程雪梅，刘蕾，等．不同紫菀饮片中紫菀酮的含量比较[J]．上海中医药大学学报，2006，20(2)：59.

[2] 吴弢，陈子珺，胡月娟，等．不同炮制方法的紫菀饮片祛痰作用的实验研究[J]．上海中医药大学学报，2006，20(3)：55.

[3] 周日贵，涂建雄．紫菀炮制后对小鼠止咳作用的影响[J]．湖南中医药导报，2000，6(4)：56.

[4] 李国文，程雪梅．蜜制紫菀饮片的质量标准研究[J]．中草药，2008，39(2)：220.

雷　公　藤

【来源】本品为卫矛科植物雷公藤 *Tripterygium wilfordii* Hook. f. 的干燥根和根茎。秋冬季采挖，除去泥沙，剥去皮部，晒干。

【炮制】取原药材，洗净，润透，切薄片，阴干置通风处备用。

【饮片性状】本品为圆形薄片，表面淡黄色或浅橙黄色，密布针眼状空洞，有木质射线，质硬。味微苦。

【炮制目的】雷公藤味辛、苦，性寒；有大毒。归肝、脾经。具有祛风除湿，清热解毒，消肿止痛，活血通络，杀虫的功能。切制成饮片后，便于调剂和制剂。

【临床应用】

1. 类风湿关节炎　雷公藤根剥净内外两层皮，再刮净木质部的黄色部分，取木质部 15g，加水 500ml，置陶器锅内，用文火煎至 200ml，过滤后渣再加水煎 200ml，合并二次煎液为 1 日量，分 2 次服，7 日为 1 个疗程，停药 3～4 天后再续服（《福建药物志》）。

2. 风湿性关节炎　取雷公藤薄片 120g，泡于 60%的白酒 1000ml 中，搅拌后将容器密封，2 周后过滤使用，即成为 12%的酊剂。成人量每日 15～30ml（相当于 1.8～3.6g 生药），分3次,饭后服用。常配用复合维生素B,病情控制后(一般约需3～6个月)可改用维持量,即每日或隔日5～10ml。有肝肾功能不佳、心脏病、高血压、严重贫血、溃疡病或过敏体质者,不用本药[1]。

3. 红斑狼疮 用去皮根茎(雷公藤)制成糖浆(每毫升含生药1g)、片剂(每片含生药3g),口服,每日3次,每次雷公藤糖浆10～15ml或雷公藤片3～5片。1月为1个疗程[2]。

4. 头癣 取鲜根(雷公藤)剥皮,将根皮晒干磨成细粉,调适量凡士林或醋,涂患处,每日1～2次(《全国中草药汇编》)。

【参考资料】有实验研究表明,通过蒸法炮制的雷公藤全根,其毒性可明显降低,甚至比根木质部的毒性还小,提示该法去毒效果较为理想。经炮制好的雷公藤全根的抗炎作用,与去掉根韧皮部的雷公藤相似,说明该炮制法不影响雷公藤的抗炎效果,建议采用炮制去毒来代替传统的去皮减毒法[3]。

【按语】雷公藤于《本草纲目拾遗》有载。历代文献均无炮炙方法的记载,主要是净制和切制。据使用单位介绍,加甘草或甘草加何首乌等辅料进行炮制能有效地降低毒性。雷公藤内服时要去皮,用木部,因皮部毒性大,剥皮不净,会引起中毒。但亦有认为根皮毒性大多是由于雷公藤内酯醇的含量较高所致,该化学成分是雷公藤的一种成效成分,也是主要毒性成分,故可控制剂量使用。切片时,浸泡时间不宜过长,以免有效成分丧失,亦不宜直接暴晒。鲜品毒性更强,煎剂煎煮时间至少在1小时以上,但不宜超过2小时。煎煮时间过短毒性大,过长则疗效降低。本品有大毒,副作用亦大,使用时须遵医嘱。

参考文献

[1] 郭巨灵,等.雷公藤酊治疗类风湿性关节炎和强直性脊柱炎的初步观察[J].中华外科杂志,1981(5):289.

[2] 秦万章,等.雷公藤治疗103例系统性红斑狼疮[J].中华皮肤科杂志,1982(3):141.

[3] 蔡钟钦,张文娟,施觉民.雷公藤炮制研究初探1[J].浙江中医杂志,1993,28(4):183.

漏 芦

【来源】本品为菊科植物祁州漏芦 *Rhaponticum uniflorum*(L.)DC. 的干燥根。春、秋二季采挖,除去须根及泥沙,晒干。

【古代炮制】南朝宋时有甘草拌蒸法(《雷公》)。宋代有苦酒摩(《证类》)、麦麸炒(《总录》)。元代新增燔制(《活幼》)。明代有甘草拌炒(《入门》)。清代有甘草拌(《求真》)。

【现代炮制】取原药材,除去残茎等杂质,洗净,润透,切厚片,干燥。

【饮片性状】祁州漏芦为不规则类圆形厚片,表面灰黄色,有裂隙,中心灰黑色或棕黑色,粗糙,气特异,味微苦。禹州漏芦为不规则类圆形厚片,表面皮部褐色,木部呈黄黑相间的放射状纹理,周边灰褐色或灰黄色,质硬,气微,味微涩。

【质量要求】漏芦水分不得过15.0%,用稀乙醇作溶剂,浸出物不得少于8.0%。酸不溶性灰分不得过5.0%,含β-蜕皮甾醇($C_{27}H_{44}O_7$)不得少于0.040%。漏芦饮片酸不溶性灰分不得过4.0%,浸出物不得少于6.0%。

【炮制目的】漏芦味苦,性寒。归胃经。具清热解毒,消痈肿,下乳汁的功能。用于乳痈肿痛,痈疽发背,瘰疬疮毒,乳汁不通,湿痹拘挛。经切制后,有利于其药效成分的煎出,有利于调剂和制剂。

【临床应用】

1. 疮痈初起　常与连翘、大黄等同用，能清热解毒消痈，可用于疮痈初起红肿疼痛。

2. 乳房肿痛　常与瓜蒌、蒲公英、贝母等同用，能消痈肿，可用于乳房红肿疼痛欲成乳痈者。

3. 乳汁不下　常与通草、王不留行等同用，能通乳汁，可用于乳汁不下。

4. 各种肿瘤　常与半枝莲、半边莲、石见穿等同用，能消肿瘤，可用于肝肿瘤。

【附】

文献摘录："凡使，勿用独漏，缘似漏芦，只是味苦、酸，误服，令人吐不止，须细验。夫使漏芦，细剉，拌生甘草相对蒸，从巳至申，去甘草，净拣用。"（《雷公》）

【按语】漏芦载于《神农本草经》。为解毒、排脓、杀虫药。《五十二病方》：燔，治蠱病。甘草蒸制，可缓其苦寒滑泄之性。宋代常用麸炒，治历节风筋脉拘挛（《圣济总录》）。现今多切片生用。

藕　节

【来源】本品为睡莲科植物莲 *Nelumbo nucifera* Gaertn. 的干燥根茎节部。秋、冬二季采挖根茎（藕），切取节部，洗净，晒干，除去须根。

【古代炮制】宋代有烧存性，为灰（《济生方》）。后世一直沿用，如清代有"烧灰存性，为末"（《串雅内》）。

【现代炮制】

1. 藕节　取原药材，除去节二端的藕梢，洗净，取出。干燥，擦去残留毛须，筛去灰屑。

2. 藕节炭　取净藕节置炒药锅内，用武火加热，炒至外面呈焦黑色，内部呈黄褐色，喷淋清水少许，灭尽火星，取出干燥。

【饮片性状】藕节为短圆柱形，中部稍膨大，长 1～2cm，直径 1.5～2.5cm，表面灰黄棕色至黯棕色，有残存的须根及须根痕，断面灰黄色至灰淡棕色，中央有一小孔，其周围有 7～9 个较大的小孔，质硬，气微，味微甘涩。藕节炭形如藕节，表面呈焦黑色，内部黄褐色，质坚脆，具焦香气，味苦。

【质量要求】藕节水分不得过 15.0%，总灰分不得过 8.0%，酸不溶性灰分不得过 3.0%，水溶性浸出物不得少于 15.0%。藕节炭水分不得过 10.0%，浸出物不得少于 20.0%。

【炮制目的】藕节味甘、涩，性平。归肝、肺、肾经。具止血消瘀作用。

生用凉血止血化瘀，多用于猝暴出血。藕节炭涩性增强，收敛止血，多用于慢性出血。

【临床应用】

1. 生用

(1) 猝暴吐血：常与荷叶顶（即荷蒂）同用，能增强凉血散瘀作用，可用于邪热伤胃，络脉受损，突然出血，如双荷散（《圣惠方》）。

(2) 咳血、衄血：常与阿胶（蛤粉炒）、侧柏叶、茅根等同用，能增强清热凉血作用，可用于内损瘀血，上呕吐衄，咳血，胸膈疼痛者，如疏血丸（《金鉴》）。

(3) 热性出血证：常与丹皮、侧柏叶、黄芩等同用，能增强清热凉血作用，可用于热邪壅盛所致的吐血、咯血、衄血，如八宝治红丹（《处方集》）。

2. 制用（藕节炭）

(1) 吐血不止：常与棕榈炭、赭石、参三七等同用，具收敛止血作用，可用于胃络受伤，吐血时作时止，反复不愈。

(2) 咳血反复不止：常与仙鹤草、侧柏叶、白及、阿胶等同用，具收敛止血作用，可用于肺虚络脉受损，咳血时作，反复不愈。

(3) 崩中下血：常与大黄、蒲黄等同用，能增强凉血散瘀作用，可用于崩中下血不止，如十灰丸(《济生方》)。

(4) 便血：常与地榆、槐花等同用，具收敛止血作用，可用于邪热蕴结大肠，络脉损伤，时时便血。

【参考资料】藕节中含有鞣质、天门冬酰胺等成分。现代研究表明，不同炮制方法炮制成的藕节炭(炒轻炭、炒中炭、炒重炭、焖煅炭)中鞣质及钙的含量相对增加，止血作用加强，从而说明中医传统经验认为藕节炒炭可增强收敛止血作用似与其鞣质和钙的含量有关，有实验结果亦说明，藕节以炒重炭入药用为佳[1]。藕节炭的炮制工艺，各地不一，通过对杭州、辽宁、贵阳、济南、潍坊等五省市的市售藕节炭中水浸出物、鞣质含量等方面的比较研究，结果，各地“炒炭存性”的程度掌握有别，各样品的斑点大小、颜色深浅不同；水浸出物含量，辽宁的最高，为 38.3%；贵阳的最低，为 22.7%；鞣质含量，贵阳的最高，为 6.4%；潍坊的最低，为 2.3%，其高的与低的相差两倍多。为了保证藕节炭的临床疗效，作者认为，其水溶性浸出物不应少于 30%，鞣质含量不应少于 3.4%[2]。

有实验研究表明，藕节中鞣质的含量，生品为 7.71%，而炭药为 3.50%；降低了一半多。但炭药的凝血作用，$P<0.01$，有非常显著性差异；血小板聚集作用及复钙试验结果，炭药 $P<0.05$。由此可知，藕节制炭后，鞣质含量虽然下降，但其止血效果优于生藕节，中医临床上将藕节制炭入药用于止血是有道理的[3]。还有相似的报道支持上述研究结论[4]。

【按语】藕节载于《药性论》，“捣汁”用之。宋代始有烧灰存性。此后生品和炭两种炮制品一直沿用至今。《中国药典》2010 年版亦将生藕节和藕节炭列为法定炮制品。

参 考 文 献

[1] 蒋纪洋，等. 藕节炭炮制研究[J]. 中成药研究，1987(1)：13.

[2] 郭长强，等. 不同地区藕节炭的质量考察[J]. 中药材，1992(10)：27.

[3] 郭长强，等. 藕节制炭前后的质量研究[J]. 山东中医杂志，1993(5)：37.

[4] 洪爱仙，等. 炮制藕节炭中鞣质的研究[J]. 中国医院药学杂志，1987，7(12)：532.

第十一章

茎木类药

第一节 概 述

茎木类中药主要是指以木本植物的茎或仅用其形成层以内的“木材”部分入药者。草本植物的茎，一般列入全草类中药(如麻黄、石斛等)。

药材来源：来源于藤茎的有：大血藤、鸡血藤、川木通、关木通、络石藤、海风藤、青风藤、丁公藤等。来源于茎枝的有：桂枝、桑枝、桑寄生、槲寄生、忍冬藤、钩藤等。来源于木材“心材”的有：苏木、沉香、降香等。有的仅用茎髓入药，如灯心草、通草、小通草等。个别的用茎刺(如皂角刺)、茎的中间层(如竹茹)和茎的翅状附属物(如鬼箭羽)。

炮制目的：茎木类中药材净制后使药材纯净，用量准确；经切、刨、锯、劈、捣、研等处理后，利于调剂和制剂。个别药材，如竹茹经姜制后增强降逆止呕的功能。

炮制方法：茎木类药材经净制后，有的采用润切法切成薄片(如桂枝等)、厚片(如大血藤、鸡血藤)、斜片(如桑枝等)或小段(如鬼箭羽等)；有的锯小段后再劈成片(如苏木)；有的先劈成小块，再捣成细粉(如沉香等)；有的切段后揉成小团(如竹茹)。制姜竹茹是先将竹茹小团加定量的姜汁拌匀，稍润闷后，再用文火烙干，显微黄色为度。

现代研究：茎木类药材多数经加工后生用。目前主要是对某些药材生饮片的加工方法进行了零星的初步研究，如将沉香劈成细条后，改用粉碎机(去除筛网)粉碎成粗末；将苏木改用机械切片。这些皆较传统加工方法的功效显著提高。此外，对姜制竹茹的方法进行了改进研究，认为姜汁拌蒸法或姜汁拌烘法较传统的姜汁拌炒法为佳，操作方便，有利于批量生产，且饮片色泽均匀，无焦斑。

第二节 药物选例

竹 茹

【来源】本品为禾本科植物青秆竹 *Bambusa tuldoides* Munro、大头典竹 *Sinocalamus beecheyanus*(Munro)McClure var. *pubescens* P. F. Li 或淡竹 *Phyllostachys nigra*(Lodd.)Munro var. *henonis* Stapf 的茎秆的干燥中间层。全年均可采制，取新鲜茎，除去外皮，将稍带绿色的中间层刮成丝条，或削成薄片，捆扎成束，阴干。前者称“散竹茹”，后者称“齐竹茹”。

【古代炮制】宋代有“炒令焦”(《圣惠方》)和微炒(《总录》)。清代有醋浸(《金鉴》)和姜汁炒(《害利》)。

【现代炮制】

1. 竹茹　取原药材，除去杂质和硬皮，切段或揉成小团。

2. 姜竹茹　取竹茹段或团，加姜汁拌匀，稍润，待姜汁被吸尽后，置炒制容器内，用文火加热，如烙饼法将两面烙至微黄色，取出晾凉。竹茹每100kg用生姜10kg。

【饮片性状】竹茹为弯曲丝条状小段或小团，呈浅绿色或黄绿色，质柔软而轻松，有弹性，气微，味淡。姜竹茹颜色加深，有少许焦斑，微有姜的气味。

【质量要求】竹茹水分不得过7.0%，用热浸法测定，其水溶性浸出物不得少于4.0%。

【炮制目的】竹茹味甘，性微寒。归肺、胃经。生品长于清热化痰、除烦。多用于痰热咳嗽或痰火内扰，心烦不安。

姜制后能增强降逆止呕的功效，多用于恶心呕吐。

【临床应用】

1. 生用

(1) 肺热咳嗽：常与黄芩、瓜蒌同用，具有清化热痰，清热除烦作用，可用于痰热咳嗽，咳痰黄稠，痰火内扰，心烦不安。

(2) 心烦失眠：常与陈皮、茯苓、半夏、枳实等同用，具化痰清热除烦作用，可用于胆火夹痰，犯肺扰心所致的胸闷痰多、心烦失眠、惊悸等证，如温胆汤(《三因》)。

2. 姜制

(1) 恶心呕吐：常与黄连、陈皮、半夏等同用，具除烦止呕作用，可用于痰热互结，胃热呕吐者。配伍陈皮、人参、生姜等益气和胃药，可用于胃虚有热而呕吐者。如橘皮竹茹汤(《金匮》)。

(2) 妊娠恶阻：常与黄芩、白术、苏梗等同用，具安胎和胃作用，可用于妊娠胃气不和，脾运失常，胸脘痞闷，恶心呕吐等。

【参考资料】竹茹中含有生物碱、鞣质、皂苷、氨基酸、有机酸、还原糖和三萜等多种有机成分和微量元素；尚含葡萄糖、果糖、蔗糖等以及甲酸、乙酸、甲酚、苯酚、苯甲酸、水杨酸、愈创木酚等。药理实验表明，竹茹粉在平皿上对白色葡萄球菌、枯草杆菌、大肠杆菌及伤寒杆菌等有较强的抗菌作用[1]。现代对竹茹的炮制研究较少，主要是对其用姜汁炮制的方法进行了探讨。传统的姜制竹茹是取竹茹段或团，加姜汁拌匀，稍润，待姜汁被吸尽后，置炒制容器内，用文火加热，如烙饼法将两面烙至微黄色，取出晾凉[2]。但竹茹呈卷曲成团的不规则丝条或长条形薄片状，姜汁喷洒后，置锅内用铲子炒时，不易翻动，且难以翻炒均匀，往往效果不佳。为改变这种状况，崔利民建议将炒法改为蒸法：即取竹茹100kg，切段或扭成粗团备用，生姜10kg，捣成糊状，加水2kg，去渣取汁，将姜汁喷洒在竹茹上，然后拌匀闷润5分钟，待姜汁被竹茹吸尽时，置锅内蒸5～10分钟，趁热取出晾干，即可药用[3]。曹子文提出用烘制法替代传统的姜汁制竹茹，即取净竹茹50kg，用生姜12.5kg取汁拌匀，稍闷，待吸尽姜汁后先在80℃烘约140分钟，然后升至150℃，烘30分钟至微黄。这种方法炮制的竹茹均匀熟透，无焦片，质量稳定，便于大量生产[4]。邢安之提出的远红外烤箱炮制法，要求100℃时烘10分钟，然后停止加热，利用余热烘烤，即可[5]。以ICP法检测竹茹用姜炮制前后其煎煮液中33种微量元素含量的变化，发现有22种元素含量增加，10种元素含量减少，1种元素含量未发现明显变化，提示竹茹姜制后寒性缓和可能与其姜制后大部分微量元素含量增加有关[6]。

【附】

1. 近代炮制方法还有炒制、朱砂制等。

2. 文献摘录　“炒令焦”(《圣惠方》)。“醋浸一宿”(《金鉴》)。“入平呕逆药，姜汁炒用”

(《害利》)。

【按语】竹茹从宋代开始采用不同方法进行炮制。近年来各地的炮制规范中收载的大多是姜汁制法,认为生姜为辛热之品,可缓和竹茹的微寒之性。经姜汁制后,增强温中化痰止呕的作用。《中国药典》2010年版收载竹茹和姜汁制竹茹。

竹茹含生物碱、皂苷、鞣质、氨基酸、有机酸、还原糖和三萜等多种成分及微量元素,可否根据姜制竹茹的炮制工艺,结合其所含成分的量作质控指标,阐明竹茹姜制的意义;同时也可对现行的姜汁制竹茹的炮制工艺进行选择。另外,目前竹茹的炮制方法除多用姜汁制外,还有炒制、朱砂制等,这些方法对炮制品所含成分及抑菌作用有何影响,亦值得研究。

参考文献

[1] 阴健,等.中药现代研究与临床应用(2)[M].北京:北京中医古籍出版社,1995:160.

[2] 叶定江,等.中药炮制学[M].上海:上海科学技术出版社,1996:187.

[3] 崔利民.新法炮制竹茹[J].中药材,1993,16(9):22.

[4] 曹子文.介绍姜制竹茹的新方法[J].中药材,1988,11(6):55.

[5] 邢安之.姜制竹茹的新工艺[J].中药通报,1988,13(6):22.

[6] 吴兆熹,胡克非.中药炮制前后功效变化与微量元素关系浅析[J].微量元素与健康研究,2003,20(1):35.

苏 木

【来源】本品为豆科植物苏木 *Caesalpinia sappan* L 的干燥心材。多于秋季采伐,除去白色边材,取心材,干燥。

【古代炮制】南北朝时代有蒸制(《雷公》)。宋代有捶碎(《朱氏》)。元代增加了盐水炒(《世医》)。明代又增加了酒煎(《普济方》)。清代还增加了酒炒(《串雅补》)。

【现代炮制】除去杂质,刷去灰屑,锯成长约3cm的段,再劈成片或碾成粗粉。

【饮片性状】苏木呈不规则的极薄片状或粗粉,红黄色或黄棕色。极薄片或小碎块中央可见一条黄白色的髓,少数带有黄白色边材,质致密坚硬。无臭,味微涩。

【质量要求】苏木水分不得过12.0%,醇溶性浸出物不得少于7.0%,含巴西苏木素($C_{16}H_{14}O_5$)不得少于0.50%,(±)原苏木素B($C_{16}H_{16}O_5$)不得少于0.50%。

【炮制目的】苏木味甘、咸,性平。归心、肝、脾经。具有行血祛瘀,消肿止痛的功效。临床多生用于经闭痛经,产后瘀阻,胸腹刺痛,外伤肿痛。炮制后,可洁净药材,使用药剂量准确。

【临床应用】

1. 经闭痛经 与桃仁、当归、香附、大血藤、红花、川牛膝同用,可治月经不通、痛经、产后瘀滞腹痛(《四川中药志》)。

2. 产后血晕 与荷叶、芍药、肉桂、炙鳖甲同用,可治产后血晕,腹闷,气喘急欲死(《总录》)。

3. 折跌瘀痛 与乳香、没药、自然铜等配伍应用,可治跌打损伤所致的瘀肿疼痛。

4. 痧毒成块 与白蒺藜、红花、延胡索、桃仁、独活、五灵脂、大黄、三棱、莪术、香附等配伍应用,可治痧毒血瘀成块,坚硬突起不移(《玉衡》)。

【参考资料】苏木含苏木宁、巴西苏木素、苏木醇及挥发油,油中主要成分为水芹烯及罗勒烯，尚含鞣质、β-谷甾醇等。药理实验表明，苏木有效成分苏木素对大鼠炎性足趾肿胀及大鼠肉芽组织增生均有较强的抗炎作用[1]。在蟾蜍下肢灌流时，苏木水能使血管轻度收缩，并可使由枳壳煎剂减弱的心收缩力有所恢复。还能解除水合氯醛、奎宁、毛果芸香碱、毒扁豆碱、尼可丁等对离体蛙心的毒性。实验还证实，100%的苏木水对动物中枢有抑制作用。10%的苏木煎液对金黄色葡萄球菌和伤寒杆菌作用较强。浸、煎剂对白喉杆菌、流感杆菌、副伤寒丙杆菌、弗氏痢疾杆菌、金黄色葡萄球菌、溶血性链球菌、肺炎球菌等作用显著，对百日咳杆菌、伤寒杆菌、肺炎杆菌及副伤寒甲、乙杆菌等亦有作用[2]。

在证实苏木水提物有较强的免疫抑制作用之后，研究了苏木乙醇提取物的免疫抑制作用，结果发现苏木乙醇提取物能延长大鼠心脏移植后供心的存活时间，减轻移植心的病理损害，并可抑制血清 IL-2、IFN-γ 和 TNF-α 细胞因子的产生[3-4]。又将苏木乙醇提取物进一步提取为乙酸乙酯提取物和正丁醇提取物，结果发现苏木乙酸乙酯提取物(35g/kg)具有较强的抑制淋巴细胞增殖的作用，在抑制心脏移植后 FasL mRNA 相对量表达水平方面，苏木乙酸乙酯提取物组与对照组相比有显著性差异，与环孢素 A 组相比无显著性差异[5]。体外细胞实验和在体动物实验均表明苏木水提物和醇提物对多种肿瘤细胞有明显的抑制作用，可直接作用于肿瘤细胞，诱导细胞凋亡，抑制癌细胞的增殖，并呈一定的浓度依赖关系[6-10]。

苏木系木本植物的干燥心材，质地特别坚硬，气味芳香。传统的加工方法，一般采用锯劈为横断 3cm 长段，再竖开成 3mm 片，或刨成薄片。该法工效低，而且在加工过程中有许多困难，如苏木竖开时，其节疤坚硬阻刀口，容易劈伤手指；如用刨加工，饮片弯曲大小不一，难以达到规格要求。为此，近年来苏木的加工方法已由手工切制改为机械切制，这样可提高功效，节省时间，保证饮片质量，既利于煎出有效成分，又适应临床，提高疗效[11-12]。

【附】

1. 近代炮制方法有蒸制、盐水炒、酒炒等。

2. 文献摘录 “拌细条梅枝蒸，从巳至申出，阴干用”(《雷公》)。“盐水炒”(《世医》)。“以酒一斗，煎至一碗，去滓”(《普济方》。“酒炒”(《串雅补》)。“煎酒专行积血”(《蒙筌》)。“苏方木乃三阴经血分药，少用则和血，多用则破血”(《纲目》)。

【按语】苏木从南北朝开始使用辅料和不同的方法进行炮制。近年来各地炮制规范中收载的大多是劈成小块、碾成粗粉、镑片、刨成刨花等规格。《中国药典》2010 年版要求锯成长约 3cm 的段，再劈成片或碾成粗粉。

苏木系木本植物的干燥心材，质地坚硬。切制时应切薄片，以利于煎出有效成分。又因其内含挥发油，切片后干燥时以阴干或低温烘干为宜。目前有少数地区仍用蒸制、酒炒等方法对苏木进行炮制，苏木经炮制后，其所含成分及药理作用的变化未见报道。这些传统的炮制方法有否意义，值得进一步探讨。

参考文献

[1] Planta Med.，1977，31(3)：214.

[2] 江苏新医学院. 中药大辞典上册[M]. 上海：上海人民出版社，1977：1083.

[3] 侯静波，于波，吕航，等. 苏木水提物抗心脏移植急性排斥反应的实验研究[J]. 中国急救医学，2002，22(3)：125.

[4] 侯静波，于俊民，鄂明艳，等. 苏木醇提物对心脏移植后外周血部分辅助性 T 淋巴细胞因子水平的

影响[J]. 中华心血管杂志,2003,31(3):212.

[5] 金鹏,周亚滨,宋琦,等. 苏木有效成分免疫抑制作用的实验研究[J]. 中药材,2007,30(2):69.

[6] 杨锋,戴关海,等. 苏木对体外人淋巴细胞增殖的抑制作用[J]. 上海免疫学杂志,1997,17(4):212.

[7] 王三龙,蔡兵,崔承彬,等. 中药苏木提取物诱导 K562 细胞凋亡的研究[J]. 癌症,2001,20(12):1376.

[8] 任连生. 苏木水提物抗癌机制的研究[J]. 山西医药杂志,2002,29(13):201.

[9] 徐建国,郭素堂,乔丽娟. 苏木提取液抑制肿瘤作用的研究[J]. 肿瘤研究与临床,2006,18(11):726.

[10] 王雪,赵素莲,徐建国,等. 苏木提取液对胃癌细胞增殖及凋亡作用的研究[J]. 中国药物与临床,2007,17(11):943.

[11] 吴照熹,等. 改苏木手工切制为机械切制[J]. 中成药,1991,13(3):47.

[12] 陈镇华. 改进降香、苏木、檀香的加工方法[J]. 中药通报,1988(2):22.

沉　　香

【来源】本品为瑞香科植物白木香 *Aquilaria sinensis*(Lour)Gilg 含有树脂的木材。全年均可采收,割取含树脂的木材,除去不含树脂的部分,阴干。

【古代炮制】唐代有酒浸、酒渍(《外台》)等炮制方法。宋代增加了酒浸后熬成膏(《博济》)等法。明代又增加了蜜制(《奇效》)和焙制(《启玄》)。清代还增加了酒磨(《全生集》)。

【现代炮制】除去枯废白木,劈成小块,用时捣碎或研成细粉。

【饮片性状】沉香为不规则的极薄片或小碎块或细粉,片面或块面可见黑色与黄色交错的纹理;有特殊香气,味苦,燃烧时有油渗出,香气浓烈。白木香形如沉香,片面或块面可见黑褐色与黄色交错的纹理,质较轻;有特殊香气,味苦,燃烧时有油渗出,发浓烟,香气浓烈。

【质量要求】沉香用乙醇按热浸法测定,浸出物不得少于 10.0%。

【炮制目的】沉香味辛、苦,性微温。归脾、胃、肾经。具有行气止痛,温中止呕,纳气平喘的功效。临床均生用,用于心腹胀闷疼痛,胃寒呕吐呃逆,肾虚气逆喘急。经炮制后,可洁净药材,使用药剂量准确。

【临床应用】

1. 气逆胸满　常与香附(炒)、缩砂仁、甘草(爁)配伍,治胸膈痞塞,心腹胀满,喘促短气,干哕烦满,脚气上冲等,如沉香降气丸(《局方》)。

2. 气逆呕吐　常与青橘皮、陈橘皮、胡椒、炒茴香子、炒荜澄茄等配伍,可治伤寒虚痞,气逆呕吐等,如沉香丸(《圣济总录》)。

3. 心腹疼痛　常与木香、丁香、槟榔、荜澄茄、肉豆蔻、当归、川楝子、高良姜、茴香、莪术等配伍,可治心腹冷气,绞刺疼痛,如沉丁煎丸(《博济方》)。

4. 腰膝虚冷　常与附子(炮)、巴戟、鹿茸、菟丝子、熟地等配伍,可用于真气不足,下元冷惫,脐腹绞痛,胁肋虚胀,目暗耳鸣,夜多异梦,遗泄失精,小便滑数,时有余沥,阳事不兴等症,如沉香鹿茸丸(《局方》)。

【参考资料】国产沉香化学成分的研究 20 世纪 80 年代才开始。国产沉香的化学成分与进口沉香同属相同的类型,主要有挥发性成分(倍半萜化合物),如白木香酸(Baimuxinieacid)、白木香醛醇(Baimuxinal)、苄基丙酮(Benxylacatone)、对甲氧基苄基丙酮(P-methoxybenzylacetone)和茴香酸(Anisic acid)等,2-(2-苯乙基)色酮类,三萜类如羟基何帕酮(3-oxo-22-hydroxyhopane)等[1]。而健康白木香木材组织中没有沉香倍半萜类成分,其中主要成分是棕榈酸、十八碳二烯-[10,12]-酸和十八碳-[9]-酸[2]。药理实验表明，沉香的水煮液及水煮酒沉液对动物肠平滑肌有解痉作用[3]；沉香中 α-沉香呋喃、表 γ-桉叶油醇为主的芳香成分与中枢抑制作用有关[4]。国产沉香煎剂对人型结核杆菌有完全抑制作用；对伤寒杆菌及福氏痢疾杆菌，亦有较强的抑制作用。沉香中挥发油成分有麻醉、止痛、镇静、平喘作用[5]。现代对沉香的炮制研究资料较少，仅见到于水永报道，沉香传统的炮制方法一般是去除枯废白木劈成小块，用时再捣碎或研成细粉，操作费工费时，为提高工作效率，改为将沉香去除枯废白木劈成细条，再用去筛的粉碎机粉碎成粗末即可[6]。

【附】

1. 近代炮制方法还有蜜制、酒制、焙制等。

2. 文献摘录　“用好酒三升，浸两伏时，银器中文武火熬成膏，乳钵内研糊”(《博济》)。“一两，炼蜜半斤，煎五十沸，别贮”(《奇效》)。“凡使沉香，须要不枯，如嘴角硬重沉于水下者为上，半沉者次之，不可见火(敩曰)。欲入丸散，以纸裹置怀中，待燥研之；或入乳钵中以水磨粉，晒干亦可。若入煎剂，惟磨汁临时入之。”(《纲目》)

【按语】沉香从南齐开始有破碎、捣为末的记载。后发展有酒浸、酒浸熬和蜜制等方法。近年来各地的炮制规范中收载的大多是要求除去枯废白木，劈成小块，用时捣碎或研成细粉。《中国药典》2010 年版亦是要求用时捣碎或研成细粉。

药理实验表明，沉香具有解痉、止痛、镇静、麻醉、平喘作用，这些作用与其所含成分有何关系，值得探讨。另外，沉香挥发油为沉香的主要有效成分之一，可否以挥发油含量为指标，对现行常用的炮制方法进行选择；因挥发油常温下易挥发，故采收后，将不含沉香部分尽量除去，以阴干为宜。炮制成粗末或细粉后，挥发油更易挥发。因此，每次炮制的药材量不宜太多，以防药效降低。

参考文献

[1] 林立东，戚树源. 国产沉香中的三萜成分[J]. 中草药，2000，31(2)：98.

[2] 刘军民，徐鸿华. 国产沉香研究进展[J]. 中药材，2005，28(7)：726.

[3] 周永标. 沉香对肠平滑肌的药理作用[J]. 中药通报，1988，13(6)：40.

[4] 奥川齐，等. 日本药学会第 110 次年会论文摘要.

[5] 冉先德. 中华药海(上册)[M]. 哈尔滨：哈尔滨出版社，1993：938.

[6] 于水永. 沉香炮制方法的改进[J]. 中药材，1994，17(7)：50.

鬼　箭　羽

【来源】本品为卫矛科植物卫矛 *Euonymus alatus*(Thunb.)Sieb. 的干燥具翅状物的枝条或翅状附属物。均系野生。全国大部分地区均产。全年均可采割，割取带翅枝条，除去嫩枝及叶，干燥。

【古代炮制】刘宋时代有酥炒的炮制方法(《雷公》)。直至明代，均有类似的记载。

【现代炮制】

鬼箭羽：除去杂质，洗净，润透，切段或厚片，干燥。

【饮片性状】鬼箭羽为不规则的圆柱状小段或厚片。周边灰绿色，有纵皱纹，四面生有灰褐色片状羽翼，质硬韧，切断面黄白色。翅质松脆，易折断或剥落，断面呈淡棕色。气微，味微苦、涩。

【炮制目的】鬼箭羽味苦，性寒。归肝经。具有破血，通经，杀虫的功效。临床多生用，用于妇女闭经，产后瘀血腹痛，虫积腹痛。经炮制后，可洁净药材，利于调剂和制剂。

【临床应用】

1. 恶疰心痛　常与桃仁、赤芍、鬼臼、陈皮、当归、柴胡、朱砂、大黄等配伍应用，治疗恶疰心痛，绞刺腹胁，或肩背痛无常处，如鬼箭羽散(《圣惠方》)。

2. 产后败血不散　常与红蓝花、当归配伍应用，可治产后败血不散，儿枕块硬，疼痛发歇，及新产乘虚，风寒内搏，恶露不快，腹脐坚胀(痛)等，如当归散(《局方》)。

3. 疟疾　常与鲮鲤甲(烧存性)等分配伍，捣罗为细散用，可治疟疾，如一字散(《总录》)。

4. 疗乳无汁　鬼箭羽150g，水1200ml，煮取800ml，去渣。服160ml，日3服。亦可烧灰作末，水服6～9g，日3服。如单行鬼箭汤(《广济方》)。

【参考资料】鬼箭羽含卫矛胺(Alatamine)、卫矛碱(Evonymine)、卫矛宁(Evonine)、卫矛任(Evorine)和雷公藤定(Wilfordine)等生物碱。叶含槲皮素、表木栓醇(Epifriedelanol)、木栓酮(Friedelin)、卫矛醇(Dulcitol)；茎翅水提液中含草乙酸钠(Sodium oxalacetate)；根皮含硬橡胶、树脂[1]。利用离子光谱分析法测定了鬼箭羽中24种微量元素的含量，结果以钙元素含量特别高，其次为镁、磷、铁、铝等，认为这与鬼箭羽的活性应有一定的联系[2]。药理实验表明，鬼箭羽煎剂中提得的草乙酸钠对正常或四氧嘧啶性糖尿病的家兔有降血糖、降尿糖作用及增加体重作用。大鼠口服5～10mg/d，共40天，可引起低血糖及胰岛细胞的增殖，胰β细胞增生，同时有胰α细胞的萎缩，说明草乙酸钠能刺激β细胞，调整不正常的代谢过程，加强胰岛素的分泌[3]。药理实验还表明，鬼箭羽水煎液有一定的调脂作用，且有延缓动脉粥样硬化病变的作用[1]。另外，同属植物欧卫矛 Euonymus europaeus 种子中含强心苷，作用类似毒毛旋花素，但还有中度降低血压的作用，此外能增加冠状动脉流量，并能收缩豚鼠肠管[3]。鬼箭羽水溶性部分对小鼠有镇静作用，剂量大时作用明显，并能显著加强戊巴比妥钠及硫贲妥钠的中枢抑制作用[4]。1,2;5,6-二脱水卫矛醇对肺癌、肾上腺癌、膀胱癌、喉癌及神经胶质瘤等有一定疗效[5]；对体外培养 S_{180} 细胞及体内 W_{250}、L_{1210} 等10种瘤株均有不同程度的活性，对 L_{1210} 的治疗指数为5.4，与阿糖胞苷和甲氨蝶呤合用有一定的协同作用[6]。二脱水卫矛醇对白血病有治疗作用，其作用机理与烷化剂类药物不完全相同[7]。

【附】

1. 近代炮制方法还有润透后切3mm厚片，晒干。

2. 文献摘录　“采得(鬼箭)后，只使箭头用。拭上赤毛，用酥缓炒过用之。每修事一两，用酥一分炒，酥尽为度。”(《雷公》)“鬼箭，专散恶血，故《本经》有崩中下血之治。《别录》治中恶腹痛，去白虫，消皮肤风毒肿，即腹满汗出之治。今人治贼风历节诸痹，妇人产后血晕，血结聚于胸中，或偏于胁肋少腹者，四物倍归，加鬼箭羽、红花、玄胡索煎服。以其性专破血，力能堕胎。”(《逢原》)

【按语】鬼箭羽在刘宋时代有酥炒的炮制方法，其炮制意图尚不清楚。目前各地炮制规范中大多收载的是润透后切段或厚片。药理实验证实，鬼箭羽有降血糖、调脂、降压等作用，这些药理作用还有待于临床的验证。据现代临床报道，鬼箭羽除用于破血、通经、杀虫外，还可治跌打损伤、瘀血肿痛、漆性皮炎；单方应用还可治月经不调、妇人癥瘕、感冒和烫伤等。

参考文献

[1] 严永清，等. 中药辞海(第二卷)[M]. 北京：中国医药科技出版社，1996：1676.

[2] 董陆陆,申凤玉,卜宪庚,等.鬼箭羽微量元素的分析[J].中医药信息,2000(2):16.
[3] 江苏新医学院.中药大辞典(下册)[M].上海:上海人民出版社,1986:1696.
[4] 哈尔滨医科大学药理教研组.卫矛药理作用的初步研究[J].新医药学杂志,1977(4):28.
[5] 樊亦军.卫矛醇对正常和黑色素瘤小鼠骨髓干细胞的作用[J].中国药理学报,1980,1(2):112.
[6] 樊亦军.1,2;5,6-二去水卫矛醇抗肿瘤作用及毒性[J].华西药学杂志,1987,2(3):161.
[7] 廖小梅.二去水卫矛醇对慢粒骨髓细胞姐妹染色单体互换的影响[J].四川医学,1985,6(1):7.

桂 枝

【来源】本品为樟科植物肉桂 *Cinnamomum cassia* Presl 的干燥嫩枝。春、夏二季采收,除去叶,晒干,或切片晒干。

【古代炮制】汉代有去皮(《金匮》)。宋代有去粗皮(《传信》)等。元代始有切碎用(《宝鉴》)。至清代增加了焙制(《幼幼》)、甘草汁炙(《得配》)、蜜制(《害利》)等炮制方法。

【现代炮制】

1. 桂枝 除去杂质,稍泡,洗净,润透,切薄片,晾干。

2. 蜜桂枝 取炼蜜,加适量开水稀释,淋入净桂枝片内拌匀,闷润,置炒置容器内,用文火加热,炒至老黄色,不粘手时,取出晾凉。桂枝每 100kg 用炼蜜 15kg。

【饮片性状】桂枝为不规则的小段或类圆形薄片;表皮棕色至红棕色,有纵棱线;木部黄白色或浅黄棕色;有特异香气,味甜,微辛,皮部味较浓。蜜桂枝表面老黄色,微有光泽,略带黏性,香气减弱,味甜微辛。

【质量要求】桂枝水分不得过 12.0%,总灰分不得过 3.0%,醇浸出物不得少于 6.0%,含桂皮醛(C_9H_8O)不得少于 1.0%。

【炮制目的】桂枝味辛、甘,性温。归心、肺、膀胱经。具发汗解肌,温通经脉,助阳化气,平冲降气作用。

桂枝以生用为主。生品温性较强,以发汗解肌,温经通阳为著,多用于风寒表证,风寒湿痹,痰饮证。蜜炙可缓和辛温发散之性,长于温中补虚,散寒止痛。多用于虚寒胃痛等。

【临床应用】

1. 生用

(1) 表实证:常与麻黄同用,能增强发汗解表作用。可用于外感风寒之头痛、发热、恶寒等症,如麻黄汤(《伤寒》)。

(2) 表虚证:常与芍药同用,具解肌发表,调和营卫之作用。可用于外感风寒之恶风、发热、有汗者,如桂枝汤(《伤寒》)。

(3) 风寒湿痹:常与附子同用,具有散寒祛湿,温经通络作用。可用于风寒湿痹,肩背肢节酸痛者,如桂枝附子汤(《伤寒》)。

(4) 痰饮:常与茯苓、白术等同用,能温阳利水。可用于心脾阳虚,阳气不行,水湿内停而致的痰饮证,如苓桂术甘汤(《金匮》)。

(5) 血瘀经闭:常与丹皮、桃仁等同用,具有逐瘀消癥作用。可用于妇人宿有癥块,血瘀经闭,如桂枝茯苓丸(《局方》)。

此外,桂枝芍药汤(《三因》)、桂枝姜附汤(《条辨》)、桂枝防风汤(《幼幼》)、桂心汤(《千金翼》)、桂枝加大黄汤(《伤寒》)、桂枝加龙骨牡蛎汤(《金匮》)中均用生桂枝。

2. 制用(蜜制品)

常与芍药、甘草、饴糖等同用，能增强温中补虚，缓急止痛作用。用于中阳不足，脘腹时痛，喜按喜温者。以蜜之甘缓，补虚缓急止痛。

【参考资料】桂枝的成分与肉桂相似，含有挥发油 0.2%～0.9%，油中主要成分是桂皮醛，占 70%～80%，为镇静、镇痛、解热作用的有效成分[1]。桂枝水煎得到 6 个成分：反式桂皮酸、香豆精、β-谷甾醇、原儿茶酸、硫酸钾结晶及长链脂肪酸[2]。从桂枝皮中还分离出 3-(2-羟基苯基)丙酸和它的葡萄糖苷[3]。药理实验表明，桂枝挥发油中的桂皮醛除有镇静、镇痛、解热、扩张血管、降压、抗凝血和抗血栓形成作用[4]外，还有健胃[5]、利胆[6]、止咳[7]、抗肿瘤[8]和增加白细胞[9]等作用。桂枝挥发油能使血管扩张，调整血液循环，使血液流向体表。由于能增强血液循环，促使血液流向体表，从而有利于发汗和散热。又因桂枝挥发油对子宫有特异性充血作用，故认为用量大可引起孕妇流产[10]。

生桂枝、炒桂枝、蜜炙桂枝 3 种饮片的水提取物和醇提取物均具有清除次黄嘌呤-黄嘌呤氧化酶系统产生的超氧阴离子(O_2^-)和 Fenton 反应所产生的羟自由基(·OH)的能力，并能抑制羟自由基诱导的小鼠肝脏匀浆组织上清液过氧化脂质的生成。桂枝炮制品抗氧化的作用强弱与其提取物性质有关。它们的水提取物清除 O_2^- 的能力强于醇提取物，而清除·OH 的能力和抑制脂质过氧化作用则弱于醇提取物。对各炮制品水提取物而言，炒制和蜜炙并未降低其清除 O_2^- 的能力和抗脂质过氧化作用，但却显著地降低其清除·OH 的能力($P<0.01$)；对各炮制品醇提取物而言，炒制和蜜炙均降低其清除 O_2^- 和·OH 的作用($P<0.001$)；而未显著降低抗脂质过氧化的作用。从抗氧化角度看，桂枝在治疗与自由基有关疾病时，临床随症加减方药中所用桂枝仍以生品为佳，复方制剂以桂枝为主药时则建议选择桂枝生品，采用醇提取工艺。[11]

生桂枝炮制成炒桂枝、蜜炙桂枝后，桂皮醛含量均有不同程度的下降，与生桂枝相比，炒桂枝的桂皮醛平均含量下降约 23%，蜜炙桂枝中桂皮醛平均含量下降约 9.3%，而肉桂酸含量则无明显的下降[12]。通过比较生桂枝、炒桂枝、蜜炙桂枝 3 种饮片在抑制血小板聚集及抗血栓形成作用方面的差别，发现桂枝的不同炮制品对血小板聚集均有一定的抑制作用，与生理盐水组相比有显著性差异($P<0.05$)，对血小板聚集抑制率生桂枝组与蜜炙桂枝组较炒桂枝组为高，差异显著($P<0.05$)，生桂枝组与蜜炙桂枝组比较无显著性差异($P>0.05$)；不同炮制品各组均可使大鼠血栓干湿重显著减轻($P<0.05$)，与炒桂枝组比较，生桂枝组及蜜炙桂枝组作用明显($P<0.05$)[13]。可见桂枝加热炮制后，随着桂皮醛含量的减少，其温经通脉的药理效应下降。

桂枝炒制后挥发油含量有所降低，蜜制后却略有增加，且贮存时间越久，挥发油含量越低、颜色越深，生桂枝、炒桂枝、蜜炙桂枝 3 种饮片的挥发油密度各不相同，提示炮制后挥发油的量和质均发生了变化，还有待进一步证明[14]。

【附】

1. 近代炮制方法还有炒制、炒炭等。

2. 文献摘录　“去粗皮”(《传信》)。“甘草汁浸，炙干用”(《得配》)。“蜜水炒”(《时病》)。“桂之毒在皮，故方中皆去皮用”(《准绳》)。“桂枝汤方，桂枝下有‘去皮’两字。夫桂枝气味辛甘，全在于皮，若去皮是枯木矣，如何有解肌发汗之功？宜删此二字，后仿此”(《金鉴》)。

【按语】桂枝在汉代《伤寒论》和《金匮要略》两书方剂中大多注明“去皮”两字，未见对“去皮”作注解。对桂枝是否去皮用，历代医家说法并不一致。如张寿颐云：“桂枝即肉桂之枝，柔嫩细条，芬芳馥郁，轻扬升散，味辛气温……其效在皮，而仲景书反去其皮，可悟传抄之谬，无皮为木，而晚近来或用其木，毋乃嗜好之偏[15]。”李时珍在《本草纲目》中未出桂枝条，而在牡桂条中云：“此即木桂也。薄而味淡，去粗皮用，其最薄者为桂枝，枝之嫩小者为柳桂。”认为肉桂中最薄者为桂枝。同时，李时珍还认为“桂即肉桂也，厚而辛烈，去粗皮用”。

综上看来，关于桂枝是否去皮，有认为系传抄之谬；有认为无甚意义；李时珍在《本草纲目》中指出桂枝为肉桂的嫩枝。因肉桂外层粗皮无甚药力，故应去之。仲景时代并无肉桂与桂枝之分，俱用枝上皮，并不用桂之嫩枝。而后世医家将桂分为肉桂和桂枝，肉桂用于温补，桂枝用于解肌发汗。对仲景的许多温里方剂，如肾气丸，薯蓣丸、蜘蛛散等则应用肉桂为宜[16]。目前，各地的炮制规范和《中国药典》2010年版均未要求桂枝去皮。

桂枝内含挥发油，切片后应以阴干和低温烘干为宜，防挥发油损失。现在某些地区习惯采用蜜炙、炒和炒炭的方法，桂枝经用这些方法炮制后，其所含成分和药理作用有何变化，这些炮制方法是否合理，尚需进一步研究。

参考文献

[1] 任仁安，等. 中药鉴定学 [M]. 上海：上海科学技术出版社，1986：291.

[2] 袁阿兴. 中药桂枝化学成分的研究[J]. 中药通报，1984，9(3)：31.

[3] Tanaka S，et al. Planta Med [J]. 1989，55(3)：245.

[4] 余传隆，等. 中药辞海(第一卷)[M]. 北京：中国医药科技出版社，1993：2105，2108，2111.

[5] 杜健. 台湾中医药概览[M]. 北京：中国医药科技出版社，1990：61.

[6] CA，1977，86：313.

[7] 赤松金芳. 和汉药，1976：420.

[8] CA，1981，94：168054.

[9] 中国生理科学会学术会议论文摘要汇编(药理)，1964：132.

[10] 叶定江，等. 中药临床的生用与制用[J]. 南昌：江西科学技术出版社，1991：15.

[11] 杨澄，仇熙，孔令东. 炮制对桂枝抗氧化作用的影响[J]. 中成药，2001，23(3)：381.

[12] 罗霄山，孙冬梅，李蓓蓓. 桂枝不同炮制方法对桂皮醛、肉桂酸含量的影响[J]. 中药材，2008，31(2)：201.

[13] 罗霄山，等. 不同炮制方法对桂枝温经通脉药效学的影响[J]. 中药材，2008，31(3)：253.

[14] 苏锦. 不同贮存期的桂枝生品与炮制品的质量研究[J]. 中药材，2001，24(4)：260.

[15] 江苏新医学院. 中药大辞典(下册)[M]. 上海：上海科学技术出版社，1977：1772.

[16] 徐国文. 桂枝“去皮”析[J]. 上海中医药杂志，1993(8)：29.

第十二章

皮 类 药

第一节 概 述

皮类药主要来源于双子叶植物的茎干、枝和根的形成层以外的部分。其外侧通常有木栓层(俗称:粗皮)。由于皮的组织结构和内含物的不同,其横向折断面显不同的形状和特征。如牡丹皮折断面平坦,粉性;桑白皮难折断,强纤维性;肉桂质硬脆,易折断,断面呈颗粒状;厚朴质硬,断面内层显纤维状;杜仲断面有胶质丝状物相连;白鲜皮折断时有粉尘。这些对鉴别皮类药材的真伪和饮片的切制、炮制有重要意义。

药材来源:皮类药材大多数以植物茎干的皮入药;少数以根皮入药,如桑白皮、牡丹皮、地骨皮、香加皮、白鲜皮等;有的以干皮和根皮入药,如椿皮等;有的以干皮和枝皮入药,如肉桂等;个别的以干皮、枝皮和根皮入药,如厚朴。

炮制目的:皮类药材去除非药用部位粗皮,以使其纯净,用量准确。切成丝条片或小方块,便于调剂,利于药效成分浸出。盐制是利用盐下行入肾,增强药物补肝肾作用(如杜仲)和降阴火作用(如黄柏);蜜制主要是利用蜂蜜本身的作用,加强药物润肺止咳功能(如桑白皮);姜制既可降低药物的毒副作用,又可增强温中止呕,化痰止咳作用(如厚朴)。麸炒主要是缓和药物苦寒之性并矫味(如椿皮)。炒炭多用于止血(如黄柏、牡丹皮)。

炮制方法:以干皮入药者一般要去除外表的粗皮。以根皮入药者要注意去除残留的木质心,如地骨皮、牡丹皮等。切制饮片应根据药材质地,分别采用干切法和润切法。

干切法:对黄柏、桑白皮、苦楝皮等纤维性强的药材,可直接用剁刀式切药机切成丝条片。药材若以水浸,则绵软扯丝,且发黏,很难切成丝条片。

润切法:对牡丹皮、肉桂、厚朴、白鲜皮、合欢皮等质地较坚硬的药材,可用润切法。即用水润至药材内无白心后,再用切药机切成丝条片或小方块。切片后应及时干燥,但丹皮切片后,不宜暴晒,否则饮片易变红色。

经净制切制后,多数可直接入药用。有的除生用外,还用盐(如黄柏、杜仲)或蜜(如桑白皮)、姜(如厚朴)等炮制后入药用。这些辅料炮制,一般是将药材生片先用定量的辅料水溶液,拌匀稍润后,再用文火炒干。杜仲还要炒至胶质丝断开,桑白皮炒至不粘手。

现代研究比较多的有黄柏、杜仲、厚朴等。对黄柏的研究主要以小檗碱和抑菌、抗炎等为指标,研究结果虽有差异,但总地看来,水浸切丝小檗碱损失 1/4~1/2,故可用水喷淋润后切丝或直接用剁刀式切药机切丝,阴干;炒炭小檗碱损失 4/5 以上;至于有报道认为,其盐炙品、酒炙品小檗碱变化不大或有所升、降,这可能与含量测定方法及炮制操作等因素影响有关;炮制温度愈高,其炮制品的抑菌、抗炎作用随之减弱,故黄柏炭用于治疗崩漏以止血,而不用于治疗痢疾。

对杜仲的研究表明，其粗皮占药材20%以上，故净选加工时应去除；切丝条片较切块片利于煎出成分；以炮制至"断丝"为标准，认为烘法（200℃）和砂烫法为佳。这样所得炮制品的降压、抑制子宫收缩、镇静、利尿作用均较生品增强。对盐杜仲较生杜仲中铅下降，而锌、锰、铜、铁等显著升高的报道，尚待进一步验证。

对厚朴的研究多数以厚朴酚与（或）和厚朴酚为指标，报道并不一致，有的认为含量增加，有的认为含量减少。姜制厚朴中挥发油的质与量基本无变化，故认为挥发油可能不是厚朴的刺激性成分。姜厚朴有显著的抗胃溃疡作用。

第二节 药 物 选 例

地 骨 皮

【来源】本品为茄科植物枸杞 *Lycium chinense* Mill. 或宁夏枸杞 *Lycium barbarum* L. 的干燥根皮。春初或秋后采挖根部，洗净，剥取根皮，晒干。

【古代炮制】南北朝有甘草汤制（《雷公》）。唐代有切法（《千金》）。宋代有去心（《普本》）、炒黄（《局方》）、甘草水浸焙（《急救》）、酒炒（《扁鹊》）等法。明代有童便浸（《景岳》）等法。清代增加了酒蒸（《本草述》）、酒洗（《说约》）等炮制法。

【现代炮制】除去杂质及残留木心，洗净，晒干。

【饮片性状】本品呈筒状或槽状，长短不一。外表面灰黄色至棕黄色，粗糙，有不规则纵裂纹，易成鳞片状剥落。内表面黄白色至灰黄色，较平坦，有细纵纹。体轻，质脆，易折断。气微，味微甜而后苦。

【质量要求】地骨皮水分不得过11.0%，总灰分不得过11.0%，酸不溶性灰分不得过3.0%。

【炮制目的】地骨皮味甘，性寒。归肺、肝、肾经。具有凉血除蒸，清肺降火的功能。临床多生用，用于阴虚潮热，骨蒸盗汗，肺热咳嗽，咯血，衄血，内热消渴。炮制后使药物洁净。

【临床应用】

1. 阴虚潮热　常与知母、鳖甲等同用，能清虚热退蒸，可用于阴虚血热、小儿疳疾发热及骨蒸潮热、盗汗等证，如地骨皮汤（《总录》）。

2. 肺热咳嗽　常与桑白皮（炒）、甘草（炙）同用，能清泄肺热，如泻白散（《药证》）。

3. 咯血、衄血　常与白茅根、侧柏叶等凉血止血药同用，能清血热而止血，可用于血热妄行的出血证。

4. 内热消渴　常与地黄、天花粉等养阴生津药同用，能泄热邪而止烦渴，可用于消渴尿多。

【参考资料】地骨皮含有生物碱类如甜菜碱（Betaine），降压生物碱苦柯碱A（Kukoamine A）[1]，具有抑制葡萄糖苷酶、抗肿瘤、增强免疫力和抗病毒等作用的alkaloid。还有大量的有机酸类物质如亚油酸[2]、亚麻酸[3]、肉桂酸[4]以及两种对血管紧张素转换酶（ACE）有抑制作用的（s)-9-羟基-（10E，12Z）-十八碳二烯酸和（s)-9-羟基-（10E，12Z，15Z）-十八碳三烯酸等[5]。另含有抑制ACE活性和血管紧张肽原酶（renin）活性作用的八肽化合物枸杞素（lyciumin）A和B[6]。

药理实验证实，地骨皮的乙醇提取物、水提取物及乙醚残渣水提物灌服或注射，对热原发热兔有显著的解热作用，作为对照用的甜菜碱也有强的解热作用，而地骨皮的乙醚提取物及乙醇残渣水提取物并无作用[7]。地骨皮浸剂、煎剂、酊剂及注射剂(水煎、醇沉、精制成100%浓度)对麻醉犬、猫、兔(静注或肌注)与不麻醉大鼠(灌胃)均有明显的降压作用[8-10]。对兔灌服地骨皮煎剂可使血糖降低，在第4、5小时降低最显著，平均降低14%，此后维持这种降低情况达4小时尚未恢复[11]。地骨皮浸膏按每日灌服10g(生药)/kg，连续3周，可使实验性兔血清总胆固醇含量下降36.9%，与对照组相比有显著差别，对甘油三酯含量影响不大[12]。甜菜碱有抗脂肪肝作用[13]。纸片法抗菌试验表明，地骨皮煎剂对伤寒杆菌、甲型副伤寒杆菌与福氏痢疾杆菌有较强的抑制作用，但对金黄色葡萄球菌无作用[14]。皮中的酰胺类物质如N-二氢咖啡酰酪胺、N-反咖啡酰酪胺、N-顺咖啡酰酪胺等具有抗真菌作用，特别是前两者只需5～10μg/ml就能阻碍白色念珠菌病原体的二形转变[15]。根据临床报道，地骨皮用于治疗糖尿病、原发性高血压、牙髓炎及过敏性皮肤病等已取得较好的疗效。采用扭体法、热板法和齿髓致痛法等动物实验模型的研究表明，地骨皮可明显抑制小鼠扭体反应次数，提高小鼠热致痛及家兔电刺激致痛痛阈值，从而表明其具有镇痛作用[16]。地骨皮具有免疫调节作用，实验观察到地骨皮水煎剂对环磷酰胺所致小鼠脾细胞产生白细胞介素-2(IL-2)的降低有显著增强作用，而对导致IL-2产生超常的硫唑嘌呤用药组及IL-2水平正常组则呈现抑制作用[17]。地骨皮注射剂能显著地兴奋未孕大鼠与小鼠的离体子宫，可加强其收缩活动，而宫缩是终止妊娠的一个方面，由此可看出地骨皮有潜在的抗生育作用[18]。

【附】

1. 近代炮制方法还有炒黄、酒蒸、酒浸、酒炙等。

2. 文献摘录　“凡使根，掘得后使东流水浸，以物刷上土了，然后待干，破去心，用熟甘草汤浸一宿，然后焙干用。”(《雷公》)“凉骨热，酒浸解骨热，非此不能除。”(《珍珠囊》)

【按语】地骨皮从刘宋代开始有甘草汤制、炒黄、焙制和酒炙等炮制方法。后代又增加了童便制、酒浸和酒蒸等法。近年来各地炮制规范中收载的大多是生地骨皮。《中国药典》2010年版收载的亦是生地骨皮。目前，有些地区，为了减轻地骨皮苦寒之性，常采用麸炒法。由于高温能使其部分有效成分破坏或分解，影响药效。因此地骨皮用麸炒法炮制是否妥当，似应经实验研究确定。又因地骨皮中的甜菜碱易溶于水，皂苷易水解，故水制时，应尽量缩短与水接触的时间。

地骨皮对实验性发热的家兔有显著解热作用，对结核病引起的低热亦有解热作用。因地骨皮具有降血压、降血糖和抑菌作用，故中医临床多用于治疗高血压病、糖尿病及过敏性皮肤病和牙髓炎等症。

参考文献

[1] Yamada H, et al. JP, JPn KoKai Tokkyo Koho 04208264 1992-07-29.

[2] 沟渊贯一，等. 生药学杂志(日)，1963，17(1-2)：16.

[3] 沟渊贯一，等. 得岛大学药学部研究年报(日)，1965，14：10.

[4] Fukushi S, et al. Igaku chuo zasshi，1970，259：80.

[5] 诸田隆，等. 生药学杂志(日)，1987，41(3)：169.

[6] Yahara S, et al. Strultures of anti-ACE and remn pgtides from Lycii pndicis Cortex[J]. Tetrahedron Lett，1989，30(44)：6041.

[7] Noguchi M[J]. 生药学杂志，1970，24(2)：51.

[8] 南京第一医学院药理教研组[G]. 全国心脏血管学术报告会议文汇编. 1959：55.

[9] 石琳，等. 中国生理科学会学术会议论文摘要汇编(药理)[G]. 1964：114.

[10] 山西省卫生局. 山西医药,1973(9):48.

[11] 罗厚蔚,等. 南京药学院学报,1957(2):61.

[12] 浙江人民卫生实验院药物研究所. 中医药研究参考,1974,6(1):10.

[13] 尾本义卫,等. 日本药理学杂志,1961,57(6):105.

[14] 陈炳铜. 330 种中药对常见化脓菌和肠道致病菌的抗菌作用[J]. 中华医学杂志,1964,50(8):524.

[15] Lee DG, Park Y, Kim MR. Anti-fungal effects of phenolic amides isolated from the root bark of Lycium chinense. Biotechnol Lett, 2004, 26(14): 1125.

[16] 卫琮玲,阎杏莲,柏李. 地骨皮的镇痛作用[J]. 中草药,2000,31(9):688.

[17] 熊小玲,李文. 部分扶正固本中药对小鼠脾细胞 IL-2 产生的双向调节作用[J]. 中国实验临床免疫学杂志,1991,3(4):38.

[18] 王本祥. 现代中药药理学[M]. 天津:天津科学技术出版社,1997:330.

肉 桂

【来源】本品为樟科植物肉桂 *Cinnamomum cassia* Presl 的干燥树皮。多于秋季剥取,阴干。

【古代炮制】汉代有削(《玉函》)。梁代有去削上虚软甲错(《集注》)。唐代有熬(《千金》)。宋代增加了酒洗(《疮疡》)、微炒(《局方》)、姜炙(《宝产》)等法。明、清时代又增加了炒黑(《保元》)、焙制(《钩元》)、童便制(《金鉴》)等炮制法。

【现代炮制】除去杂质,刮去粗皮,捣成小碎块。

【饮片性状】本品呈不规则的碎块,红棕色或紫红色,有的显油润,质硬而脆。气香浓烈,味甜辣。

【质量要求】肉桂水分不得过 15.0%,总灰分不得过 5.0%,含挥发油不得少于 1.2%(ml/g),含桂皮醛(C_9H_8O)不得少于 1.5%。

【炮制目的】肉桂味辛、甘,性大热。归肾、脾、心、肝经。具有补火助阳,引火归原,散寒止痛,活血通经的功能。临床均生用,用于阳痿,宫冷,腰膝冷痛,肾虚作喘,阳虚眩晕,目赤咽痛,心腹冷痛,虚寒吐泻,寒疝,奔豚,经闭,痛经。炮制后使药物洁净。用药剂量准确。

【临床应用】

1. 命门火衰 常与炮附子、熟地、山茱萸等温补肝肾药同用,具温补命门之火,益阳消阴作用,用于肾阳不足,命门火衰,畏寒肢冷、腰膝软弱、阳痿、尿频;脾肾阳衰者,如肾气丸(《金匮》);配附子、干姜、白术等以温补脾肾。

2. 脘腹冷痛 单味研末冲服,或配伍其他散寒止痛药同用,具散寒凝气滞或寒凝血瘀的作用,可用于脘腹冷痛,寒湿痹痛,腰痛;配伍当归、川芎等活血通经的药物,可用于血分有寒,血行不畅者,如少腹逐瘀汤(《医林改错》)。

3. 阴疽 常与熟地、鹿角胶、麻黄等配伍同用,具散寒温阳,通畅气血作用,可用于阴疽及痈肿脓成不溃,或溃后不收敛等外科疾患,如阳和汤(《外科全生集》)。气血虚者,配黄芪、当归等同用。

4. 气衰血少 常与补气养血药同用,具温运阳气,鼓舞气血生长的功效,可用于气衰血少之证。

5. 怔忡失眠 常与黄连同用,可治心肾不交,怔忡失眠,如交泰丸(《韩氏医通》)。

【参考资料】肉桂皮中主含挥发油,油中主要成分为肉桂醛(Cinnamic aldehyde),占挥发油的 75%~90%。并含少量乙酸桂皮酯、乙酸苯丙酯等;尚含黏液质、鞣质及树脂等。药理实验表明，肉桂油中肉桂醛具有扩张血管、降低血压、抗凝血和抗血栓形成、抑制胃溃疡、解热镇静、抗菌等作用，肉桂水提物亦具类似肉桂醛的作用[1]。

从肉桂中还分离得一系列抗补体活性的双萜化合物，如肉桂醚，辛卡西醇 A、B、C_1、C_2、C_3、D_1、D_2、D_3 辛卡西醇 A-19-0-β-D-吡喃葡萄糖苷，辛卡西醇 B-19-0-β-D-吡喃葡萄糖苷，辛卡西醇 C_1-葡萄糖苷，辛卡西醇 D_1-葡萄糖苷，辛卡西醇 D_2-葡萄糖苷等，该类成分为新型的细胞肌浆内 RvR 型钙通道特异性激活剂[3-4]。尚从肉桂和桂枝水提物中分离出 5 个强抗溃疡活性成分桂皮苷(Cinnamoside)、肉桂苷(Cassioside)、3,4,5-三羟基苯酚-β-D-洋芫荽糖(1→6)-β-D-吡喃葡糖苷以及 3-(2-羟基苯基)丙酸及其苷。其中桂皮苷在极低剂量时(0.15μg/kg)对多种溃疡模型呈强抑制作用。这种抗溃疡作用是通过胃血流量增加及抑制胃黏膜电位降低实现的。桂皮苷对急性黏膜病变及黏膜细胞障碍系的溃疡模型呈现强有力的疗效，其作用的出现与对黏膜细胞保护作用有关[5-6]。肉桂中的脂溶性抗溃疡活性成分是肉桂醛和邻甲氧基肉桂醛。前者抑制小鼠水浸应激性溃疡形成和大鼠胃自发收缩活动及张力，但不影响胃液的 pH 值，后者抑制盐酸-乙酸性和结扎幽门性大鼠溃疡形成，抑制胃酸分泌，但不影响胃蛋白酶分泌[7]。实验表明，肉桂能抑制二磷酸腺苷诱导的大鼠血小板的聚集，体外有抗凝作用，不影响兔纤维蛋白溶解活性，提示肉桂可能有预防静脉或动脉血栓的作用[8]。不少研究还发现，肉桂具有降血糖和降血脂作用[9]。

毒性实验表明，小量桂皮醛使小鼠运动抑制，大剂量引起强烈痉挛、运动失调、呼吸紧迫，最终麻醉而死亡。临床应用发现，口服大量肉桂粉末可发生毒性反应，表现为头晕、眼花、目胀、咳嗽、尿少、口渴等。其毒性反应与其所含的肉桂油有关[1]。

有实验表明，肉桂的药材粗皮与除去粗皮的药材(内皮)作形性、组织、化学成分比较，肉桂粗皮不含挥发油。虽其粗皮较薄，所占全药材百分率亦低(1.76)，但历代本草多有去粗皮记载，且去除粗皮可提高药物纯度及质量，保证用药剂量准确，认为除去粗皮是合理的[2]。

为防止肉桂中挥发性成分的挥散，有人对原生药打碎、传统方法炮制、常压通蒸气和减压通蒸气四种焖润方法进行了挥发油含量的比较。结果表明，应用传统方法炮制的肉桂挥发性成分损失较多；减压通蒸气焖润的肉桂挥发性成分损失较少[2]。

【附】

1. 近代炮制方法还有炒黄、炒焦、炒炭、焙制等。

2. 文献摘录　“去粗皮用，其毒在皮。”(《备要》)“凡用桂不得通火，惟胎前用火炒。李时珍曰，凡使肉桂，厚而辛烈，去粗皮用。其去内外皮者即为桂心也。”(《指南》)

【按语】肉桂从汉代开始采用不同的炮制方法。近年来各地的炮制规范中收载的大多是生肉桂，要求用前要除去杂质，刮去粗皮，捣成小碎块。《中国药典》2010 年版收载有生肉桂，并规定用前除去杂质及粗皮，捣碎。

根据肉桂所含的成分的特性，软化时宜采用传统的喷淋闷润或复润法；干燥时可用阴干法。目前，《中国药典》和各地的炮制规范大多要求捣碎用；亦有人提出使用减压通蒸气焖润法软化药材后，用机器切丝片，省工省时，干燥快，挥发性成分损失少。鉴于认识上的尚未统一，故肉桂以何种饮片入药用，还需研究探讨。

参考文献

[1] 余传隆，等. 中药辞海(第一卷)[M]. 北京：中国医药科技出版社，1993：2105.

[2] 蔡科. 不同方法闷润肉桂对挥发性成分的影响[J]. 中成药研究，1988(3)：17.

[3] 中国医学科学院药用植物资源开发研究所. 中药志[M]. 北京：人民卫生出版社，1994：388.

[4] 刘江云，杨世林，徐丽珍. 樟属植物的化学和药理研究概况[J]. 国外医学：中医中药分册，2001，23(1)：7-11.

[5] 晶利明. 桂皮的抗溃疡成分药理学研究[J]. 国外医学：中医中药分册，1988，10(1)：44.

[6] 冈野周充. 桂皮中抗溃疡活性的萜苷的分离与结构[J]. 国外医学. 中医中药分册，1988，10(1)：43.

[7] 张明发，沈雅琴. 肉桂的药理作用及温里功效[J]. 陕西中医，1995，16(1)：39.

[8] 陈一，钟正贤，黄凤娇，等. 中药肉桂的药理研究（第一报）：对血液和心血管系统的影响[J]. 中药通报，1981(5)：32.

[9] 何岚，袁强. 中药肉桂降血糖、降血脂作用的研究进展[J]. 中国现代中药，2008，10(8)：8.

杜 仲

【来源】本品为杜仲科植物杜仲 *Eucommia ulmoides* Oliv. 的干燥树皮。4～6 月时剥取，刮去粗皮，堆置“发汗”至内皮呈紫褐色，晒干。

【古代炮制】南北朝刘宋时代载有酥蜜炙法(《雷公》)。梁代有去皮法(《集注》)。宋代有去皮炙(《圣惠方》)、姜汁炙(《活人书》)、盐水炒(《扁鹊》)、蜜炙(《总录》)、酒拌炒焦(《指迷》)、炒令黑(《普本》)、麸炒(《局方》)等炮制法。也有以“炒断丝”作为火候判断(《局方》)。明代增加了姜蜜炒(《奇效》)、糯米同炒(《粹言》)、去皮醋炙(《必读》)等法，清代又增加了童便浸焙(《本草述》)等法。

【现代炮制】

1. 杜仲 取原药材，除去杂质，刮去残留的粗皮，洗净，切块或丝，干燥。

2. 盐杜仲 取杜仲块或丝，加盐水拌匀，闷润，中火炒至断丝，表面焦黑色时，取出，及时摊晾，凉透。杜仲每 100kg 用食盐 2kg。

【饮片性状】杜仲为厚薄不一，10～15mm 的小方块，或呈丝状；外表面淡棕色或灰褐色，有明显的皱纹或纵裂槽纹；内表面黯紫色，光滑；切断面有细密、银白色、富弹性的橡胶丝，质脆；气微，味稍苦。盐杜仲表面呈焦黑色，银白色橡胶丝减少，弹性减弱，略有咸味。

【质量要求】杜仲醇浸出物不得少于 11.0%，盐杜仲水分不得过 13.0%，总灰分不得过 10.0%，浸出物不得少于 12.0%，杜仲、盐杜仲含松脂醇二葡萄糖苷($C_{32}H_{42}O_{16}$)不得少于 0.10%。

【炮制目的】杜仲味甘，性温。归肝、肾经。具有补肝肾，强筋骨，安胎的功能。生品应用很少，长于益肝补肾，多用于头目眩晕，湿重腰痛。盐制后可直走下焦，增强补益肝肾作用，用于肾虚腰痛，阳痿滑精，胎元不固等。

【临床应用】

1. 生用

(1) 头目眩晕：常与枸杞子、菊花、白芍、夏枯草等同用，能养肝息风，可用于肝虚，风阳上扰，头目眩晕。

(2) 湿重腰痛：常与生白术、附子同用，能补肝肾，利水，可用于腰痛而重。如新定白术汤(《医学从众录》)。

2. 制用(盐制品)

(1) 肾虚腰痛：常与肉苁蓉、菟丝子、萆薢同用，能补肝肾，强筋骨，可用于肾虚骨痿，腰部酸痛。如金刚丸(《保命集》)。配伍盐补骨脂、炒核桃仁、大蒜，功能补肾强腰，用于肾虚腰痛，起坐不利，膝软乏力，如青娥丸(《中国药典》)。

(2) 胎动不安：常与续断同用，能增强补肾安胎作用，可用于肝肾亏虚，胎动不安。若兼脾气不足者，则常与白术、人参、桑寄生等同用，具补肾益脾，安胎作用。

(3) 阳痿、滑精：常与巴戟天、肉苁蓉、制菟丝子、酒牛膝等同用，能补肝肾，益精气，可用于肾阳不足，阳痿，滑精，尿频，腰膝酸软。如全鹿丸（《景岳》）。

【参考资料】杜仲含多种木脂素及其苷，环烯醚萜类，还含绿原酸、咖啡酸、熊果酸等有机酸类，以及17种游离氨基酸和15种无机元素等。现代药理已证实，杜仲具有降压、镇静、镇痛、增强免疫、抗炎、抗应激、利尿、延缓衰老等作用。炮制对其理化性质和药理作用均有一定影响。

实验表明，杜仲外表粗皮占全皮的27.06%，且同一批杜仲切成2～3mm的丝片比切成2～4cm方块片，水溶性煎出物显著增多[1]。还有实验证实，未去粗皮的杜仲饮片煎出率比去粗皮者低30.86%，粗皮占药材的20%以上[2]。杜仲切制规格对总成分的溶出有明显影响，其煎出率大小依次为：横丝＞纵丝＞丁＞条＞块＞带粗皮块。因此，按杜仲橡胶丝的生长方向垂直切断，将最有利于总成分的溶出，其切制宽度以0.5cm较好[2]。对杜仲三种不同炮制品的丝片作水溶性煎出物量比较。结果，盐水拌炒品煎出量最高，盐水拌后砂烫品次之，生品最低[3]。通过对杜仲制品水溶性总成分的溶出率测定，除160℃烘品外，其他制品均低于生品。但杜仲在λ_{max}282nm处有强吸收的活性成分，各制品活性成分的溶出率均高于生品，其高低顺序为：200℃烘品＞砂炒品＞160℃烘品＞盐炙品＞生品。其药理作用与活性成分溶出的多少成正比例，与水溶性总成分溶出的多少不相关[4]。有文献报道，砂烫杜仲（喷盐水）和杜仲炭（药典法）的水煎出物基本一致，但皆较生杜仲煎出物量低；绿原酸的含量两者皆较生杜仲低，但砂烫杜仲的含量高于杜仲炭；砂烫品收率亦比杜仲炭高17%左右[5]。另有文献报道，杜仲炒炭后，对磷脂含量及组成变化有影响，杜仲炮制后磷脂总量下降12.50%，说明高温炮制造成部分磷脂成分的破坏。磷脂组分的薄层扫描结果显示，炮制品较生品溶血磷脂酰胆碱和磷脂酸的含量比例增高，而其他磷脂组分则有所降低。提示可能有一些磷脂酰胆碱氧化转变成溶血磷脂酰胆碱，以及部分其他磷脂分解生成磷脂酸[6]。还有文献报道，杜仲经盐制（药典法）后收率为86%，取等量盐杜仲与生杜仲作元素分析比较，结果盐杜仲中铅的含量下降达30%以上，而锌、锰、铜、铁、显著升高；钙、磷含量亦有升高[7]。依据杜仲中的松脂醇二葡萄糖苷是其降压的主要成分，应用HPLC法测定了生杜仲、清炒杜仲、盐杜仲、砂烫杜仲及烘杜仲中松脂醇二葡萄糖苷的含量。结果表明，杜仲炮制后，松脂醇二葡萄糖苷含量明显升高，各炮制品之间含量无明显差异[8]。但亦有研究表明，杜仲盐炙后降压活性成分松脂醇二葡萄糖苷含量下降[9-10]，醇溶性浸出物有所增加，而指纹图谱中色谱行为变化较大[9]。日本学者研究发现，京尼平苷酸有降压作用，是杜仲降压的主要成分之一[11]。

实验报道，炒杜仲对犬的降压作用大于生杜仲，其作用与心血管的直接关系不大，与迷走神经的关系亦不大，降压作用可能与中枢神经的抑制有关[12]。有文献亦证实，炒杜仲对猫的降压作用比生杜仲大1倍[13]。另有文献报道，生杜仲、盐制杜仲炭（药典法）和砂烫杜仲均能使兔、狗的血压明显下降，并可减缓大鼠离体子宫的自发活动，对抗脑垂体后叶素对子宫的作用；盐杜仲炭（药典法）和砂烫杜仲在这两方面的药理作用强度基本是一致的，且均比生杜仲强[14]。还有文献报道，盐炙杜仲（药典法）与生杜仲比较，对中孕小白鼠离体子宫自主收缩的抑制作用增强，对乙酰胆碱引起子宫痉挛性收缩的拮抗作用增强，但是对垂体后叶素引起子宫痉挛性收缩的拮抗作用减弱[15]。用砂烫或烘法制盐杜仲均有明显的子宫收缩抑制作用[16]。杜仲生品和不同工艺的炮制品对家兔离体子宫均有抑制作用，其中200℃烘品和砂炒品作用最强，160℃烘品次之，盐炙品较弱，生品最弱[4]。现代研究认为，肾阳虚患者多见有肾上腺皮质功能低下。实验表明，杜仲的水提醇沉煎液具有兴奋垂体-肾上腺皮质系统，提高肾上腺皮质功能的作用[17]。为此，有人采用醋酸氢化可的松造成小白鼠类阳虚病理模型，对生杜仲与盐杜仲（药典法）的补肾作用进行了比较，结果生杜仲与盐杜仲均可使类阳虚小鼠红细胞的超氧化物歧化酶（SOD）活力增加，肾上腺增重，二者的作用强度无明显差别[18]。生杜仲及其不同炮制品对家兔均表现出镇静作用，其强弱顺序为：200℃烘品≥砂炒品>160℃烘品>盐炙品>生品。对家兔作利尿实验，结果表明，其利尿作用强弱顺序为：速尿>200℃烘品≥砂炒品>160℃烘品>盐炙品>生品[4]。有研究比较了生杜仲、清炒杜仲、盐杜仲、砂烫杜仲、烘杜仲5种饮片的免疫增强作用，发现杜仲炮制后，抑制2,4-二硝基氯苯所致小鼠迟发型超敏反应的作用，对抗氢化可的松所造成的T细胞百分比下降的作用，激活单核巨噬细胞吞噬功能的作用，增强腹腔巨噬细胞吞噬功能的作用，都明显增强；并且清炒杜仲、盐杜仲、砂烫杜仲、烘杜仲作用强度基本一致[19]。

实验表明，杜仲达到断丝要求，须在武火条件下炒成炭状，在大生产中损耗很大。实验样品小量制备其收得率烘杜仲>炒杜仲>砂炒杜仲；其对应的煎出率顺序与之相同。杜仲受热程度越大，越不利于总成分的溶出，三种制品达到断丝要求时其煎出率并不比生品高，炒杜仲和砂烫杜仲还较生品低。但杜仲某些生物活性，如对动物离体子宫的抑制作用，小白鼠翻正实验以及对人体血压的影响来看，其作用强度均优于生品。在几种炮制方法中，烘法工艺客观，易于控制，在150℃、90分钟条件下，既能断丝，又未降低总成分的溶出量[2]。又有实验表明，加盐量与加盐方式对炮制品收率无明显影响，但对杜仲总成分的溶出量有明显的影响。加盐量为2%，加盐方式以先用盐水拌润再加热为好[20]。有人以“断丝”为标准，对盐杜仲、文火炒水淬制品、烘制品进行了断丝率、收率和醇溶性浸出物含量比较。结果表明，杜仲炒断丝，用文火比用武火好，前者外观色泽呈深褐色，损耗率小，且醇溶性浸出物含量也较高；后者表面呈焦黑色，损耗率大；实验还表明，烘制品的醇溶性浸出物含量最高，且收率亦最高，初步说明烘制工艺能保证杜仲炮制品的质量[21]。亦有人以“断丝”为标准，研究了以烘炙代炒炭的方法，探讨了烘制杜仲的条件，这些条件有：100℃、4～6小时；145～155℃、1.5小时；160℃、30分钟等[22]。还有人以“断丝”为标准，用电热干燥箱烘烤法制备不同温度杜仲及盐杜仲样品，分别检测样品中的京尼平苷酸、绿原酸、京尼平苷三种成分，发现杜仲炮制的温度范围为150～200℃，超过200℃时，杜仲药材中京尼平苷酸、绿原酸、京尼平苷成分含量迅速降低，并且药材将迅速炭化，这与“文火”“中火”的传统炮制经验基本相符，而用“武火”显然不当，并认为杜仲的炮制温度应控制在180～190℃左右，盐杜仲时间为35～55分钟，杜仲时间为24～45分钟为宜[23]。

【附】

1. 近代炮制方法还有炒炭、煅炭、砂炒、盐水拌润蒸、盐麸炒等。

2. 文献摘录 “皆去削上虚软甲错，取里有味者秤之”（《集注》）。“刮净粗皮，咀成薄片，姜汁润透，连炒去丝”（《蒙筌》）。“去粗皮净，盐水炒断丝”（《笺正》）。“惯堕胎者，受孕一二月，用杜仲八两，糯米煎汤浸透，炒断丝……（丸）”（《辑要》）。“去皮用。治泻痢酥炙，除寒湿酒炙，润肝肾蜜炙，补腰肾盐水炒，治酸疼姜汁炒”（《得配》）。“用姜汁或盐水润透，炒去丝，能补中强志”（《本草正》）。

【按语】杜仲从南北朝刘宋时代开始使用辅料和采用不同的炮制方法。近年来各地的炮制规范中收载的大多是生杜仲和盐杜仲。盐杜仲主要是用拌润后炒制，古人认为盐水炒制可突出杜仲补腰肾的作用。现代认为盐制后可增强补益肝肾作用，多用于肾虚腰痛，阳痿滑精，胎元不固等。《中国药典》2010年版收载有生杜仲和盐杜仲。

历代文献均重视杜仲的净制加工，特别是去除粗皮。现代研究资料亦表明，杜仲净选加工时刮去苔垢和粗皮是必要的。切丝片较切块片利于煎出成分。杜仲经炮制后，部分化学成分的含量有改变，降压作用增强。杜仲及其炮制品对子宫收缩的抑制作用、镇静作用及利尿作用均增强，这三方面的药理作用强度均为200℃烘制品和砂炒品作用最强，160℃烘品次之，盐炙品又次之，生品最弱。盐杜仲与生杜仲的补肾作用强度并无明显差别。

目前，盐制杜仲是杜仲药材的主要炮制品，应用较广，这可能是受陈嘉谟的"入盐走肾脏"理论的影响，在临床应用中其各种作用是否增强，尚需从多方面进行探讨。比如选择合适的动物模型，通过生品和炮制品的药理作用的比较，确认炮制后样品的补肝肾、强筋骨、降压、安胎作用是否较生品增强；运用中医基础理论，阐述盐能入肾，其盐制后作用增强的理论基础；某种药理作用应是其中多种物质综合作用的结果，要应用现代分析手段，通过炮制前后指纹图谱的研究或其他方法，找出其炮制前后成分间的比例变化或者是否有新成分的产生，深入研究其炮制的作用机理。杜仲炮制后补肝肾、强筋骨、降压、安胎作用是否较生品增强，这些作用与成分的关系如何，有待进一步探讨。一般认为，杜仲炒断丝，有利于调配，煎煮和粉碎，可更好地发挥药效。故杜仲的传统炮制要求是"断丝而不焦化"。实际操作中，杜仲如欲炒断丝，必须温度高，时间长，往往炒成炭。有人通过对有关文献的考证，对"杜仲炭"提出质疑，认为杜仲既断丝又不炭化是前人炮制的原意和历代用药的主体，炒炭始于近代，不符合传统炮制原意[24]。目前，盐制杜仲时采用药典法、砂烫法或烘制法皆以断丝为标准。但是药材质地愈厚，质量越好，橡胶丝愈多，达到断丝要求则炭化程度就愈大。砂烫法制盐杜仲收率高，成分损失少[3,25-27]，但不易掌握断丝的火候。为此，又有以"断丝"为标准，采用烘箱法[16,21-22]、电动转锅[28]等对杜仲的炮制工艺进行了初步探讨。这些研究尚需建立更科学的指标和参数，并应与生产实际紧密结合。

参考文献

[1] 袁坤祥. 杜仲饮片规格标准的探讨[J]. 中成药研究，1984(4)：16.

[2] 李川，等. 不同炮制方法对杜仲总成分溶出量的影响[J]. 中药材，1989，12(2)：29.

[3] 闻红. 杜仲炮制工艺初探[J]. 中成药研究，1988(4)：19.

[4] 颜成杰. 杜仲炮制品的质量探讨[J]. 中药材，1990，13(6)：21.

[5] 李巨宝，等. 杜仲不同炮制方法的比较实验[J]. 1986，(5)：29.

[6] 许益民. 炮制对白芍、当归和杜仲磷脂含量及组成变化的影响[J]. 中药饮片，1990(6)：10.

[7] 刘守廷，等. 杜仲及其炮制品某些微量元素含量比较[J]. 中国中药杂志，1989，14(10)：20.

[8] 郝武常，等. 炮制对杜仲中松脂醇二葡萄糖甙含量的影响[J]. 中国中药杂志，1996，21(7)：410.

[9] 狄留庆，刘圣金，赵晓莉，等. 杜仲盐制前后质量变化的比较研究[J]. 中药材，2007，30(5)：525.

[10] 陈晓昱，骆莉莉，任广聪，等. 杜仲炮制前后松脂醇二葡萄糖苷含量的比较[J]. 华西药学杂志，2008，23(5)：592.

[11] TakeshiDeyam，et al. Constiuents and Pharmacological Effects of Eucommia and Siberian Ginseng. Acta Pharmacol Sic，2001，22(12)：1057.

[12] 王筠默. 生杜仲及炒杜仲降压作用之比较[J]，新中医药，1956(1)：37.

[13] 许文福. 炒杜仲和生杜仲的药理作用问题[J]，福建中医药，1959(4)：36.

[14] 李巨宝，等. 杜仲不同炮制品的药效比较[J]. 中药材，1986(6):33.

[15] 王勤，等. 杜仲炮制意义的实验研究[J]. 中国中药杂志，1989，14(11):21.

[16] 廉方，等. 杜仲最佳炮制条件的测定[J]. 中药通报，1988(3):21.

[17] 徐诗伦，等. 杜仲对垂体-肾上腺皮质系统功能的影响[J]. 中草药，1982(6):24.

[18] 李献平，等. 杜仲炮制前后补肾作用初探[J]. 中成药研究，1988(1):15.

[19] 朱宇红，郝武常，李兴华. 杜仲不同炮制品增强免疫作用比较[J]. 中国中药杂志，1997，22(10):598.

[20] 李川，等. 烘杜仲工艺初探[J]. 中药材，1989，12(3):29.

[21] 刘湛文，等. 杜仲炮制工艺比较[J]. 中药材，1994，17(5):28.

[22] 李川，等. 杜仲炮制历史沿革研究[J]. 中药材，1990，13(1):29.

[23] 李钦，张翠利，田甜，等. 炮制温度对杜仲中京尼平苷酸、绿原酸、京尼平苷含量的影响[G]. 中华中医药学会四大怀药与地道药材研究论坛暨中药炮制分会第二届第五次学术会议与第三届会员代表大会论文集. 104.

[24] 王琦，等. 杜仲炭炮制质疑[J]. 中药材，1985(1):27.

[25] 曾祥林. 杜仲不同炮制方法的质量探讨[J]. 中成药，1989，11(4):19.

[26] 周延馥. 杜仲炮制方法介绍[J]. 中药通报，1987(12):267.

[27] 苏文党. 杜仲炮制的改进方法[J]. 中成药研究，1984(1):43.

[28] 梁党民. 改革炮制工艺，提高杜仲质量[J]. 中药通报，1986，11(11):24.

牡　丹　皮

【来源】本品为毛茛科植物牡丹 *Paeonia Suffruticosa* Andr. 的干燥根皮。秋季采挖根部，除去细根，剥取根皮，晒干。

【古代炮制】汉代有去心(《金匮》)，梁代有"槌破去心"(《集注》)的方法。南北朝刘宋时有"去骨了，细剉如大豆许，用清酒拌蒸，从巳至未出，日干用"(《雷公》)等法。宋代则有"去心及粗皮，酒浸一宿"(《传信》)。元代则出现"烧灰存性"用(《十药》)和"铡细用"(《宝鉴》)。明代有酒洗炒法(《瑶函》)。清代有炒焦(《鞠通》)等炮制方法。

【现代炮制】

1. 牡丹皮　取原药材，除去杂质及残留木心，抢水洗净，润透，切薄片，干燥。

2. 牡丹皮炭　取净牡丹皮片，用中火炒至表面黑褐色，内部褐色时，喷淋清水少许，灭尽火星，取出，及时摊晾，凉透。

【饮片性状】丹皮呈圆形或半圆形的薄片，外表面灰褐色或黄褐色，栓皮脱落处呈粉红色；内表面淡灰黄色或淡棕色，常见发亮的结晶；切断面呈淡粉红色；质硬而脆，粉性；气芳香，味微苦而涩。丹皮炭呈黑褐色，气香，味微苦而涩。

【质量要求】　牡丹皮水分不得过 13.0%，总灰分不得过 5.0%。浸出物不少于 15.0%，含丹皮酚($C_9H_{10}O_3$)不得少于 1.2%。

【炮制目的】牡丹皮味苦、辛，性微寒。归心、肝、肾经。具有清热凉血，活血散瘀的功能。生品长于清热凉血，活血散瘀，用于温毒发斑，阴虚发热，肠痈，痈肿，肝火头痛，经闭经痛，跌仆伤痛。丹皮炭凉血止血，用于吐血、衄血。

【临床应用】

1. 生用

(1) 温病热入血分：常与玄参、甘草等同用，能清热凉血，解毒化斑，可治温病血分热盛，高热不退，吐衄发斑，舌质红绛者，如化斑汤(《条辨》)。

(2) 阴虚发热:常与青蒿、生地、鳖甲等同用,能滋阴清热,可治温热病后期阴液受损,邪伏阴分,夜热早凉;亦可治肺痨阴虚发热,潮热骨蒸,如青蒿鳖甲汤(《条辨》)。

(3) 肠痈:常配伍大黄、桃仁、冬瓜子等,能清热行瘀,消肿散结,可治肠痈初起,右少腹痛,按之益甚,尚未成脓者,如大黄牡丹皮汤(《金匮》)。

(4) 肝火头痛:常与生地、龙胆草、菊花等同用,能清泄肝火,可治肝火上炎之头痛、目赤、烦躁失眠等,目前有用治高血压头痛眩晕者。

(5) 经闭、痛经、癥瘕:常配伍桂枝、炒桃仁等,能活血行瘀,通经散癥,可治瘀血经闭,行经腹痛或血滞癥瘕等,如桂枝茯苓丸(《金匮》)。

(6) 跌仆伤痛:常与乳香、没药、当归等同用,能活血行瘀止痛,可治跌仆伤痛,瘀滞疼痛者。

2. 制用(炭药) 血热出血:常配伍大蓟(烧灰存性)、小蓟(烧灰存性)、侧柏叶(烧灰存性)等,能凉血止血,可用于血热妄行之吐血、衄血等,如十灰散(《十药》)。

【参考资料】牡丹皮主含牡丹酚、牡丹酚苷、牡丹酚原苷和牡丹酚新苷。还含芍药苷、氧化芍药苷、苯甲酰芍药苷、苯甲酰氧化芍药苷和鞣质等。其中丹皮酚具有降压、抗血栓、抗炎、解热、活血化瘀等多方面的作用;氧化芍药苷、苯甲酰氧化芍药苷对红细胞膜有较弱的稳定作用[1];苯甲酰芍药苷对二磷酸腺苷引起的血小板凝集有抑制作用,可防止微血栓的形成;苯甲酰氧化芍药苷对纤维蛋白溶解酶原和纤维蛋白酶活性有抑制作用[2]。现代对牡丹皮的炮制研究,主要以丹皮酚为指标,对其不同的加工炮制方法进行了初步的探讨。

有实验表明,牡丹皮在净洗过程中,水浸泡时间越长丹皮酚损失越大,故加工时应注意抢水洗净,不宜浸泡。干燥温度对成品中丹皮酚含量影响较大,因而切制后饮片宜低温干燥,以日晒法或50℃以下烘干为宜。牡丹皮炮制后,其所含丹皮酚含量降低,含量顺序为生丹皮>炒丹皮>丹皮炭[3]。还有实验证实,牡丹皮在切片前软化时,采用水喷淋法丹皮酚的损失量小。水洗法丹皮酚含量达不到药典要求[4]。

牡丹皮炮制加工过程中应尽量避免硫磺的熏蒸,认为熏蒸只有助于改变中药的色泽,无助于改善内在质量,同时残留中药中的硫化物具有很强的毒性,而且饮片应该趁鲜切制,以避免有效成分的损失[5]。通过产地加工调查,比较牡丹皮直接切制、熏干和直接晒干饮片醇浸出物和丹皮酚的含量,提出牡丹皮宜采用产地直接加工成牡丹皮饮片,干燥,使含水量在10%以下,塑料袋密封包装,可减少二次加工造成的费工、费时、费水和内在成分的流失,同时可大大缩短牡丹皮干燥时间,有利于从源头上明确牡丹皮饮片的产地和加快其上市时间[6]。

有研究证明,牡丹皮经酒浸、煨制和炒焦炮制后,其所含的芍药苷、牡丹酚苷、牡丹酚的量均减少。特别是炒焦使所含成分大幅度下降[7]。也有实验表明,各炮制品中丹皮酚的含量比生品均有下降,尤以丹皮炭损失最多,其丹皮酚含量为生品的1/5~1/4,这是由于丹皮酚易挥发所致,其含量顺序是生丹皮>炒丹皮>酒炒品>酒蒸品>炒焦品>炒炭品。各炮制品中丹皮酚苷含量却比生品高约4~12倍,其顺序是酒炒品>清炒品>酒蒸品>炒焦品>炒炭品>生品[8]。采用高效液相色谱法,对不同工艺条件所炮制丹皮炭中丹皮酚的含量进行测定,结果表明,随着炮制温度的增高和时间的延长,丹皮酚的含量逐渐降低[9]。砂烫法制备丹皮炭,可使丹皮内外表面受热均匀,制品炭化程度一致,无不及与太过之虞,质量较好并且操作简单,容易掌握。与武火制炭比较,成炭率提高7%以上;而与文火制炭比较,功效提高1倍左右。克服了清炒法制炭时,制品生熟不均的缺点,注意砂温应控制在200℃

以下[10]。有文献采用化学成分系统分析，薄层色谱和紫外光谱等方法，比较了牡丹根皮与木心化学成分的异同，结果表明，两者化学成分基本相似[11]。周刚采用高效液相色谱法，测定牡丹皮各部位中丹皮酚、芍药苷的含量，并进行指纹图谱分析，结果栓皮部中丹皮酚的含量约高出韧皮部中的1倍，木心部中丹皮酚的含量接近韧皮部中的1/2；栓皮部中芍药苷的含量约高出韧皮部中的3.5倍，木心部中芍药苷的含量约高出韧皮部中的1倍；指纹图谱中，韧皮部中有效成分的含量较高；又通过测定重量质量，发现栓皮部、韧皮部、木心部分别占总重量质量的8.14%，81.42%，10.44%[12]。通过对未去心的牡丹根和牡丹皮的药效学和毒性的比较研究，证明两者在促进血小板聚集、抗炎、降压及抗惊厥方面作用相似，且毒性低，可考虑在加工时不再抽心弃去木质部而以全根入药[13]。

【附】

1. 近代炮制方法还有炒黄、炒焦、酒蒸、酒炒等。

2. 文献摘录　“烧灰存性，研极细末，用纸包，碗盖于地上一夕，出火毒”（《十药》）。“酒拌蒸，产科要药，治骨蒸。面裹煨熟，厚大肠”（《全生集》）。“胃虚者，酒拌蒸。实热者，生用”（《得配》）。

【按语】牡丹皮从南北朝刘宋时代开始使用辅料和采用不同的炮制方法。近年来各地的炮制规范中收载的大多是牡丹皮和牡丹皮炭，《中国药典》2010年版仅收载生牡丹皮。各地对牡丹皮的炮制方法尚不统一，除生品外，尚有炒黄、酒炙、酒蒸等方法。中医临床处方生品多用于清热凉血，活血散瘀，制炭用于止血。因此，牡丹皮的传统炮制方法是值得进一步探讨的。

牡丹皮炮制后，其所含主要成分丹皮酚的含量均降低。牡丹酚苷的含量文献报道截然不同，一种结论是炮制品中其含量比生品高约4～12倍不等；另一种则认为牡丹皮炮制后，牡丹酚苷降低。这与传统经验鉴别炮制品程度有很大关系，同时亦与炮制过程中各种因素的影响有关，尚待进一步研究。

牡丹皮中的丹皮酚具有水溶性和挥发性，并可随水蒸气蒸馏。因此，牡丹皮在切片前软化时，采用水淋法和抢水洗为宜；干燥时以阴干法为佳；入汤剂时，采用后下煎煮法为好。另外，丹皮酚具有降压、抗血栓、抗炎、解热、活血化瘀等多方面的药理作用，牡丹皮各炮制品中丹皮酚的含量与其药理作用之间的关系，有待进一步研究。

牡丹皮具多方面的药理作用和临床药效，目前仅对丹皮酚和牡丹酚苷等成分作了初步研究，想以此来阐明牡丹皮的炮制意义，并对炮制工艺进行选择，显然是具有一定的局限性。炮制对牡丹皮中其他成分有何影响，有待研究。炮制对牡丹皮的多种药理作用的影响亦有待于探讨。

牡丹根的传统加工方法，一般在采收后将木心抽去，仅以根皮入药。为扩大药源，节约药材，对牡丹根皮与木心的化学成分和药理作用进行了比较。结果表明，两者化学成分及药理作用基本一致。但是否完全相同，还有待进一步研究。

参考文献

[1] 久保道德. 生药学杂志. 1982，3(6)：70.

[2] 周金黄，等. 中药药理学[M]. 上海：上海科学技术出版社. 1986：72.

[3] 薛德华. 炮制方法对牡丹皮中丹皮酚含量的影响[J]. 基层中药杂志，1995，9(2)：11.

[4] 周玉生，等. 不同牡丹皮炮制品中丹皮酚含量的变化[J]. 中成药，1992，14(7)：23.

[5] 董维卿,周厚文.不同加工方法对牡丹皮饮片质量的影响[J].基层中药杂志,1999,13(4):46.

[6] 吕文海,张欣,宋磊.山东荷泽牡丹皮产地加工品的定量分析[J].中成药,2005,27(10):1162.

[7] 程明,等.台湾对一些中药炮制的研究[J].中药饮片,1990(3):3.

[8] 赵仁泰,等.炮制对牡丹皮主成分的影响[J].中成药研究,1986(5):17.

[9] 丁安伟,等.丹皮炭中丹皮酚含量的高效液相色谱测定[J].中国中药杂志,1996,21(1):23.

[10] 朱卫平.丹皮炭炮制工艺的改进[J].中成药研究,1987(9):47.

[11] 寿秉荣.牡丹根皮及木心化学成分的比较[J].现代应用药学,1994,11(2):11.

[12] 周刚,吕庆红.牡丹皮不同部位有效成分含量测定及指纹图谱化学成分研究[J].中国中药杂志,2008,33(18):2070.

[13] 张文娟,徐宝林,施觉民.牡丹根药理作用的研究[J].中国现代应用药学杂志,1999,16(2):24.

厚　朴

【来源】本品为木兰科植物厚朴 *Magnolia officinalis* Rehd. et Wils. 或凹叶厚朴 *Magnolia officinalis* Rehd. et Wils. var. *biloba* Rehd. et Wils. 的干燥干皮、根皮及枝皮。4～6 月份剥取,根皮及枝皮直接阴干;干皮置沸水中微煮后,堆置阴湿处,"发汗"至内表面变紫褐色或棕褐色时,蒸软,取出,卷成筒状,干燥。

【古代炮制】汉代有去皮炙(《伤寒》)。南北朝有酥炙法、姜炙法(《雷公》)。唐代有姜汁炙(《产宝》)。宋代增加了姜煮、生姜枣制(《总录》),姜焙(《药证》),姜罨(《洪氏》)等法。明代又增加了酒制(《必读》),盐制、姜蜜制、糯米粥制(《普济方》),姜汁浸后入醋淬(《准绳》)等法。清代增加了醋炒(《集解》)。据统计,历代应用的厚朴炮制品有 14 种之多,临床以姜制厚朴应用最为广泛。

【现代炮制】

1. 厚朴　取原药材,刮去粗皮,洗净,润透,切丝,晒干。

2. 姜厚朴　取厚朴丝,加姜汁拌匀,闷润至姜汁被吸尽,用文火炒干。或取定量生姜切片,加水煎汤,另取刮净粗皮的厚朴,捆成捆,置姜汤中,用文火加热共煮至姜汤吸尽,取出,切丝,干燥。厚朴每 100kg 用生姜 10kg。

【饮片性状】厚朴呈丝条状,宽 3～5mm;外表面黄棕色,内表面紫棕色或深褐色,较平滑;切断面颗粒性,有油性,有的可见多数小亮星;质坚硬;气香,味辛辣、微苦。姜厚朴色泽加深,具姜的辛辣气味。

【质量要求】厚朴含厚朴酚与和厚朴酚的总量不得少于 2.0%。

【炮制目的】厚朴味苦、辛,性温。归脾、胃、肺、大肠经。具有燥湿消痰,下气除满的功能。生用药力较为峻烈,其味辛辣,对咽喉有刺激性,故一般不生用。姜制后可消除对咽喉的刺激性,并能增强宽中和胃的功效。

【临床应用】

制用

(1) 脘腹胀满:可单用本品为末,陈米饮送服;或配伍苍术(米泔水浸)、甘草(炙)、陈皮,能化湿和胃,可治湿阻中焦引起的脘腹胀满、纳食不思、舌苔白腻等症,如平胃散(《博济方》)。若配大黄、枳实则可治积滞便秘,腹部胀闷疼痛等,如厚朴三物汤(《金匮》)。若配伍人参、甘草、生姜等益气温中之品,可治虚寒胀满等。

(2) 咳嗽气喘:常配伍杏仁、半夏等,能下气化痰平喘,可治痰湿壅肺,肺气上逆之咳嗽气喘,痰多黏腻,胸部胀满,舌苔厚腻者。

(3) 梅核气:常配伍紫苏、半夏、茯苓等,能理气化痰,可治痰气郁结,咽中不适,似有物阻,咯之不出,咽之不下,胸中窒闷者,如半夏厚朴汤(《金匮》)。

【参考资料】厚朴主要含厚朴酚(Magnolol)、和厚朴酚(honokinol)、四氢厚朴酚(tetrahydromagnolol)、异厚朴酚(isomagnolol)、厚朴碱(Magnocurarine)、β-桉叶醇(β-eudesmol)等。实验报道,厚朴酚能显著抑制胃液分泌,并有抗溃疡作用。厚朴碱又称厚朴箭毒碱或木兰箭毒碱,具有明显的降压作用,可能又是厚朴的主要毒性成分[1]。以厚朴酚与和厚朴酚的含量为指标,比较了同株厚朴不同药用部位及产地加工对含量的影响,结果表明,同株厚朴的地下部分或接近地下部位的树皮中酚性成分含量较地上部分树皮中含量高,经产地加工品比未经产地加工品含量稍高[2]。"发汗"能使厚朴酚与和厚朴酚含量大幅度增加,并且树龄越长,"发汗"后两者含量增加越多,最高可达40%,还能降低药材含水量,更有利于储存保管[3]。

现代对厚朴的炮制研究,多数也是以厚朴酚与(或)和厚朴酚为指标,有的以水醇浸出物、抗溃疡作用为指标。其分析方法主要有双波长薄层扫描法、薄层层析分光光度法、高效液相层析法、气相层析法等。采用双波长薄层扫描法测定了厚朴生品、姜炙品、姜焙品、姜煮品中厚朴酚的含量。结果三种姜制厚朴中厚朴酚的含量均低于生品。厚朴酚含量生品为4.97%,姜炙品为4.05%,姜焙品为4.12%,姜煮品为4.05%,减少量均未超过20%,符合药典所规定的限量标准。故认为三种姜制厚朴的方法皆可以采用[4]。曾诠等亦用双波长薄层扫描法测定了厚朴生品、炒黄品、炒焦品、姜炙品及市售商品厚朴、姜炙厚朴中厚朴酚与和厚朴酚的含量,结果表明,厚朴经炮制后,此二种成分的含量均有下降,炒焦降低30%以上,炒黄、姜炙降低约20%,与上述报道基本一致;市售商品厚朴和姜厚朴中其含量差异较大[5]。

对厚朴采用姜汁炒、姜汁煮、姜汁浸三类炮制方法的17个炮制样品与生品进行了高效液相色谱分析,结果厚朴酚与和厚朴酚的含量有所不同,以10%姜汁炒干、10%姜汁炒微焦两种炮制品中酚性成分含量较高;姜汁煮和姜汁浸的炮制品中分别以10%姜汁煮、10%姜汁浸两种炮制品中酚性成分含量较高;且此四种炮制品中酚性成分均较生品高[6]。用HPLC法测定了7种不同方法炮制的厚朴中厚朴酚的含量,结果亦表明,厚朴丝加姜汁炮制后厚朴酚含量略有增加;厚朴原生药水浸泡时间越长厚朴酚含量越低;用水煮后再切丝加姜汁炮制品厚朴酚含量最低[7]。不仅用HPLC法测定不同厚朴饮片中厚朴酚的含量,而且对姜制厚朴的原理提出了见解。结果表明,清炒品厚朴酚含量最高;在姜炙、姜煮、姜浸品中,以姜炙品厚朴酚含量最高[8]。虽然清炒品的含量高于姜炙品,但药理实验表明,清炒品没有抗胃溃疡作用,而姜炙品有显著的抗胃溃疡作用,因此认为厚朴以姜炙品入药为佳[9]。实验表明,小鼠在空腹状态下净厚朴与姜厚朴均能一定程度地促进小肠的推进,且净厚朴强于姜厚朴;在盐酸型溃疡模型下,净厚朴组与姜厚朴组均能明显抑制溃疡形成,且姜厚朴的作用强于净厚朴;抗番泻叶腹泻和抗炎作用二者无明显差异[10]。姜炙厚朴抗溃疡作用增强,其原因认为是辅料生姜的协同作用,厚朴酚的含量姜炙品高于生品,是因姜炙时加热和姜汁使厚朴酚溶出量增加所致[8]。

厚朴不同炮制品的体外抑菌实验结果表明:姜汁厚朴对金黄色葡萄球菌具有较强的抑制作用,厚朴生品、姜紫苏汁厚朴、酒制厚朴对金黄色葡萄球菌有明显的抑制作用,醋制厚朴、水制厚朴对金黄色葡萄球菌有一定的抑制作用[11]。

有人对厚朴生品的贮藏年限进行了研究,以全国厚朴主产区的15个正品厚朴样品为研究对象，针对采样当年、贮存3年与贮存10年3个不同贮藏时间，采用相同HPLC分别测定其厚朴酚、和厚朴酚含量，发现在一定的贮藏年限内，厚朴中的酚类成分含量有明显增加的趋势，厚朴酚的含量0～3年呈增长趋势，3年后随着贮藏年限增加而有略下降，但贮存10年后仍然高于采收当年；和厚朴酚的含量贮存10年仍然呈增长趋势[12]。该研究结果与赵中振[13]研究结果则相反，需要进一步的研究证明。

采用气相色谱法对厚朴生品和11种不同炮制品作厚朴酚与和厚朴酚的含量测定，结果表明，厚朴生品中含厚朴酚为2.534%；和厚朴酚为1.389%，而其不同炮制品中二种成分的含量均降低，尤以炒焦品降低最多，厚朴酚为1.378%；和厚朴酚为0.491%；姜炙品降低较少，厚朴酚为2.257%，和厚朴酚为1.147%[14]。

用紫外分光光度法对厚朴及其3种姜制品中厚朴酚与和厚朴酚进行测定，结果3种姜制品中含量均低于生品；又对其作了挥发油含量比较，结果炮制后挥发油并未减少；水浸出物姜制品有所增加[15]。另用薄层紫外分析法对姜浸、姜煮、姜炒厚朴作厚朴酚与和厚朴酚的含量测定比较，结果炮制品的含量均较生品降低，但以姜浸厚朴中此二种成分总量降低最少[16]。对不同产地、同批不同株及同株等数种情况九批厚朴姜制前后所含厚朴酚及和厚朴酚总量进行测定，结果发现厚朴姜制前后所含厚朴酚及和厚朴酚总量降低13%～15%[17]。与另一研究结果相反[18-19]。这是否与选用的姜制工艺和厚朴药材有关，有待进一步考察。

【附】

1. 近代炮制方法还有姜汤煮、姜汁浸、姜汁蒸、生姜紫苏汁拌、生姜紫苏加水共煮等。

2. 文献摘录　"凡使，先刮去粗皮，令见赤心，以生姜汁炙3次，令取香熟为度"(《局方》)。"去粗皮，用生姜汁浸一宿，于磁瓦器内炒"(《普济方》)。"一斤……用生姜二斤，不去皮，净洗切片，用水五升同煮水尽，去姜，只焙干厚朴"(《普济方》)。"味苦，不以姜制，则棘人喉舌"(《衍义》)。"入汤药用生姜汁炒，入丸药用醋炙或酥炙"(《入门》)。

【按语】中医临床上一般不用生厚朴，而是以不同的方法炮制成姜厚朴应用，因为传统认为："厚朴味苦，不以姜制，则棘人喉舌。"(《衍义》)现代认为，姜汁炙厚朴可消除其对咽喉的刺激性，并能增强温中和胃的功能。对厚朴的刺激性成分，有人认为[15,20]，并非是其挥发油，因为姜制厚朴中挥发油含量并未减少，化学组成基本无变化。因此，对姜制厚朴可降低其刺激性的机理尚需进一步研究。

胃及十二指肠溃疡，临床上常伴有嗳气、反酸、呕吐、恶心等症，这些症状也是厚朴的主治病证，故采用大鼠幽门结扎型及应激型急性胃溃疡模型，探讨姜制厚朴的炮制原理，实验表明，清炒厚朴无抗胃溃疡作用，而姜炙厚朴有显著的抗胃溃疡作用。这为姜制厚朴可增强温中和胃作用提供了现代科学依据。

厚朴的质量与产地加工有很大关系。一般商品规格分为：筒朴、脑朴（靴朴）、根朴3种[21]，其采收时间、入药部位、加工方法有所不同，所含酚性成分和挥发油等有否差异，值得研究。采收后及时烘干或晒干[22]，"发汗"与"不发汗"[23]对酚性成分与挥发油等有何影响，亦有待研究。厚朴中厚朴碱具明显的降血压作用，可能又是其主要毒性成分，炮制对厚朴碱有何影响，值得探讨。

参考文献

[1] 张兆旺，等. 中药炮制现代研究[M]. 武汉：湖北科学技术出版社，1992：316.

[2] 李安娟，等. 厚朴的不同药用部位中酚类成分的含量及其产地加工对含量的影响[J]. 中药通报，

1985(4):10.

[3] 杨红兵,詹亚华,陈科力,等.发汗与去皮对厚朴中酚类成分含量的影响[J].中药材,2007,30(1):22.

[4] 潘三红,等.厚朴不同炮制品中厚朴酚的扫描测定[J].中药材,1988(2):31.

[5] 曾诠,等.厚朴及其炮制品中厚朴酚与和厚朴酚含量测定[J].中草药,1996,27(1):11.

[6] 虞清,等.厚朴不同炮制品中厚朴酚与和厚朴酚的高效液相色谱分析[J].中国中药杂志,1992,17(7):404.

[7] 战洁.HPLC法测定7种不同方法炮制的厚朴中厚朴酚的含量[J].中成药,1993,15(12):20.

[8] 胡丽萍,等.高效液相色谱法测定不同厚朴饮片中厚朴酚含量及厚朴姜制原理的研究[J].中国中药杂志,1991,16(9):535.

[9] 胡丽萍,等.厚朴及其炮制品对大鼠急性实验性胃溃疡的作用[J].中草药,1991,22(11):509.

[10] 许腊英,胡静,翁德会,等.净厚朴与姜厚朴水煎液主要药理学比较[J].中国医院药学杂志,2007,27(11):1503.

[11] 周新蓓,欧阳荣.厚朴不同炮制品体外抑菌作用的实验研究[J].湖南中医药大学学报,2008,28(1):38.

[12] 吕达,斯金平,童再康,等.厚朴贮存年限与厚朴酚类含量关系的研究[J].中国中药杂志,2008,33(17):2087.

[13] 赵中振,胡梅,唐晓军.不同树龄三种厚朴中厚朴酚与和厚朴酚含量的研究[J].中国中药杂志,1992,17(1):15.

[14] 李国权,等.厚朴不同炮制品中厚朴酚与和厚朴酚的气相色谱测定[J].中药材,1994,17(3):32.

[15] 王月敏,等.厚朴炮制方法比较及其炮制意义探讨[J].中药材,1992,15(12):34.

[16] 林世俊,等.厚朴不同炮制品含量测定的比较[J].中国中药杂志,1993,18(1):27.

[17] 李阳春,高家鉴,张伟敏.厚朴姜制前后所含厚朴酚及和厚朴酚总量的变化[J].中成药,2001,23(6):415.

[18] 许腊英,翁德会,李霞,等.炮制对厚朴饮片中厚朴酚、和厚朴酚含量变化规律的影响[J].中药材,2007,30(6):146.

[19] 欧阳荣,周新蓓,胡铁骊,等.正交试验法优选姜厚朴炮制工艺[J].湖南中医药大学学报,2007,27(6):37.

[20] 冯敬群,等.厚朴炮制初探[J].陕西中医,1990,11(3):133.

[21] 叶纪沟,等.厚朴的加工方法介绍[J].现代应用药学,1992,9(6):295.

[22] 王求淦.厚朴的采收与加工[J].中药通报,1988(8):16.

[23] 刘志彬.厚朴发汗的探讨[J].中药通报,1985(10):18.

桑　白　皮

【来源】本品为桑科植物桑 *Morus alba* L. 的干燥根皮。秋末叶落时至次春发芽前采挖根部,刮去黄棕色粗皮,纵向剖开,剥取根皮,晒干。

【古代炮制】汉代有烧灰存性(《金匮》)。南北朝有焙法(《雷公》)。唐代有炙令黄黑(《千金翼》)。宋代有微炙(《圣惠方》),炒(《博济》)、蜜炙(《局方》),豆腐制、豆煮(《总录》)等法。明代还有酒炒(《粹言》)、麸炒(《奇效》)、蜜蒸(《入门》)等法。清代在炮制作用方面有进一步说明,如"桑白皮须蜜酒相和,拌令湿透,炙熟用。否则伤肺泻气,大不利人"(《逢原》)等。

【现代炮制】

1. 桑白皮　取原药材,除去杂质,抢水洗净,润透,切丝,干燥。

2. 蜜桑白皮　取炼蜜,用适量开水稀释后,加入净桑白皮丝中,拌匀,闷润,文火炒至表面深黄色，不粘手时，取出，摊晾，凉透后及时收藏。桑白皮每100kg用炼蜜25kg。

【饮片性状】桑白皮呈长短不一的丝条状，宽3～5mm；外表面类白色或淡黄白色，较平坦；内表面黄白色或灰黄色，有细纵纹；切断面纤维性，体轻，质韧；气微，味微甜。蜜桑白皮表面深黄色，略有光泽，味甜。

【炮制目的】桑白皮味甘，性寒。归肺经。具有泻肺平喘，利水消肿的功能。

本品多生用，生品性寒，泻肺行水力强，多用于水肿，尿少，面目肌肤浮肿。蜜炙后性寒偏润，能缓和寒泻之性，并可润肺止咳，多用于肺虚咳喘。

【临床应用】

1. 生用

（1）肺热咳嗽：常与桑叶、川贝母、丹皮、竹茹等同用，具泻肺热，祛痰止咳作用，用于肺火烁肺，咳则胁痛，不能转侧，甚则咳血，或痰中带血者，如桑丹泻白汤（《重订通俗伤寒论》）。

（2）水饮喘咳：常与麻黄、杏仁、桂枝、干姜等同用，具有化饮利肺，降气平喘作用，可用于水饮停肺，咳嗽喘急，胸膈满闷，如桑白皮汤（《本草汇言》）。

（3）水肿：常与生姜皮、茯苓皮、大腹皮等同用，具有泻肺行水的作用，可用于水湿停滞，头面四肢浮肿，胸腹胀满，小便不利，如五皮散（《局方》）。

2. 制用（蜜制品）

肺虚喘咳：常与黄芪、人参、五味子、紫菀等同用，能补肺止咳，用于肺气虚亏，咳喘短气。

【参考资料】桑白皮主含伞形花内酯、东莨菪素和黄酮成分桑根皮素（Morusin）、桑素（Mulberrin）、桑色烯（Mulberrochromene）、环桑素（Cyclomulberrin）、环桑色烯（Cyclomulberrochromene）等。又含有作用类似乙酰胆碱的降压成分，并含鞣质和黏液质等[1]。药理实验报道，桑白皮煎剂口服对家兔有显著的利尿和降压作用；桑白皮提取物对小鼠有镇静作用[1]。生、制桑白皮经水浸法处理，可测定果糖含量。制品中果糖含量高低与炮制加蜜量呈线性规律性变化[2]。桑白皮煎剂灌喂兔，桑白皮水提取物或正丁醇提取物给大鼠灌胃或腹腔注射，均有利尿作用，尿量及钠、钾离子和氯化物排出量均增加[3]。从桑白皮、蒙桑中分离得到香豆素类、植物甾醇、黄酮类化合物，对黄酮类化合物进行了抗菌、抗癌、降压作用研究[4,5]。以平喘、利尿作用为药效学指标，从桑白皮中分离得到3个香豆素类化合物：东莨菪内酯、β-谷甾醇和5,7-羟基香豆素，证明其中的东莨菪内酯为桑白皮平端、利尿的有效成分[6]。从桑白皮中分离得到4个黄酮化合物，对呼吸道常见病毒有抑制作用[7]。

用豚鼠离体气管条实验、豚鼠引喘实验、家兔及大鼠利尿实验、小鼠二氧化硫引咳实验比较了桑白皮炮制前后的平喘、利尿及镇咳作用，结果表明，蜜炙桑白皮对组胺所引起的豚鼠离体气管条收缩有明显的解痉作用，对组胺所引起的气道痉挛也有明显保护作用，作用强度与炮制前相当，在镇咳、利尿实验中，蜜炙后的桑白皮利尿作用减弱，而镇咳作用增强[8]。

【附】

1. 近代炮制方法还有炒制、焙制等。

2. 文献摘录　“皮取近木洗净，留白去青，并用铜刀咀成，恶铅忌铁，稀蜜拌透，文火炒干”（《蒙筌》）。“疏散清热，生用，入补肺药，蜜水拌炒”（《得配》）。“利水生用，咳嗽蜜蒸或炒”（《入门》）。

【按语】桑白皮从南北朝开始采用不同的方法炮制。近年来各地的炮制规范中收载的大多是生桑白皮和蜜炙桑白皮。认为生桑白皮性寒，泻肺行水之力较强；蜜炙品寒泻之性缓和，偏于润肺止咳。《中国药典》2010年版收载有生桑白皮和蜜炙桑白皮，但临床上以生品应用为多见。

桑白皮有降压、利尿和镇静的药理作用，蜜炙对其所含成分和药理作用有何影响，鲜见报道。桑白皮蜜炙的意义亦值得研究。

参考文献

[1] 江苏新医学院. 中药大辞典(下册)[M]. 上海：上海人民出版社，1986：1969.

[2] 吕文海，等. 蜜桑白皮中蜜用量检测研究[J]. 中药通报，1988(7)：18.

[3] 佐藤昭彦. 新的抗癌生药探讨[J]. 汉方研究(日文)，1979，127：51.

[4] T Nomura. Phenolic Compounds of the Mulberry Tree and Related Plants[J]. Chem Org Nat Prod, 1988，53：88.

[5] Sun Jing Yun，et al. On the Structure of Sanggenon QA New Diels-alder Type Adduct from Morus mongolica Schneider[J]. Heterocyles，1989，29(1)：195.

[6] 孙静芸，徐宝林，张文娟，等. 桑白皮平喘、利尿有效成分研究[J]. 中国中药杂志，2002，27(5)：663.

[7] 张国刚，黎琼红，叶英子博，等. 桑白皮抗病毒有效成分的提取分离及体外抗病毒活性研究[J]. 沈阳药科大学学报，2005，3(22)：207.

[8] 李崧，王澈，贾天柱，等. 炮制对桑白皮止咳平喘、利尿作用的影响[J]. 中成药，2004，26(6)：174.

黄 柏

【来源】本品为芸香科植物黄皮树 *Phellodendron chinense* Schneid. 或黄檗 *Phellodendron amurense* Rupr. 的干燥树皮。前者习称"川黄柏"，后者习称"关黄柏"。剥取树皮后，除去粗皮，晒干。

【古代炮制】晋代载有锉(《肘后》)。南北朝有蜜炙法(《雷公》)。唐代有切(《千金翼》)、去皮炙(《外台》)、蜜炙(《千金》)、醋渍(《食疗》)等法。宋代增加了炒(《苏沈》)、酒炒(《疮疡》)、盐水炒(《扁鹊》)、炒炭(《妇人》)等法。明代又增加了乳汁炒、童便炒(《回春》)。清代还有煅炭(《切用》)，姜制、附子汁制(《逢原》)等炮制法。

【现代炮制】

1. 黄柏　取原药材，抢水洗净，润透，切丝，干燥。

2. 盐黄柏　取黄柏丝，用食盐水拌匀，稍润，用文火炒干，取出，放凉。黄柏每 100kg 用食盐 2kg。

3. 酒黄柏　取黄柏丝，用黄酒拌匀，稍润，用文火炒干，取出，放凉。黄柏每 100kg 用黄酒 10kg。

4. 黄柏炭　取黄柏丝，置热锅内，用武火炒至表面焦黑色，内部焦褐色，喷淋清水少许，灭尽火星，取出，及时摊晾，凉透。

【饮片性状】黄柏为长短不一的丝片状，宽 3～5mm；外表面黄褐色、黄棕色或淡棕黄色，较平坦，具纵裂纹；内表面黯黄色、黄棕色或黄色，具细密的纵棱纹；切断面鲜黄色，纤维性，呈裂片状分层；体轻，质硬；气微，味甚苦，嚼之有黏性。盐黄柏表面深黄色，略具咸味。酒黄柏表面深黄色，微有酒气。黄柏炭表面焦黑色，内部焦褐色，质轻而脆，味微苦、涩。

【质量要求】黄柏水分不得过 12.0%，总灰分不得过 8.0%，醇浸出物不得少于 14.0%，含小檗碱以盐酸小檗碱($C_{20}H_{17}NO_4 \cdot HCl$)计，不得少于 3.0%。黄柏碱以盐酸黄柏碱($C_{20}H_{23}NO_4 \cdot HCl$)计，不得少于 0.34%。

【炮制目的】黄柏味苦，性寒。归肾、膀胱经。具有清热燥湿，泻火除蒸，解毒疗疮的功能。

生黄柏性寒苦燥而沉，长于清热、燥湿、解毒，多用于热毒疮疡，湿疹，痢疾，黄疸。盐制后可缓和苦燥之性，不伤脾胃，长于滋阴降火，用于肾虚火旺之痿痹、带下、骨间疼痛等症。酒制后可缓和寒性，增强清湿热利关节作用，并能借酒升腾之力，引药上行，清上焦之热，用于热壅上焦诸证及足痿等。黄柏炭善于止血，多用于便血、尿血、崩漏。

【临床应用】

1. 生用

(1) 热毒疮疡：常与黄连、黄芩等同用，能清热解毒，治热毒疮疡，红热肿痛，如黄连解毒汤(《外台》)。

(2) 湿疹：常与荆芥、苦参等同用，能祛风燥湿止痒，可治湿浊浸淫肌肤而致的湿疹瘙痒，流滋水等。

(3) 黄疸：常与甘草、栀子等同用，能清热利湿退黄，可治湿热内蕴之身黄、目黄、尿黄等症，如栀子柏皮汤(《伤寒论》)。

(4) 痢疾：常与白头翁、秦皮、黄连等同用，能加强清热解毒，凉血止痢作用，可治湿热蕴结大肠，伤及血络而致的腹痛，便脓血，里急后重，肛门灼热等，如白头翁汤(《伤寒》)。

2. 制用

(1) 盐制品

① 肾虚火旺：常与知母、熟地等同用，能滋阴降火，可治肾阴不足，虚火偏旺所致的骨蒸潮热、盗汗、遗精等证。若与知母(盐炒)、熟地(酒蒸)、龟甲(醋炙)、猪脊髓同用，能滋补真阴，平降虚火，可治阴虚火旺，骨蒸潮热，盗汗，咳嗽，咯血，吐血，耳鸣遗精，足膝疼热等，如大补阴丸(《中国药典》)。

② 带下：常与白果、车前子等同用，能清热利湿止带，可治湿热带下，黄稠而臭者。如易黄汤(《傅青主女科》)。

(2) 酒制品

① 目赤、咽痛：常与连翘、菊花、薄荷、川芎、白芷等同用，并借酒升腾之力，引药上行，清上焦之热，用于热壅上焦，目赤、咽喉肿痛，口舌生疮，如上清丸(《北京中成药选编》)。

② 足痿：常与苍术(米汤浸焙)、牛膝同用，能清下焦湿热，可治湿热下注而致的下肢沉重，甚则麻木者，如三妙丸(《医学正传》)。

(3) 炭药

① 便血：常与槐角、地榆、防风等同用，能清肠止血，可治湿热蕴结大肠，伤及血络之便血及痔疮出血等。

② 尿血：常与白茅根、大蓟、小蓟、生地等同用，能清热利湿，凉血止血，可治膀胱湿热伤及血络之尿血，色鲜红者。

③ 崩漏：常与黄芩、椿根皮、龟甲等同用，能滋阴清热，止血固经，可治肝郁化火，火迫冲任，迫血妄行而致的崩漏，血色深红，心胸烦热，腹痛尿赤等。

【参考资料】川黄柏和关黄柏均主含小檗碱(Berberine)，并含少量木兰花碱(Magnoflorine)、黄柏碱(Phellodendrine)、掌叶防己碱(Palmatine)等。已知小檗碱具有广谱抗菌作用，对于急性细菌性痢疾、肠炎等有较好的疗效，是黄柏的有效成分之一[1]。现代对黄柏的炮制研究，主要是以小檗碱为指标进行的，也有以抑菌、抗炎、解热、胃分泌功能等为指标的。

探讨了不同软化与切制方法对黄柏中小檗碱含量的影响。从蒸与水浸泡两种软化黄柏药材的方法来看，蒸法优于水浸泡法：蒸法平均含量为1.139%，水浸泡为0.991%，而蒸法中小檗碱含量顺序为真空加温润药>常压蒸>高压蒸，故黄柏切丝片前的软化方法以真空加温润药法最好。在水浸泡软化方法中小檗碱的流失量与温度和时间成正比，温度越高，时间越长，小檗碱流失越多，尤以温度的影响最明显[2]。对黄柏不同宽度的丝片——细丝、宽丝，以及不同的切制方法——横切、直切、斜切所形成的横切丝片、直切丝片、斜切丝片中的煎出物及煎出物中小檗碱含量进行了测定，最后认为黄柏饮片规格以横切片（4cm×0.313cm）为好，并建议推广使用[3]。

研究表明，黄柏经水浸切丝后其中小檗碱损失一半；此黄柏丝再经清炒、酒炒、盐炒后，小檗碱变化不大；而经炒炭后小檗碱损失殆尽[4]。黄柏、黄柏丝、盐炙黄柏丝、酒炙黄柏丝的薄层层析行为基本相同，且均有小檗碱和木兰碱的斑点，而黄柏丝炒炭后斑点减少。黄柏在浸润切丝过程中，小檗碱损失了24%；盐黄柏和酒黄柏比黄柏丝又分别下降了6%和9%；黄柏炭则下降了80%[5]。河南产黄柏以硫酸小檗碱计，其含量为1.65%，而盐黄柏为1.58%，酒黄柏为1.46%，黄柏炭为0.31%，与生黄柏比较，盐黄柏降低4%，酒黄柏降低13%，黄柏炭降低84%[6]。周华蓉等又报道，川黄柏经炮制后其小檗碱的含量亦明显降低，以生黄柏为100%，则盐黄柏降低11.79%，酒黄柏降低16.98%，炭黄柏降低94.01%[7]。黄柏炭中小檗碱损失殆尽，而盐黄柏和酒黄柏中小檗碱含量，与生黄柏相比变化不大[8]。上述各研究报道虽有差异，但总地看来，黄柏经不同方法炮制后，小檗碱的含量与炮制温度高低和受热时间长短有关，黄柏炭因经高温处理，故小檗碱损失严重。但也有报道认为，盐炙黄柏和酒炙黄柏中小檗碱的含量较黄柏生品增加[9]，其原因有待分析。

对黄柏及其不同炮制品的水煎剂进行了抑菌、抗炎、解热、胃分泌功能等研究，结果表明，不同炮制条件的制品的作用有不同程度的改变，炒制温度越高，抑菌和抗炎作用越弱[10]。黄柏炮制后总生物碱含量明显下降，有毒的成分亚硝酸盐的含量亦降低，对胃液分泌的抑制作用也减弱[11]。

经研究生黄柏、酒黄柏、盐黄柏、蜜黄柏对小鼠及大鼠胃肠功能的影响，发现生品组与空白组相比，小鼠体重增加缓慢，胃残留率升高，胃肠推进率下降，对大鼠的胃液分泌有较大影响，表现为胃液分泌量减少，胃液pH值降低，总酸度、总酸排出量及胃蛋白酶活性显著下降，与黄柏的"苦寒伤脾胃"理论相吻合，而各炮制组均表现出了不同程度的缓和[12]。采用体外氧自由基生成系统和羟自由基诱导的小鼠肝匀浆脂质过氧化反应方法，评价炮制对黄柏抗氧化作用的影响，结果表明，酒炙品醇提取物抗氧化作用较好。黄柏炮制品清除羟基自由基能力大小顺序为酒炙品>生品>清炒品、盐炙品>炒炭品[13]。以小鼠血清尿酸水平和肝脏黄嘌呤氧化酶活性为指标，评价黄柏生品和盐制品抗痛风作用。黄柏生品和盐制品低剂量和高剂量均可降低高尿酸血症小鼠血清尿酸水平，抑制小鼠肝脏黄嘌呤氧化酶活性，具有抗痛风作用：二者高剂量组对正常动物血清尿酸水平仅有事实上降低的趋势，但无显著性差异[14]。

黄柏饮片的干燥方法对其外观和内在质量均有明显影响。老药工认为，黄柏饮片晒后颜色改变，呈黄棕色，以阴干法为宜，而药厂多用烘干法。为此，对用这3种方法干燥的黄柏，作外观颜色和小檗碱含量的比较，结果认为，黄柏以阴干法或烘干法为好，饮片呈鲜黄色，小檗碱的含量损失较少[15]。以黄柏所含小檗碱及水浸出物为指标，探讨烘制黄柏的条件，认为盐黄柏、酒黄柏在烘箱中，以调至160℃，电动搅拌翻动80～90次/分，持续10min，对其质量无明显影响，并可避免焦化、炭化等现象，故可考虑以烘法替代炒法；但烘制黄柏炭中小檗碱的含量仅为炒制黄柏炭的二分之一，因此，黄柏炭是否可以烘法替代炒法，尚需进一步研究[16]。

微波法炮制盐黄柏，最佳的工艺条件为微波火力60%，加热时间8分钟，含盐量2%，用微波法炮制盐黄柏中盐酸小檗碱含量高于炒盐黄柏，微波盐炙黄柏色泽均匀，无焦斑，干燥速度快，质量稳定，操作方便，无污染，火力和时间可控制[17]。

【附】

1. 近代炮制方法还有微炒、炒焦等。

2. 文献摘录　“去外褐粗糙方裂，先渍蜜水，日曝干，次涂蜜糖，火边炙燥”（《蒙筌》）。“去粗皮，酒浸一日夜，炙焦”（《世医》）。“去粗皮，切片……二两盐水浸，二两人乳浸，二两蜜浸，各一昼夜，晒干，炒褐色”（《瑶函》）。“用蜜汤炒，取其恋膈而不骤下，治五心烦热，目痛口疮诸症”（《辨义》）。“黄柏性寒而沉，生用则降实火，熟用则不伤胃，酒制则治上，盐制则治下，蜜制则治中”（《纲目》）。“炒黑能止崩带。炙末乳调能治冻疮”（《辑要》）。

【按语】黄柏的炮制意图，明代《本草纲目》中说：“黄柏性寒而沉，生用则降实火，熟用则不伤胃，酒制则治上，盐制则治下，蜜制则治中。”清代《本草辑要》中说：“炒黑能止崩带。”《药品辨义》中说：“用咸水炒，使咸以入肾，主降阴火，以救肾水。”现代多以切丝生用，或盐炙、酒炙、炒炭用。《中国药典》2010年版收载有生黄柏、盐黄柏和黄柏炭。

黄柏最主要的药理作用是抗病原微生物，对多种球菌和杆菌均有抑制作用。对一些致病性皮肤真菌亦有不同程度的抑制作用，对钩端螺旋体和阴道滴虫亦能杀灭。值得强调的是黄柏对乙型肝炎表面抗原也有选择性的抑制作用。黄柏的广谱抗菌作用，为黄柏在临床上用于治疗泄痢、疮痈、骨蒸等病证提供了科学依据。

另外，黄柏对动物有明显而持久的降压作用。上述药理作用的主要成分为小檗碱，因此，炮制研究以黄柏中小檗碱的含量作为指标成分之一是正确的。

小檗碱多以氢氧化季铵碱的形式存在于黄柏中，游离小檗碱能溶于冷水（1∶20），故黄柏水浸切丝后小檗碱损失较多。可采用水喷淋或抢水洗，闷润切制，或产地趁鲜切制，以减少小檗碱的损失。

黄柏炒炭后其小檗碱损失殆尽，抗菌消炎作用随之相应减弱，所以，中医用黄柏治疗崩漏以止血，而不用于治疗痢疾是有道理的。但黄柏炭止血、止崩带的治疗机制是什么，有效物质是什么，值得研究。另外，盐黄柏的退热、滋阴炮制原理还不确切，亦值得研究。

参考文献

[1] 张兆旺，等. 中药炮制现代研究[M]. 武汉：湖北科学技术出版社. 1992：328.

[2] 蒋孟良，李红，尹志芳，等. 不同软化与切制方法对黄柏中小檗碱含量的影响[J]. 中药材，2001，24(4)：265.

[3] 王文凯，胡志华. 黄柏饮片切制工艺研究[J]. 江西中医学院学报，2004，16(1)：48.

[4] 宋之琪，等. 中国药学会杭州会议资料，1963.

[5] 郝书文. 黄柏的炮制研究[J]. 中药通报，1988(10)：27.

[6] 李忠. 炮制黄柏小檗碱含量的变化[J]. 广东医学(祖国医学版)，1964(4)：26.

[7] 周华荣，等. 薄层光密度法测定川黄柏及其炮制品中小檗碱的含量[J]. 中国中药杂志，1995，20(7)：405.

[8] 王静竹，等. 高效液相色谱法对黄柏炮制品的研究[J]. 中草药，1994，25(6)：293.

[9] 冯飞. 炮制对黄柏小檗碱含量的影响[J]. 中药材，1995，18(11)：566.

[10] 南云生，等. 炮制对黄柏部分药理作用的影响[J]. 中药材，1995，18(2)：81.

[11] 南云生，等. 黄柏炮制工艺研究[J]. 中药材，1994，17(1)：20.

[12] 廉莲，贾天柱. 黄柏及其炮制品对小鼠及大鼠胃肠功能的影响[J]. 中华中医药学刊，2008，26(3)：499.

[13] 孔令东，杨澄，仇熙，等. 黄柏炮制品清除氧自由基和抗脂质过氧化作用[J]. 中国中药杂志，2001，26(4)：245.

[14] 杨澄，朱继孝，王颖，等. 盐制对黄柏抗痛风作用的影响[J]. 中国中药杂志，2005，30(2)：145.

[15] 唐恢天. 不同干燥方法对黄柏质量的影响[J]. 中药通报，1986，11(2)：27.

[16] 张兆宸，等. 黄柏烘制的研究[J]. 中成药，1992，14(7)：21.

[17] 唐永红，麻春恒，潘忠记. 炮制盐黄柏新工艺参数优选的研究[J]. 广西医学，2006，28(9)：1426.

椿皮(樗白皮)

【来源】本品为苦木科植物臭椿 *Ailanthus altissima*（Mill.）Swingle 的干燥根皮或干皮。全年均可采收，剥取根皮或干皮，刮去粗皮，晒干。

【古代炮制】唐代有剥白皮(《外台》)。宋代有细切(《证类》)，炙微黄、蜜炙(《圣惠方》)。明代增加了炒、焙(《医学》)，醋炙(《必读》)，酒炒(《保元》)等法。清代又增加了炒黑(《条辨》)等炮制法。

【现代炮制】

1. 椿皮　取原药材，除去杂质，洗净，润透，切丝或段，干燥。

2. 麸椿皮　先将锅用武火加热，均匀撒入麦麸皮，待冒烟时，投入净椿皮丝，急速翻搅，熏炒至表面呈深黄色时，及时取出，筛去焦麸皮，放凉。椿皮每 100kg 用麸皮 10kg。

【饮片性状】椿皮为长短不一的丝片状，宽 3～5mm，外表面黄白色，内表面淡黄色，密布梭形小孔或小点；切断面棕黄色，外层颗粒性，内层纤维性；质硬而脆；气微，味苦。麸椿皮表面深黄色。

【质量要求】椿皮水分不得过 13.0%，总灰分不得过 11.0%，酸不溶性灰分不得过 2.0%，醇溶性浸出物不得少于 5.0%。

【炮制目的】椿皮味苦、涩，性寒。归大肠、胃、肝经。具有清热燥湿，收涩止带，止泻止血的功能。用于赤白带下，湿热泻痢，久泻久痢，便血，崩漏。生品有难闻之气，麸炒后可缓和其苦寒之性，并能矫臭。

【临床应用】

1. 生用

(1) 久痢：常与人参同用，能补益中气，清热涩肠，可用于脏毒夹热下血，久痢脓血不止。配伍诃子、母丁香，可治久泻久痢。

(2) 崩漏：常与龟板、白芍、黄柏、黄芩、香附同用，能清热止血固经，可用于血热崩漏，如固经丸(《入门》)。

(3) 带下：常与黄柏、白芍、当归、熟地等同用，能清热止带，可用于湿热带下。

2. 制用(麸制品)　功效与生用相同。

【参考资料】椿皮主含苦楝素(Mersosin)、鞣质、赭朴酚、臭椿苦酮(Ailanthone)、臭椿苦内酯(Amarolide)、乙酰臭椿苦内酯(Amarolide)、苦木素(Quassin)、新苦木素等[1]。临床报道，樗白皮治疗急性细菌性痢疾、阿米巴痢疾、便血、溃疡病、子宫颈癌等皆取得较好的疗效[1]。

【附】

1. 近代炮制方法还有炒黄、醋炙、炒炭等。

2. 文献摘录 “樗白皮，专以固摄为用，故泻痢肠风，遗浊崩带者，并主之。然必病久而滑，始为相宜，若新病蚤服，强勉固涩，必变他症而成瘤疾矣。凡用刮去粗皮，生用则能通利，醋炙即能固涩。”(《通玄》)

【按语】椿皮从宋代开始使用辅料和采用不同的炮制方法。近年来各地的炮制规范中收载的大多有炒黄、麸炙、醋炒和炒炭法等。《中国药典》2005 年版收载有生椿皮和麸炒椿皮。

椿皮具有多种成分和临床药效，其所含成分与临床药效间的关系如何，未见报道。不同炮制方法对所含成分和临床药效有何影响，值得研究。炒椿皮、麸炒椿皮、醋椿皮和椿皮炭的炮制意义皆可深入研究。

古时称臭椿皮为樗白皮，香椿皮为椿皮。目前大部分地区椿皮之商品药材多是臭椿皮。仅在四川、贵州等地以楝科植物香椿 *Toona Sinensis*(A. Juss)Roem. 的干皮和根皮入药用，或椿白皮、椿皮兼用。现时一般称臭椿皮为椿皮(樗白皮)，而将香椿皮称之为椿白皮。《中国药典》1995 年版称臭椿皮为椿皮，即为樗白皮。现行《中国药典》亦是如此。

参考文献

[1] 江苏新医学院. 中药大辞典(下册)[M]. 上海：上海人民出版社，1986：2587.

第十三章

叶　类　药

第一节　概　　述

掌握叶类药材全形和叶尖、叶缘、叶基的形状，以及叶脉、质地、颜色等的特点，对叶类饮片的鉴别和加工炮制有重要意义。

药材来源：叶类药材多数来源于种子植物。其中属木本植物的有棕榈、桑叶、侧柏叶、枇杷叶、番泻叶、功劳叶等；属草本植物的有淫羊藿、艾叶、石韦、荷叶、大青叶等。木本植物叶类药材常有残留枝梗（如枇杷叶、侧柏叶等），草本植物叶类药材常残留根、根茎（如石韦等）和叶梗（如艾叶、淫羊藿等）。

炮制目的：净选切制使药物纯净，用量准确。某些药物切丝后更利于药效成分的浸出（如淫羊藿、枇杷叶、荷叶等）。某些药物制炭后具有收敛止血作用（如棕榈）或增强了止血作用（如侧柏叶、荷叶等），醋艾叶温经止血，用于虚寒性出血。有的药物用蜜炙可增强润肺止咳作用（如桑叶、枇杷叶等）。有的药物用羊脂油炙可增强温肾助阳作用（如淫羊藿）。

炮制方法：叶类药物净选时应去除杂质、残留枝梗、根、根茎和叶梗。若需切制时，应切成一定规格的丝片。制炭一般用炒炭法，但棕榈炭常用焖煅法，制醋艾炭是先将药材炒至焦黑色后，再喷定量的醋、炒干。蜜炙是将药材先用定量的炼蜜水溶液拌匀，稍润闷后，再用文火炒干，至不粘手为度。羊脂油炙是将羊脂油熔化后，拌入淫羊藿丝片中，再用文火炒至油亮光泽为度。

现代研究：现代研究比较多的有棕榈、侧柏叶、淫羊藿等。对棕榈的研究总的看来应以叶柄及叶鞘纤维入药（包括叶柄下延部分及棕毛），且习惯上制成炭后入药。制炭后成分破坏损失较多，但大分子鞣质裂解为小分子鞣质单体儿茶素和没食子酸等，使止血作用增强。制炭似以砂烫法或烘箱法较焖煅法为佳。

对侧柏叶的研究初步表明，炮制程度愈重（即受热温度高，时间长），总黄酮和挥发油的含量愈低；鞣质并非是其主要止血成分；烘法制炭似较炒炭为佳。

对淫羊藿的研究初步表明，羊脂油制淫羊藿能明显增强对性机能的作用，但淫羊藿苷的含量报道不一致，有的说升高，有的说降低，提示淫羊藿苷可能不是淫羊藿中唯一的助阳成分。淫羊藿对健康人的血小板聚集性有抑制作用和一定程度的促进解聚作用；而对正常大鼠有促进血小板聚集作用，此种截然不同现象的原因虽有待进一步探讨，但提示，若对淫羊藿炮制前后作血小板聚集性实验时，必须注意到动物和人的不一致性。

第二节　药物选例

艾　叶

【来源】本品为菊科植物艾 *Artemisia argyi* Levl. et Vant. 的干燥叶。夏季花未开时采摘,除去杂质,晒干。

【古代炮制】唐代有熬(《千金翼》)、炙(《外台》)、烧灰(《千金》)等法。宋代有微炒(《圣惠方》)、醋煮(《总录》)、醋炒(《局方》)等炮制法。元代增加了盐炒(《宝鉴》)的方法。明代则有酒炒(《奇效》)、酒醋制(《普济方》)、香附酒醋制(《济阴》)、枣制(《准绳》)、泔制(《宋氏》)等法。

【现代炮制】

1. 艾叶　取原药材,除去杂质及梗,筛去灰屑。

2. 醋艾叶　取净艾叶,加米醋拌匀,闷润至透,置锅内,用文火加热,炒干,取出,及时摊晾,凉透。艾叶每 100kg 用米醋 15kg。

3. 艾叶炭　取净艾叶,置炒置容器内,用中火加热,炒至表面焦黑色,喷淋清水少许,灭尽火星,炒微干,取出摊开晾干。

4. 醋艾叶炭　取净艾叶,用中火炒至表面焦黑色,喷淋米醋,灭尽火星,炒干,取出,及时摊晾,凉透。艾叶每 100kg 用米醋 15kg。

【饮片性状】生艾叶多皱缩、破碎;完整叶片呈卵状椭圆形,羽状深裂,裂片椭圆状披针形,边缘有不规则的粗锯齿;上表面灰绿色或深黄绿色,有稀疏的柔毛及白色腺点,下表面密生灰白色绒毛,质柔软;气清香,味苦。醋艾叶形如艾叶,清香气淡,略有醋气。艾叶炭为焦黑色,多卷曲,破碎。醋艾叶炭,形如艾叶炭,略有醋气。

【质量要求】艾叶水分不得过 15%,总灰分不得过 12.0%,酸不溶性灰分不得过 3.0%,含桉油精($C_{10}H_8O$)不得少于 0.050%。

【炮制目的】艾叶味辛、苦,性温;有小毒。归肝、脾、肾经。具散寒止痛,温经止血作用。生品芳香,可以入血,辛热可以解寒,擅于理气血,散风寒湿邪,多用于少腹冷痛,经寒不调,皮肤湿疹瘙痒。醋艾叶温而不燥,并能增强逐寒止痛作用,多用于虚寒之证。炭药辛散之性大减,温经止血力强,多用于虚寒性出血证。

【临床应用】

1. 生用

(1) 行经腹痛:常与当归、香附等同用,可增强温经通脉作用,常用于月经不调,行经腹痛及带下等。

(2) 寒客胞宫:常与香附(醋制)、当归(酒洗)、吴茱萸等同用,具温经通脉,逐寒止痛作用,可用于寒客胞宫,经脉不调,面色无泽,肚腹时痛,如艾附暖宫丸(《仁斋直指方论》)。

(3) 血热妄行:常与鲜生地、鲜荷叶等同用,具凉血止血作月,可用于血热妄行的衄血,咯血,如四生丸(《妇人》)。

(4) 湿疹瘙痒:配伍雄黄等煎汤外洗,或单味煎汤外洗,可治皮肤湿疹瘙痒。

(5) 寒性痛证:将艾制成艾条、艾炷,用以烧灸,具有温煦气血,透达经络的作用,可用于各种寒性痛证,如脘腹疼痛,关节疼痛等症。

2. 制用

(1) 醋制

① 崩漏带下：常与阿胶(蛤粉炒)、当归、赤石脂(火煅醋淬)、肉桂、炮附子等同用，具有温经补血作用，可用于冲任不足，血海空虚，月经不调，腰腹冷痛或崩漏带下，如紫桂丸(《准绳》)、胶艾四物汤(《古今医鉴》)。

② 宫冷不孕：常与四制香附、熟地、川芎、当归(酒洗)、白芍(酒洗)等同用，功能理气补血，调经种子，可治月经不调，经前作痛，子宫虚冷，不能孕育。如艾附暖宫丸(《古今医鉴》)。

(2) 制炭：配伍藕节、棕榈炭等，可治咯血；配伍侧柏叶等，可治衄血；配伍参三七、伏龙肝等，可治吐血；配伍槐角、地榆等，可治便血及血痢；配伍蒲黄、蒲公英可治功能失调性子宫出血。

【参考资料】艾叶主含挥发油，油中主要成分为桉油酚、侧柏酮、α-水芹烯、香芹酮和侧柏醇等。另含倍半萜类、环木菠烷醇型三萜及黄酮醇类化合物等。艾叶挥发油动物实验有平喘、镇咳、祛痰及消炎作用[1]，并有利胆[2]、抗菌[3]、增强机体免疫功能[4]等作用。现代对艾叶的炮制研究主要是以艾叶挥发油、水浸出物、鞣质为成分指标，以小鼠凝血时间为药理指标，对其生品、炒炭品、砂烫品、煅炭品及不同温度、时间下的烘制品进行了初步的实验比较。

艾叶挥发油、鞣质及小鼠的凝血时间、出血时间为指标，对艾叶生品、炒炭品及不同温度、时间下的烘制品进行了实验比较。结果表明，艾叶经加热炮制后，挥发油含量大量降低，且随温度的升高、时间的延长呈逐渐降低的趋势。艾叶炒炭或烘制后有明显的止血作用，其中以180℃烘10、20分钟和200℃烘10分钟所得样品水煎液止血作用最明显。艾叶生品鞣质含量最高，却无明显的止血作用，180℃烘10、20分钟和200℃烘10分钟的样品止血作用较强，鞣质含量却未见相应增加，相反有不同程度的降低，说明艾叶止血作用的强弱与鞣质含量的高低关系不大[5]。艾叶水浸出物、挥发油、小白鼠凝血时间等为指标，对生艾叶、炒艾叶炭、砂烫艾叶炭及煅艾叶炭进行了比较。结果表明，砂烫艾叶炭浸出物的量明显高于炒炭品和煅炭品。认为与砂烫艾叶炭质地疏松，炭化部分少有关。艾叶中主含挥发油，对胃有刺激性，并且油中含神经毒物质——侧柏酮，制炭后可大部分破坏。艾叶挥发油含量，砂烫品与炒炭品无显著性差异，而较煅炭品则明显降低($P<0.01$)。实验结果还表明，3种不同艾叶制品其止血作用与生理盐水及生品组比均有极显著性差异($P<0.001$)，砂烫品与炒品止血作用无差异($P>0.05$)，较煅品止血作用略差[6]。生艾叶、炒焦艾叶、炒艾叶炭、醋炒艾叶炭、焖煅艾叶炭中的挥发油、鞣质、止血作用研究结果表明，挥发油含量是生品最高，其次为焖煅品，认为制炭时采用焖煅的方法，有效成分损失可减少。鞣质含量除炒焦品较生品低外，3种制炭品均较生艾叶相对增加。止血实验结果表明，小白鼠给药前后凝血时间比较，生艾叶、焦艾叶无显著性差别($P>0.05$)；炒艾炭、醋艾炭具有显著性差别($P<0.05$)；焖煅炭与生艾叶比较，则具有极显著性差别($P<0.01$)。因此，可初步证明艾叶制炭后可加强止血作用，其中以焖煅炭止血作用最强[7-8]。还从艾叶中提取出2种对血小板聚集有抑制作用的有效成分——β-谷甾醇和5,7-二羟基-6,3′,4′-三甲氧基黄酮，前者较后者作用更强[8]。对艾叶和醋艾叶炭两个剂量组的止血、镇痛作用进行了研究，结果醋艾炭各剂量组均能缩短小鼠出、凝血时间，并对热板和醋酸所致小鼠疼痛反应有明显的抑制作用；生艾叶仅低剂量组能缩短小鼠凝血时间，各剂量组均未表现出明显镇痛效果[9]。

【附】

1. 近代炮制方法还有炒焦、醋炒焦、制艾绒等。

2. 文献摘录 “烧作灰”(《千金》)。“烧存性，为灰”(《万氏》)。“用米醋洒湿，压一宿，以文武火焙干为末”(《总录》)。“凡用艾叶，须用陈久者，治令细软，谓之熟艾。若生艾炙火，则伤人肌脉”(《纲目》)。“调经加醋艾”(《集解》)。“醋炒治其燥偏,酒制益其焰性”(《尊生》)。“煎服宜鲜者生用,或烧炭入女科”(《害利》)。“芳香可以入血,辛热可以解寒,故生者能理血气,解散风寒湿邪。或炒黑,或揉熟,能温暖下元……生者能散,熟者能守”(《便读》)。

【按语】艾叶的炮制方法始见于唐代。经历代发展至今,记载艾叶的炮制方法有十余种。近年来各地炮制规范中收载的大多是艾叶、艾叶炭和醋艾炭。《中国药典》2010 年版收载有艾叶和醋艾炭。

艾叶经制炭后,其挥发油含量降低。油中所含成分侧柏酮为神经性毒物,经炮制后,大部分被破坏,毒性降低。艾叶制炭后其止血作用增强,但其鞣质含量的变化报道并不一致。提示鞣质可能不是艾叶中唯一的止血成分,制炭过程其所含成分是否发生转化,或有新的成分产生,这有待进一步验证。

艾叶炭的炮制方法自古以来多采用武火清炒至外表焦黑色,喷水灭火星,取出放凉。但艾叶质轻,易燃烧。在炒制过程中,火候不易掌握,造成受热不均,易出现“不及”或“太过”现象,甚至燃烧而“灰化”,且在炒制时产生大量浓烟,对操作人员产生不良刺激。因此,近年来有人将清炒改为砂烫[6]和烘制[5]。特别是烘制法,控制适宜的温度,能保证制品质量,叶片无灰化,成品收率高,且较炒炭法可减少对环境的污染和对操作人员的刺激;较煅炭法可缩短炮制时间,节约能源等。但欲代替传统的炒炭法尚需积累工艺参数,建立客观质控标准。

药理实验表明,艾叶对呼吸系统、免疫系统、血液凝固、抗菌、利胆及清除自由基作用有着不同程度的影响,炮制对其所含成分及药理作用有何变化,有待继续研究。

参 考 文 献

[1] 王浴生.中药药理与应用[M].北京:人民卫生出版社.1983:259.

[2] 胡国胜.艾叶油利胆作用的实验研究[J].贵阳中医学院学报,1988(3):52.

[3] 难波恒雄,等.关于和汉药预防龋齿的研究[J].国外医学,中医中药分册,1984,6(2):22.

[4] 周才一,等.艾灸对小白鼠单核巨噬细胞系统吞噬机能的影响[J].中医杂志,1980(7):63.

[5] 张学兰,等.炮制对艾叶主要成分及止血作用的影响[J].中药材,1992,15(2):22.

[6] 张华,等.艾叶炭炮制工艺探讨[J].中药材,1993,16(1):34.

[7] 蒋纪洋,等.艾叶炮制研究初探[J].中药材,1987(2):30.

[8] 温瑞光,等.艾叶炮制品及其有效成分对血板聚集性的影响[J].中国中药杂志,1992,17(7):406.

[9] 瞿燕,秦旭华,潘晓丽.艾叶和醋艾叶炭止血、镇痛作月比较研究[J].中药药理与临床,2005,21(4):46.

石 韦

【来源】本品为水龙骨科植物庐山石韦 *Pyrrosia sheareri*(Bak.)Ching、石韦 *Pyrrosia lingua*(Thunb.)Farwell 或有柄石韦 *Pyrrosia petiolosa*(Christ)Ching 的干燥叶。全年均可采收,除去根茎及根,晒干或阴干。

【古代炮制】汉代有去毛尽(《玉函》)。梁代有刮去毛(《集注》)。唐代有炙去毛(《产宝》)。宋代增加了焙制(《普本》)、羊脂制(《局方》)等法。

【现代炮制】除去杂质,洗净,切段,晒干,筛去灰屑。

【饮片性状】本品呈段片状。叶片呈片状,上表面黄绿色或灰绿色,散布有黑色圆形小凹点;下表面侧脉明显,可见孢子囊群。叶柄呈段状,具四棱,有纵槽。气微,味微涩、苦。

【质量要求】石韦含绿原酸($C_{16}H_{18}O_9$)不得少于 0.30%。

【炮制目的】石韦味甘、苦，性微寒。归肺、膀胱经。石韦多生用，具有利尿通淋，清热止血的功能。用于热淋，血淋，小便不通，淋沥涩痛，吐血，衄血，尿血，崩漏，肺热咳喘。炮制后使药物洁净。

【临床应用】

1. 热淋、石淋、血淋　常与滑石、车前子等同用，能清热利水通淋，用于湿热淋证，石淋。与当归、芍药、蒲黄同用，可治血淋，如石韦散(《千金》)。

2. 肺热咳嗽气喘　常与槟榔同用，能清肺化痰止咳，可治肺热咳喘。目前临床应用本品治疗急、慢性支气管炎有一定疗效。

3. 出血证　本品单味研末，温酒服，能止血，可用于崩漏、吐血、衄血等。

【参考资料】石韦含皂苷、蒽醌类、鞣质及黄酮类成分，还含有里白烯(diploptene)、槲皮素、异槲皮素、山柰素、延胡索酸、咖啡酸、绿原酸、杧果苷和异杧果苷，以及β-谷甾醇、果糖、葡萄糖、蔗糖和树脂等。关于石韦的挥发性成分，采用顶空固相微萃取技术与气相色谱-质谱联用进行了分析，鉴定了 40 种成分，主要成分为正壬醛(11.82%)和 1-辛烯-3-醇(4.88%)[1]。药理实验证明，石韦的水煎浓缩液有镇咳、祛痰、平喘作用；并对慢性实验性气管炎有治疗作用[2]。用组织培养法检测芒果苷和异芒果苷抗单纯疱疹病毒作用，结果表明这两种成分有阻止病毒在细胞内复制的作用[3]。现代对石韦的炮制研究仅对其去毛的方法进行了比较。

石韦的炮制据古今文献记载，均需去除叶背毛茸，不然则“射入肺而令咳不已”。其去毛的方法有石碾串去毛、刷去毛等。有人选取中等粗细河砂，洗净，干燥后，置糖衣锅内，锅底放 1500W 电炉 1 个，启动糖衣锅加温至 90℃以上时，加入石韦(河砂为石韦的 25 倍)，不断前后翻动，转动 15 分钟，取出筛去河砂即得。这种糖衣锅粗砂加热去毛法其效率为手工的 4.3 倍，成品合格率为 94.3%。同时，将该法与糖衣锅粗砂不加热去毛法进行比较，结果不加热去毛率仅为 66%，这可能是因为石韦与砂转动撞击同时，石韦进一步被加热脱水干燥，有利于去毛[4]。亦有人建议用炒药机(不生火)旋转脱毛，其操作是将石韦一次放入炒药机内 3～5kg，利用炒药机内轮的旋转，只需 10～15 分钟即可完成[5]。

【附】

1. 近代炮制方法还有炙制、焙制和羊脂制等。

2. 文献摘录　“炙去毛”(《产宝》)。“去毛炙”(《总录》)。“温水浸，刷去毛，焙”(《普本》)。“背有黄毛……务先去净，复拌羊脂炒变焦黄，方入药剂”(《蒙筌》)。“背有黄毛，不拭射入肺中，即成咳嗽难治”(《蒙筌》)。“如缓急，微炙过使亦得”(《局方》)。“治发背，酒调服。除烦热，羊脂炒”(《得配》)。

【按语】石韦从汉代《玉函》中就有“手扑速吹去毛尽”的记载，从唐代开始有炙法，后又增加焙制和羊脂制等法。近年来各地炮制规范中收载的大多是除去杂质及梗的生石韦。《中国药典》2010 年版收载有生石韦。

据历代文献记载，石韦均需刷去叶背毛茸，有实验表明，叶背毛茸与石韦所含化学成分基本一致，其叶背毛茸在煎煮时不易脱落，少量毛茸只要加强过滤不会引起咳嗽。至于炮制去毛茸之工序是否可以省略，仍有待进一步研究。

参考文献

[1] 康文艺，姬志强，王金梅，等. 石韦叶挥发油成分 HS-SPME-GC-MS 分析[J]. 中草药，2008，39

(7):994.

[2] 阴健,等.中药现代研究与临床应用(2)[M].北京:中医古籍出版社出版,1995:104.

[3] 上海第一医学院.医药工业,1973(6):1.

[4] 俞尚忠,等.石韦炮制经验[J].基层中药杂志,1988,2(2):19.

[5] 邓秉君,等.石韦、狗脊、杷叶炮制新工艺[J].中药饮片,1990(2):11.

枇 杷 叶

【来源】本品为蔷薇科植物枇杷 *Eriobotrya japonica*(Thunb.)Lindl. 的干燥叶。全年均可采收,晒至七八成干时,扎成小把,再晒干。

【古代炮制】晋代载有去毛炙法(《肘后》),以后历代文献都有类似记载。南北朝刘宋时代有甘草汤洗后酥炙法(《雷公》)。唐代有蜜炙法(《外台》)。宋代还有枣汁炙法、姜炙法(《总录》)。明清时代基本沿用前法。

【现代炮制】

1. 枇杷叶　取原药材,除去杂质及枝梗,刷净绒毛,喷淋清水,润软,切丝,干燥。

2. 蜜枇杷叶　先将炼蜜用适量开水稀释后,加入枇杷叶丝中拌匀,闷润,用文火炒至老黄色,不粘手时,取出,摊晾,凉透后及时收藏。枇杷叶每100kg用炼蜜20kg。

【饮片性状】本品呈长短不一的丝状,宽约5mm,上表面灰绿色,黄棕色或红棕色,较光滑;下表面无绒毛,主脉显著突起。革质而脆。无臭,味微苦。蜜枇杷叶表面棕黄色,微显光泽,略带黏性,味微甜。

【质量要求】枇杷叶水分不得过13.0%,总灰分不得过9.0%,醇溶性浸出物不得少于18.0%,含齐墩果酸($C_{30}H_{48}O_3$)和熊果酸($C_{30}H_{48}O_3$)的总量不得少于0.70%。

【炮制目的】枇杷叶味苦,性微寒。归肺、胃经。具有清肺止咳,降逆止呕的功能。

生品长于清肺止咳,降逆止呕,多用于肺热咳嗽,气逆喘急,胃热呕逆。蜜制后能增强润肺止咳作用,多用于肺燥或肺阴不足,咳嗽痰稠等。

【临床应用】

1. 生用

(1) 肺热咳嗽:常与前胡、贝母、桑叶等同用,能增强清肺消痰作用,可用于痰热阻肺,咳嗽气喘,胀满有痰,如枇杷叶汤(《杂病源流犀烛》)。

(2) 恶心呕吐:常与半夏、茯苓、生姜等同用,能增强和胃止呕作用,可用于胃气上逆,恶心呕吐,如枇杷叶饮(《普本》)。配伍麦冬、竹茹、芦根等具有清胃热,止呕逆作用,可用于胃热口渴,呕哕等证。

2. 制用(蜜制品)　肺热咳嗽:常与煅石膏、炒杏仁、麦冬、阿胶等同用,具有清燥润肺作用,可用于燥邪伤肺或肺阴亏损,干咳无痰,咽喉干燥或痰中带血等,如清燥救肺汤(《法律》)。

【参考资料】枇杷叶中主要含有乌苏烷型三萜酸,其他尚含有倍半萜糖苷,挥发油类成分及苹果酸、柠檬酸、酒石酸,还含黄酮等化合物[1]。药理实验证明,枇杷叶的乙醇提取物对角叉莱胶诱导的大鼠足肿胀有明显的抑制作用,从中分离的三萜成分即山楂酸亦有抗炎作用。枇杷叶中所含的多羟基三萜成分对小鼠糖尿有较显著的抑制作用。现代对枇杷叶的炮制研究主要是对其是否去除叶上绒毛、去毛方法的改进和蜜制方法的改进进行了初步研究。

历代本草书籍均认为枇杷叶必须去毛,若去毛不尽,能令人咳。为此,有人对枇杷叶的绒毛与叶的化学成分进行了比较。结果表明，枇杷叶的绒毛与叶的化学成分基本相同，绒毛中并不含有能致咳或产生其他副作用的特异化学成分，只是叶中皂苷的含量明显高于绒毛中的含量。所以古代本草书籍所谓“去毛不净，射入肺令咳不已”，主要是由于绒毛从呼吸道直接吸入刺激咽喉黏膜而引起咳嗽[2]。

在去毛方法的改进方面，有人将枇杷叶丝用小筛眼竹筐盛装，置于水中，用光秃的竹扫帚在水中搅拌刷除毛，此法可避免传统法操作时茸毛飞扬的弊病[3]。亦有人利用炒药机（不生火）旋转脱毛，成品收率高，节省人力和时间[4]。还有文献报道，枇杷叶在煎煮过程中绒毛并不易脱落，在单位体积煎液内，未刷毛比刷毛的绒毛只略多一点，用细筛过滤后，二者绒毛皆能完全除净[2]。试用枇杷叶不去绒毛直接加工成饮片用白布包煎的方法，经显微观察，煎液中未发现绒毛[5]。

枇杷叶的乌苏烷型三萜酸中熊果酸含量明显占优势，其具有很强的抗炎活性和止咳作用，用薄层扫描法对生品、蜜制品、姜制品中熊果酸含量进行比较，其含量顺序为：姜汤煮品＞蜜炙品＞姜汁炒品＞生品[6]。有人对枇杷叶炮制前后的挥发油进行了分析，认为生品和蜜炙品的主要成分均为橙花叔醇，为挥发油含量的61%～74%，含量差异不大；而莰烯、蒎烯、反一氧化芳樟醇、马斯里酸等含量有较大区别[7]。

枇杷叶一般采用先拌蜜后炒药的方法炮制。有人将生枇杷叶切2～3分宽丝片，喷水润湿，取已稀释的炼蜜与枇杷叶丝拌匀（每100kg药材用炼蜜25kg），稍闷，用文火炒10～15分钟至黄褐色不粘手即可。该法在炙前先喷水润湿，蜜炙时能将蜜吸尽，且药材美观，质量好[8]。

【附】

1. 近代炮制方法还有焙制、姜制和炒制等。

2. 文献摘录　“用叶需火炙，布拭去毛，不尔射人肺，令咳不已”（《证类》）。“温水浸，刷去毛，焙”（《普本》）。“拭去毛蜜涂炙，去毛涂蜜慢火炙”（《总录》）。“去毛，姜汁炙黄”（《奇效》）。“凡用拭去毛，甘草汤洗再拭。治胃病，以姜汁炙，肺病以蜜水涂炙”（《纲目》）。

【按语】枇杷叶从晋代开始有“拭去毛炙的方法。经历代发展，有蜜炙、枣汁炙和姜汁炙等方法，近年来各地的炮制规范中收载的大多是蜜制法，认为蜜制能增强润肺止咳的作用，可治疗肺燥咳嗽。《中国药典》2010年版收载有生枇杷叶和蜜枇杷叶。

实验表明，枇杷叶的绒毛与叶的化学成分基本相同，绒毛中不含致咳或产生其他副作用的特异化学成分，叶中皂苷含量明显高于绒毛中的含量。古人所谓“去毛不净，射入肺，令咳不已”，是由于绒毛从呼吸道直接吸入刺激咽喉黏膜而引起咳嗽。枇杷叶在煎煮过程中，绒毛并不易脱落。因此，认为入汤剂只要加强过滤，可以不刷毛，若作细粉原料及入丸散时，则仍需刷净绒毛，以免直接刺激咽喉而引起咳嗽。《全国炮制规范》1988年版和《中国药典》2010年版皆要求除去绒毛。

另外，枇杷叶含有乌苏烷型三萜酸、倍半萜糖苷、挥发油类、有机酸类和黄酮类等多种成分，目前的研究只是对枇杷叶是否去除绒毛和去毛的方法进行了比较，那么枇杷叶经蜜炙、姜汁制、炒制等方法炮制后，对其所含成分有何影响？这些成分与其抗炎、降糖等药理作用有何关系，值得进一步研究。

参考文献

[1] 江苏新医学院. 中药大辞典[M]. 上海：上海人民出版社，1977：1248.

[2] 叶定江,等.中药炮制学[M].上海:上海科学技术出版社,1996:196.
[3] 徐世凯,等.炮炙经验二则[J].中药通报,1985,10(1):25.
[4] 邓秉君,等.石韦、狗脊、杷叶炮制新工艺[J].中药饮片,1990(2):11.
[5] 何亦如.枇杷叶炮制方法的体会[J].南京中医药大学学报,1996,12(6):19.
[6] 周宁,颜红.枇杷叶不同炮制品中熊果酸含量的测定[J].广东药学,2005,15(3):3.
[7] 鲁湘鄂,刘艳清.枇杷叶饮片炮制前后挥发油的GC-MS分析[J].中药材,2008,31(11):1625.
[8] 范玉堂.炮制枇杷叶的体会[J].中药通报,1985,10(2):26.

侧 柏 叶

【来源】本品为柏科植物侧柏 *Platycladus orientalis*(L.)Franco 的干燥枝梢及叶。多在夏、秋二季采收,阴干。

【古代炮制】宋代有炙法(《圣惠方》)、九蒸九曝(《证类》)、米泔浸(《总录》)、炒黄(《妇人》)、烧灰存性(《朱氏》)等炮制方法。金元时代有煮制(《儒门》)、酒浸(《丹溪》)等法。明代用酒蒸、焙(《普剂方》),炒(《纲目》),盐水炒(《保元》)等炮制方法。清代有九蒸九晒(《大成》)、炒为末(《辨义》)、酒浸焙(《逢原》)、炒黑(《汇纂》)等炮制方法。

【现代炮制】

1. 侧柏叶 取原药材,除去杂质及硬梗。

2. 侧柏叶炭 取净侧柏叶,置炒制容器内,用武火加热,炒至表面呈焦褐色,喷淋少许清水,灭尽火星,取出凉透。

【饮片性状】侧柏叶为不规则多节枝叶片,表面青绿色或黄绿色,质脆,气微清香,味苦涩。侧柏炭表面呈焦褐色,微有光泽。

【质量要求】侧柏叶杂质不得过6%,水分不得过11.0%,总灰分不得过10.0%,醇浸出物不得少于15.0%。含槲皮苷($C_{21}H_{20}O_{11}$)不得少于0.10%。

【炮制目的】侧柏叶味苦、涩,性寒。归肺、肝、脾经。具有凉血止血,生发乌发的功能。

生侧柏叶以清热凉血,止咳祛痰力胜。用于血热妄行的各种出血证,咳嗽痰多,湿热带下及脱发。炒炭后寒凉之性趋于平和,专于收涩止血。常用于热邪不盛的各种出血证。

【临床应用】

1. 生用

(1) 血热妄行:常与生地黄、生荷叶、生艾叶同用,具凉血止血作用,用于血热妄行之吐血、衄血,如四生丸(《妇人》)。

(2) 咳嗽气喘:常与杏仁、前胡等同用,能增强止咳祛痰作用,可用于痰热阻肺,咳嗽气喘。配伍鼠曲草,可治慢性气管炎。

(3) 脱发、头发早白:侧柏研末,和麻油涂敷。或鲜品用60%乙醇浸泡,涂擦头皮,可以止痒生发。侧柏叶内服可以乌发。

2. 制用(炭药)

(1) 虚寒性出血:常与艾叶、干姜等同用,具有温经止血作用。

(2) 咯血、吐血、衄血:常与大蓟、小蓟、茅根等同用,具有凉血、收涩止血作用,可用于血热妄行的咯血、吐血、衄血等证,如十灰散(《修月鲁般经后录》)。

(3) 便血:常与槐花同用,具有止血理肠作用,可用于大便下血,肠风下血,脏毒下血等症。配伍荷叶、生地黄、百草霜,水煎服,可治便血(《全国中草药汇编》)。

(4) 崩漏：配伍续断、阿胶、炙鳖甲、煅赤石脂等，可治元气虚弱，崩中漏血，年久不愈者，如柏叶散(《妇人》)。

【参考资料】侧柏叶含有挥发油，油中含侧柏烯、侧柏酮、小茴香酮、蒎烯、石竹烯等；尚含香橙素、槲皮素、杨梅树皮素、扁柏双黄酮、穗花杉双黄酮、槲皮苷等黄酮类化合物。此外，植物油中尚含脂肪酸及其酯；叶中尚含钾、钠、氮、磷、钙、镁和锌等微量元素[1]。药理实验和临床观察证明，侧柏叶除具有止血、镇咳、平喘、祛痰、镇静作用外，对金黄色葡萄球菌、卡他球菌、痢疾杆菌、伤寒杆菌、白喉杆菌、乙型链球菌、炭疽杆菌等均有抑制作用，对崩漏[2]、百日咳[3]、带状疱疹[4]、烧伤[5]、腮腺炎[6]和脱发等有较好的治疗效果。侧柏叶醇提取物中含有较强的抗炎成分，其作用机制与抑制花生四烯酸的代谢有关[7]。侧柏叶乙酸乙酯提取物能抑制乙酰胆碱、氯化钾所致气管平滑肌收缩，这种抑制作用可能与影响 Ca^{2+} 的跨膜转运有关[8]。炮制对其理化性质、药理作用均有一定影响。

有人对侧柏叶生品与炭品的化学成分进行比较。结果表明，侧柏叶炒炭后，挥发油含量较生品大幅度降低(以生品含量 100%计，炭品下降了 42.11%)；水溶性浸出物，炭品较生品略有增加；鞣质的含量与生品比较未见明显的增加。说明炒炭后其收敛止血作用增强不是因为鞣质增加所致。在薄层层析中，自然光下生品呈 7 个斑点，炭品只有 5 个斑点；紫外光下，生品呈 7 个荧光斑点，炭品只有 3 个，且斑点的颜色、强度以及 R_f 值均不相同。说明侧柏叶炒炭后，其化学成分有的已消失，有的已转变成了新的成分[9]。槲皮苷含量与加工温度和炮制方法有关。当烘制温度在 100℃和 150℃时，炮制品的槲皮苷含量均为万分之一；烘制温度超过 200℃时，炮制的样品则未检出槲皮苷[10]。以 HPLC 法测定不同侧柏叶炮制品中的槲皮苷，亦认为炮制温度与时间对槲皮苷含量影响很大，炮制过程中受温度影响槲皮苷受到不同程度的破坏，其中槲皮苷的含量变化顺序为：生品＞酒蒸品＞炒黄品＞醋炒品＞盐水炒品＞炒焦品＞蒸品＞炒炭品，炒炭品中的槲皮苷几乎损失殆尽[11]。炭品较生品产生了新的成分槲皮素，推测可能是槲皮苷苷键断裂生成苷元槲皮素，并且其含量随加热温度增高，先逐渐升高，再逐渐降低；加热温度固定时，槲皮素的含量随炒制时间的延长，亦是先升高，再降低。槲皮素的含量可以明显地指示侧柏叶炭的炮制程度，槲皮素可作为侧柏叶炭含量测定的指标性成分[12]。亦有以总黄酮、鞣质、微量元素的含量及薄层定性为指标，对侧柏叶的生品、烘品、炭品进行比较。结果表明，黄酮及鞣质含量均为：生品＞烘品＞炭品。钙的含量为：炭品＞生品＞烘品。各炮制品微量元素含量各不相同。薄层定性实验表明，各炮制品的化学组成已发生质的改变。烘品，炭品均不含芦丁，炭品只显一个斑点[13]。另有报道，侧柏叶经不同方法炮制后，其主要成分含量都有变化。总黄酮和挥发油的含量，皆与炮制程度有关，炮制程度越重，二者含量越低。实验结果亦表明，炮制适度可增加鞣质含量，制炭太过则反而降低[14]。有人采用 GC-MS 分析了生侧柏、烘侧柏、侧柏炭的挥发油组成变化，在烘品和炭品中化合物 3,7-二甲基-1,3,6-辛三烯(4.95%)莰烯(5.24%)、β-2-草烯(7.67%)和 δ-杜松烯(2.86%)消失；烘品中新增 α-葎草烯(6.44%)，1,8-萜二烯的含量增加；炭品中新增 N-二十二烷和 γ-桉叶油醇，1,8-萜二烯和香橙烯的含量增加[15]。

以侧柏炭的止血作用为指标，采用正交试验法，对其炮制工艺进行优选。结果表明，侧柏炭应以煅法炮制，煅制温度应控制在 240～270℃之间，时间为 40 分钟为好。此种炮制品的多种微量元素含量明显升高。同时，实验结果还表明，侧柏炭样品中鞣质含量高者，其止血作用并非最强；鞣质含量较生品降低者，却有较显著的缩短动物凝血时间的作用。说明鞣质并非侧柏炭中的主要止血成分[16]。另外，侧柏叶用焖煅法制炭，可减少其主要成分挥发油含量的损失，增高钙的含量，加强止血作用[17]。另外的研究认为，其止血的主要活性部位为总黄酮部分[18]。采用正交试验法，以槲皮素为指标性成分，确定的侧柏炭最佳炮制工艺为炒制温度控制在280℃，炒制时间为5分钟，且所得侧柏炭饮片性状符合药典规定[19]。亦有报道，烘制侧柏叶温度易控制，成品得率高，成分损失少，止血效果好，认为烘制法优于传统的炒炭法。该烘制法的工艺参数为160～180℃，时间20分钟[14]。

据实验，侧柏叶烘烤温度在100～200℃时，止血作用非常显著，焦侧柏叶与200℃烘烤品止血作用相近，它们与生理盐水对照组相比，均有非常显著的差异[10]。抑菌试验表明，侧柏叶各炮制品均在体外有一定的抑菌作用，其作用的强弱为：生品＞烘品＞炭品[13]。

【附】

1. 近代炮制方法还有炙法、蒸制法、酒制法等。

2. 文献摘录　"炙微黄"(《圣惠方》)。"九蒸九曝，捣罗为末"(《证类》)。"烧灰存性，研极细末，用纸包，碗盖于地上一夕，出火毒"(《十药》)。"酒毒下血，柏叶九蒸九晒……为末蜜丸。……月水不断，侧柏叶炙……水酒煎服"(《握灵》)。"借炒黑以止血耳"(《求真》)。

【按语】侧柏叶从宋代开始使用炙、炒、蒸、泔制、酒制、盐制、豆制、炒炭等炮制方法。近年来各地的炮制规范中收载的大多是生侧柏叶和侧柏叶炭。现代经验一般认为，侧柏叶生品长于清热凉血，止咳祛痰，生发乌发，多用于血热妄行的吐血、衄血、咳喘及脱发。侧柏叶炭则偏于收涩止血，多用于各种出血证。《中国药典》2010年版收载有生侧柏叶和侧柏炭。

侧柏叶制炭后，其化学成分产生了不同的变化，有的成分含量减少或增加；有的成分已转化或产生了新的成分。这些成分的变化与炮制方法、炮制温度及时间密切相关。以侧柏叶的成分和止血作用为指标，对其炮制工艺作综合考察，认为用烘制法炮制侧柏叶炭可值得进一步研究推广，但应尽快制定出烘制法的工艺参数、饮片的质控标准和检测方法。

据文献考证，历代对侧柏叶的临床应用有生用和制用之分。制法以炙(炒)为多，其目的有缓解燥性，增强药效之意。且生品与制品均有较好的止血功效。目前临床中对侧柏叶有生用、微炒、制炭等多种用法，但是这些方法均缺少科学的控制指标和工艺参数。另外，侧柏叶制炭后，微量元素有不同程度升高。除药材制炭后元素富集的原因外，亦与制炭过程中所产生的物理、化学变化有关。其升高的机理与临床意义尚需进一步研究。侧柏叶除具有止血、镇咳平喘、祛痰等作用外，临床上用于治疗崩漏、百日咳、烧伤、腮腺炎等，已取得了良好的效果，炮制对这些作用有何影响，亦需要深入研究。

参考文献

[1] 阴健，等. 中药现代研究与临床应用(2)[M]. 北京：中医古籍出版社，1995(2)：229.

[2] 王贯中，等. 乌七止崩散治疗崩漏100例[J]. 陕西中医，1990，11(4)：151.

[3] 方云琪. 鲜侧柏叶煎剂治疗百日咳92例[J]. 安徽中医学院学报，1988，7(1)：34.

[4] 马林，等."雄黄洗剂"治疗带状疱疹30例临床观察[J]. 黑龙江中医药，1990(5)：19.

[5] 荣金玉，等. 鲜侧柏叶膏外敷治疗烧伤61例[J]. 中西医结合杂志，1989，9(10)：630.

[6] 臧明仁. 鲜侧柏叶外敷治疗腮腺炎[J]. 河北中医，1985，(4)：31.

[7] 梁统，覃燕梅，梁念慈，侧柏叶醇提取物抗炎作用的研究[J]. 中国药科大学学报，2001，32(3)：224.

[8] 唐春萍，江涛，庄晓彬. 侧柏叶乙酸乙酯提取物对豚鼠离体气管平滑肌的作用[J]. 中草药，1999，30(4)：278.

[9] 陈泽华，等. 炮制对侧柏叶化学成分的影响[J]. 中药材，1990，13(12)：32.

[10] 闫凌霄，等. 不同炮制对侧柏叶止血效果影响[J]. 中药材，1989，12(7)：22.

[11] 陈学松，张涛. 侧柏叶不同炮制品中槲皮苷含量的比较[J]. 中国中药杂志，2006，31(10)：847.

[12] 孙立立，杨书斌，江波，等. 炮制对侧柏叶化学成分的影响[J]. 中成药，2006，28(6)：128.

[13] 陈国佩，等. 侧柏叶炮制的实验研究[J]. 中药材，1994，17(5)：24.

[14] 孙立立，等. 侧柏叶炮制工艺探讨[J]. 中成药，1995，17(7)：20.

[15] 孙立靖，谢英渤. 色质联用分析炮制工艺对侧柏叶挥发油的影响[J]. 山东师大学报：自然科学版，2001，16(3)：852.

[16] 丁安伟，等. 侧柏叶炭炮制工艺及质量标准研究[J]. 中药材，1994，17(11)：24.

[17] 蒋纪洋，等. 侧柏叶炮制研究初探[J]. 中药通报，1987，12(11)：20.

[18] 陈超，单鸣秋，丁安伟，等. 侧柏叶止血作用的药效学研究[J]. 中华中医药学会中药炮制分会2008年学术研讨会论文集. 403.

[19] 高静，曾祥丽，单鸣秋，等. 正交设计法优选侧柏叶炒炭工艺[J]. 江苏中医药，2008，40(9)：65.

荷 叶

【来源】本品为睡莲科植物莲 *Nelumbo nucifera* Gaertn. 的干燥叶。夏秋二季采收，晒至七八成干时，除去叶柄，折成半圆形或折扇形，干燥。

【古代炮制】唐代有炙(《外台》)、炒令黄(《产宝》)等炮制方法。宋代有烧令烟尽、焙制、熬制(《证类》)、煿(《局方》)等法。明、清时代有炒、煅法(《得配》)。

【现代炮制】

1. 荷叶 取原药材，除去杂质及叶柄，抢水洗净，稍润，切丝，干燥。

2. 荷叶炭 取净荷叶置于锅内，上扣一口径较小的锅，两锅接合处用盐泥封固，上压重物，并贴一白纸条或大米数粒，用文武火加热，煅至白纸条或大米呈深黄色时，停火，待锅凉后，取出。

【饮片性状】荷叶为不规则丝片状，上表面深绿色或黄绿色，下表面淡灰棕色，较平滑，叶脉明显凸起；质脆易碎，具清香气，味微苦。荷叶炭表面呈炭黑色，味苦涩。

【质量要求】荷叶水分不得过15.0%，总灰分不得过12.0%，醇浸出物不得少于10.0%，含荷叶碱($C_{19}H_{21}NO_2$)不得少于0.10%。荷叶饮片含荷叶碱不得少于0.070%。

【炮制目的】荷叶味苦，性平。归肝、脾、胃经。具有清热解暑，升发清阳，凉血止血的功能。用于暑热烦渴，暑湿泄泻，脾虚泄泻，血热吐衄，便血崩漏。

荷叶炭收涩化瘀止血力强，用于多种出血证及产后血晕。

【临床应用】

1. 生用

(1) 暑温：常与鲜银花、鲜扁豆花、西瓜翠衣、丝瓜皮、鲜竹叶同用，能清热解暑，可用于暑温汗后，余邪不解，头目昏胀不清，如清络饮(《条辨》)。

(2) 雷头风证：常与升麻、苍术等同用，能升清散邪解毒，可用于头面疙瘩肿痛，憎寒发热，状如伤寒，如清震汤(《瑶函》)。

(3) 吐血衄血：常与鲜地黄、鲜柏叶、生艾叶同用，能凉血止血，如四生丸(《妇人》)。配伍知母、藕节、黄芩炭等，具有凉血止血作用，用于咯血、衄血、尿血、便血、崩漏，如荷叶丸(《中国药典》)。

2. 制用(炭药)

(1) 多种出血证：常与大蓟、小蓟、侧柏叶、茅根、茜草、大黄、栀子、丹皮等同用，制炭内服，能清热散瘀止血，可用于吐血，咯血，嗽血，便血，尿血，如十灰散(《十药》)。

(2) 黄水疮：常研末外敷，能收湿敛疮。

(3) 刀斧伤：常研末外敷，能止血愈伤。

(4) 产后血晕：常与蒲黄、甘草等同用，能活血散瘀，可用于产后血晕，烦闷不识人。

【参考资料】荷叶含荷叶碱、去甲荷叶碱、荷梗碱等多种生物碱。并含有荷叶苷、鞣质、维生素C、枸橼酸、酒石酸、苹果酸、草酸、琥珀酸及黄酮苷类等。荷叶碱类对平滑肌有解痉作用。荷叶生物碱及黄酮均有调脂作用，小剂量荷叶黄酮对体外肝细胞合成胆固醇有抑制趋势[1]。荷叶煎剂和浸剂对实验动物能直接扩张血管，引起中度降压。现代对荷叶的炮制研究不多，只见娄松年等以出、凝血时间为药理指标，对《中医药典》1963年版收载的30种炭药与其生药进行了比较。动物实验表明，荷叶生品有较好的止血作用，制炭后止血效果增强[2]。但亦有报道，荷叶制炭后，其出血时间及凝血作用反比其生品差[3]。临床报道，荷叶具有清解暑邪，轻宣透邪，升清降浊，醒脾开胃，止血散瘀，降脂减肥等多种功效[4]。

【附】

1. 近代炮制方法还有炒法。

2. 文献摘录 “入药炙用之”(《证类》)。“炒香，为末”(《纲目》)。“烧令烟尽，细研”(《证类》)。“烧灰存性，研极细末，用纸包，碗盖于地上一夕，出火毒”(《十药》)。“活血生用，止血炒焦用”(《得配》)。

【按语】荷叶从唐代开始使用炒制、炙制等法炮制，宋代有烧灰、焙，熬制等，明、清时代以炒、煅法为主。近年来各地炮制规范中收载的大多是生用和焖煅法，以生用为多见，认为荷叶清热解暑，升发清阳，止血；制炭后收涩化瘀止血力强。《中国药典》2010年版收载有生荷叶和焖煅荷叶炭。

荷叶制炭后其止血作用报道并不一致，有待进一步研究。另外，荷叶含有多种成分，经高温制成炭后，其所含成分有何影响，亦值得研究。

参考文献

[1] 杜力军，孙虹，李敏，等. 荷叶大豆及其合剂调脂活性部位的研究[J]. 中草药，2000，31(7)：526.

[2] 娄松年，等. 山东省中医药研究所研究资料. 1978(11).

[3] 马兴民. 新编中药炮制法(增订本)[M]. 西安：陕西科学技术出版社，1988：579.

[4] 姜兴俊. 荷叶(含荷蒂、荷梗)古今应用概说[J]. 中国中药杂志，1997，22(6)：374.

桑 叶

【来源】本品为桑科植物桑 *Morus alba* L. 的干燥叶。秋季霜降后采收，除去杂质，干燥。

【古代炮制】唐代有烧灰法(《食疗》)。宋代有微炒法(《圣惠方》)。明代有烧存性、蒸熟(《纲目》)，焙、蜜炙(《准绳》)，九蒸九晒、酒拌蒸(《醒斋》)等法。清代有蜜水拌蒸(《逢原》)、炒(《尊生》)、焙(《串雅外》)、芝麻研碎拌蒸(《得配》)等法。

【现代炮制】

1. 桑叶 取原药材，除去杂质，搓碎，去柄，筛去灰屑。

2. 蜜桑叶 取炼蜜，加适量开水稀释，淋入净桑叶片中拌匀，闷润，用文火炒至表面深黄色，微有光泽，不粘手为度，取出，放凉。桑叶每100kg用炼蜜25kg。

【饮片性状】桑叶为不规则的片状，黄绿色或浅黄棕色，上表面有小疣状突起，下表面叶脉凸起,小脉交织成网状;质脆,气微,味淡、微苦、涩。蜜桑叶表面黯黄色,微有光泽,略带黏性,味甜。

【质量要求】桑叶水分不得过15.0%,总灰分不得过13.0%,酸不溶性灰分不得过4.5%,醇浸出物不得少于5.0%,含芦丁($C_{27}H_{30}O_{16}$)不得少于0.10%。

【炮制目的】桑叶味甘、苦,性寒。归肺、肝经。具有疏散风热,清肺润燥,清肝明目功能。

桑叶以生用为主,生品长于疏散风热,清肝明目,多用于风热感冒之发热、头昏头痛、咳嗽、咽喉肿痛,肝热目赤、涩痛、多泪,肝阴不足之目昏眼花。蜜炙后清肺润燥作用增强,多用于肺热燥咳。

【临床应用】

1. 生用

(1) 风热感冒:常与菊花、连翘、桔梗等同用,能增强疏风清热作用,可治外感风热之发热、头昏头痛、咳嗽及咽喉肿痛,如桑菊饮(《条辨》)。

(2) 目赤肿痛:常与菊花、决明子、车前子同用,具疏风泻火作用,可治风热上扰,目赤肿痛或羞明流泪,头痛头昏者。

(3) 眩晕:常与黑芝麻同用,具有补肝肾,清热明目作用,可用于肝肾阴虚之眩晕耳鸣、目暗昏花,如桑麻丸(《集解》)。

2. 制用

(1) 外感燥热:常与杏仁、贝母、豆豉、栀子皮等同用,功能清宣凉润,可治外感燥热之身热头痛、口渴、干咳无痰者。亦可单味蜜炙,煎服,治小儿渴(《胜金方》)。

(2) 温燥伤肺:常与石膏、杏仁、人参、麦冬、枇杷叶、阿胶等同用,能清燥润肺,可用于温燥伤肺,头痛身热,干咳无痰,气逆而喘,咽喉干燥,胸满胁痛,心烦口渴。配伍木蝴蝶、射干、蝉蜕、赤芍、甘草等,可治咽喉源性咳嗽,如桑射汤(《山东中医杂志》1991)。

【参考资料】桑叶主含黄酮类化合物,如芸香苷、槲皮素、异槲皮苷、桑苷、桑黄酮等。尚含β-谷甾醇,菜油甾醇,多种酸类、酚类,维生素B_1、B_2、C,鞣质及微量挥发油。药理实验证明,桑叶有降血糖和抗菌等作用[1]。此外,桑叶还有降血脂[2]、抗炎[3]、抗衰老[4]、抗肿瘤[5]等作用。据临床报道,10%的桑叶注射液肌注,治疗下肢水肿效果较好[6]。桑叶、明矾经水煎治疗螯伤,效果显著[7]。目前对桑叶的炮制研究资料较少,以芸香苷为成分指标,对不同采集期的桑叶进行了比较。结果表明:霜前桑叶中芸香苷含量比经霜桑叶高;霜前从8~10月芸香苷含量逐渐升高,经霜后的含量却骤然下降;自然脱落叶的含量最低[8]。因此,仅从芸香苷含量变化认为,桑叶经霜后采收似不妥,自然脱落叶则不宜入药。关于桑叶炮制前后绿原酸的含量变化,认为生品中绿原酸含量显著高于蜜炙品[9]。

【附】

1. 近代炮制方法还有炒、蒸制等。

2. 文献摘录 “烧存性”(《纲目》)。“炒”(《尊生》)。“蜜炙”(《准绳》)。“蜜水拌蒸”(《逢原》)。“酒拌蒸晒”(《醒斋》)。“捣末,丸散任服或煎水代茶之,又霜后叶煮汤,淋渫手足去风痹殊胜,又微炙,和桑衣煎服治痢及金疮诸损伤止血。震亨曰:经霜桑叶研末米饮服,止盗汗”(《指南》)。

【按语】桑叶从唐代开始采用不同方法进行炮制,其中以蜜炙法应用较为广泛。认为经蜜炙后,能增强润肺止咳的功效。近年来各地炮制规范中收载的大多是生桑叶和蜜炙桑叶。《中国药典》2010年版仅收载生桑叶。

桑叶的采集时间，自古以来习惯在秋季霜降后采收，认为桑叶以老而经霜者为佳，故入药用冬桑叶，亦称"霜桑叶"或"经霜桑叶"。现代也要求桑叶在10～11月经霜后采收。桑树的叶生长期较长，每年4月有嫩叶长出，至霜后11月开始落叶，每年霜期约在10月底，霜后20天开始落叶，因此若按传统习惯以霜后叶片尚未脱落时采收为佳。但实验表明，霜前桑叶中芸香苷含量比经霜桑叶中芸香苷含量高；经霜后桑叶其芸香苷含量明显降低。故认为桑叶经霜后采收似不妥，自然脱落叶则不宜入药。因该结果仅限于芸香苷的含量变化，桑叶尚含多种成分，这些成分在经霜前后有何变化，还有待于进一步研究。另外，桑叶有蜜炙用的习惯，其所含成分蜜炙后有何影响，亦值得研究。

参考文献

[1] 阴健. 中药现代研究与临床应用(2)[M]. 北京：中医古籍出版社，1995：326.

[2] 王谦. 桑叶的生药学研究：桑叶的糖苷[J]. 国外医学：中医中药分册，1997，19(6)：50.

[3] 陈福君，等. 桑的药理研究(Ⅱ)——桑叶、桑枝、桑白皮抗炎药理作用的初步比较研究[J]. 沈阳药科大学学报，1995，12(3)：222.

[4] 黄东亮，等. 蚕业资源在医疗保健方面的应用[J]. 广西蚕业，1999，36(3)：43.

[5] Kim SY，et al. Two flavonoids from the leaves of Morus alba induce differentiation of the human promyelocytic leukemia(HL-60)cell line. Biol Pharm Bull，2000，23(4)：451.

[6] 江苏新医学院. 中药大辞典[M]. 上海：上海科学技术出版社，1977：4030.

[7] 安徽单方选集 [M]. 合肥：安徽人民出版社，1972：232.

[8] 梅全喜，等. 不同采集期对桑叶中芸香甙含量的影响[J]. 药学通报，1988，23(11)：660.

[9] 王龙虎，任玉珍，梁焕，等. HPLC 测定桑叶及其炮制品中绿原酸含量[J]. 中国现代中药，2007，9(10)：16.

淫　羊　藿

【来源】本品为小檗科植物淫羊藿 *Epimedium brevicornum* Maxin.、箭叶淫羊藿 *Epimedium sagittatum*(Sieb、et Zucc.)Maxin.、柔毛淫羊藿 *Epimedium pubescens* Maxin.、巫山淫羊藿 *Epimedium wushanense* T. S. Ying、或朝鲜淫羊藿 *Epimedium koreanum* Nakai 的干燥地上部分。夏、秋间茎叶茂盛时采割，除去粗梗及杂质，晒干或阴干。

【古代炮制】南北朝刘宋时代有羊脂炙法(《雷公》)。宋代增加了酒煮、蒸制(《圣惠方》)、酒浸(《苏沈》)、蜜水炙(《扁鹊》)、鹅脂炙(《总录》)等法。明代增加了醋炒(《普济方》)、米泔水浸(《保元》)等法。清代又增加了酒炒(《逢原》)、酒焙(《拾遗》)、酒拌蒸(《治裁》)。至清代记载其炮制方法有近20种，其中以羊脂炙法历代一直沿用。

【现代炮制】

1. 淫羊藿　取原药材，除去杂质，摘取叶片，喷淋清水，稍润，切丝，干燥。

2. 炙淫羊藿　取羊脂油加热熔化，加入淫羊藿丝，文火炒至表面显均匀的油亮光泽，呈微黄色时，取出，放凉。淫羊藿每100kg用炼羊脂油20kg。

【饮片性状】淫羊藿为长短不一的丝状片；上表面黄绿色，光滑，可见网纹状叶脉；下表面灰绿色，中脉及细脉凸出；边缘有细刺状锯齿，丝片近革质或革质；无臭，味微苦。炙淫羊藿表面微黄色，显油亮光泽，微有羊油气。

【质量要求】淫羊藿含总黄酮以淫羊藿苷($C_{33}H_{40}O_{15}$)计，不得少于5.0%；含淫羊藿苷($C_{33}H_{40}O_{15}$)不得少于0.50%。淫羊藿饮片含淫羊藿苷不得少于0.40%。炙淫羊藿含淫羊藿苷不得少于 0.6%。

【炮制目的】 淫羊藿味辛、甘，性温。归肝、肾经。具有补肾阳，强筋骨，祛风湿功能。

生淫羊藿具有祛风湿的作用，用于风寒湿痹、中风偏瘫及小儿麻痹症等。羊脂油甘热，能温散寒邪，益肾补阳。经羊脂制后，可增强温肾助阳的作用，多用于阳痿、不孕。

【临床应用】

1. 生用

（1）风寒湿痹：常与威灵仙、桂心、川芎、苍耳子同用，能祛风止痛，可用于风寒湿痹，走注疼痛，如仙灵脾散（《圣惠方》）。

（2）中风偏瘫：可单用本品泡酒服之，治中风身不遂，肢体麻木拘挛者。

（3）小儿麻痹症：常配桑寄生等量，制成 2ml 含生药各 1g 的注射液用。急性期以肌内注射为主，配合穴位注射。肌肉注射每次 2ml，每日 2 次，连续 20 天。恢复期及后遗症期以穴位注射为主，配合肌内注射，穴位注射按常规取穴，每穴注射 1～2ml，隔日 1 次，连续 20 天，休息半月后再进行下一疗程。

（4）慢性气管炎：单用本品制丸服，每日用量相当生药 30g，分 2 次服，可治慢性气管炎。

2. 制用

（1）肾阳不足：常与鹿肾、驴肾、狗肾、黄芪、人参、当归、熟地等配伍，治疗腰肾不足，腰酸腿痛，阴囊湿冷，身体衰弱，倦怠少食，如三肾丸（《全国中药成药处方集》）。

（2）不孕：常与肉桂、附子、吴茱萸、当归等同用，能温肾暖宫，可用于肾阳不足，冲任虚寒，宫冷不孕。

【参考资料】 淫羊藿主要含淫羊藿苷、淫羊藿新苷、淫羊藿次苷等黄酮类化合物，还含有木脂素、生物碱和挥发油等。实验报道，淫羊藿有促进精液分泌而催淫[1]、降压[2]、降血糖[2]、抗衰老[3]等作用。现代对淫羊藿的炮制研究主要是对用羊脂油炮炙前后淫羊藿苷、总黄酮、微量元素和多糖的含量及对小鼠血浆睾酮、附性器官等方面作了初步研究。

据文献报道，采用薄层层析法比较淫羊藿、朝鲜淫羊藿、箭叶淫羊藿和柔毛淫羊藿用羊脂油炙制前后化学成分的变化。并用紫外分光光度法对主要有效成分淫羊藿苷的含量进行了测定。结果乙醇提取液和水煎液层析行为基本一致，且炮炙前后均含有淫羊藿苷色斑，说明淫羊藿用羊脂油炮炙后在质的方面无明显变化。但炮炙后淫羊藿苷的含量均明显降低，下降率分别为：淫羊藿 21.18%，箭叶淫羊藿 18.90%，朝鲜淫羊藿 60.50%，柔毛淫羊藿 56.06%[4]。以箭叶淫羊藿为例，按传统炮制工艺在 140℃温度条件下炮制，炮制品中总黄酮的含量均有较大幅度的下降，下降率分别为：羊脂炙品 16.55%，酒炙品 11.69%，盐炙品 14.93%；即使在 60℃温度条件下炮制，也都有所降低，分别为：羊脂炙品 13.22%，酒炙品 2.52%，盐炙品 4.23%[5]。但亦有文献报道，淫羊藿苷含量在炮制品中无明显降低，但炮制品的水煎液中淫羊藿苷的溶出量与生品相比，有明显提高[6]。淫羊藿无论生品还是制品中都富含 Cu、Mn、Zn 3 种元素，这 3 种元素的缺乏与气虚、肾虚性腺紊乱不育等症密切相关，但羊脂油炒制品中 3 种元素的含量显著高于生品中的含量[7]。淫羊藿羊脂油制后多糖含量明显低于生品，降低率为 26%（$P<0.05$）[8]。

采用放射免疫法测定小鼠血浆睾酮水平及副性器官湿重，对淫羊藿用羊脂油炙制前后进行实验比较。结果，小鼠血浆睾酮、睾丸湿重、提肛肌及附睾重量等炮制品皆明显高于生品。说明炮制品有明显的增强性机能作用[9]。但也有报道，生品和羊脂油制淫羊藿均有促进性机能的作用，两者作用无显著性差异[10]。

淫羊藿羊脂油制后，不但能影响本身的药材成分和药理作用，而且在复方中对与其配伍的补骨脂产生了增溶作用，促进了补骨脂素向异补骨脂素的变化[11]。

【附】

1. 近代炮制方法还有米泔水浸、醋炒、酒炒、酒拌蒸、牛乳炙制等。

2. 文献摘录 “凡使(时呼仙灵脾)，须用夹刀夹去叶四畔花枝尽后，细剉，用羊脂相对拌炒过，待羊脂尽为度。每修事一斤用羊脂四两为度也”(《雷公》)。“剉，鹅脂拌炒过”(《总录》)。“米泔水浸”(《保元》)。“凡采制，须先酒浸过，曝干，剉碎对拌羊脂(每一斤用羊脂四两)火炒脂尽为度”(《蒙筌》)。“仙灵脾取叶一斤去毛，酒拌蒸”(《治裁》)。“酒浸治腰痛”(《解要》)。“得无灰酒浸，治偏风皮肤不仁”(《辑要》)。

【按语】淫羊藿的炮制方法始载于南北朝，经历代发展至今，记载淫羊藿的炮制方法有20种左右，其中以羊脂拌炒或以羊脂油炙制法居多。近年来各地炮制规范中收载的大多是羊脂油炙(炒)的方法。现代多认为，羊脂能温散寒邪，补虚润燥。淫羊藿用羊脂炙后可增强温肾助阳的作用。《中国药典》2010年版收载有淫羊藿和羊脂油炙淫羊藿。

淫羊藿经羊脂油炮制后，淫羊藿苷的含量变化报道并不完全一致，但实验表明对性机能的作用明显增强。提示淫羊藿苷可能不是淫羊藿中的唯一助阳成分，不能以淫羊藿苷含量降低而否定羊脂油炙淫羊藿的炮制方法。另外，淫羊藿经用羊脂油炙后重量增加13%～15%，而实验取样生品和炮制品是等量[4]。同时也与其品种差异和加热程度有关，有待进一步验证。另据报道，淫羊藿对健康人的血小板聚集性有抑制作用和一定程度的促进解聚作用[12]。此结果与正常大鼠所显示出的促进血小板聚集作用相反[13]。这种现象的原因虽有待于进一步探讨，但提示，若对淫羊藿炮制前后作血小板聚集性实验时，必须注意到动物和人的不一致性。

根据现代实验研究和临床报道，淫羊藿具有补肾壮阳，祛风除湿作用；羊脂油炙后能增强温肾助阳作用的中医传统理论已得到印证。并且淫羊藿在治疗心血管病、冠心病、降低胆固醇、心绞痛、心力衰竭都有较好疗效，对治疗某些血液病如再生障碍性贫血、非急性淋巴细胞性白血病也有一定疗效[14]。另外，淫羊藿除常用羊脂油炒(炙)的方法外，历代尚有酒炒、醋炒、米泔水浸、酒拌蒸等方法。这些炮制方法对其临床药理作用有何影响，亦值得进一步进行系统的研究。

参考文献

[1] 桥本理作. 实验药物学杂志. 1937(2):195.

[2] 刘寿山. 中药研究文献摘要(1975—1979)[M]. 北京:科学出版社，1986:731.

[3] 刘汇波，等. 淫羊藿黄酮对抗小鼠D-半乳糖衰老模型的研究[J]. 中药药理与临床，1990,6(2):18.

[4] 徐世明，等. 中药淫羊藿的质量研究[J]. 中成药研究，1985(2):16.

[5] 陈惠玲，王建科，赵晓兰，等. 箭叶淫羊藿生品及其不同温度炮制品中总黄酮含量的测定与比较[J]. 贵阳中医学院学报，2003,25(4):61.

[6] 牛锐，等. 淫羊藿炮制前后淫羊藿甙的含量测定[J]. 中成药，1991,13(1):18.

[7] 邹桂欣，翟宁. 淫羊藿炮制前后锌锰铜含量比较[J]. 微量元素与健康研究，1996,13(1):35.

[8] 邹桂欣，翟宁. 淫羊藿炮制前后多糖含量比较[J]. 中成药，1995,17(8):19.

[9] 牛锐. 淫羊藿炮制前后对小鼠血浆睾酮及附性器官的影响[J]. 中国中药杂志，1989,14(9):18.

[10] 王身艳，秦明珠，李飞，等. 箭叶淫羊藿炮制前后对小鼠副性器官的影响[J]. 中成药，2005,227(2):971

[11] 黄意甜，陈锐潮，曾惠芳，等. 淫羊藿不同炮制法对配方中补骨脂有效成分煎出的影响[J]. 广州中医药大学学报，1999，16(3):32.

[12] 李锐松，等. 淫羊藿煎剂对健康人血小板聚集性的影响[J]. 中成药研究，1988(1):28.

[13] 李锐松，等. 淫羊藿煎剂、多糖与粗黄酮对大鼠血小板聚集性的影响[J]. 中药通报，1987，(8):40.

[14] 阴健，等. 中药现代研究与临床应用(1)[M]. 北京：学苑出版社，1993:650.

棕 榈

【来源】本品为棕榈科植物棕榈 *Trachycarpus fortunei* H. Wendl. 的干燥叶柄。采棕时割取旧叶柄下延部分及鞘片，除去纤维状的棕毛，晒干。

【古代炮制】唐代有棕榈炭(《产宝》)。宋代有烧灰(《圣惠方》)、烧存性(《总录》)的炮制方法。明代提出"存性，勿令白色"的炮制要求，并有炒极黑存性(《通玄》)、炒焦存性(《普济方》)的炮制方法。清代增加了煅炭法(《拾遗》)。

【现代炮制】

1. 棕榈　除去杂质，洗净，干燥。

2. 棕榈炭　①取净棕榈，置锅内，上扣一较小锅，两锅结合处用黄泥封固，扣锅上压一重物，用武火加热煅透，冷后取出。②取净棕榈，切成小块，置热锅内，用武火炒至表面黑褐色，内部焦褐色时，喷淋清水少许，灭尽火星，取出，及时摊晾，凉透。

【饮片性状】棕榈呈长条板状，一端较窄而厚，另端较宽而稍薄，大小不等；表面红棕色，粗糙，有纵直皱纹；一面有明显的凸出纤维，一面平坦或略向内凹，有左右交叉的纹理；质硬而韧，不易折断；无臭，味淡。棕榈炭表面呈灰褐色或黑褐色，微显光亮，内部呈棕褐色或焦褐色；质轻脆，易折断；气特异，味微苦、涩。

【炮制目的】棕榈味苦、涩，性平。归肺、肝、大肠经。生棕榈不入药，制炭后具有收敛止血的功能，用于吐血，衄血，尿血，便血，崩漏。

【临床应用】

炭药：临证可与止血类药或其他类药配伍，如治疗血热妄行之衄血、呕血、吐血等，可与大蓟炭、小蓟炭、侧柏叶炭、茜草炭、白茅根炭等配伍，如十灰散(《十药》)。治疗妇女崩漏，可与乌梅、干姜配伍，如乌金散(《洪氏》)。配伍当归、川芎、茯苓、地榆等，可治肠风脏毒，痔漏及诸下血症兼有营血虚损者，如黑圣散(《仁斋直指方论》)。

【参考资料】棕榈主要含有对羟基苯甲酸、原儿茶酸、原儿茶醛、d-儿茶素、没食子酸等。其中 d-儿茶素、没食子酸分别为缩合鞣质与水解鞣质的单体，系棕榈的主要止血有效成分。现代对棕榈的炮制研究主要是对其药用部位、药材的新陈及不同制炭方法等进行了成分和药理初步研究比较。

在棕榈药用部位和药材新陈的研究方面，以小白鼠凝血时间和止血时间为指标，对棕皮、棕板及陈棕 3 种规格的药材制成的水煎剂和混悬剂进行实验研究，结果表明，棕板的止血效果远不及棕皮；陈棕皮水煎剂无止血作用，而陈棕皮炭的煎剂和混悬剂则有明显的止血作用；无论新棕皮或新棕板，对小白鼠凝血时间和出血时间均无影响，陈棕、陈棕皮(除水煎剂外)则有明显的缩短出凝血时间的作用[1]。对新棕皮、陈棕(破旧棕床)、陈棕炭的水、70%乙醇、氯仿提取液分别进行化学成分系统预试和薄层分析。结果表明，被试样品中除含有较多的鞣质和酚类化合物外，还有黄酮类、有机酸类、蒽醌类反应。新棕和陈棕薄层斑点有较多差别，陈棕炭层析斑点明显减少，同时出现了一些 R_f 值与陈棕不同的新斑点。且与其他

样品 R_f 值相同斑点的荧光和显色斑点的色泽亦有多处不同[2]。这除了与斑点成分含量有关外，还提示这些具有相同 R_f 值但色泽不同的斑点可能不是同一化合物。

在棕榈不同制炭方法的成分和药理研究方面，拟定了炒炭、焖煅炭和砂烫炭3种工艺，并制备了不同存性程度的样品，进行了原儿茶醛、原儿茶酸、对羟基苯甲酸的定性比较和高效液相分析，药理作用对比及临床疗效观察，从而优选出砂烫棕榈炭的最佳工艺，即以棕榈与砂(20目均匀砂粒)以1∶15的重量比，砂温250℃烫8分钟左右，烫至棕榈表面深褐色，内部棕褐色，收得率在70%，鞣质含量在0.4%，对羟基苯甲酸含量在0.2%以上，存性适中，质量均匀的烫棕炭样品[3]。用HPLC法对棕榈生品及炒炭法、焖煅炭法、烧灰法3种传统制炭方法和改进的砂烫制炭新工艺炮制的棕榈炭中主要有效成分对羟基苯甲酸、d-儿茶素、原儿茶酸、原儿茶醛、没食子酸5种成分的含量进行了测定。结果表明，5种主要化学成分含量有很大差异，其中对羟基苯甲酸含量变化尤为明显，没食子酸和原儿茶酸的含量变化为：烫棕炭>炒棕炭>生棕榈>煅棕炭；原儿茶醛含量变化为炒棕炭>烫棕炭>生棕榈>煅棕炭。d-儿茶素在生棕榈中未检出，经制炭后则可检出，且含量高达0.63‰。其含量变化为：烫棕炭>炒棕炭>煅棕炭和烧棕炭[4]。以血小板聚集、血液黏度、凝血时间及复钙四个药理指标，对生棕榈、炒棕炭、砂烫棕炭、煅棕炭进行了实验比较。结果表明，其药理作用依次为：烫棕炭>炒棕炭>生棕榈>煅棕炭。烫棕炭和炒棕炭均比生棕榈药理作用好，而煅棕炭的药理作用反不如生品[5]。亦有人认为炒棕榈炭费时费事，劳动强度大，烟尘污染严重，制品质量不易控制，建议以150℃恒温箱中烘烤1小时至酥脆，切碎后再以200℃恒温烘烤2小时左右，适当翻动至全部呈黑褐色时取出，晾凉即可[6]。有人以棕榈炭止血作用为指标，选择不同温度条件进行扣锅煅制，结果表明温度直接影响棕榈炭质量，以320℃煅制20分钟的棕榈炭止血效果最好，并且煅制后一系列微量元素和钙元素均有不同程度升高[7]。

【附】

1. 近代炮制方法还有烧灰、炒炭等。

2. 文献摘录 “烧灰存性，研极细末，用纸包，碗盖于地上一夕，出火毒”(《十药》)。“炒极黑存性”(《通玄》)。“煅存性”(《拾遗》)。“烧作灰。治妇人崩中、下血”(《圣惠方》)。“药求陈者，烧研汤调，止鼻洪吐衄殊功”(《蒙筌》)。“烧黑能止血，红见黑则止，不可烧过”(《备要》)。“收敛之性，最能止血……烧灰存性用上品也”(《玉楸》)。

【按语】棕榈从唐代开始制炭入药用，其制炭方法主要有烧灰、炒炭和煅炭等。烧法出现最早，煅法居后，炒法最晚。现今煅、炒两种方法并存，烧法已很少沿用。近年来各地的炮制规范中收载的大多是煅炭法和炒炭法，认为生棕榈不入药，经制炭后具有止血作用。《中国药典》2010年版规定棕榈用焖煅法制炭。

棕榈古代绝大多数文献记载均用棕榈皮或陈棕。由于不同地区的用药习惯不同，目前棕榈药用部位亦有不同。华南、华东、西南地区多用棕皮，即棕榈的叶鞘纤维；华北、东北、西北地区多用棕板，即棕榈的干燥叶柄。《中国药典》1963年版、1977年版、1985年版皆以棕板入药用，1990年版、2010年版亦规定棕榈以干燥叶柄入药用，但解释为旧叶柄下延部分及鞘片，除去纤维状的棕毛。全国规划教材《中药炮制学》1996年版规定用棕榈的干燥叶鞘纤维(棕毛)及叶柄。无论是以棕皮还是棕板入药，习惯上均以制成炭后药用。制炭后所含化学成分的组成和含量发生了复杂的变化，总鞣质量有所下降，但鞣质的单体d-儿茶素和没食子酸等成分含量增高，这种变化可能是与高温加热过程中，生品中的大分子鞣质裂解为小分子鞣质单体有关。实验表明，这些鞣质单体成分含量越高，止血作用越强。砂烫制炭和烘制法制炭的新工艺具有操作简便、节约能源、减少污染、产品质量稳定等优点，值得推广应用。

参考文献

[1] 叶定江，等. 棕榈不同药用部位及煅炭后止血作用的比较[J]. 中药通报，1983，8(2)：23.

[2] 丁安伟，等. 棕榈皮及其炮制品的初步分析[J]. 中成药研究，1986(6)：18.

[3] 王琦，等. 棕榈炮制工艺改进研究[J]. 中成药，1992，14(8)：21.

[4] 孙立立，等. 不同炮制方法对棕榈中 5 种主要化学成分的影响[J]. 中国中药杂志，1995，20(10)：595.

[5] 任遵华，等. 棕榈及其制炭品的药理作用比较[J]. 时珍国药研究，1992，3(1)：7.

[6] 肖林. 介绍烘法炮制棕榈炭[J]. 中国中药杂志，1989(9)：23.

[7] 孔令东，丁安伟，盛瑞才，等. 棕榈炭炮制工艺研究[J]. 南京中医药大学学报，1996，12(1)：43.

第十四章

花 类 药

第一节 概 述

花由花芽发育而成。一般由花梗、花托、花萼、花冠、雄蕊群、雌蕊群、花粉等组成。掌握花的特征，对鉴别其真伪和控制饮片质量有重要意义。

药材来源：花类药材多数以花蕾入药，如辛夷、芫花、槐花、金银花、丁香等；有的以花入药，如闹羊花、红花等；有的以花序入药，如鸡冠花、菊花、旋覆花、款冬花等；少数以花粉入药，如蒲黄、松花粉等；个别的以花蕾及花序入药，如密蒙花等。

炮制目的：花类药物净制的目的是除去非药用部位枝梗，以使其纯净，用量准确；炒炭的原始意图是发挥或增强原药的止血作用；蜜炙主要是增强原药的润肺止咳的功能，如旋覆花、款冬花等；醋炙主要是降低原药的毒性，如芫花等。

炮制方法：花类药材多数是经净选后直接入药。有的除生用外，还制成炭入药，如鸡冠花、金银花、菊花、槐花、蒲黄等；有的用蜂蜜炙后入药，如旋覆花、款冬花等；有的用醋炙后入药，如芫花等。净选加工时，一般要除去枝梗、杂质，自然阴干或低温烘干，含挥发性成分者更应注意控制烘干温度。制炭时多用炒炭法，一般以中火加热，炒至规定程度，喷淋少许清水，灭净火星，取出晾干，以免发霉，凉透后贮存，防止复燃。蜜炙一般先用炼蜜润药，再以文火炒至不粘手时取出晾凉。醋炙一般是使醋被药闷润吸尽后，再用文火微炒，取出阴干。

饮片特征：花类药材生品只需经净制处理，去除枝梗、杂质即可。炒炭品要求颜色较原药加深，掌握"炒炭存性"。目前仍以感观鉴别，如鸡冠花的穗状花序为红色、紫红色或黄白色，炒炭后变呈焦黑色；蒲黄为黄色，炒炭后呈棕褐色；金银花花筒呈黄白色或绿白色，炒炭后呈焦褐色。蜜炙或醋炙后花的颜色均有所加深，且微有蜜香或醋气。如旋覆花的舌状花呈黄色，管状花呈棕黄色，经蜜炙后多破碎，呈深黄色，有蜜香，味微甜；芫花花筒呈淡紫色或灰绿色，经醋炙后呈灰褐色，微有醋气。

现代研究：花类药材现代研究比较多的有槐花、芫花、金银花等。对槐花的研究主要是以芦丁、鞣质、槲皮素、异鼠李素等为成分指标，以出、凝血时间为药理指标，对槐米炒制的程度进行实验比较。结果表明，槐米中芦丁、槲皮素、异鼠李素及鞣质的含量随炮制时加热温度的高低，受热时间的长短呈规律性变化。一般认为，槐米经炒炭后止血效果增强是芦丁转化为鞣质之故。但亦有认为，鞣质不是槐米中唯一的止血成分，芦丁和槲皮素皆有止血作用。槐米中还含有一种抑制槲皮素止血作用的物质异鼠李素（isorhamnetin）。槐米经炒炭后，异鼠李素减少，槲皮素增加，故炒炭后止血作用增强。

对芫花的研究主要是探讨炮制对已知毒性成分芫花酯甲含量的影响，以及小鼠急性毒性试验，其次是对其所含的芫花素和羟基芫花素等黄酮类成分及挥发油等作了部分研究比较。结果表明，芫花经醋制后芫花酯甲的含量降低，小鼠 LD_{50} 提高，黄酮类和挥发油炮制前后均有变化，但不同炮制方法影响各异，其规律性有待深入研究。另有研究发现，醋制芫花具有明显的利尿作用，并且其强度显著强于生芫花及其他炮制品。

对金银花的研究主要是探讨不同采收干燥方法对指标成分绿原酸的影响。报道极不统一，有认为金银花采后以阴干为好，亦有认为用氮气熏干为好。尚需进一步研究统一。

第二节　药 物 选 例

芫　　花

【来源】本品为瑞香科植物芫花 *Daphne genkwa* Sieb. et Zucc. 的干燥花蕾。春季花未开放时采收，除去杂质，干燥。

【古代炮制】汉代有熬制（《玉函》）。唐代有炒制（《外台》）。宋代有醋炒、酒炒（《圣惠方》），醋煮（《史载》），醋炙（《百问》），炒黑（《指迷》）等方法。明、清增加了醋煨（《普济方》）、醋泡焙（《良朋》）、捣汁浸线（《本草正》）等炮制方法。

【现代炮制】

1. 生芫花　取原药材，除去杂质及梗、叶。筛去灰屑。

2. 醋芫花　取净芫花，加入定量米醋拌匀，稍闷润，待醋被吸尽后，置炒制容器内，用文火加热，炒至微干，取出干燥。芫花每 100kg 用米醋 30kg。

【饮片性状】生芫花为小棒锤状，多弯曲，表面淡紫色或灰绿色，密被短柔毛；质软；气微，味辛，久尝有麻辣感。醋芫花表面呈灰褐色，微有醋气，味微酸而微麻辣。

【质量要求】芫花含浸出物不得少于 20%，含芫花素（$C_{16}H_{12}O_5$）不得少于 0.20%。

【炮制目的】芫花味辛、苦，性温。归肺、脾、肾经。具有泻水逐饮，解毒杀虫作用。

生芫花有毒，峻泻逐水力较猛，较少内服用，多外敷用于秃疮、头癣等。醋制后，能降低毒性，缓和泻下作用和腹痛症状。多用于胸腹积水，水肿胀满，痰饮积聚，气逆喘咳，二便不利。

【临床应用】

1. 生用

（1）痰饮咳嗽：常与大枣同煮食枣，以祛痰止咳，可治咳嗽胸闷，痰多色白黏者。

（2）白秃头疮、顽癣：用芫花研末，猪脂和涂之（《集效方》）；或配雄黄、猪脂调敷。

（3）急性乳腺炎：芫花与鸡蛋同煮，服之；若服后有头昏、恶心者，可吃蛋不喝汤。如反应甚者，以菖蒲煎服解之。

（4）冻疮：芫花、甘草水煎液乘热浸泡手足。

（5）虫积腹痛：用醋炒芫花碾粉，猪油拌合外涂。

2. 制用

（1）悬饮喘急：常与甘遂、大戟等同用，能泻水逐饮，可治痰饮积聚，停于胸胁而致的悬饮咳喘等；也可治腹水胀满，元气壮实者，如十枣汤（《伤寒论》）。配伍炒大黄、甜葶苈、煨甘遂等，可治心腹鼓胀，肠胃秘结，喘促，如芫花丸（《圣惠方》）。

（2）寒湿内蕴、月经不通：常与炮乌头、鬼箭羽、桃仁、水蛭、虻虫共研为末，温酒调下，可治妇人腹中宿有瘀血，积聚不散、疼痛，如芫花散（《圣惠方》）。

（3）寒疝积聚：常与椒目、半夏、炒大黄、细辛、桔梗等同用，可治寒疝积聚，乍来乍去，胸胁支满，如芫花丸(《圣惠方》)。

【参考资料】芫花中主要含有二萜原甲酸内酯、黄酮及糖苷，挥发性成分和木脂素类化合物等。二萜原甲酸内酯类成分有芫花酯甲(Yuanhuacine)、芫花酯乙(Yuanhuadine)、芫花酯丙(Yuanhuafine)、芫花酯丁(Yuanhuatine)、芫花酯戊(Yuanhuapine)、芫花烯(Genkwadaphnin)。黄酮类成分有芫花素(Genkwanin)、芹菜素(Apigenin)、3′-羟基芫花素(3′-Hydroxygenkwanin)、木樨草素(Luteolin)及椴苷(Tiliroside)。木脂素类化合物分别为松脂醇(pinoresinol)、落叶松脂素(lariciresinol)、异落叶松[(＋)-secoiso-lariciresinol]和罗汉松脂素[(＋)-matairesinol][1]。另外，芫花中尚含香豆素、糖苷、谷甾醇(Sitosterol)和苯甲酸(Benzoic acid)等。其中二萜原酸酯类成分芫花酯甲等具有较强的毒性，对皮肤、黏膜的刺激作用强烈，并能直接兴奋子宫平滑肌，具有引产作用[2-3]。芫花烯具有抗白血病和抗肿瘤活性[4]。黄酮类成分具有镇咳、祛痰、平喘、抗菌作用。芫花挥发油具有泻下作用和毒副作用[5]。炮制对其理化性质、药理作用均有一定影响。

以芦丁为标准品，测定芫花生品和醋炙品中的黄酮类成分无明显差异；同时报道了醋炙芫花比生芫花让小白鼠的 LD_{50} 提高了 1 倍。初步证明了醋炙芫花确能减低芫花的毒性[6]。对生芫花与醋芫花的毒性和泻下作用进行比较研究，急性毒性试验表明：芫花醇浸剂毒性较大，而水浸剂和水煎剂毒性较小，后两者毒性相近，3 种制剂中生芫花的毒性均较醋芫花大。在水浸剂和水煎剂中，生芫花的毒性较醋芫花大 1 倍；而在醇浸剂中，生芫花的毒性较醋芫花大 7 倍多。说明生芫花醋制后确能使其毒性减低，表现在小白鼠 LD_{50} 的提高。生芫花与醋芫花对兔离体回肠的作用相似，小剂量兴奋，大剂量抑制；对小白鼠肠蠕动的作用，生芫花呈抑制作用，而醋芫花似有轻度兴奋作用。生芫花与醋芫花的醇浸剂对小白鼠与大白鼠均无导泻作用，对兔有轻度导泻作用，对犬则发生呕吐和轻度导泻作用，生芫花与醋芫花对兔与犬的作用无明显不同[7]。

芫花乙醇提取物对中枢神经系统的药理作用表现在对热、电及化学刺激致痛都有镇痛作用，且吗啡受体特异性阻断剂纳洛酮能阻断其镇痛作用。此外还有镇静、抗惊厥及增强异戊巴比妥钠的麻醉作用。采用平板稀释法观察醋制芫花、羟基芫花素的抑菌作用。结果表明，1∶50 浓度的醋制芫花醇水提液对肺炎球菌、溶血性链球菌、流行性感冒杆菌有抑菌作用，而羟基芫花素无抑菌作用[1]。

有研究对醋制芫花、羟基芫花素进行镇咳、祛痰和平喘试验。结果表明醋制芫花、羟基芫花素均有一定的镇咳作用，并且有很好的祛痰作用，并确定羟基芫花素是止咳、祛痰的主要成分[8]。在研究炮制对芫花镇咳作用的研究中，将芫花素与模拟醋炙芫花素镇咳祛痰作用相比较，发现芫花与醋炙芫花未见显著差异，说明模拟醋炙对增强芫花镇咳祛痰的作用不明显[9]。采用紫外吸收图谱和薄层层析图谱对生芫花、醋炙芫花和醋煮芫花的化学成分进行了分析比较。结果表明，芫花经醋炙后，所含的二萜类成分、黄酮类成分及香豆素类成分无明显影响。醋炙芫花中 3′-羟基芫花素的含量比生芫花略高。在相同实验条件下，醋煮芫花的石油醚提取物的薄层层析图上比生品和醋炙品少一个斑点，而且醋煮芫花石油醚与乙酸乙酯提取物的紫外吸收光谱图与生品及醋炙品不同，认为醋煮对芫花的化学成分发生了较大的变化[10]。采用薄层扫描法对不同炮制工艺、不同地区的芫花样品及在不同条件下模拟炮制处理的芫花素单体进行了含量测定。结果表明，芫花经炮制后，芫花素的含量均有不同程度的降低。生品含量最高，醋炙品与生品接近。其他炮制品与生品比较，降低程度均较明显($P<0.01$)。以芫花素含量由高至低依次是：生品＞醋炙品＞高压蒸品＞清蒸品＞醋

煮品＞水煮品[11]。采用 HPLC 法分析不同炮制方法对芫花中芫花酯甲含量的影响。实验结果表明，除水煮芫花中芫花酯甲的含量比生芫花高约 11％外，其他几种炮制品芫花酯甲含量均降低。降低率依次为：醋炙芫花(45％)＞醋煮芫花(18％)＞清蒸芫花、高压蒸芫花(10％)[12]。

采用气质联法对生芫花和醋炙芫花的挥发油成分进行了分析。芫花醋炙后，挥发油含量降低，颜色加深，化学组分及组分间的相对含量均发生了改变，其中棕榈酸、油酸和亚油酸的含量醋炙后相对增加。兔眼结膜刺激实验表明，芫花素及其模拟醋炙品对兔眼结膜只有轻度刺激性，而芫花酯甲及其模拟醋炙品均有强烈的刺激性，由此看出对眼结膜起刺激作用的主要成分是芫花酯甲[13]。

另有报道，芫花经炮制后，其挥发油含量均有不同程度的降低，降低率依次为：醋煮＞水煮＞高压蒸＞清蒸＞醋炙。用 GC-MS 法对不同炮制品挥发油的组分进行鉴定，其组分变化较大，尤以醋炙芫花和醋煮芫花产生的未知成分较多[14]。

【附】

1. 近代炮制方法还有醋煮法。

2. 文献摘录　“煮醋数沸，漉出渍水一宵，复曝干用，才免毒害”(《蒙筌》)。“芫花留数年陈久者良，用时以好醋煮十数沸，去醋，以水浸一宿，晒干用，则毒灭也。或以醋炒者次之”(《纲目》)。“煎汁渍丝线，系痔易落，(并能)系瘤”(《原始》)。

【按语】历代对芫花的炮制方法主要有醋炒、醋煮、醋泡焙等。现代多用醋炙和醋煮法。《中国药典》2010 年版收载有生芫花和醋炙芫花。

芫花的炮制研究已初步说明，芫花经醋制后，确能使其毒性降低。芫花挥发油为芫花的毒副作用及泻下作用的活性部位之一，经醋炙和醋煮后其含量降低，各化学组分变化较大，且产生的未知成分较多。醋炙芫花挥发油中棕榈酸、油酸和亚油酸的含量相对增加，这三种成分对芫花的药理作用有何影响，有待进一步研究。

二萜原酸酯类化合物芫花酯甲毒性大，对皮肤及黏膜有较强的刺激作用，并能直接兴奋子宫平滑肌，具有引产作用。其引产机理可能是使脱膜细胞变性坏死。经醋炙和醋煮后，芫花酯甲含量降低。究竟芫花酯甲的含量高好还是低好，及其降低的最佳范围，尚待毒理学和药效学研究的结果来阐明。

用代谢笼统计法研究芫花的利尿作用，发现芫花用不同的炮制品利尿作用有显著差异，其利尿强度依次为：醋炙芫花＞生芫花＞高压蒸芫花＞水煮芫花＞清蒸芫花＞醋煮芫花。芫花中所含的芫花素及羟基芫花素为芫花镇咳祛痰的有效成分。经醋炙后芫花素含量降低最少，与生品含量相近。因此认为，如用于祛痰、镇咳时以生品为宜。另外，芫花还具有抗肿瘤、抗白血病和抑菌等作用，炮制对这些作用有何影响，亦值得研究。

通过对生、炙芫花样品水、醇热浸法浸出物及灰分、芫花素、芫花酯甲的含量测定，初步认为芫花总灰分不得超过 15％，酸不溶性灰分不得超过 7％，水浸出物不得少于 19％，醇浸出物不得少于 7％，芫花素不得少于 0.08％，芫花酯甲不得高于 0.015％[15]。

参 考 文 献

[1] 李玲之，等. 芫花的化学成分及药理作用研究进展[J]. 沈阳药科大学学报，2007，24(9)：587.

[2] 王伟成. 芫花酯甲与芫花酯乙对大鼠离体子宫的作用[J]. 生殖与避孕，1988，8(2)：60.

[3] 李培全，等. 芫花酯甲药膜的研究[J]. 河南中医，1987(4)：34.

[4] I. H. Hall, et al. J. Pharm. sci, 1982, 71(11): 1263.
[5] 刘洁，等. 芫花醋炙前后挥发油成分的分析[J]. 中国中药杂志，1993，18(1)：25.
[6] 张瑞，等. 芫花醋炙对其毒性的影响[J]. 吉林中医药，1985(2)：30.
[7] 卞如濂，等. 生芫花与醋芫花的毒性作用的初步比较[J]. 浙江中医药，1978(6)：27.
[8] 中国人民解放军南京军区防治慢性气管炎协作组[J]. 中草药通讯，1973，(5)：7.
[9] 赵一，等. 炮制对芫花毒性和药效的影响[J]. 中国中药杂志，1986，11(4)：49.
[10] 李孟广. 芫花炮制的初步研究[J]. 山东中医杂志，1988，7(3)：34.
[11] 原思通，等. 炮制对芫花中芫花素含量的影响[J]. 中国中药杂志，1995，20(6)：340.
[12] 原思通，等. 炮制对芫花中芫花酯甲含量的影响[J]. 中国中药杂志，1995，20(5)：280.
[13] 赵一，等. 炮制对芫花毒性和药效的影响[J]. 中国中药杂志，1998，23(6)：344.
[14] 原思通，等. 气质联用法分析炮制对芫花挥发油的影响[J]. 中国中药杂志，1993，18(10)：595.
[15] 张静修，等. 芫花饮片质量研究[J]. 中国中药杂志，1997，22(2)：85.

辛 夷

【来源】本品为木兰科植物望春花 *Magnolia biondii* Pamp.、玉兰 *Magnolia denudata* Desr. 或武当玉兰 *Magnolia sprengeri* Pamp. 的干燥花蕾。冬末春初花未开放时采收，除去枝梗，阴干。

【古代炮制】刘宋时有煮制(《雷公》)。宋代有微炙(《证类》)等炮制方法。明代有微炒(《通玄》)。清代增加了药汁制、焙干(《得配》)等制法。

【现代炮制】辛夷：取原药材，除去杂质及残留的枝梗及灰屑。

【饮片性状】本品呈长卵形。似毛笔头，有的基部具短梗。花蕾长15～30mm，直径10～15mm。苞片外面密被灰白色或淡黄白色茸毛，体轻，质脆。有特异香气，味辛而稍苦。

【质量要求】辛夷含挥发油不得少于1.0%(ml/g)，含木兰脂素($C_{23}H_{28}O_7$)不得少于0.4%。

【炮制目的】辛夷味辛，性温。归肺、胃经。具有散风寒，通鼻窍的功能。多用于风寒头痛，鼻塞，鼻渊，鼻流浊涕。

除去杂质及非药用部位，使药物洁净，用药剂量准确。

【临床应用】

1. 鼻渊　偏于寒者，本品常与细辛、白芷、防风、藁本等配伍应用；偏于热者，常与薄荷、黄芩、苍耳子等同用。

2. 颌窦炎　常与菊花、茜草等同用，可治疗颌窦炎。

3. 鼻炎　常与木香、酒知母、酒黄柏等同用，治急性鼻炎及副鼻窦炎。与苍耳子、荆芥、黄芩等配伍，可治慢性鼻炎和鼻窦炎。

4. 头痛　常与细辛同用，治鼻炎、鼻窦炎及鼻息肉等引起的头痛；或感冒风寒所致的头痛、头胀、鼻塞不通、鼻流浊涕等。

【参考资料】辛夷主含挥发油、生物碱、木脂素类化合物及维生素A样物质等。

有研究鉴定出9种辛夷挥发油中260种化合物，其中α-蒎烯、柠檬烯、β-蒎烯、1,8-桉叶素、芳樟醇、α-松油醇等9种化学成分为其共有成分。[1]有研究从望春玉兰花蕾的乙醇提取物中分到3种化合物，为木兰醇、E-对羟基桂皮酸二酯和望春花黄酮醇苷Ⅰ(biondnoid Ⅰ)[2]。还分离到木脂素类化合物成分，有辛夷脂素、demethoxy aschantin、松脂素二甲醚、木兰脂素、里立脂素B二甲醚，皆属于双环氧木脂素[3]。

目前辛夷主要用来治疗急慢性鼻炎、过敏性鼻炎和其他的鼻炎症状，而这个药理作用仅是辛夷作用的一个方面，辛夷具有抗组胺、抗炎、局部收敛、中枢抑制、抗病原微生物以及降血压等广泛作用[4]。

以辛夷中所含挥发油含量为指标，对阴处凉干、直接晒干、蒸后晒干和堆放凉干 4 种加工干燥方法进行了比较。结果表明，经用阴干法处理的辛夷药材，挥发油含量高，药材表面及花瓣色泽好，且无霉变现象，认为似可在产地推广应用[5]。亦有人以挥发油含量为指标，对辛夷全花、花心、枝梗、苞片等不同部位进行了比较。结果表明，辛夷挥发油主要存在于花心部分，而外层苞片及枝梗层虽占全药材重量的较大比例，但挥发油含量甚微。因此，提出应加强辛夷药材的净选，临床使用时应予区别[6]。

【附】

1. 近代炮制方法还有药汁制、炒等。

2. 文献摘录　“辛夷，通窍而上走于脑舍，(治)鼻塞鼻渊之症，无他用，存之以备用可耳。且辛散之物多用，则真气有伤，可暂用而不可久用也”(《新编》)。“宜未开花紫苞蕊，刷去毛，免射人肺，摘去心，不致人烦”(《蒙筌》)。“甘草汤浸炒，或芭蕉水浸，焙干用”(《得配》)。

【按语】辛夷从刘宋时代有煮制，唐代开始有去心及外毛、炙制和微炒等方法。近年来有炒制、药汁制、生用等炮制方法。各地炮制规范中收载的大多是生辛夷，《中国药典》2010年版收载有生辛夷。

辛夷一般需经产地加工后入药，目前其加工方法有阴干法、晒干法、蒸晒法和堆放晾干法。实验证明，用阴干法加工的辛夷，其挥发油含量高，药材外观色泽好。《中国药典》2010年版也规定辛夷为阴干法。但阴干法干燥时间长，若改用烘干法干燥，温度控制在 50℃以下，亦可保证质量。

据文献记载，辛夷应去掉外部毛茸，不然，则“射人肺，令人咳”。因此，中医处方中用及辛夷时，多要求布包入煎。实验证明，辛夷毛经煎煮后，质地柔软，对咽喉未产生刺激性反应，且包煎阻碍药效成分的扩散煎出[7]。故净选时除去外部茸毛之工序可完全省略，煎煮时辛夷不必包煎。辛夷中除含挥发油外，还有生物碱、木脂素类酚酸性化合物等多种化学成分，将其经不同加工方法处理，这些成分有何变化，尚需进一步研究。另外，辛夷有抗过敏、抗微生物、降血压、兴奋子宫等多种作用，炮制对这些作用有何影响，亦需进一步探讨。

参考文献

[1] 徐植灵，潘炯光. 辛夷挥发油的研究[J]. 中国中药杂志，1989，14(5)：38-38.
[2] 陈雅研，高从元，乔梁，等. 辛夷水溶性成分研究[J]. 药学学报，1994，29(7)：506-506.
[3] 马玉良，等. 辛夷中木脂素成分的研究[J]. 中国中药杂志，1995，20(2)：102.
[4] 于培明，田智勇，许启泰，董诚明，李恒. 辛夷研究的新进展[J]. 时珍国医国药，2005，16(7)：652-653.
[5] 黄海欣. 河南辛夷的产地采收加工[J]. 中药饮片，1992(2)：11.
[6] 赵中振. 辛夷不同部位的挥发油含量及其合理应用[J]. 基层中药杂志，1990，4(3)：30.
[7] 贾传春. 中药辛夷捣碎入煎[J]. 中药材，1994，17(11)：51.

鸡　冠　花

【来源】本品为苋科植物鸡冠花 *Celosia cristata* L. 的干燥花序。秋季花盛开时采收，晒干。

【古代炮制】宋代有微炒和焙令香(《圣惠方》)的方法。明代多沿用微炒的方法。清代有烧灰(《幼幼》)或烧灰存性(《串雅内》)及炒法(《从新》)。

【现代炮制】

1. 鸡冠花　取原药材,除去杂质及残留的茎叶,切段。

2. 鸡冠花炭　取净鸡冠花段,置炒制容器内,用中火加热,炒至表面焦黑色,喷淋少许清水,灭净火星,取出晾干。

【饮片性状】鸡冠花为鸡冠状不规则短段;表面紫色或红色(鸡冠花),或者黄白色(白鸡冠花);种子黑色、细小、有光泽;质轻;味淡。鸡冠花炭表面焦黑色,质轻,味涩。

【质量要求】鸡冠花水分不得过13.0%,总灰分不得过13.0%。酸不溶性灰分不得过3.0%,鸡冠花炭水溶性浸出物不得少于16.0%。

【炮制目的】鸡冠花味甘、涩,性凉。归肝、大肠经。具有收涩止血、止带、止痢的功效。生品性凉,收涩之中兼有清热作用,多用于湿热带下,湿热痢疾,湿热便血和痔血等证。炒炭后凉性减弱,收涩作用增强,常用于吐血、便血、崩漏反复不愈,及带下、久痢不止。

【临床应用】

1. 生用

(1) 带下:常与白术、茯苓配伍应用,可治妇女脾虚赤白带下。

(2) 崩漏:常与党参、血余炭配伍应用,可治崩漏日久不止。

(3) 肠风下血:常与地榆、防风炭配伍应用,可治肠风下血。

(4) 久泻久痢:常与黄芪、石榴皮配伍应用,可治久泻久痢。

(5) 痔疮下血:常与地榆、炒槐米、防风炭配伍应用,可治痔疮下血。

2. 制用

(1) 赤白下痢:本品煎酒服,可治赤白下痢。

(2) 吐血不止:本品用醋煎煮,可治吐血不止。

(3) 血淋:本品炒炭,米汤送服(《湖南药物志》)。

(4) 下血脱肛:炒白鸡冠花、棕榈炭、羌活为末服用(《永类钤方》)。

【参考资料】鸡冠花主含山柰苷(Kaempferitrin)、苋色素(Amaranthin)、松醇(Pinite)及多量硝酸钾。药理实验证实,鸡冠花煎剂5%~10%浓度对人阴道毛滴虫有良好杀灭作用,虫体与药液接触5~10分钟后即消失[1]。10%鸡冠花注射液有中期引产作用[2]。近年来国内外对鸡冠花成分研究证实,鸡冠花属无毒天然植物,其营养丰富,含有丰富的黄酮类生物活性物质、蛋白质、脂肪、维生素、21种氨基酸、13种微量元素和多种天然酶。除了药用外,鸡冠花花序也成为餐桌上一道亮丽的佳肴,被称之为"花玉鸡",具有一定的食疗功效[3]。现代药理研究表明,鸡冠花具有止血,抗衰老,增强机体耐受力,防治动脉粥样硬化,预防骨质疏松,增强免疫等功能[4]。近年来研究发现,其具有活血功能,活血功能与其中含有黄酮类化合物的药理活性成分有关[5]。

现代对鸡冠花的炮制研究资料很少,只见娄松年等[6]曾对《中国药典》1963年版收载的30种炭药作了制炭前后出、凝血时间的实验比较。实验表明,鸡冠花制炭后止血效果并不明显。

【附】

1. 近代炮制方法还有炒黄等。

2. 文献摘录 “焙令香,治小儿痔疾,下血不止”(《圣惠方》)。“鸡冠花,剉,微炒,治痔漏下血”(《局方》)。“鸡冠花,烧灰,治痔疾下血”(《幼幼》)。

【按语】鸡冠花从宋代开始有焙制和微炒的炮制方法,明代多用炒制法,清代增加了烧灰和烧灰存性的方法。近年来多用炒炭的炮制方法。各地炮制规范中收载的大多是鸡冠花和鸡冠花炭。《中国药典》2005年版收载有鸡冠花和鸡冠花炭。

古今皆有鸡冠花炒炭的做法。认为炒炭后收涩作用增强,可治吐血、便血、崩漏及带下等。但实验证实,鸡冠花制炭后止血效果并不显著。药材制成炭后损耗率达40%～60%,有些炭药的原生药本身就有较好的止血或抑菌效果,从保留更多的有机有效成分的角度考虑,似无制炭的必要。对这一问题,有待进一步研究探讨。另据药理实验,鸡冠花有抗菌和中期引产作用,这些作用与其所含成分有何关系、有效物质是什么、炒炭后其所含成分与药理作用有何变化等,亦值得研究。

参考文献

[1] 江苏新医学院. 中药大辞典(上册)[M]. 上海:上海科学技术出版社,1986:1212.

[2] 秦百宣,等. 鸡冠花中期引产的实验研究[J]. 中成药研究,1987(8):39.

[3] 侯冬岩,同瑞华,刘晓媛,唐蕊. 鸡冠花花、叶、茎中黄酮类化合物提取工艺的研究[J]. 鞍山师范学院学报,2008,10(2):11.

[4] 张炯炯,徐领城,施卉. 鸡冠花药用价值实验研究概述[J]. 中国药业,2006,15(9):25.

[5] 翁德宝,汪海峰,翁佳颖. 普通鸡冠花序中黄酮类化合物的研究[J]. 植物学通报,2000,17(6):565.

[6] 娄松年,等. 山东省中医药研究所研究资料. 1987(11).

金 银 花

【来源】本品为忍冬科植物忍冬 *Lonicera japonica* Thunb. 的干燥花蕾或初开的花。夏初开花前采收,干燥。

【古代炮制】宋代有酒制(《疮疡》)。明代沿用酒制法。清代有焙黄(《良朋》)、炒(《医案》)、炒黑(《条辨》)等法。

【现代炮制】

1. 金银花 取原药材,除去杂质,筛去灰屑。

2. 金银花炭 取净金银花,置炒制容器内,用中火加热,炒至表面焦褐色,喷淋少许清水,灭尽火星,取出晾干,凉透。

【饮片性状】金银花为棒状而略弯曲,上粗下细,黄白色或绿白色,气清香,味淡微苦。金银花炭表面焦褐色。

【质量要求】金银花含绿原酸($C_{16}H_{18}O_9$)不得少于1.5%,含木犀草苷($C_{21}H_{20}O_{11}$)不得少于0.050%;含总灰分不得过10.0%;酸不溶性灰分不得过3.0%。

【炮制目的】金银花味甘,性寒。归肺、心、胃经。具清热解毒、凉散风热的功效。

生金银花常用于外感风热,温病发热,肺热咳嗽,喉痹,疔疮痈肿诸毒,热毒下痢等。炒炭后寒性减弱,并具涩性,有止血作用,多用于血痢,崩漏,亦可用于吐血、衄血。

【临床应用】

1. 生用

(1) 外感风热及温病初起:常与连翘、荆芥、牛蒡子等同用,能疏散风热,清热解毒,可治风热感冒或温病邪在卫分，头痛微恶风寒，有汗或无汗，口渴咽痛，或伴咳嗽痰黄等症，如银翘散(《条辨》)；若与石膏、知母等同用，能泻火解毒，可治温热病，热入气分，热毒火盛，壮热口渴，汗出不解者；若配伍丹皮、生地等，能清热解毒，凉血护阴，可治温热病热入营血而致的高热不退，斑疹隐隐，舌绛少津等症。

(2) 暑热证：可单用本品制成银花露内服或配滑石、生甘草、绿豆等煎服，能清热解暑，可用于夏季外感暑热而致的发热口渴等症。

(3) 痈肿疔毒：常与蒲公英、野菊花、紫花地丁等同用，能加强清热解毒作用，可治热毒壅滞之痈肿疔毒，红肿热痛，或化脓溃烂等症。

(4) 肠痈：常与当归、地榆、苡仁、黄芩等同用，能清热解毒，活血消痈，可治瘀热蕴结肠道而生痈，右少腹痛，手不可按，右足屈而不伸等，如清肠饮(《辨证录》)。

2. 制用(炭药)

(1) 热毒泻痢：可用本品浓煎频服，或与黄连、白头翁、赤芍等同用，能清热解毒，凉血止痢，可用于湿热内蕴大肠，下痢赤白，腹痛，里急后重，尤适用于热盛伤及血络之血痢，壮热口渴，烦躁不安等。

(2) 噤口痢：常与山楂炭、青蒿、酒黄连等同用，能清热解毒，消食止痢，可用于噤口痢疾，饮食即吐，不食亦呕者，如银楂芩连汤(《温热经解》)。

【参考资料】金银花中含有挥发油、黄酮类、三萜类、有机酸、醇类、微量元素等类化学成分[1-2]。其中挥发性成分的种类较多，主要有芳樟醇、双花醇、棕榈酸、二氢香苇醇、二十四碳酸甲酯、十八碳二烯酸乙酯、棕榈酸乙酯等。其中鲜品以芳樟醇为主，含量高达14%以上[3]。芳樟醇具有抗菌和抗病毒作用[4]。此外，绿原酸和异绿原酸也是金银花抗菌的有效成分[5-6]。三萜皂苷具有一定的保肝作用[7]。同时，现代药理研究表明，金银花还具有解热抗炎、止血等药理作用[2]。

应用TLC及CS-930扫描仪对金银花采收后经自然干燥、烘干、氮气熏干所得不同加工品中成分进行定性分析，并测定了主要有效成分绿原酸的含量，结果表明虽加工方法不同，但样品内在质量及绿原酸含量基本相同，可以氮气熏干金银花提高其外观质量[8]。采用紫外分光光度法，对不同加工方法生产的金银花中绿原酸和挥发油成分进行含量测定比较，认为烘干法生产的加工品不仅外观质量好，而且绿原酸含量亦高[9]。还对采摘后的金银花经晒干、阴干和蒸晒制得的不同加工品进行了绿原酸含量比较，结果阴干法绿原酸含量最高，和其他方法比较都有极显著的差异；晒干法绿原酸含量最低[10]。

以绿原酸、鞣质、无机元素、总糖、可溶性糖为指标，对金银花生品与不同温度和时间烘制的炮制品进行了测定比较。结果表明，鞣质含量以200℃烘10～15分钟或220℃烘制10分钟为高；烘制品与生品比较，钙、铁、镁离子煎出量增高，锌、钠离子煎出量降低；绿原酸、总糖、可溶性糖含量均随温度的增高和时间延长而降低[11]。对金银花生品和炭品中的绿原酸及鞣质含量进行测定比较，结果显示，金银花炭中绿原酸含量仅为生品的1/10，鞣质含量为生品的1/2[12]。

据报道，用金银花生品、不同温度和时间的烘制品煎剂给小白鼠灌胃，观察其凝血时间，并与生理盐水组比较。结果以200℃烘制15分钟或10分钟所得样品的水煎液作用最明显。另有研究者以金银花炭的吸附力作为金银花炒炭存性的质控依据进行实验研究，结果表明200℃烘制15分钟的样品吸附力最强，其次是200℃烘制10分钟，与上述有关金银花凝血时间的报道结果一致。其结果可能是因为生品、轻炭因炭化量不足，生成的炭量较少，故吸附量亦小，而重炭则炭化程度太过，表面灰化程度增大，导致孔隙不畅，故吸附力反而减小。药材炒炭后有一定的吸附力而具有收敛、止血的作用，用色素吸附法来控制金银花炭的质量具有简便、准确、快速等优点[13]。此外，体外抑菌实验表明，金银花经加热炮制后，虽绿原酸含量有所下降，但其抑菌作用未见相应减弱，相反对痢疾杆菌、变形杆菌的抑制作用还有所增强，证明绿原酸并非金银花唯一抑菌成分[14]。实验表明，金银花制炭后绿原酸含量下降，其抗炎作用较生品为弱。鞣质含量虽仅为生品的1/2，但其止血作用却明显优于生品，提示鞣质并非金银花炭止血的唯一成分[12]。

【附】

1. 近代炮制方法还有酒制、焙制、炒制、制露等。

2. 文献摘录　"善于化毒……或用酒煮服，或捣汁搀酒顿饮，或研烂拌酒厚敷(《本草正》)。"金银花，主满胀下痢，消痈散毒，补虚疗风，世人但知其消毒之功，昧其胀利风虚之用，余于诸症中用之，屡屡见效"(《本草通玄》)。"金银花有广谱抗菌作用，对艾滋病合并感染，包括呼吸道、胃肠道及皮肤感染均有一定效果，且无耐药及出现副反应的缺点，如与黄连、黄芩、黄柏等清热解毒之品伍用，效果更佳。特别是艾滋病皮肤感染、糜烂，以金银花浸出液涂洗可杀菌去污，促使创面早期愈合(《艾滋病的中医防治》)。"

【按语】金银花从梁代开始采用酒制的方法。近年来各地的炮制规范及《全国中药炮制规范》收载的大多是生品和制炭品二种饮片规格。《中国药典》2010年版只收载了生金银花。

目前多认为绿原酸是金银花中主要的抗菌消炎有效成分。而绿原酸为具有邻位酚羟基的化合物，很易氧化，使颜色改变，直接影响金银花的外观质量和临床药效。为此，金银花采收后，都要采用一定的加工方法进行处理，抑制花蕾中酶的活性，阻止绿原酸的继续代谢，保证金银花的质量。但现代全国各地对金银花的加工方法很不统一，如有认为将鲜花蕾薄薄摊于屋内通风处阴干较好；亦有认为用氮气熏法可代替风干或烘干法等。这些加工方法的选择皆以绿原酸为成分指标，金银花中除含绿原酸外，尚含异绿原酸、木犀草素、肌醇和挥发性成分等。因此在确定金银花的加工方法时，可否根据金银花所含的成分，结合临床药效来制定质控指标，值得研究。

实验表明，金银花制炭后鞣质较生品增高，故止血效果增强。但亦有报道，金银花炭中鞣质含量较生品显著减少，而止血作用却明显增强，故认为鞣质不是金银花炭止血的唯一成分。对金银花炒炭后增强止血作用的原理，需进一步研究。

金银花的抗菌消炎作用，虽已被中医临床实践证明，但对其作用机理并未搞清。体外抑菌实验表明，金银花经加热烘制后绿原酸的含量下降，但其抑菌作用未见相应减弱，相反对痢疾杆菌和变形杆菌的抑制作用还有增强，说明绿原酸并非其唯一的抑菌成分。另外，绿原酸的抗菌作用是经体外实验证明的，在体内却能被蛋白质灭活而丧失抗菌作用，推测金银花的抗菌效能并非是通过直接抑菌实现的，可能是通过增强机体的免疫功能等途径而起作用。

金银花除含绿原酸外，尚含多种成分，根据中医用药的特点，金银花的药效实为诸成分的综合作用。因此，炮制研究时不能忽视这些成分的变化及对药理作用的影响。

参 考 文 献

[1] 董克满. 金银花的化学成分及生物活性[J]. 齐齐哈尔医学院学报，2003，24(6)：692.

[2] 赵国玲，等. 金银花化学成分及药理研究进展[J]. 中药材，2002，25(10)：762.

[3] 张会敏. 近五年金银花研究进展[J]. 食品与药品,2006,8(12):12.
[4] 南京药学院. 中草药学(下册)[M]. 南京:江苏科学技术出版社,1980:1073.
[5] 丁济等. 14 种金银花中异绿原酸、绿原酸的测定比较[J]. 中草药,1981,12(1):10.
[6] 上海医药工业研究院中药分析室. 金银花有效成分的初步研究[J]. 医药工业,1975(7):24.
[7] 吴树国,等. 药用金银花的化学成分、药理作用研究及进展[J]. 科技创新导报,2008(20):1.
[8] 冯卫生,等. 金银花不同加工品中绿原酸的含量[J]. 中药通报,1987,12(11):18.
[9] 林慧彬,等. 不同加工方法对金银花质量的影响[J]. 山东中医杂志,1990,9(4):34.
[10] 郭宏滨,等. 不同加工方法对金银花绿原酸含量的影响[J]. 中医药研究,1991(3):52.
[11] 南云生,等. 炮制对金银花化学成分的影响[J]. 中成药,1990,12(9):20.
[12] 黄艳英,等. 金银花炮制的实验研究[J]. 中药材,1994,17(1):25.
[13] 崔永霞. 金银花炭的质量控制研究[J]. 中国实验方剂学杂志,2007,13(3):11.
[14] 南云生,等. 炮制对金银花凝血及体外抑菌作用的影响[J]. 中成药,1989,11(8):17.

菊　花

【来源】本品为菊科植物菊 *Chrysanthemum morifolium* Ramat. 的干燥头状花序。9～11月花盛开时分批采收,阴干或焙干,或熏、蒸后晒干。药材按产地和加工方法不同,分为“亳菊”、“滁菊”、“贡菊”、“杭菊”。

【古代炮制】宋代有蒸制(《圣惠方》)、炒(《朱氏》)、酒洗(《仁术》)和酒浸(《回春》)等炮制方法。清代除沿用酒制法外,又增加了制炭《大成》)、童便制(《本草述》)等法。

【现代炮制】

1. 菊花　取原药材,除去杂质及残留的梗叶,筛去灰屑。

2. 菊花炭　取净菊花,置炒制容器内,用中火加热,炒至表面焦褐色,喷淋少许清水,灭尽火星,取出晾干凉透。

【饮片性状】菊花呈扁球形或不规则球形,苞片卵形或长椭圆形,舌状花数轮;类白色或深黄色;体轻;气清香,味甘、微苦。菊花炭花瓣呈焦褐色。

【质量要求】菊花含绿原酸($C_{16}H_{18}O_9$)不得少于 0.2%,含木犀草苷($C_{21}H_{20}O_{11}$)不得少于 0.080%,含 3,5-O-二咖啡酰基奎宁酸($C_{25}H_{24}O_{12}$)不得少于 0.70%。

【炮制目的】菊花味辛、甘、苦,性微寒。归肝、肺经。具有疏风清热,平肝息风,养肝明目的作用。临床生用为主,用于外感风热及温病初起,目赤肿痛或昏暗,肝风或肝阳上亢的头痛、眩晕。炒炭后疏散风热作用极弱,有止血功效。可用于轻症的咯血。但临床少用。

【临床应用】

1. 生用

(1) 外感风热:常与桑叶相须为用,并配伍薄荷、荆芥等品,能清上焦风热,清头目,用于外感风热及温病初起,发热、头昏痛等证,如桑菊饮(《条辨》)。

(2) 目赤肿痛:常与桑叶、蝉蜕、夏枯草等配伍,能清肝明目,用于肝经风热或肝火上攻所致的目赤肿痛。亦用于肝肾阴虚的目昏暗证,常与枸杞子、熟地黄同用以养肝明目,补益肝肾,如杞菊地黄丸(《医级》)。

(3) 肝风头痛:常与石决明、白芍、钩藤等配伍,可用于肝风头痛及肝阳上亢头痛、眩晕等证。近代亦用来治疗高血压病。

2. 制用(炭药)　咯血:炒炭后常与生地炭、银花炭等同用,可用于轻症咯血。

【参考资料】菊花的主要化学成分包括挥发油、黄酮类和三萜类化合物,此外还含有氨基酸、微量元素、绿原酸等成分[1-2]。菊花中挥发油对金黄色葡萄球菌、白色葡萄球菌、变形杆菌、乙型链球菌、肺炎链球菌均有一定的抑制作用，尤其对金黄色葡萄球菌的抑菌作用最明显，是菊花抗菌作用的物质基础[3]。其水浸剂（1∶4）对某些常见皮肤致病性真菌亦有抑制作用。高浓度在体外还有抗病毒及抗螺旋体作用。菊花提取物给小白鼠腹腔注射，可使皮内注射组胺之局部台盼蓝之扩散较小，表明其能抑制毛细血管的通透性而有抗炎作用[4]。临床报道，菊花有治疗冠心病和降血压的作用[4]。目前对菊花的炮制研究报道较少，有人以菊花挥发油为成分指标，对不同加工方法制得的生晒品、蒸晒品、烘干品和炕干品进行了挥发油含量测定及薄层层析色谱的比较。结果挥发油的含量分别是：生晒品＞烘干品＞蒸晒品＞炕干品。由层析色谱所示，四种样品虽都显示出数量相同，而且 R_f 一致的斑点，但有些组分的比例有明显差异。其中蒸晒品较生晒品有两种组分的量显著增多，又有两种组分的量明显减少。炕干品也有两种组分的量明显增多和一种组分的量明显减少。可见菊花经过蒸晒法和炕干法加工后，其主成分挥发油的质也发生了变化[5]。亦有人以菊花挥发油含量为指标，对其不同加工方法即阴干法、水蒸法进行了比较，结果以阴干法加工的菊花中含挥发油量最高，故认为菊花产地加工的最佳方法应为阴干法[6]。

采用红外原谱、二阶导数谱及二维相关谱对菊花不同炮制品进行了分析，结果发现菊花原药材和两种炮制品均具有明显的红外指纹特征，因此认为可利用红外光谱技术可快速鉴别原药材及其相应的炮制品[7]。药用菊花中的亳菊、滁菊、贡菊是安徽的道地药材，由于自然条件和气候的不同，三个产区分别采用了不同的干燥方法。亳菊产于淮北平原，在历史上形成了阴干的方法；滁菊产于江淮丘陵地区，采用硫熏曝晒干燥的方法；贡菊产于皖南山区，雨量较多，且山区多雾，日照时间少，但多产木炭，故多采用烘干法[8]。

【附】

1. 近代炮制方法还有酒制、蒸制、阴干等。

2. 文献摘录　“修治唯阴干”（《乘雅》）。“烧灰存性”（《大成》）。“眼科用，酒拌晒”（《疮疡》）。“去风热生用，入补药酒拌蒸”（《得配》）。

【按语】菊花从宋代开始使用蒸制、炒和酒制的方法。近年来各地的炮制规范中收载的大多是生菊花和菊花炭。《中国药典》2005 年版收载有生菊花。

菊花一般需经产地加工后入药，目前其加工方法主要有阴干法、焙干法、硫熏法、蒸晒法和烘干法。实验证明，用烘干法制备的菊花，挥发油含量略低于生晒品，高于硫熏品、蒸晒品和炕干品。烘干时温度控制在 60℃以下，可保证质量，且烘法干燥时间短，生产效率高，似有推广应用的价值。但实际生产中，各地还要根据自然条件和气候的不同，采取适宜的加工方法。菊花中除含挥发油外，还有胆碱、水苏碱、菊苷、黄酮类及氨基酸等多种化学成分，将其制成炭或经不同加工方法处理后，这些成分有何变化，尚需进一步探讨。另外，菊花有抑菌、抗病毒、降血压和治疗冠心病的作用，炮制对这些作用有何影响，亦值得研究。

参考文献

[1] 张建，李友宾，钱大玮，等. 菊花化学成分及药理作用研究进展[J]. 时珍国医国药，2006，17(10)：1941.

[2] 张清华，张玲. 菊花化学成分及药理作用的研究进展[J]. 食品与药品，2004，9(2)：60.

[3] 李英霞，王小梅，彭广方. 不同产地菊花挥发油的抑菌作用[J]. 陕西中医学院学报，1997，20(3)：44.

[4] 江苏新医学院. 中药大辞典(下册)[M]. 上海：上海科学技术出版社，1986：2009.

[5] 王琦，等．产地加工对菊花质量的影响[J]．中药材，1986(6)：35.

[6] 张素芹，等．菊花和野菊花的挥发油含量[J]．中草药，1990，21(1)：35.

[7] 白雁，鲍红娟，王东，等．菊花不同炮制品的红外原谱、二阶导数谱及二维相关谱谱图分析[J]．中药材，2006，29，(6)：544.

[8] 黄世华，等．安徽药用菊花的产地加工方法[J]．时珍国药研究，1993，4(2)：22.

旋 覆 花

【来源】本品为菊科植物旋覆花 *Inula japonica* Thunb. 或欧亚旋覆花 *Inula britannica* L. 的干燥头状花序。夏、秋二季花开放时采收，除去杂质，阴干或晒干。

【古代炮制】南北朝刘宋时代有蒸法(《雷公》)。此法沿用至清代。宋代增加了炒法(《总录》)。明、清时代又有焙法(《必读》、《通玄》)。

【现代炮制】

1. 旋覆花　取原药材，除去梗、叶及杂质。

2. 蜜旋覆花　取炼蜜，加适量开水稀释，淋入净旋覆花内拌匀，稍闷，置炒制容器内，用文火加热，炒至不粘手时，取出晾凉。旋覆花每 100kg 用炼蜜 25kg。

【饮片性状】旋覆花呈扁球形，少有破碎。黄色或黄棕色，花蒂浅绿色。体轻。气微，味微苦。蜜旋覆花深黄色，多破碎，略带黏性。有蜜香气，味微甜。

【炮制目的】旋覆花味苦、辛、咸，性微温。归肺、脾、胃大肠经。具降气消痰、行水、止呕功效。生品苦辛之味较强，以降气化痰止呕力胜，止咳作用较弱，多用于痰饮内停的胸膈满闷及胃气上逆的呕吐、喘息、肢肿。蜜炙后苦辛降逆止呕作用弱于生品，其性偏润，作用偏重于肺，长于润肺止咳，降气平喘，多用于咳嗽痰喘而兼呕恶者。

【临床应用】

1. 生用

(1) 嗳气、呕吐：常与代赭石、生姜、半夏、人参等同用，具降逆化痰，益气和胃作用。用于胃气虚弱，痰浊内阻，胃气上逆，嗳气频作，心下痞硬或反胃呕恶者，如旋覆代赭汤(《伤寒论》)。

(2) 痰饮阻膈：常与半夏、人参、炙甘草、茯苓等同用，能增强化饮行水作用，可用于痰饮阻于胸膈，呕不止，肠鸣多唾，口中清水自出，胁肋急胀，痛不欲食，如旋覆花汤(《普本》)。

2. 制用(蜜制品)

(1) 痰喘咳嗽：常与杏仁、葶苈子、紫菀、清半夏等同用，具有祛痰平喘止咳作用，可用于咳嗽气促，哮喘痰多，睡眠不宁等症，如鸡鸣丸(《处方集》)。

(2) 热痰咳喘：常与桑白皮、栀子、桔梗、前胡等同用，具有去热痰，平喘作用，可用于痰热阻肺，肃降失常，咳喘胸闷，咯痰黄稠。

【参考资料】

"旋覆花含旋覆花次内酯[1]、单乙酰基大花旋覆花内酯、二乙酰基大花旋覆花内酯、环醚大花旋覆花内酯、氧化大花旋覆花内酯、旋覆花佛术内酯、旋覆花酸、红车轴草素、山柰酚、槲皮素、柽柳素、杜鹃黄素、4，5-二甲氧基槲皮素、蒲公英甾醇、蒲公英甾醇乙酸酯、胡萝卜苷、肉豆蔻酸、棕榈酸、甘油三硬脂酸酯[2]，去乙酰旋覆花素[3]。欧亚旋覆花含 1-氧-乙酰大花旋覆花内酯[4]，天人菊内酯、槲皮素、槲皮素黄苷、异槲皮苷、槲皮万寿菊苷、木樨草素、槲皮素-7-葡萄糖醛酸葡萄糖苷、6-羟基木樨草素-7-双葡萄糖苷、3β，16β-二羟基羽扇醇-3-棕榈酸酯、

3β,16β-二羟基羽扇醇-3-肉豆蔻酸酯、6-羟基山柰醇-3-硫酸盐、β-香树素、齐墩-13(18)-烯-3-乙酸酯、谷甾醇基-3-葡萄糖苷、3 种倍半萜烯内酯及 9 种酚酸类成分等[1]；咖啡酸、绿原酸、大花旋覆花内酯、单乙酰基大花旋覆花内酯、二乙酰基大花旋覆花内酯、环醚大花旋覆花内酯、氧化大花旋覆花内酯、旋覆花酸、红车轴草素、山柰酚、柽柳素、杜鹃黄素、4,5-二甲氧基槲皮素、蒲公英甾醇、蒲公英甾醇乙酸酯[2]。

现代药理实验表明，旋覆花黄酮对组胺引起的豚鼠支气管痉挛性哮喘具明显的保护作用，对组胺引起的豚鼠离体气管痉挛有对抗作用，但较氨茶碱的作用慢而弱；小鼠氨水喷雾法和酚红排泌法表明，旋覆花黄酮无镇咳和祛痰作用[5]。也有每只小鼠腹腔注射 150%旋覆花煎剂 0.1ml，于注射后 1 小时有显著的镇咳作用，但祛痰效果不明显[6]。实验表明，旋覆花的热水提取物对小鼠有保肝作用[7]；其煎剂对金黄色葡萄球菌、炭疽杆菌和福氏痢疾杆菌Ⅱ2 株有明显的抑制作用[6]。旋覆花 150%的煎剂给小鼠腹腔注射 2ml，呼吸立即加快，6 分钟后出现兴奋、抽搐、举尾、四肢震颤，8 分钟后死亡。该煎剂小鼠腹腔注射的毒性 LD_{50} 为 22.55g/kg[6]。

旋覆花素和旋覆花内酯可对过度训练所致大鼠心脏及肾脏产生保护作用。可能是通过下调过度训练大鼠心肌促凋亡蛋白 Bax、上调抗凋亡蛋白 Bcl-2 的表达，抑制心肌细胞凋亡，减轻心肌损伤。通过在 OTIAKI 早期抗氧化应激反应来发挥肾脏保护作用，减轻过度训练诱发的大鼠肾细胞凋亡和肾组织形态学损伤，改善肾功能，明显提高大鼠的运动能力[8-12]。旋覆花内酯和旋覆花素可以对血管内皮细胞产生抗炎和抑制内膜增生的作用，其机理可能是通过抑制 NF-κ B p65 和 AP-1 的表达而抑制促炎基因环加氧酶 2 和细胞间黏附分子 1 在血管内皮细胞中的表达[13-16]。旋覆花内酯还可以改善阿尔茨海默病模型大鼠学习记忆能力，其机理可能是抑制海马 COX-2、NF-κB 和 iNOS 的表达[17-18]。

现代临床应用报道，旋覆花汤剂可治疗乙型肝炎，对 HBsAg 阳转阴有一定疗效[19]；旋覆花汤可治疗带状疱疹后遗顽固性肋间神经痛[20]；旋磁百部汤可治疗百日咳[21]；以旋覆代赭汤合五汁饮加减可治疗消化道肿瘤[22]；旋覆代赭汤加减治疗胆汁反流性胃炎、反流性食管炎[23-24]；另外，旋覆花复方可治疗胸膜炎[25]、咯血[26]等。

【附】

1. 近代炮制方法还有蒸、清炒、焙制等。

2. 文献摘录　“净择去茎叶微炒”(《总录》)。“凡使，须蒸过入药用”(《局方》)。“去梗叶蒸熟晒干，入煎药，用绢滤过”(《入门》)。“入药须绢包煎，恐妨肺而反嗽”(《得配》)。

【按语】旋覆花从南北朝刘宋时期开始采用蒸、炒及焙等方法进行炮制。其炮制目的，古代很少有明确的记载。只见清代《得配本草》中指出旋覆花包煎的意图为“入药须绢包煎，恐妨肺而反嗽”。蜜制旋覆花的意图，在历代文献中未见记载，但现代多用蜜炙法。一般认为，蜜制主要是用于入肺经药和补益药，其炮制的目的是增加蜂蜜本身的作用。如元代《汤液本草》中说：“去膈上痰以蜜”；明代《医学入门》中说：“入肺药蜜制”；《景岳全书》中说：“蜜炙性温，能补虚损”。这些皆是用蜜本身的作用。现代很多镇咳祛痰药，补中益气药用蜜制的目的，基本上是沿用这些理论来解释的。近年来各地炮制规范中收载的大多是生旋覆花和蜜旋覆花。《中国药典》2010 年版收载有生旋覆花和蜜旋覆花。

目前已知旋覆花含多种成分，并具有镇咳、抑菌、治疗乙肝、百日咳及消化道肿瘤等多种药理作用和临床疗效。旋覆花蜜炙后，其成分和药理作用有何变化，其蜜炙的意义是什么，有待研究。

参 考 文 献

[1] 阴健，等. 中药现代研究与临床应用(2)[M]. 北京：中医古籍出版社，1995：336.

[2] 中华本草编委会. 中华本草精选本[M]. 上海：上海科学技术出版社，1998：1954.

[3] 侯艳鹏，等. 旋覆花药材 HPLC 指纹图谱研究[J]. 中国药学杂志，2002，37(12)：894.

[4] 王云志，等. 1-氧-乙酰大花旋覆花内酯对照品的制备及其在欧亚旋覆花中的含量测定[J]. 色谱，2005，23(6)：573.

[5] 第二军医大学气管炎药物研究组，旋复花提取物的制备与药理实验小结. 1972.

[6] 河北唐山卫生学校. 医学科研通讯，1974(2)：45.

[7] 饭岛宏治. 和汉医药学会志，1991，8(3)：346.

[8] 容俊芳，等. 山莨菪碱、旋覆花素和苦碟子对过度训练大鼠心肌 Bcl-2 和 Bax 蛋白表达的影响[J]. 中华麻醉学杂志，2007，27(10)：944.

[9] 蓉俊芳，等. 山莨菪碱、旋覆花素和苦碟子对过度训练致急性心肌损伤大鼠的影响[J]. 中华麻醉学杂志，2007，27(1)：79.

[10] 吴广礼，等. 山莨菪碱、旋覆花素和苦碟子对过度训练大鼠肾细胞凋亡的影响[J]. 中华麻醉学杂志，2007，27(5)：463.

[11] 吴广礼，等. 过度训练致大鼠肾组织超微结构的变化及山莨菪碱、旋覆花素和苦碟子干预的影响[J]. 世界科学技术：中医药现代化，2008，10(3)：123.

[12] 吴广礼，等. 氧化应激反应在过度训练致急性肾损伤中的作用及山莨菪碱，旋覆花素和苦碟子的影响[J]. 世界科学技术：中医药现代化，2008，10(3)：130.

[13] 陈英珠，等. 旋覆花内酯对人血管内皮细胞环加氧酶 2 和细胞间粘附分子 1 表达的影响[J]. 中国动脉硬化杂志，2005，13(2)：129.

[14] 孙启玉，等. 旋覆花素抑制内皮剥脱诱导血管炎症反应的研究[J]. 中国老年学杂志，2007，27(4)：710.

[15] 刘月平，等. 旋覆花内酯抑制血管平滑肌细胞炎性应答与阻断 NF-κB 活化有关[J]. 细胞生物学杂志，2007，29：267.

[16] 狄柯坪，等. 旋覆花提取物抑制血管内皮剥脱后内膜增生的实验研究[J]. 中草药，2007，38(1)：85.

[17] 王英杰，等. 旋覆花内酯抑制 AD 模型大鼠海马环加氧酶 2 和核转录因子 κB 的表达[J]. 中国药理学通报，2008，24(4)：437.

[18] 王英杰，等. 旋覆花素抑制阿尔茨海默病模型大鼠脑海马组织 COX-2 和 iNOS 基因表达[J]. 中国新药杂志，2008，17(15)：1318.

[19] 王海，等. 旋覆花治疗乙型肝炎 HBsAg 阳转阴的临床观察. 黑龙江中医药，1990，(3)：38.

[20] 韩以季. 旋覆花汤治疗带状疱疹后遗顽固性肋间神经痛 26 例[J]. 河北中医，2007，29(1)：40.

[21] 王继安. “旋磁百部汤”治疗百日咳 110 例[J]. 中医杂志，1984，25(11)：36.

[22] 牟克祥. 香附旋覆花汤治疗胸膜腔积液[J]. 四川中医，1984，2(5)：50.

[23] 姚莉，等. 旋覆代赭汤加减治疗胆汁反流性胃炎 30 例[J]. 江西中医药，2008，39(3)：17.

[24] 方清文. 旋覆代赭汤加减治疗反流性食管炎 56 例[J]. 浙江中医杂志，2008，43(7)：403.

[25] 刘寿康，等. 旋覆活络汤临床运用举偶[J]. 新中医，1989，21(4)：22.

[26] 朱彬彬. 降气活血治疗咯血 13 例[J]. 辽宁中医杂志，1982(11)：44.

密　蒙　花

【来源】本品为马钱科植物密蒙花 *Buddleja officinalis* Maxim. 的干燥花蕾及其花序。春季花未开放时采收，除去杂质，干燥。

【古代炮制】南北朝有蜜酒蒸(《雷公》)法。宋代增加了甘草汁制(《急救》)。明代除沿用蜜酒蒸(《蒙筌》)法外,又增加了酒洗法(《一草亭》)和酒蒸法(《保元》)。清代增加了酒润焙干(《从新》)的方法。

【现代炮制】密蒙花:取原药材,除去杂质,筛去灰屑。

【饮片性状】本品为不规则圆锥状的花蕾密聚的花序小分枝,长1.5～3cm。表面灰黄色或棕黄色,密被茸毛。花蕾呈短棒状,上端略大;花萼钟状,花冠筒状,与萼等长或稍长,先端4裂,裂片卵形;质柔软而易碎。气微香,味微苦辛。

【质量要求】密蒙花含蒙花苷($C_{28}H_{32}O_{14}$)不得少于0.5%。

【炮制目的】密蒙花味甘,性微寒。归肝经。具有清热养肝,明目退翳的功能。多用于目赤肿痛,多泪羞明,眼生翳膜,肝虚目暗,视物昏花。密蒙花多生用,炮制后使药物洁净。

【临床应用】

1. 眼科疾病 常与菊花、木贼、黄芩、枸杞子、青葙子、石决明等同用,能清肝热,可用于角膜炎、流行性出血性结膜炎、角膜云翳白内障及青光眼等,如密蒙花散(《局方》)。

2. 创伤 鲜密蒙花叶适量,以嫩为佳,加香油适量浸润捣绒,立即敷于患处,1～2日1剂,治疗创伤有效。

【参考资料】密蒙花含刺槐苷(acaciin,aceteoside,linarin,buddleoside),水解后得到刺槐素(acacetin)及一分子鼠李糖和一分子葡萄糖[1]。尚含几种环烯醚萜类成分:对甲氧基桂皮酰、对甲氧基桂皮酰梓醇、梓苷、梓醇、桃叶珊瑚苷及海胆苷和Acteoside[2]。刺槐素有维生素P样作用[3]。实验报道,给小鼠灌服刺槐素25～100mg/kg,能减轻甲醛性炎症;50～100mg/kg还能降低皮肤、小肠血管的通透性及脆性。刺槐素可对抗氯化钡、组胺、乙酰胆碱引起的大鼠离体小肠张力增加,具解痉作用。给家兔静脉注射10～25mg/kg刺槐素,或40mg/kg给大鼠十二指肠给药,均可使胆汁分泌有短暂、轻度的增加,并可松弛胆管平滑肌。家兔静脉注射25mg刺槐素可使尿量略有增加。刺槐素可缩短环己巴比妥引起的四氯化碳性肝炎大鼠的睡眠时间,而对正常大鼠则无影响。刺槐素小鼠的LD_{50}为933mg/kg[4]。

【附】

1. 近代炮制方法还有酒蒸、酒润焙干。

2. 文献摘录 "主青盲肤翳,赤涩多眵泪,消目中赤脉,小儿麸痘及疳气攻眼"(《开宝本草》)。"先拣令净,用酒浸一宿,滤出候干却,拌蜜令润蒸,从卯至酉出,日干,如此拌蒸三度,又却日干用。每修事一两,用酒八两浸,待色变,用蜜半两蒸为度"(《雷公》)。"甘草水浸过焙干"(《急救》)。"酒洗,晒干"(《一草亭》)。"酒洗,蒸过晒干"(《保元》)。

【按语】密蒙花从南北朝开始采用蜜酒蒸的方法。近年来各地炮制规范中收载的大多是生密蒙花。《中国药典》2010年版收载有生密蒙花。

现代中医临床多用密蒙花生品,极少使用其炮制品。古代曾采用蜜酒制、酒制及甘草汁制等炮制方法,但其炮制的原始意图,历代未见说明。密蒙花所含成分较为复杂,并具有抗炎、降低血管的通透性及脆性、解痉、松弛胆管平滑肌等多种药理作用。其所含成分与药理作用之间的关系,值得进一步探讨。

参考文献

[1] 中国医学科学院药物所等.中药志(V)[M].北京:人民卫生出版社,1993:307.

[2] 周新蓓,欧阳荣.常用中药饮片质量检查[M].长沙:湖南科学技术出版社,2006:347.

[3] 高学敏，钟赣生．临床中药学[M]．石家庄：河北科学技术出版社，2005：258.
[4] 江苏新医学院．中药大辞典[M]．上海：上海人民出版社，1977：2264.

款冬花

【来源】本品为菊科植物款冬 *Tussilago farfara* L. 的干燥花蕾。12月或地冻前当花尚未出土时采挖，除去花梗及泥沙，阴干。

【古代炮制】南北朝刘宋时代有甘草水浸后再用款冬花叶制(《雷公》)的方法。宋代有炒法(《博济》)和焙法(《洪氏》)。明代还有甘草水浸(《蒙筌》)和蜜水炒(《必读》)的炮制方法。清代基本沿用前代的方法。

【现代炮制】

1. 款冬花　取原药材，除去杂质及残梗，筛去灰屑。

2. 蜜款冬花　取炼蜜，加适量开水稀释，淋入净款冬花内拌匀，闷润，置炒制容器内，用文火加热，炒至微黄色、不粘手时，取出晾凉。款冬花每100kg用炼蜜25kg。

【饮片性状】款冬花呈长圆棒形，单生或2～3个基部连生，长1～2.5cm，直径0.5～1cm，上端较粗，下端渐细或带有短梗，外面被有多数鱼鳞状苞片；苞片外表面紫红色或淡红色，内表面密被白色絮状茸毛；体轻，撕开后可见白色茸毛；气香，味微苦而辛。蜜款冬花形如款冬花，表面棕黄色有焦斑，具光泽，略带黏性，味甜。

【质量要求】款冬花含浸出物不得少于20.0%，含款冬酮($C_{23}H_{34}O_5$)不得少于0.070%。蜜款冬花浸出物不得少于22.0%。

【炮制目的】款冬花味辛、微苦，性温。归肺经。具有润肺下气，止咳化痰的功能。

生款冬花长于散寒止咳，多用于风寒咳喘或痰饮咳嗽。蜜炙后药性温润，能增强润肺止咳的功效。多用于肺虚久咳或阴虚燥咳。

【临床应用】

1. 生用　常与紫菀、射干、麻黄、细辛等同用，具温肺化痰，止咳平喘作用，多用于寒饮郁肺，咳逆上气，喉中痰声辘辘等，如射干麻黄汤(《金匮》)。配五桑叶、贝母、麻黄等，可治肺气不利，咳嗽喘满，胸膈烦闷，痰实涎盛，鼻塞清涕，头痛眩晕者，如款冬花散(《局方》)。

2. 制用(蜜制品)

(1) 肺虚久咳：常与人参、白术、炮姜、炙甘草同用，具补肺益气，止咳祛痰作用，可用于肺气虚弱，寒痰内阻，咳嗽气急，如款冬花膏(《传信适用方》)。

(2) 阴虚咳嗽：常与天门冬、麦门冬、知母、熟地黄、杏仁等同用，具有滋阴润肺，止咳作用，可用于肺阴不足，痰中带血，骨蒸潮热等，如太平丸(《修月鲁般经》)。

【参考资料】款冬花含芸香苷、金丝桃苷、槲皮素、山柰素等黄酮类成分；还含款冬酮、款冬素、甲基丁酸款冬素酯等倍半萜类；尚含香芹酚、十六烷酸甲酯、亚油酸甲酯、苯甲醇、苯乙醇等挥发性成分和千里碱；另含款冬二醇、降香醇、山金车二醇、蒲公英黄素、阿魏酸、β-谷甾醇、对羟基苯甲酸等成分[1]。

实验表明，款冬花煎剂及乙醇提取物有镇咳作用，乙酸乙酯提取物有祛痰作用[2]。还具有平喘作用。其所含款冬酮有升压作用[3]；以血小板活化因子引起的血小板聚集实验测定，款冬花二氯甲烷提取物有抑制活性并对钙通道阻滞剂受体结合实验有阻断活性[4]。用PAF诱导的血小板聚集实验表明，款冬花酮和新款冬花内酯皆有较强的抑制PAF的活性[5]。款冬花醚提取物分别给予小鼠腹腔注射、豚鼠和家兔静脉注射、蟾蜍和蛙淋巴腔注射，少量略有支气管扩张作用[2]，大量则可引起惊厥及呼吸停止。小鼠口服款冬花煎剂，半数致死量为124g/kg；口服醇提取液，半数致死量为112g/kg；腹腔注射醚提取物半数致死量为43g/kg[6]。有人对生款冬花和蜜款冬花进行药理作用比较，结果生品可升高血压，蜜炙后镇咳；生品醚提取物升压作用最强，蜜炙后醚提取物升压作用减弱。醚提取物的毒性大于醇提取物，大剂量对不同动物均可引起惊厥和死亡[7]。

【附】

1. 近代炮制方法还有炒法、焙法、甘草水浸等。

2. 文献摘录　“须取微见花者，如已芬芳，则无气力，拣去向里裹花蕊壳，并向里实如粟零壳及枝叶，以甘草水浸一宿，却取款冬叶相拌蒸一夜，晒干，去叶用”(《乘雅》)。“蜜水拌微火炒”(《通玄》)。“去蒂梗壳，甘草水浸一宿，日干用，蜜水拌更润”(《得配》)。“古人治久咳，款冬花一两，蜂蜜拌润，入茶壶中，以面固其盖，勿令漏气，壶下着炭火待烟从壶口出，口含吸烟，烟尽乃止，数日必效”(《通玄》)。

【按语】款冬花从南北朝刘宋时期开始采用甘草水浸、炒、焙及蜜水拌炒等方法进行炮制。现代多沿用蜜炙法。款冬花蜜制的原始意图，明代《本草通玄》中有较明确的记载，认为“可治久咳”。近年来各地炮制规范中收载大多是生款冬花和蜜款冬花。《中国药典》2010年版收载有生款冬花和蜜款冬花。

款冬花含黄酮类、倍半萜类、生物碱类等多种化学成分，对这些成分与其药理作用的关系研究极少。目前仅对款冬花生品和蜜炙品升高血压、镇咳等作用进行了初步研究。款冬花蜜炙后所含成分是否改变，尚需结合药理和临床进行深入研究探讨。另外，用烘法代替传统的炒法炮制蜜炙款冬花，能控制饮片的质量。

参考文献

[1] 阴健，等. 中药现代研究与临床应用(2)[M]. 北京：中医古籍出版社，1995：347.

[2] 高学敏，钟赣生. 临床中药学[M]. 石家庄：河北科学技术出版社，2006：721.

[3] 李一平，等. 款冬酮的升压机理[J]. 中国药理学报，1986，7(4)：333.

[4] 韩桂秋，等. 款冬花抗血小板活化因子活性成分的研究[J]. 北京医科大学学报，1987，19(1)：33.

[5] 梁晓天. 常用中药基础研究：第一卷[M]. 北京：北京科学出版社，2003：656.

[6] 王筠默. 款冬花的药理研究[J]. 中草药通讯，1979(3)：28.

[7] 叶定江，等. 中药临床的生用与制用[M]. 南昌：江西科学技术出版社，1991：207.

槐　花

【来源】本品为豆科植物槐 *Sophora japonica* L. 的干燥花及花蕾。夏季花开放或花蕾形成时采收，及时干燥，除去枝、梗及杂质。前者习称“槐花”，后者习称“槐米”。

【古代炮制】宋代有微炒(《圣惠方》)、炒黄(《总微》)、炒焦(《史载》)、麸炒(《总录》)、地黄汁炒(《产育》)等炮制方法。明代除炒法外，增加了醋煮(《奇效》)、烧灰存性(《济阴》)和酒浸炒(《大法》)等法。清代仍沿用炒法。

【现代炮制】

1. 槐花　取原药材，除去杂质及梗，筛去灰屑。

2. 炒槐花　取净槐花，置炒制容器内，用文火加热，炒至深黄色，取出晾凉。

3. 槐花炭　取净槐花，置炒制容器内，用中火加热，炒至焦褐色，喷洒少许清水，灭尽火星，炒干，取出凉透。

【饮片性状】槐花皱缩而卷曲，花瓣多散落，完整者花萼钟状，黄绿色，花瓣黄色或黄白色。体轻，味微苦、涩。槐米为卵圆形或椭圆形皱缩的小花蕾，花萼钟状，黄绿，萼上方为未开放的花瓣，黄白色，体轻。炒槐花外表深黄色。槐花炭外表焦褐色。

【质量要求】槐花含水量不得过 11%，总灰分不得过 14%，酸不溶性灰分不得过 8%。槐米总灰分不得过 9%，酸不溶性灰分不得过 3%。浸出物含量槐花不得少于 37%，槐米不得少于 43.0%。总黄酮含量槐花不得少于 8.0%，槐米不得少于 20%。其中芦丁含量槐花不得少于 6.0%，槐米不得少于 15.0%。

【炮制目的】槐花味苦，性微寒。归肝、大肠经。具有凉血止血，清肝泻火的功效。

生品长于清肝泻火，清热凉血，多用于血热妄行，肝热目赤，头痛眩晕。炒制品可缓和槐花苦寒之性，不致伤中且有利于有效成分的保存。其清热凉血作用较生品弱，止血作用较生品强而逊于槐花炭，多用于脾胃虚弱的出血患者。古方治出血证多用炒槐花。槐花炭清热凉血作用极弱，具涩性，以止血力胜。多用于咯血、衄血、便血、痔血、崩漏下血等多种出血证。

【临床应用】

1. 生用

（1）血热妄行：常与丹皮、生地黄、地榆等同用，能增强清热凉血作用，可用于邪热壅盛，迫血妄行所致的便血、衄血。配伍苍术、厚朴等可治胃肠有湿，胀满下血，如槐花散（《丹溪》）。

（2）肝阳眩晕：常与夏枯草、决明子、菊花等同用，能增强清肝泻火作用，可用于肝阳上亢之目赤、头痛、眩晕。生品能降血压及改善毛细血管壁的脆性，故常用于治疗高血压病。

2. 制用（炭药）

（1）便血、痔血：常与侧柏叶、荆芥穗、麸炒枳壳同用，具有清肠止血，疏风行气作用，可用于肠风下血，血色鲜红，或粪中带血，如槐花散（《普本》）。本品单味装入猪脏内，米醋煮烂，捣和为丸，名猪脏丸，可治痔漏下血（《准绳》）。

（2）咯血、衄血：常与仙鹤草、白茅根、侧柏叶等同用，具凉血止血作用，可用于咯血、衄血。将槐花炭为末，加入麝香少许，温糯米汤送下，可治疗吐血不止，如槐香散。

（3）胃溃疡、子宫出血：常与大黄炭、当归炭等同用，具清热止血、引血归经作用，可用于吐血、衄血、咯血、尿血、便血、肠出血、胃溃疡出血及子宫、膀胱等出血，如四红丹（《北京市中药成方选集》）。

【参考资料】槐花主要含芦丁（Rutin），白桦脂醇（Betulin），槐二醇（Sophoradiol），槐花米甲素、乙素、丙素（Sophorin A、B、C），槲皮素（quercetin），异鼠李素（Isorhamnetin），β-谷甾醇及鞣质等。芦丁能维持毛细血管的抵抗力，降低其通透性及脆性，促进细胞的增生和防止血细胞的凝集，此外尚有抗炎、抗过敏、利尿、解痉、镇咳、降血脂、强心、保护溃疡面等作用。槲皮素具有祛痰、止咳、平喘及止血作用。异鼠李素有增强毛细血管弹性，抑制血小板分泌和聚集作用，同时也具有抗止血作用[1]。鞣质有收敛止血等作用。

近年有实验表明，槐花的精油提取物有抑菌作用，对金黄色葡萄球菌作用尤其明显[2]。现代对槐米的炮制研究主要是以芦丁和鞣质的含量等为成分指标，以出、凝血时间为药理指标，对槐花炒制的程度进行了实验比较。

槐花炒黄后芦丁的含量减少甚微，鞣质增加 1 倍；炒炭后芦丁大量损失，但鞣质增加 4

倍。因此认为槐花炒炭后能增强止血作用，可能是鞣质增加的缘故[3]。槐米炒炭过程中，鞣质含量开始急剧增加的同时，芦丁显著降低。炒制温度达 190℃时，槐米炭中鞣质含量是槐米的 6 倍。温度继续上升，则形成的鞣质又开始破坏，当温度超过 250℃时，槐米炭中的鞣质几乎全部分解。用纯芦丁进行加热试验，其转化为鞣质的温度，最高峰为 230℃，当温度超过 230℃时，鞣质也被破坏[4]。槐米用 150～160℃炒炭，其鞣质含量增加 2～3 倍，但当温度升至 182℃时，其所含鞣质几乎大部分被破坏损失[5]。在 150～190℃范围内，随着温度的增高，鞣质的含量也相应地增加，185～195℃加热炒 30 分钟，所制槐米炭鞣质含量增至生品的 5～6 倍。当温度超过 200℃时，鞣质和芦丁均有不同程度的分解破坏[6]。对以 200℃、10 分钟和 210℃、20 分钟制备的两种槐米炭与生槐米比较，结果鞣质含量前者较生品升高 3 倍多，后者较生品降低约 7.7%；芦丁含量前者较生品降低 19.6%，后者较生品降低 94.6%[7]。

对槐米生品和炭品的鞣质含量进行测定，发现炭品的含量均比生品增加 1 倍以上，按传统炮制理论要求，一般药物炒炭时应用武火炒至药物外呈焦黑色，内呈焦褐色或黑褐色，而槐米因质轻，则应用中火炒至黑褐色，即所谓的“炒炭存性”。在实验中，测定用武火炒至药物外呈焦黑色的槐米炭的鞣质含量，结果发现不但没有增加，反而比生品降低，这是由于在炒炭时温度过高，超出了对炭品的炮制要求所致[8]。

用正交设计，以鞣质、芦丁、槲皮素为指标，对槐米炭的炮制工艺进行了研究。实验表明，槐米在 194～210℃，出炭率控制在 82%～83%时，鞣质、芦丁、槲皮素的含量分别为生品的 8.55、0.64、10.31 倍，该实验还表明，当槐米温度超过 210℃时，3 种成分的含量均下降[9]。

以 200℃、10 分钟和 210℃、20 分钟制备的两种槐米炭，进行了止血作用研究。小鼠出、凝血实验表明，生槐米及两种槐米炭与生理盐水比较，均有止血作用。两种炭品与生品比较，200℃、10 分钟的槐米炭有非常显著性差异。实验还表明，当炒炭温度适宜时，鞣质含量升高，止血作用增强。当炒炭温度过高，鞣质含量下降时，则止血作用减弱。认为槐米炒炭后的止血作用与鞣质含量有关[7]。

【附】

1. 近代炮制方法还有醋炙、蜜炙、盐炙等。

2. 文献摘录　“肠风泻血，赤白痢，并炒研服，凉大肠炒香”(《原始》)。“若止血炒黑”(《大法》)。“炒黄凉血”、“炒炭止血力强”(《集成》)。

【按语】历代对槐花的炮制方法主要有炒、炒焦、炒香熟及炒黑等。现代多用炒黄、炒炭。有些地区也有醋炙法、蜜炙法和盐炙法。《中国药典》2010 年版收载有生槐花、炒槐花及槐花炭。

现代研究表明，槐米中芦丁、槲皮素及鞣质的含量随炮制时加热温度高低、受热时间长短呈规律性变化。槐米炒炭后芦丁含量降低，鞣质含量相应地增加，但温度过高，则鞣质亦会破坏损失。目前对槐米炒炭过程中芦丁转化为鞣质的适宜温度和时间报道不一，这与传统经验鉴别炮制品程度有很大关系，同时亦与测量温度的方法不同有一定的关系，尚待进一步研究统一。

一般认为槐米炭中鞣质较槐米显著增高，故止血效果增强。但亦有报道，用传统方法所制槐米炭，鞣质含量显著减少，而止血作用亦明显增强，故认为鞣质不是槐米炭的止血成分。推测芦丁似能拮抗槐米的止血作用，槐米炒炭后大部分芦丁被破坏，使止血作用增强[10]。

槐米中槲皮素不仅具有祛痰、止咳、平喘的作用，也是止血的活性成分。异鼠李素可抑制槲皮素的止血作用，故具有抗止血作用。有人对槐花中芦丁、槲皮素和鞣质这3种主要成分止血作用进行了研究，发现它们均具促凝血作用，其中芦丁能使凝血系统中重要组成部分血小板总数升高，而在血小板聚集实验中芦丁、槲皮素及鞣质对大鼠纤维蛋白原含量无明显作用，并且降低大鼠血小板聚集率。另有研究结果也显示芦丁可抑制家兔血小板激活因子(PAF)诱导的血小板聚集及血小板内游离钙浓度增高。这似乎与3种提取物的促凝血作用相矛盾，但在机体正常情况下，血液本身就存在着凝血和抗凝血、纤溶和抗纤溶两对矛盾系统，它们维持着对立的统一。促凝血药物可以通过加速血液凝固过程或阻止纤维蛋白溶解，降低血管通透性，促进血管收缩等作用收到止血效果。由此推测槐花止血机理可能并不是通过某单一环节或途径发生作用的，而是对机体多个环节通过多种渠道来调整及达到动态平衡的[11-12]。

参考文献

[1] Hitoshi Ishida et al. Chem Pharm Bull,1987,35(2):857,861;1988,36(1):4414,4585;1989,37(6):1616.

[2] 陈屹，等.槐花精油的提取及其抗菌作用的研究[J].安徽农业科学，2008,36(11):4379.

[3] 赵伟康，等.中药槐花米炮制的初步化学研究[J].上海中医药杂志，1963(1):31.

[4] 赵伟康，等.对炒炭止血药炮制前后所含鞣质的分析[J].上海中医药杂志，1963(7):39.

[5] 殷玉生，等.槐花米炮制前后鞣质含量的变化[J].中成药研究，1980(6):32.

[6] 原思通，等.槐米制炭温度与鞣质含量关系的探讨[J].河南中医，1984(1):43.

[7] 赵兰湘，等.槐米炭炮制原理的探讨[J].中成药研究，1988(4):17.

[8] 陈美燕.槐米炒炭前后鞣质含量的比较[J].淮海医药，2006,24(3):248.

[9] 曾诠，等.应用正交法研究槐米炭炮制工艺[J].中草药.1991,22(9):395.

[10] 王爱芳，等.槐米炭的炮制研究[J].药学通报，1982,17(10):55.

[11] 李惠，等，槐花饮片及其提取物止血作用的研究[J].中国中西医结合杂志，2004,24(11):1009.

[12] 陈文梅，等.芦丁抑制家兔血小板激活因子诱导血小板活化作用的实验研究[J].中国中西医结合杂志，2002,22(4):285.

蒲　黄

【来源】本品为香蒲科植物狭叶香蒲 *Typha angustifolia* L.、东方香蒲 *Typha orientalis* Presl 或同属植物的干燥花粉。夏季采收蒲棒上部的黄色雄花序，晒干后碾轧，筛取花粉。

【古代炮制】南北朝刘宋时代有蒸、焙法(《雷公》)。唐代有炒黄的方法(《产宝》)。宋代仍用炒法；并有微炒(《圣惠方》)和微炒令赤之分(《产宝》)，还有纸包炒的方法(《苏沈》)。清代则沿用炒黑(《说约》)和蒸法(《钩元》)。

【现代炮制】

1. 蒲黄　取原药材，揉碎结块，除去花丝及杂质。

2. 蒲黄炭　取净蒲黄，置炒制容器内，用中火加热，炒至棕褐色，喷淋少许清水，灭尽火星，取出晾干。

蒲黄为花粉类药物，质轻松，炒制时火力不可过大，出锅后应摊晾散热，防止复燃，检查确已凉透，方能收贮。如喷水较多，则须晾干，以免发霉。

【饮片性状】蒲黄为淡黄色粉末状，质轻，手捻有滑腻感，易附着手上，味淡。蒲黄炭表面棕褐色。

【质量要求】蒲黄含水分不得过13.0%，杂质不得过10%。按干燥品计算，含异鼠李素-3-O-新橙皮苷（$C_{28}H_{32}O_{16}$）和香蒲新苷（$C_{34}H_{42}O_{20}$）的总量不得少于0.50%。

【炮制目的】蒲黄味甘，性平。归肝、心包经。具有止血、化瘀、通淋的功效。

生品性滑，以行血化瘀，利尿通淋力胜。多用于瘀血阻滞的心腹疼痛，痛经，产后瘀痛，跌仆损伤，血淋涩痛。炒炭性涩，能增强止血作用。常用于咯血、吐血、衄血、尿血、便血、崩漏及外伤出血。

【临床应用】

1. 生用

（1）心腹疼痛、痛经：常与五灵脂同用，能增强活血化瘀作用，可用于心腹疼痛，产后瘀痛，痛经，如失笑散（《苏沈》）。

（2）血淋涩痛：常与木通、车前子、滑石等同用，具有利水通淋作用，可用于小便不通，血淋涩痛，如蒲黄散（《准绳》）。

（3）跌打损伤：常与红花、当归等同用，能增强活血化瘀作用，可用于坠伤仆损，瘀血内阻，局部疼痛。

（4）痈肿：配伍大黄、冰片等，具活血解毒消肿作用，用于颈、面、腮部诸痈，小儿丹毒等，如三黄散（《疡医大全》）。

2. 制用（炭药）

（1）咯血、吐血：常与藕节、生地等同用，具有清热凉血作用，可用于蓄热吐血等。配伍旱莲草、茜草根、侧柏叶等，具止血清肺作用，可用于肺络受伤，咯血或痰中带血。

（2）便血：常与生地、当归、槐角等同用，可用于大肠湿热，阴络受伤所致便血，如连蒲散（《金匮翼》）。

（3）尿血：常与冬葵子、生地黄同用，具凉血止血宁络作用，可用于湿热蕴结下焦，尿血时作。

（4）崩漏：常与艾叶、龙骨同用，具有止血固经作用，可用于冲任不固，崩中漏下，如蒲黄丸（《圣济总录》）。

【参考资料】蒲黄含柚皮素（naringenin）、异鼠李素（isorhamnetin）、槲皮素（quercetin）、β-谷甾醇（β-sitosterol）、异鼠李素-3-芸香糖基-7-鼠李糖苷等，尚含棕榈酸（palmitic acid）、琥珀酸（succinic acid）及氨基酸类和20余种微量元素[1]。药理研究表明，蒲黄有降血脂，抗动脉粥样硬化[1]，抗血栓[2]，镇痛[3]，保护心肌，抗炎，影响免疫，兴奋子宫及肠平滑肌和促进凝血等作用[1]。通过对生蒲黄、炒蒲黄、蒲黄炭按不同溶剂极性及不同化学成分类型提取，以小鼠的止血时间为筛选指标对各部位进行筛选，初步认为总黄酮部位为生蒲黄及其饮片止血作用的主要活性部位[4]。蒲黄具有较好的抗实验性心律失常作用，可能与其阻滞Ca^{2+}内流作用有关[5]。目前对蒲黄的炮制研究主要是以浸出物、鞣质、微量元素等为成分指标，以止血作用为药理指标，对炮制工艺进行了优选，同时也对其杂质控制方法进行了初步研究。采用高效液相色谱法定量总黄酮，结合正交设计对蒲黄炭的炮制工艺进行研究，结果表明蒲黄炭炮制的最佳工艺为控制温度210℃炒8分钟[6]。以鞣质含量及小鼠的凝血时间、出血时间为指标，探讨蒲黄的炮制意义及鞣质含量与其止血作用的关系。结果表明，蒲黄生品、炒黄品、炒炭品均有较好的止血作用；蒲黄中鞣质含量的高低与其止血作用不成平行关系。蒲黄炒黄或炒炭后鞣质含量明显降低，分别较生品减少26.28%和39.95%，但止血作用却未见明显减弱[7]。对蒲黄药材中的杂质控制方法进行的实验结果表明，用100目筛振摇10分钟时，未过筛网部分花粉粒很小，过筛部分杂质在20%以内，过筛效果较好，时间最短，是控制蒲黄杂质较理想的方法[8]。

【附】

1. 近代炮制方法还有醋炒、酒炒等。

2. 文献摘录 "入药要破血、消肿即生使；要补血、止血即炒用"(《证类》)。"补血须炒，破血宜生"(《回春》)。"逐瘀止崩止血炒黑，破血宜生"(《说约》)。"生用性滑，行血消瘀……炒黑性涩止血"(《分经》)。

【按语】蒲黄的药用记载始于《神农本草经》[9]。其经炮制后药用首载于《日华子本草》。明代以前蒲黄的炮制方法主要有生用和炒用，至清代以后，根据"血见黑则止"的理论，认为炒蒲黄即蒲黄炭。根据历代本草的记述、理化研究及中医临床所需，认为炒蒲黄和蒲黄炭二者的炮制方法、药用功效是有区别的[10]。因此，对生蒲黄、炒蒲黄、蒲黄炭三者的成分、药理及临床的区别，亦是值得研究的课题。

蒲黄炭的传统制法要求"炒炭存性"。但是实际操作时，因蒲黄质轻，呈粉末状，炒炭时火候很难掌握，火力稍大或翻炒不及时，就产生火星，引起燃烧，不仅造成药材的大量损失，不易控制"炒炭存性"的程度，而且操作费工费时，对操作人员和周围环境污染严重。同时炒炭后往往因为处理不当还容易引起燃烧或发霉。为避免上述不足，目前已采用恒温箱烘制的方法制备蒲黄炭。该方法便于控制操作，利于劳动保护和节约药材，但欲代替传统的炒炭法尚需进一步研究，积累工艺参数，建立客观质控标准。

据调查，蒲黄药材中非药用部位常达50%以上，严重影响药材质量。为此，有人提出用100目筛振摇10分钟时，过筛部分杂质在20%以内。亦有人根据蒲黄花粉粒直径，过180目筛过筛来控制杂质含量[7]。《中国药典》2010年版规定蒲黄入药前要过七号筛。为保证药材质量，应结合蒲黄花粉粒直径，必要时附以显微鉴别，规定杂质含量不得超过10%。

参 考 文 献

[1] 阴健，等.中药现代研究与临床应用(1)[M].北京：学苑出版社，1995：641.

[2] 王恩军，等.蒲黄抑制大鼠血栓形成的实验研究[J].军医进修学院学报，2008，29(3)：227.

[3] 葛峰，等.蒲黄镇痛作用的实验研究[J].咸宁医学院学报，2002，16(2)：117.

[4] 陈佩东，严辉，丁安伟.蒲黄活性部位的药效学筛选研究[J].南京中医药大学学报，2006，22(5)：302.

[5] 敬美莲，等.蒲黄抗实验性心律失常的研究[J].中国实用医药，2008，25(3)：34.

[6] 严辉，陈佩东，丁安伟.蒲黄炭饮片炮制工艺的规范化研究[J].中草药，2006，37(12)：1796.

[7] 张学兰.炮制对蒲黄中鞣质含量及止血作用的影响[J].中药材，1993，16(10)：24.

[8] 叶英，等.蒲黄杂质控制方法探讨[J].中国中药杂志，1992(5)：281.

[9] (日本)森立之辑.神农本草经[M].上海：上海卫生出版社，1957：40.

[10] 高春华，等.蒲黄炮制历史沿革探讨[J].中药材，1995，18(8)：398.

第十五章

全 草 类 药

第一节　概　　述

全草类是药用部位为草本植物地上部分的一类药材。但有的药材如细辛、蒲公英等带根及根茎入药，有的药材如麻黄系用小灌木草质茎的枝梢入药。

草类药的净制，主要是除去泥土、杂质及霉烂变质品，部分药材还需除去非药用的残根，如荆芥、益母草、广藿香、卷柏、大蓟、小蓟、石斛等。

草类药的切制，由于质地疏松，多数是洗净，稍润，切段，干燥。洗时宜快速清洗，称“抢水洗”，或采用喷淋法软化，尤其对含有芳香性的药材，如薄荷、荆芥、佩兰等尤应如此操作，以免影响质量。部分茎比较坚硬的药材如薄荷，需把茎叶分开软化处理，分别切制，干燥后再混匀。部分可以鲜用的，应用时趁鲜切制，如石斛、鱼腥草、马齿苋、藿香、佩兰、辣蓼、小蓟、紫花地丁等。

草类药的炮制，多数药物切制干燥后以生品应用于临床，仅有荆芥、灯心草、大蓟、小蓟、卷柏等有制炭品；盐苁蓉需漂后再酒制；豨莶草亦有酒制品；麻黄有蜜制品。

饮片性状多数为段，少数为片，如锁阳、苏梗等，往往具有茎、叶、花、果实等特征，少数还带有根类的特征，如蒲公英、紫花地丁等。

第二节　药 物 选 例

大　　蓟

【来源】本品为菊科植物蓟 *Cirsium japonicum* Fisch. ex DC. 的干燥地上部分或根。夏、秋二季花开时采割地上部分，或秋末挖根，除去杂质，晒干。

【古代炮制】唐代有切制（《千金翼》）、捣汁（《食疗》）、酒渍（《外台》）等炮制方法。宋代增加了焙制（《总录》）。金元时期增有烧炭（《十药》）。明代有剉碎（《品汇》）和童便制（《奇效》）。清代新增了酒洗法和酒洗童便复制法（《本草汇》）。此时，其炮制方法已达 10 多种。

【现代炮制】

1. 大蓟　取原药材，除去残根等杂质，抢水洗净，润透，切段（全草），或切薄片（根部），干燥。

2. 大蓟炭　取大蓟段或根片置炒药锅内，用武火加热，炒至表面黑褐色，喷淋清水少许，灭尽火星，取出凉透。

【饮片性状】大蓟为不规则的小段，茎、叶、花混合；茎圆柱形，直径 3～10mm，表面绿褐色或棕褐色，有数条纵棱，被丝状毛，切面灰白色，髓部疏松或中空；叶片褐绿色，多皱缩或破碎,具针刺,叶两面均具灰白色丝状毛;头状花序,球形或椭圆形,总苞黄褐色,羽状冠毛灰白色;气微,味淡。大蓟片为椭圆形厚片,表面灰白色,周边黯褐色,有纵皱纹;质硬而脆;气微,味甘、微苦。大蓟炭形如大蓟段或片,表面黑褐色,质松脆,具焦香气,味苦。

【质量要求】大蓟含杂质不能过2%,醇溶性浸出物含量不得低于15%,含柳穿渔叶苷($C_{28}H_{34}O_{15}$)不得少于0.20%。

【炮制目的】大蓟味甘、苦,性凉。归心、肝经。具凉血止血,祛瘀消肿作用。

大蓟生品以凉血消肿力胜,常用于热淋、痈肿疮毒及热邪偏盛出血证。炒炭后凉性减弱,收敛止血作用增强。用于吐血、呕血、咯血、嗽血等出血较急者。

【临床应用】

1. 生用

(1) 血热吐血:用刺蓟叶及根,捣,绞取汁,每服一小盏,顿服(《圣惠方》)。

(2) 热结血淋:大蓟鲜根30~90g,洗净捣碎,酌冲开水炖1小时,饭前服,日服3次(《福建民间草药》)。

(3) 肺热咳血:大蓟鲜根30g,洗净后杵碎,酌加冰糖15g,和水煎成半碗,温服,日服2次(《福建民间草药》)。

(4) 吐血,衄血,崩中下血:大蓟一握,捣,绞取汁,每服一小盏,顿服(《圣惠方》)。

(5) 疮痈肿毒:单味内服或外敷,皆有一定疗效,以鲜品为佳。

2. 制用　大蓟炭:配伍白茅根、侧柏叶、棕榈炭等,具有凉血、收涩止血作用,可用于血热妄行的呕血、吐血、咯血、咳血,如十灰散(《十药》)。

【参考资料】大蓟主要含三萜和甾体类、挥发油类、长链炔醇类、黄酮和黄酮苷类化合物等。另外还有大蓟菊糖、丁香苷、绿原酸、尿苷等[1]。药理研究表明大蓟有抑菌作用、降压作用、抑制心脏作用[1]。有报道,从朝鲜产大蓟中亦分到的一个新黄酮苷具有升压作用;大蓟中的柳穿鱼叶苷具有止血作用,被认为是大蓟止血的有效成分[2]。另有研究发现,长链炔烯醇具抗肿瘤作用,可被看做治疗肝癌的依据[1]。

大蓟药材在制炭后,鞣质含量均有所降低,且其止血作用与鞣质含量之间无明显规律。并且,发现大蓟炭中鞣质含量均较生品提高,除了药材制炭后元素被富集外,尚与制炭过程中可能产生的其他理化变化有关[3]。对大蓟炮制前后的TLC及HPLC图谱进行研究比较发现,大蓟炒炭前后确实存在着化学成分的变化。大蓟生品偏于凉血止血,解毒消痈,炭品凉性减弱,收敛止血作用增强。大蓟炮制前后功能的变化和化学成分变化之间的规律联系还有待进一步深入研究[4]。

总之,大蓟中的化学成分比较复杂,药理作用广泛,现代化学和药理研究已经部分阐明了化学成分和临床药理之间的关系,但仍有许多活性成分未弄清,还有许多药理研究仅停留在提取物阶段,究竟是哪一种或几种活性成分在起作用,仍有待近一步研究和明确。

【附】

1. 近代炮制方法还有鲜大蓟切段,炒焦法、醋炙法等。

2. 文献摘录　大蓟"烧灰存性,研极细末,用纸包,碗盖于地上一夕,出火毒"(《十药》)。"消肿捣汁,止血烧灰存性"(《大法》)。

【按语】大小蓟始载于《名医别录》,列为中品,至《植物名实图考》始分为大蓟和小蓟两种,但在该书中未见记载有炮制方法。唐代首见"取汁",其后元代《十药神书》中提出了"烧"的炮制方法。有不加辅料,也有加辅料酒、童便炮制。酒制用于治崩中去血不止(《外台》);

酒洗，童便拌微炒，欲助散瘀止血(《本草汇》)。古代除炒炭、生饮片入药外，尚有取汁应用，近代的临床研究用鲜根或鲜汁治疗肺结核，高血压、上消化道出血、乳腺炎、荨麻疹都有报道，可能由于鲜根、鲜汁受生长季节、药源保存等问题而未能广泛应用，如果能将鲜汁做成制剂，可以长期保存就能得到推广应用。目前临床上用大蓟治疗高血压症及痈肿和热盛出血以生用为主，收敛止血用炒炭品。

参考文献

[1] 植飞，等.中药大蓟的化学及药理研究进展[J].中草药，2001，32(7)：664.

[2] 符玲，等.大蓟的研究进展综述[J].江西中医药，2003，34(10)：42.

[3] 丁安伟，等.大蓟炭炮制工艺及质量标准研究[J].中药材，1998，21(11)：562.

[4] 龚千峰，等.大蓟炮制前后TLC及HPLC图谱的变化[J].江西中医学院学报，2004，16(12)：45.

小　　蓟

【来源】本品为菊科植物刺儿菜 *Cirsium setosum*(Willd.)MB. 的干燥地上部分。夏秋二季花开时采割，除去杂质，晒干。

【古代炮制】唐代有"捣取自然汁"(《千金》)、酒渍(《外台》)、"细切"(《千金翼》)等炮制方法。宋代补充为"切研"(《指迷》)。元代新增了烧制存性(《十药》)。清又有了童便炙制和酒洗炮制法(《本草汇》)。此时，其炮制方法已达七八种。

【现代炮制】

1. 小蓟　取原药材，除去残根等杂质，抢水洗净，稍润，切段，干燥。

2. 小蓟炭　取小蓟段置炒药锅内，用中火加热，炒至黑褐色，喷淋清水少许，灭尽火星，取出凉透。

【饮片性状】小蓟为不规则的小段，茎、叶、花混合；茎圆柱形，直径1.5～5mm，表面黄绿色至褐棕色，具纵棱及白色柔毛；叶多皱缩或破碎，灰绿色至褐绿色，具针刺，两面均具白色柔毛；花球形或椭圆形，总苞钟状，黄绿色，花紫红色；气微，味微苦。小蓟炭形如小蓟段，外表黑褐色，内黄褐色；质松脆；具焦香气，味苦。

【质量要求】小蓟含杂质不得过2%，水分不得过12.0%，醇溶性浸出物不得少于19.0%。含蒙花苷($C_{28}H_{32}O_{14}$)不得少于0.70%。小蓟饮片浸出物不得少于14.0%。

【炮制目的】小蓟味甘、苦，性凉。归心、肝经。具有凉血，止血，祛瘀消痈的功能。

小蓟生品以凉血消肿力胜，常用于热淋，痈肿疮毒及热邪偏盛出血证。炒炭后凉性减弱，收敛止血作用增强。用于吐血、呕血、咯血、嗽血等出血较急者。用法与大蓟情况相似，二者常配伍应用。

【临床应用】

1. 生用

(1) 咯血、吐血：常与生藕汁、生地汁等同用，具有凉血、止血作用，可用于血热妄行的咯血、吐血。

(2) 尿血：常与蒲黄、木通、滑石等同用，具有凉血、止血、利尿作用，可治尿血，如小蓟饮子(《济生方》)。

(3) 崩中下血：小蓟茎叶研汁一盏、入生地黄汁一盏，白术半两，煎减半，温服(《千金》)。

(4) 热毒疮痈：可单用内服；亦可取鲜小蓟捣烂外敷。

2. 制用　小蓟炭:配伍白茅根、侧柏叶、棕榈炭等,具凉血、收敛止血作用,可用于血热妄行的呕血、吐血、咯血,如十灰散(《十药》)。

【参考资料】小蓟含生物碱、皂苷等成分。动物实验证明,小蓟炭确能缩短出血时间和凝血时间[1]。止血中药的物质基础是由多种成分组成,止血的作用机理是多环节、多渠道的,并不是单一成分的作用。因此,止血因素并不是单独取决于一种成分含量的高低,必须从多种成分的协同来考虑,目前对小蓟中的咖啡酸、鞣质、钙离子等其他止血成分在炮制前后含量变化作了初步探讨。现代药理学研究还表明,小蓟段的水煎液,醚提取液具有缩短小鼠凝血、止血作用时间,小蓟去钙的水煎剂同样具有缩短小鼠的凝血、止血时间的作用,排除了小蓟止血作用是由于含钙量高的原因。至于小蓟中鞣质含量在炒炭时受温度、时间如何影响的,还需作进一步的实验研究。此外,小蓟中还含有芳香苷、原儿茶酸、刺槐素-7-鼠素糖葡萄苷等,在炮制时对这些成分含量是否有所影响的研究也并不深入,尚有待进一步研究[2]。炒炭有利于小蓟凝血和止血作用,并且小蓟在炒炭后总黄酮的含量较生品显著降低,酸性物质的含量有所升高,并且改变温度和炮制时间等对小蓟中总黄酮和酸性成分的影响趋势是不同的。炒炭后药效的变化是否与酸性成分的升高有关,小蓟炭品中这两种有效成分(总黄酮和酸性成分)的含量或比例与临床药效的关系等,还有待于进一步研究[3]。

以止血作用为指标,采用正交试验法[$L_9(3^4)$]对小蓟炭的炮制工艺进行了优选。结果,用温度210℃炮炙的小蓟炭都具有显著的缩短小鼠凝血时间的作用,而180℃温度炮炙的样品所测凝血时间明显延长。实验显示,小蓟炭炮炙的最佳工艺是温度210℃,炮炙时间5分钟,炮炙方法为炒制。各因素对炮制品止血效价的影响程度为温度>时间>方式。因此,在炮炙小蓟炭时,温度应严格控制在210℃左右。用这一工艺炮炙成的小蓟炭饮片,内外均呈黑褐色,得率为74.2%,其中微量元素的含量如Zu、Ca、Pb、Co、Mn、Cr、Cu、P、Fe、K等都比生小蓟明显升高,其临床意义应予重视。实验中发现,鞣质含量随着炮炙温度的升高和加热时间的延长而降低,这一结果表明,小蓟止血作用与鞣质含量似无直接关系[4]。

【附】

1. 近代炮制方法还有炒焦法、扣锅煅法等。

2. 文献摘录　"烧灰存性,研极细末,用纸包,碗盖于地上一夕,出火毒"(《十药》)。"消肿,捣汁用;止血,烧灰存性用"(《钩元》)。

【按语】小蓟自清代《植物名实图考》始分为大蓟和小蓟,两者炮制及临床应月相似,二者常配伍应用,详见大蓟。

参考文献

[1] 山东省中医药研究所药理组. 30种中药炒炭前后的止血作用研究[J]. 药学通报,1965(12):562.
[2] 孙雷雷,等. 小蓟及小蓟炭止血作用机理的研究概况[J]. 时珍国医国药,2005,16(12):1305.
[3] 杨星昊,等. 小蓟炮制作用的研究[J]. 陕西中医,2006,27(2):234.
[4] 丁安伟,等. 小蓟炭炮制工艺及质量标准研究[J]. 中草药,1995(7):351.

石　斛

【来源】本品为兰科植物环草石斛 *Dendrobium loddigesii* Roife.、马鞭石斛 *Dendrobium fimbriatum* Hook.、黄草石斛 *Dendrobium chrysanthum* Wall.、铁皮石斛 *Dendrobium candidum* Wall. ex Lindl. 或金钗石斛 *Dendrobium nobile* Lindl. 的新鲜或干燥茎。全年均

可采收，鲜用者除去根及泥沙；干用者采收后，除去杂质，用开水略烫或烘软，再边搓边烘晒，至叶鞘搓净，干燥。铁皮石斛剪去部分须根后，边炒边扭成旋形或弹簧闳状，烘干，习称“耳环石斛”。

【古代炮制】南朝宋时有酒浸酥蒸复制法（《雷公》）。宋代有桑灰汤沃制、酒蒸制（《证类》），酒炙法（《总录》），酒浸法（《三因》），炒制（《产育》），焙制（《朱氏》）等。明代增加了酒洗法（《回春》）。清代有酥蒸制（《本草汇》），蜜炙制（《说约》），盐水炙制（《得配》）等。此时，其炮制方法已达十余种。

【现代炮制】

1. 石斛　取原药材，除去须根及杂质，洗净，润透，切段，干燥。

2. 鲜石斛　取鲜石斛，除去须根，洗净，拭去薄膜，切段。

【饮片性状】石斛为圆形小段，直径 1～3mm，金黄色或黄绿色，多数有节，表面有显著的纵纹，断面黄白色，味微苦。鲜石斛形如石斛段，表面青绿色，有纵纹，质肥嫩多汁，易折断，断面青绿色，味苦。

【质量要求】干石斛水分不得过 12.0％，总灰分不得过 5.0％。含石斛碱（$C_{16}H_{25}NO_2$）不得少于 0.40％。鼓槌石斛含毛兰素（$C_{18}H_{22}O_5$）不得少于 0.030％。

【炮制目的】石斛味甘，性微寒。归胃、肾经。具有益胃生津，滋阴清热的功效，用于阴伤津亏，口干烦渴，食少干呕，病后虚热，目暗不明。鲜石斛清热生津之功较佳，多用于热病肺胃火炽，津液已耗，舌绛干燥或舌苔变黑，口渴思饮者。切制成小段，便于其药效成分的煎出，便于调剂和制剂。

【临床应用】

1. 生用

（1）内障目暗，视物昏花：常与人参、茯苓、天冬等药同用，具有滋阴补肾，清肝明目的功能，可治肝肾两亏，阴虚火旺，内障目暗，视物昏花者，如石斛夜光丸（《中国药典》）。

（2）雀目：常与仙灵脾、苍术同用，具有生津养阴之功能，可用于眼目昼视精明，暮夜昏暗，视不见物，如石斛散（《圣济》）。

2. 鲜用

温热伤津：常与鲜生地、天花粉、麦冬等药同用，治疗温热有汗，风热化火，热伤津液，舌苔变黑等症，如清热保津法（《时病论》）。

【参考资料】石斛中化学成分种类较多，现已发现鉴定出生物碱类、多糖类、倍半萜类、菲醌类、联苄类、芴酮类、香豆素类、甾体类、三萜苷类以及挥发油等多种化学成分。金钗石斛醇提取物可显著降低家兔全血黏度，抑制 ADP 诱导的血小板聚集，并可显著降低血浆纤维蛋白原含量，抑制内源性以及外源性凝血系统，抑制血栓形成[1]。石斛多糖能使 ICR 纯系小鼠脾重、胸腺重量增加，抗体细胞数明显增多，T 细胞、B 细胞显著增殖，具有免疫增强作用。金钗石斛多糖具有直接促进淋巴细胞有丝分裂的作用。另有研究表明石斛多糖与 rIL-2 联合诱导能显著增强 CB-LAK 杀伤肿瘤细胞的作用，石斛多糖可作为生物反应调节剂用于 LAK/rIL-2 免疫治疗。不同品种的石斛对动物胃肠道有不同的作用：金钗石斛、细叶石斛、重唇石斛对肠管有兴奋作用，可使收缩幅度增加；铁皮石斛、细茎石斛先使肠管抑制，几分钟后恢复到给药前水平[2]。石斛中生物碱不溶于水而溶于乙醇乙醚等溶剂。中药传统炮制时石斛用酒浸酥拌蒸制，不但能增强有效成分的溶解，而且配奶酪品之酥，增强了营养物质。古人谓能增强药物的滋补功能，也是合乎科学道理的[3]。

【附】

1. 近代炮制方法还有单炒发胖和砂烫炮制。

2. 文献摘录 石斛“凡使，先去头、土了，用酒浸一宿，漉出，于日中曝干，却，用酥蒸，从巳至酉，却，徐徐焙干用。石斛锁涎，涩丈夫元气。如斯修事，服满一镒，永无骨痛”（《雷公》）。“入汤酒，拍碎用之，入丸散者，先以砧捶极打令碎，乃入，日，不尔捣不熟，入酒亦然”（《千金》）。“盐水拌炒，补肾，兼清肾火。清胃火，酒浸亦可。”（《得配》）

【按语】石斛在《神农本草经》载于上品。自南北朝起，历代虽有多种制法，但临床上以生用和鲜用为主。《雷公炮炙论》用酒浸酥蒸，意在增强补肾作用。酒制多用于治中风昏愦（《总录》）；男子妇人诸虚不足，产后血气耗伤（《局方》）；视物黑花及内障（《景岳》）。石斛主含生物碱，酒洗，酒炙有利于成分的溶出，但宜用文火，不宜高温。石斛碱，在高温下不稳定，用砂烫、火烤，可将其破坏而影响疗效。《本草衍义》谓：“石斛一经炒透，便成枯槁，非特无以养阴，且恐不能清热，形优是质已非。”故石斛以鲜用或生用为宜。

参考文献

[1] 刘春荣，等. 石斛临床与药理研究近况[J]. 广西中医药，2002，25(2)：6-7.

[2] 林萍，等. 石斛属植物药理活性研究进展[J]. 中草药，2003，34(11)：附 20.

[3] 郑德起. 谈谈遵古炮制[J]. 中成药研究，1981(6)：21.

肉苁蓉

【来源】本品为列当科植物肉苁蓉 *Cistanche deserticola* Y. C. Ma 或管花肉苁蓉 *Cistanche fubulosa*（Schrenk）. Wight 的干燥带鳞叶的肉质茎。多于春季苗未出土时采挖，除去花序，切段，晒干。

【古代炮制】南朝宋时有酒酥复制法（《雷公》）。宋代增加了浸法（《圣惠方》）、酒洗法、水煮制（《证类》），酒煮制（《局方》），酒蒸制（《济生方》），焙制（《洪氏》）等炮制方法。元、明时代又有了面煨（《儒门》）、酒炒法（《普济方》）、酥炒法（《景岳》），在煮制工艺上提出了“于银石器中文武火煮”（《普济方》）。清代新增了“泡淡”法（《条辨》），在酒蒸制时强调“以甑蒸之”并“忌铁器”（《本草述》）。此时，其炮制方法已达十五六种。

【现代炮制】

1. 肉苁蓉 取原药材，除去杂质，大小个分开，稍浸泡，润透，切厚片，干燥。盐苁蓉须用清水漂净盐后，晒至七八成干，闷润，再切片，干燥。

2. 酒苁蓉 取肉苁蓉片，加入黄酒拌匀，置炖罐内，密闭，隔水加热炖透。或置适宜的容器内，蒸透，至酒完全被吸尽，表面黑色时取出，干燥。肉苁蓉每 100kg 用黄酒 20kg。

【饮片性状】肉苁蓉为不规则的圆形厚片；表面棕褐色或灰棕色；中间有淡棕色点状维管束，排列成波状环纹；周边呈灰黑色鳞片状；质坚脆；气微，味甜微苦。酒苁蓉形如肉苁蓉，表面黑棕色，质柔润，味微甜，微有酒气。

【质量要求】肉苁蓉含水分不得过 10.0%，总灰分不得过 8.0%，醇溶性浸出物不得少于 25.0%。肉苁蓉含松果菊苷和毛蕊花糖苷的总量不得少于 0.30%。管花肉苁蓉含松果菊苷和毛蕊花糖苷的总量不得少于 1.5%。

【炮制目的】肉苁蓉味甘、咸，性温。归肾、大肠经。具补肾阳、益精血，润肠通便之功能。

肉苁蓉生品以补肾止浊、滑肠通便力强，多用于肾气不足之便秘，白浊。酒制后增强补肾助阳之力，多用于阳痿、腰痛、不孕。

【临床应用】

1. 生用

(1) 肾气不足：常与山药、茯苓、菟丝子等同用，能补肾益精，可用于肾气不足之遗精，遗尿。

(2) 便秘：常与当归、地黄、白芍等同用，能润燥滑肠，可用于老人血虚肠燥之大便秘结，如苁蓉润肠汤(《济生》)。

2. 制用(酒苁蓉)

(1) 阳痿：常与菟丝子、蛇床子、五味子、淫羊藿等同用，能补肾壮阳，可用于肾阳不足之阳痿不起等。

(2) 不孕：常与当归、熟地、肉桂、附子等同用，能温肾暖宫，可用于冲任虚寒，宫冷不孕。

(3) 腰痛：常与杜仲、续断、菟丝子等同用，能补肝肾，强腰膝，可用于肝肾不足之腰膝疼痛，如肉苁蓉丸(《圣惠方》)。

【参考资料】肉苁蓉主含甜菜碱、甘露醇、麦角甾苷、游离氨基酸等。均系亲水性成分，可在汤剂中被煎出。现代研究表明，应用比色测定肉苁蓉炮制品中甜菜碱的含量，结果，生片为4.30%，酒炖片为7.52%，清炖片为9.16%，清蒸片为7.88%，浸泡片为2.47%，高压酒炖片为7.68%，白酒炖片为5.99%。这一结果说明肉苁蓉经加热炮制后其甜菜碱的含量明显升高，温度是其含量变化的主要因素，浸泡后几乎损失一半，辅料中白酒炮制不如黄酒好[1-2]。应用高效液相层析法测定肉苁蓉不同炮制品中麦角甾苷含量，结果，生片为0.34%，酒炖片为0.14%，清炖片为0.14%，清蒸片为0.17%，浸泡片为0.31%，高压酒炖片为0.060%。由此可见，麦角甾苷在炮制品中的含量均降低一半左右，尤其是高压处理后，含量降低更多，水浸泡片因未受热而含量降低不多[1,3]。应用氨基酸自动分析仪测定肉苁蓉不同炮制品游离氨基酸总含量(mg/100mg 提取物)，结果，生片 0.0589，酒炖品0.0703，清炖片 0.0207，高压清炖片 0.0152，高压酒炖片 0.0572，辅料黄酒中的氨基酸含量为 5.0764mg/ml，这一研究结果说明，黄酒中含有丰富的氨基酸，用黄酒炮制肉苁蓉可以提高其氨基酸的含量，但加热时间不宜过长，以 12 小时为宜；不加酒炮制品中氨基酸的含量都较低。氨基酸对人体具有补益作用，故应用黄酒炮制肉苁蓉可增强其补益作用的说法是有一定道理的[1]。在药理研究中，对大小幼鼠的促激素样作用观察，无论是生肉苁蓉还是酒苁蓉，均可明显增加大小鼠的精囊、前列腺及睾丸的重量，生品还明显增加大鼠的脾重，酒制品则明显增加胸腺重，但两者之间无明显差异；对去势大鼠的雄激素样作用观察，生品和炮制品均能非常明显地增加精囊、前列腺重量，酒制品还明显增加胸腺重量；对小鼠腹腔巨噬细胞吞噬功能的作用，无论生品还是酒制品对雌性小鼠均可显著增强巨噬细胞的吞噬百分率及吞噬指数，可使被强的松抑制低下的非特异性免疫恢复到一定水平，但两者之间无显著性差异。以上实验结果说明肉苁蓉具有促激素样的作用及雄激素样的作用，但无睾丸素样的副作用，不会使大鼠的肾上腺及胸腺萎缩，还可使胸腺和脾腺增重，并使肾阳虚时低下的免疫功能显著提高[1]。肉苁蓉具有通便作用，实验证明，肉苁蓉、盐生肉苁蓉、沙苁蓉、管花肉苁蓉和它们的炮制品均能显著提高小鼠小肠推进功能，4 种药材又能显著缩短小鼠通便时间，但酒制后，这种作用不显著。其中肉苁蓉通便作用最强，沙苁蓉最弱，药材经炮制后，通便作用减弱[4]。有研究表明，肉苁蓉能引起大鼠胃底肌肉和豚鼠回肠肌肉的收缩，并能被阿托品所抑制，肉苁蓉所含主要有效成分之一甜菜碱与胆碱结构极为相似，推测其具有拟胆碱活性，故认为肉苁蓉润肠通便的机理与甜菜碱有关[5]。肉苁蓉具有壮阳补肾的功效，其有效成分主要是苯乙醇苷类成分，如松果菊苷、洋丁香酚苷类等。它主要通过两种途径起作用：其一：增强下丘脑-垂体-肾上腺功能，促进体内相关递质和激素的释放，提高性欲；其二，抗疲劳、提高身体机能。肉苁蓉还具有保护肝脏，增强机体抗衰老和抗氧化等作用[6]。

通过不同方法炮制的肉苁蓉对"阳虚"动物DNA合成率及金属微量元素的测定表明，肉苁蓉经蒸制均有增加DNA合成率的作用，并含有较高的与中医"肾"密切相关的锌、锰等元素，且制盐大芸比淡大芸作用较强，含锌、锰、铜、铁量亦高，说明肉苁蓉传统蒸法炮制有意义，并提示盐大芸炮制无需漂尽盐分，洗净直接蒸制，既可减轻烦琐工序，又可提高临床疗效[7-8]。

肉苁蓉的最佳炮制工艺，以甜菜碱和麦角甾苷的含量为指标，对酒炖法中的不同工艺进行正交设计，结果是加入黄酒30%、水25%、蒸炖12个小时者为最佳。这一新型工艺与北京同仁堂制药厂的酒炖法比较，蒸炖时间缩短一半，并省去了倒罐工艺和劳力，一般药厂均可炮制，新工艺技术参数明确，易于掌握，使肉苁蓉饮片的质量能得以保证[9]。

【附】

1. 近代炮制方法还有酒浸法、单蒸法、黑豆煮、蒸复制法。

2. 文献摘录 肉苁蓉"凡使，先须用清酒浸一宿，至明，以棕刷刷去沙土、浮甲尽，劈破中心，去白膜一重，如竹丝样是，此偏隔人心前气不散，令人上气不出。凡使用，先须酒浸，并刷草了，却蒸，从午至酉，出，又用酥炙得所"(《雷公》)。"专补肾中之水火，余无他用，若多用之能滑大肠，古人所以治虚人大便结者，用肉苁蓉一两，水洗出盐味，别用净水煮，即下大便，正取其补虚而滑肠也"(《新编》)。

【按语】肉苁蓉在《神农本草经》中被列为上品，南北朝始创酒酥制，而后有浸、蒸、焙、炙、煮、煨、炒等；辅料有酒、酥油、面等，但以单一酒炙为主，酒与酥油合炙为次。酒制法始见于宋代，酒制品主要用于治肾气虚，腰脚无力及一切风证(《圣惠方》)，还可补不足，强目力(《普济方》)。后世各代广为沿用，亦为《中国药典》收为法定的炮制方法。

肉苁蓉净制时要求去"浮甲"与"白膜"，《仁术便览》云："不去隔人心气不散正气不出"，近代已无此要求。肉苁蓉有"甜苁蓉"与"盐苁蓉"之别。对盐苁蓉明代提出用酒浸去咸，可能成本太高，清代改用水漂去咸，水漂虽能去咸，但亦会溶去水溶性的有效成分，故而有人提出无需漂净盐分，洗净即可，此说当亦在理。肉苁蓉经过酒蒸制之后甜菜碱的含量提高，壮阳补益作用增强，润下作用缓和，所以酒蒸肉苁蓉的炮制经验是成功的，应予以充分肯定。

参 考 文 献

[1] 陈妙华，等. 常用中药饮片研究[G]. 中国中医研究院内部资料. 1995：3.

[2] 张淑运，等. 肉苁蓉炮制前后甜菜碱的含量[J]. 中国中药杂志，1995(7)：409.

[3] 张思世，等. 肉苁蓉生品及不同炮制品麦角甾苷含量比较研究[J]. 中国药学杂志，1996(6)：335.

[4] 张勇，等. 肉苁蓉类药材及其炮制品通便作用的比较研究[J]. 中成药，1993(5)：20.

[5] 张波. 肉苁蓉的药理与化学成分研究概况[J]. 新乡医学院学报，1997，14(12)：414.

[6] 李福香，等. 肉苁蓉的药理学研究现状与展望[J]. 安徽农学通报，2006，13(12)：92.

[7] 余南才，等. 肉苁蓉炮制对微量元素含量及动物体内DNA合成率的影响[J]. 中国中药杂志，1990，15(6)：22.

[8] 余南才，等. 肉苁蓉炮制方法的研究[J]. 中成药，1990，12(7)：20.

[9] 陈妙华，等. 肉苁蓉最佳炮制方法的筛选[J]. 中药材，1996(10)：528.

刘　寄　奴

【来源】本品为菊科植物奇蒿 *Artemisia anomala* S. Moore 或玄参科植物阴行草 *Siphonostegia chionensis* Benth. 的干燥地上部分。夏、秋二季开花时割取全草；奇蒿秋季采割，除去杂质，干燥。

【古代炮制】南朝宋时有酒蒸法(《雷公》)。宋代增加了炒制(《博济》)，煮制(《百问》)等。此时，其炮制方法已有五六种。

【现代炮制】取原药材，除去杂质及残根，洗净，稍润，切段，干燥。

【饮片性状】刘寄奴为棕黄色的小段，茎、叶、花混合；茎切面黄白色，中央白色而疏松；叶皱缩，全体被灰白色毛茸；穗枯黄色；有香气，味苦。阴行草茎略方形，表面棕紫色，断面黄白色，中央有髓；叶小多皱缩卷曲破碎，呈棕黑色，花瓣黄褐色；果实表面有多数纵脉纹，内含多数细小的种子；无臭，无味。

【炮制目的】刘寄奴味苦，性温。归心、脾经。具有破血、通经、敛疮消肿的功能。用于经闭不通，产后瘀阻，跌仆损伤，瘀滞作痛以及创伤出血等症。本品苦能降泄，温能通行，善于破血消胀。切制成小段，便于煎出药效成分，便于调剂和制剂。

【临床应用】

1. 恶露瘀阻　常与当归、知母、桃仁等同用，能破血通经，祛瘀止痛。可用于产后恶露不尽，脐腹胀痛，壮热憎寒，咽干烦渴。如刘寄奴汤(《圣济》)。

2. 跌仆损伤　与骨碎补、延胡索等同用，可治折伤瘀血作痛，如折伤方(《千金》)。

3. 崩漏　常与贯众炭、大小蓟等同用，具有凉血止血，祛瘀生新的功能，可治崩漏症，如刘寄奴散(《中医杂志》1964 年)。

4. 消食化积　适用于食积不化，脘腹胀痛等证。

【参考资料】刘寄奴中主要含有黄酮类、多糖类物质、鞣质及各种微量元素[1]。

【附】

文献摘录：(刘寄奴)“研，以热水泡之，治肠泻无度，下咽即止”(《得配》)。

【按语】刘寄奴始载于《唐本草》。药材来源自古至今较为混乱。奇蒿仅在江苏、上海、浙江、福建、广西等地使用。阴行草在黑龙江、吉林、河北、山东、河南等地使用。阴行草味苦性寒，归脾、胃、肝、胆经。具有清利湿热，凉血祛瘀作用，用于黄疸、小便不利，水肿腹胀，血痢，血淋，白带过多，月经不调，癥瘕积聚，产后血瘀腹痛，与奇蒿有些差异。

刘寄奴炮制比较简单，主要是切段生用。古代尚有酒蒸、炒、煮等法。脾虚人服之恐作泄，酒蒸熟用调和药性。炒刘寄奴用于治妇人血海虚冷(《博济》)和产后血气攻心，腹中冷痛(《普济方》)等。

参 考 文 献

[1] 康传红，等. 黑龙江、天津、安徽三产地中药刘寄奴药用化学成分对比研究[J]. 哈尔滨商业大学学报，2002，18(3)：61.

灯　心　草

【来源】本品为灯心草科植物灯心草 *Juncus effusus* L. 的干燥髓。夏末至秋季割取茎，晒干，取出茎髓，理直，扎成小把。

【古代炮制】宋代有烧炭(《证类》)炮制法。明代有浆研粉碎法(《纲目》)。清代增加了焖罐煅炭法(《钩元》)、朱砂染制法(《经纬》)。

【现代炮制】

1. 灯心草　取原药材,除去杂质,扎成小把,剪成4～6cm段。

2. 朱砂拌灯心　取灯心段,置盆内,喷淋清水少许,微润,加朱砂细粉,撒布均匀,并随时翻动,至表面挂匀朱砂为度,取出晾干。灯心草每10kg用朱砂0.625kg。

3. 青黛拌灯心　取灯心段,置盆内,喷淋清水少许、微润,加青黛粉,撒布均匀,并随时翻动,至表面挂匀青黛为度,取出晾干。灯心草每10kg用青黛1.5kg。

4. 灯心炭　取净灯心草,扎成小把,置煅药锅内,上扣一口径较小的锅,接合处用盐泥封固,在盖锅上压一重物,并贴以白纸条或放数粒大米,以武火加热,煅至纸条或大米呈焦黄色时熄火,待锅凉透后,取出。

【饮片性状】灯心为细圆柱形,长4～6cm,表面白色或黄白色,有细纵纹,体轻质软,略有弹性,气微,味淡。朱砂拌灯心形如灯心草段,全体被朱砂细粉。青黛拌灯心形如灯心草段,全体被青黛细粉。灯心炭形如灯心草段,呈炭黑色,质轻松,易碎,无味。

【质量要求】灯心草水分含量不得过10.0%,总灰分不得过5.0%,醇溶性浸出物含量不得少于5.0%。

【炮制目的】灯心草味甘、淡,性微寒。归心、肺、小肠经。具有清心火利小便作用。

生品擅于利水通淋,多用于热淋、黄疸、水肿。朱砂拌制品以降火安神力强,多用于心烦失眠,小儿夜啼。青黛拌制品偏于清热凉血,多用于尿血。灯心炭专用于清热敛疮,多作外用,治疗咽痹、乳蛾、阴疳。朱丹溪曾说,灯心属土,火烧灰存性,取少许吹喉痹甚捷。

【临床应用】

1. 生用

(1) 热淋:常与木通、车前子、海金沙等同用,能清热利尿通淋,可用于湿热下注膀胱而致的小便淋沥涩痛,尿频尿赤等。

(2) 水肿:常与车前草、茯苓皮、生苡仁等同用,可治水湿内停,泛溢肌肤的水肿,小便不利者。

2. 制用

(1) 朱砂拌灯心

① 失眠:常与生地、酸枣仁、川连等同用,能清心安神,可用于心火偏亢之烦躁失眠、口舌生疮等症。亦可单用本品煎服。

② 小儿夜啼:常与竹叶卷心、朱麦冬等同用,能清心降火,安神定惊,可治小儿夜间烦躁惊啼。

(2) 青黛拌灯心:常与大蓟、小蓟、白茅根等同用,能清热利尿,凉血止血,可治下焦湿热损伤膀胱血络而致的尿中夹血,甚则尿血等。

(3) 灯心炭:常与冰片共研细末,吹喉,能清热解毒利咽,治风热喉痹。若为走马喉痹,则配伍壁钱(烧炭)、枯矾等分,共研细末,吹喉。

【参考资料】灯心草含有木犀草素、圣草酚、2′,5′,5,7-四羟基黄酮、木犀草素-7-O-β-D-葡萄糖苷、对羟基苯甲酸甲酯、香草酸、棕榈酸、正十四烷等[1]。灯心草的95%乙醇提取物有确切的镇静和催眠作用;而在乙醇提取物的4个不同极性部位中,尤以乙酸部分[2]。此外动物实验证明,灯心炭能缩短实验动物出血和凝血时间[3]。

【附】

1. 近代炮制方法还有竹节筒煅炭法，盐、地龙合煅法（将氯化钠 10g 溶于 500ml 水中，取地龙数条加水 100ml 煎煮，两液混合，放入灯心草 300～500g 小扎，浸透，扣锅闷煅5～10分钟，凉透取出）。

2. 文献摘录 “用淡竹筒一个，将灯心筑实，黄泥封口，火煅通红，用湿纸裹贮，不令出气，候冷劈开，其中即成炭也。”（《本草述》）“入药宜用生干剥取生草，宁心辰砂拌用，入丸散以粳粉浆染过晒干研末，入水澄之，浮者是灯心。”（《害利》）

【按语】灯心草始载于《开宝本草》。煅及炒炭法是历代炮制的主流。自古至今一直沿用下来“炭法”、“生用”、“朱灯心”这三个品种目前在全国仍广泛使用，前两种被《中国药典》收载为法定方法。盐、地龙、灯心草合煅法是济生堂药店六代世家制法，意在增强清利湿热、清心火、利尿的作用。至于“研法”已经失传，这也是由于工具技术的改进与提高而不需要古代那种粉碎方法了。

参考文献

[1] 黄承莺，等. 灯心草化学成分研究[J]. 中药材，2008，31(3)：373.

[2] 王衍龙，等. 灯心草镇静作用活性部位的研究[J]. 北京中医药大学学报，2006，29(3)：182.

[3] 山东省中医药研究所药理组. 30 种中药炒炭前后的止血作用研究[J]. 药学通报，1985(12)：562.

青 蒿

【来源】本品为菊科植物黄花蒿 *Artemisia annua* L. 的干燥地上部分。夏季花开前枝叶茂盛时采割，除去老茎，阴干。

【古代炮制】南朝宋时有童便制（《雷公》）。唐代有生捣汁（《日华子本草》）。宋代有焙、酒浸焙（《总录》）。清代有捣汁用（《钩元》）、熬膏法（《备要》）、蒸露（《害利》）、烧炭（《汇纂》）等炮制方法。

【现代炮制】取原药材，除去残根等杂质，下半段水浸 1～2 小时，上半段淋水，润透，切短段，晒干或低温干燥。

【饮片性状】青蒿为不规则小段，茎、叶、花蕾混合。茎呈圆柱形，直径 1～5mm，表面黄绿色或棕黄色，具纵棱线。质硬，切面黄白色，中央有髓，叶多皱缩、破碎，黯绿色至褐绿色，叶缘深裂，两面无毛。黄花蒿叶两面被短毛。均气香特异，味微苦。

【质量要求】青蒿含水分不得过 14.0％，总灰分不得过 8.0％，醇溶性浸出物不得少于 1.9％。

【炮制目的】青蒿味苦、辛，性寒。归肝、胆、肾经。具有清热解暑，退虚热，除骨蒸，截疟的功能，适用于暑热外感，发热无汗，阴虚发热，骨蒸劳热，疟疾等症。切制成小段，便于药效成分的煎出，便于调剂，便于制剂。

【临床应用】

1. 温热病 常与知母、鳖甲、生地、丹皮等同用，可治疟疾及温病之暮热早凉，汗解渴饮者，如青蒿鳖甲汤（《条辨》）。

2. 骨蒸劳热 常与地骨皮、银柴胡、胡黄连等同用，能退虚热，用于骨蒸劳热者，如清骨散（《准绳》）。

3. 疟疾寒热 本品有截疟与解除疟疾寒热之功。可单用较大剂量鲜品捣汁服，或随证配伍桂心、黄芩、滑石、青黛等应用。

【参考资料】青蒿含青蒿素，香豆精，挥发油等成分。其中青蒿素为青蒿截疟的有效成分。此外，青蒿素还具有抗肿瘤、抗心律失常、抗血吸虫、抗孕等作用，治疗弓形虫感染、抗纤维化及抗真菌等多种作用[1]。

【附】

1. 近代炮制方法还有鳖血拌制、鳖血炒制、单炒、醋炙等。鳖血青蒿的炮制方法：取青蒿段，淋入温水少许稀释的鳖血，拌匀，稍闷，置锅内文火微炒，取出，放凉。青蒿每 100kg 用活鳖 200 只取血。

2. 文献摘录　草蒿（即青蒿）“凡使，唯中为妙，到膝即仰，到腰即俯。使子，勿使叶；使根，勿使茎；四件若同使，翻然成痼疾。采得叶，不计多少，用七岁儿童七个溺，浸七日七夜后，漉出，晒干用之。”（《雷公》）“入童便熬膏，退骨蒸劳热，生捣烂绞汁，却心痛热黄……”（《蒙筌》）。“治上焦血分结热，生捣汁服；治下焦阴虚骨热，用童便制”（《钩元》）。“治骨蒸取子，童便制。治痢去湿热，用叶，或捣汁更妙”（《得配》）。

【按语】青蒿于《五十二病方》有载。《神农本草经》以草蒿为别名，列为下品。南北朝始创童便制法，童便咸寒走血，增强其清虚热作用，用于治盗汗，潮热咳嗽（《总录》），骨蒸劳热（《蒙筌》）。酒制减其寒性，治一切劳疾（《总录》）。清代还有蒸露，《本草纲目拾遗》云：“凡物之有质者，皆可取露，露乃物质之精华，其法始于大西洋，传入中国，大则用甑，小则用壶，皆可蒸取，其露即所蒸物之气水……时医多用药露者，取其清冽之气，可以疏瀹灵府，不似汤剂之腻滞肠膈也。”近代尚有鳖血炙青蒿，旨在增强其退虚热，除骨蒸，截疟的作用。唐代起始用鲜汁服，历代广为流传，治疗疟疾疗效尤佳。

参 考 文 献

[1] 贺小青，等. 青蒿素及其衍生物的药理作用[J]. 医药导报，2006，25(6)：528-529.

败 酱 草

【来源】本品为败酱科植物黄花败酱 *Partinia scabiosaefolia* Fisch. 或白花败酱 *Patrinia villosa* Juss. 的干燥全草。夏季花开前采收，除去泥沙，干燥。

【古代炮制】南朝宋时有甘草叶蒸制（《雷公》）。

【现代炮制】取原药材，除去残根等杂质，下半段略浸，上半段喷潮，润透，切段，干燥。

【饮片性状】败酱草为不规则的小段，根茎、茎、叶混合。根茎有节，上有须状细根。茎圆形，外表黄棕色或黄绿色，有纵向纹理，被有粗毛。质脆易折断，切面中空，白色。叶多皱缩，破碎，褐绿色。臭特异，味微苦。

【炮制目的】败酱草味辛、苦，性微寒。归胃、大肠、肝经。具有清热解毒，消痈排脓，活血行瘀的功能。用于肠痈腹痛，肺痈吐脓，痈肿疮毒，产后瘀阻腹痛。切制成小段，便于药效成分煎出，便于调剂和制剂。

【临床应用】

1. 用于肠痈、肺痈及疮痈肿毒　本品辛能散结，寒可泄热。与红藤、薏苡仁、桃仁、丹皮、大黄等配伍，用治肠痈；与鱼腥草、桔梗、苡仁、冬瓜子、芦根等配伍，用治肺痈；与金银花、连翘等配伍，用治疮痈肿毒，同时用本品鲜草捣烂外敷。

2. 用于实热瘀滞所致的胸腹疼痛，产后瘀滞腹痛等症　本品有活血行瘀之功能，与红花、山楂等药同用，可治产后瘀血，腹中刺痛。

3. 腮腺炎　取鲜败酱草与石膏同时捣烂，外敷患处，可治急性流行性腮腺炎。

【参考资料】有关败酱草化学成分的研究报道不多，仅涉及几种环烯醚萜类及黄酮类化合物的提取鉴定研究。用水蒸气蒸馏法提取白花败酱草挥发油，并对挥发油化学成分进行研究，共分离鉴别出 51 个组分，其中主要成分为 2-甲基-5-乙基呋喃，其次还有己二硫醚、1-己硫醇、紫草醛等[1]。败酱草的药理作用较为广泛，具有促进肝细胞再生、改善肝功能、增强抑菌和抗病毒等作用[2]。

【附】

1. 近代炮制方法还有炒炭。

2. 文献摘录　败酱"凡使，收得后，便粗杵，入甘草叶相拌对蒸，从巳至未，出，焙干，去甘草叶，取用。"(《雷公》)

【按语】败酱载于《神农本草经》，列为中品。南北朝有甘草叶制，后世多生用，未见有其他炮制方法。唐宋以来败酱方用甚少，李时珍感叹曰："败酱乃手足阳明厥阴药也。善排脓破血，故仲景治痈及古方妇人科皆用之。乃易得之物，而后人不知用，盖未遇识者耳。"

参考文献

[1] 刘信平，等. 败酱草挥发性化学成分研究[J]. 安徽农业科学，2008，36(2)：410.

[2] 彭金咏等. 白花败酱草化学成分研究[J]. 中国中药杂志，2006，31(2)：128.

卷　柏

【来源】本品为卷柏科植物卷柏 *Selaginella tamariscina* (Beauv.) Spring 或垫状卷柏 *Selaginella puluinata* (Hook. et grev.) 的干燥全草。全年均可采收，除去须根及泥沙，晒干。

【古代炮制】宋代有醋炙法(《济生方》)、炒法(《总录》)。元代增加了盐煮制(《世医》)、酒炙法(《瑞竹》)。清代又有了烧炭炮制法(《本草述》)。

【现代炮制】

1. 卷柏　取原药材，除去残留的须根及杂质，洗净，稍润，切段，干燥。

2. 卷柏炭　取净卷柏段，置炒药锅内，用武火加热，炒至焦黑色，喷淋清水少许，灭尽火星，取出，晾干凉透。

【饮片性状】卷柏为不规则的小段，表面绿色或黄绿色，枝扁，有鳞片状小叶，叶缘有细尖的锯齿；质脆，易折断；气微，味淡。卷柏炭形如卷柏段，外表黑色，内部黑褐色，质脆，体轻，具焦香气，味微苦。

【质量要求】卷柏含水分不得过 10.0%，含穗花双酮($C_{30}H_{18}O_{10}$)不得少于 0.30%。

【炮制目的】卷柏味辛，性平。归肝、心经。具有活血通经作用。

生用活血通经，多用于经闭痛经，癥瘕痞块，跌仆损伤。炒炭则化瘀止血，多用于吐血、崩漏、便血。

【临床应用】

1. 生用

(1) 血滞经闭：常与红花、川芎、当归等同用，能增强活血破瘀的作用，可用于瘀血内阻、月经停闭，小腹疼痛；亦治经来腹痛，量少色紫者。

(2) 癥瘕结块：常与三棱、莪术、威灵仙、地鳖虫等同用，增加活血破瘀，化癥消积作用，可用于瘀血凝滞，胁下或腹中癥瘕积块。

(3) 跌打损伤：常与当归、乳香、没药、红花等同用，能增强活血破瘀作用，可用于跌仆损伤，瘀血阻滞，局部疼痛，皮肤青紫等。鲜卷柏单味煎服，亦可治跌打损伤，局部疼痛。

2. 制用(卷柏炭)

(1) 鼻衄：常与旱莲草、山茶花、白茅根、山栀子等同用，具有止血，清热安络作用，可用于肺热上干鼻窍，络脉损伤，鼻中出血。

(2) 吐血：常与仙鹤草同用，能增强止血作用，可用于吐血。

(3) 便血：常与侧柏叶、棕榈等同用，能增强止血作用，可用于大肠下血(《存仁堂经验方》)。

(4) 崩漏：常与黄芩、生地、当归、白芍、茜草等同用，具有清热化瘀止血作用，可用于崩中漏下，色紫夹瘀者。

【参考资料】卷柏中主要含有黄酮类、生物碱类、有机酸类、酚类以及多糖类成分[1]。动物实验结果表明，卷柏炒炭后，可明显缩短出血时间和凝血时间[2]。临床报道，卷柏生用也能止血，并非非炒不可。比较了卷柏生品、焦品、炭品，从 TLC 定性结果看，生品得到 5 个斑点，焦品得 4 个斑点，R_f值一样，炭品则无。总黄酮以焦品含量最高，生品次之，炭品最少。鞣质含量为生品＞焦品＞炭品。抑菌试验表明，各炮制品只对绿脓杆菌有抑制作用而对其他菌株无抑制作用，其作用强度为生品大于焦品和炭品[3]。此外，卷柏还具有免疫及抗肿瘤作用[1]。

【附】

1. 近代炮制方法还有炒焦。

2. 文献摘录　卷柏"凡用，以盐水煮半日，再以井水煮半日，晒干焙用"(《世医》)。"生用破血，炙用止血"(《证类》)。"生用辛平破血，炙用辛温止血治肠风"(《分经》)。"生则微寒，力能破血通经……炙则辛温，能以止血"(《求真》)。

【按语】卷柏于《神农本草经》有载，列为上品。宋代有醋炙法、炒法，多用于治妇人赤白带下(《圣惠方》)、(《济生方》)。元代有酒炙，用以滋血助心(《瑞竹》)。盐制治一切寒湿脚气，肿痛不能履地(《普济方》)。唐代《日华子本草》提出"炙用止血"，清代演变为炒炭止血。对此有不同的说法：有炒炭能止血，有生品和炭品都能止血，亦有炒炭后止血作用降低。因此，尚有待进一步研究。

参考文献

[1] 何薇，等. 药用卷柏的研究概况[J]. 中草药，2000，31(12)：954.

[2] 叶定江. 中药临床的生用和制用[M]. 南昌：江西科学技术出版社，1991：182.

[3] 陈国佩，等. 卷柏炮制的实验研究[J]. 中成药，1995，17(12)：20

荆　芥

【来源】本品为唇科植物荆芥 *Schizonepeta tenuifolia* Briq. 的干燥地上部分。夏、秋二季花开到顶、穗绿时采割，除去杂质，晒干。

【古代炮制】宋代有纸裹焙、煨法(《普本》)，烧炭法(《局方》)。明代有炒制(《宋氏》)和炒黑(《万氏》)。清代又有童便制(《逢原》)、醋调制(《玉楸》)、醋炒黑(《治裁》)。此时，其炮制方法已达十余种。

【现代炮制】

1. 荆芥 取原药材，除去残根、粗梗、杂质，抢水洗净，稍润，切段，晒干。

2. 炒荆芥 取荆芥段置炒药锅内，用文火加热，炒至微黄色，取出，放凉。

3. 荆芥炭 取荆芥段置炒药锅内，用武火加热，炒至表面黑褐色，内部焦褐色时，喷淋清水少许，灭尽火星，取出，晾干凉透。

【饮片性状】荆芥为不规则的小段状，茎、叶、穗混合；茎呈方柱形，直径1～3mm，黄绿色至紫棕色，被短柔毛；叶片较小，皱缩卷曲，破碎；花穗淡棕色或淡黄绿色；质脆；气香特异，味微涩而辛凉。炒荆芥形如荆芥段，表面棕黄色，略有焦斑，气味稍弱，微具焦香气。荆芥炭形如荆芥段，表面棕褐色至棕黑色，内部焦黄色，味苦而稍辛香。

【质量要求】荆芥含挥发油不得少于0.6%(ml/g)；按干燥品计算，含胡薄荷酮($C_{10}H_{16}O$)不得少于0.020%。荆芥饮片含挥发油不得少于0.30%，胡薄荷酮不得少于0.02%。荆芥炭醇浸出物不得少于8.0%。

【炮制目的】荆芥味辛，性微温。归肺、肝经。具解表散风，透疹作用。多生用。

生品擅于疏散风热，利咽喉，清利头目，多用于感冒，头痛，风疹，疮疡初起，凡一切风毒之证，已出未出，欲散不散之际。炒炭能止血，多用于便血，妇人崩漏，产后血晕。

【临床应用】

1. 生用

(1) 外感风寒：常与防风、羌活等同用，增加疏风散寒作用，可用于外感风寒，头痛发热恶寒，无汗等证；亦可用于疮疡初起有表证者，如荆防败毒散(《摄生众妙方》)。

(2) 风热证：常与连翘、薄荷、桔梗等同用，具疏风清热作用。可用于外感风热之证，如银翘散(《条辨》)。配伍桔梗，甘草可治风热壅肺，咽喉肿痛，语声不出者，如荆芥汤(《三因》)。

(3) 麻疹：常与西河柳、蝉衣、薄荷、牛蒡子等同用，能透疹解毒，可用于痧疹透发不畅，喘嗽，烦闷躁乱，及咽喉肿痛者，如竹叶柳蒡汤(《醒斋》)。

2. 制用

(1) 炒荆芥：产后血晕，荆芥焙，炒研成细末，用黄酒冲服，具祛风理血作用，可用于产后出血过多，头晕目眩，如华佗愈风散(《妇人》)。

(2) 荆芥炭：本品有止血作用，常与其他止血药如与槐花炭、升麻炭同用，增强其止血作用，可用于衄血、便血、崩漏等证。配伍人参、当归、熟地等可治产后血崩及虚人血崩，如升举大补汤(《傅青主》)。

【参考资料】荆芥主含挥发油，油中主要成分为右旋薄荷酮、消旋薄荷酮及少量的右旋柠檬烯。荆芥经炒炭后挥发油成分产生变化[1]，生品中原有的成分如β-蒎烯、香芹酮等炒炭后未能检出[2]，检出了乙酰呋喃、1,3,5-三甲基苯、苯甲酰甲酯、2-甲基-2-丙烯基苯、香荆芥酚、香桧醇、3-甲基-4-苯基-3-丁烯-2-酮、4,5,7-三甲基茚-1-酮等9种新成分[2]。但其主要成分薄荷酮、胡薄荷酮等应仍存在[3]。通过测定不同时期采收的裂叶荆芥叶中总黄酮类成分含量，总黄酮在9月份含量达最高，而8月底含量最低。因此，采收荆芥叶药用时应在9月采收为宜[4]。贮存期越长，挥发油含量越少，折光率无明显变化[5]。

近年来对荆芥炭止血活性部位的研究有了进一步发展。通过对荆芥各饮片中鞣质含量的测定，得各饮片中鞣质含量：荆芥＞荆芥炭。可见鞣质并不是荆芥炭止血的唯一原因[6]。通过药效学筛选，对荆芥炒炭前后的总黄酮的含量进行了比较，发现炒炭后总黄酮的含量明显升高，表明荆芥炭的总黄酮部位是其止血作用的主要有效活性部位[7]。曾有报道荆芥炭中的熊果酸具有止血的功效,故熊果酸是否可作为荆芥炭饮片止血活性成分有待进一步研究[8]。通过对荆芥各饮片进行木质活性炭试验方法亚甲基蓝吸附值的测定可以看出,吸附力:荆芥炭>荆芥,说明荆芥经炒炭后吸附力增大,即饮片中炭素含量增加。考虑到炭素是一种重要的止血成分,从而可以推断荆芥炒炭后止血作用增强与炭素有一定关系[9]。通过对荆芥炭止血活性部位的研究表明,荆芥炭的脂溶性提取物 StE 具有明显的止血作用,在一定剂量范围内,其对数剂量与小鼠的凝血和出血时间的倒数呈显著性线性关系。StE 给小鼠 iP 后 0.5 小时,家兔 PO 后 1 小时即可见到明显的止血效果,其维持时间分别为 6 小时及 12 小时;StE 的 LD_{50}(PO)为 2.625±0.286g/kg,LD_{50}(iP)为 1.945±0.2078g/kg。StE 具有良好的止血量效和时效关系,它不失为一安全、高效、速效的止血组分[10]。荆芥炭提取物(StE)的止血机理,研究结果表明,它可显著缩短实验动物的凝血酶原时间(PT)、凝血酶时间(TT)、白陶土部分凝血活酶时间(KPTT)、血浆复钙时间(RT),并且具有体内抗肝素作用,从而对内源性和外源性凝血系统中的多种凝血因子表现出可靠的激活作用。StE 还可明显延长实验动物的优球蛋白溶解时间(ELT),并使纤溶活性(FA)显著降低。StE 的止血作用是通过体内促凝血和抑制纤溶活性的双重途径来实现的。鱼精蛋白副凝试验(3P 试验)和乙醇胶试验(EGT)均为阴性,从而排除了大剂量使用 StE 时,导致血浆中产生纤维蛋白降解产物(FDP)引起弥散性血管内凝血(DIC)的可能性。StE 在一定浓度时,可对大鼠离体子宫产生一定的兴奋作用,该作用随着剂量的加大而增强.但至一定浓度时作用强度不再增加。该作用对于治疗妇科出血性疾病具有一定意义[11-12]。荆芥炭提取物 StE 对家兔血小板聚集功能和对大鼠血液流变学的影响,研究结果,StE 体内用药对实验动物的血小板聚集无明显影响,体外用药在低浓度(<0.625mg/ml)时可强烈促进血小板聚集,而在较高浓度(>5.000mg/ml)时则呈抑制作用,且随着浓度的升高,其抑制作用愈加显著。StE 能明显增加实验动物的全血比黏度(高切、低切)和 RBC 压积,而血浆比黏度和 RBC 电泳时间无明显变化,使用 StE 组动物 RBC 数有上升趋势[13-14]。荆芥具有解热、镇痛、消炎、祛痰作用。荆芥中的小薄荷酮、3-甲基环己酮有镇痛作用[15]。荆芥挥发油可通过抑制炎症反应中花生四烯酸环氧酶和脂氧酶代谢途径产物 PGE2、LTB4 的生成;通过抑制与炎症反应相关的 MDA 和 NO 等自由基介质的生成,发挥其良好的抗炎作用[16]。荆芥水煎剂有明显抑制流感病毒 A3 的作用[17],在试管内能抑制结核杆菌生长。荆芥油具有直接松弛豚鼠气管平滑肌作用,并能对抗组胺,对大鼠被动皮肤过敏反应具有一定的抑制作用,对神经系统具有镇静、降温作用[19]。

有人研究发现,荆芥醇提物具有较好的抗 H1N1 病毒作用[18]。还有抗氧化作用[19]。荆芥甲醇提取物中含有能抑制大鼠脑匀浆脂质过氧化物生成的物质,在这些物质中,迷迭香酸相关化合物的作用较强,并在甲酯化后活性增强。高浓度(4mg/ml~16mg/ml)的荆芥挥发油对人肺癌 A549 细胞株有杀伤作用,低浓度(0.25mg/ml~1mg/ml)的荆芥挥发油对 A549 有诱导细胞凋亡的作用[20]。

荆芥炭混悬液及其挥发油乳剂均可明显缩短实验小白鼠的凝血和出血时间,其止血作用与剂量有密切的关系,荆芥炭混悬液的剂量在 3.2g/kg~4.8g/kg 时,其止血作月随着剂量提高而增强,但剂量达到 8g/kg 时已无明显作用。荆芥炭挥发油剂量为 150ml/kg 时,未见到止血作用,剂量为 300ml/kg 时,则作用非常显著,而继续增加剂量使达到 450ml/kg 时,止血作用又消失。生荆芥的各种制剂则又无止血作用[21]。荆芥及其有机溶媒提取物的止血作用,在一定剂量范围内,对数剂量与小鼠的凝血时间均呈显著性的线性相关.整个量效关系曲线呈"V"形。提示荆芥炭具有双相作用[22]。荆芥提取物 StE 对实验动物的呼吸、心率、心电图以及神经系统均无明显影响;小剂量 StE 对家兔离体肠管平滑肌呈兴奋作用,该作用可被阿托品所拮抗;大剂量 StE 则呈抑制作用,且可拮抗由氯化钡所致肠管痉挛性收缩[23]。StE 的胶囊试用于临床,治疗内科、五官科和妇科各类出血症 107 例,具有迅速而可靠的止血作用,有效率为 98.13%,显效率达 83.18%,而阳性对照组的有效率和显效率分别为 81.72%和 47.31%,经统计,二者具有显著性差异[24]。

荆芥炭炮制的最佳条件,以总黄酮含量为指标,通过正交设计研究,利用分光光度法,结果是 210℃、加热 10 分钟[25]。荆芥饮片的最佳炮制条件,以胡薄荷酮、挥发油、水分含量为指标,采用正交优选法,考察干燥温度、干燥时间各因素,为 50℃烘 1 小时[1]。

【附】

1. 近代炮制方法还有瓦煅、炒焦、蜜炙、醋炙等。

2. 文献摘录 荆芥"生用解散风邪,清利头目……若炒黑用,须炒极黑存性,治肠红下血,女人崩漏,产后血晕,取其凉血及血遇黑则止之义也。"(《辨义》)

【按语】荆芥载于《神农本草经》,原名假苏。宋代始有炒炭法,历代以生用与炒炭为主流,临床上以生用为多见。《中国药典》收载有荆芥、荆芥穗、荆芥炭、芥穗炭 4 种。古代荆芥多去梗取穗用,明清以后有连梗用者。荆芥与荆芥穗效用相同,惟穗发散力较强。梗中含止痛活性成分薄荷酮的量较高。通过实验证实,生荆芥无止血作用,炒炭后能止血,其止血成分为脂溶性物质。以上研究提示,荆芥各炮制品各具特点,可供临床根据病情选用。

参考文献

[1] 杨建平.荆芥饮片的炮制工艺研究[J].南京中医药大学学报,2005,21(3):178.

[2] 叶定江,等.荆芥不同药用部位及炒炭后挥发油的成分研究[J].中药通报,1985,10(7):19.

[3] 丁安伟,等.荆芥炭饮片质量标准的研究[J].中药材,1992(1):25.

[4] 刘红彬,等.不同生长期裂叶荆芥叶中总黄酮的微波提取及含量测定[J].时珍国医药,2007,18(6):9341.

[5] 胡寿康,等.不同收获期对荆芥挥发油含量的影响[J].中国中药杂志,1993,18(7):414.

[6] 宋磊,等.荆芥 4 种饮片中鞣质的含量测定[J].安徽医药,2007,11(2):137.

[7] 包贝华,等.分光光度法测定荆芥炭中总黄酮的含量[J].时珍国医药,2004,15(5):462.

[8] 曹雨诞,等.RP-HPLC 法测定荆芥饮片中齐墩果酸和熊果酸[J].中草药,2007,38(12):1828.

[9] 张丽,等.荆芥、荆芥穗及其炭制饮片吸附力的测定比较[J].江苏中医药,2007,39(11):73.

[10] 丁安伟,等.荆芥炭提取物止血活性部位的研究[J].中国中药杂志,1993(9):535.

[11] 丁安伟,等.荆芥炭提取物止血机理的研究[J].中国中药杂志,1993(10):598.

[12] 丁安伟,等.荆芥炭止血作用研究(Ⅱ)[J].中国医药学报,1989,4(2):30.

[13] 丁安伟,等.荆芥炭提取物对血栓形成及血小板聚集功能的影响[J].中国中药杂志,1994,(7):412.

[14] 丁安伟,等.荆芥炭提取物对大鼠血液流变学的影响[J].南京中医学院学报,1994(4):37.

[15] 高学敏,钟赣生.临床中药学[M].石家庄:河北科学技术出版社,2005:193.

[16] 曾南,等.荆芥挥发油对哮喘模型小鼠肺组织炎症介质的影响[J].四川生理科学杂志,2006,28(4):550.

[17] 王忠壮,胡晋红.现代中药学[M].上海:第二军医大学出版社,2006:756.

[18] 徐立,朱萱萱,冯有龙等.荆芥醇提物抗病毒作用的实验研究[J].中医药研究,2000,16(5):46.

[19] 周丽娜,等.荆芥的化学成分及药理作用研究[J].中医药学刊,2004,22(10):1935.

[20] 臧林泉,等.荆芥挥发油抗肿瘤作用的研究[J].广西中医药,2006,29(4):60.
[21] 丁安伟,等.荆芥炒炭前后止血作用的研究[J].中药通报,1986,11(3):23.
[22] 丁安伟,等.荆芥炭止血作用研究(Ⅰ)[J].中国医药学报,1988,3(6):20.
[23] 许慧琪,等.荆芥提取物一般药理作用研究[J].南京中医学院学报,1994,10(6):25.
[24] 丁安伟,等.中医药理论与临床研究论丛[M].北京:中国商业出版社,1996:124.
[25] 张丽,等.正交优选法筛选荆芥炭炮制的最佳工艺[J].中草药,2005,36(3):371.

茵 陈

【来源】本品为菊科植物滨蒿 *Artemisia scoparia* Waldst. et Kit. 或茵陈蒿 *Artemisia capillaris* Thunb. 的干燥地上部分。春季幼苗高 6～10cm 时采收或秋季花蕾长成时采割,除去杂质及老茎,晒干。春季采收的习称"绵茵陈",秋季采割的称"茵陈蒿"。

【古代炮制】南朝宋有去根细剉法(《雷公》)。宋代增加了焙制(《洪氏》)、酒制(《妇人》)。元代又有酒炒和去枝,叶手搓碎用(《宝鉴》)。明代有了酒浸制(《奇效》)、酒洗法(《仁术》)、醋制(《普济方》)。

【现代炮制】取原药材,除去残根、老茎、杂质,搓碎或切碎,绵茵陈筛去灰屑。

【饮片性状】绵茵陈呈松散之团状,灰绿色至黄绿色,全体密披白色茸毛,质绵软如绒;气清香、味微苦。茵陈蒿为类圆形片,或块、茎、叶、花序、果实混杂。断面类白色,周边淡紫色或紫色,体轻,质脆,气芳香,味微苦。

【质量要求】茵陈水分不得过 12.0%。绵茵陈水溶性浸出物不得少于 25.0%,含绿原酸($C_{16}H_{18}O_9$)不得少于 0.50%。花茵陈含滨蒿内酯($C_{11}H_{10}O_4$)不得少于 0.20%。

【炮制目的】茵陈味苦、辛,性微寒。归脾、胃、肝、胆经。具有清利湿热,退黄疸的功能。用于黄疸尿少,湿疮瘙痒;传染性黄疸型肝炎。净治切制,便于调剂和制剂。

【临床应用】

1. 湿热黄疸 单用本品,大剂量煎汤内服,可清利湿热,治疗黄疸。可配伍附子、泽泻,有利湿退黄之功。亦可配合大黄、栀子等同用,治伤寒八九日,身黄如橘子色,小便不利,腹微满者,如茵陈蒿汤(《伤寒论》)。

2. 急性肝炎 与郁金、甘草同用,治疗小儿急性传染性肝炎,如胆郁通(《全国中草药新医疗法展览会技术资料选编》)。

【参考资料】茵陈中利胆作用最强的成分为茵陈香豆酸 A[1]此外为对羟基苯乙酮。所含 6,7-二甲氧基香豆素、茵陈色原酮也有较强的利胆作用[2]。香豆素类化合物有扩血管、降血脂、抗凝血作用,故临床可用于冠心病的治疗。6,7-二甲氧基香豆素对角叉菜胶引起的大鼠足肿胀有抗炎作用,对正常小鼠体温有明显降温作用[3]。茵陈蒿还有明显的镇痛消炎作用,并能促进白细胞分裂,提高 T 细胞的免疫活性[4]。不同时期、不同部位茵陈药材滨蒿内酯(6,7-二甲氧基香豆素)含量差异明显:花期>花前期;带花枝梢>枝干。为此,采收茵陈蒿时,最佳时期为 9 月中上旬[5]。3～5 月份的茵陈水提物均能显著延长小鼠缺氧存活时间,提高耐缺氧能力[6]。茵陈蒿水浸液、乙醇溶液及挥发油均有降压作用,茵陈煎剂对 CCl_4 致动物急性肝损伤具有良好的保护作用[7]。藏茵陈对家兔十二指肠、空肠和回肠平滑肌收缩活动具有增强作用[8]。

【附】

1. 近代炮制方法还有洗净切碎用的。

2. 文献摘录　茵陈蒿“凡使，须用叶有八角者。采得，阴干，去根，细剉用。勿令犯火。”(《雷公》)

【按语】茵陈治黄疸，始于《神农本草经》。《伤寒论》用本品配以栀子、大黄，用治黄而鲜明，热胜湿盛的阳黄证；《张氏医通》又取以配附子、干姜、甘草，用治肤色晦黯，寒盛阳虚的阴黄证。这说明茵陈是治黄疸的主要药物，它可随寒热不同而辅佐适当的药物。药理研究证明它能增加胆汁分泌，有利胆作用，临床上均切段生用。茵陈历代均用春季采收的“绵茵陈”，不用秋季采收的“茵陈蒿”。据研究，其利胆成分6,7二甲基香豆素在幼苗中不存在，仅存在于花序和果序中；茵陈香豆酸甲、乙和茵陈色原酮等也均在花蕾期的花序中出现，含量高峰在9月份，故《中国药典》1990年版作了相应的修改，茵陈蒿亦作药用。

参考文献

[1] 马清钧，等．临床实用中药学[M]．南昌：江西科学技术出版社，2002:353-355.

[2] 董岩．茵陈蒿的化学成分和药理作用研究进展[J]．时珍国医国药，2008,19(4):478.

[3] 谢田，牛孝壳，刘占滨，等．茵陈的药理作用及临床应用进展[J]．黑龙江中医药，2004,4:50.

[4] 张民庆，张明伟，唐德才，等．现代临床中药学[M]．上海：上海中医药大学出版社，2001:305.

[5] 韩晋．不同采收期和不同部位茵陈药材滨蒿内酯的含量测定与资源利用建议[J]．解放军药学学报．2005,21(2):651.

[6] 费洪荣．不同生长期茵陈水提物的耐缺氧作用[J]．泰山医学院学报，2007,28(19):680.

[7] 陈桂枝．茵陈煎剂对大鼠急性化学性肝损伤的保护作用[J]．时珍国医国药，2005,16(7):716.

[8] 吕军．藏茵陈对家兔小肠平滑肌活动的影响[J]．包头医学院学报，2005,21(2):411.

香　薷

【来源】本品为唇形科植物石香薷 *Mosla chinensis* Maxim. 或江香薷 *Mosla chinensis* Jiangxiangru 的干燥地上部分。前者习称“青香薷”，后者习称“江香薷”。夏季茎叶茂盛、花盛时择晴天采割，除去杂质，晒干。

【古代炮制】南朝宋有去根细剉法(《雷公》)。元代有煎膏(《本草衍义补遗》)。明代有姜汁炒制(《入门》)、清炒(《回春》)。清代亦有熬膏(《本草述》)。

【现代炮制】取原药材，除去残根及杂质，抢水洗净，切段，晾干。

【饮片性状】香薷为不规则段状，茎、叶、花、穗混合。茎方柱形，直径1～2mm，黄绿色或紫红色，有节；叶少见，多皱缩，黯绿色；全体密披白色茸毛，花序穗状。气香，味辛而微凉。

【质量要求】香薷含挥发油不得少于0.60%(ml/g)；本品按干燥品计算，含麝香草酚($C_{10}H_{14}O$)与香荆芥酚($C_{10}H_{14}O$)的总量不得少于0.16%。

【炮制目的】香薷味辛，性微温。归肺、胃经。具有发汗解表，祛暑化湿，利水消肿的功能。用于暑湿感冒，恶寒发热，头痛无汗，腹痛吐泻，小便不利。切制成小段，便于药效成分的煎出，便于调剂和制剂。

【临床应用】

1. 风寒感冒　常与藿香、佩兰、金银花、连翘、杏仁等同用，具发汗解表的功能，可用于夏季贪风乘凉，感冒风寒所引起的发热、恶寒、头痛、无汗等症。

2. 呕吐、腹泻　可配伍扁豆、黄连、厚朴等药，有祛除暑湿的功能，可用于暑季贪食生冷、湿阻脾胃所致的呕吐、泄泻等症，如香薷饮(《局方》)。

3. 水肿　本品具利小便，消水肿的功能，可单独应用，也可配合白术等用以健脾利水，如薷术丸(《深师方》)。

【参考资料】香薷中的主要成分为挥发油。香薷挥发油富集于花穗中,茎叶部分挥发油含量次之,近地面的茎杆挥发油含量最次[1]。中药香薷具有抗病原微生物、消炎、解热、镇痛、解痉、增强免疫等作用[2]。石香薷具有抗流感 A3 病毒作用[3]。

【附】

文献摘录:香薷"凡采得,去根,留叶,细剉,曝干。勿令犯火。服至十两,一生不得食白山桃也。"(《雷公》)

【按语】香薷载于《本草经集注》。历代均以生用为主,《雷公炮炙论》强调"勿令犯火"。煎膏是为丸服用,治水胀(《本草衍义补遗》)。姜汁炒,治暑月过食生冷伤及中阳之呕逆(《入门》)。

参 考 文 献

[1] 罗光明.江香薷挥发油提取工艺优化[J].中药材,2006,29(3):482.

[2] 丁晨旭.香薷化学成分及药理作用研究进展[J].上海中医药杂志,2005,39(5):45.

[3] 严银芳,等.石香薷挥发油对流感 A3 病毒的抑制作用[J].微生物学杂志,2002,22(1):32.

益 母 草

【来源】本品为唇形科植物益母草 *Leonurus heterophyllus* Sweet 的干燥地上部分。夏季茎叶茂盛、花未开或初开时采割,晒干,或切段晒干。

【古代炮制】唐代有捣汁(《新修本草》)。宋代有烧炭炮制法(《圣惠方》)。明代增加了醋炒(《蒙筌》)。清代又有蜜水炒制、酒拌蒸(《得配》)及微炒(《汇纂》)。

【现代炮制】

1. 益母草鲜品　除去杂质,迅速洗净。

2. 益母草干品　除去杂质,迅速洗净,润透,切段,干燥。

3. 酒益母草　取益母草段,喷洒黄酒拌匀,闷润至透,置炒药锅内用文火加热,炒干。益母草每 100kg 用黄酒 15kg。

【饮片性状】益母草为不规则的段状,茎、叶、花混合。茎方柱形,直径 2～6mm,长 10mm,灰绿色或黄绿色,切面中央为白色疏松的髓部;叶较少,灰绿色至褐绿色,多皱缩破碎;花萼钟状,6～8mm 长,淡黄绿色,先端具 5 尖刺;质坚;气微,味微苦。酒益母草形如益母草段,色泽加深,偶见焦斑,微具酒香气。

【质量要求】益母草干品:水分不得过 13.0%,总灰分不得过 11.0%,含盐酸水苏碱($C_7H_{13}NO_2 \cdot HCl$)不得少于 0.5%,盐酸益母草碱($C_{14}H_{22}O_5N_3 \cdot HCl$)不得少于 0.050%。益母草饮片含盐酸水苏碱不得少于 0.40%,盐酸益母草碱不得少于 0.040%。

【炮制目的】益母草味辛、苦,性微寒。入心、肝经。具活血调经,利尿的功能。用于月经不调,痛经,经闭,恶露不尽,水肿尿少,急性肾炎水肿。本品多生用,酒制后,稍缓其寒性,增强活血祛瘀,调经止痛的功能。

【临床应用】

1. 生用

(1) 各种瘀滞作痛:常与当归、川芎、赤芍等同用,有活血调经,祛瘀生新的作用,可用于月经不调,痛经,产后恶露不尽,瘀滞腹痛及跌打损伤,瘀血作痛等症。

(2) 急、慢性肾炎水肿：可单独煎服，或与茯苓、白茅根、白术、车前子、桑白皮等同用，有利尿功能，可用于急、慢性肾炎水肿，小便不利等症。

2. 制用(酒益母草) 用于月经不调，血结作痛，腹有癥瘕等症，如益母丸(《入门》)。用于恶露不尽，胞衣不下者，如益母草膏(《惠直堂经验方》)。

【参考资料】益母草主含益母草碱、水苏碱。传统经验认为，益母草以质嫩、叶多者为佳；质老、无叶者不宜供药用。现代研究表明，同一药材的茎、叶、全草中，通过成分预试，总生物碱含量测定，纸层析分析，离体子宫的对照实验，它们之间并无明显的差别。从而，提供了益母草茎可供药用的依据[1]。通过对不同采摘期、不同用药部位益母草中所含盐酸水苏碱进行比较，结果童子益母草根、茎、叶、全草中盐酸水苏碱含量都很高，尤其以叶中为最多，茎中略少，干益母草叶(包括花)中盐酸水苏碱含量较高，其次是全草，茎则含量较低。如果以水苏碱作为益母草的用药目的则童子益母草优于干益母草，干益母草中叶优于茎[2]。

益母草根、茎、叶及其水苏碱的水浸液处理钉螺均表现出较强的灭螺活性，其中益母草叶和水苏碱的灭螺活性强于根和茎，水苏碱为益母草的灭螺活性成分之一，显示了益母草对钉螺具有较强的化感作用[3]。药理作用研究证明其具有调经止血、保护心肌缺血再灌注损伤、抗血小板聚集、降低血液黏度等作用；在临床上常用来治疗流产后出血、冠心病、心肌缺血、高黏血症、痛经等疾病[4]。益母草碱对急性血瘀证大鼠血液流变学的实验表明可有效降低血液黏度，提高红细胞变形能力[5]。益母草的注射液能明显增强失血性休克大鼠肠系膜淋巴管自主收缩频率及收缩性，扩张微淋巴管口径，使微淋巴的活性增强，对失血性休克时的淋巴微循环障碍有非常好的改善作用[6]。

【附】

1. 近代炮制方法还有酒蒸，酒麸炒，盐、酒、姜、醋共蒸制，或姜、酒共蒸制。

2. 文献摘录 益母草“白花入气分，红花入血分，或酒拌蒸，或蜜水炒，去瘀生用。”(《得配》)

【按语】益母草载于《神农本草经》。古代有服用鲜汁使肿毒内消(《证类》)，苗绞汁服主浮肿下水(《本草拾遗》)，童便、酒制治产后诸症(《逢原》)，但历代均以切段生用为主，《中国药典》仅收载生品切片。

参 考 文 献

[1] 伍适存. 益母草茎叶药用价值的初步研究[J]. 中成药研究，1981(11)：20.

[2] 熊南燕，等. 益母草不同采摘期、不同用药部位中含盐酸水苏碱的比较研究[J]. 时珍国医国药，2008，19(8)：4002.

[3] 胡兴宜. 益母草不同组分的抑螺效果及对钉螺酯酶同工酶的影响[J]. 生态学杂志，2007，26(5)：730.

[4] 阮金兰. 益母草的化学、药理和临床研究进展[J]. 中草药，2003，34(11)：附 15.

[5] 丁伯平，等. 益母草碱对急性血瘀证大鼠血液流变学的影响[J]. 中国中医药科技，2004，11(1)：36.

[6] 姜华，等. 益母草注射液对失血性休克大鼠淋巴微循环的作用[J]. 陕西医药，2004，25(8)：759.

麻 黄

【来源】本品为麻黄科植物草麻黄 *Ephedra sinica* Stapf、中麻黄 *Ephedra intemedia* Schrenk et C. A. Mey. 或木贼麻黄 *Ephedra equisetina* Bge. 的干燥草质茎。秋季采割绿色的草质茎，晒干。

【古代炮制】汉代有去节、碎剉和煮数沸等炮制方法(《玉函》)。宋代增加了杵末(《证类》)、酒煎(《圣惠方》)、清炒(《博济》)、沸汤泡(《苏沈》)、蜜炙(《衍义》)等法。元代又有炒黄、烧炭(《宝鉴》)。明代增有炒焦和姜汁浸制(《普济方》)、炒黑(《一草亭》)、沸醋汤浸(《仁术》)、酒蜜拌炒焦法(《景岳》)等。清代有酒洗(《暑疫》)、酒煮(《得配》)。此时,其炮制方法已达20余种。

【现代炮制】

1. 麻黄　取原药材,除去残根、木质茎等杂质,洗净,润透,切中段,干燥。

2. 蜜麻黄　取炼蜜用适量开水稀释后,加入麻黄段拌匀,闷透,置炒药锅内,用文火加热,炒至不粘手为度,取出放晾。麻黄每100kg用炼蜜20kg。

【饮片性状】麻黄为细圆柱形小段,长10～20mm,直径1～2mm,表面黄绿色,有细纵脊线,手感粗糙,节上有细小鳞片2～3叶,质脆,断面中心显红黄色,粉性,气微香,味涩,微苦。蜜麻黄形如麻黄段,表面黄色至深黄绿色,略滋润,微显光泽,有蜜糖香气,味微甜。

【质量要求】麻黄含杂质不得过5.0%,水分不得过9.0%,总灰分不得过10.0%,按干燥品计算,含盐酸麻黄碱($C_{10}H_{15}NO \cdot HCl$)和盐酸伪麻黄碱($C_{10}H_{15}NO \cdot HCl$)的总量不得少于0.80%。

【炮制目的】麻黄味辛、微苦,性温。归肺、膀胱经。具发汗解表,宣肺平喘,利水消肿作用。

生麻黄以发汗解表,利水消肿作用力强,多用于风寒表实证和风水浮肿。蜂蜜性味甘平,具有甘缓润燥作用。麻黄经蜜制后味甘而微苦,性温偏润,辛散发汗作用缓和,并能与麻黄的止咳平喘的功效起协同作用,从而增强宣肺平喘止咳的效力,多用于表证较轻,而肺气壅阻咳嗽气喘的患者。

【临床应用】

1. 生用

(1) 表实证:常与桂枝等同用,增强发汗解表作用,可用于外感风寒,头痛身疼,鼻塞,无汗,如麻黄汤(《伤寒论》)。或用于感冒风寒,鼻塞声重,语音不出,或伤风伤冷,头痛目眩,咳嗽多痰,胸满气短,如三拗汤(《局方》)。

(2) 风水浮肿:常与石膏、生姜等同用,以发越水气。可用于风水证,恶风,一身恶肿,发热或无大热,汗出或无汗,脉浮等,如越婢汤(《金匮》)。

2. 制用(蜜麻黄)

(1) 咳嗽气喘:常与杏仁、桔梗、前胡、苏子等同用,可用于咳嗽痰多,气逆不舒,两胁胀满,喘息抬肩。

(2) 痰饮咳喘:常与干姜、细辛等同用,可用于咳嗽气喘,痰多清稀等。

【参考资料】麻黄主含麻黄碱、甲基麻黄碱、伪麻黄碱、挥发油等成分。麻黄碱具有肾上腺素能的效应,其作用是通过β受体增加cAMP,解除β肾上腺素能阻断剂的状态,使支气管平滑肌松弛,有平喘作用。对胃肠道分泌通常表现为抑制[1]。伪麻黄碱有明显的利尿作用,但当剂量超过1.5mg/kg时尿量反而减少,同时它也是麻黄中最强的抗炎活性成分[2]。并且也略有缓解气管平滑肌痉挛的作用。挥发油能抑制流感病毒,并能兴奋汗腺,有发汗作用。

研究证明,麻黄生品中挥发油的含量为0.1150%,而蜜炙麻黄中的含量为0.0555%,炒麻黄中的含量为0.0655%。按炮制品计算,炙麻黄减少52%,炒麻黄减少33%～43%。在蜜炙品中具有平喘作用的 L-α-萜品烯醇、2,3,5,6-四甲基吡嗪、石竹烯及具有镇咳祛痰、抗菌、抗病毒作用的柠檬烯、芳樟醇等含量增高[3-4]，从而进一步证明了麻黄经蜜炙炮制后发汗作用降低，而平喘作用增强的传统经验。在清炒麻黄中，以上有效成分增加更明显，同时发现具有祛痰作用的菲兰烯，从而认为炒麻黄也同样具有蜜炙麻黄的作用。只是蜜炙麻黄对挥发油影响较恒定，便于临床控制用量[3]。实验显示：麻黄之根、节间、节、全茎各部分的总生物碱含量，无论是炮炙品或未炮制品均以节间之含量最多，全茎次之，节再次之。各部分未炮炙品的总生物碱含量均较炮炙品为多，而各炮炙品之间除醋汤浸泡的节部稍例外，一般总生物碱含量均以醋汤浸泡品最多，温水浸泡品次之，生姜甘草泡品最少[5]。实验结果证明麻黄全草、节、去节各部位中的 2,3,5,6-四甲基吡嗪的含量有明显差异，节＞全草＞去节；而 L-α-萜品烯醇和总麻黄碱的含量则去节＞全草＞节。据文献报道，麻黄碱有拟肾上腺素、收缩血管等作用，其发汗作用可能是由于麻黄碱阻碍了汗腺导管对钠的重吸收，从而导致汗液分泌增加；而 2,3,5,6-四甲基吡嗪有扩张血管、降低血压作用，古方中麻黄之所以去节，是否因为 2,3,5,6-四甲基吡嗪有对抗麻黄碱阻碍汗腺导管对钠的重吸收作用，其作用机理尚须进一步探讨[6]。麻黄经炮制后生物碱含量下降，其中以炒黄降低最多，蜜炙品次之[7]；L-麻黄碱及 d-伪麻黄碱含量均降低，其中也以炒麻黄降低较多，蜜炙品次之[8]。

麻黄茎含多种麻黄型生物碱，经含量测定和显微化学定位，主要在茎的节间，尤其在髓部。节中所含生物碱类型与节间相同，唯含量较少，约为节间的 1/3，但节中的伪麻黄碱含量比例较节间为高。药理试验结果表明，节和节间，两者的作用相同，仅显示节比节间为弱，而不是相反。麻黄根中的生物碱是咪唑生物碱、大环精胺生物碱、酪氨酸甜菜碱，与麻黄茎相比较，是不同类型的生物碱。根和茎中的黄酮类型也不同[9]。

麻黄绒的制取不管采取哪种方法，均不同程度地损失部分有效成分，主要损失其髓部的麻黄碱和伪麻黄碱，即止咳、平喘、祛痰、利尿作用降低，而皮部的挥发油成分并未受到多大损失，相对而言在同等剂量情况下有所提高，即发汗作用并没有降低，过筛去掉的粉末则为止咳、平喘、祛痰、利尿成分，另作入药[10]。

麻黄毒性较小，其所含的麻黄碱毒性较伪麻黄碱大。麻黄各部分之毒性大小并非与总生物碱含量之多寡成正比，其中以根之毒性最小，节的毒性最大。未炮炙品之根、节间、节、全茎其毒性都比炮炙品强。各炮炙品间除根部外，以温水浸泡品毒性最小且最方便，而总生物碱含量并不是最少。麻黄各试料在药理试验中死亡原因稍有不同，根部毒性作用较慢，虚弱后死亡；节间及全茎则因兴奋过度反成为抑制作用而死亡；节部则因兴奋过度惊厥而死。麻黄根与麻黄地上茎的药理作用完全相反，而节间、节、与全茎的作用几乎相同[5]。亦有报道毒性大小与生物碱的含量有直接关系[11]。

麻黄蜜炙后挥发油和总生物碱均减少[12]。并证实了麻黄绒较麻黄作用缓和是由于麻黄总生物碱含量较低之故，故炙麻黄绒中麻黄总生物碱含量的高低取决于芯部是否去尽[13]。麻黄各炮制品的生物碱含量依次为生品＞麻黄绒＞蜜麻黄＞炒麻黄＞蜜制麻黄绒＞生姜、甘草制麻黄＞煅麻黄。经数理统计分析，生品与麻黄绒之间生物碱含量无显著性差异，而与其他炮制品之间生物碱含量有显著性差异。生姜、甘草制及煅制使生物碱含量下降更明显[14]。

麻黄的炮制工艺，有人认为选择 90℃烘 2 小时为好，闷润时间以短为宜[15]。蜜炙麻黄的炮制工艺，采用正交试验法，以盐酸麻黄碱含量为指标，考察炼蜜加入量、炮制温度、炒制时间三个因素（每个因素取三个水平），对麻黄蜜炙炮制工艺进行优选。结果：蜜炙麻黄的最佳工艺为：每 100kg 麻黄用炼蜜 20kg，在 110℃炒制 10 分钟[16]。

【附】

1. 近代炮制方法还有麻黄绒、蜜麻黄绒、炒麻黄、生姜甘草复制麻黄等。（麻黄绒：取麻黄段，碾绒，筛去粉末。蜜麻黄绒：取炼蜜，加适量开水稀释，淋入麻黄绒内拌匀，闷润，置炒制容器内，用文火加热，炒至深黄色，不粘手时，取出摊凉。麻黄绒每 100kg 用炼蜜 25kg。）

2. 文献摘录　麻黄“凡使，去节并沫，若不尽，服之令人闷。凡修事，用夹刀剪去节并头，槐砧上用铜刀细剉，煎三四十沸，竹片掠去上沫尽，漉出，晒干用之”（《雷公》）。“折之，皆先煮数沸，生则令人烦，汗出不可止，折节益佳”（《玉函》）。“凡用麻黄去节，先滚醋汤略浸，片时捞起，以备后用，庶免太发。如冬月严寒腠理致密，当生月”（《准绳》）。

【按语】麻黄去节，《伤寒论》方中就有记载，陶弘景在增订《肘后方》的序中也说：“麻黄皆去节”。以后诸家皆宗其说。有人认为麻黄去节实指去根，因为麻黄的根和茎之间的“根基部”，生长得像节一样，须要摘除，故称“去节”。查考历代本草，确有指麻黄茎间之节。如宋代的《太平惠民和剂局方》中就有“凡使…麻黄…寸剉令理通”。亦有去根不去节者，如宋代《圣济总录》荆芥汤中，麻黄去根。亦有不去根节者，如清代《医方丛话》中有麻黄不去根节，汤浴过，治喘。其目的正如黄元御所说：“用根节止汗，发表去其根节，敛汗用其根节。”（《长沙药解》）临床实践表明，麻黄与麻黄根作用不同，麻黄能升高血压，具发汗作用，麻黄根能降血压，具止汗作用。经药理实验证明，麻黄根能使离体心脏收缩力减弱，血压下降，呼吸幅度增大，并能使末梢血管扩张，子宫及肠管等平滑肌收缩，其活性成分为麻黄根素（麻黄考宁）和麻黄新碱 A、B、C，所以麻黄茎和根应该分别入药。有关麻黄节的研究报道，以节、全节和节间三者小鼠毒性试验，以节的毒性最大，特别是出现惊厥现象。近来日本学者笠原义正等的药理研究表明，麻黄节也呈现麻黄节间相似的作用，只是作用弱或无作用，而未见相反作用。麻黄自古以来去节使用，在理论上是有根据的，但在实际操作中的确费时，难以执行。

参考文献

[1] 张民庆，张明伟，唐德才. 现代临床中药学[M]. 上海：上海中医药大学出版社，2002：11.

[2] 王忠壮，胡晋红. 现代中药学[M]. 上海：第二军医大学出版社，2006：760-761.

[3] 曾诠，等. 气质联用研究麻黄及其炮制品中挥发油[J]. 中国中药杂志，1992(2)：83.

[4] 孙静芸. 麻黄新的有效成分研究[J]. 中草药，1983，14(8)：9.

[5] 杜建，等. 台湾中医药概览[M]. 北京：中国医药出版社，1990：42.

[6] 孙静芸，等. 麻黄全草、节、去节各部位主要成分含量测定[J]. 中国中药杂志，1995，20(6)：331.

[7] 曾诠，等. 麻黄及其炮制品中总生物碱含量测定[J]. 中药材，1989，12(8)：21.

[8] 曾诠，等. 麻黄及其炮制品中 L-麻黄碱和 d-伪麻黄碱的分离和测定[J]. 中国药科大学学报，1990，21(4)：236.

[9] 顾关云. 麻黄节间和节共用，茎和根分别用的依据——麻黄的成分和药理作用[J]. 中成药研究，1985(10)：20.

[10] 祝之友. 麻黄绒的炮炙及其临床应用[J]. 中药通报，1986(10)：24.

[11] 程明，等. 台湾对一些中药炮制的研究[J]. 中药饮片，1990(3)：3.

[12] 陈康. 中药麻黄炮制前后生物碱和挥发油的变化[J]. 中成药，2005，27(2)：173.

[13] 刘波，等. 麻黄的炮制研究[J]. 中药饮片，1990(5)：24.

[14] 谭日健. 麻黄不同炮制品生物碱的含量测定[J]. 广西中医学院学报，2002，5(3)：28.

[15] 海学武，等. 正交试验法炮制麻黄的工艺探讨[J]. 中药材，1990，13(11)：28.

[16] 钟凌云，等. 多指标正交试验法优选麻黄蜜炙工艺[J]. 中药材，2008，31(8)：6211.

豨 莶 草

【来源】本品为菊科植物豨莶 *Siegesbeckia orientais* L. 腺梗豨莶 *Siegesbeckia pubescens* Makino 或毛梗豨莶 *Siegesbeckia glabrescens* Makino 的干燥地上部分。夏、秋二季花开前及花期均可采割，除去杂质，晒干。

【古代炮制】宋代有蜜酒蒸制法、九蒸九曝法(《证类》)。明代增加了酒蒸法(《正宗》)、酒炒法(《治全》)、清代又有清炒法(《拾遗》)。

【现代炮制】

1. 豨莶草　取原药材，除去残根、老梗等杂质，先抖下叶另放，下半段略浸，上半段喷潮，润透，再与叶一起切短段，干燥。

2. 酒豨莶草　取豨莶草段，用黄酒拌匀，闷润至透，置蒸药器具内，蒸 8 小时，焖过夜，呈黑色，取出，晒干。豨莶草每 100kg 用黄酒 20kg。

【饮片性状】豨莶草为不规则的小段，茎、叶、花混合；茎略显方柱形，中空，表面灰绿色、黄棕色或紫棕色，有纵沟，被灰色柔毛；叶片暗绿色至黑绿色，具白色毛茸，多皱缩卷曲；质坚；气微，味微苦。酒豨莶草形同豨莶草段，表面褐绿色至黑绿色或黑褐色，微具酒香气。

【质量要求】豨莶草按干燥品计算，含奇壬醇($C_{20}H_{34}O_4$)不得少于 0.050%。水分不得过 15.0%，总灰分不得过 12.0%。

【炮制目的】本品味辛、苦，性寒。归肝、肾经。具有祛风湿，利关节，解毒作用。

生豨莶草擅于清肝热，解毒邪，多用于痈肿疔疮，风疹，湿疹，风湿热痹，湿热黄疸。制豨莶草以祛风湿，强筋骨力强，多用于风湿痹痛，中风偏瘫，头痛眩晕，腰膝酸软无力等。

【临床应用】

1. 生用

(1) 风湿热痹：常与忍冬藤、桂枝、知母、赤芍等同用，能祛风清热除痹，可治疗痹痛化热，关节红肿疼痛者。

(2) 湿热黄疸：常配伍茵陈、栀子、垂盆草等煎服，能清热利湿退黄，可治湿热中阻，肝胆失疏胆汁外溢而致的身黄、目黄、尿黄等湿热黄疸症。

(3) 痈肿疔疮：用鲜品捣烂外敷，或配伍蒲公英、金银花、紫花地丁等，能清热解毒，可治痈肿疔疮初起见红、肿、热、痛者。亦也配伍乌蔹莓、小蓟、大蒜等捣烂，加酒绞汁服，可治发背疔疮等。

(4) 风疹、湿疹：用鲜品煎水洗患处。也可配伍防风、黄柏、苦参等煎服。

2. 制用(酒制品)

(1) 风湿痹痛：单用本品研末制蜜丸用酒送服。或配臭梧桐研末制蜜丸服，能祛风湿止痛，可治风湿痹痛。因本品有补肝肾作用，故尤适用痹痛日久，肝肾不足之腰膝关节酸软疼痛，四肢麻木，脚弱无力等，如豨桐丸(《养生经验合集》)若痹痛伤及营血，则常配伍当归、芍药、熟地、川乌、羌活、防风等研末成蜜丸，用酒冲服，如豨莶丸(《张氏医通》)。

(2) 中风偏瘫：常配伍人参、黄芪、枸杞子、当归、川芎、蕲蛇等，能益气血，补肝肾，活络通脉，强壮筋骨，可治中风日久，肝肾亏虚之偏瘫，手足不遂，口眼㖞斜，脚软无力等。

(3) 头痛眩晕：常配伍臭梧桐、菊花、夏枯草等，能补肝肾，强筋骨，平肝阳，可治肝阳上亢之头痛眩晕，又善治肝肾不足之头痛眩晕，腰膝酸软无力者。

【参考资料】采用2005年版《中国药典》规定方法分别测定豨莶草嫩茎叶及粗茎中醇溶性浸出物的百分含量及抗风湿有效成分奇壬醇的含量。结果：豨莶草嫩茎叶中醇溶性浸出物的百分含量及奇壬醇的含量显著高于粗茎。故豨莶草应该以嫩茎叶入药[1]。豨莶草具有促伤口愈合作用，其促修复作用可能与促进成纤维细胞增殖有关[2]。豨莶草炮制品对佐剂性关节炎炎症具有明显的抑制作用，明显好于生品；炮制品和生品对角叉菜胶引起的炎症具有明显的抑制作用，两者无明显的差异[3]。豨莶草用黄酒蒸8小时抗炎作用最佳[4]。小鼠耳廓微循环实验证实豨莶草乙醇提取物具有良好的改善微循环作用[5]。抗血栓有效组分以二萜类成分为主[6]。

【附】

1. 近代炮制方法还有酒浸法、蜜蒸法、酒蒸蜜炙法。

2. 文献摘录 “采叶洗净暴干，入甑中，每层洒润蜜酒，叠满封固甑口，蒸一时许，取出暴干，如前法，蒸暴九次，则气味香美”(《乘雅》)。豨莶草“能入肝肾，祛风除湿是其本功。至于补益之说，必须取其枝叶洗净，用蜜酒拌透，蒸晒九次，则苦寒浊恶之性皆去，清香甘美之味俱来，凡痿痹瘫痪等疾，由肝肾虚而风湿内袭者，悉可用之……一经制炼，则能为甘温，于祛风逐湿之中，有补益肝肾之功矣。”(《便读》)

【按语】豨莶草《新修本草》载。自宋起，历代均言要“九蒸九晒”治中风(《证类》)，“蜜酒九蒸九晒”治四肢麻痹，骨间疼，腰膝无力(《本草图经》)。近代沿用“久蒸久晒”，蒸黑为度，亦有保留“九蒸九晒”者。如用于治疗骨刺的豨莶丸，即用豨莶草一味，加酒，经九蒸九晒而制成。据介绍：该品九蒸九晒疗效好，七蒸七晒疗效降低，改为五蒸五晒疗效更差，改成两蒸两晒就没有疗效。豨莶也常用于治疗高血压，疗效亦是制品优于生品，对此传统炮制经验值得进一步深入研究。

参考文献

[1] 刘丹阳，等. 豨莶草不同入药部位醇溶性浸出物及奇壬醇的含量测定[J]. 中国药房，2008，19(24)：1876.

[2] 罗琼，等. 豨莶草促进皮肤创伤愈合的实验研究[J]. 医药导报，2008，27(10)：1611.

[3] 胡慧华，汤鲁霞，李小猛，等. 豨莶草生品和炮制品抗炎、抗风湿作用的实验研究[J]. 中国中药杂志，2004，29(6)：542.

[4] 刘丹阳. 豨莶草炮制品抗炎作用的实验研究[J]. 时珍国医国药，2008，19(3)：866.

[5] 王鹏. 豨莶草乙醇提取物改善微循环及止痒的研究[J]. Journal of Medical Forum，2003，24(12)：19.

[6] 俞桂新. 豨莶草抗血栓有效组分成分分析[J]. 中药材，2006，29(3)：23.

瞿 麦

【来源】本品为石竹科植物瞿麦 *Dianthus superbus* L. 或石竹 *Dianthus chinensis* L. 的干燥地上部分。夏、秋二季花果期采割，除去杂质，干燥。

【古代炮制】南朝宋时有竹沥浸制(《雷公》)。宋代增加了烧炭(《证类》)。明代又有炒制(《保婴》)。

【现代炮制】取原药材，除去杂质及残根，喷潮，略润，切短段，干燥。

【饮片性状】瞿麦为不规则的小段，茎、叶、花、果实混合；茎圆柱形，直径1～3mm，浅绿色或黄绿色，节膨大，质较硬，切面淡黄色，中空；叶狭长，浅绿色；花萼黄绿色，外有宽卵形苞片;蒴果,长筒形;气微,味淡。石竹萼筒长1.4～1.8cm,苞片长约为萼筒的1/2,花瓣先端浅齿裂。

【炮制目的】瞿麦味苦,性寒。归心、小肠经。具有清热,利水,通淋,破血通经的功能。用于热淋,血淋,石淋,小便不通,淋沥涩痛,月经闭痛。切制成小段,便于药效成分的煎出,便于调剂和制剂。

【临床应用】

1. 湿热淋证　常与滑石、车前子、萹蓄等同用,能沉降疏泄,利小便而导热下行,可用于小便不利,淋沥涩痛等症,如瞿麦汤(《准绳》)。

2. 经闭或月经不调　本品能活血通经。常与桃仁、红花、丹参、赤芍等同用。

【附】文献摘录:"凡使,只用蕊壳,不用茎叶。若一时使,即空心,令人气咽,小便不禁。凡欲用,先须以堇竹沥浸一伏时,滤出,晒干用"(《雷公》)。"治鱼脐疮毒肿,烧灰和油傅于肿上甚佳"(《证类》)。

【按语】瞿麦载于《神农本草经》。历代多切段生用。古代有用竹沥制,以养肾气,增强药效(《雷公》)。微炒以缓药效(《总录》),烧灰外用治肿毒(《证类》)等方法,但近代已不用。

鹅不食草

【来源】本品为菊科植物鹅不食草 *Centipeda minima* (*L.*) A. Braun et Aschers. 的干燥全草。春、秋二季花开时采收,洗去泥沙,干燥。

【古代炮制】宋代有焙制(《圣惠方》)。清代有酒浸法、酒蒸法、酒煮法(《得配》)。

【现代炮制】取原药材,抖去泥沙,除去杂质,切短段,筛去灰屑。

【饮片性状】鹅不食草为小段状,根、茎、叶、花混合。根纤细,须状,棕黄色。茎细,质脆,棕褐色,具皱纹,切面黄白色,直径约1mm。叶小,多已破碎,边缘有疏齿,褐绿色。头状花序小,棕黄色。气微香,久臭有刺激感,味苦、微辛辣。

【质量要求】鹅不食草总灰分不得过17.0%,水分不得过12.0%,水溶性浸出物不得少于15.0%。

【炮制目的】鹅不食草味辛,性温。归肺、肝经。具有祛痰止咳,通鼻窍,解毒消肿的功效。用于风寒头痛,咳嗽痰多,鼻塞不通,鼻渊流涕。切制成小段,便于药效成分的煎出,便于调剂和制剂。

【临床应用】

1. 百日咳　可单味煎服,能祛痰止咳,可治疗百日咳,咳嗽痰多的病证。

2. 鼻渊　常与辛夷花、苍耳子等同时煎汤饮服,或配辛夷花、细辛、白芷等研末,吹鼻外用,能通鼻窍,可用于鼻渊流涕,鼻塞不通等症,如鼻通宁(《中草药学》)。

3. 多种肿痛　取鲜鹅不食草,打烂外敷,能解毒消肿,可用于疮痈肿痛,毒蛇咬伤,跌打损伤等病证。

【参考资料】鹅不食草挥发油对大鼠急性肺损伤有明显的保护作用,减少支气管上皮细胞CD54的表达是其抗吸呼道炎症作用的可能机制[1]。鹅不食草挥发油对急、慢性炎症有明显的抑制作用,其机理与抑制炎症介质组胺和5-羟色胺的释放有关[2]。鹅不食草煎液对实验性肝损伤有明显的保护作用[3]。

【附】文献摘录:"酒拌蒸,齐痘疮。酒煎喷除头面外,迅遍身及衣帐喷之,避恶除秽。"(《得配》)

【按语】 鹅不食草《食性本草》载。历代以切段生用为主。近代有切段生用或捣汁鲜用。

参考文献

[1] 覃仁安.鹅不食草挥发油对急性肺损伤大鼠支气管上皮细胞 CD54 表达的影响[J].中华中医药杂志,2005,20(8):466.

[2] 覃仁安.鹅不食草挥发油抗炎作用及机制研究[J].中国医院药学杂志,2006,26(4):369.

[3] 钱妍.鹅不食草煎液对小鼠肝损伤的保护作用[J].药物研究,2004,13(6):25.

第十六章

果实种子类药

第一节 概　　述

一、果实种子类药物的一般概况

果实由果皮和种子组成。果皮通常分为外果皮、中果皮和内果皮三层。有的果实不仅只有一粒种子，而且果皮与种皮愈合不易分开。

种子是由胚珠受精发育而成。大多数植物的种子由种皮、胚和胚乳三部分组成。种皮分外种皮和内种皮。在种皮上可见种脐、种孔、种脊、合点、种阜等构造。胚乳是种子的营养组织，有些植物在胚形成发育过程中，胚乳被全部吸收而成为无胚乳种子。无胚乳种子通常子叶都很发达。胚包藏于种皮或胚乳内，多数种子成熟时分化为胚根、胚茎、胚芽和子叶四部分。

果实和种子在植物中虽然是两种不同器官，但在商品药材中，多数是果实、种子一并入药。果实类中药通常是用完全成熟或近成熟的果实，只有少数药物用未成熟果实，如枳实、青皮等。有的还用果穗，如桑椹、荜茇；或用由花托发育而成的假果，如金樱子。果实类中药有的是用完整的果实入药，有的则用果实的一部分入药，甚至以果实的某种组织入药，如丝瓜络就是用果皮中的维管束。种子类中药通常是用成熟种子，多以完整的种子入药，有的也只用种子的某一部分，如龙眼肉是用的假种皮，莲子心是用去掉子叶的胚。种子大多呈球形、类圆球形或扁圆形，少数种子呈线形、长卵形、心形或其他形状。

果实、种子类中药常含多量油脂、挥发油、淀粉或多种有机酸、生物碱、苷类、鞣质等成分。

二、果实种子类药物的炮制

在炮制方面，除较大的果实、种子或某些果皮需切制外，一般净制后即可入药。但大多数较细小的果实和种子类药物都需炒制和捣碎，所以历来有“逢子必炒”、“逢子必破”之说。较细小的果实和种子类药物一般习称子仁类药物。炒制和捣碎有利于提高煎出效果，炒后还可缓和药性，增强或改变药效，以便更好地发挥治疗作用。如明代《医宗粹言》云：“凡药中用子者，俱要炒过研碎入煎，方得味出，若不碎，如米之在(谷)，虽煮之终日，米岂能出哉。”说明了子仁类中药炒制和破碎的重要性。果实种子类药物一般要求炒至多数爆裂，但不同药物的具体火候要求略有差别，古今对子仁类药物的炒制要求归纳起来有微炒、炒黄、炒爆、炒开裂、炒香熟、炒焦等不同要求。微炒一般火力较小，炒制时间较短，药物表面颜色略为加深即可，如炒冬瓜子、炒蔓荆子。炒黄是将药物炒至表面呈黄色，如炒芡实、炒刺蒺藜等。炒爆一般是在炒制过程中有爆声，这是多数子仁类药物的炒制要求，有些药物爆声细小，有些药物爆声密骤。炒开裂是指炒制药物的种皮裂开，但不同药物开裂的情况不一样，如王不留行、水红花子炒后开裂成白花，牵牛子、胡芦巴等炒后可见明显的裂隙，白芥子、菟丝子、紫苏子炒后则裂纹很细。炒香熟一般要求加热炒至有明显香气，药物内外颜色加深，如炒莱菔子、炒黑芝麻等。炒焦是将子仁类药物炒至表面呈焦黄色，如焦麦芽、焦谷芽等。虽然果实和种子类药物炒制的程度略有区别，但若火候差异不大并互有关联的药物就很难准确地把它们归属于炒爆、炒开裂、炒香熟的固定范围内。因为炒开裂的药物必然炒爆，炒爆的药物种皮也多破裂，只是有的明显，有的不明显，所以常常爆裂并称；药物炒爆后也常常有香气逸出，如黑芝麻、麦芽、莱菔子在炒制过程中有明显的爆声，同时也有香气逸出。每个具体药物都有判断炒制火候的具体方法。如牵牛子炒至爆鸣声逐渐稀少、鼓起、白牵牛子呈深黄色；苍耳子炒至深黄色、刺焦为度；牛蒡子炒至有明显爆声、微鼓起、断面颜色略加深为度；莱菔子则要求炒至爆声由密骤到稀少、鼓起、断面黄色、用手指能捻成碎片（但不能成粉）为宜，过嫩与生品无异；酸枣仁只宜炒至有爆声、微鼓起即可，火候过老则药效减弱；蔓荆子只宜微炒至颜色略加深、白膜变焦即可。

手工炒制常用铁锅，锅宜倾斜 30°～45°安置于灶上，便于搅拌和翻炒。由于细小的果实和种子类药物多易滚动，操作时将药物投入热锅内，用锅铲从锅底分别向锅两边翻动，锅两边的药物即自动滑入锅中心，使其均匀受热。翻动时要求每次下铲都要露锅底，避免少量药物停留锅底而致枯焦。有的药物比较特殊，如王不留行，炒制时每次量不宜太多，操作时宜用扫帚搅动，已爆花者应即时扫出，未爆花者继续炒制，若等到多数爆花后再一齐取出，则先爆花者必然炒焦。机器炒制常用平锅式炒药机和滚筒式炒药机；中药微机程控炒制机，由于是采用烘烤与锅底“双给热”方式，良好的热源保证了药物上下均匀受热，并可缩短炒制时间，但因生产成本较高，目前尚不能普遍推广。炒制的火力很重要，果实、种子类药物一般宜用介于文火与中火之间的火力，若火力过小，则易“炒哑”。少数药物宜用中火，否则成品难于达到质量要求，如王不留行、水红花子、苍耳子等。但有的药物火力宜小，如炒冬瓜子，若火力偏大，则易炒焦。滚筒式炒药机，由于药物与炒制容器壁断续接触，若用文火往往达不到要求，一般需用中火或介于中火与武火之间的火力，使药物迅速获得能量，提高爆裂度，避免炒成“僵子”，或者因火力小而加热时间较长，致使药物内部颜色过深（即内外颜色接近，成品火候过老）。少数较大的果实、种子或果皮类药物切制后，根据临床要求还有炒黄、炒焦、炒炭用的。

少数子仁类药物需要焯制，古法称为“汤浸”。焯制的时间和水量很重要，需要杀酶保苷的药物尤为突出。目前用焯法处理的常用药物仅杏仁、桃仁、白扁豆等。含油脂多的果实、种子类药物，除炒用外，另有两种处理方法：凡含无毒油脂的药物，若用于润肠通便，则应保留油脂，若用于脾虚便溏者，则应去油制霜，以免滑肠，如杏仁、桃仁、紫苏子、柏子仁、瓜蒌子等；凡含有毒油脂的药物，通常都要去油制霜，以缓和泻下作用，降低毒性，但应控制含油量，以保证安全有效，如巴豆、千金子、大枫子等。在果实、种子中，还有一部分属于滋补肝肾或疗疝止痛的药物，常用盐制以增强其作用，如沙苑子、补骨脂、胡芦巴、韭菜子、益智仁、小茴香、川楝子、橘核、荔枝核等。至于发芽、发酵，其目的是为了制造新药，扩大药物品种，如谷芽、麦芽、大豆黄卷、淡豆豉等。其他如蜜制、蒸制、醋制、酒制、姜制、煨制等法处理者，为数不多，仅仅是为了满足临床某些特殊要求。

总之，果实、种子类中药炒制是主要的炮制方法，多数药物又是要求炒爆裂。

第二节 药物选例

八角茴香

【来源】本品为木兰科植物八角茴香 *Illicium verum* Hook. f. 的干燥成熟果实。秋、冬二季果实由绿变黄时采摘，置沸水中略烫后干燥或直接干燥。

【古代炮制】宋代有炒法(《博济方》)，并有略炒(《苏沈》)和"炒令香透"(《普本》)之分。明代增加了酒炒(《局方》)、盐炒(《普济方》)、盐酒炒(《蒙筌》)、盐水浸炒(《回春》)；清代则沿用宋代和明代的方法；并提出了"八角茴香入下焦药盐水炒用"(《害利》)。

【现代炮制】

1. 八角茴香　取原药材，除去杂质，筛去灰屑。

2. 炒八角茴香　取净八角茴香，置热锅中，用文火加热，炒至较原色稍深，取出放凉。

3. 盐炒八角茴香　取净八角茴香，用盐水拌匀，闷润至盐水被吸尽，置热锅中，用文火加热，炒干，取出放凉。八角茴香每100kg用食盐2kg。

【饮片性状】八角茴香呈车轮形，由8瓣聚合而成；每瓣(每个蓇葖果)均向上开口或不开口，呈小艇状；星状排列在中轴上而形成聚合果。外表面红棕色，有不规则皱纹，顶端呈鸟喙状；成熟时腹面(上侧)多开裂，内表面淡棕色，平滑有光泽，质硬而脆；每个蓇葖果内含种子一粒，呈扁卵圆形，种皮黄棕色或红棕色，平滑光亮，尖端有种脐，胚乳白色，富油性；气芳香，味辛、甜。炒八角茴香表面颜色较生品稍深，辛味稍弱。盐八角茴香颜色较生品略深，辛味稍弱，味甜微咸。

【质量要求】八角茴香含挥发油不得少于4.0%(ml/g)，含反式茴香脑($C_{10}H_{12}O$)不得少于4.0%。

【炮制目的】八角茴香味辛，性温。归肝、肾、脾、胃经。具有温阳散寒，理气止痛的功能。

生八角茴香临床常用，长于温散寒邪，理气止痛。常用于胃寒呕吐，脘腹冷痛，亦可用于寒疝疼痛。炒制后辛味减弱，偏于甘温，擅长祛寒止痛；盐制辛味减弱，并能引药下行，偏于温暖肝肾，理气止痛。二者均可用于虚寒腰痛，疝气疼痛，寒湿脚气；但炒八角茴香治虚寒腰痛和寒湿脚气作用稍强，盐八角茴香治疝气疼痛之力略胜。《本草辑要》云："炒黄用，得酒良。得盐则入肾发肾邪，故治阴疝。"

【临床应用】

1. 生用

(1) 胃寒呕吐：治中气虚弱，脾胃受寒，呕吐，腹痛或腹泻，常与人参、白术、炮姜、吴茱萸、炙甘草等同用，具有温里散寒，补气调中的作用。

(2) 脘腹冷痛：常与沉香、附子、炮姜、肉桂等同用，能温阳祛寒，暖脾调中，用于寒凝气滞，脘腹冷痛，或攻痛上逆。

治疗寒疝疼痛，其用法与制八角茴香相似。

2. 制用(炒八角茴香及盐八角茴香)

(1) 虚寒腰痛：本品微炒研末，饭前用酒或盐汤冲服，或配糯米炒熟后装袋外敷痛处，冷后即换，能温经散寒而止痛，用于虚寒腰痛。若下元亏损较甚，伴有梦遗滑精者，可与鹿角胶、锁阳、补骨脂(盐水炒)、杜仲(盐水炒)、龙骨(煅)等补肾药同用，治下元亏损，梦遗滑精，目眩耳鸣，腰膝酸痛，四肢无力等，具有温肾助阳作用，如锁阳固精丸(《北京市中药成方选集》)。

(2) 脚气:常与地龙(去土、炒)、川乌头(去皮、炮尖)、乌药(锉)、牵牛子(炒)等分,研细末,酒煮糊为丸如梧桐子大(空腹盐汤送服 15 粒,1 日 2 次),治疗脚湿气,如茴香丸(《脚气治法总要》)。

(3) 寒疝疼痛:常与沉香、荜澄茄、川楝子、木香、荔枝核等同用,具有暖肝散寒,理气止痛作用;寒甚者可加附子、吴茱萸。亦可与川楝子(炮、去核)、荜茇、木香等同用,治寒疝疼痛,外肾肿胀冷硬,能散寒理气止痛,如三增茴香丸(《三因》)。

(4) 睾丸偏坠:常与小茴香(盐水炒)、橘核(去壳研,压去油)、炒山楂肉同用,如香橘散(《张氏医通》)。

【参考资料】八角茴香中含有多种活性成分,例如反式茴香脑、黄酮类和莽草酸等化合物。八角茴香中的莽草酸能减少小鼠扭体的次数,与生理盐水组比较差异有显著性($P<0.05$);温浴法试验结果也表明,八角茴香提取物对小鼠疼痛反应有抑制作用,给药后 20 分钟、60 分钟痛阈潜伏期明显延长,与生理盐水组比较差异有显著性($P<0.05$),但与阿司匹林组比较差异无显著性($P>0.05$)。通过实验提示从八角茴香中提取到的莽草酸物质对小鼠具有显著的镇痛作用[1]。采用微量稀释法检测了八角茴香挥发油的体外抗念珠菌活性,并以氟康唑作为质控药物,结果表明八角茴香挥发油对几种常见致病性念珠菌均较敏感,各菌种间 MIC 值及 MCF 值差异均无显著性,可见八角茴香挥发油不仅对白念珠菌、热带念珠菌、近平滑念珠菌有抗菌作用,也同样对唑类不敏感的克柔念珠菌和光滑念珠菌有程度相似的抗菌作用,在联合抑菌实验中两种药物对测试念珠菌大多表现为协同或相加作用,未发现拮抗作用[2]。

【附】文献摘录:"茴香一两,用盐半两,同炒焦黄,和盐称"(《奇效》)。"青盐水拌炒,入肾经"(《仁术》)。

【按语】八角茴香从宋代开始炒用,以后虽然出现了其他炮制方法,但炒法一直是炮制方法中的主流。对炒法的火候也提出了不同要求,有略炒、炒香、炒黄、炒至烟尽等。炒制工具方面,《普济方》提出了"银石器内隔纸炒香"和"不可犯铜铁器"的要求;《串雅内编》则要求"入坩器内,淹一周时,慢火炒之"。在炮制目的方面,除对盐制有记叙外,其他方法的炮制作用均未说明。现今全国各地,八角茴香基本上都生用,只有极少数地区炒用。至于盐制法,从《中国药典》到地方规范均未收载。在临床应用方面,不论用于肾阳不足,胃腹冷痛,疝气疼痛,古方中均有生用或炒用的;只有治疗疝痛的少数方剂用盐制品。现今临床处方及中成药方剂均以生用为主,但有少数温补肾阳的中成药方剂用盐制品。

生品、炒制品及盐制品的区别是:生品其性辛温,既能温阳以扶正,又芳香辛散,能散外侵之寒邪,并理气而止痛,故为临床常用;炒后芳香辛散作用减弱,以甘温助阳而扶正为主,故多用于虚寒证,并常与补益药同用;盐制引药下行,长于温暖下焦肝肾,故多用于疝气疼痛和肾阳不足的遗精阳痿等方中。古法中的酒制能增强八角茴香温散寒邪的作用,现已弃而不用,值得进一步研究。

参 考 文 献

[1] 林洁,等.八角茴香药用成分的提取及其镇痛作用的实验研究[J].右江民族医学院学报,2008,30(2):195.

[2] 赵俊丽,等.八角茴香挥发油抗念珠菌活性的体外研究[J].中华皮肤科杂志,2004,37(8):475.

大 风 子

【来源】本品为大风子科植物大风子 *Hydnocarpus anthelmintica* Pierre 的干燥成熟种子。均系栽培。果实成熟时采收，除去果皮，取出种子，洗净，干燥。

【古代炮制】大风子炮制文献不多。明代有制油、烧存性(《纲目》)，制霜(《景岳》)等炮制方法。清代亦有去油制霜法(《备要》)。

【现代炮制】

1. 大风子　取原药材，除去杂质，拣去霉坏变质者，用时捣碎；或除去种皮，取净仁。

2. 大风子霜　取净大风子仁，碾碎，用布包严，蒸热，压榨去油，研细。

【饮片性状】大风子呈不规则的卵圆形，或多面形，稍有钝棱，长 10～25mm，直径 10～20mm；表皮灰棕色或灰褐色，有细纹，较小的一端有明显的沟纹；种皮坚硬而厚，内表面光滑，浅黄色或黄棕色；种皮与种仁分离，种仁两瓣，灰白色，有油性，外被一层红棕色或黯紫色薄膜；气微、味淡。大风子霜为乳白色粉末，气微，味淡。

【炮制目的】大风子味辛，性热；有毒。归肝、脾、肾经。具有祛风燥湿，攻毒杀虫的功能。

大风子毒性较强，作用峻烈，多外用。可治疗疥癣、麻风、杨梅毒疮等。大风子去油制霜后，能降低毒性，多配成丸、散剂内服，用途与生大风子相同，如《本草求真》云："凡入丸药汤药，俱宜除油为妙。"

【临床应用】

1. 风癣疥癞　用本品与雄黄、硫黄、枯矾研末，凡士林调匀，外用，可治疥癣，有祛风杀虫作用；亦可治水田皮炎(《中药临证应用》)。《疠疡机要》大风子膏，用大风子肉、枯矾、轻粉为末，以柏油和匀涂之，治一切疮疥脓窠等。

2. 杨梅毒疮　用大风子煅存性，加轻粉共研细末，以麻油调涂(《卫生方》)。

3. 麻风　可用大风子煅末加轻粉，以麻油调制，外涂患处；同时内服以大风子为首药的扫风丸，可治疗瘤型和结核型麻风(《中药临床应用》)。《解围元薮》大风丸，以大风子肉为主，与川芎、羌活、苦参、全蝎、牛黄等同用，治大疯眉目遍身秽烂，有搜风燥湿，杀虫解毒的作用。

4. 荨麻疹　用大风子与大蒜(2∶1)捣烂，加水煎 5 分钟，涂搽患部，收效较速(《中药大辞典》)。

【参考资料】大风子富含脂肪油 50%，油的脂肪酸有大风子油酸、次大风子油酸及少量饱和脂肪酸、不饱和脂肪酸。其油有一定的毒性，故自古以来皆制霜用。实验证明大风子研成泥状后，用数层草纸包裹，干热(60～70℃)15 分钟，压榨去油，至纸上不显油迹，呈散状粉末时，油脂除去了 13.43%[1]，毒性降低，临床用药安全就有了保证。从广西大风子的皮中分离得到两个新木脂素 1 和 2，并通过高分辨质谱和核磁共振确定了其结构。利用多种二维核磁共振技术，包括 HSQC、HMBC、DQF2COSY 和 NOESY 谱，对其碳氢信号进行了全归属。毛细管电泳分析显示 1 和 2 均为外消旋体[2]。

【附】文献摘录："去油，取净霜"(《景岳》)。"凡入丸药汤药，俱宜除油为妙"(《求真》)。

【按语】大风子是专治麻风和疥癣的要药，大风子油又是治麻风病的有效成分，且本品多外用，故临床以生用为主。凡皮肤病以痒为主者，均可应用，尤其与祛风活血，燥湿杀虫药(白矾、红花、荆芥、防风等)同用，泡醋外用(每日浸泡半小时)，对手癣、脚癣、甲癣有较好效果。

参考文献

[1] 燕礼军. 大风子炮制工艺研究[J]. 江西中医学院学报，1999(3)：113.

[2] 史海明，刘一，姜勇，等. 广西大风子中 2 个新木脂素的 NMR 研究（英文）[J]. 波谱学杂志，2007(1)：77-83.

大豆黄卷

【来源】本品为豆科植物大豆 *Glycine max*（L.）Merr. 的成熟种子经发芽干燥而得。秋季采收，全年均可加工。

【古代炮制】唐代有炒法（《千金》）和发芽方法（《新修》）。宋代又增加了焙制（《宝产》）。金元时代有"煮去沫"的方法（《儒门》）。明代对发芽法叙述较详（《品汇》），并有蒸法（《原始》）。清代有醋炒法（《本草述》），对发芽的作用论述也较多（《长沙》、《便读》、《问答》）。

【现代炮制】

1. 大豆黄卷　取净大豆，用清水浸泡至表皮起皱，放去水，置能排水的容器内，上盖湿布，每天淋水两次，保持湿润，待芽长 0.5～1cm 时，取出，干燥。

2. 制大豆黄卷　取灯心草、淡竹叶置锅内，加入适量清水煎煮两次（每次 30～60 分钟），过滤去渣。药汁与大豆黄卷共置锅内用文火加热，煮至药汁被吸尽，取出干燥。大豆黄卷每 100kg，用灯心草 1kg、淡竹叶 2kg。

3. 炒大豆黄卷　取净大豆黄卷，置热锅内，用文火加热，微炒至较原色稍深，取出放凉。

【饮片性状】大豆黄卷呈肾形，长约 8mm，宽约 6mm；表面黄色（原料黄大豆）或黑色（原料黑大豆），微皱缩，一侧有明显的脐点，一端有黄色卷曲胚根；外皮质脆易裂开，断面黄色或绿色；无臭，嚼之有豆腥味。制大豆黄卷粒坚韧，味微苦，豆腥气较轻而微清香。炒大豆黄卷粒坚韧，颜色加深，偶见焦斑，略有香气。

【质量要求】大豆黄卷含水分不得过 11.0%，总灰分不得过 7.0%，含大豆苷和染料木苷的总量不得少于 0.080%。

【炮制目的】大豆黄卷味甘，性平。归脾、胃经。具有分利湿热，清解表邪的功能。

生大豆黄卷善于通达宣利，其性偏凉，故可分利湿热，亦能解散表邪。常用于夏月感冒、暑湿、湿温，亦用于湿痹，水肿胀满。制大豆黄卷宣发作用减弱，清热利湿作用增强，用于暑湿、湿温。炒大豆黄卷清解表邪作用极弱，长于利湿舒筋，兼益脾胃，常用于湿痹筋挛疼痛，水肿胀满。

【临床应用】

1. 生用

(1) 小儿撮口：用初生豆芽，烂研，绞汁和乳灌服，可治小儿撮口和发噤（《圣惠方》）。

(2) 夏月感冒：与紫苏合用，可治夏月感冒，恶寒发热（《中药临床应用》）。

治暑湿、湿温、湿痹、水肿胀满，其配伍原则、用法与制大豆黄卷或炒大豆黄卷相似。

2. 制用

(1) 制大豆黄卷：暑湿、湿温：常与半夏、茯苓、黄芩、滑石、通草等同用，可治暑湿或湿温口渴胸闷，身热不扬，小便短赤等，能宣化内蕴之湿热。亦可与滑石、厚朴、蚕沙、金银花、香薷等合用，治外感暑湿，有祛暑化湿作用，如豆卷汤（《中药临床应用》），方中豆卷可生用或制用。

(2) 炒大豆黄卷

① 湿痹:常与薏苡仁、蚕沙、秦艽、木瓜等同用,具有祛湿蠲痹作用,可用于湿邪所致的骨节疼痛,肢体重着,痛处不易转移者。《普济方》黄卷散,单用炒豆卷酥拌为末服,治头风湿痹,筋挛膝痛,胃中积热,大便结涩。

② 水肿胀满:大豆黄卷(醋拌炒干)、大黄(微煨去皮)等同用,具有利水通肠作用,可治水肿胀满,方如大豆散(《总录》),方中大豆黄卷亦可单炒。

【附】

1. 近代炮制方法还有麻黄煎汤制、清瘟解毒汤制等。

2. 文献摘录 "黄豆发芽,则能升达脾胃之气,故仲景薯蓣丸,用以补脾。"(《问答》)

【按语】大豆黄卷始见于《神农本草经》,但炮制方法唐代才有记述。古代多以炒制品入药,如《太平惠民和剂局方》云:"凡使并用炒过,方入药用。"炒制的火候亦有微炒,炒令香熟,炒至烟去等不同要求。近代全国各地均以生用为主,但个别地区保持炒用。灯心、淡竹叶制,麻黄煎汤制,清瘟解毒汤制均非古法,为近代个别地区的炮制方法,其目的是为了增强大豆黄卷清热利湿或宣散表邪的作用。其发芽的长度,古法多以芽生即取出干燥,这与近代的认识一致,发芽过长会降低疗效。

大豆黄卷作用平和,其发散作用弱,主要功用是清利湿热,为夏季常用药。目前临床上多用于湿热内蕴之证,如外感暑湿,湿温发热等;若用于湿痹骨节疼痛,水肿胀满,也以兼有热象为宜,故现今多生用,既能清热利湿,舒筋,又能发散表邪,二者兼顾。

大 腹 皮

【来源】本品为棕榈科植物槟榔 *Areca catechu* L. 的干燥果皮。冬季至次春采收未成熟的果实,煮后干燥,纵剖两瓣,剥取果皮,习称"大腹皮";春末至秋初采收成熟果实,煮后干燥,剥取果皮,打松,晒干,习称"大腹毛"。

【古代炮制】宋代有煨法(《博济》)、炙法(《苏沈》)、酒黑豆汁洗(《脚气》)、炒法(《指迷》)、黑豆水浸洗(《妇人》)、黑豆汁煮后炒干(《疮疡》)等炮制方法。元代有炙焦黄(《世医》)的方法。明代有黑豆汁洗(《撮要》)、火焙(《入门》)、"入灰火烧煨"(《纲目》)、酒洗、姜汁浸(《仁术》)、制(《准绳》)、甘草汤洗(《保元》)、酒洗后炒制(《景岳》)、姜汁洗(《济阴》)等炮制方法。清代则沿用酒黑豆汁洗(《握灵》)、黑豆水洗(《暑疫》)、煨制(《增广》)等方法。

【现代炮制】

1. 大腹皮 取原药材,除去杂质,洗净,干燥,碾松,去硬皮,切段,筛去灰屑。

2. 制大腹皮 取大腹皮,除去杂质,用甘草水略浸后洗净,晒干,碾松,切段,筛去灰屑。大腹皮每 100kg 用甘草 6kg。

【饮片性状】大腹皮为不规则的小段,呈纤维性,黄白色或黄棕色,有时带有外果和内果皮碎片。体轻松,质柔韧,无臭,味淡。制大腹皮色稍深,味微甜。

【质量要求】大腹皮水分不得过 12.0%。

【炮制目的】大腹皮味辛,性微温。归脾、胃、大肠、小肠经。具有行气宽中,利水消肿的功能。

生品行气除满的作用较强,并能利水消肿。最适于湿阻气滞之脘腹胀满及水肿尿少之证;生品虽然行气除胀作用较强,但亦能泄真气。制大腹皮行气作用缓和,利水而不易伤正,并有清洁药物的作用。可用于脾虚腹胀,虚证水肿。

【临床应用】

1. 生用

(1) 脘腹胀痛：本品辛散温通，下气除满，消胀散滞，常与厚朴、陈皮、麦芽、茵陈等同用，治脘腹胀满而大便不爽，如加减正气散（《中药临床应用》）。若湿滞脾胃较明显，口黏腻较甚，可再加藿香、佩兰、白蔻。

(2) 水肿：若水气溢于肌肤，一身悉肿，上气喘促，小便不利，常与桑白皮、茯苓、陈橘皮、生姜皮同用，能行水消肿，如五皮散（《华氏中藏经》）。若腰以下肿甚者，还常与五苓散合方应用，以增强利水消肿之功。

(3) 脚气肿满：常与木瓜、紫苏叶、桑白皮、沉香等合用，治脚气肿满，小便不利，有下气行水之功，如大腹皮散（《准绳》）。

2. 制用

(1) 脾虚腹胀：因中气虚弱，湿阻气滞而致的腹胀，可用本品与六君子汤合用，能补脾益气，散满除湿，脾健则湿运，气行则胀消。

(2) 脾虚水肿：若脾阳不运，水湿内阻，小便不利，腹胀水肿，可与胃苓汤合用，能燥湿健脾，行气利水。若中阳虚弱较甚，气不化水，下焦水邪泛滥，腰以下肿甚者，可与白术、附子、干姜、茯苓等同用，在温阳的基础上，能增强行气利水作用。

【参考资料】大腹皮具有较强促胃肠动力作用[1]，且能抑制肠道内毒素的吸收[2]。研究表明大腹皮可使大鼠血浆及胃窦、空肠组织中的 SP 水平显著升高，表明大腹皮的促动力作用与 SP 的生理效应关系较为密切。VIP 是肠神经系统肽能神经元的主要抑制性递质，除对胃排空有抑制作用外，在肠道，VIP 是蠕动反射下行性松弛的主要递质之一。大腹皮还可显著降低血浆及胃窦、空肠组织中 VIP 的水平[3]。

【附】

1. 近代个别地区还有酒制法。其方法是将酒加适量清水稀释，与药物拌匀，晒干。每大腹皮 100kg 用酒 30kg。

2. 文献摘录　“凡使，先须以酒洗，再以大豆汁洗过，剉细焙干”（《局方》）。“孙思邈曰，鸩鸟多栖槟榔树上，凡用槟榔大腹子皮，宜先酒洗，以大豆汁再洗过晒干，入灰火烧煨切用”（《害利》）。

【按语】大腹皮在古代炮制方法中，以采用各种辅料汁水反复洗涤的方法最多，其中先以酒洗，然后再用黑豆汁洗的方法为历代所采用，但近代只有少数地区保留了甘草水洗的方法。古代用辅料汁水洗大腹皮的目的似乎仅仅是为了去毒，如张景岳云：“凡用时，必须酒洗，炒过，恐有鸩毒也。”所以古方中大腹皮制用者亦较多，近代用甘草水洗，亦云为了去其毒性。

大腹皮是一味较特殊的药，一方面能辛散行气，气行则水行，有利于消退水肿；另一方面又有直接的利水作用，所以最适于湿阻气滞之脘腹胀满，水肿尿少之证。本品既然能行气利水，若用之不当，则会耗气伤阴，故古代本草书谓其能泄真气，近代中药书籍亦告诫体弱气虚者慎用。在临床上，为了避免克伐正气之弊，发挥行气宽中，利水消肿之长，除了根据病人的病情及身体素质作恰当的配伍外，还可通过炮制调整药性。如甘草既能补脾益气，又能甘凉生津，大腹皮通过甘草水浸洗，即可缓和药性，减少耗气伤阴之弊，可用于气虚体弱者，但仍需与补益药同用，方能扬长避短，发挥其应有的作用。

参考文献

[1] Zhu JZ, et al. A screening study of the kinetogenic effects of 15 Chinese herbal medicine on the gastrointestinal tract in rats. Acta Acad Med Mil Tent, 2000, 22:436.

[2] Zhu JZ, Leng ER. The mechanical study of amomum villosum for its gastric motility promotion effect. New Chin J Med, 2001, 2:591.

[3] 朱金照,等. 中药大腹皮提取液促进胃动力的机制探讨[J]. 海峡药学,2001,13(4):20.

女 贞 子

【来源】本品为木犀科植物女贞 *Ligustrum lucidum* Ait. 的干燥成熟果实。冬季果实成熟时采摘,除去枝叶,稍蒸或置沸水中略烫后干燥;或直接干燥。

【古代炮制】宋代有饭上蒸(《疮疡》)的方法。明代有复合辅料酒和旱莲草及地黄制(《蒙筌》)、黑豆同蒸(《大法》)、酒拌蒸(《醒斋》)、酒蜜拌蒸(《瑶函》)等炮制方法,并提出了“浸酒去风补血”的理论(《品汇》)。清代则有酒蒸(《本草汇》)、酒浸(《说约》)、蜜酒拌蒸(《集解》)、盐水炒(《得配》)、白芥子车前水浸(《拾遗》)等炮制方法。

【现代炮制】

1. 女贞子　取原药材,除去杂质及梗叶,洗净,干燥。用时捣碎。

2. 酒女贞子　取净女贞子,用黄酒拌匀,稍闷后置蒸罐内密封,隔水炖或置其他适宜容器内蒸,至酒被吸尽、色泽黑润时,取出干燥。用时捣碎。女贞子每 100kg 用黄酒 20kg。

【饮片性状】女贞子呈椭圆形、卵形或肾形,略弯曲,长约 6～8.5mm,直径 3～5mm;表面紫黑色或灰黑色,有不规则皱缩纹,外果皮薄软,中果皮较松软,外果皮与中果皮不易剥离,内果皮(果核)木质,黄棕色,具纵棱;横切面有 2 室,每室有种子 1 枚,但多数仅 1 室的种子发育;种子紫黑色或红棕色,呈弯曲的纺锤形或一侧扁平的椭圆形,背面隆起,有纵棱及皱纹;味甘而微苦涩。酒女贞子,表面黑褐色或紫黑色,附有白色粉霜。微有酒气,味甘而微苦涩。

【质量要求】女贞子杂质不得过 3.0%,水分不得过 8.0%,醇浸出物不得少于 25.0%,含特女贞苷($C_{31}H_{42}O_{17}$)不得少于 0.70%。

【炮制目的】女贞子味甘、苦,性凉。归肝、肾经。具有滋肾益肝,乌须明目的功能。

生女贞子长于滋阴润燥,清肝明目。多用于肝热目赤,肠燥便秘,肾虚下消。酒制女贞子寒滑之性减弱,补肝肾作用增强。常用于肝肾阴虚,头晕耳鸣,须发早白,目暗不明。

【临床应用】

1. 生用

(1) 肝热目赤:常与菊花、桑叶、决明子、夏枯草等同用,能清肝明目,可用于肝热目赤,昏暗不明。

(2) 肠燥便秘:常与生首乌或火麻仁等同用,具有清热养血,润肠通便作用。

(3) 肾虚下消:常与生地黄、天花粉、龟甲、石斛等同用,能养阴补肾,用于肾受燥热,真阴受损,小便频数,口渴咽干,腰脚酸软,方如女贞汤(《医醇》)。

2. 制用

(1) 头晕耳鸣:常与地黄、山茱萸、白芍、枸杞子、磁石等同用,能补养肝肾,用于肝肾阴虚,头目眩晕,耳鸣,腰膝酸软。

（2）须发早白：常与旱莲草、桑椹同用，能增强补肝肾，乌须发的作用，用于肝肾亏损，精血不足，须发早白，方如二至丸（《集解》）。

（3）目暗不明：常与生地黄、桑椹、枸杞子、密蒙花、菊花等同用，能养肝明目，可用于肝肾阴虚引起的视物昏花，两眼干涩。治中心视网膜炎或早期老年性白内障，有肝肾阴亏表现，视力减退，眼目昏花者，可用本品与枸杞子配入六味地黄丸中，如网膜炎方（《中药临床应用》），方中通常用制女贞子为好。

【参考资料】女贞子主要含齐墩果酸、甘露醇、葡萄糖、棕榈酸、硬脂酸、油酸、亚油酸、锌、锰等成分。其中齐墩果酸有强心利尿作用，甘露醇则有缓泻作用，葡萄糖、油酸、亚油酸、锌、锰等可能与滋养强壮作用有关。

通过对女贞子生品、清蒸、酒蒸、酒炖、盐炙五种炮制品的干浸膏、薄层层析、齐墩果酸含量测定情况，发现女贞子经不同方法炮制后，其干浸膏以酒蒸品、酒炖品含量最高，平均达到16.05%和16.15%，均比生品和清蒸品高出6%～7%。各炮制品薄层层析均可检出相同的斑点。各炮制品齐墩果酸含量有一定差别，以酒、盐炙且加热时间较短者，其含量高于其他炮制方法。女贞子炮制时间以掌握在2小时内为好[1]。又有人通过对女贞子生品、酒炙品、酒拌炒品、酒蒸品、清蒸品中齐墩果酸定性、定量测定，结果以酒蒸品（每次以20%黄酒为辅料九蒸九晒）齐墩果酸含量最高，其他炮制品齐墩果酸含量高低依次为：酒拌炒品、酒炙品、清蒸品、生品[2]。另有研究表明：不同炮制品中齐墩果酸含量为酒炖品＞酒蒸品＞醋蒸品＞盐水蒸品＞盐炙品＞生品[3]。女贞子经炮制后，表面析出的白色粉霜为齐墩果酸。女贞子生品、醋蒸品、黄酒蒸品、白酒蒸品、黄酒炖品、单蒸品分别入汤剂。研究结果表明，汤剂中均含齐墩果酸，以酒蒸品及醋蒸品溶出率最高，其他依次为：白酒蒸品、盐蒸品、黄酒炖品、生品、单蒸品。此外，女贞子模拟炮制品（将女贞子用纱布包住，放氯仿中将表面浸湿，取出沥干，12小时后，表面析出粉霜即成）齐墩果酸在汤剂中的溶出率较其他炮制品高约10倍[4]。齐墩果酸含量在女贞子各部位的分布情况是：外中果皮＞全果实＞内果皮＞种仁[5]。亦有研究与上述结果相反的，即以女贞子中齐墩果酸为指标，生品及酒蒸品的水浸液均不含齐墩果酸，水浸后的残渣中含齐墩果酸，说明齐墩果酸不溶于水。从生品和酒蒸品中齐墩果酸含量、水浸出液中含量、石油醚浸出液中的含量均一致，说明酒蒸对女贞子中齐墩果酸几无影响[6]。女贞子及其炮制品中均含有17种水解氨基酸，其中7种为人体必需氨基酸。女贞子炮制之后，水解氨基酸的总量均有不同程度增加，其含量高低是：黄酒蒸品＞黄酒炖品＞醋蒸品＞单蒸品＞白酒蒸品＞生品[7]。女贞子不同炮制品中甘露醇含量在3.711%～3.860%之间，不同炮制方法对甘露醇含量有一定影响，但变化不大[8]。通过对女贞子生品及其单蒸品、黄酒炙品、黄酒炖品、白酒炙品、醋炙品、盐炙品汤剂中微量元素的测定，结果发现女贞子中有11种微量元素，其中4种为人类营养元素。用黄酒、醋等辅料炙过的女贞子中一些微量元素比生品高[9]。另有人也测定了女贞子酒蒸品、清蒸品、醋炙品、盐炙品中的微量元素。结果是醋炙女贞子、盐炙女贞子中的微量元素为高，酒蒸品和清蒸品的含量偏低，这与加入的辅料有关系。醋、盐炙后的女贞子Zn、Mn含量均有所上升，这与目前许多学者认为的"锌、锰是归肾经的物质基础"观点一致。而且溶出速率的测定结果也表明，醋、盐炙女贞子为优，清蒸品和酒蒸品溶出速率较低。因此，从微量元素角度看，女贞子炮制方法以醋、盐炙为好[10]。

由于齐墩果酸每日60～90mg可使血清中SGPT降低，有人研究了生品、酒炙品、酒拌炒品、酒蒸品的保护肝脏作用。发现各炮制品均能降低血清中SGPT值，尤以酒蒸品保护肝脏的作用最强，其作用强弱是：酒蒸品＞酒拌蒸品＞酒炙品＞清蒸品＞生品。各炮制品降血清中 SGPT 与阳性对照组比较，均有显著意义[2]。又有药理实验证明，女贞子对因化疗及放疗引起的白细胞下降有使其升高的作用，能提高机体免疫力，并具有抗炎作用。通过对女贞子酒蒸品、酒炖品、加压品（加黄酒拌闷 2 小时，装罐，压力 1.5kg/m^2 4 小时，取出晾干），盐蒸品、醋蒸品、单蒸品、白酒蒸品及生品的醇提物对环磷酰胺所致的小鼠白细胞下降，除单蒸品及醋蒸品外，均有明显提升作用，其中以酒蒸、白酒蒸品作用最强。又以女贞子生品、酒蒸品、酒炖品、加压品的粉末给小鼠灌胃，提升白细胞作用以酒蒸品为强，而酒蒸不同时间（1、2、4 小时）对升白细胞作用似无影响。女贞子酒蒸品对环磷酰胺所致 RES 吞噬功能下降有明显提高作用，加压品也有一定作用。酒蒸品、生品对巴豆油诱发的小鼠耳壳炎症有明显的抑制作用，作用强度似为酒蒸品大于生品，而加压品无明显抗炎作用。女贞子生品、加压品对小鼠肠道推进有明显作用，能显著缩短小鼠"寒结型便秘"的排便时间，增加排便次数。酒炖品大剂量似有一定促进作用。而酒蒸品对小肠推动功能无明显影响，排便粒数虽然明显增多，但排便时间接近正常。总之，女贞子酒蒸品在升白细胞、增强非特异性免疫、抗炎方面均优于其他炮制品。提示女贞子酒蒸品不仅能提高疗效，而且能降低副作用[11]。

传统酒女贞子外表易出现白色粉霜，影响成品"色泽黑润"的质量要求，为此，提出了改进工艺，即先将净女贞子每 2kg 用白酒 100g 拌匀，炖至色泽黑润，干燥，再用具有补肝肾且能润肺的黄精稠汁拌入，干燥即可。认为这能增强女贞子补益肝肾作用，提高饮片质量[12]。

正交试验考察了蒸制时间、酒的种类、酒的用量、蒸制温度 4 个因素及其不同水平，用比色法测定齐墩果酸的含量变化，结果为：用黄酒、酒量为 20%、110℃温度下，蒸制 4 小时为最佳工艺[13]，与生品比较，白酒蒸和酒炙品中酪醇的含量增加了 24.85% 和 26.90%；其他炮制品酪醇含量与清蒸品比较，基本都有升高；不同炮制品的多糖含量与生品或清蒸品比较，则都是减少的[14]。有实验表明：酒蒸品的抗缺氧、升白作用优于清蒸品和生品，提示传统的酒蒸工艺有助于增效[15]。

【附】

1. 近代的炮制方法还有醋蒸法、盐炒法、盐蒸法等。

2. 文献摘录 "凡使，女贞实去梗叶，酒浸一日夜，布袋擦去皮，晒干为细末。待旱莲草出多，取数石捣汁，熬浓和丸桐子大。每夜酒送百丸，不旬日间，膂力加倍，老者即不夜起。又能变白发为黑色，强腰膝，起阴气。"（《纲目》）

【按语】女贞子古代基本上都是加辅料炮制，尤其是用液体辅料拌蒸为历代所采用，酒蒸的方法已被《中国药典》列为法定的炮制方法；醋蒸、盐水拌蒸、盐炙现今仍有部分地区沿用。近年一些实验研究结果与传统炮制理论相吻合。多数实验表明，酒蒸女贞子等炮制品，齐墩果酸的含量及煎出效果，水解氨基酸含量，微量元素含量都较生品高；对降低血清中 SGPT、保护肝脏的作用以及升高白细胞、增强非特异性免疫功能、抗炎等方面也优于生品；而且对小肠推动功能无影响，即无滑肠作用。所以现行的炮制方法是较合理的。

女贞子临床上多用于滋补肝肾。因药性平和，用量一般都较大，而且虚证病人一般服药时间都较长，若较大剂量长时间服用生品，则有滑肠致泻之虑，且生用不如制用补益作用强，故现代临床上多制用。治疗目疾，女贞子生用与制用不必严格区分，应根据用药意图而定。因为女贞子治疗的目疾多为肝肾亏损，只是肝热目赤者，既有肝肾不足，又有风热上乘的现象，若纯属外感风热目赤者，并非女贞子所宜；目暗不明，视物昏花，两眼干涩，则常为肝肾阴亏所致，有的也兼有明显的虚热现象，用生品，补肝肾的同时兼有清热作用，尤其兼有便秘者更宜用生品；用制品则补益作用较强，而清热作用不显，尤其兼有脾虚便溏者，更宜用制品。所以治疗以上两种目疾均可根据具体情况选用生品或制品。

参考文献

[1] 苏作林，等. 不同炮制方法对女贞子质量的影响[J]. 中药饮片，1991(3)：25.

[2] 殷玉生，等. 女贞子炮制品化学成分和护肝作用的实验研究[J]. 中成药，1993，15(9)：18.

[3] 李显奇，等. HPLC 测定女贞子不同炮制品中齐墩果酸的含量[J]. 广东药学院学报，1998，14(4)：256.

[4] 李曼玲，等. 建立模拟炮制样品阐明女贞子酒制意义[J]. 中国中药杂志，1995，20(8)：471.

[5] 李曼玲，等. 女贞子果实不同部位的齐墩果酸测定[J]. 中国中药杂志，1995，20(4)：216

[6] 黄秉廉，等. 女贞子生品与酒蒸品的质量比较[J]. 中药材，1987(5)：30.

[7] 李曼玲，等. 女贞子及其炮制品中游离及水解氨基酸的分离测定[J]. 中药材，1995，18(1)：28.

[8] 李曼玲，等. 女贞子不同炮制品中甘露醇的含量测定[J]. 中药材，1995，18(5)：246.

[9] 李曼玲，等. 女贞子及其炮制品中的微量元素分析[J]. 中国中药杂志，1989，14(12)：23.

[10] 龚跃新. 不同炮制品的女贞子与微量元素的关系探讨[J]. 中国医院药学杂志，1990，10(10)：460.

[11] 周爱香，等. 女贞子不同炮制品药理作用的比较[J]. 中药材，1993，16(8)：25.

[12] 张万福. 酒蒸女贞子炮制工艺改进[J]. 中成药，1992，14(10)：47.

[13] 熊赣平，等. 女贞子的蒸制工艺探讨[J]. 江苏药学与临床研究，2006，14(1)：35.

[14] 徐娟华，等. 不同炮制法对女贞子中酪醇和多糖含量的影响[J]. 浙江大学学报，1999，28(5)：206.

[15] 范秦鹤，等. 女贞子不同炮制品升高白细胞耐缺氧作用及毒性比较[J]. 西北药学杂志，2004，19(1)：20.

山　楂

【来源】本品为蔷薇科植物山里红 *Crataegus pinnatifida* Bge. var. major N. E. Br. 或山楂 *Crataegus pinnatifida* Bge. 的干燥成熟果实。秋季果实成熟时采收，切片，干燥。

【古代炮制】元代有炒或蒸熟(《丹溪》)的炮制方法。明代仍沿用炒法和蒸法，并有“核有功力不可去”(《通玄》)的记述。清代有炒黑(《说约》)、姜汁拌炒黑(《钩元》)、姜汁炒(《暑疫》)、童便浸(《逢原》)等炮制方法。

【现代炮制】

1. 山楂　取原药材，除去杂质及脱落的核和果柄。

2. 炒山楂　取净山楂，置炒制容器内，用中火加热，炒至颜色加深，取出放凉。

3. 焦山楂　取净山楂，置炒制容器内，用中火加热，炒至外表焦褐色，内部焦黄色，取出放凉。

4. 山楂炭　取净山楂，置炒制容器内，用武火加热，炒至表面焦黑色，内部焦褐色，取出放凉。

【饮片性状】山楂为圆形或类圆形横切片或纵切片，皱缩不平，直径约 1～2.5cm，厚 0.2～0.4cm；外皮深红色至棕红色，满布灰白色小点，微有光泽；切面黄白色，边缘多内卷，中间有浅黄色果核，多脱落；气微清香，味酸微甜。炒山楂表面颜色加深，味酸微甜。焦山楂表面焦黄色，内部黄褐色，味微酸。山楂炭表面焦黑色，内部焦褐色，味涩。

【质量要求】山楂水分不得过 12.0%，总灰分不得过 3.0%，浸出物不得少于 21.0%。

按干燥品计算，含有机酸枸橼酸($C_6H_8O_7$)汁，不得少于5.0%，炒山楂和焦山楂均不得少于4.0%。

【炮制目的】山楂味酸、甘，性微温。归脾、胃、肝经。具有消食化积，散瘀行滞的功能。

生山楂擅长活血化瘀；消食作用亦强，常用于血瘀经闭，产后瘀阻腹痛、疝气疼痛以及高脂血症、高血压病、冠心病等心血管疾病，亦用于食积停滞。炒山楂酸味减弱，可缓和对胃的刺激性，善于消食化积，常用于积食停滞，脾虚食滞。焦山楂不仅酸味减弱，并增加了苦味，长于消食止泻，多用于食积腹泻。山楂炭味微苦涩，有收涩之功，偏于止泻、止血，可用于脾虚泄泻，胃肠出血。

【临床应用】

1. 生用

(1) 产后瘀阻腹痛：常与当归、川芎、延胡索、益母草等同用，能祛瘀止痛，可用于产后恶露不尽，腹痛拒按。朱丹溪经验方则单用山楂煎汁入沙糖、童便服之，治产后儿枕痛，恶露不尽。

(2) 血瘀经闭：常与红糖同用，能祛瘀通经，可用于瘀血凝滞，月经停闭。偏寒者可再加红花、桂枝；偏热者可再加桃仁、大黄，以增强祛瘀通经之效。

(3) 心血管病：治疗心脉瘀滞而致的心绞痛，可与制首乌、丹参、白果叶等同用。治高脂血症常与制首乌、决明子、泽泻、生苡仁同用，如降脂通脉饮(《临床方剂手册》)。

(4) 疝气疼痛：常与橘核、小茴香、青皮、川楝子等同用，能消胀散结，治疝气偏坠胀痛。若寒痛者还可加吴茱萸、荜澄茄。

2. 制用

(1) 炒山楂

① 食积停滞：常与神曲(麸炒)、莱菔子(炒)、橘皮等同用，能消食和胃，用于饮食过度，食积内停，气机不畅，脘腹胀满，嗳气吞酸，恶食呕逆，如保和丸(《中药成药制剂手册》)。

② 脾虚食滞：常与白术、神曲、茯苓、陈皮等同用，具有健脾消食作用，可用于脾失健运，食积停滞，脘腹胀满，恶食嗳腐等。亦常与人参、六神曲(麸炒)、麦芽(炒)、砂仁等同用，能和胃化滞，理气健脾，用于脾气虚弱，饮食不化，腹痛胀满，呕吐腹泻，如小儿健脾丸(《北京市中药成方选集》)。

(2) 焦山楂：食积腹泻：伤食泄泻，证见嗳腐吐酸，胸腹饱闷，腹痛而泻，泻而痛减，可与神曲、平胃散合用，有消食化积，运脾和胃的功效，积滞去，脾胃和，则泄泻自止。

(3) 山楂炭

① 泄泻：山楂炭多用于脾虚食滞的泄泻，常与炒扁豆、煨葛根、煨木香、炒麦芽、鸡内金等同用，具有健脾止泻作用，用于脾失健运，腹满肠鸣，大便泄泻，或兼腹中疼痛。若胃寒者，可与炮姜同用，如小儿止痛片(《简明方剂辞典》)。

② 痢疾：常与黄芩、黄连、木香等同用，可治细菌性痢疾。与金银花、大黄、肉桂等同用，可治血痢，如银楂姜桂大黄汤(《温热经解》)。

③ 胃肠出血：胃出血可配白芍、陈棕炭、当归炭、党参、金樱子等(《中药临床应用》)。《百一选方》用酸枣并山楂肉核烧灰，米饭调下，治肠风下血。

【参考资料】山楂主要含黄酮类、黄酮醇类、二氢黄酮与二氢黄酮醇、黄烷醇、三萜类、甾体类、氨基酸及含氮化合物、有机酸类、糖分、鞣质、维生素C、微量元素及磷脂等成分。

山楂中的总黄酮和总有机酸都集中在果肉中，山楂核中含量甚微，而山楂核又占整个药材重量的40%左右，故去核的方法是合理的(核可另作药用)。山楂不同炮制品中，总黄酮和有机类成分含量差异很大，这与受热程度有关。炒山楂对黄酮类成分无明显影响，有机酸稍有减量。焦山楂和山楂炭的黄酮类成分分别保留了41.9%和25.8%，总有机酸分别保留了10.7%与2.8%。在观察炮制温度对山楂总黄酮及总有机酸影响时，发现这两类成分在超过175℃后，减量幅度明显增大，当温度在200℃时，总黄酮下降40%，总有机酸下降达55%[1]。另有分析研究表明，总黄酮含量为：生山楂2.6%，炒山楂2.2%，焦山楂2.0%，山楂炭1.3%，说明山楂炮制时，受热时间越长，温度越高，被破坏的总黄酮越多[2]。山楂加热后，枸橼酸含量变化较大，炒山楂比生山楂下降了17.47%，焦山楂下降了57.22%；炒山楂与焦山楂相比，也有显著差异[3]。用薄层扫描法测得生山楂和焦山楂中熊果酸的含量分别为0.274%和0.265%；变异系数分别为1.18%和1.15%。说明生山楂和焦山楂无明显差异[4]。采用钼蓝比色法和薄层扫描法测定山楂及其6种炮制品(炒黄、炒焦、制炭、土制、红糖制、蜜制楂炭)中总磷脂含量及磷脂组成分布，结果表明，随着炮制温度升高和加热时间的延长，总磷脂含量明显下降，尤其是炒炭品最突出，与生品相比，下降了62.65%，说明高温炮制会造成部分磷脂成分破坏。以炮制品磷脂成分分布来看，随炒制温度的增加，溶血磷脂酰胆碱和磷脂酸的含量有所增加，其他磷脂成分则有所下降[5]。通过对生山楂、炒山楂、焦山楂、山楂炭中微量元素的测定，山楂各炮制品中检出21种元素，未检出Co、Au、V、Ga、In、Pb、Sb、Pd等10种元素。各炮制品间微量元素含量存在差异。山楂炒黄后，Na、Pt含量增加约1倍，Fe、Cu、Li、Mg、B、Sn略有增加，其他元素均有不同程度下降。山楂炒焦后，Ni增高80倍，Na、Pt增加约1倍，除Ti、Al、Cr含量略有降低外，其他元素含量均升高，其中Fe、Cu、Zn、Li、Mg、Ca、Ba、B、Sn含量增加较多。山楂炒炭后，Cr、Ti含量略有降低，Cu、Ca、Mn、Zn含量增加值与炒焦品相似，Fe、Ti、Li、Na、Be、Mg、Ba、B、P、Pt增加值高于炒焦品[6]。

以小白鼠胃肠推进功能、胃中游离酸、总酸、胃蛋白酶及山楂中亚硝酸盐含量为指标，对山楂生品、炒品、炒焦品和炒炭品进行比较。结果表明，生品或炒品对消化能力影响较大，可以增强，亚硝酸盐含量较低。初步认为，山楂入消胀药以生品或炒品为好[7]。焦山楂和生山楂对福氏痢疾杆菌、宋内痢疾杆菌、变形杆菌、大肠杆菌等均有很强的抑制作用，两者无明显差别。其乙醇提取物抑菌作用较水煎液有所增强[8]。

山楂中有机酸类成分有助消化、抑菌等功能，对热不稳定，加热炮制后含量降低，实验表明当加热温度达140℃以上时，有机酸含量显著降低，加热到220℃时，下降幅度达到48%，其不同炮制品除240℃烘制品外均有胃肠推进作用，且以生品最大，温度越高胃肠推进越弱，温度达到240℃时，胃肠推进已不明显[9]。以滴定法和比色法优选炒山楂最佳工艺为：170℃炒制10分钟[10]。

【附】

1. 近代的炮制方法还有蜜炙法、红糖制法、土炒法、蜜制楂炭等炮制方法。

2. 文献摘录 “去核用，核能化食磨积，治疝，催生，研碎化瘀，勿研消食。童便浸、姜汁炒炭，去积血甚效。”(《得配》)

【按语】山楂从元代开始用炒法炮制，此法沿用至今，而且炒制的标准规格有所增加。其他一些炮制方法，虽然现已弃而不用，但近代部分地区的炮制方法又是古代文献未见记载的。所以从总体上看，山楂的炮制方法，从古至今，演变较大。

从目前山楂炮制研究的结果来看，对指导炮制品的临床应用有一定参考价值，但尚缺乏比较系统的炮制品药效学方面的研究，还需加强这方面的工作。

治疗心血管疾病，不论从中医的用药原则或现代的一些研究结果考虑，山楂均以生用为宜。但用于其他方面，对炮制品的选用则不宜过于呆板，应根据病人的具体情况，结合各炮制品的特点灵活应用。如病人虽然瘀滞明显，但兼有脾虚腹胀时，则宜选用炒山楂，若更兼有泛酸现象者，则以焦山楂为宜。因为生山楂虽然活血消积作用较强，但也克伐正气，且酸性较强，对胃有一定刺激性；焦山楂虽然作用较缓和，但无上述弊端，古方中已有先例。若病人暴饮暴食，特别是肉食过度，滞于肠胃，出现腹痛肠鸣，腹泻臭如败卵，则又宜选用生品，不图止泻，而取其消积力强；甚至与焦槟榔、炒莱菔子、制大黄等同用，以图速效，既能很快消除症状，又可避免积久伤脾胃。

参考文献

[1] 毛淑杰，等. 炮制对山楂中总黄酮及总有机酸含量的影响[J]. 中国中药杂志，1989，14(9)：20.

[2] 陈奇云. 不同炮制方法对山楂中总黄酮的影响[J]. 中药通报，1986，11(12)：29.

[3] 王苹，等. 山楂不同炮制品中枸橼酸含量考察[J]. 中成药，1993，15(5)：21.

[4] 贾之印，等. 北山楂炮制前后熊果酸的含量变化[J]. 中国中药杂志，1989，14(8)：18.

[5] 郭戎，等. 炮制对山楂中磷脂成分的影响[J]. 中成药，1993，15(9)：20.

[6] 李飞，等. 山楂炮制前后微量元素的对比[J]. 中药材，1994，17(8)：29.

[7] 南云生，等. 山楂炮制研究[J]. 中成药，1992，14(4)：18.

[8] 山东中医药研究所，等. 焦山楂、白扁豆花治疗 91 例急性菌痢、肠炎的临床疗效和抑菌试验[J]. 中草药通讯，1973(3)：31.

[9] 陈青莲，等. 不同烘制温度对山楂有机酸含量及胃肠推进功能的影响[J]. 湖北中医学院学报，2000，2(1)：46.

[10] 肖小春，等. 炒山楂工艺的研究[J]. 中药材，2006，29(5)：494.

山 茱 萸

【来源】本品为山茱萸科植物山茱萸 *Cornus officinalis* Sieb. et Zucc. 的干燥成熟果肉。秋末冬初果皮变红时采收果实，用文火烘或置沸水中略烫后，及时除去果核，干燥。

【古代炮制】南北朝刘宋时代有熬制(《雷公》)。宋代有麸炒、酒浸取肉(《总录》)，微炒、焙制(《局方》)，火炮(《百问》)等法。元代有微烧(《世医》)、酒蒸(《幼幼》)的方法。明代有"酒浸良久，取肉去核"(《普济方》)、酒蒸(《万氏》、《回春》)、蒸制(《准绳》)、酒制(《瑶函》)、慢火炒(《一草亭》)等炮制方法。清代有酒浸(《握灵》)、酒洗(《说约》)、羊油炙、盐炒(《本草述》)、酒浸蒸(《良朋》)等方法。

【现代炮制】

1. 山萸肉 取原药材，除去杂质及残留核，洗净，晒干。

2. 酒山萸肉 取净山萸肉，用黄酒拌匀，待酒被吸尽后，装罐内密封隔水炖或置蒸器内蒸制，用武火加热，至山萸肉色变黑润，取出干燥。山萸肉每 100kg 用黄酒 20kg。

3. 蒸山萸肉 取山萸肉，置笼屉或适宜的蒸器内，先用武火，待"圆气"后改用文火，蒸至外皮呈紫黑色，熄火后闷过夜，取出干燥。

【饮片性状】山萸肉呈不规则的片状或囊状，多破裂而皱缩，长 1～1.8cm，宽 0.5～1cm，厚 1mm，外表面紫红色，微有光泽。内表面色较浅，不光滑，对光透视有数条略突起的淡黄色纵线纹；质柔软，不易碎；气微，味酸、涩、微苦。酒蒸山萸肉表面紫黑色，质滋润柔软，微有酒气。蒸山萸肉表面紫黑色，质滋润柔软。

【质量要求】山茱萸杂质不得过3%，水分不得过16.0%，总灰分不得过6.0%，酸不溶性灰分不得过0.5%，浸出物不得少于50.0%，按干燥品计算，含马钱苷($C_{17}H_{26}O_{10}$)不得少于0.60%。酒萸肉马钱子苷不得少于0.50%。

【炮制目的】山茱萸味酸、涩，性微温。归肝、肾经。具有补益肝肾，涩精固脱的功能。

生山茱萸长于敛汗固脱，用于自汗或大汗不止，阴虚盗汗。山茱萸经蒸制后，补肝肾作用增强，多入滋补剂，酒蒸品比清蒸品滋补作用更强，二者用途基本相同。常用于眩晕耳鸣，阳痿遗精，尿频，遗尿，月经过多或崩漏，腰部酸痛，胁肋疼痛，目暗不明等。

【临床应用】

1. 生用

(1) 虚汗不止：常与黄芪、熟地、五味子、白芍等同用，能益气养血，敛汗固表，用于大病之后，气血大虚，腠理不能自闭，汗出不止，如摄阳汤(《辨证录》)。

(2) 大汗欲脱：常与野台参、龙骨、牡蛎、白芍等同用，有敛汗固脱之力，用于大汗淋漓，或喘逆，或怔忡，势危欲脱之证，如来复汤(《参西录》)。

(3) 阴虚盗汗：常与熟地、地骨皮、浮小麦、穞豆衣等同用，能滋阴养血，敛汗，可用于阴亏血少，虚热内扰，盗汗时作。若阴虚有火，盗汗发热，口干心烦，可与当归六黄汤合用。

2. 制用(酒蒸或滑蒸)

(1) 头目眩晕：常与龟甲、熟地、煅磁石、龙胆草等同用，能滋阴潜阳，清肝泻热，可用于肾水不足，肝热上升，头晕目眩，耳鸣重听，如耳鸣丸(《北京市中药成药选方集》)。

(2) 阳痿遗精：常与巴戟天、金樱子、补骨脂、沙苑子等同用，能补肾壮阳，涩精止遗，用于肾气不足，阳痿遗精，体倦神疲，腰腿酸痛。

(3) 尿频、遗尿：常与盐益智仁、山药、覆盆子、沙苑子等同用，能补肾缩尿，用于肾气不足，膀胱失约，小便频数，或余沥不净，或遗尿。

(4) 月经过多或崩漏：与白芍、乌贼骨、龙骨、棕榈炭、茜草等同用，有固经作用，用于肾气不足，冲任不固，月经量多。用于崩漏则常与熟地黄(九蒸)、白芍(酒炒)、玄参、丹皮、龙骨等同用，如清海汤(《傅青主》)。

(5) 腰部酸痛：常与鸡血藤、杜仲、续断、熟地黄等同用，能补肾壮腰，和血舒筋，可用于肝肾亏虚，腰部酸痛，精神疲惫，脚膝无力。若腰痛属肾阴亏损者，可用六味地黄丸(《中药成药制剂手册》)；若属肾阳虚者，可用右归丸(《中药成药制剂手册》)。

(6) 胁肋疼痛：山茱萸虽属酸收固涩之品，但酒制后又具条达之性，可用于肝虚络筋失养，疏泄失常，胁肋疼痛，日久不愈，常与白芍、当归、川楝子等同用，有柔肝止痛，疏理气血之功。

(7) 目暗不明：常与熟地黄、菊花、枸杞子、刺蒺藜(盐水炒)等同用，能滋养肝肾，祛风明目，用于目涩羞明，肝虚目暗，视物模糊，迎风流泪，夜盲等证，如明目地黄丸(《中药成药制剂手册》)。

【参考资料】山茱萸主要含山茱萸苷、没食子酸、酒石酸、苹果酸、维生素A等成分。

对山茱萸果肉和果核进行研究，薄层层析图谱显示，果肉和果核均含有没食子酸、苹果酸等多种相同成分。用薄层扫描法测定山茱萸果肉和果核中的没食子酸和(dl)-苹果酸含量，结果，果肉含没食子酸0.0623%、(dl)-苹果酸0.907%；果核含没食子酸0.127%、(dl)-苹果酸0.544%。其毒性二者都很低，果核比果肉毒性更小(果核LD_{50}为90.8g生药/kg，果肉LD_{50}为53.55g生药/kg)[1]。又有人对山茱萸的研究资料进行综合分析，从果肉、果核化学成分来看，果肉与果核基本相同。在某些营养成分方面，果核优于果肉，果核毒性很低，并且本草记载中果核可以打碎入药。因此，建议山茱萸可以合核入药，但应加大剂量[2]。

通过对山茱萸不同炮制品的不同溶媒提取物的薄层分析，结果表明，清蒸、酒蒸、生山萸肉，含有相同的化学成分。熊果酸含量测定结果表明，酒蒸品与生品相比，熊果酸的含量增加，而总皂苷含量有所下降[3]。酒蒸山萸肉熊果酸含量最低。亦有研究证明，山萸肉炮制前后熊果酸含量无变化，但均低于《中国药典》规定[4]。

采用正交设计法对工艺中酒的用量、闷润时间、蒸制时间 3 个因素进行优选，得到酒蒸山茱萸最佳炮制工艺为以酒的用量 25%、闷 2 小时、蒸 4 小时[5]。

【附】

1. 近代炮制方法还有醋蒸、醋拌润、盐水拌蒸、蜜水蒸等法。

2. 文献摘录 “既干，皮甚薄，当以含核为用尔”(《证类》)。“酒拌，砂锅上蒸去核了，一斤取肉皮用，只秤成四两已来，凡蒸药用柳木甑，去水八九寸，水不泛上，余悉准此”(《大法》)。“核能滑精，切勿误用”(《通玄》)。

【按语】山茱萸去核之说，始于雷敩，以后有一些医药著作提出了不同看法，认为果核与果肉可一并入药；但“核能滑精”及“取肉去核”的认识一直起着主导作用，《中国药典》亦要求去核。近代有些研究结果倾向于果肉与果核差别不大。也有部分人作了临床观察(多为个例，不系统)，其结果不一：有的遗精病人，连核用后，病情加重，去核用肉，则病情有明显好转；有的连核用则同样有效；有的则连核用比单用果肉作用稍弱；也有用果核粉末给健康人服用，未发现任何不良反应[2]。熊果酸是山茱萸主要成分之一，果核中的熊果酸含量约为果肉的 1/6，且果核所占重量大，不去核必然会影响药的质量，故《中国药典》要求去核。山茱萸元代开始用酒蒸，明代蒸法则成为主要的炮制方法，尤其是酒蒸法一直沿用至今，并为《中国药典》采用。

山茱萸药性平和，微温不燥，阴虚阳虚皆可应用。虽为固涩之品，但敛正气不敛邪气，且能流通血脉[6]。为了增强补肝肾的作用，临床上除敛汗生用外，均以制品为主。实验证实：炮制后的山茱萸能使肾阴虚模型小鼠的负重游泳时间、耐缺氧时间明显增加、血清超氧化歧化酶(SOD)活力增强、丙二醛(MDA)含量降低，说明山茱萸炮制后滋阴补肾作用增强[7]。清蒸品与酒蒸品作用大致相同，但酒蒸品温性及流通血脉作用较清蒸品强，故温补肾阳的方剂及治腰部酸痛，胁肋或心腹痛有肝肾不足者，用酒蒸品效果稍胜一筹。

参考文献

[1] 尚遂存，等. 山茱萸果核药用价值研究简报[J]. 中药通报，1987，12(11)：38.

[2] 刘春生，等. 山茱萸去核炮制考证及现代研究进展[J]. 中药材，1993，16(11)：24.

[3] 赵五从，等. 山茱萸炮制前后药效成分含量的变化[J]. 医学信息，2007，20(9)：1674.

[4] 张海珍，等. 山茱萸炮制前后的熊果酸考察[J]. 中成药，1996，18(5)：22.

[5] 余宗亮，等. 正交实验优选山茱萸炮制工艺[J]. 中药新药与临床药理，2006，17(2)：135.

[6] 中山医学院《中药临床应用》编写组. 中药临床应用[M]. 广州：广东人民出版社，1976：411.

[7] 余宗亮，等. 山茱萸炮制前后对肾虚模型小鼠的药效研究[J]. 中药药理与临床，2007，23(6)：50.

千 金 子

【来源】本品为大戟科植物续随子 *Euphorbia lathyris* L. 的干燥成熟种子。夏、秋二季果实成熟时采收，除去杂质，干燥。

【古代炮制】宋代有制霜的方法(《证类》)。元代亦用制霜法(《世医》)。明代另增加了炒法(《普济》)和酒浸(《医学》)。清代亦沿用制霜(《备要》)的方法。

【现代炮制】

1. 千金子　取原药材，除去杂质，筛去泥沙，洗净，取出晒干。用时捣碎。

2. 千金子霜　取净千金子，搓去种皮，碾如泥状，用纸包裹微烤后，压榨去油，或用布包严置蒸屉内蒸热，压榨去油，如此反复操作，至药物不再黏结成饼，碾细备用。

【饮片性状】千金子呈椭圆形或卵圆形，长5～6mm，直径3～4mm；表面灰棕色或灰褐色，具不规则网状皱纹，网孔凹陷处灰黑色，形成细斑点；一侧有纵沟状种脊，顶端为突起的合点，下端为线形种脊，基部有类白色突起的种阜或脱落后的疤痕；种皮薄脆，种仁白色或黄白色，富油质；气微，味辛辣。千金子霜为淡黄色粉末，微显油性，味辛辣。

【质量要求】千金子霜含脂肪油应为18.0%～20.0%。千金子含千金子甾醇($C_{32}H_{40}O_8$)不得少于0.35%。

【炮制目的】千金子味辛，性温；有毒。归肝、肾、大肠经。具有逐水消肿，破血消癥的功能。

千金子为峻泻逐水药，生品毒性较大，作用峻烈，多供外用，常用于顽癣、疣赘、蛇咬伤；内服宜慎，用于肝硬化腹水或晚期血吸虫病。千金子制霜后能缓和泻下作用，并降低毒性，可配入丸散剂内服，用于水肿胀满，积聚癥块，诸疮肿毒。

【临床应用】

1. 生用

(1) 顽癣、疣赘：用千金子研末外敷。

(2) 肝硬化腹水或晚期血吸虫病：若属水肿实证，体质尚好，大小便不通畅者，可取白色子仁，捣成泥状，装入胶囊，每次服6g，清晨空腹服用，服后3小时内可见唾液分泌增加、头晕、恶心、腹泻，3小时后恢复。病情轻者单服1次便见效。一般每5天服1次，共服2～3次，具有逐水消肿功效。忌食碱盐和难消化食物(《中药临床应用》)。

(3) 蛇咬伤：与重楼共为散剂，酒服1.5g，兼用唾液调和少许敷伤处，用于蛇咬肿毒，烦闷欲死(《海上集验方》)。

2. 制用(千金子霜)

(1) 水肿胀满：单用千金子去油制霜内服，治水气肿胀(《斗门方》)，或用千金子霜每次服0.3～0.5g治肝硬化腹水或晚期血吸虫病体质较差者(《中药临床应用》)。亦可与大黄配伍，酒、水为丸，白汤送服，治阳水肿胀(《摘玄方》)。

(2) 癥瘕积聚：与活血去瘀理气药同用，力甚猛，用之得法，疗效颇捷。临床现已少用于这方面。与当归等同用，一偏养血活血，一偏行血散瘀，活血散瘀而不伤正，扶正而不致气血壅滞，可用于寒凝血瘀，癥瘕积聚。

(3) 恶疮肿毒：紫金锭，与红芽大戟、山慈菇(去皮，洗，焙)、文蛤(洗，焙)、麝香等同用，能攻毒疗疮，外用治诸疮肿毒；内服可治瘟疫，喉痹，心胃气痛，呕吐泄泻等多种疾病(《百一选方》)。

【参考资料】本品茎要含脂肪油(40%～50%)、百瑞香素、续随子素、马粟树皮苷、树胶质等成分。

综合古今文献，传统炮制常用冷法或干热法制霜。冷法制得的千金子霜含油量较高，干热法次之，蒸法较低[1]。千金子霜炮制经验标准为：①吸油纸不显油痕；②药粉松散，不再黏结成饼；③呈淡黄色粉末，微显油性，味辛辣。但传统经验标准制的霜含油量差异仍较大，根据《实用有毒中药手册》按含油量为28%～32%标准炮制的千金子霜在临床上按常规给药(1～2g/次)，未出现任何中毒症状的情况，结合实验，千金子霜含油标准宜定为30%±2%。中间质量控制方法为：用吸油纸法可按理论得霜率67%控制霜重；压榨法可按理论去油率33%控制榨出的油重。通过分析，不论千金子原料含油量大小如何，本法控制中间质量都很有效[2]。

近年来有人用冷法制霜新工艺（提油返油法）制霜，分别对比了两种制霜法制出的成品中脂肪油、秦皮乙素、七叶树苷的含量均无显著性差异($P>0.05$)，提出可用新法代替传统方法[3]。

【附】

1. 近代少数地区还有微炒的炮制方法。

2. 文献摘录　"用纸包裹，换纸研数拾次，去尽油，以色白再研纸无油成霜为度"(《准绳》)。

【按语】千金子从古至今均以制霜为主要炮制方法。制霜目的均是减毒。千金子按传统标准制备的千金子霜其含油量差异甚大，低者含10%左右，高者含25%左右[4-5]，不易掌握用药剂量。《中国药典》规定：本品含脂肪量应为18.0%～20.0%。根据传统经验标准，结合实验所提出的千金子霜质量标准及中间质量控制方法[2]，均较合理，有利于临床控制用量，保证安全有效。

千金子在古方中，内服生用者亦不少。但因毒副作用较大，故现在临床上内服多用千金子霜，生用者较少，即使古方生用，现在也多用千金子霜。千金子内服也少有入汤剂的。

参考文献

[1] 程国庆. 千金子的炮制研究进展[J]. 陕西中医，2006，26(9)：1140.

[2] 袁劲松，等. 千金子霜炮制品含油量及其中间质控方法研究[J]. 中成药，1995，17(5)：19.

[3] 李群，等. 千金子炮制工艺研究[J]. 中国现代中药，2007，9(9)：14.

[4] 王德满，等. 千金子霜含油量分析[J]. 中草药，1987，18(1)：14.

[5] 李群，等. 千金子炮制品中脂肪油成分的研究[J]. 中成药，1994，16(4)：24.

马　钱　子

【来源】本品为马钱科植物马钱 *Strychnos nux-vomica* L. 的干燥成熟种子。冬季采收成熟果实，取出种子，晒干。

【古代炮制】明代有豆腐制(《纲目》)、牛油炸(《禁方》)、油扎(《启玄》)、炒黑(《保元》)等法。清代有炒焦(《尊生》)、香油炸(《良朋》)、油煮、炙炭存性(《全生集》)、土炒、甘草水煮(《串雅补》)、切片炒研(《得配》)等炮制方法。

【现代炮制】

1. 生马钱子　取原药材，除去杂质，筛去灰屑。

2. 制马钱子

(1) 砂烫：取砂子置锅内，用武火加热，加入净马钱子，拌炒至棕褐色，鼓起，内部红褐色，并起小泡时，取出，筛去砂子，放凉。供制马钱子粉用。

(2) 油炸：取麻油适量，置锅内，加热至230℃左右，投入马钱子，炸至老黄色时，立即取出，沥去油，放凉。用时碾粉。

【饮片性状】生马钱子中的马钱子呈纽扣状圆板形，直径约1.5～3cm，厚0.3～0.6cm，常一面隆起，一面凹下；表面密被灰棕或灰绿色绢状茸毛，自中间向四周呈辐射状排列，有丝样光泽；边缘稍隆起，较厚，有突起的珠孔，底部中心有突起的圆点状种脐；质坚硬，平行剖面可见淡黄白色胚乳，角质状，子叶心形，叶脉5～7条；无臭，味极苦。云南马钱子呈扁椭圆形或扁圆形，边缘较薄而微翘，子叶卵形，叶脉3条。砂烫马钱子中间略鼓，表面棕褐色，断面红褐色，中间有裂隙，质坚脆，无臭，味苦。油炸马钱子中间略鼓，表面老黄色，质坚脆，有油香气，味苦。

【质量要求】马钱子水分不得过13.0%，总灰分不得过2.0%，按干燥品计算，含番木鳖碱(士的宁)($C_{21}H_{22}N_2O_2$)应为1.20%～2.20%，马钱子碱($C_{23}H_{26}N_2O_4$)不得少于0.80%。制马钱子水分不得过12.0%。马钱子粉含士的宁应为0.78%～0.82%，马钱子碱不得少于0.10%。

【炮制目的】马钱子味苦，性温；有大毒。归肝、脾经。具有通络止痛，散结消肿的功能。

生马钱子毒性剧烈，仅供外用。常用于局部肿痛，如治喉痹作痛，面瘫等。制马钱子毒性降低，亦易粉碎，常供内服。多用于风湿痹痛，跌打损伤，骨折瘀痛，痈疽，疔疮，瘰疬，痰核，麻木瘫痪。

【临床应用】

1. 生用

(1) 喉痹：可与青木香、山豆根等分为末，吹喉，治喉痹作痛，能利咽止痛(《医方摘要》)。

(2) 面瘫(面神经麻痹)：将马钱切薄片，排列于橡皮膏上，外贴于面部，有活络作用(《中药大辞典》)。

2. 制用

(1) 风湿痹痛：常与乳香(醋炙)、麻黄、木瓜、防风、杜仲等同用，能疏风散寒，活血通络，宣痹止痛。用于风寒湿痹，腰腿疼痛，四肢麻木，身体沉重等证，如疏风定痛汤(《中药饮片炮制述要》)。亦可与地龙研末为丸服，能通络定痛，可治全身关节拘急疼痛或麻木，如龙马自来丹(《医林改错》)。

(2) 痈疽、疔疮、瘰疬、痰核：常与穿山甲、僵蚕研末，米糊为丸服，能散结消肿，如青龙丸(《中药临床的生用与制用》)。治痈疽，可与山芝麻、穿山甲共研末酒下，如马钱散(《救生苦海》)。

(3) 跌打损伤、骨折瘀痛：常与乳香(醋炙)、没药(醋炙)、麻黄等同用，能散瘀消肿，活血止痛，用于跌打损伤，伤筋动骨，红肿疼痛，如九分散(《中药成药制剂手册》)。

(4) 麻木瘫痪：可与人参、当归、乳香等同用，能益气养血，开通经络，透达关节，用于偏枯，痹木诸证，如振颓丸(《参西录》)。

此外，现在临床上还试用于癌症，有散结止痛作用。

【参考资料】马钱子主要化学成分为生物碱。有番木鳖碱(Strychnine，即士的宁)、伪番木鳖碱(Pseudostrychnine)、马钱子碱(brucine，即布鲁生)、伪马钱子碱(Pseudobrucine)、番木鳖次碱(Vomicine，即4-羟基依卡精)、奴伐新碱(novacine，即甲基伪马钱子碱)、α-可鲁勃林(α-Colurine)、β-可鲁勃林(β-Colubrine)、土屈新碱(struxine)、依卡精(icajine，即甲基伪士的宁)、异番木鳖碱(isostrychnine)、番木鳖碱氮氧化物(strychnine N-oxide)、异番木鳖碱氮氧化物(isostrychnine N-oxide)、异马钱子碱(isobrucine)、马钱子碱氮氧化物(brucine N-oxide)、4-羟基-3-甲氧基-番木鳖碱(4-hydroxy-3-methoxystrychnine)、4-羟基-番木鳖碱(4-hydroxy-strychnine)、异马钱子碱氮氧化物(isobrucine N-oxide)、2-羟基-3-甲氧基-番木鳖碱(2-hydroxy-3-methoxystrychnine)、15-羟基-番木鳖碱(15-hydroxy-strychnine)、番木鳖原碱(protostrychnine)、3-Methoxyica、Normacusine B 等。此外,尚含有番木鳖苷(loganin 或 Loganoside)、绿原酸(chlorogenic acid)、Salidroside 和 Culhiloside 等非生物碱[1]。

近年对马钱子的炮制研究较多。但前一时期基本上都是以番木鳖碱和马钱子碱的含量变化作为研究内容,近期有的单位对马钱子作了系统研究。砂炒马钱子因受热程度不同,番木鳖碱的含量也不同,若生马钱子平均含量为 1.56%,砂炒温度 270℃色变棕黄时,含量为 1.15%,290℃炒至黑褐色时为 0.49%,受热 270℃以上的炮制品,其成分可能由于挥散而损失[2]。也有实验表明,马钱子炮制后,士的宁含量变化不大,而马钱子碱含量下降明显,这与两种物质稳定性有关。马钱子碱的药理强度仅为士的宁的 1/40,通过炮制可除去疗效差而毒性较大的马钱子碱[3]。薄层扫描结果表明,马钱子皮毛中士的宁、马钱子碱的含量远低于生品,分别只有生品的 30.7%和 16.1%。从马钱子生品、炮制品以及皮毛的薄层层析图谱看,三者生物碱成分基本一致,仅存在含量的差异[4]。测定马钱子生品与炮制品中士的宁和布鲁生含量,结果表明,砂烫、烘烤、油炸、醋炙等炮制品中士的宁和布鲁生含量,与生品比较均未降低;醋泡品降低较明显[5]。马钱子通过较系统的研究,从生品和砂烫品中分离得到 23 个化合物,并全部确定了结构,其中生物碱 16 个,苷类 2 个,甾体 1 个,萜类 4 个。23 个化合物中新发现、新命名的化合物为 6 个。从 13 种成分在生品和炮制品中的含量变化,可以看出,马钱子在炮制过程中变化最大的是马钱子类生物碱的异型结构和氮氧化合物。士的宁 mp. 为 280~282℃,马钱子碱的 mp. 为 180~182℃,通常炮制马钱子的温度 230~240℃,该温度似不足以破坏士的宁结构,而只能破坏马钱子碱的结构。实际上马钱子炮制后,士的宁和马钱子碱都明显减少,异士的宁、异马钱子碱、依卡精有明显增加,只是士的宁下降了 15%,马钱子碱下降了 30%左右,此现象很难从 mp. 去解释。经精密的方法测定,士的宁加热到 230~240℃还相当稳定,若将士的宁和马钱子碱的单体混合加热,则士的宁形成氮氧化物和异型生物碱的速度大大加速,并且在 230~240℃达到高峰。即两种单体混合后,降解士的宁的温度降低了,这可能是产生了共熔现象,士的宁在马钱子中与另外 10 多种生物碱及其他成分共存,也会产生此现象[6-7]。生马钱子含有 12 种生物碱,砂烫和油炸炮制品则增加了异马钱子碱、2-羟基,3-甲氧基士的宁、异马钱子碱氮氧化物、异士的宁氮氧化物 4 种生物碱。从砂烫和油炸马钱子的生物碱种类鉴别来看,炮制后的马钱子生物碱种类增多了,但总生物碱下降甚微[8]。用薄层扫描法测定马钱子炮制后生物碱和马钱子苷的含量,结果表明,砂烫、油炸、甘草制、尿泡、尿泡砂烫、醋制、醋制砂烫,均能使马钱子中士的宁、马钱子碱、甲基伪士的宁、士的宁次碱、伪士的宁、甲基伪马钱子、β-可鲁勃林、16-羟基、α-可鲁勃林和马钱子苷的含量有不同程度的下降;砂烫和油炸炮制品中异士的宁、异马钱子碱、士的宁氮氧化物、马钱子碱氮氧化物的含量增大;尿浸泡炮制品中未检出依卡精(甲基伪士的宁)和 4-羟基依卡精(士的宁次碱),士的宁氮氧化物和马钱子碱氮氧化物含量也很低;尿泡和醋制马钱子异士的宁含量偏低,士的宁的含量也不足生品的 1/2 和 1/4;醋制、甘草制、尿泡马钱子中的马钱子苷比其他炮制品降低更多[6,9-11]。进口马钱子和云南马钱子水煎液中士的宁和马钱子碱含量相近,云南马钱子生品煎液中未检出士的宁次碱、士的宁氮氧化物、马钱子碱氮氧化物。马钱子炮制后,士的宁和马钱子碱在水煎液中含量均有不同程度的下降,油炸马钱子士的宁和马钱子碱在水煎液中含量高于砂烫马钱子。进口马钱子炮制后，士的宁次碱、士的宁氮氧化物和马钱子碱氮氧化物在水煎液中均有所增加[12]。

马钱子炮制后毒性降低，主要是通过改变毒性成分的结构，并不是单纯地降低含量来降低其毒性。各炮制品与生品比较，总生物碱下降率为：砂烫 7.9%，油炸 8.4%，甘草制 52.4%，醋制 53.8%，尿泡砂烫 15.3%，醋制砂烫 65.1%；其毒性下降率为：砂烫 48.5%，油炸 52.5%，甘草制 47.2%，醋制 47.8%，尿泡砂烫 52.9%，醋制砂烫 44.5%[6]。由此可见毒性的下降与生物碱的减少并不呈平行关系。士的宁和马钱子碱的毒性分别比它们相应的氮氧化物大 10 倍和 15.3 倍，但其药理作用与氮氧化物相似，尤其是马钱子碱氮氧化物其镇痛作用强于马钱子碱，具有药效发挥迟，但药效持久的特点[6,13]。马钱子碱氮氧化物在化痰和止咳方面优于马钱子碱；马钱子碱氮氧化物对实验性炎症和抗血栓形成有明显作用；马钱子炮制后虽然毒性大幅度降低，但未降低炮制品及经炮制后转化的生物碱对呼吸中枢和血管运动中枢的作用；异马钱子碱和异马钱子碱氮氧化物对心肌细胞有保护作用，而马钱子碱则无此作用；马钱子类生物碱能抑制肿瘤细胞，且以异士的宁氮氧化物和异马钱子碱氮氧化物作用最强[6]。由此可见，马钱子炮制后，生物碱转化为氮氧化物，毒性较低，作用较强，因此，马钱子炮制后入药是科学的。

用烘法考察马钱子的炮制工艺，结果表明，温度和时间两个因素对马钱子中士的宁含量均有显著影响，而时间又是主要因素。实验还证实，炮制温度在 200～240℃，炮制时间 5～12 分钟范围内，马钱子中士的宁含量可达到传统砂烫的炮制结果[14]。有实验表明，砂烫马钱子士的宁含量远远高于尿泡砂炒马钱子。若改尿泡砂炒法为砂炒法，必须改变处方中马钱子用量，以保安全。砂炒法炮制马钱子比尿泡砂炒法经济方便，用量为原来的 1/5，且工艺简单，可提高生产效率[15]。马钱子传统炮制方法共同点为去皮毛，但将去毛和不去毛的马钱子提取物分别用小白鼠作毒性实验，结果两者无显著差异[16]。将马钱子皮毛作定性分析，未发现与仁不同的其他成分，其总碱含量仅为仁的 1/2。就生物碱在马钱子、云南马钱子种子中的含量分布看，由于皮毛中士的宁、马钱子碱的含量远远低于胚乳外层及内层，在不考虑粉碎困难的情况下，去毛意义不大[17-18]。对马钱子的几种炮制品进行研究，油炸法的油温控制在 220～250℃为宜，低于 220℃时，则炮制时间延长，若油温达 250～260℃时，则士的宁损失率高达 18.57%；砂烫法士的宁含量与受热温度、受热时间有很大关系，与药物个体大小、砂的粒度、砂的比例也有关，因上述条件不同，士的宁含量颇不一致，认为砂烫马钱子士的宁含量应控制在 0.8%～1.0%之间为宜；烘烤法用 180℃烘 8 分钟，烘制品外观与砂烫品一致，去毛和粉碎难易程度及士的宁的含量也与砂烫品一致；醋制法时间长，士的宁含量仅为 0.376%，不宜提倡[19-20]。各种炮制方法均能降低马钱子毒性，但从生物碱的得率、药材利用率、经济效益等方面综合考虑，用液体辅料浸泡马钱子，成分流失较多，故总生物碱得率低，且费时、费辅料，操作繁杂，而砂烫和油炸既能降低毒性，并且内在成分损失少，炮制时间短，其中尤以砂烫法更佳。从研究士的宁和马钱子碱加热反应的效果来看，砂烫马钱子以 230～240℃和 3 分钟～4 分钟为最佳的炮制温度和时间[6]。作为蒙药的马钱子，炮制品与生品相比，不同炮制品中士的宁含量的减少依次为：脱脂酸牛奶煮制品＞牛乳煮制品＞脱脂酸牛奶浸制品。故马钱子的蒙药炮制采用脱脂酸牛奶煮制较为理想，可缩短生产周期，降低成本，提高成品质量，且符合蒙医用药原则[21]。

传统方法对马钱子炮制标准的掌握，是通过马钱子在炮制过程中的形态、颜色等外观变化特征来判断的。这种方法简便，但经验性很强。马钱子有时仅靠传统经验判断很难控制质量。实验表明，砂炒（烫）、油炸其士的宁损失较低[18]。砂炒（烫）温度控制在 200℃以下为宜，油炸温度控制在220～250℃为宜[22-23]。目前，对马钱子的炮制研究多局限在士的宁的含量变化测定，但士的宁并非马钱子中的唯一有效成分，马钱子除去士的宁后，毒性降低，临床仍具有明显降低"血沉"和"抗O"的作用[24]。从全面地评价马钱子品质优劣及安全性方面考虑，拟以士的宁和马钱子碱含量的总和作为马钱子质量控制指标较为合理。对热稳定试验表明，士的宁、马钱子碱的损失是一个在高温条件下，加速其氧化分解的物理化学过程，在相同条件下，马钱子碱相对比士的宁易于分解破坏，这与其结构上的 $C_2—OCH_3$、$C_3—OCH_3$ 取代有关，是马钱子经炮制能解毒的主要原因[25]。又有报道认为，砂烫马钱子用爆声来控制炮制程度，简便易行。经反复观察，用热砂翻炒至马钱子逐渐产生膨胀爆鸣声，并由少渐多，后由多渐少，最终爆鸣声消失，整个爆鸣声持续时间约为40～50秒，爆鸣声消失后，再翻炒50秒，即可出锅放凉。经多次实验，成品性状完全符合《中国药典》规定[26]。近期系统研究认为，制马钱子总生物碱定为0.80%～1.20%；士的宁0.5%～0.9%，马钱子碱0.20%～0.30%，水分不得超过10%；总灰分不得超过4%[6]。

【附】

1. 近代的炮制方法还有油炒马钱片、清炒、甘草制、童便制、绿豆制、姜制、甘草香油制、童便浸砂炒、土炒、童便炒、麻黄炒、复制等。

2. 文献摘录　"水煮去皮，麻油炸黄，不令焦枯"（《串雅补》）。"黄土炒，焦黄为度，不可太枯，筛取净末……忌见铁器，入砂锅内，黄土拌炒焦黄为度，石臼中捣磨，用细筛，筛去皮毛，拣净，末"（《拾遗》）。

【按语】马钱子古代虽有多种炮制方法，但油制是主要的炮制方法，尤其以油炸应用较广泛，在古方中多有体现，且沿用至今。土炒法古代也较常用，其他一些炮制方法也为近代沿用。砂烫法古代文献罕有记载，但为现今的主要炮制方法。1963年版《中国药典》用油制，以后各版《中国药典》均用砂烫法。

马钱子的炮制研究，前一时期多局限于士的宁的含量测定或士的宁与马钱子碱的含量变化，所以对生物碱的减少与毒性的降低不呈平行关系不能很好的解释。近期的系统研究取得了新的进展，即马钱子加热炮制不仅仅是减少生物碱含量，更重要的是转化成了氮氧化物和异型生物碱，这就能较好地说明马钱子炮制后毒性降低的原因。在炮制方法的选择方面，从去毒存效考虑，砂烫和油炸优于其他炮制方法，尤其是砂烫法，简便易行，从各方面考虑，似为目前最佳的炮制方法。为了保证马钱子安全有效，砂烫控制在230～240℃和3～4分钟为宜，油炸控制在220～250℃以内为宜。由于马钱子皮毛与仁所含成分没有质的区别，故2005年版《中国药典》不要求去毛。其饮片质量标准，近期系统研究所暂定的总生物碱、士的宁、马钱子碱含量及水分、灰分限量，可作为目前控制马钱子质量的指标。

目前临床上，马钱子似以骨伤科应用较广泛，其次是用于痹病、瘫痪和癌症。内服历来多用于成药，很少入汤剂，一是汤剂不如成药效果好，二是汤剂不易控制马钱子每次的服用剂量。凡马钱子在古方中用油炸或土炒者，现今可用砂烫代替，实际上一些成方过去要求用其他方法炮制的，现在基本上都用砂烫法处理。油炸法也有其特点，似应保留，需作进一步的全面研究，以免好的炮制方法被遗弃。

参考文献

[1] 阴健，等. 中药现代研究与临床应用(1)[M]. 北京：学苑出版社，1994：118.

[2] 蒙光蓉. 砂烫马钱子对番木鳖碱含量的影响[J]. 药学通报，1964，10(9)：409.

[3] 沙德智,等.马钱子中生物碱含量分布及其与炮制的关系[J].中国中药杂志,1989,14(1):22.

[4] 吴绍安.马钱子生品、炮制品及其皮毛的生物碱含量比较[J].中成药,1988(12):20.

[5] 曾明,等.马钱子炮制前后毒性比较[J].中药材,1989,12(5):24.

[6] 叶定江,等.常用中药马钱子饮片研究("八五"国家科技攻关专题)[J].南京中医药大学,1995:1～9(专辑).

[7] 蔡宝昌,等.中药马钱子炮制品中四种新生物碱[J].生药学杂志,1990,44(1):42(英文).

[8] 蔡宝昌,等.马钱子不同炮制品中总生物碱的测定及急性毒性试验的比较[J].中国中药杂志,1994,19(10):598.

[9] 何亚维,等.不同炮制方法对马钱子中4种生物碱的影响[J].中国中药杂志,1995,20(2):84.

[10] 吴皓,等.炮制对马钱子中生物碱的影响[J].中国中药杂志,1994,19(5):277.

[11] 蔡宝昌,等.炮制对马钱子中马钱子甙的影响[J].中国中药杂志,1994,19(6):345.

[12] 蔡宝昌,等.炮制对马钱子中生物碱煎出率的影响[J].中国中药杂志,1993,18(1):23.

[13] 马骋,等.士的宁和马钱子碱及其氮氧化合物的毒性比较[J].南京中医学院学报,1994(2):23.

[14] 郇宜俊.用正交试验探讨烘箱法炮制马钱子[J].中成药,1989,11(4):18.

[15] 林武俊,等.跳骨片中砂烫马钱子用量的研究[J].中成药,1991,13(3):18.

[16] 林继晓.马钱子的炮制与使用[J].中药通报,1983,8(3):24.

[17] 山东医学院附属中医院,等.马钱子炮制工艺改进[J].中草药通讯,1973(2):42.

[18] 沙德智.马钱子炮制研究概况[J].中成药,1989,11(3):20.

[19] 潘庆华,等.马钱子炮制沿革及现代研究[J].山东中医杂志,1990,9(2):33.

[20] 熊少希.从马钱子看剧毒中药的炮制[J].中成药研究,1983(8):23.

[21] 白明纲,等.蒙药传统炮制对马钱子士的宁含量的影响[J].中国中药杂志,1993,18(1):28.

[22] 石鹏程,等.马钱子炮制再探[J].中成药研究,1980(6):30.

[23] 石鹏程,等.马钱子炮制研究[J].药学通报,1981,16(3):60.

[24] 叶定江,等.马钱子炮制目的小议[J].中药通报,1983,8(1):18.

[25] 陆敏仪,等,双波长法测定马钱子中马钱子碱和士的宁含量及马钱子炮制原理探讨[J].中国中药杂志,1990,15(12):18.

[26] 贾传春,等.马钱子炮制品质控新法[J].中成药,1995,17(5):51.

马　兜　铃

【来源】本品为马兜铃科植物北马兜铃 *Aristolochia contorta* Bge. 或马兜铃 *Aristolochia debilis* Sieb. et Zucc. 的干燥成熟果实。秋季果实由绿变黄时采收,干燥。

【古代炮制】宋代有微炒(《博济方》)、焙(《药证》)、酥制、炙(《证类》)、炒(《普本》)等炮制方法。元代有炙法(《汤液》)。明代基本上沿用宋代方法.有微炒(《普济方》)、炒(《医学》)、烧法、酥制(《纲目》)、焙干(《乘雅》)等法。清代除沿用明代的方法外,又增加了炮法(《法律》)。

【现代炮制】

1. 马兜铃　取原药材,除去杂质,搓碎,筛去灰屑。

2. 蜜马兜铃　取炼蜜,加适量开水稀释,淋于净马兜铃碎片内拌匀,闷透,置炒制容器内,用文火加热,炒至不粘手为度,取出放凉。马兜铃每100kg用炼蜜25kg。

【饮片性状】马兜铃为不规则的小碎片。果皮黄绿色或棕褐色,有波状棱线;种子扁平而薄,钝三角形或扇形,边缘有翅,中央棕色,周边淡棕色;种仁心形,呈乳白色,有油性,气特异,味苦。蜜马兜铃碎片,表面深黄色,略具光泽,带有黏性,味微苦甜。

【炮制目的】马兜铃味苦，性微寒。归肺、大肠经。具有清肺降气，止咳平喘，清肠消痔的功能。

生品因性味苦寒，长于清肺降气，止咳平喘，清肠消痔，用于肺热咳嗽，肺热喘逆，痔疮肿痛，肝阳上亢之眩晕、头痛。蜜炙能缓和苦寒之性，增强润肺止咳功效，多用于肺虚有热的咳嗽。蜜制后可矫正苦劣之味，减少恶心或呕吐的副作用，故蜜炙品临床常用。

【临床应用】

1. 生用

(1) 肺热咳嗽：常与桑白皮、桔梗、黄芩、杏仁等同用，能清肺热，止咳逆，用于肺热咳嗽，痰多黄稠。

(2) 肺热喘逆：常与桑白皮、葶苈子、半夏、甘草等同用，能清肺降气，止咳平喘，用于痰热阻肺，气逆喘咳，胸膈烦闷，如马兜铃汤(《普济方》)。

(3) 痔疮肿痛：与地榆、槐花等同用，治湿热蕴于大肠的痔疮肿痛出血，有清湿热、凉血止血作用(《日华子本草》)。

(4) 肝阳上亢之眩晕、头痛：常与夏枯草、钩藤、黄芩等同用，能清热平肝，用于肝阳上亢之眩晕、头痛、面赤。近年用本品治高血压有一定疗效。

2. 制用　肺虚咳嗽常与沙参、麦冬、川贝母、炙百部、百合等同用，能增强清热润肺，止咳祛痰的功效，用于肺阴不足，痰热内阻，潮热盗汗。补肺阿胶汤(《药证》)治肺虚有热，咳嗽咯血或痰中带血，配伍阿胶、牛蒡子、杏仁、糯米等，具有补肺清金、止血的作用。原方马兜铃焙用，现今临床上常用蜜马兜铃，既可矫味，又可增强润肺止咳的功效。

【参考资料】马兜铃蜜制时，加蜜量的多少对质量有重要影响。对其加蜜量检测方法的研究初步表明，蜜马兜铃比生马兜铃增加的果糖含量，与炮制蜜马兜铃时的加蜜量之间，具有很好的线性相关性[1]。

以马兜铃酸的含量为指标，采用正交实验法对恒温干燥法蜜制马兜铃的炮制工艺进行优选，得到最佳炮制工艺为：加蜜量 35%、烘制温度 110℃、烘制时间 60 分钟[2]。

【附】

1. 近代的炮制方法还有单炒、炒焦后再加蜜拌炒等。

2. 文献摘录　“肺气喘急，马兜铃二两去壳膜用酥半两，拌匀，慢火炒干(水煎)。”(《握灵》)

【按语】马兜铃古代以焙法和炒法用得较普遍，辅料炮制仅见酥炙一种，近代只有少数地区沿用了炒法。蜜炙法古代文献未见记载，现今一般都用蜜炙法，其他方法已基本不用，这是马兜铃炮制方法的演变和发展，对提高疗效，减少副作用有积极意义。

在临床应用方面，生品和蜜炙品的功用略有区别，即生品清肺止咳作用偏胜，蜜炙品润肺止咳作用较强。但二者的基本作用还是一致的，均能宣肺降气，止咳平喘；二者祛痰作用均不明显，适用于热咳和燥咳。由于生品易于引起呕吐，所以目前临床上不论肺热偏盛的咳喘或肺虚有热的咳喘，亦多用蜜炙品，即便是肺热较重者，也常用蜜制品与清热药合用，既可减少呕吐的副作用，又可增强润肺止咳的功效。

参考文献

[1] 吕文海，等. 四种蜜制饮片蜜用量检测研究[J]. 中药通报，1988，13(12)：22.

[2] 张金莲，等. 正交实验优选恒温干燥法蜜炙马兜铃降毒炮制工艺[J]. 时珍国医国药，2007，18

(11):2710.

川　楝　子

【来源】本品为楝科植物川楝 *Melia toosendan* Sieb. et Zucc. 的干燥成熟果实。冬季果实成熟时采收，除去杂质，干燥。

【古代炮制】南北朝刘宋时代有酒拌蒸后去核(《雷公》)的炮制方法。宋代炮制方法甚多，有火炮(《博济方》)，酒浸(《苏沈》)，炒黄(《证类》)，粟米炒、巴豆麦麸制(《总录二》)，微炒(《普本》)，童便浸、面炒、面裹煨、巴豆制(《总微》)，茴香炒、陈皮炒、黑牵牛炒(《朱氏》)、醋煮(《百问》)等法。元代除沿用炒法和巴豆制而外，又有盐炒、酥制(《瑞竹》)，酒煮(《宝鉴》)、牡蛎炒(《丹溪》)等炮制方法。明代炮制的方法较多，有盐茴香炒、巴豆麦麸制、斑蝥麦麸制、巴豆斑蝥海金沙制、僵蚕炒、酥炙、麸炒(《普济方》)，斑蝥制(《准绳》)，酒蒸(《保元》)等炮制方法。清代则沿用酒蒸、酒煮、煨制、麸炒、巴豆制的方法外，又增加了火煅(《大成》)、盐煮(《钩元》)、火烧存性(《全生集》)、盐水泡(《金鉴》)、酒炒(《害利》)等炮制方法。

【现代炮制】

1. 川楝子　取原药材，除去杂质。用时捣碎。

2. 炒川楝子　取净川楝子，切厚片或砸成小块，置炒制容器内，用中火加热，炒至表面焦黄色，取出放凉，筛去碎屑。

3. 盐川楝子　取净川楝子片或碎块，用盐水拌匀，闷润至盐水被吸尽，置炒制容器内，用文火加热，炒至深黄色，取出放凉，筛去碎屑。川楝子片或块每100kg用食盐2kg。

【饮片性状】川楝子呈类球形，直径2～3.2cm，表面金黄色或棕黄色，微有光泽，具深棕色小点，顶端有花柱残痕，基部凹陷；外果皮革质，果肉松软，淡黄色，遇水湿润有黏性；果核球形或卵圆形，质坚硬；气特异，味酸苦。炒川楝子为厚片或不规则碎块，表面焦黄色，质泡，有焦气，味苦涩。盐川楝子，表面深黄色，味咸苦。

【质量要求】川楝子水分不得过12.0%，水溶性浸出物不得少于32.0%。含川楝素($C_{30}H_{38}O_{11}$)应为0.060%～0.20%。炒川楝子水分不得过10.0%，总灰分不得过4.0%，含川楝素应为0.040%～0.20%。

【炮制目的】川楝子味苦，性寒；有小毒。归肝、小肠、膀胱经。具有疏肝行气止痛，杀虫，疗癣的功能。

生品有毒，且能滑肠，长于杀虫，疗癣，亦能泻火止痛，多用于虫积腹痛，头癣。川楝子炒后可缓和苦寒之性，降低毒性，并减轻滑肠之弊，以疏肝理气力胜，常用于胁肋胀痛及胃脘疼痛。盐制川楝子能引药下行，作用专于下焦，长于疗疝止痛，常用于疝气疼痛。

【临床应用】

1. 生用

(1) 虫积腹痛：常与使君子、甘草(猪胆子浸)、芜荑同用，能杀虫消疳，用于肠蛔虫病，脘腹疼痛，如使君子散(《准绳》)。亦可与使君子、槟榔、乌梅、川椒等配用，能驱蛔杀虫，疏肝止痛，用于蛔厥(胆道蛔虫病)，证见腹痛拒按，痛极时面色青白，呕吐蛔虫，四肢厥冷，如驱蛔定痛汤(《临床方剂手册》)。

(2) 头癣：以本品焙干为末，用猪油或麻油调成泔膏，并将患处头发剪去，用清水洗净疮痂，然后用5%～10%明矾水洗擦干，再涂油膏，可治头癣瘙痒(《中药大辞典》)。

2. 制用

（1）炒川楝子

① 胁肋疼痛：常与柴胡、郁金、香附等同用，能疏肝解郁，理气止痛，用于肝气郁结的胁肋疼痛，对肝郁化热者尤为适宜。

② 胃脘疼痛：若为肝脾不和的热性胃痛，可与延胡索同用，有疏肝泻热，理气止痛之效。若脾胃气滞，脘腹胀痛，可与木香、甘松、青皮等同用；兼寒象者再加吴茱萸、高良姜。

（2）盐川楝子　疝气疼痛常与小茴香、吴茱萸、广木香等同用，治寒疝少腹疼痛，睾丸偏坠，具有理气散结，散寒止痛的功效。气滞较甚，胀痛明显者，可加青皮、橘核之类。

【参考资料】

川楝子切片时，传统方法常用水泡洗后，浸润20～30小时，果皮已稀烂，果核仍坚硬。若置密闭式蒸锅内，加温至120～150℃蒸10～15分钟，则蒸气透过果皮浸入果核，达到果皮软而不稀，果核硬而不坚，易于切片[1]。

《中国药典》2000年版收载了其炮制品。通过正交法，以川楝子总萜含量为指标，对炒川楝子工艺进行优选，得到大粒度的川楝子在200℃炒制5分钟，效果最佳[2]。

可用RP-HPLC法测定川楝子药材中川楝素的含量，测得12个不同产地的川楝子中，川楝素的含量范围在0.020%～0.114%之间[3]。

【附】

1. 近代的炮制方法还有醋制、麸炒、酒制等。

2. 文献摘录　“先以酒浸润，俟上皮核剥去虚皮，焙干以面炒，入木臼内，杵为粗末，罗过去核，方入药用”（《局方》）。“有与巴豆同炒，去巴豆以治疝者”（《正义》）。

【按语】川楝子古代的炮制方法和内容相当丰富，既有操作方法的记述，也有炮制标准的要求，如炒法，就有炒微黄、炒令黄、微炒、炒令黑、炒焦等不同要求。到了清代则对炮制作用有较多的论述，如“清火生用，治疝煨用，气痛酒蒸用”（《得配》）。在众多的炮制方法中，除炒法应用较普遍外，其特点是广泛地应用辅料炮制。辅料制法中，有用单一辅料的，也有用复合辅料的，而且有相当一部分内容属于药制的内容。其中炒法、盐制、醋制、酒制等法沿用至今，尤其以炒法和盐制为目前常用方法。

由于川楝子驱虫效果远不如川楝皮，现在临床上已少有用川楝子作为专门驱虫药，多用于疏肝解郁，理气止痛，故为肝郁气滞，胁肋和胃脘疼痛及疝痛的常用药。因此，目前炒川楝子和盐川楝子应用较广，尤以炒川楝子常用。但临床应用时要灵活掌握，当患者肝气郁滞，肝胆火盛，胁肋或脘腹胀痛，自觉痛处有热，特别是兼有便秘现象时，则宜用生川楝子，不但能理气止痛，而且疏泄肝热的作用比炒川楝子强，兼有滑肠通便作用。若疝痛病人有大便溏泄的情况时，也可用炒川楝子，同样能理气止痛，这与古方常用炒川楝子、巴豆制川楝子、酒川楝子治寒疝疼痛的道理是一致的。

参 考 文 献

[1] 梁觉民. 介绍川楝子炮制方法[J]. 中国中药杂志，1991，16(1)：29.

[2] 孙毅坤，等. 正交法优选炒川楝子工艺参数[J]. 中国中药杂志，2004，29(6)：594.

[3] 刘红亚，等. RP-HPLC法测定川楝子药材中川楝素的含量[J]. 世界科学技术：中医药现代化，2008，10(3)：52.

小 茴 香

【来源】本品为伞形科植物茴香 *Foeniculum vulgare* Mill. 的干燥成熟果实。秋季果实初熟时采割植株，晒干，打下果实，除去杂质。

【古代炮制】宋代有炒(《博济》)、微炒(《苏沈》)、炒令香、焙(《普本》)、盐炒、青盐拌、黑牵牛制(《朱氏》)等炮制方法。元代有盐炒香(《瑞竹》)的方法。明代炮制方法有所增加，主要有盐炒熟、斑蝥制、青盐酒制(《普济方》)、巴豆制(《奇效》)、火炮(《医学》)、酒浸炒(《入门》)、青盐水拌炒(《仁术》)、盐楝肉制(《保元》)、略炒(《景岳》)、隔纸焙燥(《乘雅》)等法。清代除沿用盐制、酒制和炒法外，又增加了生姜制(《握灵》)、制炭(《暑疫》)、麸炒(《食物》)、吴萸制(《医案》)等炮制方法。

【现代炮制】

1. 小茴香　取原药材，除去杂质及残梗，筛去灰屑。

2. 盐小茴香　取净小茴香，用盐水拌匀，略闷，待盐水被吸尽后，置炒制容器内，用文火加热，炒至微黄色即有香气溢出时，取出放凉。小茴香每100kg用食盐2kg。

【饮片性状】小茴香为双悬果，呈圆柱形，两端稍尖，有的稍弯曲，长4～8mm，直径1.5～2.5mm。表面黄绿色或淡黄色，顶端残留有黄棕色突起的花柱基，有的基部有细小的果梗。分果长椭圆形，背面有5条隆起的纵棱线，结合面平坦而较宽，具深沟，中央色深，两边色淡。每分果有种子1粒。气香特异，味微甜而辛。盐小茴香颜色加深，偶有焦斑，香气浓，略具咸味。

【质量要求】小茴香杂质不得过4%，总灰分不得过10.0%，含挥发油不得少于1.5%(ml/g)。含反式茴香脑($C_{10}H_{12}O$)不得少于1.4%。盐茴香总灰分不得过12.0%，含反式茴香脑不得少于1.3%。

【炮制目的】小茴香味辛，性温。归肝、肾、脾、胃经。具有散寒止痛，理气和胃的功能。

生小茴香辛散理气作用较强，长于温胃止痛。用于呕吐食少，小腹冷痛或脘腹胀痛；亦可用于寒疝疼痛。盐制后辛散作用稍缓，专于下行，擅长温肾祛寒，疗疝止痛，用于疝气疼痛及肾虚腰痛等。

【临床应用】

1. 生用

(1) 呕吐食少：常与白豆蔻、姜半夏、陈皮等同用，能温脾和胃，理气调中，用于胃寒呕吐，不思饮食或呃逆。

(2) 小腹冷痛或脘腹胀痛：常与吴茱萸、胡芦巴、川楝子等同用，治小腹冷癖，有形如卵，上下走痛不可忍，能收散寒理气止痛之效，如茴香丸(《杂病源流犀烛》)。若脾胃虚寒，脘腹冷痛，呕吐清水，则常与附子、党参、丁香、炙甘草等同用，具有温中补虚，散寒止痛的功效。

2. 制用

(1) 疝气疼痛：常与木香、香附(醋炙)、荔枝核等同用，能理气散结，用于气滞腹痛，诸疝胀痛，如十香丸(《中药成药制剂手册》)。

(2) 睾丸偏坠：常与炒山楂肉、橘核(去壳研，压去油)、大茴香(盐水炒)同用，治睾丸偏坠，有温暖肝肾，理气散结之功，如香橘散(《张氏医通》)。

(3) 睾丸鞘膜积液：常与木香、川楝子、枳壳、薏苡仁等同用，有理气除湿之功，用于睾丸鞘膜积液引起的疼痛，如睾丸鞘膜积液汤方(《中药临床应用》)，方中小茴香可制用或生用。

(4) 肾虚腰痛：《济生方》破故纸丸，用本品与破故纸(盐炒)等分为末，酒糊为丸，如梧桐子大，每服50～100丸，空心，酒盐汤或盐温送下。治肾气虚冷，小便无度及肾虚腰痛。

【参考资料】本品含有大量挥发油，油中主要含茴香醚、小茴香酮、爱草脑(estragole)、

1,8-桉叶素 1,8-cineole、茴香醛等多种成分。

对小茴香生品、生碎品、微炒品、焙制品、盐炒品、盐浸品、酒炒品、酒浸炒黄品、麸炒品等10种炮制品进行研究，水溶性成分测定结果表明，小茴香生碎品、盐炒品、盐浸品含量较高；生碎品和不同炮制品与生品比较，均有显著性差异[1]。小茴香生品和盐炙品在复方煎液的挥发油中的有小茴香油存在，只是缺少了某些组分[2]。小茴香经炮制后，挥发油总量有明显减少，而挥发油中的组成分基本未变，各组分的相对含量变化不大，但有差别[1-4]。清炒品中柠檬烯和香芹酮含量降低明显，而对位-烯丙基茴香醚和顺式-番桧烯水合物含量升高较多。盐制品中 α-蒎烯、柠檬烯、γ-松油烯和葑酮含量降低最多，而反式-茴香脑含量有所增加，醋制品中柠檬烯、γ-松油烯和香芹酮含量降低明显[5]。对10种炮制品的研究表明，生品和生碎品挥发油含量最高，酒浸炒黄品含量最低[1]。小茴香生品、清炒品、盐炙品3种炮制品中，以盐炙品挥发含量降低最多[2-4]。有的实验表明，盐小茴香比生小茴香挥发总量减少了1.67%～8.03%[4]。小茴香炮制后挥发油的比重、折光率、比旋度等物理常数也发生了改变[2-3]。组织微观结构观察表明，炮制对小茴香油管有破坏作用，可使分泌细胞破裂，油滴从油管之中扩散至周围薄壁组织中，在炮制过程中因受热易挥发掉，因此，炮制品的挥发油明显低于生品[2]。

【附】

1. 近代的炮制方法还有盐酒醋童便制、清炒、盐水拌匀凉干等。

2. 文献摘录　“理气开胃，得盐则入肾亦治寒疝”(《分经》)。“小茴香力薄，酒炒黄用”(《害利》)。

【按语】小茴香虽然古代炮制方法较多，但以炒法用得较普遍，其次是盐制和酒制。盐制由盐炒逐渐发展为盐水拌炒，这是盐制法的改进，此法沿用至今。在古方中无论治脘腹痛或疝痛都以生品和炒制品应用较多，盐制品则用于疝痛和肾气虚寒。

小茴香的炮制研究，目前还局限于测定挥发油的变化，尚难说明炮制与临床疗效的关系，需加强炮制品药理方面的研究。

目前，在炮制品的临床应用方面，大凡属于脾胃的疾病多生用，属于肝肾方面的疾病多用盐炙品。

参考文献

[1] 蒋纪洋，等. 小茴香炮制初探[J]. 中成药，1990，12(12)：19.
[2] 冯敬群，等. 小茴香炮制的初步研究[J]. 中药饮片，1991(6)：26.
[3] 刘善新，等. 炮制对小茴香挥发油的影响[J]. 中成药，1991，13(11)：21.
[4] 李昌阳，等. 小茴香炮制前后挥发油成分的研究[J]. 药物分析杂志，1989，9(6)：336.
[5] 张帆，等. 小茴香不同炮制品活性成分的动态变化研究[J]. 分析化学，2008，36(4)：541.

王不留行

【来源】本品为石竹科植物麦蓝菜 *Vaccaria segetalis*(Neck.)Garcke 的干燥成熟种子。夏季果实成熟、果皮尚未裂开时采割植株，晒干，打下种子，除去杂质，再晒干。

【古代炮制】汉代有烧灰存性的方法(《金匮》)。南北朝刘宋时代有蒸法(《雷公》)，此法一直沿用至明代。明代又增加了酒蒸(《蒙筌》)、炒制(《正宗》)、水浸焙(《必读》)等炮制方法。清代则有“浆水浸，焙干用”(《本草汇》)、炒法(《大成》)、酒蒸(《得配》)等方法。

【现代炮制】

1. 王不留行　取原药材，除去杂质，洗净，干燥。

2. 炒王不留行　取净王不留行，置炒制容器内，用中火加热，炒至大部分爆成白花，取出放凉。

【饮片性状】王不留行呈圆球形，直径 1.8～2.1mm。表面乌黑色或红黑色，微有光泽；一侧具有一条半圆形的浅纵沟，基部具一乌白色圆点状种脐；质硬，胚乳白色，胚弯曲成环，子叶 2 枚，粉性；无臭，味微涩苦。炒王不留行 2/3 以上呈类球形白花状，质松脆。

【质量要求】王不留行水分不得过 12.0%，总灰分不得过 4.0%，酸不溶性灰分不得过 1.0%，浸出物不得少于 6.0%。含王不留行黄酮苷（$C_{32}H_{38}O_{19}$）不得少于 0.40%。炒王不留行水分不得过 10.0%，含王不留行黄酮苷不得少于 0.15%。

【炮制目的】王不留行味苦，性平。归肝、胃经。具有活血通经，下乳，消痈，利水通淋的功能。

生品长于消痈肿，用于乳痈或其他疮痈肿痛。炒后爆裂体泡，易于煎出有效成分，且性偏温，走散力较强，长于活血通经，下乳，利水通淋。用于产后乳汁不下，经闭，淋证，小便不利。

【临床应用】

1. 生用

(1) 乳痈初起：常与蒲公英、瓜蒌仁、当归配伍，酒煎服（《本草汇言》）。

(2) 疮痈肿痛：《集简方》治肿毒初起，本品与蟾酥合用为丸服。或与当归、甘草等同用，治痈肿初起，如王不留行散（《医心方》）。

2. 制用（炒制品）

(1) 经闭不通：常与当归、川芎、红花、香附等同用，能增强行血通经之效，可用于气血瘀滞，经闭不通，或经行不畅，小腹疼痛。

(2) 乳汁不下：常与当归（酒炙）、穿山甲（炒珠）、川芎同用，能养血，活血，催乳，用于乳汁不通，如涌泉散（《北京市中成药方选集》）。

(3) 结石、淋浊：常与金钱草、海金沙、冬葵子、滑石等同用，治疗泌尿系结石，如驱尿石汤（《北京市中草药制剂选编》）。若用于治疗慢性前列腺炎，则常与丹参、桃仁、赤芍、败酱草等同用，有活血消炎作用，如前列腺汤（《中药临床应用》）。上两方中的王不留行均宜炒用。

【参考资料】本品主要含微量元素、氨基酸、类脂和脂肪酸、三萜皂苷、单糖、呫酮等。

王不留行全国均以炒用为主，其目的是为了提高煎出效果。炒制的质量要求是多数爆花。实验证明，水溶物的增加与爆花程度有关，爆花率越高，水溶性浸出物也愈高。完全爆花者较生品增加 1.1 倍，刚爆花者增加 0.6 倍，未爆花者增加 0.2 倍。根据爆花率与水浸出物含量的关系及实际生产中的可能性，炒王不留行爆花率达 80%以上为宜[1]。另有实验也得到相似的结果，即爆花率愈高，水溶物也越高[2]。用红外线烘箱烤制法所得成品爆花率比传统清炒法爆花率高得多，可达 98%，水提取物含量亦远远高于传统的炒制品；但薄层分析显示，所含成分基本一致[3]。用远红外辐射加热，机械自动平铺输送代替老法，所得结果与以上实验基本相同[2]。

为了提高王不留行的爆花率，有人用膨化法（类似于爆米花的自动膨化装置）炮制王不留行，取得良好效果[4]。实践证明，王不留行用文火炒，种子变“僵”，爆花率低，若用中火或中火至武火之间的火炒制，则易爆花[5,6]。将王不留行先用水湿润，再用中火炒制，爆花率可达 95%以上[7-10]。

改进王不留行的炮制方法：河砂筛去石子，取 2 号筛与 3 号筛之间的中粗砂，洗净泥土，干燥，置锅内加热，并加入 1%～2%的食用油，拌炒至油尽烟散，砂的色泽均匀变深时，取出，放凉，备用。将油砂倒入机罐内，武火加热至砂呈微红色(温度约为 280℃左右)加入净选后的王不留行，继续武火加热 1.5 分钟，迅速出锅，筛去砂子即可。结果：砂炒爆花的王不留行爆花率高达 95%以上，比传统清炒炮制法提高 28%左右，且爆花粒大，色白均匀又美观。无焦粒、阴阳粒及僵化现象。砂炒爆花后的王不留行种子肉膨胀，种皮爆裂而变得疏松质脆，吸水性强，易于粉碎或煎出有效成分。炮制须注意的是砂粒不宜太细，砂温也不能过高，否则可能出现粘砂现象[11]。炒王不留行的新法是：取干净的王不留行，置铁药筛内，放清水中稍浸泡后提起，待水滴尽，置锅内用文火炒至八九成爆开白花，取出，放凉。在取出的同时会有少数继续爆裂。这样总爆裂率能达到 95%以上，除个别秕材外全部爆裂，这种炒法爆开的王不留行具有白、胖、嫩的特点。新炒法的原理是：由于原药材受水浸润后，耐温力增大，受热均匀，一旦水分被蒸发尽几乎同时爆裂，此时看准火候，迅速取出放凉。优点是：操作简便，火候易掌握，爆裂率高，有效成分易于全部煎出，提高了疗效[12]。采用正交试验法，以爆花率、火候、温度、时间、投药量为质控指标，对王不留行炮制工艺进行优选，结果：每次投药量在 250～500g，用文武火。温度控制在 120～130℃。炒制 5～7 分钟。其爆花率可达 95%以上，炮制方法为宜[13]。

【附】 文献摘录："拌湿蒸之，从巳至未，以浆水浸一宿焙干用"(《大法》)。"内服酒蒸，焙用"(《得配》)。

【按语】 王不留行古代记载较多的为蒸法，清代以前长期被沿用。明代开始用的炒法一直沿用至今，其他炮制方法已不复用。究其原因，可能是蒸法炮制时间较长，操作较繁琐；炒法既简便，又可提高煎出效果，故能保留下来，而且被《中国药典》采用。酒蒸的作用似乎除了有利于煎出效果外，还能增强活血通经的功效，故有研究价值。

目前，对提高王不留行炮制品的爆花率方面取得了较满意的效果，但整个炮制研究工作还较肤浅，仅仅局限于如何提高爆花率以及爆花率与水浸出物含量关系方面的研究。对药物中成分的变化研究甚少(因水浸出物多，不一定有效成分含量就高)。对炮制前后药效变化的研究基本上是空白，为了说明生、制品药效上的差异，对古代的单蒸品、酒蒸品及现今常用的炒制品进行药效学方面的研究有重要意义。

王不留行古代下乳多生用，治疗其他疾病的古方，如金疮、痈肿、难产、热淋、血淋、石淋等，亦多生用。但因王不留行种子较细小，种壳较坚硬，又不易捣碎，煎出效果差，所以现在除特殊要求外，一般均用炒制品。至于生品与炒制品的作用究竟有何不同，还缺乏可靠的依据，尚需作进一步的研究。

参考文献

[1] 吕海文. 王不留行炒制程度的实验观察[J]. 中成药研究，1986(2)：20.
[2] 高天正. 王不留行远红外辐照爆花工艺研究[J]. 中成药，1990，12(8)：17.
[3] 辛杰，等. 王不留行的烤制法和清炒法的对比实验[J]. 中药材，1988，11(6)：28.
[4] 任大伟. 六种药材传统炮制与膨化炮制的比较研究[J]. 中药材，1991，14(11)：28.
[5] 侯国东. 清炒法炒炙王不留行经验几得[J]. 中药饮片，1992(4)：17.
[6] 曹子文. 介绍王不留行子机器爆花法[J]. 中成药，1991，13(1)：47.

[7] 张九平. 王不留行"爆花"一得[J]. 中药饮片,1990(5):14.
[8] 虞坚忠. 王不留行爆花新法[J]. 中药材,1992,15(12):50.
[9] 王培军. 对炒王不留行的探讨[J]. 中成药,1995,17(1):49.
[10] 周玉珍,等. 提高王不留行炒制质量的探讨[J]. 中成药研究,1987(12):15.
[11] 张昌文,等. 王不留行炮制方法的改进[J]. 实用中医药杂志,2006,22(10):655.
[12] 田本胜,等. 王不留行炮制方法的探讨[J]. 中国药师,2001,4(3):238.
[13] 黄树兰. 初探王不留行炮制方法[J]. 时珍国医国药,1998,9(5):453.

木　瓜

【来源】本品为蔷薇科植物贴梗海棠 *Chaenomeles speciosa* (Sweet) Nakai 的干燥近成熟果实。夏、秋二季果实绿黄色时采收,置沸水中烫至外皮灰白色,对半纵剖,晒干。

【古代炮制】南北朝刘宋时代有乳汁拌蒸(《雷公》)的方法。宋代有硫黄青盐制、盐蜜制、蒸制(《圣惠方》),硇砂制、艾制(《博济》),焙制(《总录》),米盐制、童便酒制(《三因》),酒浸焙干(《朱氏》)等炮制方法。明代有辰砂附子制(《奇效》)、酒洗(《回春》)、炒(《启玄》)等方法。清代用络石藤制(《霍乱》)、姜制(《治裁》)、酒炒(《医醇》)等炮制方法。

【现代炮制】

1. 木瓜　取原药材,除去杂质,洗净,略泡,润透或蒸透,切薄片,干燥,筛去碎屑。

2. 炒木瓜　取净木瓜片,置炒制容器内,用文火加热,炒至表面微黄,取出放凉,筛去碎屑。

【饮片性状】木瓜呈类月牙形薄片,长 4～8cm,宽 0.7～2.5cm,厚 1mm。表面棕红色或红棕色,凹陷部呈棕黄色;周边果皮红色或棕红色,有皱纹;质脆,易折断;气微,味酸微涩。炒木瓜表面黯棕色,有焦斑,味稍酸涩。

【质量要求】木瓜水分不得过 15.0%,总灰分不得过 5.0%,酸不溶性灰分不得过 0.6%,酸度 pH 值应为 3.0～4.0,浸出物不得少于 15.0%。含齐墩果酸($C_{30}H_{48}O_3$)和熊果酸($C_{30}H_{48}O_3$)的总量不得少于 0.50%。

【炮制目的】木瓜味酸,性温。归肝、脾经。具有舒筋活络,和胃化湿的功能。

木瓜水润或蒸,其主要目的是为了软化药材,便于切片,其作用基本相同,偏于舒筋除痹。用于湿邪痹阻经络、筋骨、肌肉所致的筋脉拘挛,关节不利,腰膝酸痛无力,脚气等。炒木瓜酸味减弱,偏于和胃化湿,亦能舒筋,多用于呕吐、泄泻、转筋。

【临床应用】

1. 生用或蒸用

(1) 风湿痹痛:用本品与乳香、没药,蒸熟研膏,入生地黄汁,酒送服,治湿痹项强筋急,不能转侧,如木瓜煎(《御药院方》)。亦可与附子(炮,去皮脐)、牛膝(酒浸一宿,焙)、五加皮、薏苡仁等配伍,治寒湿相搏,筋骨疼痛,行步艰难,夜多小便,有温经散寒,除湿止痛的作用,如木瓜丸(《杨氏家藏方》)。

(2) 脚气:常与紫苏、吴茱萸、槟榔、陈皮等配伍,用于湿脚气,足胫肿重无力,行动不便,或麻木冷痛等证,有逐湿通络,调气舒筋的作用,如鸡鸣散(《朱氏集验方》)。若用于干脚气,证见足胫不肿,反日渐消瘦,麻木酸痛,饮食减少,时作干呕,大便秘结,小便赤短,则常与黄柏、知母、牛膝、苡仁并四物汤合用,有和营活血,利湿清热之效(《中医内科学讲义》)。若与大腹皮、羌活、紫苏、木香配伍,可用于脚气冲心,胸膈痞滞,烦闷,如木瓜散(《传家秘宝方》)。

2. 炒用

(1) 吐泻转筋:炒用或蒸用均可。本品与藿香、砂仁、半夏、扁豆、厚朴等配伍,用于夏月饮食失调,湿伤脾胃,突作呕吐下利,胸膈痞满,有健脾化湿,升清降浊之效。若配吴茱萸、茴香、紫苏、炙甘草、生姜,可治吐泻不已,转筋胸闷,具有化湿和中,舒筋止痉作用。

(2) 血虚转筋:由于本品能柔肝舒筋,若与当归、白芍、熟地、知母等补血滋阴药同用,可治血虚不能濡养筋脉而致的肌肉抽搐,腓肠肌痉挛。

(3) 赤白痢疾:可与车前子、罂粟壳等分为末,米饮调下,用于赤白痢疾,日久不愈,具有化湿和中,涩肠止痢的功效。

【参考资料】皱皮木瓜含皂苷、黄酮、鞣质、苹果酸、酒石酸、柠檬酸、维生素 C 以及富马酸等,从中分离出齐墩果酸,乙酰熊果酸、桦木酸、乙酰坡模醇酸及甾醇等成分;叶中含柚皮素葡萄糖苷、柚皮素、山柰酚-3-三葡萄糖苷、异氯原酸;花瓣含天竺葵素(pelargonidin)及其3-半乳糖苷、矢车菊素(cyanidin)的葡萄糖基半乳双糖苷、越橘花青苷(idaein)、白除虫菊苷(chrysanthemin)及微量翠菊苷(callistephin)。光皮木瓜含苹果酸、酒石酸、枸橼酸、抗坏血酸等,对其脂溶性成分进行了较为系统的研究,从中分离得到 8 个五环三萜,7 个有机酸(含已报道的酒石酸),2 个黄酮,2 个甾醇,1 个脂肪醇:叶含忍冬苷(Lonicerin)、表儿茶素。毛叶木瓜含苹果酸、酒石酸、枸橼酸、抗坏血酸、黄酮类和皂苷;叶含异氯原酸和儿茶素。日本木瓜含原花色苷的二聚体和多聚体、(-)表儿茶素、(+)儿茶素、苹果酸;叶含槲皮素苷、山柰酚-3-三葡萄糖苷、表儿茶素等。综合看来,木瓜中所含成分可分为甾醇、有机酸、黄酮、五环三萜及其苷类、原花色素单宁等[1]。

从木瓜果实的乙酸乙酯提取物中分离了 4 个化合物,利用现代波谱技术(MS、^1H NMR、^{13}C NMR)进行结构鉴定[2],它们分别为对苯二酚(1)、3,4-二羟基苯甲酸(2)、槲皮素(3)和 3-羟基丁二酸甲酯(4)。2,2-二苯基-1-苦肼基(DPPH)自由基清除试验表明化合物(1～3)显示抗氧化活性。

实验表明,皱皮木瓜总黄酮含量,生品为 0.9995%,蒸制品为 2.525%,炒制品为 3.830%;光皮木瓜总黄酮含量,生品为 2.301%,蒸制品为 3.510%,炒制品为 4.387%。说明经加热处理后对木瓜总黄酮含量有显著的影响[3]。

木瓜具有抗肿瘤、保肝、抑菌等作用,对机体免疫有影响。现在应用于:治疗急性病毒性黄疸型肝炎、急性菌痢、风湿性及类风湿关节炎、三叉神经痛,配合推拿手法治疗颈椎病[1]。

比较了两种软化方法,润法和蒸法对木瓜成分的影响。实验以总有机酸、总黄酮和齐墩果酸为指标成分,对木瓜原药材、润制木瓜、蒸制木瓜进行了含量测定。结果表明,两种软化方法对各种成分的影响无明显差别。但润法需要的时间较长,蒸法工时较短,但需要消耗能量,软化木瓜时可根据生产情况选择适宜的方法[4]。取木瓜片用黄酒拌匀闷润 15～20 分钟,置炒锅内,在 100℃(药材表面温度)炒制 10 分钟为酒制木瓜炮制的最佳工艺。木瓜经酒制后,质量稳定,该炮制工艺稳定、可靠[5]。

【附】文献摘录:"蒸熟,去皮子"(《圣惠方》)。"剉,童子小便、清酒各一升,煮烂绞汁"(《三因》)。

【按语】木瓜古代炮制方法较多,但辅料制法占主要地位,而炮制目的则未见记载。《雷公炮炙论》还对炮制工具提出了"凡使木瓜,勿令犯铁,用铜刀削去硬皮并子,薄切,于日中(晒)……"木瓜的应用,在古方中却以生用较多,也有部分方剂中的木瓜要求用辅料制或蒸制，炒用者少见。

现今，木瓜的炮制品较单一，《中国药典》只要求洗净润透或蒸透趁热切片，《全国炮制规范》仅要求洗净蒸透趁热切片，其他地方规范也大致如此。现在蒸制的程度也与古法不同。古法要求蒸至“如膏煎”、“蒸烂”、“蒸熟”，或者与辅料共蒸烂；现在则要求蒸软，便于切片。可见蒸制的目的与古法不同。

目前，用于临床的木瓜实际上主要为蒸木瓜，部分地区用生木瓜，炒木瓜基本上不生产。蒸木瓜和炒木瓜的作用究竟是否有区别，尚需作药效学方面的研究，若二者区别明显，则应恢复该炮制品的生产和使用。

参考文献

[1] 孙连娜，等. 简述中药木瓜的化学、药理与临床应用研究[J]. 药学实践杂志，1999，17(5)：281-284.

[2] 宋亚玲，等. 木瓜化学成分的研究[J]. 西北植物学报，2007，27(4)：0831.

[3] 郭锡勇，等. 木瓜不同炮制品中总黄酮含量测定[J]. 贵阳中医学院学报，2000，22(4)：61.

[4] 修彦凤，等. 木瓜不同软化方法的比较[J]. 时珍国医国药，2006，17(8)：1486.

[5] 程子洋. 酒制木瓜炮制工艺研究[J]. 中医药临床杂志，2008，20(2)：192.

木　鳖　子

【来源】本品为葫芦科植物木鳖 *Momordica cochinchinensis*（Lour.）Spreng. 的干燥成熟种子。冬季采收成熟果实，剖开，晒至半干，除去果肉，取出种子，干燥。

【古代炮制】唐代有“去壳、细切、麸炒”（《理伤》）的方法。宋代有烧令烟尽（《博济》）、炒焦（《局方》）、制霜（《朱氏》）等法。金元时代有干炒（《儒门》）、醋制（《瑞竹》）的方法。明代有去壳麸炒、去壳炒熟或炒黄、烧存性（《普济方》）、焙制（《保元》）、油制（《正宗》）等炮制方法。清代则用陈土炒（《奥旨》）、慢火炒焦黑（《金鉴》）、油制（《串雅补》）、火酒浸（《拾遗》）等方法炮制。

【现代炮制】

1. 木鳖子　取原药材，除去杂质，去壳取仁，捣碎。

2. 木鳖子霜　取净木鳖子仁，炒热，碾末，用吸油纸包裹，外加麻绳包紧，压榨去油，反复多次，至纸上不现油迹，色由黄变灰白色，呈松散粉末状时，研细。

【饮片性状】木鳖子为不规则的碎块。呈黄白色，碎块的一面有时可见绒毛样的灰绿色内果皮，富油性。有特殊的油腻气，味苦。木鳖子霜为灰白色的松散粉末，味苦。

【炮制目的】木鳖子味苦、微甘，性温；有毒。归肝、脾、胃经。具有散结消肿，解毒疗疮，止痛的功能。

生木鳖子有毒，多供外用，内服宜慎。常用于痈疮肿痛，跌打损伤，鼻渊，痔漏，秃疮等。木鳖子制霜后毒性降低，可入丸散剂内服，其功用与木鳖子同。多用于筋骨疼痛，脚气水肿，瘰疬等。

【临床应用】

1. 生用

(1) 痈疮肿毒：单用本品醋磨调敷，治痈疮肿痛，有解毒，退肿，止痛的作用。亦可配草乌、小粉、半夏，炒焦，研细，以水调敷（留出疮顶），治一切诸毒，红肿不消，如乌龙膏（《金鉴》）。

(2) 痔漏：配伍荆芥、朴硝，煎汤熏洗，治疗痔疮(《普济方》)。

(3) 跌打损伤：用本品去壳，配伍桂(去粗皮)、芸台子(酒浸研)、丁香，研和均匀，用生姜汁煮米粥摊纸上，将药末掺入粥内，裹之，一日一换，用于跌打损伤，瘀滞疼痛，如木鳖裹方(《总录》)。

(4) 鼻渊：配伍黄柏、黄连、当归、大黄等药，作成外用膏，睡前贴于鼻上部(先用湿布拭净鼻上部)，早上揭下。能清热解毒，活血，用于鼻渊，证见鼻塞流涕，头痛，记忆力减退(《临床方剂手册》)。

(5) 癣病、秃疮：用本品去壳，醋磨取汁，睡前涂擦患处，每日或隔日 1 次(搽药前用盐水洗净患部)，用于牛皮癣、干癣、秃疮等。

(6) 牙痛：用本品去壳磨醋，用棉花湿敷，有止痛作用。

(7) 咽喉肿痛：本品配山豆根、木香，共为细末，吹咽喉，用于急性咽喉炎、扁桃体炎等，能消肿止痛，如木鳖散(《中药临床应用》)。

2. 制用

(1) 筋骨疼痛：可与川乌、白芍、乳香等同用，治筋脉骨节、手足腰背诸般疼痛，挛缩不伸，有祛风活血，散寒止痛之效，如张走马家飞步丸(《朱氏集验方》)。

(2) 脚气：可与草乌、威灵仙、白芍、北细辛、没药配伍，糊丸如梧桐子大，食后临卧服 7～10 丸，木瓜汤下。用于寒湿脚气，疼痛彻骨，不能行履，能散寒除湿，止痛，如乌药丸(《朱氏》)。

(3) 瘰疬：用木鳖子 2 个，去油，研碎，以鸡子调和，蒸熟，每日食后服，治瘰疬发歇无已，有解毒散结作用，如木鳖膏(《仁斋直指方》)。

【参考资料】木鳖子含脂肪油约 44%，油中含多种脂肪酸。鳖子脂肪酸中不饱和脂肪酸占 41.91%，且大部分是具生物活性的物质[1]。含多种皂苷，其皂苷元有木鳖子酸(Momordic acid)、丝石竹皂苷元(Gypsogenin)及木鳖子素(Momordin)水解产生的齐墩果酸等；还有游离的齐墩果酸、氨基酸、甾醇、海藻糖(Mycose)[2]。

木鳖子具有：①细胞毒性：木鳖子素有很强的细胞毒性；②对心血管系统的作用：木鳖子的水浸出液、乙醇-水浸出液和乙醇浸出液对狗、猫及兔等麻醉动物有降压作用。但毒性较大，无论静脉或肌内注射，动物均于数日内死亡。木鳖子皂苷于大鼠静脉注射，可使血压暂时下降，呼吸短暂兴奋，心搏加快[3]。

木鳖子制霜后，除去大部分油质，从而使毒性降低，作用缓和。实验表明，依靠传统方法和标准，控制木鳖子霜含 18%～20%的脂肪油，是有一定道理的[4]。木鳖子制霜后总皂苷含量有所升高，可能是因为制霜过程中加热炮制，促进了有效成分的溶出[2]。

木鳖子手工去壳去种皮，费工费时。据报道，有人采用将去净外壳的木鳖子放入沸水中加热 2～3 分钟，捞出，用毛巾等物搓去种仁绿色表皮，然后洗净，轻炒干燥。另据报道，采用 CY-2 型炒药机炒制木鳖子，提高生产效率 10 倍，可避免去不净绿表皮而影响药物功效。

【附】

1. 近代的炮制方法还有炒焦、煨制、砂烫等。

2. 文献摘录 “木鳖子仁，每个作两边，麸炒过，切碎再炒，去油尽为度。”(《纲目》)

【按语】木鳖子历代的炮制方法较多，虽然单独提出去油制霜的资料不多，但实际上很多炮制方法都间接地说明了其主要目的是为了除去木鳖子中的油分，甚至外科用木鳖子也要求去油，如《本草求真》云：“入外科治疗，用时除油”。在内服的古方中炒用和要求去油者较多；但生用者也不仅仅限于外用。由于木鳖子毒性较大，故现今临床上多作外用，内服者较少，即是内服，也常制成丸剂（或其他成药），便于控制服用剂量。

参考文献

[1] 丁旭光，等. 中药木鳖子中脂肪酸的气相色谱-质谱联用分析[J]. 时珍国医国药，2005，16(3)：202-203.

[2] 张振凌，等. 木鳖子制霜前后总皂苷含量的比较[J]. 中药材，2008，31(4)：492.

[3] 领小，等. 木鳖子研究进展[J]. 中药材，2007，30(11)：1475-1478.

[4] 张振凌，等. 木鳖子制霜前后脂肪油含量的比较[J]. 中药材，2007，18(11)：2779-2780.

天仙子（莨菪子）

【来源】 本品为茄科植物莨菪 *Hyoscyamus niger* L. 的干燥成熟种子。夏末秋初，当果实成熟时，割取全株或果枝，晒干后打下种子，除去杂质。

【古代炮制】 晋代用酒渍法（《肘后》）。南北朝刘宋时代有醋牛乳制（《雷公》）的方法。唐代有醋制（《千金》），熬令色变、炒焦（《外台》）等法。宋代有炒黄（《圣惠方》），童便制、炒焦（《证类》），酒浸、石灰水制、白矾制（《总录》）等炮制方法。明代有微炒（《普济方》）、炒熟（《蒙筌》）等法。清代则未见到天仙子的炮制资料。

【现代炮制】

1. 天仙子　取原药材，除去杂质，筛去灰屑。

2. 炒天仙子　取净天仙子，置炒制容器内，用文火加热，炒至褐黄色，取出放凉。

【饮片性状】 天仙子呈扁肾形或扁卵形，背侧钝圆，腹侧略具弯尖，直径 1～1.5mm，厚 0.5～0.7mm。表面棕黄色或灰黄色，具细密隆起的网纹，脐点处突出。种皮较薄，内含白色胚乳。无臭，味微辛。炒天仙子表面颜色稍深。

【质量要求】 天仙子总灰分不得过 8.0%，酸不溶性灰分不得过 3.0%，含东莨菪碱（$C_{17}H_{21}NO_4$）和莨菪碱（$C_{17}H_{23}NO_3$）的总量不得少于 0.080%。

【炮制目的】 天仙子味苦、辛，性温；有大毒。归心、肝、胃、肺经。具有止痛，定痫，止咳平喘的功能。

天仙子生品毒性大，宜外用。常用于痈肿恶疮，齿痛，跌损，喘咳；内服宜慎，用于癫痫。炒天仙子能降低毒性，可入丸散剂供内服。用于风湿痹痛，胃脘疼痛，泄痢等。

【临床应用】

1. 生用

(1) 痈肿恶疮：用天仙子捣烂敷患处，可治痈疖肿毒（《全国中草药汇编》）。

(2) 齿痛：用天仙子粉末 0.3g，装烟袋中吸烟熏牙，治龋齿，但不要咽下唾液（《全国中草药汇编》）。

(3) 跌打损伤：用天仙子为末，羊脂调敷患处，治打扑折伤（《逢原》）。

(4) 痰鸣咳喘：莨菪子、木香、熏黄等分，为末，以羊脂涂青纸上，撒药末于上，卷作筒，烧烟熏吸之，治年久呷嗽（《崔氏纂要方》）。

(5) 癫痫：《古今录验方》莨菪子散，用本品与牛黄、桂心等司用，治五癫，反侧羊鸣，目翻吐沫，不知痛处。

2. 制用

（1）风湿痹痛：《圣惠方》的木香丸，用炒天仙子与木香、干姜（炮裂）、当归（微炒）、附子（炮裂，去皮脐）、羌活等同用，治腰胯疼痛，有祛风养血，散寒止痛之功。亦可与乌头、五灵脂、甘草等配伍，治风痹厥痛（《总录》）。

（2）胃腹疼痛：用莨菪子粉末 0.6g，温开水送服，每日 2 次，用于胃痛，有解痉止痛作用（《全国中草药汇编》）。因其莨菪子毒性大，故以炒用为宜。

（3）泄痢：《圣惠方》治水泄日久，用青州干枣 10 个去核，入莨菪子填满，扎紧，烧存性，每次用粟米饮服 3g。《圣惠方》的青黛散，用炒莨菪子与青黛、胡黄连等同用，治小儿疳痢，下部急痛。

【参考资料】天仙子含阿托品 0.06%～0.2%、莨菪碱 0.02%～0.2%，东莨菪碱、莨菪胺 0.01%～0.08%[1]。另含脂肪油可达 25%，尚含甾醇和蛋白质。阿托品在提取过程中得到稳定的消旋莨菪碱[2]。

以最大浓度最大给药量用于小鼠的方法探讨天仙子提取物的急性毒性、抗炎及镇痛作用。结果：急性毒性试验测定小鼠对该药的最大耐受量（MTD）为 200g·ml^{-1}。相当于人日常用量的 8333 倍；实验数据经 t 检验统计，表明天仙子具有镇痛作用，也可以明显抑制炎症反应。结果表明天仙子对小鼠的毒性很小，并且具有良好的镇痛、抗炎作用[1]。

天仙子所含生物碱具有广泛的药理作用。阿托品的作用机制是竞争性拮抗 Ach 或拟胆碱药对 M 胆碱受体的刺激作用。小剂量阿托品就能阻断 Ach 或拟胆碱药与受体结合，拮抗它们的作用。阿托品阻断各种 M 受体亚型的选择性低，对 M1、M2、M3 受体的亲和力一样，故同时出现阻断。东莨菪碱中枢镇静及抑制腺体分泌作用强于阿托品，其外周抗胆碱作用和阿托品相似，仅作用强度略有差别[2]。

【按语】天仙子早期的炮制方法单一，且用辅料制。唐代以后虽然炮制方法有所增加和变化，但以炒法常用，明代则基本上只保留了炒法。并认为生、炒品药性有异，如《药性论》云："生能泻人……狂乱、热；炒止冷痢，主齿痛。"《本草蒙筌》亦云："炒熟方益，生则泻人。"但清代罕见天仙子的炮制文献，用天仙子的方剂也多见于明代以前。近代天仙子临床比较少用，《全国炮制规范》只生用，部分地区炮制规范虽然也有收载本品的，但亦生用。因天仙子毒性较大，似有必要保留炒制的方法，并应对生、炒品的毒性和作用进行比较研究。从历代使用的剂型来看，也以丸散剂为主，其目的可能是为了控制剂量，以免中毒。

参考文献

[1] 王岩，等. 天仙子急性毒性、抗炎及镇痛作用研究[J]. 中国中医药杂志，2008，6(2)：5.
[2] 王敏，等. 天仙子药理作用研究概述[J]. 长春中医学院学报，2003，19(1)：56.

五　味　子

【来源】本品为木兰科植物五味子 *Schisandra chinensis*（Turcz.）Baill. 的干燥成熟果实。习称"北五味子"。秋季果实成熟时采摘，晒干或蒸后晒干，除去果梗及杂质。

【古代炮制】南北朝刘宋时代用蜜浸蒸（《雷公》）。宋代有炒、酒浸（《总录》）等法。元代有酒浸和火炮（《丹溪》）的方法。明代则有糯米炒（《普济方》）、蜜拌蒸（《仁术》）、麸炒（《济阴》）等炮制方法。清代炮制方法较多，有酒拌蒸（《握灵》）、蜜泔水制（《本草汇》）、炒炭（《新编》）、蜜浸蒸（《备要》）、焙制（《逢原》）、盐水拌蒸（《全生集》）、制（《医案》）、盐水浸炒（《时方》），酒蜜拌蒸（《四要》）等方法。明清两代对炮制作用也有较多的论述。

【现代炮制】

1. 五味子　取原药材，除去杂质及果柄。用时捣碎。

2. 醋五味子　取净五味子，用米醋拌匀，置适宜容器内，密闭，加热蒸至黑色，取出干燥。用时捣碎。五味子每 100kg 用米醋 20kg。

3. 酒五味子　取净五味子，用黄酒拌匀，置适宜容器内，密闭，加热蒸至表面紫黑色或黑褐色，取出干燥。用时捣碎。五味子每 100kg 用黄酒 20kg。

4. 蜜五味子　取炼蜜加适量开水稀释后，加入净五味子中，拌匀，润透，置炒制容器内，用文火加热，炒至不粘手为度，取出放凉。用时捣碎。五味子每 100kg 用炼蜜 10kg。

【饮片性状】北五味子呈不规则的球形或扁球形，直径 5～8mm。表面红色、紫红色或黯红色，皱缩，显油润，果肉柔软；种子 1～2 粒，肾形，表面黄棕色，有光泽，种皮薄而脆；果肉气微，味酸；种子破碎后有香气，味辛微苦。醋五味子表面黑色或黑褐色，质柔润或微显油润，微具醋气。酒五味子表面紫黑色或黑褐色，质柔润或稍显油润，微具酒气。蜜五味子色泽加深，略显光泽，味酸，兼有甘味。

【质量要求】五味子、醋五味子杂质不得过 1%，水分不得过 16.0%，总灰分不得过 7.0%，含五味子醇甲（$C_{24}H_{32}O_7$）不得少于 0.40%。醋五味子醇溶性浸出物不得少于 28.0%。

【炮制目的】五味子味酸、甘，性温。入肺、心、肾经。具有收敛固涩，益气生津，补肾宁心的功能。

生五味子长于敛肺止咳，生津敛汗。用于咳喘，体虚多汗，津伤口渴；亦能涩精止泻。醋制能增强酸涩收敛作用，故醋五味子涩精止泻作用更强。多用于遗精滑泄，久泻不止；亦可用于久咳肺气耗散者。酒制五味子能增强其温补作用，多用于心肾虚损，梦遗滑精，心悸失眠。蜜制五味子补益肺肾作用增强，用于久咳虚喘。

【临床应用】

1. 生用

(1) 咳嗽：五味子多用于肺肾两虚的咳嗽，若因外感咳嗽，则需配伍恰当，否则容易恋邪，遗留后患。治肺肾两虚，咳嗽气喘，常与熟地、山茱萸、山药、麦冬等同用，有补肾敛肺，纳气平喘之功，如麦味地黄丸(《医级》)。若肺虚久咳，则常与罂粟壳同用，有收敛肺气的作用，如五味子丸(《卫生家宝方》)。用于肺经感寒，咳嗽不已，常与细辛、茯苓、干姜、甘草同用，能温肺散寒，敛肺止咳，如五味细辛汤(《鸡峰》)。

(2) 体虚多汗：气虚自汗常与黄芪、白术、桂枝、白芍、牡蛎等同用，能益气固表敛汗。阴虚盗汗则常与生地黄、麦冬、山萸肉、浮小麦、牡蛎等同用，能滋阴敛汗。

(3) 津伤口渴：常与人参、麦冬同用，能益气生津，用于热伤元气，肢体倦怠，气短懒言，口干作渴，汗出不止，如生脉散(《内外伤辨惑论》)。用于消渴证常与黄芪、天花粉、知母、生山药等同用，能生津止渴，如玉液汤(《参西录》)。

2. 制用

(1) 醋五味子

① 遗精滑泄：常与桑螵蛸、牡蛎、金樱子、芡实等同用，治肾气不固，遗精频作，有补肾固精的作用。

② 久泻不止：常与肉豆蔻(煨)、补骨脂(盐水炒)、吴茱萸(甘草水制)配伍，能温补脾肾，固肠止泻，用于五更泄泻，腰酸肢冷，如四神丸(《中药成药制剂手册》)。

(2) 酒五味子

① 心悸失眠：常与生地黄、麦冬、炒酸枣仁、柏子仁、丹参等同用，能滋阴养血，补心安神，用于阴虚血少，虚烦少寐，心悸神疲，梦遗健忘。

② 梦遗滑精：常与炒山药、菟丝子(酒浸一日，文武火煮烂，焙干)、白术(米泔水洗，炒)、杜仲(酒炒)、莲子肉等配伍，能补肾固精，用于脾肾虚损，不能收摄，梦遗滑精，困倦等证，如苓术菟丝丸(《景岳》)。

(3) 蜜五味子：久咳虚喘：常与党参、山萸肉、蛤蚧、胡桃肉、川贝母等同用，治肺肾两虚，久咳气喘，自汗，呼多吸少等证，有益肺止咳，纳气平喘之功。

【参考资料】五味子主要含挥发油、木脂素类、有机酸类、叶绿素、甾醇、维生素 C 和 E、树脂、鞣质等。

将黄酒蒸五味子与生五味子分别制成醇浸液和水煎液，作酸价及树脂的对比实验。结果表明，其酸度是：醇浸出液的 pH 值生品为 3.15，酒蒸品为 3.35；水煎出液的 pH 值生品为 3.30，酒蒸品为 3.40。生五味子醇浸出液的树脂反应最明显，酒五味子次之，但酒五味子与生五味子的水煎出液树脂反应均呈微量[1]。为探讨五味子的炮制作用，对五味子生品、炒制品、酒制品及醋制品中的有机酸、挥发油、木脂素等成分分析。结果显示，五味子经炒制后，其中有祛痰作用的酸性成分和有镇咳作用的挥发油均受到一定程度的破坏或损失，酒制、醋制后挥发油略有减少。各炮制品种子中具有强壮作用的木脂素类成分含量则均比生品偏高。炮制后其挥发油的折光率、气相色谱略有变化，可能是由于各组分相对比例含量改变所致。炮制品水煎液中总木脂素量只有种子中的 1/6～1/5[2]。

采用 HPLC 法，以五味子醇甲为指标，筛选得醋制五味子的最佳工艺为：醋制五味子的蒸煮时间为 3 小时，加醋量为 20%，闷润时间为 1 小时[3]。以五味子醇甲及五味子乙素含量为指标，选择闷润时间、蒸制时间、酒的用量 3 个因素，对五味子进行酒蒸工艺的优选。结果表明，最佳酒蒸工艺为取五味子 100kg，加入 20%酒，拌匀闷润 1 小时，蒸制 4 小时[4]。以五味子醇甲及五味子乙素为指标，选择闷润时间、蒸制时间、醋的用量 3 个因素，对五味子进行醋蒸工艺的优选。结果表明，最佳醋蒸工艺为取五味子 100kg，加入 20%醋，拌匀闷润 1.5 小时，蒸制 5 小时[5]。采用 HPLC 法测定酒制五味子中五味子醇甲、五味子甲素、五味子乙素等有效成分炮制前后含量的变化，得出酒制五味子的最佳炮制工艺为：酒制五味子的蒸煮时间为 3 小时，加酒量为 20%，闷润时间为 2 小时。结论：酒制五味子最佳炮制工艺可行，酒制可使有效成分含量增加，其质量标准稳定可控[6]。观察炮制时间、炮制温度、炮制辅料用量改变对五味子水浸率的影响，结果为：蜜制五味子以炮制 4～6 小时，蜂蜜加入量为 60～80g/100g 五味子；醋制五味子以炮制 6 小时，米醋加入量为 40～60g/100g 五味子；酒制五味子炮制以 4 小时，黄酒加入量为 10～20g/100g 五味子；蒸制五味子以炮制 6 小时为佳，炮制温度均为沸水浴炮制最好[7]。

采用高效液相色谱法测定北五味子及其不同炮制品中五味子甲素、五味子乙素的含量。五味子甲素和乙素在生品、醋炙、炒制、酒炙、蒸炙、蜜炙品中的平均含量分别为 0.13%、0.064%、0.052%、0.064%、0.11%、0.13% 和 0.21%、0.298%、0.238%、0.302%、0.216%、0.214%[8]。

比较不同炮制方法对五味子体外抗脂质过氧化及免疫作用的影响。方法：通过测定小鼠肝匀浆 MDA 值，比较五味子不同炮制品的抗脂质过氧化的能力；测定小鼠的吞噬指数，比较五味子不同炮制品对免疫作用的影响。结果：在生五味子、醋五味子、酒五味子不同炮制品中，以醋制品的抗脂质过氧化及提高免疫的作用最为明显。结论：五味子醋制后，可提高其抗脂质过氧化及增强免疫的作用[9]。

【附】

1. 近代的炮制方法还有炒制、清蒸等。

2. 文献摘录　“入药不去核，必打碎核，方五味备”（《钩元》）。“滋补药用熟，治虚火用生；敛肺少用，滋阴多用；止泻捶碎，益肾勿碎；润肺滋水，蜜可拌蒸”（《得配》）。

【按语】五味子以蜜蒸方法出现最早，稍后则有清炒、加辅料炒和酒制的方法出现，清代是炮制方法和炮制辅料种类较多的时期，其中有多种方法沿用至今。明、清两代对炮制作用也有较多的论述，而且这些论述对指导临床用药至今仍有一定意义。现今《中国药典》收载的炮制方法仅醋蒸法一种，此法在古代文献中却未见记载，这是近代炮制方法的发展。

五味子炮制研究方面的资料目前虽然不多，但研究的结果与临床应用基本符合。炮制后酸性成分及挥发油减少，种子中木脂素成分含量增高，与古代“入补药熟用，入嗽药生用”（《仁术》）和强调“入药不去核”的认识一致。炮制品水煎液总木脂素量只有种子中的1/6～1/5的结果也与临床所证明的“烤熟五味子粉或蜜丸疗效最高，而水煎剂、生五味子粉疗效最差”[3]相一致。

五味子的醋制品、蜜制品与生品的功用基本一致，只是醋制品收敛作用更强，更适用于久病滑脱不禁或肺气耗散的纯虚之证；生品作适当配伍可用于外感咳嗽，醋五味子则不宜；蜜制品润肺补虚作用较强，适于肺虚久咳少痰或肾虚气喘，呼多吸少之证。酒制品则与生品有一定差异，一方面五味子其性敛涩，另一方面酒又辛热行散，故酒五味子敛涩作用弱于生品，而温补作用却强于生品，可用于虚中夹滞的患者或用于温补剂中，对遗精而又阳痿者选用本品更恰当。

参考文献

[1] 天津市中药研究所．关于五味子的炮制问题[J]．天津中药，1975(1)：30.

[2] 饶伟文，等．五味子炮制的初步研究[J]．中药通报，1986，11(3)：26.

[3] 马晓蕾．五味子炮制工艺研究[J]．辽宁中医药大学学报，2006，8(4)：123.

[4] 陆兔林，等．酒蒸五味子炮制工艺研究[J]．中成药，2007，29(4)：543.

[5] 陆兔林，等．醋蒸五味子炮制工艺研究[J]．中成药，2006，29(12)：1283.

[6] 葛会奇．酒制五味子最佳炮制工艺研究[J]．辽宁科技学院学报，2007，9(2)：39.

[7] 李英华，等．炮制对北五味子水浸率影响的研究[J]．现代生物医学进展，2007，7(5)：707.

[8] 魏东华，等．北五味子及其不同炮制品中五味子甲素和乙素的含量测定[J]．现代生物医学进展，2006，6(6)：20.

[9] 陆兔林，等．炮制对五味子药理作用的影响[J]．中药材，2005，28(10)：339.

车　前　子

【来源】本品为车前科植物车前 *Plantago asiatica* L. 或平车前 *Plantago depressa* Willd. 的干燥成熟种子。夏、秋二季种子成熟时采收果穗，晒干，搓出种子，除去杂质。

【古代炮制】宋代有酒浸（《总录》）、微炒（《局方》）、焙制（《宝产》）、酒蒸（《济生方》）等炮制方法。明代又增加了米泔水浸（《醒斋》）和酒煮（《瑶函》）的方法。清代除沿用宋代方法外，又增加了酒炒（《金鉴》）、青盐水炒（《幼幼》）等炮制方法。明、清两代对炮制的目的也有所记述。

【现代炮制】

1. 车前子 取原药材,除去杂质,筛去灰屑。

2. 炒车前子 取净车前子,置炒制容器内,用文火加热,炒至略有爆声,并有香气逸出时,取出放凉。

3. 盐车前子 取净车前子,置炒制容器内,用文火加热,炒至略有爆声时,喷淋盐水,炒干,取出放凉。车前子每 100kg,用食盐 2kg。

【饮片性状】车前子呈椭圆形、不规则长圆形或三角状长圆形,略扁,长约 2mm,宽约 1mm;表面黄棕色至黑褐色,有细皱纹,一面有灰白色凹点状种脐;质硬。气微,味淡;嚼之带黏性。炒车前子略鼓起,色泽加深,略有焦香气。盐车前子微有咸味。

【质量要求】车前子水分不得过 12.0%,总灰分不得过 6.0%,酸不溶性灰分不得过 2.0%,车前子膨胀度应不低于 4.0,含京尼平苷酸不得少于 0.50%,毛蕊花糖苷不得少于 0.40%;盐车前子总灰分不得过 9.0%,酸不溶性灰分不得过 3.0%,膨胀度不应低于 3.0,含京尼平苷酸不得少于 0.40%,毛蕊花糖苷不得少于 0.30%。

【炮制目的】车前子味甘,性微寒。归肾、肝、肺、小肠经。具有利水通淋,渗湿止泻,清肝明目,清肺化痰的功能。

生车前子长于利水通淋,清肺化痰,清肝明目,用于水肿,淋证,暑湿泄泻,痰热咳嗽,肝火目赤。炒车前子寒性稍减,并能提高煎出效果,作用与生品相似,长于渗湿止泻。用于湿浊泄泻,小便短少。如《本草备要》就有“炒研,入利水泄泻药”的记载。盐车前子泻热作用较强,利尿而不易伤阴,能益肝明目。用于眼目昏暗,视力减退。

【临床应用】

1. 生用

(1) 淋证:常与木通、萹蓄、瞿麦、滑石等同用,能清热泻火,利水通淋,用于湿热下注之热淋,血淋,小便涩痛,淋漓不畅或癃闭不通,小腹急满,如八正散(《局方》)。

(2) 水肿:可用于多种原因引起的水肿,常配伍泽泻、茯苓皮、冬瓜皮等,用于水湿内阻,肢体浮肿,小便不利,有增强利水消肿的作用。若慢性肾炎水肿见有肾阳虚证候者,可与附子、茯苓、泽泻等同用,有温补肾阳,利水消肿之功,如济生肾气丸(《济生方》)。

(3) 暑湿泄泻:《杨氏家藏方》车前子散,用本品与白茯苓、猪苓、人参、香薷等配伍,治小儿伏暑吐泻,烦渴引饮,小便不通,具有解暑益气,利水止泻的功效。

(4) 痰热咳嗽:车前子甘寒滑利,常与杏仁、桑白皮、黄芩、知母等配伍,治肺热咳嗽,痰多色黄,有清肺化痰的作用。或与金银花、蚤休、大青叶、桔梗、胆南星等配伍,用于小儿肺炎,有止咳、祛痰、平喘之功,如病毒肺炎合剂(《中西医结合儿科试用新方》)。

(5) 肝火目赤:常与菊花、龙胆草、黄芩、羌活等同用,能清肝经积热,用于眼中生翳,血灌瞳神,羞明多眵(相当于疱性角膜炎),如车前子散(《瑶函》)。

2. 制用

(1) 炒车前子:湿浊泄泻:多与白术、苡仁、茯苓、麸炒泽泻、猪苓等同用,能实脾、利湿、止泻,用于脾失健运,水湿内停,大便泄泻,小便不利。亦可用本品炒焦研末服,治小儿单纯性消化不良。

(2) 盐车前子:眼目昏暗:肝肾不足,视物昏花,常与熟地、枸杞子、桑椹、菟丝子等同用,能益肝明目。

【参考资料】车前子含多种黄酮成分和多量黏液质，并含车前烯醇酸、琥珀酸、腺嘌呤、车前糖、胆碱等。

为探索炮制对车前子中黄酮类成分的影响，分别对车前子生品、盐炙品、清炒品提取物黄酮类作定性反应，均为正反应。纸层析、紫外光谱、红外光谱比较，结果都一致。黄酮类成分定量分析表明，清炒品含量较高，盐炙品次之，生品较低，即清炒和盐炙可提高黄酮类成分含量[1]。

现有人对车前子的盐炙操作方法提出了异议，若先炒药后加盐水，由于锅温高，加入盐水易蒸发掉，食盐粘在锅上；先拌盐水后炒则因车前子黏液质多，遇水容易发黏，盐水不易渗入，炒时又易粘锅。故认为应取净车前子置锅内，用文火炒至略有爆声时，倒入另一冷锅内，立即喷洒盐水拌匀，用文火炒干，取出放凉；或者将食盐用少量水溶解，拌入车前子内闷3～5小时，待盐水渗入后，用文火炒至手搓有干燥感时，取出放凉[2-3]。或者将净选好的车前子倒入适宜塑料盆中，取制备好的盐水（盐水为1∶3）倒入充分拌匀（若有成团，即刻击散），摊入簸箕内，其厚度为1～2cm，送入烘房或烘箱内烘干，其温度控制在40～45℃为宜，置于炒制容器内，用文火加热，迅速翻炒，炒至有爆裂声时，取出晾凉备用[4]。

【附】

1. 近代的炮制方法还有酒炙法。即用黄酒将车前子拌匀，用文火炒至略带火色。每100kg车前子用黄酒12.5kg。

2. 文献摘录　“入补益药中用米泔淘净蒸，入利水治泄泻药炒为末用。”（《大法》）

【按语】车前子以酒制和炒法出现最早，历代也以炒制和酒制的方法用得较普遍。近代以盐制和炒法较常用，1985年以后的《中国药典》则只收载了盐制方法。古代文献用食盐制车前子则少见。车前子在方剂中以生品常用，其次是炒车前子。从近代实验研究成分的变化来看，似乎以炒车前子为佳。

盐制车前子传统认为能引药入肾，增强清热利尿作用，这种认识不完全正确，盐制车前子能增强清热作用，未必能增强利尿作用。盐车前子能益肝明目，可能是盐车前子清肝明目作用较强，车前子本身又略带补性，所谓“利小便而不走气”。用于目暗不明，视物昏花，是因这类目疾多属肝肾阴亏，气血不调所致，方中用盐车前子，一是能益肝明目，兼润心肾；二是能泻肾浊，避免方中补药之腻滞，且利尿而不伤阴，与养阴补血药同用，相辅相成，能更好地发挥全方的综合作用。

参考文献

[1] 许腊英.盐炙对车前子中黄酮类成分的影响[J].中草药，1986，17(11)：10.

[2] 谭正清.盐炙车前子方法的改进[J].中药饮片，1990(6)：40.

[3] 赵建英.盐炙车前子小经验[J].中药材，1992，15(11)：27.

[4] 张业付，等.盐炙车前子的实验工艺[J].哈尔滨医药，2005，25(3)：57.

牛　蒡　子

【来源】本品为菊科植物牛蒡 *Arctium lappa* L. 的干燥成熟果实。秋季果实成熟时采收果序，晒干，打下果实，除去杂质，再晒干。

【古代炮制】唐代开始炒用（《食疗》）。宋代增加了爁制、酒拌蒸（《局方》）。金元时代有烧存性（《儒门》）、炒黑（《丹溪》）等法。明代炮制方法较多，有去油、焙黄（《普济方》）、炒（《奇效》)、炮(《医学》)、水煮晒干炒香(《准绳》)、酥炙(《启玄》)、蒸制(《景岳》)、酒炒(《必读》)等方法。清代用炒、酒拌蒸(《握灵》),酒浸焙(《本草述》),"酒炒研"(《必用》)等炮制方法,并记述了炒用和酒制的目的。

【现代炮制】

1. 牛蒡子 取原药材,筛去灰屑及杂质。用时捣碎。

2. 炒牛蒡子 取净牛蒡子,置炒制容器内,用文火加热,炒至微鼓起,有爆裂声,略有香气逸出时,取出晾凉。用时捣碎。

【饮片性状】牛蒡子呈长倒卵形,略扁,微弯曲,长 5～7mm,宽 2～3mm。表面灰褐色,带紫黑色斑点,有数条纵棱,通常中间 1～2 条较明显;顶端钝圆,稍宽,顶面有圆环,中间具点状花柱残迹;基部略窄,着生面较淡;果皮较硬,子叶 2,淡黄白色,富油性;无臭,味苦后微辛而稍麻舌。炒牛蒡子微鼓起,表面深灰褐色,微有光泽,质较脆,略有香气。

【质量要求】牛蒡子水分不得过 9.0%,总灰分不得过 7.0%,含牛蒡苷($C_{27}H_{34}O_{11}$)不得少于 5.0%。炒牛蒡子水分不得过 7.0%。

【炮制目的】牛蒡子味辛、苦,性寒。归肺、胃经。具有疏散风热,解毒透疹,宣肺利咽,散结化痰的功能。

生品长于疏散风热,解毒散结。用于风温初起,痄腮肿痛,痈毒疮疡。炒后能缓和寒滑之性,以免伤中,并且气味香,宣散作用更佳,长于解毒透疹,利咽散结,化痰止咳。用于麻疹不透,咽喉肿痛,咳嗽气喘。炒后还有利于提高煎出效果。

【临床应用】

1. 生用

(1) 风温:常与金银花、连翘、荆芥、薄荷等同用,能增强疏风散热,用于风温初起,邪在卫分,身热微恶风寒,头痛口渴,咳嗽咽痛等,如银翘散(《条辨》)。

(2) 痄腮、疮痈肿毒等:本品因有解毒散结作用,常与黄连(酒炒)、连翘、升麻、板蓝根、玄参等配伍,用于痄腮、大头瘟、颜面丹毒等,有疏风散邪,清热解毒作用,如普济消毒饮(《东垣试效方》)。《外科正宗》牛蒡子汤,以本品与金银花、栀子、瓜蒌仁、连翘、青皮等同用,治乳痈初起,红肿热痛,有清热解毒,消肿散结的功效。

2. 制用

(1) 麻疹:常与西河柳、薄荷、蝉衣、淡竹叶、玄参等配伍,用于麻疹透发不畅,喘咳,烦闷躁乱,咽喉肿痛,具有透疹解表,清泄肺胃的作用,如竹叶柳蒡汤(《醒斋》)。

(2) 咽喉肿痛:常与射干、玄参、薄荷、熟大黄、黄芩等同用,治肺胃热盛,胸膈不利,咽喉肿痛,口苦舌干,具有清热利咽,消肿止痛之功,如清咽利膈丸(《中药成药制剂手册》)。《瘢论萃英》如圣饮子,治疮疹之毒上攻,咽喉疼痛,以之与麦冬、桔梗、竹叶、甘草同用。

(3) 咳嗽:《证治准绳》牛蒡汤,用于小儿伤风,发热,鼻塞,气喘咳嗽,咽喉肿痛等,与防风、荆芥、薄荷、大黄、甘草同用,有疏风解表,清热泻火的作用。若肺经阴虚有火,咳嗽气喘,咽喉干燥,痰中带血,可与阿胶(麸炒)、马兜铃、杏仁(去尖皮,炒)、炙甘草、炒糯米同用,有养阴清热,化痰止咳作用,如阿胶散(《药证》)。

【参考资料】牛蒡子中含量最大的是木脂素成分,经研究发现主要包括拉帕酚 A、B、C、D、E、F、H(Lappaol A、B、C、D、E、F、H)、牛蒡苷(arctiin)、牛蒡苷元(arctigenin)、罗汉松酯素(matairesinol)以及数十种 2,3-二苄基丁内酯木脂素等,以及新牛蒡素乙(neoarctin B)。在此类组分中,以牛蒡子苷的含量远较其他组分为高。牛蒡苷元为牛蒡苷分解后的产物。

牛蒡子中还含有约 26.1％的油脂，其中棕榈酸 6.37％，硬脂酸 1.77％，油酸 18.83％，亚油酸 68.02％，亚麻酸 6.82％，其他 1.81％。亚油酸为主，其次为油酸和亚麻酸。不饱和脂肪酸占 93.67％，特别是亚油酸含量达 68.02％，亚麻酸 6.82％，可与月见草籽油、核桃油、大豆油的营养价值相媲美。除此之外，牛蒡子中还含约 24.7％的蛋白质[1]。

牛蒡子具有：①抗癌和抗肿瘤作用；②牛蒡子中活性物质有抗糖尿病作用；③牛蒡子中活性物质对免疫系统的作用；④其他作用：如牛蒡苷元抗甲 1 流感病毒作用；苷元对白血病细胞株 HL-60 有强的抑制性，几乎和目前使用的抗白血病药物相当[1]。

以牛蒡子苷和牛蒡子苷元含量之和为考察指标，比较传统炮制方法和微波加热法，结果为生品＞微波加热品＞传统炮制品。表明牛蒡子经过炮制后其主要成分牛蒡子苷和苷元的含量之和有不同程度的降低。微波加热法含量高于传统炒制法。采用微波炉炮制牛蒡子的最佳工艺为微波强度中火，加热 3 分钟[2]。牛蒡子炒制后牛蒡子苷下降 1.5％～5.8％，水、乙醇和稀乙醇浸出物均比炒前降低；薄层色谱中炒牛蒡子的斑点明显浅于净牛蒡子[3]。

【附】文献摘录："净拣，勿令有杂子，然后用酒拌蒸一伏时，取出焙干，别捣如粉，方入药用。"（《局方》）

【按语】牛蒡子虽然历代炮制方法较多，但最集中的为炒法，约 44 部文献有记载，并有微炒、炒熟、炒香、炒黑、新瓦上炒、隔纸炒等不同要求[4]。炒法至今仍是主要的炮制方法，《中国药典》和大部分地区的炮制规范除生品外，都要求炒制。酒制法从宋代至清代都有文献记载，但现已基本不用。炒制和酒制目的清代有较多记述，如"痰厥头痛，牛蒡子炒"（《握灵》）。《本草述钩元》云："须酒浸三日乃可，不惟取其入血，并移其性冷，胜于微炒用之。"现今认为炒制可缓和寒滑之性似与古代酒制之目的相似，但炒制与酒制的作用究竟有何异同，是值得研究的内容。

在临床上，牛蒡子的生用与制用不必严格区分，如咽喉肿痛和咳嗽气喘兼有肠热便结者，用生品捣碎用更为适宜。

参考文献

[1] 龚又明，等. 牛蒡子的研究进展[J]. 海峡药学，2005，17(4)：1.

[2] 刘彬彬，等. 牛蒡子现代炮制工艺研究[J]. 辽宁中医杂志，2005，32(10)：1076.

[3] 陈曦，等. 牛蒡子炒制前后质量分析比较[J]. 中药材，2007，30(11)：1367-1369.

[4] 张炳鑫，等. 中药炮制古今演变评述[M]. 北京：人民卫生出版社，1991：166.

乌 梅

【来源】本品为蔷薇科植物梅 *Prunus mume*（Sieb.）Sieb. et Zucc. 的干燥近成熟果实。夏季果实近成熟时采收，低温烘干后闷至色变黑。

【古代炮制】汉代有醋浸一宿去核蒸熟（《玉函》）的方法。晋代有炙制（《肘后》）。唐代有蜜醋渍蒸、蒸制、熬制（《千金》）等法。宋代有制炭（《证类》）、焙（《洪氏》）、炒焦（《朱氏》）等炮制方法。元代有煮法（《世医》）。明代用醋煮（《普济方》）、酒浸（《保婴》）、蜜拌蒸（《保元》）等法。清代则用麸炒（《食物》）、盐水浸（《便读》）的方法。

【现代炮制】

1. 乌梅　取原药材，除去杂质，洗净，干燥。

2. 乌梅肉　取净乌梅，用清水润软或蒸软后，剥取净肉，干燥。

3. 乌梅炭 取净乌梅，置炒制容器内，用武火加热，炒至皮肉鼓起，表面呈焦黑色，取出放凉。

4. 醋乌梅 取净乌梅，用米醋拌匀，闷润至醋被吸尽，置适宜容器内，密闭，隔水加热2～4小时，取出干燥。乌梅每100kg用米醋10kg。

【饮片性状】乌梅呈不规则的类球形或扁形，直径1.5～3cm。表面乌黑色或棕黑色，皱缩不平，果肉柔软。果核坚硬，椭圆形，棕黄色，内含淡黄色种子1粒。味极酸。乌梅肉为不规则扁卵形块状，呈乌黑色或棕黑色。质柔软。气特异，味极酸。乌梅炭形如乌梅，皮肉鼓起发泡，质较脆，表面焦黑色，味酸兼苦。醋乌梅形如乌梅，质较柔润，略有醋气。

【质量要求】乌梅水分不得过16.0%，总灰分不得过5.0%，水浸出物不得少于24.0%。按干燥品计算，含有机酸以枸橼酸($C_6H_8O_7$)计，不得少于12.0%。乌梅炭浸出物不得少于18.0%，含枸橼酸不得少于6.0%。

【炮制目的】乌梅味酸、涩，性平。归肝、脾、肺、大肠经。具有敛肺，涩肠，生津，安蛔的功能。

生乌梅(包括乌梅肉)长于生津止渴，敛肺止咳；亦能安蛔。多用于虚热口渴，肺虚久咳；亦用于蛔虫腹痛。乌梅肉作用与乌梅同，因用的净肉，作用更强。乌梅炭长于涩肠止泻，止血，用于久泻久痢及便血，崩漏下血等。醋乌梅与生乌梅作用相似，但收敛固涩作用更强，尤其适用于肺气耗散之久咳不止和蛔厥腹痛，故治久咳或蛔厥，方中的乌梅均可考虑用醋制品。

【临床应用】

1. 生用(乌梅和乌梅肉)

(1) 消渴证：常与天花粉、人参、麦冬、黄芪、葛根等同用，能生津止渴，用于消渴证，烦渴多饮，如玉泉丸(《沈氏尊生书》)。

(2) 肺虚久咳：常与杏仁、阿胶、半夏、罂粟壳等同用，治肺虚久咳，有敛肺止咳作用，如一服散(《世医》)。

2. 制用

(1) 乌梅炭

① 久泻久痢：《补缺肘后方》用本品与黄连同用作丸，治天行下痢不能食。《杨氏家藏方》连梅丸，用本品与黄连(去须)、黄柏(去粗皮)、艾叶(醋浸，炒焦)、干姜(炮)同用，制成丸剂内服，治小儿下痢赤白，脐腹疼痛，里急后重，有清热止痢的作用。若泄泻不止，单用乌梅炭服之即有效。与诃子肉、罂粟壳、人参、木香、煨肉豆蔻等同用，治泄泻日久，甚则滑脱不禁，有涩肠止泻，益气理脾之功，如固肠丸(《准绳》)，原方未要求炮制，若方中乌梅炒炭则能增强涩肠固脱作用。

② 出血证：用乌梅烧炭存性，醋米糊为丸，可治大便下血(《济生方》)或小便尿血(《纲目》)。崩漏下血常与海螵蛸、茜草、地榆炭、当归等同用，有固经止血作用，治冲任不固，崩中漏下日久不愈者。若与当归、阿胶、白芍等配伍，可用于子宫出血，证见血虚而有口干渴者(《中药临床应用》)。

(2) 醋乌梅

① 肺虚久咳：配伍方法与功用同生品，但敛肺止咳作用更强。

② 蛔厥腹痛：常与细辛、蜀椒(炒出汗)、黄连、干姜等配伍，能和中安蛔，用于蛔厥呕吐，腹痛时作，如乌梅丸(《伤寒》)。

【参考资料】乌梅中含有多种成分：①有机酸：主要是以游离形式存在。在醋制乌梅水浸液有机酸含量的测定中，其有机酸含量分别较净品增加了 3.5%和 2.8%。②萜类：熊果酸和齐墩果酸。③甾醇：在果肉中分离提纯可得到β-谷甾醇；梅仁中则含有菜油甾醇、豆谷甾醇、Δ^5-燕麦甾醇、胆甾醇、Δ^7-豆谷甾醇和甾醇酯。④氨基酸：乌梅中含有的游离氨基酸随果肉成熟度增加而上升，经分析，果肉中含有 24 种氨基酸及胆胺，如天门氨酸、天门冬酰胺、丝氨酸、甘氨酸、丙氨酸，其中含量最高的是天门氨酸。⑤糖类：梅果实中含有多种糖，其中单、双糖主要为蔗糖、果糖、三梨醇糖、葡萄糖等，多糖主要为果胶和粗纤维，且随果实成熟程度增加，单糖增多而多糖减少。所含的蔗糖经加工炮制后可生成一种具 Ca^{2+} 拮抗活性的物质：5-羟甲基糠醛。⑥挥发性成分：梅的香味成分主要为乙醛、乙醇、丙醇、乙酸甲酯、乙酸乙酯、乙酸丙酯、丙酸乙酯和丙酸丙酯。⑦脂类：乌梅所含脂类成分主要集中于果仁，其果肉中含量较少，果仁中主要为中性脂类，如甘油三酸酯、游离甾醇酯、甾醇酯、甘油酸二酯及游离脂肪酸。脂肪酸早期主要为棕榈酸、亚麻酸和亚油酸，后期主要为油酸，果肉中主要为亚油酸、油酸和棕榈酸，且随果实成熟，棕榈酸和亚麻酸含量会增加。⑧黄酮类：黄酮类含有柠檬素-3-O-鼠李糖苷（Rhamnocitrin-3-O-rhamnoside）、山柰酚-3-O-鼠李糖苷（Kaempferol-3-O-rhamnoside）、鼠李素-3-O-鼠李糖苷（Rhamnefin-3-O-rhamoside）、槲皮素-3-O-鼠李糖苷（Quercetin-3-O-rhamnoside）。⑨生物碱：2,2,6,6-四甲基哌啶酮（Ⅰ），叔丁基脲（Ⅱ）；⑩微量元素：乌梅叶、果实均含有丰富的微量元素，其中 Fe、Mg 含量较高，Cu、Zn、Mn、Se、Ge、Mo 含量较低，乌梅中还含有钙、磷、铁等元素。在维生素方面，乌梅含有与其他水果近似的维生素 C 和维生素 B_1，但维生素 B_2 的含量是其他水果的数百倍。⑪其他：乌梅果仁中含有较多的苦杏仁苷（4.3%），果肉中亦含约 0.5%。此外，未成熟的果肉中含有氰化物。乌梅中还含有苦味酸、苦扁桃苷和超氧化物歧化酶（SOD），新近从乌梅中还分离鉴定了柠檬酸三甲酯、β-胡萝卜苷、3-羟基-3-羧基戊二酸二甲酯，3-羟基-3-甲酯基戊二酸等化合物[1]。

目前全国各地乌梅的加工方法主要有 3 种：熏制法、晒干法和烘制法。不同加工方法对乌梅性状影响较大，熏制法的乌梅色黑、肉厚、油润；晒干法和烘干法的乌梅色淡、干瘪、果肉薄。有机酸也以熏制法的乌梅相对略高。国家“八五”重点科技攻关课题《乌梅类质量专题研究》表明：“传统熏制法加工成的乌梅质量相对要优于其他方法，熏制法中，以杂木作燃料略优于松木为燃料”[2]。

乌梅具有驱虫作用；增强豚鼠离体膀胱逼尿肌肌条的张力，增加膀胱逼尿肌肌条的收缩频率和收缩波平均振幅；抗菌作用；抗肿瘤作用；抗生育作用；抗过敏作用；抗氧化作用；解毒作用[3]。

比较电导法、pH 值、游离总酸度 3 种方法，根据炭化物质颗粒形状与导电能力的量化关系，测定出不同炭药的导率范围。乌梅生品、轻炭、标准炭、重炭的电导率值均随炒炭时间的加长而减小。通过测其 pH 值发现，随着炒炭时间的加长，其酸度降低，pH 值增大，相应的游离总酸度值下降。据报道，乌梅中的主要成分有机酸在植物体中常与金属离子结合成盐的形式存在。通过电导法、pH 法、游离总酸度法的比较，发现其电导率值、pH 值、游离总酸度值与炒炭时间呈平行关系。但是这 3 种方法相比较，电导法更为快捷、方便灵敏度高、重现性和稳定性较好，可行性高[4]。

【附】文献摘录：“火炒令焦”（《朱氏》）。“烧存性为末，治赤白痢”（《禁方》）。

【按语】在历代炮制方法中，沿用至今的仅醋蒸和炒炭。生乌梅生津止渴作用是其他炮制品所不及的，同时兼有乌梅炭和醋乌梅的作用，只是止泻作用不如乌梅炭强，敛肺止咳和安蛔作用逊于醋乌梅，故临床应用最广；但现在止血、止泻一般仍习用乌梅炭。各炮制品在具体应用时又并非固定不变。如病人久泻伤阴，津伤口渴较明显时，又宜选用生品，虽然止泻作用不及乌梅炭强，但能止泻与生津止渴兼顾。若肺虚久咳，兼有胃酸缺乏者，则选用醋制品为宜；若兼咽干口渴，则可选用生品。

参考文献

[1] 耿家玲，等. 乌梅的化学成分研究进展[J]. 云南中医中药杂志，2005，26(6)：43.

[2] 张飞，等. 乌梅的研究进展[J]. 海峡药学，2006，18(4)：21.

[3] 阮毅铭. 乌梅的化学成分及药理作用概述[J]. 中国医药导刊，2008，10(5)：793.

[4] 史克莉，等. 乌梅炭药质量标准的探讨[J]. 中国中医药信息杂志，2005，12(3)：49-50.

火 麻 仁

【来源】本品为桑科植物大麻 *Cannabis sativa* L. 的干燥成熟果实。秋季果实成熟时采收，除去杂质，晒干。

【古代炮制】唐代有熬法、蒸制、酒制(《千金》)、炒制(《千金翼》)等炮制方法。炒法为历代沿用。宋代又有发芽法(《博济方》)。明代还有煅法(《入门》)。清代则沿用炒法，并有炮制作用的论述。

【现代炮制】

1. 火麻仁　取原药材，除去杂质，筛去灰屑。用时捣碎。

2. 炒火麻仁　取净火麻仁，置炒制容器内，用文火加热，炒至有香气，呈微黄色，取出放凉。用时捣碎。

【饮片性状】火麻仁为卵圆形或椭圆形，长 4～5mm，直径 2.5～4mm；表面灰绿色或灰黄色，有微细网纹，两侧有浅色棱线，顶端钝尖，基部有圆形微凹果柄痕；果皮薄而脆，易破碎，内有白色种仁；富油性，气微，味淡。炒火麻仁形如火麻仁，但有碎粒，表面淡黄色，微具焦香气，味淡。

【炮制目的】火麻仁味甘，性平。归脾、胃、大肠经。具有润肠通便，滋养的功能。

生火麻仁与炒火麻仁功用一致。生品虽在古籍中有“破血，利小便”的记载，但现已少用于这方面。炒后可提高煎出效果，并且气香，能增强润肠燥，滋阴血的作用。生、炒品均可用于肠燥血少，大便秘结及体虚心悸。

【临床应用】

1. 肠燥便秘　常与杏仁、厚朴、白芍、大黄等同用，能润肠泄热，行气通便，用于肠胃燥热，津液不足，大便干结，如麻子仁丸(《伤寒》)，原方中麻子仁生用，临床作汤剂时则常炒用。

2. 产后便秘　《傅青主女科》养正通幽汤，用炒火麻仁与肉苁蓉、当归、桃仁等配伍，治产后大便秘结，有养血活血，润燥通便的作用。

3. 老人便秘　常与炙黄芪、太子参、生地、麦冬等配伍，用于老人气阴两虚，便燥便秘，具有养阴益气，润燥通便的作用。

4. 体虚心悸　与人参、炙甘草、生地、阿胶等配伍，能益气滋阴，补血复脉，常用于气血两虚之心悸，脉结代等，如炙甘草汤(《伤寒》)，临床用作汤剂时，麻子仁亦多炒用。

【参考资料】火麻仁含木脂素酰胺类、脂肪酸及酯、甾类、生物碱、烯类等[1]。

火麻仁能促进大鼠胆汁分泌，抑制小鼠水浸应激性溃疡，抑制小鼠胃肠推进运动和番泻叶引起的大肠性腹泻。可增强和延长镇痛作用和镇痛时间，可增强和延长环己巴比妥钠的催眠作用和入睡时间。火麻仁油有降低大鼠血脂作用。大麻的石油醚提取物，对妊娠完全期雌性大鼠按 50mg/100g 体重给药，发现能引起其子代体重降低，阻碍其生长，并使其四肢畸形，说明大麻具有致胎儿畸形作用[2]。火麻仁去种皮方法的改进：将原药材晒干，火炒放凉，把加重自行车车条 2 根放在没有光面的水泥地上，相隔 15cm 左右，中间撒 1 两炒后的火麻仁，用耐火砖搓，反复操作，簸去皮壳，得纯净种仁。传统方法暴晒后搓去皮壳，现多用去皮机去皮壳。

以榨取压力、榨取温度 2 个因素，方法采用正交设计方法，研究液压法榨取火麻仁有效组分脂肪油的最佳条件。结果为压力 50MPa，温度 80℃，时间 40 分钟[3]。

【附】 文献摘录："炒鸣，取出，冷地上摊，以新砖磨破，簸去皮，以密筛筛过，择去壳"（《总病论》）。"入药微炒用，入丸汤泡去壳，取帛包煮沸汤中，浸至冷，出之，垂井中一夜，勿着水，次日日中暴干，(挼)出簸扬去壳取仁"（《求真》）。

【按语】 火麻仁的古代炮制方法中，只有炒法沿用至今，而且要求去外壳用种仁，现今《中国药典》却以全果实入药。可见火麻仁炮制方法的变化是趋于由繁到简。古代医家认为火麻仁生品与制品功效有别，如《本草求真》云"性生走熟守（生用破血利小便，捣汁治产难胞衣不下。熟用治崩中不止）"。但这方面的功效现已鲜为临床所用。润肠通便是火麻仁的主要功效，古代文献中反而未提及宜生用或制用，但在润肠通便的成方中则以生用居多，亦有炒用者，且常制成蜜丸服用。

火麻仁虽有滋养作用，但生品亦有小毒，大剂量内服可发生中毒，且煎出效果不如炒制品，故炒用现在很多地区已作为配方的常规给药。

参 考 文 献

[1] 尹燕霞，等. 火麻仁的研究进展[J]. 中国中医药信息杂志，2003，10(6)：92.

[2] 任汉阳，等. 火麻仁研究进展[J]. 河南中医，2003，23(11)：78.

[3] 聂爱国，等. 液压法榨取火麻仁油的研究[J]. 时珍国医国药，2006，17(3)：391.

水 红 花 子

【来源】 本品为蓼科植物红蓼 *Polygonum orientale* L. 的干燥成熟果实。秋季果实成熟时，割取果穗，干燥，打下果实，除去杂质。

【古代炮制】 唐代有"熬令香"的炮制方法（《千金》）。宋代微炒入药（《圣惠方》）。明、清两代仍沿用炒法（《入门》、《得配》）。

【现代炮制】

1. 水红花子　取原药材，除去杂质及灰屑。

2. 炒水红花子　取净水红花子，置炒制容器内，用中火加热，炒至爆花，取出放凉。

【饮片性状】 水红花子呈扁圆球形，直径 2～3.5mm，厚 1～1.5mm；表面棕黑色或红棕色、黄棕色，有光泽，两面微凹，中部略有纵向隆起；顶端有短突尖，基部有果梗痕；质坚硬；种仁白色；粉质；气微，味淡。炒水红花子形如水红花子而大，鼓起爆裂，裂面呈白花状；质松脆，有香气。

【质量要求】 水红花子总灰分不得过 5.0%。含花旗松素（$C_{15}H_{12}O_7$）不得少于 0.15%。

【炮制目的】 水红花子味咸，性微寒。归肝、胃经。具有散瘀消癥，消积止痛，健脾利湿，化痰散结的功能。

生品力较猛，长于消瘀破癥，化痰散结。用于癥瘕痞块、瘿瘤、瘰疬。炒水红花子药性较缓和，并利于煎出有效成分，消食止痛和健脾利湿作用较佳。用于食积脘腹胀痛，小儿疳疾。

【临床应用】

1. 生用

(1) 癥瘕痞块：治腹部痞块胀痛，可与八月札、玫瑰花、石见穿、白花蛇舌草等同用。亦可用本品煎膏摊贴痞块，并用酒调膏内服(《保寿堂经验方》)。

(2) 瘿瘤、瘰疬：本品与夏枯草、昆布、海藻、贝母、青皮等同用，可治瘿瘤肿痛，有理气化痰散结作用。用本品生熟各半，研末，酒调服，能清热、化痰散结，可用于瘰疬未破或已破(《衍义》)。

2. 炒用

(1) 胃脘胀痛：可与山楂、莱菔子、麦芽、枳实、槟榔等同用，能消积化食，用于饮食积滞引起的胃脘胀满疼痛。

(2) 小儿疳疾：常与人参、炒莱菔子、炒神曲、使君子、炒青皮等配伍，用于宿食停滞，疳疾痞块，肚胀青筋，面黄肌瘦，精神不振，具有消积杀虫，健脾理气的功效，如千金保童丸(《古今医鉴》)。

【参考资料】应用 GC-MS 比较水红花子炮制前后水红花子脂肪油中化学成分的变化。实验结果：生品脂肪油中共检出 4 种化合物，炮制品脂肪油中共检出 7 种化合物，其生品中主要化学成分(E,E)9,12-十八二烯酸甲酯在炮制品中未检出。表明炮制对水红花子中脂肪油的化学成分产生了较大的影响[1]。

水红花子唐代有“熬令香”的炮制方法，自宋代以后均沿用炒制法。现今大部分地区皆炒成爆花后入药。中医认为，生水红花子味咸性寒，偏于破血消瘕，善治痞块。炒水红花子，性温气香，长于行气止痛，多疗胃痛食滞。并且炒制能使果皮疏松爆裂，易于煎出有效成分。对于水红花子炒制，所有炮制书中均采用文火加热、炒至爆裂。以水红花子水溶性成分含量为指标，对不同品质及其炮制品进行了实验比较，证明该品以武火急炒爆花大，爆花率高。水红花子皮厚而坚硬，与王不留行相比具有“皮厚肉少”的特点，通过对该品的炒制火候、时间、工艺等方面的实验研究，采用武火(先将锅烧烫约 350℃左右)，将水红花子投入后骤然升温，种子所含水分迅速转化为气态膨胀才能使之充分爆花，文中比较了几种不同的炮制工艺，认为武火急炒为佳；将水红花子润水后炒制，由于果实内含水分增高，具有爆花大，色泽白，是一种比较好的炮制方法。爆花率可以作为水红花子炮制质量好坏的标准，爆花率应不低于 80%[2]。

据报道，从红蓼果实中分离确定出 3 个结构式，分别是花旗松素-3-O-β-D-葡萄吡喃糖苷、山柰素-3-O-α-L-鼠李吡喃糖苷或称阿福豆苷和柯伊利素-7-O-β-D-葡萄吡喃糖苷[2]。采用正交试验法对水蒸气蒸馏提取水红花子挥发油的提取条件进行研究，用气相色谱-质谱联用技术测定最佳提取条件所得水红花子挥发油的化学成分，结果显示最佳提取条件为水红花子粉末(20 目)加入 800ml 水浸泡 4 小时，水蒸气蒸馏 8 小时。鉴定出其中 24 种成分，含量最多的是萜烯类化合物(27.36%)和酮类化合物(20.07%)，其中主要为异长叶烯(19.45%)、α-石竹萜烯(0.84%)、α-蒎烯(0.99%)、石竹烯氧化物(3.20%)和香叶基丙酮(5.04%)[3]。

用D-半乳糖造衰老小鼠模型，观察水红花子醇提物对衰老模型小鼠抗氧化系统的影响，研究水红花子醇提物的抗脂质过氧化作用。同时灌胃相当于0.6～4.8g/(kg·d)醇提物，能使血清、肝、肾组织中MDA明显下降，SOD及GSH-PX活力明显提高，脑组织中LF明显下降。表明水红花子醇提物有显著清除氧自由基、活性氧及抗脂质过氧化作用[4]。用·OH生成系统 Fe^{2+} +抗坏血酸诱导大鼠心、肝、肾组织匀浆脂质过氧化，研究水红花子醇提物的抗氧化活性。用TBA比色法测定MDA含量；用NBT还原法测酵母多糖A刺激大鼠中性白细胞产生的 O_2^-；用分光光度法测 H_2O_2 诱发的大鼠红细胞溶血度。实验结果表明水红花子醇提物通过清除·OH、O_2^- 及 H_2O_2 发挥抗氧化活性[5]。

比较水红花子生品与制品的水提物与醇提物消积止痛作用药效学差异，采用离体肠管法、小肠炭末推进法、热板法、醋酸扭体法。结果显示，水红花子生品与制品的水溶性与醇溶性提取物的消积止痛作用药效不同，制品水提物的消积止痛作用佳，与传统中医用药理论一致[6]。

【按语】水红花子皮较厚，又因果实较小，不易捣碎，生品煎出效果较差，故古代用生品多研末服，或者煎成膏内服外贴，治瘀滞痰结所致的病证。炒后理气止痛作用较佳，且能提高煎出效果，故治胃脘疼痛和痞疾等多配成复方煎服，可全面兼顾，增强疗效。

参考文献

[1] 赵敏，等.水红花子炮制前后脂肪油的GC-MS联用分析[J].中药材，2008，31(5)：648.

[2] 翟延君，等.水红花子研究概况[J].辽宁中医学院学报，2005，7(3)：226.

[3] 蔡玲，等.水红花子挥发油的提取及GC/MS分析[J].质谱学报，2008，29(3)：158.

[4] 张振明，等.水红花子醇提物的抗脂质过氧化作用[J].中国药学杂志，2005，40(13)：991.

[5] 葛斌，等.水红花子醇提物抑制大鼠组织脂质过氧化反应的体外作用研究[J].第三军医大学学报，2007，29(6)：519.

[6] 翟延君，等.水红花子消积止痛药效学实验研究[J].中药材，2006，29(12)：5431-5432.

巴　豆

【来源】本品为大戟科植物巴豆 *Croton tiglium* L. 的干燥成熟果实。秋季果实成熟时采收，堆置2～3天，摊开，干燥。

【古代炮制】汉代有熬制(《玉函》)的方法。晋代亦用熬法(《肘后》)。南北朝时期有油酒制(《雷公》)、熬制(《集注》)等法。唐代有熬制、火炮(《千金》)，火炼(《新修》)，烧令烟断(《外台》)等炮制方法。宋代炮制方法发展很快，有纸裹煨压去油、浆水制、油制、面炒、醋制、萝卜制压去油(《圣惠方》)，麦麸水煮(《博济》)，制霜(《苏沈》)，炒焦、汤煮压去油(《总病论》)、煮制(《药证》)、火炮(《证类》)、麸炒、大麦炒(《总录》)、烧制、酒煮(《总微》)，面裹煨(《洪氏》)，灰水制(《宝产》)，斑蝥炒(《朱氏》)，胡芦巴炒(《急救》)等多种方法。元代有米炒(《脾胃论》)、湿纸包烧(《瑞竹》)的方法。明代有烧制、火炼存性、纸裹煨、油制、炒制(《普济方》)，米炒(《奇效》)，炒焦(《理例》)，水熬(《万氏》)，黄连制，煅焦赤(《准绳》)，甘草制(《粹言》)，烧存性、石灰制(《保元》)，炒黑存性(《大法》)等炮制方法。清代则有沉香制(《握灵》)、炙制(《法律》)、煅(《良朋》)、制霜(《幼幼》)、隔纸炒令油出(《串雅内》)、雄黄制(《问答》)等方法。

【现代炮制】

1. 生巴豆　取原药材，除净杂质，浸湿后用稠米汤或稠面汤拌匀，置日光下暴晒或烘裂，搓去皮，筛取净仁。

2. 炒巴豆 取净巴豆仁，置炒制容器内，用中火加热，炒至表面焦褐色（焦巴豆）或内外均呈焦黑色（巴豆炭），取出晾凉。

3. 巴豆霜 取净巴豆仁，碾烂如泥状，用多层吸油纸包裹，加热微烘，压榨去油，反复数次，至松散成粉不再粘成饼为度，取出研细。或取净仁研烂后，测定脂肪油含量，加适量的淀粉，使脂肪油含量符合规定，混匀，即得。

【饮片性状】生巴豆为扁椭圆形种仁，长1～1.5cm，直径6～8mm，表面黄白色，常附有白色薄膜（内种皮），一端有小点状的种脐及种阜的疤痕，另端有微凹的合点，其间有隆起的种脊；内胚乳肥厚，淡黄色，油质，子叶2片菲薄，辛辣。炒巴豆表面焦褐色，辛辣味较弱（焦巴豆）或内外焦黑色，味微涩（巴豆炭）。巴豆霜为淡黄色松散的粉末，显油性，无臭，味辛辣。

【质量要求】巴豆水分不得过12.0%，总灰分不得过5.0%，含脂肪油不得少于22.0%，巴豆苷（$C_{10}H_{13}N_5O_5$）不得少于0.80%。巴豆霜水分、总灰分同巴豆，含脂肪油应为18.0%～20.0%，巴豆苷不得少于0.80%。

【炮制目的】巴豆味辛，性热；有大毒。归胃、大肠经。具有峻下积滞，逐水消肿，豁痰利咽，蚀疮的功能。

生巴豆毒性强烈，仅供外用蚀疮，用于疥癣，疣痣，预防白喉。炒巴豆毒性降低，其中焦巴豆毒性较小，巴豆炭毒性小。焦巴豆可用于疮痈肿毒，腹水臌胀；巴豆炭用于泄痢。去油制霜后可缓和泻下作用，降低毒性。多用于寒积便秘，乳食停滞，喉痹。

【临床应用】

1. 生用

（1）白喉：用巴豆、朱砂等分，研末混匀，每用0.9～1.5g置于膏药上，贴于眉间上方，经8～12小时，待局部皮肤发生大小不等的水泡时，揭去膏药，擦掉药末，涂上10%的龙胆紫液，以防感染。本法可预防白喉，对与白喉密切接触者，病人家属及健康带菌者，均有一定作用，可降低发病率，如巴豆朱砂膏（《江苏中医》1959年11月）。

（2）癣疮：用巴豆仁适量，杵泥，以生绢包擦患处，每天1～2次。治神经性皮炎，可用巴豆配雄黄（10∶1），研粉后用3～4层纱布包裹，擦患处，每日3～4次，每次1～2分钟，直至痒感消失，皮炎消退为止（《中医杂志》1962年1月）。

2. 制用

（1）炒巴豆

① 疮痈肿毒：用炒焦巴豆配伍乳香适量，捣为膏敷贴患处。或用焦巴豆、雄黄、大黄等分，制成糊丸如小豆大，每次2～4丸，1日2次，开水送服。

② 腹水臌胀：用焦巴豆90粒，配炒杏仁60枚，共捣泥为丸，每次0.3～0.6g，开水送服，以下为度，治腹水臌胀，有泻下逐水之功。

③ 泻痢：用巴豆仁炒炭，研末，蜂蜡为丸，成人每次服0.6g（含巴豆0.3g），每日3次，小儿酌减。无不良反应。治急慢性肠炎，大便下血，慢性痢疾，小儿吐泻，夏日暑泻，特别体质虚弱老人的顽固性腹泻，日夜无度，疗效满意（《广东中医》1959年6月）。《世医得效方》针头丸，用巴豆仁1粒，以针刺定，灯上烧存性，化蜡和作一丸，水下，食前服，治夏月水泻不止。

（2）巴豆霜

① 寒积便秘：常配大黄、干姜为丸，每服0.6～0.9g，开水送服，能峻下寒积，开通闭塞，用于寒邪食积阻于肠胃，猝然脘腹胀痛，痛如针刺，气急口噤，大便不通，正气未衰者，方如三

物备急丸(《切用》)。

② 乳食停积，痰盛惊痫：常以小量巴豆霜与六神曲(麸炒)、天南星(制)、朱砂配伍，制成散剂内服，能消积化滞，化痰定搐，用于乳食停积，肚腹胀满，痰涎壅盛，抽搐不安，如保赤万应散(《北京市中药成方选集》)。

③ 喉痹：用于白喉或喉炎引起的喉痹梗阻，痰涎壅塞气道，呼吸急促，甚至窒息欲死者，可用巴豆霜少许吹喉，或配桔梗、贝母研末吹喉，具有涌吐痰涎，缓解梗阻的作用。

【参考资料】巴豆含巴豆油34%～57%，油中主要成分为巴豆油酸，巴豆酸，白棕榈酸、硬脂酸、油酸、巴豆油酸、巴豆醇等形成的甘油脂，巴豆醇-12，13-二脂，巴豆醇三酯。还含有毒性球蛋白(巴豆素)、巴豆苷、生物碱、β-谷甾醇。

有人测定了天津市6个不同单位制的巴豆霜，其含油量相差甚大，最低含量与最高含量之比为1∶3[1]。传统制霜法有其优点，但不足的是巴豆霜中的巴豆油含量不稳定，有效成分损失大，生产效率低。加填充剂稀释的制霜法，其成品含油量稳定，可避免有效成分损失，提高效率；但此法不能保证用药安全，因直接取巴豆制霜，未经加热环节，不能消除毒性蛋白的毒性。有人将此法加以改进，在稀释以前，加热处理，破坏毒性蛋白，既可去毒，保证用药安全，又能使成品质量稳定，节省原料[2-4]。又有研究发现，巴豆霜含油量高低与过筛存在明显关系，含油量高，黏性就强，过筛困难。含油量在20%以下的粉末流动性较好，手捻有光滑细腻感。含油量再高则局部易粘结成饼，造成剂量不准确，称取和混合困难。巴豆霜的粒度应符合入丸、散剂的细粉要求。粗颗粒比细粉含油量高得多，若用达不到《中国药典》6号筛(100目)的巴豆霜来配制丸、散剂，会造成散剂不易混匀，受振动而分层和丸剂的外形、色泽、丸重和硬度差异等问题，从而不易发挥巴豆霜急治的作用。为了解决这个问题，采用新法治霜效果较好，即先将巴豆脱脂，再粉碎成合乎丸、散剂所要求细度的粉末，然后将巴豆油返回粉末中，其制霜质量稳定可靠。从毒性实验来看，巴豆霜的含油量仍以不超过20%为宜[5-6]。

巴豆炭止泻效果明显，对顽固性慢性泄泻，诸药不能止者更有效。其止泻作用是否属于巴豆油和毒性蛋白破坏后泻下及毒副作用消失，巴豆本身收涩作用增强，还有待进一步探讨[7-8]。

有人把巴豆焖煅制炭，并且制炭时不去外壳与内膜容易维持其制炭前的原有形态而把握其成性，不易灰化过性。将巴豆炭研为粉末，装于胶囊之中，粒重控制在每粒0.3g。研制巴豆炭胶囊充分利用了现代口服胶囊可以使药物不直接接触口腔、食管黏膜而在胃肠中消溶发挥其治疗作用的特点，经临床比较性的验证，巴豆炭胶囊剂型新颖，携带容易，服用方便，治疗慢性腹泻效果优良，同时也证实了巴豆炭确有治疗久泻的独特功效[9]。

近年来临床多次报道，以巴豆为主治疗乳癖和肺、肠结核、骨结核每获良效，当选如下制法为宜：去皮后，整仁置之熔化的黄蜡液加热炸至深黄色，然后滤出蜡液，待黄蜡在巴豆仁表面冷却将仁完全包后吞服入药[10]。

采用气相色谱-质谱联用(GC-MS)技术，对巴豆和巴豆霜的挥发性成分进行了对比研究。结果表明，分离的成分中以亚油酸含量最高，在巴豆和巴豆霜中分别占总量的55.90%、64.28%。亚油酸为人体不能自身合成的必需脂肪酸，在其他脂溶性维生素共同作用下，有明显的抗癌作用，能显著抑制淋巴癌、乳腺癌细胞的生长。可见，与巴豆相比，巴豆霜含有更多对人体有益的化学成分。实验还研究了以石油醚回流提取对巴豆挥发性成分的影响，结果表明，加热对其挥发性成分影响较小。巴豆及其炮制品巴豆霜挥发性成分种类和含量都有一定程度的变化，但基本的化合物类型没有太大改变。巴豆炮制前后挥发性成分的这种变化是否与其药理活性的改变有关，还有待进一步探讨[11]。

巴豆脂是巴豆油的毒性成分，也是引起化学剥脱性皮肤损伤的有效成分。美容整形学界对巴豆油在化学剥脱术中作用的认识经历了较长的过程。经过近 40 年的科研和临床实践，基本肯定了巴豆油在化学剥脱术中的重要作用。基本明确了巴豆油是换肤的有效成分，进而将巴豆油换肤术个体化和区域化[12]。

巴豆的药理研究：①致泻作用：巴豆霜灌胃，明显增强胃肠推进运动，促进肠套叠还纳。②抗肿瘤作用：民间早已用巴豆治疗肿瘤，其提取物对甲状腺癌、胃癌、肝癌等多种肿瘤具有治疗作用。其能缓解晚期胃癌病人症状，使病程进展缓慢，较少发生转移。病灶明显缩小后，癌细胞能转化为正常细胞。③促肿瘤发生作用：巴豆油有弱致癌性，并能增强某些致癌物质的致癌作用。长期使用巴豆提取物，连续 6 周，可诱导细胞增殖加快，异倍体 DNA 含量增加，促使细胞发生恶性转化。④致炎作用：各种炮制品巴豆油对小鼠耳均有明显致炎作用，其强度依次为炒巴豆油＞高压蒸巴豆油和常压蒸巴豆油＞生巴豆油＞煮巴豆油。⑤抗菌作用：巴豆具有抗结核杆菌，且不产生耐药性；⑥对皮肤黏膜的刺激作用：巴豆油是剧烈的泻药，口服半滴至 1 滴即能产生口腔及胃黏膜的烧灼感及呕吐，在 0.5～3 小时内即有多次大量水泻，伴有剧烈腹痛和里急后重，产生严重口腔刺激症状及胃肠炎。外用巴豆油对皮肤有强烈刺激作用，引起发红，可发展为脓疱甚至坏死。所含毒性蛋白是一种细胞原浆毒。能溶解红细胞，使局部细胞坏死、变性。巴豆油毒性较大。内服巴豆油 1 滴立即出现中毒症状，20 滴巴豆油可致死。巴豆油主要含有球蛋白，能溶解红细胞，使局部细胞坏死，内服使消化道腐蚀出血，并损坏肾脏，出现尿血。外用过量能引起急性皮炎[13-14]。

【附】文献摘录："去心皮膜，醋熬令赤黄，净洗，压出油取末"（《总录》）。"本草云生温有毒，熟寒无毒，今之去油生用为避寒也，殊不知寒不足避，当避其大毒，况《本经》全无去油之制法，陶氏煮令黄黑，然亦太过，不如去其心膜者五度换水，各煮一沸为佳。《局方》化滞丸而巴豆不去油，只以巴豆煮熟用之，深得其性也。"（《粹言》）

【按语】巴豆为温下药的代表，用途亦较广，而且有毒，故历代对巴豆的炮制都很重视。汉代就开始用熬制，以后方法逐渐增多；到了宋代，炮制方法之多，所用辅料之广，已达到极盛时期；明、清两代方法又有所减少和衍变，但这一时期对炮制理论方面的论述较多。其炮制目的，历代都是为了去毒，其次是为了改变药性和用途。古代对巴豆去毒的认识也不统一，多数认为毒在油，故去油制霜用；但也有认为毒不在油的，去油是为了"避寒"，常用煮等加热方法去毒。这两种认识虽不全面，但与现今的认识基本上是一致的，即去油制霜和加热均可去毒。纵观历代炮制文献，炮制方法虽多，但制霜是主要方法，其特点是制霜常与炒、熬、煮、煨等方法联合应用。其次是炒法用得较普遍，且对炒制成品也有不同要求，有炒黄、炒微黑黄、炒焦紫色、炒黑存性、炒烟去、炒熟、炒去油尽等不同程度。此外，熬、烧、煮、煨、醋制等法亦用得较多。虽然古代方法很多，但现今仅保留了制霜法，一些较好的炮制方法已被遗弃，值得研究和重视。如古代用巴豆炭止泻痢，现今临床亦证明止泻效果良好，这就是其中例证之一。

巴豆霜的质量标准《中国药典》定为含油量为 18%～20%是合理的，但现行的方法却有不足之处，传统制霜法含油量不易控制，稀释法制霜则未经加热处理，毒性较大。若稀释前先加热处理，破坏巴豆中的毒性成分，既能减毒，又易控制含油量，但巴豆霜的粉末细度仍不能达到要求，制丸、散剂时难于混匀，造成制成品中巴豆霜含量不一致。用新法制霜[6]，其成品既完全保持了传统巴豆霜的特色，又便于控制含油量，也解决了巴豆霜的细度问题，质量堪称上乘，但成本较高，工艺也较繁琐，若用于生产，还有进一步研究和改进的必要。

参考文献

[1] 天津中药材公司中药研究室，巴豆霜制法的研究[J]. 中草药通讯，1974(3)：27.
[2] 覃葆. 巴豆霜的几种制法[J]. 中药材，1986(3)：41.
[3] 唐万东. 谈巴豆霜的制备工艺改进之弊端[J]. 中成药，1991，13(2)：45.
[4] 曹连民. 巴豆霜制备方法之我见[J]. 中国中药杂志，1993，18(8)：480.
[5] 王毅，等. 巴豆制霜的质量研究[J]. 中成药，1991，13(4)：20.
[6] 王毅，等. 巴豆霜的新制法及其急性毒性试验[J]. 中药材，1993，16(4)：24.
[7] 刘灼鑫. 试用巴豆炭止泻痢的初步疗效介绍[J]. 广东中医，1959(6)：22.
[8] 王秀兰. 浅谈巴豆的毒性及炮制[J]. 河南中医，1985(2)：41.
[9] 黄坤，等. 巴豆制炭方技术的源流和创新[J]. 时珍国医国药，2005，16(9)：878.
[10] 刘宝红，等. 对巴豆炮制沿革的刍议[J]. 中华现代中西医结合，2004，1(4)：376.
[11] 胡静，等. 巴豆和巴豆霜挥发性成分的 GC-MS 分析[J]. 中国中药杂志，2008，33(4)：464.
[12] 朱彦君，等. 巴豆油化学剥脱术配方及其应用现状[J]. 中华医学美学美容杂志，2004，10(1)：58.
[13] 万莉，等. 巴豆的药理研究进展[J]. 江苏中医药，2003，24(11)：60.
[14] 徐春，等. 浅谈大黄和巴豆油药理作用研究[J]. 世界农业，2007(11)：52.

石　榴　皮

【来源】本品为石榴科植物石榴 *Punica granatum* L. 的干燥果皮。秋季果实成熟后收集果皮，晒干。

【古代炮制】南北朝刘宋时代用浆水浸制(《雷公》)。唐代有烧灰(《千金》)和炙黄(《食疗》)的方法。宋代的炮制方法较多，主要有微炒、炒焦、蒸制(《圣惠方》)，烧制(《证类》)，酒制(《总录》)，炒黑、涂蜜炙焦(《总微》)，醋制(《百问》)等方法。元代亦用炒法(《世医》)。明代有醋炒、醋焙(《普济方》)，醋浸炙黄(《要诀》)和醋煮焙干(《准绳》)等炮制方法。清代用煅末(《从新》)，烧灰存性、焙制、煎制(《得配》)等方法。

【现代炮制】

1. 石榴皮　取原药材，除去杂质，去净残留的瓤及种子，洗净，切块，干燥。

2. 石榴皮炭　取净石榴皮块，置炒制容器内，用武火加热，炒至表面焦黑色，内部棕褐色，喷淋少许清水，灭尽火星，取出晾干凉透。

【饮片性状】石榴皮为小方块或不规则的碎块。外表面红棕色、棕黄色或紫棕色，内面黄色或红棕色；质脆，断面鲜黄色；味苦涩。石榴皮炭表面焦黑色，断面棕褐色。

【质量要求】石榴皮杂质不得过 6%，水分不得过 17.0%，总灰分不得过 7.0%，含鞣质不得少于 10.0%。石榴皮饮片水分不得过 15.0%，总灰分不得过 7.0%。

【炮制目的】石榴皮味酸、涩，性温。归胃、大肠经。具有涩肠止泻，止血，驱虫的功能。

生石榴皮长于驱虫、收敛，多用于虫积腹痛，脱肛，癣疮。石榴皮炒炭后收涩力增强，用于久泻久痢，崩漏。

【临床应用】

1. 生用

(1) 虫积腹痛：可用于多种寄生虫，如驱绦虫，配南瓜子、雷丸、槟榔；驱蛔虫，配苦楝根皮、使君子;驱蛲虫,配贯众、雷丸、槟榔(《中药临床应用》)。

(2) 脱肛:本品与陈壁土、白矾少许,浓煎熏洗,再加五倍子炒研敷托(《医钞类编》)。

(3) 癣疮:用石榴皮蘸极细的明矾粉搓患处(初搓时微痛),治牛皮癣(《山东中草药手册》)。

2. 制用

(1) 久泄、久痢:本品与附子(炮,去皮脐)、干姜(炮)、诃子(煨,去核)、肉豆蔻(面裹煨)等同用,治脾胃虚寒,泄泻腹痛,不思饮食,具有温中散寒,涩肠止泻的作用,如大断下丸(《杨氏家藏方》)。方中石榴皮醋浸后炒炭或直接炒炭均可。若配伍钟乳粉、诃子、木香、巴豆炭等,用于小儿久痢不止及夹积作泻,疳疾腹胀,不思饮食,如钟乳益黄丸(《杨氏家藏方》)。单用本品研末,米汤调服,亦能治久痢不愈。

(2) 崩漏:治崩漏下血可与阿胶、大黄炭、鸡冠花、地榆炭等同用。

【参考资料】石榴皮含鞣质、蜡、树脂、甘露醇、糖、树胶、菊粉、黏质、没食子酸、苹果酸、果胶、草酸钙、异槲皮苷和石榴皮碱。石榴皮含有多种氨基酸,其中谷氨酸含量最高,其次是组氨酸。石榴皮中还含有多种元素:K、Na、Ca、Mg、P、S、Mn、Zn、Cu、Sr、Ba、Al,K 和 Ca 的含量最高[1]。

石榴皮药理作用研究:①抗病毒(生殖器疱疹病毒)作用:石榴皮水提物对病毒有直接杀灭作用,水提物浓度增加,抗病毒作用加强,证实其能阻止病毒吸附于细胞表面,从而抑制病毒感染。②抗菌作用:石榴皮中的鞣质因其能凝固微生物体内的原生质及对多种酶的影响,对多种细菌、真菌有抑制作用。在民间,石榴皮常被人们用来治疗腹泻、痢疾、口疮、脓肿、咽痛、尿路炎症、疥疮、皮肤损伤、止血等病。③抗癌作用:据报道,石榴皮有显著的抗乳腺癌特性。观察发现石榴皮提取物中的多酚(一种有效的抗氧化剂)破坏了 50%的非雌激素依赖性肿瘤细胞和超过 75%的雌激素依赖性肿瘤细胞,而绝大多数健康细胞并不受此影响。④调节免疫的作用:在调节细胞免疫方面,石榴皮悬浮液加强白细胞移动抑制。⑤对胃的保护作用:石榴皮中的没食子酸能抑制胃酸分泌,使胃不受坏死性介质影响[1-2]。

石榴皮醇提物可明显降低小鼠肝组织自发性 MDA 的生成,减轻 CCl_4、H_2O_2、Fe^{2+}-VitC 所致的肝脏脂质过氧化反应,表明石榴皮醇提物具有良好的抗脂质过氧化作用[3]。石榴皮对自由基引起的细胞膜脂质过氧化损伤有保护作用[4]。石榴皮所含天然抗氧化物质能有效清除 O_2^-、·OH、ROO· 等自由基,抑制 LDL 氧化,因而可能具有抑制动脉粥样硬化的作用[5]。石榴皮鞣质有一定的降低尿毒症毒素作用[6]。

【附】

1. 近代的炮制方法还有炒黄、炒焦等。

2. 文献摘录 "涩肠止泻痢下血,煅末服"(《握灵》)。"醋浸炒黄"(《大成》)。

【按语】石榴皮历代的炮制方法虽有发展和变化,但从唐代以后,制炭的方法一直沿用至今,可见石榴皮制炭能增强收涩作用似为历代医家的共识。宋代炒法用得较多,并出现了醋制,以后明、清两代都有醋制法,明代应用尤较普遍。在驱蛔的古方中,石榴皮也多用醋制,以增强驱蛔效果。醋制后其收敛作用也可增强。此法虽然现已不用,但似有保留和研究的价值。

现今石榴皮只有生品和炒炭两种,故驱虫必须生用,治疗崩漏下血则以炒炭为佳,用于泻痢则生品和炒炭品均可。一般脾虚久泻可选用石榴皮炭;菌痢则宜生用,单独一味即有效,若与秦皮、椿根皮、黄连合用则疗效更佳。小儿疳痢亦宜生用,既可杀虫,又能止泻痢。

参考文献

[1] 杨丽平,等.石榴皮的研究进展[J].云南中医中药杂志,2004,25(3):45.

[2] 杜欣,等.石榴叶和石榴皮药理活性研究进展[J].天津药学,2007,19(2):64.

[3] 田卉,等.石榴皮醇提物的体外抗脂质过氧化作用[J].石河子大学学报:自然科学版,2007,25(4):475.

[4] 周本宏,等.石榴皮对红细胞膜脂质过氧化的保护作用[J].广东药学院学报,2007,23(5):547.

[5] 李云峰,等.石榴皮抗氧化物质提取及其体外抗氧化作用研究[J].营养学报,2004,26(2):144.

[6] 杨林,等.石榴皮鞣质降低尿毒素作用的研究[J].中国药房,2007,18(30):2345.

白　果

【来源】本品为银杏科植物银杏 *Ginkgo biloba* L. 的干燥成熟种子。秋季种子成熟时采收,除去肉质外种皮,洗净,稍蒸或略煮后,烘干。

【古代炮制】明代有糯米蒸(《滇南》)、煨制(《品汇》)、炒制(《回春》)等法。清代除炒法和煨法外,又增加了煮制(《拾遗》)和油制(《丛话》)等炮制方法。

【现代炮制】

1. 白果仁　取原药材,除去杂质,去壳取仁。用时捣碎。

2. 炒白果仁　取净白果仁,置炒制容器内,用文火加热,炒至黄色,有香气,取出晾凉。用时捣碎。

【饮片性状】白果仁为扁椭圆形,长 8～17mm,宽 5～13mm,厚 4～8mm;表面淡黄绿色或淡棕黄色,胚乳肥厚,粉质而脆,中间有空隙,可见细长条形的胚;气微,味甘微苦。炒白果仁表面黄色,有火色斑点,气香。

【炮制目的】白果味甘、苦、涩,性平;有毒。归肺经。具有敛肺定喘,止带浊,缩小便的功能。

生白果有毒,内服量宜小,能降浊痰,消毒杀虫。用于癣疮、酒渣鼻、蛀牙等。炒后能降低毒性,增强敛涩作用,具有平喘、止带、缩尿的功效。用于喘咳或久嗽,带下,肾虚尿频。如《本草纲目》云:"熟食温肺益气,定喘嗽,缩小便,止白浊;生食降痰,消毒杀虫……。"

【临床应用】

1. 生用

(1) 癣疮:用白果仁切断,频擦患部,治头面癣疮(《秘传经验方》)。亦可用生白果捣烂,涂敷患部,治下部疳疮(《救急仙方》)。

(2) 酒渣鼻:用白果仁、酒酵糟,同嚼烂,夜涂旦洗,治鼻面酒渣(《医林集要》)。

(3) 蛀牙:用生白果仁每食嚼服一个,治牙齿虫䘌(《永类钤方》)。

2. 制用

(1) 喘咳:常与麻黄、桑白皮(蜜炙)、法夏、杏仁(去皮尖)等配伍,用于风寒外束,痰热内蕴之痰多气急,咳嗽哮喘,有解表祛痰,止咳定喘的作用,如定喘汤(《摄生众妙方》)。

(2) 带下:偏于湿热者,可配黄柏、车前子、鸡冠花、椿根皮等,治带下黄稠而臭,有清利湿热,固涩止带之功。偏于虚寒者,可与炒白术、炮姜、炒芡实、酒菟丝子等同用,治带下清稀,腰酸腹冷。

(3) 小便频数:可与盐益智仁、乌药、山药、覆盆子、黄芪等配伍,用于老人及体虚患者,证见腰酸膝软，尿频清长，或余沥不尽，体倦神疲，有补气益肾，固涩缩尿的作用。

【附】 文献摘录："哮喘痰嗽，白果……炒黄……（水煎服）"（《握灵》）。"香油浸两三年，……去壳用肉（治肺痈）"（《丛话》）。

【按语】 白果生品有毒，服后易致腹胀气闷，只宜小剂量服用，且多服易于中毒。目前临床上白果又主要是内服，用于喘咳、带下、尿频等证，故宜炒用为主，不但能增强收敛作用，又能减毒，用量可以稍大，以提高疗效。

白 扁 豆

【来源】 本品为豆科植物扁豆 *Dolichos lablab* L. 的干燥成熟种子。秋、冬二季采收成熟果实，晒干，取出种子，再晒干。

【古代炮制】 宋代有炒制（《博济》）、焙制（《苏沈》）、蒸制（《普本》）、姜汁略炒（《局方》）、火炮（《总微》）等炮制方法。元代用煮制、姜汁浸去皮（《世医》），炒熟去壳生姜烂煮（《活幼》），微炒（《瑞竹》）等法。明代有微炒黄、姜制、煮烂去皮（《普济方》），炒熟去壳（《粹言》）等方法。清代有连皮炒（《备要》），炒黑（《逢原》），同陈皮炒、醋制（《得配》）等法。

【现代炮制】

1. 白扁豆　取原药材，除去杂质。用时捣碎。

2. 扁豆衣　取净扁豆置沸水中，稍煮至皮软后，取出放冷水中稍泡，取出，搓开种皮与仁，干燥，筛取种皮（其仁亦药用）。

3. 炒扁豆　取净扁豆或扁豆仁，置炒制容器内，用文火加热，炒至微黄色，略带焦斑，取出晾凉。用时捣碎。

【饮片性状】 白扁豆呈扁椭圆形或扁卵圆形，长 8～13mm，宽 6～9mm，厚约 7mm；表面淡黄白色或淡黄色，平滑，略有光泽，一侧边缘有隆起的白色半月形种阜；质坚硬；种皮薄而脆，子叶 2 片，肥厚，黄白色；气微，味淡，嚼之有豆腥气。扁豆衣呈不规则的卷缩状种皮，乳白色，质脆易碎。炒扁豆表面微黄色，略有焦斑，有香气。

【质量要求】 水分不得过 14.0%。

【炮制目的】 白扁豆味甘，性微温。归脾、胃经。具有健脾化湿，和中消暑的功能。

生扁豆长于消暑化湿，多用于暑湿内蕴，呕吐泄泻，或消渴饮水。扁豆衣作用与扁豆相同，但力弱，无壅滞之弊，主要用于祛暑化湿。炒扁豆性温微香，能启脾和胃，长于健脾化湿，用于脾虚泄泻，白带过多。

【临床应用】

1. 生用

(1) 扁豆

① 暑湿吐泻：常与青蒿、滑石、白茯苓、西瓜翠衣等配伍，用于外感暑湿，发热恶寒，汗出，头晕，呕吐泄泻，有清暑利湿作用，如雷氏清凉涤暑法（《时病》）。

② 消渴饮水：常与黄芪、天花粉、麦冬、生地同用，能增强生津止渴作用，可用于气阴两伤，口渴引饮，形体消瘦，神疲乏力（《中药临床生用与制用》）。

(2) 扁豆衣：本品力弱而不壅滞，多作为辅助药物，可与香薷、制厚朴、金银花、茯苓等同用，治夏令受暑，外感于寒，内伤于湿，证见发热恶寒，无汗，头痛头重，胸闷泛恶，腹胀泄泻，有祛暑解表，化湿和中的作用。

2. 制用

(1) 脾虚泄泻：常与人参、白术、茯苓、莲子肉等同用，能益气健脾，渗湿止泻，可用于脾气虚弱，食少乏力，大便泄泻，如参苓白术散(《局方》)。

(2) 带下：常与炒白术、山药、炒芡实、莲子肉等配伍，用于脾虚湿盛，带下绵绵，神疲乏力，具有健脾化湿，固涩止带之效。亦可用白扁豆炒黄为末，米饮调服，治赤白带下(《永类钤方》)。

古方还用扁豆炒黄为末，灯心煎汤调服治水肿(《本草汇言》)。

【参考资料】扁豆主要含蛋白质、脂肪、碳水化合物、钙、磷、铁、植酸钙镁、泛酸、锌、血球凝集素A和B、豆甾醇、磷脂等多种成分。

用薄层扫描法和钼蓝比色法对白扁豆炮制前后磷脂成分的变化进行比较分析。结果表明，白扁豆经炒制后总磷脂含量减少6.5%～9.4%，这可能是由于磷脂成分易氧化分解，在高温炒制过程中引起磷脂成分的破坏所致。其磷脂组成分主要为磷脂酰胆碱，含量在70%以上，其次为磷脂酰乙醇胺，约占总磷脂的20%。白扁豆经炒制后其磷脂酰胆碱的摩尔百分比较生品减少约18%～25%，而其他组分的相对摩尔百分比则因组分中磷脂酰胆碱含量的降低而略有增高，推测白扁豆经炒制后，氧化分解的主要成分为磷脂酰胆碱[1]。扁豆含有对人体红细胞的非特异性凝集素。凝集素A不溶于水，无抗胰蛋白酶活性，可抑制大鼠生长，甚至引起肝脏区域性坏死，加热后则毒性大减。凝集素B可溶于水，能抗胰蛋白酶活性，加压蒸气消毒或煮沸1小时后，活力损失约94%～86%[2]。因此扁豆加热炮制能去毒。

【附】

1. 近代的炮制方法还有土炒、麸炒、砂烫等。

2. 文献摘录 “凡用，取硬壳扁豆子，连皮炒熟入药。亦有水浸去皮及生用者，从本方”(《纲目》)。“炒研用，恐气滞同陈皮炒。治吐泻醋制。止湿火吐血炒炭”(《得配》)。

【按语】白扁豆宋代始用炒法，此法沿用至今。各时期虽然出现了一些其他炮制方法，但很少见到单独用扁豆衣的；相反，很多炮制方法都要求去皮用仁。焯扁豆将扁豆衣和扁豆仁分别入药是近代的用法，1963年版《中国药典》虽然收载了此法，但只以仁入药。2010年版《中国药典》以及《全国中药炮制规范》都只收载了生用和连皮炒用两种，现今很多地方规范也是如此。这种变化反映了没有将种皮和种仁分别入药的必要，只需生用和连皮炒用就可满足临床需要。现在临床上也很少见到单用扁豆衣的，一般祛暑化湿都习用生扁豆，补脾化湿习用炒扁豆。

参考文献

[1] 许益民，等. 白扁豆炮制前后磷脂成分的比较[J]. 中国中药杂志，1991，16(9)：540.

[2] 江苏新医学院. 中药大辞典(上册)[M]. 上海：上海科学技术出版社，1990：1724.

瓜 蒌 子

【来源】本品为葫芦科植物栝楼 *Trichosanthes kirilowii* Maxim. 或双边栝楼 *Trichosanthes rosthornii* Harms 的干燥成熟种子。秋季采摘成熟果实，剖开，取出种子，洗净，晒干。

【古代炮制】宋代用清炒、炒令香熟(《证类》)的方法。明代有去壳膜微炒(《品汇》)，乳汁炒香、制霜(《蒙筌》)，蛤粉炒(《醒斋》)等法。清代有焙制(《握灵》)、炒制(《必用》)、麸炒(《治裁》)等炮制方法。

【现代炮制】

1. 瓜蒌子　取原药材，除去杂质及干瘪的种子，洗净，干燥。用时捣碎。

2. 炒瓜蒌子　取净瓜蒌子，置炒制容器内，用文火加热，炒至微鼓起，取出晾凉。用时捣碎。

3. 瓜蒌子霜　取净瓜蒌仁，碾成泥状，用布包严后蒸至上气，压去油脂，碾细。

【饮片性状】瓜蒌子呈扁平卵圆形或扁平椭圆形，长 12～15mm，宽 6～10mm，厚约 4mm；表面浅棕色或棕褐色，光滑，沿边缘有一圈明显的沟纹；顶端较尖，有种脐，基部钝圆或较狭；种皮坚硬，内种皮灰绿色，膜质；子叶 2 片，黄白色，肥厚，富油性；气微味淡。双边瓜蒌子较大而扁，长 15～19mm，宽 8～10mm，厚约 2.5mm；表面棕褐色，沟纹明显而环边较宽，顶端平截。炒瓜蒌子表面微黄色。瓜蒌子霜为松散的粉末，黄白色。

【质量要求】瓜蒌子水分不得过 10.0%，总灰分不得过 3.0%，含 3,29-二苯甲酰基栝楼仁三醇($C_{44}H_{58}O_5$)不得少于 0.080%。

【炮制目的】瓜蒌子味甘，性寒。归肺、胃、大肠经。具有润肺化痰，滑肠通便的功能。

生瓜蒌仁寒滑之性明显，长于清肺化痰，滑肠通便。常用于痰热咳嗽，痰热结胸，肠燥便秘。炒瓜蒌子寒性减弱，能理肺化痰，用于痰浊咳嗽。瓜蒌子霜功专润肺祛痰，但滑肠作用显著减弱，且能避免恶心、腹泻。用于肺热咳嗽，咯痰不爽，大便不实的患者。

【临床应用】

1. 生用

(1) 痰热咳嗽：常与桑白皮、茯苓、浙贝母、黄芩等配伍，用于咳嗽痰稠黄，发热，胸闷，具有清热化痰之功，如清金化痰丸(《统旨方》)。兼有大便干结者尤为适宜。

(2) 痰热结胸：可与小枳实、小川连、仙半夏、生川军等配伍，用于胸膈痞满而痛，大便秘结，脘腹胀满，能清热化痰，泻火通便，如陷胸承气汤(《通俗伤寒论》)。

(3) 肠燥便秘：尤其适于热痰内阻，口干烦渴，便秘，取其润肠兼清痰热的作用。常与火麻仁、桃仁、柏子仁等同用。

2. 制用

(1) 炒瓜蒌子：痰浊咳嗽：常与半夏、陈皮、炒白芥子、紫菀、款冬花等同用，能理肺气，化痰浊，用于痰浊阻肺，气失宣降，咳嗽胸闷，咯吐白沫等。亦可用于痰热咳嗽而热不盛者。

(2) 瓜蒌子霜：咳嗽便溏：常与川贝母、马兜铃、黄芩、诃子肉等同用，具有泻肺火，化热痰的作用，却无滑肠之弊，可用于肺虚痰火，大肠虚滑，咳嗽痰黄，口干咽痛，大便溏泄者。若见肺有燥热，咳嗽痰少，咽喉干燥，又见脾虚不运，大便不实者，可与北沙参、麦冬、山药、白芍、炒扁豆等同用，具有清热润肺，和中益脾的作用。

【参考资料】以瓜蒌子中 3,29-二苯甲酰基栝楼仁三醇为指标，建立了 HPLC 法测定条件，对瓜蒌子、炒瓜蒌子、麸炒瓜蒌子、蛤粉炒瓜蒌子、蜜炙瓜蒌子、瓜蒌子霜、瓜蒌仁、炒瓜蒌仁、瓜蒌子壳中该成分进行了测定，结果 3,29-二苯甲酰基栝楼仁三醇的质量分数大小依次为：瓜蒌仁＞炒瓜蒌仁＞瓜蒌子＞炒瓜蒌子＞麸炒瓜蒌子＞蛤粉炒瓜蒌子＞蜜炙瓜蒌子＞瓜蒌子霜＞瓜蒌子壳。结论瓜蒌子和炒瓜蒌子是较佳的瓜蒌子饮片，这与瓜蒌子临床应用现状是相符合的[1]。

【附】

1. 近代的炮制方法还有炒焦、麸炒、蜜炙等。

2. 文献摘录　“取子炒，去壳去油用”(《入门》)。“剥壳用仁，渗油，只一度，免人恶心，毋多炙，失药润性”(《蒙筌》)。

【按语】炒瓜蒌子从宋代开始,历代都较常用,并被《中国药典》采用。瓜蒌子霜始见于明代的炮制文献,至今亦用,曾被1963年版《中国药典》收载。蜜制瓜蒌子古代文献未见记载,为近代部分地区的一种炮制方法。现今仍以生瓜蒌子和炒瓜蒌子最常用。古代的蛤粉炒法现在虽已不用,但从中医角度分析,该法既增强瓜蒌子化痰止咳作用,又能除去部分油脂,减轻或消除滑肠的副作用,有研究的价值。

生瓜蒌子有油闷气,有的病人服用剂量稍大可引起恶心,炒后气微香,可避免恶心的副作用,并能提高煎出效果。在临床应用上,生品与炒制品功效差异不太大,虽然炒瓜蒌子清热和滑肠作用逊于生品,但清肺化痰和滑肠通便作用仍然较明显。故一般情况下,二者在应用时区分并不十分严格;但在肺、肠燥热偏盛时,仍以生品为佳。由于炒瓜蒌子气味较生品为好,作用相似,故以炒制品作为常规给药。瓜蒌子霜则作用差异较大,虽不滑肠,但清肺热作用不及生瓜蒌子,润肺燥作用又不及炒瓜蒌子。

参考文献

[1] 修彦凤,等.不同瓜蒌子饮片的成分比较[J].中草药,2005,36(1):33.

瓜 蒌 皮

【来源】本品为葫芦科植物栝楼 *Trichosanthes kirilowii* Maxim. 或双边栝楼 *Trichosanthes rosthornii* Harms 的干燥成熟果皮。秋季采摘成熟果实,剖开,除去果瓤及种子,阴干。

【古代炮制】古方多以全瓜蒌入药,很少单独用瓜蒌皮的,亦无单独记述瓜蒌皮的炮制文献,只有论述瓜蒌的少数文献提及。如南北朝刘宋时代的《雷公炮炙论》云:"栝楼凡使,皮、子、茎、根,效各别。"清代《本草述钩元》载:"古方全用,连子连皮细切,后世仍分子瓤各用。(濒湖)然不可执一,有全用者,有用皮瓤而去子者。"

【现代炮制】

1. 瓜蒌皮　取原药材,除去杂质,洗净,润软,切丝,干燥。

2. 炒瓜蒌皮　取瓜蒌皮丝,置炒制容器内,用文火加热,炒至棕黄色,略带焦斑,取出晾凉,筛去碎屑。

3. 蜜瓜蒌皮　取炼蜜,加适量开水稀释,淋入瓜蒌皮丝内拌匀,闷透,置炒制容器内,用文火加热,炒至黄棕色、不粘手时,取出晾凉。瓜蒌皮丝每100kg用炼蜜25kg。

【饮片性状】瓜蒌皮呈丝片状。外表面橙黄色或红黄色,有光泽,内表面淡黄白色;质较软;味淡微酸。炒瓜蒌皮棕黄色,微有焦斑。蜜瓜蒌皮黄棕色,有光泽,略带黏性,味甜。

【炮制目的】瓜蒌皮味甘,性寒。归肺、胃经。具有清热化痰,利气宽胸的功能。

生品常用,清热化痰作用较好。常用于痰热咳嗽。炒瓜蒌皮寒性减弱,略具焦香气,长于宽胸利气。常用于痰浊胸痛或胁肋疼痛。蜜瓜蒌皮润燥作用增强,常用于肺燥久咳。

【临床应用】

1. 生用　痰热咳嗽:常与浙贝母、法半夏、陈皮、茯苓、黄芩、葶苈子等同用,能清热化痰,肃肺止咳,用于咳嗽胸闷,痰多色黄。若风热感冒,咳嗽痰稠,口干咽痒,则常与浙贝母、牛蒡子、连翘、桑叶等同用,能疏风散热,化痰止咳,如蒌贝汤(《中药临床应用》)。若肺热偏盛,咳嗽痰黄,发热口渴,可与麻黄、生石膏、杏仁、黄芩等配伍,具有清肺化痰,止咳平喘的作用,如麻蒌汤(《临床方剂手册》)。

2. 制用

(1) 炒瓜蒌皮

① 痰浊胸痛：常与薤白、半夏、白芥子、厚朴等同用，具有宽胸散结，理气祛痰作用，可用于痰浊内阻，胸痛满闷，咳嗽痰白。

② 胁肋疼痛：与丝瓜络、枳壳同用，可治胁痛，具有理气通络的作用。

(2) 蜜瓜蒌皮：肺燥久咳可与北沙参、麦冬、杏仁、贝母、枇杷叶等同用，能润肺止咳，用于肺阴不足，口燥咽干，咳逆上气，咯痰不爽。

【按语】古代无专门记述瓜蒌皮的文献，仅在论述全瓜蒌的少数文献中有所涉及；唐代至清代，一部分医药著作还把瓜蒌皮作为非药用部位，炮制时要求去皮。如唐代《千金翼方》云："尽去其皮。"宋代《小儿药证直诀》、明代《普济方》等书亦有类似的要求。清代《医宗金鉴》亦有"去皮焙为末"的记载。近代始将瓜蒌皮单独药用，并把瓜蒌皮、全瓜蒌、瓜蒌仁的功用作了区分。

瓜蒌皮质轻力薄，清热润肺及化痰散结之力均不及全瓜蒌和瓜蒌仁，以宽胸利气作用偏胜，故咳嗽有胸闷气紧或大便不实者，常用瓜蒌皮。在炮制品中，生品和蜜炙品较常用。痰浊胸痛及胁痛若有热象者，亦可用生品。

瓜　蒌

【来源】本品为葫芦科植物栝楼 *Trichosanthes kirilowii* Maxim. 或双边栝楼 *Trichosanthes rosthornii* Harms 的干燥成熟果实。秋季果实成熟时，连梗剪下，置通风处阴干。

【古代炮制】宋代有炒制、童便制(《圣惠方》)，焙制(《总病论》)，"烧存性"、蛤粉炒、蒸(《总录》)等炮制方法。明代基本沿用前法(无蛤粉炒和蒸制)，并增加了用白面同作饼焙干捣末(《普济方》)、同蛤粉或同明矾捣和干燥研制成霜(《蒙筌》)、加煅蛤蜊蚬壳捣和制饼(《粹言》)、纸包煨(《保元》)等方法。清代有煅炭存性(《握灵》)，焙(《金鉴》)，明矾制、炒、蛤粉炒(《得配》)等炮制方法。

【现代炮制】

1. 瓜蒌　取原药材，除去杂质及果柄，洗净，压扁，切丝或切块，干燥，筛去碎屑。

2. 蜜瓜蒌　取炼蜜，加适量开水稀释，淋入净瓜蒌丝或块内拌匀，闷透，置炒制容器内，用文火加热，炒至不粘手为度，取出晾凉。瓜蒌丝或块每100kg用炼蜜15kg。

【饮片性状】瓜蒌为果皮、果肉及种子混合丝块状；果皮橙黄色，果肉黄白色，种子扁平椭圆形，灰棕色，边缘有一圈沟纹；味微酸甜。蜜瓜蒌呈棕黄色，微显光泽，略带黏性，有蜜香气，味甜。

【质量要求】瓜蒌水分不得过16.0%，总灰分不得过7.0%，水溶性浸出物不得少于31.0%。

【炮制目的】瓜蒌味甘、微苦，性寒。归肺、胃、大肠经。具有清热涤痰，宽胸散结，润燥滑肠的功能。

生瓜蒌常用，清热涤痰，宽胸散结作用较强，亦能滑肠通便，常用于痰热咳嗽，痰稠难出，胸痹作痛，结胸痞满，乳痈、肺痈等。蜜瓜蒌能增强润肺止咳作用，多用于肺燥咳嗽，尤适于肺燥咳嗽而大便干结者。

【临床应用】

1. 生用

（1）肺热咳嗽：本品甘寒清润，《宣明论方》独用瓜蒌实一物，治小儿痰咳，有清肺化痰之功。若与金银花、鱼腥草、连翘、葶苈子、竹茹等配伍，用于痰黄而稠，咯吐不利，胸中痞闷，有良好的清热化痰、止咳作用。

（2）胸痹作痛：常与薤白、半夏同用，能通阳散结，祛痰宽胸，用于胸痹而痰浊较甚，胸中满痛彻背，不能安卧，如瓜蒌薤白半夏汤（《金匮》）。

（3）结胸痞满：常与黄连、半夏同用，具有清热化痰，宽胸散结作用，用于痰热结胸，胸脘痞闷，按之则痛，或咳痰黄稠，如小陷胸汤（《伤寒》）。

（4）乳痈、痈疽等：乳痈初起，肿痛而硬，未成脓者，可配伍蒲公英、漏芦、丹皮、乳香、没药等内服，并用水调芒硝外敷，能增强消痈散结作用。《寿世保元》神效瓜蒌散，用瓜蒌与当归（酒洗）、乳香、没药、甘草配伍，用于乳痈、痈疽、瘰疬、便毒等病证。

（5）肺痈：可配伍鱼腥草、金银花、冬瓜子、薏苡仁、败酱草等，用于肺痈咯痰腥臭或痰中带血，有消痈排脓，凉血解毒的作用。

2. 制用（蜜制）　本品治肺燥咳嗽，具有润肺止咳作用，兼有便秘者尤为适宜，不但能润肺，且能润肠通便，常与天冬、麦冬、阿胶、陈皮、百部等同用。若肺燥咳嗽，咯痰不爽，咽喉干燥哽痛，亦可与川贝母、茯苓、天花粉、橘红等同用，有清燥化痰的作用，如《医学心悟》贝母栝楼散，原方中瓜蒌生用，若用蜜瓜蒌则润燥止咳作用更佳。

【附】文献摘录："然不可执一，有全用者，有用皮瓤而去子者，又有止用瓤者，有止用子者。用子剥壳，用仁渗油，免人恶心，只一度，毋多次，失药润性。"（《钩元》）"通大便，研酒调下，或炒香酒下。恐滑肠去油用。咳嗽明矾制，或蛤粉和炒。"（《得配》）

【按语】瓜蒌虽然在唐代就有净制方面的记载，但具体的炮炙方法宋代始有记载。历代炮制方法虽多，但其中同蛤粉或者明矾捣和干燥研制成霜，似能增强瓜蒌化痰止咳功效；蒸制不仅熟用，而且能使瓜蒌果实糖化充分，更能增强润肺止咳及缓和滑肠作用。这几种方法均有研究的价值。蜜制瓜蒌是古代文献未见记载的，为近代发展起来的炮制方法，对增强瓜蒌润肺止咳，提高临床疗效有重要作用。

冬　瓜　子

【来源】本品为葫芦科植物冬瓜 *Benincasa hispida*（Thunb.）Cogn. 的干燥成熟种子。食用冬瓜时，掏出瓜瓤，取出成熟的种子，洗净，干燥。

【古代炮制】唐代的炮制方法是用沸水沸三遍，晒干，醋浸一宿，晒干，如此反复三次（《食疗》）。宋代和清代均用炒法（《圣惠方》、《得配》）。

【现代炮制】

1. 冬瓜子　取原药材，除去杂质，筛净灰屑。用时捣碎。

2. 炒冬瓜子　取净冬瓜子，置炒制容器内，用文火加热，炒至表面略呈黄色、稍有焦斑为度，取出晾凉。用时捣碎。

【饮片性状】冬瓜子呈扁平的长椭圆形或长卵形，长约10mm，宽约6mm；外表黄白色，一端钝圆，另一端尖，边缘光滑（单边冬瓜子）或两面边缘均有一环形的边（双边冬瓜子）；内有乳白色种仁，有油性；质轻；无臭，味微甜。炒冬瓜子稍鼓起，外表呈微黄色，略有焦斑，气微香。

【炮制目的】冬瓜子味甘，性微寒。归肺、小肠经。具有清肺化痰，排脓利湿的功能。

生冬瓜子长于清肺化痰，消痈排脓。多用于肺热痰咳，肺痈、肠痈初起。炒冬瓜子寒性减弱，气香启脾，长于渗湿化浊。多用于湿热带下，白浊。

【临床应用】

1. 生用

(1) 肺热咳嗽：可与川贝母、杏仁、前胡等合用，治肺热咳嗽，如前贝杏瓜汤(《中药临床应用》)。亦可与知母、贝母、瓜蒌、杏仁等同用，能清肺化痰止咳，用于痰热蕴肺之咳嗽痰黄，胸膈痞满等。

(2) 肺痈：常与苇茎、桃仁、薏苡仁同用，有清肺化痰，逐瘀排脓的作用，用于肺痈咳吐腥臭脓痰，胸闷疼痛，有微热等，如苇茎汤(《千金》)。若肺痈在脓未形成阶段，常加金银花、鱼腥草、黄芩等清热药，增强其清热解毒作用；若脓已成，则常加金银花、败酱草、鱼腥草、瓜蒌、桔梗等清热解毒排脓之品。

(3) 肠痈：常配伍大黄、牡丹皮、桃仁、芒硝，用于肠痈初起，尚未成脓者，有泻热破瘀，散结消痈的作用，如大黄牡丹皮汤(《金匮》)。

2. 制用 常与黄柏、萆薢、芡实、车前子、椿根皮等配伍，能清热利湿，止带化浊，用于湿热下注之白浊、带下。亦可单用冬瓜子炒为末，空心米饮送服治带下、白浊(《救急易方》)。

【附】

1. 近代的炮制方法还有麸炒、蜜制、蜜麸炒等。

2. 文献摘录 "炒食补中"(《得配》)。

【按语】古代对冬瓜子的炮制记载很少，方法简单，仅炒制和醋制等法，也仅炒法沿用至今。冬瓜子临床以生用为主，常作为治疗内痈和痰热的辅助药物。对脾虚咳嗽痰多的患者，在方中加入炒冬瓜子，有渗湿化痰作用，可以增强疗效。

丝 瓜 络

【来源】本品为葫芦科植物丝瓜 *Luffa cylindrica* (L.) Roem. 的干燥成熟果实的维管束。秋季果实成熟，果皮变黄，内部干枯时采摘，除去外皮及果肉，洗净，干燥，除去种子。

【古代炮制】宋代有煅制(《疮疡》)的方法。明代亦用煅制方法，并有烧灰存性(《奇效》)和火煅为末(《启玄》)的不同要求。清代又增加了焙制(《大成》)和烧酒洗(《霍乱》)的方法。

【现代炮制】

1. 丝瓜络 取原药材，除去杂质及残留的种子，击扁，切成小块，筛去灰屑。

2. 丝瓜络炭 取净丝瓜络块，置炒制容器内，用武火加热，炒至表面焦黑色，内部焦褐色，喷洒清水熄灭火星，取出，晾干。

【饮片性状】丝瓜络为丝状维管束纵横交织而成的多层细密而坚韧的网络状小块，长30～50mm，宽10～20mm；表面淡黄白色至黯黄色，极粗糙；体轻，质韧，有弹性；横切面可见空洞状子房室；气微，味淡。丝瓜络炭表面焦黑色，内部焦褐色。

【质量要求】丝瓜络水分不得过9.5%，总灰分不得过2.5%。

【炮制目的】丝瓜络味甘，性平。归肺、胃、肝经。具有祛风化痰，活血通络的功能。

生品长于祛风化痰，通络除痹。可用于肺热咳嗽，热痹疼痛，跌打损伤，血滞经闭，乳汁不通。丝瓜络炭微具涩性，有止血作用。用于崩中漏下，肠风下血。

【临床应用】

1. 生用

(1) 肺热咳嗽：本品可与麻杏石甘汤合用，治外感风邪，身热口渴，喘咳气急，有汗或无汗，能增强辛凉宣泄，祛风清肺，平喘止咳之功。亦可与苇茎汤合用，治痰热阻肺，咳嗽痰黄，咯吐不爽，发热等，能增强清热化痰作用。

（2）热痹疼痛：常与防已、桑枝、怀牛膝等同用，能增强祛风蠲痹作用，治风湿郁久化热，或素质阳气偏盛，内有蕴热，复感风湿，肌肉、关节疼痛，如桑尖汤（《中药临床应用》）。若热较盛，局部灼热，红肿疼痛，可在方中加生地、知母、银花藤之类，增强清热消肿之力。

（3）跌打损伤：常与枳壳、橘络、乳香、没药、柴胡等同用，具有行气活血，通络止痛的功效，用于跌打损伤，局部肿痛，尤其胸胁及腰部疼痛，如通络止痛汤（《中药临床应用》）。

（4）血滞经闭：可与川芎、当归、红花、香附、牛膝等同用，能增强活血行瘀作用，用于血滞经闭，小腹疼痛；亦治经来腹痛，色紫有块。

（5）乳汁不下：常与瓜蒌、当归身、青皮、通草等同用，治产后乳汁不行，或两胁作痛，具有通络下乳的作用，如通经活络汤（《中医妇科治疗学》）。

2. 制用

（1）肠风下血：常与槐花、地榆、生地、侧柏叶、乌梅炭等同用，具有凉血止血之效，用于风热灼伤肠络，血下鲜红如溅。

（2）崩漏下血：可与阿胶、生地、焦山栀、煅牡蛎、陈棕炭等同用，治崩中漏下，大量下血或淋漓日久，血色深红，具有清热凉血，滋阴止血作用。

【附】

1. 近代的炮制方法还有炒制、麸炒、煅炭等。

2. 文献摘录　“烧存性为末酒服，疗肠风下血”（《握灵》）。“经霜雪者，煅炭存性，治痘后毒气，能治吐血不止”（《得配》）。

【按语】本品古代多用煅法炮制，未见有炒用者，亦未见到炒用的方例。近代个别地区炒用，是否为了增强活血通络作用，未见说明，而且也缺乏依据，需研究比较，才能确认该炮制方法的实际意义。

丝瓜络目前以生用为主，因作用较弱，在方中多作辅助药。其活血作用虽然不强，但通络作用较好，用于瘀阻络脉，作用缓和，不伤气血。制炭后性微涩而止血，虽然作用不很强，但止血而不留瘀。

决　明　子

【来源】本品为豆科植物决明 *Cassia obtusifolia* L. 或小决明 *Cassia tora* L. 的干燥成熟种子。秋季采收成熟果实，晒干，打下种子，除去杂质。

【古代炮制】梁代开始有火炙和煮制（《集注》）。唐代有醋渍（《千金翼）的方法。宋代用微炒（《圣惠方》）和火炙（《证类》）等法。元代和明代均用炒法（《活幼》、《通玄》）。清代有酒煮法（《握灵》），并记述了酒煮目的。

【现代炮制】

1. 决明子　取原药材，除去杂质，洗净，干燥。用时捣碎。

2. 炒决明子　取净决明子，置炒制容器内，用文火加热，炒至微有爆裂声，并逸出香气时，取出晾凉。用时捣碎。

【饮片性状】决明子略呈菱方形或短圆柱形，两端平行倾斜，长 3～7mm，宽 2～4mm；表面绿棕色或黯棕色，平滑有光泽；一端较平坦，另端斜尖，背腹面各有一条突起的棱线，棱线两侧各有 1 条斜线对称而色较浅的线形凹纹；质坚硬，不易破碎；种皮薄，子叶 2，黄色，呈

"S"形折曲并重叠;气微,味微苦。小决明呈短圆柱形,较小,长3～5mm,宽2～3mm;表面棱线两侧各有1片宽广的浅黄棕色。炒决明子微鼓起,种皮破裂,颜色加深,偶有焦斑,质稍脆,微有香气。

【质量要求】决明子水分不得过15.0%,总灰分不得过5.0%,按干燥品计算含大黄酚($C_{15}H_{10}O_4$)不得少于0.20%,含橙黄决明素($C_{17}H_{14}O_7$)不得少于0.080%。炒决明子水分不得过12.0%,总灰分不得过6.0%,含大黄酚不得少于0.12%,含橙黄决明素不得少于0.080%。

【炮制目的】决明子味苦、甘、咸,性微寒。归肝、大肠经。具有清肝明目,润肠通便的功能。

生决明子长于清肝热,润肠燥。常用于目赤肿痛,大便秘结。炒决明子寒泻之性减弱,并能提高煎出效果,有平肝养肾之功。可用于头痛、头晕,青盲内障。

【临床应用】

1. 生用

(1) 风热目赤:常与菊花、蔓荆子、黄芩、羌活等配伍,用于风热上扰,目赤肿痛,或兼头晕头痛,具有疏风散热,明目的作用,如决明子散(《济生方》)。

(2) 肝火目赤:常与柴胡、黄连、菊花等同用,能泻肝明目,用于肝胆郁火上冲,目赤涩痛,羞明多泪,如决明子汤(《总录》)。

(3) 大便秘结:多用于阴虚内热所致的肠燥便秘。可用大剂量生品打碎,煎水服。若便秘较甚,亦可与火麻仁、瓜蒌仁合用。

2. 制用

(1) 青盲内障:常与地黄、枸杞子、菟丝子(酒浸)、防风、黄连等同用,能补肝肾,明目祛障,用于肝肾不足,精血虚少,风毒上攻眼目,视物昏花不明,渐成青盲内障,如夜光丸(《瑞竹》)。

(2) 头晕、头痛:本品能平肝阳,因肝阳上亢所致的高血压头晕、头痛,可单用炒决明子打碎,煎水代茶饮,亦可与夏枯草或钩藤、地龙、牡蛎、青葙子等同用。

【参考资料】决明子主要含蒽醌化合物大黄素、大黄酚、大黄素甲醚、钝新素(obtusin)、钝叶素(obtusifolin)及其苷类。小决明子还含红镰霉素(rubrofusarin)及其苷类、决明内酯(toralactone)等。炮制对决明子中多种活性成分、煎出效果、水浸出物均有一定的影响。

对生决明子、炒决明子及二者的打碎品进行实验研究,结果表明,在常规煎煮时间内,生、炒品打碎后煎出成分较全面,游离蒽醌在煎液中的含量比未碎品为高;炒决明子的煎出成分又比生决明子为高[1]。决明子炒后大量蒽醌类成分被破坏,生决明子中蒽醌类成分主要以结合型存在;具有泻热通便作用的结合性蒽醌,炒决明子仅为生品的26.4%[2]。小决明子通过加热所得到的各种炮制品,总蒽醌、结合蒽醌均有不同程度的下降,而游离蒽醌则相应地有所增高,水溶性浸出物亦有增加[3]。炮制对决明子微量元素溶出也有影响,生决明子的微量元素含量与炒决明子破碎后的微量元素比较,虽然变化不大,但两者水浸液中微量元素的溶出量则有较大的区别,以炒决明子破碎后微量元素溶出较多[4]。又有研究表明,还原糖的含量小决明子比大决明子高,且不受炮制的影响;多糖含量较高,二者基本一致;蛋白质生品含量较高,炮制后明显降低;氨基酸含量丰富。决明子抗衰老及免疫增强作用,可能和多糖及氨基酸含量较高有关[5]。

用正交试验设计研究决明子的炒制工艺,结果表明,炒制温度升高,炒制时间延长,使保肝成分含量下降，游离大黄酚含量升高。药理实验证明，随着温度的升高，决明子的保肝作用和通便作用都减弱。炒制后既保留保肝作用，又减弱通便作用，决明子炒制的最佳工艺为140℃热锅下药，炒至药温升至140℃，再保持此温度10分钟，然后取出放凉[6]。

采用正交设计对微波炮制决明子的工艺进行研究。结果在微波炉中铺叠成0.5cm，采用中火加热6分钟为微波炮制决明子的最佳工艺条件[7]。以醋酸镁显色，紫外分光光度法测定，结果决明子不同清炒品中游离蒽醌和结合蒽醌的含量有显著差异。结论：清炒温度越高，决明子中游离蒽醌含量越高，结合蒽醌含量越低[8]。生、炒两种决明子的乙醇提取物均有较强的抗氧化活性，在清除氧自由基方面生决明子的乙醇提取物作用优于炒决明子，在小鼠体外氧化体系中，两种决明子提取物的抗氧化能力相差不大，且都与常用抗氧化剂维生素C作用相当[9]。

【附】

1. 近代的炮制方法还有盐制、炒微焦等。

2. 文献摘录 “凡药中用子者，俱要炒过研碎入煎，方得味出，若不碎，如米之在(谷)，虽煮之终日，米岂能出哉。”(《粹言》)

【按语】决明子古代炮制方法不多，只有炒法沿用至今，且为《中国药典》规定的炮制方法。酒制法现在虽已不用，但古人认为酒制决明子能补肝明目，从中医角度分析似有一定的道理。利用酒的辛热之性，再加热煮，可抑制决明子寒泻之性，由清肝明目转变为补肝明目，由用于实证转而用于虚证，这种变化，对扩宽决明子的用途很有意义，故酒制法还有研究的价值。

决明子的炮制研究，目前虽然还欠深入，但现有的研究结果也能部分地说明炮制作用。炒后总蒽醌特别是结合性蒽醌的减少，为炒决明子清热泻下作用减弱提供了理论依据。炒后微量元素易于溶出，丰富的氨基酸和多糖不受影响，说明决明子炒后补益成分和泻下成分比例发生了改变，因而出现了药效上的差异。由于决明子坚硬，水分难于渗入，有效物质不易溶出，故古人和现今都强调打碎入药，与实验研究结果也一致。

决明子生品质地很坚硬，捣碎困难，影响煎出效果，尤其是未被捣碎者煎出效果极差。用现行方法(炒黄)炮制的决明子虽然清热泻下作用有所减弱，但清肝与通便作用仍较明显，且质较酥脆，易于捣碎，煎出效果好；又因目前临床上决明子专用于通便者较少，用于目疾及肝阳头痛者较多，故炒决明子为临床常用，有些地区还把炒决明子作为常规给药。

参考文献

[1] 孙翠华，等.炮制对决明子溶出成分的影响[J].中成药，1989，11(1)：20.

[2] 裴妙荣，等.生、炒决明子蒽醌含量比较[J].中国中药杂志，1990，15(8)：29.

[3] 杨梓懿，等.决明子不同炮制品蒽醌含量测定[J].中成药，1991，13(12)：18.

[4] 周然，等.炮制对决明子微量元素溶出的影响[J].中医药研究，1991(4)：45.

[5] 刘训红，等.决明子及其炮制品中营养成分的分析[J].中国中药杂志，1993，18(5)：283.

[6] 张启伟，等.炒决明子最佳条件的正交筛选[J].中药材，1995，18(12)：618.

[7] 于定荣，等.微波炮制决明子的最佳炮制工艺研究[J].时珍国医国药，2007，18(10)：2508.

[8] 励娜，等.决明子不同清炒品中蒽醌类成分的含量测定[J].海峡药学，2007，19(8)：42.

[9] 刘安军，等.生、炒决明子抗氧化作用的研究与比较[J].食品科学，2006，31(12)：181.

肉 豆 蔻

【来源】本品为肉豆蔻科植物肉豆蔻 *Myristica fragrans* Houtt 的干燥种仁。早晨摘取成熟果实，剖开果皮，剥去假种皮，再敲脱壳状的种皮，取出种仁用石灰乳浸一天后，缓火焙干。

【古代炮制】南北朝刘宋时代有火炮(《雷公》)的方法。宋代有面裹煨(《圣惠方》)，醋面裹煨(《证类》)，生姜汁和面裹煨(《总微》)，火炮、炒制、粟米炒黄(《洪氏》)，面裹煨(《妇人》)，“每个作两片，安乳香在内面煨”(《朱氏》)等炮制方法。元代用面裹煨(《世医》)和盐酒浸后破故子同炒干(《瑞竹》)的方法。明代有纸裹煨、枣肉包煨、麸裹煨、炒、麸炒、面裹烧熟、醋浸、制(《普济方》)，微炒(《医学》)，“面裹煨去油，取霜”(《要诀》)等法。清代有面包捶去油(《良朋》)、炮煨去油(《幼幼》)、“面包煨，研去油”(《王楸》)等炮制方法。

【现代炮制】

1. 肉豆蔻　取原药材，除去杂质，洗净，干燥。

2. 煨肉豆蔻　①取面粉加适量水，做成团块，压成薄片，将肉豆蔻逐个包裹；或用清水将肉豆蔻表面润湿后，如水泛丸法包裹面粉3～4层，稍晾，投入已炒热的滑石粉或砂子中，适当翻动，至面皮呈焦黄色时取出，筛去滑石粉或砂子，晾凉，剥去面皮。用时捣碎。肉豆蔻每100kg用滑石粉50kg。②将肉豆蔻和麦麸同置锅内，用文火加热，适当翻动，至麦麸呈焦黄色，肉豆蔻呈深棕色时取出，筛去麦麸，晾凉。用时捣碎。肉豆蔻每100kg用麦麸40kg。

【饮片性状】肉豆蔻呈卵圆形或椭圆形，长2～3cm，直径1.5～2.5cm；表面灰棕色或灰黄色，有时外被白粉(石灰粉末)；全体有浅色纵行沟纹及不规则网状沟纹；种脐位于宽端，呈浅色圆形突起，合点呈暗凹陷；种脊呈纵沟状，连接两端；质坚，断面呈棕黄色相杂的大理石花纹，宽端可见干燥皱缩的胚，富油性；气香浓烈，味辛而微苦。煨肉豆蔻表面呈棕黄色或深棕色，显油润，香气更浓郁，味辛辣。

【质量要求】肉豆蔻水分不得过10.0%，含挥发油不得少于6.0%(ml/g)，含去氢二异丁香酚($C_{20}H_{22}O_4$)不得少于0.10%。煨肉豆蔻含挥发油不得少于4.0%(ml/g)，去氢二异丁香酚不得少于0.080%。

【炮制目的】肉豆蔻味辛，性温。归脾、胃、大肠经。具有涩肠止泻，温中行气的功能。

肉豆蔻古代虽有用生品消食止呕之说，但因本品含大量油脂，有滑肠之弊，并具有较强的刺激性，故通常都制用。煨制后固涩作用增强，常用于脾胃虚寒，久泻不止，脘腹胀痛，食少呕吐。

【临床应用】

1. 久泻不止　可与丁香、人参、炮姜、木香等配伍，用于脾胃虚寒，脐腹疠痛，饮食少进，肠鸣泄泻，完谷不化，或积寒久痢，反复发作，具有温中健脾，涩肠止泻的作用，如丁香豆蔻散(《局方》)。若为脾肾两虚，五更泄泻，则常与五味子(炒)、补骨脂(酒浸一宿，炒)、吴茱萸(盐水泡)同用，能温补脾肾，固肠止泻，如四神丸(《切用》)。

2. 脘腹胀痛　常与干姜(炮)、陈皮(去白)、神曲(炒黄)、高良姜(炒)等配伍，治脾胃虚寒，腹满胀痛，噫气吞酸，不进饮食，具有温脾暖胃，行气止痛的作用，如益中丸(《杨氏家藏方》)。

3. 食少呕吐　本品用于脾胃虚寒，食少呕吐，具有温中健胃止呕的作用。治小儿伤食吐乳和消化不良，常与香附、神曲、麦芽、砂仁、陈皮等同用，有消积止呕的功效。

【参考资料】肉豆蔻主要含挥发油、脂肪油、树脂、双丙烷类化合物等。挥发油中主要含肉豆蔻醚、丁香酚、黄樟醚及多种萜烯类化合物。脂肪油中主要是肉豆蔻酸甘油脂。肉豆蔻醚具毒性，有致幻作用。炮制对理化性质和药理作用均可产生一定影响。

实验表明，肉豆蔻经煨制后，挥发油较生品减少约 20%，且颜色变深，折光率、旋光度均有改变[1]。有人测定了肉豆蔻炮制前后挥发油和脂肪油含量。结果表明，除滑石粉烫后挥发油和脂肪油略有减少外，其他炮制品的含量与生品基本相同。经几种仪器分析，其生品与炮制品的脂肪油和挥发油没有发生变化。测定肉豆蔻中鞣酸含量，其变化亦不大，故认为肉豆蔻可以生用[2]。还有一些实验表明，肉豆蔻炮制品的挥发油和脂肪油含量减少[3-5]。炮制后挥发油颜色加深，比重增大，旋光度减少，折光率改变，挥发油中肉豆蔻醚亦降低[4-5]。对肉豆蔻滑石粉烫、面裹煨和麸炒不同受热条件的炮制品挥发油含量变化进行研究，结果表明，炮制温度和时间对挥发油含量有显著影响，通过对肉豆蔻挥发油 GC/MS/DS 定性鉴别出了 32 种化合物，并测定了成分百分含量，其中有些成分是首次发现的[6]。经进一步实验，结果证明，不同炮制品在炮制前后主要化学成分相同，但各组分含量发生变化，炮制品肉豆蔻醚通常减少了 30%，其降低程度与炮制温度和时间有密切关系[7]。用薄层扫描测定不同炮制品挥发油中肉豆蔻醚和黄樟醚的含量，发现炮制后肉豆蔻醚含量明显下降，故炮制能减毒。但黄樟醚的变化不规律，有降低也有升高。通过考察炮制温度和时间，发现肉豆蔻醚含量基本上随温度升高和时间延长而降低。温度高、时间短的样品其肉豆蔻醚含量变化不大。说明炮制程度不够，相当于传统所谓"外焦内生"之品。温度低、时间长的炮制品肉豆蔻醚明显降低。因此说明在温度适宜情况下，时间是主要因素，加热时间越长，肉豆蔻醚降低就越多。初步认为麦麸煨以 130～150℃20 分钟为宜；面裹煨 170～190℃20 分钟为宜，滑石粉煨以 140～160℃15 分钟为宜。且测定结果表明，肉豆蔻醚降低以面煨为最显著，其次是麸煨、滑石粉煨。但面煨与麸煨无显著差异，尚需大量面粉；滑石粉煨止泻作用差，毒性成分降低少，因此以麸煨法为佳[8]。另一研究结果与上有差异，通过 GC/MS 比较分析，发现肉豆蔻在炮制前后挥发油等量进样情况下变化不大，但肉豆蔻醚明显降低，尤以滑石粉煨降低最多，黄樟醚也略有降低。在化学组成上各样品间各有差异，面煨品、滑石粉煨品出现了新组分，有待进一步研究[9]。对肉豆蔻（种仁）和肉豆蔻衣（假种皮）及其炮制品进行脂肪酸含量比较分析。结果肉豆蔻衣脂肪酸含量明显高于种仁，但两者在脂肪酸组成上不尽相同，种仁以肉豆蔻酸为主，假种皮以软脂酸和油酸为主。两者均有所降低[10]。

药理实验表明，煨肉豆蔻的水煎剂和挥发油乳剂，皆比生品抑制离体兔肠蠕动的作用增强[1]。另有实验也证明，生肉豆蔻水煎液对家兔离体回肠略有兴奋作用，而各种炮制品水煎液对肠管均呈现抑制作用[4]。还有研究表明，肉豆蔻不同炮制品中的挥发油对小鼠腹泻有很好的止泻作用，其强度是：面煨＞麸煨＞生品＞滑石粉煨[11]。

在炮制工艺方面，除现行方法外，有人提出了一些改进方法：以湿纸裹用热滑石粉煨，或先将肉豆蔻打成颗粒，包 1～2 层湿纸再包面皮煨[12]；将肉豆蔻切成 4～6 小块，用面粉炒，以降低油分[13]；先将肉豆蔻润湿，如泛丸法裹一层滑石粉，再用面粉泛 3～4 层，煨后放糖衣机内，利用糖衣机转动冲撞掉面皮[14]；将肉豆蔻在热砂中炒软，切成两瓣，再用麸炒[15]；先闷润 12～18 小时，蒸 40 分钟左右，切片，麸炒[16]；先将肉豆蔻炒出油，再加麦麸拌炒吸油[17]；用湿麸炒煨法（麦麸与药材之比为 1∶2）至麦麸呈焦黄色，去麦麸，趁热切片[18]；还有用土煨法、赤石脂煨法（均按加辅料炒法操作）去油[19-21]。清水浸泡 1 小时，取出，置蒸锅内蒸制法[22]。

对肉豆蔻饮片炮制前后的挥发油进行化学成分分析，结果肉豆蔻经炮制后挥发油成分发生了质和量的变化，出现 13 个新成分，4 个原有成分消失，止泻成分甲基丁香酚、甲基异丁香酚含量增加，毒性成分肉豆蔻醚、黄樟醚含量降低。结论：肉豆蔻采用水浸泡麸煨最佳炮制工艺具有一定科学意义[23]。对肉豆蔻不同炮制品对小鼠小肠推进及药物性腹泻的影响进行了实验观察。结果表明肉豆蔻经煨制后可对抗番泻叶及蓖麻油的致泻作用，且肉豆蔻的炮制品与生品比较，能明显抑制小鼠小肠推进运动，并能抑制新斯的明引起的小肠推进功能亢进[24]。

【附】

1. 近代的炮制方法还有滑石粉煨、麦麸同蒸、蛤粉炒、面粉炒、土炒、制霜等。

2. 文献摘录 "凡使，先以面裹，于煻灰中炮，以面熟为度，去面剉焙干用"(《局方》)。"煨熟又能实大肠，止泻痢"(《便读》)。

【按语】肉豆蔻的古代炮制文献甚多，方法也由简到繁。方法虽多，但历代均以煨法为主。煨法所用辅料也多种多样，有用单一辅料的，也有用复合辅料的。在古代文献中，有些方法虽名曰"炮"，实为煨法。在各种煨法中，以面裹煨记载最多，也为近代常用。面裹煨法虽然去油效果好，但也存在一些问题，一是要消耗大量面粉，二是煨制时火候不易掌握，生熟不匀。麦麸与面粉性质相似，现今有用麸煨法代替面裹煨的，可以起到相同作用，且可降低成本，简化操作，易于掌握火候。《中国药典》2010年版采用麸皮煨。

近代的实验研究肯定了煨法的作用，并且证明了煨制的温度和时间是影响炮制品质量的主要因素。一般是温度适宜，时间较长，炮制品受热均匀；若煨制温度过高、时间短，易造成炮制品"外焦内生"的现象。多数研究证明，各种煨法均能降低挥发油及脂肪油含量，也能降低挥发油中的毒性成分肉豆蔻醚含量。动物实验也证实了肉豆蔻炮制后对肠蠕动呈现明显抑制作用。因此，炮制对肉豆蔻的减毒和增效作用是肯定的。在各种煨法中，减毒和止泻作用以面裹煨和麸煨效果好，滑石粉煨效果差，综合考虑，以麸煨为佳。研究中所提出的煨制温度和时间有参考价值，但还应专门对煨制温度和时间作进一步研究，确定其最佳温度和时间。很多人提出的改进炮制方法对简化操作、降低成本、去油效果，似有一定作用，有的方法还与古法吻合。但这些方法尚缺乏可靠的依据，需作成分和药效学方面的研究，才能确定其方法的优劣。近年对肉豆蔻的炮制研究，主要是以挥发油作为化学指标，止泻作用为药理指标，且药理研究还很不深入。肉豆蔻所含成分甚多，其功用也非止泻一途，根据肉豆蔻的功用特点，似应扩大研究内容和观察指标，将成分和药效、毒副作用结合起来，运用多学科进行综合研究。

肉豆蔻的临床应用，不论从古代文献记述，或现今对炮制作用的认识，均宜以制肉豆蔻作为常规给药。生品应按医生要求给药，不能只凭某一化学成分含量变化就得出肉豆蔻应"生用"的结论，必须从化学、药理、临床等多方面进行系统研究，综合分析，确证生品优于制品方能更改，尤其是临床效应可视为最终依据。

参考文献

[1] 北京中医学院中药研究班.中药炮制研究的初步体会[J].中医杂志，1961(2):29.

[2] 天津市药品检验所中药组.关于中药肉豆蔻炮制方面有关问题的探讨[J].中草药通讯，1979,10(1):16.

[3] 章西民.关于肉豆蔻炮制问题的探讨[J].中药通报，1982,7(3):21.

[4] 王正益.肉豆蔻炮制的初步研究[J].河南医药，1984(6):386.

[5] 王阁乾，等.肉豆蔻炮制的初步研究[J].中药材，1990,13(9):26.

[6] 李铁林，等.炮制对肉豆蔻挥发油含量的影响及肉豆蔻挥发油化学成分的研究[J].中国中药杂志，1990,15(7):21.

[7] 李铁林,等.炮制对肉豆蔻挥发油成分及肉豆蔻醚含量影响的研究[J].中国中药杂志,1990,15(8):23.

[8] 贾天柱,等.肉豆蔻不同炮制品挥发油中肉豆蔻醚、黄樟醚的薄层扫描测定[J].中国中药杂志,1991,16(5):275.

[9] 贾天柱,等.肉豆蔻不同炮制品挥发油含量及其化学成分比较[J].中药材,1992,15(1):27.

[10] 贾天柱,等.肉豆蔻和肉豆蔻衣及其炮制品中脂肪酸成分分析[J].中药材,1995,18(11):564.

[11] 贾天柱,等.肉豆蔻不同炮制品止泻作用的比较[J].辽宁中医学院学报,1984(创刊号):43.

[12] 崔学义.肉豆蔻炮制工艺研究[J].中国中药杂志,1992,17(10):599.

[13] 陈之伟.肉豆蔻炮制经验介绍[J].中药通报,1984,9(5):23.

[14] 李国祥,等.肉豆蔻面煨法改进一得[J].中国中药杂志,1993,18(1):29.

[15] 刘超,等.何首乌、肉豆蔻炮制工艺改进[J].时珍国药研究,1991,2(3):120.

[16] 侯卫淮.浅谈肉豆蔻的炮制方法[J].中药材科技,1984(5):35.

[17] 马规划.肉豆蔻炮制小经验[J].黑龙江中医药,1990(4):3.

[18] 巩建国.肉豆蔻、木香煨制的改进[J].山东中医药杂志,1983(4):42.

[19] 阴健,等.中药现代研究与临床应用(2)[M].北京:中医古籍出版社,1995:147.

[20] 田献亭.肉豆蔻炮制方法探讨[J].河南中药,1985(1):19.

[21] 赵云峰,等.肉豆蔻炮制新方法的探讨[J].时珍国药研究,1991,2(3):118.

[22] 贾天柱,等.国家"八五"重点科技攻关专题常用中药饮片研究资料(第一册)[G].1995:100.

[23] 袁子民,等.肉豆蔻饮片炮制前后挥发油成分的GC-MS分析[J].中国中药杂志,2006,31(9):737.

[24] 郭惠玲,等.肉豆蔻不同炮制品对小鼠肠推进及药物性腹泻的影响[J].陕西中医学院学报,2001,24(4):46.

麦　芽

【来源】本品为禾本科植物大麦 *Hordeum vulgare* L. 的成熟果实经发芽干燥而得。

【古代炮制】晋代有熬(炒)令黄香(《肘后》)的方法。唐代用微炒(《千金》)、炒黄(《外台》)等法。宋代亦微炒黄(《圣惠方》)。元代有焙法(《活幼》)。明代有巴豆炒(《普济方》)、发芽(《品汇》)、炒熟(《宋氏》)、煨(《景岳》)等炮制方法。清代有炒黑(《得配》)、炒焦(《害利》)的方法。

【现代炮制】

1. 麦芽　取成熟饱满的净大麦,用水浸泡六七成透,置能排水容器内,盖好,每日淋水2～3次,保持湿润,待叶芽长至0.5cm时,取出干燥。本品出芽率不得少于85%。

2. 炒麦芽　取净麦芽,置炒制容器内,用文火加热,炒至表面棕黄色,取出晾凉,筛去灰屑。

3. 焦麦芽　取净麦芽,置炒制容器内,用中火加热,炒至有爆声,表面呈焦褐色,取出晾凉,筛去灰屑。

【饮片性状】麦芽呈梭形,长8～12mm,宽3～4mm;表面淡黄色。一端有幼芽淡黄色,皱缩或脱落,下端有纤细而弯曲的须根数条;质硬,破开内有黄白色大麦米一粒,粉质;气微,味微甘。炒麦芽表面棕黄色或深黄色,偶见焦斑,有香气。焦麦芽表面焦褐色或焦黄色,有焦香气。

【质量要求】麦芽水分不得过13.0%,总灰分不得过5.0%,出芽率不得少于85%。炒麦芽水分不得过12.0%,总灰分不得过4.0%。焦麦芽水分不得过10.0%。

【炮制目的】麦芽味甘,性平。归脾、胃经。具有行气消食,健脾开胃,回乳消胀的功能。

生麦芽消食和胃,通乳。用于消化不良,乳汁郁积,乳癖。炒麦芽性偏温而气香,行气消食回乳,用于食积不消,妇女断乳。焦麦芽性偏温而味甘微涩,消食化滞,止泻,用于食积不消,脘腹胀痛,泄泻。

【临床应用】

1. 生用

(1) 消化不良:可与谷芽、山楂、白术、陈皮等同用,治一般消化不良,对米、面积滞或果积(食水果过多而致消化不良)有化积开胃作用,如小儿消食方(《中药临床应用》)。食积化热者尤宜生用。

(2) 乳癖:可与橘叶、陈皮、柴胡、香附、丝瓜络等同用,能疏肝气,消癖块,可用于肝郁气滞,痰阻乳络,乳房结块,形如鸡卵,可以推动,皮色不变,无明显疼痛,或略感胀痛。

2. 制用

(1) 炒麦芽

① 饮食停滞:可与山楂、神曲(麸炒)等同用,治脾胃不和,饮食停滞,脘腹胀满,消化不良,具有调和脾胃,消食化积的作用,如大山楂丸(《北京市中药成药选方集》)。若小儿乳积不消,时时吐乳,单味炒麦芽煎服即效。

② 中虚食少:若脾胃虚弱,食少难消,脘腹胀闷,可与人参、白术(炒)、茯苓(去皮)、神曲(炒)、砂仁等配伍,具有健脾和胃,增进食欲的作用,如健脾丸(《准绳》)。

③ 回乳:妇女产后无儿食乳,乳汁郁积,乳房胀痛,可用本品大剂量(60～120g)煎服,或用炒麦芽 15g 为末,开水送服,效果明显。若产妇无儿食乳,乳房肿胀,坚硬疼痛难忍,则可与四物汤合用,并配合皮硝外敷以软坚散结,如回乳四物汤(《疡医大全》)。

(2) 焦麦芽

① 食积泄泻:常与焦山楂、焦神曲、陈皮、茯苓等同用(即三仙散加味),能消食化积,和中止泻,可用于饮食停滞,大便泄泻,腹中肠鸣,胸脘痞满。

② 脾虚泄泻:常与人参、白术、茯苓、炮姜、乌梅炭等同用,能补气益脾,和中止泻,用于脾胃虚寒,运化无权,大便溏泄。

【参考资料】麦芽含淀粉酶、转化糖酶、维生素 B、脂肪、磷脂、糊精、麦芽糖、葡萄糖等。

大麦在发芽过程中,酶的活性有显著差别。长出芽叶者酶的活性为 1∶7～1∶10,而无芽叶者酶的活性仅为 1∶3～1∶5。前者乳酸含量为 0.8%～1.0%,而后者乳酸含量为 0.5%～0.75%[1]。以淀粉酶为指标,对麦芽发芽工艺及其质量标准进行研究,结果认为,麦芽的长度与酶的活性有关,不同长度麦芽的淀粉酶活性各不相同。最佳发芽长度应为麦粒本身长度的 0.7～0.85 倍,发芽要求均匀,发芽率在 95%以上,长度为 0.5～1cm 的应占 80%以上,露头芽在 5%以下,另外淀粉酶应在 300 个糖化力单位以上为佳[2]。

近年对麦芽炒制工艺的研究基本上都是以淀粉酶为指标。认为麦芽助消化作用与其所含的淀粉酶有密切关系,炒后对淀粉酶影响严重。对不同炮制品分解淀粉能力进行了测定,结果为生麦芽作用最强,炒焦品作用很弱或已失去药用价值;同时麦芽粉剂较煎剂作用强,故主张用生品研末服最佳,亦可用微炒品研末服用,应用炒焦品煎汤服是不合理的[3-6]。与之相反,有人认为不能把淀粉酶作为起消化作用的主要物质,还应注意到麦芽中可能有调整机体自身消化功能,从而达到消食目的之物质及维生素 B、乳酸等。还有人提出,麦芽炒焦的作用机理是利用焦香和本身的淀粉促进胃液分泌,故不能轻易断定淀粉酶为主要消化物质，从而否定焦麦芽和煎剂等的作用[7-8]。有人既认为淀粉酶是麦芽中助消化物质，受热易破坏，但也提到了乳酸是麦芽消导成分之一，麦芽随炒制程度增高，其乳酸量相应增加[6]。硝酸根离子和氯离子是动物 α-淀粉酶（包括唾液淀粉酶和胰淀粉酶）的激活剂。近期实验研究表明，炒麦芽提取物中有大量硝酸钙和少量氯化钠，提取物不但对胰淀粉酶有激活作用，对唾液淀粉酶也有激活作用。麦芽经炒制和水煎处理，虽然所含淀粉酶失去活性，其中动物 α-淀粉酶的激活剂还存在，能激活消化道中 α-淀粉酶，从而促进淀粉类食物的消化[9]。炒麦芽含药血清对垂体瘤细胞增殖有一定影响，低剂量短期培养促进垂体瘤细胞增殖，高剂量长期培养抑制垂体瘤细胞增殖[10]。

【附】

1. 近代的炮制方法还有麸炒、砂烫、蒸制等。

2. 文献摘录　“半两，巴豆三十七个，去皮心，同麦蘖炒，令麦蘖紫色，去巴豆不用，以蘖为末”（《准绳》）。“取其体轻性锐，轻可去实，锐能消散，炒香开胃，以除烦闷。生用力猛，主消面食积滞……又能行上焦滞血，若……产后新儿饮乳，乳房胀痛，以麦芽二两炒香研末去皮，分四服立消”（《辨义》）。

【按语】麦芽从晋代有炮制记载以来，历代都以炒法为主，但炒制程度却不相同，有微炒、炒黄、炒熟、炒焦、炒黑、炒炭之分。炒黄、炒焦是现今的主要炮制方法。所以现在的炮制方法基本上是沿用的古代方法。

为了证实麦芽炒制是否合理，近年虽然作了一些实验研究，但因研究指标始终局限于淀粉酶，所以实验结果对麦芽炒制都是持否定意见，忽视了生、炒、焦三种炮制品的特点和在临床上的确实疗效。近期研究发现，麦芽经炒制和水煎处理仍存在着动物 α-淀粉酶激活剂，能较好地说明炒麦芽的助消化作用，拓宽了研究麦芽炮制的思路和方法，也证实了某些人提出的不能单纯用淀粉酶来解释炒麦芽是正确的。但现有的研究仍局限于助消化作用的研究，尚须进一步拓宽研究内容。

在临床应用上，生麦芽疏肝解郁作用可靠，尤其是对妇女肝郁型的多种疾病，在方中加入生麦芽均有良效。又因生品作用较强，故食积较甚和肝气郁滞的乳癖均以生品为佳。但生品也能“削气”，炒后药性缓和，故凡兼有脾虚者宜炒用，消食而不致克伐胃气。炒焦后兼有涩性，故消食的同时兼能止泻。至于麦芽生用催乳，炒用回乳之说实不足信，实际上麦芽生用、炒用均能回乳。又有大剂量回乳，小剂量催乳之说，但亦不足为凭，只是大剂量回乳作用明显，小剂量作用差。对乳汁缺少的妇女，即使小剂量的麦芽，亦无催乳作用，可能反而有回乳作用。曾见一妇女乳少，一医生在方中用麦芽五钱（约 15 克），导致乳汁全无。故中医药书籍告诫哺乳妇女忌用是正确的。

参考文献

[1] 天津市药品标准工作领导小组办公室. 麦芽标准及起草说明书，1974：2（内部资料）.

[2] 胥戈. 古今麦芽炮制浅谈[J]. 中药饮片，1990（1）：8.

[3] 庄立品，等. 麦芽、谷芽和稻芽的炮炙研究[J]. 中医杂志，1961（6）：27.

[4] 陈廉，等. 炮制对消化药麦芽、神曲等消化效价的影响[J]. 南京药学院学报，1962（8）：41.

[5] 郝勇，等. 关于助消化药麦芽的用法问题[J]. 中国医院药学杂志，1983，3（6）：27.

[6] 侯钡臣，等. 谈麦芽的炮制问题[J]. 中药饮片，1991（2）：17.

[7] 原思通. 对麦芽炮制的商榷[J]. 中成药研究，1982（2）：19.

[8] 王振清. 神曲、麦芽炒焦后消食力增强的探讨[J]. 中成药研究，1983（9）：27.

[9] 金学万,等.炒麦芽水煎剂中的胰淀粉酶激活剂研究[J].中国中药杂志,1995,20(7):408.

[10] 徐勇,等.炒麦芽含药血清对MMQ大鼠垂体瘤细胞增殖影响实验研究[J].肿瘤学杂志,2008,14(2):123.

芸 薹 子

【来源】本品为十字花科植物油菜 *Brassica campestris* L. var. oleifera DC. 的干燥成熟种子。春末果实成熟时,采割全株,干燥,打下种子,除去杂质,干燥。

【古代炮制】宋代有纸衬炒(《博济》),炒、酒浸(《总录》)等炮制方法。明代有"用纸盛,锅内炒"(《普济方》),炒、微炒(《纲目》),葱捣为饼、隔纸炒(《准绳》)等法。清代有微炒(《本草述》),榨油(《食物》),童便蒸、酒蒸、炒、醋拌蒸(《得配》)等方法。

【现代炮制】

1. 芸薹子 取原药材,除去杂质,洗净,晒干。

2. 炒芸薹子 取净芸薹子,置炒制容器内,用文火加热,炒至爆裂,取出晾凉。

【饮片性状】芸薹子呈类圆球形,直径1～2mm;表面黑色或红棕色,少数呈黄色,有微细网纹,种脐点状;种皮甚薄,种仁2片,黄白色,肥厚;用手捻之,易碎而有油脂渗出;气微,味淡微有油样感。炒芸薹子颜色加深,质松脆。有油香气。

【炮制目的】芸薹子味辛,性温。归肝、脾经。具有活血行气,消肿散结的功能。

生品辛散力较强,长于散结消肿,活血止痛,多外用,亦可内服。用于头风作痛,风热牙痛,热疖肿毒,伤损接骨。炒芸薹子辛散力较弱,温性略强,长于温通气血,用于产后腹痛。

【临床应用】

1. 生用

(1) 头风作痛:《太平圣惠方》用芸薹子一分、川大黄三分,捣细罗为散,每用少许吹鼻中,后有黄水出,如有顽麻,以酽醋调涂之,治夹脑风及偏头痛。

(2) 风热牙痛:《太平圣惠方》用芸薹子、白芥子、八角茴香等分为末,嗃鼻,左嗃右,右嗃左,有散热止痛之效。

(3) 热疖肿毒:《千金》用芸薹子、狗头骨等分为末,醋调敷之。

(4) 伤损接骨:用本品与小黄米(炒)、龙骨(少许),为末,醋调成膏,摊纸上贴之(《乾坤生意辑》)。亦可用本品与荆芥穗、藕节、芒硝、马齿苋同用,为末,用苏枋木和酒煎汤调下,用于坠落跌损,恶血在骨节间疼痛,如芸薹散(《普本》)。

(5) 妇女血气腹痛:常与活血行气药同用,如《卫生宝鉴》芸薹散用本品与官桂、没药、高良姜各等分,研为散,乳香酒调下,治妇人室女血气刺痛不可忍,有活血止痛之效。

2. 制用 恶露不下:可用本品与当归、桂心、赤芍各等分为末,温酒调下,治产后恶露不下,血结刺痛,兼治心腹诸疾,有活血行瘀之效,如《产乳集验方》芸薹散。亦可用炒芸薹子、当归、桂皮水煎服,治产后瘀血腹痛(《全国中草药汇编》)。

【按语】芸薹子虽然在清代有用多种辅料蒸制的记载,但历代都以炒法为主。现今临床已少用,《全国炮制规范》虽有收载,但也仅生用。芸薹子为食用油的主要原料,因此,本品的药用价值,治病成分存在的部位(是油中或去油后的残渣中)以及炮制方法都有研究的必要。

花 椒

【来源】本品为芸香科植物青椒 *Zanthoxylum schinifolium* Sieb. et Zucc. 或花椒 *Zan-*

thoxylum bungeanum Maxim. 的干燥成熟果皮。秋季采收成熟果实，晒干，除去种子和杂质。

【古代炮制】汉代有炒去汗(《金匮》)的方法。此法为历代沿用。晋代有"熬令黄"(《肘后》)的记载。南北朝刘宋时代有酒拌蒸(《雷公》)的方法。梁代用熬法(《集注》)。唐代有微熬令汗出(《新修》)、火炮(《食疗》)、醋浸(《心鉴》)等炮制方法。宋代有醋浸(《圣惠方》)，醋煮、火熨(《证类》)，酒醋制(《总录》)，炒出汗(《普本》)和焙法(《妇人》)等法。明代广泛地采用辅料炮制，有隔纸炒、酒醋童便米泔制、去油、酒闷(《普济方》)，甘草煮(《要诀》)，酒蒸(《入门》)，阿胶醋制(《准绳》)等炮制方法。清代则有炒出汗(《握灵》)，面炒(《食物》)，烘制(《拾遗》)，炒熟、酒蒸、盐炙(《得配》)，炒炭(《医案》)等方法。

【现代炮制】

1. 花椒　取原药材，除去椒目(另作药用)、果柄及杂质。

2. 炒花椒　取净花椒，置炒制容器内，用文火加热，炒至颜色加深，有香气，呈油亮光泽(出汗)，取出晾凉。

【饮片性状】青椒多为2～3个上部离生的小蓇葖果，集生于小果梗上，蓇葖集球形，沿腹缝线开裂，直径3～4mm；外表面灰绿色或黯绿色，散有多数油点及细密的网状隆起皱纹；内表面类白色，光滑；内果皮常由基部与外果皮分离；残存种子呈卵形，长3～4mm，直径2～3mm，表面黑色，有光泽；气香，味微甜而辛。花椒蓇葖果多单生，直径4～5mm。外表面紫红色或棕红色，散有多数疣状突起的油点，直径0.5～1mm，对光观察半透明；内表面淡黄色，香气浓，味麻辣而持久。炒花椒外表面焦黄色或棕褐色，内表面深黄色，香气浓郁。

【质量要求】花椒含挥发油不得少于1.5%(ml/g)。

【炮制目的】花椒味辛，性温。归脾、胃、肾经。具有温中止痛，杀虫止痒的功能。

生品辛温之性甚强，外用杀虫止痒作用甚佳。用于疥疮、湿疹、皮肤瘙痒等皮肤病。炒花椒可减毒，辛散作用稍弱，长于温中散寒，驱虫止痛。常用于胸腹寒痛，寒湿泄泻，虫积腹痛或吐蛔。

【临床应用】

1. 生用

(1) 疥疮：常与蛇床子、苦参、雄黄、硫黄等配伍，研极细末，外用，有杀虫止痒，燥湿解毒之功，用于疥疮、丹毒、女阴溃疡等，如一扫光(《串雅内》)。

(2) 湿疹：常与苦参、苍术、黄柏、白矾、雄黄等同用，煎水洗涤或涂擦患部，有清热燥湿、止痒的作用。

(3) 皮肤瘙痒：本品外用治局部皮肤瘙痒，如《医级》椒茱汤，用本品与吴茱萸、蛇床子、藜芦等煎水熏洗，治妇人阴痒不可忍。《仁斋直指方》则用川椒、杏仁，同研膏，外用，治肾风囊痒。二方均取花椒的止痒作用。

2. 制用

(1) 胸腹寒痛：用本品与人参、干姜、饴糖同用，治虚寒性脘腹冷痛或呕吐，有温中补虚，降逆止痛之效，如大建中汤(《金匮》)。《外台秘要》蜀椒丸用本品与炮附子、半夏合用，治胸中气满，心痛引背，有散寒止痛之效。

(2) 寒湿泄泻：可与干姜、附子、吴茱萸、藿香、草果等配伍，用于寒湿困脾，大便溏泄，胸闷腹胀，食欲不振，苔白腻，有温脾燥湿的作用。亦可用本品与煨肉豆蔻共为细末，米饭为丸内服，治夏月湿冷，泄泻不止，如川椒丸(《总微》)。

(3) 虫积腹痛或吐蛔：常与人参、干姜、白术、茯苓、乌梅同用，能温中健脾，安蛔止痛，用于脾胃虚寒，蛔虫腹痛，饥不欲食或者吐蛔，如理中安蚘汤(《治裁》)。亦可与乌梅、干姜、黄连、细辛等配伍，具有温脏安蛔作用，用于蛔厥证心烦时呕，食入吐蛔，手足厥冷，腹痛等，如乌梅丸(《伤寒》)。

【附】

1. 现代的炮制方法还有醋制，盐制等。

2. 文献摘录　"微炒过，隔纸铺在地上，以盏盖，令汗出，方入药用"(《局方》)。"闭口者炒出汗以去毒"(《正义》)。

【按语】花椒古代的炮制方法较多，从汉代开始有炮制记载起，炒法一直沿用至今，并为《中国药典》规定的炮制方法。醋制和酒制亦为古代常用，尤以醋制法在明代应用相当普遍。但近代酒制法已不用，醋制亦已少用，而在清代才有少数文献记载的盐制法近代个别地区却还在沿用。从中医理论的角度来考虑，醋制法似有保留和研究的价值。

花椒在临床应用上，目前以外用燥湿、杀虫、止痒和内服散寒止痛常用。据历史文献记载，花椒用途甚广。除前面提到的功用外，还可利用其温散寒邪的作用，治呕吐，呃逆，咳嗽，寒湿痢，风寒牙痛等，利用燥湿散寒作用治寒湿脚气，风寒湿痹；利用辛温走窜，温通血脉作用，治血瘀经闭，痰湿经闭，产后腹痛；利用性温并入肾经，借以温补命火，用于遗精，久痢，耳聋，尿频等。若用于这些病证，花椒应生用或制用，需根据生、制品的特点灵活选用。生品的特点是力猛有毒，辛散走窜作用强，燥湿、杀虫、止痒作用亦强；炒制品辛散走窜作用和毒性减弱，温中散寒的效果甚佳；醋制品不但毒性小，行散走窜之性弱，作用缓和而较持久，并且辛酸之味并存，尤适于虫证；盐制品亦能减毒和缓和辛散作用，且能引药下行，温补命门之火。

芥　子

【来源】本品为十字花科植物白芥 *Sinapis alba* L. 或芥 *Brassica juncea* (L.) Czern. et Coss. 的干燥成熟种子。前者习称"白芥子"，后者习称"黄芥子"。夏末秋初果实成熟时采割植株，晒干，打下种子，除去杂质。

【古代炮制】唐代有蒸熟(《千金》)和微熬(《外台》)的方法。宋代有微炒和"炒熟，勿令焦"(《证类》)的要求。明代有微炒(《入门》)和炒黑(《大法》)的方法。清代炒后研末用者较广泛(《说约》等)。

【现代炮制】

1. 芥子　取原药材，洗净，干燥。用时捣碎。

2. 炒芥子　取净芥子，置炒制容器内，用文火加热，炒至有爆裂声，呈深黄色或深棕黄色，并散出香辣气为度，取出晾凉。用时捣碎。

【饮片性状】白芥子呈球形，直径 1.5～2.5mm；表面灰白色至淡黄色，具细微的网纹，有明显的点状种脐；种皮薄而脆，破开后内有白色折叠的子叶，有油性；无臭，味辛辣。黄芥子较小，直径 1～2mm，表面黄色至棕黄色，少数呈黯红棕色，研碎后加水浸湿，则发出辛烈的特异臭气。炒芥子表面深黄色或深棕黄色，微有裂纹，略有焦香气。

【质量要求】芥子含水分不得过 14.0%，总灰分不得过 6.0%，水溶性浸出物不得少于 12.0%，含芥子碱以芥子碱硫氢酸盐($C_{16}H_{24}NO_5 \cdot SCN$)计，不得少于 0.50%。炒芥子含芥子碱不得少于 0.40%。

【炮制目的】 芥子味辛，性温。归肺经。具有温肺豁痰，利气散结，通络止痛的功能。

生品力猛，辛散作用和通络散结作用强，多用于胸胁闷痛，关节疼痛，痈肿疮毒。炒后可缓和辛散走窜之性，以免耗气伤阴，并善于顺气豁痰，且能提高煎出效果。常用于咳嗽气喘，特别适于寒痰喘咳，亦治食积成痞。如《沈氏尊生书》云："炒缓，生则力猛。"

【临床应用】

1. 生用

(1) 胸满胁痛：常与甘遂、大戟同用，能祛痰逐饮，用于痰饮停滞胸膈所致的胸满胁痛，筋骨牵引作痛，走易不定，痰唾稠黏，或夜间喉中痰鸣，多流涎唾等，如控涎丹(《三因》)。

(2) 肢体疼痛：常与木鳖子、桂心、没药、木香等同用，能利气通络，用于痰滞经络，肩臂肢体疼痛、麻痹，时作时止，如白芥子散(《准绳》)。

(3) 阴疽肿毒：可与熟地、肉桂、麻黄、甘草等同用，能温阳补血，散寒通滞，可用于贴骨疽，脱疽，湿痰，流注，鹤膝风等，如阳和汤(《外科全生集》)。亦可用白芥子细末，醋调涂敷，用于肿毒初起(《濒湖集简方》)。

2. 制用

(1) 咳嗽气喘：常与炒苏子、炒莱菔子同用，能温化寒痰，降气消食，用于痰壅气滞，咳嗽喘逆，痰多胸闷，食少难消等，如三子养亲汤(《韩氏医通》)。

(2) 食积成痞：常与三棱、炒莱菔子、山楂肉、黄连(一半吴茱萸制去吴茱萸，一半益智仁制去益智仁)等同用，能消积化痞，用于食积成痞，如连萝丸(《杂病源流犀烛》)。

【参考资料】 本品含硫苷化合物，内服后能刺激黏膜，引起胃部温暖感，增加消化液的分泌，有健胃作用。此苷本身无刺激性，酶解后生成异硫氰酸酯类(芥子油)，具有辛辣味和刺激性。炒后可杀酶保苷，使其服用后，在肠胃道环境中缓慢水解，逐渐释放出芥子油而发挥治疗作用。

对芥子炮制前后的芥子苷进行含量测定，结果表明，炒芥子含苷量高于生品；其水煎液中芥子苷含量炒芥子粗粉＞生芥子粗粉＞炒芥子＞生芥子，故芥子入煎剂以打碎为宜。炒芥子煎液中只含芥子苷，生芥子煎液中则含芥子苷和芥子油。外用以生品研末为宜，以免因炒后酶失去活性不能水解苷而难以奏效[1]。

用清炒法、电热恒温烘烤和远红外烘烤炮制白芥子，结果表明，远红外烘烤白芥子，色泽均匀，烘烤时间短，含苷量高，损耗低，方法简便，易于操作[2]。

实验证明：白芥子炮制以后芥子碱硫氰酸盐的含量均降低，且以微炒品含量降低较小，这与古今白芥子均要求"微炒"的方法相一致。生品及各炮制品水煎液中，以炒制品含量较高，且随炮制时间延长，炮制程度的加重，煎出率增加。同时水煎液中芥子碱硫氰酸盐的含量也增加。这可能是由于炮制后种皮破裂，有利于成分的煎出。白芥子在临床上，生品常外用，捣碎后外敷治臃肿疮毒，炒制后多入汤剂[3]。

采用正交设计试验，以芥子水分含量、浸出率、煎出率为考察指标，对微波炮制芥子工艺进行优选，结果：加热 4 分钟，药物铺展厚度为 20cm 为最佳炮制工艺[4]。

采用 HPLC 法，从白芥子不同饮片的 HPLC 图谱中可以看出，生白芥子分别以甲醇、水提取所得色谱峰有较大差别，水提取 Rt6 分钟处色谱峰消失，而在 10 分钟左右出现较明显的色谱峰，炒白芥子分别以甲醇、水提取，主要色谱峰差别不大。根据以上初步的化学成分鉴定，Rt6 分钟为苷类成分，生品以水提取，在酶的作用下易分解，经过炒制后，分解酶被破坏，因此相应的苷类成分得以保留，与传统杀酶保苷的炮制目的相符合，此为揭示白芥子炒制原理提供了可靠线索[5]。

【附】文献摘录："要用止血须炒黑"(《大法》)。"炒缓，生则力猛"(《遵生》)。

【按语】芥子古代炮制方法都较单一，从唐代用微熬(即微炒)的方法开始，历代都以炒法为主，至今仍用炒法炮制。从芥子的活性成分看，炒法确系较合理的炮制方法。实验研究结果亦表明，若以活性成分芥子苷为指标，炒制品也优于生品。炒芥子因煎液中不含芥子油，故刺激性也小于生品。

在临床应用方面，外治必用生品，内服则根据病情和患者的体质状况灵活掌握。若患者体质尚佳，而病情又较重，则宜捣碎生用，取其力猛而速，显效快捷。若患者身体素质欠佳，特别是脾胃功能较差，经常感到胃肠不适者，则宜炒用，减少对肠胃的刺激性，而且炒芥子其力虽缓，但基本功用仍与生品一致。用于咳嗽气喘和食积，不论病人身体素质如何，都以炒用为佳。

参考文献

[1] 沈海葆，等. 芥子炮制前后有效成分芥子甙的含量比较[J]. 中药通报，1987，12(4)：18.

[2] 刘德隆，等. 不同炮制方法对白芥子中白芥子甙含量的影响[J]. 中国中药杂志，1990，15(11)：28.

[3] 张振凌，等. 炮制对白芥子中芥子碱硫氰酸盐含量及煎出量的影响[J]. 中国中药杂志，2007，32(19)：2067.

[4] 王晨晖，等. 微波炮制芥子的正交试验研究[J]. 湖南中医学院学报，2005，25(6)：25.

[5] 逄镇，等. 白芥子及其炮制品的 HPLC 鉴别[J]. 北京中医药大学学报，2008，31(10)：699.

苍 耳 子

【来源】本品为菊科植物苍耳 *Xanthium sibiricum* Patr. 的干燥成熟带总苞的果实。秋季果实成熟时采收，干燥，除去梗、叶等杂质。

【古代炮制】南北朝刘宋时代有黄精同蒸法(《雷公》)。唐代有烧灰的方法(《千金》)。宋代则有烧灰、微炒(《圣惠方》)，炒香去刺(《证类》)，焙制(《急救》)等法。明代炒法和蒸法较常用，有酥制(《普济方》)、微炒存性(《医学》)、黄精汁蒸(《入门》)、单蒸(《大法》)、炒熟去刺及酒拌蒸(《乘雅》)等炮制方法。清代则有炒捶碎(《法律》)和炒香浸酒(《本草述》)的方法。

【现代炮制】

1. 苍耳子 取原药材，除去杂质。用时捣碎。

2. 炒苍耳子 取净苍耳子，置炒制容器内，用中火加热，炒至表面黄褐色刺焦时取出，晾凉，碾去刺，筛净。用时捣碎。

【饮片性状】苍耳子呈纺锤形或卵圆形，长 1～1.5cm，直径 0.4～0.7cm；表面黄棕色或黄绿色，全体有钩刺；顶端有 2 枚较粗的刺，分离或相连，基部有果梗痕；质硬而韧，横切面中央有纵隔膜，2 室，各有 1 枚瘦果；瘦果略呈纺锤形，一面较平坦，顶端具一突起的花柱基，果皮薄，灰黑色，具纵纹；种皮膜质，浅灰色，子叶 2 枚，有油性；气微，味微苦。炒苍耳子表面黄褐色微焦，气微香。

【质量要求】苍耳子水分不得过 12.0%，总灰分不得过 5.0%。炒苍耳子水分不得过 10.0%。

【炮制目的】苍耳子味辛、苦，性温；有小毒。归肺经。具有通鼻窍，散风湿，止痛的功能。

生品以消风止痒力强。常用于皮肤痒疹、疥癣及其他皮肤病。炒后可减毒，长于通鼻窍，祛湿止痛。用于鼻渊，风湿痹痛，外感头痛。如张景岳云："治鼻渊宜炒熟为末"。

【临床应用】

1. 生用

(1) 皮肤痒疹(如荨麻疹)：偏寒者可与麻黄、桂枝、白芍、防风、乌梅等配伍；偏热者可与苦参、防风、槐花、豨莶草、丹皮等同用，有祛风止痒的作用。亦可用苍耳子、苦参、艾叶、防风等煎水外洗。

(2) 其他皮肤病：《洞天奥旨》用苍耳子与苍术为末，米饮为丸，以豆淋酒调下，治大麻风。《生草药性备要》用苍耳子炒蚬肉食，治疥癞，能清风散毒。

2. 制用

(1) 鼻渊或感冒鼻塞：常与辛夷、香白芷、薄荷同用，能祛风通窍，用于鼻渊鼻塞，流浊涕不止，前额头痛，如苍耳子散(《重订严氏济生方》)。若热盛者，可于上方中加金银花、鱼腥草、黄芩等药。若风寒感冒鼻塞，则可与辛夷、细辛等同用。

(2) 风湿痹痛：《食医心镜》治风湿痹痛，骨节不利，挛急麻木，单用炒苍耳子煎服。亦可与羌活、秦艽、当归、威灵仙等同用，增强祛风除湿止痛作用。风盛者可再加独活、防风；寒盛者可再加细辛、制川乌；偏湿者可加防己、苡仁、木瓜。

(3) 外感头痛：由于苍耳子止痛作用较强，用于风寒头痛，可与川芎、白芷、防风、羌活等同用，能增强疏风止痛作用。风热头痛可与白芷、川芎、生石膏、桑叶、菊花、薄荷等同用。

【参考资料】本品含苍耳子苷、树脂、脂肪油、生物碱、维生素C及色素等。据初步研究，多数学者认为，苍耳子的毒性与其所含毒性蛋白有关；部分学者认为毒性物质可能为苍耳子苷和生物碱。毒性蛋白是一种细胞原浆毒，其毒性可影响到身体各个系统，常常损害肝、心、肾等内脏实质细胞，出现黄疸、心律不齐、蛋白尿。尤以损害肝脏为甚，能引起肝昏迷而迅速死亡，即便治愈，也易留下肝肿大后遗症[1-2]。

苍耳子毒性成分毒蛋白质，经水浸泡或加热处理，可降低毒性，如炒焦、炒炭后能破坏其毒性[2]。虽然苍耳子的有效成分目前尚不清楚，为了不破坏有效成分，又能去毒，有的认为苍耳子药用必须炒至焦黄，使脂肪油中所含毒蛋白变性，凝固在细胞中不被溶出，而达到去毒目的[3]。以苍耳子脂肪油和水浸出物为指标，对苍耳子不同炮制品进行了比较研究。结果表明，苍耳子经炒制或烘制后，其脂肪油含量、水浸出物含量均有显著性提高。但脂肪油的物理常数变化不大，比重和酸值略有降低。可见加热制苍耳子有利于脂肪油的溶出。仅就从提高脂肪油含量来看，烘品优于炒品，炒品优于生品[4]。

采用传统方法进行去刺时部分苍耳子易被碾碎，种仁被挤出筛掉，造成损耗率较高、去刺不完全，以致工作效率低下。鉴于此，有必要对去刺工艺进行改进。去刺最优方法是：取原药材，除去杂质，装入FN-9型铁辊碾米机(其他机型亦可)料斗内，调节挡板至适当位置，开机后苍耳子苞刺呈末状由碾米机出糠口流出，净苍耳子果实在其出米口接收，一般一次即可[5]。由此方法得到的炮制品果实几乎无刺，且完整无破碎，少部分呈扁状。目前多采用砂烫法以取代传统的清炒法。具体操作为：取通过20目筛的洁净细砂，用量是以能掩盖所加药物为度。将砂置锅内，武火加热，砂炒至灵活状态，投入去刺之苍耳子果实，用中火炒至外表呈深黄色，有爆裂声，取出，筛去砂，放凉，用时捣碎[6]。砂烫法的火候更容易掌握，由于温度较高且受热面积大而均匀，故其炮制品在内在质量和外观色泽等诸方面均比清炒法炮制品为好，成品药香酥利于粉碎。苍耳子轧扁法为：取原药材，除去杂质，喷水湿润，用滚筒式轧药机(或面条机)将其轧扁至裂开,干燥,即得。苍耳子采用轧扁法后,水溶性浸出物和醇溶性浸出物提得率显著增加,说明苍耳子用轧扁法加工较为合理,同时还可免除去刺的工序,简便实用[7]。

实验证明:苍耳子生品和炒制品的脂肪油乳浊液、水煎液对金黄色葡萄球菌和肺炎双球菌都有效,且炒制品抗菌作用比生品更强,用于治疗急慢性鼻炎以炒制品为佳[8]。采用扭体法,经炮制后较生品镇痛作用增强,尤其是炒后去刺效果较好。炒后去刺品毒性最小,炒品次之,生品毒性最大[9]。

【按语】苍耳子古代炮制方法较多,从宋代开始用炒法,此法就一直沿用至今,并成为法定的炮制方法。古代对苍耳子去刺也比较重视,有些炮制方法的本意之一就是为了去刺,认为"刺"有小毒,不宜服用。现今炮制也要求去刺,不过去刺是为了便于调配操作,而减毒是通过加热破坏毒性物质来达到目的。在古法中除炒法有实用价值而外,酒制也值得研究。酒制一能引药上行,治风寒头痛,二能行散通络,增强苍耳子治风湿痹痛的作用。

苍耳子的炮制研究资料虽然较少,但也说明苍耳子加热炮制后不但能减毒,且有利于水溶性成分的煎出,这与苍耳子多以炒制品入煎剂是相符的。

在临床应用上,外治宜生用,炒后效果不如生品;但内服现在一般都炒用,因生品有毒,对胃的刺激性较强,剂量稍大,服用后有的会出现腹部不适,炒用可纠此弊。

参考文献

[1] 江苏新医学院. 中药大辞典(上册)[M]. 上海:上海科学技术出版社,1990:1071.
[2] 叶定江,等. 中药临床生用与制用[M]. 南昌:江西科学技术出版社,1991:20.
[3] 徐楚江,等. 中药炮制学[M]. 上海:上海科学技术出版社,1985:46.
[4] 张典瑞,等. 苍耳子炮制工艺的探讨[J]. 中成药,1994,16(11):22.
[5] 刘海良,等. 苍耳子去刺新工艺[J]. 国医论坛,2006,21(2):52.
[6] 金珍钱,等. 略谈部分种子及果实类药物清炒改砂烫必要性[J]. 时珍国医国药,2000,11(10):890.
[7] 张克勤,等. 深加工对苍耳子浸出物得率的影响[J]. 时珍国医国药,2006,17(9):1729.
[8] 赵传胜. 苍耳子及其炮制品抗菌作用实验研究[J]. 时珍国医国药,2002,13(9).
[9] 金传山,等. 不同炮制方法对苍耳子成分及药效的影响[J]. 安徽中医学院学报,2000,19(1):54.

芡　实

【来源】本品为睡莲科植物芡 *Euryale ferox* Salisb. 的干燥成熟种仁。秋末冬初采收成熟果实,除去果皮,取出种子,洗净,再除去硬壳(外种皮),晒干。

【古代炮制】唐代有蒸后晒干去皮取仁(《食疗》)的方法。宋代仍为蒸法(《济生方》)。明代则用炒制(《景岳》)和防风汤浸(《纲目》)的方法。清代仍沿用炒法(《说约》),并有"甘平炒温"(《正义》)的记述。

【现代炮制】

1. 芡实　取原药材,除去杂质及残留硬壳。用时捣碎。

2. 炒芡实　取净芡实,置炒制容器内,用文火加热,炒至淡黄色,取出晾凉。用时捣碎。

3. 麸炒芡实　取麦麸撒入热锅内,用中火加热,待麦麸冒烟时,投入净芡实,拌炒至表面呈微黄色时取出,筛去麦麸,晾凉。用时捣碎。芡实每100kg用麸皮10kg。

【饮片性状】芡实呈类球形,多为半球形破粒,完整者直径5～8mm;表面有红棕色类种皮,一端黄白色,约占全体1/3,有凹点状的种脐痕,除去内种皮显白色;质较硬,断面白色,粉性；无臭，味淡。炒芡实表面淡黄色至黄色，偶有焦斑。麸炒芡实表面微黄色或黄色，略有香气。

【质量要求】芡实水分不得过14.0%，总灰分不得过1.0%。麸炒芡实水分不得过10.0%。

【炮制目的】芡实味甘、涩，性平。归脾、肾经。具有益肾固精，补脾止泻，祛湿止带的功能。

生品性平，涩而不滞，补脾肾而兼能祛湿，常用于遗精，带下，白浊，小便不禁，兼有湿浊者尤宜。炒后性偏温，补脾和固涩作用增强，适用于纯虚之证和虚多实少者；清炒芡实和麸炒芡实功效相似，均以补脾固涩力胜。主要用于脾虚泄泻和肾虚精关不固的滑精；亦可用于脾虚带下。

【临床应用】

1. 生用

(1) 遗精：可与莲须、龙骨、乌梅肉、山药等同用，能补肾涩精，用于梦遗漏精，如玉锁丹(《杨氏家藏方》)。

(2) 白浊：《摘元方》分清丸，用芡实粉与白茯苓粉同用，黄蜡化蜜和丸，盐汤送服，治浊病，有补益脾肾，分清去浊的作用。

(3) 带下：常与党参、莲子肉、艾叶(炒焦)、附子、补骨脂等同用，治脾肾两虚，带下稀白，久下不止，面色无华，食少纳呆，腰酸膝软等，如参莲艾附汤(《中医妇科治疗学》)。若湿热带下，黄稠而臭，可与黄柏、土茯苓、车前子、生苡仁、椿根皮等同用，有清热利湿止带之功。

2. 制用

(1) 脾虚泄泻：常与人参、白术、升麻、煨肉蔻、炒薏苡仁等同用，治脾气虚弱，泄泻急迫，不能稍停，有补脾益气，涩肠止泻的作用，如甘缓汤(《罗氏会约医镜》)。

(2) 肾虚滑精：常与锁阳、巴戟天(制)、补骨脂(盐炒)、牡蛎(煅)、熟地黄等同用，能温肾固精，用于肾虚精关不固的滑精，腰膝酸软，头昏耳鸣，四肢无力等，如锁阳固精丸(《中国药典》)。

【附】

1. 近代的炮制方法还有土炒、盐水浸蒸等。

2. 文献摘录　“入涩精药，有连壳用者”(《大法》)。“甘平炒温”(《汇纂》)。

【按语】芡实的炮制方法简单，始用蒸法，主要目的是为了去壳，兼为熟用。明代才有炒法，近代发展了麸炒，个别地区还有土炒、盐制的方法。但目前主要的炮制方法是麸炒和清炒。土炒虽仅个别地区用，但对增强芡实补脾止泻的功效似有一定作用。

芡实在临床上用于遗精和带下，不必过于拘泥于生用与炒用，应根据生、炒品的特点和用药目的及处方的组合情况而定。清炒品和麸炒品功用一致，用清炒或麸炒多属地区习惯。但一般脾虚泄泻可选麸炒品；精关不固的滑精不止可选用清炒品。

吴茱萸

【来源】本品为芸香科植物吴茱萸 *Evodia rutaecarpa* (Juss.) Benth.、石虎 *Evodia rutaecarpa* (Juss.) Benth. var. officinalis (Dode) Huang 或疏毛吴茱萸 *Evodia rutaecarpa* (Juss.) Benth. var. bodinieri (Dode) Huang 的干燥将近成熟果实。8～11月果实尚未开裂时，剪下果枝，晒干或低温干燥，除去枝、叶、果梗等杂质。

【古代炮制】汉代有炒法(《玉函》)。南北朝刘宋时代有盐制、醋制(《雷公》)。唐代有姜汁制、酒制(《食疗》),熬制(《外台》)等法。宋代有炒令熟、炒令焦、醋制、焙制(《圣惠方》),煨制(《博济》),汤浸(《衍义》),“水浸去涎炒”、醋浸炒、酒浸炒、黑豆制、汤浸去涎大豆同炒(《总录》),酒醋童便复制(《局方》),盐制(《总微》),米醋熬(《三因》),汤煮(《妇人》),蒸制、童便浸(《朱氏》)等炮制方法。元代有汤洗焙干(《脾胃论》)、酒洗焙(《宝鉴》)、盐炒(《丹溪》)等法。明代有烫浸炒黄、醋浸炒黄、酒浸炒香熟、酒醋小便米泔或猪胞酒醋小便盐复制、火炮、酒醋制、破故纸炒(《普济方》),水浸、黄连炒、牵牛子炒(《奇效》),汤泡烘干(《蒙筌》),煮制(《撮要》),汤浸去苦汁盐水炒(《入门》),滚盐汤泡去毒炒(《仁术》),盐汤泡焙干(《必读》),童便制(《景岳》),炒黑(《济阴》)等方法。清代有黄连制(《握灵》)、盐汤洗焙干(《本草汇》)、沸水泡(《崇原》)、盐炒童便煮(《说约》)、糯米煮制(《本草述》)、酒洗(《金鉴》)等炮制方法。

【现代炮制】

1. 吴茱萸　取原药材,除去杂质及果柄、枝梗。

2. 制吴茱萸　①取甘草片置锅内,加水(1 : 5)煎煮两次,去渣,加入净吴茱萸拌匀,闷润吸尽后,用文火加热,炒干,取出晾凉,吴茱萸每 100kg 用甘草 6kg。②取净吴茱萸,加盐水拌匀,稍闷,置炒制容器内,用文火加热,炒至裂开,稍鼓起时,取出晾凉,吴茱萸每 100kg 用食盐 3kg。③取净吴茱萸,置炒制容器内,用文火加热,炒至发泡,较原色稍深为度,取出晾凉。

【饮片性状】吴茱萸呈扁球形,略带 5 棱或浅成梅花状,直径 2～5mm;表面黯黄绿色或绿褐色,粗糙,有许多点状突起的油室;顶面稍下凹,有 5 条小裂缝似五角星状;基部有果梗残痕或短果柄;质硬而脆;气香浓烈,味辛辣而微苦。甘草制吴茱萸色泽加深,气味稍淡。盐制吴茱萸表面焦黑色,香气浓郁,味较辛辣而微苦咸。炒吴茱萸表面颜色加深,略鼓起,香气浓郁,辛辣味稍弱。

【质量要求】吴茱萸杂质不得过 7%,水分不得过 15.0%,总灰分不得过 10.0%,含吴茱萸碱($C_{19}H_{17}N_3O$)和吴茱萸次碱($C_{18}H_{13}N_3O$)的总量不得少于 0.15%,柠檬苦素($C_{26}H_{30}O_8$)不得少于 1.0%。制吴茱萸含吴茱萸碱和吴茱萸次碱的总量不得少于 0.15%,柠檬苦素不得少于 0.90%。

【炮制目的】吴茱萸味辛、苦,性热;有小毒。归肝、脾、胃、肾经。具有散寒止痛,降逆止呕,助阳止泻的功能。

生吴茱萸多外用,长于祛寒燥湿。用于口疮,高血压症,湿疹,牙疼等。各种方法炮制对吴茱萸均有减毒作用,常供内服。多用于厥阴头痛,行经腹痛,脘腹冷痛,呕吐吞酸,寒疝腹痛,寒湿脚气,五更泄泻。其中盐制品宜用于疝气疼痛。

【临床应用】

1. 生用

(1) 口疮:用本品研细,醋调外敷涌泉穴,24 小时后取下,可引火下行,治虚火上炎之口舌生疮、高血压等。

(2) 牙痛:《食疗本草》用吴茱萸煎汤,加酒含漱,治风冷牙痛,有散寒止痛的作用。

(3) 湿疹:本品研细末,用凡士林制成 30%或 20%的软膏治慢性湿疹;亦可用 10%的软膏外搽治黄水疮。《古今录验方》用本品加水煎三五沸,外洗患处,用于阴痒生疮,亦可治诸疮。

2. 制用

(1) 脘腹冷痛：常与炮姜、桂(去粗皮)、川椒(炒出汗)、厚朴(姜汁炙)等同用，能散寒止痛，用于阴寒内盛，腹满胀痛，如吴茱萸汤(《总录》)。若用本品与黄连、半夏、木瓜等配伍，可治胃脘痛不能食，食则呕，其脉弦，如新定吴茱萸汤(《金匮翼》)。

(2) 呕吐：脾胃虚寒呕吐，常与干姜、白术、半夏、附子等同用，治呃逆呕吐清水或稀涎，脘部作痛，喜热喜按，具有温中止呕作用。若肝火犯胃，则常与黄连合用，能清肝散火，降逆止呕，用于胁肋胀痛，吞酸呕吐，脘痞嗳气，如左金丸(《中药成药制剂手册》)；若再加竹茹、代赭石则可增强其作用。

(3) 头痛：厥阴头痛常与人参、生姜、大枣同用，能温中散寒，下气降浊，用于头痛，呕吐涎沫，如吴茱萸汤(《伤寒》)。原方吴茱萸洗，现今常用制吴茱萸。亦可与细辛、生姜等同用，以增强散寒止痛之效，用于寒邪上犯，阳气被遏，巅顶疼痛，日久不愈，或兼吐涎沫。

(4) 疝气：常与川楝子、小茴香(盐水炒)、沉香、肉桂等同用，能理气散寒，消肿止痛，用于小肠疝气，偏坠抽痛，睾丸肿大，坚硬不消，如疝气内消丸(《北京市中药成方选集》)。方中吴茱萸亦可用盐制品。

(5) 脚气：可与槟榔、木瓜、陈皮、桂心等配伍，用于寒湿脚气，上攻心胸，壅闷痰逆，具有温经祛寒，下气泄毒的作用，如木瓜丸(《圣惠方》)。

(6) 痛经：可与党参、肉桂、厚朴(姜炙)、黑郁金、干姜等同用，能温经散寒，养血止痛，用于月经不调，经期腹痛，子宫虚冷，寒湿白带，如温经丸(《中药成药制剂手册》)。

【参考资料】吴茱萸含挥发油，主要为吴茱萸内脂、吴茱萸烯、吴茱萸内脂醇等。又含生物碱，主要为吴茱萸碱、吴茱萸次碱、羟基吴茱萸碱等。还含吴茱萸啶酮和吴茱萸精等多种成分。

对吴茱萸炮制前后挥发油成分进行分析，结果吴茱萸经不同方法(炒、烘、晒)炮制后，生品及炮制品中挥发油成分的相对含量略有变化，但未有成分的消失或新化合物生成，说明三种不同炮制方法对其中挥发油未产生质的影响[1]。对吴茱萸生品、甘草制品、醋制品、盐制品的挥发油进行气相色谱分析，挥发油总量依次按生品及醋、甘草、盐制品下降，盐制品仅为生品含量的一半。同时气质联用分析结果表明，生品和甘草制品挥发油组成分有明显区别，组分含量也发生了明显变化。生品挥发油共 79 个组分，检索出 37 个化合物；甘草制总共 81 个组分，检索出 47 个化合物。其中甘草制品挥发油中有 13 个化合物在生品中未被检出，而生品挥发油中有 3 个化合物在甘草制品中未被检出。经炮制后，挥发油各组分含量发生了变化，其中 β-水芹烯、β-罗勒烯及月桂烯等主要成分的含量也有较大变化[2]。以生物碱为指标，对吴茱萸及不同炮制品进行研究比较，结果表明，吴茱萸及其炮制品(甘草水浸炒、烘、晒)均含主要生物碱(吴茱萸碱、吴茱萸次碱)和辛内弗林。甘草水浸炒品总生物碱含量明显高于其他炮制品，似以此法为好[3]。对吴茱萸生品、盐制品、醋制品、甘草制品水解氨基酸进行分析，结果表明，吴茱萸炮制后氨基酸总量有所下降，但变化不大[4]。

急性毒性实验显示，吴茱萸毒性很小，炮制前后亦无显著差异。小鼠一次灌服 50g/kg，大于人常用量的 270 倍，生、制吴茱萸均未见明显毒性反应；蓄积毒性实验亦显示心、肝、脾、肺、肾等均未见明显异常[3]。

研究证实，药典法优于其他干燥方法，并用正交法筛选出了制吴茱萸的最佳工艺为每 100kg 吴茱萸，用甘草 6kg 煎汤，闷浸 6 小时，于 230℃条件下炒制 10 分钟。对不同地区的 10 个样品采用最佳工艺炮制，进行生物碱定性鉴别及总生物碱、挥发油、浸出物含量测定，结果各样品炮制后均能检出主要生物碱吴茱萸碱和吴茱萸次碱，但含量有差异，其范围是生物碱为 0.24%～0.59%，挥发油 0.17%～0.70%，水浸出物 5.0%～6.3%，这说明炮制品质量与原药材质量有很大关系[5]。用上述最佳工艺制得 3 批样品进行总生物碱含量测定，结果 3 批样品之间无显著差异，说明优选出的工艺炮制的吴茱萸质量稳定。用电热炒药机对同一批号吴茱萸 3 批放大试验样品之间、中试样品之间与用中药炮制控温炉炮制的小试样品之间，其总生物碱、挥发油、水浸出物含量均无显著性差异，说明该工艺切实可行。但所用炒制机械容量不同，因此对同量吴茱萸炒制相同程度，所需时间不尽相同[6]。

对吴茱萸生品、甘草制品、醋制品、盐制品进行了镇痛、抗炎、止泻实验的比较研究。结果表明：镇痛作用盐制品最好，依次为醋制、甘草制、生品。抗炎作用甘草制与生品明显强于醋制与盐制品。止泻作用强弱依次为生品＞甘草制品＞盐制品＞醋制品[7]。

对吴茱萸不同炮制品种的总生物碱和水浸出物含量进行研究比较。结果表明：吴茱萸生品与药典法、醋制法、烘烧法炮制品总生物碱和水浸出物含量差异不大，烘烤法优于其他制法[8]吴茱萸黄酮类成分具有较强的清除羟自由基的作用，生品及炮制品的作用效果略强于维生素 C；除姜炙吴茱萸外其余炮制品与生药的效果相当。炮制品中以汤洗七遍和汤洗七遍文火干燥吴茱萸清除羟自由基的效果最差，姜炙吴茱萸效果最强[9]。

采用高效液相色谱法测定吴茱萸碱及吴茱萸次碱的含量，对吴茱萸炮制工艺进行优选，结果表明：烤制时间 80 分钟，烤制温度 100℃，放置厚度 1cm 为最佳炮制条件[10]。采用高效液相色谱法测定吴茱萸碱及吴茱萸次碱的含量，对辅料甘草的炮制工艺优选，其最佳工艺为：甘草用量为 6.25%，干燥温度为 60℃，干燥时间为 9 小时[11]。

【附】

1. 近代的炮制方法还有姜制、酒制、黄连制、甘草盐制、醋制等。

2. 文献摘录　“凡使汤浸去苦汁六七遍，然后用盐水或黄连水炒”（《入门》）。“阴干，须深滚汤泡去苦烈汁七次始可焙用，治疝盐水炒，治血醋炒，止呕姜汁炒，疏肝胃黄连木香汁炒”（《害利》）。

【按语】吴茱萸古代的炮制方法很多，所用辅料也很广。有不用辅料炮制的，有用单一辅料炮制的，也有用复合辅料炮制的。其主要目的都是为了“去小毒”，加辅料制还有改变药性的作用。在众多的炮制方法中，以洗法、泡法、浸法、淘法和炒法为常用的去毒方法。辅料制也多将辅料先制成液体，再采用洗、泡、浸、淘与炒法或其他方法结合起来处理。在古方中，吴茱萸也以洗、泡、浸、淘和炒法用得最多。现今所用的甘草制在古代文献中未见记载，虽然张景岳有“元气虚者，当以甘补药制用之”的论述，但“甘补药”并非定指甘草，或许此法的产生可能受到了张景岳理论的启发，所以甘草制吴茱萸是炮制方法的一个重要衍变和发展。因为甘草既有较强的解毒作用，又能甘缓益气，抑制吴茱萸过于辛热走散，耗气伤阴之弊。

实验研究亦初步证明，不论以总生物碱为指标，或结合炮制品质量的稳定性来看，甘草制都优于其他炮制方法。但挥发油的变化却有不同的结果，需作进一步研究，而且应研究清楚挥发油及其组分与药效的关系。毒性试验结果似与古法“减毒”之目的不符，认为吴茱萸生品亦无毒。这个问题目前尚难定论，一是该药在小鼠身上的反应是否与人体一致，二是吴茱萸在临床上虽然未见中毒报道，但一般认为本品作用强烈，用量都不大，若服用量较大也会感觉喉部干燥难忍。古人所谓“小毒”是否指吴茱萸在临床上的某些不良反应。

临床上，内服一般都用制吴茱萸。在制吴茱萸中，因甘草制为《中国药典》法定的炮制方法，故常用，特别是中成药处方中的吴茱萸基本上都是甘草制。各地方炮制规范收载的方法主要是沿用古法中的炒法、姜制、醋制、盐制、黄连制、酒制几种炮制方法。以上几种炮制品大同小异，基本作用一致，所以临床上只能随地方规范上收载的方法选用炮制品。几种炮制品侧重点略有区别：甘草制吴茱萸药性较缓和，无明显耗气伤阴之弊，适于虚寒之证；盐制品引药下行，适于疝气疼痛；姜制品长于温胃止呕；酒制品长于散寒止痛，流通气血，适于寒性头痛和寒性痛经；醋制品长于疏肝镇痛；黄连制品适于肝气犯胃的吞酸呕吐；炒制品可缓和过于辛散之性，各种情况均可用，但不如其他炮制品在某一方面的作用那么强。

参考文献

[1] 王易宾，等. 吴茱萸炮制前后挥发油成分的研究[J]. 中药材，1992，15(6)：18.

[2] 张韬，等. 中药吴茱萸炮制前后挥发油成分分析[J]. 中国中药杂志，1994，19(6)：341.

[3] 李群，等. 吴茱萸炮制前后生物碱及毒性比较[J]. 中成药，1993，15(4)：19.

[4] 刘斌，等. 吴茱萸及其炮制品中氨基酸的分析[J]. 中国中药杂志，1995，20(10)：602.

[5] 王琦，等. 制吴茱萸的质量研究[J]. 中药材，1992，15(4)：24.

[6] 王琦，等. 制吴茱萸炮制工艺稳定性考察[J]. 中成药，1992，14(7)：20.

[7] 邓先瑜. 不同炮制方法对吴茱萸药理作用的影响[J]. 中成药，1999，21(5)：236.

[8] 许石钟，等. 不同吴茱萸炮制品的质量比较[J]. 时珍国医国药，2002，13(1)：22.

[9] 甄攀，等. 吴茱萸炮制品中总黄酮的含量及其清除羟自由基的作用研究[J]. 中成药，2005，27(9)：1041.

[10] 陈维旗，等. 正交设计法优选吴茱萸炮制工艺研究[J]. 中医药导报，2005，11(4)：69.

[11] 张红梅，等. 正交试验设计法优化吴茱萸炮制工艺的实验研究[J]. 上海中医药大学学报，2008，22(2)：59.

皂 荚 子

【来源】 本品为豆科植物皂荚 *Gleditsia sinensis* Lam. 的种子。秋季果实成熟时采收，剥取种子，晒干。

【古代炮制】 南北朝刘宋时代有煮法（《雷公》）。宋代有微炒、炒焦黄（《圣惠方》），烧存性（《证类》），炒后酥焦黑（《妇人》）等方法。元代有炒黄（《宝鉴》）。明代有炒香熟（《普济方》）、烧存性（《奇效》）、煮熟（《纲目》）、炮存性（《准绳》）等炮制方法。清代有切片微炒（《大成》）、煮熟（《钩元》）、煅存性（《备要》）、烧存性（《金鉴》）等法。

【现代炮制】

1. 皂荚子　取原药材，除去杂质，洗净，干燥。用时捣碎。

2. 炒皂荚子　取净皂荚子，置炒制容器内，用中火加热，炒至表面呈深褐色，微带焦斑，取出晾凉。用时捣碎。

【饮片性状】 皂荚子呈长椭圆形，一端略狭长，长 11～13mm，宽 7～8mm，厚约 7mm；表面棕褐色，平滑而带有光泽，较狭尖的一端有微凹的点状种脐，有时不甚明显；种皮剥落后可见 2 片大形深黄色的子叶；质极坚硬；气微，味淡。炒皂荚子表面呈深褐色，微有焦斑。

【炮制目的】 皂荚子味辛，性温；有小毒。归肺、大肠经。具有润燥通便，祛风消肿，化痰散结的功能。

生品有毒，少用，可散结消肿，治痈肿疮毒。炒后可降低毒性，长于润燥通便，祛风化痰，软坚散结，用于大便秘结，肠风下血，瘰疬，痰咳。

【临床应用】

1. 生用　痈肿疮毒：《千金方》用皂荚子取仁为末，外敷，治一切疔肿。《儒门事亲》以皂角子七个研末，水调服，治便痈初起。

2. 制用

(1) 大便秘结：《妇人良方》治大肠风秘，用本品破作两片，以慢火炒燥，入酥一枣大，又炒燥，然后酥至焦黑为度，为末，蜜丸如梧桐子大，每服30粒，用蒺藜、酸枣仁煎汤，空心服下，以通利为度。亦可用炙皂角子、枳壳（麸炒）各等分，为细末，炼蜜为丸如梧桐子，米汤送下，治老人、虚人风秘，如皂角丸（《奇效》）。

(2) 肠风下血：《太平圣惠方》的神效散，将皂荚子和槐实，用黏谷糠炒香，研末，每次3g，陈粟米饮下。

(3) 瘰疬：可用炒皂荚子与昆布、海藻、枳壳、何首乌、牛蒡子等同用，治风毒瘰疬、肿结，有化痰散结的功效，如内消昆布散（《圣惠方》）。

(4) 痰咳：用炒皂荚子与天竺黄、姜半夏、枯矾等同用，治痰热咳嗽，有清化热痰的作用，如金珠化痰丸（《宝鉴》）。

【按语】皂荚子临床现已少用，记载的资料也很少。本品祛痰作用弱，主要功效是润燥通便，散结消肿，尤长于通便。因皂荚子遇水则滑，故可治大便秘结。

沙 苑 子

【来源】本品为豆科植物扁茎黄芪 *Astragalus complanatus* R. Br. 的干燥成熟种子。秋末冬初果实成熟尚未开裂时采割植株，晒干，打下种子，除去杂质，再晒干。

【古代炮制】元代有炒法（《瑞竹》）。明代有微焙（《滇南》）、马乳浸蒸焙干（《准绳》）、微炒（《保元》）、酒浆拌蒸（《大法》）和酥炙（《乘雅》）等法。清代则有酒蒸（《逢原》）、酒洗炒（《良朋》）、盐水炒（《增广》）、炒（《汇纂》）等炮制方法。

【现代炮制】

1. 沙苑子　取原药材，除去杂质，洗净，干燥。

2. 盐沙苑子　取净沙苑子，加盐水拌匀，闷润，待盐水被吸尽后，置炒制容器内，用文火加热，炒干，取出晾凉。沙苑子每100kg用食盐2kg。

【饮片性状】沙苑子略呈肾形而稍扁，长2～2.5mm，宽1.5～2mm，厚1mm；表面光滑，褐绿色或灰褐色，边缘一侧微凹处具圆形种脐；质坚硬，不易破碎；子叶2片，淡黄色，胚根弯曲，长约1mm；无臭，味淡，嚼之有豆腥味。盐沙苑子表面鼓起，色泽加深，微有咸味。

【炮制目的】沙苑子味甘，性温。归肝、肾经。具有补肾固精缩尿，益肝明目的功能。

生品温而不燥，补肾助阳作用和缓，以养肝明目力强。多用于肝虚目昏。盐制后药性更平和，能平补阴阳，增强补肾固精、缩尿作用。多用于肾虚腰痛，梦遗滑精，尿频，遗尿等。

【临床应用】

1. 生用　肝虚目暗：可与茺蔚子、青葙子，共研末内服，治目暗不明（《吉林中草药》）。或与熟地黄、枸杞子、菟丝子、车前子等配伍，用于视力障碍，白内障等眼病，具有补肝明目的作用，如九子地黄丸（《蒲辅周医疗经验》）。

2. 制用

(1) 肾虚腰痛：常与杜仲、桑寄生、续断、怀牛膝等同用，能补肾强腰，用于腰部酸痛，不耐久立。兼肾阳虚者可加附子、肉桂、补骨脂。

(2) 遗精滑泄：常与芡实、莲须、龙骨、牡蛎等同用，能补肾涩精，用于精关不固，遗精、滑泄，亦可用于妇女白带，如金锁固精丸（《集解》）。原方沙苑子单炒，现今多用盐水炒。

（3）尿频、遗尿：常与益智仁、乌药、芡实、覆盆子等同用，能补肾缩尿，用于肾虚尿频、遗尿，或尿后余沥不尽。若肾阳不足，命门火衰者，可加附子、肉桂；若中气不足者，可加黄芪、党参、升麻。

【参考资料】采用正交试验法，以总黄酮含量为考察指标，优选到沙苑子的最佳炮制工艺为：盐浓度 4%，烘制温度 140℃，烘制时间 4 小时[1]。

【附】

1. 近代的炮制方法还有单炒、盐水蒸等。

2. 文献摘录　“以酒拌蒸，或盐水炒用”（《害利》）。“入补剂炒熟，入凉药生用”（《得配》）。

【按语】沙苑子的炮制文献不太多，从元代才开始有炒法。为数不多的炮制方法中，炒法为历代采用，并延续至近代仍为部分地区采用，因炒后利于提高煎出效果。盐制法虽出现较晚，清代才较为常用，但已为现今的主要炮制方法，并为《中国药典》采用。

沙苑子虽列入补阳药，因其温而不燥，性降而补，故壮阳作用并不强；但固涩作用较好，且能补肝明目。盐制的作用也与其他辛温（热）助阳药不尽相同，盐制既引药入肾，又使药性更加平和，不但阳虚者可用，阴虚之体只要作适当配伍亦可应用。由于本品固涩作用较强，所以患者即或肝肾亏损，若有嫌精难出或小便不利，不论生品或盐制品均不相宜。

参考文献

[1] 陆燕萍，等. 正交试验法优选沙苑子炮制工艺[J]. 中国医药导报，2008，5(20)：23.

补骨脂

【来源】本品为豆科植物补骨脂 *Psoralea corylifolis* L. 的干燥成熟果实。秋季果实成熟时采收果序，晒干，搓出果实，除去杂质。

【古代炮制】南北朝刘宋时代有酒浸蒸（《雷公》）。宋代有炒（《圣惠方》），盐炒、芝麻制（《局方》），酒炒（《朱氏》）等法。元代有醋炒（《世医》）和酒浸焙（《瑞竹》）的方法。明代除沿用宋代的方法外，又增加了一些辅料制法，有酒麸炒、泽泻制（《普济方》），盐酒芝麻制（《仁术》），盐酒炒（《回春》），黄柏盐酒制（《保元》），胡桃肉炒（《必读》）等炮制方法。清代仍以辅料制为主，除沿用前代的主要炮制方法外，增加了麸炒、面炒（《本草述》），麻子仁炒（《钩元》），“童便、乳浸，盐水炒”（《备要》），“盐水浸三日，胡桃油炒”（《必读》），童便浸蒸、乳拌蒸（《得配》），芪术苓甘草制（《拾遗》），炙（《从众录》），米泔黄柏盐制（《增广》）等方法。历代对炮制作用也有所论述。

【现代炮制】

1. 补骨脂　取原药材，除去杂质。

2. 盐补骨脂　取净补骨脂，加盐水拌匀，闷润至盐水被吸尽后，置炒制容器内，用文火加热，炒至微鼓起，迸裂并有香气逸出时，取出晾凉。补骨脂每 100kg 用食盐 2kg。

【饮片性状】补骨脂呈肾形，略扁，长 3～5mm，宽 2～4mm，厚约 1.5mm；表面黑色、黑褐色或灰褐色，具细微网状皱纹；顶端圆钝，有一小突起，凹侧有果梗痕；质硬；果皮薄，与种子不易分离，种子 1 枚，子叶 2，黄白色，有油性；气香，味辛微苦。盐补骨脂微鼓起，色泽加深，气微香，味微咸。

【质量要求】补骨脂杂质不得过 5%，水分不得过 9.0%，总灰分不得过 8.0%，酸不溶性灰分不得过2.0%，按干燥品计算，含补骨脂素（$C_{11}H_6O_3$）和异补骨脂素（$C_{11}H_6O_3$）的总量不得少于0.70%。盐补骨脂水分不得过7.5%，总灰分不得过8.5%。

【炮制目的】补骨脂味辛、苦，性温。归肾、脾经。具有补肾助阳，固精缩尿，温脾止泻的功能。

生品辛热而燥，温肾助阳作用强，长于温补脾肾，止泻痢。多用于脾肾阳虚，五更泄泻；外用治银屑病、白癜风。盐制能缓和辛窜温燥之性，避免伤阴，并引药入肾，增强补肾纳气作用，多用于阳痿，肾虚腰痛，滑精，遗尿，尿频，肾虚哮喘等。

【临床应用】

1. 生用

(1) 腹泻：常与肉豆蔻、五味子、吴茱萸同用，能温脾暖肾，固肠止泻，用于脾肾阳虚，五更泄泻，或久泻不愈，食少神疲，如四神丸(《准绳》)。

(2) 皮肤病：制成50%或100%注射液肌内注射，每日1次，每次3～5ml，并用补骨脂液(30g补骨脂，打碎，加95%乙醇100ml泡5～7天后用)外涂局部，可治白癜风、银屑病。补骨脂干馏取油，配成10%酊剂，每日外搽3～4次，治慢性湿疹。用补骨脂15g打碎，以75%乙醇100ml或补骨脂30g打碎，以70%乙醇100ml，浸泡1周后外搽患处，治扁平疣或寻常疣。

2. 制用

(1) 肾虚阳痿：可与狗肾、人参、淫羊藿(羊脂炙)、鹿茸、熟地黄等同用，能滋阴益气，补肾壮阳，用于肾气虚弱，腰腿酸痛，命门火衰，阳痿不举，精神疲倦，食欲不佳，如三肾丸(《中药成药制剂手册》)。

(2) 肾虚腰痛：可与杜仲(盐炒)、核桃(炒)、大蒜同用，能补肾强腰，用于肾虚腰痛，起坐不利，膝软乏力，如青娥丸(《中国药典》)。

(3) 遗精滑泄：可与锁阳、龙骨(煅)、莲须、山药、莲子肉配伍，用于下元亏损，梦遗滑精，目眩耳鸣，腰膝酸痛，四肢无力，有补肾壮阳，益肾固精的作用，如锁阳固精丸(《中药成药制剂手册》)。

(4) 尿频或遗尿：常与益智仁、覆盆子、桑螵蛸、沙苑子等配伍，用于肾虚尿频或遗尿。若兼中气虚者，可加升麻、黄芪。

(5) 肾虚哮喘：常与人参、胡桃肉、五味子、蛤蚧等同用，能补肾纳气，用于肾不纳气，动则喘促，甚至汗出肢冷。

【参考资料】补骨脂含补骨脂内脂(补骨脂素)、异补骨脂内脂、补骨脂定及补骨脂乙素。此外，尚含脂肪油、挥发油、棉子糖及树脂等多种成分。

对补骨脂生品和盐制品分别用乙醇、50%乙醇和水进行回流提取，对提出液的化学成分进行分析比较。结果表明，补骨脂盐制后薄层层析色谱和紫外吸收光谱均发生了一些变化，其中水提液的变化最为明显。但三种不同提取液的色谱图中均检出补骨脂素，证明补骨脂炮制前后，其主要成分之一的补骨脂素基本没有变化[1]。补骨脂所含活性成分香豆精、黄酮化合物及挥发油等，在炮制前后无质的差别，而在量的方面略有差异，表明盐制对补骨脂化学成分影响不大[2]。又有研究结果表明，补骨脂炮制后其主要有效成分补骨脂素和异补骨脂素的含量较生品略有降低，但下降并不明显。模拟中药汤剂的煎煮方法，结果两种炮制品中的补骨脂素、异补骨脂素的煎出率明显高于生品，说明炮制后补骨脂质地疏松，有利于成分煎出。炮制加热过程中可破坏部分挥发油，香气逸出可挥去部分挥发油，从而缓和了辛燥之性，这从另一方面反映了炮制的意义[3]。补骨脂果实坚硬，炒炙后鼓起，迸裂。Cu、Zn、Mn等微量元素溶出增多，故能增强补肾助阳治疗肾虚证的作用[4]。

补骨脂清炒品、盐炒品、酒炒品与生品比较，其水溶性浸出物显著降低（$P<0.05$），醇溶性浸出物与生品比较无显著性差异（$P>0.05$）。炮制时应以中火或文火炙炒较好，可以克服清炒武火加热的破坏。根据盐制入肾的炮制理论，而临床上又主要是用于阳痿遗精、腰膝酸痛，故以盐炒较好。若暖上焦、温脾止泻以酒炒为宜[5]。亦有采用HPLC梯度洗脱法、电感耦合等离子体原子发射光谱法（ICP-AES）分别测定补骨脂炮制前后的补骨脂素、异补骨脂素及6种微量元素的含量[6]。模拟制备了5种主要炮制品，采用气相色谱法，测定了3种成分的含量，结果表明雷公制品中有效成分补骨脂素和异补骨脂素含量是现代盐炙品的3～4倍，有毒成分补骨脂酚含量有下降的趋势，由此为炮制工艺的改进提供了依据[7]。补骨脂在炮制过程中关键因素是酶的作用和高温的作用。其中酶的作用要远远强于高温的作用。浸法可使生物体内酶活化，把补骨脂酚酶解为补骨脂素、异补骨脂素类有效成分，酶在高温时易被破坏[8]。

补骨脂的补益作用成分为不皂化的挥发油。它有壮阳作用，加之补骨脂酚等有毒成分在补骨脂中含量又低，且在水中溶解度又极小，故它与温补肾阳的临床疗效是不相关的。用形态学的方法（显微测定）研究补骨脂不同炮制品（盐制品、酒制品、蒸制品、炒制品、雷公法制品）对肾脏的毒害作用，结果证明，以2.5g/kg剂量组，给药14天和21天，无论是生品或各炮制品，均未见毒性作用。而5g/kg剂量，为临床用药量的25倍，给药14天未见毒性反应，仅给药21天的动物肾脏有受毒害表现。其中酒制品对肾小球毛细血管丛毒性比蒸、炒、雷公制品为低，对肾曲管上皮的毒性似亦有低于其他炮制品的趋势，而无差异性[9]。

对补骨脂盐炙新法制品同老法制品作了药效和毒性的比较研究。新法制品的升白作用优于老法制品；在止泻和对性器官重量的影响上，两者无显著差异[10]。生品对小鼠口服的LD_{50}为37.71g/kg±0.54g/kg，盐炙品为43.25g/kg±6.1g/kg。连续口饲小鼠14天，在5.0g/kg剂量时，生品和清炒品引起睾丸、包皮腺、前列腺、精囊腺重量显著下降。雷公法炮制品对包皮腺、前列腺、精囊腺，盐蒸品对精囊腺和前列腺的重量亦有不同程度抑制。生品还可明显引起肾小球上皮细胞增生和肾小管浊肿[11]。补骨脂中提取的补骨脂酚0.125～1ml/kg及异呋喃香豆素50～100mg/kg，对孕鼠均有抗着床和抗早孕的作用，并发现补骨脂酚可致肾脏病理变化，大剂量组可见进行性肾损害[12]。4种不同炮制品的水提取物连续灌胃小鼠10天，停药后经测试均能显著减少环磷酰胺引起的白细胞的降低。其中盐炙盐蒸效果最为明显，证实盐炮炙补骨脂的确能提高疗效[13]。

采用正交试验设计法，以补骨脂素为指标筛选最佳工艺。结果补骨脂盐炙最佳工艺为补骨脂药材500g，加食盐水250ml（取10g食盐加水至250ml），室温闷润24小时，置150℃锅中，以40次/分的翻炒频率，炒炙10分钟[14]。

【附】

1. 近代的炮制方法还有麸炒、羊脂油制、盐水拌蒸、单炒等。

2. 文献摘录　“补骨脂一斤，酒浸一宿，放干，却用乌油麻一升和炒，令麻子声绝，即播去，只取补骨脂，为末”（《证类》）。“暖上焦，酒炒蒸。暖肾，盐水炒。恐其性燥，乳拌蒸。胡麻、胡桃拌蒸亦可。恐其热入心脏，童便浸蒸”（《得配》）。

【按语】补骨脂从雷敩用酒拌蒸开始，以后历代都以辅料制为主。辅料的种类和炮制方法也很多。宋代出现的单炒法仅延续到明代，但对辅料制的具体方法似有较大影响，从宋代开始，用辅料拌炒的方法已被普遍采用，以后被历代沿用。目前全国留传下来的仅"盐炙"法，个别地区保留了"酒炙"，其他方法已基本失传。古方中以单炒、酒炒、盐炒去盐较常见；现今中成药方中的补骨脂基本上都是盐水炒，用盐炒的仍然可见。

从一些研究资料的结果来看，炮制对补骨脂中的主要活性成分影响不大，且炮制后某些活性成分煎出率高于生品，这从一个方面说明了炮制的意义；炮制后挥发油的减少，缓和了补骨脂的过于辛燥之性，又从另一方面反映了炮制的意义。药理实验结果表明，补骨脂虽然超过一定剂量时对动物肾脏有毒害作用，但无论哪种炮制品用于临床，只要按照传统的方法和用量都是安全的，不会对机体产生不良影响。传统炮制方法中，酒制品对肾脏的毒性最低，故有进一步研究的价值。

在临床上，补骨脂内服基本上都是制用。因为生品辛热走窜，服用时间稍长，有些患者可出现口干、舌燥、咽痛等伤阴现象；本品对胃也有一定刺激性。所以制补骨脂作为临床的常规给药。

参考文献

[1] 丁少纯，等. 补骨脂盐炙前后化学成分的比较实验[J]. 中成药，1988(11)：19.

[2] 施大文，等. 补骨脂的炮制研究——盐炙后化学成分的比较[J]. 中成药，1989，11(2)：18.

[3] 沙德智，等. 补骨脂炮制机理的研究[J]. 西北药学杂志，1991(6)：28.

[4] 董海，等. 炮制对中药微量元素及其功能的影响[J]. 中成药，1989，11(9)：36.

[5] 尹银华. 炮制对补骨脂水溶性和醇溶性浸出物的影响[J]. 天津药学，1998，10(1)：46.

[6] 郭晏华，罗志冬，贾天柱，等. 补骨脂炮制前后化学成分的变化[J]. 中药材，2006，29(11)：1142.

[7] 杨滨，姚三桃，等. 补骨脂古今主要炮制方法的比较[J]. 中国中药杂志，1996，21(9)：537.

[8] 王淑兰. 补骨脂炮制工艺探讨[J]. 中国乡村医药杂志，2005，12(12)：45.

[9] 张玉顺，等. 补骨脂不同炮制品对小鼠肾脏毒害作用的病理学研究[J]. 中成药，1994，16(12)：17.

[10] 姚祥珍，沈鸿. 补骨脂生品、老品及新品的药效和毒性比较[J]. 中国中药杂志，1997，22(6)：341.

[11] 姚祥珍，沈鸿. 补骨脂主要炮制品的毒性比较[J]. 中药材，1997，20(4)：182.

[12] 姚三桃，杨滨，等. 中药补骨脂炮制沿革的研究[J]. 基层中药杂志，1996，10(1)：17.

[13] 朱秀华. 补骨脂不同炮制方法对减少白细胞降低的影响[J]. 杭州科技，2002(2)：38.

[14] 林辉，胡昌江，等. 正交试验法优选补骨脂的盐炙工艺[J]. 中国药业，2008，17(7)：35.

诃　　子

【来源】本品为使君子科植物诃子 *Terminalia chebula* Retz. 或绒毛诃子 *Terminalia chebula* Retz. var. tomentella kurt. 的成熟果实。秋、冬二季果实成熟时采收，除去杂质，晒干。

【古代炮制】南北朝刘宋时代用酒浸蒸(《雷公》)的方法。唐代有去核煨、熬制、炮去核(《外台》)，"酥炙令黄"、"蒸去核焙"(《产宝》)等法。宋代有面裹火炮熟(《史载》)，面裹煨、湿纸裹煨、熬制(《证类》)，酒制(《局方》)，姜制(《痘疹方》)等炮制方法。元代则"湿纸裹，炮，取皮用"(《世医》)。明代有麸炒去核、麸炒黑、煅烧、醋浸(《普济方》)，烧灰(《纲目》)，面裹煨熟(《准绳》)，蒸去核焙(《必读》)，酒浸蒸(《乘雅》)等法。清代有烧灰(《握灵》)、酒蒸(《本草汇》)、煨(《钩元》)等方法。

【现代炮制】

1. 诃子　取原药材，除去杂质，洗净，干燥。用时捣碎。

2. 诃子肉　取净诃子，稍浸，闷润至软，去核取肉，干燥。

3. 炒诃子肉　取净诃子肉，置炒制容器内，用文火加热，炒至深黄色，取出晾凉。

4. 煨诃子　取净诃子与麦麸同置锅内，用文火加热，缓慢翻动，煨制麦麸呈焦黄色、诃子呈深棕色，取出，筛去麦麸，轧开去核。诃子每100kg用麦麸30kg。

【饮片性状】诃子为长圆形或卵圆形，长2～4cm，直径2～2.5cm；表面黄棕色或黯棕色，略具光泽，有5～6条纵棱线及不规则的皱纹，基部有圆形果梗痕；质坚实；果核1枚，长1.5～2.5cm，直径1～1.5cm，浅黄色，粗糙，坚硬；种子狭长纺锤形，黄棕色，子叶2枚，白色，相互重叠卷旋；无臭，味酸涩后甜。诃子肉为不规则片块状，肉厚2～4mm；外表面黄褐色至深褐色，略具光泽，可见纵棱及皱纹；内表面粗糙，颗粒性；微有酸气，味酸涩而后甜。炒诃子肉表面深黄褐色，有焦斑，微有焦香气。煨诃子肉表面深棕色，微有焦香气。

【质量要求】诃子水分不得过13.0%，总灰分不得过5.0%，水浸出物不得少于30.0%。

【炮制目的】诃子味苦、酸、涩，性平。归肺、大肠经。具有涩肠止泻，敛肺止咳，降火利咽的功能。

生品（诃子、诃子肉）性略偏凉，长于敛肺和利咽。多用于肺虚久咳，咽痛失音。制诃子（炒诃子肉、煨诃子）性略偏温，且能减轻对胃的刺激性，以涩肠止泻力胜，用于久泻、久痢。

【临床应用】

1. 生用

(1) 肺虚久咳：肺阴虚者，常与百合、五味子、麦冬、沙参等同用，能养阴敛肺，用于久咳肺虚，干咳无痰。若劳嗽久咳，证见痰多色黄，咯吐不利，声音嘶哑属于痰火郁肺者，可与瓜蒌仁、贝母、杏仁、青黛等同用，如诃黎勒丸（《沈氏尊生书》）。

(2) 咽痛失音：常与桔梗、甘草同用，能利咽开音，可用于肺虚有火，累及咽喉，失音不语，咽喉干痛，如诃子汤（《宝鉴》）。

2. 制用

(1) 久泻：常与煨肉豆蔻、人参、白术（土炒）、煨木香等同用，能温中补虚，涩肠止泻，用于中焦虚寒，肠鸣胀痛，泄泻澄清，面白肢冷，不欲饮食，如诃子散（《金鉴》）。亦可与罂粟壳（蜜炒）、橘皮、炮姜等同用，治虚寒泄泻，肠鸣腹痛，脱肛，有温中涩肠的作用，如诃子皮散（《兰室秘藏》）。

(2) 久痢：若湿热未清，久痢腹痛，可与黄连、木香、甘草同用，具有清热燥湿，涩肠止泻之功，如诃子散（《素问病机气宜保命集》）。若纯属虚寒久痢，则可用《兰室秘藏》的诃子皮散；虚寒较甚者，可加乌梅炭、煨肉豆蔻，以增强温中止泻的作用。

【参考资料】诃子含鞣质30%～40%，去核果肉比全果含鞣质高，嫩果较成熟果实含鞣质高。鞣质中主要成分为诃子酸、诃黎勒酸、葡萄糖没食子鞣苷、没食子酸等。还含多种糖类、氨基酸、番泻苷A、诃子素及多种酶类。

实验结果发现，诃子不同部位及各炮制品均含有鞣质。种仁的鞣质成分与肉、核紫外图谱最大吸收波长无明显差异，仅其他成分与肉、核及不同炮制品在图谱上可看出区别。其鞣质含量种仁最低，诃子肉最高，全诃子不同炮制品均较生品含量高[1]。诃子肉和核鞣质含量差异很大，用层析法比较果肉与果核的成分，发现两者有明显差异，而且核占果实的50%，因此诃子入药前去核十分必要[2]。研究还发现，诃子肉经炮制，鞣质含量变化不大。不同温度炮制，对鞣质含量也有影响，如带核诃子在140～160℃时煨含17.5%，在240～260℃时含24.58%；砂烫品在160～180℃时含33.8%，260～280℃时为31.98%[3]。也有报道，通过对诃子不同炮制品鞣质含量测定，各炮制品之间鞣质含量并无明显差异，麸煨者略高，诃子核亦含近4.0%的鞣质。仪器分析亦得到相同结果[4]。

测定诃子不同炮制品中没食子酸的含量，结果为：砂炒诃子＞煨诃子＞炒诃子＞生诃子。不同炮制品诃子中没食子酸含量存在较大差别，诃子经炒、煨或砂烫后，没食子酸含量均比生诃子增高，说明诃子炮制后可增加涩性及固肠止泻作用的理论具有科学性[5]。实验表明，诃子不同炮制品均有显著的抗氧化作用，诃子不同炮制品抗氧化作用强度为麦麸煨诃子≈清炒诃子＞砂炒诃子≈诃子[6]。

诃子肉、全核、纯核、生全诃子及不同炮制品全诃子，其作用基本一致，均可使肠管松弛，但全核、纯核作用较弱[1]。实验表明，各炮制品对家兔离体肠管的自发活动和乙酰胆碱及氯化钡引起的肠肌收缩均有明显的抑制和拮抗作用，均未见明显差异。带核诃子和诃子核加大剂量可得到同样结果。其对抗乙酰胆碱是直接作用于平滑肌有罂粟碱样作用，主要是诃子素的作用。各炮制品都有很好的止泻作用，且无明显差异，带核诃子止泻作用也很好，但对小鼠小肠输送机能的抑制则以麸煨者略强。煨诃子的面皮中可检出鞣质，而麦麸中未检出鞣质，但二者均有有机酸反应，说明麸煨既降低了有机酸又不损失鞣质。从实验看出，诃子止泻作用是通过抑制肠蠕动和鞣质收敛作用实现的[4]。毒性实验结果，种仁毒性最低，其次为诃子全核和纯核，诃子肉、生全诃子及不同炮制品全诃子毒性较高[1]。

【附】

1. 近代的炮制方法还有：炒焦、炒炭、沙烫、土炒、蒸制、面裹煨、麸炒、蜜麸炒等。

2. 文献摘录 “去核，大麦面裹，慢火煨黄熟，勿令烟出”(《总微》)。“生用则能清金行气，煨熟则能温胃固肠”(《通玄》)。

【按语】从古代文献来看，诃子是以“酒蒸”开始，并未提出“去核”，唐代则提出了“去核”。虽然唐以后历代的炮制方法和辅料都有发展和增加，但以煨法用得较普遍，而且多数炮制方法都要求“去核”。“去核”亦被《中国药典》采用。煨法至今全国仍较常用。在煨法中，无论从中医理论、现代实验的结果、生产成本、简化操作等方面综合考虑，又似以麸煨为佳。

诃子的炮制研究虽然还不深入，但现有的实验结果基本上能说明诃子炮制后止泻作用增强的原因。诃子止泻主要是通过抑制肠蠕动和鞣质收敛的综合作用来实现的。炮制后鞣质含量增加，抑制肠蠕动作用增强，这与诃子传统理论“煨熟温胃固肠”是相符的。此外，作为固涩药的诃子，其中所含番泻苷A炮制前后的变化也应作为研究的内容。所以评价诃子的炮制意义仅以某一个指标作依据是不够的。

在临床上，诃子的常用剂量应是指诃子肉。由于诃子核作用很弱，而且占的比例也较大，若连核用，则必须加大剂量，且应打碎，否则作用差，疗效不佳。

参考文献

[1] 蒋纪洋. 诃子炮制的实验研究[J]. 山东中医杂志，1990(6)：34.

[2] 孙红祥. 诃子炮制历史沿革研究[J]. 中药材，1991，14(5)：31.

[3] 蒋纪洋. 不同炮制方法对诃子质量的影响[J]. 中药通报，1986，11(9)：24.

[4] 贾天柱，等. 诃子炮制的初步研究[J]. 中成药研究，1984(11)：14.

[5] 罗霄山，庄玉坚，孙冬梅. 高效液相色谱法测定诃子不同炮制品中没食子酸的含量[J]. 中国实用医药，2008，3(3)：18.

[6] 罗霄山，陈玉兴，张诚光. 诃子不同炮制品抗氧化作用的实验研究[J]. 中药材，2008，31(7)：966.

谷　芽

【来源】本品为禾本科植物稻 *Oryza sativa* L. 或粟 *Setaria italia*（L.）Beauv. 的成熟果实，经发芽干燥而得。前者又称“稻芽”，后者又称“粟芽”。

【古代炮制】宋代有“炒令焦黑”（《圣惠方》）、微炒（《总录》）。元代用焙法（《幼幼》）。明代用炒法（《纲目》）。清代亦用炒法（《便读》）。

【现代炮制】

1. 谷芽　取成熟而饱满的稻或粟，用清水浸泡至六七成透，捞出，置能排水的容器内，覆盖，每日淋水1～2次，保持湿润，待须根长至1cm时（粟芽须根长6mm），取出晒干，除去杂质。本品出芽率不得少于85%。

2. 炒谷芽　取净谷芽，置炒制容器内，用文火加热，炒至表面深黄色，大部分爆裂，取出晾凉，筛去灰屑。

3. 焦谷芽　取净谷芽，置炒制容器内，用中火加热，炒至表面焦黄色，大部分爆裂时，取出晾凉，筛去灰屑。

【饮片性状】稻芽呈长椭圆形而扁，两端略尖，表面黄色，具短细毛；基部有浆片2枚，一个浆片的内侧伸出1～3条淡黄色弯曲的须根（初生根）；质坚，粉性；无臭，味淡。粟芽呈小球形，直径2mm；表面淡黄色，多数裂开，初生根（芽）长3～6mm；质坚；无臭，味微甜。炒谷芽表面深黄色，有焦斑，具香气。焦谷芽表面焦黄色，有焦香气。

【质量要求】粟芽水分不得过14.0%，总灰分不得过5.0%，酸不溶性灰分不得过3.0%，发芽率不得少于85%。炒粟芽水分不得过13%，酸不溶性灰分不得过2.0%。稻芽发芽率不得少于85%。

【炮制目的】谷芽味甘，性温。归脾、胃经。具有消食和中，健脾开胃的功能。

生品长于养胃消食，用于胃中气阴不足，食欲减退。炒谷芽性偏温，以健脾消食力胜，多用于脾虚食少。焦谷芽性温微涩，长于消食止泻，用于食积不化或饮食停滞，腹满便溏。

【临床应用】

1. 生用　食欲不振：常与石斛、麦冬、山药、太子参等同用，能增强养胃和中，促进食欲的功能，可用于热病后期，胃中气阴两伤，知饥不欲食或不饥不食，形气不足。若脾失健运，可配伍甘草、砂仁、白术等，有启脾开胃，增进食欲的作用，如谷神丸（《澹寮方》）。亦可单用谷芽蒸露，代茶饮，有养胃进食的作用，如谷芽露（《中国医学大辞典》）。

2. 制用

（1）炒谷芽：中虚食少：常与党参、炒白术、山药、砂仁、甘草等同用，有补脾启运，快胃进食作用，用于脾虚胃弱，饮食减少，食谷不化，大便不实。

（2）焦谷芽：食积不化：常与麦芽、山楂、神曲、炒槟榔等同用，能增强消积化滞作用，可用于饮食积滞，脘腹痞满，不饥恶食。若兼大便不实者，方中药物均可用炒焦品。

【参考资料】谷芽（稻芽）含淀粉、蛋白质、脂肪、淀粉酶及维生素B等。粟芽亦含淀粉酶。

比较研究谷芽生品、炒黄、炒焦品淀粉酶的效力，结果表明，炒黄不影响淀粉酶的效力，炒焦则降低很多，似可考虑少用[1]。

【附】

1. 近代的炮制方法还有麸炒，炒炭等。

2. 文献摘录　“或生或炒，消导和中”（《便读》）。“谷本不能行滞，因为发芽，则能疏土，而消米谷”（《问答》）。

【按语】谷芽的炮制方法古代文献记载不多，从宋代至今基本上都是用炒法。值得提出的是，古代的谷芽似乎主要是用稻芽，近代中药书籍的谷芽亦指稻芽。由于历史原因，造成了南北同名异物，华北地区的谷芽常用粟芽，而全国多数地区则用稻芽。《中国药典》将二者分开，把谷芽作为粟芽的正名，而稻芽另列品种，但所载的功效、用途及用法、用量完全相同。这虽然澄清了品种，但也出现了较多的问题，一是古今成方中的谷芽是否都用的粟芽；二是临床处方均写谷芽，罕见写稻芽的（中药书籍亦罕见稻芽一药），那么稻芽只好弃而不用，甚至南方处方写谷芽无药可给。实际上功效一致的不同品种作为同一中药用的颇多，因此，目前稻芽和粟芽均仍作谷芽用为宜；但对二者的作用进行深入研究是必要的，待确证二者作用不同时，再分为两个品种。

由于谷芽消食作用缓和，并不克伐胃气，相反，还有健脾开胃作用，所以临床上以生谷芽和炒谷芽常用，焦谷芽少用。有的地区规范甚至不收载焦谷芽。

参考文献

[1] 庄立品，等．麦芽、谷芽和稻芽的炮炙研究[J]．中医杂志，1961(6)：27.

陈　皮

【来源】本品为芸香科植物橘 *Citrus reticulata* Blanco 及其栽培变种的干燥成熟果皮。药材分为“陈皮”和“广陈皮”。果实成熟后，剥取果皮，晒干或低温干燥。

【古代炮制】宋代有焙制（《圣惠方》）、醋炒（《博济》），去白炒黄、麸炒（《局方》），去白炒香熟（《总微》），米醋熬（《三因》），黑豆煮（《传信》），炒令紫黑色、炙、盐水浸焙干（《朱氏》）等炮制方法。元代有制炭（《世医》）、醋煮（《瑞竹》）的方法。明代有去白麸炒、醋炙、巴豆炒（《普济方》），酒浸去白焙、米泔水浸（《奇效》），炒焦（《医学》），微熬、盐水洗（《纲目》），青盐五味子甘草山萸肉乌梅肉法制（《禁方》），盐煮去白（《准绳》），米炒（《正宗》），去白盐水炒、面炒（《济阴》）等法。清代有姜汁炒、童便浸晒、炒（《备要》），焙（《奥旨》），土炒（《全生集》），香附炒（《时方》），台党甘草川贝母青盐法制（《增广》），蜜水炒（《时病》）等炮制方法。

【现代炮制】

1. 陈皮　取原药材，除去杂质，喷淋清水，润透，切丝，阴干。

2. 炒陈皮　取净陈皮丝，置炒制容器内，用文火加热，炒至颜色加深，有香气逸出时，取出晾凉。或用麸炒法炒至内皮黄色有香气为度。

【饮片性状】陈皮为弧形丝片，长 4～8cm，宽 2～3mm，厚 1～1.5mm；切面类白色或淡黄白色；外表面橙红色或红棕色，久贮色较深，有细皱纹及凹下的点状油室；内表面淡黄白色，粗糙，附有黄白色或黄棕色筋络状维管束；质稍硬而脆；气香，味辛苦。炒陈皮外表面颜色加深带火色，内表面黄色，质脆易碎；气香，味辛苦。

【质量要求】陈皮水分不得过 13.0%，按干燥品计算，含橙皮苷（$C_{28}H_{34}O_{15}$）不得少于3.5%。陈皮饮片含橙皮苷不得少于 2.5%。

【炮制目的】陈皮味苦、辛，性温。归肺、脾经。具有理气健脾，燥湿化痰的功能。

生品长于燥湿化痰。多用于湿痰咳嗽，湿阻中焦。炒后可除去燥烈之性，以理气力胜。多用于脾胃气滞，胸脘胀满或呕吐。

【临床应用】

1. 生用

(1) 痰湿咳嗽：常与半夏、茯苓、甘草等同用，用于痰湿阻肺，痰多咳嗽，胸膈痞闷或恶心呕吐，如二陈汤(《局方》)。若兼风寒表证，且咳嗽较甚，可加紫苏、杏仁等药，解表宣肺，化痰止咳。

(2) 湿阻中焦：常配伍苍术(去粗皮，米泔浸制)、厚朴(去粗皮，姜汁制，炒香)、甘草(锉，炒)，用于湿滞脾胃，脘腹胀满，不思饮食，口淡乏味，体倦嗜卧，大便溏薄，舌苔白腻等，有燥湿运脾，行气和胃的作用，如平胃散(《局方》)。

2. 制用

(1) 脾胃气滞：常与枳壳、木香、香橼皮等配伍，用于脾胃气滞而致的胸闷，脘胀，恶心呕吐，嗳气纳差，有行气和胃的作用。若脾胃虚弱，运化无力，停饮相搏，发为虚胀，气逆呕吐，常与人参、厚朴(去粗皮，涂生姜汁，炙熟透)、半夏(姜汁制)、白术等配伍，有补脾助运，行气和胃的作用，如人参厚朴汤(《总录》)。

(2) 恶心呕吐：若寒邪阻中，胃失和降，恶心呕吐者，可配伍生姜，能温中理气，降逆止呕。若胃热呕吐者，可与姜黄连、竹茹、姜半夏、枇杷叶等同用，可清胃和中，降逆止呕。若脾气虚弱，胃有虚热，气逆不降，恶心呕吐，常与人参、竹茹、甘草等配伍，有益脾清胃，调气止呕的作用。

【参考资料】陈皮主要含挥发油、多种黄酮苷(如橙皮苷)以及胡萝卜素、隐黄素、维生素C、维生素 B_1 等。

以陈皮的挥发油和橙皮苷为指标，对晒干、不同温度烘干及炒炭后的饮片作了含量测定和薄层层析，结果表明，晒干和烘干的饮片无明显的差异；炒炭对橙皮苷似无影响(炒炭品橙皮苷明显增高，但折合成干品后，其含量较其他干燥品略有降低)[1]。用薄层扫描测定陈皮中的橙皮苷含量，从测得的结果来看，陈皮略高于广陈皮。炮制后除麸炒、四制、糠沙广陈皮有不同程度下降外，其余均无明显差别[2]。用紫外分光光度法对常见 9 种陈皮炮制品的橙皮苷进行了含量测定，实验结果表明，土炒后能显著提高橙皮苷浸出量，其橙皮苷含量增加了 39.94%。炮制陈皮要克服其苷的亲水性，以防橙皮苷水解流失，另外，要避免接触酸性物质使橙皮苷水解流失[3]。实验表明陈皮经炮制后，其橙皮苷的含量依次为：生品＞蜜制品＞盐制品＞麸制品＞土制品＞炭制品，其中以生品含量最高[4]。

以药典方法和上海炮制规范法对饮片加工，并测定各炮制品挥发油成分、橙皮苷含量，结果表明，加热蒸制法(上海炮制规范法)对挥发油和橙皮苷均有损失，现在货源已正常，故仍宜用传统炮制方法(药典方法)炮制[5]。中成药多以粉末入药，因此用正交试验设计研究陈皮炮制工艺，以挥发油和橙皮苷为指标，结果表明，陈皮粉细度为 80～100 目，烘烤温度为 60℃，烘烤时间 2 小时为最佳炮制工艺[6]。

【附】

1. 近代的炮制方法还有炒炭、土炒、蒸制、蜜制、盐制、酒醋盐制、盐姜汁醋制、多种辅料法制等。

2. 文献摘录　“一斤，去白，生姜净洗，与陈皮对下切片，如伏中，二味晒炒”(《普济方》)。“治痰姜汁炒，下气童便炒，理下焦盐水炒，虚人气滞生甘草、乌梅汁煮炒”(《得配》)。

【按语】陈皮历代炮制方法很多，所用辅料也很广泛。特别是法制陈皮，以多种中药作为辅料，工艺也较繁杂，但因有特殊用途，所以被近代沿用，而且辅料和工艺都有所发展和变化。现今,陈皮的众多炮制方法已基本上被淘汰,《中国药典》只有生用,个别地区还保留了一种或两种方法,但仍以生用为主。值得注意的是古法中多有去白的要求,并认为“去白者理肺气,留白者和胃气,不见火则力全”。“留白甘而缓,去白辛而速”。故过去根据不同用途,在处方中有橘红、橘白分用者。

陈皮本指陈久的橘皮。古人认为陈久者燥气全消,温中而不燥,行气而不峻。现今,因用药量大,橘皮既不能久贮,橘红、橘白也不分。故临床上若需燥湿化痰力强则生用;若要燥性缓和,用于理气和胃,降逆止呕,则用炒制品,以降低辛燥之性。炒法中又似以麸炒为佳。

陈皮的炮制研究目前还很不深入,研究的结果尚不能与炮制品的药效变化结合起来。今后的研究工作需拓宽思路,不能仅局限于挥发油及橙皮苷的含量变化,应侧重于各成分质的变化及药效学的研究。

参考文献

[1] 郭长强,等.陈皮饮片质量初探[J].中成药研究,1987(2):17.

[2] 归筱铭.陈皮饮片中陈皮甙的高效薄层扫描定量[J].中成药,1988(10):19.

[3] 楼一层,等.不同炮制方法对陈皮中橙皮甙的影响[J].中国医院药学杂志,1988,8(1):40.

[4] 邓超澄.陈皮不同炮制品化学成分分析[J].广西中医学院学报,2000,17(4):60.

[5] 何清英.加热炮制对陈皮饮片质量的影响[J].中成药,1994,16(6):22.

[6] 宋辉,等.用正交试验探讨陈皮炮制方法[J].中药材,1993,16(9):23.

青　皮

【来源】本品为芸香科植物橘 *Citrus reticulata* Blanco 及其栽培变种的干燥幼果或未成熟果实的果皮。5～6 月收集自落的幼果,晒干,习称“个青皮”;7～8 月采收未成熟的果实,果皮纵剖成四瓣至基部,除尽瓤瓣,晒干,习称“四花青皮”。

【古代炮制】唐代去白炒(《理伤》)。宋代有面炒(《博济》),麦麸炒(《局方》),焙制、巴豆制(《总微》),米醋熬(《三因》),略炒、炒令变紫黑色(《朱氏》)等炮制方法。元代用水蛭炒制(《世医》)。明代有炮、烧灰、斑蝥炒制(《普济方》),醋炒、盐制(《医学》),麸炒(《粹言》),米醋洗(《景岳》)等法。清代有醋炒(《说约》),法制(《本草述》),炒黑(《辨义》),醋拌炒黑(《尊生》),炙制、蒸制(《全生集》),酒炒(《幼幼》),炒黄烟尽(《串雅内》),蜜水炒(《医醇》)等炮制方法。

【现代炮制】

1. 青皮　取原药材,除去杂质,洗净,闷润,切丝或厚片,晒干,筛去灰屑。

2. 醋青皮　取净青皮丝或片,用醋拌匀,闷透,置炒制容器内,用文火加热,炒至微黄色,取出晾凉。青皮丝或片每 100kg 用米醋 15kg。

3. 麸炒青皮　取麸皮撒入预热的炒制容器内,用中火加热,待冒烟时,投入净青皮丝或片,迅速拌炒至黄色,取出,筛去麸皮,晾凉。青皮丝或片每 100kg 用麸皮 10kg。

【饮片性状】青皮为类圆形厚片或条形丝片,圆形片直径约 0.3～2cm,果皮厚 1.5～4mm;切面黄白色或淡黄色,外缘有油室 1～2 列;外皮灰绿色或黑绿色,略粗糙,有细密凹下的油室;质硬脆;气清香,味酸苦辛。丝片长 4～6cm,宽 1.5～2.5mm,厚 1～2mm,稍弯曲;切面黄白色,外缘有油室 1～2 列;外皮灰绿色或黑绿色,密生凹下油室;内表面类白色或黄白色,粗糙,具黄白色或黄棕色的小筋络;质稍硬脆;气香,味酸苦辛。醋青皮色泽加深,微有酸气。麸炒青皮色泽加深，切面黄色，有焦香气。

【质量要求】 青皮含橙皮苷（$C_{28}H_{34}O_{15}$）不得少于5.0%。青皮饮片含橙皮苷不得少于4.0%。醋青皮含橙皮苷不得少于3.0%。

【炮制目的】 青皮味苦、辛，性温。归肝、胆、胃经。具有疏肝破气，消积化滞的功能。

生品性烈，辛散力强，以破气消积力胜，多用于饮食积滞，癥积痞块。醋制后可缓和辛烈之性，并能增强疏肝止痛，消积化滞的作用，用于胁肋胀痛，乳房胀痛，疝气疼痛。炒青皮可缓和辛散燥烈之性，有化积和中作用，常用于食积停滞。

【临床应用】

1. 生用

（1）饮食停滞：常与山楂、麦芽、神曲等同用，能消食化滞，用于饮食停滞，脘腹胀满或疼痛，嗳腐食臭等，如青皮丸（《沈氏尊生书》）。

（2）癥积痞块：对气滞血瘀所致的癥瘕积聚，久疟痞块或兼脘腹胀满等证，可与三棱、莪术、郁金等同用，有破气活血，消癥散结的作用。

2. 制用

（1）醋青皮

① 胁肋胀痛：常与柴胡（醋炒）、乌药、陈皮、延胡索等配伍，具有疏肝理气，止痛的作用，用于肝郁气滞，胁下胀满，痛引小腹，如青阳汤（《医醇》）。若肝胃不和，脘腹胀痛，嗳气纳呆，常与香附、枳壳、陈皮、苏梗等同用，疏肝和胃以止痛。

② 乳房胀痛：常与柴胡、香附、橘叶等同用，治乳房胀痛或结块，有疏肝破气，散结止痛作用；若为乳痈肿痛，可配伍瓜蒌、金银花、蒲公英、漏芦等药，以清热解毒，疏肝散结。

③ 疝气疼痛：常与川楝子、荔枝核（盐水炒）、小茴香（盐水炒）、吴茱萸（甘草水制）、肉桂等配伍，治疗小肠疝气，偏坠抽痛，睾丸肿大，坚硬不消，有理气散寒，消肿止痛之功，如疝气内消丸（《北京市中药成方选集》）。

（2）炒青皮：食积停滞：其作用与生品相似，因药性较缓和，故适用于小儿及身体素质较差的患者。如《杨氏家藏方》双枣汤用本品与香附、炙甘草、大枣同用，治脾胃不和，胸膈不快，饮食停滞，气不升降，腹胁胀痛，呕逆恶心，有益脾消食，调畅气机的作用。

【参考资料】 采用气质联用法对个青皮和四花青皮及其炮制品进行成分和含量分析，共检出主要挥发油组分12个，含量测定结果表明，炮制品中各成分含量大多发生了变化，从增加10多倍到减少5倍左右[1]。实验研究表明，细度对青皮中挥发油有极显著影响，温度的影响次之，而烘烤时间对结果影响最小。烘烤温度对橙皮苷的影响大于细度，烘烤时间对结果的影响最小[2]。

【附】

1. 近代的炮制方法还有炒焦、炒炭、蜜麸炒、醋麸炒等。

2. 文献摘录　"温水浸一时去穰切片，用麸炒。疏肝气积滞用醋炒燥"（《粹言》）。"用醋炒者缓之敛之，制其慓悍之性，引以入肝也"（《便读》）。

【按语】 青皮唐代开始炒制，宋代开始用辅料炮制，尽管各个时期的方法和辅料种类都有一些变化，但共同之点是各种炮制方法都要进行加热。由此可见，古代医家并不把青皮中的挥发性成分作为主要有效物质，这提示在今后的研究工作中不应局限于挥发油的含量变化。在古代炮制方法中现在还被采用的主要为醋制和麸炒两法，尤以醋制法常用。这两种方法从临床来看，确能起到调整药性，适应辨证施治的要求。

生青皮、醋青皮、麸炒青皮均有疏肝理气和消积化滞作用，但三者在临床应用上各有侧重点。生青皮破气消积力强，但亦易伤正气，所以适于体实证实的患者，取其力峻效捷。醋青皮疏肝止痛作用佳，且能缓其慓悍之性，消积化滞亦佳，尤适于食积而兼肝郁气滞的患者。麸炒青皮因药性缓和，消积而不伤正，适于饮食停滞而又脾胃偏虚的患者，疏肝理气作用不很强，但不似生品燥烈耗气，适于肝郁气滞而身体又较虚弱的患者。

参考文献

[1] 陈维深，黄培良，陈凡．气质联用法分析炮制对青皮挥发油成分的影响[J]．中国中药杂志，2005，30(17)：1388.

[2] 罗瑞雪．正交试验优选青皮炮制工艺[J]．中草药，2004，35(8)：888.

青 葙 子

【来源】本品为苋科植物青葙 *Celosia argentea* L. 的干燥成熟种子。秋季果实成熟时采割植株或摘取果穗，晒干，收集种子，除去杂质。

【古代炮制】宋代多用炒法(《总录》)。明代有炒法和焙法(《普济方》)。清代则少见炮制方面的文献。

【现代炮制】

1. 青葙子　取原药材，除去杂质，筛去灰屑。

2. 炒青葙子　取净青葙子，置炒制容器内，用文火加热，炒至有爆声及香气逸出时，取出晾凉。

【饮片性状】青葙子呈扁圆形，少数呈圆肾形，直径 1～1.5mm。表面黑色或红黑色，光亮，中间微隆起，侧边微凹处有种脐，种皮薄而脆，无臭，无味。炒青葙子表面焦黑色，有香气。

【质量要求】青葙子杂质不得过 2%。

【炮制目的】青葙子味苦，性微寒。归肝经。具有清肝平肝，明目退翳的功能。

生品清肝平肝作用强。常用于肝火目赤，高血压。炒后寒性缓和，并易煎出有效成分，用于目生翳膜，视物昏暗；亦可用于肝阳上亢之头痛头昏(如高血压)。

【临床应用】

1. 生用

(1) 肝火目赤：《太平圣惠方》青葙子丸，用本品配大黄、黄连、栀子、升麻等药，治热毒攻眼，目赤肿痛，或兼面热口苦，烦躁易怒，有清肝泻火的作用。亦可与龙胆草、菊花等同用，治肝火目赤，红肿疼痛。

(2) 高血压：可单用青葙子 30g，煎水 2 次，合并煎液，分 3 次 1 日服用。亦可配伍地龙、钩藤、菊花、夏枯草等，以增强作用。

2. 制用　目生翳膜或视物昏花：《医宗金鉴》青葙丸，用青葙子与生地黄、菟丝子、茺蔚子、柴胡、车前子等同用，治肝虚积热，两目红肿疼痛，羞明流泪，时发时止，久则目生翳膜，视物昏花，该方具有养肝益肾，清热明目作用。方中青葙子以炒用为宜。

【按语】青葙子有散瞳作用，故瞳孔散大者忌用。因其苦寒，清热降火力强，只适于肝经实热之证。凡肝肾虚者，青葙子本不宜用，由于能清肝明目，所以亦有以青葙子与补肝肾之品同用，治肝虚而又有积热者，但青葙子以炒用为宜。炒青葙子清肝明目作用与生品相似，苦寒之性则较缓和，并能提高煎出效果。

苦 杏 仁

【来源】 本品为蔷薇科植物山杏 *Prunus armeniaca* L. var. ansu Maxim.、西伯利亚杏 *Prunus sibirica* L.、东北杏 *Prunus mandshurica*（Maxim.）Koehne 或杏 *Prunus armeniaca* L. 的干燥成熟种子。夏季采收成熟果实，除去果肉及核壳，取出种子，晒干。

【古代炮制】 汉代有熬制（《玉函》）和"去皮尖炒"（《金匮》）的方法。晋代用熬和烧（《肘后》）的方法。南北朝刘宋时代有药汁制（《雷公》）。梁代亦用熬法（《集注》）。唐代有熬（《新修》），烧黑（《千金翼》），酥熬、油制、麸炒（《外台》）等法。宋代有蒸制、童便制、灯上燎（《圣惠方》），"烂煮令香"（《博济》），面炒（《脚气》），微炒（《药证》），药汁制、火上燎存性、蜜制、制霜（《总录》），"炮去皮尖"（《指迷》），"炒去皮尖"（《产育》），"炒令香熟"、麸炒（《普本》），制炭（《总微》），米泔制（《三因》），炒焦（《济生方》）等炮制方法。元代有焙法（《世医》）。明代有炒赤、"炒令微黑"、药汁制、童便浸蜜炒、蛤粉炒、制霜（《普济方》），牡蛎粉炒（《奇效》），麸炒（《蒙筌》）等方法。清代有姜制、盐制、酒浸（《本草汇》），面裹煨后去油（《本草述》），便炒（《尊生》），制霜（《幼幼》），烧存性（《拾遗》）、醋制（《释迷》）等法。

【现代炮制】

1. 苦杏仁　取原药材，除去杂质、残留的硬壳及霉烂者，筛去灰屑。用时捣碎。

2. 焯苦杏仁　取净苦杏仁，置沸水中略烫，至外皮微胀时，捞出，用凉水稍浸，取出搓开种皮，晒干后簸去种皮，取仁。用时捣碎。

3. 炒苦杏仁　取焯苦杏仁，置炒制容器内，用文火加热，炒至表面黄色，取出晾凉。用时捣碎。

4. 苦杏仁霜　取焯苦杏仁，碾碎如泥状，照去油制霜法，用压榨机冷压榨除油或用粗草纸包裹反复压榨至油尽，碾细，过筛。

【饮片性状】 苦杏仁为扁心形，长 1～1.9cm，宽 0.8～1.5cm，厚 0.5～0.8cm；表面黄棕色至深棕色，一端尖，另一端钝，肥厚，左右不对称；尖端一侧有短线形种脐，圆端合点处向上具多数深棕色的脉纹；种皮薄，子叶 2，乳白色，富油性；无臭，味苦。焯苦杏仁形如苦杏仁或分离为单瓣，无种皮；表面乳白色，气微，味苦。炒苦杏仁表面黄色，偶带焦斑，气微香，味苦。苦杏仁霜为黄白色粉末状，具有特殊的气味。

【质量要求】 苦杏仁过氧化值不得过 0.11，含苦杏仁苷（$C_{20}H_{27}NO_{11}$）不得少于 3.0%。焯苦杏仁含苦杏仁苷（$C_{20}H_{27}NO_{11}$）不得少于 2.4%。炒苦杏仁含苦杏仁苷（$C_{20}H_{27}NO_{11}$）不得少于 2.1%。

【炮制目的】 苦杏仁味苦，性微温；有小毒。归肺、大肠经。具有降气止咳平喘，润肠通便的功能。

生品性微温而质润，长于润肺止咳，润肠通便。多用于新病喘咳（常为外感咳喘），肠燥便秘。焯苦杏仁可破坏酶，保存苷；去皮利于有效物质溶出，提高疗效，其作用与生品同。炒苦杏仁性温，长于温散肺寒，并可去小毒，常用于肺寒咳喘，久喘肺虚，用于肠燥便秘效亦佳。苦杏仁霜润燥作用显著减弱，无滑肠之虑，宣降肺气之力较强，用于脾虚便溏的喘咳患者。

【临床应用】

1. 生用（包括焯杏仁）

(1) 风热咳嗽：常与桑叶、菊花、连翘、甘草等同用，能疏风清热，宣肺止咳，用于风热犯肺，肺失肃降，气逆咳喘等，如桑菊饮(《条辨》)。

(2) 燥热咳嗽：常与桑叶、浙贝母、沙参、栀子等同用，具有清宣凉润作用，用于风燥伤肺，干咳无痰，鼻燥咽干，或兼有口渴、身热，如桑杏汤(《条辨》)。

(3) 肺热喘咳：常与麻黄(去节)、生石膏(碎，绵裹)、甘草(炙)同用，有宣泄郁热，清肺平喘作用，用于热邪壅肺，身热口渴，咳嗽气喘，如麻杏石甘汤(《伤寒》)。若与辛温解表药配伍，亦可用于风寒咳嗽。

(4) 肠燥便秘：常与桃仁、火麻仁、当归、生地、枳壳等同用，能增强养阴血，润肠燥的作用，用于老人肠液枯燥或产后血少便秘，如润肠丸(《沈氏尊生书》)。若肠胃燥热，津液不足，大便干燥，小便频数，可与麻子仁、芍药、大黄、枳实等同用，有润肠泄热，行气通便作用，如麻仁丸(《中国药典》)。

2. 制用

(1) 炒苦杏仁

① 肺寒咳嗽：若素有痰疾，复感寒邪，致寒痰阻肺，肃降失职，咳嗽气促，咯痰白沫，可与细辛、干姜、五味子、半夏、紫菀、款冬花等同用，有温肺散寒，祛痰止咳作用。亦可与麻黄(去根节)、桑白皮(蜜炙)、紫苏子(隔纸炒)、陈皮(去白)等配用，有宣肺解表，化痰止咳之功，用于肺感风寒，咳嗽上气，痰气不利，呀呷有声，如华盖散(《局方》)。

② 久患肺喘：配伍胡桃仁，具有补肺平喘作用，可用于久患肺喘，咳嗽不止，睡卧不宁，如杏仁煎(《杨氏家藏方》)。

(2) 苦杏仁霜：咳喘便溏：凡脾气虚弱，大便不实而又咳逆气喘，皆可选用杏仁霜。如脾肺气虚，咳嗽痰白，神疲乏力，面色㿠白，大便不实，可与人参、黄芪、款冬花、陈皮、炙百部等同用，能补脾益肺，止咳化痰。

【参考资料】 苦杏仁主要含苦杏仁苷和苦杏仁酶、脂肪油(苦杏仁油)、蛋白质和多种氨基酸、挥发性成分等。不同炮制方法对苦杏仁的灭酶效果、苦杏仁苷的溶出率、药理作用及毒性均有不同的影响。

生苦杏仁的醚提出物和水煎液在体外培养的 Raij 细胞上有诱导 EBV-EA 的激活作用，提示有一定的促癌活性。炒、燀及炒燀 3 种炮制方法均能降低其对 EBV-EA 的激活作用，以炒及炒燀方法更好。3 种炮制方法均能增强苦杏仁润肠作用，其醚提取物润肠作用的强弱顺序为炒燀苦杏仁＞燀苦杏仁＞生苦杏仁。从去毒和增效来看，均以炒燀苦杏仁最好；炒苦杏仁虽略逊于炒燀苦杏仁，但操作简单易行，仍为一种可取的炮制方法[1]。

据实验，燀苦杏仁需用沸水，用水量应 10 倍于苦杏仁，煮烫时间以 5 分钟为宜[2-3]。又有实验表明，苦杏仁水煮 5～10 分钟能基本上破坏酶，苷也无显著损失，但水煮 20 分钟，苦杏仁苷却损失 27.2%[4]。炮制苦杏仁需要灭酶，经实验证实，苦杏仁苷酶解时间不能少于 20 分钟；酶解率为 79.98%。少量酶仍能分解苦杏仁苷，因此，苦杏仁炮制应完全灭酶。根据酶被灭活条件，燀苦杏仁时，应先将炮制容器预热到 180℃左右，投入苦杏仁轻炒 2～3 分钟，至药表温达到 80～95℃时，加 90～100℃水 2 倍量，剧烈沸腾 5 分钟取出，此法酶能完全灭活[5]。对清炒法炮制的苦杏仁样品进行苦杏仁苷及酶的活性测定，结果证实，苦杏仁炒至适中，即达到黄的程度就可达到破坏酶、保存苷的目的。但炒法质量不易控制，大生产不如燀法易于控制质量[6]。又有报道，炒苦杏仁和炒燀苦杏仁破坏酶完全，燀苦杏仁破坏酶不完全[1]。蒸法炮制量大，易于掌握和保证炮制质量。将苦杏仁生品于水沸后流通蒸气蒸 10 分钟时，酶已基本破坏，20 分钟酶彻底被破坏，60 分钟苦杏仁苷仍无明显损失。蒸后干燥温度

100℃以下对质量无影响，100℃以上将使干燥品颜色变黄变焦，故可温度低一些，时间长一些[4-5,7-9]。此法炮制后苦杏仁苷的含量高于焯法及其他方法的炮制品[10]。又有实验证明，在压力过高或过低，延长或缩短蒸制时间均使苦杏仁苷含量下降，故在蒸制苦杏仁时，应选101.3kPa压力下蒸制3分钟为宜[11]。制苦杏仁霜，先强火快炒或蒸数分钟去油；或冷压去油后蒸数分钟，然后制成霜，对有效成分不影响[12]。近年报道，采用微波法炮制苦杏仁，当温度控制在80℃ 4～5分钟，通过微波转化的热就能灭活苦杏仁酶的活性，而不影响苦杏仁苷[13]。这是一种很有开发前途的新技术。

古代炮制多要求去皮尖，现代多要求去皮，但去皮尖的说法不一。经测定，苦杏仁中氢氰酸含量为0.27%，而皮中只含0.09%，仁比皮含量高，且皮重只占整个苦杏仁重4%左右[14]。所以去皮与否对苦杏仁苷含量影响不大，似无去皮必要。但有实验表明，去皮有利于有效成分煎出，用带皮苦杏仁和去皮苦杏仁同等条件煎煮和测定氢氰酸，结果带皮苦杏仁煎出率很差，仅为原含量的34.1%，去皮杏仁含量的59.1%，煎过的带皮苦杏仁去皮后再煎，仍能煎出相当数量的苦杏仁苷[15]。但也有人认为带皮杏仁蒸或强火快炒后，配方时打碎，仍可提高煎出效果[12]。带皮尖的生苦杏仁其苦杏苷分解缓慢，去皮生苦杏仁平均12分钟，带皮尖生苦杏仁为40分钟[16]。苦杏仁尖中苦杏仁苷略高于整个苦杏仁，但苦杏仁尖只占整个苦杏仁重量的1.6%，故无去尖必要[17]。还有报道，苦杏仁皮肉中所含有效成分苦杏仁苷几乎一致，而苦杏仁皮中所含微量元素高于苦杏仁肉，因此，苦杏仁去掉种皮无意义[18-19]。

不同炮制品从煎出效果来看，不论先煎或后煎都不一样，其煎出率，先煎时为炒焯苦杏仁＞炒苦杏仁＞焯苦杏仁＞生苦杏仁；后煎时为炒焯苦杏仁＞焯苦杏仁＞炒苦杏仁＞生苦杏仁[1]。对粉碎度不同的苦杏仁各炮制品中苦杏仁苷煎出率进行比较实验，结果显示，苦杏仁的粉碎度对苦杏仁苷的煎出率以焯后（去皮或不去皮）粉碎成原药材的1/4～1/8粗颗粒为高。因去皮不利于保存，所以苦杏仁入煎剂不必去皮，临用前将焯杏仁粉碎即可[20]。

采用气相色谱-质谱联用（GC-MS）技术对其进行定性鉴别和定量分析，结果共分离出8种化合物，焯制和炒制对苦杏仁中脂肪酸组分基本无影响；但炮制后亚油酸相对含量降低，油酸相对含量升高，且上述变化与加热温度和炮制时间呈正相关[21]。实验表明，生苦杏仁溶液中苦杏仁苷的含量极低。苦杏仁及各种炮制品止咳平喘作用强度依次为炒苦杏仁＞生后下苦杏仁＞焯苦杏仁＞生苦杏仁。其药效学作用的强度与供试液中的苦杏仁苷含量呈正相关[22]。

苦杏仁生品及不同炮制品，在常规条件下贮存1年，苦杏苷明显下降。只有蒸制上气后维持30分钟的炮制方法，才能有效地稳定苦杏仁中苦杏仁苷的含量[23]。用聚乙烯包装的各样品，贮存半年或1年，测定其苦杏仁苷的含量均高于相同条件下用牛皮纸包装各样品的含量。相同包装在同等条件下贮存，一般生苦杏仁含苷量的损失较其他样品小。杏仁饼因去油时大部分细胞组织破坏，苦杏仁苷与酶充分接触，不利于贮存。因此，杏仁饼以塑料包装为妥，并应尽量缩短贮存时间[24]。

蒸苦杏仁可从以下几方面控制质量：①在性状方面，蒸苦杏仁种皮略有皱缩，呈褐棕色，种皮上脉纹颜色呈褐色或棕黄色，嚼之味苦，具熟苦杏仁香气，而无苯甲醛的特殊香气。余同生杏仁。②苦杏仁酶应完全破坏，可用三硝基苯酚试纸试验检查（不显红色或砖红色，而显黄色）。③根据实验，苦杏仁蒸上气，维持30分钟，苦杏仁苷比生品下降9%～10%，再根据药典生苦杏仁其苦杏仁苷含量不得少于3.0%的规定，苦杏仁蒸制品中苦杏仁苷不得少于 2.6%[23-26]。

【附】

1. 近代的炮制方法还有制饼、麸炒、蜜制、甘草制等。

2. 文献摘录 "一斗汤浸去皮尖双仁，用童子小便三斗煮一日，以好酒二升淘洗，然后烂研如膏，再以清酒三斗并地黄汁三升和杏仁膏银石器内重汤煮一复时稀稠如膏为度，盛瓶器密封口"(《总录》)。"治风寒肺病，药中亦有连皮尖用者，取其发散也"(《纲目》)。

【按语】杏仁从汉代开始有炮制记载以来，方法逐渐增多，并由单一的加热处理发展到用多种辅料制，甚至用药汁复制。其中出现最早，用得很广的就是去皮尖和炒。炮制目的基本上都是摸索如何保存药效而又能去毒。明、清时代则有医家提出了去皮尖与不去皮尖功效有别。去皮尖与不去皮尖近代争论较大，意见分歧，目前单凭一个苦杏仁苷含量尚难下定论。现在去皮与炒制的方法仍被沿用，且为《中国药典》收载。被遗弃已久的蒸法近年已受到重视，并发现蒸制有其优点，值得进一步研究。

杏仁的炮制研究有很多人作了不少工作，在探讨炮制方法方面也卓有成效。但也存在一些问题，即以往的研究基本上都是重复杀酶保苷的研究内容。所以争论的焦点也集中于生品打碎后下好还是炮制后入药好；或者是应该去皮还是不需去皮的问题。总之研究的内容较狭窄，并把苦杏仁苷作为唯一的有效成分。但近期有的研究进展较大，在研究思路方面有所突破。关于杏仁炮制品质量标准的研究，虽然尚不成熟，但对今后的研究工作有启发作用。

杏仁炮制品在临床应用方面，古方多要求去皮尖炒，但规律性不明显，用于同性质的疾病，有炒用者，也有生用的，现今的中成药方剂也不乏炒用的。从方剂对炮制品的使用情况和现代研究资料来看，杏仁炮制品可能是今后临床应用的主流。杏仁用于咳喘和通便，生品和加热炮制品不必严格区分，其作用基本一致，古今治咳喘和通便的方剂均有炒用和生用的(古方炒用更多)。但杏仁霜(包括杏仁饼)则一般适于咳嗽便溏或肺脾气虚，易于腹泻的咳喘病人外，通常情况都不用杏仁霜。至于用杏仁饼代替杏仁更不妥当，不但不能用于润肠通便，即使咳喘病也不都适用。因肺与大肠相表里，有时可以里病及表，表病犯里，临床上可见到燥咳或热咳病人而兼便结的；痰浊壅肺，肺气不宣也可出现便秘。杏仁质润而又善于宣肺降气，可以起到开里通表的作用，肺气宣降，则大便自调；反过来，润肠通便又可起到泻表安里作用，大便通畅，则肺气肃降，喘咳自平。因此，杏仁治疗咳喘，有时既用其止咳平喘的直接作用，又用其通便以降肺气的间接作用。

参考文献

[1] 梁爱华，等. 炮制对苦杏仁特殊毒性及药效的影响[J]. 中国中药杂志，1993，18(8)：474.

[2] 王玉珍，等. 苦杏仁炮制方法及其效果的研究[J]. 药学通报，1965，11(3)：141.

[3] 张学义，等. 苦杏仁炮制方法的研究——焯法的研究[J]. 中成药研究，1981(9)：18.

[4] 孙继军，等. 苦杏仁的炮制研究[J]. 中药通报，1983，8(4)：18.

[5] 姚乾元，等. 改进苦杏仁焯法炮制的研究[J]. 中药通报，1987，12(8)：16.

[6] 韩方敏，等. 苦杏仁炒法的探讨[J]. 中成药研究，1985(4)：17.

[7] 余敬明. 苦杏仁炮制方法初探[J]. 时珍国药研究，1992，3(1)：22.

[8] 李禾. 苦杏仁炮制研究[J]. 中成药，1988(6)：18.

[9] 吕秉森. 中药苦杏仁炮制质量的探讨[J]. 上海中医药杂志，1980(6)：38.

[10] 方勇. 怎样正确炮制苦杏仁[J]. 中药材科技，1983(6)：35.

[11] 李松涛,等.苦杏仁高压蒸制方法的探讨[J].中药材,1992,15(4):26.

[12] 屠呦呦,等.苦杏仁炮制研究[J].中药通报,1987,12(7):23.

[13] 张玲,等.微波炮制苦杏仁的研究[J].中国中药杂志,1991,16(3):146.

[14] 河北省药品标准办公室.中国药典(1977年版)起草说明书.

[15] 孙慧卿,等.谈谈苦杏仁的加工炮制[J].江苏中医,1963(8):26.

[16] 冯宝麟,等.山东中医药研究所中医研究资料.1978(11):60.

[17] 董乃泽.麻杏石甘汤制剂的研究[J].辽宁医学杂志.1960(8):51.

[18] 余南才.苦杏仁炮制与微量元素的关系探讨[J].中国中药杂志,1989,14(9):22.

[19] 刘成基,等.国外中药炮制研究[J].中药材,1990,13(5):25.

[20] 南云生,等.粉碎度对苦杏仁中苦杏仁甙煎出率的影响[J].中药通报,1988,13(12):26.

[21] 张丽美,杨书斌,孙立立,等.苦杏仁及其炮制品脂肪油中脂肪酸组分的GC-MS分析[J].中成药,2007,29(5):717.

[22] 李贵海,董其宁,孙付军,等.不同炮制对苦杏仁毒性及止咳平喘作用的影响[J].中国中药杂志,2007,32(12):1247.

[23] 高家鉴,等.苦杏仁不同炮制品常规贮存一年后苦杏仁甙含量比较[J].中国中药杂志,1992,17(11):658.

[24] 张兆宸,等.苦杏仁炮制方法及包装与贮存[J].中成药研究,1986(3):15.

[25] 高家鉴,等.炮制对苦杏仁中苦杏仁甙含量影响和对苦杏仁酶破坏效果比较[J].中药材,1991,14(9):28.

[26] 高家鉴,等.蒸法炮制批量苦杏仁的工艺与蒸制品的质量标准探讨[J].中药材,1993,16(7):26.

郁　李　仁

【来源】本品为蔷薇科植物欧李 *Prunus humilis* Bge.、郁李 *Prunus japonica* Thunb.或长柄扁桃 *Prunus pedunculata* Maxim.的干燥成熟种子。前二种习称“小李仁”,后一种习称“大李仁”。夏、秋二季采收成熟果实,除去果肉及核壳,取出种子,干燥。

【古代炮制】宋代有“汤浸去皮尖,微炒”(《圣惠方》),焙法(《药证》),酒浸、麸炒(《总录》),“汤去尖皮,熬紫色”(《普本》)等炮制方法。元代用火炮(《世医》)。明代沿用炒法外,又有蜜制(《入门》)、制霜(《仁术》)、陈皮炒(《准绳》)、面炒(《济阴》)等法。清代亦沿用炒法,并增加了酒炒(《得配》)的方法。

【现代炮制】

1. 郁李仁　取原药材,除去杂质。用时捣碎。

2. 炒郁李仁　取净郁李仁,置炒制容器内,用文火加热,炒至表面深黄色,有香气逸出,取出晾凉。用时捣碎。

【饮片性状】小郁李仁呈卵形,长5～8mm,直径3～5mm。表面黄白色或淡棕色,一端尖,另端钝圆。尖端一侧有线形种脐,圆端中央有深色合点,自合点处向上具多条纵向维管束脉纹;种皮薄,子叶2,乳白色,富油性;气微,味微苦。大郁李仁长6～10mm,直径5～7mm,表面黄棕色。炒郁李仁表面深黄色,有香气。

【质量要求】郁李仁水分不得过6.0%,酸值不得过10.0,羰基值不过得3.0,过氧化值不得过0.050,含苦杏仁苷($C_{20}H_{27}NO_{11}$)不得少于2.0%。

【炮制目的】郁李仁味辛、苦、甘,性平。归大肠、小肠经。具有润肠通便,利水消肿的功能。

生品通便、行气、利水的作用较强。用于肠燥便秘,水肿胀满,小便不利;亦用于食积气滞，湿脚气，取其行气通便，利水消肿的作用。炒郁李仁与生品作用基本相同。因生品作用较猛，通便前常有腹部隐痛，炒后药性较缓，适于老人、虚人及产后便秘。

【临床应用】

1. 生用

(1) 大便秘结：常配伍柏子仁、杏仁(炒)、桃仁、松子仁、橘皮，为丸服，能润燥通便，用于津枯便秘，大便燥结，如五仁丸(《中药成药制剂手册》)。若胃肠燥热，大便秘涩，则常与朴硝(研)、当归(切，焙)、生干地黄(焙)同用，能泻热清肠，润燥通便，如郁李仁饮(《总录》)。若气滞便秘，可于五仁丸内加炒槟榔、青皮。

(2) 水肿胀满：可与槟榔、白术、茯苓、甘遂、陈皮为末，姜汤送服，用于水肿胀满，小便不利，有利水消肿作用，如郁李仁散(《世医》)。若将郁李仁去皮研烂，配粳米、蜜、生姜汁煮粥食之，能利水消肿，治脚气肿满，喘促，大小便不利，如郁李仁粥(《圣惠方》)。

2. 制用　虚人便秘：用法与生品相同。常用于老人、虚人及产后便秘。因患者常常血虚津少，故在润燥通便方中加入当归、生地、肉苁蓉等养血润燥的药物；若兼有热象，津枯较甚者，可在方中加生地、玄参、瓜蒌仁等养阴清热，润燥通便的药物。

【附】

1. 近代的炮制方法还有制霜、朱砂制、蜜制等。

2. 文献摘录　“拌面作饼，微炙使黄，勿令太熟，空腹食之，当得利，未利再进，以利为度，如利不止，以醋饭止之……汤浸去皮尖及双仁者，研如膏”(《通玄》)。“去惊风酒炒”(《得配》)。

【按语】郁李仁古代虽然有多种炮制方法，但其中以炒法为历代普遍采用。而制霜和蜜制近代也有个别地区沿用。此外，汤浸去皮和研碎比其他炮制方法都早，在唐代就有记载，而且一些古方中也要求汤浸去皮炒用。还有一些辅料制的方法虽然现已不用，但仍有研究价值，如《用药心得十讲》载：“因受惊而失眠，经服一般安眠药无效者，可在辨证施治的基础上加入酒煮郁李仁(把郁李仁用黄酒煮10分钟，去酒)15～30g，往往有效”。这说明已被遗弃的某些古法还有发掘的价值。

现今临床上以生用为主，其原因是郁李仁属润下药，作用并不猛烈，一般人均能耐受，生用取其效捷。但身体较差者，炒用性缓，不伤正气。

使　君　子

【来源】本品为使君子科植物使君子 *Quisqualis indica* L. 的干燥成熟果实。秋季果皮变紫黑时采收，除去杂质，干燥。

【古代炮制】宋代有制炭(《圣惠方》)，面裹煨(《博济》)，蒸制、焙制(《史载》)，火炮(《局方》)，煨制(《传信》)等炮制方法。明代则用炒熟(《婴童》)、火煨(《粹言》)、煮制去油(《瑶函》)等法。清代多用蒸法(《说约》)。

【现代炮制】

1. 使君子　取原药材，除去杂质。用时捣碎。

2. 使君子仁　取净使君子，除去外壳，取仁。

3. 炒使君子仁　取使君子仁，置炒制容器内，用文火加热，炒至有香气，取出晾凉。

【饮片性状】使君子呈卵形或椭圆形，具5条纵棱，偶有4～9棱，长2.5～4cm，直径1.5～2cm；表面黑褐色或紫黑色，光滑，微有光泽。一端狭尖，另一端钝圆，有明显圆形的果柄痕，质坚硬，横切面多呈五角星形，棱角外壳较厚，除去外壳，内有长椭圆形或纺锤形种子1粒；气微香，味微甜。使君子仁呈长椭圆形或纺锤形，长1～2cm，直径6～9mm；表面棕色或棕褐色，皱缩，有纵沟，种皮薄脆，易剥落而露出黄白色子叶，子叶2片，肥厚，边缘不整齐；胚根细小成点状；气微香，味微甜。炒使君子仁表面微黄色，有香气。

【质量要求】使君子含胡芦巴碱（$C_7H_7O_2$）不得少于0.20%。

【炮制目的】使君子味甘，性温。归脾、胃经。具有杀虫消疳的功能。

使君子仁与带壳使君子功用相同，入煎剂可直接用使君子捣碎入药，使君子仁多入丸、散剂或嚼食。生品以杀虫力强，常用于蛔虫病、蛲虫病。炒使君子长于健脾消积，亦能杀虫，多用于小儿疳疾及蛔虫腹痛。

【临床应用】

1. 生用

(1) 蛔虫病：常与苦楝根皮、槟榔、芜荑等同用，能杀虫驱蛔，用于蛔虫病，虫积腹胀，青筋显露，反能饮食，如使君子丸（《症因脉治》）。亦可与苦楝根皮、槟榔、雷丸、大黄、厚朴等配伍，治疗胆道蛔虫或肠道蛔虫，如驱蛔汤三号（《简明方剂辞典》）。《全幼心鉴》治小儿蛔痛，单用使君子仁嚼服，因其气香味甘而不苦，易为小儿接受。

(2) 蛲虫病：《中医儿科临床手册》驱虫粉，单用使君子粉，每次剂量为年龄加0.3g，日服3次，饭前1小时吞服，每天最大总量不超过12g，疗程为10天，治疗蛲虫病。亦可配伍槟榔、百部、鹤虱煎服，或每晚临睡前灌肠。

2. 制用　小儿疳疾：可与炒黄连、麦芽、橘红、芜荑、龙胆草配伍，用于小儿疳疾，面黄肌瘦，肚大青筋，牙疳口臭，或虫积下痢，腹痛等，有清热化滞，杀虫消疳的作用，如王疳消食丸（《局方》）。单用使君子仁炒香食用，1岁1粒，总量不超过20粒，治小儿疳疾虫痛，亦有良好效果。若虫积日久，损害脾胃，可与人参、白术、茯苓（去皮）等配伍，能驱虫消疳，补益脾胃，用于小儿虫疳，体热面黄，肢细腹大，发焦目暗等，如布袋丸（《补要袖珍小儿方论》）。

【参考资料】使君子主要含使君子酸钾。种子又含使君子酸、胡芦巴碱、吡啶、脂肪油等。使君子驱虫的有效部位是水溶的，其中使君子酸钾为驱虫的有效成分之一，现证实脂肪油也有驱虫作用。

以水浸物、水浸出物及煎剂中使君子酸钾、脂肪油含量为指标，对其不同药用部位及炮制品进行分析比较。结果是：水溶性浸出物种仁含量是果壳的6.2倍，是果实2.28倍。种仁和果实加热炒制、微波制、烘烤，其水溶性浸出物均有下降。烘制温度在120℃以上，水浸出物含量迅速降低。水浸出物中使君子酸钾的含量，种仁是果壳的7.07倍，是果实的1.59倍。炮制品随温度升高，水浸出物中使君子酸钾均有所降低。在果实的炮制品中以微波制含量最高，100℃烘制品次之，120℃烘品和砂烫品又次之，160℃烘制品最低。水煎液（煎煮两次）中使君子酸钾炒果壳比生果壳溶出量增高47.3%；炒种仁与生种仁的溶出量无明显变化。由于果壳占整个果实重量的63.7%，故果实炒后入煎剂，不会降低使君子酸钾的溶出。使君子仁中脂肪油含量远远高于果壳，并高出果实的14倍，种仁炒后含量增加了11.3%，砂烫品和100℃烘制品脂肪油也略增加，其余炮制品仅略有下降[1]。

近年临床观察发现，成人服使君子果壳（与泻剂合用）排虫率为75%，全果为80%，可见驱虫效果差别不大，并且多组成复方应用。因此认为统一以果实入药，经低温均匀加热炮制后应用为宜。但清炒法不易均匀炒透，小生产可用砂烫法代替，砂温不超过110℃为好，大生产可采用100℃左右温度烘制，以烘至种仁变软，香气逸出为经验指标。这既符合临床用药需要，又能降低副作用，简化操作，节省药材[1-2]。

【附】文献摘录　“慢火煨香熟用”(《粹言》)。“炒熟”(《婴童》)。

【按语】使君子古代炮制方法不太多，但通过大量医药文献的考察[2]，使君子种仁和果实入药并存，且二者均主用炮制品。炮制方法以低温均匀加热煨制为主。入药部位及炮制方法，与用法、剂型、患者有关。小儿服用，则以炒使君子仁为主，单味嚼服或研粉；复方入煎剂或丸剂，则可连壳使用，并主用加热的炮制品。

从炮制研究的结果来看，使君子壳在整个果实中占有63.7%的比例，而3种主要成分种仁高于果实1倍以上，高出果壳数倍，壳似为质次部分。但临床观察显示，果壳与果实的排虫率差别不大，说明除测定的3种成分外，还含有其他驱虫成分。

现今临床上，对使君子炮制品的应用方法基本与古代一致，但古代多用加热后的炮制品，而现在则生用较多，尤以生使君子仁嚼服较常见。生用副作用较大，常见的为呃逆(嚼服使君子仁较易发生)，多服可出现眩晕、恶心等反应。炒用可减轻副作用。若出现呃逆，用使君子壳煎服可止，且可增强驱虫作用。所以使君子或使君子仁均以低温加热炮制后应用为宜。

参考文献

[1] 吕文海，等. 使君子炮制前后主要成分含量分析[J]. 中药材，1989，12(12)：31.

[2] 吕文海，等. 使君子古今炮制辨析[J]. 中国中药杂志，1991，16(2)：87.

金　樱　子

【来源】本品为蔷薇科植物金樱子 *Rosa laevigata* Michx. 的干燥成熟果实。10～11月果实成熟变红时采收，干燥，除去毛刺。

【古代炮制】明代有“去核酒浸”(《普济方》)、酒洗(《原始》)、焙、蒸熟(《景岳》)、炒(《保元》)等炮制方法。清代基本上沿用明代的方法，并对炮制作用有较多论述。

【现代炮制】

1. 金樱子　取原药材，除去杂质，洗净，干燥。

2. 金樱子肉　取净金樱子，略浸，润透，纵切两瓣，除去毛、核，干燥。

3. 蜜金樱子肉　取炼蜜，加适量开水稀释，淋入金樱子肉内拌匀，闷透，置炒制容器内，用文火加热，炒至表面红棕色、不粘手时，取出晾凉(习称“蜜金樱子”)。金樱子每100kg用炼蜜20kg。

【饮片性状】金樱子为花托发育而成的假果，呈倒卵形，长2～3.5cm，直径1～2cm。表面红黄色或红棕色，有突起的棕色小点，系毛刺脱落后的残基。顶端有盘状花萼残基，中央有黄色柱基，下部渐尖；质硬；切开后，花托壁厚1～2mm，内有多数坚硬的小瘦果，内壁及瘦果均有淡黄色绒毛；无臭，味甘微涩。金樱子肉为倒卵形的纵剖瓣，果瓣外表面颜色及特征同金樱子，内壁呈凹窝状，淡黄色，无核(瘦果)、毛，质硬，无臭，味甘微涩。蜜金樱子肉表面黯棕色，味甜，有焦香气。

【质量要求】金樱子水分不得过16.0%，总灰分不得过5.0%，含金樱子多糖以无水葡萄糖($C_6H_{12}O_6$)计，不得少于25.0%。金樱子肉水分不得过16.0%。

【炮制目的】金樱子味酸、甘、涩，性平。归肾、膀胱、大肠经。具有固精缩尿，涩肠止泻的功能。

生品(宜用金樱子肉)酸涩,固涩止脱作用强,用于遗精、滑精,遗尿、尿频,崩漏带下;亦可用于久泻、久痢。但生品服用后有时可致腹痛。蜜制金樱子偏于甘涩,借蜜甘缓益脾,可以补中涩肠,并避免腹痛的副作用,多用于脾虚久泻、久痢。

【临床应用】

1. 生用

(1) 遗精、滑精:《明医指掌》金樱子膏,单用金樱子熬膏内服,有固精止遗作用。若与芡实同用,则可增强固精作用,可用于肾虚不摄,遗精白浊或带下,如水陆二仙丹(《洪氏》)。

(2) 遗尿、尿频:《泉州本草》用金樱子与猪小肚加水煎服,治小便频数或小便不禁,有缩尿作用。亦可与覆盆子、芡实、菟丝子、桑螵蛸等配伍,增强其固涩缩尿,补益肾气的作用。

(3) 妇女带下:《闽东本草》单用金樱子去毛、核,水煎服或与猪膀胱,或与冰糖炖服,治妇女带下。亦可用本品与菟丝子、芡实、茯苓、肉桂、鹿角片等同用,治肾虚带下,腰酸耳鸣,白带清稀量多,小腹发凉,有温肾固涩作用。

(4) 久泻、久痢:配伍原则及作用与制品相似。

2. 制用　脾虚久泻、久痢:治久泻、久痢其固涩作用与生品相似,但用于虚证疗效优于生品。若脾虚久泻,腹胀冷痛,完谷不化,可配伍党参、炮姜、莲子肉、煨肉豆蔻、木香、炒吴茱萸,能温中补脾,固肠止泻。

【参考资料】金樱子含柠檬酸、苹果酸、鞣质、树脂、维生素 C、皂苷等。

金樱子的有效药材部位为果肉,毛、核在药材中占的比例很大,为 44.06%。毛、核所含成分与果肉一致,但含量较低。其水浸出物含量以果肉粉最高,果肉块次之,全金樱子含量甚低[1]。亚硝酸盐(致癌物质亚硝酸胺的前提物)测定的结果,金樱子各炮制品(共 8 种)与生品比较,除样品 2(130±5℃炒 15 分钟)、样品 5(麸炒)、样品 7(蜜制)略有增高外,其余炮制品有所降低,尤以样品 4(200±5℃炒 5 分钟)、样品 6(砂烫)、样品 1(85±5℃炒 15 分钟)降低最明显。对金樱子生品及不同炮制品 7 种人体必须微量元素测定结果发现,样品 4 煎出普遍降低,样品 8(盐制)除 Cu 外,其他各元素煎出均高于生品,其余样品增高或降低的规律性不强[2]。金樱子生品较其他炮制品水煎液中鞣质含量高,清炒品随温度升高鞣质含量有降低的趋势,但当温度达 200℃左右时,鞣质含量又有回升。蜜制品和盐制品水煎液中鞣质含量明显降低[3]。考察金樱子生品及不同炮制品中总黄酮含量的变化,结果表明,总黄酮含量从高到低的顺序依次为:砂炒>清炒>生品>麸制>盐制>蜜制[4]。考察金樱子不同炮制品中多糖含量的变化,多糖含量从高到低顺序依次为:蜜制>麸制>砂炒>清炒>盐制>生品[5]。

缩尿实验表明,生品及样品均有一定的缩尿作用,尿量减少,尿中 Na^+、Cl^- 排泄降低,尤以样品 5、样品 7 最明显。各样品组 K^+ 排泄均高于对照组,可能与金樱子含有大量 K^+ 有关。金樱子 5 种不同提取物给腹泻小鼠灌胃后均能较明显地缓解腹泻症状。总便、稀便及软便次数减少以提鞣组及醚提物组较好。对内容物的固涩作用以醚提取物最明显,其余各组有涩肠趋势,但不显著。各提取物组间比较,水提物、醇提物、醚提物三者无显著差异;去鞣组与提鞣组之间差异亦不显著,可见鞣质并非金樱子中的主要涩肠止泻成分[2]。又将各样品做成水煎液给腹泻小鼠灌胃,发现与对照组比较均能缓解腹泻症状,稀便率降低,尤以麸炒品或蜜制品较好。对胃肠内容物的固涩作用比较,麸炒品有较好的涩肠作用,其余各样品都有涩肠趋势,但均不明显[3]。

【附】

1. 近代的炮制方法还有清炒、麸炒、煨制、砂烫、盐制等。

2. 文献摘录 “去子，洗净，捣碎入瓶中，蒸令熟，用汤淋之，取汁，慢火成膏”(《普济方》)。“内多毛及子，必去之净，才能补肾涩精，其腹中之子，偏能滑精，煎膏不去子，全无(功)效也”(《新编》)。“生者酸涩，熟者甘涩，用当用将熟之际，得微酸甘涩之妙……熟则纯甘，去刺核，熬膏甘多涩少”(《求真》)。

【按语】金樱子古代的炮制方法不太多，所用辅料仅见酒一种，其余的方法均不用辅料。在古法中，近代只保留了炒法。而蜜制、麸炒、煨制、砂烫、盐制则是近代炮制方法的发展。尤其是蜜制和麸炒，近期实验研究已证实涩肠止泻和缩尿作用最好。

金樱子的实验研究资料现在虽然为数不多，但就其研究的内容来看，基本上都能与临床应用情况相结合，对指导临床选用炮制品有一定的参考价值。

目前，金樱子在临床上多生用，甚至用整金樱子。结合传统的炮制要求及现在的研究成果，应以金樱子肉制用为主，既可增强疗效，又可消除有的人服用生品后引起腹痛的副作用。

参考文献

[1] 王阁乾，等. 金樱子去除毛核初探[J]. 中药材，1990，13(7)：29.

[2] 南云生，等. 金樱子炮制研究[J]. 中药材，1993，16(11)：18.

[3] 南云生，等. 金樱子炮制的研究[J]. 中药材，1995，18(6)：292.

[4] 吴家红，彭小冰，席希晔. 金樱子不同炮制品中总黄酮含量的测定[J]. 贵阳中医学院学报，2006，28(5)：60.

[5] 吴家红，王庭科. 金樱子生品及不同炮制品中总糖含量的测定[J]. 辽宁中医药大学学报，2006，8(5)：183.

荜 茇

【来源】本品为胡椒科植物荜茇 *Piper longum* L. 的干燥近成熟或成熟果穗。果穗由绿变黑时采收，除去杂质，晒干。

【古代炮制】南北朝刘宋时代有醋制(《雷公》)。宋代有微焙(《博济》)、炒(《证类》)、乳制(《传信》)等炮制方法。元代有盐炒(《世医》)、胆汁制(《丹溪》)等法。明代仍用炒制(《普济方》)、乳制(《奇效》)、胆汁制(《准绳》)、醋浸(《乘雅》)等炮制方法。清代则用醋浸(《玉楸》)。

【现代炮制】荜茇，取原药材，除去杂质及残存的果柄，筛去灰屑。

【饮片性状】荜茇呈柱状，稍弯曲，由多数小浆果集合而成，长 15～35mm，直径 3～5mm；表面黑褐色或棕褐色，基部有果穗柄脱落的痕迹；质硬而脆，易折断；小浆果球形，直径约 1mm；有特异香气，味辛辣。

【质量要求】荜茇杂质不得过 3%，水分不得过 11.0%，总灰分不得过 5.0%，按干燥品计算，含胡椒碱($C_{17}H_{19}NO_3$)不得少于 2.5%。

【炮制目的】荜茇味辛，性热。归胃、大肠经。具有温中散寒，下气止痛的功能。

现今全国各地均生用。古代有的医家提出：“去梃，用头醋浸一宿，焙干，刮去皮粟子令净，否则伤人肺，令人上气也”(《雷公》、《乘雅》等)。由此可见，炮制目的仅仅是为了缓和药性，减少副作用，其功用生品与制品基本一致。虽然古代也提出了一些炮制方法，但在方中少有体现，仍以生用为主，故现在只保留了古法中的净制要求。荜茇常用于胃脘冷痛，胃寒呕吐或泄泻，偏头痛，牙痛，近年还用于冠心病心绞痛。

【临床应用】

1. 脘腹冷痛　本品辛热祛寒,《太平圣惠方》荜茇丸,与人参、附子、当归、炮姜、肉桂、厚朴等同用,治冷气久积中焦,攻注心腹,疼痛难忍,面色青黄,四肢无力,不思饮食,有温中散寒,行气止痛作用。

2. 呕吐或泄泻　本品辛热走胃肠,能温胃府沉冷,解大肠寒郁。《余居士选奇方》治胃寒吐涎或吐酸水及心腹冷痛,以姜制厚朴等与之配伍,为丸内服。亦常与高良姜、炮姜、肉桂同用,治久寒积冷,心腹疞痛,胁肋胀满,泄泻肠鸣,米谷不化等,有温中散寒,暖脾止泻作用,如大已寒丸(《局方》)。

3. 牙痛　用其本品温散作用,治风虫牙痛,如《本草纲目》附方,用荜茇为末揩之,煎苍耳汤漱去涎;《圣济总录》荜茇丸则用荜茇、胡椒等分,为末,作蜡丸如麻子大,塞虫蛀孔中。

4. 偏头痛　荜茇为细末,令患者口中含温水,左边疼用左鼻孔吸药,右边疼用右鼻孔吸药(《经验后方》)。

5. 心绞痛　常与高良姜、檀香、延胡索、细辛、冰片配伍,治疗冠心病、心绞痛,能辛香理气,温通止痛,如宽胸丸(《中药临床应用》)。

【按语】荜茇的炮制方法,从南北朝开始,由少到多,又由多到少,乃至以生用为主。这一衍变情况,可能是历代医家从临床中发现,炮制后仍不宜于虚寒之证,而用于寒实证则生品效力更强。但古代的炮制方法仍有研究的必要,特别是醋制,从中医理论的角度来看,似有一定道理。

荜茇辛热动火,耗气伤阴,所以古代医家有荜茇能"泄人真气,不可任意多服"的告诫。因本品只适用于阴寒偏盛之证,故现今临床上常用生品,取其性味猛烈,散寒力强,收效快捷。

荜　澄　茄

【来源】本品为樟科植物山鸡椒 *Litsea cubeba*(Lour.)Pers. 的干燥成熟果实。秋季果实成熟时采收,除去杂质,晒干。

【古代炮制】南北朝刘宋时代用酒制(《雷公》)。宋代有炒法(《博济》)。明代仍用炒法(《普济方》)。清代则用酒浸炒(《玉楸》)。

【现代炮制】荜澄茄　取原药材,除去杂质及残留的果梗,洗净,晒干。用时捣碎。

【饮片性状】荜澄茄呈类球形,直径 4～6mm。表面棕褐色,有网状皱纹。基部有宿萼及果梗脱落的残痕。气芳香,味稍辣而微苦。

【质量要求】荜澄茄水分不得过 10.0%,总灰分不得过 5.0%,浸出物以乙醇作溶剂,不得少于 28.0%。

【炮制目的】荜澄茄味辛,性温。归脾、胃、肾、膀胱经。具有温中散寒,行气止痛的功能。

现今全国各地均生用。古代虽然少数医药著作有酒制和炒制的记载,但在方剂中仍多生用。酒制的目的是增强温散寒邪的作用,炒制是为了缓和辛散之性,故生用与制用基本功用一致,仅仅作用的强弱略有差异。常用于胃寒呕逆,脘腹冷痛,寒疝腹痛,寒湿小便浑浊。

【临床应用】

1. 脘腹冷痛　常与干姜、肉桂、高良姜、吴茱萸等同用,治脘腹冷痛,喜热喜按,肢体不温,舌淡苔白;若兼腹泻,可加煨肉豆蔻、乌梅炭。亦可与良姜、神曲(炒)、青皮(去白)、官桂(去皮)、阿魏(醋、面裹煨熟)同用,治中焦痞塞,气逆上攻,心腹疞痛,有温中除痞,下气止痛作用，如荜澄茄丸（《宣明论方》）。

2. 胃寒呕逆　病轻者可单用，如《永类钤方》以本品为丸，治反胃吐食；《图经本草》以本品与高良姜为末，入醋少许内服，治呃逆寒证。寒邪较盛者，可与干姜、吴茱萸、丁香、砂仁、炒白术等用，治呕吐清水，呃逆不止，舌淡苔白滑，有温中下气，降逆止呕作用。

3. 寒疝疼痛　用于寒疝，亦借其散寒行气之力。如《丹溪心法》四神丸，治冷疝胀痛不已，与吴茱萸、香附、青木香同用，能散寒止痛，理气除胀。寒重痛甚者，可再加细辛、附子。

若用于寒证小便不利，或小儿寒湿郁滞引起的小便浑浊，在相应方中加入本品可提高疗效。

【按语】荜澄茄古代文献仅见酒制和炒制两种主要炮制方法，在方剂中基本上都是生用。现今临床上亦用生品。因本品虽辛温而无毒，散寒止痛作用较强但不猛烈，生用可全其药性，不论寒实证或虚寒证，只要作适当配伍和调整用量均可应用。

草　豆　蔻

【来源】本品为姜科植物草豆蔻 *Alpinia katsumadai* Hayata 的干燥近成熟种子。夏、秋二季采收，晒至九成干，或用沸水略烫，晒至半干，除去果皮，取出种子团，晒干。

【古代炮制】宋代有面裹煨（《博济》），炒制（《苏沈》），火炮、焙制（《局方》），姜制（《朱氏》）等炮制方法。元代亦用面裹煨（《脾胃论》）。明代有湿纸裹煨（《普济方》）、炒制（《保婴》）、面裹煨（《医学》）、吴茱萸制（《纲目》）等方法。清代有面裹煨（《握灵》）和微炒（《从新》）的炮制方法。

【现代炮制】

1. 草豆蔻　取原药材，除去杂质及残留的果壳，筛去灰屑。用时捣碎。

2. 炒草豆蔻　取净草豆蔻仁，置炒制容器内，用文火加热，炒至微黄色并有香气逸出为度，取出晾凉。用时捣碎。

3. 姜草豆蔻　取净草豆蔻仁与姜汁拌匀，稍闷，待姜汁被吸尽后，置炒制容器内，用文火加热，炒干，取出晾凉。用时捣碎。草豆蔻每100kg用生姜10kg。

【饮片性状】草豆蔻为圆球形种子团，直径1.5～2.7cm；表面灰褐色，中间有黄白色的隔膜，将种子团分成3瓣，每瓣有种子多枚，粘结紧密，种子团略光滑；种子为卵圆状多面体，长3～5mm，直径约3mm，外被淡棕色膜质假种皮，质硬，破开后可见灰白色种仁；气香，味辛微苦。炒草豆蔻表面淡黄色。姜草豆蔻表面黄色，略具姜气。

【质量要求】草豆蔻含挥发油不得少于1.0%（ml/g），山姜素（$C_{16}H_{14}O_4$）、乔松素（$C_{15}H_{12}O_4$）和小豆蔻明（$C_{16}H_{14}O_4$）的总量不得少于1.35%，桤木酮（$C_{19}H_{18}O$）不得少于0.50%。

【炮制目的】草豆蔻味辛，性温。归脾、胃经。具有燥湿行气，温中祛寒的功能。

生品辛香而燥，散寒祛湿和理气开郁作用较强，常用于寒湿郁滞脾胃所致的胸腹胀闷，食欲不振，呕吐或腹痛泄泻等，故临床以生用为主。少数地区有用炒制品或姜制品的，制后辛香走散作用减弱，偏于温脾暖胃。炒制品多用于虚寒腹泻，姜制品可用于胃寒呕吐。

【临床应用】

1. 生用

（1）胸腹胀闷：本品用于寒湿郁滞脾胃，胸腹胀闷，不思饮食，或腹痛泄泻，苔白腻，常与厚朴、陈皮、藿香、炒苍术、干姜、茯苓等同用，能理气化湿，芳香醒脾。若兼脾胃虚弱，脘腹胀闷，食少纳呆，大便溏泄，完谷不化，面色萎黄，倦怠无力，则常与党参、焦白术、陈皮、砂仁、山药、厚朴等同用，既能健脾和胃，又能化湿除胀。

（2）胃寒呕吐：本品性温芳香，用于寒湿郁滞中焦，致使胃失和降，呕逆脘痛等，常与吴茱萸、高良姜、半夏、陈皮、香附、生姜等同用，既能温胃，又能止呕，兼能行气止痛。

2. 制用

（1）炒草豆蔻：虚寒泄泻：本品常与白术、高良姜、砂仁、厚朴、诃子肉等同用，治脾胃虚弱，脘腹冷痛，腹泻食少等，有温中止泻作用，如桂香散（《经验良方》）。

（2）姜草豆蔻：胃寒呕吐：可与党参、丁香、陈皮、吴茱萸、半夏、炙甘草等同用，能温中下气，降逆止呕。

【按语】古代炮制方法不多，煨法为历代采用，其次是炒法。但在方剂中仍以生用者多，制用以煨法较常用，炒用者较少。近代只在个别地区保留了炒法，姜制和盐制则为近代部分地区的炮制方法。

因草豆蔻在临床上主要用于寒湿郁滞中焦之证，生用正是利用其辛香燥湿，性温散寒的作用。若经加热则辛香之气散失，化湿行气功效减弱，故现在临床上多用生品。

草　果

【来源】本品为姜科植物草果 *Amomum tsao-ko* Crevost et Lemaire 的干燥成熟果实。秋季果实成熟时采收，除去杂质，晒干或低温干燥。

【古代炮制】宋代有面裹煨（《局方》）、火炮（《总微》）、“去壳炒”（《扁鹊》）等方法。明代有“炒存性”（《奇效》）、麝香制（《医学》）、面裹煨（《入门》）、焙制（《仁术》）和茴香制（《准绳》）等炮制方法。清代则有炒黄（《暑疫》）、醋煮（《尊生》）和姜制（《幼幼》）等法。

【现代炮制】

1. 草果仁　取原药材，除去杂质，用武火加热，炒至焦黄色并鼓起，取出稍凉，去壳取仁。用时捣碎。

2. 姜草果　取净草果仁，加姜汁拌匀，稍闷，待姜汁被吸尽后，置炒制容器内，用文火加热，炒至深黄色，取出晾凉。用时捣碎。草果仁每 100kg，用生姜 10kg。

【饮片性状】草果仁呈不规则多角形颗粒状，长 3～6mm。表面棕褐色，偶附有灰白色或淡黄色膜状假种皮，质硬，胚乳灰白色。有浓郁香气，味辛辣微苦。姜草果仁颗粒饱满，色泽加深，略有焦斑，气香，味辛辣。

【质量要求】草果水分不得过 15.0%，总灰分不得过 8.0%，种子团含挥发油不得少于 1.4%(ml/g)。草果仁含挥发油不得少于 1.0%(ml/g)。姜草果挥发油不得少于 0.7%(ml/g)。

【炮制目的】本品味辛，性温。归脾、胃经。具有燥湿温中，祛痰截疟的功能。

草果仁辛温燥烈，燥湿散寒作用较强，长于祛痰截疟，散邪外出，常用于疟疾，瘟疫初起，亦可用于寒湿困脾。姜制后燥烈之性缓和，以温中止呕力胜，用于寒湿阻滞脾胃，脘腹胀满，反胃呕吐，亦用于疟疾。

【临床应用】

制用

（1）草果仁

① 疟疾：常与常山、姜厚朴、槟榔、青皮等配伍，用于疟疾数发不止，体壮痰湿偏盛，舌苔

白腻，有祛痰截疟的作用，如七宝饮(《伤寒保命集》)。若疟疾热多寒少，口苦嗌干，小便赤涩，可与青皮、姜厚朴、柴胡、黄芩、半夏等同用，有燥湿化痰，泄热清脾之功。若疟疾久发不愈，憎寒少热，食少便溏者，可配伍制附子共研细末，用生姜、大枣煎汤送服，能温阳散寒，截疟，治疟疾寒重热轻者。

② 瘟疫初起：常与厚朴、槟榔、黄芩、知母等同用，能开达膜原，辟秽化浊，治瘟疫初起，憎寒壮热，胸闷呕恶，头痛烦躁，舌红苔垢腻如积粉，如达原饮(《瘟疫论》)。

(2) 姜草果仁

① 脘腹胀痛：可与丁香、高良姜、青皮、厚朴等同用，能增强温中化湿，调气止痛的作用，可用于寒湿中阻，脾胃气滞，胃脘胀痛。

② 呕吐食少：多用于寒湿内积，阻滞气机，胃失和降，呕吐恶心，脘腹胀满，不思饮食，常与苍术、姜厚朴、高良姜、陈皮等同用，能温中调气，化湿和胃，胃气和则呕自止，寒湿除则运化复常。

【参考资料】草果含挥发油、无机元素等。炮制对无机元素含量及药理作用均有一定影响。

草果炮制后水煎液中Pb元素含量有所下降，炒草果比姜炙草果更明显。Zn、Cu、Ni等元素的含量均增加，其中以姜炙草果最高，炒草果次之[1]。

对草果不同部位的生品、炮制品中挥发油进行含量测定，结果表明，草果仁＞姜炙草果仁＞清炒草果，草果＞姜炙草果；而生品与炮制品间折光率、比旋度、比重变化不大；同时，薄层分析也显示其化学组分基本无变化，说明草果经炮制后，降低了挥发油含量，用以缓和辛散之性是有一定道理的[2]。

生草果、炒草果、姜制草果均可拮抗Adr引起的兔回肠运动抑制和Ach引起的回肠痉挛，其中以姜草果的作用较佳。三种草果均可拮抗由HAC(腹腔注射)引起的小鼠腹痛，且以姜草果效果最佳[1]。

【附】

1. 近代的炮制方法还有炒制、砂烫、盐制、煨制等。
2. 文献摘录 “面裹，煻火煨熟，去皮研用”(《得配》)。

【按语】草果古代炮制方法较少，以煨法应用普遍，在古方中，除生用外亦以煨用较常见。炒法、煨法和姜制为近代沿用。姜制为《中国药典》规定的炮制方法，临床最常用。

草果气猛燥烈，燥湿散寒之力甚强。但因气浊，故临床多用姜制品，既可矫正不良气味，又可增强温中止呕的作用，所以作为常规给药。

参考文献

[1] 李伟，等. 草果的无机元素及药理作用[J]. 中国中药杂志，1992，17(12)：727.
[2] 金传山，等. 草果炮制的初步研究[J]. 中成药，1998，20(2)：15.

茺 蔚 子

【来源】本品为唇形科植物益母草 *Leonurus heterophyllus* Sweet 的干燥成熟果实。秋季果实成熟时采割地上部分，晒干，打下果实，除去杂质。

【古代炮制】宋代有炒法(《产育》)。明代增加了蒸法(《纲目》)。清代则有童便酒制(《逢原》)、酒洗(《拾遗》)、隔纸烘(《要旨》)等炮制方法。

【现代炮制】

1. 茺蔚子　取原药材，除去杂质，洗净，干燥。

2. 炒茺蔚子　取净茺蔚子，置炒制容器内，用文火加热，炒至有爆声，颜色加深时，取出晾凉。

【饮片性状】茺蔚子呈三棱形，长 2～3mm，宽约 1.5mm；表面灰棕色至灰褐色，有深色斑点，一端稍宽，平截状，另一端渐窄而钝尖；果皮薄，子叶类白色，富油性；无臭，味苦。炒茺蔚子表面微鼓起，色泽加深。

【质量要求】茺蔚子总灰分不得过 10.0%，水分不得过 7.0%，醇浸出物不得少于 17.0%。

【炮制目的】茺蔚子味辛、苦，性微寒。归心包、肝经。具有活血调经，清肝明目的功能。

生品长于清肝明目，多用于目赤肿痛或目生翳膜。炒茺蔚子寒性减弱，并且质脆，易于煎出有效物质，长于活血调经，可用于月经不调，痛经，产后瘀血腹痛。

【临床应用】

1. 生用

(1) 目赤肿痛：可与桑螵蛸、大黄、赤芍、麻黄、羌活、菊花等同用，能散风清热，用于白睛赤肿，胞睑浮肿胀痛，刺痛多泪，羞明难开，或伴头痛鼻塞，恶寒发热，如桑螵蛸酒调散(《银海精微》)。亦可与防风、细辛、芍药、枳壳、大黄等同用，治目赤痒痛，泪出多眵等，能疏风泻热，如茺蔚子散(《秘传眼科龙木论》)。

(2) 目生翳膜：常与青葙子、石决明、生地黄、枸杞、车前子等配伍，用于目生翳膜或目赤肿痛，有清泻肝热，益肾明目的作用，如茺蔚子丸(《瑶函》)。亦可与羚羊角、柴胡、炒栀子、黄芩、玄参等同用，治赤膜下垂，赤涩痒痛，羞明流泪，头痛珠痛，有平肝清火作用，如羚羊饮(《金鉴》)。

2. 制用

(1) 月经不调：治血虚而兼血滞的月经不调，可与熟地黄、当归、白芍、丹参、香附等同用，有补血调气，活血调经的作用。

(2) 痛经：可与当归、白芍、香附、延胡索等同用，治气血瘀滞的痛经。

(3) 产后瘀滞腹痛：可与当归、刘寄奴、芸薹子、肉桂、没药同用，治产后恶血，腹中疠痛，口干心烦，如益母草子散(《圣惠方》)，方中茺蔚子、芸薹子均宜炒用。

【参考资料】茺蔚子含茺蔚子碱Ⅰ、Ⅱ、Ⅲ和茺蔚子油(主要为油酸)及维生素 A 类物质。

实验表明，茺蔚子经不同方法炮制后，其水溶性成分第一煎均高于生品，与生品比较，其中酒炒品、焙制品、炒黄品、微炒品有极显著差异，炒焦品有显著差异。第二煎微炒品和炒焦品高于生品，但只有微炒品有显著差异；其余各炮制品均低于生品，又只有炒黄品有显著差异。总水溶性成分各炮制品均高于生品，其中微炒品和酒炒品与生品比较，有极显著的差异，其余炮制品除炒焦品外，也有显著的差异。故临床用于一般疾病以微炒为宜，用于头目之疾，则以酒炒为佳[1]。

【附】文献摘录："凡用，微炒香，亦或蒸熟，烈日曝燥，舂簸去壳，取仁用。"(《纲目》)

【按语】茺蔚子古代文献记载的炮制方法不多，近代只沿用了炒法。炒制品中全国多用微炒品，少数地区用炒焦品，但仍以微炒用为宜。酒制法现今虽已不用，但不论从中医角度或水溶成分的溶出量来看，都有研究的价值。

茺蔚子多用于目疾和妇科月经疾病，虽有生用和炒用之分，但是基本功效还是一致的。

由于本品较细小，捣碎较困难，用量又不宜过大(避免中毒)，为提高煎出效果，故临床上以炒用为主。有的地方炮制规范还把炒制品作为常规给药。

参考文献

[1] 蒋纪洋，等．不同炮制方法对茺蔚子水溶性成分含量的影响[J]．时珍国药研究，1993，4(3)：26．

胡　芦　巴

【来源】 本品为豆科植物胡芦巴 *Trigonella foenum-graecum* L. 的干燥成熟种子。夏季果实成熟时采割植株，晒干，打下种子，除去杂质。

【古代炮制】 宋代有炒(《圣惠方》)、酒浸炒(《妇人》)、海金沙制(《朱氏》)等炮制方法。元代则有酒浸、芝麻炒、盐炒(《瑞竹》)的方法。明代多用辅料炮制，有酒洗微炒(《入门》)，酒浸蒸、酒浸焙(《纲目》)，生芝麻炒、海金沙巴豆制、山茱萸炒、火炮(《普济方》)等法。清代有酒洗(《说约》)、炒(《金鉴》)、酒蒸(《得配》)、酒浸炒(《汇纂》)等炮制方法。

【现代炮制】

1. 胡芦巴　取原药材，除去杂质，洗净，干燥。用时捣碎。

2. 炒胡芦巴　取净胡芦巴，置炒制容器内，用文火加热，炒至有爆裂声，逸出香气，色泽加深，取出晾凉。用时捣碎。

3. 盐胡芦巴　取净胡芦巴，用盐水拌匀，闷润至盐水被吸尽，置炒制容器内，用文火加热，炒至鼓起，有香气，取出晾凉。用时捣碎。胡芦巴每100kg用食盐2kg。

【饮片性状】 胡芦巴略呈斜方形或矩形，长3～4mm，宽2～3mm，厚约2mm；表面黄绿色或黄棕色，平滑，两侧各具深斜沟一条，相交处有点状种脐；质坚硬，不易破碎；种皮薄，胚乳呈半透明状，具黏性；子叶2，淡黄色，胚根弯曲，肥大而长；气香，味微苦。

炒胡芦巴微鼓起，有裂纹，表面黄棕色，气香。盐胡芦巴微鼓起，色泽加深，气香，味微咸苦。

【质量要求】 胡芦巴水分不得过15.0%，总灰分不得过5.0%，酸不溶性灰分不得过1.0%，醇浸出物不得少于18.0%。含胡芦巴碱($C_7H_7O_2$)不得少于0.45%，盐葫芦巴水分不得过11.0%，总灰分不得过7.5%，浸出物不得少于18.0%，含胡芦巴碱($C_7H_7O_2$)不得少于0.45%。

【炮制目的】 胡芦巴味苦，性温。归肾经。具有温肾阳，逐寒湿，止痛的功能。

生品长于散寒逐湿，多用于寒湿脚气。炒胡芦巴与生品相似，但苦燥之性稍缓，温补肾阳作用略胜于生品，逐寒湿作用稍逊于生品，兼具温肾逐湿作用。常用于肾虚冷胀，寒邪凝滞的痛经。盐制可引药入肾，温补肾阳力专。用于寒疝疼痛，阳痿，肾虚腰痛。胡芦巴加热炒制后还有利于提高煎出效果。

【临床应用】

1. 生用　与破故纸、木瓜同用，治寒湿脚气，腿膝疼痛，行步无力，有温散寒湿，舒筋止痛的作用，如胡芦巴丸(《杨氏家藏方》)。

2. 制用

(1) 炒胡芦巴

① 肾虚冷胀：常与炮附子、硫黄同用，治肾脏虚冷，腹胁胀满，有温养下元，疏泄寒气的作用。

② 痛经：妇女经行腹痛或小腹冷痛，可与小茴香、艾叶、当归、香附、延胡索等同用，能温经散寒，理气止痛。

(2) 盐胡芦巴

① 疝气疼痛：常与吴茱萸、川楝子、茴香、巴戟天等同用，能温肾散寒止痛，可用于寒疝疼痛、睾丸肿痛。

② 肾虚腰痛：常与附子、补骨脂、杜仲、怀牛膝等同用，能温补肾阳，散寒止痛，可用于肾虚腰痛。

③ 阳痿遗精：常与淫羊藿(羊油炙)、补骨脂(盐水炙)、阳起石(煅酒炙)、沙苑子、韭菜子等同用，能补肾壮阳，用于肾阳不足的阳痿遗精，腰腿酸软，精神疲倦，腰腹冷痛，如强阳保肾丸(《中国药典》)。

【参考资料】 实验表明，胡芦巴不同炮制品中都含有胡芦巴碱，和淘洗法相比，淋洗法损失胡芦巴碱较少；随着干燥温度升高，胡芦巴碱含量呈下降趋势。按照传统的方法和标准制备炒胡芦巴，文火炒制约 4 分钟所得到的炒胡芦巴中胡芦巴碱含量最高[1]。

【附】

1. 近代的炮制方法还有酒制、炒焦等。

2. 文献摘录 "同故纸入羊肠内煮焙干"(《准绳》)。

【按语】 胡芦巴的炮制方法在古代文献中虽酒制法记载较多，但在古方中则以炒用多见，近代用盐制品的病证古方常用炒制品。古代文献中记载甚少的盐炒法现今则衍变成盐水炒，并成为炮制方法的主流，为《中国药典》和地方炮制规范法定的炮制方法，在临床上常用。酒制品在专于温补肾阳的中成药方中，亦较常用。故对炒法、盐制法和酒制法都应作深入的研究。

治腰痛究竟应该用盐制品或炒制品不必严格区分，若纯属肾虚腰痛，可用盐制品；若兼夹风湿，则以炒制品为宜。

参 考 文 献

[1] 杨云，石延榜，孙维英，等. 胡芦巴净制和炒制工艺对胡芦巴碱含量的影响[J]. 中成药，2007，29(8)：1184.

荔 枝 核

【来源】 本品为无患子科植物荔枝 *Litchi chinensis* Sonn. 的干燥成熟种子。夏季采摘成熟果实，除去果皮及肉质假种皮，洗净，晒干。

【古代炮制】 宋代有慢火烧存性(《衍义》)和火炮(《妇人》)的方法。元代有炒法(《瑞竹》)。明代有炒黄(《回春》)和煨制(《景岳》)等法。清代有烧存性(《备要》)、焙制(《必用》)、煨熟(《正义》)和盐水浸炒(《增广》)等炮制方法。

【现代炮制】

1. 荔枝核 取原药材，除去杂质，洗净，干燥。用时捣碎。

2. 盐荔枝核 取净荔枝核，捣碎，加盐水拌匀，闷润至盐水被吸尽，置炒制容器内，用文火加热，炒干，取出晾凉。荔枝核每 100kg 用食盐 2kg。

【饮片性状】 荔枝核呈长圆形或卵圆形，略扁，长 1.5～2.2cm，直径 1～1.5cm；表面棕红色或紫红色，平滑，有光泽，略有凹陷及细波纹；一端有类圆形黄棕色的种脐，直径约 7mm；质硬，子叶 2，棕黄色；气微，味微甘而苦涩。盐荔枝核呈碎块状，断面棕褐色，偶见焦斑，味苦涩而微咸。

【炮制目的】荔枝核味甘、微苦，性温。归肝、肾经。具有理气散结，祛寒止痛的功能。

生品偏于治肝气郁滞，胃脘疼痛，妇女少腹刺痛；亦治疝气疼痛。盐荔枝核偏入肝经血分，行血中之气，长于疗疝止痛。用于睾丸冷痛或小肠寒疝。

【临床应用】

1. 生用

(1) 胃气痛：《景岳全书》的荔香散以本品与木香同用，治心腹胃脘久痛，屡触屡发，具有理气止痛作用。亦可与木香、香附、乌药、丁香、小茴香等同用，能理气散结，祛寒止痛，用于寒凝气滞所致的脘腹疼痛及疝气胀痛，如十香丸(《实用中成药》)。

(2) 妇女少腹刺痛：常与延胡索、五灵脂、香附等同用，治妇女气血寒滞，少腹刺痛，具有理气散寒，行瘀止痛的作用。

2. 制用　疝气疼痛：常与橘核(盐水炒)、肉桂、小茴香(盐水炒)、吴茱萸(甘草水炙)、青皮(醋炙)等配伍，用于寒滞肝脉引起的小肠疝气、睾丸肿痛发凉，具有理气散寒，消肿止痛的作用，如疝气内消丸(《中药成药制剂手册》)。

【附】文献摘录："连壳煅研止呃逆"(《辑要》)。"治心胃痛疼，制用火煨熟"(《正义》)。

【按语】荔枝核从宋代开始有炮制记载以来，制炭的方法为历代所采用，近代部分地区还有用荔枝核炭的。古代多用此炮制品治气滞血瘀的经前腹痛或产后腹痛；亦用于心气痛和疝痛的，如《本草蒙筌》云："煅存性，酒调，治卒心痛、疝痛。"盐制出现的时间较晚，清代后期始有"盐水浸炒"的记载，但已为近代的主要炮制方法。

荔枝核现在几乎成为治疗疝痛的专药，已少用于胃腹痛、痛经等证，故临床上现在多用盐荔枝核。

枳　壳

【来源】本品为芸香科植物酸橙 *Citrus aurantium* L. 及其栽培变种的干燥未成果实。7 月果皮尚绿时采收，自中部横切为两半，晒干或低温干燥。

【古代炮制】南北朝刘宋时代用麸炒(《雷公》)。唐代有炙(《产宝》)和麸炒(《颅囟》)的方法。宋代有麸炒、醋制(《圣惠方》)，制炭(《博济》)，"炙去穰"(《苏沈》)，炒制(《证类》)，酒制、浆水制、米泔浸后麸炒(《总录》)，面炒(《产育》)等炮制方法。金元时代有炒制(《儒门》)，麸炒、面炒、火炮、煨(《世医》)等法。明代有炒制、米炒(《普济方》)，萝卜制(《奇效》)，巴豆制(《婴童》)，米泔水浸(《保婴》)，四炒枳壳(《医学》)，面炒(《入门》)，麸炒(《回春》)，巴豆醋制(《禁方》)，煨制(《粹言》)，槐花炒(《醒斋》)等方法。清代有麸炒、酒炒(《本草述》)，蒸制(《良朋》)，醋炒(《金鉴》)，盐炙(《玉尺》)，蜜水炒(《医醇》)，炒黑(《便读》)等法。

【现代炮制】

1. 枳壳　取原药材，除去杂质，洗净，捞出润透，切薄片，干燥，筛去脱落的瓤核。

2. 麸炒枳壳　取麸皮撒入热锅内，用中火加热，俟冒烟时，加入枳壳片，不断翻动，炒至淡黄色时取出，筛去麸皮，晾凉。枳壳每 100kg 用麸皮 10kg。

【饮片性状】枳壳为弧形或不规则的薄片；表面黄白色，边缘有 1～2 列油室，内侧具瓤囊脱落后的凹窝；周边绿褐色或棕褐色，粗糙；质坚易折断；气清香，味苦而微酸。麸炒枳壳表面淡黄色，偶有焦斑，气香，味较弱。

【质量要求】枳壳水分不得过 12.0%，枳壳、麸炒枳壳总灰分不得过 7.0%，含柚皮苷

($C_{27}H_{32}O_{14}$)不得少于 4.0%,新橙皮苷($C_{28}H_{34}O_{15}$)不得少于 3.0%。

【炮制目的】枳壳味苦、辛、酸,性温。归脾、胃经。具有理气宽中,消滞除胀的功能。

生品较辛燥,作用较强,偏于理气宽中,用于气实壅满所致之脘腹胀痛或胁肋胀痛,瘀滞疼痛;近年还用于子宫下垂、脱肛、胃下垂等。麸炒可缓和峻烈之性,长于理气消食,用于食积痞满,胁肋疼痛,下利便血,皮肤瘙痒;亦用于产后子宫下垂或久泻脱肛。

【临床应用】

1. 生用

(1) 脘腹胀痛:与槟榔、木香、大黄、厚朴等同用,能增强行气除痞,消胀止痛作用,常用于脾胃气滞较甚,脘腹胀满疼痛,大便不畅。亦可与厚朴、香附、砂仁同用,治气结腹痛,心腹胀满,如枳朴香砂汤(《症因脉治》)。

(2) 子宫脱垂或脱肛:可单用本品或与升麻同用,水煎服,治子宫脱垂。亦可与党参、黄芪、升麻、甘草同用,治疗脱肛。

(3) 瘀血疼痛:常与五灵脂、桃仁、延胡索、香附等同用,具有破气散结,活血逐瘀作用,可用于气滞血瘀,形成癥块,痛处不移,如膈下逐瘀汤(《医林改错》),方中枳壳行气导滞,助其他药活血止痛。

2. 制用

(1) 食积胀满:常与山楂、槟榔、鸡内金等同用,能消食除胀,用于饮食积滞,时有嗳气,食呆纳少,甚则恶心呕吐。若脾虚食积停滞,可与麸炒白术、砂仁、醋香附、炒三仙等同用,有理气宽胸,和中消食之功,用于脾虚食滞的食欲不振,胸膈胀满,恶心呕吐,腹痛泄泻。

(2) 胁肋疼痛:《世医得效方》用炒枳壳与炙甘草为末,葱白汤调下,治气郁胁肋疼痛,能理气止痛。若气郁血滞,证较重者,亦可与柴胡(醋炒)、制香附、白芍(麸炒)、川芎(麸炒)等同用,具有疏肝理气,活血止痛的功效,用于肝郁气滞的胁肋疼痛,或胃脘胀满,攻痛连胁,嗳气频作等,如柴胡疏肝散(《景岳》)。

(3) 下利便血:常与黄连、白芍、地榆配伍,加强清热止痢,凉血止血之功。

(4) 皮肤瘙痒:治风疹瘙痒,常配荆芥、防风、赤芍等药。亦可单用本品研末服或煎服,有祛风止痒作用。

【参考资料】枳壳含挥发油,其中主要成分为 d-柠檬烯、枸橼醛、d-芳樟醇和邻氨基苯甲酸甲酯等。并含黄酮类成分,主要为酸橙素、苦橙苷、橙皮苷、新橙皮苷、柚苷(异橙苷)、苦橙丁等。还含升压成分辛弗林(Synephrine)和 N-甲基酪胺(N-methyltyramine)[1]。

传统炮制枳壳需去瓤入药。实验以挥发油为指标,对枳壳及其果瓤和中心柱等不同药用部位进行分析比较。结果表明,三者均含挥发油、柚苷及具有升压作用的辛弗林和 N-甲基酪胺,但果瓤和中心柱挥发油含量甚少,且不含柠檬烯。枳壳瓤占枳壳重量的 20%,又易霉变和虫蛀,水煎液极为苦酸涩,不堪入口,因此,前人将枳壳瓤作为质次部分和非药用部分是有科学道理的[2]。采用薄层色谱法和高效液相色谱法对枳壳麸炒前后所含新橙皮苷和柚皮苷进行定性和定量分析比较。麸炒前后各 6 个供试品甲醇提出液色谱行为基本一致;麸炒枳壳与生枳壳比较,新橙皮苷减少 1.80%~13.70%,柚皮苷减少 1.53%~13.32%,说明枳壳经麸炒加热过程,对黄酮苷含量有一定影响[3]。又有研究表明,枳壳通过炒制,虽然挥发油含量有所减少,但使植物组织受到严重破坏,提高了挥发油的提出百分含量;挥发油的颜色、比重、折光率及成分组成也发生了变化[4]。测定麸炒前后柚皮苷含量和挥发油含量变化,结果表明,以不同产地麦麸制备的麸炒枳壳中柚皮苷含量无显著性差异,挥发油整体下降 12%左右[5]。

研究生枳壳和麸炒枳壳水煎液对兔离体肠管、兔离体子宫及对小白鼠胃肠运动的影响。结果表明，两者作用相似，但生枳壳水煎液作用较强[6]。

根据药典、结合传统炮制经验，以枳壳挥发油为指标，采用正交设计，考察多种炮制条件。结果表明，温度、时间、麸量等条件影响较大，麸炒枳壳的理想条件是：温度 180℃，时间 5 分钟，麸量为 100∶5(药∶麸)[4]。又以烘法代替传统麸炒法对枳壳进行实验研究。结果证明，烘制和麸炒都能去掉部分挥发油，减少枳壳对肠道平滑肌的刺激；黄酮类成分薄层层析结果一致，其中橙皮苷含量烘制品远高于炒制品，故用烘法代替传统麸炒法是可行的[7]。

【附】

1. 近代的炮制方法还有炒黄、炒焦、蜜制、盐制等。

2. 文献摘录 “四两，去穰，切作指面大块，分四处，一两用苍术一两同炒黄，去苍术；一两用萝卜子一两同炒黄，去萝卜子；一两用干漆一两同炒黄，去干漆；一两用茴香一两同炒黄，去茴香。只用枳壳如细末。(世)四炒枳壳丸。”(《医学》)“热水浸一时，取起晾干，慢火煨透热即起，切片用，破至高之气。消食去积滞用麸炒，不尔气刚，恐伤元气。”(《粹言》)

【按语】枳壳古代炮制方法很多，尤其是辅料制的方法应用较普遍，有的制法不但用中药作辅料，而且工艺较繁杂。去瓤和麸炒的方法出现早，并为历代采用，亦为近代主要的炮制方法，被《中国药典》和地方炮制规范收载。在古方中和近代的中成药方中，亦以麸炒枳壳用得较广泛。近年的实验研究亦证明去瓤和麸炒是有科学道理的。

现在对枳壳的炮制研究虽然也有成效，但还不深入，研究的指标和内容都较窄。在化学成分方面，基本上局限于挥发油的含量变化，对其他成分的变化以及成分与药效之间的关系研究得甚少。在药效学方面，研究资料不多，目前仅对兔离体肠管和子宫的作用以及对小鼠胃肠运动的影响作了初步研究，而对枳壳的其他作用尚未涉及。今后的炮制研究工作似应结合枳壳的临床用途及某些不良反应，扩大研究内容和观察指标。

枳壳在临床上应用较广，除前面所述功效之外，前人的经验还认为有祛风作用，故可用于风热眼病和肌肤麻木痛痒。本品虽有生用与制用之分，但因生品性较烈，煎液还有苦麻感，脾胃虚弱的人服用后有时可出现肠胃不适，而麸炒品则无此现象。为了既能存效，又能消除某些不良反应，所以从古至今枳壳多制用。总之，对枳壳的生用与制用不宜完全拘泥于某一病证，其应用原则通常是体强病实者可用生品，一般情况都宜用制品。如治子宫脱垂和脱肛，虽然多生用，但常需与补中益气药同用；若体弱者仍多用制品，例如《中药临床应用》治产后子宫脱垂和久泻脱肛的枳壳益气汤则要求用炒枳壳。

参 考 文 献

[1] 殷玉生，等. 谈谈枳壳炮制[J]. 中药通报，1982，7(2)：23.

[2] 杨书斌，等. 从化学成分看枳壳去瓤的意义[J]. 中成药，1989，11(10)：20.

[3] 朱正义. 枳壳麸炒前后黄酮甙的分析比较[J]. 中药材，1994，17(6)：30.

[4] 崔翔，等. 枳壳炮制初步研究[J]. 中成药研究，1986(5)：15.

[5] 顾雪竹，毛淑杰，程立平，等. 辅料麦麸炮制对枳壳成分的影响[J]. 中国实验方剂学杂志，2008，14(10)：26.

[6] 刘孝乐. 炮制对枳壳药理作用的影响[J]. 中成药研究，1987(10)：17.

[7] 王和平，等. 枳壳新炮制法的研究[J]. 中医药学报，1987(4)：46.

枳　　实

【来源】本品为芸香科植物酸橙 *Citrus aurantium* L. 及其栽培变种或甜橙 *Citrus sinensis* Osbeck 的干燥幼果。5～6月收集自落的果实，除去杂质，自中部横切为两半，晒干或低温干燥，较小的直接晒干或低温干燥。

【古代炮制】汉代有"去穰炒"(《玉函》)、制炭(《金匮》)、炙(《伤寒》)等炮制方法。梁代有去核炙(《集注》)的方法。唐代有熬制(《千金》)、炒黄(《外台》)、制炭(《颅囟》)等法。宋代有麸炒(《圣惠方》)、面炒(《史载》)、煨(《局方》)、醋炒(《妇人》)等方法。元代有"面炒黄，切片"(《世医》)的方法。明代有米泔浸后麸炒(《普济方》)、蜜炙(《纲目》)、面炒、姜汁炒(《准绳》)、饭上蒸(《景岳》)、炒黑(《济阴》)、焙制(《瑶函》)等炮制方法。清代有酒炒(《幼幼》)、麸砂(《得配》)、土炒(《丛话》)等法。

【现代炮制】

1. 枳实　取原药材，除去杂质，洗净，润透，切薄片，干燥后筛去灰屑。

2. 麸炒枳实　取麸皮撒入热锅内，用中火加热，俟冒烟时，加入净枳实片，不断翻动，炒至淡黄色时取出，筛去麸皮，晾凉。枳实片每100kg用麸皮10kg。

【饮片性状】枳实呈半圆形薄片，直径约0.5～2.5cm。外果皮灰绿色、黑绿色或棕绿色，较粗糙，散有众多小油点。切面黄白色或黄褐色，中果皮略隆起，边缘有1～2列油室，瓤囊棕褐色；质坚硬；气清香，味苦、微酸。麸炒枳实切面黄色，略有焦斑，质脆易折断，气焦香，味较弱。

【质量要求】枳实水分不得过15.0%，总灰分不得过7.0%，70%乙醇浸出物不得少于12.0%。含辛弗林($C_9H_{13}NO_2$)不得少于0.30%。麸炒枳实水分不得过12.0%，总灰分不得过7.0%，含辛弗林($C_9H_{13}NO_2$)不得少于0.30%。

【炮制目的】枳实味苦、辛、酸，性温。归脾、胃经。具有破气消积，化痰散痞的功能。

生品较峻烈，长于破气化痰，用于痰滞气阻胸痹，痰饮咳喘、眩晕；近年亦用于胃下垂。炒后可缓和烈性，长于消积化痞，用于食积胃脘痞满，积滞便秘，湿热泻痢。

【临床应用】

1. 生用

(1) 胸痹：常与瓜蒌、薤白、厚朴、桂枝同用，能通阳开结，泄满除痞，用于痰浊内阻，胸阳不振，胸痹疼痛，心中痞满气逆，如枳实薤白桂枝汤(《金匮》)；亦可单用本品研末服(《补缺肘后方》)。

(2) 痰饮：常与姜半夏、制天南星、茯苓、橘皮、姜竹茹等同用，能祛痰化饮，宽胸畅膈，用于痰涎壅盛，胸膈痞塞，咳嗽气喘，恶心纳呆，头目眩晕等。

(3) 胃下垂：单用本品水煎浓缩成66%或132%浓度，饭前半小时服用；或配蓖麻子油等量，制成10%溶液用离子透入疗法。

2. 制用

(1) 胃脘痞满：若食积不化，证见脘腹胀痛，嗳腐食臭者，常与山楂、神曲、麦芽等同用，能消食化积。若脾胃虚弱，运化无力，饮食停滞而致脘腹胀满，不思饮食，可与白术同用，有健脾消痞的作用，如枳术丸(《内外伤辨惑论》)。

(2) 大便秘结：常与厚朴、大黄同用，治热结肠胃，脘腹痞满，大便秘结，能行气破结，泻热通便，如小承气汤(《伤寒》)。若肠有燥热，大便秘结，腹胀或痛，则常与麻子仁、大黄、杏仁、厚朴等同用，如麻子仁丸(《伤寒》)。

(3) 湿热泻痢：常与黄连(姜水炙)、大黄(煨)、六神曲(炒焦)、泽泻(炒)等同用，治湿热积滞，泄泻下痢，里急后重，胸满腹痛，有清热祛湿，消积化滞的作用，如枳实导滞丸(《中药成药制药手册》)。

【参考资料】枳实含挥发油，主要成分为d-柠檬烯约90%，并有枸橼醛、d-芳香醇和邻氨基苯甲酸甲酯等。含黄酮类约1%，主要为酸橙素、苦橙苷、橙皮苷、新橙皮苷、枸桔苷、苦橙丁。另含辛弗林、苦橙酸、柠檬苦素、N-甲基酪胺、维生素A、B、C及枸橼酸。

据实验，生枳实、生枳壳经麸炒后，挥发油约降低了1/2。通过枳实中挥发油对离体肠管作用的研究结果看，它可使肠蠕动频率增加，振幅降低，从描记曲线分析，肠蠕动收缩张力加强，舒张不完全，平滑肌处于痉挛状态。所以麸炒后挥发油的减少必然导致减弱枳实、枳壳对肠道平滑肌的刺激。这符合古人“麸皮制去燥性而和胃”及“生用峻烈，麸炒略缓”的记载[1]。

采用高效液相色谱法测定枳实不同炮制品中柚皮苷和新橙皮苷的含量，结果表明，炒枳实和麸炒枳实的柚皮苷和新橙皮苷含量偏高，其中炒枳实含量最高。炒炭品和砂烫品含量偏低，其中炒炭品含量最低。与生品相比说明了高温炮制对柚皮苷和新橙皮苷含量影响很大，低温炮制影响甚小[2]。

【附】

1. 近代的炮制方法还有炒黄、炒炭、砂烫、蜜制等。

2. 文献摘录　“凡使，要陈者，先以汤浸，磨去瓤，焙干，以麸炒焦，候香熟为度”(《局方》)。“枳实烧黑，得火化而善攻停积”(《要旨》)。

【按语】枳实从汉代就开始有炮制记载，以后各代的炮制方法虽有发展和变化，但其主要方法还是一致的。特别是麸炒，至今仍为主要的炮制方法，其他如炒黄、制炭、蜜制等法，近代仍有个别地区沿用。此外，古代炮制方法中的醋制、蜜制、酒制也有研究的价值，对缓和枳实的烈性，减少对胃肠的刺激作用可能会有一定的效果；从中医的角度看，它们之间的药效也可能有一定的差异。

枳实与枳壳性味、功用基本相同，成分、药理作用也基本上一致。但枳壳药力较缓和，体弱者一般用枳壳不用枳实；枳实作用较峻烈，适于体质较强健者。枳壳擅长行气宽中，枳实消食破积力强。总的来说，枳壳比枳实用途更广泛。鉴于枳实作用较猛烈，对胃肠的刺激性较强，临床上除治胸痹用生品取其化痰消痞之力强而外，其他方面仍多制用。如用于痰涎壅盛的病人，若患者体质尚好，气逆痰壅的现象较突出，可用生品；若病人体质较差，则枳实仍以制用为宜。导痰汤是降气祛痰力较强的方剂，原方中的枳实仍要求麸炒。总之，生枳实与制枳实的应用原则与枳壳相同，若用之不当，容易损伤正气。

参考文献

[1] 张瑞，等. 枳实、枳壳麸炒原理的实验研究[J]. 中医药学报，1981(1)：53.

[2] 王文凯，刘红娜，雷丹. 不同炮制方法对枳实中柚皮苷和新橙皮苷含量的影响[J]. 江西中医学院学报，2007，19(6)：50.

柏　子　仁

【来源】本品为柏科植物柏 *Platycladus orientalis* (L.) Franco 的干燥成熟种仁。秋、冬

二季采收成熟种子，晒干，除去种皮，收集种仁。

【古代炮制】南北朝刘宋时代用酒黄精制（《雷公》）。唐代用熬（《外台》）的方法。宋代有去油（《博济》）、炒（《证类》）、“酒浸焙炒”（《总录》）等法。明代有蒸制（《品汇》）、酒黄精制（《蒙筌》）、“去壳取仁，微炒去油”（《入门》）、“隔纸焙去油”（《景岳》）、酒制（《大法》）、蒸熟去皮壳捣作饼（《乘雅》）等炮制方法。清代有去壳醇酒浸、隔纸焙去油（《握灵》）、微炒去油（《钩元》）、蒸熟炒研（《逢原》）、微焙压去油（《辨义》）、蒸后取仁炒研去油（《害利》）等法。

【现代炮制】

1. 柏子仁　取原药材，除去杂质及残留的种皮，筛去灰屑。

2. 炒柏子仁　取净柏子仁，置炒制容器内，用文火加热，炒制油黄色，有香气逸出为度，取出晾凉。

3. 柏子仁霜　取净柏子仁，碾成泥状，用布包严，经加热后，压榨去油，碾细。

【饮片性状】柏子仁呈长卵形或长椭圆形，长4～7mm，直径1.5～3mm；表面黄白色或淡黄棕色，外包膜质内种皮，顶端略尖，有深褐色的小点，基部钝圆；质软，富油性，断面白色；气微香，味淡。炒柏子仁表面油黄色，偶见焦斑，具焦香气。柏子仁霜为松散状粉末，淡黄色，气微香。

【质量要求】柏子仁酸值不得过40.0，羰基值不得过30.0，过氧化值不得过0.26。

【炮制目的】柏子仁味甘，性平。归心、肾、大肠经。具有养心安神，止汗，润肠通便的功能。

生品润肠力胜，常用于肠燥便秘。但生品气味不佳，易致恶心或呕吐，炒后可降低副作用，故临床多炒用，常用于心烦失眠，心悸怔忡，阴虚盗汗。柏子仁去油制霜后可避免滑肠致泻的副作用，用于心神不宁，失眠健忘而又大便溏泄者。如《本草新编》云：“去油者，恐过滑以动便”。

【临床应用】

1. 生用　常与桃仁、杏仁（炒，去尖皮）、炒郁李仁等同用，能润肠通便，治津枯便秘，如五仁丸（《世医》）。若大肠有燥热，便秘腹胀，再加生地黄、熟大黄、火麻仁等，如五仁润肠丸（《处方集》）。

2. 制用

（1）炒柏子仁

① 失眠、惊悸、健忘：常与酸枣仁、生地黄（酒洗）、天冬、当归身（酒洗）、茯苓（去皮）等配伍，用于阴亏血少，神志不宁，虚烦失眠，心悸健忘等，有滋阴养血，补心安神的作用，如天王补心丹（《摄生秘剖》）。

② 阴虚盗汗：常与牡蛎、麻黄根、五味子、生地、麦冬等同用，能养心敛汗，用于阴虚盗汗；若兼有明显气虚，自汗、盗汗，面色少华，短气乏力，可加黄芪、太子参、浮小麦等益气敛汗之品，能气阴兼顾，增强止汗作用。若营血不足，心肾失调所致的精神恍惚，惊悸多梦，健忘盗汗，则与枸杞子、熟地黄、茯神、当归、麦冬等同用，能养心安神，滋阴补肾，如柏子养心丸（《体仁汇编》）。

（2）柏子仁霜：失眠、惊悸、健忘或盗汗：凡大便不实而失眠、惊悸、健忘、阴虚盗汗的患者，方中的柏子仁均可去油制霜用，以免滑肠致泻。如《成方切用》治失眠、惊悸的天王补心丹及用于阴虚盗汗的柏子仁丸，方中柏子仁均炒研去油用。

【参考资料】柏子仁主要含脂肪油，并含少量挥发油和皂苷。此外还含植物甾醇、酚性化合物及其聚合体、黄酮、维生素 A、蛋白质、木脂素等。

有实验对生柏子仁和柏子仁霜的化学成分用纸层析法做了定性分析，结果显示，在 R_f 值 0.74 处有一淡黄色荧光斑点，柏子仁霜在相应处则为淡蓝色的荧光斑点。在 R_f 值 0.7 处，柏子仁霜有一深蓝色荧光斑点，而柏子仁没有斑点。这说明柏子仁炮制前后，化学成分有一定变化[1]。

通过实验研究，比较了生柏子仁和柏子仁霜对小鼠阈下催眠剂量异戊巴比妥钠的协同作用，结果表明，二者有非常显著的差别，即柏子仁霜对阈下催眠剂量异戊巴比妥钠有显著的协同作用[1]。另有研究表明，生柏子仁、炒柏子仁和柏子仁霜，经动物灌服，小鼠用量为成人用量的 100 倍时，各样品均无明显滑肠致泻作用[2]。

柏子仁炒制后脂肪油有所降低，制霜后降低程度大。柏子仁霜脂肪油含量以不超过 5%为宜，其炮制目的是为了除去部分油脂，以免滑肠致泻，确保养心安神之效[3]。

【附】文献摘录："去油者，酒并蒸，另捣如泥或蒸熟曝烈，舂(舂)簸取仁，炒研入药"(《大法》)。"拣去壳用，入丸以温火隔纸微焙，压去油为末，若油黑色勿用"(《辨义》)。

【按语】柏子仁从古代各个时期的文献记载来看，其炮制方法是逐步发展和完善的。由带壳用发展到去壳取仁用，并用炒或蒸后曝烈的方法，一是为了熟用，避免呕恶，二是为了易于去壳。从宋代开始，去油的方法记载尤多，虽未明言制霜，但现代的柏子仁霜完全是依照历史文献保留下来的，虽然现代制霜的具体操作方法不同，但炮制工艺基本上是一致的。

在古方中，柏子仁生用者较多，但较晚的某些医学著作用于宁心安神和止汗则改用柏子仁霜(炒研去油)。从现代为数不多的初步研究来看，柏子仁霜化学成分有一定变化，镇静作用也强于柏子仁。故《中国药典》把净制后的生品和柏子仁霜作为法定的炮制品是恰当的，其用意是治便秘可用生品，其他方面可用柏子仁霜。

在临床应用方面，虽有生用、炒用、制霜用之分，但生品易致恶心或呕吐，而炒柏子仁对油脂含量影响不大，又能矫味。故治便秘或失眠、惊悸、盗汗兼有便秘者亦可用炒品，凡无便秘者均可考虑用柏子仁霜。但还需作深入的实验研究和观察，以便提高疗效，避免不良反应。

参考文献

[1] 张志杰. 酸枣仁、柏子仁的炮炙研究[J]. 黑龙江中医药，1983(2)：52.

[2] 胥戈，等. 柏子仁应用品种现状调查简报[J]. 山东中医药杂志，1993(2)：42.

[3] 王琦，等. 柏子仁炮制方法初探[J]. 河南中医，1989(增刊)：42.

栀 子

【来源】本品为茜草科植物栀子 *Gardenia jasminoides* Ellis 的干燥成熟果实。9～11 月果实成熟呈红黄色时采收，除去果梗及杂质，蒸至上汽或置沸水中略烫，取出，干燥。

【古代炮制】晋代有炒炭、烧末(《肘后》)的方法。南北朝刘宋时代有甘草水制(《雷公》)。唐代有炙法(《造金》)。宋代有烧灰、"炙酥拌微炒"(《圣惠方》)，炒香、煻灰火煨(《总录》)，姜汁炒焦黄(《产宝》)等炮制方法。元代有蒸法(《世医》)、火煨(《汤液》)、炒焦黑(《丹溪》)、烧灰存性(《十药》)等法。明代炮制方法较多，有微炒、煮制(《普济方》)、纸裹煨(《奇效》)、酒浸(《理例》)、童便炒(《入门》)、蜜制(《保元》)、盐水炒黑(《宋氏》)、炒焦(《景岳》)、酒洗(《瑶函》)等法。清代多用辅料制，有酒炒(《大成》)、姜汁炒黑(《逢原》)、乌药拌炒、蒲黄炒

(《得配》)、炒黑(《便读》)等方法。从元代到清代,对炮制作用的论述也甚多。

【现代炮制】

1. 栀子　取原药材,除去杂质,碾碎。

2. 炒栀子　取栀子碎块,置炒制容器内,用文火加热,炒至黄褐色,取出晾凉。

3. 焦栀子　取栀子碎块,置炒制容器内,用中火加热,炒至焦黄色,取出晾凉。

4. 栀子炭　取栀子碎块,置炒制容器内,用武火加热,炒至黑褐色,喷淋少许清水熄灭火星,取出晾干。

【饮片性状】栀子为不规则的碎块状,果皮薄而脆,略有光泽;表面红棕色或红黄色,可见棱线;内表面黄色或红黄色;种子扁卵形或三角形,长3～3.5mm,宽2.5～3mm,厚约0.5mm,表面红黄色或棕红色;气微,味微酸苦。炒栀子表面深黄色或黄褐色。焦栀子表面焦黄色。栀子炭表面黑褐色或焦黑色。

【质量要求】栀子、炒栀子、焦栀子水分不得过8.5%,总灰分不得过6.0%。含栀子苷($C_{17}H_{24}O_{10}$)栀子不得少于1.8%,炒栀子不得少于1.5%,焦栀子不得少于1.0%。

【炮制目的】栀子味苦,性寒。归心、肺、三焦经。具有泻火除烦,清热利湿,凉血解毒的功能。

生品以泻火利湿,凉血解毒力强。常用于温病高热,湿热黄疸,湿热淋证,疮疡肿毒,亦可用于火邪炽盛的目赤肿痛;外用治扭伤跌损。但栀子苦寒之性较强,易伤中气,且对胃有一定刺激性,脾胃虚弱者易致恶心,炒后可缓和苦寒之性,消除副作用。炒栀子与焦栀子功用相似,二者均能清热除烦,用于热郁心烦。炒栀子比焦栀子苦寒之性略强,一般热较盛者可用炒栀子,脾胃较虚弱者可用焦栀子。栀子炭偏于凉血止血,多用于吐血、咯血、咳血、衄血、尿血、崩漏等出血证。

【临床应用】

1. 生用

(1) 温病高热:常与知母、石膏、大青叶、赤芍、黄芩等同用,治高热烦躁,神昏谵语,有泻火解毒的作用,如栀子仁汤(《不居集》)。

(2) 湿热黄疸:常与茵陈、大黄等配伍,用于湿热内蕴,身黄目黄,小便赤黄等,有清热除湿,利胆退黄之功,如茵陈蒿汤(《伤寒》);若配熊胆,则退黄更快。

(3) 淋证:常与车前子、木通、萹蓄、滑石等配伍,用于湿热下注膀胱,小便淋沥,赤涩疼痛等,有清热泻火,利水通淋作用,如八正散(《局方》)。

(4) 疮疡肿痛:可与蒲公英、金银花、连翘、紫花地丁等同用,治热毒所致的痈疮肿毒,局部红肿热痛,有清热解毒作用。若热较盛,可与黄连、黄芩、黄柏等同用,可增强泻火解毒作用,如黄连解毒汤(《外台》);若再加丹皮、赤芍、白芷等凉血活血消肿药,则疗效更佳。

(5) 目赤肿痛:用于火邪炽盛的目疾,与赤芍、大黄、黄连、当归等同用,治赤脉传睛,证见赤脉粗,痒涩刺痛,眵多干结,头痛烦热,舌红口干,脉数有力,具有清心降火作用,如七宝洗心散(《银海精微》)。

(6) 跌打损伤:用本品研粉,与面粉、黄酒调敷局部,能清热活血止痛,治跌打损伤,局部肿痛,为跌打损伤常用药。

2. 制用

(1) 炒栀子与焦栀子

① 热郁心烦:常与豆豉同用,治温病热在气分,烦热懊憹,躁扰不宁,有泻热除烦的作

用，如栀子豉汤（《伤寒》），原方用生栀子，因生品服后易致恶心呕吐，故多炒用。《重订通俗伤寒论》连翘栀豉汤，治外邪初陷于心胸之间，心包气郁，汗吐下后，轻则虚烦失眠，重则心中懊憹，反复颠倒，胸脘苦闷，或心下结痛，起卧不安，用焦栀子与淡豆豉、连翘、枳壳、郁金等同用，有宣散热邪，解郁除烦的作用。

② 风热外障：可与菊花、黄芩、白蒺藜、石膏、羌活等同用，治暴风客热，证见胞睑红肿，白睛暴赤，羞明多泪，兼有头痛发热等，具有疏风泄热的作用，如菊花通圣散（《中医眼科学讲义》）。

（2）栀子炭：血热出血：常与生地黄、丹皮、白茅根、茜草根等配伍，用于血热妄行之吐血、衄血、咯血等上部出血证，血量多，色鲜红，质黏稠，舌红苔黄者，能凉血止血，如十灰散（《十药》）。亦可与仙鹤草、阿胶、三七、蒲黄炭、茜草炭等同用，治咳嗽咯血、吐血、便血、崩漏下血等，有清热止血的作用，如奉贤丸（《处方集》）。

【参考资料】栀子含栀子苷（京尼平苷 geniposide）、异栀子苷（gardenoside）、山栀子苷（shanzhiside）、栀子酮苷（gardoside）等多种环烯醚萜苷类以及熊果酸、绿原酸等多种有机酸类。还含有栀子素、藏红花素、藏红花酸等多种色素以及 D-甘露醇、β-谷甾醇等。环烯醚萜苷等成分有利胆作用。京尼平苷水解后的京尼平利胆作用是胆汁酸非依赖性的；京尼平对胃功能可产生抗胆碱能性的抑制作用；京尼平还有一定的抗炎和治疗软组织损伤的作用。熊果酸有安定和降温作用。炮制对理化性质和药理作用有一定的影响。

以栀子中的京尼平苷为指标，用薄层扫描法对栀子及其炮制品进行分析比较，实验结果表明，京尼平苷主要集中在栀子仁中，栀子壳中含量相当低；炒栀子和焦栀子中京尼平苷均有所下降，焦栀子比炒栀子更明显[1]。对栀子生品及 4 种不同炮制品（炒、焦、炭、姜炙品）的水溶性浸出物、栀子苷、鞣质含量进行测定，结果各炮制品较生品明显降低。栀子苷以生品含量最高，炒焦、炒炭明显降低[2]。又用高效液相色谱法测定，结果表明，栀子经炒黄、炒焦后栀子苷含量有所下降，炒炭后栀子苷含量则下降幅度较大。姜制、酒制后栀子苷变化不大。栀子仁中含栀子苷较高，栀子皮含量较低，这与传统理论"内热用仁，表热用皮"是一致的[3]。测定生、炒栀子中的熊果酸，其含量无明显变化[4]。用薄层扫描法分析比较了栀子生品及不同炮制品，结果表明，栀子生品、炒品、炒焦品、姜炙品、烘品 1～3（烘制温度为 125℃、150℃、175℃）中熊果酸含量无明显差异，炒炭品、烘品 4（烘制温度 200℃）中熊果酸较生品明显降低，说明临床上焦栀子清热除烦是有科学道理的[5]。又有含量测定显示，栀子生品、炒黄品、姜炙栀子中熊果酸含量无明显变化；生、制栀子皮中含量明显高于其他炮制品；炒炭栀子含量降低较大；而栀子仁未检出熊果酸[6]。

实验表明，炒制温度和时间对栀子中栀子苷、绿原酸和鞣质含量影响较大。在 180～240℃之间，随着炒制温度升高，时间延长，栀子苷、绿原酸含量呈逐渐降低的趋势，鞣质含量呈先升后降的趋势[7]。采用正交试验法考察炮制温度、炒制时间等影响因素，以栀子炭的性状、栀子苷和鞣质含量、凝血作用效果为指标，综合评分优选炮制工艺条件。结果炮制温度对实验结果有显著性影响，为了达到炒炭存性的目的，炒炭温度不能高于 200℃，高于 200℃时，栀子苷及鞣质会分解，含量急剧下降，凉血止血作用反而减弱。所以，栀子炭的最佳炮制工艺为 200℃炒 10 分钟，喷水少许后，再炒至干。成品为表皮焦褐色至焦黑色，果皮薄而脆，内表皮棕色，种子团棕色至棕褐色[8]。

以山栀子水煎浓缩液进行药理实验，其结果是：山栀子对家兔结扎总输胆管后，血中胆色素出现量有轻度的抑制作用，生山栀与焦山栀之间差别不大。生山栀与焦山栀给家兔注射1.5g的剂量时，均有显著缩短凝血时间的作用；而在0.75g剂量时，生山栀仍有作用，焦山栀则无作用。生山栀与焦山栀对金黄色葡萄球菌、链球菌、白喉杆菌的抑菌作用相似；对溶血性链球菌、伤寒杆菌、副伤寒杆菌的作用以生山栀为佳；焦山栀对痢疾杆菌的作用较生品略强，这一点和中医对大便溏薄者用焦山栀是一致的[9]。又有实验显示，栀子生、炒、焦品均有较好的解热作用，但以生品解热作用最强；炒炭、姜制品作用较弱[2]。对栀子生品及不同炮制品水煎液的镇静、凝血作用进行比较研究，观察各样品水煎液对饥饿小鼠胃酸分泌及胃蛋白酶活性的影响。结果显示，栀子生品及不同炮制品水煎液均有较好的镇静作用，经炒焦、炒炭、175℃烘30分钟或200℃烘20分钟炮制后镇静作用明显增强。栀子炒焦品、175℃烘30分钟水煎液可明显缩短实验小鼠的凝血时间，其余样品均无此作用。栀子水煎液对胃总酸分泌和胃蛋白酶活性均有明显抑制作用，经不同方法炮制后，则抑制作用减弱或消失。综合实验结果，初步认为，栀子用于热病心烦、血热吐衄、尿血、崩漏以焦栀子或175℃烘30分钟为佳；也与传统认为焦栀子苦寒之性缓和，以免伤胃相符[10]。据实验研究，生栀子的抗炎作用最强，经不同方法炮制后的栀子抗炎作用明显减弱，且随温度升高，抗炎作用逐渐降低。当温度超过175℃时，抗炎作用消失。栀子加热炮制后抗炎作用消失的主要原因是由于京尼平苷受热破坏或分解所致[11]。对栀子生、炒焦、姜炙品及4种不同温度、时间下的烘制品作护肝作用的比较研究。结果表明，栀子生品有明显对抗CCl_4所引起动物肝急性中毒的作用，经不同方法炮制后，护肝作用均降低。通过实验初步认为，栀子若用于急性黄疸型肝炎应以生品为好[12]。

研究比较生栀子、焦栀子、烘栀子的栀子苷含量异同，以了解烘法是否能代替传统的炒法。从定性结果来看，三个样品提取液的TLC、PC斑点的R_f值基本一致，生品提取液荧光斑点比其他两种强一些，烘和焦制品的荧光斑点接近，说明炮制后栀子苷受到一定的损失；从定量结果来看，烘和焦制品中栀子苷无显著差异。从两种不同炮制方法加工后的样品提取液的δ值看，$\delta_{烘}$比$\delta_{焦}$小，说明用烘的方法炮制得到的结果比较恒定，便于控制质量[13]。考察不同温度炮制栀子炭对化学成分的影响，实验结果表明，栀子炮制后，栀子苷和鞣质均有明显变化，随温度增高，栀子苷的含量递减，当炮制温度高于180℃以后，含量下降幅度较大，说明超过栀子苷熔点温度（162～164℃）时，苷分解严重。鞣质含量却随温度的升高而增加，但当高于200℃以后时，鞣质含量下降，且大部分炭化。从而认为炒栀子温度应控制在160～200℃之间为宜[14]。又有实验以栀子鞣质含量和小鼠凝血时间的影响为指标，采用正交试验法，对栀子炮制工艺进行优选。结果证明，栀子炭的最佳炮制工艺为210℃烘制10分钟[15]。

【附】

1. 近代的炮制方法还有姜汁炒、盐水炒等。

2. 文献摘录　“烧灰存性，研极细末，用纸包，碗盖于地上一夕，出火毒”（《十药》）。“生用泻火，炒黑止血，姜汁炒止烦呕，内热用仁，表热用皮”（《备要》）。

【按语】栀子最早的炮制方法是晋代的炒炭、烧末，经过历代的演变和发展，其方法甚多。唐、宋时代辅料制用得较少，明代以后则广泛地运用辅料炮制，辅料的种类也较多。明、清时期在炮制方面的另一特点是论述炮制作用的资料甚多，其中有些理论至今仍对炮制品的临床应用起着指导作用。在历代炮制方法中沿用至今的主要是炒法，姜制还有部分地区沿用。栀子过去有皮、仁分用的，现在已不复存，这一情况似有重新提出的必要。

栀子在炮制研究方面近年有一定的进展，一些研究结果初步证实了中医对炮制品的应用原则是正确的，实验结果与传统理论基本上是相符的，为栀子不同药用部位、不同炮制品在药效上的差异提供了理论依据。栀子是一味常用中药，因此，研究的广度和深度都尚需提高。在化学成分方面，除熊果酸、栀子苷而外，其他成分的变化也对栀子药效有明显的影响；在药理方面，研究内容也应拓宽，如消炎作用，除研究对无菌性炎症的作用外，还应侧重研究对感染性炎症的作用。

参考文献

[1] 唐盈．栀子及其炮制品中京尼平甙的含量测定[J]．中药通报，1988，13(6)：18．

[2] 张学兰，等．炮制对栀子部分成分及解热作用的影响[J]．中药材，1995，18(3)：136．

[3] 赵淑杰，等．栀子及不同炮制品中栀子甙的含量分析[J]．中国中药杂志，1994，19(10)：601．

[4] 张学兰，等．薄层扫描法测定栀子及其炮制品中熊果酸含量[J]．中国中药杂志，1994，19(9)：540．

[5] 张学兰，等．栀子炮制前后熊果酸的含量变化[J]．中药材，1994，17(5)：27．

[6] 杨颖，等．栀子不同炮制品中熊果酸含量分析[J]．中成药，1996，18(2)：21．

[7] 李慧芬，等．炒制温度和时间对栀子中栀子苷、绿原酸和鞣质含量的影响[J]．食品与药品．2007．9(5)：7-10．

[8] 张彤，等．多指标综合评分法优选栀子炭炮制工艺[J]．中国药师，2007，10(4)：322．

[9] 王孝涛，等．历代中药炮制法汇典(现代部分)[M]．南昌：江西科学技术出版社，1989：256．

[10] 张学兰，等．炮制对栀子部分药效的影响[J]．中药材，1994，17(4)：24．

[11] 张学兰，等．栀子及其炮制品抗炎作用比较[J]．山东中医学院学报，1994(6)：416．

[12] 张学兰，等．栀子不同炮制品护肝作用比较研究[J]．中成药，1996，18(2)：18．

[13] 蒋礼年，等．栀子经两种不同方法炮制后与生品的有效成分的对照[J]．中药饮片，1990(3)：32．

[14] 赵淑杰，等．不同温度炮制栀子炭的成分考察[J]．中药材，1994，17(12)：24．

[15] 丁安伟，等．栀子炭炮制工艺研究[J]．中成药，1995，(6)：19．

韭　菜　子

【来源】本品为百合科植物韭菜 *Allium tuberosum* Rottl. 的干燥成熟种子。秋季果实成熟时采收果序，晒干，搓出种子，除去杂质。

【古代炮制】唐代有酒浸(《千金》)和熬法(《外台》)。宋代有酒浸曝干微炒(《圣惠方》)、炒(《证类》)、"醋煮炒香"(《总录》)和汤浸(《洪氏》)等炮制方法。元代用枣酒制(《丹溪》)。明代用酒浸炒、焙制(《普济方》)的方法。清代有酒煮(《良朋》)、蒸熟炒用和醋炒(《得配》)等法。

【现代炮制】

1．韭菜子　取原药材，除去杂质，筛去灰屑。用时捣碎。

2．盐韭菜子　取净韭菜子，用盐水拌匀，闷润至盐水被吸尽后，置炒制容器内，用文火加热，炒干，取出晾凉。用时捣碎。韭菜子每100kg用食盐2kg。

【饮片性状】韭菜子呈半圆形或半卵圆形，略扁，长2～4mm，宽1.5～3mm；表面黑色，一面凸起，粗糙，有细密的网状皱纹，另一面微凹，皱纹不甚明显；顶端钝，基部稍尖，有点状突起的种脐；质硬，气特异，味微辛。盐韭菜子色泽加深，有香气，味咸微辛。

【炮制目的】韭菜子味辛、甘，性温。归肝、肾经。具有温补肝肾，壮阳固精的功能。

生品辛温散寒，其性偏燥，适用于肾虚而兼寒湿的腰膝酸软冷痛，妇女带下。盐制后辛味减弱，并引药入肾，增强补肾固精作用，用于阳痿，遗精，尿频，遗尿，其疗效较生品更佳。

【临床应用】

1. 生用

(1) 腰膝酸软冷痛：可与胡芦巴、淫羊藿、补骨脂、杜仲、胡桃仁等同用，治肾阳虚而兼寒湿的腰膝冷痛，有温肾助阳，祛寒止痛的作用。

(2) 妇女白带：可单用本品研末服。亦可与桑螵蛸、煅龙骨同用，如韭子汤(《中药临床应用》)。

2. 制用

(1) 肾虚阳痿：可与肉苁蓉、淫羊藿、仙茅、巴戟天、熟地黄、附子等同用，治命门火衰，精气虚寒的阳痿，有温补下元的作用。

(2) 遗精滑泄：常与五味子、桑螵蛸、煅龙骨、煅牡蛎、菟丝子、茯苓等同用，能益肾壮阳，涩精止遗，用于肾虚遗精滑泄。

(3) 尿频、遗尿：常与益智仁、覆盆子、金樱子、桑螵蛸、五味子等配伍，用于肾虚所致的尿频、遗尿，有补肾助阳，固涩缩尿的作用。

【附】文献摘录："拣净蒸熟，晒干去黑皮，炒用。治带浊，醋炒酒下"(《得配》)。

【按语】韭菜子古代以炒制和酒制较常用，尤其是炒制品用得较多。盐制法古代文献未见记载，是近代根据盐制入肾理论新创立的方法。目前，盐制已成为韭菜子主要的炮制方法，炒法只有个别地区保留，酒制法已基本不用。但炒法和酒制法都有研究的价值。古方治疗遗精、尿频、遗尿等常用炒韭菜子，说明炒制品固涩作用较强。本品对胃寒呕吐也有一定疗效，但以炒用为好，炒后性温气香，温胃止呕作用更佳。从中医角度来看，酒制能增强韭菜子温肾助阳作用。

砂　仁

【来源】本品为姜科植物阳春砂 *Amomum villosum* Lour.、绿壳砂 *Amomum villosum* Lour. var. xanthioides T. L. Wu et Senjen 或海南砂 *Amomum longiligulare* T. L. Wu 的干燥成熟果实。夏、秋间果实成熟时采收，晒干或低温干燥。

【古代炮制】宋代有炒法(《普本》)、"火煅存性"、焙法(《朱氏》)。明代增加了煨法(《婴童》)和酒炒(《醒斋》)等法。清代除沿用炒法和制炭外，增加了姜汁拌(《遵生》)，姜汁炒(《良朋》)，盐水浸炒、熟地汁拌蒸、萝卜汁浸透后焙燥(《得配》)等炮制方法。明、清两代都有一些论述炮制作用的资料。

【现代炮制】

1. 砂仁　取原药材，除去杂质及果柄。用时捣碎。

2. 盐砂仁　取净砂仁，加盐水拌匀，稍闷，待盐水被吸尽后，置炒制容器内，用文火加热，炒干，取出晾凉。用时捣碎。砂仁每 100kg 用食盐 2kg。

【饮片性状】阳春砂和绿壳砂呈椭圆形或卵圆形，有不明显的三棱，长 1.5～2cm，直径 1～1.5cm；表面棕褐色，密生刺状突起，基部常有果梗痕；果皮薄而软；种子集结成团，具三钝棱，中有白色隔膜，将种子团分成三瓣，种子为不规则的多面体，直径 2～3mm，表面棕红色或黯褐色；气芳香浓烈，味辛凉微苦。海南砂呈长椭圆形或卵圆形，有明显三棱，长 1.5～2cm，直径 0.8～1.2cm；表面被片状、分枝的软刺，基部具果梗痕；果皮厚而软；种子团较小，种子直径 1.5～2mm；气味稍淡。盐砂仁颜色加深，辛香气略减，味微咸。

【质量要求】砂仁水分不得过 15.0%。阳春砂、绿壳砂种子团含挥发油不得少于 3.0%

(ml/g)；海南砂种子团含挥发油不得少于 1.0%(ml/g)，含乙酸龙脑酯($C_{12}H_{20}O_2$)不得少于 0.90%。

【炮制目的】砂仁味辛，性温。归脾、胃、肾经。具有化湿开胃，温脾止泻，理气安胎，止呕的功能。

生品辛香，长于化湿行气，醒脾和胃。常用于脾胃湿阻气滞，脘腹胀痛，纳呆食少，呕吐泄泻。盐砂仁辛温之性略减，温而不燥，降气安胎作用增强，并能引药下行，温肾缩尿。用于妊娠恶阻，胎动不安，或小便频数、遗尿。

【临床应用】

1. 生用

(1) 脘腹胀痛：若脾虚伤食，脘腹胀痛，恶心吐酸，可与苍术、厚朴、香附、神曲、麦芽等同用，有健脾消食，行气止痛的功效，如香砂平胃散(《金鉴》)。若脾胃不和，气滞停食，胸膈胀满，脘腹疼痛，饮食减少，消化不良，常与炒枳实、白术(麸炒)、木香、神曲(麸炒)、炒麦芽等配伍，能顺气宽胸，健脾和胃，如香砂枳术丸(《中药成药制剂手册》)。

(2) 呕吐泄泻：可与人参、白术、半夏、木香等配伍，用于脾胃气虚，湿滞中焦，纳呆，嗳气，脘腹胀满或疼痛，呕吐泄泻(《集解》)。若寒湿停滞中焦，脘腹冷痛，腹泻，胸闷肢倦，舌苔白腻，常配伍白豆蔻、草果、木香、干姜、藿香等药，能增强温脾止泻，化湿和中的功效。

2. 制用

(1) 恶阻或胎动不安：若脾胃虚弱而兼气滞者，常与半夏、炒白术、苏梗、陈皮等同用，能调畅气机，和胃止呕，用于妊娠气机不畅，胃失和降，恶心呕吐，致使胎动不安。若肾虚而兼气滞的，则常与盐杜仲、盐续断、菟丝子、桑寄生、陈皮等同用，能补肾安胎兼和胃气。亦可单用本品研细末加生姜少许，开水送服，治妊娠胃虚气逆，呕吐不食。

(2) 尿频、遗尿：可与覆盆子、桑螵蛸、沙苑子、黄芪(大剂量)、升麻、芡实等同用，治肾气不固所致的尿频、遗尿，有温肾缩尿的作用。

【参考资料】对不同的加工炮制法制备的砂仁样品中挥发油含量进行测定。结果表明，壳砂>子砂>末砂。其因是砂仁壳质韧而致密，保护了药材中的香气，防止种子团中挥发油的挥散，减少有效成分的损失[1]。

【附】

1. 近代的炮制方法还有微炒、姜汁炒等。

2. 文献摘录　“凡使先和皮熳火炒令热透，去皮取仁入药用”(《局方》)。“安胎带壳炒熟，研用。阴虚者宜盐水浸透，炒黑用。理肾气，熟地汁拌蒸用。痰膈胀满，萝卜汁浸透，焙燥用”(《得配》)。

【按语】砂仁宋代是单用加热的方法炮制，明、清两代始用酒、姜、盐及药汁等辅料炮制，其中盐制和姜制近代仍为部分地区沿用，炒法仅个别地区保留了下来。

由于本品是化湿行气、芳香醒脾的要药，生用能全其辛香之气，存其化湿醒脾之功。湿化则气机流畅，脾运复常，胀痛自消，吐泻自止。所以不论是古方中或现今临床上均以生用为主。至于恶阻，不论盐砂仁或生砂仁均有效，但盐制能稍抑辛香温燥之性，不伤阴血，有利于降逆安胎；用于尿频、遗尿则必须盐制，方能下行，起到温肾缩尿的作用。

参考文献

[1] 杨正银. 砂仁加工炮制方法不同对挥发油含量的影响[J]. 药学实践杂志，2000，18(1)：59.

牵　牛　子

【来源】本品为旋花科植物裂叶牵牛 *Pharbitis nil*（L.）Choisy 或圆叶牵牛 *Pharbitis purpurea*（L.）Voigt 的干燥成熟种子。秋末果实成熟、果皮未开裂时采割植株，晒干，打下种子，除去杂质。

【古代炮制】南北朝刘宋时代有酒蒸法（《雷公》）。唐代有熬（《外台》），炒熟、石灰炒（《理伤》）等法。宋代炮制方法较多，有生姜汁酒制《圣惠方》），麸炒（《博济》），童便制（《证类》），盐炒、米炒、蒸制、吴茱萸制（《总录》）、熇制（《局方》）等炮制方法，并对炒制提出了微炒、炒熟、炒香、炒黄等不同要求。元代用盐炒（《宝鉴》）。明代除清炒和盐炒外，还有醋煮、水煮（《普济方》），酒蒸（《入门》），牙皂汁制（《保元》）等炮制方法。清代沿用了炒法和酒蒸，并将盐制改为盐水炒（《握灵》）。

【现代炮制】

1. 牵牛子　取原药材，除去杂质，洗净，干燥。用时捣碎。

2. 炒牵牛子　取牵牛子，置炒制容器内，用文火加热，炒至有爆裂声，鼓起，颜色加深，取出晾凉。用时捣碎。

【饮片性状】牵牛子呈三棱形，似橘瓣状，长 4～8mm，宽 3～5mm；表面灰黑色（黑丑）或淡黄白色（白丑）；种皮坚韧，背面有 1 条浅纵沟，腹面棱线下端有一点状种脐，微凹；质硬，横切面可见淡黄色或黄绿色皱缩折叠的子叶，微显油性；无臭，味辛、苦，有麻舌感。炒牵牛子色泽加深，稍鼓起或有裂隙，微具香气。

【质量要求】牵牛子、牵牛子饮片水分不得过 10.0%，总灰分不得过 5.0%，乙醇浸出物不得少于 15.0%。炒牵牛子水分不得过 8.0%，乙醇浸出物不得少于 12.0%。

【炮制目的】牵牛子味苦，性寒；有毒。归肺、肾、大肠经。具有泻下去积，逐水退肿，消痰涤饮，杀虫的功能。

生品药力较猛，泻下力强，长于逐水消肿，杀虫攻积。用于水肿胀满，二便闭涩，虫积腹痛。炒后可降低毒性，药性缓和，免伤正气，消积之中略寓健脾作用，以涤痰饮，消积滞见长。用于痰饮喘咳，饮食积滞。亦用于水肿胀满或虫积而体质较差者。

【临床应用】

1. 生用

（1）水肿胀满：本品与茴香（炒）为末，姜汤送服，能泻水消肿，用于水饮内停，水肿胀满，便秘，脉实正气未伤者，如禹功散（《儒门》）。若腹部胀满，形气俱实，二便秘涩者，常与甘遂、大戟、芫花、大黄等配伍，有泻水逐饮的作用，如舟车丸（《景岳》）。

（2）肠道寄生虫：可与槟榔、苦楝根皮、大黄等同用，治虫积内阻，腹痛拒按，大便秘结，脉沉实，有攻积杀虫之效，用于绦虫、蛔虫、蛲虫、钩虫等多种肠道寄生虫，如万应丸（《医学正传》）。

2. 制用

（1）痰饮喘咳：常与葶苈子、杏仁、厚朴等同用，能祛痰逐饮，通利气机，用于痰壅气滞，咳逆喘急，胸胁胀满，大便不利等。

（2）积滞便秘：常与木香、槟榔、青皮（醋炙）、莪术（醋炙）、大黄等配伍，用于胸腹积滞，痞满结痛不通等，能散郁破结，消积导滞，如木香槟榔丸（《中药成药制剂手册》）。若用本品与党参、槟榔、大黄等配伍，能消积化滞，治小儿食积，腹胀便秘等，如一捻金（《济南市中药成方选集》)。

【参考资料】以水浸出物、脂肪油、泻下实验及毒性实验对牵牛子样品进行综合分析。结果牵牛子炒品水浸出物含量较高,脂肪油含量降低,泻下作用较强,毒性较小。药理实验显示炮制后牵牛子的泻下作用明显减弱,毒性降低[1]。

【附】

1. 近代的炮制方法还有炒焦、砂烫、蜜制等。

2. 文献摘录 “碾取头末,去皮麸用,亦有半生半熟用者,皮能滞,勿得误用”(《通玄》)。“牵牛能达右肾命门,走精隧,人所不知,惟东垣、李明之知之,故明之治下焦阳虚天真丹用牵牛以盐水炒黑”(《握灵》)。

【按语】牵牛子最早的炮制方法是酒拌蒸去皮用,且蒸制时间较长,是为熟用,而且历代都有酒制的记载。用辅料制的方法,经历代演变和发展,虽然种类较多,但近代已基本不用。炒法始于唐代,此法延续至今,并成为主要的炮制方法。

由于牵牛子是峻下逐水药,生用虽然作用甚速,但容易伤正,只有正气未伤者相宜。凡体质较差者,均宜炒用,古方用于肿满和虫积都有炒用的范例。尤其是小儿,用于杀虫亦多炒用,因小儿正气未充,脾胃薄弱,炒后略有健脾之力;治小儿疳疾凡见苔白腻者,在补脾健胃药中加入较小剂量的炒牵牛子,可提高疗效。

参考文献

[1] 王初,孙建宇.炮制对牵牛子有效成分及药效的影响[J].医药导报,2008,27(7)781.

莱 菔 子

【来源】本品为十字花科植物萝卜 *Raphanus sativus* L. 的干燥成熟种子。夏季果实成熟时采割植株,晒干,搓出种子,除去杂质,再晒干。

【古代炮制】宋代有微炒、炒黄(《圣惠方》),巴豆炒(《总微》)等炮制方法。元代有焙法(《幼幼》)和蒸法(《丹溪》)。明代除沿用前代的方法外,又增加了生姜炒(《禁方》)。清代炒法用得较广泛,亦用蒸法(《本草述》)。明、清两代对莱菔子的炮制作用也进行了论述。

【现代炮制】

1. 莱菔子 取原药材,除去杂质,洗净,干燥。用时捣碎。

2. 炒莱菔子 取净莱菔子,置炒制容器内,用文火加热,炒至鼓起、有香气逸出时,取出晾凉。用时捣碎。

【饮片性状】本品呈类卵圆形或椭圆形,稍扁,长 2.5～4mm,宽 2～3mm;表面黄棕色、红棕色或灰棕色;一端有深棕色圆形种脐,一侧有数条纵沟;种皮薄而脆,子叶 2,黄白色,有油性;无臭,味淡而微苦辛。炒莱菔子鼓起,色泽加深,质脆,有香气。

【质量要求】莱菔子、炒莱菔子水分不得过 8.0%,总灰分不得过 6.0%,酸不溶性灰分不得过 2.0%,浸出物不得少于 10.0%。含芥子碱以芥子碱硫氰酸盐($C_{16}H_{24}NO_5 \cdot SCN$)计,不得少于 0.40%。

【炮制目的】莱菔子味甘、辛,性平。归肺、脾、胃经。具有消食除胀,降气化痰的功能。

生品能升能散,长于涌吐风痰,用于痰涎壅盛者。炒后性降,药性缓和,有香气,可避免生品服后恶心的副作用,并长于消食除胀,降气化痰,常用于食积腹胀,气喘咳嗽。《本草纲目》谓:“生能升,熟能降。升则吐风痰,散风寒,发疱疹;降则定痰喘咳嗽,调下痢后重,止内痛。皆是利气之效。”

【临床应用】

1. 生用

（1）风痰壅盛：可用本品为末，温水调服，能宣吐风痰（《胜金方》）。

（2）中风口噤：常与皂荚同用，具有涌吐痰涎的作用，可用于中风口噤（朱震亨）。

2. 制用

（1）食积腹胀：常与山楂、神曲、陈皮等同用，能消食积，和脾胃，用于饮食积滞，脘腹痞满胀痛，恶食嗳腐，如保和丸（《中药成药制剂手册》）。

（2）喘咳痰多：常与炒紫苏子、炒白芥子同用，具有降气消痰作用，可用于痰壅气滞，咳嗽喘逆，痰多胸痞，食少难消，如三子养亲汤（《韩氏医通》）。

【参考资料】莱菔子含脂肪油、挥发油及少量莱菔子素、芥子碱、黄酮类等成分。莱菔子素为活性成分，有抗菌作用。炮制对理化性质和药理作用都有一定的影响。

莱菔子经过清炒或烘制后，其脂肪油的含量、物理常数、化学组分均有不同程度的变化。层析结果表明，烘制品比生品多一个斑点，清炒品又比烘制品多一个斑点，脂肪油的颜色亦随斑点个数的增加而加深。烘制品脂肪油较清炒品大，但酸值却较清炒品高。莱菔子素的含量以生品最高，烘制品次之，炒制品最低。清炒品与烘制或生品比较，均有非常显著的差别[1]。

采用气相色谱-质谱联用法对莱菔子组分进行测定和分析。结果表明，生品较炒品多检出两种组分，其他组分相对含量有较明显差别。生品检出特有的异硫氰酸酯类成分。可见，生、炒莱菔子挥发性成分有显著区别[2]。采用镇咳实验和祛痰实验比较莱菔子不同炮制品以及将不同炮制品配入三子养亲汤中的镇咳祛痰作用。结果显示，莱菔子单味应用，只有生品有一定的镇咳作用。在三子养亲汤中，生品、炒品均有较好的镇咳作用，祛痰实验炒品组显著优于生品组[3]。

莱菔子的各种炮制品均有增强兔离体回肠节律性收缩的作用和抑制小鼠胃排空率的作用。对胃排空的延迟，可使食物不至过快地进入小肠，从而有利于减轻小肠消化的作用；对小肠运动的增强，则可加强机械消化的作用。两者均有利于小肠内消化，这可能就是炒莱菔子“消食除胀”的机理之一。莱菔子各炮制品均能明显对抗肾上腺素对离体兔回肠节律性收缩的抑制作用，提示莱菔子对小肠运动的兴奋作用可能与对抗交感神经末梢释放的递质有关。在对离体豚鼠胃肌条节律性收缩和紧张性收缩方面，以及对抗肾上腺素抑制兔回肠运动方面，生品的作用弱于炒品和老品（表面黑褐色，内部黄褐色），故临床用炒品作消导药是有道理的[4]。

【附】

1. 近代的炮制方法还有炒焦、盐制等。

2. 文献摘录　“淘择洗，焙干，于铫子内炒令黄熟，为末”（《证类》）。“治痰证喘促必用炒，而宣吐风痰则用生”（《钩元》）。

【按语】莱菔子的炮制方法古代文献记载不多，但炒法为历代所采用，只是有微炒、炒黄、炒香、炒熟等不同要求。炒法亦是近代的主要炮制方法，火候要求则综合了古代的炒黄和炒香。炒莱菔子的火候很重要，嫩品其作用与生品无明显差异，且煎液浑浊；而传统经验则要求炒莱菔子的煎液不“浑汤”，即要求煎液澄明，只有火候适中才能达到此要求；火候过老则损耗大，且影响疗效。其火候标准以莱菔子鼓起，断面呈黄色，用手指能捻成碎片而不成粉末为宜。

莱菔子目前临床上主要用于食积胀满和喘咳痰多，故以炒用为主。莱菔子除前面所记述的作用外，还有其他用途，但需恰当地选用炮制品，才能收到良好效果。如本品多脂滑肠，用炒莱菔子 30g，研粉一次吞服，治习惯性便秘有良效[5]。临床治疗高血压病亦有良效，常与山楂大剂量(30g)煎服。但生用易致恶心，尤其胃口不好，伴有恶心呕吐的患者，必须炒后方可应用，若无恶心呕吐，亦可生用[6]。

参考文献

[1] 李贵海，等. 炮制对莱菔子部分成分的影响[J]. 中国中药杂志，1993，18(2)：89.

[2] 张欣，王爱武，宿廷敏，等. 莱菔子生制品挥发性成分 GC-MS 分析[J]. 中成药，2008，30(1)：96.

[3] 谭鹏，薛玲，吕文海，等. 莱菔子不同炮制品对呼吸系统作用的实验研究[J]. 山东中医杂志，2005，24(5)：300.

[4] 李文惠，等. 莱菔子不同炮制品对动物胃和小肠运动的影响[J]. 成都中医学院学报，1985(2)：47.

[5] 胡志坚. 中药临证应用[M]. 呼和浩特：内蒙古人民出版社，1980：354.

[6] 张志华. 莱菔子临床应用[J]. 四川中医，1985(2)：47.

莲 房

【来源】本品为睡莲科植物莲 *Nelumbo nucifera* Gaertn. 的干燥花托。秋季果实成熟时采收，除去果实，晒干。

【古代炮制】宋代有煅炭(《疮疡》)的方法。明代则有“烧存性”(《普济方》)和炒法(《济阴》)。清代亦沿用前代的方法。

【现代炮制】

1. 莲房　取原药材，除去杂质，切成碎块。

2. 莲房炭　取净莲房碎块，置铁锅内，上面扣一较小口径的锅，两锅结合处用盐泥封固，盖锅底上贴一白纸条或放数粒大米，并压重物，用文武火加热，煅至白纸或大米呈焦黄色为度，停火，待凉后取出。或置锅内，用武火加热，炒至外表焦黑色，内部焦褐色，喷淋少许清水，灭尽火星，取出晾干。

【饮片性状】莲房呈不规则的小块，表面灰棕色至紫棕色，具细纵纹及皱纹，有的可见圆形孔洞；质疏松；气微，味微涩。莲房炭表面焦黑色，内部焦褐色。

【质量要求】莲房水分不得过 14.0%，总灰分不得过 7.0%。

【炮制目的】莲房味苦、涩，性温。归肝经。具有化瘀止血的功能。

生品少用，偏于化瘀，止血力较弱。可用于胞衣不下、痔疮等。制炭后收涩止血力强，化瘀力较弱。用于血崩，血淋，皮肤湿疮等。

【临床应用】

1. 生用

(1) 胞衣不下：产后瘀阻，胞衣不下，可用莲房一味，甜酒煎服(《岭南采药录》)。

(2) 痔疮：可与荆芥、枳壳、薄荷、朴硝煎水熏洗，能祛风清热，化瘀消痔，用于痔疮肿痛，如莲房枳壳汤(《疡科选粹》)。

2. 制用

(1) 血崩：治血崩不止或月经过多，可与棕榈炭、香附(炒)同用，如莲壳散(《儒门》)；亦可单用本品研末服，如瑞莲散(《妇人经验方》)。《圣惠方》用本品与荆芥为细末，米饮调服，治室女血崩。

(2) 血淋：可与小蓟、生地、琥珀、车前子、石韦等同用，能清热凉血，利尿通淋，可用于血淋。亦可单用本品为末，入麝香少许，米饮调服，治血淋(《经验方》)。

(3) 皮肤湿疮：可单用本品研细末，香油调敷患处，治黄水疮(徐州《单方验方新医疗法选编》)。《海上方》以本品外用治天泡湿疮。

【附】文献摘录："止血方中，烧而用之"(《握灵》)。

【按语】莲房生用虽然偏于化瘀，但活血化瘀而不会导致出血；莲房炭虽以固涩止血力胜，但止血而不留瘀，故用于崩漏、尿血而有瘀滞者效果更佳。

莲　子

【来源】本品为睡莲科植物莲 *Nelumbo nucifera* Gaertn. 的干燥成熟种子。秋季果实成熟时采割莲房，取出果实，除去果皮，干燥。

【古代炮制】唐代有蒸法(《食疗》)。宋代有麸炒法(《总录》)。元代有炒法(《瑞竹》)。明代除用炒法外，还有酒煮、猪肚制(《普济方》)，焙制(《仁术》)、葱盐炒(《保元》)等炮制方法。清代除沿用炒法、蒸法、葱盐炒外，还有酒浸法(《本草述》)。清代对炮制作用的记述也较详。

【现代炮制】

1. 莲子肉　取原药材，除去杂质，用温水略浸，捞出润软，剥开去心(心亦入药)，干燥。

2. 炒莲子肉　取净莲子肉，置炒制容器内，用文火加热，炒至表面颜色加深，内表面微黄色，有香气逸出，取出晾凉。

【饮片性状】莲子肉呈半椭圆形，长 1～1.8cm，宽 0.7～1.2cm；一端中心呈乳头状突起，一端钝圆；外表面淡黄棕色至红棕色，有细纵纹及较宽的脉纹，内表面类白色或淡黄白色，中心有凹槽；质硬，粉性；无臭，味甘、微涩。炒莲子肉外表颜色加深，有的有焦斑，内表面微黄色。

【质量要求】莲子水分不得过 14.0%，总灰分不得过 5.0%。

【炮制目的】莲子肉味甘、涩，性平。归脾、肾、心经。具有补脾止泻，益肾涩精，养心安神的功能。

生品性平偏凉，长于养心安神，用于虚烦、惊悸、失眠，亦能补脾止泻，益肾涩精，但作用不如炒莲子肉强。炒后气味甘香，性平偏温，长于健脾止泻，补肾涩精，用于脾虚泄泻，肾虚遗精，妇女带下。

【临床应用】

1. 生用　惊悸失眠：常配伍茯苓、酸枣仁、柏子仁、夜交藤、淡竹叶等，用于虚烦、心悸、失眠，有清心除烦，养心安神的作用。心烦严重者可加黄连、栀子仁；心悸严重者可加龙骨、牡蛎；失眠严重者可加珍珠母、合欢皮。

2. 制用

(1) 脾虚泄泻：常与人参、白术(麸炒)、茯苓、苡米(炒)、砂仁等同用，能健脾止泻，常用于脾胃虚弱，小便不利，腹痛泄泻等，如分水散(《吉林省中药成方集》)。亦可与人参、白术(炒)、山楂(炒)、神曲、茯苓等同用，具有健脾和胃的功效，用于脾胃虚弱，消化不良、腹胀便溏，如启脾丸(《中国药典》)。《本草纲目》附方治脾泄肠滑，《丹溪心法》治久痢噤口，均用莲子肉炒研为末，陈仓米煎汤调下。

（2）肾虚遗精：常与炒沙苑子、芡实、龙骨、牡蛎、莲须等同用，能补肾涩精，用于肾气亏损，精关不固，遗精滑泄，神倦乏力，腰膝酸软，头昏耳鸣。

（3）妇女带下：可与芡实、山药、菟丝子、金樱子、乌贼骨等同用，治肾气不固的带下，证见腰酸膝软，带下清稀，头目眩晕，有益肾止带作用；偏于肾阳虚者，证见肢冷畏寒，带下清稀，舌淡，脉沉细，可与肉桂、附子、补骨脂、山茱萸、龙骨、牡蛎等同用，能温肾助阳，固涩止带。

【附】

1. 莲子肉近代的炮制方法还有麸炒。

2. 文献摘录 "去心炒"（《婴童》）。"炒用止痢，蒸用补脾，生用清心，摄肾不去皮，其皮又补脾阴"（《得配》）。

【按语】莲子肉虽然唐代就有炮制记载，但历代炮制方法都不多，只有单炒和麸炒保留至近代，而现在较常用的方法也仅炒黄一种。

生品与炒品基本功用一致，凡用炒品的病证生品亦有效而力稍逊；但清心安神则只宜用生品，若用炒品则效果欠佳，故目前临床上仍以生用为主。

桃 仁

【来源】本品为蔷薇科植物桃 *Prunus persica*（L.）Batsch 或山桃 *Prunus davidiana*（Carr.）Franch. 的干燥成熟种子。果实成熟后收集果核，除去果肉及果壳，取出种子，晒干。

【古代炮制】汉代有去皮尖和熬法（《玉函》）。南北朝刘宋时代用白术乌豆制（《雷公》）。南齐有去皮炒切（《鬼遗》）的方法。唐代有"去皮尖炒熟研如膏"（《产宝》）的记载。宋代有去皮尖麸炒（《圣惠方》）、面炒去皮尖（《博济》）、去皮尖熬令黑烟出（《证类》）、去皮尖微炒（《普本》）、盐炒（《朱氏》）等炮制方法。元代有去皮尖焙、去皮尖麸炒（《世医》）的方法。明代有吴茱萸炒、酒制（《普济方》）、烧存性（《纲目》）、"水浸去皮，焙"（《准绳》）等法。清代有干漆炒（《逢原》）、童便酒炒（《金鉴》）、制炭（《医案》）、去皮尖炒（《辑要》）等方法。明清两代还对去皮尖与不去皮尖、生用与炒用的药效差异作了记述。

【现代炮制】

1. 桃仁　取原药材，除去杂质及残留的硬壳，筛去灰屑。用时捣碎。

2. 燀桃仁　取桃仁置沸水中，加热煮至种皮微膨起即捞出，在凉水中稍泡，捞起，搓开种皮与种仁，干燥，簸去种皮。用时捣碎。

3. 炒桃仁　取燀桃仁，置炒制容器内，用文火加热，炒至黄色，取出晾凉。用时捣碎。

【饮片性状】桃仁呈扁长卵形，长 1.2～1.8cm，宽 0.8～1.2cm，厚 0.2～0.4cm；表面黄棕色至红棕色，密布颗粒状突起；一端尖，中部膨大，另一端钝圆稍偏斜，边缘较薄；尖端一侧有短线形种脐，圆端有颜色略深不甚明显的合点，自合点处散出多数纵向维管束；种皮薄，子叶2，类白色，富油性；气微，味微苦。山桃仁呈类卵圆形，较小而肥厚，长约 0.9cm，宽约 0.7cm，厚约 0.5cm。燀桃仁无种皮，乳白色。炒桃仁无种皮，表面黄色，略具焦斑，微有香气。

【质量要求】桃仁、燀桃仁、炒桃仁酸值不得过 10.0，羰基值不得过 11.0，每 1000g 含黄曲霉素 B_1 不得过 5μg，含黄曲霉素 G_2、黄曲霉素 G_1、黄曲霉素 B_2 和黄曲霉素 B_1 的总量不得过 10μg。含苦杏仁苷（$C_{20}H_{27}NO_{11}$）桃仁不得少于 2.0%、燀山桃仁不得少于 1.5%、炒山桃仁不得少于 1.60%。

【炮制目的】桃仁味苦、甘，性平。归心、肝、大肠经。具有活血祛瘀，润肠通便的功能。

生品以活血祛瘀力强，用于血瘀经闭，癥瘕积聚，产后瘀滞腹痛，跌打损伤，内痈等，燀后易去皮，除去非药用部分，有效物质易于煎出，其功用与生品基本一致。炒桃仁偏于润燥和血，多用于肠燥便秘，心腹胀满等。

【临床应用】

1. 生用（包括燀制品）

（1）月经不调、闭经：常与当归、川芎、赤芍、红花等同用，具有活血调经的功效。用于瘀血阻滞所致的妇女经闭不行，或经行不畅，量少或经期延长，色紫黯，有块，伴小腹疼痛拒按等，如桃红四物汤（《金鉴》）。

（2）癥瘕积聚：常与桂枝、牡丹皮、芍药等同用，能活血化瘀，缓消癥积，用于妇女小腹宿有癥块，按之痛，腹挛急，或妇女闭经，如桂枝茯苓丸（《金匮》）；若血瘀日久，积结成癥，证见妇人胞中积块坚硬，固定不移，疼痛拒按，面色晦黯，舌有瘀点，可再加丹参、乳香、没药、牡蛎等。

（3）产后瘀滞腹痛：常与当归、川芎、炮姜等同用，能活血化瘀，温经止痛，用于产后血虚受寒，致恶露不下或恶露量少，涩滞不畅，色紫黯，有块，小腹冷痛拒按，块下痛减，舌质黯或有瘀斑等，如生化汤（《傅青主》）。

（4）损伤疼痛：常与红花、当归、柴胡、穿山甲（炮）等配伍，治跌打损伤，瘀血留于胁下，痛不可忍，有活血祛瘀，疏肝通络的功效，如复元活血汤（《医学发明》）。

（5）肺痈：常与冬瓜子、薏苡仁、苇茎等同用，能清肺化痰，逐瘀排脓，用于肺痈，咳吐腥臭黄痰、脓血，胸中隐痛，如苇茎汤（《千金》）。若早期未成脓者可加金银花、鱼腥草等增强清热解毒之力；咳吐浊痰多者，可再加葶苈子等；脓已成者，可加浙贝母、桔梗、甘草。

（6）肠痈：常与大黄、牡丹皮、冬瓜仁等同用，有泻热破瘀，散结消肿作用，可用于肠痈初起，右少腹疼痛拒按，或少腹有痞块，如大黄牡丹皮汤（《金匮》）。

2. 制用（炒制品）　肠燥便秘：可与当归、郁李仁、枳壳（麸炒）、生地黄、火麻仁、大黄等同用，能清热润燥，用于大肠燥热，津枯液少，大便秘结，脘腹胀满，如通幽润燥丸（《中药成药制剂手册》）。

【参考资料】桃仁含苦杏仁苷、挥发油、脂肪油及苦杏仁酶等。

桃仁的水溶性成分中含有 2 种蛋白质，是具有显著抗浮肿活性和抗炎活性的有效成分。实验以水溶性成分为指标，对桃仁不同炮制品进行水浸出物及灰分测定，结果表明，桃仁不粉碎，水溶性浸出物含量燀桃仁＞炒桃仁＞带皮桃仁＞生桃仁。桃仁皮中水溶性成分也不容忽视。桃仁中苦杏仁苷含量是去尖桃仁＞不去皮尖桃仁＞去皮尖桃仁，这说明皮中含有较多的苦杏仁苷，因此，去皮尖可降低毒性。桃仁燀后去皮或不去皮灰分都低于生品，故燀制有净化药材的作用[1]。对桃仁 4 种不同炮制品（生、燀、炒、蒸）进行了水、醇、醚性浸出物和苦杏仁苷的含量分析，比较 4 种煎液的安全性。桃仁直接入煎剂，燀去皮可显著提高水溶性成分（有抗炎、镇痛作用）的溶出，蒸桃仁略低于生品；但打碎后则燀、炒品水溶性成分明显低于生品，蒸品与生品相似。醇溶性提取物（有抗凝血和较弱的溶血作用，对豚鼠子宫和肠管有收缩作用）含量以生品最高，炮制品均有不同程度下降。醚溶性成分按折得率算，燀桃仁与生桃仁相近，炒品与蒸品均低于生品，尤以炒品较明显。生桃仁其苦杏仁苷在煎液中含量甚微，就苦杏仁苷在煎液中的含量而言，炮制品（尤其是蒸品）毒性远高于生品[2]。

实验比较了五种不同炮制品（生、燀、炒、蒸、皮）对小鼠抗凝血、抗血栓、抗炎、润肠作用的影响。结果表明,生桃仁的各种作用最强,烊、炒桃仁及蒸桃仁抗凝血作用缓和,炒、蒸桃仁抗血栓作用明显降低;桃仁皮也具有明显的抗凝血和抗血栓作用。烊桃仁和桃仁皮有一定的抗炎作用,可能是炒蒸加热过程中其消炎的活性成分蛋白质变性的结果。小鼠炭末推进作用实验结果,桃仁皮作用甚微,其他炮制品有显著作用,尤以生、烊桃仁作用最强[3]。

【附】

1. 近代的炮制方法还有炒焦、麸炒、蜜炙、制霜、甘草水煮等。

2. 文献摘录 "行血宜连皮尖生用;润燥活血,宜汤浸去皮尖炒黄用"(《纲目》)。"若连皮研碎,多用,藉其赤色,以走肝经,至破蓄血,逐月水,及遍身疼痛,四肢木痹,左半身不遂,左足痛甚者,以舒筋活血行血,有去瘀生新之功……若去皮捣碎,少用,取其纯白,以入大肠,治血枯便闭,血燥便难,以濡润凉血和血,有开结通滞之力(《辨义》)。"

【按语】桃仁古代文献记载的炮制方法虽然较多,但去皮尖和炒法为历代常用,麸炒法应用亦较普遍,且为近代沿用。近代的制霜、蜜制、甘草水制为新发展起来的方法。现今只保留了烊去皮和单炒的方法;制霜法虽已基本不用,但有研究的价值,该炮制品主要是为了满足血瘀而脾虚便溏者的用药要求。

桃仁的研究虽然尚不深入,而且资料也不多,但选择的研究指标与临床用途比较接近,对临床应用有较大的参考价值。目前对桃仁去皮与不去皮,生用与炒用仍有不同看法。有人认为,桃仁烊去皮是必要的,一方面可洁净药物,另一方面桃仁去皮后,既有利于有效成分煎出,又可避免发生中毒事故[1]。也有些人认为,桃仁与杏仁用途不同,桃仁主要功效是活血祛瘀,因此,苦杏仁苷不应作为有效成分,而应视为毒性成分,生用由于保存了苦杏酶的活性,可使苦杏仁苷在水煎过程中或粉碎后水解成氢氰酸而挥发掉,从而降低其毒性;桃仁皮虽对有效成分的溶出有一定影响,但捣碎即可解决[4-6]。动物实验也从药效学方面支持了桃仁宜净制后捣碎生用为主流的看法[1]。

桃仁在临床应用方面,目前有些地区虽然规定烊桃仁作为常规给药,但实际上配方时是根据进货情况,生、烊、炒品交叉使用,即有什么炮制品就给什么炮制品,这种混乱情况应予以纠正、统一。至于桃仁生用比烊、炒桃仁毒性小,也仅从苦杏苷的水解与否来推测的,缺乏毒性试验作依据,还需结合临床作进一步的研究。

参考文献

[1] 马新华,等.桃仁炮制研究初探[J].黑龙江中医药,1990(6):43.
[2] 吕文海,等.桃仁炮制的初步实验研究[J].中国中药杂志,1993,18(4):214.
[3] 吕文海,等.桃仁炮制品的初步药理研究[J].中药材,1994,17(3):29.
[4] 余建忠,等.对当前桃仁炮制方法的商榷[J].中成药研究,1984(6):15.
[5] 方国水.杏仁与桃仁的烊制原理[J].中药饮片,1991(1):16.
[6] 贾传春.浅谈生桃仁炮制方法的不合理[J].中药饮片,1992(1):37.

益 智

【来源】本品为姜科植物益智 *Alpinia oxyphylla* Miq. 的干燥成熟果实。夏、秋间果实由绿变红时采收,晒干或低温干燥。

【古代炮制】唐代有"去壳炒"(《理伤》)的方法。宋代有炒(《普本》)、"取仁盐炒用"(《洪氏》)等法。元代用炒、"盐水浸炒"(《世医》)等方法。明代有盐炒、米泔制、姜汁炒(《普济方》),青盐酒煮(《奇效》)、蜜制(《明医》)、焙制(《仁术》)、盐水炒(《宋氏》)、酒炒(《景岳》)和"炒黑为末"(《济阴》)等多种炮制方法。清代有煨法(《钩元》)、盐酒炒(《集解》)等法。

【现代炮制】

1. 益智　取原药材投入热砂中,用武火加热,炒至外壳鼓起并焦黄时取出,筛去砂,趁热碾破外壳,筛取种子。用时捣碎。

2. 盐益智　取净益智,加盐水拌匀,稍闷,待盐水被吸尽后,置炒制容器内,用文火加热,炒干至颜色加深为度,取出晾凉。用时捣碎。益智每100kg用食盐2kg。

【饮片性状】益智为集结成团的种子,呈椭圆形,为3瓣,中有隔膜。去壳碾玉后多数散成不规则的碎块或单粒种子,种子呈不规则的扁圆形,略有钝棱,直径约3mm;表面灰褐色或灰黄色,破开面呈乳白色;有特异香气,味辛、微苦。盐益智表面褐色或棕褐色,略有咸味。

【质量要求】益智及饮片种子含挥发油不得少于1.0%(ml/g)。

【炮制目的】益智味辛,性温。归脾、肾经。具有温脾止泻,收摄涎唾,暖肾固精,缩尿的功能。

生益智辛温而燥,以温脾止泻,收摄涎唾力胜,多用于腹痛吐泻,口涎自流。盐制可缓和辛燥之性,专行下焦,长于固精,缩尿,用于肾气虚寒的遗精、早泄,尿频、遗尿,白浊。如《修事指南》指出:"益智仁盐炒,止小便频数"。

【临床应用】

1. 生用(益智仁)

(1) 口涎自流:常与党参、白术、茯苓、半夏、陈皮、怀山药等同用,能温脾益气以摄涎,用于脾气虚寒,不能摄涎,以致口涎自流者。

(2) 腹痛吐泻:《世医得效方》单用本品浓煎饮下,治腹泻不止。《局方》益智散则与干姜(炮)、青皮(去白)、川乌(炮,去皮脐)等同用,治伤寒阴盛,心腹痞满,呕吐泻痢,手足厥冷,及一切冷气奔冲,心胁脐腹胀满绞痛,有温中散寒以止吐泻的功效。亦可与理中汤同用,治中焦虚寒,吐泻腹痛,不思饮食等,有温中祛寒,补气益脾的作用。

2. 制用(盐益智仁)

(1) 尿频、遗尿:常与乌药、山药同用,能温肾缩尿,用于下焦虚寒,膀胱不约,小便频数或遗尿,如缩泉丸(《中药临床生用与制用》)。若于方中加入桑螵蛸、菟丝子,则益肾缩尿作用更强。

(2) 遗精早泄:常与莲须、芡实、山茱萸、沙苑子、菟丝子等同用,有补肾摄精的功效,用于肾虚精关不固的遗精早泄。

(3) 小便白浊:常与萆薢、乌药、茯苓、石菖蒲等同用,能益肾化浊,用于肾虚小便频数,混浊不清,白如米泔等。

【参考资料】益智主要含挥发油,油中主要成分为桉油精、姜烯、姜醇等。

实验证明,不同药用部位生品(益智、益智仁、益智壳)和不同炮制品(盐炙益智、盐炙益智仁、盐炙益智壳)挥发油的颜色、化学组分基本无变化,折光率、比重略有不同。不同炮制品挥发油含量与生品相比均有明显降低,这与炮制缓和性味的理论相符。不同药用部位益智生品、炮制品浸出物含量表明,盐炙益智和盐炙益智仁含量均比相应的生品含量高。若以挥发油作为有效成分,从挥发油的变化情况来看,益智可考虑带壳应用(壳占32.736%,仁占66.950%),可省工和充分利用药源[1]。

益智仁用砂烫去壳的方法虽然也能使外壳松脆，易于除去，但使内仁受到相当高的温度炮炙，稍有不慎，易使益智仁受热过度而失性；同时大生产时除砂未尽，去壳时易将砂子混杂仁中，造成半成品污染。用清炒法既可使外壳松脆，易于除去，又因外壳与种仁之间的空气有隔热作用，减少了加热时对种子的影响[2]。因此，清炒法去壳比砂炒法去壳优越。另有报道，将净益智用2%滤过的盐水浸润，使其内外一致，皮软化，再将益智置日光下暴晒或用电烤箱烘至外壳酥脆，放入转盘机上进行搓磨去壳，益智仁自动分离[3]。

【附】

1. 近代的炮制方法还有蜜制益智仁、盐水拌蒸益智仁等。

2. 文献摘录 "去壳，盐水炒，研细"(《保元》)。"去壳炒研，消食最良"(《玉楸》)。

【按语】益智古代的炮制方法较简单，其中以盐制与炒制用得较多。近代的炮制方法主要是继承的古代方法。但炒制的方法和目的古今似有一定的差别，古代一是去壳后研用，一是去壳后炒用，此为益智仁的生用与熟用；由于商品是果实(名益智)，临床又要求用种子(名益智仁)，故现今的方法是将带壳益智炒后去壳取仁，炒制的主要目的是为了去壳，并非直接炒制种子。盐制的方法和目的则与古法基本相同。

益智的研究资料很少，但在工艺方面，用清炒法去壳取仁比用砂烫法去壳取仁优越的认识值得重视。

由于益智仁辛温而燥，能伤阴助火，虽有补涩作用，但若阴虚火旺或因热而致的遗精、尿频、崩漏等证忌用。即是盐制也只能缓和辛香温燥之性，上述情况亦不宜用，否则，不但无益，反会加重病情。

参考文献

[1] 庞国兴，等. 益智炮制的初步研究[J]. 中成药，1994(5)：21.

[2] 赵士凯，等. 益智仁的传统炮制及其工艺选择[J]. 中成药，1994，16(3)：24.

[3] 孙颖，林清义. 刺猬皮等四种中药传统炮制工艺的改进[J]. 时珍国医国药，2004，15(3)：149.

菟 丝 子

【来源】本品为旋花科植物南方菟丝子 *Cuscuta australis* R. Br. 或菟丝子 *Cuscuta chinensis* Lam. 的干燥成熟种子。秋季果实成熟时采收植株，晒干，打下种子，除去杂质。

【古代炮制】晋代有酒浸法(《肘后》)。南北朝刘宋时代用苦酒黄精汁浸(《雷公》)。唐代亦用酒浸法(《千金翼》)。宋代除继承前代方法外，增加了盐炒(《总录》)、酒蒸(《局方》)、酒浸炒作饼(《洪氏》)、酒浸炒(《朱氏》)等炮制方法。明代除沿用前代各法外，又增加了酒煮(《普济方》)、炒法(《纲目》)、酒煨作饼(《保元》)和米泔淘洗(《大法》)等法。清代有白酒糯米泔制(《说约》)、酒米拌炒(《得配》)、四物汤制(《拾遗》)、甜酒浸煮(《增广》)、盐水炒(《医醇》)、酒洗(《四要》)等方法，并对炮制作用有较多的论述。

【现代炮制】

1. 菟丝子 取原药材，除去杂质，淘净，干燥。

2. 盐菟丝子 取净菟丝子，加盐水拌匀，闷润，待盐水被吸尽后，置炒制容器内，用文火加热，炒至略鼓起，微有爆裂声，并有香气逸出时，取出晾凉。菟丝子每100kg用食盐2kg。

3. 酒菟丝饼 取净菟丝子，加适量水煮至开裂，不断搅拌，待水液被吸尽，全部显粘丝稠粥状时，加入黄酒和白面拌匀，取出，压成饼，切成约1cm小方块，干燥。菟丝子每100kg，用黄酒 15kg、白面 15kg。

4. 炒菟丝子　取净菟丝子，置炒制容器内，用文火加热，炒至微黄色，有爆裂声，取出晾凉。

【饮片性状】菟丝子呈球形，直径 1～1.5mm；表面灰棕色或黄棕色，具细密突起的小点，一端有微凹的线形种脐；质坚实；气微，味淡。盐菟丝子表面黄褐色或棕褐色，可见裂口，略有香气，味微咸。酒菟丝饼呈小方块状，表面灰棕色或黄棕色，微有酒气。炒菟丝子表面黄棕色，可见裂口，气微香，味淡。

【质量要求】菟丝子、盐菟丝子水分不得过 10.0%，总灰分不得过 10.0%，酸不溶性灰分不得过 4.0%，含金丝桃苷($C_{21}H_{20}O_{12}$)不得少于 0.10%。

【炮制目的】菟丝子味辛，性温。归肝、肾、脾经。具有补肾养肝，固精缩尿，明目，止泻，安胎的功能。

生品以养肝明目力胜，多用于目暗不明。菟丝子性温，盐制后不温不寒，平补肝肾，并能增强补肾固涩作用。常用于阳痿，遗精滑泄，胎元不固等。酒菟丝饼可增强温补脾肾的作用，并能提高煎出效果。用于阳痿，遗精，遗尿，脾虚便溏或泄泻。炒菟丝子与生品功用相似，但炒后可提高煎出效果。

【临床应用】

1. 生用　目暗不明：常与熟地黄、女贞子、桑椹子、枸杞子等同用，有补肾益精，养肝明目作用，治肝肾不足，视力减退，目暗不明，如驻景丸(《千金》)。

2. 制用

(1) 盐菟丝子

① 阳痿早泄：常与枸杞子、五味子、覆盆子、车前子等同用，能补肾填精，用于肾虚遗精，阳痿早泄，小便余沥，久无子嗣等，如五子衍宗丸(《中药成药制剂手册》)。

② 遗精滑泄：若肾阴虚者，常与熟地黄、山茱萸、鹿角胶(炒珠)、龟甲胶(炒珠)、枸杞子等同用，能滋阴补肾，用于真阴不足，头目眩晕，腰酸腿软，遗精滑泄，自汗盗汗等，如左归丸(《中药成药制剂手册》)。若偏肾阳虚者，则常与肉桂、制附子、鹿角胶(炒)、山茱萸、枸杞子等同用，能温补肾阳，填精补髓，用于肾阳不足，畏寒肢冷，阳痿遗精或阳虚无子等，如右归丸(《中药成药制剂手册》)。若肾虚遗精较甚者，可在上方中再加牡蛎、五味子、莲须、芡实等药。

③ 滑胎：常与阿胶、续断、桑寄生等同用，能补肾安胎，用于肝肾不足，易于滑胎，如寿胎丸(《参西录》)，原方用炒菟丝子，亦可用盐菟丝子增强其补肝肾作用。若与黄芪、当归、白芍、艾叶炭等同用，能助气养血，安胎和胃，用于气血两亏，屡经小产，胎动不安，腰肢酸痛，恶心呕吐，不思饮食，如保产无忧丸(《中药成药制剂手册》)。

(2) 酒制菟丝子

① 阳痿：常与附子同用，能补肾壮阳，可用于肾阳不足，阳痿早泄，腰膝无力，如菟丝子丸(《扁鹊心书》)。

② 遗精、白浊：常与茯苓、山药、五味子(酒浸，为末)、莲子肉同用，能补肾摄精，健脾利湿，用于肾经虚损，真阳不固，遗精频作，溺有余沥，小便白浊，如茯菟丸(《局方》)。

③ 尿频、遗尿：常与桑螵蛸(酒炙)、牡蛎(煅)、肉苁蓉(酒润)、五味子、鸡内金(微炙)、鹿茸(酒炙)同用，能温肾缩尿，用于肾阳不足，小便多或不禁，如菟丝子丸(《世医》)。

④ 大便溏泄：可与人参、黄芪、炒白术、木香、补骨脂等同用，能增强补脾肾，止泄泻的作

用，用于脾肾不足，运化无权，大便不实，饮食减少。

【参考资料】菟丝子含树脂、苷类、糖类成分。本品质地坚硬，煎出效果差，也不易粉碎，炮制后可改变以上情况。

通过实验，发现生菟丝子水煮 90 分钟才开始吐丝，煮 120 分钟吐丝率为 20%，煮 240 分钟吐丝率为 40%，煮 360 分钟吐丝率为 70%；直接高压蒸煮（未水浸）45 分钟吐丝率为 85%，浸润后高压蒸煮（先润 24 小时）45 分钟吐丝率为 90%[1]。故以先浸润再高压蒸煮的方法为佳。

对菟丝子生品、清炒品、酒炒品、菟丝饼进行浸出物比较。结果表明，各炮制品浸出物较生品均有不同程度增加，而且易于粉碎。不论用冷浸法或热浸法，其浸出率均是菟丝饼＞酒炒品＞清炒品＞生品；但在冷浸法中，制饼与酒炒的浸出率相差不大[2]。菟丝子不同炮制品煎煮 90 分钟，其煎出物含量高低顺序是高压法＞清炒法＞生品；并且高压蒸煮品煎出物质较黏，清炒品煎出物质较脆，生品煎出物黏性较大，干后质坚硬[1]。测定 6 种炮制品（黄酒拌润蒸后制饼、水浸煮至吐丝制饼、清炒品、盐炙品、粉碎浸煮制饼、药典法生品）的水煎出物、总黄酮和多糖等含量。结果显示，水煎出物含量除盐炙法外，均较药典法生品高；水煎液中黄酮含量也是药典法生品低于其他各炮制品，而其中又以粉碎浸煮制饼组和水浸煮至吐丝制饼组含量最高；多糖含量也以药典法生品最低，以水浸煮至吐丝制饼组和粉碎浸煮制饼组含量最高；还原糖和醚性浸出物差别不大。综上情况，认为实际应用以水浸煮至吐丝制饼的方法较佳[3]。

菟丝子经淘洗后平均得率为 82.4%，泥沙杂质达 17.6%，故菟丝子配方前必须除去杂质，洗净，干燥[4]。因菟丝子质地坚硬，制饼的目的是为了煎出有效成分或入丸散时易于粉碎[1,5]。并认为入汤剂可以炒用，入丸、散剂若有机械粉碎可以不制饼[5]。古人制饼是指捣碎后，在容器中自然形成饼状，若加白面制饼，则有失原意。特别是夏秋季节，易于酸败生霉，不仅影响疗效，而且对人体有害。认为可酒浸后晾干研碎或爆后研粉[6]。鉴于传统加白面制饼成品易变质，提出了将菟丝子炒爆裂后，趁热喷黄酒微炒干，趁热捣成面[7]。也有人主张用怀山药粉代替面粉制饼[8]。还有人认为较恰当的方法是取淘洗干净后的菟丝子用酒浸一夜（淹过药面为度），次日加适量水煮至开裂，煮时不断搅拌，待水被吸干后，干燥备用[9]。也可用少许水或酒浸后晾干制饼或者用适量水煮爆后，晾干制饼，但用水煮时要控制水量，否则，大部分成分流失[10]。

采用正交设计筛选菟丝子最佳炮制工艺，以总黄酮含量为评价指标，结果最佳炮制工艺为：黄酒用量 20%，浸润 48 小时，中火炒制 10 分钟[11]。对菟丝子不同炮制品中黄酮及多糖含量进行检测。结果显示，各炮制品中多糖含量提出率较生品中含量均有增加。温度升高在 100～160℃之间可使总黄酮的提出率提高，但温度升高超过 160℃总黄酮含量开始减少，各炮制品中多糖含量提出率较生品中含量均有增加，盐制菟丝子中总黄酮、多糖含量提出率较生品中含量均有减少[12]。

【附】

1. 菟丝子的近代炮制方法还有酒炒、盐水拌蒸、麸炒菟丝饼、蜜拌制饼、单蒸制饼等。

2. 文献摘录　“入煎剂，微炒研破，若入丸，须另磨细末。古人困难于磨细，酒浸一宿，煮令吐丝，捣成饼，烘干再研，则末易细。然酒浸稍久，往往味变酸臭，全失冲和馨香之味，每多无效。今市中菟丝饼，俱将麦面打入，气味全乖，断不可用”（《从新》）。“补肾气，淡盐水拌炒；暖脾胃，黄精汁煮；暖肌肉，酒拌炒；治泄泻，酒米拌炒。”（《得配》）

【按语】菟丝子古代虽有多种炮制方法，但从晋代开始有酒渍的记载以来，用酒作辅料一直是历代炮制的主流，并延续至今。酒制在古方中也用得较多。由于酒制的具体方法不同，所得到的结果与目的也不完全相同。为了解决菟丝子粉碎问题，宋代开始了制饼，明代完善了制饼的方法，并沿用至今。盐水炒虽然清代才出现，但为现今的主要炮制方法，且被《中国药典》收载。炒亦为较好的炮制方法，有利于煎熬和粉碎，且操作简单，对菟丝子原有功用亦无什么影响。

菟丝子的炮制研究还较肤浅，特别是药效学方面的研究基本上还是空白。但从菟丝子煮制时间、方法与吐丝率的关系以及不同炮制方法对水浸出物、水煎液中几种化学成分的影响来看，一方面说明了古人在当时历史条件下，采用制饼的方法对提高煎出效果和解决粉碎问题起了重要作用；另一方面也说明了在现今的条件下，其制饼方法需要改进或者可用其他炮制方法代替。

由于菟丝子生品质地坚硬，又较细小，不易粉碎，煎出效果很差，并且生品与炒品功用基本一致，故临床上宜生用者可考虑炒后入药。但盐制品与酒制品则略有区别，盐制品能平补阴阳，酒制品则偏于温补脾肾。故治阳痿遗精，若为肾之阴阳两虚者，则可选用盐制品，若偏于肾阳虚者可选用酒制品。但因盐制品、酒制品、炒制品功用大同小异，因此，用于阳痿遗精通常对炮制品的选用不必严格区分。

参考文献

[1] 张素茂. 高压蒸煮法炮制菟丝子[J]. 中国中药杂志，1992，17(9)：536.
[2] 王寿希. 菟丝子不同炮制品浸出物比较[J]. 中药材，1989，12(4)：27.
[3] 张汉明，等. 不同炮制方法对菟丝子水煎液中成分含量的影响[J]. 第二军医大学学报，1992(2)：180.
[4] 丁天杰. 菟丝子必须按法炮制[J]. 中成药研究，1983(7)：16.
[5] 王琦. 关于菟丝子饼的考证[J]. 山东中医杂志，1984(1)：41.
[6] 张仲源. 菟丝子制饼质疑[J]. 中药通报，1988，13(1)：28.
[7] 王加才. 菟丝子制饼法的改进[J]. 中药材，1991，14(3)：13.
[8] 罗伟雄. 淮山药炮制菟丝饼[J]. 中药材，1991，14(6)：5.
[9] 卢坤林. 菟丝子的不同炮制品对五子衍宗丸质量的影响[J]. 中药通报，1987，12(11)：22.
[10] 张永明. 关于菟丝子制饼与质量[J]. 中国中药杂志，1993，18(1)：29.
[11] 李波，等. 正交法优选菟丝子黄酒炮制工艺[J]. 中成药，2003，25(1)：43.
[12] 田树革，等. 菟丝子及其不同炮制品中有效成分含量的研究[J]. 新疆医科大学学报，2001，24(1)：68.

蛇　床　子

【来源】本品为伞形科植物蛇床 *Cnidium monnieri*(L.)Cuss. 的干燥成熟果实。夏、秋二季果实成熟时采收，除去杂质，晒干。

【古代炮制】南北朝刘宋时代用浓蓝汁百部根自然汁浸后晒干再用生地黄汁拌蒸（《雷公》）。唐代则用炒法（《理伤》）。宋代有微炒（《衍义》）、蜜制（《总录》）、炒香（《普本》）等法。元代有"酒浸微炒"（《瑞竹》）、酒浸（《宝鉴》）、枣制（《丹溪》）等方法。明代有炒焦黄、酒煮、枣煮（《普济方》），微炒（《入门》），生地汁拌蒸（《仁术》），盐酒炒（《禁方》），酒浸蒸（《准绳》），酒洗炒（《济阴》），米泔制（《醒斋》）等炮制方法。清代有微焙（《握灵》）、生地汁拌蒸后微炒（《本草汇》）、酒生地汁拌蒸（《本草述》）、酒洗（《拾遗》）、炒黑（《释迷》）等方法。

【现代炮制】蛇床子：取原药材，除去杂质，筛去灰屑。

【饮片性状】蛇床子为双悬果，呈椭圆形，长2～4mm，直径约2mm；表面灰黄色或灰棕色，顶端有2枚向外弯曲的柱基，基部偶有细梗；分果的背面有薄而突起的纵棱5条，接合面平坦，有2条棕色略突起的纵棱线；果皮松脆，揉搓易脱落，种子细小，灰棕色，显油性；气香，味辛凉有麻舌感。

【质量要求】蛇床子水分不得过13.0%，总灰分不得过13.0%，酸不溶性灰分不得过6.0%，浸出物不得少于7.0%，按干燥品计算，含蛇床子素（$C_{15}H_{16}O_3$）不得少于1.0%。

【炮制目的】蛇床子味辛、苦，性温；有小毒。归肾经。具有温肾壮阳，燥湿，祛风，杀虫的功能。

生品外用长于燥湿杀虫，可治阴部湿疹，阴道滴虫，疥疮，顽癣；内服能温肾助阳，用于男子阳痿，妇女宫寒不孕，寒湿带下等。现代一般均生用。古方内服常用炒制品，其目的是为了杀毒，去其辣味，其作用与生品内服相同。

【临床应用】

1. 外用

（1）阴囊湿痒：可配大黄、苦参、威灵仙、葱头等，煎水洗患部，治阴囊湿痒，有燥湿止痒作用，如蛇床子汤（《金鉴》）。

（2）阴道滴虫：可用蛇床子、黄柏为细末，以甘油明胶为基质作成栓剂，先用10%蛇床子液500ml冲洗后，阴道内放置栓剂1枚，每日1次，治阴道滴虫所引起的外阴瘙痒。

（3）其他皮肤病：婴儿湿疹、慢性湿疹急性发作，外阴瘙痒，疥疮、皮癣等，皮肤有分泌物渗出和发痒者，可单用蛇床子煎水外洗，或蛇床子、轻粉为细末，调油或凡士林外搽。

2. 内服

（1）肾虚阳痿：《千金》用本品与五味子、菟丝子同用，名三子丸，治肾虚阳痿，有补肾起痿作用。若肾阳不足，阳痿较重者，可再加补骨脂、淫羊藿、巴戟天等药，可增强补肾壮阳作用。

（2）宫寒不孕：可与补骨脂、巴戟天、当归、肉桂、川芎、炒艾叶等同用，具有温肾暖宫，养血活血作用，用于冲任虚损，子宫虚冷，久无子嗣。

（3）寒湿白带：常与山茱萸、五味子、车前子、香附（俱用醋拌炒）、白矾、白鹿胶同用，作成糊丸内服，治白带因寒湿者（《方脉正宗》）；并另用蛇床子煎水外洗。

【参考资料】以高效液相色谱法测定蛇床子不同炮制方法中蛇床子素的含量，结果显示，生品＞酒炙品＞炒黄品、微波制品、烘烤品[1]。

【附】文献摘录："凡使，先须慢火微炒过，方入药用"（《局方》）。"酒浸一宿以生地汁拌久蒸焙干用"（《本草述》）。

【按语】蛇床子的炮制始见于《雷公炮炙论》，是用几种药汁作辅料。唐代则简化了炮制方法，用炒法处理，此后炒法成了历代的主要炮制方法。元代以后酒制也较广泛地被采用。对蛇床子究竟宜炒用或者生用，古代医家也认识不一，如《本草纲目》云："凡服食，即挼去皮壳，取仁微炒，杀毒，即不辣也。"而《本草述钩元》则认为："蛇床子之用，全在辣甚，炒殊不宜，不若雷公用生地拌蒸之为当。"近代似从后者之说，以生品净选后入药，古代的炮制方法已基本不用。但蛇床子内服时，炒制和酒制似有研究的价值。

参考文献

[1] 石继连，等. 不同炮制方法对蛇床子中蛇床子素含量的影响[J]. 中国药师，2007，10(1)：44.

猪　牙　皂

【来源】本品为豆科植物皂荚 *Gleditsis sinensis* Lam. 的干燥不育果实。秋季采收，除去杂质，干燥。

【古代炮制】宋代有去皮炙黄(《圣惠方》)，酥炙、蜜炙(《总病论》)，烧灰(《总微》)，去皮弦子炒(《扁鹊》)等炮制方法。元代有炒、盐醋炒(《世医》)，去皮弦酥炙(《瑞竹》)，酒炒(《丹溪》)的方法。明代有酥至黄色去子、蜜涂炙香、烧存性、去黑皮焙干、火炮(《普济方》)，炙去皮(《奇效》)，煨制(《蒙筌》)，炙焦存性(《医学》)等法。清代有煨制、煅(《本草述》)，"微火炙软，去皮弦子，再炙其肉为末"(《辨义》)，焙干研(《串雅外》)等方法。

【现代炮制】

1. 猪牙皂　取原药材，除去杂质，洗净，晒干。用时捣碎。

2. 炒猪牙皂　先将净砂子置锅内，用中火炒热，再加入净牙皂，拌炒至疏松鼓起，取出，筛去砂子，晾凉。用时捣碎。

【饮片性状】猪牙皂呈圆柱形，略扁而弯曲，长 5～11cm，宽 0.7～1.5cm；表面紫棕色或紫褐色，被灰白色蜡质粉霜，擦去后有光泽，并有细小的疣状突起及线状或网状的裂纹；顶端有鸟喙状花柱残基，基部具有果梗残痕；质硬而脆，易折断，断面棕黄色，中间疏松，有淡绿色或淡棕黄色的丝状物，偶有发育不全的种子；气微，有刺激性，味先甜而后辣。炒猪牙皂微鼓起，色泽加深，气微香，有刺激性。

【质量要求】猪牙皂水分不得过 14.0%，总灰分不得过 5.0%。

【炮制目的】猪牙皂味辛、咸，性温；有小毒。归肺、大肠经。具有祛痰开窍，散结消肿的功能。

生品有小毒，作用甚猛，祛痰开窍，散结消肿作用强，用于卒中口噤，昏迷不醒及癫痫痰盛，关窍阻闭；外用治痈肿。炒制后峻烈之性稍缓，可用于顽痰喘咳，积滞便秘。

【临床应用】

1. 生用

(1) 中风口噤：《证治准绳》通关散，用本品与细辛、天南星、半夏、薄荷、雄黄为末，吹鼻取嚏，治卒中风口噤，昏迷不省人事，有通关开窍的作用。亦可与明矾为末，温水调灌，取吐，治中风闭证，痰涎壅盛，喉中痰声辘辘，气闭不通，心神瞀闷或倒仆不省人事等实闭证，有祛痰开闭的作用，如急救稀涎散(《总录》)。

(2) 癫痫痰盛：可用急救稀涎散涌吐痰涎。亦可与白矾、法半夏、天南星(炙)、僵蚕(麸炒)、朱砂、乌梢蛇(酒炙)等同用，能散风化痰，安神定搐，用于癫痫抽搐，时发时愈，如医痫丸(《北京市中药成方选集》)。

(3) 痈肿疼痛：用本品熬膏外敷，治未溃之疮肿，有消肿止痛作用。

2. 制用

(1) 痰湿喘咳：可与白矾、半夏、葶苈子(炒)、款冬花、人参等同用，能化痰止咳，定喘消饮，用于痰饮喘咳，如梅膏丸(《杨氏家藏方》)。亦可与阿胶(蛤粉炒)、麻黄(去节)、杏仁(去皮尖)、甘草(炙)同用，治肺感寒邪，暴生咳嗽，涎痰喘逆，有散寒祛痰，止咳平喘作用，如麻黄散(《杨氏家藏方》)。

(2) 停滞便秘：《景岳全书》百顺丸，用本品与川大黄为细末，以汤浸蒸饼为丸，内服，治一切积滞及实热便秘，有消积化滞，泻下通便的作用。

【附】文献摘录："去皮弦并子，蜜水润，炙干"（《世医》）。"炒烟尽存性，研末，钱许烧酒吞服，可治诸药不效之胸疼，但入丸、散，不入汤剂"（《正义》）。

【按语】猪牙皂古代炮制方法较多，但去皮弦子的净制方法几乎为历代的共同要求；炙、炒的方法也用得较普遍，二者的作用相似。近代保留了炒法和煨法。砂烫于古代文献未见记载，为近代新发展起来的方法，所起的作用与煨、炒法差不多，尤其与煨法接近。因本品的煨制方法近于火炮，是将药物埋热草灰或子母火中加热至发泡，这与用较低砂温（100～150℃）烫制的火候要求及加热方式均相似。

由于猪牙皂辛散走窜，性极锐利，且对胃肠的刺激性很大，故用量小，多入丸、散剂，以便控制服用量。剂量过大或胃肠黏膜有溃疡者，均可引起中毒。近代主要用于逐痰开窍，常以散剂吹鼻取嚏或调灌取吐，故多生用。制后辛散开窍之力减弱，烈性亦有所缓和，但逐痰之力仍强，适于痰壅气逆之喘咳，亦用于消积通便，多作成丸剂或膏剂服用，用于汤剂者少。本品内服不论生用与制用，非邪实痰痞者、溃疡病人、虚人、孕妇及有咯血倾向者，均忌用；痈肿已溃者，外用亦不宜。

葶　苈　子

【来源】本品为十字花科植物独行菜 *Lepidium apetalum* Willd. 或播娘蒿 *Descurainia sophia*（L.）Webb ex Prantl 的干燥成熟种子。前者习称"北葶苈子"，后者习称"南葶苈子"。夏季果实成熟时采割植株，晒干，搓出种子，除去杂质。

【古代炮制】汉代有"熬黄黑色"（《玉函》）的方法。晋代有"熬令紫色，捣如泥"（《肘后》）的记载。南北朝刘宋时代有与糯米同焙去米（《雷公》）的方法。唐代有熬法（《外台》）和炒法（《颅囟》）。宋代有隔纸炒（《圣惠方》）、清炒（《证类》）等法。炮制程度又有炒香熟、炒黄、微炒等区别。明代炮制方法较多，除炒法外，还有糯米炒、酒炒、浆水制、黑枣制、制霜（《普济方》），炙制（《医学》），蒸制（《入门》）等炮制方法。清代除沿用糯米炒、焙制、酒炒、蒸制等方法外，并增加了醋炒法（《串雅外》）。

【现代炮制】

1. 葶苈子　取原药材，除去杂质，筛去灰屑。

2. 炒葶苈子　取净葶苈子，置炒制容器内，用文火加热，炒至有爆声，并有香气逸出时，取出晾凉。

【饮片性状】北葶苈子呈卵形，长 1～1.5mm。表面棕色或红棕色，微有光泽，具纵沟 2 条，其中 1 条较明显；一端钝圆，另端尖而微凹，类白色，种脐位于凹入端；无臭，味微辛辣，黏性较强。南葶苈子呈长圆形略扁，长约 1mm，宽约 0.5mm；一端钝圆，另一端微凹或较平截；味微辛、苦，略带黏性。炒葶苈子呈棕褐色，具香气，无黏性。

【质量要求】葶苈子水分不得过 9.0%，总灰分不得过 8.0%，酸不溶性灰分不得过 3.0%，膨胀度南葶苈子不得低于 3，北葶苈子不得低于 12，含槲皮素-3-O-β-D-葡萄糖-7-O-β-D-龙胆双糖苷（$C_{33}H_{40}O_{22}$）不得少于 0.075%。炒葶苈子水分不得过 5.0%，南葶苈子含槲皮素-3-O-β-D-葡萄糖-7-O-β-D-龙胆双糖苷（$C_{33}H_{40}O_{22}$）不得少于 0.080%。

【炮制目的】葶苈子味苦、辛，性大寒。归肺、膀胱经。具有泻肺平喘，利水消肿的功能。

生品力速而较猛，降泻肺气的作用较强，长于利水消肿，常用于胸水、水肿之证。炒后药性缓和，可用于实中夹虚的患者，常用于痰饮喘咳，肺痈，腹水胀满等。

【临床应用】

1. 生用

(1) 胸水：常与大黄、芒硝、杏仁、甘遂等同用，治结胸证胸胁积水，项亦强者，有泻热逐水之功，如大陷胸丸(《伤寒》)。亦可与陈大戟、陈甘遂、薤白、三七等同用，能利水逐饮，用于渗出性胸膜炎，有中等量到大量胸腔积液者，如胸渗丸(《实用专病专方临床大全》)。

(2) 水肿：《删补名医方论》苏葶定喘丸，治饮停上焦，喘满不得卧，面身水肿，小便不利，本品与苏子、大枣肉同用，有降气平喘，利水消肿的作用。亦可与郁李仁、白术、牵牛子(生、熟各半)、桑白皮、泽泻等配伍，用于湿热中阻，水肿胀满或蛊胀，有分利湿热，泻水消肿的作用，如葶苈丸(《济生方》)。

2. 制用

(1) 痰饮喘咳：本品与大枣合用，能泻肺行水，下气平喘，用于痰涎壅盛，咳嗽胸满或面目浮肿，如葶苈大枣泻肺汤(《金匮》)。若于上方中加麻黄、杏仁或者加党参、桑白皮，均可增强其平喘消肿的作用。

(2) 肺痈：可与桔梗、薏苡仁、贝母、金银花、甘草等同用，治肺痈咳唾脓血，有清热解毒作用，如葶苈薏苡泻肺汤(《张氏医通》)，方中葶苈子宜炒用。亦可用葶苈大枣泻肺汤治肺痈初起，尚未成脓，喘咳不能卧者，有泻肺平喘作用。

(3) 肠间水饮或腹水：《金匮要略》己椒苈黄丸，与防己、椒目、大黄同用，治水饮停聚，水走肠间，辘辘有声，腹满便秘，小便不利，有泻下水饮，利尿通便的作用；亦可用本方治肝硬化腹水，肺心病水肿及肾炎水肿属实证者，有行水消肿作用。

【参考资料】葶苈子含芥子苷、芥子碱及脂肪油等。

以芥子苷作含量指标，对葶苈子炒制前后进行比较，发现葶苈子炒后芥子苷是生品的1.77倍；炒品水煎液中含苷量是生品的2.73倍。故葶苈子炒用是有道理的，可以增强止咳效果。且炒后杀酶保苷，使苷煎出率升高，减少生品有刺激性的芥子油[1]。

实验研究显示，不同剂量葶苈子生品、炒品、炒老品均有显著的镇咳、祛痰作用，相同剂量生品、炒品的效果要优于炒老品，而生、炒品之间无显著性差异；不同剂量葶苈子生品、炒品均有显著利尿作用，而炒老品无利尿作用。急性毒性实验显示，葶苈子生品有一定毒副作用，但毒性较低，可以耐受。炒制以后可使其毒副作用明显降低，能进一步提高用药的安全性[2]。

【附】

1. 近代的炮制方法还有盐制、蜜制、焙制等。

2. 文献摘录　“熬令黄色，捣丸如弹子大”(《金匮》)。“不炒则不香，不能散，故必炒用”(《问答》)。

3. 葶苈子不可用水洗，以免发黏。如有少量灰土，可用少量酒搓擦，晒干。

【按语】葶苈子的炮制记载出现甚早，炮制方法也较多。但从汉代《金匮玉函经》用熬(炒)法开始，炒法就成了历代炮制方法的主流，至今仍为《中国药典》的法定方法。古方中也以生品和炒制品常用。其他炮制方法不但历代不常用，近代也未保留下来。近代的盐制法和蜜制法历史文献中未见记载，使用的地区也很局限。

葶苈子现在的炮制研究资料不但很少，而且指标单一，但也能初步说明葶苈子炒用有一定道理，似与传统认为炒后药性缓和，并适于痰饮喘咳相一致。

在临床方面，从古方对生、炒葶苈子的应用情况来看，与现今的用法一致。历来都认为葶苈子作用较猛，易伤正气，只宜于实证，但实际上药力并不太猛烈，只要用得恰当，配伍合理，即使较大剂量也未见不良反应。临床实践证明，本品对肺虚喘促水肿及脾虚胀满之证，只要掌握好剂量,并配伍补益药黄芪、附子、白术等,不仅无副作用,且有良效[3]。

参考文献

[1] 刘波,等.葶苈子炮制前后芥子甙的含量比较[J].中成药,1990,12(7):19.

[2] 马梅芳,吕文海,李洁.南葶苈子不同炮制品药效学与急性毒性实验研究[J].中华中医药学刊,2008,26(8):1825.

[3] 胡志坚.中药临证应用[M].呼和浩特:内蒙古人民出版社,1980:331.

紫 苏 子

【来源】本品为唇形科植物紫苏 *Perilla frutescens* (L.) Britt. 的干燥成熟果实。秋季果实成熟时采收,除去杂质,晒干。

【古代炮制】宋代用炒法(《圣惠方》)、蜜制(《背疽方》)等法。炒法沿用至今。明代增加了焙制(《醒斋》)和酒炒(《必读》)的方法。清代又有良姜拌炒(《得配》)和制霜(《医案》)等炮制方法。

【现代炮制】

1. 紫苏子　取原药材,洗净,干燥。用时捣碎。

2. 炒紫苏子　取净紫苏子,置炒制容器内,用文火加热,炒至有爆声,并有香气逸出时,取出晾凉。用时捣碎。

3. 蜜紫苏子　取炼蜜,加适量开水稀释,淋入净紫苏子内拌匀,稍闷润,置炒制容器内,用文火加热,炒至深棕色、不粘手时,取出晾凉。紫苏子每100kg用炼蜜10kg。

4. 苏子霜　取净苏子研如泥状,加热,用布或吸油纸包裹,压榨去油,至药物不黏结成饼为度,研细。

【饮片性状】紫苏子呈卵圆形或类球形,直径约1.5mm;表面灰棕色或灰褐色,有微隆起的黯紫色网纹,基部稍尖,有灰白色点状果梗痕;果皮薄而脆,易压碎;种子黄白色,种皮膜质,子叶2,类白色,有油性;压碎有香气,味微辛。炒紫苏子外表黄褐色,有细裂口,气香。蜜紫苏子外表深棕色,略有黏性,具蜜香气,味微甜。苏子霜为灰白色粗粉状,气微香。

【质量要求】紫苏子水分不得过8.0%,含迷迭香酸($C_{18}H_{16}O_8$)不得少于0.25%。炒紫苏子水分不得过2.0%,含迷迭香酸($C_{18}H_{16}O_8$)不得少于0.20%。

【炮制目的】紫苏子味辛,性温。归肺、大肠经。具有降气消痰,平喘,润燥滑肠的功能。

生品润燥滑肠力专,用于肠燥便秘,亦可用于痰多咳嗽,尤其适于喘咳而兼便秘者。炒后辛散之性缓和,温肺降气作用较强,并能提高煎出效果,为临床常用,可用于多种原因引起的喘逆、咳嗽。蜜苏子长于润肺止咳,降气平喘,用于肺虚或肾不纳气的喘咳,取其温润降气,作用缓和,不耗正气。苏子霜有降气平喘之功,但无滑肠之虑,用于脾虚便溏的喘咳患者。

【临床应用】

1. 生用

(1) 肠燥便秘:常与熟地黄、麻仁、当归、炒枳壳、炒杏仁等同用,能养血润燥,行气通便,用于血虚肠燥,气滞便秘,如益血润肠丸(《类证活人书》)。

(2) 喘咳兼气滞便秘:常与杏仁、瓜蒌仁、炒枳壳、陈皮等同用,既能化痰降气而平喘,又能理气润肠而通便。

2. 制用

(1) 炒紫苏子

① 风寒喘咳：常与麻黄(去根节)、桑白皮(蜜炙)、杏仁(去尖皮，炒)、陈皮(去白)等同用，能宣肺解表，祛痰止咳，用于肺感风寒，咳嗽喘逆，痰气不利，呀呷有声，如华盖散(《局方》)。

② 痰浊喘咳：常与炒白芥子、炒莱菔子同用，治痰壅气滞，咳嗽喘逆，痰多胸痞，食少难消，有降气平喘，化痰止咳作用，如三子养亲汤(《张氏医通》)；若湿痰壅盛者，可用前方与二陈汤合用；若寒痰壅盛者，可再加细辛、干姜；若热痰壅盛者，可用本品与全瓜蒌、金银花、鱼腥草、葶苈子、天竺黄等清肺化痰，降气平喘药配用。

③ 上盛下虚喘咳：常与半夏、厚朴、陈皮、肉桂、当归等配伍，用于上盛下虚，痰涎壅盛，喘咳短气，胸膈满闷，腰疼脚弱，肢体倦怠或肢体浮肿，能降气平喘、祛痰止咳以治上实，温肾纳气以治下虚，如苏子降气汤(《局方》)。

(2) 蜜紫苏子：肺虚喘咳：常与百合、麦冬、生地黄、川贝母等同用，能养阴润肺，降气化痰，可用于肺阴不足，痨伤咳逆上气，痰中带血，或骨蒸潮热，倦怠乏力。若气阴两虚者，可用本品小剂量与生晒参、麦冬、五味子等同用，能补肺化痰定喘。

(3) 苏子霜：用于喘咳而又脾虚大便不实者，其配伍原则同炒苏子。

【附】文献摘录："略炒捣碎，主肺气喘急"(《入门》)"炒熟研碎用，治冷气，良姜拌炒用"(《得配》)。

【按语】紫苏子的炮制方法比较简单。宋代开始用炒法炮制，以后历代都以此法为主，也是现今的主要炮制方法。蜜制法和制霜法也被近代保留了下来，但其用途不如炒制品广泛。

紫苏子的主要功效是降气消痰和平喘，用于润肠通便，通常只作辅助药物；而且炒制品也有润肠作用，仅作用不如生品强，同时炒后有利于煎煮，故临床以炒用为主。对虚证哮喘在方中加入小剂量的紫苏子可提高疗效。

楮　实　子

【来源】本品为桑科植物构树 *Broussonetia papyrifera* (L.) Vent. 的干燥成熟果实。秋季果实成熟时采收，洗净，晒干，除去灰白色膜状宿萼及杂质。

【古代炮制】南北朝刘宋时代用酒蒸(《雷公》)的方法。宋代有微炒(《圣惠方》)、"酒浸一宿蒸熟"(《总录》)等法。明代有单蒸、微炒(《普济方》)、酒浸蒸(《蒙筌》)、酒浸焙(《原始》)等炮制方法。清代则用酒蒸(《本草汇》)的方法。

【现代炮制】

1. 楮实子　取原药材，除去杂质，筛去灰屑。用时捣碎。

2. 炒楮实子　取净楮实子，置炒制容器内，用文火加热，炒至有爆声、香气逸出为度，取出晾凉。用时捣碎。

【饮片性状】楮实子略呈球形或卵圆形，稍扁，直径约 1.5mm；表面红棕色，有网状皱纹或颗粒状突起，一侧有棱，一侧有凹沟，有的具果柄，偶有未除净的灰白色膜状宿萼；胚乳白色，富油性；质硬而脆，易压碎；无臭，味淡。炒楮实子颜色加深，有香气。

【质量要求】楮实子水分不得过 9.0%，总灰分不得过 8.0%，酸不溶性灰分不得过 1.2%。

【炮制目的】楮实子味甘，性寒。归肝、肾经。具有补肝肾，强筋骨，清肝明目，利尿的功能。

生品能清肝明目，利尿消肿，补肝肾，强腰膝，常用于目暗不明，水肿胀满，腰膝酸软。炒后寒性减弱，并能提高煎出效果，适用于脾胃虚弱患者，亦可用于阳痿。

【临床应用】

1. 生用

(1) 明目：用于肝肾不足引起的视物昏花，可与枸杞子、女贞子、制首乌、菟丝子、密蒙花、熟地等同用，能滋阴补肾，养肝明目。亦可研细末，饭后蜜汤调服，治肝热生翳，有清肝明目作用，如楮实散(《仁斋直指方》)。《儒门事亲》用本品与荆芥穗、地骨皮共为末，炼蜜为丸，米汤下，治目昏难视。

(2) 水肿：本品甘寒，既能滋阴，又能利水，用于阴虚水肿，浮肿尿少，兼有腰酸耳鸣，五心烦热，舌红，脉细数者，可配伍生地黄、女贞子、桑椹、车前子等，能滋阴利水。《素问病机气宜保命集》楮实丸用楮实子膏与茯苓、白丁香之细末为丸，内服，用于水气蛊胀。

(3) 腰膝酸软：肾虚筋骨不健，腰膝酸软，四肢萎弱，常与杜仲、怀牛膝、续断、狗脊、肉苁蓉、枸杞子等同用，具有补肾气，强筋骨的作用。若偏于肾阴虚者，证见腰膝酸软，两足萎弱，骨蒸潮热，头晕耳鸣，舌质红，脉细数，可与地黄、山茱萸、枸杞子、杜仲、续断、龟甲等同用，能滋阴补肾，强健筋骨。

2. 制用

(1) 功用同生品，适于脾胃虚弱患者。

(2) 阳痿：常与枸杞子、肉苁蓉、补骨脂、淫羊藿、韭子等同用，治肾虚阳痿。

【附】文献摘录："酒浸一宿蒸熟"(《总录》)。

【按语】楮实子的炮制记载虽然较早，但方法简单，历代的方法归纳起来仅酒制、炒制、蒸制三类。其中酒制法各代均用，尤以酒蒸用得较普遍。近代则以生用为主，只个别地区保留了炒法。酒制法古代各个时期都用的原因可能是通过与辛温行散的酒共蒸后，楮实子寒性减弱，在补肝肾的同时，兼能通行经脉，治水肿和腰膝酸软的效果更佳，服用时间较长亦无伤脾滑肠之虑。

楮实子由于性寒，现在临床上很少用于阳痿，古人言本品能治阳痿，也并非有助阳作用，实因楮实子能补阴血，与补阳药同用而治阳痿有"阴中求阳"之意。若用于肝肾阴伤所致的阳痿则宜与滋阴补肾药同用。

黑芝麻(胡麻仁)

【来源】本品为脂麻科植物脂麻 *Sesamum indicum* L. 的干燥成熟种子。秋季果实成熟时采割植株，晒干，打下种子，除去杂质，再晒干。

【古代炮制】唐代有九蒸九曝(《千金》)的方法。宋代则有微炒、炒焦(《圣惠方》)等法。清代增加了酒蒸晒(《解要》)的方法。

【现代炮制】

1. 黑芝麻　取原药材，除去杂质，洗净，干燥。用时捣碎。

2. 炒黑芝麻　取净黑芝麻，置炒制容器内，用文火加热，炒至有爆裂声、逸出香气为度，取出晾凉。用时捣碎。

【饮片性状】黑芝麻呈扁卵圆形，长约 3mm，宽约 2mm；表面黑色，平滑或有网纹；一端圆，另一端尖，尖端有棕色点状种脐；种皮薄，子叶 2，白色，富油性；味甘。炒黑芝麻微鼓起，有香气。

【质量要求】黑芝麻、炒黑芝麻杂质不得过 3%，水分不得过 6.0%，总灰分不得过8.0%。

【炮制目的】黑芝麻味甘，性平。归肝、肾、大肠经。具有补肝肾，益精血，润肠燥的功能。

生品现已少用。古代医家认为生用滑痰，凉血解毒，可治小儿瘰疬，浸淫恶疮，小儿头疮等。一般多用炒黑芝麻，炒后香气浓，能补益肝肾，填精补血，润燥通便，用于肝肾不足的头痛、头昏，眼花耳鸣、须发早白或脱发，肠燥便秘，妇人乳少等。

【临床应用】

1. 生用

(1) 瘰疬：治小儿瘰疬，可用本品与连翘为末，频频食之(《简便单方》)。

(2) 皮肤疮疡：《普济方》治浸淫恶疮，用本品生捣敷之。治小儿头疮，本品生用嚼敷(《从新》)。

2. 制用

(1) 肝肾不足或病后虚弱：可用黑芝麻(炒)、桑叶(去梗筋，晒枯)等分，为末，以糯米饮捣丸，常服，用于肝肾不足，眼目昏暗，皮肤燥涩等，有补益肝肾，养血润燥的作用.如桑麻丸(《医级》)。若病后虚弱，眩晕乏力等，可与女贞子、桑椹子、枸杞子等同用。

(2) 气虚肠燥便秘：可用炒黑芝麻(研末)，与鸡蛋、蜂蜜，用沸水冲成蛋花糊，常服，治虚秘，对一般肾虚也有作用(《中药临床应用》)。

(3) 乳汁缺乏：可用炒黑芝麻研末，加盐少许食之，治妇人乳少，有养血生乳的作用(《纲目》)。

【附】文献摘录："九蒸九曝"(《千金》)。

【按语】黑芝麻的炮制虽然唐代就有记载，但至清代也仅蒸制、炒制和酒蒸几种方法。并认为生用不具补益作用，其不同炮制品用途也有所不同，如"滑痰生用，逐风酒蒸，入补蒸晒，炒食不生风病"(《得配》)。这种认识是否正确尚须结合临床进行研究。

芝麻经炒后，能产生浓郁的香气，据分析气味的成分约有40种，主要是低分子的醛、呋喃及酮的衍生物，其中主要呈味质的是乙酰对二氮杂苯。

黑芝麻虽属补益佳品，但因其性滑润，故肠滑便溏及精气不固者，非其所宜。

蓖　麻　子

【来源】本品为大戟科植物蓖麻 *Ricinus communis* L. 的干燥成熟种子。秋季采摘成熟果实，晒干，除去果壳，收集种子。

【古代炮制】南北朝刘宋时代用盐汤煮(《雷公》)。宋代有炒熟(《衍义》)、炒黄(《总录》)的方法。明代有炒去壳(《普济方》)，盐汤煮(《蒙筌》)，烧制(《医学》)，油制、取油(《纲目》)等炮制方法。清代有"研烂取油作燃烧烟熏"(《本草述》)，"盐水煮去皮，研取油用"、黄连水制(《辑要》)等法。

【现代炮制】

1. 蓖麻子　取原药材，除去杂质。用时去壳，捣碎。

2. 炒蓖麻子　取净蓖麻子，去壳取仁，置炒制容器内，用文火加热，炒至黄色，取出晾凉。

3. 蓖麻子霜　取净蓖麻子，去壳取仁，炒热后研成细末，将细末包3～4层草纸，外加麻布包紧，压榨去油，反复操作，至草纸上无油渍出现时即可。

【饮片性状】蓖麻子呈椭圆形或卵圆形，稍扁，长9～18mm，宽5～10mm；表面光滑，有灰白色与黑褐色或黄褐色与红棕色相间的花斑纹；种脊隆起，种阜灰白色或淡棕色，种皮薄而脆富油性；无臭，味微苦、辛。炒蓖麻子为无种皮的肥厚胚乳，表面黄色。蓖麻子霜为灰白色粗粉末。

【质量要求】蓖麻子水分不得过7.0%，酸值不得过35.0，羰基值不得过7.0，过氧化值不得过0.20。

【炮制目的】蓖麻子味甘、辛，性平；有毒。归大肠、肺经。具有消肿拔毒，泻下通滞的功能；亦能通络除痹。

现在全国多以生品外用，仅个别地区有制霜者；在古代炮制方法中未见制霜法，成方中亦无范例，但有炒用者。生品用于一切疮痈肿毒，瘰疬，口眼㖞斜，子宫脱垂，胞衣不下，脱肛，麻风，喉痹或咽中疮肿，水肿胀满等。内服作丸剂或生研或炒食，炒后可降低毒性，治气喘咳嗽，瘰疬。制霜可配丸剂内服，且无泻下作用。

【临床应用】

1. 生用（外用为主）

（1）疮疡肿毒：可与松香、轻粉、银珠、杏仁、茶油等同用，制成膏药，贴患处，治痈疡热疖，初起未溃者，有拔毒消肿作用，如千捶膏（《处方集》）。亦可单用本品去壳，和少量食盐，稀饭捣匀，敷患处，治疗疮脓肿（《福建民间草药》）。

（2）瘰疬：《疡医大全》千捶膏，用本品与杏仁、血竭、乳香（去油）、松香、冰片等同用，制成膏药，摊贴患处，治瘰疬初起；若觉有脓未熟，恐穿破难于收口，可加木鳖子、黑驴蹄研细入膏内，隔皮取脓。

（3）口眼㖞斜：利用本品通络作用，将蓖麻仁捣烂，贴敷（右斜贴左，左斜贴右），可治口眼㖞斜（颜面神经麻痹）。《妇人良方》治口眼㖞斜亦单用蓖麻子仁作饼，右㖞安在左手心，左㖞安在右手心。

（4）子宫脱垂：用蓖麻仁捣烂，作成膏剂，贴百会穴，可用于子宫脱垂及胃下垂（《中药临床手册》）。《摘元方》用蓖麻仁、枯矾等分，为末，安纸上托入，仍以蓖麻仁研膏涂顶心，治子宫脱垂。

（5）脱肛：《活幼心书》蓖麻膏，治暴患脱肛，用蓖麻子仁杵烂为膏，捻作饼子，贴囟上。

（6）胞衣不下：用蓖麻仁研如膏，涂脚底心，胞衣下后速洗去（《海上集验方》）。

（7）麻风：用蓖麻仁与黄连装小瓶内，加水同浸，3日（春夏）至5日（秋冬），再用蓖麻仁1枚，破碎，早晨以所浸药水送服，可渐加至4～5粒，用于疠风，手指弯曲，节间痛不可忍，渐至断落（《医准》）。

（8）喉痹：将蓖麻仁捶碎，卷纸作筒，烧烟吸之，可用于喉痹（《医学正传》）。

（9）水肿胀满：《日华子本草》用本品研细，水调服，通过泻下通滞，达到消除水肿胀满的目的。

2. 制用（内服）

（1）气喘咳嗽：《卫生简易方》将蓖麻子去壳炒熟，拣甜者食，治胸喘咳嗽。取本品能泻肺气使之下行的作用。

（2）瘰疬：《本草衍义》用蓖麻子炒熟，去皮，烂嚼，临睡服二三枚，渐加至十数枚。

【参考资料】蓖麻子含脂肪油、蓖麻碱、蓖麻毒蛋白（包括蓖麻毒蛋白-D、酸性蓖麻毒蛋白和碱性蓖麻毒蛋白）以及脂肪酶等成分。

蓖麻子经过与鸡蛋混合后加温100℃3小时所得到的炮制品，通过测定其LD_{50}和对人肺癌裸小鼠移植瘤模型的抑瘤实验，证明此炮制方法对减低蓖麻子毒性，保留其抗肿瘤的治疗作用有明显的效果和实用价值。其抑瘤效果（抑瘤率 80.6%）与丝裂霉素（抑瘤率 84.0%）相近。本实验为临床人体直接口服蓖麻子进行抗肺瘤治疗提供了实验依据。但炮制加热的最佳时间还需作进一步的研究[1]。

【附】文献摘录："取子炒熟"（《衍义》）。"香油煎焦，去渣"（《纲目》）。"去皮，黄连水浸，每日晨用浸水吞一粒至三四粒"（《辑要》）。

【按语】蓖麻子现在全国均以生品外用为主。因本品含毒性蛋白，生品内服易于中毒，炒制可破坏毒性蛋白，达到去毒目的。配制丸剂内服的蓖麻子霜，制霜前亦宜加热彻底破坏毒性蛋白，以保用药安全。古代生品多外用，内服常以炒、煮、烧等加热处理，这种用法是正确的。

参 考 文 献

[1] 陈百先，等. 蓖麻子抗肺癌作用的实验研究[J]. 中国中药杂志，1994，19(12)：726.

蒺藜（刺蒺藜）

【来源】本品为蒺藜科植物蒺藜 *Tribulus terrestris* L. 的干燥成熟果实。秋季果实成熟时采割植株，晒干，打下果实，除去杂质。

【古代炮制】南北朝刘宋时代有单蒸干燥后去刺再用酒拌蒸（《雷公》）的方法。唐代用烧灰（《千金》）和熬（炒）（《外台》）的炮制方法。此后，炒法为历代常用。宋代又有酒炒（《总录》）、单蒸干燥后再用酒拌蒸（《局方》）、火炮（《急救》）等法。明代亦有"酒炒去刺"（《必读》）的方法。清代除酒蒸、酒炒外，还有酒浸焙焦（《逢原》），人乳拌蒸、鸡子清炒、当归汁煮（《得配》）和醋炒（《治裁》）等法。明、清两代还有一些有关炮制作用的论述。

【现代炮制】

1. 蒺藜　取原药材，除去杂质。用时捣碎。

2. 炒蒺藜　取净蒺藜，置炒制容器内，用文火加热，炒至微黄色，碾去刺，筛去刺屑。用时捣碎。

【饮片性状】蒺藜呈放射状五棱形（5 个分果瓣组成），直径 6～10mm；分果瓣呈斧状，长 3～6mm，背部黄绿色，隆起，有纵棱及多数小刺，并有对称的长刺和短刺各 1 对，两侧面粗糙，有网纹，灰白色；质坚硬；无臭，味苦、辛。炒蒺藜无刺，表面微黄色。

【质量要求】蒺藜水分不得过 9.0%，总灰分不得过 12.0%。

【炮制目的】蒺藜味苦、辛，性微温。归肝经。具有平肝解郁，活血祛风，明目，止痒的功能。

生品味辛，其性开散，能散肝经风邪。常用于风热瘙痒，风热目赤，白癜风等。炒蒺藜常用。炒后辛散之性减弱，长于平肝潜阳，开郁散结，多用于肝阳头痛、眩晕，肝郁腋胁疼痛，乳汁不通；亦用于肾虚风热的目赤昏暗。

【临床应用】

1. 生用

(1) 风疹瘙痒：用于风热所致的皮肤发痒和皮疹，常与防风、荆芥、蝉衣、赤芍、当归等同用，有养血祛风，止痒的功效，如蒺藜消风饮（《中药临床应用》）。

(2) 目赤肿痛：可与白菊花、牛蒡子、石膏等同用，治头目昏暗，或眼目赤肿，心胸烦闷，有祛风清热作用，如白蒺藜散（《博济方》）。

(3) 白癜风:《千金》治白癜风,单用本品为末,日服两次,服至半月,白处见红点,一月即效。

2. 制用

(1) 肝阳头痛、头晕:常与白芍、钩藤、菊花、代赭石、牡蛎等同用,能平肝潜阳,用于肝阳上亢之头痛、头晕(如高血压),如平肝降压汤(《中药临床应用》),方中蒺藜宜炒用,减弱辛散之性。此方还可用于脑血管痉挛引起的头痛。

(2) 胸胁疼痛:可与白芍、郁金、枳壳、香附、川楝子等同用,治肝气郁结所致之胸胁胀痛,有疏肝解郁,理气止痛的作用。《方龙潭家秘》治胸痹,胸胀不通或作痛,用刺蒺藜带刺炒,磨为细末,早、午、晚服用,白酒调服。

(3) 乳汁不通:可单用蒺藜带刺炒,为末,白汤调服,治乳胀不通或乳岩作块肿痛(《方龙潭家秘》)。亦可与橘叶、郁金、玫瑰花、醋青皮等同用,治乳房胀痛,能增强舒肝止痛作用。

(4) 目赤昏暗:《方龙潭家秘》治眼疾,障翳不明,用刺蒺藜(带刺炒)、葳蕤(炒)共为散,每早食后白汤调服。亦常与当归尾(酒洗)、生地黄(酒浸)、柴胡、黄芩、密蒙花、羌活等配伍,用于目赤昏花,羞明多眵,痒痛流泪,胬肉白膜,有养血祛风,清肝明目的作用,如大明复光散(《古今医鉴》)。

【参考资料】以水浸出物、70%乙醇浸出物、总黄酮和总皂苷为评价指标,对炮制温度、炮制时间、翻炒频率三因素三水平进行考察,采用 $L_9(3^4)$ 正交实验设计考察蒺藜的炮制工艺。筛选出最佳炮制工艺为:1000W 功率加热,炒制 6 分钟,翻炒频率为 20 次/分。对生品与炒制品进行比较,结果表明炒制后其总黄酮、总皂苷、醇浸出物的含量提高,水浸出物含量降低[1]。

【附】

1. 近代的炮制方法还有盐水炒、麸炒等。

2. 文献摘录 "须净拣择,蒸一伏时,晒干,于木臼中舂令刺尽,用酒拌再蒸,取出曝干用"(《局方》)。"治风,黄酒拌蒸;清肺,鸡子清炒;治目中赤脉,人乳拌蒸;通月水,当归汁煮"(《得配》)。

【按语】蒺藜南北朝开始酒制,唐代始用熬(炒)法,以后炒法和酒制就成了历代的主要炮制方法,尤其是炒制,仍为现今用得最广泛的炮制方法。清代是蒺藜炮制发展的全盛期,出现了其他一些辅料制法,并对炮制作用论述较详。盐制古代文献未见记载,为近代的炮制方法,应用也不普遍,认为盐制能引药下行,增强补肝肾的作用。但蒺藜(刺蒺藜)辛散祛风,并非补肝肾之品。历史上曾将沙苑蒺藜称为"白蒺藜",并在宋、明文献补肾方药中大量出现白蒺藜,于是刺蒺藜(又名白蒺藜)便被误认为补肾之品,造成同名异物混淆不清。历代不少医药著作虽然力图纠正,但仍未完全改变混淆的情况。刺蒺藜盐制可能系沙苑蒺藜炮制方法之误[2-3]。近代一些中药书籍提到"气血虚者不宜用"似乎支持了上述认识。但也有人提出刺蒺藜是否盐制,首先要搞清楚它是否有补肾作用,并从古代医药文献分析研究中发现有"治虚和治风"双重作用,故认为盐制是正确的[4]。以上看法对研究蒺藜的炮制方法均有参考价值,并应深入研究加热炒制以及辅料酒和盐在炮制中所起的作用。

参 考 文 献

[1] 王鹏,黄伟,彭宇生. 蒺藜炮制工艺研究[J]. 内蒙古中医药,2007(8):15.

[2] 傅宝庆. 刺蒺藜炮制方法的探讨[J]. 中成药研究,1983(12):20.

[3] 谢盘根，等. 刺蒺藜不应盐炙[J]. 中药材，1990，13(5)：23.

[4] 徐敏友，等. 蒺藜炮制沿革及炮制作用探讨[J]. 中成药，1995，17(4)：19.

槐　角

【来源】本品为豆科植物槐 *Sophora japonica* L. 的干燥成熟果实。冬季采收，除去杂质，干燥。

【古代炮制】南北朝刘宋时代有乳汁制(《雷公》)。唐代有烧灰(《千金》)和炒法(《颅囟》)。宋代有炒制(《圣惠方》)、麸炒(《总录》)等法。明代增加了胆汁制(《回春》)、煮制(《禁方》)和黑豆汁拌蒸(《保元》)等炮制方法。清代除沿用炒黄、炒炭、麸炒等法而外，又增加了清蒸(《辨义》)的方法。

【现代炮制】

1. 槐角　取原药材，除去杂质及果柄，筛去灰屑，长角折断。用时捣碎。

2. 蜜槐角　取净槐角，置炒制容器内，用文火加热，炒至鼓起，再取炼蜜加适量开水稀释，喷洒均匀，再炒至光亮不粘手为度，取出晾凉。用时捣碎。槐角每 100kg 用炼蜜 5kg。

3. 槐角炭　取净槐角，置炒制容器内，用武火加热，炒至表面焦黑色，内部黄褐色，取出晾凉。用时捣碎。

【饮片性状】槐角呈连球状豆荚形，长 1～6cm，直径 0.6～1cm；表面黄绿色或黄褐色，皱缩而粗糙，背缝线一侧呈黄色，种子肾形，长约 8mm，表面光滑，棕黑色，一侧有灰白色圆形种脐；质坚硬，子叶 2，黄绿色；果肉气微，味苦，种子嚼之有豆腥气。蜜槐角鼓起，色泽加深，有光泽，略带黏性，味稍甜。槐角炭表面焦黑色，内部黄褐色，味苦。

【质量要求】槐角含槐角苷($C_{21}H_{20}O_{10}$)不得少于 4.0%。

【炮制目的】槐角味苦，性寒。归肝、大肠经。具有清热泻火，凉血止血的功能。

生品清热凉血力较强，用于血热妄行出血证，肝火目赤，肝热头痛、眩晕，阴疮湿痒；亦用于肠热便血和痔肿出血。蜜槐角苦寒之性减弱，并有润肠作用，用于便血、痔血，尤其适于脾胃不健或兼有便秘的患者。槐角炭寒性大减，并具收涩之性，长于收敛止血，用于便血、痔血、崩漏等出血证。

【临床应用】

1. 生用

(1) 血热出血：用槐角子与麦冬熬膏内服，可治吐血、咯血、呕血、衄血等出血证(《本草汇言》)。《杨氏简易方》用槐角子与车前子、茯苓、木通、甘草煎服，治小便尿血，有清热利尿止血的作用。《太平圣惠方》槐子丸，用槐子仁与黄芩研末，蒸饼为丸，桑耳汤下，用于痔疮肛边有肿核，烦热疼痛，有清热凉血，消肿止痛之效。若热蕴大肠，损伤脉络，痔血、便血，可与地榆、生地黄、黄芩、丹皮等同用，有凉血止血作用。

(2) 肝火目赤：《太平圣惠方》明目槐子丸，用槐角子与黄连研末，制成蜜丸内服，用于目赤作痛，畏光流热泪，有泻肝明目作用。若肝火偏盛，上方效力不足，可酌加龙胆草、决明子等药，增强清肝泻火作用。

(3) 头痛眩晕：常与菊花、钩藤、决明子、白芍、豨莶草等同用，能清肝平肝，治肝阳上亢，头目眩晕或兼头痛。

(4) 阴疮湿痒：常与苦参、蛇床子、地肤子等同用，有清热燥湿作用，用于湿热内蕴，阴疮湿痒。若下焦湿热偏盛者，可再加炒苍术、黄柏、土茯苓等。

2. 制用

(1) 蜜槐角

痔漏、便血：常与地榆、黄芩、当归、防风、枳壳(麸炒)同用，能清肠疏风，凉血止血，用于大肠热邪郁积，痔漏肿痛，肠风下血，如槐角丸(《中药成药制剂手册》)。若脏毒下血，日久不愈，血色污浊，食欲不振，身倦体乏，常与黄连、阿胶珠、地榆炭、黄芩、槐花炭等同用，有清热止血作用，如脏连丸(《中药成药制剂手册》)。

(2) 槐角炭

① 出血证：专用于收敛止血，常与其他止血药及清热凉血药同用，治出血久不止者。如用本品与炒贯众为末，酽醋煎服，可治血淋或崩漏不止。亦可与地榆炭、生地黄、黄芩等同用，治痔漏出血。

② 烫伤：用槐角子烧存性，以麻油调敷患处，可治烧烫伤(《验方选编》)。

【参考资料】槐角含染料木素、槐属苷、槐属双苷、山柰酚糖苷-C、槐属黄酮苷、芦丁等黄酮和异黄酮类化合物，其中以芦丁含量较高。

实验表明，槐角经过炒、蜜炙、炒炭后，芦丁含量较生品稍高；但若温度超过215℃时，芦丁会全部分解。浸出物测定的结果表明，对同一样品而言，浸出物的含量为热浸法＞冷浸法＞醇浸法；对不同炮制品而言，三种浸渍法的浸出物对生、炒、蜜炙品影响不大，但若加热温度升高，炒炭直至烧灰，则浸出物含量下降[1]。

【附】

1. 近代的炮制方法还有蒸制、炒发泡、炒黄、炒焦、盐制等。

2. 文献摘录　"干肥者拣令净，水洗过，放干，慢火上麸炒焦微似墨黑色"(《总录》)。"若以止血，须炒黑"(《钩元》)。

【按语】槐角南北朝时期始有乌牛乳汁浸蒸的记载，唐、宋时期虽有发展，但方法不多，明、清两代则增加了一些新的炮制方法，但从唐代以后单炒法和麸炒法是炮制的主流，古方中亦以炒黄品用得较多。近代只延续了炒法和蒸法，而以炒法(特别是炒炭)较常用；蜜炙法为近代新出现的一种可取的炮制方法。因痔疮患者相当多的人兼有便秘现象，故蜜制槐角一可缓和苦寒之性，免伤脾气；二是蜂蜜滋润，蜜槐角在凉血消痔的同时兼能润肠通便，减轻患者大便时的痛苦。盐槐角虽是个别地区的炮制方法，但值得研究，因盐制可增强槐角清热凉血的作用，亦可润燥，特别适于脾胃较强，血热偏盛，兼有便秘的患者。

在临床上，目前槐角主要用于大肠火盛，湿热瘀结引起的痔疮出血、肠风下血、血痢等，亦有用于肝火目赤者，故以生用为主，取其苦能燥湿，寒能清热凉血，苦寒相合，纯阴主降，使实热下泄。蜜制品清泄热邪之力较弱，适于脾胃较虚的患者，尤其兼有便秘的病人。槐角炭适于血热不甚重，且脾胃不健，下部出血久不愈者。

参考文献

[1] 徐兴鼎，等. 槐角及其炮制品的芦丁含量和浸出物的测定[J]. 中药通报，1988，13(5)：21.

蔓荆子

【来源】本品为马鞭草科植物单叶蔓荆 *Vitex trifolia* L. var. simplicifolia Cham. 或蔓荆 *Vitex trifolia* L. 的干燥成熟果实。秋季果实成熟时采收，除去杂质，晒干。

【古代炮制】南北朝刘宋时代有去白膜酒浸蒸(《雷公》)的方法。宋代增加了炒熟、单蒸、酒煮(《圣惠方》)等炮制方法。元代除蒸法外，又有炒黑(《丹溪》)的要求。明代有微炒(《普济方》)、酒炒(《粹言》)的方法。清代有酒蒸炒(《备要》)、略炒(《辨义》)、酒浸蒸熬干(《害利》)等法。

【现代炮制】

1. 蔓荆子　取原药材，除去杂质，筛去灰屑。用时捣碎。

2. 炒蔓荆子　取净蔓荆子，置炒制容器内，用文火加热，炒至颜色加深，取出晾凉，揉搓去膜，筛净灰屑。用时捣碎。

【饮片性状】蔓荆子呈球形，直径4～6mm；表面灰黑色或黑褐色，被灰白色粉霜状茸毛，有纵向浅沟4条，顶端微凹，基部有灰白色宿萼及短果梗；萼5齿裂，其中2裂较深，密被茸毛；体轻，质坚韧，不易破碎。横切面可见4室，每室有种子1枚；气特异而芳香，味淡微辛。炒蔓荆子表面颜色加深，无白膜(宿萼)及果柄。

【质量要求】蔓荆子杂质不得过2%，水分不得过14.0%，总灰分不得过7.0%，醇浸出物不得少于8.0%，含蔓荆子黄素($C_{19}H_{18}O_8$)不得少于0.030%。炒蔓荆子水分不得过7.0%，总灰分不得过7.0%，浸出物不得少于8.0%，按干燥品计算，含蔓荆子黄素不得少于0.030%。

【炮制目的】蔓荆子味苦、辛，性微寒。归膀胱、肝、胃经。具有疏散风热，清利头目的功能。

生品微寒而辛散，长于疏散风热，用于风热头痛、头昏，目赤肿痛。炒后辛散作用和寒性趋于缓和，长于升清阳之气和祛湿止痛，常用于耳目失聪，风湿痹痛。

【临床应用】

1. 生用

(1) 风热感冒：常与菊花、川芎、防风、石膏等配伍，用于风热所引起的头痛、头昏及偏头痛，如菊芎饮(《上池秘录》)。头风头痛可与川芎、藁本等同用；《千金》治头风则单用本品酒浸服。若高血压头痛偏热型的可与钩藤、菊花、白芷、薄荷同用，如蔓荆子汤(《中药临床应用》)。

(2) 风热目赤：常与菊花、白蒺藜、黄芩、防风、栀子等同用，能散肝经风热，用于风热犯目，赤肿疼痛，如洗肝明目散(《回春》)。

2. 制用

(1) 耳目失聪：若中气不足，清阳不升，耳聋目障者，常与人参、黄芪、葛根、升麻等同用，有升发清阳，补中益气作用。

(2) 风湿痹痛：用于因风湿引起的肢体酸麻拘挛，肌肉、关节疼痛，活动不便，常与羌活、防风、威灵仙、当归、苍耳子等配伍，有祛风除湿，通络止痛的作用。

【参考资料】蔓荆子含挥发油、微量生物碱、蔓荆子黄酮苷、维生素A及γ-氨基丁酸等，这些成分遇高温可被破坏。加热炮制对蔓荆子的浸出效果和化学成分及镇痛作用均有一定影响。

实验以水煎出物和醇浸出物为指标，对蔓荆子生品、炒黄品、炒焦品进行比较，结果表明，水煎出物及不同浓度醇浸出物含量是生品＞炒黄品＞炒焦品。认为蔓荆子炒后并不利于成分的煎出[1]。又有实验以生品及各炮制品的药材与粗颗粒进行比较，结果微炒捣碎品水浸出物比其他各样品含量高。炒焦品、炒炭品的水浸出物含量皆低于生品[2]。另有实验以水溶性浸出物为指标，对蔓荆子生品及生碎品，炒黄品及炒黄碎品分别进行比较，结果生品为6.72%，炒品为7.29%，生碎品为10.71%，炒碎品为12.23%，认为蔓荆子炒黄捣碎品确能提高煎出效果[3]。蔓荆子生品及各炮制品挥发油的含量是：生品＞微炒品＞炒焦品＞炒炭品。挥发油薄层层析图谱显示，生品与各炮制品基本相似，但各样品斑点的颜色和大小各不相同，炒炭品出现了其他样品未有的紫红色斑点[2]。对蔓荆子及其炮制品中的总黄酮进行测定。结果表明，蔓荆子随炒制程度加重，炒制时间延长，总黄酮含量出现先上升而后下降的变化。炒焦品的总黄酮含量最高，炒炭品次之，微炒和生品含量最少[4]。

采用热板法作小鼠镇痛实验，结果表明，各炮制品均能显著提高痛阈，但生品明显地强于炒制品，醇提取物明显地强于水提取物[1]。根据蔓荆子有关炮制文献记载，结合实践经验，有人提出了改进的炮制工艺，即取净蔓荆子加10%黄酒（或5%的白酒）拌润，待酒被吸尽后，取出摊曝干或微火炒后再摊晾至干。用前切片或捣碎[5]。

【附】

1. 近代的炮制方法还有酒制、制炭、蜜制、蒸制等。

2. 文献摘录 “凡使，去蒂子下白膜一重，用酒浸一伏时后蒸，从巳至未出，晒干用”（《雷公》）。“破，以酒炒过入煎，今人往往不研不炒而用之，多不见效”（《粹言》）。

【按语】蔓荆子的炮制方法较简单，最初是去白膜酒蒸，以后历代都以酒作辅料，但具体方法不完全一样。炒法和单蒸始于宋代，但只有炒法为现今的主要炮制方法；其他炮制方法虽然延续了下来，但应用并不广泛。其中酒制法不仅古代应用广泛，现今仍然值得深入研究。

蔓荆子的炮制研究目前还不深入，且研究结果和认识也不一致，这可能与粉碎度、炒制火候的掌握、煎煮条件不一致等多种因素有关，故尚无充分依据否定蔓荆子的炒制方法。

在临床上，蔓荆子常用于疏散风热和清利头目，故多生用，并需捣碎。治耳目失聪属于中气虚者故宜炒用，以免过于辛散耗气；但若风热上扰，阻塞耳窍，两耳重听，蔓荆子又宜生用，取其性寒味辛，疏风散热力强，并常与祛风清热药同用。蔓荆子古人认为治湿痹拘挛效果甚佳，目前已少用于这方面，但这一功用值得重视。

参考文献

[1] 曹晖，等．蔓荆子炮制的初步研究[J]．中药通报，1988，13(5)：24.

[2] 郭长强，等．蔓荆子炮制质量的初步研究[J]．中成药，1988，(8)：16.

[3] 吕文海，等．从煎出效果看果实种子药炮制[J]．中药材，1985，(4)：39.

[4] 张建华，陈大江，于海燕．蔓荆子及其炮制品的总黄酮实验研究[J]．中医药信息，2003，20(4)：27.

[5] 贾传春．蔓荆子炮制问题初探[J]．中国中药杂志，1994，19(2)：90.

槟 榔

【来源】本品为棕榈科植物槟榔 *Areca catechu* L. 的干燥成熟种子。春末至秋初采收成熟果实，用水煮后，干燥，除去果皮，取出种子，干燥。

【古代炮制】唐代有煮熟（《新修》）的方法。宋代有炒制（《圣惠方》）、火炮（《博济》）、烧灰存性（《旅舍》）、饭裹湿纸包煨（《总录》）、面裹煨、吴茱萸炒（《总微》）、火煅（《朱氏》）等炮制方法。元代有纸裹煨（《丹溪》）。明代有灰火煨、牵牛子醋共制（《普济方》）、火炮、湿纸裹煨（《奇效》）、炒制（《医学》）、石灰制（《仁术》）、牙皂汁浸焙（《保元》）、烧存性（《济阴》）等法。清代有煨法（《握灵》）、醋制（《本草述》）、童便洗晒（《幼幼》）、煅存性（《拾遗》）、酒浸（《大全》）等方法。明、清两代对炮制目的也有较多的论述。

【现代炮制】

1. 槟榔　取原药材，除去杂质，用水浸泡3～5天，捞出，置容器内，经常淋水，润透，切薄片，干燥。

2. 炒槟榔　取槟榔片，置炒制容器内，用文火加热，炒至微黄色，取出晾凉。

3. 焦槟榔　取槟榔片，置炒制容器内，用中火加热，炒至焦黄色，取出晾凉。

【饮片性状】槟榔为类圆形薄片；表面呈棕、白色相间的大理石样花纹；周边淡黄棕色或淡红棕色；质坚脆易碎；气微，味涩微苦。炒槟榔表面呈淡黄色。焦槟榔表面呈焦黄色。

【质量要求】槟榔、炒槟榔水分不得过10.0%，含槟榔碱（$C_8H_{13}NO_2$），不得少于0.20%。焦槟榔水分不得过9.0%，含槟榔碱不得少于0.10%。

【炮制目的】槟榔味苦、辛，性温。归胃、大肠经。具有杀虫，消积，降气，行水，截疟的功能。

生品作用较猛，以杀虫、降气、行水消肿、截疟力胜，用于绦虫、姜片虫、蛔虫及水肿、脚气、疟疾。炒后可缓和药性，以免耗气伤正，并能减少服后恶心、腹泻、腹痛的副作用。炒槟榔与焦槟榔作用相似，长于消积行滞。用于食积不消，痢疾后重。但炒槟榔较焦槟榔作用稍强，而伐正气的作用也略强于焦槟榔。一般身体素质较强者可选用炒槟榔，身体素质较差者，可选用焦槟榔。

【临床应用】

1. 生用

（1）肠道寄生虫：驱绦虫配南瓜子；驱姜片虫可单味煎服或与乌梅、甘草同用，如槟乌合剂（《中药临床应用》）；驱钩虫单用或与雷丸、榧子肉同用；驱蛲虫可与百部、贯众煎水灌肠或每晚外洗肛门；驱蛔虫常配伍苦楝根皮、使君子等。若虫积腹痛，大便秘结，常与大黄、苦楝根皮、牵牛子、木香等同用，如万应丸（《医学正传》）；本方近代亦用于蛔虫性肠梗阻。

（2）水肿：常与椒目、商陆、泽泻、茯苓皮等同用，能增强行水消肿作用，用于水湿壅阻，遍身水肿，喘急气促，烦躁口渴，二便不利，如疏凿饮子（《重订严氏济生方》）。

（3）脚气：常与木瓜、吴茱萸、紫苏等同用，能祛寒逐湿，用于寒湿阻滞，足胫肿痛，筋脉弛缓，或麻痹冷痛之寒湿脚气，如鸡鸣散（《朱氏》）。

（4）疟疾：常与常山、草果、青皮、厚朴等配伍，能消痰截疟，用于疟疾数发不止，体壮痰湿内盛，胸闷纳呆，舌苔白腻，如截疟七宝饮（《杨氏家藏方》）。

2. 制用

（1）食积不消：可与牵牛子（炒）、陈皮、莪术（醋炙）、木香等同用，治饮食停滞，气郁不舒，胸痞腹胀，胃脘疼痛，具有消积化滞的作用，如开胸顺气丸（《中药成药制剂手册》）。

（2）湿热痢疾：可与木香、黄连、黄芩、白芍等配伍，用于湿热内阻，肠胃受损，痢下赤白，里急后重，有清热化湿，消积化滞的作用，如香连化滞丸（《中药成药制剂手册》）。

【参考资料】槟榔含生物碱、鞣质、脂肪油及槟榔红色素、氨基酸等。生物碱主要为槟榔碱；其余有槟榔次碱、去甲基槟榔次碱、去甲基槟榔碱、槟榔副碱、高槟榔碱等。

不同软化方法对槟榔有效成分的影响差异较大。据报道，槟榔用冷水浸泡21天后切片，槟榔碱损失达30.09%[1]。在浸泡过程中，生物碱含量换水又比不换水的方法损失大[2]。樟帮不换水浸泡法虽然简便，槟榔碱损失约7%左右，但药材易变色和腐败；而换水浸泡法槟榔碱损失达18%～20%，使其饮片含量（0.2583%）达不到药典要求[3-4]。槟榔经浸泡后切片醚溶性生物碱损失了24.7%[5]。若用冷水浸泡6天，每天换水一次，切片阴干，醚溶性生物碱损失了16.29%[6]。可见槟榔不宜用浸泡法软化。槟榔饮片的干燥方法对生物碱含量也有影响。切片后暴干其生物碱损失比阴干大得多，晒干也比阴干的含量低，烘干则与阴干含量差不多[6-7]。加热对槟榔的成分也有影响。采用薄层扫描法对槟榔的生品、炒黄品、炒焦品、炒炭品中槟榔碱进行含量测定，结果表明，随着加热时间的增加，槟榔碱有不同程度的挥发，含量下降。炒黄品低于生品，炒焦品很低，炒炭品含量很微。但随着加热时间的增加，其油性则有所增加，槟榔炭油性最大，在薄层板上靠近溶剂前沿的几个斑点的量也随之增加[8]。另有人用相同方法测定，结果也表明炮制品（清炒、炒焦、炒炭）随着受热时间的增加，槟榔碱的含量逐渐降低[9]。

鉴于传统的水浸泡对槟榔的有效成分损失很大，故对槟榔的软化提出了很多改进方法。有人提出先将槟榔浸润再埋入洞中闷，该法简单易行，有效成分槟榔碱几乎不受影响[10]。还有报道，用淋法软化，对槟榔碱影响较小，生产周期短，无需特殊设备，而临床疗效好[3]。砂润法是槟榔吸收砂中水分，逐渐软化，便于切片，并能保留药物原有色、香、味。即使夏天也不易产生黏滑、变色、“伤水”等现象[4]。有人比较了砂碛法（用湿河砂淹埋）和浸泡法软化槟榔，其醚溶性生物碱（按槟榔碱计算）砂碛法损失7.91%，水浸法损失15.27%；砂碛法炮制品外形美观，利于贮存、调配和煎煮[11-12]。还有实验证明，采用10%米醋喷润槟榔，切薄片阴干的方法较好，省工，效率高片形完整美观，而且生物碱含量也较高[13]。冷压浸泡法软化，其槟榔碱损失也比传统的浸泡软化法小[7]。采用减压冷浸软化法，经小型试验和生产规模中试，观察不同季节软化效果，测定饮片质量，结果表明，该法能提高软化效率，缩短浸泡时间，保证饮片质量。在具体操作时，槟榔浸入水中减压和减压后加水的方法，其吸水量相同；但要达到软化要求，前者减压时间远比后者长[2]。比较槟榔传统浸润法、减压冷浸法、粉碎颗粒法、减压蒸气焖润法，结果表明，减压蒸气焖润法槟榔碱损失少，软化时间短[14]。比较冷浸法、热浸法、蒸制法、轧碎法制备的槟榔片，结果表明，蒸制法和轧碎法的薄层层析比冷浸法和热浸法多一个斑点；通过水溶性浸出物及醚溶性生物碱的含量测定，证明以蒸法切片较理想，煎出效果亦佳，饮片外观颜色比水制法深，且饮片平整光滑，外形美观，容易干燥[15]。

实验按现行的传统方法浸润处理加工，槟榔碱损失高达25%以上，采用冷压浸渍法可使槟榔碱保留率达90%以上，而将原药材直接打碎成颗粒饮片，更能使槟榔碱完全保留[16]。测定槟榔生品、5种传统不同炮制品及现代烘品中槟榔碱含量。结果表明，各炮制品中槟榔碱含量与生品比较有显著性差异，80℃20分钟烘品和酒炙品含量较高，炒黄低于生品，炒焦低于炒黄，炒炭含量甚微[17]。

【附】

1. 近代的炮制方法还有炒炭、蜜制等。

2. 文献摘录　“酸粟米饭裹，湿纸包灰火中煨令纸焦，去饭”（《总录》）。“急治生用，经火则无力，缓治略炒，或醋煮过”（《入门》）。

【按语】槟榔的炮制虽然《雷公炮炙论》就已言及，但主张生用，唐代始用加热方法。以后历代虽然炮制方法都有所变化和发展，但只有始于宋代的炒法被近代沿用，并对炒制的火候有不同要求。尽管历代炮制方法不少，但对生用与制用的问题各医家认识并不一致。有的从雷敩之说，认为熟用无效，这种认识似乎有些片面。槟榔究竟宜生用或制用，应视用途而定。另外，古代的醋制法似有研究的价值，但具体方法尚需改进和完善。

槟榔的炮制研究目前基本上是以生物碱特别是槟榔碱含量为核心，并未涉及化学成分质的变化，也很少对其他成分进行研究。药效学方面的研究目前还是空白，今后需要加强对炮制品药效变化方面的研究。槟榔由于质地坚硬，软化很困难，传统的软化方法存在较多的问题，不易保证饮片的质量，所以软化是制作槟榔饮片中较为棘手的问题。近年来，不少人对槟榔的软化方法作了很多探索工作，也颇有成效，有些方法值得推广。如砂碛法和减压冷浸法就很有实用价值，分别适用于小生产和大生产。但对其他软化方法还需进一步研究，不断改进和完善。

在临床上，槟榔以生用为主，而且主要用于实证。消积导滞用炒制品旨在避免生品的副作用。但在积滞较重，时间不久，患者身体较强健，特别是便秘者，可选用生品，取其力猛而速，又兼具轻泻作用；有时还与大黄等药合用，使积滞速消，以免积久伤脾。但本品毕竟为利气消积之品，不利于正气，故气虚下陷的患者即使是炒制品也不宜用；若积滞明显，而身体又较虚弱的患者，用炒制品也要控制剂量和注意配伍扶正的药物。

参考文献

[1] 吕秉森.丹皮和槟榔切制工艺的改进[J].中成药研究，1981(7)：17.

[2] 庄立品，等.槟榔饮片切制工艺改进的研究[J].中成药研究，1982(12)：18.

[3] 梅全喜，等.槟榔炮制方法探讨[J].中药通报，1987，12(3)：24

[4] 胡珊梅，等.江西传统软化法对槟榔炮制质量的影响[J].江西中医药，1988(3)：46.

[5] 张真修，等.饮片加工对槟榔中醚溶性生物碱的影响[J].药学通报；1963，9(4)：181.

[6] 覃葆.槟榔饮片干燥方法初步探讨[J].中成药研究，1982(11)：21.

[7] 张定佳.不同炮制方法对槟榔有效成分的影响[J].中国中药杂志，1990，15(12)：24.

[8] 唐盈，等.槟榔炮制的研究[J].中成药，1988(2)：18.

[9] 张启兴，等.不同方法炮制槟榔中槟榔碱的含量比较[J].佳木斯医学院学报，1992(3)：17.

[10] 余健斌，等.介绍槟榔炮制方法[J].中国中药杂志，1989，14(4)：28.

[11] 陈顺烈，等.槟榔加工法的试验[J].中国医院药学杂志，1988，8(9)：423.

[12] 陈顺烈，等.两种槟榔炮制方法对其槟榔碱的影响[J].中成药，1988(11)：20.

[13] 赵铁初.槟榔醋润切制方法[J].中成药，1988(6)：43.

[14] 岳凯，等.减压焖润中药方法的探讨[J].四川中医，1985(3)：31.

[15] 余南才.槟榔炮制方法的比较[J].中药通报，1987，12(10)：21.

[16] 高家鉴.不同炮制方法对槟榔中槟榔总碱含量的影响[J].中成药，1999，21(9)：458.

[17] 张林丽，陈国佩，韦凤.槟榔不同炮制品中槟榔碱含量的比较[J].中药材，2002，25(6)：404.

酸枣仁

【来源】本品为鼠李科植物酸枣 *Ziziphus jujuba* Mill. var. spinosa (Bunge) Hu ex H. F. Chou 的干燥成熟种子。秋末冬初采收成熟果实，除去果肉及核壳，收集种子，晒干。

【古代炮制】南北朝刘宋时代有蒸法(《雷公》)。宋代有微炒、炒香熟(《圣惠方》)，酒浸(《百问》)等法。元代有酒浸(《丹溪》)及蚌粉炒(《世医》)的方法。明代除沿用炒法、酒浸、蒸制等法外，还有隔纸炒香(《普济方》)的方法。清代有单炒(《新编》)、炒研酒浸(《良朋》)和姜汁炒(《经纬》)等炮制方法。在炮制理论方面，从宋代至清代都有生、熟异治的记述。

【现代炮制】

1. 酸枣仁　取原药材，除去杂质及硬壳，洗净，干燥。用时捣碎。

2. 炒枣仁　取净枣仁，置炒制容器内，用文火加热，炒至鼓起，有爆裂声，色微变深，取出晾凉。用时捣碎。

【饮片性状】酸枣仁呈扁圆形或扁椭圆形，长5～9mm，宽5～7mm，厚约3mm；表面紫红色或紫褐色，平滑有光泽，有的有裂纹。一面较平坦，中间有1条隆起的纵线纹，另一面稍凸起；一端凹陷，可见线形种脐另一端有细小凸起的合点；种皮较脆，胚乳白色，子叶2，浅黄色，富油性；气微，味淡。炒枣仁鼓起，表面颜色加深，有裂纹，具香气。

【质量要求】酸枣仁杂质（核壳等）不得过5%，水分不得过9.0%，总灰分不得过7.0%，每1000g含黄曲霉素B_1不得过5μg，含黄曲霉素G_2、黄曲霉素G_1、黄曲霉素B_2和黄曲霉素B_1的总量不得过10μg。炒酸枣仁水分不得过7.0%，总灰分不得过4.0%。

酸枣仁、炒酸枣仁含酸枣仁皂苷A（$C_{58}H_{94}O_{26}$）不得少于0.030%，斯皮诺素（$C_{28}H_{32}O_{15}$）不得少于0.080%。

【炮制目的】酸枣仁味甘、酸，性平。归心、肝、胆经。具有补肝，宁心，安神，敛汗的功能。

生枣仁与炒枣仁功用基本相同，均有宁心安神作用。但生品性平，宜入清剂中，具有养心安神，滋补肝肾的作用，用于心阴不足或肝肾亏损及肝胆虚热所致的失眠、惊悸、眩晕、耳鸣、目暗不明等。炒枣仁性偏温补，宜入温剂，长于养心敛汗，用于气血不足的惊悸健忘、盗汗、自汗、胆虚不眠等。酸枣仁炒后质酥脆，有利于煎出有效成分，提高疗效。

【临床应用】

1. 生用

(1) 虚烦失眠：常与茯苓、知母、川芎、甘草同用，能养血安神，清热除烦，用于素体虚弱，营阴不足，虚热上扰，心烦失眠，眩晕等，如酸枣仁汤（《金匮》）。若心火偏旺者可加黄连；阴虚者可加生地黄、百合；气虚者可加太子参；素体痰湿者可与温胆汤合用。

(2) 惊悸怔忡：可与当归、白芍、生地黄、茯神、黄连等同用，能滋阴清热，养心补血，治心血亏损，心悸怔忡，心烦失眠等，如四物安神汤（《杂病源流犀烛》）。心悸重者可加琥珀或珍珠母。

(3) 目暗、眩晕、耳鸣：常与当归、白芍、熟地黄、麦冬等同用，能补血养阴，治肝经血虚阴亏，证见眼目昏暗、眩晕、耳鸣等，如补肝汤（《金鉴》）。

2. 制用

(1) 体虚多汗：常与人参、黄芪、五味子、山茱萸等同用，具有益气固表，敛阴止汗作用，用于体弱气虚，自汗频作或盗汗。若与地骨皮、生地黄、浮小麦、知母等配伍，用于阴虚火旺，盗汗长久不愈，或兼手足心热，午后潮热等，具有滋阴清热，收敛止汗的作用。

(2) 惊悸、失眠：常与人参、黄芪、当归、龙眼肉、远志（蜜炙）等配伍，具有益气补血，健脾养心的功效，用于气血两虚，惊悸怔忡，健忘失眠，倦怠食少，多汗等，如归脾汤（《济生方》）。若胆气虚怯，决断无权，恐惧不能入睡，或易惊醒，头晕目眩，心中惕惕然，可与茯神、人参、远志、石菖蒲、龙齿等同用，有益气定惊，安神定志的功效。

【参考资料】酸枣仁含酸枣仁皂苷A和B、黄酮类、三萜类化合物、脂肪、蛋白质、甾醇、维生素C等。尚含微量具强烈刺激性的挥发油。近代对生、炒酸枣仁的化学成分和药理作用均作了初步的研究。

纸层析的结果显示，酸枣仁炒制前后层析图谱无明显的差异，斑点大小及荧光强度均相似[1]。实验证明，微炒或炒黄的酸枣仁，水提取物或乙醚提取物含量均比生品增高；炒焦和炒黑均低于生品，尤以炒黑为甚。乙醇提取物含量各炒制品均低于生品，微炒差异较小，烘制差异较大，炒焦和炒黑差异最显著[2]。实验结果表明，生、炒酸枣仁无论用热回流提取或冷浸提取均含有酸枣仁皂苷A和B、黄酮C（spinosin与zivulgarin的混合物）和黄酮D (swertisin)，薄层层析亦显示，生酸枣仁在清炒和回流提取过程中，有效成分基本没有发生变化，两种酸枣仁皂苷和黄酮成分相同[3]。又用薄层扫描法测定其生、炒酸枣仁两种提取液中的酸枣仁皂苷含量，结果表明，炒酸枣仁中的酸枣仁总皂苷（苷 A 和苷 B 之和）明显高于生枣仁，其中酸枣仁皂苷 A 的含量差别较大，酸枣仁皂苷 B 的含量差别较小，这说明炒酸枣仁中酸枣皂苷易于煎提[4]。

通过生、炒酸枣仁水煎剂对小白鼠镇静、安眠、抗惊作用的比较，结果表明，生、炒酸枣仁对中枢神经系统均呈现镇静、安眠、抗惊作用，二者之间无差别。但生品经加热煎煮后是否就与炒品相似，尚待进一步研究[1,5]。实验研究，酸枣仁炮制品中总皂苷对高脂血症模型的治疗作用，结果显示，炮制品中总皂苷能降低高脂血症动物模型血清总胆固醇、甘油三酯、低密度脂蛋白胆固醇含量，提高高密度脂蛋白胆固醇的含量，并具有显著调节实验性高脂血症大鼠血脂的作用[6]。

【附】

1. 近代的炮制方法还有炒焦、炒炭、盐制、蜜制、朱砂制、煨制等。

2. 文献摘录　“用五两，汤浸去皮，可剥半两净，炒仁令香熟为度”（《普济方》）。“熟用，疗胆虚不得眠，烦渴，虚汗之证；生用，疗胆热好眠”（《纲目》）。“生用入肝胆，炒熟入心脾”（《四要》）。

【按语】酸枣仁古代以蒸制、炒制、酒制应用较普遍，其中炒法又是炮制的主流，并延续至今。从宋代至清代均有不少记载炮制作用的资料，而且这些资料基本上都是论述生用与炒用的问题，其他炮制方法很少涉及。多数资料认为生用治多眠，熟用治失眠。并且认为生用与炒用还与性味、归经有关，如“生用酸平，专补肝胆；炙熟酸温而香，亦能醒脾，炒香研”（《从新》）。对炒制火候与疗效关系也作了论述，如“炒研用，炒久则油枯不香，碎则气味俱失，便难见功”（《求真》）。也有医家对生、熟异治提出了异议，如《本草便读》云：“至于炒熟治胆虚不眠，生用治胆热好眠之说，亦习俗相沿，究竟不眠好眠，各有成病之由，非一物枣仁可统治也。”如此较全面地详辨了生品与制品在性味、归经、功效等方面的区别，是酸枣仁古代炮制文献的一个特点，其他药物很难见到如此全面的论述。

在炮制研究方面，虽然资料不多，但所选择的观察指标与酸枣仁的主要用途基本一致。不过，研究内容还应拓宽，尚需结合酸枣仁的其他功用进行深入研究，以期对它的生用与炒用作出恰当评估，统一认识，为临床应用提供实验依据。

酸枣仁生、熟异治不但古代医家有不同看法，近代对生、炒枣仁的疗效认识也不一致，归纳起来大致有三种看法：①生枣仁与炒枣仁均有镇静催眠作用，二者无区别，不必炒制[7-10]。②酸枣仁生者主兴奋（抑制性小一些），熟者主抑制，生、熟合用能使兴奋和抑制得以均衡和协调，比单纯生用或炒用效果明显，但要根据病情灵活调整生、熟用量比例[11]。③生、炒枣仁均可治失眠，但在温剂中用炒枣仁，在清剂中用生枣仁较合理。对肝胆虚热引起的惊悸不安、失眠等症，应选用生枣仁；对肝胆不足，心虚胆怯，以及心脾两虚所致的惊悸、失眠，同时兼有脾胃虚弱，消化不良，出虚汗等的患者，宜选用炒枣仁[12-13]。这种看法与临床应用的实际情况一致；但用炒枣仁时，只宜微炒，久炒则油枯失效。

此外，酸枣仁治失眠久服可产生耐药性，降低疗效，故宜交替使用。又发现肝炎伴有失眠者，应用本品有碍转氨酶的下降[14]。值得注意。

参考文献

[1] 张志杰. 酸枣仁、柏子仁的炮炙研究[J]. 黑龙江中医药，1983(2)：52.

[2] 刘福祥，等. 炒制程度对酸枣仁提取物的影响[J]. 中国中药杂志，1990，15(5)：28.

[3] 王健. 生、炒酸枣仁中镇静催眠成分初探[J]. 中成药，1989，11(1)：18.

[4] 王健，等. 生、炒酸枣仁中酸枣仁皂甙A和B的含量比较[J]. 中成药，1994，16(10)：24.

[5] 娄松年，等. 生、炒酸枣仁水煎剂镇静、安眠作用比较[J]. 中成药研究，1987(2)：18.

[6] 吴玉兰. 酸枣仁炮制品中总皂苷对高脂血症大鼠实验动物模型的影响[J]. 江苏中医药，2004，25(5)：55.

[7] 黄文兴，等. 酸枣仁的镇静催眠作用[J]. 山东医刊，1957，(1)：4.

[8] 孙侃. 酸枣仁的催眠镇静作用——附失眠87例疗效初步观察[J]. 中华医学杂志，1958，44(12)：1168.

[9] 俞昌正，等. 中药酸枣仁和复方酸枣仁的镇静催眠作用[J]. 中西医结合杂志，1982，2(2)：97.

[10] 孙侃. 关于酸枣仁宜生用的建议[J]. 上海中医药杂志，1966(4)：156.

[11] 朱鸿铭. 酸枣仁生用与炒用问题[J]. 浙江中医杂志，1966(1)：30.

[12] 邓铁涛. 酸枣仁的生、熟异治[J]. 浙江中医杂志，1958(8)：34.

[13] 徐树南. 酸枣仁炒用安神，生则醒神吗[J]. 贵阳中医学院学报，1985(4)：55.

[14] 胡志坚. 中药临证应用[M]. 呼和浩特：内蒙古人民出版社，1980：284-285.

罂　粟　壳

【来源】本品为罂粟科植物罂粟 *Papaver Somniferum* L. 的干燥成熟果壳。秋季将已割取浆汁后的成熟果实摘下，破开，除去种子及枝梗，干燥。

【古代炮制】宋代有烧灰（《圣惠方》）、姜制（《普本》）、蜜炒（《局方》）、炒制（《洪氏》）、醋涂炙（《三因》）、生蜜涂炙（《传信》）、醋炒（《扁鹊》）等炮制方法。元代有醋浸后炒干（《脾胃论》）的方法。明代有蜜酒炒、蜜炙、炒黄、姜汁炒、盐豉的沸汤浸液浸渍罂粟壳后再用蜜水拌匀炒（《普济方》）、蜜炒令赤色（《奇效》）、醋涂炙、醋煮（《医学》）、焙制（《准绳》）、切丝蜜水拌炒（《正宗》）、醋炒（《通玄》）等方法。清代有米醋拌炒（《钩元》）和蜜炙（《便读》）等法。

【现代炮制】

1. 罂粟壳　取原药材，除去杂质及柄，洗净，润透，切丝，干燥。或除去杂质及柄，捣碎。

2. 蜜罂粟壳　取炼蜜用适量开水稀释，加入净罂粟壳丝内拌匀，稍闷，置炒制容器内，用文火加热，炒至不粘手为度，取出晾凉。罂粟壳丝每100kg用炼蜜25kg。

3. 醋罂粟壳　取罂粟壳丝，加入米醋拌匀，待醋被吸入后，置炒制容器内，用文火加热，炒干，取出晾凉。罂粟壳丝每100kg用米醋20kg。

【饮片性状】罂粟壳为不规则丝条；表面黄白色或淡棕色，平滑略有光泽；内面有粒状突起小点或黄色隔膜；质轻脆；气微清香，味微苦。蜜罂粟壳表面微黄色，略有黏性，味甜微苦。醋罂粟壳表面颜色加深，略有醋气。

【质量要求】罂粟壳杂质不得过2%，水分不得过12.0%，醇浸出物不得少于13.0%，含吗啡($C_{17}H_{19}O_3N$)应为0.06%～0.40%。蜜罂粟壳醇浸出物不得少于18.0%。

【炮制目的】罂粟壳味酸、涩，性平；有毒。归肺、大肠、肾经。具有涩肠止泻，敛肺止咳，止痛的功能。

生品以止痛力胜，收敛作用亦强。多用于脘腹疼痛，筋骨疼痛；亦可用于久咳少痰或久泻久痢。蜜制能增强其润肺止咳作用，常用于肺虚久咳。《本经逢原》有“蜜炙止咳”的记载。醋制能增强涩肠止泻作用，用于泻痢长久不愈。如《本草正》云：“醋炒甚固大肠，久痢滑泻必用”。

【临床应用】

1. 生用

(1) 脘腹疼痛：多用于虚证。若脾胃虚寒，脘腹疼痛，可与党参、炒白术、吴茱萸、肉桂等同用，寒甚者可加荜澄茄，有补气温中，散寒止痛的作用。若阴血不足，腹痛和胃痛，可与白芍、炙甘草同用，能缓急止痛。

(2) 筋骨疼痛：常与当归、桂枝、白芍、木瓜等同用，能养血活血，舒筋止痛．用于营血不足，风湿侵袭，筋骨疼痛。

2. 制用

(1) 蜜罂粟壳：肺虚久咳：《世医得效方》治久咳不止，用罂粟壳去筋，蜜炙为末，蜜汤送服。若肺气耗散，肺阴亏损，久咳不已，甚则咳喘自汗，常与人参、五味子、款冬花、贝母、阿胶等同用，能敛肺止咳，益气养阴。

(2) 醋罂粟壳：滑泻久痢：《疡医大全》龙骨散，用本品与龙骨、煨诃子、没食子、赤石脂同用，治小儿脱肛，亦用于久泻不止。若虚寒泄泻，可与党参、焦白术、炮姜、吴茱萸、诃子等配伍。若久泻脱肛，气虚下陷，可与黄芪、升麻、柴胡、诃子等同用。《本草纲目》治久痢不止，用罂粟壳醋炙为末，蜜丸如弹子大，姜三片煎汤送服。

【参考资料】采用高效液相色谱法测定蜜炙罂粟壳、种子及油中吗啡含量，结果显示，蜜炙罂粟壳中吗啡含量达 0.05%以上，而罂粟种子及种子油中未检出吗啡成分[1]。

【附】文献摘录："性紧涩，不制多令人吐逆"(《备要》)。"其性或言温，或言寒，究竟酸涩属阴，当作微寒为是，故每蜜炙用之"(《便读》)。

【按语】罂粟壳从宋代有炮制记载以来，蜜制和醋制为主要的炮制方法，尤以蜜制品在古方中应用较广泛，其他如炒炙、醋制、生姜制也能在方中见到。近代也仅保留了蜜制和醋制两种主要方法。古代常用制品的原因是认为生用能令人呕吐，近代也发现罂粟壳大剂服用可引起中枢性呕吐、缩瞳及抽搐。现今用蜜制品是认为收敛的同时兼能补润，故用于肺气耗散之久咳不止；用醋制品是认为收敛作用更强，故用于气散不固之久泻久痢。

罂粟壳生品与炮制品作用基本一致。在临床上，生品应用面较广，而蜜制品和醋制品针对性较强。但不论生品或炮制品均以敛涩之功见长，虽然止咳、止泻作用很强，但亦能敛邪气，故咳嗽及泻痢初起忌用，并且不宜久服多服，以免出现成瘾、中毒的不良后果。

参考文献

[1] 何禄仁，宋平顺. 高效液相色谱法测定蜜炙罂粟壳及种子中吗啡含量[J]. 中国药业，2007，16(21)：25.

蕤　仁

【来源】本品为蔷薇科植物蕤核 *Prinsepia uniflora* Batal. 或齿叶扁核木 *Prinsepia uniflora* Batal. var. serrata Rehd. 的干燥成熟果核。夏、秋间采摘成熟果实，除去果肉，洗净，晒干。

【古代炮制】南北朝刘宋时代有汤浸去皮尖再用芒硝与木通草同煮(《雷公》)的方法。宋代有去油(《局方》)、汤浸去皮尖研(《总微》)的方法。明代有用铜青同浸(《奇效》)、去油、去皮心炒(《医学》)、去皮尖水煮(《必读》)等法。清代有去皮尖水煮后去油(《逢原》)、去皮尖水煮(《从新》)、汤浸去皮尖再与芒硝和木通及通草同煮(《求真》)等炮制方法。

【现代炮制】

1. 蕤仁　取原药材，除去杂质，洗净，干燥。用时捣碎。

2. 蕤仁霜　将净蕤仁去壳，取净肉研成粗粉，用吸油纸包好，压榨去油，换纸时须将蕤仁研成粉，再压榨，如此反复几次，至油几净，手捏松散成粉为度，取出研细。

【饮片性状】蕤仁呈类卵圆形，稍扁，长7～10mm，宽6～8mm，厚3～5mm；表面淡黄棕色或深棕色，有明显的网沟纹，顶端尖，两侧略不对称；质坚硬；种子扁平卵圆形，种皮薄，浅棕色或红棕色，易剥落；子叶2，乳白色。无臭，味微苦。蕤仁霜呈类白色粉末状，味微苦。

【质量要求】蕤仁水分不得过11.0%。

【炮制目的】蕤仁味甘，性微寒。归肝经。具有祛风散热，养肝明目的功能。

生品临床常用，多内服。用于目赤肿痛，昏暗羞明，眦烂多泪等；亦可用于慢性肝炎，肝大疼痛。制霜多外用治疗眼病。

【临床应用】

1. 生用

(1) 风热目赤：若肝血不足，风热上攻眼目所致的目赤肿痛，羞明流泪等，可与菊花、蝉衣、密蒙花、地黄等同用，有养肝血，散风热的作用，如蕤仁汤(《中药临床应用》)。

(2) 阴虚目暗：若肝肾阴虚，两目昏暗，视物模糊，可配伍地黄、枸杞子、菟丝子、女贞子、山茱萸等，有补益肝肾，滋阴养血的作用。

(3) 慢性肝炎：可与生地黄、白芍、玉竹、川楝子、丹参等同用，治慢性肝炎、肝肿大疼痛。

2. 制用(蕤仁霜)　外治眼疾：《局方》春雪膏，用本品与脑子(研)共为末，生蜜调匀，每用少许蘸点大小眦，治肝经不足，感受风热，上攻眼目，昏暗痒痛，隐涩难开，昏眩赤肿，羞明畏光，不能远视，迎风流泪，多见黑花。亦可用蕤仁霜与冰片、麝香、硼砂、玄明粉、胆矾共为极细粉末，点眼角内，治迎风流泪，风火烂眼，羞明畏光，如明目散(《处方集》)。

【附】文献摘录："极治风热，如风虚者，去皮尖后用纸压去油净，以花椒煎浓汁调成膏，涂瓷碗底上，用蕲艾烧烟熏七次，然后取碗于火上煅之，若油起即以竹纸拭去，直待油尽色黑，即取碗复地上，以去火毒，随宜入片脑等，点眼甚效"(《入门》)。"治好眠生用，治不眠熟用"(《得配》)。

【按语】蕤仁的炮制方法较简单，古代多要求汤浸去皮尖，但去皮尖的原因则未予说明。推测去皮目的可能是为了利于煎煮或去油制霜，而去尖的原因则难于理解。去油的方法各代均有记载，主要是为了便于外用治眼病。现在本品也主要是治眼疾，但已少外用，多供内服，故常捣碎生用。

在临床方面，古人认为本品只适于风热眼病，而肝肾虚者不宜用，但实际上本品甘润，既能疏风清热，又能补血养肝。所以蕤仁不但常用于风热眼病，对肝肾不足引起的内眼和外眼病均可应用，若与沙苑子等合用疗效更佳[1]。此外，古人还利用本品疏风清热作用，治疗鼻衄。

参考文献

[1] 中山医学院《中药临床应用》编写组. 中药临床应用[M]. 广州：广东人民出版社，1976：577.

薏　苡　仁

【来源】本品为禾本科植物薏苡 *Coix lacryma-jobi* L. var. ma-yuen(Roman.) Stapf 的

干燥成熟种仁。秋季果实成熟时采割植株，晒干，打下果实，再晒干，除去外壳、黄褐色种皮及杂质，收集种仁。

【古代炮制】南北朝刘宋时代有糯米炒和盐汤煮(《雷公》)的方法。宋代有“微炒黄”(《圣惠方》)和糯米炒(《局方》)等法。炒法一直沿用至今。明代又有盐炒(《医学》)的方法。清代增加了土炒(《本草述》)、姜汁拌炒(《逢原》)、拌水蒸透(《拾遗》)等炮制方法。对炮制目的也有记述。

【现代炮制】

1. 薏苡仁　取原药材，除去皮壳及杂质，筛去灰屑。

2. 炒苡仁　取净薏苡仁，置炒制容器内，用文火加热，炒至表面微黄色，略鼓起，取出晾凉。

3. 麸炒苡仁　取麸皮撒入热锅内，用中火加热至冒烟时，投入净苡仁，炒至表面黄色，微鼓起，取出，筛去麸皮，晾凉。薏苡仁每100kg用麸皮10kg。

【饮片性状】薏苡仁呈宽卵圆形或长椭圆形，长4～8mm，宽3～6mm；表面乳白色，光滑，偶有残存的黄褐色种皮；一端钝圆，另一端较宽而微凹，有1个淡棕色种脐；背面圆凸，腹面有1条较宽而深的纵沟；质坚实，断面白色，粉性；气微，味微甜。炒苡仁微鼓起，表面浅黄色。麸炒苡仁微鼓起，表面黄色。

【质量要求】薏苡仁杂质不得过2%，水分不得过15.0%，总灰分不得过3.0%，醇浸出物不得少于5.5%，含甘油三酸酯($C_{57}H_{104}O_6$)不得少于0.50%。麸炒薏苡仁水分不得过12.0%，总灰分不得过2.0%，甘油三酸酯不得少于0.40%。

【炮制目的】薏苡仁味甘、淡，性凉。归脾、胃、肺经。具有利水渗湿，健脾止泻，清热排脓，除痹的功能。

生品性偏寒凉，长于利水渗湿，清热排脓，除痹。用于小便不利，水肿，肺痈，肠痈，风湿痹痛，筋脉挛急及湿温病在气分。炒苡仁和麸炒苡仁性偏平和，二者功效相似，长于健脾止泻，只是炒苡仁渗湿作用稍强，麸炒苡仁健脾作用略胜，常用于脾虚泄泻。

【临床应用】

1. 生用

(1) 水肿：本品利湿作用较弱，宜于轻症水肿，尤其适用脚气水肿。常与冬瓜皮、泽泻、茯苓、赤小豆等同用，可增强利水消肿作用，治水湿内停，小便不利，肢体水肿。《独行方》用郁李仁煮薏苡仁饭，治水肿喘急。若偏于肾阳虚者，可与杜仲、黄芪、狗脊、菟丝子等同用，有补肾益脾，祛湿消肿的功效，如薏苡杜仲汤(《中药临床应用》)。

(2) 痹证：本品能除湿热，利关节，缓解挛急，对湿滞肌肉、筋脉的痹痛或湿热拘挛均可应用。偏热者，可与络石藤、豨莶草、防己等同用；偏寒者，可与麻黄等同用，如麻杏薏苡甘草汤(《金匮》)，用于风湿病人一身尽疼；湿重者可加苍术、防己。《食疗方》以本品同粳米煮粥食，除风湿疼痛，消水肿。

(3) 肺痈：常与苇茎、桃仁、冬瓜子等同用，能清肺祛痰，排脓消痈，用于肺痈胸痛，咳吐腥臭脓痰，如苇茎汤(《千金》)。

(4) 肠痈：常与牡丹皮、桃仁、瓜蒌等同用，能清热活血，排脓消痈，用于肠痈，腹中疠痛，烦躁不安等，如薏苡仁汤(《准绳》)。若与败酱草、冬瓜仁、丹皮、桃仁、金银花等同用，其清热排脓作用更强，如肠痈方(《中药临床应用》)。

(5) 湿温初起：湿温初起，病在气分，湿重热轻，胸脘痞满等，可与厚朴、白蔻、杏仁、滑石等同用，能宣畅气机，清利湿热，用于湿温初起或暑温挟湿，邪在气分，头痛恶寒，身重疼痛，面色淡黄，胸闷不饥，午后身热等，如三仁汤(《条辨》)。

2. 制用 泄泻：多用于脾虚有湿的泄泻。常与党参、白术、山药、茯苓、砂仁等同用，能益气健脾，渗湿止泻，用于脾胃虚弱，食少腹泻，神疲乏力，面色萎黄等，如参苓白术散(《中药成药制剂手册》)。

【参考资料】实验研究不同炮制方法对薏苡仁煎液的影响，结果显示，沉淀物高度、比重及蒸发剩余物数值的大小顺序为：麸薏仁＜炒薏仁＜生薏仁＜爆薏仁。四者旋光性皆为右旋，爆薏仁煎出液与麸薏仁煎出液旋光度相同[1]。

【附】

1. 近代的炮制方法还有炒焦、蒸后砂烫、蒸制、土炒等。

2. 文献摘录 “微炒黄色”(《粹言》)。“微炒用治疝气，引药下行盐水煮，或用壁土炒，治泻痢糯米炒。治肺痈二便生用”(《得配》)。

【按语】薏苡仁的炮制记载虽然较早，但方法都较简单，其中炒法历代都用，至今仍是主要炮制方法。出现最早的糯米炒、盐制以及清代出现的土炒，近代个别地区也保留了下来，但现在已不常用。麸炒法虽然是近代才出现的炮制方法，但现已成为《中国药典》的法定方法。

在临床上，薏苡仁以生用为主，炒制品仅用于健脾。由于本品作用较弱，故用量宜较大，否则效果不明显。薏苡仁虽然作用缓和，但用于痹病效果甚好，尤其是下肢疼痛，麻木拘急，与防已、木瓜、蚕沙、白芍、甘草同用，效果良好，兼有热象者更为适宜。

参考文献

[1] 孙淑琴，魏广武. 不同炮制方法对薏苡仁煎液的影响[J]. 中国中药杂志，2000，25(11)：700.

橘　核

【来源】本品为芸香科植物橘 *Citrus reticulata* Blanco 及其栽培变种的干燥成熟种子。果实成熟后，加工或食用橘子时，收集种子，洗净，干燥。

【古代炮制】宋代和明代有炒法(《证类》、《普济方》)。清代增加了盐炒(《尊生》)、炒焦(《幼幼》)、青盐拌炒、酒炒、酒焙(《治裁》)和盐酒炒(《笔花》)等炮制方法。

【现代炮制】

1. 橘核 取原药材，除去杂质，洗净，干燥。用时捣碎。

2. 盐橘核 取净橘核，用盐水拌匀，闷润，至盐水被吸尽后，置炒制容器内，用文火加热，炒至微黄色并有香气逸出时，取出晾凉。用时捣碎。橘核每 100kg 用食盐 2kg。

【饮片性状】橘核呈卵形，长 0.8～1.2cm，直径 0.4～0.6cm；表面淡黄白色或淡灰白色，光滑，一侧有种脊棱线，一端钝圆，另一端渐尖成小柄状；种皮薄而韧，内种皮菲薄，淡棕色，子叶 2，黄绿色，有油性；气微，味苦。盐橘核表面淡黄色，多有裂纹，略有咸味。

【炮制目的】橘核味苦，性平。归肝、肾经。具有理气，散结，止痛的功能。

生品理气散结作用较强，可用于乳痈。盐制能引药下行，增强理气止痛作用，常用于疝气疼痛。

【临床应用】

1. 生用 乳痈：用本品研细末，以 25%酒精调湿，摊于纱布上敷患处，干后即换；若病情较重者，可另用橘核加酒煎服，能行气散结，用于乳痈早期有效。

2. 制用　疝气疼痛：常与小茴香（盐炒）、肉桂、川楝子、青皮（醋炒）、延胡索（醋制）等同用，能散寒行气，消肿止痛，用于寒疝，睾丸肿痛，如茴香橘核丸（《中国药典》）。

【参考资料】采用化学及热刺激法对橘核不同炮制品的镇痛作用进行研究，结果显示，橘核有较强的镇痛作用，且盐炙后作用增强[1]。对橘核生品与盐炙品分别进行抗炎、镇痛、小肠推进等实验研究，结果表明，橘核生品与盐炙品均有较明显的镇痛、抗炎作用和促进小鼠小肠推进运动作用[2]。

【附】文献摘录："腰肾冷痛小肠疝气，去壳炒研酒服良"（《辑要》）。

【按语】橘核炮制方法简单，历代均以炒法为主，清代出现的酒制法近代已不复用。保留下来的炒法和近代新出现的麸炒法现在也基本不用，现今常用的盐炙法似系清代的盐炒法演变而来。

本品虽能行气散结，但现在临床上已少用于乳痈或胁肋疼痛，几为治疗疝气的专药，故盐橘核较常用。

参考文献

[1] 高扣宝. 橘核不同炮制品镇痛作用研究[J]. 南京中医药大学学报，2001，17(6)：364.

[2] 莫书蓉，朱慧，缪舒益，等. 中药橘核不同炮制品镇痛抗炎作用研究[J]. 中药药理与临床，2007，23(5)：141.

覆盆子

【来源】本品为蔷薇科植物华东覆盆子 *Rubus chingii* Hu 的干燥成熟果实。夏初果实由绿变绿黄时采收，除去梗、叶，置沸水中略烫或略蒸，取出，干燥。

【古代炮制】南北朝刘宋时代用酒蒸（《雷公》）的方法。宋代有炒法（《传信》）。元代有酒浸焙法（《世医》）。明代用"酒浸一宿焙用"（《通玄》）的方法。清代有酒浸焙（《握灵》）、酒拌蒸（《本草述》）、"酒浸一宿炒"（《逢原》）、作饼蜜贮以酒拌蒸（《指南》）、酒煮（《得配》）等炮制方法。

【现代炮制】

1. 覆盆子　取原药材，除去杂质，筛去灰屑。

2. 盐覆盆子　取净覆盆子，加盐水拌匀，闷润至盐水被吸尽后，置蒸器内蒸透，取出干燥。覆盆子每 100kg 用食盐 2kg。

3. 酒覆盆子　取净覆盆子，加黄酒拌匀，闷润至酒被吸尽后，置炒制容器内，用文火加热，炒至微干，取出晾凉。覆盆子每 100kg 用黄酒 12kg。

【饮片性状】覆盆子由多数小核果聚合而成，呈圆锥形或扁圆锥形，高 0.6～1.3cm，直径 0.5～1.2cm。表面黄绿色或淡棕色，顶端钝圆，基部中心凹入。宿萼棕褐色，下有果梗痕。小果易剥落，每个小果呈半月形，背面密被灰白色茸花，两侧有明显网纹，腹部有突起的棱线；体轻，质硬；气微，味微酸涩。盐覆盆子颜色加深，味微咸。酒覆盆子颜色加深，微有酒气。

【炮制目的】覆盆子味甘、酸，性温。归肾、膀胱经。具有益肾，固精，缩尿的功能。

生品益肾固涩作用较好，用于肾虚遗尿、尿频，遗精或滑精；亦用于阳痿早泄。盐制能引药入肾，增强补肾固涩作用，功用与生品相似而补肾力稍强。酒制能增强温肾助阳作用，多用于肾虚阳痿不育。

【临床应用】

1. 生用

(1) 尿频、遗尿：本品酸涩，以缩尿见长，常与桑螵蛸、益智仁、芡实、菟丝子等同用，治肾虚失固的尿频、遗尿，效果较显著。若年老体虚而又中气不足者，可酌加黄芪、升麻。

(2) 遗精、滑精：《千金》治梦遗失精，与沙苑子、山茱萸、芡实、龙骨、莲须同用，有固肾涩精之功，疗效较佳。亦可与巴戟天（去心）、菟丝子、五味子、熟地黄、牡蛎等同用，治肝肾俱虚，遗精盗汗，面白不泽，有补益肝肾，固涩收敛之功，如巴戟丸（《医学发明》）。

(3) 目暗不明：可与熟地黄、枸杞子、女贞子、桑椹子、密蒙花等同用，能补肾而明目。《太平圣惠方》覆盆子丸，治肝气不足，两目昏暗，热气上冲，泪出疼痛，以本品为主，与人参、五味子、枸杞子、菊花、决明子、防风等同用，有补益肝肾，明目疏风散热作用。

2. 制用

(1) 盐覆盆子：同生品，但缩尿作用较强。

(2) 酒覆盆子：阳痿不育：常与枸杞子、菟丝子（酒蒸，捣饼）、五味子（研碎）、车前子同用，能补肾益精，用于精亏阳痿，腰膝酸软，头晕耳鸣，久无子嗣，如五子衍宗丸（《摄生众妙方》）。亦可以覆盆子一味，酒浸，焙研为末，每日酒送服，治阳痿不举（《濒湖集简方》）。若肾阳虚甚者，则常与煅阳起石、鹿茸（酒蒸）、炒韭子、蚕蛾（酒炙）、肉苁蓉等同用，能增强温补肾阳的作用，治精清精冷无子，如阳起石丸（《玉尺》）。

【按语】覆盆子炮制方法较简单，除宋代用炒法外，酒制为历代所采用。盐制是近代出现的炮制方法，它缘于盐制入肾的理论。但现在全国多生用，少数地区有盐制用的，酒制则古方较多应用。

覆盆子不论生品或炮制品其收涩作用都较强，生品适应面广；盐制品温性弱于生品，但补肾缩尿力较强；酒制品收涩之力不及生品和盐制品，但温补肾阳的作用却较生品和盐制品强，故多用于肾虚阳痿，特别是肾阳虚者。由于生品兼具盐制品和酒制品的适应证，故目前多生用。因本品温涩而敛小便，所以即便有肾虚现象，若小便短涩不利者，亦不宜用。

第十七章

树脂类药

第一节 概 述

树脂类中药是指入药部位为植物渗出物树脂，经加工精制而成。树脂是一类复杂的混合物，形成固体或半固体，常用作防腐、消炎、镇静、镇痛、解痉、活血、止血剂。树脂一般不溶于水，且在水中也不膨胀，而溶于乙醇等有机溶媒中。炮制树脂类药物常用辅料酒、醋处理，可提高树脂类成分的溶解度，增强疗效，如乳香、没药经醋制后能增强活血止痛作用。由于树脂中含有树皮、木片、泥沙等杂质，故在净制时，主要是除去采集或贮存过程混入的杂质，通常有规定醇不溶物的限量。由于树脂类中药质地特殊，形态各异，一般均粉碎，不需切制。在常用的树脂类药物中，仅有乳香、没药用醋制品，藤黄需豆腐、荷叶制，干漆煅炭，松香用葱汁制等。炮制旨在降低药物的毒性和副作用，保证中医临床用药安全有效。

第二节 药物选例

干 漆

【来源】本品为漆树科植物漆树 *Toxicodendron verniciflunm*(Stokes)F. A. Barkl 的树脂经加工后的干燥品。

【古代炮制】晋代有"熬绝烟"(《肘后》)的方法。唐代有捣熬筛为末(《千金翼》)；"炒令烟断"(《千金》)的记载。宋代有"炒至大烟出"(《普本》)、"炒至青烟尽"(《三因》)、"炒烟出青白色为度"(《妇人》)等方法。明代有"炒令烟出略尽，存性"；"炒令大烟出，待至烟头青白，如此一时久"(《普济方》)的制法。唐、宋、明、清一直沿用烧、炒、煅炭的炮制方法。

【现代炮制】

1. 煅干漆　取原药材，除去杂质，砸成小块，洗净，晒干后置煅锅内，上盖一个口径较小的锅，两锅接合处用盐泥封固，上压重物。盖锅底部贴一白纸条或放几粒大米，用武火加热，煅至白纸或大米呈老黄色为度。离火，待凉后取出，剁成小块或碾碎。

2. 炒干漆　取净干漆砸成小块，置锅内，用中火加热，炒至烟尽为度，喷淋清水少许，灭尽火星，取出放凉。

【饮片性状】煅干漆呈黑色或棕褐色，为大小不一的块状或粒状，有光泽，质松脆，断面多孔隙，气微，味淡，嚼之有沙粒感。炒干漆呈大小不一的颗粒状，焦黑色，质坚硬，具孔隙，无臭，味淡。

【炮制目的】干漆味辛，性温；有毒。归肝、脾经。具有破瘀血，消积，杀虫的功能。

生干漆辛温有毒，伤营血，损脾胃，故不宜生用。煅后降低其毒性和刺激性，用于妇女经闭，癥瘕，瘀血，虫积。

【临床应用】

制用

1. 瘀滞经闭 常与熟大黄、桃仁、制水蛭等同用，可增强祛瘀破癥，通经的作用。用于瘀血阻滞的月水不通，瘀血内停，腹部肿块，潮热羸瘦等症，如大黄䗪虫丸(《中国药典》)。

2. 虫积腹痛 常与雷丸、槟榔、党参等同用，具有消积杀虫的作用。用于虫积腹痛，腹胀，以及虫积蛊毒等症。配伍地龙、苍术，可治丝虫病(《中草药学》)。

3. 癥瘕痞块 常与人参、三棱、桃仁等同用，具有消癥瘕，化瘀血的作用。用于产后瘀血攻心、癥瘕、血痹、干血劳等症，如化癥回生丹(《万病回春》)。

【参考资料】本品含漆酚约50%～60%，最高达80%，可导致过敏性皮炎。近年发现生漆中尚含一种漆敏内酯，可使未接触生漆而过敏，产生过敏性皮炎。漆酚与漆敏内酯为漆中具有刺激性毒性的物质，经煅制后，可免除刺激性毒性，同时对实验动物能缩短出血和凝血时间。

【附】

1. 近代炮制方法还有煮制。

2. 文献摘录“入药须捣碎炒熟，不尔损人肠胃。若是湿漆，煎干更好”(《证类》)。“用新瓦上下合定，火煅黑烟尽，方可用”(《粹言》)。

【按语】干漆始载于汉《神农本草经》，但在该书中未记载炮制方法。继后晋代最先提到“熬”即“炒”的炮制方法。综合古代的炮制方法，主要有炒、熬、烘、煅、煮等。加辅料炮制从刘宋时代《雷公炮炙论》中提出，如甘草炙，随后有酒、醋、姜炙等法。近年来，各地的炮制规范中收载的大多是煅炭法，也有炒制法。

干漆的炮制作用早在唐代《日华子本草》中就有论述：“须捣碎炒熟，不尔损人肠胃”。其后，明代《医宗粹言》中曰：“其性气大悍，服之大伤血气，若去烟而用之，止破瘀血而不伤元血，若血晕不省人事者，即烧烟熏之立苏，足可以见其悍也”。

由干漆炮炙方法发展演变来看，以炒法最为常见，其次为烘、煅两法。炮制方法不同而炮制目的和要求是一致的。既达到烟尽存性，又不使损人肠胃，伤营血。但目前全国大多沿用煅炭法。干漆加辅料炮制，如甘草炙、醋炙、姜炙等清代至今未沿用，有关这方面的发掘待进一步研究。

血 竭

【来源】本品为棕榈科植物麒麟血竭 *Daemonorops draco* Bl. 的树脂。麒麟竭采收成熟果实，充分晒干，加贝壳同入笼中，强力振摇，松脆的红色树脂即脱落，筛去果实鳞片等杂质，用布包起树脂，入热水中使软化成团，取出放冷，即成“原装血竭”；在原装血竭中掺入达玛树脂等辅料再经加工，用布袋包扎成类圆四方形(直径6～8cm，厚约4cm，重250～280g)，在其底部印贴手牌或皇冠牌等金色商标，即成各种牌号的“加工血竭”商品，现多按质量高低将其分为加工血竭一等品和二等品。龙血树的树脂系含脂木质，经提取而得。

【古代炮制】南北朝刘宋时代有“欲使，先研作粉，重筛过，临使，安于丸散或膏中，任使用，勿与众药同捣，化作飞尘也”(《雷公》)的记载。宋代有炒制(《圣惠方》)的制法。清代增加了酒制、煨制、烘制(《拾遗》)等炮制方法。

【现代炮制】取原药材，除去灰尘，敲成小块，或研成细粉。

【饮片性状】本品呈不规则的碎块或细粉，碎块呈赤褐色或紫褐色，有光泽；质硬而脆；粉末为鲜艳的深红色；无臭，味淡，嚼之有沙样感；在水中不溶，在热水中软化。

【质量要求】血竭总灰分不得超过6.0%，醇不溶物不得超过25.0%。不得含有松香。含血竭素($C_{17}H_{14}O_3$)不得少于1.0%。

【炮制目的】血竭味甘、咸，性平。归心、肝经。具有化瘀止痛，止血，敛疮生肌的功能。

血竭炮制后使药物清洁，利于配制和煎服。用于跌打损伤，内伤凝痛，外伤出血不止，瘰疬，疮口溃久不合。

【临床应用】

1. 痔漏　单方研为细末，用自津唾调涂，频用为妙，如血竭散(《杨氏家藏方》)。

2. 鼻衄　单与蒲黄等分为末，吹之，增加止血之功(《医林集要》)。

近代单用本品治胃、十二指肠溃疡、食管静脉破裂等各种上呼吸道出血，有较好疗效(《中药学》)。

3. 腹中血块　常与没药、滑石、牡丹皮等同用，具有化瘀的作用(《摘元方》)。

4. 伤损筋骨　常与没药、当归、白芷、赤芍、桂枝同用。具有活血通络、止痛的作用，如麒麟血散(《圣惠方》)。配伍乳香、没药、红花、麝香、冰片等，可治跌打损伤，骨折，瘀血作痛，或流血不止。如七厘散(《中国药典》)。

【附】

1. 近代炮制方法还有炒制、焙制等。

2. 文献摘录　"炒令紫色"(《圣惠方》)。酒浸(《拾遗》)。箬叶上烘烊(《拾遗》)。

【按语】《唐本草》载有麒麟竭。苏颂谓："木高数丈……其脂液从木中流出……"可见古代用的是龙舌兰科龙血树属的红色树脂。后因供不应求，棕榈科黄藤属植物麒麟竭的果实和树干中的树脂亦作药用。血竭从南北朝刘宋时代就开始记载了炮制方法，一直沿续到清代并在不同时期有新发展与变迁。但是现在则全使用生品，炮制方法全无，并没有一种方法流传使用，这就值得我们应该加以探讨和研究。可结合成分、药理、临床进行研究。

没　药

【来源】本品为橄榄科植物地丁树 *Commiphora myrrha* Engl. 或哈地丁树 *Commiphoramolmol* Engl. 的干燥胶树脂，多系野生。11月至次年2月间，将树刺伤，树脂由创口流出，在空气中渐渐变成红棕色硬块。采后拣去杂质。

【古代炮制】唐代有"研为末"(《产宝》)。宋代有"童便制"(《苏沈》)；还有蒸制：锉如皂子大，用生绢袋盛，黄米内蒸如胶，候冷别研(《总录》)；酒制(《传信》)。明代有"以灯心同研或以糯米数粒同研，或以人指甲二三片研，或以乳钵坐热水中乳之，云皆易细"(《大法》)的记载，还有药汁制：用黄连水飞过(《普济方》)；炒制：入丸散竹叶上微炒杀毒不黏(《原始》)；"制霜法"(《普济方》)等法。清代有灯心炒：每斤用灯心四两同炒，炒至圆脆可为粉为度、扇去灯心磨粉用(《全生集》)，还有"童便制法"(《金鉴》)等。

【现代炮制】

1. 没药　取原药材，除去杂质，捣碎或剁碎。

2. 醋没药　取净没药大小分开，置锅内用文火加热，炒至冒烟、表面微熔，喷淋米醋，再炒至表面显油亮光泽时，取出放凉。没药每100kg用醋10kg。

3. 炒没药　取净没药大小分开，置锅内用文火加热，炒至冒烟，表面呈油亮光泽时，取出放凉。

4. 灯心制没药　取净没药碎块，置锅内，用文火炒至出油时，加入灯心同炒，至油被灯心吸尽，没药鼓胀呈球状为度，取出簸去灯心，放凉。没药每100kg用灯心3kg。

5. 煮没药　取没药，加水浸1日，连水倒入锅内，煮至熔化，滤过，残渣加适量水再煮，滤过，弃去残渣，合并滤液，浓缩成膏状，继续加热至冒黑烟尽转冒青烟时，取出，摊放在平面板上，趁热切成块，晾凉。

【饮片性状】没药呈颗粒状或不规则碎块状，红棕色或黄棕色，表面粗糙，附有灰尘，质坚脆，气特殊，味苦而微辛。醋没药呈小碎块状或圆颗粒状，表面黑褐色或棕褐色，油亮，略有醋气。炒没药呈小碎块或圆颗粒状，表面黑褐色或棕黑色，有光泽，气微香。灯心制没药，圆颗粒状，表面棕褐色，油亮有光泽，气特异。煮没药为小方块形，表面黄棕色，油亮光洁，质脆，气特异。

【质量要求】天然没药杂质不得过10.0%，胶质没药不得过15.0%，总灰分不得过15.0%，酸不溶性灰分不得过10.0%，含挥发油天然没药不得少于4.0%(ml/g)，胶质没药不得少于2.0%(ml/g)。醋没药酸不溶性灰分不得过8.0%，含挥发油不得少于2.0%(ml/g)。

【炮制目的】没药味苦，性平。归心、肝、脾经。具有活血止痛，消肿生肌的功能。生没药气味浓烈，对胃有一定的刺激性，容易引起恶心、呕吐，多外用，但生品化瘀力强，也用于瘀损肿痛，跌仆损伤，骨折筋伤等证。炒没药能缓和刺激性，便于粉碎。醋炙后能增强活血止痛，收敛生肌的作用，缓和刺激性，临床上以醋制品应用居多。用于经闭，痛经，脘腹疼痛，跌打伤痛，痈疽肿痛，且便于服用，易于粉碎，矫臭矫味。

【临床应用】

1. 生用

(1) 跌打损伤：常与乳香、血竭、土鳖虫等同用，具有增强活血化瘀的作用，如八厘散(《金鉴》)。配伍川芎、白芷、赤芍、乳香等，具有消肿止痛，去腐生肌作用，如乳香定痛散(《张氏医通》)。

(2) 胃脘疼痛：常与香附、延胡索、五灵脂等同用，具有行气化瘀止痛的作用。用于瘀血停滞所致的胃脘疼痛，如手粘散(《丹溪》)。

(3) 疮疡溃烂：常与制乳香共研为散剂外敷疮疡，具有祛腐生新的作用。用于疮疡溃破，经久不敛者，如海浮散(《外科摘录》)。配伍制乳香、血竭、硼砂等，可治疔疮，无名肿毒，如舌化丹(《疡医大全》)。

2. 制用

(1) 心腹诸痛：常与穿山甲、木鳖子、乳香同用，能增强行气止痛的功效。用于气血瘀滞，筋骨诸痛以及妇人血气瘀痛不可忍，如没药散(《宣明论方》)。

(2) 跌打伤痛：常与乳香、血竭、自然铜等同用，具有活血续筋作用，可治跌打仆坠，疼痛不息，如补损筋丸(《伤科汇纂》)。

(3) 痛经、经闭：常与当归、红花同用，具有化瘀生新作用，可用于痛经、经闭。

(4) 热毒恶疮：常与制乳香、麝香、雄黄等同用，能增强消肿止痛的作用。用于痰湿瘀滞而成的恶疮、痔瘘及外受金刃杖伤作疮、赤热肿痛等证，如醒消丸(《外科全生集》)。

(5) 痈疽肿痛：常与地龙、五灵脂、草乌、麝香等同用，具有散瘀消肿止痛作用。用于贴骨疽、痰核、流注、乳岩、瘰疬，如小金丹(《外科全生集》)。

近代临床用没药治疗高脂血症有一定疗效(《中药学》)。

【参考资料】没药含树脂(α及β罕没药酸,α、β与γ没药酸,没药尼酸,α与β罕没药酚),树胶(水解得阿拉伯糖、半乳糖和木糖),挥发油等,对多种致病真菌有不同程度的抑制作用;树脂对雄兔高胆固醇血症有降血脂作用并能防止斑块形成。炮制对其理化性质、药理作用均有一定影响。

目前各地使用的没药炮制方法除醋炙法外,还有清炒,灯心草炒,加水煮溶,滤除杂质,浓缩成膏等法。实验比较表明:清炒、醋炒、灯心草炒法不能有效地除去粘附于没药之中的树皮、碎木、碎石等杂质。传统水煮法虽能较好地除去杂质,但药材损耗较大。改用水浴加热溶化,滤去杂质,水浴浓缩成膏,60℃烘至不粘手,取出放凉的方法炮制,收得率较传统水煮法高(为61.2%),水、醇浸出物及挥发油含量均较高,薄层图谱基本与原生药一致,同时杂质少,洁净,色泽均匀,无焦化现象,刺激小,容易粉碎[1]。

据实验,用江西传统炒没药其挥发油含量降低56.7%,药理实验,未发现有呕吐现象。因此,江西法炒制没药既可缓和对胃的刺激性,减少呕吐的副作用,又便于粉碎和服用[2]。

临床应用没药时,由于炮制欠当,有服后出现恶心、呕吐反应的报道[3]。没药入煎剂,煎出成分少,并且会粘附其他药材,影响整个方剂的煎出,采用减量(原使用量的1/3至1/5)研末,投入其他药的煎液中,文火炖溶至沸后服用,既可节省药材,又可保证疗效[4]。另有研究表明,炒至内外皆呈黑色(没有炭化),挥发油被除去,而树脂的含量最高,认为此法较好[5]。

【附】

1. 近代炮制方法还有炒黄、炒焦、煮制、香附炒、灯心炒等。

2. 文献摘录　"总不如研细,和人乳略蒸再研匀晒干,研如飞尘为妙,药将沉下,一二沸即起,勿多煮"(《大法》)。"每斤用灯心草四两同炒,炒至圆脆可为粉为度,扇去灯心磨粉用"(《外科证治全生集》)。

【按语】没药从唐代开始就有多种炮制方法。近年来各地的炮制规范中收载的大多是醋制法,也有用水煮法,灯心炒法。旨在去油,易研碎,增强其活血化瘀、消肿止痛的作用。

在宋代发展用酒浸研成膏,这与现代科学炮制法相一致的。高度的乙醇将树脂类溶解,可净化除去杂质而使没药更纯净,这一方法早就应用于制药行业。对于黄连炙、人乳炙、竹叶制、童便炙等已失传的炮制方法应进一步探讨,提高中药制剂的疗效。

参考文献

[1] 梁文法,等.没药炮制方法的初步研究[J].中成药,1991,13(4):18.

[2] 龚千锋,等.樟树中药炮制全书[M].南昌:江西科技出版社,1990:381.

[3] 张有义.没药炮制不过性引起呕吐反应[J].新医药学杂志,1975(4):33.

[4] 王琴福,等.乳香、没药合理应用初探[J].中药通报,1987,12(1):52.

[5] 冯成汉,等.炒没药的质量评价[J].浙江中医杂志,1986,21(4):188.

阿　魏

【来源】本品为伞形科植物新疆阿魏 *Ferula sinkiangensis* K. M. Shen 或阜康阿魏 *Ferula fukanensis* K. M. Shen 的干燥树脂。主产于新疆等地。开花前采收,自茎与根头处切段,以树叶覆盖断面,数日后溶出液凝固如脂,刮取,然后再将上端切去一片,待乳液再溶出,如此反复处理，至枯竭为止。

【古代炮制】南北朝刘宋有"先于静钵中研如粉了，于热酒器中裹过，任入药用"（《雷公》）。宋代有"酒化去沙石面和作饼子炙"（《总录》），"一两以醋一碗煎成膏"（《圣惠方》），还有焙制、蜜制、童便制等法。明代载有"米泔浸令软，以醋为糊用"（《普济方》）、"棉纸包，水浸，炒干为度"（《保元》）。清代沿袭古制：阿魏，用钵细研，热酒器上烙过入药（《求真》）。

【现代炮制】

1. 生阿魏　取原药材，除去杂质，剁成小块。

2. 炒阿魏　取净阿魏炒净烟，至灰黑色存性为度。

【饮片性状】阿魏为不规则的小块或脂膏状；表面蜡黄色至棕黄色，有的具浅红色的斑纹；块状者体轻，质地似蜡，断面稍有孔隙，新鲜切面颜色较浅，放置后色渐深，脂膏状者粘稠，灰白色；具强烈而持久的蒜样特异臭气，味微苦辛辣，嚼之有灼热感。炒阿魏呈灰黑色，异臭气味减弱。

【质量要求】阿魏总灰分不得超过 5.0%，水分不得超过 8.0%，醇溶性浸出物不得少于 20.0%。含挥发油不得少于 10.0%(ml/g)。

【炮制目的】阿魏味苦、辛，性温。归脾、胃经。具有消积，散痞，杀虫的功能。用于肉食积滞，瘀血癥瘕，腹中痞块，虫积腹痛。

炮制后除去杂质，纯净药物，便于调剂和制剂。

【临床应用】

1. 小儿食积　常与炒黄连、花椒、山楂肉、连翘、炒神曲等同用，具有健胃消积的作用，可用治腹如蜘蛛状，肚痛，小便白浊等症，如阿魏丸（《医学纲目》）。

2. 痞块癥瘕　常与白芥子、白术、三棱、莪术等同用，增强消痞块癥瘕的作用。用于食饮血气成积者（《何日中手集》）。配伍山甲珠、三棱、莪术、生草乌、蜣螂、芦荟、血竭、肉桂、乳香、没药等，熬成膏药，加冰片、麝香少许，贴敷患处，可止痛消癥，治腹部肿块（肝脾肿大）[《上海中医药杂志》1986(2)]。

【参考资料】阿魏含挥发油、树脂及树胶等。炮制后对其理化性质均有一定的影响。

阿魏炮制后可除腥臭味，缓和药性。因为阿魏树脂醇，具有酚类的性质，含有硫化物，经炒后，二硫化物及部分刺激性挥发油挥散，强烈的似大蒜样不良气味消失，毒性大大降低。

据实验，阿魏煎剂在体外对人型结核杆菌有抑制作用。水浸剂在急性试验及慢性试验中，能延长血凝时间，并能显著降低血浆对肝素的耐受力。其抗凝作用可能与血中肝素或肝素样物质的增加有关[1]。

【附】

1. 近代炮制方法还有水煮、复制等。

2. 文献摘录　李时珍曰：凡使阿魏，须用真阿魏、好丹砂各一两，研匀，米糊和丸，皂子大，每空心人参汤化服一丸，即愈……又能治癞疝疼痛，用阿魏二两醋和乔麦面作饼裹之，煨熟，用大槟榔二枚，钻孔溶乳香填满，亦以乔麦面裹之，煨熟，入硇砂末一钱，赤芍药末一两，糊丸如梧子大，每食前酒下三十丸。

【按语】阿魏从南北朝开始使用辅料和采用不同的炮制方法，近年来各地的炮制中收载的大多是生用，也有用酒炒制法。酒炒可矫臭矫味，便于服用，还可增强药物的疗效。

对于现已失传的醋制、焙制、蜜制、童便制、米泔浸等炮制方法，可进一步发掘整理，从不同的方剂、不同的治疗病症进行研究探讨,以明确其治疗作用。

参考文献

[1] 江苏新医学院. 中药大辞典.(上册)[M]. 上海:上海人民出版社,1977:1186.

松　香

【来源】本品为松科植物油松 *Pinus tabulaeformis* Carr.、马尾松 *Pinus massoniana* Lamb. 或云南松 *Pinus yunnanensis* Franch. 树干中取得的油树脂,经蒸馏除去挥发油后的遗留物。夏季采收,在松树干上用刀挖成"V"字形或螺旋纹槽,使边材部的油树脂自伤口流出,收集后,加水蒸馏,使松节油馏出,剩下的残渣,冷却凝固后即为松香。

【古代炮制】南齐有炼制(《鬼遗》)。唐代有酒制(《千金》)、煮制(《千金翼》)的炮制方法。宋代增加了炙制(《圣惠方》)、炒制(《百问》)等法。且有较详细的方法记载,如用明净者名沥清,入滚水煮三炷香,捞起,放于凉水缸中拔之一时,复入锅煮三炷香,又入凉水拔,如此七次,微入灰汤并酒,量水一石入灰汤酒各一斗煮之,再拔,便晒干听用。此药最要制法极精,稍有不精,服之杀人,续医说有人制造不精,服之肠塞而死。然则制药之法可不慎哉(《粹言》)。此时炮制方法达九种之多。

【现代炮制】

1. 松香　取原药材,除去杂质,置锅内,用文火加热,熔化后倾入水中,放凉,取出晾干,捣碎。

2. 制松香　取葱加约 20 倍量水煎汁,去渣,加入净松香加热煮至松香完全熔化,倒入冷水中,待凝固后,取出晾干。松香每 100kg 用葱 10kg。

3. 炒松香　取净松香,加热熔化后,取出澄清部分,放凉,用微火炒后,研细。

【饮片性状】松香呈不规则半透明块状,大小不一,表面淡黄色,常有一层黄白色霜粉,常温时质坚而脆,易碎,断面光亮,似玻璃状;具有松节油香气,味苦,加热则软化,然后熔化;燃烧时产生棕色浓烟。制松香颜色加深,味微苦。炒松香形如松香,表面光亮。

【炮制目的】松香味苦、甘,性温。归肝、脾经。具有燥湿祛风,拔毒排脓,生肌止痛的功能。

生松香多外用,入膏药或研末贴敷患处。用于风湿痹痛,痈疽,疥癣,湿疮,金疮出血。制松香可除去部分油质及杂质,使其品质纯洁,质地酥脆,便于制剂和粉碎,并可矫正其不良气味,减少刺激性。

【临床应用】

1. 生用

(1) 一切肿毒:常与铜青、蓖麻仁捣作膏,摊贴甚妙(《怪证奇方》)。

(2) 神经性皮炎:单方用猪油煮成糊状,涂患处(《广西中草药新医疗法处方集》)。

2. 制用

(1) 瘙痒疮疥:常与大黄、荜茇、樟脑、槟榔等同用,以猪油和研为丸,用于瘙痒疥癣,恶疮,疥毒等(《鬼遗》)。

(2) 小儿头疮:常与沥青、黄蜡、芝麻油、巴豆等同用,研膏外敷,用于一切风热疮,小儿头疮等症,如软青膏(《宝鉴》)。

【参考资料】松香含松香酸酐、松香酸、树脂烃、挥发油及苦味物质。葱汤制后,可除去部分油质及杂质，可减轻辛燥之性。对多种致病性真菌有不同程度的抑制作用。

松香内服对银屑病有效，其主要有效成分是树脂酸，其毒副作用在松节油及树脂部分。有人研究了古今7种炮制方法：①蒸法，②加葱汤煮法，③酒煮法，④桑枝汁煮法，⑤熔化法，⑥常水煮法，⑦蒸馏水夹层锅水煮法，结果以第7种方法的产品质量最好。第7种操作方法：将松香粉碎成小块，放入夹层锅中，加同量的蒸馏水，煮沸，移去水分，换水再煮，共煮三次，总沸时间为8小时，放冷，晾干，研细粉[1]。

【附】

1. 近代炮制方法还有水煮、炒制、复制等。

2. 文献摘录 "大釜加水，置甑内，用白茅籍甑底，又加黄沙于茅上厚寸许，然后布松脂于上，炊以桑薪，汤减即添热水常令满，俟松脂尽入釜中，乃出之投于冷水即凝，又蒸，如此三过其白如玉，然后入药"(《品汇》)。"以长流水桑柴火煮搅三次，再以桑灰淋汁煮七次，扯拔七次，再以好酒煮二次，仍用长流水煮二次，以色白不苦为度"(《串雅内》)。

【按语】松香从唐代开始使用辅料和采用不同的炮制方法。近年来各地的炮制规范中收载的大多是葱制法。古代酒制、水煮制、炒制、蒸制、烟叶制、制炭等方法需进一步研究其炮制作用及对疗效的影响，以丰富其内容及应用范围。

参考文献

[1] 夏新宝，等. 松香古今炮制方法比较的实验研究[J]. 陕西中医，1984，5(1)：44.

乳 香

【来源】本品为橄榄科乳香树 *Boswellia carterii* Birdw. 及同属植物 *Boswellia bhawdajiana* Birdw. 树皮渗出的树脂。春、夏两季均可采收。采收时将树干的皮部由下向上顺序切伤，使树脂从伤口渗出，数天后凝成块状即可采收。

【古代炮制】唐代有研法(《产宝》)。宋代有炒制(《证类》)，米制、姜制(《总录》)，醋制(《局方》)，酒制(《洪氏》)，竹叶制(《宝产》)、去油制(《扁鹊》)法。明、清时代增加有煮制、煅制(《普济方》)，焙制(《保元》)，炙制(《景岳》)，乳制(《大法》)，黄连制(《普济方》)，灯心制(《奇效》)，童便酒制(《金鉴》)等炮制方法。此时，其炮制方法有16种之多。

【现代炮制】

1. 乳香 取原药材，除去杂质，捣碎。

2. 醋乳香 取净乳香置锅内，用文火加热，炒至冒烟，表面微熔，喷淋米醋，再炒至表面呈油亮光泽，取出放凉。乳香每100kg用米醋5kg。

3. 炒乳香 取净乳香置锅内，用文火加热，炒至冒烟，表面黑褐色显油亮光泽，取出放凉。

4. 灯心制乳香 取净乳香用文火炒至表面微烊化，加入灯心草，拌炒至质酥松，取出，簸去灯心草，同时捣碎。乳香每100kg用灯心草6.25kg。

5. 煮乳香 取乳香加水烊化，滤去木屑、沙石，用文火煮至滴水成珠而下沉，取出，摊放在平面板上，趁热切成方块，晾凉。

【饮片性状】乳香呈不规则乳头状小颗粒或小固块状，表面深黄色，半透明，稍有光泽，附有白色粉尘；质坚脆，有黏性；气香，味苦辛。醋乳香表面深黄色，显油亮，略有醋气。炒乳香表面油黄色或黑褐色，略透明，质坚脆，有特异香气。灯心制乳香表面为油黄色，略透明，质酥脆，气特异。煮乳香为小方块形，表面深黄色，质脆，有特异香气。

【质量要求】乳香珠杂质不得过 2%，原乳香不得过 10%，索马里乳香含挥发油不得少于 6.0%(ml/g)，埃塞俄比亚乳香挥发油不得少于 2.0%(ml/g)。

【炮制目的】乳香味辛、苦，性温。归心、肝、脾经。具活血止痛，消肿生肌的功能。

生乳香气味辛烈，对胃有较强的刺激性，易引起呕吐，但活血消肿止痛力强，多用于瘀血肿痛或外用。制后降低其挥发油含量，缓和刺激性，利于服用，便于粉碎。醋炙乳香可增强活血止痛，收敛生肌的功效，并可矫臭矫味。故临床多制用，用于心腹疼痛，痈疽肿痛等症。

【临床应用】

1. 生用

(1) 跌仆新伤：常与没药、血竭、红花、麝香等同用，具活血散瘀，行气止痛之效，如七厘散(《良方集腋》)。配伍没药、川芎、白芷、赤芍、丹皮、生地、炙甘草，可治跌仆伤筋，如乳香定痛散(《张氏医通》)。

(2) 疮疡不敛：常与没药、寒水石、冰片等研粉，外敷患处，具有去腐生肌，止痛的作用，可治痈疽肿毒溃后，经久不敛，气血凝滞，疮疡痛不可忍，如乳香定痛散(《外科发挥》)。

2. 制用

(1) 痈疮肿痛：常与没药(去油)、雄黄、麝香同用，具有消肿止痛作用，可治痰湿阻滞而致的痈疮肿毒，坚硬疼痛，未成脓者，如醒消丸(《外科证治全生集》)。

(2) 风寒湿痹：常与羌活、秦艽、当归等同用，具活血通络，伸筋止痛之功，如蠲痹汤(《百一选方》)。

(3) 心腹诸痛：常与没药、川芎、丁香等同用，能增强行气止痛的作用。用于心血瘀阻，心胸疼痛或绞痛，以及一切痛症。与苏合香、檀香等同用，具有理气宽胸，止痛作用，用于心绞痛，胸闷憋气，如冠心苏合丸(《中国药典》)。

(4) 血滞经闭：常与大黄、香附、延胡索等同用，增强活血通经的作用，用于妇女血滞经闭，产后腹痛，癥瘕腹痛(《李念先手集》)。

【参考资料】用 GC 内标法测定了乳香生品、醋制品和水制品中乙酸辛酯和 1-辛醇的含量。结果表明，生乳香乙酸辛酯和辛醇含量高，醋制后均略有下降，水制后明显减少[3]。比较了不同炮制品的挥发油及树脂的含量及薄层行为，结果表明，炮制前后挥发油及树脂的薄层行为一致，说明化学成分变化不大，挥发油及树脂的含量随炮制程度不同有不同程度的下降[4-6]。炮制前后药理作用的研究，表明树脂有一定的镇痛作用，挥发油具有一定的毒副作用[5,6]。亦有认为镇痛的有效部位是挥发油，且无催吐作用，建议生用[7]。

炮制工艺研究有提出 120℃烘代炒[4]、150℃烘 3 分钟[8]、香附末炒[9]、夹层锅煮后过滤浓缩冷却[10]、灯心草炒[11]、酒醋共煮[12]等。

乳香主要含树脂、树胶和挥发油。其挥发油有毒，对胃有刺激性而致呕吐，经毒性试验和对家兔的刺激性试验，证明乳香挥发油具有明显的毒害作用和强烈的刺激性，因此，应通过炮制除去部分挥发油，以缓和刺激性，减少不良反应。用不同方法炮制乳香，挥发油含量均有降低，其中加热温度在 315℃以上的炮制品，其挥发油的含量极少或几乎除尽。药理实验证明，乳香镇痛作用的有效成分为挥发油，因此，乳香在炮制过程中温度不宜过高，以免使树脂发生“质变”[1]。

据实验，江西法炒制乳香，其挥发油含量降低 57.5%，折光率增大；药理实验，未发现江西法炒制乳香有呕吐的现象。故此,江西传统炒制乳香,既减少了对胃的刺激性,又消除了呕吐的副作用[2]。

【附】

1. 近代炮制方法还有麸炒制、茯苓炒等。

2. 文献摘录 “入丸散微炒杀毒,得不粘”(《证类》)。“每斤用灯心四两同炒,炒至圆脆可为粉为度,扇去灯心磨粉用”(《全生集》)。

【按语】乳香从唐代开始使用不同的炮制方法,如水飞、制、风干研等。近年各地的炮制规范中收载的大多是醋制法。主要作用是除去部分挥发油、消除对胃的刺激性。宋代提出“炒”、“醋制”,并认为是可去毒而不枯的加热方法,现在全国乳香的炮制方法大体上仍保留醋炙法。研究表明,醋炒乳香外观颜色佳,气味好,质脆易碎,炮制过程中烟雾刺激小,故醋炒为最优炮制方法。

对于失传的黄连炙、姜炙、人乳炙、童便酒炙、灯心草同炒制等法,应予进行研究,以便发掘整理。

关于乳香的炮制意义、目前有两种不同的学术观点。一种认为乳香挥发油具有毒害作用和刺激性,容易引起恶心、呕吐等反应。乳香的炮制意义为除去其部分挥发油,“去油而除毒”。另一种观点认为,药理实验证明,乳香镇痛作用的有效部分位于挥发油,炮制过程中致使乳香挥发油大量散逸是对药材的浪费,乳香宜生用或提取挥发油用。有关这两方面的观点均需进一步研究来验证。

参考文献

[1] 叶定江,等.中药炮制学[M].上海:上海科学技术出版社,1996:169.
[2] 龚千锋,等.樟树中药炮制全书[M].南昌:江西科学技术出版社,1990:384.
[3] 杨卫贤,等.气相色谱分析乳香挥发油[J].色谱,1991,9(3):202.
[4] 马新华,等.烘制乳香与炒制乳香的比较[J].黑龙江中医药,1989(2):28.
[5] 殷玉生,等.乳香炮制方法的探讨[J].中药通报,1986,11(10):22.
[6] 钱百炎.乳香炮制方法及成分分析的探讨[J].中成药研究,1982(12):15.
[7] 沈道修,等.乳香炮制方法的研究[J].中成药研究,1983(7):12.
[8] 罗迈,等.乳香炮制方法的探讨[J].中国医药学杂志,1985,5(11):24.
[9] 王德花,等.介绍炮制乳香的一种新方法[J].陕西中医,1989,10(10):472.
[10] 袁坤祥.乳香炮制工艺的改革[J].中药通报,1983,8(1):23.
[11] 陈振飞,等.不同炮制方法对乳香挥发油的影响[J].中成药研究,1982(6):20.
[12] 张淑华.几种乳香炮制方法的比较[J].四川中医,1990(11):51.

藤 黄

【来源】本品为藤黄科植物藤黄 *Garcinia morella*. 或 *Garcinia hanburyi* Hook. f. 所分泌的干燥树脂。在开花之前,于离地面约 3m 处将茎干皮部作螺旋状的割伤,伤口内插一竹筒,盛受流出的树脂,加热蒸干,劈开,用刀刮下。药材为管状或不规则的块状。

【古代炮制】清代有煮制,以秋荷叶露泡之,隔汤煮十余次,去浮沉取中,将山羊血拌入,晒干……如无山羊血以子羊血代之(藤黄二两,山羊血五钱)(《金鉴》),水蒸烊(《拾遗》)。

【现代炮制】

1. 藤黄 取原药材,除去杂质,打成小块或研成细粉。

2. 豆腐制藤黄　取豆腐块平铺于瓷盘内，将藤黄小块，放置豆腐上，再覆盖一层豆腐，用蒸笼蒸约4～5小时，至藤黄全部溶化，取出，冷却凝固，除去豆腐，阴干，研成细粉。藤黄每100kg用豆腐400kg。

3. 山羊血制藤黄　先将山羊血置锅中加水煮沸，分割成小块，再将藤黄小块加入山羊血中，置铜锅内加水共煮5～6小时，除去山羊血，取出，晾干，研成细粉。藤黄每100kg用山羊血50kg。

4. 荷叶制藤黄　荷叶煎汁(10倍量水煮1小时)，加入藤黄煮至烊化，滤去杂质，煮透(3～4小时)，阴干。藤黄每100kg用荷叶50kg。

5. 清水制藤黄　取净藤黄放入搪瓷烧锅内，加10倍量水。加热溶解过滤，然后煮沸，不断搅拌。中途添加沸水，使锅内保持一定水分。连煮5小时后，浓缩至糊状，取出，阴干。

6. 高压蒸制藤黄　取净藤黄打碎，过200目筛，在137.2kPa(126℃)下蒸制0.5小时，冷却后出锅，阴干研末。

【饮片性状】藤黄呈不规则碎块状或细粉状，碎块外表红黄色或橙黄色；平滑，质脆易碎；气微，味辛辣。豆腐制藤黄为碎块状或细粉末状，深红黄色或深橙棕色，味辛。山羊血制藤黄黄褐色，味辛。

【炮制目的】藤黄味酸、涩，性寒；有大毒。具有消肿排脓，散瘀解毒，杀虫止痛的功能。

生藤黄有大毒，不能内服，外用于痈疽肿毒，顽癣。制后毒性降低，方可内服，用于痈疽肿毒，顽癣，跌仆损伤。

【临床应用】

1. 生用

(1) 痈疽肿毒：常与雄黄、草乌、麝香等同研细末，和蟾酥为条，以醋磨汁，用新笔蘸药，涂肿毒四周，具有攻毒消肿的作用。用于一切痈肿，无名肿毒，如一笔消(《祝穆试效方》)。藤黄兑75%乙醇制成酊剂，涂搽患处，可治无名肿毒和外伤肿痛。

(2) 顽癣瘙痒：常与大黄、硫黄、雄黄等同研细末，菜油调涂患处，具有杀虫治癣的作用。用于一切顽癣，瘙痒难忍，如五黄散(《拾遗》)。

2. 制用

(1) 跌仆肿痛：常与乳香、三七、血竭等同为丸，内服外敷，具有散瘀消肿的作用。用于跌仆损伤，瘀血肿痛，肿毒危重之症，如黎峒丸(《外科证治全生集》)。配伍天竺黄、雄黄、血竭等，具有消肿止痛，散瘀活血作用，可用于跌打损伤，闪腰岔气，如三黄保蜡丸(《金鉴》)。

(2) 外伤出血：单味与麻油、白蜡熬为膏外敷，具有疗伤止血的作用。用于外伤出血，如神效膏(《拾遗》)。

【参考资料】藤黄中主含藤黄酸和新藤黄酸等。生藤黄多作外用，炮制后才能内服。藤黄与豆腐合煮合蒸或复制应用较广，民间认为豆腐可解藤黄的毒性，其中豆腐蒸法已被全国21个地区作为地方标准收载[1]。炮制对其理化性质和药理作用均有一定的影响。

据实验，比较了生品、荷叶制、豆腐制、山羊血制及清水制藤黄，以毒性和抗菌为指标，其结果表明以清水蒸6小时的炮制方法最佳[2-3]。又以藤黄酸含量为指标，认为清水制法能最大限度保留藤黄酸，确保临床疗效，且生产工艺简单，不需要任何辅料，降低生产成本，易于接受和推广，明显优于其他方法[4]。亦有提出147℃25分钟的炮制方法[5]。藤黄多种炮制方法中都需要经过长时间的加热，温度的影响可能起到重要作用，故又增加高压蒸法。比较藤黄多种炮制品的抗菌、抗肿瘤、抗炎、镇静、镇痛、急性毒性、致突变作用，均以高压蒸法为好，且藤黄酸，新藤黄酸的含量无显著性的差异。在此基础上又对高压蒸法的时间和温度，以抗炎、抗菌、抗肿瘤（K_{562}）及藤黄酸、新藤黄酸含量作为指标，进行正交试验法优选，结果以126℃条件下蒸30分钟为最佳工艺[6-7]。

对藤黄生品，山羊血制品、豆腐制品、荷叶制品、水煮品、高压蒸制品和不同温度（105℃、115℃、126℃）、不同时间（0.5h、1h、2h以及4h）的高压制品，各地藤黄炮制品用薄层扫描法进行含量测定，并用高效液相色谱法进行对照，藤黄酸、新藤黄酸结果基本一致。其结果是，藤黄酸含量在30%～36%，新藤黄酸含量在25%～30%。二者在炮制品多数较生品均有降低，而在高压蒸制品比生品稍高，经数理统计，各炮制品之间无显著性差异。而不同地区的藤黄炮制品含量无规律性，差异较大，说明制订藤黄炮制品质量标准很有必要[8-12]。

经药理实验，细胞培养法对K_{562}肿瘤细胞生长抑制作用研究表明，各炮制品均有较好的抑制作用，其半数杀伤剂量藤黄为16.8μg/ml，水煮藤黄为16.6μg/ml，豆腐制藤黄为14.8μg/ml，山羊血制藤黄为12.6μg/ml，荷叶制藤黄为7.2μg/ml，高压蒸制藤黄为6.3μg/ml，藤黄酸为4.2μg/ml[13]。对SP2/0骨髓瘤、艾氏腹水瘤，各种炮制品中以高压制品和荷叶制品的杀伤作用较强，其半数杀伤剂量SP2/0分别为3.9μg/ml和7.8μg/ml；艾氏腹水瘤均为2μg/ml[7]。

用平皿和试管法测定抑菌效价结果表明，各藤黄炮制品对革兰阴性大肠杆菌、伤寒杆菌、痢疾杆菌、绿脓杆菌均无明显抑制作用，对金黄色葡萄球菌和白色葡萄球菌有显著的抑菌、杀菌作用，其中以高压制品和荷叶制品效果最好。对不同温度、时间的抗菌作用，以126℃ 0.5小时为最佳[7]。

用小鼠巴豆油法和大鼠蛋清性及角叉菜性足趾肿胀法比较了藤黄各炮制品的抗炎作用，结果表明，各炮制品均有抗炎作用，其中以荷叶制品和高压制品为好[14]。还比较了不同温度、时间蒸制藤黄的抗炎作用，结果表明，以115℃2小时和126℃0.5小时相对较佳[6]。小鼠戊巴比妥钠阈下催眠剂量实验表明，藤黄各种炮制品均有明显的镇静作用，与对照组比，除去煮藤黄外，均有显著差异，但各种炮制品之间比较，差异不大明显。镇静作用以高压蒸制品为最好[15]。小鼠急性毒性试验表明，各炮制品的毒性均有不同程度的降低，其中以高压蒸制品较为显著[14]。

据研究，藤黄酸有大毒，豆腐为一种碱性的凝固蛋白，能溶解部分有毒的酸性树脂，达到减低毒性目的[16]。

【附】文献摘录："取色嫩纯明者，用水蒸化，滤去渣，盛瓷器内，隔水煮之，水少时再添，以三炷香为度，以帛扎瓷器口，埋土中七日，取出，如此七次，晒干用"（《拾遗》）。

【按语】藤黄有毒，唐代开始入药，清代才有山羊血制、水煮。近年来各地的炮制规范中收载的大多是豆腐煮制、荷叶煮制和山羊血煮制法。其目的都是为了解藤黄的毒性，从诸多实验结果分析，加热对藤黄炮制起到重要作用，加热不仅能降低毒性，还能增强疗效。当然辅料等亦有较好的作用。不过各种辅料制法均要经过较长时间的加热处理，相比之下，高压蒸制藤黄方法简便，确系一种较好的炮制新法。至于加热究竟引起藤黄内发生何种变化，有待进一步深入研究。

参考文献

[1] 孔令东，等. 藤黄的炮制及其现代研究概况[J]. 中国中药杂志，1995，20(2)：89.

[2] 王爱芳，等. 藤黄炮制工艺的初步研究[J]. 中成药，1988，20(9)：20.

[3] 王爰芳，等. 藤黄炮制工艺再探[J]. 上海中医学院上海中医药研究院学报，1988，2(2)：52.

[4] 沈海葆，等. 藤黄不同炮制品中藤黄酸的测定和比较[J]. 中成药，1992，14(9)：19.

[5] 王德花，等. 藤黄炮制工艺初探[J]. 中药饮片，1990(4)：20.

[6] 孔令东，等. 正交试验法优选高压蒸制藤黄炮制工艺[J]. 中药材，1996，19(1)：24.

[7] 南京中医药大学. 常用中药藤黄饮片研究. "八五"科技攻关资料，1995.

[8] 郭戎，等. 炮制对藤黄中藤黄酸含量的影响[J]. 中成药，1994，16(6)：29.

[9] 叶定江，等. 藤黄及其炮制品中藤黄酸的含量比较[J]. 中国中药杂志，1995，20(10)：106.

[10] 刘幸平，等. 炮制对藤黄中新藤黄酸含量的影响[J]. 中成药，1996，18(3)：17.

[11] 刘幸平，等. 薄层扫描法测定不同温度藤黄炮制品中藤黄酸及新藤黄酸的含量[J]. 南京中医药大学学报，1995，11(6)：33.

[12] 刘幸平，等. 薄层扫描法测定不同地区藤黄炮制品中藤黄酸及新藤黄酸的含量[J]. 中成药，1995，17(10)：22.

[13] 陆跃鸣，等. 藤黄及其炮制品对 K_{562} 肿瘤细胞生长抑制作用的研究[J]. 中国中药杂志，1996，21.(2)：90.

[14] 孔令东，等. 藤黄炮制品急性毒性及抗炎作用的研究[J]. 中国中药杂志，1996，21(4)：214.

[15] 叶定江，等. 不同温度时间蒸制藤黄抗炎作用比较[J]. 南京中医药大学学报，1995.11(2)：67.

[16] 上海中医学院. 中药炮制学讲义. 1978.

第十八章

动 物 类 药

第一节 概 述

动物类中药,是指入药部位为动物的全体或某一部分的一类药材。由于来源和入药部位较复杂,动物类中药大多数须加工炮制才可供临床药用,净制时主要是除去杂质和非药用部位,如去头、足、翅、鳞片、残肉、皮膜、茸毛等。形体较规则的动物多经温水浸润、酒浸润、烤制或蒸制软化后切成片、段、丝、块后备用。

质地坚硬的动物甲壳、骨骼类药材,多用煅制、砂炒、砂炒醋淬法、油炸等高温炮制方法,使其质变酥脆,便于粉碎,增强疗效。还可矫臭矫味。如瓦楞子、石决明、鳖甲等。质地疏松的动物类中药、多采用清炒、麸炒、米炒、酒炙、醋炙、蛤粉炒、滑石粉炒等。如僵蚕、斑蝥、蕲蛇、五灵脂、阿胶、水蛭、刺猬皮等。

第二节 药 物 选 例

干 蟾

【来源】本品为蟾蜍科动物中华大蟾蜍 *Bufo bufo gargarizans* Cantor. 或黑眶蟾蜍 *Bufo melanostictus* Schneider. 的干燥全体,均系野生。夏、秋二季捕捉,捕得后,先刮取蟾酥,再将蟾蜍用开水烫死,干燥。

【古代炮制】晋代有烧炭(《肘后》)。宋代有烧灰、酒、黄精制,炙制,绞汁(《证类》);酥制(《总微》);煅炭,酒、蜜制,胡黄连制(《圣惠方》);酒、醋制(《病源方》)。元代有炙焦(《宝鉴》)。明代有巴豆制、姜制(《普济方》),醋制(《奇效》),煨制(《蒙筌》),乳制(《禁方》),杵膏(《景岳》)。清代有炒炭(《金鉴》)等法。此时,其炮制方法达十余种。

【现代炮制】

1. 干蟾 取原药材,除去杂质及灰屑、头爪,切成小块。

2. 制干蟾 取砂子置锅内,用武火加热后,加入净干蟾块,拌炒至微焦黄色发泡时取出,筛去砂子,放凉。

【饮片性状】干蟾呈不规则块状或片状,表面灰绿色或绿棕色,内面灰黄色,可见到骨骼及皮膜,气微腥,味辛。制干蟾表面焦黄色,内面淡黄色,有泡状突起,可见麻点花纹,质轻而脆。

【炮制目的】干蟾味辛,性凉;有毒。归肝、脾、肺经。具有破结行水,解毒杀虫,止痛的功能。

生干蟾多外用,用于疮肿,痈疽,瘰疬等疾。砂炒后质地变疏松,有效成分易于煎出,同时还可矫臭矫味，便于服用，用于小儿疳积，阴疽瘰疬，水肿、恶疮。

【临床应用】

1. 生用

(1) 疮痈瘰疬：常与硫黄、乳香、木香、肉桂(去粗皮)、露蜂房(烧灰)等同用，捣罗为末，清油调药，熬令成膏，贴患处，可治疮肿、痈疽、瘰疬等疾，如蟾蜍膏(《圣济总录》)。

(2) 消食化积：常与陈皮、甘草、蓬术、厚朴、枳实、连翘等同用，增强健脾和胃的作用。用于五疳五痢、泻蛔虫、脏腑虚弱，肚腹膨胀等症，如干蟾丸(《说约》)。

2. 制用

(1) 小儿乳疳：常与木香、肉豆蔻、雄黄、丁香、熊胆、胡黄连、朱砂、青黛、麝香、赤石脂等同用，具有消疳的作用。用于腹大黄瘦，或时吐乳，壮热下痢等症，如干蟾丸(《圣惠方》)。

(2) 口齿疳疮：常与龙柏花、地骨皮、没药、麝香同用。用于牙齿走马疳，如干蟾散(《圣惠方》)。干蟾(炙)、胆矾等分，研末，取小豆大掺在疮上，良久，水漱去，可治舌口生疮，如蟾矾散(《圣惠方》)。

【参考资料】 干蟾含蟾毒灵、华蟾蜍毒素、华蟾蜍它灵、华蟾蜍精、华蟾蜍它里定、19-氧化蟾蜍精、蟾蜍它灵、日蟾蜍它灵、蟾蜍香胺、蟾蜍色蜡、胆甾醇、精氨酸、辛二酸、肾上腺素及蟾蜍碱和蟾蜍甲碱等成分。

药理作用表明，蟾蜍灵、华蟾蜍精、脂蟾蜍配基等均有显著的呼吸兴奋和升压等中枢兴奋作用。蟾蜍色胺静脉注射能明显升高血压。蟾蜍灵的局麻作用较可卡因大 30～60 倍。蟾蜍皮提取物对小鼠肉瘤 180 及兔 B、P 瘤都有较满意的抑制效果；用美蓝试管法及呼吸法，对白血病细胞有较强的抑制作用。2%蟾蜍油溶液 280mg/kg，腹腔给药，对^{60}Co 辐射所致的急性放射病有明显防治作用，并能提高免疫功能[1]。

【附】

1. 近代炮制方法还有燎制、炒制等。

2. 文献摘录 “雌蟾三枚，仍以端午日午时取之.用绳子系双脚稍宽，得所勿令损伤，以胡黄连一寸许，当以线系一半，令入蟾口中，须系令倒悬之，以生铜器盛取蟾涎，至黄昏解放勿伤，只取其涎。蟾肚下有斑点者是雄不堪用，白净者是雌蟾也。”(《圣惠方》)“今人皆于端午日捕取，风干，黄泥故(固)济，煅存性用之……五月五日取蟾蜍可治恶疮即此也.亦有酒浸取肉者，钱仲阳治小儿冷热疳泻如圣丸，用干者酒煮成膏丸药。”(《修事》)

【按语】 干蟾从宋代开始使用辅料和采用不同的炮制方法，近年来各地的炮制规范中收载的大多是砂炒法。历代炮制方法较多，有黄精制、酒制、醋制、巴豆制、姜制、乳制、煨制、炒炭等法。现代干蟾的各种加辅料炙法均已很少用或不用，但对其中某些方法及炮制前后的作用仍值得探讨。

参考文献

[1] 罗天浩. 森林药物资源学[M]. 北京：国际文化出版公司，1994：12.

土鳖虫(䗪虫)

【来源】 本品为鳖蠊科昆虫地鳖 *Eupolyphaga sinensis* Walker 或冀地鳖 *Steleophaga plancyi*(Boleny)的雌虫干燥体。野生或养殖。夏、秋二季捕捉，置沸水中烫死，晒干或烘干。

【古代炮制】汉代有熬制、去足(《金匮》)。宋代有炒黄(《圣惠方》),炒焦、炙制(《总录》)。明代增加了焙制(《准绳》)。清代还增加了酒制(《说约》)、制炭(《长沙》)等炮制方法。

【现代炮制】

1. 土鳖虫　取原药材,除去杂质,洗净,或筛去灰屑,干燥。

2. 炒土鳖虫　取净土鳖虫置锅内,用文火加热,炒至微焦,取出放凉。

【饮片性状】本品呈扁平卵形,长1.3～3.7cm,宽1.2～2.5cm;前端较窄,后端较宽,背部紫褐色或黑棕色,具光泽,有的边缘具淡黄褐色斑块及黑色小点;前胸背部发达,盖住头部;腹背部9节,呈覆瓦状排列;腹面红棕色,头部较小;胸部有足3对,具细毛和刺;腹部有环节;质松脆,易碎;气微臭,味微咸。炒土鳖虫颜色加深。

【质量要求】土鳖虫杂质不得过5.0%,水分不得过10.0%,总灰分不得过13.0%,酸不溶性灰分不得过5.0%,水浸出物不得少于22.0%。

【炮制目的】土鳖虫味咸,性寒;有小毒。归肝经。具有破血逐瘀,续筋接骨的功能。

土鳖虫生用有腥臭味,不利于服用,外用可治跌打损伤,瘰疬等。经炒制后,消除其不良气味,质变酥脆,便于粉碎和服用。用于血瘀经闭,筋骨折伤,癥瘕痞块。

【临床应用】

1. 生用

(1) 跌打损伤:常与自然铜(煅)、骨碎补、当归、红花、乳香、没药等同用,可治跌打损伤(《中药临床应用》)。亦可内服;如接骨紫金丹(《杂病源流犀烛》)。亦可单味研末外敷,或研末黄酒冲服。

(2) 瘰疬:鲜土鳖虫,陈瓦花(煅存性),同捣烂,用膏药贴上,未溃即消,已溃即敛(《中医杂志》1976)。

2. 制用

(1) 经闭:常与熟大黄、黄芩、甘草、桃仁、炒杏仁、芍药、干地黄、煅干漆、炒虻虫、制水蛭等同用,增强破瘀消癥的作用。可用于虚劳内有干血,形体羸瘦,腹满不能饮食,肌肤甲错等症。如大黄䗪虫丸(《中国药典》)。

(2) 癥块:常与干漆、川大黄、赤芍药、当归、牛膝、丹皮、人参、干姜等同用,主治产后血瘕坚积,按之跃手,食饮不为肌肤,面色萎黄,不耐劳动,呕逆上气,月水不通,如干漆丸(《圣惠方》)。配伍大黄、桃仁等可治卵巢癌、子宫癌(《治癌中药处方700种》)。配伍蜈蚣、地龙、乌梢蛇、三七、穿山甲等,可治消化系统癌症(《经验方》)。

【参考资料】土鳖虫含生物碱、氨基酸、蛋白质、有机酸、酚类、糖类、甾体、油脂、香豆素和萜内酯等。所含丝氨酸蛋白酶,对人体血纤溶酶原的激活作用与尿激酶相似;总生物碱对家兔心脏呈负性作用[1]。

【附】

1. 近代炮制方法还有沸水泡、焙制、酒炒等。

2. 文献摘录　"或炒或酒醉死用"(《得配》)。"折伤接骨土鳖焙存性为末"(《握灵》)。

【按语】土鳖虫始载于汉代,从宋代开始使用辅料和采用不同的炮制方法,近年来各地炮制规范中收载的大多是炒法,也有用甘草水洗法的。清代增加了酒制、制炭等炮制方法,目的是除去腥臭味和油性,使质变酥脆,便于粉碎和服用。

参考文献

[1] 雷载权主编.中药学[M].上海:上海科学技术出版社,1995:213.

五 灵 脂

【来源】本品为鼯鼠科动物复齿鼯鼠 *Trogopterus xanthipes* Milne-Edwards. 的干燥粪便。全年均可采收，除去杂质，干燥。

【古代炮制】宋代有醋熬(《圣惠方》)、醋炒(《总录》)、酒研(《证类》)、微炒(《旅舍》)法。元代增加了姜制、酒淘(《丹溪》)，酒洗(《瑞竹》)，烧制(《精义》)等法。明代有制炭、煮(《奇效》)，醋面煨、土炒、火炮(《普济方》)等法。此时，其炮制方法已达十余种。

【现代炮制】

1. 五灵脂　取原药材，除去杂质及灰屑；灵脂块，捣碎。

2. 醋五灵脂　取净五灵脂置锅内，用文火加热，微炒后喷淋米醋，炒至微干，有光泽时取出晾干。五灵脂每 100kg 用米醋 10kg。

3. 酒五灵脂　取净五灵脂置锅内，用文火加热，炒至有腥气溢出，色黄黑时，立即取出，趁热均匀喷淋定量黄酒，摊开晾干。五灵脂每 100kg 用黄酒 15kg。

【饮片性状】本品为长椭圆形颗粒或不规则块状，大小不一。表面黑棕色、红棕色或灰棕色，凹凸不平，有油润性光泽；断面黄棕色或棕褐色，不平坦，纤维性。质疏松或有黏性。气腥臭。醋五灵表面灰褐色或焦褐色，稍有光泽，内面黄褐色或棕褐色。质较松。略有醋气。酒五灵脂呈黄黑色，略有酒气。

【炮制目的】五灵脂味咸、甘，性温。归肝经。具有活血止痛、化瘀止血的功能。五灵脂生品有腥臭味，不利于服用，多外用，具有止痛止血的作用，用于虫蛇咬伤等。醋炙后能引药入肝，增强散瘀止痛的作用，并可矫臭矫味，用于产后恶露不快，吐血，妇女月经过多等症。酒炙后能增强活血止痛的作用，并可矫臭矫味，用于经闭腹痛，痛经，产后瘀阻腹痛等症。

【临床应用】

1. 生用　常与雄黄、半枝莲等共研细末，用麻油或菜油调涂患处，有止痛止血的作用，用于虫蛇咬伤等症。

2. 制用

(1) 醋制

① 胃脘疼痛：常与高良姜、延胡索、木香等同用，能增强行气止痛的作用，用于气滞血阻，胃脘疼痛或呕吐酸水等症。如九气拈痛散(《中国药典》)。

② 吐血、衄血：常与芦荟同用，具有祛瘀止血的作用，用于血脉瘀滞，血行失常，吐血、衄血，肠风下血，妇女月经过多，崩下漏下，如五灵脂饼子(《圣济总录》)。

③ 胸胁痛：常与薤白、乳香、丹参等同用，具有宽胸利气，行血止痛的作用，用于心血瘀阻，气行不畅，心胸或胁肋疼痛等症。

(2) 酒制

① 经闭腹痛：常与蒲黄等同用，能增强活血通经的作用。用于血滞作用，或经来腹痛，量少色黯，如失笑散(《局方》)。

② 产后恶露不下：常与当归、川芎、益母草等同用，具有去恶露、生新血的作用。用于产后恶露不下，或下血甚少，小腹疼痛，如紫金丸(《杨氏产乳方》)。

【参考资料】五灵脂含尿素、尿酸、维生素 A 类物质等。动物实验表明它能缓解平滑肌痉挛。水浸剂(1 ∶ 2)在试管内对多种致病性皮肤真菌具有不同程度的抑制作用。能抑制结核杆菌，对小白鼠实验性结核病有一定的治疗效果[1]。比较了生品、清炒、醋炒五灵脂的炮制条件、尿素含量和浸出率，结果认为清炒药材变化不大，醋炒后具有良好的光泽感，气味亦优于清炒，且尿素含量低，能提高药品质量[2]。用米醋、黄酒制五灵脂，具有油黑色光泽，服后胃中受纳舒适，没有反吐之感，且止痛效果显著[3]。

比较五灵脂及其炮制品（醋制、酒制）中微量元素的含量。结果表明，钙和镁的含量以生五灵脂为最高，铁的含量以炮制品为高。炮制后，有害元素铝的含量比生品降低，水煎液中的含量减少更为显著，说明五灵脂经炮制后可降低原药材中铝的含量，降低毒性[4]。

【附】

1. 近代炮制方法还有炒黄、炒炭等。

2. 文献摘录 "以醋和面裹，烧令香熟，去面"（《普济方》）。"专治女科，行血宜生用，止血须炒"（《蒙筌》）。"其色黑如铁，凡血遇黑即止，炒用，以理诸血症"（《辨义》）。

【按语】五灵脂炮制方法甚多，从宋代开始就使用辅料和采用不同的炮制方法。近年来各地的炮制规范中收载的大多是醋制法，也有用酒炒法，认为醋能引药入肝，理气行水，消肿解毒，散瘀止痛。酒能通脉络，资其祛风活络，治冷痹骨节疼痛。由于各地辅料用量不一致，成品标准亦有所不同。但其炮制方法相同，都是采用先炒药后加辅料的方法炮制。若先拌辅料后炒药，成品就成散状，不便煎煮和服用。各版《中国药典》均采用生五灵脂和醋炒五灵脂两种炮制品。

参考文献

[1] 雷载权.中药学[M].上海：上海科学技术出版社，1995:204.

[2] 闵凡印.五灵脂炮制方法的探讨[J].药学通报，1984，19(9):26.

[3] 李江东.中药五灵脂炮制方法的改进[J].中药通报，1988，13(10):28.

[4] 刘文粢，刘倩平，李庆明，等.五灵脂及其炮制品的微量元素含量测定[J].广东微量元素科学，2002，9(11):59.

五 谷 虫

【来源】本品为绳科昆虫大头金绳 *Chrysomyia megacephala*（Fab.）或其近缘昆虫的干燥幼虫。

【古代炮制】宋代有取蛆淘净，入竹筒中封之，待干研末的方法（《总录》）。明代有蛆，流水漂净，晒干为末的炮制方法（《纲目》）。清代有研末，香油调敷的记载（《便读》）。

【现代炮制】

1. 五谷虫 原药材拣净杂质，簸去泥屑，开水略泡，晒干。

2. 炒五谷虫 取净五谷虫置热锅内，用文火炒至外表焦黄色，发香为度。

【饮片性状】本品为扁圆柱形。头部较突，黄白色，有的略透明，疏松脆易碎，断面多空泡，无臭味。炒后呈焦黄色，具香气。

【炮制目的】五谷虫味咸，性寒。归脾、胃经。具有清热，消滞的功能。

五谷虫一般炮制后入药。炒后产生焦香气，焦香入脾，增强健脾、消疳积的作用。用于小儿疳积、腹胀、疳疮。

【临床应用】

制用

1. 小儿疳积 常与麝香、黄连等同用，具有消疳积腹胀、疳疮等作用（《总录》）。

2. 热痢吐食 单方研末服用,用于服热药所致的病证(《纲目》)。

【按语】五谷虫从宋代开始就采用了不同的炮制方法。现在《中国药典》和各地的炮制规范均不收载五谷虫。但五谷虫治疗小儿疳积疗效特佳。《纲目》载:"治小儿诸积疳疮,热病谵妄,毒痢作吐"。目前,五谷虫根据中医临床用药的需要临方炮制。

瓦 楞 子

【来源】本品为蚶科动物毛蚶 *Arca subcrenata* Lischke、泥蚶 *Arca granosa* Linnaeus 或魁蚶 *Arca inflata* Reeve. 的贝壳。春、秋二季至次春捕捉,洗净,置沸水中略煮,去肉,或收集加工蚶干及食用后的外壳干燥。

【古代炮制】唐代有醋制(《食疗》)。宋代有细研(《圣惠方》)、炙制(《总录》)等制法。元代有煅、醋煮一昼夜(《丹溪》)的制法。明、清基本上采用火煅醋淬法(《蒙筌》、《握灵》)。

【现代炮制】

1. 瓦楞子 取原药材,用水洗净,捞出干燥,碾碎。

2. 煅瓦楞子 取净瓦楞子置适宜容器内,于无烟炉火中,煅至酥脆,取出放凉,碾碎。

【饮片性状】本品为不规则碎片或粒状,白色或灰白色,较大碎块仍显瓦楞线,有光泽,质坚硬,研粉后呈白色粉末。煅瓦楞子呈不规则碎片或颗粒,灰白色,光泽消失,质地酥脆,研粉后呈深灰色粉末,无颗粒。

【炮制目的】瓦楞子味咸,性平。归肺、胃、肝经。具有消痰化瘀,软坚散结,制酸止痛的功能。生瓦楞子擅于消痰化瘀,软坚散结,用于顽痰积结,痰稠难咯,瘿瘤,瘰疬,癥瘕痞块。煅后质地疏脆,便于粉碎,制酸止痛力强,偏于治胃酸过多,胃痛泛酸。

【临床应用】

1. 生用

(1) 痰核瘰疬:常与海藻、昆布、浙贝母等同用,具有化痰软坚的作用,可用颈项瘰疬,亦治其他部位的痰核,如含化丸(《准绳》)。

(2) 气血癥瘕:常与三棱、桃仁、鳖甲等同用,能增强化瘀散结的作用,用于血瘀内阻,癥瘕痞块,如瓦楞子丸(《万氏家抄方》)。近年来临床中,本品也用于肝脾肿大及消化道肿瘤者。

2. 制用

(1) 胃痛泛酸:常与海螵蛸、木香、延胡索等同用,能增强制酸止痛的作用。用于肝胃气滞,胃脘疼痛,呕吐酸水等症,如甘楞散(《奇效良方》)。

(2) 嘈杂呕恶:常与栀子、竹茹、白术等同用,具有清胃热,除嘈杂的作用。用于胃热内扰,嘈杂似饥等症。

【参考资料】瓦楞子主含碳酸钙,煅后生成氧化钙。氧化钙较碳酸钙易于吸收,从而增强制胃酸的作用[1]。

研究表明,不同产地瓦楞子经煅制后砷的含量下降,与生品相比,降低幅度约为40.7%~96.3%,且煅制时间越长,砷含量降低越明显[2]。比较瓦楞子生品及煅制品中钙盐的含量,结果煅制品中钙盐含量较生品显著升高;水煎液中钙盐差异更为显著,煅制品是生品的4.6倍。证明瓦楞子煅制后,有利于有效成分的煎出而提高疗效[3]。

【附】

1. 近代炮制方法还有煅醋淬、煅盐水淬等。

2. 文献摘录 “取陈久者炭火煅赤，米醋淬三度，出火毒，研粉”(《食疗》)。“血块痰积心疼不可忍，蚶壳火煅赤醋淬三度，出火毒，研粉或醋丸服”(《握灵》)。

【按语】瓦楞子从唐代开始使用辅料制和煅制的方法。近年来各地的炮制规范中收载的大多是煅法，也有用火煅醋淬法。醋淬亦是从临床需要，使其质地酥脆，增强消痰化瘀、软坚散结和“出火毒”的作用。

参考文献

[1] 马兴民.新编中药炮制法[M].西安:陕西科学技术出版社,1988:328.

[2] 铁步荣,刘菁菁,张谦.瓦楞子炮制前后砷含量的研究[J].中国中药杂志,2002,27(9):697.

[3] 王志江,周鹏.瓦楞子生品及煅用品中钙盐的含量测定[J].山东医药工业,2001,20(4):20.

水 牛 角

【来源】本品为牛科动物水牛 *Bubalus bubalis* Linnaeus. 的角。宰牛后，取下角，水煮除去角塞，干燥。

【古代炮制】宋代有牛角烧灰(《圣惠方》)。明代有烧灰研末(《正宗》)。

【现代炮制】取原药材，洗净，用温水浸泡，捞出，镑片或洗净，干燥后剉成粗粉。

【饮片性状】本品为不规则的薄片，表面棕黑色或灰黑色，有纹理，角质，坚硬，粉末灰褐色，气微腥，味淡。

【炮制目的】水牛角味苦，性寒。归心、肝经。具有清热解毒，凉血，定惊的功能。

水牛角生品质地坚硬，不易煎出有效成分，剉成粉末后便于调剂和制剂，利于有效成分的煎出，提高临床疗效。

【临床应用】

1. 壮热不退 常与生地、玄参、金银花、连翘等同用，具有凉血解毒的作用。用于湿热入血分，壮热不退，神昏谵语等症。水牛角浓缩粉压成片或水解做成注射液，有清热解毒，凉血止血之功效。用于高热、流行性乙型脑炎、精神分裂症、原发性血小板减少性紫癜、肝炎等症。

2. 吐血、衄血 常配生地、丹皮、赤芍等同用，具有凉血的作用，用于血热妄行的各种出血症。

【参考资料】水牛角含胆甾醇、丙氨酸、精氨酸、天冬氨酸、胱氨酸等氨基酸，肽类，胍基衍生物及蛋白质等。水牛角对离体蛙心有加强收缩力的作用；对大鼠有明显的镇静作用，有镇惊、抗炎、抗感染、缩短出血、降低毛细血管通透性及兴奋垂体-肾上腺系统等作用。

【按语】水牛角从宋代开始采用不同的炮制方法。近年来各地的炮制规范中收载的大多是镑片法，还有剉粉法。目前，临床上水牛角可代替犀角应用，但要加大水牛角的用量，宜先煎3小时以上，否则药效不易煎出。

水 蛭

【来源】本品为水蛭科动物蚂蟥 *Whitmania pigra* Whitman、水蛭 *Hirudo nipponica* Whitman. 或柳叶蚂蟥 *Whitmania acranulata* Whitman 的干燥全体。夏、秋二季捕捉，捕得后，用沸水烫死，晒干或低温干燥。

【古代炮制】汉代有熬制(《金匮》)、暖水洗去腥(《伤寒》)。宋代有微炒令微黄、微煨令黄(《圣惠方》);炒焦(《普本》);水浸去血、子,米炒(《总病论》);石灰炒过再熬(《活人书》);米泔浸一宿后暴干,以冬猪脂煎令焦黄,焙干(《证类》);麝香制(《朱氏》)等炮制方法。元代增加了盐炒(《瑞竹》)。明代出现了炙制(《医学》)。清代又增加了香油炒焦(《医案》)的方法。

【现代炮制】

1. 水蛭　取水蛭,洗净,切段,晒干。

2. 滑石粉烫水蛭　取滑石粉置锅内,加热炒至灵活状态时,投入水蛭段,勤加翻动,拌炒至微鼓起呈黄棕色时取出,筛去滑石粉,放凉。水蛭每100kg用滑石粉40kg。

【饮片性状】本品为不规则小段,长约10～15mm,扁平,有环纹,背部呈褐色,腹部黄棕色,质韧,有腥气。滑石粉炒后呈淡黄色或黄棕色,微鼓起,质酥脆,易碎,气微腥,味咸苦。

【质量要求】水蛭水分不得过18.0%,总灰分不得过10.0%,酸不溶性灰分不得过2.0%,醇浸出物不得少于15.0%。水蛭每1g含抗凝血酶活性应不低于16.0U。烫水蛭水分不得过14.0%,总灰分不得过12.0%,酸不溶性灰分不得过3.0%。

【炮制目的】水蛭味咸、苦,性平;有毒。归肝经。具有破血逐瘀,通经的功能。

水蛭生品有毒,多入煎剂,以破血逐瘀为主,用于瘀滞癥瘕,经闭,及跌打损伤,瘀滞疼痛等症。滑石粉炒后能降低毒性,质地酥脆,利于粉碎,多入丸、散剂,用于跌打损伤,内损瘀血,心腹疼痛,大便不通等症。

【临床应用】

1. 生用

(1) 血滞结块:常与虻虫、大黄、桃仁等同用,具有破瘀散结的作用。用于热入下焦与血结滞引起的蓄血证,少腹结硬,癥瘕痞块,胁腹胀满,如抵当汤(《金匮》)。原方水蛭(炒),近代有生用。

(2) 破血逐瘀:生水蛭研粉装入胶囊吞服或入煎剂,破血逐瘀疗效较好,广泛用于心脑血管疾病、血液病,以及流行性出血热、血吸虫病、慢性肾小球肾炎、高脂血症等。如水蛭片、水蛭粉、水蛭注射液均是以水蛭为主药。

2. 制用

(1) 跌打瘀血:常与大黄、牵牛同用,具有散瘀止痛的作用。用于跌打损伤,内损瘀血,心腹疼痛,大小便塞,气绝欲死,如夺命散(《济生方》)。

(2) 经闭腹痛:常与熟地黄、虻虫、桃仁同用,具有破血通经的作用。用于瘀血阻滞,月经闭塞,少腹胀痛,或产后恶露结聚,如地黄通经丸(《妇人良方》)。

【参考资料】新鲜水蛭唾液腺中含水蛭素,遇热及稀盐酸易破坏。还含肝素、抗血栓素、蛋白质等。水蛭素能阻止凝血酶对纤维蛋白原之作用,阻碍血液凝固。20mg水蛭素可阻止100g人血的凝固。对细菌内毒素引起的大鼠血栓形成有预防作用,并能减少大鼠的死亡率,所含肝素也有抗凝血作用[1]。据实验研究及临床应用经验均证明,水蛭毒性极低,烫后虽然易碎、矫味,但也会降低其疗效。利用粉碎机制粉,装入胶囊中吞服,既可保持药效,又可矫味,便于服用,目前临床中使用水蛭,宜选用此法,应逐步验证,替代传统炮制品[2]。

比较水蛭生品与滑石粉烫制品,结果制品的含水量、水溶性浸出物含量、醇溶性浸出物含量和水蛭素含量均显著低于生品($P<0.05$);而次黄嘌呤含量则较生品显著提高($P<0.01$)[3]。水蛭含14种氨基酸,其中8种为人体必需氨基酸,氨基酸总量水蛭生品为27.85%,烫水蛭为54.89%,烫水蛭的含量明显高于水蛭生品,说明烫水蛭有利于药物有效成分的溶出。临床应用以烫水蛭为佳,符合传统用药习惯[4]。采用液氮迅速冷冻和冷冻干

燥技术低温炮制水蛭，其水溶性蛋白组成比滑石粉烫水蛭的丰富，SDS-PAGE蛋白条带的数量与浓度显著增高；相对纤溶活性是滑石粉烫制工艺的3倍左右。说明在保全水蛭蛋白类药效成分的生物活性方面，低温炮制工艺优于滑石粉烫制工艺[5]。

【附】

1. 近代炮制方法还有单炒、石灰炒、砂烫、蜜炙、米泔水制、油酥炙、醋煮等。

2. 文献摘录 “极难修制，须细锉后用微火炒令黄乃熟，不尔入腹生子为害”(《证类》)。“熬去子杵碎，水蛭入腹再生化，为害尤甚，须锉断，用石灰炒过再熬”(《活人书》)。

【按语】水蛭从汉代就有熬制、暖水洗去腥，到了宋代就有加辅料制法。近年来各地炮制规范中收载大多是滑石粉炒法，亦有砂炒法。古人认为生水蛭内含卵子，入人腹极易孵化为害。故水蛭古代炮炙大都强调用炙煮、炙熟、炙焦、炙黑等，以确保将其卵子杀死，保证临床用药的安全性和有效性。加辅料制，如石灰炒、猪脂煎、猪脂熬、油脂熬、米炒、盐水炒这些方法，都能起到矫味矫臭和利于粉碎的作用。另外，米炒有健脾和胃的作用；盐水炒有引药下焦，增强药物疗效的作用。水蛭素是抗凝血活性成分，遇热易破坏，故用于活血抗凝方面宜用生品，但应注意，服用的制品应附合卫生标准。

参考文献

[1] 雷载权. 中药学[M]. 上海：上海科学技术出版社，1996：220.

[2] 吕文海，等. 水蛭炮制考论[J]. 中成药，1991，13(2)：18.

[3] 张永太. 水蛭炮制前后质量比较[J]. 中国中药杂志，2008，33(7)：766.

[4] 樊小容. 炮制对水蛭氨基酸成分的影响[J]. 海峡药学，2000，12(4)：44.

[5] 王厚伟. 低温炮制工艺对水蛭水溶性蛋白组成及纤溶活性的影响[J]. 中药材，2007，30(3)：272.

牛 黄

【来源】本品为牛科动物牛 *Bos taurus domesticus* Gmelin 干燥的胆结石。宰牛时，如发现牛黄，应立即滤去胆汁，取出牛黄，除去外部筋膜，阴干。

【古代炮制】南北朝时代有捣、细研如尘、牛皮制(《雷公》)。宋代有黑豆制(《圣惠方》)。明代增加了药汁制(《普济方》)。

【现代炮制】牛黄 取原药材，除去杂质，研成细粉。

【饮片性状】本品为棕黄色或红棕色细粉。气清香，味微苦而后微甜。有清凉感，嚼之不粘牙。

【质量要求】牛黄水分不得过9.0%，总灰分不得过10.0%，游离胆红素在453nm波长处测定吸光度不得过0.70，含胆酸($C_{24}H_{40}O_5$)不得少于4.0%；含胆红素($C_{33}H_{36}N_4O_6$)不得少于35.0%。

【炮制目的】牛黄味苦，性凉。归心、肝经。具有清心豁痰，开窍凉肝，息风解毒的功能。

牛黄多为生用，用于热病神昏，中风痰迷，惊痫抽搐，癫痫发狂，咽喉肿痛，口舌生疮，痈肿疔疮。炮制后主要是保证药物净度，便于调剂和制剂。

【临床应用】

生用

1. 小儿惊风 常与全蝎、朱砂、冰片、钩藤等同用，可治小儿惊风，手足搐搦，遍身壮热等症，如牛黄散(《圣惠方》)。配伍胆南星、琥珀等，可治小儿痰热惊风，如牛黄抱龙丸(《中国药典》)。

2. 热病癫狂　常与当归、川芎、冰片、朱砂等同用,能清心化痰,镇惊祛风,用于神志混乱,语言不清,痰涎壅盛,头晕目眩,癫痫惊风,痰迷心窍,如牛黄清心丸(《局方》)。

3. 咽喉肿痛　常与石膏、雄黄、大黄、黄芩等同用,能清热解毒,用于咽喉肿痛,牙龈肿痛,口舌生疮,目赤肿痛,如牛黄解毒丸(《中国药典》)。

【参考资料】牛黄含胆酸、脱氧胆酸、胆酸钙及胆红素等。

实验证明,从牛黄中分离提取的强心成分,对离体蛙心灌流实验有显著的兴奋作用。天然牛黄对自发性及肾性高血压大鼠均有显著而持久的降压作用,作用机制可能与其抗肾上腺素作用有关。此外,从牛黄中提得的两种平滑肌收缩成分 SMC-F 和 SMC-S_2(可能为两种胆酸肽类),给麻醉兔静脉注射,出现明显而短暂的血压下降。

近年来发现,牛胆汁中具有抗肿瘤成分,可使肿瘤组织广泛坏死。临床实验中使用的抗癌散Ⅲ号中即含牛黄,治疗食管癌取得一定疗效。

【附】

1. 近代炮制方法还有水飞等。

2. 文献摘录　“须先单捣,细研如尘,却绢裹,又用黄嫩牛皮裹,安于井面上,去水三四尺已来,一宿,至明方取用之”(《雷公》)。“小枣大,用研萝卜根并醋一大盏煮尽”(《普济方》)。

【按语】牛黄从南北朝时开始使用辅料和采用不同的方法炮制。近年来各地的炮制规范收载的大多是用生品。古代的炮制方法,如黑豆汁制、牛皮制、药汁制等现在已失传,有关古代炮制法的研究需进一步发掘整理。

乌 梢 蛇

【来源】本品为游蛇动物乌梢蛇 *Zaocys dhumnades* (Cantor)除去内脏的干燥体。夏、秋二季捕捉,捕得后,剖腹除去内脏,卷成圆盘形,干燥。

【古代炮制】唐代有炙去头、尾,取肉炙过(《外台》)的制法。宋代增加了酒炙制、醋制(《圣惠方》),酒焙制(《药证》),酒煨、酥制、药汁制(《总录》),酒煮(《扁鹊》),烘制(《证类》)等炮制方法。明代有焙制(《普济方》)、生用(《景岳》)。清代又增加了酒蒸(《本草述》)、清蒸制(《握灵》)的方法。此时,其炮制方法已达 16 种之多。

【现代炮制】

1. 乌梢蛇　取原药材,除去杂质、头、鳞片及灰屑,切段。

2. 乌梢蛇肉　取净乌梢蛇,用黄酒浸润,闷透后取出,除去皮、骨,切段,晒干。乌梢蛇每 100kg 用黄酒 20kg。

3. 酒乌梢蛇　取净乌梢蛇段,喷洒黄酒,拌匀,闷透后置锅内,用文火加热,炒至微黄色时,取出放凉。乌梢蛇每 100kg 用黄酒 20kg。

【饮片性状】本品呈段状,长约 30mm,表面乌黑色或黑褐色,无光泽,切面黄白色或灰棕色,质坚硬,气腥,味淡。乌梢蛇肉呈段片状,无皮骨,肉厚柔软,黄白色或灰黑色,质韧,气微腥,略有酒气。酒乌梢蛇色泽加深,略有酒气。

【质量要求】乌梢蛇醇浸出物不得少于 12.0%。

【炮制目的】乌梢蛇味甘,性平。归肝经。具有祛风通络、止痉的功能。

乌梢蛇生品以祛风止痒,解痉为主,用于瘾疹瘙痒,小儿惊痫,破伤风等证,但有腥气。

经酒炙后能增强祛风通络作用，并能矫臭、防腐，利于服用和贮存，用于风湿痹痛，肢体麻木，筋脉拘急，中风，口眼㖞斜，半身不遂，痉挛抽搐，惊厥，皮肤顽癣，麻风等证。

【临床应用】

1. 生用

（1）瘾疹瘙痒：常与细辛、全蝎、白芷等同用，具有祛风止痒的作用。用于风寒湿邪滞于肌肤而致的丘疹瘾瘾，皮肤瘙痒反复发作，经久不愈，如乌蛇膏（《外台秘要》）。

（2）中风口禁：常与全蝎、僵蚕、天南星等同用，具有息风止痉的作用。用于小儿惊痫，破伤风之筋脉痉挛，牙关紧闭，如乌蛇散（《准绳》）。

2. 制用

（1）风湿痹痛：常与炮白附子、羌活、防风等同用，具有搜风通痹的作用。用于风痹，手足缓弱不能伸举，骨节疼痛，如乌蛇丸（《圣惠方》）。

（2）干湿癣：常与干荷叶、麸炒枳壳等同用，具有燥湿祛风的作用。用于一切干湿癣证。如三味乌蛇散（《总录》）。

【参考资料】乌梢蛇含蛋白质及脂肪等。炮制后对其理化性质和药理作用均有一定的影响。

乌梢蛇为无毒蛇，头部无毒腺，为了节约药材，头部可考虑不去为好。酒制后，可使乌梢蛇中不溶于水的脂类成分容易浸出，同时，可防止乌梢蛇霉烂、变质、虫蛀等[1]。

据实验研究表明，乌梢蛇的提取物具有镇静、镇痛作用，并能直接扩张血管而引起血压降低。

乌梢蛇的头与皮，是品种鉴别的主要依据，产地加工时应该保留，以供鉴别，防止掺伪。入药时，再去头使用[2]。乌梢蛇去头、皮、骨是因为它们非药用部位，还是不利于粉碎，值得进一步研究。如是非药用部位，乌梢蛇肉与酒制乌梢蛇的应用剂量应有所区别。

【附】

1. 近代炮制方法还有酒浸、炒、酒酥、酒煮等。

2. 文献摘录 “先以酒浸三日夜，慢火上反复炙，令黄赤干燥，去皮骨，取肉入药用”（《局方》）。

“夏浸一宿，春秋冬三宿，取出，用柏柴火焙，如此三次后，用砂（罐）盛，埋地中三宿，出火气，勿用皮骨，取肉研碎”（《普济方》）。

【按语】乌梢蛇从唐代开始使用辅料和采用不同的炮制方法。近年来各地的炮制规范中收载的大多是酥炙和酒炙法，认为酒能通脉络，资其祛风通络，治冷痹骨节疼痛，故加酒、酥、酒与醋。酒与酥及醋等辅料可增强散风、活血、止痛作用。清代《握灵本草》载：“乌梢蛇蒸熟取肉焙研为末，蒸饼丸米粒大以喂乌鸡，待尽，杀鸡烹熟取肉，焙研为末，酒服。”可见清代已发现了用蛇喂鸡，然后杀鸡取肉的方法，使恶蛇的患者不见蛇而行其疗效。古今炮制乌梢蛇多用酒制法，可增强祛风通络作用，并能矫臭、防腐，利于服用和保存。

参 考 文 献

[1] 马兴民. 新编中药炮制法[M]. 西安：陕西科学技术出版社，1980：332.
[2] 徐松仁. 乌梢蛇产地加工小议[J]. 中药通报，1985，10(9)：19.

石 决 明

【来源】本品为鲍科动物杂色鲍 *Haliotis diversicolor* Reeve. 皱纹盘鲍 *Haliotis discus* hannai Ino、羊鲍 *Haliotis ovina* Gmelin、澳洲鲍 *Haliotis ruber*(leach)、耳鲍 *Haliotis asinina* Linnaeus 或白鲍 *Haliotis laevigata*(Donovan)的贝壳。夏、秋二季捕捉,去肉,洗净,干燥。

【古代炮制】南北朝时炮制方法较多,如去上粗皮,用盐水洗后再加五花皮,地榆、阿胶煮(《雷公》)。唐代最早提到面煨(《海药本草》)。宋代有烧制(《苏沈》)、煨制(《证类》)、蜜制(《总录》)等方法。元代有煮制(《原机》)。明代增加了盐炒、盐煅(《一草亭》),磨汁(《奇效》),醋制(《瑶函》),火煅童便淬(《粹言》)等法。清代增加了焙存性(《良朋》)。此时,其炮制方法达十余种。

【现代炮制】

1. 石决明 取原药材,洗净,干燥,碾碎或碾粉。

2. 煅石决明 取净石决明置耐火容器内或置于无烟炉火上,用武火加热,煅至灰白色或青白色而易碎时,取出放凉,碾碎。

3. 盐石决明 取净石决明,煅至酥脆,取出,喷淋盐水,干燥,碾碎。石决明每 100kg 用食盐 2kg。

【饮片性状】石决明为不规则的块状或碎片,外面粗糙呈灰棕色,具有清灰色斑,内面光滑,有珍珠样光泽;质坚硬,不易破碎;无臭,味微咸。煅石决明呈不规则的细块或细粉,灰白色或清灰色,无光泽,质地酥脆。盐石决明形同煅石决明,无臭,味咸。

【质量要求】石决明含碳酸钙($CaCO_3$)不得少于 93.0%。煅石决明含碳酸钙不得少于 95.0%。

【炮制目的】石决明味咸,性寒。归肝经。具有平肝潜阳,清肝明目的功能。

生石决明偏于平肝潜阳,用于头痛眩晕,惊痫等证。煅石决明降低了咸寒之性,缓和平肝潜阳的功效,增强了固涩收敛、明目的作用,用于目赤,翳障,青盲雀目,痔漏成管,且煅后质地疏松,便于粉碎,有利于有效成分煎出。

【临床应用】

1. 生用

(1) 头晕眩目:常与钩藤、天麻、牛膝等同用,具有平肝潜阳的作用,用于阴虚肝阳上亢,头目眩晕,魂扰不寐,如天麻钩藤饮(《杂病证治新义》)。

(2) 惊痫抽搐:常与僵蚕、胆南星、全蝎等同用,具有平肝息风的作用,用于肝风内动,神昏惊厥,或惊痫抽搐等症。

2. 制用

(1) 溃疡,金疮:单味研成细末,外敷患处,具有收敛止血的作用。用于外伤出血,溃疡,金疮久不敛口者。

(2) 目生翳障:常与白蒺藜、菊花等同用,具有养肝明目退翳的作用,用于眼生翳膜,青盲雀目,痔疮漏管及外伤出血等,如还睛散(《瑶函》)。配伍乌贼骨、龙脑、珍珠等,研末,点眼,可治眼生丁翳,如石决明散(《圣惠方》)。

(3) 止血:可取煅石决明一味,研细末外敷,有止血作用。

【参考资料】石决明含碳酸钙 90%以上,有机质约 3.67%,尚含有少量镁、铁、硅酸盐、磷酸盐、氯化物和极微量的碘;煅后碳酸盐分解,产生氧化物,有机质则破坏,但微量元素仍保留,从而增强了制酸收敛作用,在胃中能中和过多的胃酸。

石决明经煅醋淬后煎液中的钙含量最高,煅醋淬品煎剂对兔正常血压呈降低,煅品煎剂不稳定,生品微有上升趋向,除去钙的煎剂具有明显的升压作用。生石决明质地坚硬,其成分难以溶出。煅石决明质地松脆，并可使碳酸钙分解，生成氧化钙，再用醋淬，可生成醋酸钙，与炮制后易于粉碎和煎煮相吻合[1]。比较生、煅石决明及其水煎液中钙盐的含量，结果石决明生品、煅品中钙盐的含量分别是50.86%和53.62%；生品、煅品水煎液中钙盐的含量分别是0.152%和0.685%，证明石决明煅制后可增加钙盐的溶出率[2]。以水煎液中钙离子含量为指标，根据正交设计，以在900℃煅1小时，入含酸量11%的醋中淬（每100g石决明用醋40ml），取出再煅淬，至醋吸尽为最佳工艺[3]。

【附】

1. 近代炮制方法还有药汁制、烧制、糠煅制、煅淬等。

2. 文献摘录 “用盐同东流水煮一伏时，漉出研粉”（《局方》）。“炭火煅赤，米醋淬三度，去火毒，研粉”（《食物》）。

【按语】石决明从南北朝开始使用辅料和采用不同的炮制方法。近年来各地的炮制规范中收载的大多是明煅法，也有煅淬法。历代对石决明的炮制方法较多，内容很丰富，随着时代的发展，由比较烦琐的药汁炙简化为以煅法为主，如烧、煅、面裹煨、火煅童便淬、醋淬等，其次水飞法沿用至今。煅后醋淬或童便淬，是否能增加其入肝经清肝明目的作用，尚需结合其化学成分及临床进行研究。

参考文献

[1] 刘灿坤，等. 贝壳类中药炮制研讨[J]. 中成药研究，1986(10)：21

[2] 宫照逊，杨广先，于桂荣，等. 石决明生品及煅品中钙盐的含量测定[J]. 山东中医杂志，2000，19(10)：628.

[3] 林小明. 石决明炮制最佳工艺条件的选择[J]. 中国中药杂志，1994，19(10)：603.

地 龙

【来源】本品为钜蚓科动物参环毛蚓 *Pheretima aspergillum*（E. Perrier）、通俗环毛蚓 *Pheretima vulgaris* Chen、威廉环毛蚓 *Pheretima guillelmi*（Michaelsen）或栉盲环毛蚓 *Pheretima pectinifera* Michaelsen的干燥体，前一种习称“广地龙”，后三种习称“沪地龙”。广地龙春季至秋季捕捉，沪地龙夏季捕捉，及时剖开腹部，除去内脏及泥沙，洗净，晒干或低温干燥。

【古代炮制】南北朝有细切，药制（《雷公》）。唐代有去土（《理伤》）法。宋代有炙制、炒制（《圣惠方》），醋炙、焙制（《总录》），熬制、煅炭（《证类》），焯制（《局方》）等方法。元代有酒制、油制（《世医》），酒炒（《丹溪》）。明代增加了蛤粉炒制（《普济方》）、盐制（《蒙筌》）等法。清代增加了炒炭（《释谜》）方法。此时，其炮制方法有十余种。

【现代炮制】

1. 地龙 取原药材，除去杂质，洗净，切段，干燥。沪地龙，碾碎，筛去土。

2. 酒地龙 取净地龙段，加入黄酒拌匀，置锅内，稍闷润，用文火加热，炒至表面呈棕色时，取出，放凉。地龙每100kg用黄酒12.5kg。

【饮片性状】广地龙为薄片状小段，边缘略卷，宽10～20mm；具环节，背部棕褐色至紫灰色，腹部浅黄棕色，生殖环带较光亮；体前端稍尖，尾端钝圆，刚毛圈粗糙而硬；色较浅，体轻，略呈革质，不易折断；气腥，味微咸。沪地龙为不规则碎段，表面灰褐色或灰棕色，多皱缩不平，生殖环带多不明显；体轻脆，易折断，肉薄。酒地龙形如广地龙或沪地龙小段，表面颜色加深，具焦斑，略有酒气。

【质量要求】地龙杂质不得过6%，水分不得过12.0%，总灰分不得过10.0%，酸不溶性灰分不得过5.0%，重金属不得过百万分之三十，水浸出物不得少于16.0%。

【炮制目的】地龙味咸，性寒。归肝、脾、膀胱经。具有清热定惊，通络，平喘，利尿的功能。

生地龙以清热定惊、平喘为主，用于高热神昏，惊痫抽搐，关节痹痛，肢体麻木，半身不遂，肺热喘咳，尿少水肿等证。酒炒后质地酥脆，便于粉碎和煎出有效成分，还可矫正不良气味，便于服用，并增强通经活络、祛瘀止痛的作用。

【临床应用】

1. 生用

(1) 小儿惊风：将本品剖腹洗净，捣烂，加辰砂为丸，金箔为衣，具有清热镇惊的作用。用于小儿惊风，高热唇青，眼球固定或上转，牙关紧闭，口吐白沫，四肢痉挛，如地龙散(《江西中医》)。

(2) 半身不遂：常与黄芪、当归、红花等同用，具有补气活血的作用，如补阳还五汤(《医林改错》)。

(3) 疮疡肿毒：常与白糖共捣烂，敷患处，或与豆粉研涂，具有攻毒疗疮的作用。用于各种疮毒，瘰疬，急性腮腺炎，慢性下肢溃疡，烫伤，阴茎疮，如蚯蚓散(《准绳》)。

2. 制用

(1) 寒湿痹痛：常与制川乌、制草乌、乳香、没药等同用，具有活血通痹的作用。用于寒湿侵袭经络，肢体不能屈伸，如小活络丹(《局方》)。原方用酒引导诸药直达病所。据现代研究，方中地龙以酒制为宜。

(2) 跌打损伤：常与官桂、苏木、当归等同用，具有化瘀疗伤的作用。用于跌打损伤，瘀血停滞于太阳经中，致腰脊肩臂痛不可忍，如地龙散(《总录》)。

(3) 头痛：常与半夏、生姜、荆芥同用，治风头痛，如地龙散(《总录》)。

【参考资料】地龙含有多种氨基酸，具有解热、镇静、抗惊厥、平喘、降血压、抗血栓等作用。地龙中平喘的有效成分是琥珀酸。比较地龙生品、砂炒品、酒炙品和醋炙品中琥珀酸的含量，结果：生品＞砂炒品＞酒炙品＞醋炙品[1]，证明临床上治疗支气管哮喘应用地龙生品为宜。

据研究，地龙生品不利于成分的煎出，同时腥味太大，不利服用，故需炒后入药，但对成分有一定损失。醋制品的水煎液所含成分较生品、酒制品、清炒品及砂烫品为高，且醋可解腥，并能协同增效，认为以醋炒为宜[2]。曾比较地龙各炮制品的药理作用，结果：地龙热浸液、酒地龙热浸液、土地龙热浸液均能使大鼠血液黏度降低，尤以酒地龙和土地龙作用显著。降低大鼠红细胞压积尤以广地龙和酒地龙为佳。体外血栓的溶解作用：酒地龙＞广地龙＞沪地龙＞土地龙[3]。

【附】

1. 近代炮制方法还有单炒、砂炒、酒铁砂炒、甘草水制等。

2. 文献摘录 “凡使，收得后，用糯米水浸一宿至明漉出，却以无灰酒浸一日，至夜滤出，焙令干后，细切，取蜀椒并糯米及切了蚯蚓三件同熬之，待糯米熟，去米椒了，拣净用之。凡修事二两，使米一分、椒一分为准”(《雷公》)。“敲去腹内泥，黄酒洗，文火顿干”(《大成》)。

【按语】地龙从南北朝开始使用辅料和采用不同的方法炮制。近年来各地的炮制规范中收载的大多是酒制法，认为酒能通脉络，资其祛风活络，治疗痹病骨节疼痛，还能矫味除腥。历代炮制地龙的方法很多，有加辅料和不加辅料制，但多数都是火制和水火共制法。1990年、1995年、2010年版《中国药典》是除去杂质，洗净，切段，干燥。从近代研究结果看来，酒地龙的降低血液黏度，抗血栓等作用明显优于其他炮制品。而且目前各地区规范中多数均收载有酒制品，因此，对该炮制品亦应引起重视。由于蚯蚓品种较多，近年来对各种蚯蚓提取分离其有效成分如蚓激酶等，为开发新药创造了良好的条件。

参考文献

[1] 张文斌，校合香．地龙不同炮制品中琥珀酸含量的比较[J]．中国药事，2001，15(3)：216.

[2] 孙华林．关于地龙炮制的探讨[J]．中成药研究，1982(10)：45.

[3] 湖南中医研究院．药材品种“八五”攻关资料．1985.

血 余 炭

【来源】本品为人头发制成的炭化物。

【古代炮制】春秋战国时代有燔发(《病方》)。汉代有烧灰(《金匮》)制法。唐代有炙制(《千金翼》)、烧灰研如粉(《产宝》)。宋代方法较多，如皂角水洗(《总病论》)、剪碎(《圣惠方》)、炒制(《局方》)、煅制(《妇人》)等法。元代增加焙制(《世医》)法。明代增加了煮制(《乘雅》)、熬制(《济阴》)等方法。清代基本上沿用前面的方法。此时，其炮制方法有十余种。

【现代炮制】取头发，除去杂质，用稀碱水洗去油垢，漂净，干燥后置锅内，上盖一个口径较小的锅，两锅接合处用盐泥封固，上压重物。盖锅底部贴一白纸条，或放几粒大米，用武火加热，煅至白纸或大米呈焦黄色为度，离火，待凉后取出，剁成小块。

【饮片性状】本品为不规则的小块，大小不一，乌黑而光亮，呈蜂窝状；体轻，质脆；研之有清脆声，有不快的臭气，味苦。

【质量要求】血余炭酸不溶性灰分不得过10.0％。

【炮制目的】血余炭味苦，性平。归肝、胃经。具有收敛止血，化瘀利尿的功能。

本品不生用，入药必须煅制成炭，煅炭后有止血作用。用于吐血、咯血、衄血、尿血、崩漏下血、外伤出血等。

【临床应用】

制用

1. 吐血、衄血　可单味研末与鲜藕节内服，也与白茅根、花蕊石、仙鹤草等同用，能增强止血消瘀的作用。用于血虚有瘀的吐血、衄血、咯血等，如三奇散(《圣惠方》)。

2. 小便不利　常与滑石、金钱草、猪膏等同用，具有补阴利尿的作用。用于身目发黄，小便不利，少腹满急，如猪膏发煎(《金匮》)。

3. 血淋、便血、崩漏　常与陈棕炭、莲房炭、槐角炭等同用，具有收敛止血作用，用于各种出血症。

【参考资料】头发主含纤维蛋白，还含脂肪及黑色素和铁、锌、铜、钙、镁等，煅成血余炭后，临床药理实验证明确有良好的止血作用。故炮制对其理化性质、药理作用均有一定影响。

实验表明，血余炭可显著缩短实验动物的出、凝血时间[1]。血余炭的水和乙醇煎出液，能显著缩短小鼠和大鼠的出血时间，醇煎出液还能缩短大鼠的凝血时间，而人发的水和乙醇煎出液则无效。从血余炭中提得粗结晶止血作用更强。进一步研究证实，血余炭的粗结晶具有内源性系统止血功能，其止血原理与血浆中 cAMP 含量降低有关[2-3]。

血余炭的药理活性与炮制温度有关。如 350℃制得的血余炭，口服止血作用最强，300℃以下制得的血余炭，煎剂注射给药则表现为中枢兴奋作用。不同年龄的人发炮制成的血余炭、缩短实验动物凝血时间的作用不同，以青年、中年人的头发最佳，男性老年的头发最差。血余炭的灰分、酸不溶性灰分、浸出物含量高低与血余炭质量有关。初步认为，血余炭的总灰分不高于 12%，酸不溶性灰分不高于 10%，水和乙醇浸出物含量不宜低于 0.7%[4]。除去血余炭中的钙、铁离子后，其凝血时间延长，说明血余炭的止血作用可能与其所含的钙、铁离子有关。比较了火烧法，扣锅煅法和油煎法炮制的血余炭，三者所得之成分基本相同，无氨基酸、肽类，优角蛋白已被破坏[5]。乌黑发亮呈蜂窝状品与表层灰黑、底层银灰而光亮的海绵状制品，止血作用无显著性差异[6]。炮制温度直接影响血余炭的质量，血余炭最佳炮制工艺为 300℃扣锅煅 20 分钟，该炮制品的浸出物，钙元素含量高，并具有明显的止血作用[7]。

【附】

1. 近代炮制方法还有炒炭等。

2. 文献摘录 “洗净，置瓶中火煅通红，候冷研用”（《妇人》）。“用皂角水洗净，入罐内烧存性，止血，或吹鼻，或酒下，或入补药丸”（《入门》）。

【按语】血余炭的炮制方法甚多，春秋时期就有煅炭的方法，如“燔治左角发”等。江西地区有炒炭的方法，“至头发缩成团，浓烟渐淡”为度。

历代有些方法现在已不采用，如焙、炙、熬、煮等法，在宋、明时代对于血余炭在煅前采用皂角水、苦参水洗，主要是去油腻，而今多以碱水洗而代替，碱水洗去油污后再扣锅煅。在清代《本草述》中，记载血余炭炒制的标准“炒成珠”，而现在煅炭的标准是滴水即沸、大米变焦黄、白纸变黄等法。

据研究，血余炭确有加速血凝作用，并使黏膜毛细管收缩，其止血作用与其含有钙、铁离子有关。再者，血余炭乌黑发亮呈蜂窝状，有吸附作用，故能止血。

参考文献

[1] 王筠默. 炮制与中药药理的研究方法[J]. 中成药研究，1983(6)：38.

[2] 顾月芳，等. 头发炮制止血作用的研究[J]. 上海中医药杂志，1984(8)：48.

[3] 顾月芳，等. 血余炭粗结晶止血作用的研究[J]. 中药通报，1986，11(8)：47.

[4] 缪细泉，等. 血余炭的质量研究[J]. 山东中医学院学报，1988，12(1)：42.

[5] 彭斯俊. 血余炭炮制及其成分初步探讨[J]. 云南中医杂志，1985，5(3)：4.

[6] 吕江明，等. 不同煅制程度的血余炭止血作用研究[J]. 黑龙江中医药，1992(4)：47.

[7] 孔令东，等. 血余炭炮制工艺研究[J]. 中药材，1995，18(8)：393.

全 蝎

【来源】本品为钳蝎科动物东亚钳蝎 *Buthus martensii* Karsch 的干燥体。春末至秋初捕捉，除去泥沙，置沸水或沸盐水中，煮至全身僵硬，捞出，置通风处，阴干。

【古代炮制】宋代的炮制方法较多，如去足、去尾、酒制、酥酒炒（《总录》），微炒、炙制、制炭、醋制（《圣惠方》），切制（《局方》），米炒制、糯米炒黄（《博济方》），火炮（《旅舍》），焙制（《药证》),姜制、药汁制(《朱氏》)等法。明代增加了盐制(《普济方》)法。清代又增加了土炒法。此时,其炮制方法有20余种。

【现代炮制】取原药材,除去杂质,洗净或漂去盐质,干燥。

【饮片性状】本品头胸部与前腹部呈扁平长椭圆形,后腹部呈尾状,皱缩弯曲,完整者体长约6cm,头胸部呈绿褐色,前面有1对短小的螯肢及1对较长的钳状脚须,形似蟹螯,背面覆有梯形背甲,腹面有足4对,均为7节组成,背甲上有5条脊线,背面绿褐色,末节有锐钩状毒刺,毒刺下方无距,气微腥,味咸。

【质量要求】全蝎醇浸出物不得少于20.0%。

【炮制目的】全蝎味辛、性平,有毒。归肝经。具有息风镇痉,攻毒散结,通络止痛的功能。

生全蝎辛平入肝,息风止痉力较强,用于惊风抽搐,其性走窜,又能祛风通络止痛,以毒攻毒,还能解毒散结,入丸、散宜炒焙干研细粉。制后可缓其毒性。

【临床应用】

生用

(1) 口眼㖞斜:常与白僵蚕、白附子同用,具有祛风化痰止痉的作用。用于风痰阻络、经脉不利所致中风口㖞或面部肌肉抽动等,如牵正散(《杨氏家藏方》)。

(2) 破伤风:常与炙蜈蚣、钩藤、朱砂、僵蚕等同用,可治破伤风,手足抽搐,角弓反张,如撮风散(《准绳》)。

(3) 癫痫:常与蜈蚣、石菖蒲、天麻、天竺黄、远志等同用,增强息风止痉的作用,可治痫症。

【参考资料】全蝎含蝎毒(一种类似蛇神经毒的蛋白质),并含三甲胺、甜菜碱、牛黄酸、软脂酸、硬脂酸、胆甾醇、卵磷脂及铵盐等。小鼠口服全蝎,对五甲烯四氮唑、士的宁及烟碱引起的惊厥均有对抗作用。灌胃、静脉注射或肌肉注射全蝎浸剂及煎剂均有显著持久的降压作用;对清醒动物有明显镇静作用。蝎毒主要危害是使呼吸麻痹[1]。

全蝎有去刺用、纯用尾的习惯,认为刺毒性大,尾作用强。据化学分析,刺、尾和蝎体都含有毒性成分(毒性蛋白质)等,经药理实验效果基本相同。因此,全蝎以整体入药为宜,不需去刺或单独用尾[2]。

选用生全蝎,于2%的氯化钠溶液中分别煮沸5、30、90分钟,低温干燥后测其氨基酸含量,并与生品及市售品进行对比,结果:全蝎中氨基酸含量与煎煮时间密切相关,总氨基酸含量为煎煮5分钟>生品>煎煮90分钟>煎煮30分钟>市售品。认为全蝎炮制工艺应以短时间煎煮为宜,最佳工艺为将生品于10倍量的2%氯化钠水溶液中煮沸5分钟[3]。采用发射光谱法测定未断食全蝎和断食3天全蝎,其盐炙后的宏量元素Ca、Mg及微量元素Fe、Cu、Zn、Mn、Pb等7种元素的含量,发现断食炮制品可明显提高全蝎药材中有益微量元素Zn、Mn的含量,认为全蝎炮制前断食处理具有一定的意义[4]。

【附】

1. 近代炮制方法还有酒制、薄荷水浸、葱浸、甘草、生姜浸等。

2. 文献摘录 "凡使全蝎,捕得以慢火逼之,或烈日中晒至蝎渴时,食以青泥即饱,以火逼杀之,故其色多赤,欲其体重而售之也,用者当去其土"(《指南》)。"有用全者,有用尾者,尾力尤劲,盖蝎味在尾居多"(《钩元》)。

【按语】全蝎古代的炮制方法很多,从宋代开始有加辅料制和不加辅料制。自宋代以后，出现了清炒、焙制、火炮、制炭等方法，根据不同临床需要还采用酒制、醋制、药汁制、姜汁制法。明、清时代亦创造了新的方法，如盐水炙、土炒全蝎等。至于古代对全蝎的许多炮制方法，目前却很少使用。全蝎具有祛风止痉，通络解毒等作用，因此，如何将古代全蝎的各种炮制方法，结合临床进行研究是必要的。

自古以来，人们认识到全蝎有毒，故需炮制，如宋(《药证》)、明(《入门》)、清(《握灵》)均有“去毒，炒”的记载。现代研究认为全蝎中含有蝎毒，是一种类似蛇毒神经毒的蛋白质，能使呼吸麻痹，而经炮制后，能使毒蛋白凝固变性，从而达到降低毒性之目的。1990 年版和 1995 年版《中国药典》只收载净制一种炮制方法。

参 考 文 献

[1] 雷载权.中药学[M].上海：上海科学技术出版社，1995：265.

[2] 马兴民.新编中药炮制法[M].西安：陕西科学技术出版社，1988：335.

[3] 王振霞，孔凡平.不同炮制工艺的全蝎中氨基酸含量对比[J].中国药业，2007，16(24)：64.

[4] 姚晖，张继平，吴利，等.断食炮制对全蝎宏量与微量元素含量的影响[J].中成药，2006，28(5)：676.

红 娘 子

【来源】本品为蝉科昆虫黑翅红娘 *Huechys sanguinea* De Geer 的干燥虫体。夏季，早起露水未干时，戴好手套及口罩，进行捕捉。捉后投入沸水中烫死，捞出，干燥。

【古代炮制】宋代有糯米炒(《总录》)。元代有去头、足、翅(《世医》)的制法。明代有粳米炒(《普济方》)、另研(《仁术》)等炮制方法。

【现代炮制】

1. 红娘子　取原药材，除去头、足、翅等杂质。

2. 米炒红娘子　取净红娘子与米置锅内，用文火加热，拌炒至米呈老黄色为度，取出，筛去米粒，摊凉。红娘子每 100kg 用米 20kg。

【饮片性状】红娘子为去除头、足、翅的干燥躯体，形似蝉而较小，前胸背板前狭后宽，黑色；中胸背板黑色，左右两侧有两个大形斑块，呈朱红色；可见鞘翅残痕；雄虫在后胸腹板两侧有鸣器；腹部血红色，基部黑色，雌虫有黑褐色的产卵管；体轻，质脆，有特殊臭气；味辛。米炒红娘子表面老黄色，臭气轻微。

【炮制目的】红娘子味苦、辛，性平；有毒。归肝经。具有攻毒、通瘀破积的功能。

生红娘子毒性较大，有腥臭味，多作外用，用作解毒蚀疮，用于瘰疬结核，疥癣恶疮等症。米炒后降低毒性，避免腥臭气味，以破瘀通经为主。用于月经闭塞，狂犬咬伤。

【临床应用】

1. 生用

(1) 瘰疬结核：常与乳香、硇砂、黄丹等为末，糯米粥和饼贴之，具有破瘀、攻毒的作用。用于气血瘀滞，瘰疬结核等症状(《卫生简易方》)。

(2) 疥癣恶疮：单味研末醋调外敷，具有解毒蚀疮的作用。用于疥癣、恶疮等症。

2. 制用

(1) 月经闭塞：常与大黄、桃仁、水蛭等同用，具有破瘀通经的作用，用于瘀血阻滞，经闭不通，癥瘕痞块等症。

(2) 狂犬咬伤：常与斑蝥、青娘子、乳香等同用，具有攻毒疗伤的作用，用于狂犬咬伤，面色青紫，苦笑面容，阵发性痉挛，怕水怕风等症。

【参考资料】红娘子含蜡、脂肪油及红、黑两种色素。

【附】

1. 近代炮制方法还有焙制等。

2. 文献摘录 “去头、足、翅，水略润，同糯米微火炒透熟，去米另研”(《仁术》)。“粳米同炒，粳米黄色，去粳米不用”(《普济方》)。

【按语】红娘子从宋代开始使用辅料和采用不同的方法炮制，近年来各地的炮制规范中收载的大多是去头、足、翅后再用米炒制，每10kg红娘子用米2kg，多数用粳米，南方少数地区用糯米。尚有去足、翅而生用的，但不多见。红娘子一般不生用，在《药品管理法》中收载为二类毒性中药，故要米炒制后，降低毒性，用于临床。但据近代文献报道，认为红娘子毒性并不大，未发现有斑蝥素样的使皮肤发泡红肿等刺激成分，故还有待进一步研究。

牡 蛎

【来源】本品为牡蛎科动物长牡蛎 *Ostrea gigas* Thunberg、大连湾牡蛎 *Ostrea talienwhanensis* Crosse 或近江牡蛎 *Ostrea rivularis* Gould 的贝壳。全年均可采收，去肉，洗净，晒干。

【古代炮制】汉代有熬制(《玉函》)法。南北朝刘宋时代有煅法(《雷公》)。唐代提出炙制(《食疗》)、熬令黄色(《千金》)的炮制方法。宋代有火烧通赤(《圣惠方》)、煨制(《史载》)、炒制(《总病论》)、童便煅(《妇人》)、醋煅(《普本》)、韭菜叶和泥煅水飞(《朱氏》等制法。明代主要沿用宋代的方法，但亦有生用(《普济方》)。清代增加了醋煮(《要旨》)、酒煅(《增广》)的炮制方法。

【现代炮制】

1. 牡蛎 取原药材，除去杂质及附着物，洗净，干燥，碾碎。

2. 煅牡蛎 取净牡蛎，置无烟炉火上或适宜的容器中，用武火加热，煅至酥脆时取出，放凉，碾碎。

【饮片性状】本品为不规则的碎块，表面淡紫色、灰白色、黄色或黄褐色，内面瓷白色；质硬，断面层状或层纹状排列，洁白；气微腥，味微咸。煅牡蛎呈不规则片块状，大小不一，灰白色或青灰色，质酥脆。

【质量要求】牡蛎含碳酸钙($CaCO_3$)不得少于94.0%。

【炮制目的】牡蛎味咸，性微寒。归肝、胆、肾经。具有重镇安神，潜阳补阴，软坚散结，收敛固涩的功能。

生牡蛎重镇安神，潜阳补阴，软坚散结，用于惊悸失眠，眩晕耳鸣，瘰疬痰核，癥瘕痞块。煅后质地酥脆，便于粉碎和煎出药效，增强了收敛固涩的作用。用于自汗，盗汗，遗精崩带，胃痛吐酸。

【临床应用】

1. 生用

(1) 眩晕耳鸣：常与赭石、生龟板、白芍、生龙骨等同用，能增强平肝潜阳的作用。用于肝阳上亢，头目眩晕，或有耳中蝉鸣，阳气浮越，精神不安，如镇肝熄风汤(《参西录》)。

(2) 瘰疬、瘿瘤：常与浙贝母、玄参、夏枯草等同用，具有化痰软坚的作用，用于瘰疬、瘿瘤等，如内消瘰疬丸(《医学心悟》)。与鳖甲、丹参、莪术等配伍，近代常治肝、脾肿大。

2. 制用

(1) 自汗、盗汗：常与麻黄根、黄芪、浮小麦同用，具有固表敛汗的作用。用于气虚不足，自汗盗汗，体倦神怠，如牡蛎散(《局方》)。

(2) 遗精滑泄：常与蒸芡实、莲须、炒沙苑子等同用，具有益肾固精的作用，用于肾虚精关不固，梦遗或滑精，腰脚酸软，如金锁固精丸(《集解》)。

(3) 崩中漏下：常与阿胶、赤石脂、当归等同用，具有固经止血的作用，用于冲任不固，崩中漏下，日久不愈者，如牡蛎丸(《准绳》)。

(4) 赤白带下：常与山药、龙骨、乌贼骨等同用，具有固涩止带的作用，用于脾胃虚弱，带脉为病，白带绵下，清稀如水液(《参西录》)。

(5) 疮疡溃烂：常与黄丹、枯矾研为细末搽之，具有生肌敛疮的作用，用于疮疡溃烂，久不收口，阴部生疮，或湿水痒患，腋汗，手足心汗，如牡蛎散(《准绳》)。

【参考资料】牡蛎含80%～95%的碳酸钙，磷酸钙，并含镁、铝、硅、氧化铁及有机质等，炮制后对其理化性质有一定的影响。

牡蛎经煅后，质地酥脆，易于粉碎，并使一部分钙盐受热分解，变成钙的氧化物，从而增强了制酸及收敛的作用，也有利于有效成分煎出。

实验表明，牡蛎经煅后，铁、锰、锌元素的煎出量较生品显著增加，尤其是锌元素煎出量为生品的7.6倍。如用火煅醋淬法炮制，锌、锰元素的煎出量增加更为明显[2]。牡蛎经炮制后，微量元素的含量都有不同程度的提高，其中K、Al、P较为显著。福建产的长牡蛎经炮制后，Fe的含量煅品要高于生品近5倍[3]。对不同条件下煅牡蛎的外观性状、收得率、锌、总钙含量等进行测定，上海、无锡、西安、南京的煅制品比较接近，外观呈青灰色，质较酥脆，总钙含量均在39.2%以下，表明$CaCO_3$成分基本未分解。天津、北京的煅制品呈灰白色，质松脆易碎，总钙量达43%以上，说明$CaCO_3$已明显受热分解[4]。据文献报道，牡蛎煅醋淬品水煎液中钙离子含量高于煅品和生品。生品水煎液中蛋白质的含量略高于醋淬和煅品。对兔正常血压煅醋淬品煎剂呈现降低，生品呈现微上升，去钙的煎剂具有明显的升压作用，故认为应以煅醋淬法炮制[5]。

抗溃疡实验表明，在0.6mol/L HCl、无水乙醇或幽门结扎所致大鼠胃溃疡模型上比较了生牡蛎、煅牡蛎1号(900℃，1h)、煅牡蛎2号(350℃，8h)的预防作用，结果牡蛎1号工艺煅制后明显提高抗实验性胃溃疡活性[6]。牡蛎煅法炮制费时长，损耗大。用转炉或炒药机炮制，可提高工效，节省燃料，保证质量，减少损耗[1]。以牡蛎煎出液中Ca^{2+}含量为指标，采用正交试验法，得出最佳的工艺条件为：550℃，煅2.5小时，煅后醋淬[7]。

【附】

1. 近代炮制方法还有糠煅、煅淬等。

2. 文献摘录 “凡修事，先用二十个，东流水盐一两煮一伏时后，入火中烧令通赤，然后入钵中，研如粉用也”(《雷公》)。“咸寒入肾，能益阴潜阳，退虚热，软坚痰，煅之则燥而兼涩，又能固下焦，除湿浊，敛虚汗，则咸寒介类之功，有重镇摄下之意”(《便读》)。

【按语】牡蛎历代炮制方法很多，并随时代发展，炮制的品种各有特色，在宋代以前多不加辅料制，从宋代起，开始有醋制和童便制，至清代又增加酒制。古人创制许多炮制方法是有一定道理的，如用醋制、酒制与牡蛎的软坚散结有一定协同作用，对于用童便制的机理尚待进一步研究探讨。

现代常用的牡蛎制品有生牡蛎、煅牡蛎两种，《中国药典》和地方规范中均收载这两种炮制方法。

参考文献

[1] 田举基,等.转炉煅牡蛎的经验[J].中成药研究,1983(8):42.

[2] 袁铣帆,等.不同炮制方法对牡蛎中微量元素煎出率的影响[J].中国中药杂志,1991,16(3):150.

[3] 铁步荣.牡蛎炮制前后微量元素的比较[J].中国中药杂志,1993,18(6):342.

[4] 李铁林,等.炮制条件对煅牡蛎质量影响的研究[J].中国中药杂志,1993,18(12):723.

[5] 刘灿坤,等.贝壳类中药炮制探讨[J].中成药研究,1986(10):21.

[6] 聂淑琴,等.生牡蛎与煅牡蛎抗实验性胃溃疡作用的比较[J].中国中药杂志,1994,19(7):405.

[7] 刘萍,等.正交试验法探讨牡蛎最佳炮制工艺[J].中成药,1993,15(10):19.

龟　　甲

【来源】本品为龟科动物乌龟 *Chinemys reevesii* (Gray)的背甲及腹甲。全年均可捕捉,以秋、冬两季为多,捕捉后杀死,或用沸水烫死,剥取背甲及腹甲,除去残肉,晒干。

【古代炮制】唐代有炙制(《千金翼》)。宋代有酥炙、醋炙(《证类》),酒制(《总录》),酒醋制(《局方》),煅制(《朱氏》),童便制(《疮疡》)等法。元代有酒浸(《丹溪》)法。明代有脂制(《入门》)、火炮酒炙(《纲目》)等制法。清代增加了油制(《奥旨》)、熬制(《医案》)。此时,其炮制方法有十余种。

【现代炮制】

1. 龟甲　取原药材,用水浸泡,置蒸锅内,蒸45分钟,取出,放入热水中,立即用硬刷除净皮肉,洗净,晒干。或取原材用清水浸泡,不换水,使皮肉筋膜腐烂,与甲骨容易分离时取出,用清水洗净,日晒夜露至无臭味。

2. 醋龟甲　取砂子置锅内,武火加热至灵活状态,投入大小分开的净龟甲,炒至质酥表面黄色时,取出,筛去砂子,立即投入醋中淬之,捞出,干燥。龟甲每100kg用醋20kg。

【饮片性状】龟甲为不规则的小碎块,表面淡黄色或黄白色,有放射状纹理;内面黄白色,边缘呈锯齿状,质坚硬,可自骨板缝处断裂;气微腥,味微咸。醋龟甲表面黄色,质松脆,略有醋气。

【质量要求】龟甲水溶性浸出物不得少于4.5%。醋龟甲水溶性浸出物不得少于8.0%。

【炮制目的】龟甲味咸、甘,性微寒。归肝、肾、心经。具有滋阴潜阳,益肾强骨,养血补心的功能。

生龟甲滋阴潜阳之力较强,用于肝风内动,肝阴上亢等证,但质地坚硬,有腥气。砂炒醋淬后质变酥脆,易于粉碎,利于煎出有效成分,并能矫臭矫味,补肾健骨,滋阴止血力强,用于劳热咯血,脚膝萎弱,潮热盗汗,痔疮肿痛。

【临床应用】

1. 生用

(1) 虚风内动:常与白芍、阿胶、地黄、牡蛎、生鳖甲等同用,具有滋阴息风的作用,可用于热邪久留,灼伤真阴,神倦瘛疭等证,如大定风珠(《条辨》)。

(2) 头目眩晕:常与怀牛膝、代赭石、龙骨、白芍、牡蛎等同用,具有滋阴潜阳,平肝息风的作用,可用治阴虚阳亢,头目眩晕,脑中热痛,如镇肝熄风汤(《参西录》)。

2. 制用

(1) 骨蒸潮热：常与炒黄柏、酒知母、酒熟地同用，具有滋阴降火的作用，用于肾阳亏虚，虚火上炎，骨蒸潮热，盗汗，咳嗽咯血，如大补阴丸(《丹溪》)。

(2) 筋骨萎软：常与狗骨、熟地、酒黄柏、酒知母、白芍等同用，具有滋养降火，强壮筋骨的作用，可用于肝肾不足，精血亏虚，筋骨萎软，如虎潜丸(《丹溪》)。

(3) 崩中漏下：常与黄柏、黄芩、樗皮、香附、白芍同用，增强滋阴制阳，止血固经的作用，用于阴虚阳亢，热伤冲任，经行不止或崩中漏下，如固经丸(《入门》)。

【参考资料】龟甲含胶质、脂肪及钙、磷等。有增强免疫功能的作用。炮制后对理化性质和药理作用均有一定的影响。

实验结果表明，制龟甲(龟下甲)较生品的煎出率可提高4倍，说明砂炒醋淬龟甲有助于其成分的溶出[1]。据报道，龟上甲的生品、砂炒品、砂炒醋淬品的煎出物量分别是8.6%、15.4%、15.2%；总氨基酸含量顺序是醋淬品＞砂炒品＞生品；总含氮量顺序为醋淬品＞砂炒品＞生品[2]。龟背甲与龟腹甲的化学成分基本相同，仅含量上有些差异。例如微量元素锌和锰的含量，龟腹甲明显高于龟背甲。而砂炒醋淬品在煎出物量上，龟腹甲是龟背甲的1.4倍。因此提出龟腹甲的质量优于龟背甲，两者不能等质量代替使用[3]。

从烘法炮制龟甲实验结果来看，优于《中国药典》法。烘法炮制品最大煎出率为16.03%，饮片加工损耗率为5%；《中国药典》法炮制品最大煎出率为12.04%，饮片加工损耗率为20%。再之，不同温度、不同时间所得的炮制品，其有效成分煎出率不同。温度太低或时间太短，药材酥脆度不够，可供煎出的物质的量就低；反之，温度太高或时间过长，药材过于酥脆或近焦化，可供煎出的物质受到破坏，同样煎出率亦低[4]。

在净制工艺上，传统的水浸泡去除筋膜皮肉，受季节气候影响很大。一般夏季浸泡物，需20天左右；冬季浸泡，需30天以上。由于药物在浸泡过程中，大量细菌生长繁殖，导致药物腐烂发臭，会影响药物疗效，为此，各地进行了许多工艺改进研究，主要分为热解法和酶解法两种大类。热解法主要是用蒸法、高压蒸法、水煮法、水煮闷法和砂炒法处理；酶解法则采用蛋白酶法、酵母菌法和猪胰脏法处理。《中国药典》2010年版现规定，龟甲置蒸锅内，沸水蒸45分钟，取出，放入热水中，立即用硬刷刷去净皮肉，洗净，晒干。但色泽不好，去皮肉不尽。

用食用菌炮制龟甲，经分析表明，新法中游离氨基酸、水解后氨基酸、总氮量、水浸出物、乙醇浸出物和灰分含量均高于传统法。其中无机元素Cr、Ca、Fe、Cu略高于传统法，Al、Mn等略低于传统方法，对人体有害的As、Pb含量低于传统法，认为新法优于传统法[5]。

【附】

1. 近代炮制方法还有砂炒、酒淬等。

2. 文献摘录 “去肉取壳，酸醋一碗，炙数次，醋尽为度，仍煅令白烟存性，月碗盖地出火毒”(《朱氏》)。“修治，以龟甲锯去四边，石上磨净，灰火炮过，涂酥炙黄用；亦有酒炙、醋炙、猪脂炙、烧灰用者”(《纲目》)。

【按语】龟甲从唐代开始使用辅料和采用不同的方法炮制。近年来各地的炮制规范中收载的大多是砂炒醋淬法。亦有酒淬法，认为酒能通脉络，资其祛风活络，治冷痹骨节疼痛。历代炮制龟甲的方法很多，都可使其质地疏脆，便于粉碎，易于煎出有效成分。另外煎胶又可进一步提取龟甲的成分，从而提高疗效。

龟甲去筋膜皮肉的方法古今多用浸泡法、土埋法，费工费时，臭味难闻，且只可夏季生产，约需20～30天。近年来有报道用微生物或其他方法脱残肉，如蛋白酶、胰酶、酵母菌等去皮肉较彻底，时间也较短。其中蛋白酶水溶液浸泡法保湿条件较难控制，对龟甲有效成分动物胶有一定损失；酵母菌法除去皮肉，对龟甲有效成分动物胶无损失，甚至胶量比自然浸泡还多。现在还可用石灰乳浸泡 4 小时的新方法，除残肉效果较好，这些新工艺是可取的，但尚应进一步完善工艺，解决设备技术问题，与古代应用的各种方法做对比测定，以便臻于成熟提高。

至今沿用的砂炒醋淬或酒淬法等炮制方法，应进一步研究其炮制原理和对临床疗效的影响等，以便改进工艺，提高药物质量，更好地为临床用药服务。还有一些已失传的炮制方法，亦需努力发掘整理。

参考文献

[1] 孙秀梅，等. 龟上下甲不同炮制品煎出物分析比较[J]. 中成药，1989，11(10)：22.
[2] 吕秉森. 龟板鳖甲加工方法的改进及其炙片的应用[J]. 药学通报，1981，16(6)：31.
[3] 方达任，等. 龟板鳖甲炮制前后化学成分的变化[J]. 中国中药杂志，1989，24(1)：26.
[4] 天津市药材公司饮片加工厂. 中药龟板炮炙工艺的初步改进[J]. 中草药通讯，1972(6)：48.
[5] 刘炎文，等. 龟板两种不同炮制品的成分分析[J]. 中国中药杂志，1989(5)：24.

阿 胶

【来源】本品为马科动物驴 *Equus asinus* L. 的干燥皮或鲜皮经煎煮、浓缩制成的固体胶。

【古代炮制】汉代有炙令尽沸(《玉函》)。南北朝刘宋时代有猪脂浸炙(《雷公》)。唐代出现了炙珠(《外台》)，炒制、熬制(《千金翼》)。宋代增加了麸炒(《药证》)，蛤粉炒制、米炒制(《总录》)，蚌粉炒珠(《传信》)，面炒制、蒸制(《朱氏》)，炒黄(《圣惠方》)等方法。元有火炮法(《汤液》)。明代有酥制(《普济方》)、草灰炒制(《准绳》)、酒制(《醒斋》)等方法。清代又增加了牡蛎粉炒制(《说约》)、葱姜汁制(《大成》)、煮胶法(《钩元》)、蒲黄炒(《尊生》)、童便制(《备要》)、土炒制(《大全》)等炮制方法。此时，其炮制方法已达 20 余种。

【现代炮制】

1. 阿胶丁　阿胶块，置文火上烘软，切成小方块。

2. 蛤粉炒阿胶　取蛤粉适量热锅内，用中火加热至灵活状态时，投入阿胶丁，不断翻动，炒至鼓起呈圆球形而内无溏心时取出，筛去蛤粉，放凉。

3. 蒲黄炒阿胶　将蒲黄置锅内，用中火加热至稍微变色，投入阿胶丁，不断翻动，炒至鼓起呈圆球形而内无溏心时取出，筛去蒲黄，放凉。

【饮片性状】本品为长方块或小方块，呈黑色或黑褐色，有光泽，质硬，断面光亮，对光照视呈棕色半透明；气微，味微甘。蛤粉炒后呈圆球形，质松泡，外表灰白色或灰褐色。蒲黄炒后外表呈土黄色或棕褐色；圆球形，无溏心，质松泡，无焦枯，易碎。

【质量要求】阿胶水分不得过 15.0%，含铅不得过百万分之五，镉不得过千万分之三，砷不得过百万分之二，汞不得过千万分之二，铜不得过百万分之二十，水不溶物不得过 2.0%，含 L-羟脯氨酸不得少于 8.0%，甘氨酸不得少于 18.0%，丙氨酸不得少于 7.0%，L-脯氨酸不得少于 10.0%。阿胶珠水分不得过 10.0%，总灰分不得过 4.0%。

【炮制目的】阿胶味甘，性平。归肺、肝、肾经。具补血滋阴，润燥止血的功能。阿胶丁长于滋阴补血，用于血虚萎黄，眩晕心悸，心烦失眠，虚风内动，温燥伤肺，干咳无痰。蛤粉炒后降低了滋腻之性，同时也矫正了不良气味。善于益肺润燥。用于阴虚咳嗽，久咳少痰或痰中带血。蒲黄炒阿胶以止血安络力强，用于阴虚咳血，崩漏，便血。

【临床应用】

1. 生用

(1) 虚烦失眠：常与黄连、鸡子黄、芍药等同用，具有滋阴清热的作用，可用于热病后期，耗伤阴血，心神失宁，心烦不眠。如黄连阿胶汤(《伤寒论》)。

(2) 手足抽动：常与钩藤、鸡子黄、生牡蛎等同用，具有柔肝息风的作用，可用于热病灼伤阴液，血不养筋，肝风内动，筋脉拘挛，手足蠕动，如阿胶鸡子黄汤(《通俗伤寒论》)。

2. 制用

(1) 肺虚燥咳：常与杏仁、马兜铃、炒牛蒡子等同用，具有养阴补肺的作用，可用于肺痨阴虚火旺，虚劳燥咳、痰中带血，咽喉干痛，如阿胶散(《药证》)。

(2) 咳血、衄血、便血：常与生地黄、蒲黄同用，具有补血止血的作用。用于血虚燥动的各种出血症，如阿胶汤(《总录》)。

(3) 胎前产后下血：常与当归、川芎、艾叶、生地黄同用，具有补血安胎的作用。用于妇人经水淋漓，胎前产后下血不止，以及妊娠腹痛，如胶艾汤(《金匮》)。

【参考资料】阿胶含有胶原(骨胶原、明胶原)，水解后产生多种氨基酸，并含钙、硫等无机元素。炮制后对其成分有一定的影响。

实验证明，阿胶的烫制条件与蛤粉温度和烫制时间呈函数关系。蛤粉温度在145～160℃之间，时间在3～5分钟，炮制品质量好[1]。对阿胶丁、烤阿胶珠、烫阿胶珠进行了总氮、氨基酸测定，以及烊化速率、溶出度的比较实验。结果表明，含氮量三者无明显差异，但阿胶丁溶出慢，烫阿胶珠因表面部分蛋白质焦糊变质，含量略低，而烤阿胶珠质量好[2]。

阿胶及其炮制品中氨基酸和微量元素的分析表明，阿胶含甘氨酸最多，其次为辅氨酸，不同的产地含量不一。炮制后，某些氨基酸含量稍有下降，某些氨基酸含量略有增加，对大多数氨基酸含量基本无影响，微量元素含量因产地不同而有明显差异[3]。

阿胶珠与阿胶丁比较研究表明，相同条件处理的水解液，经用氨基酸自动分析仪测定其所含氨基酸，两者均含有相同种类的氨基酸，但阿胶丁氨基酸总量为63.55%，阿胶珠氨基酸总量为73.13%。阿胶珠较阿胶丁含量高，是经烫珠后水分大大降低，同时烫珠温度可达140℃，肽键易断裂，亦使氨基酸含量提高。而烫炒受热时间短，氨基酸种类并无变化。阿胶烫珠后，可入汤剂煎煮，而且易于粉碎制备丸、散剂[4]。

微波加热，受热均匀，饮片洁净度高，省工省时，工艺简便，易掌握准确控制加热火的时间，避免环境污染。采用正交试验法，以总氮量为指标，优选微波炮制阿胶珠的工艺为：阿胶丁大小为0.5cm×0.5cm×0.6cm，微波强度为高火，微波时间为4分钟，加水量为15ml为宜[5]。以外观质量及溶解速度为指标，优选微波烫阿胶珠工艺参数为：以高微波强度加热60秒钟为宜。其成品外观质量明显优于传统法和烘制法，且薄层对比实验证明微波对阿胶珠的有效成分无任何影响[6]。

【附】

1. 近代炮制方法还有滑石粉烫等。

2. 文献摘录 “必取乌驴皮，牡者，刮净，急流水中浸七日，入大锅七口内，渐增阿井水煮至化，化后每日递减一口，聚其融化之极者，止得一口，熬时入鹿角一片即成胶”，“调经丸药中用，宜入醋重汤炖化，和药。胃弱作呕者，弗烊化服，打碎同蛤粉、蒲黄、牡蛎粉炒，随宜”

(《钩元》)。“和血,酒蒸。止血,蒲黄炒。止嗽,蛤粉炒。清火,童便化”(《得配》)。

【按语】阿胶从汉代开始使用辅料和采用不同的方法炮制,近年来各地的炮制规范中收载的大多为蛤粉炒法。也有用蒲黄炒法,增强止血的作用。古代阿胶所采用的各类炮制方法,均能起到矫臭矫味,使其质地酥脆而便于粉碎,降低其腻滞之性的作用。在阿胶的加辅料制法中,蛤粉炒、牡蛎粉炒等增强滋阴降火、化痰的作用;草灰炒、蒲黄炒等增强止血作用;水浸蒸、猪脂浸炙增强滋阴润燥的作用;土炒健脾而增强药物的疗效;麸炒、糯米炒、面炒等增健脾和胃之功,降低腻滞之性。

参 考 文 献

[1] 崔学义.阿胶珠炮制火候与质量关系的探讨[J].中成药研究,1985(6):15.

[2] 胡屏山.不同炮制方法对阿胶质量的影响[J].中成药,1990,12(5):20.

[3] 陈定一.阿胶及其炮制品中氨基酸和微量元素的分析研究[J].中国中药杂志,1991,16(2):83-84.

[4] 叶定江.中药炮制学[M].上海:上海科学技术出版社,1996:133.

[5] 崔金玉,贾天柱.微波炮制阿胶珠的工艺研究[J].中成药,2008,30(5):709.

[6] 冯晓,沈烈行.正交法优选烫阿胶珠工艺参数[J].中药材,1999,22(5):238.

鸡　内　金

【来源】本品为雉科动物家鸡 *Gallus gallus domesticus* Brisson 的干燥沙囊内壁。全年均可收集。杀鸡后,取出鸡肫,立即剖开沙囊,剥下内壁,洗净,干燥。

【古代炮制】宋代有净洗阴干(《博济》),炙制(《圣惠方》),蜜炙(《总录》),焙制、麸炒(《三因》),煅制(《疮疡》)等方法。明代出现了酒制(《景岳》)、炒制(《必读》)法。清代增加了猪胆汁制(《大成》)等炮制方法。

【现代炮制】

1. 鸡内金　取原药材,除去杂质,洗净,干燥。

2. 砂炒鸡内金　取砂子置锅内,用中火加热至灵活状态,投入大小一致的鸡内金,不断翻动,炒至鼓起卷曲、酥脆、呈深黄色时取出,筛去砂子,放凉。

3. 焦鸡内金　将净鸡内金置热锅内,用中火加热,炒至表面焦黄色,取出,放凉。

4. 醋鸡内金　将净鸡内金压碎,置锅内用文火加热,炒至鼓起,喷醋,取出,干燥,鸡内金每100kg用醋15kg。

【饮片性状】鸡内金呈不规则的卷状片,表面黄色、黄褐色或黄绿色,片薄而半透明,具明显的条状皱纹;质脆,易碎,断面角质样;气微腥,味微苦。砂炒鸡内金灰黄色,鼓起或微鼓起,略有焦斑,质松脆,易碎。焦鸡内金呈焦黄色,鼓起,质松脆,易碎。醋鸡内金褐黄色,鼓起,略有醋气。

【质量要求】鸡内金水分不得过15.0%,总灰分不得过2.0%,醇浸出物不得少于7.5%。

【炮制目的】鸡内金味甘,性平。归脾、胃、小肠、膀胱经。具有健脾消食,涩精止遗的功能。

鸡内金生用长于攻积,通淋化石。用于泌尿系结石和胆道结石等症。砂炒后质地酥脆,便于粉碎,增强健脾消积的作用,用于消化不良,食积不化及小儿疳积等症。醋鸡内金质酥易碎,矫正不良气味,有疏肝助脾的作用,用于脾胃虚弱,脘腹胀满等症。

【临床应用】

1. 生用

(1) 砂石淋：常与金钱草、冬葵子、木通等同用，具有通淋化石的作用。用于湿热互结，酿成砂石，小便淋漓疼痛，或尿中夹砂石者，如砂淋丸(《参西录》)。

(2) 食滞腹胀：常与枳实、山楂、麦芽等同用，具有化食攻积的作用。用于饮食停滞，不能及时消散，或成痞块，胃脘硬满，按之疼痛，不思饮食。

2. 制用

(1) 炒制品

① 饮食停积：常与藿香、山楂、麦芽等同用，具有消食开胃的作用，用于年老体弱的饮食停滞，食积不化，脘腹胀满，呕吐泄泻，如治反胃吐食方(《千金》)。

② 小儿疳积：常与鳖甲、山楂、槟榔等同用，具有消疳化积的作用，用于小儿脾虚疳积。

③ 遗尿：常与桑螵蛸、益智仁、石菖蒲同用，具有固精缩尿的作用，用于膀胱虚弱，或肾气不足，夜间遗尿，如鸡䏲丸(《圣藏经验方》)。

④ 脾胃泄泻：常与白术、山药、党参等同用，具有健脾实便的作用，用于脾胃虚弱，饮食减少，大便泄泻日久不愈，如益脾饼(《参西录》)。

⑤ 伤食泄泻：常与山楂、神曲、白术等同用，具有消食止泻的作用，用于各种食积，大便泄泻，脘腹痞胀，食欲不振等症。单味研粉吞服亦有效。

(2) 醋鸡内金：常与白术、柴胡、陈皮等同用，具有健脾疏肝，化瘀破滞的作用，用于肝脾失调，腹满膨胀，消化失常等。

【参考资料】鸡内金含胃激素、角蛋白、氨基酸以及微量胃蛋白酶、淀粉酶等。炮制后对其理化性质、药理作用均有一定的影响。对清炒和醋制鸡内金炮制前后微量元素及其溶出率和水解氨基酸进行了分析，结果表明，两种方法炮制后鸡内金中的无机元素含量多数略有升高，Pb降低。清炒后水解氨基酸降低5.26%，但7种人体必需氨基酸含量基本不变。醋制后水解氨基酸升高1.88%。两种炮制品都显著地增加了无机元素的溶出率，有利于人体的吸收利用[1]。

实验表明，口服炙鸡内金后，胃液之分泌量、酸度及消化力三者均见增高。胃运动功能明显增强，表现为胃运动期延长及蠕动波增强。由于胃蠕动增强，故胃排空也大大加快。实验结果及临床观察证明，鸡内金对各种消化不良病症是有效的[2]。

据研究，鸡内金炮制后，淀粉酶的活性有所下降，但鸡内金本身淀粉酶的活性低，可能不是鸡内金的主要有效成分。鸡内金蛋白酶含量高，活性强，炮制后蛋白酶的活力提高，由于蛋白酶对温度不敏感，而且在酸性环境中活力最强，故醋鸡内金蛋白酶活力高于鸡内金。醋含有一定量的氨基酸，鸡内金醋制后，氨基酸含量有所提高，由于砂炒温度高，氨基酸总量有所下降。从理论上证明了鸡内金传统炮制方法的合理性和科学性[3]。

临床应用经验报道，鸡内金用于治疗结石，以生品研末冲服为好；消食祛积以炒黄为优；止遗尿、遗精、崩中带下以炒黑为度[4]。

实验证明，鸡内金经清炒、砂烫、醋炙、烘制后，水和乙醇浸出物含量均较生品有所增加，氯仿浸出物含量，清炒和烘制品也高于生品。综合比较，以250℃，烘制6分钟的样品增加煎出效果最好[5]。以鸡内金生品及不同炮制品的混悬剂，给小鼠灌胃60分钟后，小鼠胃中游离酸、总酸、胃蛋白酶显著增高，其中砂烫、烘制品优于其他炮制品[6]。

以炮制品淀粉酶活力、蛋白酶活力和氨基酸含量为指标，对比樟帮鸡内金炮制品(炒至发泡卷曲)与建昌帮鸡内金炮制品(炒至发泡但不卷曲),结果显示,炒制鸡内金时是否炒至卷曲,对以上指标影响不大[7]。将鸡内金生品、砂烫品及微波处理品进行比较,发现鸡内金经炮制后水溶性浸出物含量、蛋白质含量增加,醇溶性浸出物含量降低,胃蛋白酶活力、淀粉酶活力降低,但鸡内金砂烫与微波处理后各项指标均无明显差异[8]。

【附】

1. 近代炮制方法还有单炒、酒浸等。

2. 文献摘录 “(不落水)拭净,新瓦焙脆,出火毒,为细末。先以米泔水洗疮,乃搽之。亦治口疳”(《纲目》)。“治小便淋沥涩痛,五钱烧研”(《握灵》)。

【按语】鸡内金从宋代开始就使用辅料和采用不同的方法炮制。近年来各地的炮制规范中收载的大多是砂烫(炒)醋淬法。鸡内金气味腥臭,不利于患者服用,煅、烘、炒、炙、焙、蜜炙、酒炒、猪胆汁浸等炮制方法,均起到矫味矫臭、药物易于粉碎的作用。此外,煅、烧法使药物焦化,增强消食作用;炒、炙、焙等法能增强健脾消积作用;猪胆汁浸能增强治疗疳积的作用,而酒炒能行药势,增强药物的疗效。

鸡内金的炮制方法现有清炒法、砂烫法、醋制法。醋制法取其疏肝助脾,矫正气味的功效。

参考文献

[1] 董彩光.炮制对鸡内金微量元素及氨基酸化学成分影响的研究[J].云南中医杂志,1994,15(6):33.
[2] 倪慧.鸡内金对人体胃功能的作用[J].江苏中医,1963(12):22.
[3] 吕武清.炮制对鸡内金中酶和氨基酸的影响[J].中国中药杂志,1994,19(4):222.
[4] 赵酒.中药炮制一得[J].河南中医,1984(1):42.
[5] 南云生,等.鸡内金中不同炮制品的质量比较[J].中药材,1990,13(1):25.
[6] 南云生,等.鸡内金不同炮制品对小鼠胃分泌的影响[J].山东中医杂志,1990,9(5):40.
[7] 龚千峰,张的凤,王俊方.鸡内金不同炮制品的比较研究[J].江西中医学院学报,1999,11(2):85.
[8] 黄开颜,曹丽冰.鸡内金沙烫与微波处理的比较[J].中药材,2002,25(7):475.

刺 猬 皮

【来源】本品为刺猬科动物刺猬 *Erinaceus europoeus* L. 或短刺猬 *Hemichianus dauricus* Sundevall 的干燥外皮。捕获后,将皮剥下,除去肉脂,撒上一层石灰,于通风处阴干。

【古代炮制】汉代有酒煮法(《本经》)。晋代出现制炭法(《肘后》)。唐代有炒令黑(《食疗》)、炙制(《千金》)、熬制(《外台》)等法。宋代有炒黄(《疮疡》)、煅黑存性(《朱氏》)、炙令黄(《总录》)等方法。明代增加了麸炒(《普济方》)、酥制(《品汇》)、煮制(《入门》)、蛤粉炒(《瑶函》)的方法。清代又增加了土炒,酒、醋、童便制(《大成》)等炮制方法。此时,其炮制方法达十余种。

【现代炮制】

1. 刺猬皮 取原药材,用碱水浸泡,将污垢刷干净,再用清水洗净,润透,剁成小方块,干燥。

2. 滑石粉炒刺猬皮 取滑石粉置锅内,用中火炒热,加入净刺猬皮块,拌炒至黄色,鼓起,刺尖秃时取出,筛去滑石粉,放凉。刺猬皮每 100kg 用滑石粉 40kg。

3. 砂炒刺猬皮 取砂置锅内,用武火加热炒至灵活状态,投入刺猬皮块,不断翻埋,至刺尖卷曲,焦黄、质地发泡时,取出,筛去砂子,放凉。另有用砂炒至上述规格时,取出,筛去砂，趁热投入醋液中稍浸，捞出，干燥。

【饮片性状】刺猬皮为密生硬刺的不规则小块，外表灰白色、黄色或灰褐色，皮内面灰白色，边缘有毛，质坚韧，有特殊的腥臭气。滑石粉炒刺猬皮质地发泡，尖刺秃，边缘皮毛脱落，呈焦黄色，皮部边缘向内卷曲。微有腥臭味。砂炒刺猬皮基本上同滑石粉炒刺猬皮。

【炮制目的】刺猬皮味苦，性平。归胃、大肠经。具有止血行瘀，固精缩尿，止痛的功能。

刺猬皮腥味大，很少生用。制后能矫臭矫味，质地松泡酥脆，便于粉碎和煎煮。醋制后增强行瘀止痛的作用。临床多用炮制品。用于胃痛吐食，痔瘘下血，遗精，遗尿等症。

【临床应用】

制用

1. 遗精、遗尿　常与益智仁、金樱子、沙苑子等同用，可增强固精缩尿的作用。

2. 鼻衄　单味药炒炭用，可增强止血作用，用于鼻衄出血或鼻中瘜肉等症(《圣惠方》)。

3. 五痔下血　常与槐花、艾叶、枯矾等同用，增强其止血的功效，如猬皮丸(《仁斋直指方》)。

4. 肠风下血　配伍木贼草同用，可治肠风下血，如猬皮散(《杨氏家藏方》)。

【参考资料】刺猬皮含蛋白质、脂肪、胶原、钙盐等。经炒制后，由于高温作用，能使钙盐生成氧化钙，收涩之性大增。内服后在胃酸的作用下，形成可溶性钙盐，易于吸收，从而增加人体内钙的含量，促进血凝，增强收敛止血的作用[1]。

【附】

1. 近代炮制方法还有单炒、炒炭、酒制、油制、甘草汤浸等。

2. 文献摘录　“可烧灰和酒服，及炙黄煮汁饮之”(《证类》)。“阴阳瓦合好泥封，煅存性”(《拾遗》)。

【按语】刺猬皮从汉代开始使用辅料和采用不同的方法炮制。近年来各地的炮制规范中收载大多是滑石粉炒法，还有一些地方用砂炒法。刺猬皮烧炭使用在晋《肘后方》中有载，但现在很少应用，只有四川仍沿用。关于刺猬皮的炮制，近年来有一些新的方法，如江西米醋炙，广东采用甘草汤浸制等。醋炙法对行瘀有一定的促进作用，甘草汤制有矫味解腥的作用。有关这方面的机理有待进一步研究探讨。

参 考 文 献

[1] 马兴民. 新编中药炮制法[M]. 西安:陕西科学技术出版社,1938.

豹　骨

【来源】本品为猫科动物豹 *Panthera pardus* Linnaeus 或雪豹 *Panthera uncia* Schreber 或云豹 *Neofelis nebulosa* Griffith 的骨骼。全年均可捕捉，捕获后，剥去皮肉，留下四脚爪上皮毛，再剔净残肉，阴干。

【古代炮制】豹骨始载于清代《医林纂要》，谓其“功用略同虎骨”。

【现代炮制】

1. 豹骨　取原药材，用水浸泡，除去残余筋肉，洗净，阴干，锯段，砸碎。

2. 砂炒豹骨　先将砂置锅内，用武火加热至灵活状态时，加入净豹骨段，拌炒至黄色，取出，筛去砂子，趁热倒入醋液中淬酥，取出晾干，捣碎。豹骨每 100kg 用醋 25kg。

3. 油制豹骨　取净豹骨段置油锅内，用文火加热，炸至酥脆，捞出沥去油。或取净豹骨，用麻油涂抹后，在无烟火上烤至黄酥。捣碎。

【饮片性状】豹骨呈不规则的碎块或小段，表面淡黄白色，断面类白色。气微腥。砂炒豹骨深黄色，质酥脆，略有腥气。油制豹骨焦黄色，质较酥脆，气腥香。

【炮制目的】豹骨味辛，性温。归肝、肾经。具有强筋骨，祛风湿，止痛的功能。

豹骨质地坚硬，有腥气，经砂炒、醋淬、油制后质变酥脆，便于粉碎和煎出有效成分。砂炒后醋淬，可增强止痛作用，并可除去腥气，便于服用。临床应用同虎骨。

【参考资料】豹骨含磷酸钙、碳酸钙、骨胶及蛋白质等。炮制后对其成分、药理均有一定的影响。

实验表明，豹骨油炸由于沸点的提高，不但使豹骨酥脆易粉碎，也能使脂溶性有效成分溶出率提高，使豹骨搜风定痛的功效增强。豹骨煎剂对大白鼠甲醛性及蛋清性“关节炎”均有显著的抑制作用，使患踝关节肿胀减轻，且消退较快。可使家兔毛细血管通透性降低。使大白鼠甲醛性“关节炎”引起的白细胞总数增加渐趋减少。

【附】

1. 近代炮制方法还有酒制等。

2. 文献摘录 “凡使虎诸骨，并捶碎去髓，涂酥油或酒或醋，各随方法”(《原始》)。

【按语】豹骨始载于清代。现代的炮制方法有砂炒、油炸等，目的是使质地酥脆，便于粉碎，醋浸可减少腥气，但对豹骨经砂炒、油炸或砂炒醋淬后的化学成分、药理作用和临床疗效的变化，需要运用现代科学知识去认识、整理、提高，以便进一步改进工艺，建立客观指标，提高临床疗效。豹亦系濒危动物，应以保护。本文收录的目的是为了保留哺乳类动物骨类药物的炮制方法，以资传承，但不主张捕杀。

鱼 鳔 胶

【来源】本品为石首鱼科动物大黄鱼 *Pseudosciaena crocea*(Richardson)、小黄鱼 *Psendosciaena polyactis* Bleeker，或鲟科动物中华鲟 *Acipenser sinensis* Gray、鳇鱼 *Husodauricus* Georgi 等的鱼鳔。取得鱼鳔后，剖开，压扁或制成一定形状，干燥。

【古代炮制】宋代有炙令焦黄(《总录》)、制炭(《三因》)、炒制(《疮疡》)的炮制方法。明代有炮(《普济方》)、焙制(《正宗》)、蛤粉炒(《醒斋》)的记载。清代增加了螺粉炒(《本草汇》)、牡蛎粉炒(《增广》)等方法。此时，其炮制方法有十余种。

【现代炮制】

1. 鱼鳔胶 取原药材，除去杂质，用微火烘软，切成小方块或丝。

2. 滑石粉炒鱼鳔胶 将滑石粉置热锅内，用中火加热至灵活状态时，投入净鱼鳔，不断翻动，至发泡，鼓起，颜色加深时，取出，筛去滑石粉，放凉。鱼鳔每 100kg 用滑石粉 40kg。

【饮片性状】鱼鳔胶呈小方块，黄白色角质样，半透明；质韧，气微腥，味淡。滑石粉炒后鱼鳔质地松泡，呈黄褐色，腥臭味减弱。

【炮制目的】鱼鳔胶味甘、咸，性平。归肾经。具有补肾益精，滋养筋脉，止血，散瘀消肿的功能。

鱼鳔胶有腥臭味，不利于服用，很少生用。炒制后使质地疏松，利于粉碎，降低滑腻之性，矫正腥臭味，临床多用，用治肾虚之滑精、吐血、血崩等。

【临床应用】

1. 肾水不足 常与沙蒺藜、当归、肉苁蓉、菟丝子等同用，可治肾水不足，阴虚血虚等证，如鱼鳔丸（《拔萃良方》）。

2. 食管癌、胃癌　单味用香油炸酥、压碎（内蒙古《中草药医疗法资料选编》）。

【参考资料】鱼鳔含胶性蛋白，滋腻性强，有腥气。内服可增强血清之黏滞性，促进血液凝固。必须炒黄才能研成细末冲服。现在常采用滑石粉或蛤粉烫的炮制方法。因为滑石粉和蛤粉是微小的粉末，受热及传热比砂慢些，用它们来作中间体烫鱼鳔，不容易将药物烤焦，同时可以除去腥臭味，服用时不腻膈。

【附】

1. 近代炮制方法还有土炒、蛤粉烫等。

2. 文献摘录　“以蛤粉炒成珠，以无声为度”（《本草述》）。“牡蛎粉炒成珠”（《增广》）。

【按语】鱼鳔从宋代开始用辅料和采用不同的方法炮制。近年来各地的炮制规范中收载的大多数是用滑石粉炒法，亦有用蛤粉炒的。由于鱼鳔质地坚韧，气味腥臭，炙、烧、炒、麸炒、香油炸、螺粉炒、蛤粉炒、牡蛎炒等法均能起到矫味矫臭、利于粉碎的作用。其中螺粉炒、蛤粉炒、牡蛎粉炒等法引药入下焦，增强补肾的作用。

夜　明　砂

【来源】本品为蝙蝠科动物东方蝙蝠 *Vespertilio superans* Thomas 等多种蝙蝠的干燥粪便。全年均可采收，以夏季为宜。从山洞中铲取后拣去杂质，除去泥土，干燥。

【古代炮制】宋代有微炒、糯米炒令黄（《圣惠方》），粳米炒（《总录》）等法。元代有制炭（《宝鉴》）、焙制（《丹溪》）的记载。明代增加了酒洗、煮制（《瑶函》），醋炒（《一草亭》）等炮制方法。

【现代炮制】夜明砂　取原药材，筛去杂质及灰屑，置于锅内，用文火微炒，取出放凉。

【饮片性状】本品为长椭圆形颗粒，两头微尖，长 0.5～0.7cm，直径约 0.2cm；表面粗糙，棕褐色或灰棕色；破碎者，呈小颗粒或粉末，棕褐色或黄棕色；气无，味微苦而辛。

【炮制目的】夜明砂味辛，性寒。归肝经。具有清热明目，散血消积的功能。

夜明砂生品为腐浊污秽之物，微炒后有消毒矫味，去腐秽的作用，便于服用。

【临床应用】

1. 青盲　常与柏叶、牛胆汁同用，增强清肝明目的作用，用于青盲，内外障翳等症，如明目柏叶丸（《圣惠方》）。

2. 腹中积聚　常与阿魏、花椒、红曲等同用，增强消积的作用，用于腹中积聚等症（《方脉正宗》）。

【参考资料】夜明砂含尿素、尿酸、胆甾醇及少量的维生素 A 等，还含维生素 A 类物质，具有维生素 A 的作用，可用于夜盲症。

【附】

1. 近代炮制方法还有酒制、醋制等。

2. 文献摘录　“烧灰酒服，下胎孕已死腹中。炒过酒调，治瘰疬延生颈上”（《蒙筌》）。“凡采得，以水淘去灰土恶气，取细砂晒干焙用，其砂乃蚊蚋眼也”（《纲目》）。

【按语】夜明砂从宋代开始使用辅料和采用不同的方法炮制。近年来各地的炮制规范中收载的大多是炒黄法。微火炒之而消毒，矫臭矫味，便于服用。古代有糯米炒、制炭、醋制、酒制等方法有待进一步研究探讨。

玳 瑁

【来源】本品为海龟科动物玳瑁 *Eretmochelys imbricata*(Linnaeus)的干燥背甲。多于春末夏初捕捉,用沸水烫后,剥下甲壳;或将玳瑁倒悬,用沸醋浇泼,使甲片脱落,洗净,干燥。

【古代炮制】宋代有细镑后捣罗为末(《圣惠方》)、水磨浓汁(《旅舍》)的方法。明代有剉碎(《品汇》)、研(《准绳》)的炮制方法。

【现代炮制】

1. 玳瑁 取原药材,刷净,用温水浸软,切成细丝,干燥或研成细末。

2. 制玳瑁 取滑石粉置锅内,用文火加热至灵活状态,加入净玳瑁丝,拌炒至表面微黄色,鼓起,取出,筛去滑石粉,放凉。

【饮片性状】玳瑁粉为灰黄色粉末,气微腥。玳瑁丝呈不规则的细丝状,外表面淡黄棕色,光滑,内表面有白色沟纹,切面角质,对光照视可见紧密透明小点。质坚韧,不易折断。气微腥,味淡。制玳瑁表面深黄色,鼓起,质脆。

【炮制目的】玳瑁味甘,性寒。归心、肝经。具有镇心平肝,清热解毒的功能。玳瑁以生用居多,用于热病神昏,谵语惊狂,斑疹吐衄,惊风抽搐,痈肿疮毒。滑石粉炒后,使其质地酥脆,便于粉碎,并可除去腥气。

【临床应用】

1. 四肢厥冷 常与安息香、朱砂、雄黄、琥珀、麝香、龙脑同用,可用于急风中恶,神志不清,面色发青,四肢厥冷等,如玳瑁丸(《圣惠方》)。

2. 中风不语 常与丹砂、雄黄、白芥子、麝香等同用,可用于急风中恶,神志不清,四肢厥冷等症。如玳瑁丸(《总录》)。

3. 迎风流泪 常与羚羊角、石燕子、薄荷等同用,具有清心肾虚热的作用(《飞鸿集方》)。

4. 痘毒、疔疮 常与水牛角同用,可预防痘毒,治痘疮黑陷等症(《灵苑方》)。

【参考资料】玳瑁含碳酸钙、氨基酸、角蛋白及胶质等,有清热解毒之功,凡清热解毒的药物,一般皆用生品。目前各地采用滑石粉炒的方法,目的是便于粉碎,除去腥臭。但经滑石粉炒后,能使大部分氨基酸等有效成分破坏,已失去原有的性能[1]。

【附】

1. 近代炮制方法还有清蒸、蛤粉炒等。

2. 文献摘录 “细镑,捣罗为末”(《圣惠方》)。“入药生者良”(《辑要》)。

【按语】玳瑁从宋代就开始采用不同的炮制方法,近年来各地的炮制规范中收载的大多是生用和滑石粉炒法。古今玳瑁多研细或镑片生用,并认为生用药效更良。

参 考 文 献

[1] 马兴民.新编中药炮制法[M].西安:陕西科学技术出版社,1980:348

珍 珠

【来源】本品为珍珠贝科动物马氏珍珠贝 *Pteria martensii*(Dunker)、蚌科动物三角帆蚌 *Hyriopsis cumingii*(Lea)或褶纹冠蚌 *Cristaria plicata*(Leach)等双壳类动物受刺激形成的珍珠。全年均可采收,捞起珠蚌,剖取珍珠,洗净,干燥。

【古代炮制】唐代有研粉法(《千金翼》)。宋代有水飞法、牡蛎煮(《圣惠方》),煅(《妇人》),豆腐制(《疮疡》)等法。明代有人乳豆腐制(《一草亭》)、鸡与豆腐制(《保元》)、炒过(《景岳》)等方法。清代增加了焙制法(《大成》)。

【现代炮制】

1. 珍珠 取原药材,除去杂质,洗净,晾干。用时捣碎。

2. 珍珠粉 取原药材,洗净污垢,(垢重者,可先用碱水洗涤,再用清水漂去碱性),用纱布包好,再用豆腐置砂锅或铜锅内,一般300g珍珠用两块250g重的豆腐,下垫一块,上盖一块,加清水淹没豆腐寸许,煮制2小时,至豆腐呈蜂窝状为止。取出,去豆腐,用清水洗净晒干,研细过筛,用冷开水水飞至舌舔无渣感为度。取出放入铺好纸的竹筐内晒干或烘干,再研细。

【饮片性状】本品为大小不等的圆珠状,表面平滑,类白色,半透明,具特有的美丽珠光;珍珠粉类白色,细粉中无光点,手捻之无砂粒感;无臭,无味。

【炮制目的】珍珠味甘、咸,性寒。归心、肝经。具有安神定惊,明目消翳,解毒生肌的功能。用于惊悸失眠,惊风癫痫,目生云翳,疮疡不收。

珍珠质地坚硬,不溶于水,水飞成极细粉末,易被人体吸收。作过装饰品的珍珠(习称"花珠")外有油腻、污垢,豆腐煮制后,令其洁净,便于服用。

【临床应用】

1. 小儿惊啼 常与伏龙肝、丹砂、麝香同用,增强安神定惊的作用,用于惊风癫痫,烦躁不安,小儿夜啼不止等症,如真珠丸(《总录》)。

2. 目赤翳障 常与牛黄、熊胆、冰片同为末,内服或点眼,具有明目消翳的作用,用于肝热上攻,目赤肿痛,翳障胬肉,如七宝膏(《邓苑方》)。

3. 疮疡溃烂 常与炉甘石、血竭、琥珀等同用,具有收敛生肌的作用,用于疮疡溃烂,久不愈合,渗出物多,如珍珠散(《张氏医通》)。

【参考资料】珍珠主含碳酸钙、壳角、蛋白质等。

对历代沿用的5种珍珠炮制法,即豆浆煮水飞法、豆腐煮水飞法、牛乳煮水飞法、水飞法和炒爆研细法炮制的珍珠炮制品中氨基酸的含量进行了比较测定。从结果可以看出珍珠各炮制品中总氨基酸含量由高到低依次为:豆浆煮水飞的珍珠>豆腐煮水飞的珍珠>牛乳煮水飞的珍珠>水飞的珍珠>炒爆研细珍珠。前4个珍珠炮制均含17种以上氨基酸,其中以甘氨酸和丙氨酸的含量最多,天门冬氨酸、丝氨酸、精氨酸为次,炒爆研细粉珍珠在炒制过程中由于温度较高,部分氨基酸被破坏[2]。

实验证明,可用3% $NaHCO_3$ 溶液煮沸2小时,取出,用清水漂洗至中性,干燥后,用粉碎机制得细粉。但眼用制剂中,珍珠仍需用水飞法,制成极细粉[1]。

【附】

1. 近代炮制方法还有煅制、豆腐蒸、豆浆煮、水飞等。

2. 文献摘录 "八九分,将雄鸡一只,以珠入鸡肚内过一宿,然后杀鸡取珠,用豆腐蒸过"(《保元》)。"用豆腐一块,切两片,将珠铺在内,两片合住缚定,入水煮三炷香为度,研细末"(《疮疡》)。

【按语】炮制的方法载于唐代。从宋代开始使用辅料和采用不同的方法炮制。近年来各地的炮制规范中收载的大多是豆腐煮法。豆腐制主要是吸去油垢,纯洁药材,便于粉碎。古人用含有蛋白质成分的豆浆、豆腐、人奶、牛奶煮珍珠是有其特殊的含意,不仅仅是因为蛋白质的吸附作用使珍珠表面的油垢得以除尽，而且更重要的是要利用豆浆、豆腐、人奶、牛奶中氨基酸的成分。古人云："乳制滋润回枯，助生阴血"，故能加强珍珠安神、益阴、清热、明目的功效。古人炮制珍珠用含有蛋白质的辅料进行煮并水飞的方法是有一定科学道理的。

参考文献

[1] 董莉丽，等. 珍珠炮制工艺及质量研究[J]. 中成药研究，1988(6)：20.

[2] 褚小兰，等. 珍珠不同炮制品中氨基酸含量比较[J]. 中药材，1993(7)：29.

珍珠母

【来源】本品为蚌科动物三角帆蚌 *Hyriopsis cumingii*（Lea）、褶纹冠蚌 *Cristaria plicata*（Leach）的蚌壳或珍珠贝科动物马氏珍珠贝 *Pteria martensii*（Dunker）的贝壳。全年均可采收。用碱水煮过，漂净，干燥。

【古代炮制】宋代有以水磨控干（《博济》），研如粉（《百问》）。明代有研细用（《医学》）的方法。

【现代炮制】

1. 珍珠母　取原药材，除去杂质及灰屑，打碎。

2. 煅珍珠母　取净珍珠母置适宜容器内，用武火加热，煅至酥脆，取出放凉。打碎或研粉。

【饮片性状】珍珠母呈不规则碎块状，白色或灰白色，有光泽，质硬而重，微臭，味淡。煅珍珠母呈不规则细块或粉状，青灰色微显光泽，质酥脆易碎，无臭，味咸。

【炮制目的】珍珠母味咸，性寒。归肝、心经。具有平肝潜阳，定惊，明目的功能。生珍珠母偏重于平肝潜阳，定惊安神。用于头痛眩晕，烦躁失眠，肝热目赤，肝虚目昏。煅后质地酥脆，细研吞服，偏于收涩制酸，可治胃酸过多、湿疮、出血等症。

【临床应用】

1. 生用

(1) 肝阳上亢：常与酒白芍、生地黄、龙齿等同用，具有平肝潜阳的作用，可用于肝阳上亢，头晕头痛，目眩耳鸣，烦躁失眠，如甲乙归藏汤（《医醇》）。

(2) 惊悸失眠：常与远志、酸枣仁、炙甘草同用，具有宁心安神的作用，可用于肝阳上攻，心悸怔忡，烦躁不安，睡卧不宁等症（《中国动物药》）。

(3) 目赤目昏：常与青葙子、苍术、菊花等同用，具有清肝明目的作用，可用于肝虚目昏，夜盲，目赤羞明等症。

2. 制用

(1) 湿疮瘙痒：可单味研末，外敷患处，或与青黛、冰片研末，调敷，具有收湿止痒的作用，可用于湿疮溃疡，瘙痒不堪，久不敛口等症（《新编秘方验方汇海》）。

(2) 吐衄血崩：常与白茅根、茜草、血余炭等同用，具有收敛止血的作用，可用于气虚不能摄血的吐血、崩漏等症。

【参考资料】珍珠母主含碳酸钙和贝壳硬蛋白，角壳蛋白水解后含氨基酸（亮氨酸、蛋氨酸、丙氨酸、甘氨酸、谷氨酸、天冬氨酸等）及锰、锶、锂等多种生命元素。据化学分析，珍珠母中的碳酸钙含量为91.26%～94.6%，并含有多种氨基酸。经加热煅后，性状有明显的改变，质地变得酥脆，易于粉碎。经测定总氨含量也明显下降，分析其原因，可能系珍珠母经火煅后，致使其中部分氨基酸破坏。所以临床上虚阳上亢之疾，仍以生用为宜。经火煅后碳酸钙被氧化成氧化钙。煎汁时，钙离子在水中的溶解度增大，增强定惊、止血作用[1]。

比较珍珠母烘烤、烘焙、煅酥和煅透四种炮制品中碳酸钙、总氮含量以及水煎出物的含量。结果表明，炮制后碳酸钙含量增加，依次为：煅透品＞煅酥品＞烘焙品＞烘烤品＞生品，各个炮制品随着炮制温度的升高其碳酸钙含量也随之增加；总氮含量高低依次为：烘烤品＞烘焙品＞生品＞煅酥品＞煅透品，其中烘烤品的总氮含量较煅透品高 2 倍，较煅酥品高 50%；煎出物含量最高为煅酥品，最低是生品，煅酥品较生品的水煎出物量增加 1 倍，烘烤品、烘焙品、煅透品的水煎出物量相差不大[2]。

珍珠层的硫酸水解物能抑制组胺引起的肠管收缩，又可防止组胺引起的豚鼠休克死亡，也可防止马血清引起的豚鼠过敏反应。

【按语】珍珠母从宋代开始采用不同的方法炮制，近年来各地炮制规范中收载的大多是研粉生用和煅法。煅后质变酥脆，便于粉碎和煎出药效。

参考文献

[1] 马兴民. 新编中药炮制法[M]. 西安：陕西科学技术出版社，1980：348.

[2] 张坤治. 马氏珍珠母炮制品碳酸钙及总氮含量测定. 洛阳医专学报，2000，18(4)：334.

虻 虫

【来源】本品为虻科昆虫复带虻 *Tabanus bivittatus* Matsumura 的雌性全虫。夏、秋二季捕捉后，用线穿起，晒干或阴干。

【古代炮制】汉代有熬去足、翅(《玉函》)法。唐代有去足、翅熬(《千金翼》)的记载。宋代有炒令微黄，去头、翅、足(《圣惠方》)，炒黑(《博济》)，米炒制(《总病论》)等方法。元、明时代有麸制(《宝鉴》)，去足、翅焙用(《通玄》)等焙炮制方法。

【现代炮制】

1. 虻虫　取原药材，除去杂质，筛去泥屑，去掉足翅。

2. 焙虻虫　取净虻虫，置热锅内，用文火焙至黄褐色或棕黑色、质地酥脆时取出，放凉。

3. 米炒虻虫　取净虻虫与米置锅内，用文火加热，拌炒至米呈深黄色为度。取出筛去米，摊凉。虻虫每 100kg 用米 20kg。

【饮片性状】本品略呈椭圆形；头部呈黑棕色而有光泽，有凸出的两眼及长形的吸吻；背部黑棕色、有光泽；腹部黄褐色，有横纹节；质脆，易破碎；有臭气，味苦咸。焙后呈黄褐色或棕黑色，无足翅，微有腥臭气味。米炒虻虫呈深黄色，微有腥臭气味。

【炮制目的】虻虫味苦，性凉；有毒。归肝经。具有逐瘀破积，通经的功能。

生虻虫有小毒，腥臭味较强，破血力猛，并有致泻的副作用，不宜生用。米炒或焙后降低毒性和腥臭气味，便于粉碎和服用，用于血滞经闭，癥瘕积聚以及跌打损伤等症。

【临床应用】

制用

1. 血滞经闭　常与水蛭、大黄(蒸)、桃仁等同用，具有破血通瘀的作用，用于腹中瘀血结块，内有干血，经闭，如大黄䗪虫丸(《金匮》)。配伍熟地黄、水蛭、桃仁可治月经不行，或产后恶露脐腹作痛，如地黄通经丸(《妇人》)。

2. 瘀滞疼痛　常与水蛭、乳香、没药等同用，能增强活血散瘀的作用。用于疟母癥结不散，跌打损伤，瘀血肿痛等症，如化癥回生丹（《条辨》）。

【参考资料】 虻虫有提高小白鼠耐缺氧能力的作用；能扩张兔耳血管而增加血流量；有加强离体蛙心收缩力的作用；对脑下垂体后叶所致的急性心肌缺血有一定改善作用[1]。

【附】

1. 近代炮制方法还有单炒。

2. 文献摘录　“去足翅，糯米炒”（《总病论》）。“入丸、散，去翅、足，炒熟用”（《纲目》）。

【按语】 虻虫从汉代就有不加辅料炮制的方法，近年来各地炮制规范中收载的大多是焙法或炒黄法。虻虫气味腥臭，有小毒。古时应用炒（熬）法炮制，以达去毒和矫正气味的目的。现在所用焙法由古之炒法演变而来。有关虻虫的成分不详，炮制工艺是否合理，有待进一步研究探讨。

参考文献

[1] 雷载权. 中药学[M]. 上海：上海科学技术出版社，1995：221.

穿山甲

【来源】 本品为鲮鲤科动物穿山甲 *Manis pentadactyla* Linnaeus 的鳞甲。全年均可捕捉，捕获后杀死，置沸水中烫，取下鳞甲，洗净，干燥。

【古代炮制】 唐代有烧灰法（《千金翼》）、炒黄（《理伤》）法。宋代有炙黄、童便浸炙（《圣惠方》），炙焦（《总病论》），醋浸炒（《产育》），蚌粉炒（《普本》），蛤粉炒（《局方》），酒制（《朱氏》），土炒（《急救》）等方法。元代有石灰炒制（《世医》）、酥制（《瑞竹》）、火炮（《宝鉴》）法。明代出现了桑灰制、热灰炮焦、谷芒灰炒、土炒、醋炙、麸炒（《普济方》），石灰炒（《要诀》），皂角灰制（《奇效》），油煎（《纲目》），砂土炒（《仁术》）等方法。清代增加了乳制（《得配》）、红花牙皂紫草节苏木制（《串雅内》）等炮制方法。此时，其炮制方法已达20余种。

【现代炮制】

1. 穿山甲　取原药材，除去杂质及残肉，洗净，干燥。

2. 炮山甲　取砂子置锅内，用武火炒热后，加入大小一致的净穿山甲，拌炒至鼓起，呈金黄色时，取出，筛去砂，放凉。

3. 醋山甲　取砂置锅内，用武火炒热后，加入大小一致的净穿山甲，拌炒至鼓起，呈金黄色时，取出，筛去砂子，及时倒入醋液中，搅拌，略浸，捞出，晒干。穿山甲每100kg用米醋30kg。

【饮片性状】 穿山甲呈扇面形、三角形或盾形，大小不一，中央较厚，边缘较薄；外表青黑色，有纵纹多条，底部边缘有数条横线纹；内表面色浅较润滑，中部有一条弓形的横向棱线；角质，微透明，坚韧有弹性，不易折断；气微腥，味咸。炮山甲鼓起，呈卷曲状，金黄色，质酥脆，易碎，气微腥，味咸。醋山甲全体膨胀呈卷曲状，黄色，质松脆，易碎，有醋味。

【质量要求】 穿山甲杂质不得过4%。总灰分不得过3.0%。

【炮制目的】 穿山甲味咸，性微寒。归肝、胃经。具有通经下乳，消肿排脓，搜风通络的功能。

生穿山甲质地坚硬，不易煎煮和粉碎，并有腥臭气，多不直接入药。砂炒后质变酥脆，易于粉碎及煎出有效成分，矫正其腥臭之气。临床上炮山甲擅于消肿排脓，搜风通络，用于痈疡肿毒,风湿痹痛。醋山甲通经下乳力强,用于经闭不通,乳汁不下等症。

【临床应用】

制用

1. 砂炒品

(1) 痈疡肿毒:常与金银花、天花粉、乳香等同用,具有消肿排脓的作用。用于痈毒初起,赤肿焮痛,如仙方活命饮(《外科发挥》)。对于痈毒、鱼口便毒、骑马痈等初起脓未成者,常与当归尾、甘草节、大黄等同用,具有消肿溃坚,清热解毒的作用。如山甲内消散(《正宗》)。

(2) 风湿痹痛:常与羌活、防风、苏木等同用,以增强祛风湿,通经络的作用。用于风湿痹痛,肢体疼痛,活动不利,筋脉拘挛,如透经解挛汤(《疡疡机要》)。

2. 醋制品

(1) 经闭不通:常与赤芍、川芎、当归等同用,能增强活血通经的作用。用于血滞经闭,小腹疼痛,癥瘕痞块,如穿山甲散(《妇人》)。

(2) 乳汁不下:常与王不留行、当归等同用,能增强下乳的作用。用于气血瘀滞而致的乳房胀硬,产妇乳汁不下,或下而不多,如涌泉散(《宝鉴》)。

(3) 跌打损伤:常与天花粉、当归、红花等同用,具有散瘀、通络、止痛的作用。用于跌打损伤,瘀血肿痛,如复元活血汤(《医学发明》)。

【参考资料】穿山甲主含蛋白质(92.6%)和钙(0.082%),还含人体必需的氨基酸及微量元素。据研究报道,已从穿山甲中分离得到了7种化合物,其中L-丝-L-酪环二肽和D-丝-L-酪环二肽,为非对映立体异构体,系首次从天然物得到,并证明具有一定的生理活性。穿山甲还含有18种微量元素,其水溶液中含有16种游离氨基酸[1]。通过薄层层析和高效液相色谱方法,分析比较了穿山甲炮制前后的化学成分,并对L-丝-L-酪环二肽和D-丝-L-酪环二肽进行了定量分析,结果表明穿山甲炮制前后的化学成分基本相同,但炮制后两个环二肽的含量显著增高,分别为生品的7.14倍和44倍[2]。穿山甲的砂温,有实验认为230~250℃为宜,在此温度范围内炮制的穿山甲外观性状较好,水煎出率及蛋白质含量较高,但醋山甲蛋白质含量稍低于烫山甲[3]。以蛋白质为指标,测定了穿山甲不同炮制品及加工品的煎煮量和体外释放量,结果表明,穿山甲各炮制品的煎煮和释放液中的蛋白质含量均明显高于生品。穿山甲炮制后不仅易于粉碎,且煎煮量及体外溶出量均明显增加,这表明穿山甲需炮制后入药是合理的。从煎出液和释放液中蛋白质含量可以看出,砂炒品(100目)在2小时内的释放量为其煎出量的86.8%,说明研细末冲服是可行的[4]。以L-丝-L-酪环二肽(S)和D-丝-L-酪环二肽(T)含量为指标对穿山甲醋淬工艺进行优选,根据高产、低耗的原则,最优醋淬工艺为砂烫温度230℃,砂烫保温时间8分钟,加醋量为30%,醋淬时间为45秒[5]。就砂烫醋淬法、油炸法及爆米机机制法三种方法进行比较,结果:爆米机机制法炮制穿山甲的质地均匀,体积膨胀度增大,更加疏松易碎,水溶性浸出物含量为10.4%,而传统的砂烫醋淬法其含量仅为8.28%[6]。以"鼓起,卷曲,呈金黄色或棕黄色,质酥脆"为标准,优选微波炮制穿山甲的最佳工艺条件为100%的微波火力,烘烤3.5分钟,与砂烫法比较,微波法炮制品的水溶性浸出物、蛋白质含量和成品率均较高,且方法简便、安全、效率高、无污染[7]。

对穿山甲生品与不同炮制品的煎液分析,结果如下,总浸出物,总蛋白质和钙的含量是醋制品>砂炒品>生品。因此认为醋淬品质量为最好,砂炒品次之,生品不应直接入药。有研究表明,醋山甲的水溶性浸出物比烫山甲的水溶性浸出物增加28.99%~40.94%,证明入煎剂醋山甲较烫山甲为优[8]。采用高效毛细管电泳法(HPCE)对穿山甲及其炮制品进行蛋白多肽进行分析。结果：穿山甲及其炮制品蛋白多肽高效毛细管电泳图谱有明显的差异，重复性良好[9]。

【附】

1. 近代炮制方法还有单炒、土炒等。

2. 文献摘录　“汤浸透取甲锉碎，同热灰铛内，慢火炒令焦黄”（《活幼》）。“尾鳞尖厚有三角，用之力胜。或炮，或烧，或酥炙、醋炙、童便炙，或油煎、土炒、蛤粉炒，各随本方。如热疟不寒同干枣炒用，下痢里急同蛤粉炒用，妇人阴癞砂炒，痘疮变黑蛤粉炒，肿毒初起入谷芒热灰中炮，便毒便痈醋炙，瘰疬溃坏土炒，耳肉疼痛同土狗炒，耳鸣耳聋蛤粉炒，倒睫拳毛，将羊肾脂抹甲上炙，随各证各脏腑修制，以类推之，未有生用者”（《钩元》）。

【按语】穿山甲从宋代开始就使用辅料和采用不同的方法炮制，近年来各地的炮制规范中收载的大多是砂炒醋淬法。历代关于穿山甲的炮制记载内容是丰富的，尤其是明代新出现的方法较多，如煅、炮、桑灰炒、面炒、热灰炮焦、谷芒灰炒、石灰炒、油煎、皂角灰炒等。清代在沿用前人方法的基础上，亦出现了一些新方法，如土狗炒、羊肾脂炙、乳制等。其中各种不同加辅料炮制均可使穿山甲质地酥脆，易于粉碎，便于煎出有效成分，还可起矫味作用。若加木灰、谷灰、皂角灰等炮制，它们可起到中间传热体的作用，使药物受热均匀。若加面、谷芒灰等炮制可使药物质地酥脆，同时辅料又具健脾和胃作用。

参考文献

[1] 马雪梅，等．穿山甲化学成分的研究[J]．药学学报，1988，23(8)：588-592.

[2] 马雪梅，等．炮制前后穿山甲中环二肽成分的 HPLC 定量分析[J]．中草药，1990，21(9)：19.

[3] 刘波，等．穿山甲炮制品砂烫温度的实验研究[J]．山东中医杂志，1988，7(4)：42.

[4] 严襄陵，等．穿山甲炮制品释放度的研究[J]．中成药，1992，14(6)：19.

[5] 何锦钧，李子鸿，李怀国，等．醋淬穿山甲的炮制工艺研究[J]．中国处方药，2006，49(4)：64.

[6] 曹站霞，唐进法，付敏．穿山甲的几种炮制方法的比较[J]．河南中医药学刊，2002，17(6)：24.

[7] 朱卫星．微波炮制穿山甲的工艺初探[J]．中国药房，2008，19(9)：672.

[8] 彭善祥，王艳霞．不同温度砂烫对穿山甲质量的影响[J]．实用中医药杂志，2004，20(1)：48.

[9] 张振德，许重远，庄志铨，等．穿山甲及其炮制品蛋白多肽高效毛细管电泳法鉴定[J]．广东药学院学报，2000，16(4)：302.

蛇　蜕

【来源】本品为游蛇科动物黑眉锦蛇 *Elaphe taeniura* Cope、锦蛇 *Elaphe carinata* (Guenther)或乌梢蛇 *Zaocys dhumnades* (Cantor)等蜕下的干燥表皮膜。春末夏初或冬初采集，除去泥沙，干燥。

【古代炮制】汉代有熬制（《本经》）的方法。晋代载有烧法（《肘后》）。南北朝有醋制（《雷公》）。唐代有炙制、烧灰（《千金》）的方法。宋代增加了炒制（《指迷》）、马勃与皂角子制（《药证》）、甘草制（《急救》）等炮制方法。元代有皂角水浸后瓦焙（《世医》）、焙焦（《丹溪》）的方法。明代又增加了酒炒、酒浸（《普济方》），酒炙、蜜炙（《纲目》），油制（《奇效》），盐制（《理例》）等炮制方法。此时，其炮制方法有 20 余种。

【现代炮制】

1. 蛇蜕　取原药材，除去杂质，洗净，干燥，切段。

2. 酒蛇蜕　取蛇蜕段，加黄酒拌匀，待酒吸尽，置锅内，用文火炒至微干，表面微显黄色，取出晾凉。蛇蜕段每100kg用黄酒15kg。

【饮片性状】 蛇蜕为圆筒形小段，多压扁而皱缩，背部银灰色或淡灰棕色，有光泽，具菱形或椭圆形鳞迹，鳞迹衔接处呈白色，略抽皱或凹下；腹部乳白色或略显黄色，鳞迹长方形，呈覆瓦状排列。体轻，质微韧，手捏有润滑感，略有弹性，轻轻搓揉，沙沙作响。气微腥，味淡或微咸。酒蛇蜕微显黄色，略有酒气。

【质量要求】 蛇蜕酸不溶性灰分不得过3.0%。

【炮制目的】 蛇蜕味咸、甘，性平。归肝经。具有祛风、定惊、解毒、退翳的功能。

蛇蜕生品有腥气，不利于服用，酒炙后增强祛风作用，并减少腥气，有利于服用，用于小儿惊风，皮肤瘙痒等证。

【临床应用】

1. 痘毒目翳 常配羊肝、瓜蒌仁同用，增强治痘毒目翳的作用，如蛇蜕散（《小儿痘疹方论》）。

2. 白内障 常与冰片、银朱等同用，先将蛇蜕烧存性，后和其他药物研成细末，吹眼用（内蒙古·《中草药新医疗法资料选编》）。

3. 小儿惊风 常与细辛、钩藤、黄芪、炙甘草、大黄（蒸）等同用，可治小儿风痫惊热，如蛇蜕汤（《总录》）。

【附】

1. 近代炮制方法还有焙制、蜜炙、麸炒、油制、甘草水制、煅炭等。

2. 文献摘录 “凡欲使，先于屋下以地掘一坑，可深一尺二寸，安蛇皮于中一宿，至卯时出，用醋浸一时，于火上炙干用之”（《雷公》）。“用好酒浸一宿，焙干，炒黄”（《普济方》）。

【按语】 蛇蜕的炮制方法始载于汉代。从南北朝刘宋时代开始使用辅料和采用不同的炮制方法，近年来各地的炮制规范中收载的大多是酒炙法。蛇蜕古代多制用，近代多酒制或生用，临床应用无明显差异。

蛇蜕的炮制方法较多，如烧炭、炒制、马勃与皂角子制、甘草制、焙制、焙焦、蜜炙、油制、盐制等，这些方法大多数未继承下来，也应从整理提高出发，通过实验研究，阐明炮制工艺的合理性和实用性。

海 狗 肾

【来源】 本品为海狗科动物海狗 *Callorhinus ursinus*（Linnaeus）或海豹科动物海豹 *Phoca vitulina*（Linnaeus）的雄性外生殖器。捕获后，割取生殖器（阴茎及睾丸），置阴凉处风干。

【古代炮制】 南北朝刘宋时代有酒炙（《雷公》）法。宋代有酒煮（《朱氏》）、盐制（《总录》）等方法。明代出现了酒炒、煎膏、酒蒸（《普济方》）、焙制（《粹言》）的炮制方法。

【现代炮制】

1. 海狗肾 取原药材，刷洗干净，用文火烤软或置笼内蒸软，切厚片，干燥。

2. 滑石粉炒海狗肾 取滑石粉置锅内，用文火炒热，加入海狗肾片，拌炒至表面焦黄色，略鼓起，取出，筛去滑石粉，放凉。

【饮片性状】 海狗肾呈不规则厚片，表面黄色或黄褐色，质坚韧，有腥气。滑石粉炒后表面焦黄色，鼓起，质酥脆。

【炮制目的】 海狗肾味咸，性热。归肾经。具有温肾壮阳，补精益髓的功能。用于虚损劳伤，阳痿精衰，腰膝痿弱。滑石粉烫使质地疏松，利于煎出药效与粉碎，还可矫味矫臭。

【临床应用】

1. 脐腹冷痛　常与炮天雄、炮附子、炮川乌、煅阳起石、酒蒸鹿茸、朱砂、人参、沉香等同用，用于真阳衰惫，脐腹冷痛，肢体酸痛，腰背拘急，肌肉消瘦，目眩耳鸣，胁下刺痛，小便频数等症，如腽肭脐丸（《济生方》）。

2. 下元久冷　常与吴茱萸、甘松、陈皮、高良姜等同用，用于下元久冷，虚气刺心脾小肠，冷痛不可忍等症，如腽肭脐散（《总录》）。

【参考资料】用常规的动物药粉碎方法对海狗肾来说很困难，不易成粉，采用高压蒸制及烘箱干燥酥脆法可大大提高粉碎效果。研究发现：在蒸罐压力 98kPa、蒸罐时间 3 小时、烘烤温度 210℃、烘烤时间 60 分钟时，海狗肾粉碎效率最高，出粉百分率最高。[1]

【附】

1. 近代炮制方法还有酒洗、酒炒、酒酥、牡蛎粉炒、油制等。

2. 文献摘录　“凡使，先用酒浸，慢火反复炙令熟方入药用”（《局方》）。“用酒浸一日，纸裹炙香锉捣，或于银器中，以酒煎熟合药”（《纲目》）。

【按语】海狗肾从南北朝刘宋时代开始使用辅料和采用不同的方法炮制。近年来各地的炮制规范收载的大多是滑石粉炒法，亦有用砂炒法的。古代酒煮、酒蒸法能增强补肾壮阳的作用。海狗肾含脂肪、蛋白质等。海狗肾韧性强，不易粉碎，气味腥臭。一般不宜生用。经炮制后，使质变酥松，有效成分易于溶出。还可矫味矫臭，便于服用。海狗肾为良好的全身强壮剂，能提高机体工作能力，改善睡眠和性欲。

参考文献

[1] 何群，勾大卉，蒋孟良，等. 活力壮胶囊原料药海狗肾炮制过程中各种因素对粉碎效果的影响[J]. 中成药，2001，23(4)：260.

海　螵　蛸

【来源】本品为乌鲗科动物无针乌贼 *Sepiella maindroni* de Rochebrune 或金乌贼 *Sepia esculenta* Hoyle 的干燥内壳。收集乌贼鱼的骨状内壳，洗净，干燥。

【古代炮制】南北朝刘宋时代有血卤制（《雷公》）法。唐代出现了制炭（《千金》）、炙制（《食疗》）的记载。宋代有炒制（《证类》）法。明代增加了蜜炙（《普济方》）、煨制（《粹言》）、煮制（《保元》）、焙制（《一草亭》）等方法。清代有童便制、醋制（《治裁》），骨鱼卤制（《求真》）等炮制方法。此时，其炮制方法有十余种。

【现代炮制】

1. 海螵蛸　取原药材，除去杂质，用清水漂洗至无显著咸味，干燥，去硬壳。砸成小块。

2. 炒海螵蛸　取净海螵蛸小块置势锅内，用文火加热，炒至表面微黄色，取出，放凉。

【饮片性状】海螵蛸为不规则小块；表面灰白色；体轻，质松，易折断；断面粉质，显疏松层纹；具吸水性；气微腥，味微咸。炒海螵蛸表面微黄色，略有焦斑。

【炮制目的】海螵蛸味咸、涩，性温。归肝、肾经。具有收敛止血，涩精止带，制酸敛疮的功能。

生海螵蛸擅于制酸、收敛，多用于胃痛吞酸，出血证。制后增强收敛止血，涩精止带作用，多用于血崩，赤白带下，湿疹瘙痒。

【临床应用】

1. 生用

(1) 胃痛吞酸:常与浙贝母同用,具有制酸止痛的作用。用于胃痛吞酸,或呕吐酸水,或胃中嘈杂,如乌贝散(《中药文献研究摘要》),若胃溃疡出血,常与白及同用,能收敛止血。

(2) 出血证:常与茜草、陈棕炭、白及等同用,能收湿止血,可用于肺胃出血,尿血及血崩。研末外用,可治外伤出血。

2. 制用

(1) 崩中漏下:常与龙骨、牡蛎、棕榈等同用,能增强收敛止血作用,用于冲任不固、崩漏下血。

(2) 赤白带下:常与白芷、血余炭等同用,具有燥湿和胃,收涩止带作用,用于下元虚弱,赤白带下,如白芷散(《妇人》)。

(3) 疮疡不合:单味研粉外敷。亦与炉甘石、赤石脂、黄丹等研细粉外敷,具有收湿敛疮的作用。用于疮疡日久不愈,脓水不止。

(4) 湿疹瘙痒:常与黄柏、黄连、青黛等同用,具有清热燥湿,止痒敛疮的作用。用于湿疹瘙痒,反复不愈。也与蒲黄、滑石研细末外用,用于阴囊湿痒等症。

【参考资料】海螵蛸主含碳酸钙80%～85%,尚含壳角质、黏液质及少量氯化钠、磷酸钙、镁盐等。海螵蛸所含碳酸钙、磷酸钙能中和盐酸,故能制止胃酸过多。

【附】

1. 近代炮制方法还有麸炒、煅炭、醋制等。

2. 文献摘录　"用血卤作水浸,并煮一伏时了,漉出,于屋下掘一地坑,可盛得前件乌贼鱼骨多少,先烧坑子,去炭灰了,盛药一宿,至明取出用之,其效倍多"(《雷公》)。"刮去皮甲,微火炙过,研细"(《保元》)。

【按语】海螵蛸从南北朝刘宋时代开始使用辅料和采用不同的炮制方法,近年来各地的炮制规范中收载的大多是炒法,亦有生用。《本草纲目》载:"主女子血枯病,伤肝,唾血、下血;治疟,消瘿。研末敷小儿疳疮,痘疮臭烂,丈夫阴疮,汤火伤,跌伤出血……同蒲黄末敷舌肿血出如泉;同槐花末吹鼻,止衄血……同麝香吹耳,治聤耳有脓及耳聋"。

海螵蛸炒后可使质地酥脆,增强收敛生肌的功效,用于脚疾,皮肤溃烂,赤白带下,崩中漏下。

桑 螵 蛸

【来源】本品为螳螂科昆虫大刀螂 *Tenodera sinensis* Saussure、小刀螂 *Statilia maculata*(Thunberg)或巨斧螳螂 *Hierodula patellifera*(Serville)的干燥卵鞘。自深秋至次春均可采收,除去杂质,蒸死虫卵,干燥。

【古代炮制】汉代载有蒸法(《本经》)。南齐有炙制(《鬼遗》)。唐代有炙(《千金翼》),炒(《外台》)等法。宋代炮制方法甚多,有麸炒(《总录》)、酒浸炒(《局方》)、酥制(《普本》)、米泔水煮(《总微》)、火炮(《证类》)、炒令黄(《圣惠方》)。明代增加了盐制、蜜制、面粉制(《普济方》)的方法。清代又增加了醋煮(《备要》)的炮制方法。此时,其炮制方法有十余种。

【现代炮制】

1. 桑螵蛸　取原药材,除去杂质,置蒸制容器内蒸约1小时,取出,干燥,用时剪碎。

2. 盐桑螵蛸　取净桑螵蛸,加盐水拌匀,闷润后置锅内,用文火加热,炒至有香气逸出时，取出放凉。桑螵蛸每100kg用食盐2.5kg。

【饮片性状】桑螵蛸为卵圆形、长条形或类平行四边形。表面棕黄色，背面有一带状隆起，腹面平坦或有凹沟，体轻脆，气微腥，味淡。蒸后颜色加深。盐炙后表面呈焦黄色，略有焦斑，味咸。

【质量要求】桑螵蛸水分不得过15.0%，总灰分不得过8.0%，酸不溶性灰分不得过3.0%。

【炮制目的】桑螵蛸味甘、咸，性平。归肝、肾经。具有益肾固精，缩尿止浊的功能。

生桑螵蛸令人泄泻，均不生用。蒸制后消除致泻的副作用，又可杀死虫卵，有利于保存药效。盐水炙后增强益肾固精，缩尿止遗的作用。用于肾虚阳痿，遗精，遗尿，小便白浊等症。

【临床应用】

制用

1. 梦遗滑精　常与炮附子、五味子、龙骨同用，能增强益肾固精的作用，用于肾衰阳痿，精关不固、梦遗滑精，如桑螵蛸丸(《杨氏家藏方》)。

2. 尿频、遗尿　常与远志、菖蒲、龙骨、人参等同用，能补益心肾，可用于心肾两虚，健忘，尿频，遗尿，如桑螵蛸散(《本草衍义》)。若兼阳虚气弱者，可配伍人参、黄芪、杜仲、补骨脂等，如加减桑螵蛸丸(《张氏医通》)。亦可与龙骨同用，为末，米饮调服，能固肾缩尿。

【参考资料】桑螵蛸含蛋白质、脂肪、铁、钙及胡萝卜素等色素。

临床经验报道，鲜桑螵蛸切开压挤出汁，涂抹冻疮有效。用单味桑螵蛸炒炭研末用糖水送服，治疗小儿遗尿23例，结果显效4例，有效15例。认为炒炭能增强其固精缩尿之效，治疗小儿遗尿效果更佳[1]。

【附】

1. 近代炮制方法还有水烫、炒黄、炒焦、盐蒸、酒制等。

2. 文献摘录　"以热浆水浸之一伏时，焙干，于柳木灰中炮令黄色用之"(《证类》)。"炮熟空心食之，可止小便不禁"(《本草述》)。"曝干复炙(当中破开炙之)，免泄大肠"(《蒙筌》)。

【按语】桑螵蛸从汉代就有蒸制的炮制方法。近年来各地的炮制规范中收载的大多是清蒸法和加辅料蒸法。无生品入药，因其气味不良，具有致泻的副作用，还不利贮存，因其内含虫卵，一旦条件合适，即可孵化。

桑螵蛸古代所用炮制方法都能起到矫正气味，消除致泻副作用，杀灭虫卵，利于贮存的作用。同时，很多炮制方法能使药物质地变得酥脆，有利于制剂。在桑螵蛸加辅料炙法中，以醋为辅料的方法能增强固精缩尿的作用；以酒为辅料的方法能行药势而增强药物疗效；盐水炒法引药下行而增强补肾的功效。还有一些方法，如麸炒、面炒、米泔水煮、酥炙、蜜炙等，则均起健脾和胃的作用。

参考文献

[1] 周凤梧.实用中药学[M].济南：山东科学技术出版社，1985：644.

黄狗肾

【来源】本品为犬科动物黄狗 *Canis familiaris* L. 的阴茎和睾丸。

【古代炮制】宋代有炙黄(《圣惠方》)、酒煮焙干(《朱氏》)的方法。明代有酒煮烂(《景岳》)、酥拌炒(《大法》)的记载。清代有酥炙(《良朋》)的炮制方法。

【现代炮制】

1. 黄狗肾　取原药材，用碱水洗净，再用清水洗涤，润软，切成小段或片，干燥。

2. 滑石粉炒狗肾　将滑石粉置热锅内，用中火加热至灵活状态，加入黄狗肾段或片，炒至松泡，呈黄褐色时取出，筛去滑石粉，放凉，碾碎。黄狗肾每100kg用滑石粉40kg。

【饮片性状】黄狗肾为圆柱状小段或圆形片状，黄棕色，有少许毛黏附，质地坚韧，有腥臭味。滑石粉炒后质地松泡，呈黄褐色，腥臭味减弱。

【炮制目的】黄狗肾味咸，性平。归肾经。具有壮阳益精的功能。

黄狗肾气腥，一般不生用。经滑石粉炒后质地松泡酥脆，便于粉碎和煎煮，同时矫正了腥臭味，便于服用。

【临床应用】

黄狗肾多用制品，主要用于肾虚阳衰所致的阳痿、阴冷、畏寒肢冷、腰酸尿频等症。

【参考资料】黄狗肾含雄性激素、蛋白质、脂肪等，具有雄性激素样作用，能增强机体工作能力，消除疲劳。经滑石粉炒后，质变酥脆，便于有效成分煎出，提高疗效。

【按语】黄狗肾从宋代开始使用辅料和采用不同的炮制方法。近年来各地的炮制规范中收载的大多是滑石粉炒法。也有用酒炒的，认为酒能通脉络，资其祛风活络，治冷痹骨节疼痛。古代酒煮焙干、酒煮烂、酥制等法有待进一步探讨。

羚 羊 角

【来源】本品为牛科动物赛加羚羊 *Saiga tatarica* Linnaeus 的角。全年均可捕捉，捕得后，将角从基部锯下，晒干。

【古代炮制】唐代载有烧成炭(《千金》)、炙令焦(《外台》)的方法。宋代有炒制(《圣惠方》)法。元代增加煮制(《世医》)法。明代有蜜制(《医学》)、略烧存性(《婴童》)等炮制方法。

【现代炮制】

1. 羚羊角片　取原药材，用温水浸泡4～5天，拄去骨塞，在蒸笼内蒸软，趁热横切为薄片，干燥。

2. 羚羊角粉　取原药材，除去骨塞，砸碎，剉末或粉碎成细粉。

【饮片性状】羚羊角片为类圆形薄片；类白色或黄白色半透明，外表可见纹丝，微呈波状，中央可见空洞；质坚韧，不易拉断；无臭，味淡。羚羊角粉为乳白色的细粉，无臭，味淡。

【炮制目的】羚羊角味咸，性寒。归肝、心经。具有平肝息风，清肝明目，散血解毒的功能。用于高热惊痫，神昏痉厥，子痫抽搐，癫痫发狂，头痛眩晕，目赤翳障，温毒发斑，痈肿疮毒。羚羊角炮制后，便于调剂和服用。

【临床应用】

1. 风热感冒　常与金银花、牛蒡子、荆芥、连翘、薄荷、桔梗、甘草、竹叶等同用，具有辛凉清热，散风解表的作用，用于风热感冒初起，憎寒壮热，头眩咳嗽，咽喉肿痛等症，如羚翘解毒丸(《北京市中药成方选集》)。

2. 惊痫抽搐　常与桑叶、川贝母、生地、钩藤、菊花、白芍等同用，具有凉肝息风，清热止痉的作用，用于热极风动而致高热不退，手足抽搐，甚至神昏，如羚角钩藤汤(《重订通俗伤寒论》)。配伍钩藤、天竺黄、郁金、朱砂等，可治癫痫、惊悸。

3. 高热神昏　常与石膏、寒水石、磁石等同用，能清热解毒，镇痉开窍，可治高热神昏、狂躁、抽搐等症，如紫雪丹(《条辨》)，近代也用于流行性脑脊髓膜炎、乙型脑炎等。配伍石决明、石膏、龙胆、僵蚕、全蝎、钩藤等同用，具有清热平肝，息风止痉的作用，用于温病高热不退，热被动风而致颈项强直、四肢痉挛抽搐等症，如羚羊镇痉汤(《温病刍言》)。

4. 目赤头痛　常与柴胡、决明子、黄芩、赤芍等同用，治肝火上炎，目赤头痛，如羚羊角散(《济生方》)。

5. 眼目外障　常与、防风、桔梗、茺蔚子、玄参、知母、熟大黄、草决明、车前子等同用，用于眼目外障，红赤肿胀，流泪，眵多黏稠，沙涩不适，珠目胀急等症，如羚羊角饮子(《瑶函》)。

6. 头晕目眩　与石决明、牡蛎、天麻等同用，能平肝潜阳，可治肝阳上亢所致的头晕目眩。

【附】

1. 近代炮制方法还有锉粉、浸镑、蒸刨等。

2. 文献摘录　"锉为末，勿令犯风，研极细入药，免刮入肠"(《入门》)。"古法为末，酒调服之，催产难，烧灰服之，治产后血冲心烦"(《入门》)。

【按语】羚羊角从唐代开始使用辅料和采用不同的方法炮制。近年来各地的炮制规范中收载的大多是镑片法，也有研粉法。古代虽有烧、炙之方法，但临床上仍以镑片或研末生用为主，近代的炮制方法亦在于切片或粉碎。羚羊角含角质蛋白、磷酸钙及不溶性无机盐等。据化学分析，羚羊角与骨塞中所含的化学成分基本相似，只是含量多少问题，为了提高羚羊角的利用率，骨塞也考虑不除去作为药用。另据报道，羚羊角所含成分，煎熬时很难溶出，为了提高临床疗效，只宜制成粉末，或用水研汁内服。药理实验证实有解热及抗惊厥作用，临床常用于感染性疾病的高热及癫痫所致的抽搐，常与水牛角等再配成中成药，如"紫雪丹"，有良好的止痉作用。

鹿　角

【来源】本品为鹿科动物马鹿 *Cervus elaphus* Linnaeus 或梅花鹿 *Cervus nippon* Temminck 的雄鹿已骨化的角或锯茸后翌年春季脱落的角基，分别习称"马鹿角"、"梅鹿角"、"鹿角脱盘"。脱角多于春季拾取，除去泥沙，风干。

【古代炮制】晋代载有烧灰(《肘后》)。唐代有烧、炙制、熬制(《千金》)，炒制(《外台》)，酒制(《产宝》)等方法。宋代有浆水制、牛乳、大麦制(《圣惠方》)，酥制(《总录》)，醋磨(《朱氏》)，煅制(《疮疡》)等方法。明代出现了蜜制(《蒙筌》)、炼霜熬膏(《纲目》)、龟板制(《瑶函》)的记载。清代有制霜(《握灵》)、酥油酒制(《本草汇》)、煎胶(《备要》)等炮制方法。此时，其炮制方法有十余种。

【现代炮制】

1. 鹿角　取原药材，用温水浸泡，除去血水，蒸热镑片，干燥。

2. 鹿角粉　取净角片，研成细粉，或取净鹿角剉末研成细粉。

3. 鹿角霜　鹿角熬制后的角块，除去杂质，捣碎。

【饮片性状】鹿角为圆形或椭圆形薄片；表面灰白色或淡灰褐色，中部有细蜂窝状小孔，周边灰黄色或灰褐色；质地细密；体轻，质脆；味微咸。鹿角粉呈粉末状，白色或灰白色，无臭，味微咸。鹿角霜为不规则碎块或颗粒，体轻质疏，有吸湿性，嚼之有粘牙感。

【质量要求】鹿角水溶性浸出物不得少于 17.0%。

【炮制目的】鹿角味咸，性温。归肝、肾经。具有温肾阳，强筋骨，行血消肿的功能。用于阳痿遗精，腰背冷痛，阴疽疮疡，乳痈初起，瘀血肿痛。鹿角霜味咸、涩，性温，功能温肾助阳，收敛止血。用于肾阳不足，脾胃虚寒的崩漏带下，食少吐泻，小便频多。

【临床应用】

1. 生用

(1) 阳痿：常与肉苁蓉、菟丝子、巴戟天等同用，能补肾壮阳，用于肾阳不足，阳事不举。

(2) 腰脊酸痛：常与牛膝为丸服，能补肾健骨，用于肾亏气衰，发落齿槁，腰脊酸痛，如鹿角丸（《济生方》）。

(3) 阴疽疮疡：常与熟地、肉桂等同用，能温散凝寒，用于阴疽漫肿，亦可醋磨外敷。

2. 制用（鹿角霜）

(1) 崩漏：常与当归、乌贼骨、龙骨、棕榈炭等同用，能固冲止血，用于冲任不固，崩漏不止。

(2) 带下：常与乌贼骨、山药、莲子等同用，能收涩止带，用于带脉虚寒，带下清稀。

(3) 遗精：常与龙骨、牡蛎、芡实、金樱子等同用，能固肾涩精，用于肾关不固，遗精滑泄。

(4) 泄泻：常与补骨脂、五味子、肉豆蔻等同用，能温补脾肾，涩肠止泻，用于脾肾两虚，大便久泄等症。

【参考资料】鹿角含胶质、磷酸钙、硫酸钙、氯化物、氨基酸、激素等。炮制后对其理化性质有一定的影响。

据化学分析结果表明，鹿角含有对人类健康有重要作用的氨基酸，种类达 17 种以上，其含量为 35.14%。

鹿角是一种良好的全身强壮药，能增强机体各种功能，如肾脏利尿功能，胃肠蠕动及分泌功能，促进红细胞、血红蛋白及网状红细胞的新生，促进溃疡及创口愈合，升高血压，并有激素样作用。

将砂烫鹿角与生品鹿角进行水浸出物和临床疗效对比，结果鹿角砂烫后水溶性浸出物的含量明显增加，生品为 7.2%，砂烫品为 12.24%；临床实验证明，砂烫品治疗乳痈初起疗效优于生品。说明鹿角通过砂炒，质地松脆，入煎剂时能显著提高有效成分的溶出率，从而增强了疗效。再者，砂烫鹿角易粉碎，利于制剂[1]。

【附】

1. 近代炮制方法还有煨制、酒制等。

2. 文献摘录 “凡用鹿角麋角，并截段错屑，以蜜浸过，微火焙，令小变色，曝干，捣筛为末，或烧飞为丹”（《纲目》）。“取新角寸截，河水浸七日，刮净，桑火煮七日，入醋少许，取角捣成霜用，其汁加无灰酒熬成膏用”（《备要》）。

【按语】鹿角从唐代开始使用辅料和采用不同的炮制方法，近年来各地的炮制规范中收载的大多是镑片或锉末。历代记载的浆水制、牛乳制、大麦制、醋制、酥制、龟板制等法，现在很少应用，有关这方面的机理，需结合临床病证进一步研究探讨。至于醋制（苦酒制）更值得研究，因苦酒入肝，对于肝脏是有益的，加之鹿角是入肝经，合二为一，有相得益彰的作用。

参考文献

[1] 盛淑光. 鹿角炮制方法的改进[J]. 中成药，2003，25(8)：632.

鹿 茸

【来源】本品为鹿科动物梅花鹿 *Cervus nippon* Temminck 或马鹿 *Cervus elaphus Lin-*

naeus 的雄鹿未骨化密生茸毛的幼角。前者习称“花鹿茸”，后者习称“马鹿茸”。夏、秋二季锯取鹿茸，经加工后，阴干或烘干。

【古代炮制】南齐载有烧灰(《鬼遗》)。南北朝刘宋时代有羊脂制、黄精汁制(《雷公》)的方法。唐代出现了炙制(《千金翼》)、蜜制(《食疗》)的记载。宋代有酥制(《圣惠方》)，去毛、切片、酥炙(《指迷》)，酒浸、酒炙(《总录》)，酒煮(《博济》)，火燎去毛后酒浸三宿再蒸熟焙干(《朱氏》)，燎去毛醋炙、醋蒸(《济生方》)等方法。元代有炒制(《瑞竹》)法。明代增加了醋煮(《保元》)，盐酒制(《普济方》)的方法。清代有熬膏(《玉楸》)等炮制方法。此时，其炮制方法有十余种。

【现代炮制】

1. 鹿茸片　取原药材，燎去茸毛，刮净，以布带缠绕茸体，自锯口面小孔不断灌入热白酒至灌满，浸润至透，边蒸边切，横切薄片，压平，干燥。

2. 鹿茸粉　取原药材，燎去茸毛，刮净，劈成碎块，研成细粉。

【饮片性状】花鹿茸角尖部习称“血片”、“蜡片”，为圆形薄片，表面浅棕色或浅黄白色，半透明，微显光泽；外皮无骨质，周边粗糙，红棕色或棕色，质坚韧；气微腥，味微咸。中上部的切片，习称“蛋黄片”，切面黄白色或粉白色，中间有极小的蜂窝状细孔。下部习称“老角片”，周边粗糙，红棕色，质坚脆。鹿茸粉为乳白色，浅黄色或红棕色粉末，气微腥，味微咸。

【炮制目的】鹿茸味甘、咸，性温。归肾、肝经。具有壮肾阳，益精血，强筋骨，调冲任，托疮毒的功能。用于阳痿滑精，宫冷不孕，羸瘦，神疲，畏寒，眩晕耳鸣耳聋，腰背冷痛，崩漏带下等。

鹿茸炮制后，除去非药用部位，便于调剂服用。酒制后增强有效成分的溶出，提高疗效。

【临床应用】

1. 阳痿早泄　常与巴戟肉、淫羊藿、远志、川牛膝等同用，能补气养血壮阳，用于气血虚弱，怔忡健忘，阳痿等，如参茸补肾丸(《处方集》)。

2. 肾虚消渴　常与麦门冬、熟地黄、黄芪、酒苁蓉、山茱萸、破故纸、牛膝等同用，用于肾虚消渴，小便无度，如鹿茸丸(《三因》)。

3. 赤白带下　常与鹿角胶、炮姜、赤石脂、龙骨、炮附子等同用，可治妇女赤白带下不止，如鹿茸丸(《圣惠方》)。

4. 腰背冷痛　常与川牛膝、五味子、石斛、菟丝子、杜仲、炮附子、煅阳起石、巴戟、官桂、泽泻等同用，增强补肾壮阳的作用，用于肾虚少气，腹胀腰痛，小腹急痛，手足逆冷，饮食减少，关节疼痛等症，如鹿茸丸(《济生方》)。

5. 阳痿脚弱　常与酒羊踯躅、炒韭子、炮附子、桂心、泽泻等同用，具有温补肾阳的作用。用于小便不禁，阳痿脚弱等症，如鹿茸散(《圣惠方》)。

【参考资料】鹿茸含有激素、胶质、蛋白质、磷酸钙、碳酸钙等。

据实验，鹿茸各种浸出物，依等次而逐渐减少。水溶性浸出物中，含有大量胶质。灰分中的无机成分为钙、磷、镁等。钙的含量，依等次逐渐增加。磷及镁的含量，依等次逐渐减少。鹿茸精中含有激素及磷等。但茸毛中不含这些成分，或含量极微。据临床实践，茸毛能刺激咽喉，引起咳嗽，故炮制时必须除去茸毛[1]。

研究发现，现代冻干法加工的活性鹿茸与传统炮制工艺的热炸茸二者均可明显增加骨密度、调节骨代谢、改善骨结构改变；与热炸鹿茸组比较，活性鹿茸组可明显降低血清抗酒石酸酸性磷酸酶(TRAP)、血清碱性磷酸酶(ALP)水平，对血清 P、Mg 含量也具有明显的调整作用，具有更好的防治骨质疏松症的效果[2]。

鹿茸能增强机体活力及心脏活动，有消除心脏疲劳等作用，能促进溃疡和伤口的再生过程，加速愈合。还具有广泛的药理作用，能促进发育生长，改善睡眠和食欲，改善蛋白质代谢障碍和改善能量代谢，增强肾脏利尿功能。

【附】

1. 近代炮制方法还有酒蒸、酒浸、酒烘淬等。

2. 文献摘录 "用黄精自然汁浸两日夜了，漉出。焙令干，细捣用，免渴人也"(《雷公》)。"制急燎去毛(烈焰中急燎之，防伤茸也)，破开涂真酥油，炙脆候黄褐色，入剂研细"(《蒙筌》)。

【按语】鹿茸从南北朝刘宋时代开始使用辅料和采用不同的炮制方法。近年来各地的炮制规范中收载的大多是酒制法或直接研粉法。认为酒能通脉络，资其祛风活络，治冷痹骨节疼痛。古代有羊脂油制可增强补肾壮阳的作用，黄精制免渴人也。

鹿茸炮制新工艺：先将鹿茸用瓷片刮去茸毛，加10%黄酒润透，再将净鹿茸置高压锅脐上，利用蒸汽蒸软，边蒸边切成1～2mm的薄片，压平，阴干。这样切出来的饮片，平整光滑，外形美观。也不会出现裂片、翘片等现象。

参考文献

[1] 马兴民. 新编中药炮制法[M]. 西安：陕西科学技术出版社，1980：354.

[2] 郑洪新，任艳玲，杜松，等. 活性鹿茸与热炸茸对去势大鼠骨质疏松症防治作用比较研究[J]. 中医药学刊，2004，22(4)：616.

斑 蝥

【来源】本品为芫青科昆虫南方大斑蝥 *Mylabris phalerata* Pallas 或黄黑小斑蝥 *Mylabris cichorii* Linnaeus 的干燥全体。夏、秋二季在早晨露水未干时捕捉，放入容器内闷死或烫死，干燥。

【古代炮制】晋代有炙、炒、烧令烟尽(《肘后》)等炮制方法。南北朝刘宋时代有糯米与小麻子同炒法(《雷公》)。宋代有酒制、麸炒、豆面炒(《博济》)，醋煮(《苏沈》)，醋炙(《局方》)，巴豆与米同炒法(《朱氏》)。明代出现了牡蛎炒(《粹言》)、麦面炒(《普济方》)、麸炒去头足翅(《禁方》)的记载。清代又增加了蒸制(《本草述》)、米泔制(《串雅补》)、土炒(《治全》)等炮制方法。此时，其炮制方法十余种。

【现代炮制】

1. 斑蝥 取原药材，除去头、足、翅及杂质。

2. 米炒斑蝥 取净斑蝥与米置锅内，用文火加热，拌炒至米呈黄棕色时，取出，筛去米，摊凉。斑蝥每100kg用米20kg。

【饮片性状】斑蝥为除去头、足、翅的干燥躯体，略呈长圆形，背部有3条黄色或棕黄色的纹，胸腹部乌黑色，有特殊臭气。米炒斑蝥微挂火色，略呈光泽，臭味轻微。

【质量要求】斑蝥含斑蝥素($C_{10}H_{12}O_4$)不得少于0.35%。米斑蝥含斑蝥素为0.25%～0.65%。

【炮制目的】斑蝥味辛，性热；有大毒。归肝、胃、肾经。具有破血消癥，攻毒蚀疮的功能。

生斑蝥多外用，毒性较大，以攻毒蚀疮为主，用于瘰疬瘘疮，痈疽肿毒，顽癣瘙痒等症。米炒后，降低了毒性，矫正其气味，可内服，以通经、破癥散结为主，用于经闭癥瘕，狂犬咬伤，瘰疬，肝癌，胃癌等症。

【临床应用】

1. 生用

(1) 瘰疬瘘疮：常与白砒、青黛、麝香研末外敷，具有攻毒蚀疮的作用。用于瘰疬结核，疮瘘流肿，久不敛口，如生肌干脓散(《验方》)。

(2) 顽癣瘙痒：常与川槿皮、轻粉、雄黄等同用，可治多年顽癣，诸药不效者，如顽癣必效方(《正宗》)。亦可捣末与蜂蜜调敷，能使皮肤发泡，用于牛皮癣、白斑等。

2. 制用

(1) 经闭、癥瘕：常与桃仁、大黄等共为细末，酒糊为丸，具有破血通经，消癥散结的作用。用于瘀血阻滞，月经闭塞，癥瘕痞块，如斑猫通经丸(《济阴》)。

(2) 肝癌、胃癌：常在鸡蛋上打一小孔，放入净斑蝥 3 只，烤熟去斑蝥，食蛋，每天 1 只，或提取斑蝥素压成片剂，用于肝癌、胃癌及多种癌症。

【参考资料】斑蝥中的有毒物质为斑蝥素，对皮肤、黏膜有强烈的刺激性，能引起充血、发赤和起泡，口服毒性很大，可引起口咽部灼烧感，恶心，呕吐，腹部绞痛，血尿及中毒性肾炎等症状，往往引起肾功能衰竭或循环衰竭而致死亡。故斑蝥生品不内服，只能作外用，口服必须经过加工炮制。

从斑蝥素理化特性来说，以米炒为宜。由于斑蝥素在 84℃ 开始升华，其升华点为 110℃，米炒时锅温为 128℃，正适合于斑蝥的升华，又不至于温度太高使斑蝥焦化。当斑蝥与糯米同炒时，由于斑蝥均匀受热，使斑蝥素部分升华而含量降低，从而使其毒性减弱。其次，斑蝥呈乌黑色，单炒难以判断其炮制火候，而米炒既能很好控制温度，又能准确地指示炮制程度，说明用米炒的方法炮制斑蝥是科学的[1]。

据研究将传统的米炒法改为低浓度的药用氢氧化钠溶液炮制法，认为可使斑蝥素在虫体内转化成斑蝥酸钠，以达到降低毒性，保留和提高斑蝥抗癌活性的目的。

比较了斑蝥不同部位微量元素，存在差异，在 Mg、Zn、Cu 等抗癌成分，去头、翅者比未去者及头、翅的含量依次偏高，有害元素 Pb 比未去者及翅、足依次偏低，净制去头、足、翅有必要[2]。

据药理实验，与斑蝥素的毒性及刺激性有关的物质有斑蝥素和甲酸，通过米炒和其他加热处理，可使其含量降低，使小鼠的半数致死量(LD_{50})升高。但斑蝥的头、足、翅中斑蝥素含量很低。除去头、足、翅后，不论生品或炮制品，斑蝥素、甲酸、脂肪油的含量升高，LD_{50}降低，认为斑蝥可不去头、足、翅应用。传统米炒法虽能有效的降低斑蝥的毒性，但条件不统一，并且对操作者有刺激性。改用烘法炮制，可克服米炒法的一些不足，并能达到与米炒相同的炮制效果[3]。进一步研究，采用碱处理的新炮制方法，经药理实验证明，新法炮制品在降低毒性，以及体内外抗肿瘤作用方面均优于米炒法[4]。米炒和烘烤炮制均能显著地降低斑蝥的毒性，对大鼠的肾脏毒性亦有一定的降低。但对体重与肝脏毒性均无明显影响[5]。

采用薄层扫描法测定斑蝥及其炮制品中斑蝥素的含量，结果除 90℃ 烘品外，其他炮制品中斑蝥素的含量均较生品降低。其中，90℃、100℃ 的炮制品中斑蝥素的含量与生品相差不大，120℃ 烘品与米炒品中斑蝥素含量明显降低。斑蝥素升华点为 110℃，110℃ 以上的炮制品中斑蝥素的含量皆明显下降，此结果与理论相符[6]。

【附】

1. 近代炮制方法还有米焙、甘草与糯米同炒等。

2. 文献摘录 “凡用斑蝥……之类，当以糯米炒，看米色黄黑即为熟，便出之，去头、足及翅翼，更以乱发裹之，挂屋东营一宿，然后用之，则去毒矣”(《证类》)。“生者误服，吐泻难当”(《蒙筌》)。

【按语】 斑蝥从南北朝刘宋时代开始使用辅料和采用不同的方法炮制。近年来各地的炮制规范中收载的大多是米炒法。综观斑蝥的炮制发展史可以看出，斑蝥的炮制大多为去头、足、翅后经加热处理，这样可以除去非药用部分，去其腥臭气味和解其毒性，其中米、面、麸和陈土等还作为中间传热体使药物受热均匀，质变酥脆，且可保护人体胃气。还可以看出，历代炮制斑蝥的方法由不加辅料的炙、熬、烧到加水、小麻子、醋等辅料逐渐演变为以米炒为主，对米炒工艺和规格的记述也不断完善。可见米炒斑蝥的方法是符合科学道理。

参考文献

[1] 叶定江，等. 中药炮制学[M]. 上海：上海科学技术出版社，1996：122.

[2] 王正益，等. 斑蝥不同部位微量元素的研究[J]. 中国中药杂志，1990，15(10)：24.

[3] 王正益，等. 斑蝥烘法新工艺刍探[J]. 中药通报，1986，11(7)：22.

[4] 张振凌，等. 斑蝥不同炮制品药理作用的研究[J]. 中国中药杂志，1990，15(4)：22.

[5] 李贵海，等. 炮制斑蝥对小鼠 LD_{50} 和大鼠肝、肾毒性的影响[J]. 中成药，1992，1(11)：19.

[6] 程存良，张建平，孙成考，等. 薄层扫描法比较斑蝥及其炮制品中斑蝥素的含量[J]. 山东中医杂志，2000，19(2)：109.

紫贝齿

【来源】 本品为宝贝科动物阿拉伯绶贝 Mauritia(Arabica)arabica(Linnaeus)的贝壳。

【古代炮制】 汉代有烧用(《本经》)。南北朝有苦酒与蜜同制法(《雷公》)。唐代有炭上熟烧为末(《千金》)。宋代有醋制法(《外治》)、烧存性(《衍义》)、研(《总病论》)。明代有煅制(《入门》)、火煅水淬(《瑶函》)、炙研(《普济方》)等法。清代亦沿用煅制法。

【现代炮制】

1. 紫贝齿 取原药材，除去杂质，洗净，晒干，碾碎。

2. 煅紫贝齿 取净紫贝齿，置适宜的容器内，在无烟炉火上煅至酥脆，取出放凉，碾粉或打碎。

【饮片性状】 紫贝齿呈卵圆形，腹部扁平，前端稍扁，前后两端增凹入呈圆口状，壳口两唇周缘有多数细齿，壳面平滑，有光泽；质坚硬；无臭，无味。煅紫贝齿呈碎块或粉末状，紫棕色或灰白色；质松脆；无光泽；无臭，味微咸。

【炮制目的】 紫贝齿味咸，性平。归脾、肝经。具有清肝明目，平肝潜阳，镇惊安神的功能。

紫贝齿生品质地坚硬，不利于粉碎和煎出有效成分。制后使质地疏脆，便于粉碎和煎出有效成分，提高疗效。用于目赤肿痛，目翳，头胀，惊悸失眠，眩晕等症。

【临床应用】

1. 发背溃后 常与黄芪、当归、赤芍、生地黄、黄连、升麻、桂心、水牛角等同用，可治发背溃后，脓心不尽等，如贝齿散(《圣惠方》)。

2. 目赤翳障 常与珍珠、龙脑同用，合研如粉，点眼，可治目风热赤翳障，如贝齿散(《圣济总录》)。亦可与菊花、蝉衣、夏枯草等清肝明目药配伍。

3. 惊悸失眠　常与龙骨、磁石、酸枣仁等同用，具有安神、平肝的作用，用于肝阳上扰，心阳躁动，惊悸心烦，失眠，多梦等症。

4. 肝阳上亢　常与石决明、牡蛎、磁石等同用，能增强平肝潜阳的作用。

【参考资料】紫贝齿含碳酸钙90%以上，尚含有机质及少量镁、铁、硅酸盐、磷酸盐、硫酸盐和氯化物。紫贝齿质地坚硬，煅后质变疏松，易于粉碎，失去有机物，并使其中碳酸钙受热后分解成氧化钙，从而增强了外用消炎、收敛作用。

比较紫贝齿生品和两种不同煅制品及其水煎液中钙盐（以CaO计）的含量，结果紫贝齿煅品较生品钙盐的含量显著提高（$P<0.01$），煅至微红、冷后呈紫棕色的紫贝齿及其水煎液中钙盐（以CaO计）的含量较煅至红透、冷后呈灰白色的紫贝齿及其水煎液中钙盐的含量分别增加了10.0%和60.0%，差异显著（$P<0.01$）[1]。

【附】

1. 近代炮制方法还有煅淬等。

2. 文献摘录　“先用苦酒与蜜相对秤，二味相和了，将贝齿于酒、蜜中蒸，取出，却于清酒中淘令净，研用”（《雷公》）。“火煅醋淬为末，纸包放地上，去火毒”（《幼幼》）。

【按语】紫贝齿从唐代开始使用辅料和采用不同的炮制方法。近年来各地的炮制规范中收载的大多是煅法。古代文献记载炮制方法有烧用、醋制、煅水淬等，主要为使药物松脆易碎，利于煎出有效成分和制剂。

参考文献

[1] 耿小平，刘波. 紫贝齿的炮制研究[J]. 齐鲁药事，2004，23(5)：49.

紫河车

【来源】本品为健康人的干燥胎盘。将新鲜胎盘除去羊膜及脐带，反复冲洗至去尽血液，加适量花椒、黄酒蒸或置沸水中略煮后，干燥。

【古代炮制】宋代有煅制（《总录》）、黑豆制（《局方》）、煨制（《妇人》）、酒煮（《传信》）等炮制方法。明代增加了米泔煮、烘熟、酒蒸（《景岳》），清蒸（《蒙筌》），酒醋洗（《普济方》），猪肚蒸（《大法》），乳香酒蒸（《乘雅》），烘制（《入门》）等炮制方法。清代尚有白矾、姜与酒同制法（《幼幼》）。此时，其炮制方法有十余种。

【现代炮制】

1. 紫河车　取原药材，除去灰屑，砸成小块或研成细粉。

2. 酒炒紫河车　取净紫河车块，用酒拌匀，待酒吸尽后，用文火炒至酥脆为度。用时研末。紫河车每100kg用酒10kg。

【饮片性状】本品为不规则的碎块，大小不一；黄色或黄棕色，一面凹凸不平，有不规则沟纹，另一面光滑；质硬而脆；有腥气。酒炒紫河车质地酥脆，腥气较弱，具酒香气，粉末黄棕色。

【炮制目的】紫河车味甘、咸，性温。归心、肺、肾经。具有温肾补精，益气养血的功能。

紫河车生品有腥气，内服易出现恶心呕吐，多入片剂或胶囊剂。酒制后可除去腥臭味，便于服用，并使其质地酥脆，便于粉碎，增强疗效。用于肺肾两虚，虚劳咳嗽，阳痿遗精等症。

【临床应用】

1. 劳瘵虚损　常与人参、茯苓、山药、五味子同用，具有补肾益气的作用，用于劳瘵虚损，骨蒸等症，如河车丸(《妇人良方》)。

2. 阳痿遗精　常与鹿茸、人参、当归、菟丝子等同用，具有补肾温阳益精的作用。用于精血亏虚的不孕，阳痿遗精，腰酸耳鸣等。

3. 虚劳咳嗽　常与熟地、天冬、麦冬、盐杜仲、盐牛膝、盐黄柏等同用，具有滋阴清热，补肾益肺的作用。用于肝肾两亏，虚劳咳嗽，潮热骨蒸，盗汗遗精，腰膝酸软等症，如河车大造丸(《中国药典》)。

【参考资料】紫河车含有多种抗体、干扰素、激素，还含多种有价值的酶，及红细胞生成素、磷脂及多种多糖等。紫河车具有免疫作用，能增强机体抵抗力，促进乳腺、子宫、阴道、卵巢、睾丸的发育，有抗过敏作用[1]；对支气管哮喘有较好的治疗效果。胎盘有腥臭味，内服可产生恶心、呕吐。用花椒及黄酒蒸煮的目的，主要是矫味除腥。另外，胎盘中含有大量脂肪，经黄酒蒸制后，可使蛋白质凝固，达到去污脱脂的作用，便于干燥和粉碎。

【附】

1. 近代炮制方法还有酒精洗、米泔水洗、滑石粉炒、土炒、金银花与甘草浸、甘草煮等。

2. 文献摘录　“于东流水洗断血脉即止，入无灰酒三升，椒一大合，同入砂石磁器内慢火煮，候酒欲尽，去火，候冷取出不用椒，只将河车入大砂盆内，用大木槌研如泥，摊晾裹过”(《传信》)。“今人皆酒煮火焙去筋膜，大误矣。火焙水煮者，其子多不育，惟蒸捣和药最良。筋膜乃初结真气，不可剔去也”(《指南》)。

【按语】紫河车从唐代开始使用辅料和采用不同的方法炮制，近年来各地炮制规范中收载的大多是酒炙法。古代紫河车的炮制方法，多可矫正其不良气味，并使之便于粉碎。其中用作辅料的黑豆可补肾，黄酒可补阳活血，故黑豆、黄酒与胡椒与醋、童便制可增强疗效。若用米泔水制可除去污物，洁净药物。而童便性味咸寒，胞衣性咸温，故童便制可缓和其温性，使人服后免燥。另有明矾与酒又可洁净药材；关于生用紫河车，《济阴纲目》云：“在净水内洗去秽血，用银针挑去紫筋。”我们认为应根据多数文献去筋膜为佳，因为筋膜中留有瘀血，故当去之，近人有用生者，以炊事后用之。

目前临床所用的紫河车均为炮制品，主要经滑石粉炒、土炒、金银花与甘草浸、金银花与黄酒煮、甘草煮、酒炙等法炮制。

参考文献

[1] 雷载权，等. 中药学[M]. 上海：上海科学技术出版社，1995：299

蛤　壳

【来源】本品为帘蛤科动物文蛤 *Meretrix merertix* Linnaeus 或青蛤 *Cyclina sinensis* Gmelin 的贝壳。夏、秋二季捕捉，去肉，洗净，干燥。

【古代炮制】汉代有杵为散(《金匮》)。南北朝刘宋时代出现了药汁制法(《雷公》)。唐代有研炼(《千金翼》)的记载。宋代有烧通赤细研(《总录》)、煅制(《急救》)等方法。金元时代有焙制、炒制(《儒门》、《世医》)法。明代载有醋淬法(《医学》)。清代增加了煨制(《大成》)、童便制(《逢原》)等炮制方法。

【现代炮制】

1. 蛤壳　取原药材，洗净，干燥，碾碎或碾粉。

2. 煅蛤壳　取净蛤壳，置无烟炉火上或置适宜的容器内，煅至酥脆，取出，放凉，打碎。

【饮片性状】蛤壳为灰白色的碎粒或粗粉，质坚硬，无臭，味淡。煅蛤壳呈灰白色碎粒或粗粉，质地酥脆，光泽消失，无臭，味微咸，有涩感。

【质量要求】煅蛤壳含碳酸钙($CaCO_3$)不得少于95.0%。

【炮制目的】蛤壳味苦、咸，性寒。归肺、肾、胃经。具有清热化痰，软坚散结，制酸止痛的功能。

生蛤壳偏于软坚散结，用于瘰疬、瘿瘤、痰核等。煅蛤壳易于粉碎，增强了化痰制酸的作用。用于痰火咳嗽，胸胁疼痛，痰中带血，胃痛吞酸等；外治湿疹、烫伤。

【临床应用】

1. 生用

(1) 热痰咳逆：常与姜半夏、煅寒水石、甘草等同用，能增强清肺化痰的作用。用于热痰壅盛，咽膈不利，气火肃降，咳嗽气急，胸闷胁痛，或痰中带血，如千金散(《总录》)。

(2) 瘿瘤痰核：常与牡蛎、海藻、山慈菇等同用，能增强软坚散结的作用。用于气郁痰结，瘿瘤痰核，日久不愈，如化坚丸(《江苏中医》)。

(3) 水气浮肿：常与滑石、木通、猪苓等同用，具有引水消水的作用。用于湿热内阻，肢体浮肿，水肿发热，小便不利，如海蛤汤(《杨氏家藏方》)。

2. 制用

(1) 胃痛泛酸：常与瓜蒌、延胡索、瓦楞子等同用，具有制酸止痛的作用。用于肝胃不和，胃脘疼痛，呕吐酸水，或痰饮心痛。

(2) 湿疹疡伤：常与轻粉、黄柏、煅石膏等同研粉外敷，具有敛湿生肌的作用。用于湿疹疡伤，疮口溃破，久不敛口，渗出物较多等症。

(3) 湿热带浊：常与半夏、煨川楝子、延胡索等同用，具有燥湿止带的作用。用于下焦湿热，赤白带下，连绵不断，妇人小便浊败，五淋脐腹疼痛，如海蛤丸(《宣明论》)。

【参考资料】采用二乙基二硫代氨基甲酸银(DDC-Ag)法，对不同产地、来源的13个样品蛤壳炮制前后的砷含量进行检测，结果发现：不同产地的蛤壳均含有砷，相差达7～8倍。认为这种差异可能与蛤壳的产地、生态或品种有关。蛤壳经火煅后，砷含量均有不同程度的降低，与生品相比，砷含量降低约5.05%～10.0%，表明蛤壳经煅制后均可除去或降低毒性[1]。

【附】

1. 近代炮制方法还有水飞等。

2. 文献摘录 "煮五十刻，然后以枸杞子汁和，堇竹筒盛，蒸一伏时"(《证类》)。"炭火锻成以熟栝楼连子同捣和成团，风干用最妙，此法治燥痰尤宜，其余痰之治则不然，至疗他证，便宜专用蛤壳，生宜捣研用"(《害利》)。

【按语】蛤壳始载于汉代，从南北朝刘宋时代开始使用辅料和采用不同的方法炮制。近年来各地的炮制规范中收载的大多是煅法。主要目的是使质变酥脆，便于粉碎，提高煎出率。蛤壳主含碳酸钙、壳角质及钠、铝、铁、锶等元素。经火煅后，能使主要成分碳酸钙受热分解成氧化钙，质地变得酥松，易于粉碎。氧化钙外用时渗湿收敛的作用较碳酸钙强，内服后收敛制酸作用优于生品。

参考文献

[1] 铁步荣，陈秀梅，张谦．海洋动物药蛤壳、鱼脑石炮制前后砷含量的研究[J]．中国中药杂志，2003，

28(4):381.

蛤 蚧

【来源】本品为壁虎科动物蛤蚧 *Gekko gecko* Linnaeus. 除去内脏的干燥体。全年均可捕捉，除去内脏，拭净，用竹片撑开，使全体扁平顺直，低温干燥。

【古代炮制】南北朝刘宋时代有酒浸焙法，并提出了其毒在眼、其效在尾之说（《雷公》）。宋代有酥制、醋制（《圣惠方》），蜜炙、酒浸酥制、酒蜜涂炙（《总录》），煅存性（《洪氏》），炙制（《博济》）等方法。明代增加了青盐酒炙、酒浸炒（《普济方》）的方法。清代有酒洗（《本草汇》）、酒浸（《串雅外》）等炮制方法。此时，其炮制方法有十余种。

【现代炮制】

1. 蛤蚧 取原药材，除去竹片，洗净，除去头、足及鳞片，切成小块。

2. 酥蛤蚧 取蛤蚧，涂以麻油，用无烟火烤至稍黄质脆，除去头、足及鳞片，切成小块。

3. 酒蛤蚧 取蛤蚧块，用黄酒拌匀，闷润，待酒被吸尽后，置炒制容器内，用文火炒干或烘干。蛤蚧每100kg用黄酒20kg。

【饮片性状】本品为不规则的片状小块，表面灰黑色或银灰白色，有黄白色或灰棕色斑纹；质韧，脊椎骨及肋骨突起清晰；稍具腥气，味微咸。酥蛤蚧色稍黄，质较脆。酒蛤蚧稍有酒气，味微咸。

【炮制目的】蛤蚧味咸，性平。归肺、肾经。具有补肺益肾，纳气定喘，助阳益精的功能。

蛤蚧生品和酥炙品功能相同，酥后易粉碎，减少腥气。以补肺益精，纳气定喘为见长，用于肺虚咳嗽或肾虚作喘等。酒炙蛤蚧质酥易碎，有酒香气，便于服用。增强补肾壮阳作用，用于肾阳不足，精血亏损的阳痿。

【临床应用】

1. 生用

(1) 虚劳咳喘：常与人参、胡桃、百部、紫菀、五味子、川贝母等同用，用于肺肾不足，咳嗽虚喘，气短乏力，或虚劳咳嗽，痰中带血等症，如人参蛤蚧散（《宝鉴》）。

(2) 产后气喘：常与人参、熟地、麦冬、肉桂、苏子、半夏等同用，具有补气救脱，降逆平喘的作用。用于产后气喘，气血将脱等症，如蛤蚧救喘丹（《辨证录》）。蛤蚧为平喘要药，临床上常用于支气管哮喘、心源性喘息、肺气肿、肺结核等喘咳痰血属肺肾两虚者。

(3) 咳嗽气喘：常与钟乳石、款冬花、肉桂、白矾、甘草等同用，增强温肺化痰、止咳定喘的作用。用于元气虚寒，上气咳嗽，年久不愈等。

2. 制用 可单用浸酒服，或配伍人参、鹿茸、淫羊藿等同用，具有助肾壮阳，益精血的功效，用于肾阳不足，精血亏虚的阳痿。

【参考资料】蛤蚧含蛋白质、脂肪、丰富的微量元素和氨基酸，还有一定的胆固醇、硫酸钙等。炮制后对其理化性质和药理作用均有一定的影响。

氨基酸测定结果表明，蛤蚧各部分及药典法、江西法两种制品均未检出胱氨酸，眼部各类氨基酸加和量与其他部位（头、身、尾、爪）比较含量最低。仅组氨酸、色氨酸含量眼部高于其他各部位均值2倍多。谷氨酸也高于均值。其他13种氨基酸眼部含量均不同程度低于各部位均值。体、尾部氨基酸含量较高。各类氨基酸加和量高出眼部近1倍。头部氨基酸加和量低于体尾部，排第3位，除精氨酸、甘氨酸、酪氨酸含量略高于各部位均值外，其余低于均值。爪部各类氨基酸加和量略高于眼部，排第4位，所含各类氨基酸均低于各部位均值[1]。

药典法和江西法两种制品氨基酸测定结果表明，江西法制品所含各类氨基酸加和量为495.74mg/g，药典法制品为241.21mg/g，江西法比药典法高出1倍多，另江西法制品又便于粉碎和制剂[1]。

据报道，蛤蚧含有丰富的Zn、Fe、Mg、Ca等元素均与中医“肾”的关系密切。测定表明，蛤蚧尾Zn、Fe含量最高。蛤蚧身Mg含量高，头部Ca含量高，它们远远高出蛤蚧各部位所含该元素的均值[2]。另有报道，蛤蚧尾部Zn与Fe含量均高于蛤蚧体，特别是Zn含量高42倍多。蛤蚧尾与蛤蚧体中总氨基酸含量比较相近，其中缬氨酸、甘氨酸、谷氨酸等稍低，表明蛤蚧药效集中于尾部[3]。

药理实验结果表明，蛤蚧头、足、身、尾各混悬液口服后，能明显对抗氢化可的松所致的免疫抑制作用，能明显提高脾重，并能提高小鼠对静脉给药后碳粒廓清指数，提示其可能具有非特异性免疫增强作用。可以明显提高睾丸重量。验证了蛤蚧具有性激素样作用。这与中医用蛤蚧治疗阳痿（性功能低下）的论述是完全相吻合的。还能降低醋酸所致毛细血管通透性增加所致渗出和水肿等作用，并能对抗二甲苯所致鼠耳肿胀。说明其具有抑制炎症前期血管通透性增加的作用[4]。

综上所述，蛤蚧头足与身尾的化学成分是一致的，蛤蚧头足有明显的药理作用，且无任何毒副作用。为更大程度地提高蛤蚧这种贵重药材的利用率，扩大用药部位，可将蛤蚧头、足作为药用部位用于临床，这不但缓解药源不足，还可提高药效，在临床上有推广应用的价值。

【附】

1. 近代炮制方法还有酒洗、酒焙、酒酥制、酒煮、蜜炙、砂炒等。

2. 文献摘录　“凡修事，服之，去甲上、尾上并腹上肉毛，毒在眼，如斯修事了，用酒浸，才干，用纸两重，于火上缓隔焙纸焙炙，待两重纸干焦透后，去纸，取蛤蚧于瓷器中盛，于东舍角畔悬一宿，取用，力可十倍。勿伤尾，效在尾也”（《雷公》）。“其毒在头、足，其力在尾，如虫蛀其尾者，不足用”（《玉楸》）。

【按语】蛤蚧从南北朝刘宋时代开始使用辅料和采用不同的方法炮制。近年来各地的炮制规范中收载的大多是油酥炙、酒炙法使质地酥脆，便于粉碎和制剂。蛤蚧的研究较多，通过化学成分和药理实验，筛选了对其合理的炮制工艺，如滑石粉烫法，既可除去腥臭味，又便于粉碎和制剂。《雷公》曰：“毒在眼……勿伤尾”。“其药力在尾，尾不全而不效，去头足（因毒在眼，须去头）”（《求真》）。《中国药典》2010年版载：“去头、足、鳞片”才能用于临床。经研究初步证实，蛤蚧头、足可考虑代替蛤蚧身尾用，还有待于临床上进一步验证。

蛤蚧的古代炮制方法还有如下作用，煅法是将蛤蚧制成炭药，专用止咳嗽，止咯血；酒浸焙、酒浸酥炙借酒行药势，增强补肾阳的作用；醋炙借醋的敛气之功增补肺的作用；蜜炙增强补肺气的作用；酒和蜜共炙即增强补肾的作用；青盐酒共炙则能引药入下焦，使其补肾作用更强。滑石粉烫，砂烫法炮制是后人创造的方法，建议推广应用。

参考文献

[1] 龚千锋，等. 蛤蚧炮制对氨基酸和微量元素的影响[J]. 中药材，1997，20(3)：27.

[2] 李赛，等. 蛤蚧头、身和尾无机元素的研究[J]. 江西中医药，1990，21(2)：51.

[3] 范玉林，等. 蛤蚧体与蛤蚧尾化学成分的比较[J]. 中成药，1989，11(1)：35.

[4] 龚千锋,等.蛤蚧不同部位的药理作用[J].中药材,1998,21(4):194.

蜈 蚣

【来源】本品为蜈蚣科动物少棘巨蜈蚣 *Scolopendra subspinipes mutilans* L. koch 的干燥体。春、夏二季捕捉,用竹片插入头尾,绷直,干燥。

【古代炮制】晋代有烧灰制炭(《肘后》)法。南北朝刘宋时代有木末制(《雷公》)。唐代有炙法(《千金翼》)。宋代增加了酒炙、酒浸、姜制(《总录》),薄荷制(《局方》),酥制(《总微》),焙制(《急救》)等方法。明代有炒制、葱制、醋制(《普济方》),酒焙(《景岳》),火炮(《保元》)法。清代又增加了荷叶制(《备要》)、煅制(《大戎》)、鱼鳔制(《治裁》)等炮制方法。此时,其炮制方法有十余种。

【现代炮制】

1. 蜈蚣 取原药材,除去竹片及头足,用时剪段或捣碎。

2. 焙蜈蚣 取净蜈蚣,除去头足,用文火焙至黑褐色质脆时,放凉。

【饮片性状】蜈蚣为除去头、足的干燥躯体,呈扁平的小段。背部棕绿色或黑棕色,有光泽,腹部棕黄色或淡黄色,质脆。具有特殊的刺鼻腥气,味辛而微咸。焙蜈蚣呈棕褐色,或黑褐色,有焦腥气。

【质量要求】蜈蚣水分不得过15.0%,总灰分不得过5.0%,醇浸出物不得少于20.0%。

【炮制目的】蜈蚣味辛,性温;有毒。归肝经。具有息风镇痉,攻毒散结,通络止痛的功能。

生蜈蚣有毒,生用搜风定搐力强,用于急慢惊风,破伤风,癫痫等,入煎剂多生用。外用,用于疮疡肿毒,瘰疬溃烂,毒蛇咬伤等。焙后降低毒性,矫味矫臭,使之干燥酥脆,便于粉碎,多入丸、散内服或外敷,功用同生品。

【临床应用】

1. 中风抽搐 常与全蝎、独活、羌活、防风等同用,增强祛风通络止痛的作用。用于中风抽搐及破伤风后抽搐等症,如逐风汤(《参西录》)。

2. 疮疡肿毒 常与雄黄研粉外敷,具有解毒散结的作用。用于疮疡肿毒,瘰疬溃烂,赤蛇咬伤,如不二散(《拔萃方》)。本品焙黄,研末,开水送服,或与黄连、大黄、生甘草同用,又可治毒蛇咬伤。

3. 口眼歪斜 蜈蚣焙干研末,猪胆汁调敷患处(《吉林中草药》)。

4. 惊风抽搐 常与全蝎同用,具有息风止痉的作用。用于急慢惊风等症的手足抽搐,角弓反射,如正痉散(《方剂学》)。

5. 风湿痹痛 常与天麻、僵蚕、川芎等同用,具有通络止痛的作用,用于顽固性头部抽搐疼痛,风湿痹症。

【参考资料】蜈蚣含两种类似蜂毒的有毒成分,即组胺样物质及溶血性蛋白质。还含脂肪油、胆甾醇、蚁酸及多种氨基酸[1]。蜈蚣有去头、足的习惯,认为头、足的毒性大。据此进行头、足的化学成分分析,头、足和体所含的成分基本一致。因此,蜈蚣临床应用时,可以全体入药,充分发挥其疗效[2]。另从文献研究角度提出,蜈蚣可以不去头足而用全蜈蚣;在炮制方法应经高温处理使熟,既能杀菌去腥解毒,又易酥脆便于研粉,药用安全,适于服用[3]。

蜈蚣含有毒成分,能引起过敏性休克,少量能兴奋心脏,大量能使心脏麻痹,并能抑制呼吸中枢。中毒症状为恶心、呕吐、腹痛、腹泻、全身乏力、不省人事、心悸及脉搏缓慢,呼吸困难,体温及血压下降。经焙制后可破坏其毒性物质,故可降低毒性。

【附】

1. 近代炮制方法还有炒黄、酒炒等。

2. 文献摘录 "去头足,刮去腹中物,酒浸,炙香"(《普济方》)。"火炙,去头、足、尾、甲,将薄荷叶火煨用"(《从新》)。

【按语】蜈蚣古代炮制从不加辅料到加辅料的发展过程,大多数炮制方法出现在宋代至明代。近年来,各地的炮制规范中收载的大多是用焙法。由于蜈蚣气味腥臭,大毒。各种不加辅料炙法均能起到降低或消除毒性,矫正气味的作用。同时,经烘、炙、煨、焙、炒、炮、煅等方法加工后,质地变得酥脆而易于粉碎。

蜈蚣的各种加辅料炙法起两种作用,一是与不加辅料炙法者相同;二是增强药物的作用,辅料在其中起决定性因素。姜汁浸以姜为辅料的炮制法及葱汁浸焙法能增强其通经活络的作用;醋炙法能增强其解痉止痛的作用;薄荷叶炒法能增强其理气解郁的作用。青油涂焙、醋炙、蜜炙等法的目的则是去毒、矫味而不伤胃气。用鱼鳔炒法主要是为了除去其毒性,保证临床用药的安全性和有效性。

参考文献

[1] 雷载权.中药学[M].上海:上海科学技术出版社,1995:267.

[2] 马兴民.新编中药炮制法[M].西安:陕西科学技术出版社,1980:361.

[3] 章迺荣.关于蜈蚣炮制方法的探讨[J].中药通报.1986,11(11):21.

蜂 房

【来源】本品为胡蜂科昆虫果马蜂 *Polistes olivaceous*(De Geer)、日本长脚胡蜂 *Polistes japonicus* Saussure 或异腹胡蜂 *Parapolybia varia* Fabricius 的巢。一般在冬季采收,采摘后将蜂房干燥,或略蒸,除去死蜂死蛹,干燥。

【古代炮制】汉代有火熬(《本经》)、炙(《金匮》)等法。唐代有微炒、烧制(《千金》),炙制、熬制(《千金翼》)的方法。宋代有煅制法(《疮疡》)。明代增加了蒸制(《普济方》)、蜜制(《准绳》)、猪脂制(《本草正》)等方法。清代又增加了乳制、焙制(《大成》),酒制(《求真》),盐制(《奥旨》),醋制、蛇蜕制(《全生集》)等炮制方法。此时,其炮制方法有十余种。

【现代炮制】

1. 蜂房 取原药材,刷尽泥灰,除去杂质,切块,筛去灰屑。

2. 煅蜂房 取净蜂房块置于耐火容器内,加盖,缝口用盐泥封固,用中火煅烧至透,停火。冷却后取出,用时掰碎或研细入药。

【饮片性状】蜂房为不规则的扁块状;大小不一,表面灰白色,有多数六角形房孔,背面灰褐色,多斑点;体轻质韧,稍有弹性,似纸质;气微,味辛淡。煅蜂房为不规则的块状,大小不一,黑褐色,质轻,无臭,味涩。

【质量要求】蜂房水分不得过 12.0%,总灰分不得过 10.0%,酸不溶性灰分不得过 5.0%。

【炮制目的】蜂房味甘,性平。归胃经。具有祛风,攻毒,杀虫,止痛的功能。

蜂房生品一般作外用,内服多用炮制品。煅后可降低毒性,增强疗效,利于粉碎和制剂。用于痈疽,瘰疬,牙痛,癣疮,风湿痹痛,瘾疹瘙痒等。

【临床应用】

1. 生用

(1) 风疹瘙痒：常与蛇蜕、花椒、苦参等同煎水外洗，具有祛风止痒的作用，用于风邪客于皮肤，瘙痒不已。

(2) 乳痈、恶疮：常与蜈蚣、明矾共研细末，麻油调涂患处，或煎水外洗，具有解毒疗疮作用，用于热毒壅盛，妇人乳痈，恶痈肿毒，或疮毒久不收口。

(3) 风湿痹痛：常与独头蒜、百草霜同捣外敷，具有祛风除痹的作用，用于风邪侵扰肌肤，肢体酸痛，游走不定。

2. 制用

(1) 痔疮出口：常与地榆炭、槐角炭用研末掺之，具有收敛止血的作用，用于湿热蕴结，痔瘘出血。

(2) 头生瘰疬：常与蛇蜕、玄参、黄芪等同用，具有解毒止痛的作用，用于瘰疬生于头，脓水不止，疼痛难忍，如蜂房膏(《圣惠方》)。

【参考资料】蜂房主含蜂蜡及树脂，又含有毒的露蜂房油。炮制后，能使部分有毒成分散失，降低毒性。

据实验，蜂房的醇、醚及丙酮浸出物，皆有促进血液凝固的作用，能增强心脏运动，使血压一时性下降，并有利尿的作用。

【附】

1. 近代炮制方法还有酒炒、甘草煮、炒炭、炒黄、炒焦、蜜炙等。

2. 文献摘录 "洗去蜂粪泥土……晒干，炙令焦黄，细研"(《入门》)。"烧灰酒服主阴痿"(《纲目》)。"入桶蒸死，连窠炙研，以醋调涂，痈疖即消。以蛇蜕同煅，治疗毒走黄。乳调服，疗小儿吐泻"(《全生集》)。

【按语】蜂房从唐代开始使用辅料和采用不同的炮制方法，近年来各地的炮制规范中收载的大多是生用，也有用扣锅煅法。煅后可降低毒性，便于粉碎和服用。

对现已失传的炙制、蜜制、乳制、猪脂制、蒸制、焙制、酒制、盐制、醋制、蛇蜕制等炮制方法，亦有研究的价值。

蝉 蜕

【来源】本品为蝉科昆虫黑蚱 *Gryptotympana pustulata* Fabricius 的若虫羽化时脱落的皮壳。夏、秋二季收集，除去泥沙，干燥。

【古代炮制】宋代有炙制(《总录》)，炒制、酒制(《圣惠方》)，盐制(《传信》)，烧灰(《证类》)等方法。元代有制炭(《瑞竹》)的记载。明代增加了煮制(《纲目》)、甘草制(《瑶函》)法。清代有煨制(《大成》)等炮制方法。

【现代炮制】取原药材，除去杂质，洗净，干燥。

【饮片性状】本品形似蝉，多破碎，长约 35mm，宽约 20mm；表面黄棕色，半透明，有光泽；头部横生 2 目，略突出；额部先端突出，口吻发达；胸部背面两旁具小翅 2 对，腹面有足 3 对，均被黄棕色细毛；腹部圆而丰满，有曲纹，尾部钝尖，由腹部至尾端共 9 节；体轻，中空，易碎；无臭，味淡。

【炮制目的】蝉蜕味甘，性寒。归肺、肝经。具有散风除热，利咽，透疹，退翳，解痉的功能。用于风热感冒，咽痛，音哑，麻疹不透，风疹瘙痒，目赤翳障，惊风抽搐，破伤风。

【临床应用】

1. 风热感冒　常与薄荷、连翘、菊花等同用，可治风热感冒或温病初起。风热上攻，咽痛音哑，常与胖大海同用。

2. 目赤翳障　常与谷精草、白蒺藜、菊花、防风、草决明、羌活、黄芩等同用，用于翳膜遮睛，赤肿疼痛，视物不明，隐涩难开，多生眵泪等症，如蝉花散(《局方》)。

3. 惊风夜啼　常与白僵蚕、甘草、延胡索等同用，用于惊风、夜啼、咬牙、咳嗽、咽喉肿痛等症，如蝉花散(《药证》)。

4. 风疹瘙痒　常与防风、知母、荆芥、牛蒡子等同用，能疏风清热，除湿止痒。可治湿浸淫血脉而致的疮疥瘙痒，或风热瘾疹，遍身云片斑点，时隐时现(《正宗》)。

5. 眼目昏暗　常与蛇蜕、羌活、当归、川芎、防风、茯苓、甘草等同用，用于风气攻注，眼目昏暗，睑生风粟，或痛或痒，渐生翳膜，视物不明等症，如蝉花无比散(《局方》)。

【参考资料】蝉蜕含大量甲壳质和蛋白质、氨基酸、有机酸等。蝉蜕具有抗惊厥作用，其酒剂能使实验性破伤风家兔的平均存活期延长，可减轻家兔已形成的破伤风惊厥，能对抗士的宁、可卡因、烟碱等中枢兴奋药引起的小鼠惊厥死亡，抗惊厥作用蝉衣身较头足强。蝉蜕各部分均含有氨基酸，纸层析可知各部分成分一致，而头足部分氨基酸含量略低。蝉蜕各部分均有不同程度的镇静、镇痛和抗惊厥作用，其强度蝉蜕整体＞身＞头足。毒性小，认为可不去头、足[1]。抗惊厥实验表明，去头、足蝉蜕煎液及连头、足蝉蜕煎液均有非常显著的对抗士的宁所致惊厥的作用，并无"生风"作用，认为可不必去头足[2]。

【附】

1. 近代炮制方法还有去头、足等。

2. 文献摘录　"凡使，先去嘴足，汤浸润，洗去泥土却曝干，微炒过，任用之"(《局方》)。"疔疮毒肿不破，则毒入腹，蝉蜕炒为末，蜜水调服"(《握灵》)。

【按语】蝉蜕从宋代开始使用辅料和采用不同的方法炮制。近年来各地的炮制规范中收载的大多是生用。古代的酒制、炒制、盐制、甘草制等方法都可起到矫味矫臭的作用，便于服用。

参考文献

[1] 王喜云，等. 蝉蜕炮制的研究[J]. 中药通报，1986，11(4)：25.

[2] 杨梅香. 蝉蜕及其不同部位抗惊厥作用比较[J]. 中药材，1985(3)：39.

蕲　蛇

【来源】本品为蝰科动物五步蛇 *Agkistrodon acutus* (Guenther)的除去内脏的干燥体。多于夏、秋二季捕捉，剖开蛇腹，除去内脏，洗净，用竹片撑开腹部。头居中央盘成圆盘状，干燥后拆除竹片。

【古代炮制】南北朝刘宋时代有苦酒酥炙(《雷公》)法。宋代有酥制、酒浸炙、酒浸去皮骨炙微黄(《圣惠方》)，酒浸焙(《三因》)等法。明代有酒醋制(《普济方》)、砂土炒(《回春》)、炙制(《正宗》)、焙制(《医学》)的方法。清代有酒浸酥炙焙(《逢原》)等炮制方法。此时，其炮制方法有十余种。

【现代炮制】

1. 蕲蛇　取原药材，除去头、鳞片，切成寸段，筛去灰屑。

2. 蕲蛇肉 取原药材,去头,用黄酒润透后,除去鳞、骨,干燥。蕲蛇每 100kg 用黄酒 20kg。

3. 酒蕲蛇 取净蕲蛇段,加黄酒拌匀,闷透,置锅内,用文火加热,炒至黄色,取出晾凉,筛去灰屑。蕲蛇每 100kg 用黄酒 20kg。

【饮片性状】蕲蛇呈小段状,表面黑褐色或浅棕色,有鳞片痕;近腹部呈灰白色,内面腹壁黄白色,可见脊椎骨或肋骨;气腥,味微咸。蕲蛇肉呈小段片状,黄白色,质较柔软,略有酒气。酒蕲蛇表面色泽加深,略有酒气。

【质量要求】蕲蛇醇浸出物不得少于 10.0%。

【炮制目的】蕲蛇味甘、咸,性温;有毒。归肝经。具有祛风通络,定惊止痒的功能。

蕲蛇头部有毒,除去头部入药能消除毒性。生品气腥,不利于服用。蕲蛇肉与蕲蛇段主病症相同,惟蕲蛇肉作用较强。酒炙后能增强祛风除湿,通络止痛的作用,并减少腥气。用于风湿顽痹,肢体麻木,筋脉拘挛,中风,口眼㖞斜,半身不遂,破伤风,小儿急慢惊风,痉挛抽搐,惊厥,麻风,疥癣等症。

【临床应用】

1. 疥癣风疾 常与苦参、乌梢蛇等同用,具有祛风止痒的作用,用于遍身疮疹,皮肤瘙痒,抓之成疮,经久不愈,如愈风丹(《医学正传》)。

2. 风湿痹痛 常与羌活、当归、五加皮等酒浸服,具有祛风除痹的作用,用于中风伤湿,半身不遂,口眼㖞斜,肌肤麻痹,骨节疼痛,筋脉挛急,如白花蛇酒(《濒湖集简方》)。

3. 破伤中风 常与乌梢蛇、蜈蚣同用,具有祛风镇痉的作用。用于小儿惊风及破伤风等之筋脉痉挛,如定命散(《总录》)。

4. 风瘫疠风 常与薄荷、荆芥、天麻等同用,具有祛风败毒的作用,用于麻风、梅毒、疥癣、瘰疬、瘾疹,如驱风膏(《医垒元戎》)。

【参考资料】蕲蛇含蛋白质、脂肪、皂苷。炮制后对其理化性质和毒性均有一定的影响。

蕲蛇头部毒腺中,含有一种出血性毒素。内服中毒后,能够引起内脏广泛出血,可能因此致死。去头的目的主要是为了降低毒性,保证中医临床用药安全有效。酒炙蕲蛇,因黄酒具有通经活络的作用,也是良好的有机溶剂,故酒制后,所含的难溶于水的成分易于溶出,从而增强活血、祛风、通络止痛的功效,并可矫味。

据药理实验证实,蕲蛇的提取物有明显的镇静、镇痛作用,并能直接扩张血管而降血压。

【附】

1. 近代炮制方法还有酒浸、酒煮、酒砂炒、酒蒸、酒酥制等。

2. 文献摘录 "凡用去头、尾,换酒浸三日,火炙,去尽皮骨,此物甚毒,不可不防"(《纲目》)。"头、尾各有大毒,中段以酒浸过,骨刺须远弃之"(《尊生》)。

【按语】蕲蛇从南北朝刘宋时代开始使用辅料和采用不同的方法炮制,近年来各地炮制规范中收载的大多是酒制法。认为酒能通脉络,增强药物祛风除湿,通络止痛的作用,并可减少腥气,但对于酒制后在化学成分、药理作用、临床疗效等方面的变化还有待于进一步研究。

人们在长期的实践中逐渐认识到,蕲蛇气腥,头部有毒,除去头部能消除毒性。此在古代医药书籍中屡有记载,如《本草纲目》载:"头尾各一尺,有大毒,不可用,只用中段干者。"近代研究证实了历代医药书中指出的除去头部使用是有一定科学道理的。

僵 蚕

【来源】本品为蚕蛾科昆虫家蚕 *Bombyx mori* Linnaeus 4～5 龄的幼虫感染(或人工接种)白僵菌 *Beauveria bassiana*(Bals.)Vaillant 而致死的干燥体。多于春、秋季生产,将感染僵菌致死的蚕干燥。

【古代炮制】南北朝刘宋时代有米泔制(《雷公》)。唐代有炒制(《千金》)、熬制(《千金翼》)。宋代增加了姜汁制(《博济》),面炒制(《脚气》),酒炒、灰炮(《药证》),麸炒、蜜制、盐制(《总录》),油制(《朱氏》)等方法。明代出现了醋制(《普济方》)的记载。清代增加了糯米炒(《尊生》)、制炭(《备要》)、红枣制(《全生集》)等炮制方法。此时,其炮制方法有十余种。

【现代炮制】

1. 僵蚕　取原药材,除去杂质及残丝,洗净,晒干。

2. 麸炒僵蚕　取麸皮撒在热锅内,用武火加热,俟冒烟时,加入净僵蚕,拌炒至表面黄色,取出,筛去麸皮,放凉。僵蚕每 100kg 用麸皮 10kg。

【饮片性状】僵蚕为圆柱形,多弯曲皱缩,表面灰黄色;被有白色粉霜,质硬而脆,易折断;断面棕黄色,有光泽;气微腥,味微咸。麸炒僵蚕表面黄色,腥气减弱。

【质量要求】僵蚕杂质不得过 3.0%,水分不得过 13.0%,总灰分不得过 7.0%,酸不溶性灰分不得过 2.0%,醇浸出物不得少于 20.0%。

【炮制目的】僵蚕味辛、咸,性平。归肝、肺、胃经。具有祛风定惊,化痰散结的功能。生僵蚕辛散之力较强,药力较猛,用于惊痫抽搐,风疹瘙痒,肝风头痛等症。麸炒后疏风解表之力稍减,长于化痰散结,用于瘰疬痰核,中风失音等症。

【临床应用】

1. 生用

(1) 惊痫抽搐:常与全蝎、蜈蚣、白附子等同用,能增强祛风解痉的作用,用于肝风内动,惊痫抽搐,口眼歪斜,半身不遂,如牵正散(《杨氏家藏方》)。

(2) 风疹瘙痒:常与蝉衣、地肤子、薄荷等同用,具有疏风止痒的作用,用于风邪客于肌表,风疹瘙痒等症。

2. 制用

(1) 咽喉肿痛:常与桔梗、甘草、荆芥等同用,具有疏风利咽的作用,用于风热上壅,咽痛喉痹,中风发音,语音不出,如六味汤(《喉科指掌》)。

(2) 痰热久咳:常与半夏、麝香、滑石等同用,具有化痰止咳的作用,用于诸风及痰热上攻,头痛目赤,头目眩晕,痰唾稠浊,关节疼痛,如八风丹(《圣济总录》)。

【附】

1. 近代炮制方法还有单炒、米泔水洗、酒炒、姜炙、姜蒸、甘草水制等。

2. 文献摘录　"入药除绵丝并子尽,匀炒用","炒令黄色,拭去蚕上黄肉毛,为末"(《证类》)。"凡使白僵蚕,须生颖川平泽,四月取自死者,勿令中湿,有毒不可用……蚕自僵死,其色自白,云以盐度误矣……用白色而条直,食桑叶者佳"(《指南》)。

【按语】僵蚕从刘宋时代开始使用辅料和不同的方法炮制。近年来各地的炮制规范中收载的大多数是麸炒法,也有用清炒法的。僵蚕气味腥臭,表面被有菌丝。炒、熬、炮、焙等不加辅料制法,对僵蚕均能起到矫臭矫味的作用,同时也有助于去除其表面的菌丝并易于粉碎。其中炒法至今仍在使用。

在僵蚕的加辅料制法中，以姜为辅料的炮制法能增强化痰散结作用；醋浸法能增强祛风定惊的作用；盐炒法则能增强化瘰疬痰核的疗效。其他加辅料制法，如麸炒、米泔浸焙、糯米炒、面炒、蜜炙、油炒、酒炒等，其作用主要是矫味矫臭，以免伤患者的胃气，从而使药物更好地发挥疗效。其中酒炒法还能行药势，增强药物的治疗作用。现应用较普遍的加辅料制法是麸炒法和姜炙法，其他方法也值得研究。

鳖　　甲

【来源】本品为鳖科动物鳖 *Trionyx sinensis* Wiegmann 的干燥背甲。全年均可捕捉，以秋、冬二季为多。捕捉后杀死，置沸水中烫死至背甲上的硬皮能剥落时，取出，剥取背甲，除去残肉，干燥。

【古代炮制】汉代有炙制(《金匮》)。南北朝刘宋时代有醋制、童便制(《雷公》)。唐代有制炭(《千金翼》)，烧灰捣筛为散(《外台》)的方法。宋代有蛤粉炒、童便浸炙(《总录》)，醋硇砂炙、醋浸反复炙(《局方》)。元代出现了醋淬、醋煮(《世医》)。明代有童便酒醋炙(《普济方》)，酒洗醋炒、桃仁酒醋反复制(《奇效》)。清代有酥炙法(《经纬》)等炮制方法。此时，其炮制方法有十余种。

【现代炮制】

1. 鳖甲　取原药材，放入热水中，立即用硬刷除去皮肉，晒干。或置蒸锅内，沸水蒸45分钟，取出，放凉，洗净，日晒夜露至无臭气，干燥。

2. 制鳖甲　取砂子置锅，用武火炒热，放入净鳖甲，拌炒至表面呈淡黄色时，取出筛去砂子。趁热投入醋液中淬之，捞出，干燥，捣碎。鳖甲每100kg用醋20kg。

【饮片性状】鳖甲呈不规则的碎片，外表面黑褐色或墨绿色，内表面类白色，质坚硬，气腥，味淡。制鳖甲呈深黄色，质酥脆，略具醋气。

【质量要求】鳖甲水分不得过12.0%，醇浸出物检查不得少于5.0%。

【炮制目的】鳖甲味咸，性微寒。归肝、肾经。具有滋阴潜阳，软坚散结，退热除蒸的功能。

生鳖甲质地坚硬，有腥臭气，养阴清热，潜阳息风之力较强，用于热病伤阴或内伤虚热，虚风内动等证。砂炒醋淬后，质变酥脆，易于粉碎及煎出有效成分，并能矫臭矫味。醋制还能增强药物入肝消积，软坚散结的作用。制鳖甲软坚散结之力较强，用于癥瘕积聚，阴虚潮热，月经停闭。

【临床应用】

1. 生用　虚风内动常与生地、生龟甲、生牡蛎、阿胶等同用，能平肝息风，滋阴潜阳，用于热病伤阴所致的虚风内动证，如三甲复脉汤(《条辨》)。

2. 制用

(1) 瘀血闭阻：常与炒䗪虫、柴胡、丹皮、炒射干等同用，功能消癥化积，可治肝脾肿大，腹中包块等证，如鳖甲煎丸(《金匮》)。

(2) 癥瘕、疟疾：常与草果仁、厚朴、黄芪等同用，具有软坚散结或截疟的作用，用于心腹癥瘕，痃癖坚硬，或疟疾日久成为疟母，如鳖甲饮(《济生方》)。

(3) 血滞经闭：常与大黄、琥珀同用，具有祛瘀通经的作用，用于滞血不消，或月经闭塞，小腹疼痛，如鳖甲丸(《圣惠方》)。

(4) 阴虚潮热：常与地骨皮、青蒿、知母等同用，具有滋阴清热的作用，用于温病日久伤阴，津枯口干，午后潮热，面红颧赤，形体消瘦，如清骨散(《准绳》)。

【参考资料】鳖甲含动物胶、角蛋白、碘质及维生素 D 等。炮制后对其理化性质有一定的影响。

实验证明，鳖甲的背、腹甲中均含有 Ca、Pb、Na、Mg、K、Zn、Fe、Mn、Co、Cu、As 等 11 种元素，其含量由高至低的排列顺序也基本相同[1]。鳖甲炮制前后蛋白质含量基本相近，但炮制后煎出率显著提高，煎煮 3 小时后，蛋白质煎出量是生品的 11.6 倍[2]。钙的煎出率较生品高 10 倍以上[2]。

鳖甲药材中，附有残肉和皮膜。传统净制是用水长时间浸泡，使其自然腐烂后，再用水漂洗去除。该法生产周期长，污染环境，并且损失一些成分。研究证明，用酵母菌或蛋白酶的方法，去除鳖甲的残肉和皮膜，可由传统法的 40～50 天缩短为 7～8 天，并且成分损失少[3]。提出鳖甲净制的方法还有：煎法[4-5]、煮法[6]、砂烫法[7-8]、坑埋法[9]、石灰水浸法[10]、蛋白酶法[11]、酵母菌法[12]、食用菌法[13-15]、清水闯洗法[16]等，各有优缺点，2010 年版《中国药典》采用蒸法及砂烫醋淬法。

实验表明，鳖甲经砂烫醋淬后，煎出物明显增高，如用电热恒温加热再醋淬，则效果更好[17]。鳖甲炮制前后，均含有 Cr、Mn、Cu、Zn、Fe、Se、Al 等 7 种人体必需微量元素。炮制后 Zn、Fe、Se 含量明显增高，Ca 的含量也有所增加[18]。

热解法简单易行，胶原蛋白的损失比酶解法少，成品收胶量高[19]。对蒸法、高压蒸法、水煮法、砂烫法的蛋白质量含量比较，其含量依次为：蒸法 32.98%＞高压蒸法 32.28%＞煮法 31.8%＞砂烫法 31.03%[4]。蒸法比煮法蛋白质含量提高。煮法易流失一部分水溶成分。高压蒸法蛋白质含量也不是最高[20]。鳖甲食用菌法净制品中，游离氨基酸、乙醇浸出物均高于传统炮制品，微量元素 Cr、Cu、Fe、Ca 含量均高于传统炮制品，As、Pb 含量低于传统炮制品[21]。

【附】

1. 近代炮制方法还有炒黄、砂炒酒醋淬等。

2. 文献摘录 “凡使，先用醋浸三日，去裙，慢火中反复炙，令黄赤色为度，如急用，只蘸醋炙，候黄色便可用”(《局方》)。“消积醋炙，治骨蒸劳热童便炙，治热邪酒炙”(《得配》)。

【按语】鳖甲从汉代开始，使用辅料和采用不同的炮制方法。近年来各地的炮制规范中收载的大多是砂炒醋淬法。临床上亦以制鳖甲为常用。醋与酥油共制，也可加强药物疗效。还有砂炒酒淬法，认为酒能通脉络，资其祛风活络，治冷痹骨节疼痛。至今沿用的砂炒醋淬或酒淬等炮制方法，应进一步研究其炮制原理和对临床疗效的影响等，以其改进工艺，提高质量，增强疗效。

参考文献

[1] 孙会文. 鳖腹甲和鳖背甲中 11 种元素的比较[J]. 中草药，1991，22(1)：11.

[2] 吕秉森. 龟板、鳖甲加工方法的改进及其炙片的应用[J]. 药学通报，1981，16(6)：31-33.

[3] 天津市医药公司饮片加工厂. 中药龟板炮炙工艺的初步改进[J]. 中草药通讯，1972(6)：48.

[4] 李明善，等. 龟板、鳖甲炮制方法的研究[J]. 中药材科技，1984(6)：27.

[5] 李建新，等. 龟板新、旧炮制方法比较[J]. 湖南中医杂志，1986(1)：35.

[6] 程建萍. 鳖甲加工方法的又一改进[J]. 中药饮片，1991(2)：17.

[7] 李泽民. 鳖甲炮制工艺的改进[J]. 中药通报，1986，11(7)：25.

[8] 金永生. 简易鳖甲炮制法[J]. 四川中医，1987(11)：56.

[9] 姚克霓.龟板、鳖甲装袋土埋法[J].基层中药杂志,1988,2(2):18.
[10] 刘有能.石灰水浸除龟板、鳖甲杂质[J].中成药研究,1985(10):42.
[11] 田大芳,等.龟板、鳖甲炮炙工艺的改进[J].中药通报,1981(1):19.
[12] 刘环香,等.龟板、鳖甲炮制研究概况及我见[J].中药材,1988,11(4):35.
[13] 张德政.用食用菌净制龟板、鳖甲[J].中药材,1985(5):35.
[14] 肖激文.鳖甲和龟板炮制方法的改进[J].中成药研究,1987(6):43.
[15] 陈科力,等.龟板、鳖甲不同方法净制品的性状和组织观察比较[J].中药材,1990,13(5):21.
[16] 边洪阁.龟壳、龟板同用及加工方法[J].中成药研究,1983(8):42.
[17] 刘灿坤.龟板、鳖甲炮制方法的改进[J].山东中医杂志,1987(2):48-49.
[18] 方达任,等.龟板、鳖甲炮制前后化学成分的变化[J].中国药学杂志,1989,24(1):26.
[19] 王国珍.中药龟板炮制工艺的初步改进[J].中成药研究,1981(8):23.
[20] 沈豪.龟板、鳖甲的炮制研究概况[J].中成药,1992,14(10):40.
[21] 刘淼文,等.龟板两种不同炮制品的成分分析[J].中国中药杂志,1989(5):24.

蟾　酥

【来源】本品为蟾蜍科动物中华大蟾蜍 *Bufo bufo gargarizans* Cantor 或黑眶蟾蜍 *Bufo melanostictus* Schneider 的干燥分泌物。多于夏、秋二季捕捉蟾蜍,洗净,挤取耳后腺及皮肤腺的白色浆液,加工干燥。

【古代炮制】宋代有铁上焙焦(《圣惠方》),炼制、酒制、浸制(《总微》),酒炖(《妇人》)等方法。明代有汤浸(《普济方》)、乳汁制(《保元》)等炮制方法。

【现代炮制】

1. 蟾酥粉　取原药材,捣碎,研成细粉。

2. 酒蟾酥　取原药材,捣碎,用白酒浸渍,不断搅动至呈稠膏状,干燥,粉碎。蟾酥10kg 用白酒 20kg。

3. 乳蟾酥　取原药材,捣碎,用鲜牛奶浸渍,不断搅动至稠膏状,干燥,研粉。蟾酥每10kg 用牛奶 20kg。

【饮片性状】蟾酥粉呈棕褐色粉末状,气微腥,味初甜而后有持久的麻辣感,粉末嗅之作嚏。酒蟾酥仍为棕褐色粉末。乳蟾酥呈灰棕色粉末,气味及刺激性比蟾酥粉弱。

【质量要求】蟾酥水分不得过 13.0%,总灰分不得过 5.0%,酸不溶性灰分不得过 2.0%,含华蟾酥毒基($C_{26}H_{34}O_6$)和脂蟾毒基配基($C_{24}H_{32}O_4$)的总量不得少于 6.0%。

【炮制目的】蟾酥味辛,性温;有毒。归心经。具有解毒止痛,开窍醒神的功能。

生蟾酥有毒,作用峻烈,多制成丸、散用或外用。生品质硬难碎,并对操作者有刺激性。经酒制后,便于粉碎,降低毒性,并能减少对操作者的刺激性。用于发背,疔疮,痈毒,咽喉肿痛等症。

【临床应用】

1. 牙痛　常与雄黄、甘草、朱砂研极细,水泛丸如粟子大,填牙痛处,并塞以棉花以防脱落,对风火牙痛及龋齿痛有速效,如牙痛一粒丸(《中国药典》)。

2. 疔疮　常配黄丹以白面为丸,麦粒大,针破患处,纳入一丸,如蟾酥丸(《济生方》)。

3. 咽喉肿痛　常与牛黄、雄黄、麝香、朱砂、珍珠为末,百草霜为衣,内服外用有解毒消肿之效,用于咽喉肿痛,痈疽疮疖,如六神丸(《中国药典》)。

4. 腹痛神昏　常与麝香、丁香、雄黄等同用,可开窍醒神,辟秽止痛,如蟾酥丸(《集验简易良方》)。

5. 恶性肿瘤 常与天龙、龙葵、藤梨根、夏枯草、白花蛇舌草、蛇毒等同用,治疗肝癌、肠癌。

6. 毒疮 常与没药、硼砂、寒水石、雄黄等研为细末,泛丸绿豆大,朱砂为衣,内服治一切疔疮,毒疮,出汗则愈,如飞龙夺命丹(《痈疽验方》)。

【参考资料】蟾酥主要含甾族化合物,总名蟾蜍二烯内酯,其中包括蟾蜍它灵、华蟾蜍精、华蟾蜍它灵、蟾蜍灵等多种。中国蟾蜍蟾酥中分出的华蟾蜍毒素,酸解后产生华蟾蜍精、辛二酸和氨基酸。

实验表明,蟾酥酒浸干燥后,容易粉碎。蟾酥在酒制前后成分无变化,但总强心甾含量酒制后提高了。认为酒制不仅利于粉碎而且增强药效[1]。以蟾酥中活性成分之一酯蟾毒配基为指标,对生品、酒制品、乳制品进行含量测定比较,结果生品高于酒制品,酒制品又高于乳制品,三者薄层图谱行为基本一致,唯乳制品前沿处多一斑点[2]。

不同的炮制品毒性比较结果,其毒性大小依次为:滑石粉炮制品>鲜牛奶炮制品>60%乙醇炮制品,认为以传统酒制法既经济又节省时间,且标准易掌握[3]。

【附】

1. 近代炮制方法还有焙制、蒸制等。

2. 文献摘录 "取蟾酥不一:或以手捏眉棱,取白汁于油纸上及桑叶上,插背阴处,一宿即自干白,安置竹筒内盛之,真者轻浮,入口味甜也。或以蒜及胡椒等辣物纳口中,则蟾身白汁出,以竹篦刮下,面和成块,干之"(《纲目》)。"色黄体重味辛,其汁不可入目,令人赤肿盲"(《原始》)。

【按语】蟾酥的炮制方法从宋代开始有焙制、炼制及酒制,但叙述简单,至清代提出辅料炮制规格,要用陈酒或烧酒化透,乳汁制始于明代,但法中只简略提到"乳化"、"乳浸",至清代才有较详细的工艺记载。蟾酥在古代的各种炮制方法,至今仍沿用。目前,大部分地区都是用酒制法。乳浸蟾酥的方法,在山东、北京、天津也有采用。另外,关于蟾酥的软化问题,有的采用微洒水润潮,闷 2~3 天,候软取出,切薄片,晒干,研粉过筛。有的采用烘软的方法,切片,并置石灰缸中埋 2~3 天,干燥,研粉。还有的蒸软后切片,干燥研粉。总之,各地蟾酥软化切制的方法尚需研究。

蟾酥浆忌入目。目前用蟾酥为原料已开发有六神丸、蟾酥锭、蟾酥丸、速效救心丸等制剂。

参考文献

[1] 葛莉,等. 蟾酥炮制前后的质量比较[J]. 中成药,1993,15(2):16.

[2] 王志巍,等. 蟾酥的炮制方法探讨[J]. 中医药学报,1994(1):43.

[3] 朱志农,等. 蟾酥炮制方法的研究[J]. 陕西中医,1989,10(2):84.

第十九章

菌藻类药

第一节　概　　述

以菌类、藻类入药的药材，称菌藻类中药。藻类药大多生长在水中，如昆布、海藻等。菌类药为真菌的子实体（如马勃、灵芝）及菌核体（如猪苓、茯苓、雷丸）。它们常含有淀粉、单糖类、多糖类和黏液质、氨基酸、蛋白质等。单糖及小分子寡糖等成分易溶于水，在热水中溶解度更大。多糖难溶于水，但能被水解成寡糖、单糖，因此净制时要尽量少用水泡。除猪苓、茯苓质地较硬，需润透切片外，昆布、海藻洗净，漂去盐分，即可切丝；马勃、雷丸，除去杂质或略洗粉碎即可。

菌、藻类药一般多生用，尤其是雷丸、马勃含蛋白质及氨基酸类，以生用为宜。

菌、藻类是低等植物，它们的植物体是单细胞或多细胞的叶状体，都没有高等植物那样有根、茎、叶、花、果实的区别，在饮片也观察不到上述的特征。

第二节　药 物 选 例

马　　勃

【来源】本品为灰包科真菌脱皮马勃 *Lasiosphaera fenzlii* Reich.、大马勃 *Calvatia gigantea*（Batsch ex pers.）Lloyd 或紫色马勃 *Calvatia lilacina*（Mont. et Berk.）Lloyd 的干燥子实体。夏、秋二季子实体成熟时及时采收，除去泥沙，干燥。

【古代炮制】宋代有去膜净制（《衍义》）、焖煅制炭（《药证》）。明代增加了合蜜揉拌炮制法（《品汇》）。

【现代炮制】取原药材，除去硬皮、杂质，剪成小块。

【饮片性状】马勃呈不规则的小块，包被灰棕色至黄褐色，纸质，常破碎成块片状，或已全部脱落；孢体灰褐色，紧密，有弹性，用手撕之，内有灰褐色棉絮状的丝状物，触之则孢子呈尘土样飞扬，手捻有细腻感；气似尘土，无味。

【质量要求】马勃水分不得过 15.0%，总灰分不得过 15.0%，酸不溶性灰分不得过 10.0%，醇浸出物不得少于 8.0%。

【炮制目的】马勃味辛，性平。归肺经。具有清热解毒，止血，利咽的功能。可用于热邪火毒郁滞所致的咽喉肿痛，咳嗽失音，肺热咳嗽，外治鼻衄，创伤出血等症。净制切块，便于调剂和制剂。

【临床应用】

1. 疫喉糜烂　常与金银花、栀子、薄荷、牛蒡子、玄参等同用，能清肺利咽，可治疫喉糜烂,如清咽消毒饮(《疫喉浅论方》)。

2. 耳内流脓 配伍薄荷、杏仁、桔梗、通草、连翘等,有清热解毒之功,可用于耳内流脓,如马勃散(《尊生》)。

3. 吐血衄血,外伤出血 本品有止血功能,用于血热妄行引起的吐血、衄血等症。可单用,或与其他凉血止血药配伍;外伤出血,可用马勃粉撒敷疮口。

【附】文献摘录:“凡用,以生布张开,将马勃于上摩擦,下以盘承,取末用”(《纲目》)。“合蜜揉拌,少以水调呷,治喉闭咽痛”(《品汇》)。

【按语】马勃载于《本草经集注》。古代有弹粉敷诸疮(《集注》),蜜拌水调呷治咽痹咽痛(《品汇》)。但历代均以生用为主,《中国药典》亦仅收生品。

昆 布

【来源】本品为海带科植物海带 *Laminaria japonica* Aresch. 或翅藻科植物昆布 *Ecklonia kurome* Okam. 的干燥叶状体。夏、秋二季采捞,晒干。

【古代炮制】南朝宋时有煮制(《雷公》)。唐代增加了炙法、米泔浸制(《外台》)。宋代又有了炒制、汤洗焙制(《总录》),酒洗切丝、姜汁醋煮复制法(《疮疡》)。

【现代炮制】取原药材,除去杂质及硬柄,漂净,晾至半干,切丝,干燥。

【饮片性状】昆布呈宽丝状,表面黑褐色,较薄,质柔滑,气腥,味微咸。

【质量要求】昆布含碘(I)不得少于 0.20%,海带含碘(I)不得少于 0.35%。

【炮制目的】昆布味咸,性寒。归肝、胃、肾经。具有软坚消痰结,散瘿瘤,利水之功能,常用于瘿瘤,瘰疬,睾丸肿痛,痰饮水肿等症。切制成丝,便于其药效成分的煎出,便于调剂和制剂。

【临床应用】

1. 瘿瘤 本品与海藻、通草、海蛤壳等配伍,具有清热化痰,软坚散结之功能,可用于瘿气,胸膈满塞,咽喉项颈渐粗者,如昆布丸(《外台》)。

2. 甲状腺肿 用昆布、海藻等分,研末制丸,每次 3g,每日 2 次,40 天为 1 个疗程,中途停药 20 天,治疗地方性甲状腺肿有效(《全国中草药新医疗法展览会技术资料选编》)。

3. 水肿 本品有利水消肿之功,可与泽泻等利湿药同用。配伍生花生仁、大蒜、黑豆炖服,可治水肿虚证(《中国民间草药方》)。

【参考资料】昆布主含藻胶素、氨基酸、多聚糖和含碘化合物。现代研究表明,昆布、海藻含有盐分,极易吸潮而增重,且含有杂质,如不炮制,因其盐分易吸潮、发霉变质,影响质量[1]。通常用水洗法净制,以含碘量为测定指标,得出昆布以洗净为最佳水处理方法,而漂的时间越长,碘含量损失越大[2]。

对扬州各地的昆布、海藻的生药、药典法、江苏法、新法各炮制品进行了调查和质量分析,结果昆布的含碘量仅为当时《中国药典》标准的 1/3~1/8,最低的只有 1/14。炮制品与原药材比较,发现炮制品中碘、甘露醇、氯化钾损失严重。为了避免有效成分的损失,采用搓揉除去杂质泥沙及附着物,抢水洗净,干燥的新法,结果满意,成分含量几乎接近原药材[3]。对昆布饮片中碘含量的影响是以炮制用水量为最大($P<0.01$),漂洗次数次之($P<0.01$),浸漂时间再次之($P<0.05$),漂洗温度无显著影响($P>0.01$)。通过正交试验,结果昆布炮制的最佳工艺条件应该是:昆布药材加 8 倍量水,在 10~20℃水温中浸泡 48 小时,洗净,晾至半干,切丝干燥[4]。

【附】文献摘录："凡使，先弊甑箄同煮去咸味，焙，细剉用。每修事一斤，用甑箄大小十个，同昆布细剉，二味各一处，下东流水，从巳煮至亥，水旋添，勿令少"（《雷公》）。

【按语】昆布载于《本草经集注》。南北朝有置甑箄同煮法。箄是蒸饭甑的席垫子，蒸饭甑底有孔，用箄垫之，则米不漏。《雷公》云："弊箄淡卤"。宋人注曰："甑中箄，能淡盐味"（《证类》）。米泔制可除污去咸。酒洗去咸助药力，治睾丸痛，少腹坚硬（《总录》）。但历代均以漂洗净，切丝生用为多见，《中国药典》亦载仅服生品。

参考文献

［1］黄基彬，等. 昆布、海藻的炮制研究［J］. 基层中药杂志，1988，2(2)：14.

［2］阴健，等. 中药现代研究与临床应用(2)［M］. 北京：中医古籍出版社，1995：224.

［3］张厚宝，等. 昆布、海藻及其炮制品的质量分析［J］. 中成药研究，1987(12)：14.

［4］王伯涛，等. 昆布炮制方法探讨［J］. 中药材，1995，18(4)：188

海　藻

【来源】本品为马尾藻科植物海蒿子 *Sargassum pallidnm*（Turn.）C. Ag. 或羊栖菜 *Sargassum fusiorme*（Harv.）Setch. 的干燥体。前者习称"大叶海藻"，后者习称"小叶海藻"。夏、秋二季采捞，除去杂质，洗净，晒干。

【古代炮制】汉代有洗去咸味（《玉函》）。南朝宋时有黑豆、紫背天葵复制法（《雷公》）。宋代增加了汤洗法（《总录》）、酒洗法（《疮疡》）。明代又有了酒浸法、荞麦炒法（《普济方》），荞面炒制（《纲目》），醋煮制（《医学》）等。

【现代炮制】取原药材，除去盐屑等杂质，清水洗至口尝微咸，取出，晾至半干，除去白色附着物，切段，干燥。

【饮片性状】大叶海藻为不规则的小段，卷曲状；表面黑褐色，幼枝和主干可见短小的刺状突起，叶缘偶见锯齿；气囊黑褐色，球形或卵圆形；质脆；气腥，味微咸。小叶海藻亦为不规则的小段，卷曲状，表面棕黑色或黑褐色，主干圆柱形粗糙，无刺状突起，叶呈线形，中空成囊，气腥，味微咸。

【炮制目的】海藻味苦、咸，性寒。归肝、胃、肾经。具有消痰结，散瘿瘤的功能，用于痰涎结核，瘿瘤，瘰疬，睾丸肿痛，痰饮水肿等症。切制成段，有利于其药效成分的煎出，便于调剂和制剂。

【临床应用】

1. 瘿瘤　常与昆布、当归等同用，能消痰软坚，可用于瘿瘤者，如海藻玉壶汤（《金鉴》）。

2. 瘰疬　海藻一斤，酒二升，渍数日，稍稍饮之，可治颔下瘰疬如梅子（《肘后方》）。

【附】文献摘录："凡使，先须用生乌豆并紫背天葵和海藻三件，同蒸一伏时，候日干用之"（《雷公》）。

【按语】海藻炮制和临床应用同昆布，两者常相须而用。

茯　苓

【来源】本品为多孔科真菌茯苓 *Poria cocos*（Schw.）Wolf 的干燥菌核。多于7～9月采挖，挖出后除去泥沙，堆置"发汗"后，摊开晾至表面干燥，再"发汗"，反复数次至现皱纹，内部水分大部散失后，阴干，称为"茯苓个"；或将鲜茯苓按不同部位切制，阴干，分别称为"茯苓皮”及“茯苓块”。

【古代炮制】南朝宋有去皮心神(《雷公》)。唐代有煮制(《新修》)。宋代增加了炒制(《博济》)、乳拌制(《扁鹊》)。金元时期增加了蒸制(《儒门》)、焙制(《世医》)、酒浸法(《汤液》)、面裹煨制(《宝鉴》)等炮制方法。明代新增了砂仁蒸制(《正宗》),乳炙制(《滇南》),乳浸制、乳蒸制(《宋氏》),乳煮制(《保元》),酒蒸制(《景岳》),酒洗法(《济阴》),米泔制(《普济方》)等炮制法。清代增加了雄黄制(《时病》),乳、桂、酒、童便复制(《逢原》),肉桂合酒复制(《从众录》),酒煮法(《尊生》),酒炒法、姜汁蒸制(《幼幼》),土炒法(《玉尺》)等。此时,其炮制方法已达20余种。

【现代炮制】

1. 茯苓　取原药材,大小个分开,浸泡,洗净,润透,稍蒸后趁热切厚片或块,同时切取茯苓皮(另作药用),干燥。

2. 朱茯苓　取茯苓片,喷水湿润,加定量朱砂细粉拌匀。茯苓每10kg用朱砂0.2kg。

【饮片性状】茯苓为不规则厚片或块,大小不一,表面白色,淡红色或淡棕色;体重,质坚实;切面颗粒性;无臭,味淡,嚼之粘牙。朱茯苓形如茯苓片,表面朱红色。茯苓皮为不规则带皮薄片,大小不一,外表面褐棕色或黑褐色,内面白色或浅棕色,质地松软,略具弹性。

【质量要求】茯苓水分不得过18.0%,总灰分不得过2.0%,醇浸出物不得少于2.5%。

【炮制目的】茯苓味甘、淡,性平。归心、肺、脾、肾经。具有利水渗湿,健脾宁心作用,多用于水肿,痰饮,热淋,泄泻,呕吐。茯苓皮擅于利水消肿,多用于水肿尿少。朱茯苓宁心安神力强,多用于失眠,惊悸,健忘。

【临床应用】

1. 生用

(1) 水肿:常配伍猪苓、泽泻、桂枝、白术等,能加强利水消肿之功,可用水湿停聚,水肿胀满,小便不利等,如五苓散(《伤寒论》)。亦可用本品配伍白术、郁李仁、生姜汁煎服治水肿。

(2) 痰饮:常与桂枝、白术、甘草等同用,能加强温脾化饮作用,可用于脾阳虚不能运化水湿,水饮停胃,或上逆犯肺而致的胸胁痞满,眩晕心悸,或短气而咳,食少便溏,小便短少,精疲力倦等,如苓桂术甘汤(《伤寒论》)。

(3) 热淋:常配伍栀子、木通、滑石等,能清热利尿通淋,可用于下焦湿热而致的小便淋漓涩痛等。

(4) 泄泻:常配伍党参、白术、山药、砂仁等,能健脾止泻,可用于脾虚夹湿大便泄泻,食欲不振等,如参苓白术散(《局方》)。

(5) 呕吐:配伍半夏、生姜等,能和胃止呕,健脾利水,可用于饮停胃中,脾失运化,清阳不升而致的呕吐水液,心下痞满,眩晕心悸等,如小半夏加茯苓汤。

2. 制用(朱茯苓)

(1) 失眠:常与酸枣仁、远志等同用,能加强安神作用,可用于心神不宁之失眠。如心脾两虚之失眠,可配伍党参、白术、酸枣仁等同用,虚火旺者配伍生地、熟地、黄连、五味子等同用;痰热内扰者,又当配伍竹沥、半夏、胆南星、陈皮、远志等同用。

(2) 惊悸:常配伍人参、龙齿、磁石等,能益气安神镇心,可用于心神不宁,心悸善惊,坐卧不安等。若为阴虚火旺的惊悸,配伍生地、黄连、朱麦冬等;痰火扰心者,又当配伍黄连、竹沥半夏、陈胆星等同用。

(3) 健忘:常配伍党参、白术、五味子等,可用于心脾两虚,心失所养,记忆力减退,遇事善忘等。若为心肾阴亏,髓海空虚,精血不能上承养脑而致者,常与龙骨、龟甲、菖蒲等同用。

3. 茯苓皮　水肿:常配伍生姜皮、大腹皮、陈皮、桑白皮等,能加强利水消肿之功,可用于水肿小便不利者,如五皮散(《中藏经》)。

【参考资料】水分很难浸入茯苓内部。据试验,茯苓切作块,终日煎之不透,必须切薄片或捣为末,方能煎透,尤以制成颗粒状,扩大接触面,才能提高疗效[1]。

茯苓不同部位的药材微量元素含量有别:如茯苓皮中 Zn、Mn 含量均高于浆茯苓和茯苓,而且还含有后两者所没有的 Cu 与 Se,有的地区只图商品美观,茯苓皮丢弃不用,确是一种损失[2]。采用薄层层析法分析比较茯神和茯苓所含成分的差异,发现茯神有 7 个斑点,而茯苓仅有 6 个斑点,可见茯神与茯苓所含化学成分是有差异的。认为茯神块炮制规格不宜过大,应以最小常用量为基本单位,每个茯神块的重量最好控制在 6g 左右[3]。

采用正交设计的方法,以茯苓主要有效成分茯苓多糖为指标,优选茯苓的最佳炮制工艺为:发汗 2 次,加 12 倍量水,洗 2 次,每次洗 3 分钟,蒸 20 分钟,趁热去皮后用刀切成大小约为 0.5cm×0.5cm×0.5cm 的茯苓丁于 60℃烘 8 小时,其间翻动 2 次[4]。

【附】

1. 近代炮制方法还有乳汁拌制,米汤蒸制,明矾米汤蒸制,用米汤焯、蒸、煮法复制。

2. 文献摘录　茯苓"凡采得后,去皮、心、神了,捣令细,于水盆中搅令浊,浮者去之,是茯苓筋,若误服之,令人眼中童子并黑睛点小,兼盲目,甚记之"(《雷公》)。"去皮净,若消浮肿水肿病不必去皮,五皮散单用茯苓皮是也"(《粹言》)。"去皮,补阴人乳拌蒸,利水生用,补脾炒用。研细入水,浮者是其筋膜,误服之损目"(《得配》)。

【按语】茯苓有利尿作用,能促进 Na^+、Cl^-、K^+ 等电解质的排泄,可能是抑制肾小管重吸收的结果。茯苓有降血糖作用。茯苓对家兔离体肠管有直接松弛作用,对大鼠幽门结扎所形成的胃溃疡有预防效果,并能降低胃酸,对四氯化碳所致大鼠肝损伤有保护作用。茯苓煎剂对小鼠有镇静作用。茯苓中所含的茯苓次聚糖和水溶性羧甲基茯苓次聚糖,对小鼠肉瘤 180 均有抑制作用,后者能显著增强小鼠腹腔巨噬细胞的吞噬功能,且可使荷瘤动物低下的巨噬细胞吞噬功能恢复正常。

古代茯苓炮制方法繁多,内容丰富。茯苓质硬难切,作丸、散者,皆先煮之两三沸,乃切,曝干(《集注》)。并要去皮、心、神、筋,指黑皮、黑心、松根、赤筋,若多服能损目(《雷公》)。醋制治男子小便白浊,妇人经候不利,混浊淋沥(《普济方》)。去皮面煨,治水气虚肿(《宝鉴》)。炒制治肺壅塞,咳嗽,咽不利(《博济》)。酒制滋补元气,治梦遗精滑(《景岳》)。乳制治痨嗽(《仁术》)。肉桂、酒制治吐利厥冷,有时阴火上冲,头面赤热(《从众录》)等,这些方法现已失传,现行《中国药典》收载有茯苓块与茯苓皮。

参考文献

[1] 刘长业.茯苓入煎应遵古法[J].中国医药信息,1989(2):6.
[2] 江林,等.炮制对中药微量元素的影响[J].中国中药杂志,1990,15(4):19.
[3] 陈桂英,王高升,高音.茯神炮制规格研究[J].时珍国医国药,2000,11(8):693.
[4] 许腊英,付文强,万芳,等.茯苓炮制工艺的研究[J].湖北中医学院学报,2007,9(1):44.

猪　苓

【来源】本品为多孔菌科真菌猪苓 *Polyporus umbellatus* (Pers.) Fries 的干燥菌核。

春、秋二季采挖，除去泥沙，干燥。

【古代炮制】汉代有去黑皮炮制法(《伤寒》)。南朝宋时有升麻叶蒸制(《雷公》)。宋代增加了醋炒法(《疮疡》)。明代有单蒸(《大法》)、木通同炒(《普济方》)。清代新增炒法(《幼幼》)。

【现代炮制】取原药材，除去杂质，大小个分开，浸泡，剔去沙石，洗净，润透，切厚片，干燥。

【饮片性状】猪苓为不规则厚片，表面类白色或黄白色，略呈颗粒状；周边黑色、灰黑色或棕黑色，皱缩；体轻，质韧；气微；味淡微涩。

【质量要求】猪苓水分不得过 14.0%。总灰分不得过 12.0%，酸不溶性灰分不得过 5.0%，含麦角甾醇($C_{28}H_{44}O$)不得少于 0.070%。猪苓饮片水分不得过 13.0%，总灰分不得过 10.0%，含麦角甾醇不得少于 0.050%。

【炮制目的】猪苓味甘、淡，性平。归肾、膀胱经。具利水渗湿功能，用于小便不利，水肿，泄泻，淋浊带下等症。切制成厚片，便于药效成分的煎出，便于调剂和制剂。

【临床应用】

1. 小便不利　常与茯苓、泽泻等同用，具有利水渗湿的功能，可用于阳明病，脉浮发热，渴欲饮水，小便不利，如猪苓汤(《伤寒论》)。

2. 淋浊　常与茯苓、泽泻、滑石、阿胶同用，功能利水清热养阴，可治阴虚有热，小便不利、淋浊等，如猪苓汤(《伤寒论》)。

【参考资料】猪苓含麦角甾醇、粗蛋白、多糖类等成分。猪苓的利尿作用主要是抑制肾小管对水及电解质，特别是 Ca^{+2}、K^{+}、Cl^{-} 的吸收所致。

猪苓切片软化宜采用少泡多润法和抢水洗法。或将药物与锯末粉(湿润)装入麻袋闷润约 12～15 小时后清水洗净，切片，晒干[1]。

【附】

1. 近代炮制方法还有浸泡法。

2. 文献摘录　猪苓"凡采得，用铜刀削上粗皮一重，薄切，下东流水浸一夜，至明漉出，细切，以升麻叶对蒸一日，出，去升麻叶令净，晒干用"(《雷公》)。"猪苓取其行湿，生用更佳"(《纲目》)。

【按语】猪苓载于《神农本草经》。古代有用升麻叶制，在于取升麻升发之性，资其发汗逐邪，引导内湿出于皮毛(《雷公》)。木通同炒，木通泻火行水，通利血脉，两药合制，增强泻火行水，交通心肾的作用，治肾气(《普济方》)。但历代均以生用为多见，尤其行湿，生用更佳。现行《中国药典》仅收载生品。

参考文献

[1] 冯道德，等. 猪苓饮片切制方法改进[J]. 四川中医. 1993，11(10)：56.

雷　丸

【来源】本品为白蘑科真菌雷丸 *Omphalia lapidescens* Schroet. 的干燥菌核。秋季采挖，洗净，干燥。

【古代炮制】南朝宋时有甘草水浸再酒拌蒸制(《雷公》)。唐代有熬制(《外台》)，烧炭(《颅囟》)。宋代有炮法(《证类》)、炒制(《朱氏》)。明代增加了甘草制(《蒙筌》)、醋浸制(《入门》)、醋煮制(《准绳》)、醋炙制(《景岳》)、酒蒸制(《必读》)、苍术制(《大法》)、米泔苍术复制(《瑶函》)。清代有竹刀去黑皮(《本草述》)、泡制(《得配》)等。

【现代炮制】取原药材,除去杂质,洗净,干燥,粉碎。

【饮片性状】雷丸为不规则的颗粒状或粉末,表面白色或浅灰黄色,嚼之有颗粒感,稍带黏性,久嚼无渣,无臭,味微苦。

【炮制目的】雷丸味微苦,性寒。归胃、大肠经。具杀虫消积之功能,可用于绦虫、钩虫,蛔虫病,虫积腹痛,小儿疳积。经粉碎炮制后,有利于其药效成分的煎出,便于调剂和制剂。

【临床应用】用于绦虫、蛔虫病。雷丸有杀虫作用,能在肠道内破坏虫体,用治绦虫有较好疗效。也可用治蛔虫病、钩虫病。使用时,可单独应用,也可配合槟榔、牵牛子等同用,如追虫丸(《准绳》)。常与半夏、茯苓同用,可治脑囊虫病。配五使君子(炮,去壳)、鹤虱、榧子肉、槟榔,研末,温水调服,可消疳杀虫,如雷丸散(《杨氏家藏方》)。

【参考资料】雷丸主含一种蛋白分解酶,为雷丸素,系驱绦虫的有效成分。雷丸的驱虫效能在于酶解作用,破坏虫体。雷丸素溶于水,不溶于乙醇、氯仿、乙醚等有机溶剂,在碱性溶液中作用最强,在酸性溶液中则失效。加热易于破坏。

【附】

1. 近代炮制方法还有醋煮法、甘草水煮法等。

2. 文献摘录　雷丸"凡使,用甘草水浸一宿,了,铜刀刮上黑皮,破作四五片,又用甘草汤浸一宿后,蒸,从巳至未,出,日干,却以酒拌,如前从巳至未蒸,日干用"(《雷公》)。"(甘草煎汤浸一宿,尤杀毒)赤者杀人,白者善"(《蒙筌》)。"或问雷丸性至急,不识可少制而缓之乎,夫雷丸一制,则无用矣"(《新编》)。"清热疏肝杀寸白虫,驱风除痫止小儿汗,久服除人痿,制用甘草水浸去皮,切炮为末,扑身出汗"(《玉楸》)。

【按语】雷丸载于《神农本草经》。南北朝始用甘草与酒蒸制,意在解毒,因有赤者杀人之说。以后有熬、烧、蒸、煮等法。至清代认识到,比药经火则力减,故而改为"泡用"(《得配》)。历代虽有多种炮制方法,但仍以生用为主流。近代研究表明,雷丸驱虫的有效物质为蛋白质,受热或在酸性溶液中易破坏失效,不宜入煎剂,故以生用吞服为宜。现行《中国药典》亦仅收载生品。

第二十章

其他类药

第一节 概 述

本书中不能归入各章的药物，均列于本章叙述。

本章有加工制品，如人中黄、人中白、百药煎、西瓜霜、青黛；曲类制品，如六神曲、半夏曲、红曲米、建曲、淡豆豉；干馏制品，如蛋黄油、黑豆馏油；还有没食子。

本章药材来源复杂，净制、切制及炮制工序各不相同，具体炮制特点，详见各药。

第二节 药物选例

人 中 黄

【来源】本品为甘草粉置竹筒内，于人粪坑中浸渍后的制成品，漂淡，晒干。

【古代炮制】元代有人中黄末(《丹溪》)。

【现代炮制】取淡竹锯断，一头留节，一头去节，刮去竹青。将甘草粗末装入竹筒内，揿结实后，在去节一头用净纸塞紧，再用松香封口。立冬前浸于粪坑中，立春时取出，放在清水中漂洗1个月，每天换水1次，取出阴干，劈破竹筒，取出其中甘草，再放入露天，日晒夜露1个月，至无臭气为度。

【饮片性状】本品为圆柱形硬块。外表黯黄色，粗糙，纤维纵横交织，有紫褐色甘草栓皮碎片；外面并常附着竹筒内之薄膜；质轻虚，但坚实，不易折断；有特殊气味，略具甘草甜味。

【炮制目的】人中黄味甘、咸，性寒。归胃经。具清热解毒之功能，用于热病发斑，血热毒盛，斑疹紫黯，或高热发狂，以及咽喉肿痛、丹毒等症。

【临床应用】

1. 辟瘟　人中黄一味，不拘多少，饭为丸，绿豆大，下十五丸，可以辟瘟。如人中黄丸(《松峰说疫》)。

2. 呕血吐痰，心烦骨蒸　人中黄为末，每服9g，茜草汁、竹沥、姜汁和匀服之(《丹溪》)。

3. 温疫热毒　常与苍术、桔梗、滑石、大黄等同用，治温疫诸热毒。如张氏人中黄丸(《张氏医通》)。

【附】文献摘录："人中黄，以竹筒入甘草末于内，竹木塞两头，冬月浸粪缸中，立春取出，悬风处阴干，破竹取草，晒干用"(《纲目》)。

【按语】人中黄载于《日华子本草》。该书云：粪清冷。腊月截淡竹去青皮，浸渗取汁，治天行热、狂热疾、中毒并恶疮蕈毒，取汁服，浸皂夹、甘蔗治天行热疾。金元时改加用甘草于竹筒内，并一直沿用至今。因卫生学等原因，现今该药应用甚少。

人中白

【来源】本品为人尿自然沉积的固体物。

【古代炮制】宋代有烧炭炮制法(《圣惠方》)。明代增加了煅制和炒制(《普济方》)。清代又有了酒枣共制法(《尊生》),火煅醋淬法(《良朋》)。

【现代炮制】

1. 生人中白　取原药材,除去杂质,放入清水中,浸泡漂洗10～15天,每天换水2次,取出,日晒夜露至无臭气。敲成1～2cm小块。

2. 煅人中白　取漂净的人中白直接置无烟的炉灶,煅烧至灰褐色,取出,敲成1～2cm小块;或将净人中白装入坩埚内,置无烟的炉火中煅烧至红透,取出,放凉。

【饮片性状】人中白为不规则的小块,长1～2cm,类白色至淡黄褐色,断面具层纹。质坚硬,气微。煅人中白形如人中白,表面灰白色至灰黑色,质坚脆。

【炮制目的】人中白味咸,性寒。归肝、三焦、膀胱经。具有清热解毒,祛瘀止血之功能。用于咽喉肿痛,牙疳口疮,咯血、衄血等症。煅后质脆,便于破碎,便于药效成分的煎出,便于调剂和制剂。

【临床应用】

1. 牙疳口疮　本品与孩儿茶、冰片、黄柏,硼砂等同用,有清热解毒的功效,可用于小儿走马牙疳,口疳,牙龈腐烂臭黑,脓耳,手臁疮,痔疮等,如人中白散(《正宗》)。

2. 咯血、衄血　本品与侧柏叶、大蓟、小蓟、藕节炭等凉血止血药同用,具有祛瘀止血之功能,可用于血热引起的咯血、衄血。

【附】文献摘录:“溺白垽,人溺澄结所成也,岁久之器,有厚寸余者,取置磁盘内,露高洁处,越一二载,中外皆白,绝无臭者乃可用,研极细,水飞数过,再研万匝”(《乘雅》)。“烧研末,大治诸湿溃烂……或生用为末亦可”(《本草正》)。“煅淬者,精粹尽失,转增火毒,不堪用也”(《乘雅》)。“以风日久者良”(《得配》)。

【按语】人中白《名医别录》始载,名溺白垽,人中白之名见于《日华子本草》。历代多用生品或煅炒制品。煅可脆,可除臭,但亦有认为煅后转增火毒,不堪用。酒枣煅,治虚劳(《尊生》)。

六神曲

【来源】本品为辣蓼、青蒿、杏仁等药加入面粉混合后,经发酵而成的曲剂。

【古代炮制】南朝宋时有焙制(《雷公》)。唐代有熬炒令黄(《外台》)。宋代有火炮微黄(《圣惠方》)、炒令香(《证类》)。元代有湿纸裹煨制(《活幼》)、炒黄色(《疮疡》)。明代增加了烧红酒淬制(《纲目》)。清代又有了炒焦、制炭(《医案》)等炮制法。

【现代炮制】

1. 生六曲　取杏仁、赤小豆碾成粉末,与面粉混匀,加入鲜青蒿、鲜辣蓼、鲜苍耳草药汁,揉搓成捏之成团、掷之即散的粗颗粒状软材,置模具中压制成扁平方块(33cm×20cm×6.6cm),用鲜苘麻叶包严,放入箱内,按品字形堆放,上面覆盖鲜青蒿,置室温在30～37℃之间的室内,经4～6天即能发酵,待药面生出黄白色霉衣时取出,除去苘麻叶,切成2.5cm见方的小块,干燥。每面粉100kg,用杏仁、赤小豆各4kg,三种鲜草各7kg。药汁为鲜草汁合其药渣煎出液。

2. 炒六曲 取生六曲置炒药锅内，用文火加热，炒至表面微黄色，取出，放凉。

3. 焦六曲 取生六曲置炒药锅内，用文火加热，不断翻炒，至表面焦黄色，内部微黄色，有香气逸出时，取出，放凉。

4. 麸炒六曲 先将麸皮撒入预热的炒药锅内，待冒浓烟时投入生六曲，迅速翻炒，直至药面棕黄色时取出，筛去麸皮，放凉。六神曲每100kg用麸皮10kg。

【饮片性状】神曲为立方形小块。表面灰黄色，粗糙，质脆易碎，微有香气。炒六曲形如生六曲，表面黄色，偶有焦斑，质坚硬，有香气。焦六曲，形如生六神，表面焦黄色，内部微黄色，有焦香气。麸炒六曲形如生六曲，表面深黄色，有麸香气。

【炮制目的】六神曲味甘、辛，性温。入脾、胃经。具有消食健胃的功能。

六神曲生用健脾开胃，并有发散作用，常用于感冒食滞。炒焦后消食化积力强，以治食积泄泻为主。麸炒后具有甘香气，以醒脾和胃为主，用于食积不化，脘腹胀满，不思饮食，肠鸣泄泻等。

【临床应用】

1. 生用 健脾开胃，并有发散作用，常与山楂、紫苏、藿香等同用，可治感冒食滞。

2. 制用 焦六曲消食化积力强，以治食积泄泻为主，如治时暑暴泻及饮食所伤，胸膈痞闷的曲术丸（《局方》）。麸炒六曲以醒脾和胃为主，用于治饮食积滞，腹胀腹满，不思饮食的健脾思食方（《局方》）。

【参考资料】六神曲含有挥发油、淀粉酶、蛋白酶等。现代研究表明，六神曲中的消化淀粉效价，经炒黄炮制后有不同程度的保存，一般保存了生品的60%，而炒焦后的六曲其消化淀粉效价基本消失[1]。通过检测目前国内神曲和建曲等药曲中消化酶的含存情况来看，衡量六神曲等药曲的内在质量及判断制备工艺的合理性方面，可用蛋白酶和淀粉酶为指标[2]。采用单一菌种和以麦麸替代面粉作为六神曲的发酵营养源，发酵效果好，可降低成本，缩短发酵周期，消化酶含量也高，工艺合理，质量稳定，发酵过程中可避免杂菌，临床证明，具有与天然发酵品同等疗效[3]。目前有些产品质量达不到要求，主要是大幅度削减其面粉量，投以大量杂粮代替，如玉米粉、高粱粉；或将青蒿、苍耳草等晒干，碾成粉掺入；或操作不当，曲块中夹有“变质心”、“白色糖心”；或控制发酵条件不当[4]。另有报道，以蛋白酶和淀粉酶为指标，认为麦麸代面粉并基质灭菌纯种发酵的新工艺是可行的[5-6]。亦有认为以麸、面（75 ∶ 25）制曲，其菌丝生长情况良好[7]。

对4种外观质量不同的神曲进行了酶活力及pH的测定，实验结果认为，六神曲外观质量不同，其酶活力及pH值亦有不同。其中以内土黄色，外灰绿色，质地较硬，有辛酸苦，陈腐气者，酶活力较高，酸度较低者，质量较好[8]。炮制前后神曲中17种微量元素的分析结果表明：Zn、Mn、Cu、Fe等人体必需微量元素的含量较高，焦神曲所含微量元素较生神曲高[7]。

六神曲的麸炒品和炒焦品能较好地促进胃的分泌功能和增强胃肠的推动功能，并且两工艺在制品性状、收得率方面也优于其他制品，是六神曲用于健脾消食的两种较好的规格[9]。

【附】

1. 近代炮制方法还有炒炭法。

2. 文献摘录 “麴，凡使，捣作末后，掘地坑，深二尺，用物裹，内坑中至一宿，明出，焙干用”（《雷公》）。“凡用须火炒黄，以助土气，陈久者良”（《大法》）。“消导炒用，发表生用”（《便读》)。“生用力胜,主消米食积滞,痰饮癥结,胸满痞痞,小儿腹坚,皆能奏功,又能回乳。炒研酒服,《启微集》云治目疾。生用能发其生气,熟用能敛其逆气”(《辨义》)。

【按语】神曲载于《药性论》。历代有多种不同炮制方法,常用的有炒、麸炒及生品。近代对其炮制方法有不同看法,从消化酶的活力考虑,有人主张用生品。传统用法是发散走表生用,健脾消食需炒用。用炒神曲的水煎剂治疗小儿单纯性消化不良,疗效优于乳酸钙片、酵母片、胃蛋酶合剂、磺胺嘧啶或磺胺胍、合霉素等对照药物[10]。中医常用焦山楂、焦神曲、焦麦芽治疗消化不良,疗效确切,故有“焦三仙”之美称。

参考文献

[1] 陈廉,等.炮制对消化药麦芽、神曲等消化效价影响[J].南京药学院学报,1962(8):41.

[2] 黄国能.神曲等药曲中消化酶的检测与质量标准探讨[J].中成药研究,1981(5):13.

[3] 神曲发酵新工艺通过鉴定[J].中草药,1984(12):13.

[4] 陆惠生.影响六神曲质量的主要因素及解决办法[J].中国中药杂志,1994,19(2):89.

[5] 刘湛文,等.关于改革神曲生产工艺的初步探讨[J].中药通报,1987(2):27.

[6] 天津药检所.关于中药神曲的研究[J].天津中药,1975(2):3.

[7] 余南才,等.神曲的炮制质量及其研究[J].中国中药杂志,1994,19(8):475.

[8] 刘福祥,等.神曲质量与酶活力及 pH 值关系[J].中成药,1992,14(8):23.

[9] 南云生,等.六神曲炮制工艺研究[J].中国中药杂志,1992,17(8):471.

[10] 乐绣盛,等.神曲对小儿单纯性消化不良 129 例的临床观察[J].中华儿科杂志,1960(3):231.

半　夏　曲

【来源】本品为法半夏、赤小豆、苦杏仁和鲜青蒿、鲜辣蓼、鲜苍耳草与面粉经加工发酵炮制而成的曲剂。

【古代炮制】宋代有半夏合生姜制曲法(《药证》)、微炒(《总录》)。明代有半夏合白矾、姜汁又楮叶包制法(《仁术》)。

【现代炮制】

1. 生半夏曲　取法半夏、赤小豆、苦杏仁共碾细粉,与面粉混合均匀,加入鲜青蒿、鲜辣蓼、鲜苍耳草之煎出液,搅拌揉匀,堆置发酵,压成片状,切成小块,晒干。法半夏每 100kg,用赤小豆 30kg、苦杏仁 30kg、面粉 400kg、鲜青蒿 30kg、鲜辣蓼 30kg、鲜苍耳草 30kg。

2. 麸炒半夏曲　取麸皮,撒在热锅内,待冒浓烟时,加入半夏曲,迅速拌炒至表面深黄色,取出,筛去麸皮,放凉。半夏曲每 100kg 用麸皮 10kg。

【饮片性状】半夏曲为小立方块,表面淡黄色,质疏松,有细蜂窝眼。麸炒半夏曲形如半夏曲,表面米黄色,具焦香气。

【炮制目的】半夏曲味甘、微辛,性温。归脾、胃经。具有化痰止咳,健脾温胃,消食积,止呕的功能。可用于咳嗽痰多,胸脘痞满,饮食不消,苔腻呕恶等症。半夏经发酵制成曲剂后,可增强健脾温胃,燥湿化痰的功效。麸炒后产生了焦香气,可增强健脾胃的作用。

【临床应用】

1. 脾泄　配伍肉豆蔻、神曲、麦芽作丸,尤有奇效(《韩氏医通》)。配伍厚朴(姜炒)、苍术、藿香叶等,可治湿痢,或呕吐泄泻,腰痛脚肿,如除湿汤(《证治要诀类方》)。

2. 食积　常与代赭石、橘皮、砂仁、槟榔等同用,能消食止吐,治由食积与寒气相格之中焦吐食,如紫沉丸(《洁古家珍》)。

3. 呕吐痰涎 常与麦冬、炙甘草、藿香叶同用，可治脾胃虚有热，面赤，呕吐痰涎者，如藿香散(《药证》)。

【附】

1. 近代炮制方法还有 ①取生半夏、法半夏各半，研成细粉，每500g用生姜250g洗净捣碎绞汁，同面粉125g，和温开水调和成稀糊，倒入半夏粉内揉搓成团，发酵后，以木制模压成小块，晾干。②取漂过的半夏，研粉，每500g用面粉125g，生姜63g洗净打汁拌入面粉内，加温开水调成糊浆状，再与半夏粉充分拌和，压扁约1cm厚，切成小块，晒至半干，放入锅内烘至黄色为度。

2. 文献摘录 “痰分之病，半夏为主。脾主湿，每恶湿。湿生痰而寒又生湿，故半夏之辛，燥湿也。然必造而为曲，以生姜自然汁、生白矾汤等分共和造曲，楮叶包裹，风干，然后入药”(《韩氏医通》)。

【按语】半夏曲的使用，始于宋代，《小儿药证直诀》载有制备方法。《圣济总录》云：“消食温胃止逆”。半夏曲之名，出自《韩氏医通》，用半夏、生姜、生白矾造曲而成，以增强其化痰止呕的功能，并可缓和半夏的燥烈之性。近代生产半夏曲的处方不甚相同，如广东的半夏曲由半夏、薄荷、川贝母、甘草、干姜、枳壳、陈皮组成；河南的半夏曲由清半夏、白面、生姜、白矾、六曲组成。制备方法有发酵法和不发酵法两种。

西 瓜 霜

【来源】本品为葫芦科西瓜 *Citrullus vulgaris* Schrad. 的成熟果实与芒硝加工而成的白色结晶粉末。

【古代炮制】清代有朴硝西瓜制霜(《疡医大全》)的炮制方法。

【现代炮制】取新鲜西瓜切碎，放入不带釉的瓦罐内，一层西瓜一层芒硝，将口封严，悬挂于阴凉通风处，数日后即自瓦罐外面析出白色结晶物，随析随集，至无结晶析出为止。西瓜每100kg用芒硝15kg。

宜在秋季气候凉爽干燥季节制备，夏季湿度大时难得到结晶。

【饮片性状】西瓜霜为白色结晶性粉末，味咸，有清凉感。

【质量要求】西瓜霜含硫酸钠(Na_2SO_4)不得少于90.0%。重金属不得过百万分之十，砷不得过百万分之十。

【炮制目的】西瓜霜味咸，性寒。归肺、胃经。具有清火消肿之功。西瓜能清热解暑，芒硝能清热泻火，两药合制，能起到协同作用，使药物更纯洁，增强清热泻火之功。用于咽喉肿痛，口舌热疮，牙疳，乳蛾喉痹。

【临床应用】

1. 喉痹乳蛾 配伍冰片，具清热、消肿、止痛之功，用于咽喉肿痛，声音嘶哑，乳蛾喉痹，牙龈肿痛，口舌生疮，如西瓜霜润喉片(《全国中成药产品集》)。

2. 喉证肿痛 配伍月石、飞朱砂、僵蚕、冰片研细末，吹患处，治喉证肿痛，如玉钥匙(《喉痧症治概要》)。

3. 结膜、角膜炎 配伍川连、月石等，制成滴眼液，可治急性结膜炎、角膜炎、沙眼，如黄连西瓜霜方(《中国中医秘方大全》)。

【参考资料】据分析，西瓜霜含18种氨基酸，其中7种为人体必需的氨基酸。另外，还含有Al、Fe、Si、Mg、Mn、Ca、Ts、Cu、Na[1]。

西瓜霜的工艺改革：取天然硝酸钾、天然硫酸钠，加热水溶解，过滤，滤液加萝卜20%（洗净，切丝，W/W），煮沸30分钟，过滤，滤液加西瓜40%（W/W，洗净，打碎，去子），煮沸，过滤，滤液加活性炭1%（W/W）煮沸，过滤（布氏滤器，滑石粉助滤）。滤液经垂熔滤器过滤至澄明，减压蒸发浓缩，放凉析晶，结晶风化（干燥，脱去结晶水）按处方规定量加入冰片，套研均匀，过100～110目筛，检查验收，包装。滤渣加水洗下，过滤，滤液供下料用。此法质量稳定，生产周期短，每批生产历时6天左右，产量提高数十倍，适宜工业化生产[2]。

【按语】西瓜霜最初见于顾世澄的《疡医大全》，其制法是：大西瓜1个，朴硝5kg，萝卜1.5～2kg，收得西瓜霜约240～360g，掺入冰片，用于治疗急性咽峡炎、悬壅垂过长，急性扁桃体炎等症。手工小量生产多用上法，工业生产工艺有所改进，是中医临床喉科常用药。

参考文献

[1] 邹节明，等.西瓜霜化学成分分析[J].中成药研究，1988(6):30.
[2] 陆泽俭.西瓜霜生产工艺的改革[J].中成药研究，1978(1):27.

红曲米

【来源】本品为人工培养曲霉科真菌紫色红曲霉 *Monascus parpureus* Went. 的菌丝体及孢子，使菌丝在粳米内部生长，使整个米粒变为红色的制品。

【古代炮制】宋代始见红曲，但制曲方法不详，见有焙制（《朱氏》）法。元代有炒制法（《活幼》）。明代对制曲方法阐述较详，如："白粳米一石五斗，水淘浸一宿，作饭。分作十五处，入曲母三斤，搓揉令匀，并作一处，以帛密覆。热即去帛摊开，觉温急堆起，又密覆。次日日中又作三堆，过一时分作五堆，再一时合作一堆，又过一时分作十五堆，稍温又作一堆，如此数次。第三日，用大桶盛新汲水，以竹箩盛曲作五六分，蘸湿完又作一堆，如前法作一次。第四日，如前又蘸。若曲半沉半浮，再依前法作一次，又蘸。若尽浮则成矣，取出日干收之"（《纲目》）。

【现代炮制】

1. 红曲

(1) 自然发酵法：选择红色土壤地，挖一深坑，在坑上下周围铺以篾席，将粳米倒入其中，上压以重石，使其发酵而变为红色。经3～4年后，米粒外皮紫红色，内心亦为红色。若内心有白点，表示尚未熟透，品质较差。取出，晒干。

(2) 人工控制发酵法[1]：将饴糖调至糖度20%，加入0.5%的硫酸铵，5%可溶性淀粉，2%琼脂，加热溶解后，分注于试管，灭菌，冷凝后，加入紫色红曲霉菌种，培养活化后，于2～4℃冷藏备用。取上述培养液（无琼脂），分装于250ml三角烧瓶中，每瓶100ml，灭菌，待冷却后，在无菌条件下，取二级菌种约1mm^{2}接种。在32℃条件下，培养120小时，即可使用。

将白粳米投入水池，放水淹没粳米，浸泡12～24小时，使其充分吸收水分，然后取出上笼蒸20分钟。将凉至40℃的无菌水配成5%的醋酸溶液，加入菌种瓶中，每瓶100ml，于32℃活化6小时，待蒸米温度降至40℃时，加入上述菌液，充分搅拌，使米变得通红。接种量为每千克蒸米加菌液100ml。将拌好的曲料装入布袋，每袋约2kg，装量约占布袋容积的2/3，放入发酵室的床架上。刚开始，室温应保持在26～30℃，24小时后，由于曲米发酵，曲米温度可达38℃以上，可打开带过滤装置的通风窗，令其自然通风。如温度过高，可采用风扇散热。48小时后，水分大量蒸发，可将米连同布袋投入洁净的水池中浸润20分钟。以后，每隔2小时淋一次水，使水分含量维持在38%～40%，并经常抖动布袋，使其发酵均匀。待粳米全部变为紫红色时，倒出，堆积，上盖布袋捂一夜。当掰开米粒，内茬呈鲜红色时，可摊开晒干或60℃烘干，即成。成品应无结块。

2. 红曲炭　将净红曲置热锅内，用武火微炒，使外部呈黑色，内部呈老黄色为度，喷淋清水，冷却，取出晾干。

【饮片性状】红曲呈米粒状，多碎断，表面紫红色或棕红色，断面粉红色；质脆，手捻之易粉碎，染指；微有酸酵气，味淡。红曲炭，形似红曲，外皮呈黑色，内部呈老黄色，有焦香味。

【炮制目的】红曲味甘，性温。归肝、大肠经。具有活血化瘀，健脾消食的功能。用于产后恶露不净，瘀滞腹痛，食积饱胀，赤白下痢，外用治跌打损伤。

【临床应用】

1. 心腹作痛　红曲、香附、乳香各等分，为末，酒服(《摘元方》)。

2. 湿热泄痢　用六一散，加炒红曲，为末，蒸饼为丸，如丹溪青六丸(《丹溪》)。

3. 小儿吐逆　配伍白术(麸炒)、炙甘草，为末，煎枣子、米汤送下(《经验济世方》)。

4. 癥瘕痞积　配伍酒曲、半夏曲、鸡内金、延胡索、瓦楞子、海石(芒硝煮、醋煅)、猪胰，为末糊丸，可治癥瘕痞积肠覃等证结于肠外，如胰楞丸(《医级》)。

5. 小儿头疮　红曲捣醃，可治小儿头疮，因伤湿入水成毒，脓汁不止(《百选一方》)。

【参考资料】从红曲米中提取红、黄色素，可用于食品工业。通过发酵，从中分离出抗生素Monascidin和Monascidin A及辅酶Q_{10}。还提到一种核酸酶的抑制物NMP[2-3]。

【附】文献摘录："入药以陈久者良"(《纲目》)。"以粳米蒸窨而成……导滞化食，行血和营，即其蒸窨变化之性"(《便读》)。"红曲，消食健脾胃与神曲相同，而活血和伤，惟红曲为能，故治血痢尤为要药"(《本草经疏》)。

【按语】红曲米始载于《饮膳正要》，云："味甘，平，无毒。健脾，益气，温中。腌鱼肉用"。时珍曰："红曲本草不载，法出近世，亦奇术也。"《本草纲目》中造红曲是用曲母发酵法制得，详细记载了曲种、如何控制水分、发酵温度等，已接近现代人工控制发酵法。现代炮制书籍多记载自然发酵法，由于发酵时间长，质量及卫生条件难以控制等种种原因，已很少应用，近乎失传。但综观近代研究发展，红曲亦是一味值得深入研究的药物。

参考文献

[1] 宋从桂，等. 药用红曲生产新工艺[J]. 中国中药杂志，1994，19(3)：161.

[2] 余传隆，等. 中药辞海(第一卷)[M]. 北京：中国医药科技出版社，1993：2384.

[3] 高万山. 红曲米炮制工艺评述[J]. 中药通报，1988(4)：22.

竹　沥

【来源】本品为禾本科植物淡竹*Phyllostachys nigra*(Lodd.)Munro var. henonis(Mitf.)Stapf ex Rendle的茎用火烤而流出的液汁。

【古代炮制】唐代有明火炙竹制沥法(《千金》)。宋代用新堇竹烧制(《普本》)。明代新增了竹段装瓶倒悬炭火围逼制沥法(《纲目》)。清代承前法并以坛代瓶盛装(《逢原》)。

【现代炮制】取鲜竹，洗净，从两节之间锯断，节留中间，直劈成二瓣，架在文火上加热，两端流出的液体接于容器中，即得。

或者，取鲜竹茎，截成约0.5m的小段，劈开，洗净，装入坛内，装满后坛口向下，架起，坛的上面及周围用锯末和劈柴围严，坛口下面置一盛器，上面用火加热，坛口即有汁液流出，滴下，直至坛中竹汁流尽，收取竹液，即为竹沥。

【饮片性状】竹沥为青黄色或黄棕色的透明液体，具焦香气，味苦微甜。

【炮制目的】竹沥味甘，性寒。归肺、胃经。具有清热化痰的功效，可用于肺热咳嗽痰多，气喘胸闷以及中风昏迷，痰涎壅塞等症。将鲜竹烧制成竹沥，扩大了用药范围。

【临床应用】

1. 中风口噤　常与生姜汁同用，可治中风口噤不知人，亦可单服(《千金方》)。

2. 惊痫　本品具有清热滑痰，镇惊通络之功，配伍橘红、法半夏、酒大黄、酒黄芩、煅青礞石等有豁除顽痰，清火顺气之功效。用于痰热上壅，喘急昏迷，顽痰胶痼，烦闷癫狂诸症，如竹沥达痰丸(《福建省药品标准》)。

【参考资料】竹材干馏时，从120℃附近开始，350～400℃热分解最盛，450℃以上逐渐减少，如以焦油及水为制作目的的话，以保持400℃温度最好[1]。

焦油黑褐色，比重1.046，焦油中酸性成分约83.4%，其中酚类占81.3%，主要为愈创木酚，其他还有煤酚、酚[1]。鲜竹沥和市售竹沥经分析，总氮自制品含量为0.023%～0.034%，市售品为0.024%～0.042%；含还原糖量自制品为0.86%～3.34%，市售品为1.03%～2.14%。pH值约在4.66～5.42，比重在1.0100以上[2]。鲜竹沥的水溶性部分经分析，含有天门冬氨酸、谷氨酸、丝氨酸等13种氨基酸，含有葡萄糖、果糖、蔗糖等；醚提液中含有愈创木酚、甲酚、苯酚、乙酸、苯甲酸、水杨酸等[3]。此外尚含Na^+、K^+、Ca^{2+}等离子[4]。

对传统烧制法及现代渗漉法炮制得到的鲜竹沥，在主要成分氨基酸、酚性成分、无机元素和某些物理特性比重、pH值、色泽、紫外吸收谱等进行了定性或定量检验和测定，结果其所含的主要成分非常接近，且在量的方面，渗漉法比烧制法略有增加[5]。两种工艺所得鲜竹沥均有显著的祛痰止咳作用，相互间无明显差异[6]。

比较传统烧制法和回流提取法两种方法制备的淡竹沥中游离氨基酸含量，结果烧制法中含有天冬氨酸、丝氨酸和亮丝氨酸等15种氨基酸，而回流提取法中有7种氨基酸：苷氨酸、丙氨酸、酪氨酸、蛋氨酸、缬氨酸、苯丙氨酸、赖氨酸；但回流提取法所得游离氨基酸总量较烧制法高出近12倍[7]。

1. 近代还有鲜竹取沥法　选老嫩适宜的青竹的竹尾斜砍去2～3尺，用绳子将竹尾拉弯至距地面20cm，固定，插进500ml玻璃瓶，瓶口用布盖封，翌日早晨回收瓶子，可得竹沥300～500ml[8]。

2. 文献摘录　“将竹截成二尺长，劈开，以砖两片对立，加竹于上，以火炙去其沥，以盘盛起取之备用(《千金》)。”“以竹截长五六寸，以瓶盛，倒悬，下用一器承之，周围以炭火逼之，其油沥于器下也(《纲目》)。”

【按语】竹沥载于《神农本草经》，名竹汁。《本草经集注》名竹沥，“凡取竹沥，惟用淡竹耳”。唐代载有制沥的方法(《千金》)。目前市场上有两种制法：北方制法源自安国，是取干竹切段，装在汽油筒内加热干馏成黑色的竹沥油，加适量的水配制而成，其色黯黑，其味苦涩难服；南方是取鲜竹，多是自产自用，临时配制。大量生产如现代炮制项所述。古代对竹沥有许多记载，如《证治准绳》谓：主治风入肝脾，四肢不遂，舌强语謇。竹沥比竹茹有更强的清化痰热的作用，且善透经络专于走窍，故常用于脑外伤后遗症、高血压、脑血管疾病、风湿痹痛和癔病等。

参考文献

[1] 栗原藤三郎. 关于竹材的干馏[J]. 药学杂志(日文),1943,63(7):330.
[2] 袁俊贤,等. 鲜竹沥的初步分析[J]. 中药通报,1985(7):35.
[3] 李平山,等. 鲜竹沥的化学成分研究[J]. 中草药,1984(4):3.
[4] 殷玉生,等. 竹沥浅谈[J]. 江西中医药,1987,18(4):47.
[5] 毛友昌,毛晓敏,王曲波,等. 2 种工艺制备鲜竹沥成分之比较[J]. 江西中医学院学报,1997,9(3):7.
[6] 毛友昌,彭旦明. 2 种工艺制备的鲜竹沥药效学比较[J]. 江西中医学院学报,2000,12(1):38.
[7] 熊艳,吴学文,蒋孟良. 两种工艺制备竹沥中游离氨基酸比较[J]. 时珍国医国药,2007,18(3):631.
[8] 林建红. 竹沥新取法[J]. 中国医院药学杂志,1987,7(3):137.

百 药 煎

【来源】本品为五倍子同茶叶等经发酵制成的块状物。

【古代炮制】宋代有煅制(《三因》)。元代有炒焦法、烧存性(《世医》)。明代有百药煎的制备方法记载(《蒙筌》)。清代有马齿苋汁煮制(《串雅补》)、炒制(《良朋》)。

【现代炮制】取五倍子,洗净,干燥,研末,过 80 目筛,加入酒曲末,混匀,再加茶叶水,揉匀,切成小块,置适宜容器中,上盖湿布,放温暖处发酵,待其表面全部长出白霜时取出,晒干。五倍子每 1kg,用酒曲 0.25kg、茶叶 0.063kg(煎水适量)。

【饮片性状】本品为 30～40mm 的长方块,黑褐色,间有黄白色的斑点,微具香气。

【炮制目的】百药煎味酸、咸、微甘,性平。归肺、胃经。具有润肺化痰,生津止渴的功能。用于久咳痰多,咽痛,口疮,牙疳,风湿诸疮。

【临床应用】

1. 劳嗽　与诃子、荆芥穗共同研末,姜蜜丸,噙化,可治劳嗽,如定嗽劫药(《丹溪》)。

2. 咽痛　与硼砂、甘草同用,可治咽痛,如百药煎散(《医学心悟》)。

3. 下痢脱肛　配伍陈白梅、木瓜,可治下痢脱肛(《总录》)。配伍荆芥炭可治大肠便血(《圣惠方》)。

【附】文献摘录:"五倍子一斤(研末),酒曲半斤,细茶一把(研末)。上用小蓼汁调匀,入钵中按紧,上以长稻草封固,另用箩一个,多着稻草,将药钵坐草中,上以稻草盖,置净处。过一七后,看药上长起长霜,则药已成矣。或捏作丸,或作饼。晒干,才可收用……百药煎,功与五倍子不异。但经酿造,其体轻虚,其性浮收,且味带余甘,治上焦心肺、咳嗽痰饮、热渴诸病,含噙尤为相宜"(《纲目》)。

【按语】百药煎载于《本草蒙筌》。早在宋代已有应用,最早用于制革,明代发掘前人经验,结合治病实际,造出专供药用的百药煎,在《本草蒙筌》中记载其法,即用五倍子、白矾、乌梅、酒曲、桔梗、甘草发酵而成。《医学入门》是用五倍子、乌梅、白矾、酒曲、红蓼发酵而成。百药煎就是用发酵的方法制备没食子酸,较瑞典药学家舍勒(Scheele,karl wilhelm)制备没食子酸的工作早 200 多年。

没 食 子

【来源】本品为山毛榉科植物没食子树 *Quercus infectoria* Oliv. 幼树上的干燥虫瘿。由没食子蜂 *Cynips gallae-tinctoriae* Olivier 寄生而形成。3～9 月采收未变为成虫的虫瘿晒干。

【古代炮制】南朝宋时有焙制(《雷公》)。唐代有烧制(《外台》)。宋代有面裹煨制、酥炒法(《圣惠方》),熬制(《证类》),面炮法(《洪氏》)。明代有炒制(《入门》)。此时,其炮制方法已达十余种。

【现代炮制】取原药材,除去杂质,洗净,干燥,捣碎。

【饮片性状】本品为不规则的碎块,有短柄;外表灰色或灰褐色,有疣状突起;质坚厚而脆,断面不平坦,黄白色或淡黄色,有光泽;内存幼蜂的尸体;无臭,味涩而苦。

【炮制目的】没食子味苦、涩,性温。归肺、脾、肾经。具有固气,涩精,敛肺,止血的功能。用于大肠虚滑,泻痢不止,便血,遗精,咳嗽,齿痛,创伤出血,疮疡不愈。捣碎后便于药效成分的煎出,便于调剂和制剂。

【临床应用】

1. 下痢　常与诃黎勒同用,治小儿洞泄下痢,羸困,如没食子散(《普济方》)。

2. 血痢　不问远近,取本品研末,以软饭和丸如小豆大,食前以粥饮下(《普济方》)。配伍地榆、黄柏(蜜炒)、黄连(炒)、石榴皮,治下痢鲜血,腹痛后重者,如没食子丸(《局方》)。

【附】文献摘录:"墨石子凡用,勿令犯铜、铁,并被火惊者。颗小、文细、上无杴米者妙。凡修事,用浆水于砂盆中或硬青石上研令尽,却焙干,研了用。勿捣,能为乌犀色"(《雷公》)。"浆水浸砂盆,硬者石上研尽,切忌犯铜铁,湿须火上焙干,益血生精,安神和气,烧黑灰浴阴毒"(《蒙筌》)。

【按语】没食子载于《海药本草》。南北朝记载其制法,本品治腹冷滑利,浆水甘酸,两者合制,协同治理泻痢。炒、煨、炮制品用治小儿疳痢。没食子外用能染发,如《圣惠方》记载:酥炒黑焦,换白变黑。没食子含有鞣质,历代都指出忌铜、铁。近代炮制均以捣碎生用。

青　黛

【来源】本品为爵床科植物马蓝 *Baphicacanthus cusia* (Nees) Bremek.、蓼科植物蓼蓝 *Polygonum tinctorium* Ait. 或十字花科植物菘蓝 *Isatis indigotica* Fort. 等的茎叶,经加工制得的干燥粉末或团块。

【古代炮制】宋代有水飞法(《疮疡》)。明代有滚水泡制(《一草亭》)。清代增加了炒制(《本草述》)。

【现代炮制】

1. 青黛　将采收茎叶置缸内,用清水浸 2～3 天,至叶烂脱枝时,捞去枝条,每 10kg 叶加入石灰 1kg,充分搅拌。至浸液成紫红色时,捞取液面泡沫,晒干,即为青黛,质量最好。当泡沫减少时,可沉淀 2～3 小时,除去上面的澄清液,将沉淀物筛去碎渣,再行搅拌,又可产生泡沫,将泡沫捞出晒干,仍为青黛,但质量较次。再研成细粉,过 80 目筛。

2. 飞青黛　取净青黛置研钵内,加适量清水,混合研细,再加清水,缓缓搅动,使细粉悬浮,倒入另一器皿中,待沉淀后,倒去清水,将沉淀的粉末晒干,研细。

【饮片性状】本品为极细粉末状,深蓝色,不溶于水;体轻而松,似粉尘,易飞扬,可粘手粘纸;微有草腥气,味淡。

【质量要求】青黛水分不得过 7.0%,含靛玉红($C_{16}H_{10}N_2O_2$)不得少于 0.13%,含靛蓝($C_{16}H_{10}N_2O_2$)不得少于 2.0%。

【炮制目的】青黛味咸,性寒。归肝、胃经。具清热解毒,凉血的功能。外用治口腔炎、扁桃体炎等；内服用治肺热咳嗽，斑疹，吐血，咯血。净制研细，可净化药物，保证药品质量。

【临床应用】

1. 肺热咳嗽　常与海浮石、瓜蒌仁、川贝母等同用，可治肺经咳嗽有热痰者，如青黛海石丸（《症因脉治》）。

2. 咳痰带血　常与煅蛤粉同用，炼蜜为丸，治肝热犯肺，头晕耳鸣，咳痰带血，咽喉不利，胸胁作痛，如青蛤丸（《卫生鸿宝》）。

3. 斑疹　常与黄连、石膏、知母、玄参等同用，治温病或温病化热，邪入营分，身热不退，皮肤斑疹，如消斑青黛饮（《伤寒六书》）。

4. 口舌生疮　常与黄连、黄柏、雄黄、硼砂等同用，掺患处，治口舌生疮，咽疮肿痛，如青黛散（《杂病源流犀烛》）。

【参考资料】青黛的主要成分靛蓝，可因原料、产地及制备方法不同产品中含靛蓝量差异很大。据分析江西的一些产品含靛蓝量为1.68%～4.16%，个别"靛花"的含量为6.36%。一般商品含靛蓝量为0.36%～4.13%，个别"靛花"的含量为8.27%[1]。比较青黛不同炮制品中靛玉红的含量，依次为：水飞＞泡制＞炒制＞细粉＞粗粉[2]。

【附】文献摘录：青黛"水飞去脚，缘中有石灰，入服食药中宜飞净用"（《大法》）。

【按语】青黛载于《开宝本草》。古方原用靛花，其品质纯净，含靛蓝量高。元明多用干靛，因其内夹石灰，必须水飞令净，《本草蒙筌》云：市家多取干靛充卖，殊不知靛枯黑重实，靛花娇嫩轻浮，不可不细择尔。以水飞净灰脚，合丸制散随宜。近代亦沿用古代的炮制方法。

参考文献

[1] 严永清，等. 中药辞海（第二卷）[M]. 北京：中国医学科技出版社，1996：577.

[2] 刘媛文. 青黛不同炮制品中靛蓝和靛玉红的含量测定[J]. 广西中医学院学报，2003，6(2)：41.

淡豆豉

【来源】本品为豆科植物黑大豆 *Glycine max*（L.）Merr. 黑色成熟种子的发酵加工品。

【古代炮制】晋朝有烧制、熬制（《肘后》）。唐代有炒制令香、清酒渍制（《食疗》）、九蒸九曝（《心鉴》）、醋蒸制（《外台》）等炮制法。宋代增加了炒焦法（《证类》）。明代有了盐醋拌蒸法（《普济方》）。清代新增清蒸法，酒浸制（《本草述》）。此时，其炮制方法已达10余种。

【现代炮制】取黑大豆洗净。另取桑叶、青蒿，加水煎煮，滤过，将煎液拌入净大豆中，俟吸尽后，置蒸药锅内蒸透，取出，稍晾，再置容器内，用蒸过的桑叶、青蒿渣覆盖，在25～28℃温度条件下，相对湿度80%，闷至发酵并长满黄衣时，取出，除去药渣，加适量水搅拌，置容器内，保持50～60℃温度，再闷15～20天，至充分发酵，有香气逸出时，取出，略蒸，干燥。大豆每100kg，用桑叶、青蒿各7～10kg。

【饮片性状】本品为扁椭圆形粒状，长0.7～1cm，直径4～6mm；外皮黑色略皱缩，上附有黄灰色膜状物，皮松泡，偶有脱落；种仁棕黄色；质坚；气香，味微甜。

【炮制目的】淡豆豉味辛、甘、微苦，性寒。归肺、肾经。具有解表、除烦的功能。常用于伤风感冒，发热恶寒，头痛，或胸中烦闷，虚烦不眠等症。

【临床应用】

1. 胸中烦闷，虚烦不眠　常与山栀子同用，有除烦作用，可用于热病后出现的虚烦不眠，心中懊憹的病证，如栀子豉汤（《伤寒论》）。

2. 感冒头痛　常与金银花、连翘、薄荷、荆芥等同用，功能辛凉透表，清热解毒。治温病初起，发热微恶风寒；无汗或有汗不多，头痛口渴，如银翘散（《条辨》）。若为风寒感冒，常配伍葱白、生甘草、桔梗等同用，如葱豉桔梗汤（《重订通俗伤寒论》）。

【附】文献摘录："造淡豆豉法：用黑大豆二三斗，六月内淘净，水浸一宿沥干，蒸熟取出摊席上，候微温蒿覆，每三日一看，候黄衣上遍，不可太过。取晒簸净，以水拌干湿得所，以汁出指间为准。安瓮中，筑实，桑叶盖厚三寸，密封泥，于日中晒七日，取出，曝一时，又以水拌入瓮。如此七次，再蒸过，摊去火气，瓮收筑封即成矣"（《纲目》）。"黑豆性平，作豉则温，即经蒸（腌），故能升能散，得葱则发汗，得盐则能吐，得酒则治风，得薤则治痢，得蒜则止血"（《大法》）。

【按语】淡豆豉载于《本草经集注》。造豉，六朝原取食中常用之豉：依康伯法，先以酢、酒溲蒸曝燥，麻油和，又蒸曝，凡三过，乃末椒、干姜屑合和以进食（《集注》）。明代是用黑豆与桑叶、青蒿发酵，此法一直沿用至今。此外尚有黑豆与麻黄、苏叶发酵而得，味辛，性微温，与上物不同，使用时应注意。

建　曲

【来源】本品为麦粉、麸皮与藿香、青蒿等中药混合后，经发酵制成的曲剂。

【古代炮制】清代有用枳壳、香附等 96 味干货和紫苏等 12 味鲜货，合共 1C8 味中药腌制而成（《拾遗》）。

【现代炮制】

1. 建曲　取藿香 6kg，青蒿 6.5kg，辣蓼草 6.5kg，苍耳草 6.5kg，苦杏仁 4kg，赤小豆 4kg，炒麦芽 9kg，炒谷芽 9kg，炒山楂 9kg，陈皮 6kg，紫苏 6kg，香附 6kg，苍术 6kg，炒枳壳 3kg，槟榔 3kg，薄荷 3kg，厚朴 3kg，木香 3kg，白芷 3kg，官桂 1.5kg，甘草 1.5kg，面粉 10.5kg，生麸皮 21.0kg。各药共研细粉与生麸皮混匀，再将面粉制成稀糊，趁热与上述混合各药揉合制成软材，压成块状，发酵，取出，干燥。

2. 炒建曲　取净建曲碎块，置炒药锅内，用文火加热，炒至表面深黄色，有香气逸出时，取出，放凉。

3. 焦建曲　取净建曲碎块，置炒药锅内，用文火炒至表面呈焦黄色，有焦香气味逸出时，取出，放凉。

【饮片性状】建曲为不规则的小块，土黄色，具清香气，味淡，微苦。炒建曲形如建曲，表面深黄色，有香气。焦建曲形如建曲，表面焦黄色，带焦斑，具焦香气，并稍带焦糊味。

【炮制目的】建曲味辛、甘，性温。归脾、胃经。具有发散风寒，健脾消食理气化湿之功能，可用于感冒头痛，宿食积滞，胸腹胀满，脾虚泄泻。炒黄、炒焦，可增强其消食化积，健脾和胃之功能。

【临床应用】用于感冒风寒头痛，食滞胸闷心烦者。消食化积功效同神曲，并能理气化湿，健脾和中，还善治暑湿泄泻、呕吐不食。用法用量与神曲同。

【按语】建神曲载于《本草纲目拾遗》，又名范志曲、泉州神曲。原方由 92 味干药和 12 味鲜货，合 108 味药组成。近代各省市地方药品标准所载处方药味不甚相同，但都有荆芥、防风、紫苏等发散解表药，山楂、麦芽等消食导滞药，苍术、厚朴等燥湿行气除满药。有的方中含有麻黄，有的方中则不含麻黄，药性上亦有差异，使用时应注意。

蛋 黄 油

【来源】本品为雉科动物家鸡 *Gallus gallus domesticus* Brisson 的蛋经煮熟后的蛋黄熬制而成的加工品。

【古代炮制】唐代有煮蛋取黄熬令黑(《千金》),炒取油(《日华子》)。宋代有"煮熟鸡子黄,炒令油出(《急救》)。"

【现代炮制】将鸡蛋煮熟,单取蛋黄置锅内,用文火加热,炒至水分除尽后改用武火熬制,直至蛋黄油出尽为止,滤尽蛋黄油装瓶。

【饮片性状】蛋黄油为油状液体,具青黄色荧光。

【炮制目的】蛋黄油具有清热解毒的功能,可用于烧伤,皮肤溃疡,湿疹,头疮,耳脓等症。将蛋黄熬制成蛋黄油,变食品为药品,产生新的药效。

【临床应用】常用于烧伤,疮疡已溃,湿疹、脓耳、头疮等症,发挥其清热解毒的功效。取蛋黄油加头发适量,置铁锅内炒熬成膏,具有养阴清热,去腐生肌,收口敛疮的功效,治疗皮肤损伤,化疗药溢出造成皮肤损伤性溃疡,营养不良性溃疡,疮面久不愈合,褥疮,瘘管,浅表疱疹及绿脓杆菌感染等取得满意的疗效(《中成药》1982)。

【参考资料】将蛋黄置磁器或铁器上,在280℃前后,得油状物。按常法分成酸性部分和碱性部分,研究抗真菌作用,结果碱性部位作用强。有效成分为纳尔哈尔满(norhar-man)、哈尔满(harman)等β-咔啉(β-carboline)类[1]。还分离得3-12烷基、3-13烷基和3-四烷基-吡啶,2-异丙基和2-异丁基-氮杂吲哚和2-壬基-5,6,7,8,-四氢喹啉。活性成分为3-烷基吡啶(3-alklpyridines),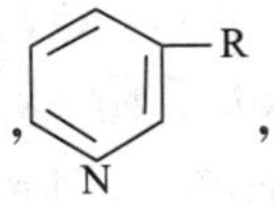,R具 C_{10} 及 C_{12} 的侧链抑菌作用强[2]。将蛋黄油干馏物的碱性部位做成盐酸盐后,氯仿可溶部分分离得烷基苯并咪唑(benzinidazoles)对须发癣菌、石膏样发癣菌、趾间发癣菌等具有显著的抑菌作用[2]。对三种不同炮制品蛋黄油所含磷脂成分进行分析。采用薄层扫描法对磷脂组分进行快速定量分析。结果显示总磷脂含量(mg/g)$CHCl_3$ 提取法254.50,烘法15.25,传统法10.89。其中LPC、SM两组分除 $CHCl_3$ 提取法少量检出外,其余二法均未检出。3种样品中PE、PA、PI含量依次为烘法>传统法>$CHCl_3$ 提取法[3]。

一般认为,动植物不完全燃烧或高温加热会引起强致癌物多环芳烃类成分的产生,而B(a)P为多环芳烃类物质中最具代表性的物质。采用荧光薄层扫描法对3种蛋黄油炮制品中苯并(a)芘[简称B(a)P]的含量进行了测定,结果表明,3种不同炮制品均含一定量的B(a)P,且传统法>烘法>氯仿提取法。蛋黄油在临床上主要用于外用,但目前尚未见到外用物品中B(a)P含量的最低限量报道[4]。

研究表明,烘法和干馏法制备的蛋黄油中脂肪油部分没有明显区别,而用氯仿提取的蛋黄脂肪油含量明显低于前两种方法[5]。采用传统干馏法、蒸馏法、烘法制备蛋黄油,结果3种方法炮制的蛋黄油出油率依次为:蒸馏法>烘法>干馏法,而3种炮制品中均含有大量人体必需的微量元素,其中Zn的含量远高于其他元素,Fe以干馏法中为最高,Zn以烘法的含量最高[6]。

【按语】蛋黄油在唐代就有记载,民间一直流传至今,20世纪50年代有的医院也作一种治疗烫伤的药物应用,疗效显著。经日本学者研究表明,蛋黄油有显著的抑制真菌的作用,是值得进一步研究的药物。

参考文献

[1] 辻邦郎,等.炭药活性成分研究(2):关于鸡蛋干馏油中抗真菌物质[J].药学杂志(日文),1973,93(1):33.

[2] 辻邦郎,等.炭药活性成分研究(4):蛋黄油中抗真菌成分[J].药学杂志(日文),1976,96(4):475.

[3] 沈海葆,等.蛋黄油不同炮制品中磷脂类成分分析[J].中成药,1996,18(2):19.

[4] 孙晔,龙全江.蛋黄油的不同炮制品中苯并(a)芘的含量测定[J].甘肃中医学院学报,1999,16(1):47.

[5] 张振凌,房方,李军,等.不同方法制蛋黄油中脂肪油的研究[J].中国中药杂志,2001,26(1):28.

[6] 田源红,任永全,毛玉莲.不同制法蛋黄油中微量元素的含量[J].微量元素与健康研究,2003,20(2):29.

黑豆馏油

【来源】本品为豆科植物黑大豆 *Glycine max*(L.)Merr. 的黑色种子经干馏制得。

【古代炮制】清代有装罐干馏法(《拾遗》)。

【现代炮制】取净黑大豆,轧成颗粒,装入砂质制药壶中(七成满),盖好,用泥密封壶盖与壶口周围(为了防止壶口烧裂,黏土泥中可加入少许碎毛发或炉灰渣),放在炉火上进行干馏。另在壶嘴上接一冷凝器及接受瓶(连接处亦用黏土泥密封),不时可得黑色黏稠状液体,即粗制黑豆馏油。将粗制品放入分液漏斗内,静置 20～30 分钟后,弃去下层液(是水和水溶性混合物),分取上层黑豆馏油置蒸馏瓶内,水浴加热蒸馏,温度保持在 80～100℃,30 分钟后蒸出来的是淡黄色透明液,为干馏油中的挥发性物质,临床证明不是黑豆馏油的药效物质,而留在蒸馏瓶中的残液,呈黑色具有光泽的浓稠液体,方是黑豆馏油。

【饮片性状】黑豆馏油为黑色,具光泽的浓稠液体,气焦臭。

【炮制目的】黑豆馏油具有抗炎、止痒、收敛的功效,可用于各种湿疹、神经性皮炎、干癣等症。将黑大豆炮制成干馏油,产生了新的疗效,变食品为药品。

【临床应用】本品可用于湿疹、牛皮癣、神经性皮炎等症。将黑豆馏油制成橡支膏,贴敷患处,可治神经性皮炎。

【参考资料】大豆饼干馏得油层和水层。油层淡褐色,经数日后变成浓褐色,随着时间延长呈稠黑色。油层用乙醚及按酸碱梯度分离,在碱性溶液中分得吡啶(pyridin)、α-吡考啉(α-picolin)、喹啉(chinolin)、喹那啶(chinaldin)、苯胺(anilin)、2-4-卢剔啶(2-4-lutidin)[1]。在酸性部位分得苯酚、邻位煤酚、甲基煤酚、对位煤酚;丁酸、戊酸、甲酸、乙酸。其中以苯酚和乙酸含量最高[2]。对强碱性部分进一步分离,分得烷基吡啶(alklpyridines),经气相分析(115～174℃),分得 12 种烷基吡啶[3]。

将脱脂大豆在 400～450℃干馏,得到黯褐色黏稠的液体.用水提取过的醚层被认为有强的抗过敏作用,再从该液中分成酸性、碱性、中性三部分,以碱性部分作用最强,进一步研究,认为作用物质存在于沸点 130～160℃较高沸点部分,确定为纳尔哈尔满(norharman)、哈尔满(harman)、苯并[f]喹啉(benzo[f]quinoline)、菲啶(phenanthridine)[4]。

【附】文献摘录:“细黑豆装入罐内,罐口以铜丝罩格定,使豆不能倒出,罐口向下,以火燃烧罐底,罐内豆自焦,有油滴出”(《拾遗》)。

【按语】大豆干馏油用于治疗真菌所致的癣类皮肤病等,有杀菌、消炎、止痒止痛,促进伤口愈合等疗效。用豆焦油、木焦油、糠焦油等的应用量仅次于类固醇类药物，但无类固醇类药物那样耐药性和副作用。《本草纲目拾遗》等文献详尽地记述了松、柏焦油的干馏方法和治疗顽癣、疥疮的功效，民间亦有丰富的应用经验，值得进一步发掘与研究。

参考文献

[1] 藤永善作，等. 大豆干馏液的研究[J]. 药学杂志(日文)，1943，63(9)：489.

[2] 吉田信一郎，等. 大豆干馏液的研究(2)[J]. 药学杂志(日文)，1943，63(9)：490.

[3] 根岸文平，等. 大豆干馏液的研究(3)：烷基吡啶衍生物分析[J]. 药学杂志(日文)，1964，84.(9)：879.

[4] 鳥越泰義，等. 炭药研究(3). 大豆干馏油中抗过敏和抗真菌成分[J]. 药学杂志(日文)，1973，93(1)：39.

附　录

本书引用医籍简称与全称对应表

《病方》	《五十二病方》 春秋战国(马王堆汉墓帛书整理小组编)
《内经》	《黄帝内经素问》 春秋战国·明·顾从德刻本
《本经》	《神农本草经》(前200—200) 魏·吴普等述 清·孙星衍、孙星翼辑
《玉函》	《金匮玉函经》 汉·张仲景(219)
《金匮》	《金匮要略方论》 汉·张仲景(219)
《伤寒》	《注解伤寒论》 汉·张仲景(219)
《肘后》	《肘后备急方》 晋·葛洪(281—341)
《鬼遗》	《刘涓子鬼遗方》 南齐·龚庆宣(495—499)
《集注》	《本草经集注》 梁·陶弘景(502—536)
《雷公》	《雷公炮炙论》 南朝刘宋·雷敩(?)(辑自《证类本草》)
《千金》	《备急千金要方》 唐·孙思邈(659)
《新修》	《新修本草》 唐·苏敬等(659)
《千金翼》	《千金翼方》 唐·孙思邈(682)
《食疗》	《食疗本草》 唐·孟诜(713—739)
《外台》	《外台秘要》 唐·王焘(752)
《产宝》	《经效产宝》 唐·昝殷(847)
《心鉴》	《食医心鉴》 唐·昝殷(847)
《颅囟》	《颅囟经》 唐·佚名(907)
《理伤》	《仙授理伤续断秘方》 唐·蔺道人(946?)
《圣惠方》	《太平圣惠方》 宋·王怀隐等(992)
《博济》	《博济方》 宋·王衮(1047)
《苏沈》	《苏沈良方》 宋·苏轼、沈括(1075)
《旅舍》	《旅舍备要方》 宋·董汲(1086)
《史载》	《史载之方》 宋·史堪(1085?)
《脚气》	《脚气治法总要》 宋·董汲(1093)

《总病论》	《伤寒总病论》 宋・庞安时(1100)
《药证》	《小儿药证直诀》 宋・钱乙(1114)
《活人书》	《类证活人书》 宋・朱肱(1108)
《证类》	《重修政和经史证类备用本草》 宋・唐慎微(1116)
《衍义》	《本草衍义》 宋・寇宗奭(1116)
《总录》	《圣济总录》 宋・太医院编(1117)
《指迷》	《全生指迷方》 宋・王贶(1125?)
《产育》	《产育宝庆集》 宋・李师圣、郭稽中(1131)
《普本》	《普济本事方》 宋・许叔微(1132?)
《鸡峰》	《鸡峰普济方》 宋・张锐(1133)
《局方》	《太平惠民和剂局方》 宋・陈师文等(1151)
《总微》	《小儿卫生总微论方》 宋・撰人未详(1156)
《卫济》	《卫济宝书》 宋・东轩居士(1170)
《洪氏》	《洪氏集验方》 宋・洪遵辑(1170)
《三因》	《三因极一病证方论》 宋・陈言(无择)(1174)
《传信》	《传信适用方》 宋・吴彦夔(1180)
《宝产》	《卫生家宝产科备要》 宋・朱端章(1184)
《背疽方》	《校正集验背疽方》 宋・李迅(1196)
《妇人》	《校注妇人良方》 宋・陈自明(1237)
《济生》	《济生方》 宋・严用和(1253)
《痘疹方》	《陈氏小儿痘疹方论》 宋・陈文中(1254?)
《病源方》	《陈氏小儿病源方论》 宋・陈文中(1254?)
《精要》	《外科精要》 宋・陈自明(1263)
《朱氏》	《类编朱氏集验医方》 宋・朱佐(1265)
《急救》	《急救仙方》 宋・不著撰人(1278?)
《产宝》	《产宝杂录》 宋・齐仲甫(1279?)
《百同》	《女科百问》 宋・齐仲甫(1279)
《扁鹊》	《扁鹊心书》 宋・窦材重集
《履巉岩》	《履巉岩本草》(三卷) 宋・琅琊默庵
《保命》	《素问病机气宜保命集》 金・刘完素(1186)
《儒门》	《儒门事亲》 金・张子和(1228?)

《世医》	《世医得效方》 元·危亦林(1277—1347)
《活幼》	《活幼心书》 元·曾世荣(1294)
《汤液》	《汤液本草》 元·王好古(1298)
《瑞竹》	《瑞竹堂经验方》 元·沙图穆苏(1326)
《精义》	《外科精义》 元·齐德之(1335)
《宝鉴》	《卫生宝鉴》 元·罗天益(1343)
《丹溪》	《丹溪心法》 元·朱震亨(1347)
《十药》	《十药神书》 元·葛可久(1348)
《原机》	《原机启微》 元·倪维德(1370)
《疮疡》	《疮疡经验全书》 宋·窦汉卿辑 其裔孙窦梦麟续增(1569?)
《发挥》	《本草发挥》 明·徐彦纯(1368)
《要诀》	《秘传证治要诀及类方》 明·戴元礼(1443)
《奇效》	《奇效良方》 明·方贤著(1449?)
《滇南》	《滇南本草》 明·兰茂著(1476)
《品汇》	《本草品汇精要》 明·刘文泰等纂(1505)
《理例》	《外科理例》 明·汪机(1519)
《蒙筌》	《本草蒙筌》 明·陈嘉谟(1525)
《婴童》	《婴童百问》 明·鲁伯嗣(1526?)
《撮要》	《女科撮要》 明·薛己(1548)
《明医》	《明医杂录》 明·王节斋集,薛己注(1549)
《万氏》	《万氏女科》 明·万全(1549)
《保婴》	《保婴撮要》 明·薛铠集,薛己增补(1555)
《医学》	《医学纲目》 明·楼英(1565)
《入门》	《医学入门》 明·李梴(1575)
《纲目》	《本草纲目》 明·李时珍(1578)
《仁术》	《仁术便览》(卷四:炮制药法) 明·张浩(1585)
《回春》	《增补万病回春》(卷上:药性歌 240 味) 明·龚廷贤(1587)
《原始》	《本草原始》 明·李中立(1593)
《禁方》	《鲁府禁方》 明·龚廷贤(1594)
《准绳》	《证治准绳》 明·王肯堂(1602)
《启玄》	《外科启玄》 明·申斗垣(1604)

《宋氏》	《宋氏女科秘书》　明·宋林皋(1612)
《粹言》	《医宗粹言》(卷四:药性论)　明·罗周彦(1612)
《保元》	《寿世保元》(卷一:药性歌400味)　明·龚廷贤(1615)
《景岳》	《景岳全书》　明·张景岳(1624)
《正宗》	《外科正宗》　明·陈实功(1617)
《济阴》	《济阴纲目》　明·武之望(1620)
《大法》	《炮炙大法》　明·缪希雍(1622)
《醒斋》	《先醒斋广笔记》(附炮炙大法一卷)　明·缪希雍(1622)
《必读》	《医宗必读》　明·李中梓(1637)
《通玄》	《本草通玄》　明·李中梓(1637?)
《征要》	《本草征要》　明·李中梓(1637)
《瑶函》	《审视瑶函》　明·傅仁宇(1644)
《一草亭》	《一草亭目科全书》(与异授眼科)　明·邓苑(1644?)
《乘雅》	《本草乘雅半偈》　明·卢之颐(1647)
《握灵》	《握灵本草》　清·王翃(1638)
《法律》	《医门法律》　清·喻嘉言(1658)
《崇原》	《本草崇原》　清·张志聪(1663)
《说约》	《医宗说约》(卷首:药性炮炙歌)　清·蒋示吉(仲芳)(1663)
《大成》	《外科大成》　清·祁坤(1665)
《钩元》	《本草述钩元》　清·杨时泰(1666?)
《玉衡》	《痧胀玉衡》　清·郭志邃(1675)
《暑疫》	《温热暑疫全书》　清·周扬俊(1679)
《集解》	《医方集解》　清·汪昂(1682)
《新编》	《本草新编》　清·陈士铎(1687)
《备要》	《本草备要》　清·汪昂(1694)
《辨义》	《药品辨义》(明·贾所学撰)　清·尤乘增辑(1691)
《食物》	《食物本草会纂》　清·沈李龙(1691)
《奥旨》	《洞天奥旨》　清·陈士铎(1694)
《逢原》	《本经逢原》　清·张璐(1695)
《尊生》	《嵩崖尊生全书》　清·景冬阳(1696)
《指南》	《修事指南》　清·张仲岩(1704)

《良朋》	《良朋汇集》 清·孙望林(1711)
《必用》	《本草必用》(出《顾松园医镜》六种) 清·顾靖远(1722?)
《解要》	《本草经解要》 清·叶天士(1724)
《全生集》	《外科证治全生集》 清·王维德(1740)
《金鉴》	《医宗金鉴》 清·吴谦等(1742)
《幼幼》	《幼幼集成》 清·陈复正(1750)
《长沙》	《长沙药解》(出《黄氏医书八种》) 清·黄元御(1753)
《玉楸》	《玉楸药解》(出《黄氏医书八种》) 清·黄元御(1754)
《从新》	《本草从新》 清·吴仪洛(1757)
《串雅内》	《串雅内编》 清·赵学敏(1759)
《串雅外》	《串雅外编》 清·赵学敏(1759)
《串雅补》	《串雅补》 清·鲁照(1759?)
《得配》	《得配本草》 清·严西亭等(1761)
《切用》	《成方切用》 清·吴仪洛(1761)
《笺正》	《沈氏女科辑要笺正》 清·沈尧封辑,张山雷笺正(1764?)
《拾遗》	《本草纲目拾遗》 清·赵学敏(1765)
《求真》	《本草求真》 清·黄宫锈(1769)
《释谜》	《幼科释谜》 清·沈金鳌(1773)
《玉尺》	《妇科玉尺》 清·沈金鳌(1773)
《大全》	《叶天士秘方大全》 清·叶天士(1775?)
《医案》	《吴鞠通医案》 清·吴鞠通(1789)
《辑要》	《本草辑要》 清·林玉友(1790)
《条辨》	《温病条辨》 清·吴鞠通(1798)
《时方》	《时方妙用》《时方歌括》 清·陈修园(1803)
《要旨》	《女科要旨》 清·陈修园(1820)
《从众录》	《医学从众录》 清·陈修园(1820)
《傅青主》	《傅青主女科》 清·傅山(1826)
《正义》	《本草正义》 清·张德裕(1828)
《治全》	《外科证治全书》 清·许克昌、毕法(1831)
《霍乱》	《霍乱论》 清·王士雄(1838)
《重楼》	《重楼玉钥》 清·郑梅涧(1838)

《治裁》	《类证治裁》 清·林珮琴(1839)
《分经》	《本草分经》 清·姚澜(1840)
《增广》	《增广验方新编》 清·鲍相璈(1846)
《经纬》	《温热经纬》 清·王孟英(1852)
《害利》	《本草害利》 清·凌晓五著(1862)
《医醇》	《校注医醇賸义》 清·费伯雄(1863)
《汇纂》	《本草汇纂》 清·屠道和(1863)
《笔花》	《笔花医镜》 清·江笔花(1871)
《时病》	《时病论》 清·雷丰(1882)
《四要》	《医家四要》 清·程曦、江诚、雷大震同纂(1884)
《丛话》	《医方丛话》 清·徐士銮(1886)
《便读》	《本草便读》 清·张秉成(1887)
《问答》	《本草问答》 清·唐宗海(1893)
《参西录》	《医学衷中参西录》 民国·张锡纯(1860—1933)
《处方集》	《全国中药成药处方集》 冉小峰等
《中国药典》	《中华人民共和国药典》

药名索引

五 画

六 画

七 画

八　画

九　画

十 画

十一画

十二画

十三画

十四画及以上

《中医药学高级丛书·中医妇产科学》（第2版）
《中医药学高级丛书·中医儿科学》（第2版）
《中医药学高级丛书·中医眼科学》（第2版）
《中医药学高级丛书·中医耳鼻咽喉口腔科学》（第2版）
《中医药学高级丛书·中医骨伤科学》（上、下册）（第2版）
《中医药学高级丛书·中医急诊学》
《中医药学高级丛书·针灸学》（第2版）
《中医药学高级丛书·针灸治疗学》（第2版）
《中医药学高级丛书·中药炮制学》（第2版）
《中医药学高级丛书·中药药理学》（第2版）